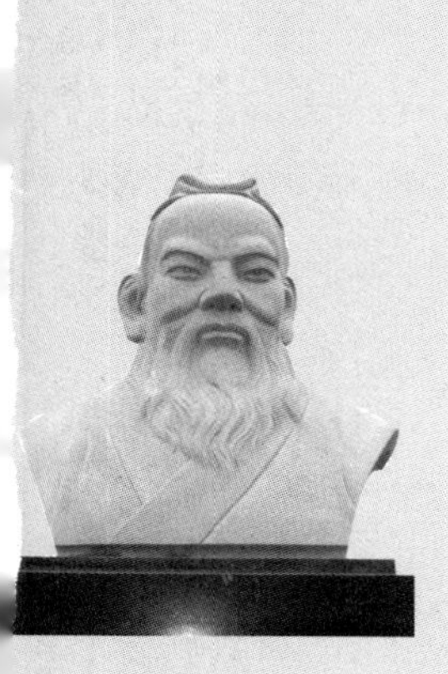

太安大典

骨与关节创伤

GU YU GUANJIE CHUANGSHANG

主　　编　杨扬震　林允雄
编写人员　黄晓明　吴焕青
　　　　　郑楚南　陈鸿达
　　　　　陈小明

上海科学技术出版社

图书在版编目(CIP)数据

骨与关节创伤/杨扬震,林允雄主编. —上海:上海科学技术出版社,2013.8
(太安大典)
ISBN 978-7-5478-1158-0

Ⅰ.①骨… Ⅱ.①杨… ②林… Ⅲ.①骨损伤-诊疗②关节损伤-诊疗 Ⅳ.①R68

中国版本图书馆CIP数据核字(2013)第004433号

上海世纪出版股份有限公司
上 海 科 学 技 术 出 版 社 出版、发行
(上海钦州南路71号 邮政编码200235)
新华书店上海发行所经销
苏州望电印刷有限公司印刷
开本 787×1092 1/16 印张:61.5 插页:5
字数:1400千字
2013年8月第1版 2013年8月第1次印刷
ISBN 978-7-5478-1158-0/R·519
定价:198.00元

《太安大典》系列 第一部 第二类 第四卷

骨与关节创伤

GU YU GUANJIE CHUANGSHANG

主　　编　杨扬震　林允雄

编写人员　黄晓明　吴焕青

郑楚南　陈鸿达

陈小明

上海科学技术出版社

《太安大典》

总　　序

盘古开天，莽莽昆仑，三皇集天地之灵气，随日月而出东方；鸿蒙初始，滔滔沧海，五帝摄亘古之悠远，载厚德而治天下。

昔神农尝百草，黄帝著《内经》；仲景《伤寒论》，思邈《千金方》；时珍纂“本草”，万氏撰《医贯》；扁鹊察声色，华佗疗疮伤；太安积《大典》，神州存紫气，神医药圣，济世救民，缔造中医，功德昭日月，千秋永垂！

明隆庆元年，吾祖柯玉井精研经史，荣登仕途，鼎政之际，辞官归里，创“太安”，书“堂记”，得“真言”，定“堂训”，施仁术济苍生，迄今相传十五代，历时五百载矣。据潮州柯氏族谱记载：“太安堂世代相传，名医辈出，达官显贵、庶民百姓求医问药者络绎不绝，村前院后时常车马相接，人声鼎沸，救活民命，何止万千，秉德济世，造福万方，功德无量，有口皆碑。”然太安积《大典》，圣殿存《瑰宝》，虽价值连城而未得编纂济世，遗憾不已！

《大典》何物？《瑰宝》何方？此太安堂十三代验方，五百年医案，几经兵火，风雨飘摇；几经劫难，浴血奋战，幸存之。巍巍书山，浩浩学海，何人奋笔挥毫？医药神技，柯氏心得，何时整理成书奉献世人？

《左传》曰：“太上有立德，其次有立功，其次有立言，虽久不废，此之谓不朽。”

佛经云：心在当下，当下即心。一切事相，均为心迹之末缘，存有为之端，泥事相之偏。余弱冠之际，已承先祖医业厚土，悬壶济世；不惑之年，太平盛世，顺天承运，励精图治，复兴太安。

人世间先有心，后有迹，言为心声，言以载道，愚为柯玉井公十三代孙，责无旁贷，义不容辞，虽昧愿以一片丹心，一腔热血，承大安堂“遵古重拓，方经药典，精微极致，大道无形”十六字真言之精髓，与群英一道，专心致志，预历时五载将其编纂成书，名曰《太安大典》，弘扬国粹，立言济世。

《太安大典》，太安者，中医药圣殿也，太安者，天安、地安、人安也；大典者，甲骨文“大册也”，《后汉书》“典籍也”；太安大典者，太安堂之大册也，太安大典者，太安堂中医药之典籍也。

《太安大典》按医、药、史、鼎、新五部十五类编排，其中“医部”分“经典、秘典”二类；“药部”分“药苑、名药”二类；“史部”分“渊源、传奇、复兴”三类，“鼎部”分“基石、讲坛、文治”三类；“新部”分“立德、立功、画卷、立业、立言”五类，共一百零八卷。书中以《黄帝内经》中医药经典理论为核心，以中医的整体观念等为基本原则，秉太安堂近五百年中医药传世秘方之精华，遵循“天人合一”、“天地相遇，品物咸章”等的自然规律与社会规律，分类论述，旨在弘扬中医药文化，振兴中医药产业，以医药强身提高人口素质，实现弘扬国粹，秉德济世，造福人类之心愿。

鉴于学术疏浅，工程浩大，不足之处，请示教，祈谅之。

柯树泉

2010年1月19日

序　　言

中医学发展至今已有2000多年历史，中西医结合则是近代中国医学发展史上特有的过程，也是自14世纪西方医学传入中国以后，两种医学体系"相互渗透"的结果。中西医结合疗法在中国深受广大人民群众的信赖。近30年来，随着骨科解剖学、病理生理学、生物力学、材料力学、微创技术、骨科影像学技术及护理学等学科的不断进步，我国的骨科诊疗技术水平取得了显著提高。

著名中医药专家、太安堂集团董事长柯树泉博士，有志于继承中医学传统，发扬光大中西医结合理论精髓，悉心倡导编写《太安大典》系列丛书，目的是让更多人了解、认识中西医结合的理论知识和应用方法，更好服务于广大人民群众。

由"太安骨科医院"创办人杨扬震医师、林允雄主任等编写的隶属《太安大典》系列之《骨与关节创伤》一书，围绕骨科临床为主题，从基础理论和临床实践出发，突出中西医结合的临床诊治特点，对骨科疾病，推荐以西医检查诊断命名，根据患者的解剖、生理特点，以中医、西医理论为基础，选择最适合该病例的中西医结合的治疗方法。

本书吸收大量国内外现代骨科学新理论和新技术，将成为"太安骨科医院"技术核心和临床工作指南。作者有多年西医骨科临床经验和中医药丰富知识，相信本书对基层骨科医生，特别是对年轻医生的临床工作有所裨益。

2013年2月于北京

编 者 的 话

骨科学又称矫形外科学，中国骨科学起源于中国传统医学和西方医学两大支系。

中国传统医学已有2000多年的历史。骨科在中国传统医学中称为伤科，至近代始称为骨伤科。西医骨科传入我国最早是在14世纪后半叶的明代时期，传入后，西医骨科与中医伤科相互印证，使中国骨科学得以不断发展，特别是近30年来，随着骨科解剖学、材料力学、生物力学、微创技术、骨科康复与护理技术的不断进步，骨科学在我国取得了长足的进步。与其他外科学相比，骨科临床不仅涉及骨骼、关节、肌肉、肌腱、血管、神经等多种组织，而且治疗方法比较复杂，最终目标是获得良好的功能恢复。

现代骨科学的进展，突出表现在诊治手段的精确、安全、高效，在本书若干章节中，均有所反映。作为一名骨科医生，必须熟悉每一项手术的目的、适应证、技术操作、术前及术后处理，以及并发症防治等内容，同时，要善于学习国内外各家的长处和经验，从各种学派活跃的思路中领受启示，对已熟悉的东西不断改进、不断发展，以形成自己的特点。基于这一现状，《骨与关节创伤》紧紧围绕临床诊断与治疗编写，使之贴近临床而更具实用价值。本书大量资料来源于长期从事骨科基础研究与临床工作的骨科医生，他们对骨外科临床实践具有自己的体会、经验和教训，是他们丰富的临床经验的总结。理论紧密结合临床是本书的特点，尤其是书中展示了大量图片，对骨科医师的临床实际工作更具指导意义。

《骨与关节创伤》还详述了国内外骨科临床医学最新学术动态，从基础理论和临床实践出发，围绕骨科临床这一主题，各有侧重，但又互相渗透。本书编写的目的是向骨外科医生提供有关中西医结合方面的新理论、新技术和新成果，尤其反映我国近年来骨科领域的特色，希望能为从事骨外科的广大医务工作者提供有价值的参考。但科学技术进步一日千里，比如微创技术始终是紧跟最先进的科学技术而发展的，因而其内容仍在不断的发展之中，很难做到同步介绍，总会有挂一漏万的遗憾。

本书的出版是在太安堂集团董事长柯树泉先生的鼎力支持下得以完成。在本书编写过程中，承蒙著名骨科专家胥少汀教授、洪光祥教授、余楠生教授、陈建庭教授、张径歧教授等的悉心帮助与指导。另外，马振光技师在绘图方面完成了大量工作，谨致谢忱！

本书出版时间紧迫，难免有疏漏和欠妥之处，敬请各位同仁与读者提出宝贵意见。

编著者
2013年2月

目　　录

第一篇　绪　　论

第二篇　总　　论

第三篇　各　论

第一篇

绪　　论

骨与关节创伤

第一章　中西医结合骨科的概念

骨科学(orthopedies)是研究人体骨与关节疾病及其周围软组织损伤治疗的一门科学。中西医结合骨科,是将中医中药和西医西药的理论和方法结合起来,相互渗透,综合运用在研究人体运动系统疾病的预防、诊断、治疗和康复的一门临床医学学科,中西医结合骨科是中西医结合医学的重要组成部分。

中医骨科学古属“金镞”、“疡医”,又称“伤科”、“骨伤科”、“正骨科”。西医骨科学的原意是指矫正骨骼系统疾病引起的畸形,又称为矫形外科学。

中医骨科学经历了漫长的历史过程,采用较为形象的思维方式,提倡以“辨证施治”为核心的诊治基础,具有几千年丰富经验的优势;西医骨科学更注重根据微观观察和实用逻辑思维,以实验性理论为基础,不断在实际应用中演绎各种诊断和治疗技术的方法和方式,拥有许多现代诊疗技术的优势。在治疗理念方面,中医提倡通过宏观的整体调节,动员机体各种调节因素和神经、体液调节,达到治疗疾病的目的;西医则通过现代的诊疗手段,对疾病的器官、组织,包括微观结构及基因,针对病因和病灶进行靶性治疗。

我国有一大批长期献身于中西医结合研究事业的专家,他们发掘继承,弘扬国粹,在各个领域上努力探索中西医结合的新理论,并在科研、临床和教学等方面取得了令人瞩目的成就,为我国骨科临床医学的发展做出了巨大贡献。

中医学和西医学是两个不同理论体系的生命科学,如何进一步以辩证唯物主义思想为指导,在遵循中医学理论基础上,吸取西医骨科的临床医学特长,创建和完善中西医结合治疗的新体系,两者虽是殊途同归,但要真正做到融汇贯通,还需做出更大的努力。

第二章　中医学骨伤科的发展史

我国古代历史上曾经战事不断，战争所造成的大量骨外伤，刺激了中医骨伤学的发展。在战国、秦汉时期（公元前476～220年），从马王堆汉墓出土的医学帛书中，就有对诊治各种创伤及骨疾病的方药和手法的记载。《黄帝内经》是这个时期我国最早一部医学典著，书中精辟地描述了人体解剖、病因病机、病程及诊断依据等较为完整的中医学理论，也为日后的中医骨伤科学体系奠定了基础。

三国至隋、唐、五代时期（220～960年），是中医骨伤科学发展较快的时期。晋代时期，由葛洪编著的《肘后救卒方》，在历史上最早记录用竹片夹板固定骨折、用桑白皮线缝合伤口以及烧灼可以止血等，同时介绍了下颌关节脱臼的手法整复方法。《诸病源候论》是由巢元方编写的我国首部病理证候学专著，书中明确指出，伤口清创必须及时、彻底，缝合伤口要层次清楚，以及结扎血管止血要彻底和伤口正确包扎方法等，并且详细叙述了丝线结扎血管止血的方法，创造性提出“须急及热，其血气未寒，碎骨便可缝连”，是具有很高外科水平的论述。他提出骨折在受伤后可立即缝合修复的观点，开创了历史上内固定治疗骨折的先河，也成为现代医学治疗开放性骨折的起萌。1000多年以后，1775年，西方才有运用金属线作骨缝合的报道。另外，《诸病源候论》所描述的类同“缺血性肌挛缩”的症状，Volkmann至1881年才有相同的描述，并于1978由Muborak作出定义及命名。此外，752年，南齐龚庆宣编著的《刘涓子鬼遗方》，记录了类似骨肿瘤、骨结核的证候和对伤口感染及骨感染的诊治方法。唐代蔺道人编著的《仙授理伤续断秘方》，是我国现存最早的一部骨伤科著作，书中提出了“筋骨并重”、“动静结合”的重要理论，并且详细介绍手法整复、夹板固定、内外用药和功能锻炼等系统的治疗方法。

宋、金、元时期（960～1368年），出现了众多著名中医伤科名家。宋代时期所设立的“太医局”是我国最早出现的骨伤科民间专门医疗机构，其属下的“疮肿兼折疡科”是我国最早出现的接骨专科。元代“太医院”有正骨科的设置。992年，王怀隐等编著的《太平圣惠方》有“折伤门”的专门论述，并总结柳木板固定骨折的优点和方法。张杲在《医说》中介绍了采取摘除死骨治疗骨髓感染的经验。在我国首部法医学著作《洗冤集录》中，最早描述了外伤的检查和分类方法。元代时期，危亦林编著的《世医得效方》，记录了使用剪、刀、凿、钳及夹板等器械施行骨科手术的论述。这个时期，在治疗脊柱损伤方面，也有许多治疗创新。如危亦林首创采用两踝悬吊、李仲南应用过伸牵引加手法整复等方法治疗脊柱损伤，西方在600多年以后才有类似治疗方法的报道。

明代时期(1368～1644年)，由于社会经济和文化的发展，促进了中医伤科的进步，主要表现在骨伤科治疗的专业化。明清两代太医院均设有“接骨科”、“正骨科”、“正体科”及“伤科”等。明代典籍《金疮秘传禁方》中，对于发生骨折后骨擦音的描述，直至现在仍被公认作为骨折诊断的专有体征之一。名医朱棣等编著的《普济方》，在“接骨手法”和“用药汤使法”的记载中，描述了对27种不同骨折脱位的整复和外固定方法，强调整体疗法在治疗骨折的重要性，其中有关“气血学说”和“平补法”的论点，成为后来骨伤科“内治学派”的理论基础之一。朱棣的另一个重要贡献，是在书中独一介绍伤科方药1256种，其收集数量为当今之最。这个时期，举世闻名的医药学家李时珍的巨著《本草纲目》，收录中药1892种，其中中医骨伤科草药达170多种。

清代时期(1616～1911年)，骨伤科继承和发展了中医学的历史成果，该时期最高水准的典籍，是吴谦的《医宗金鉴·正骨心法要旨》，书中精辟阐述了骨折治疗中“摸、接、端、提、按、摩、推、拿”等8种手法整复的基本方法，介绍“攀索叠砖法”、“腰部垫枕法”等整复腰椎损伤的治疗手法。同时对通木、杉篱、腰柱、竹帘和抱膝圈等外固定器材的使用方法做了详细的说明。此外，钱秀昌编著《伤科补要》，对骨伤科的诊治提出了比较全面的经验总结。

由于历史的原因，鸦片战争后，中医学的发展受到了明显限制，除了赵竹泉编著《伤科大成》，这时期较有影响的骨伤科专著有所减少。

第三章　西医学骨科的发展简史

西方骨科医学的发展，是以古希腊医学为基础，综合古巴比伦王国、古罗马和古埃及的传统医学理论而逐步形成。

公元前19世纪，巴比伦王国的“汉谟拉比法典”中，就有使用青铜刀处理创伤的记载，这也是西医“外治法”的开始。约公元前9世纪，在古希腊著名史诗《伊利亚特》和《奥德赛》中，有记录全身141处伤口以及对股骨骨折和肩关节脱位等症状的描述。

公元前4世纪，被誉为西方“医学之祖”的古希腊名医希波克拉底（Hippocrates，公元前460～前360）编著的《希波克拉底文集》，书中许多论点被后人冠名为“希氏学说”。希氏学说在当时解剖知识还很贫乏、解剖概念仍很模糊的情况下，大胆提出维持人体生命的机制，认为是血、痰、黄胆、黑胆四种体液，地、气、水、火四种自然元素和干、冷、热、湿四种环境特质互相配合存在的结果。“希氏学说”是西医“外治法”理论的基础，《希波克拉底文集》中，还记录有许多先进的骨科治疗方法：整复四肢骨折的手法及外固定方法；介绍用煮过的水或酒处理伤口；下颌关节脱位整复法；肩关节脱位手牵足蹬整复法；牵引床及运用机械力辅助治疗骨折脱位等，这些发明，对现代骨科的发展启发甚大。此外，《希波克拉底文集》还有一些植物药临床应用的介绍。

为西医解剖学基础做出很大贡献的古希腊名医盖伦，他继承和发展希氏的医学成果，在古罗马行医其间，完成有《骨的基本行径》、《基础肌学》等医学典籍。书中较准确的描述骨骼系统的数目、形态和结构，还通过动物实验研究，区别了人体动、静脉的解剖关系，报道了脑和脊神经的关系以及脊神经对肢体的支配作用这一重大发现。另外，盖伦通过总结，在希氏使用药物的基础上，选择其中540多种用以治疗。在“外治法”的论述中，他介绍压迫结扎止血、烧灼止血、亚麻线缝合伤口、骨折手法整复木板固定、钻颅术、截肢术和功能体育疗法等有实际价值的治疗方法。对人体循环系统的构成和功能，盖伦也有独特的推理，他认为生命的存在是“灵气”对人体的作用，循环的中心是肝，又认为灵气分别存在肝、心、脑之中。盖伦的解剖学发现及其“灵气学”学说，受到当时西方医学界的普遍认可。

3世纪后，随着古罗马帝国的衰落，宗教势力基本控制了医学界，神学论几乎统治了中世纪的整个欧洲，使正处在发展中的古罗马医学受到严重抑制，人体解剖研究和外科疗法趋于停顿。欧洲一些医师也只能放弃事业，纷纷南迁至古埃及，又经过漫长的艰苦努力，才逐渐形成了中世纪的阿拉伯新兴医学的发展。

中世纪的阿拉伯医学，是西方医学发展史上重要的历史时期。在解剖学研究被当时伊斯兰教条视为非法的恶劣环境下，通过吸取中国、印度的医学经验以及古罗马和古希腊的医学精髓，在临床医学领域上仍有很大进步。

13世纪以后，随着欧洲的文艺复兴，神学论统治迅速瓦解，医学研究环境得到一定程度的改善，解剖活动也开始得到恢复。阿拉伯医学意识到人体形态学的重要性，为了寻求对现代解剖学的研究发展，他们又重新进入欧洲国家，解剖研究又开始取得一些成果。Vesalius（1517～1590年）等编著的《人体之构造》，推翻了盖伦"循环的中心是肝"的推理，指出心脏是血液循环中心的正确观点，从而真正摆脱了唯心神学论和抽象推理的统治，初步形成了近代解剖学基础核心，并逐步迈向科学的正确轨道。

17世纪，著名法国外科医生巴累（Pare，1517～1590年），有许多骨折治疗技术的革新和发明，他发明了带齿轮的人工关节和人工假肢。认为可采用夹板固定或运用机械牵引治疗骨折脱位，并最早提出头颅牵引复位治疗颈椎损伤的方法。在骨科检查方面，提出可根据肢体的活动情况和外观畸形诊断骨折脱位。Pare的这些发明和技术的革新，对创伤骨折及骨病的治疗和发展意义重大。

18世纪，西医骨科的科学优势进一步得到巩固和发展。1741年，巴黎大学教授安德雷（Nicholas Andre），最先提出"orthopedia"一词，被认为是西医"骨科"正式独立分科的开始。同年，英国外科医师波特（Pott，1714～1788年）完成医著《骨折与脱位》，确立了复位和固定是治疗骨折的原则，提倡包括上下关节的跨关节固定方法。随着显微镜的发明，英国解剖学家哈佛（C. Havers）报道了骨组织的血液循环及其显微结构的观察结果，开创了现代解剖生理学微细结构和骨组织形态研究的新纪元。

19世纪以来，随着X线的发明和应用，对骨折脱位的诊断及分类也更加规范。这个时期，石膏的发明和应用，被誉为19～20世纪伟大的医学发现之一。著名英国骨科医师托马斯（H. O. Thomas，1843～1891），在波特理论的基础上，发明了托马斯夹板、石膏支架、"U"型行走石膏铁镫等多种骨科牵引技术和固定器具，确认了骨折损伤需要采取持续牵引及广泛固定的治疗概念，成为当时骨折损伤治疗的模式。

19世纪末至20世纪初，随着麻醉、止血、抗菌和消毒技术的陆续发现，西医骨科开始了开放复位内固定治疗骨折的技术革新。1891年，哈德拉（Hadra）最先施行采用金属线穿过棘突内固定治疗颈椎骨折脱位的手术；1893年，兰思（W. A. Lane）首先应用钢制接骨板和螺丝钉固定骨折；1907年，布兰特采用钢针作骨髓腔内固定治疗骨折。此后，随着冶金技术的提高，合金接骨板替代钢制接骨板，解决了普通钢板存在的电解缺点。随着化学和微生物学的迅速发展，青霉素及磺胺药物相继应用于临床，这些有利条件，促使骨折内固定技术的普及和推广。1931年，史密斯·彼得森（Smith Peterson）首次报道使用三刃钉内固定治疗股骨颈骨折的方法；1952年，D. Aubign' e成功施行了髋臼再造术及合金杯髋关节成形术、人工股骨头置换等手术，人工关节置换的治疗方法从此广泛应用于临床，并较早为西方人所接受。数学界的发明，为骨折内固定的生物力学效果提供了有说服力的依据。1893年，著名的"沃尔夫定律"（Wolfs Law）发表，成为20世纪加压方式内固定治疗骨折的理论依据。后期临床及实验研究发现,加压接骨板下的骨皮质因为哈弗管数量明显增加而特别疏松,这被解释为Wolff定律的骨的再塑形现象,后来被称为“应力遮挡”。1946年埃格斯(G. Eggers)提出“接触压迫”是骨折愈合基本因素的论点,在这种论点的引导下,20世纪50年代,以瑞士Muller为代表的AO学派诞生,早期AO技术以解剖对位、坚强内固定、无创手术操作、无痛功能活动为原则,设计了全套内固定手术器械,并认为全身骨折均可施行加压内固定技术治疗。

西方在19世纪以后,才逐渐对骨肿瘤有所认识,骨肿瘤的研究在西方医学开始受到重视。博耶(Boyer,1845年)最先把骨肉瘤作为一种特殊的肿瘤加以分类;1860年,奈拉通(Nelaton's)提出良性骨肿瘤与肉瘤的分类;1879年,美国著名病毒学家格罗斯(Gross),发表对骨肉瘤的临床研究总结,1966年,他这项成果获得了诺贝尔医学与生理学奖。至1922年,美国外科学会成立了“骨肉瘤登记处”,专门制定统一分类法,进一步规范了对骨肿瘤治疗和随访的程序。

关于骨结核方面,在19世纪以前,中、西医学均只是从症状体征上认识骨结核与骨髓炎的区别。1882年,德国罗伯特-科赫(Robert Koch),最先分离结核杆菌取得成功以后,医学界对骨结核病的病因和流行病学有了进一步的认识。随着20世纪40年代抗结核药物的发明和应用,骨结核病的病死率显著下降,50年代以后,我国在方先之教授的努力下,骨结核的治疗问题得到较好解决,方先之教授等也因此取得了卓越的研究成果。

在骨病方面,英国威廉海伊(William Hey)于1810年首先提出采用瘘管扩张、死骨摘除和灌注的方法治疗骨感染,并开展对骨髓炎的病理学研究。1897年利佐(E. Lexer)等,报道了采用骨膜切除及皮质骨钻孔开窗等方法治疗急性骨髓炎,取得明显疗效,成为当时急性骨髓炎手术治疗基本原则。1927年,奥尔(W. Orr)提倡采用石膏封闭创口及早期制动的疗法处理开放性骨折感染和骨髓炎,也取得很好的治疗效果。从20世纪40~50年代以后,在使用抗生素辅助下,采用局部瘢痕和死骨切除、肌肉填塞病灶及骨腔的手术方法治疗慢性骨髓炎,一直沿用至今。

20世纪70年代以来,随着计算机影像学技术和微创技术在临床上的运用,使诸如腰椎间盘突出症、骨关节炎及软组织损伤等疾病的诊断和疗效得到了迅速提高。

第四章　我国西方医学骨科的发展史

在明代(1368～1644年),西方骨科开始传入中国,最初系由教会的神父们将“人体解剖学”、“药物学”等西方医著译成中文并公开发行。鸦片战争后,洋人在沿海各地纷纷以教会名义建立医院,现在的中山大学孙逸仙纪念医院,就是当时由广东商人伍敦元捐助,美籍传教士 Parker 主办,在广州建立的中国第1所西医院,取名广州医院。时任英国医生 Bejamin Hobson(1816～1873年)编著有《西医略论》。1848年,中山县人黄宽(1828～1878年),赴英国爱丁堡大学,成为中国首个留洋的医学博士。回国后在广州、香港等地行医,并曾被聘为清朝政府的医学顾问。1854年3月,时任广州医院院长的英国医生 J. G. Kerr,编著有《外科手术学》、《生理学》、《药理学》、《药物手册》等。并于1887年在上海创刊《中国博医学报》,该杂志即为现时全英文版《中华医学杂志》的前身。

19世纪末至20世纪初时期,欧美等国相继在我国开办了多家医学院校及医院,1865年原广州医院改名为“博济医院”,成为我国第1所西医大学。此外,1904年成立上海圣约翰大学医学院;1907年成立同济医学院;1908年成立上海复旦医学院;1910年成立四川华西大学医学院;1910年成立山东齐鲁大学医学院;1915年成立湖南湘雅医学院;1921年成立北京协和医学院等。在1930年前后,各家医学院校及医院先后建立了骨科专业,成为我国骨科医学发展的奠基石。回顾我国西医骨科的发展历程,一批杰出的学科创始人起到了关键的推动作用,并永远载入我国骨科医学的光辉史册。

孟继懋(1897～1980年),天津人。是我国杰出骨科先驱,伟大的骨科学家和骨科教育家。1925年留学美国芝加哥 Rush 医学院,1939年成为北京协和医院首任中国人担任的骨科主任,他长期从事骨科临床、教学及研究工作,为创建中国专业齐全、国际知名的创伤骨科中心——北京积水潭医院作出了巨大贡献。

胡兰生(1890～1961年),安徽歙县人。1916年毕业于上海圣约翰大学医科,1921年留学美国哈佛大学医学院并获医学博士学位。回国后曾任上海同仁医院医师、圣约翰大学教授、中国红十字会总会秘书长。

屠开元(1905～1999年),上海人。著名的医学教育家,骨科学和创伤外科学的奠基人和开拓者。1922年留学德国柏林大学医学院,1929年获医学博士学位。1933年,再赴奥地利维也纳大学进修矫形外科。抗日战争爆发后，回国参加由宋庆龄负责的中国红十字会。1946 年，赴美国五家医学院所考察。1947 年，回国受聘于同济大学医学院任教授及矫形外科主任。1956 年起任亚洲第 1 所急症外科医院，即第二军医大学急症外科医院院长。期间，该院分别以 95% 以上的诊断符合率和救治成功率以及 12.5 日平均住院日的优良治疗效果，创下了当时世界一流水平。

叶衍庆(1906～1994 年)，江苏苏州人。1930 年毕业于山东齐鲁大学医学院，1933 年上海雷士德医学院研究生毕业。1935 年留学英国利物浦大学医学院，获骨科硕士学位，并当选为英国皇家骨科学会会员。1937 年回国后，曾任上海仁济医院骨科主任、上海女子医学院及上海圣约翰大学医学院教授。

朱履中(1899～1968 年)，江苏无锡人。1916 年毕业于江苏省立医学专门学校，曾先后在北京协和医院、苏州及上海的医院任医师、外科主任。1923 年赴美国哈佛大学医学院深造骨外科。回国后，历任北京协和医院骨科及矫形外科主任，杭州铁路医院、上海中美医院、上海儿童医院外科主任，兼任国立上海医学院、同德医学院外科学教授及骨科顾问，是我国创伤、骨病研究的杰出创始人。

以上学者学有所成，是我国西医骨科发展的奠基人，并为我国骨科事业的发展做出了杰出贡献。1945 年，孟继懋教授首创治疗股骨颈骨折的孟氏截骨术和孟氏肩关节融合术，1941 年，在国内发现首例膝关节盘状半月板撕裂，并成功地切除病变，使患者膝部功能恢复。1931 年，牛惠生教授应用西医骨科技术施行脊柱外科手术并于 1939 年在中国创办第 1 所骨科医院。方先之教授于 1944 年在天津建立了第 2 所骨科医院。1937 年，著名骨科专家孟继懋、牛惠生、胡兰生、朱履中、任廷桂、叶衍庆等在上海创立了中华医学会骨科学会。1940 年以后，陈景云、王桂生、何天琪、冯传汉、杨克勤、陆裕朴、过邦辅、范国生、沈天爵、陶辅、周润添、田武昌等人先后赴欧美深造骨科专业，回国后分布在北京、上海、天津等大城市的大医院，这些人为培养我国骨科人才、发展骨科专业贡献了毕生精力，做出了杰出贡献。

中华人民共和国成立后，我国的骨科事业得到了快速发展和壮大，全国各地具规模的医学院及医院均先后建立骨科。在方先之教授带领下，建立了天津骨科医院，并在国内首创举办“骨科进修班”，接受培训的人员，多数成为各地骨科专业的学科带头人。1957 年，孟继懋教授创办了我国规模最大的创伤骨科医院——北京积水潭医院，并首任院长。屠开元教授在上海主持“上海急诊外科医院”，专门救治骨科创伤患者。1979 年，解放军系统中的各大医院及各省市大医院先后建立 10 多个创伤骨科及矫形骨科中心，并以不同方式举办各种骨科进修班，这个时期较为旺盛的医教氛围，为培训骨科专业医师、促进骨科队伍的发展壮大，使我国成为至今世界上骨科医生数量最多的国家之一，起到了关键性的促进作用。1953 年的抗美援朝战争和 1979 年西南边境自卫反击战，解放军系统的医疗队在实战救治伤员过程中，使外伤清创及骨折损伤的治疗水平得到进一步提高，为我国的战伤救治积累了十分宝贵经验。

20 世纪 50～60 年代，我国的骨科取得了许多突破性进展。方先之教授先后于 1963 年和 1966 在英文版《中华骨科杂志》发表了中西医结合治疗前臂双骨折的治疗方法——“分骨法”，通过对骨折整复后不同外固定方法方式的观察分析，提出应用小夹板固定前臂骨折的优点，阐明了骨折端愈合需要使骨折部位静止和维持肢体活动的相对矛盾获得统一的

“动静结合”研究结论,是当时中西医结合治疗前臂骨折的重大成果。方先之教授另一个代表性成果是提倡骨与关节结核采用病灶清除术的治疗方法,明显缩短治疗时间,提高治疗效果。有“骨伤科泰斗”之称的尚天裕教授,是我国中西医结合治疗骨折的创始人之一,在半个世纪医疗实践中,为我国骨伤科事业做出了巨大贡献。尚天裕教授治疗骨折的基本原则和疗效,曾轰动了国内外学术界,他把许多患者从手术台、牵引器和石膏固定中解放了出来,避免了大批患者留下终身残疾,治愈的患者达到了 30 万人以上,使我国的骨折治疗发生了根本性的变化。尚天裕教授等编著的《中国接骨学》,书中总结了 10 万例中西医结合治疗骨科的病例分析,为后人留下了极其宝贵的经验财富。1988 年,他获得了“爱因斯坦科学奖",并担任世界中医骨伤科联合会主席等职。

20 世纪 70 年代,从国外引进的人工假体材料和技术,使人工假体的手术迅速发展,并不断从实践中对手术技术改进、手术适应证掌握及并发症的防治作深入地探索。在此期间,解放军系统医院总结了数万例小儿麻痹症的矫正治疗经验,各种类型矫形手术也相继报道,如骨盆截骨、股骨髁上截骨、上下肢矫形手术、代股四头肌手术、膝关节稳定手术及肢体延长等。另外,骨肿瘤的治疗原则开始趋向于综合化,改变了对恶性骨肿瘤及软组织肿瘤的单纯切除、刮除、截除及截肢等传统方法,提倡灭活再植、保肢手术,放疗、化疗的综合疗法,使骨肉瘤的 5 年生存率从原来的 10% 提高至 30% 以上。

20 世纪 80 ~90 年代,是我国骨科事业“百家争鸣,百花齐放”的蓬勃发展阶段。各种学术交流活跃,通过开展国际间学术交流,促进了我国骨科的现代化发展。各种专业期刊、专业论著争先问世,骨科文献数量剧增,出现了空前良好的骨科学术气氛。1980 年中华骨科学会成立,冯传汉教授为首任主任委员。学会设立了基础研究、脊柱外科、手外科、骨肿瘤、骨折内固定、人工关节等 6 个学组。以后发展为现在的基础、脊柱外科、关节外科、骨肿瘤、关节镜、足踝外科、骨质疏松、创伤、微创等 9 个学组,以及护理学组和青年委员会。1982 年《中华骨科杂志》创刊,此后相继创刊了《创伤杂志》、《骨与关节损伤杂志》、《脊柱脊髓杂志》、《矫形杂志》、《手外科杂志》等。出版了多部经典骨科专著,如《骨科手术学》、《骨与关节损伤》、《实用骨科学》、《脊柱外科手术学》、《中国医学百科全书 · 骨科分册》、《手外科》、《创伤》、《战伤》、《脊髓损伤》、《颈椎病》、《腰痛》、《髋关节》、《膝关节》、《足外科》、《骨肿瘤》、《骨关节结核》等。这一时期的脊柱外科也得到迅速发展,北京地区对普查儿童的脊柱侧凸手术矫正率达到 45% ,获得优良效果。国内著名骨科专家胥少汀,对脊髓损伤治疗也投入大量研究,建立了脊髓损伤模型,取得可喜的研究成果。显微外科的迅速发展,提高了断肢断指再植、组织移植及周围神经损伤的研究和治疗水平。

20 世纪 90 年代以来,随着社会经济的快速发展,骨科引进了许多新技术、新材料。同时,骨折内固定的治疗理念发生了关键性的更新,从原来强调局部生物力学的观点,逐步转变为以强调生物学观点为主的过程。重视整体、生理、合理的固定原则和微创操作,已成为当今治疗骨折的模式。创伤骨折治疗理念的提高,骨科影像技术的不断进步,内植物材料的不断改进和骨科微创技术的普及推广,是这个时期骨科发展的具体表现。

第五章　骨科学21世纪展望

社会生产力的迅猛发展,带动了社会经济的不断壮大,也为科技进步奠定了良好基础。展望未来,骨科学也必然紧跟进步中的科技步伐,沿着微创化、智能化的方向稳步前进。

随着系统生物医学、干细胞与再生医学、基因工程生物反应器技术、RNA干扰技术、纳米技术和微观生物力学技术的不断发展,临床诊疗将从原来的人体、细胞、分子水平逐渐走向基因水平,传统手术刀将由操纵内镜和微创器械的微创手术所替代。展望不久的未来,机器人将会在外科医生的操纵下,完成一系列极微或无创手术操作,人类的明天必将会更健康、更幸福。

第二篇

总　论

骨与关节创伤

第六章　骨科检查概论

第一节　检 查 原 则

骨科检查主要包括问诊、望诊、触诊、叩诊、动诊、量诊,动诊和量诊可为骨科疾病提供重要的诊断依据。

一、全身情况

人体为一个有机的整体,各个部位相互牵涉、感应及反射,不能只注意局部情况而忽略了全身检查。尤其是外伤或病危的重症患者,除了全身可见的大血管出血外,休克及颅脑、胸腔及腹部脏器的损伤更需要紧急诊治。在对局部血管出血作简易处理后,应注意患者生命指征和非骨科合并疾病的诊断,并及时施行全身抢救。

二、充分暴露

体检室应光线充足,被检查者应充分暴露身体躯干及肢体,检查女性患者时,要有其家属或女工作人员伴随。

三、检查顺序

检查下肢疾病,应先让患者行走,观察患者的姿势和步态,然后按照望、触、动、量的顺序进行。应根据患者主诉先检查健侧,后检查患侧;先查患部远端,再查患部局部。

四、多体位检查

多体位检查应包括站立位、行走、坐位、仰卧及俯卧位等的各种姿势检查。

五、双侧对比

人体具有双侧对称性，在检查患侧时应注意与健侧比较，细致观察两者的长度、粗细、活动范围及异常改变等外形。

六、自动和被动活动

应先了解患部的自动活动幅度、力量、范围及疼痛点，然后再检查患部被动活动范围、压痛点、感觉及生理病理反射等情况。

七、手法轻柔

开始检查时动作应轻柔、缓慢，手法应由轻至重，逐渐加大检查按压力度。在冬季，检查者的双手应先温暖，以免冰冷的手刺激患者，引起身体肌肉痉挛。

八、辅助检查

注意不能仅仅依靠物理检查确诊，至少应慎重地进行 X 线平片检查，排除各种难以发现的骨折、骨骼疾病以及关节脱位时合并的关节内骨折等。

第二节　问、望、触、叩、动和量诊

一、问诊

问诊是了解患者发病或受伤过程的重要手段。内容应包括发病的急缓，时间长短；外伤时的高度，先着地的部位，所受暴力的方向；疼痛部位、性质；有无昏迷或呕吐；以及采用过的治疗方法和药物等。同时要详细询问既往史、家族史及地方病史。如骨关节病变或畸形，要询问其家庭成员和亲属有无类似病变和畸形，其居住地有无地方病，如大骨节病、氟骨症、布氏杆菌感染及包囊虫病等。长期服用激素、吲哚美辛等可能出现骨质疏松，甚至股骨头缺血性坏死。

二、望诊

望诊即对患者进行全身及局部的视测观察。

（一）全身望诊

观察患者的全身营养、发育、神志、神色、体形和体态，局部情况包括皮肤色泽、出汗程度、毛发分布、静脉怒张、躯干及肢体的曲线，轴心的动静态观察包括站立、行走、步态、跑跳、下蹲、坐卧等。

（二）局部望诊

从以下各方面进行目测。

1. 皮肤 观察皮肤的色泽,局部毛发分布,皮肤纹理,色素沉着,瘢痕,溃疡,窦道,创面及创面肉芽组织,分泌物性质,周围组织情况,有无血管怒张以及肢体肿胀、肿块、姿势、畸形与步态等。

2. 畸形 常为骨科的特有体征,如成角、缩短、旋转、凹陷、凸出等多为骨折所致畸形;关节脱位则可出现方肩、下肢外展和内收畸形;上肢可出现肘内翻、肘外翻、垂腕、爪形手、锤状手等畸形;腰椎可出现前突、后突、脊柱侧凸等畸形;下肢有膝外翻、膝内翻、扁平足、马蹄足及内外翻足等畸形。

3. 肿胀 肿胀应观察局部有无红肿、发热,肿胀程度、区域及与周围组织的关系。

4. 肿块 应注意肿块的部位、大小、质地、边界、范围及数目等。

5. 肌萎缩 常见于骨折后神经损伤、小儿麻痹症和一些神经肌肉疾病。

三、触诊

触诊是对骨、关节、肌肉、肌腱、血管、韧带等触诊,以及压痛和肿块等检查。

疼痛多为骨科疾患的主要表现,压痛最明显处常是疾病所在,确定压痛部位对诊断极为重要,应反复核实。四肢的骨与关节均能触及清楚,应使肌肉放松,然后作详细触诊,必要时应结合叩击肢体局部或肢体纵轴传导叩痛,若出现阳性体征,常提示有骨折或炎性病变的可能。

(一) 压痛

从病变外周向中央区逐步触诊,应先轻后重,准确定位,确定范围及深浅。常见的压痛点有以下各点。

1. 颈椎病或颈椎间盘突出症 在患部颈椎棘突偏患侧 1.5cm 处,产生向上肢放射的疼痛和麻木。

2. 颈部肌肉扭伤 多见于落枕,患侧颈部沿斜方肌和菱形肌呈条索状压痛。

3. 肩胛肋骨综合征 多位于肩胛骨内侧角的稍上方或稍内下方,并沿颈项上行放射至头枕部,或沿上臂放射至前臂、腕和手部。

4. 肋软骨炎(Tietze 综合征) 常位于胸骨旁第 2 ~ 第 4 肋软骨,尤以第 2 胸肋关节软骨最多见。

5. 冈上肌腱炎 在肩峰外下方的肱骨大结节,压痛点局限。

6. 肱二头肌长头肌腱炎 在肩关节前外侧稍下方,相当于肱骨结节间沟处,呈条索状压痛。

7. 肱二头肌短头肌腱炎 在肩关节前内侧、喙突的外下部有局限压痛点。

8. 肱骨外上髁炎 在肱骨外上髁最高点,压痛点局限。

9. 桡骨茎突狭窄性腱鞘炎 在桡骨茎突部,压痛点局限,可向手部及前臂部,甚至上臂部放射。

10. 屈指肌腱狭窄性腱鞘炎 在患指掌指关节的掌侧。

11. 棘上韧带炎 常局限于脊柱患部棘突或棘上韧带的某一点。

12. 棘间韧带损伤 在上下两棘突之间,压痛局限。

13. 腰椎间盘突出症 常在棘突间偏患侧 1.5cm 处有深压痛点,并向该侧下肢放射。

14. 急性腰扭伤 压痛点广泛,即腰部软组织广泛压痛,尤以髂后上棘为甚。

15. 肋间神经痛 沿肋间隙呈条索状压痛明显。

(二) 肿块

应触其大小、边界、硬度及波动,表面是否光滑、深浅及与周围组织关系,有无浅表静脉怒张,还应注意周围及全身有无淋巴结肿大等。

(三) 异常感觉

患者感觉异常、减退、消失或过敏,以及骨擦音、皮下气肿、成角及重叠等。

(四) 动脉搏动

结合局部皮肤温度、色泽,以及动脉搏动正常或消失,判断血管是否有损伤。

(五) 畸形

应注意是先天性或后天性,瘢痕畸形应注意与深部组织有无粘连,手法复位后畸形是否消失。

四、叩诊

(一) 直接叩诊法

主要用于脊柱棘突叩诊和检查各肌腱反射是否正常,是否为亢进、减弱或消失。

1. 肱二头肌反射 患者肘部微屈,前臂稍内旋,检查者一拇指置于肘窝中部的肱二头肌腱上,一手用叩诊锤叩击该指,正常为肱二头肌收缩,前臂快速、轻微弹屈。

2. 肱三头肌反射 患者肘部稍屈曲,检查者一手托住患者前臂及肘关节,一手用叩诊锤叩击尺骨鹰嘴上方2cm的肱三头肌腱。正常为肱三头肌收缩,前臂轻微弹伸。

3. 桡骨膜反射 患者肘部半屈,前臂稍外旋,腕关节自然下垂,检查者用叩诊锤叩击桡骨茎突上方。正常为前臂旋前,肘关节轻微弹屈。

4. 膝反射 患者卧或坐位,双髋、膝关节屈曲,一侧膝关节置对侧膝上自然下垂,叩击髌骨下方的髌韧带。正常为小腿轻度弹伸。

5. 跟腱反射 患者仰卧、膝半屈、下肢外展外旋,检查者一手将患者足趾稍背伸,一手用叩诊锤叩击跟腱。正常为腓肠肌收缩,足向跖面轻度弹屈。

6. 脊柱棘突叩击痛 用叩诊锤或拳头直接逐个叩击脊柱棘突,如果出现疼痛则多为脊椎结核、肿瘤、骨折或椎间盘突出等病变。

(二) 间接叩诊法

对于骨折或骨病与单纯软组织损伤可运用间接叩诊法相鉴别。

1. 掌骨骨折 将患者掌指关节屈曲90°,轻轻逐一纵向叩击掌骨头,如果出现掌骨疼痛为该掌骨骨折,如果无疼痛出现则为单纯软组织损伤。

2. 腕舟骨骨折或月骨缺血性坏死 让患者掌指关节屈曲90°,且手向尺侧偏屈,轻轻纵向叩击第3掌骨头,将会在腕部近中线处出现疼痛。

3. 股骨近端骨折或髋关节病变 患者伸直膝关节,轻轻纵向叩击足跟(又称捶跟试验)或直接叩击大转子;也可让患者屈曲膝关节轻轻纵向叩击膝部,髋部有疼痛者多有骨折或关节病变。

4. 脊椎骨折或病变 患者端坐,检查者左手掌按在患者头顶上,右手握拳叩击左手,如果出现疼痛，则此处脊椎有骨折或病变。

五、动诊

动诊是指关节与肌肉的运动检查，有时应结合听诊来协助诊断，肢体活动过程中发出异常响声，若同时伴有症状，则有诊断意义。如膝关节伸屈活动时发出的弹跳响声或交锁，可能为半月板破裂；手指屈伸活动时常发出清脆响声，伴有疼痛，可能为腱鞘炎症。

（一）关节运动检查

可采用与健侧对比的方法，配合望、触、量诊，判断是否正常，且须首先注意主动活动与被动的关系。一般先检查主动活动，后检查被动活动，对比两者活动度相差的度数。

做主动活动时，注意各关节的运动方式及其活动范围随年龄、性别和体育锻炼情况的不同而有所不同。关节的活动可作屈伸、展、内旋、外旋等方向的检查。

1. 正常关节　正常关节主动和被动活动均正常，截瘫、小儿麻痹后遗症、神经麻痹或肌腱断裂等时主动活动不能，被动活动正常。
2. 关节强直　主动和被动活动均受限。
3. 关节僵硬　主动和被动活动均部分障碍。
4. 肌腱粘连　主动活动范围小于被动活动范围。
5. 脑瘫性关节痉挛　清醒时主动和被动活动均障碍，熟睡时被动活动正常。

关节活动的另一类检查是躯干或纵轴的牵拉、挤压活动以及侧方牵拉或纵轴活动，观察有无疼痛及异常活动。被牵拉的组织主要是韧带、筋膜、肌肉肌腱及关节囊等；被挤压的组织则主要是骨与关节以及神经根等。根据骨与关节的解剖结构和生物力学来判断病变所在部位。

（二）肌肉收缩检查

它包括静态和动态两种，静态检查时，关节不动但可摸到和看到肌肉的收缩。动态检查时，肌肉收缩作用于关节，使其活动。从关节的抗伸张、抗屈曲及步态等方面了解肌肉的收缩情况。

六、量诊

量诊是指使用简单的工具测量肢体的长度、周径与关节活动范围。

（一）肢体长度测量法

目的在于测量骨的缩短或增长的程度。须将两侧肢体置于对称位置，然后利用骨性标志，测量两侧肢体长度并予比较。测量方法有目测法、X 线测量法，临床上最常用的是皮尺测量法。

1. 躯干长度　脊柱中立位，自枕外隆凸至尾骨尖部。
2. 上肢长度　自肩峰至桡骨茎突尖部或中指指尖，自棘突至桡骨茎突尖部。
3. 上臂长度　自肩峰至肱骨外上髁，或自肱骨大结节至肱骨外上髁。
4. 前臂长度　自肱骨外上髁至桡骨茎突，或自尺骨鹰嘴至尺骨茎突。
5. 下肢长度　自髂前上棘经髌骨中线至内踝下缘，或自脐（或剑突）至内踝下缘。
6. 大腿长度　自髂前上棘至髌骨上缘，或股骨大转子至膝关节外侧间隙。

7. 小腿长度 自腓骨头顶点至外踝下缘,或膝关节内侧间隙至内踝下缘。

(二) 肢体周径测量法

目的在于测定患肢的肌肉有无萎缩或肿胀。取两侧肢体相对应的同一水平面,用皮尺测量后对比,通常测量部位为:

1. 上臂 肩峰下 10cm 处。
2. 前臂 尺骨鹰嘴下 10cm 处。
3. 大腿 髌骨上缘上 10cm 处。
4. 小腿 髌骨下缘下 10cm 处。

(三) 关节活动范围测量法

先健侧后患侧,先主动活动后被动活动。

1. 目测 嘱患者进行几个简单动作,如上肢上举做 360°的旋转动作,肘关节伸屈,屈肘前臂旋前、旋后,手部握拳、伸掌,下肢下蹲及弯腰后伸等。如能完成,则关节活动基本正常;如过程出现异常,则再个别详细检查。

2. 量角器测量法 一般采用中立位 0°的记录方法,即以肢体关节中立位为 0°,测量其伸、屈、展、收角度。对于肩与髋关节,须将肩胛骨或骨盆固定后才能测得准确结果;对于手指,由于关节多,难以一一测量,一般采用总测法。

3. 正常关节活动范围的测量

(1) 肩节活动范围:中立位(0°)是上肢下垂,肘窝向前;外展 90°、内收 45°;前屈 135°、后伸 45°;内旋 135°、外旋 45°。

(2) 肘关节活动范围:肘关节完全伸直为中立位,肘窝向前。无外展及内收活动,前屈 150、后伸 5°。

(3) 前臂活动范围:两上臂紧贴胸侧,屈肘 90°,两手各握一短筷,拇指向上为中立位,旋前 80°、旋后 100°。

(4) 腕关节活动范围:手的第 3 掌骨与前臂纵轴成直线,无背伸和掌屈时为腕关节中立位;背伸 70°、掌屈 80°;桡偏 25°、尺偏 35°。

(5) 手指各关节活动范围:手指各关节完全伸直、并拢为中立位;背伸 0°;屈曲:拇指掌指关节 45°,指间关节 90°,第 2 ~ 第 5 指掌指关节 90°,近侧指间关节 120°,远侧指间关节 60° ~ 80°;拇指外展 80° ~ 90°。

(6) 脊柱活动范围:身体直立,头向前平视为脊柱中立位。颈椎正常活动范围是前屈 35°、后伸 35°,左侧屈 30°、右侧屈 30°;腰椎活动范围前屈 45°、后伸 20°,左侧屈 30°、右侧屈 30°。弯腰包括腰部屈曲和髋关节屈曲两个动作。

(7) 髋关节活动范围:髋、膝关节伸直,髌骨向上为中立位。后伸 15°、屈曲 90°,屈膝时可屈髋 150°,内收 30°、外展 45°,内旋 40°、外旋 60°。

(8) 膝关节活动范围:膝关节伸直为中立位,伸 10°、屈曲 135°。膝关节伸直时无内收、外展及旋转活动,屈膝时小腿内旋 45°、外旋 35°。

(9) 踝关节活动范围:足的外缘与小腿垂直为中立位,背伸 25°、跖屈 45°,内收 30°、外展 35°。

（四）肌力测量法

目的是测量肌肉瘫痪程度。

1. 测量方法 嘱患者主动收缩指定的肌肉或肌群，而放松其对抗肌，测其对抗引力和不同阻力的能力。

2. 肌力分级 肌力共分6级。

0级：肌肉完全无收缩。

1级：肌肉稍有收缩，但关节无活动。

2级：关节可在桌面上伸屈活动，但不能对抗地心引力。

3级：可对抗地心引力，但不能对抗阻力。

4级：可对抗一定阻力，但较正常肌力差。

5级：可对抗阻力。

其中0级为完全瘫痪，5级为正常。

第七章 全身检查

第一节 发育与营养

发育常通过年龄、智力和体格之间的关系来衡量,由智力、身高和体重来表示,这在脑性瘫痪患儿的诊治过程中十分常用。发育正常时年龄和体格是均衡的,身体各部长度有一定比例,正常人双上肢外展平伸时,两中指尖的距离与身高大致相等;坐高系指身体上部长度,即自头顶至耻骨联合间的距离,等于身高的1/2;身体下部长度是指耻骨联合至足底间距离,也为身高的1/2。

营养主要表现在体重、体态、毛发、肌肉、皮下脂肪、皮肤色泽与弹性。一般认为,身高(cm)-90或110,所得数值即为正常成人体重范围,如某人身高176cm,其正常体重范围应为66(176-110)~86(176-90)kg。恶性骨肿瘤中晚期、骨与关节结核或化脓性感染疾病中,常见到营养不良的瘦弱体型。

第二节 姿势与步态

姿势系指人体的举止状态,健康人躯干端正,肢体动作灵活,主要靠骨骼结构和肌肉的紧张来维持。当疲劳时则出现肩垂、背弯、蹒跚、无力之态;脊柱侧凸可出现躯干左右扭曲的姿势;肢体不等长往往也有脊柱侧凸以代偿,但行走时跛行尤为明显。

步态即人体行走时的姿态,可因人体各部位的不同病变而出现不同的异常步态。

1. 正常步态　一侧足跟着地至该侧足跟再次着地为一个步态周期,它包括触地负重(触地相)和离地跨步(跨步相)两个阶段。当一侧足着地,对侧足尚未离地时为双足触地相。常速正常行走时触地相占整个步态周期的60%，跨步相占35%，每一周期中有两次双足触地相，约占20%。

2. **疼痛步态** 患肢负重时疼痛，步态急促不稳，患肢触地相缩短，双足触地相延长。

3. **肢短步态** 肢体短缩不超过3cm时，可借助骨盆倾斜代偿而不出现跛行；肢体短缩超过3cm时，出现骨盆、躯干向患侧倾斜、摆动，患侧较健侧步距小。

4. **剪刀步态** 多见于脑性瘫痪患者，行走时肢体总是插至对侧肢体前方，前后交叉、交错移动，跨步相缩短，双足触地相延长。

5. **摇摆步态** 多见于先天性髋关节脱位或臀中肌瘫痪。臀中肌的功能是外展髋关节，稳定同侧骨盆，提升对侧骨盆。患侧触地相时对侧骨盆下沉，身体倾向健侧，跨步相时身体倾向患侧。行走时健侧骨盆上下起伏，躯干来回摆动。双侧髋关节脱位或臀中肌瘫痪时，躯干两侧摇摆，又称为鸭步。

6. **扶臀挺腰步态** 多见于臀大肌瘫痪。患者以手撑住患侧臀部，躯干后仰，挺腰鼓腹行走，身体重心移至髋关节后方，借助髋部前方肌肉与髂股韧带的紧张来保持平衡。

7. **压腿步态** 多见于股四头肌瘫痪伴有轻度膝关节屈曲畸形。行走时为了患肢伸直负重，患者只能以手掌按压患膝上方才能行走。

8. **跨阈步态** 多见于腓总神经麻痹。踝关节背伸肌瘫痪呈足下垂，行走时必须高抬下肢才能跨步，以避免足尖触地而跌倒。

9. **跟行步态** 多见于胫神经麻痹。足不能跖屈而呈背伸和外翻位，表现为勾状足畸形，仅足跟负重，缺乏足弓的弹性。

10. **强直步态** 一侧髋关节伸直位强直时，患者需转动骨盆才能使患肢向前跨步。双髋关节强直时，除需转动骨盆外，尚需借助膝、踝关节的摆动才能跨出一小步。一侧膝关节伸直位强直时，健侧足跟踮起及患侧骨盆升高，患肢向外绕一弧形才能跨出一步。

11. **外“八”字步态** 多见于臀肌挛缩症。因臀筋膜及臀肌挛缩变短，髋关节内收受限，下肢外旋，行走时双下肢呈外旋、外展姿态。

第三节 皮肤感觉

主要检查皮肤浅感觉中的痛、触觉及深感觉中的位置觉，根据感觉障碍区域的分布，作为定位和病因诊断的依据之一。必要时再查温度觉与压觉，因为温度觉与痛觉传导途径基本相同，压觉与深感觉大致伴行。但感觉检查带有明显的主观性，要得到真实和客观的检查结果，应注意患者的文化程度、理解能力、诉说方法、思想状况和精神状态等。

一般自上而下，先从感觉正常区开始，逐渐移向过敏区和感觉消失区，两侧肢体同时进行对比检查，注意感觉改变的程度、范围和性质。检查结果应有文字记录和体表图示，以便继续观察比较。

一、感觉检查的内容和方法

（一）浅感觉

包括触觉、痛觉和温度觉。

1. 触觉　患者闭目，用棉絮轻触患者皮肤，根据皮肤感觉回答结果及接触部位。

2. 痛觉　患者闭目，用针尖以均匀的力量轻刺患者的皮肤，嘱其根据皮肤感觉回答结果，对意识不清者或小儿可根据其对针刺的反映如表情或肢体回缩等判断检查结果。

3. 温度觉　用两支试管，一支盛1～5℃冷水，一支盛40～50℃热水，分别接触患者皮肤，嘱其回答冷热感。

（二）深感觉（本体觉）

1. 位置觉　患者闭目，被动屈伸患者手指、足趾或整个肢体，询问其所处位置。

2. 震动觉　用震动的音叉柄放在骨突起部位，检查有无震动感及持续时间。正常老年人下肢的震动觉可减退或消失，是生理现象。

（三）皮层感觉（综合感觉）

1. 定位觉　患者闭目，检查者用笔杆轻触患者皮肤，让患者用手指出接触部位。

2. 两点分辨觉　用圆规的两个尖端轻刺患者皮肤，如患者能分辨是两个接触点，再缩小圆规两点的距离试之，直到两个接触点被认为是一个接触点时为止。测定患者分辨两点距离的最大能力或最小距离，将其与对侧和正常值比较，可知有无分辨觉障碍及其程度。两点分辨觉正常值是指尖3～8mm、手掌8～12mm、手背30mm、面颊11.2mm、前胸40mm、背部40～70mm、上臂及大腿75mm、前臂及小腿40.5mm。

3. 图形觉　患者闭目，用笔杆在患者皮肤上画三角、圆形或数字，问其能否识别。

4. 实体觉　患者闭目触摸给他手中的物品如笔、钥匙及火柴盒等，问其能否说出物体的名称、大小、形状及硬度等。

5. 重量觉　患者闭目，将大小相同而轻重不同的两个物品放在患者手中，测其辨别重量的能力，皮层感觉的检查须在深浅感觉均正常时才有意义。

二、感觉程度

临床上将感觉能力分为以下6个等级。

0级：感觉全部丧失。

1级：皮肤深痛觉存在。

2级：皮肤浅痛觉和触觉部分存在。

3级：皮肤浅痛觉和触觉存在，感觉过敏现象消失。

4级：痛触觉存在或恢复至3级，皮肤两点分辨觉有某些恢复。

5级：正常感觉。

三、皮肤感觉与脊髓节段的关系

皮肤感觉由神经呈节段支配，其分布范围与脊髓神经根节段相一致，了解两者的关系，对于神经损伤的定位及确定感觉障碍的范围具有重要的临床意义。人体皮肤感觉区呈脊髓节段分布，临床常用的感觉节段分布定位体表标志如表7－3－1所示。

表7－3－1　感觉节段定位体表标志

体表平面	胸骨角	乳头	剑缘突	肋下	脐	耻骨联合	腹股沟	下肢前面	下肢后面	会阴	肛门	生殖器
脊髓节段	胸2	胸4	胸6	胸8	胸10	胸12	腰1	腰1～腰5	骶1～骶3	骶4～骶5		

四、感觉障碍类型

（一）干性神经损伤

有相应神经分布区感觉障碍，如正中神经、腓总神经损伤等。

（二）根性神经损伤

有相应根性神经分布障碍区，见于腰椎间盘突出症和颈椎病等。

（三）脊髓损伤

受损伤的脊髓传导束所传导的感觉，在受损节段平面以下发生障碍。

1. 后索（薄束及楔束）损伤　伤侧受损平面以下本体感觉减退或消失，并出现感觉性共济失调。

2. 侧索（一侧脊髓丘脑束）损伤　对侧在损伤平面第2～第3节段以下痛温觉减退或消失，但触觉仍保存，即分离性感觉障碍。

3. 半侧脊髓损伤　在损伤节段平面以下同侧本体感觉消失和痉挛性瘫痪，对侧痛温觉消失。

4. 脊髓横贯性损伤　在损伤平面以下所有感觉均消失，同时有运动和排尿障碍。此外，在损伤平面以上皮肤感觉可有一段过敏带。

5. 后角损伤　受损区节段性痛温觉障碍，但触觉和本体觉仍保存，存在分离性感觉障碍。

6. 前连合损伤　为两侧对称性的节段性痛温觉障碍，而该区触觉保留，也属于分离性感觉障碍。

第八章　局部检查

局部检查主要指骨科常见的各部位畸形和特殊体征的检查，分为肩、上臂、肘、前臂、腕、手部、脊柱、骨盆、髋、膝、踝关节和足等部位。

第一节　脊柱检查

一、脊柱特殊畸形

1. 角状后突　棘突后突明显，顶部呈尖锐。多见于脊柱结核、骨折和肿瘤。

2. 弧形后突　棘突向后隆起，但顶部平缓呈弧形。多见于强直性脊柱炎、佝偻病和姿态性驼背。

3. 侧凸　脊柱向侧方凸起，往往同时伴有侧凹。多见于特发性脊柱侧凸、脊髓灰质炎后遗症、腰椎间盘突出症及肢体不等长。

4. Harrison 沟　佝偻病患儿，由于骨与软骨的疾患，发生膈肌在胸廓内侧的运动牵引，导致相当于膈肌附着点的水平使胸壁向内凹陷，形成一个沟或凹槽即为此沟，使胸廓横径缩小，胸骨下部突出，肋骨下缘外翻。

二、脊柱专项检查

（一） Rust 征

在颈部强直、头部运动受到限制时，当身体运动，如从卧位起立或侧卧时，需保护性地先用两手扶持头部以减轻疼痛，此即 Rust 征阳性。常见于结核性脊柱炎、颈椎关节炎或颈椎肿瘤，也偶见于颈椎的外伤性骨折或半脱位。

（二） 深呼吸（Adson）试验

患者端坐，双手置于两大腿部，做一次深呼吸，检查者触摸两侧桡动脉搏动，然后让患者屏气，并在颈部过伸位作左右侧弯运动。若患侧桡动脉搏动明显减弱或完全消失，而健侧搏动正常或仅稍减弱即为阳性。临床上，此试验用于对颈前斜角肌综合征的诊断。

（三）颈脊髓、神经根受压体征

1. **颈侧屈挤压（Spurling）试验**　坐位，头向后仰并向患侧屈曲，下颌转向健侧。检查者双手放在患者头顶向下挤压颈椎，如果出现颈部疼痛且向上肢放射，即此征阳性，多见于颈椎间盘突出症。第6颈神经根受压时，麻木或疼痛放射至拇指、手及前臂的桡侧；第7颈神经根受压时放射至示指、中指及前臂；第8颈神经根受压时放射至小指、环指及前臂的尺侧。

2. **臂丛牵拉试验**　检查者一手按住患侧头部，一手握住患侧上肢将其外展90°，两手同时向相反方向推拉，如果出现放射性疼痛或麻木感者为阳性，可考虑为颈椎间盘突出症或胸廓出口综合征。

3. **压顶试验**　患者端坐位，颈后伸，头偏向患侧，检查者一手托住患者下颌，一手在患者头顶逐渐用力向下按压，出现颈痛或向患侧上肢放射疼痛者为阳性，可考虑为颈椎间盘突出症。

4. **Vasalva 试验**　嘱患者屏住呼吸并憋气，如果感到颈椎及上肢有反射性疼痛加重，则为阳性。多因颈椎间盘突出或骨折片突入椎管内压迫颈神经根，患者屏住呼吸时，椎管内压力增高而诱发神经根的刺激症状。

（四）拾物试验（Sieur's 征）

在地上放置一物，如果患者不是弯腰拾起，而是屈髋、屈膝、直背，一手撑在膝上作为支撑蹲下去拾拣，则为阳性。多有骶棘肌痉挛，可考虑为脊柱结核。

（五）腰椎脊髓、神经根受压的体征

1. **椎旁叩击征**　在患者弯腰或俯卧状态下，用叩诊锤叩击棘突旁2～3cm的软组织，如果出现或加重坐骨神经放射性疼痛，或放射至股前部，即为此征阳性，多为该处椎间隙的椎间盘突出症。

2. **直腿抬高试验**　在患者仰卧、膝关节伸直状态下，将患侧下肢被动抬高，直至出现肢体疼痛。正常情况下，直腿抬高至60°～70°时才感到膝后不适，如果仅抬高至60°以下时已出现肢体或腰部疼痛，则为试验阳性，多为腰椎间盘突出或坐骨神经痛。

3. **加强试验**　在做直腿抬高试验出现肢体疼痛后，将肢体少许降低，使肢体疼痛减轻或消失，再用力尽量将踝关节被动背伸，如果出现肢体疼痛，则为加强试验阳性，多为腰椎间盘突出或坐骨神经痛。

4. **弓弦试验**　直腿抬高到症状出现时屈膝约20°使症状消失或端坐位屈膝20°，此时腘窝处的胫神经和腓总神经相当于弓上的弦，用手指按压腘窝中部的胫神经或腓骨小头近侧的腓总神经数次，臀、股后或小腿麻痛为阳性，多提示为椎间盘突出症。

5. **踇趾背伸肌力试验**　抗阻力背伸踇趾，如较健侧弱或低于V级为阳性。神经根支配踇长伸肌，故伸踇肌力的减弱标志着腰4～腰5椎间盘突出，有定位意义。

6. **Ely 试验**　患者俯卧，检查者握住患者踝关节向后屈曲其膝关节，使足跟尽量靠拢臀部，然后使整个大腿过伸，出现疼痛者为阳性。多为腰神经根有病变，腰大肌受刺激或骶髂关节及腰椎有疼痛性损害。大腿前方软组织挛缩时，在进行屈膝的过程中，骨盆将从床面上被提起。

7. 关节屈曲试验 患者俯卧，屈曲膝关节，如在同侧臀部或大腿后侧产生疼痛或加重时为阳性，提示下段腰椎间盘突出。

8. 足尖站立试验 患者抬起健侧肢体，患足提起足跟用足尖站立，如果不能站稳，表明拇伸肌腱无力为阳性。

（六） Anghelescu 征

有驼背畸形的脊椎结核患者仰卧床上，头与足跟应紧贴床面，此时如果患者躯干不能前屈为此征阳性。

（七） Gower 征

患者要从仰卧位自己站立起来时，需先翻身俯卧，以四肢支撑躯干，然后再以两手扶持下肢才能逐渐站立起来，多见于进行性腰肌营养不良。

（八） 屈颈（Soto – Hall）试验

患者仰卧位，检查者一手按住其胸骨，另一手托起患者头部，使颈椎前屈，这样棘间韧带逐次向下被拉紧，有脊柱损害的患者局部出现剧痛，为此征阳性，同时有本试验和直腿抬高试验阳性者，常表示有根性坐骨神经痛。

（九） 悬吊（Trapezet）试验

主要用于鉴别姿势性与结构性脊柱畸形。对于目测有脊柱侧凸的患者，先让其暴露脊背，双手抓住一横杆，使双脚悬空，此时，如果脊柱变直则为姿势性脊柱侧凸。如果脊柱仍然呈侧凸畸形，则多为结构性脊柱侧凸。

（十） 弯腰（Adam）试验

患者双足靠拢、膝伸直，上肢自然下垂，向前弯腰近 90°。检查者坐在患者的正前方，双眼平视，与患者脊背呈切线位观察，背部不等高及不对称者为阳性，多有脊柱侧凸。

（十一） Varela Fuents – Irala 征

正常的腰大肌轮廓是和第 1 腰椎与髂前上棘连线平行，当腰大肌有炎症改变时，其轮廓幅度增宽呈凸状而突出于此直线，即此征阳性，对腰大肌上半部病变有诊断价值。

三、骶髂关节检查

（一） 骶髂关节扭转（Gasenslen）试验

（1） 一种检查方法是患者仰卧，健侧髋、膝关节屈曲，由患者双手抱住，患侧大腿垂于床缘外。检查者一手按住健侧膝部，一手按压患侧膝关节使大腿后伸，以扭转骶髂关节，骶髂关节疼痛者为阳性，提示骶髂关节病变。

（2） 另一种检查方法是患者健侧卧位，健侧髋、膝关节均极度屈曲，由患者自己用双手抱住，检查者一手按住患侧臀部，另一手握住患肢踝部，使患侧髋关节极度后伸，该侧骶髂关节疼痛者为此征阳性。

（二） 腰骶关节过伸试验

患者俯卧，检查者的前臂插在患者两大腿的前侧，另一手压住腰椎棘突，抬起患者大腿，产生疼痛即为阳性。见于腰骶关节疾病。

（三） 髋关节过伸试验（Yeoman 征）

患者俯卧，检查者一手压在骶部，一手握住患侧踝关节向上提起，将膝关节屈至 90°，使髋关节过伸,如果骶髂关节出现疼痛,即为骶髂关节疾病;如果表现为髋关节疼痛,则为髋关节疾病。

(四) 斜扳试验

患者仰卧,检查者一手按住患侧肩部,一手将患侧髋、膝关节完全屈曲,并将膝关节向对侧按压,骶髂关节出现疼痛者为阳性,表示骶髂关节病变。

(五) Neri 征

让患者在站立位时躯干前屈,如果引起患侧下肢屈膝则为此征阳性,主要见于腰骶及骶髂关节病变。

(六) Gillis 试验

患者俯卧,检查者一手掌按在健侧的骶髂关节上以固定骶骨,手指则放在患侧的骶髂关节上进行触诊,另一手则握住患侧踝关节用力上提,使髋关节过伸,如果该侧骶髂关节疼痛或运动受限,则为此征阳性,多提示有骶髂关节炎症。

(七) Goldthwait 试验

患者仰卧,两腿伸直,检查者一手放在患者的下腰部做触诊,另一手作直腿抬高试验,此时骨盆起杠杆作用。在抬腿过程中,腘绳肌被拉紧,随之骨盆和腰椎相继发生运动。在腰椎尚未触知运动时下腰部已经疼痛,提示骶髂关节有损伤,如在触知下腰部运动之后才发生疼痛,提示腰骶关节可能有病变。

(八) Mennell 征

检查者拇指从患者髂后上棘向外侧推压后,再逐渐反向内侧推移加压,如在髂后上棘外侧有明显疼痛时,则臀部有知觉过敏点;如髂后上棘内侧有压痛时,则骶髂关节上方的韧带有知觉过敏。在髂前上棘向后方推移加压疼痛增剧,而在髂后上棘向前推移加压疼痛减轻时,说明韧带有知觉过敏点,即此征阳性。对骶髂关节及其所属韧带的病变有诊断价值。

第二节 上肢检查

一、肩关节检查

(一) 肩关节正常体征

1. 肩上举 当肩关节外展超过 90°时,须有肱骨和肩胛骨的外旋才能完成。如肩关节不能上举时,多为肩周炎、肩关节僵硬或臂丛神经损伤。

2. 肩三角 喙突尖在锁骨中外 1/3 的下方,肱骨头的内侧,与肩峰和肱骨大结节构成等腰三角形。当三角形发生形变时,多为肩关节脱位或锁骨骨折。

(二) 肩关节畸形

1. 方肩畸形 肩正常外形呈弧形,由肩胛骨肩峰和肱骨大结节构成。肩关节脱位后,肱骨头脱位至锁骨及喙突下方,关节盂空虚,肩峰下肱骨大结节消失,出现方肩畸形。

2. 搭肩(Dugas)试验 患侧肘关节紧贴胸壁时,手掌不能搭到对侧肩部,或手掌抬到对侧肩部后，肘关节不能贴近胸壁为阳性。

3. 直尺试验(Hamilton 试验) 正常情况下，将直尺紧贴上臂时，不能同时与肩峰和肱骨外上髁接触，若能同时与两者接触，则有肩关节脱位或关节盂骨折。

4. 腋周测量(Callaway 试验) 用皮尺从患侧肩峰量起，绕过腋下一圈测得其周径，若它比健侧长，则说明患侧有肩关节脱位。

5. 肩 Bryant 征 肩关节脱位时，患侧腋皱襞与健侧比较明显下移。

6. 肩 Codman 征 在上肢被动外展后，将手移开使上肢失去支托，此时冈上肌迅速收缩，如产生疼痛，则为冈上肌断裂。

7. Comolli 征 俗称椅垫式肿胀，若肩胛区出现与肩胛骨体部形状相似的三角形肿胀，可持续数日之久，多有肩胛骨骨折。

二、上臂检查

(一) Dawbarn 征

当肩关节外展 30°~70°时无疼痛，超过 70°时疼痛突然出现，继续外展至 120°以上时疼痛又消失，此多为冈上肌肌腱炎、肩峰下滑囊炎、冈上肌不全断裂，冈上肌钙化或肱骨大结节撕脱骨折等。

(二) 屈肘(Hueter)试验

将前臂旋后并屈曲肘关节时肩部疼痛，多为肱二头肌损伤。

(三) 肱二头肌抗阻力(Yergason)试验

让患者在抗阻力的情况下屈曲肘关节，同时前臂抗阻力旋后，此时肱二头肌处于紧张状态，在肱二头肌腱鞘炎时，肩部前内侧即肱二头肌腱路径感疼痛，即为阳性。

三、肘关节检查

1. 肘后三角(Hueter 三角) 肘关节伸直时，肱骨内外上髁与尺骨鹰嘴成一直线，屈肘 90°时，尺骨鹰嘴与肱骨内外上髁之间形成等腰三角形，若此三角形变形或消失，则有肘关节脱位、肱骨内外髁骨折或尺骨鹰嘴骨折。

2. 提携角 又称携带角。前臂旋前时上肢纵轴成一直线，前臂旋后时与上臂之间可有 10°~20°的外翻角，即提携角。当其 <10°时为肘内翻，>20°时为肘外翻。

3. 肘后轴线(Mapkc 线) 肱骨纵轴线与肱骨内外上髁的连线成直角。若此直角关系发生改变，多为肱骨髁上骨折。

四、前臂检查

(一) 前臂畸形

1. 马德隆(Madelung's)畸形 为先天性疾病，尺桡骨远端间隙增宽，桡骨短，尺骨远端向背侧移位。

2. 枪刺样畸形 当发生桡骨远端伸直型骨折(Colles 骨折)时，远骨折段及手向桡侧移位，从腕部正面观其像插在枪上的刺刀，骨折近端部分像枪筒。

3. 餐叉畸形 当发生桡骨远端 Colles 骨折时，远骨折段及手向背侧移位，从腕部侧面观像餐叉形状。

（二）前臂检查

1. **屈腕试验（Leris 征）** 偏瘫侧手及腕被动屈曲时，肘部无正常屈曲运动。

2. **若利试验（Jollys 征）** 前臂屈曲、肩关节外展时，上臂不能内收，见于脊髓第 7 颈椎节段病灶。

3. **克－弗氏试验（Klippel－Weil 征）** 牵伸挛缩的手指时，拇指屈曲与内收，为椎体束疾患的指征。

4. **洛日试验（Laugier 征）** 见于桡骨下端塌陷骨折。正常情况下，桡骨茎突较尺骨茎突长 1～1.5cm，桡骨下端关节面向尺侧倾斜 20°～25°。当桡骨出现塌陷骨折时，桡骨茎突向近端移位，与尺骨茎突处于同一水平面。

5. **桡神经（Radialis）征** 患侧腕关节不能过度背伸，该侧手不能握拳。

6. **梅宗纳夫试验（Maisonneuve 征）** 桡骨远端骨折时，手呈高度的伸展状态即为阳性。

7. **直尺试验** 沿肱骨外髁至小指紧贴一直尺，正常情况下尺骨茎突不与直尺接触，如发现尺骨茎突与直尺产生接触时，桡骨远端多有骨折。

五、腕关节检查

（一）腕关节正常体征

1. **鼻咽窝** 又称鼻咽壶，位于腕部桡侧背面，为拇长伸肌、拇长展肌与拇短伸肌腱之间的一个三角形浅窝，在腕关节中立位、拇指外展时明显可见，其深部是腕舟骨。如此窝饱满或肿胀，则多有腕舟骨骨折。

2. **握拳（Finkelstein）试验** 正常情况下握拳时，第 2～第 5 掌骨平行排列，其中第 5 掌骨最短，第 3 掌骨最长，其远端较第 2、第 4 掌骨突出约 2mm，如第 3 掌骨远端不突出或有少许回缩，多为月骨脱位或月骨骨软骨病。

3. **伸肌腱牵拉（Mill）征** 在肘关节伸直、腕关节掌屈并握拳状态下，将前臂旋前，如果出现肘关节外侧剧痛，多为肱骨外上髁炎（俗称网球肘）。

4. **改良 Mill 征** 肘关节伸直、握拳、前臂旋后，腕关节用力背伸并桡偏，检查者一手托住患者前臂，一手握住其手背部向掌尺侧按压，出现疼痛为阳性。

5. **腕背伸抵抗试验** 肘关节伸直、握拳、前臂中立位，腕关节背伸，检查者一手托住患者前臂，一手置于患者手背，用力向掌侧按压，出现肱骨外上髁疼痛即为阳性，多为肱骨外上髁炎。

6. **中指背伸抵抗试验** 肘关节伸直，前臂及腕置于中立位，诸手指伸直，检查者一手托住患者前臂，另一手中指置于患者中指末节背侧用力向掌侧按压，出现肱骨外上髁疼痛即为阳性，多为肱骨外上髁炎。

7. **墨氏（Murphy）征** 将手向桡侧偏斜握拳，由远侧叩击第 3 掌骨头部，如果出现疼痛，多为腕舟骨骨折或腕舟骨缺血坏死。将手向尺侧偏斜握拳时，如果出现第 3 掌骨头部叩击痛，则多为腕月骨脱位、骨折或腕月骨缺血坏死。

8. **伸指试验** 正常时中指掌指关节完全伸直为中立位。如果中指掌指关节不能完全伸直，且叩击中指近节指骨远端出现疼痛，多为腕舟骨骨折或腕舟骨缺血坏死，如果无叩击痛则多为腕月骨脱位。

9. 施特吕姆佩耳(Strumpell)征 腕不过度背屈则不能握拳,或被动屈曲肘关节时前臂自动旋前,多见于偏瘫。

10. 手镯(Bracelet)试验 轻压桡尺骨下端侧面引起疼痛者,多患有风湿性关节炎或类风湿关节炎。

11. 腕部阻断血供(Allen)试验 让一名助手用双手握紧患者双拳,驱出患者手部血液,检查者用双手紧压患者双侧腕部桡动脉,使其血流阻断后,再让患者松拳伸手,对比观察两侧手指及手掌的血供恢复速度,以检查尺动脉通畅情况。同法按压尺动脉,可检查桡动脉通畅情况。

12. 握拳尺偏(Finkelstein)试验 让患者取拇指内收握拳姿势,检查者用力将患者腕部向尺侧偏屈,如果引起桡骨茎突部剧痛,多为桡骨茎突狭窄性腱鞘炎,或称 de Quervain 病。因此试验常常牵拉桡神经浅支引起轻度不适,但并非剧痛,应注意鉴别。

13. 卡内韦尔(Kanavel)征 当有腕部尺侧滑囊炎时,在小鱼际上方腕横纹近侧 2cm 处有一明显压痛点。

14. 蒂内尔(Tinel)征 用手指自肢体远端向病变区轻叩神经干,如果该神经分布区有放射性刺痛或蚁走样感觉,多为该神经有部分损害或为神经中断后的再生和功能恢复,多见于腕部正中神经卡压综合征或各种神经的损伤以及损伤后的神经再生。

15. 屈腕试验 患者双肘关节置于桌面上,前臂与桌面垂直,双腕自然掌屈下垂。正常情况下,要经过一定时间后才会出现正中神经分布区的麻木和刺痛感。当患有腕部正中神经卡压综合征时,疼痛迅速出现并加重。

(二) 手部检查

1. 手的休息位和功能位 手的休息位置是腕关节背伸 10°,第 2 ~ 第 5 指呈半握拳状,拇指外展 45°,其远端指腹在示指远侧指间关节水平。手的功能位为腕关节背伸 30°。

2. 锤状指 伸指肌腱在末节指骨的肌止处撕脱时,远侧的指间关节不能主动伸直而呈现锤状。

3. 爪形手 为前臂屈肌群发生缺血性挛缩后所特有,腕关节轻度掌屈,掌指关节过伸,指间关节屈曲。

4. 爪形指 小指与环指掌指关节过伸,指间关节屈曲。此畸形为正中神经正常而仅尺神经损伤所特有,由于环指、小指屈指深肌也产生了麻痹,神经损伤的部位越高,此畸形越不明显。

5. 拇指内收旋后畸形 手休息位时,拇指指腹与示指远节指间关节的桡侧相接触或靠近,即拇指腕掌关节呈轻度外展及旋前,多为正中神经损伤后,外展拇短肌及对掌拇指肌麻痹所致。上述二肌萎缩后,大鱼际部正常丰满的外形消失,并出现明显凹陷。

6. 鹅颈畸形 与爪形手畸形恰好相反,拇指表现为指间关节屈曲,掌指关节过伸。其余 4 指或各手指的掌指关节和远侧指间关节屈曲,近侧指间关节过伸,其畸形犹如鹅颈屈曲位。

7. 垂腕畸形 当腕部向上前臂直立时,腕关节以外的手及掌部不能直立,向下垂落,多为桡神经损伤所致的典型畸形。

8. 夹纸(Froment)试验 当尺神经损伤时,患手拇指与示指要夹紧纸片需屈曲拇指关节末节，由于拇内收肌麻痹，拇长屈肌发挥替代作用所致。

9. 手内在肌阳性征　将患手掌指关节伸直或过伸，使骨间肌和蚓状肌处于紧张位，再将指间关节被动屈曲，此时指间关节不易屈曲而弹回至伸直位称为阳性。

10. 赫伯登(Heberden)征　指关节风湿性关节炎、类风湿关节炎或痛风时，在远侧指间关节处可发现或触及骨性结节。

11. 风湿性(Aschoff)小结节　即皮下圆形或卵圆形之小结节，是风湿病诊断依据之一。

12. 弹响拇　伸展拇指时出现弹响且有疼痛，多见于拇长伸肌、拇短伸肌或拇长展肌腱腱鞘炎。正常人偶尔在伸展拇指时也会出现弹响，并非经常出现且无疼痛，应注意鉴别。

13. 弹响指　当伸展掌指和指间关节时出现弹响，且伴有疼痛，多为伸肌或屈肌腱腱鞘炎，常为单发，如果同时出现多个手指弹响指时，应考虑类风湿关节炎的可能。

14. 扳机指畸形　手指屈肌腱腱鞘炎伴有腱鞘狭窄时，屈指后往往不能伸直，手指屈曲呈扳枪机状，当用健手将其伸直时出现响声，也称弹响指。

15. 握手(Ochsner)试验　将两手手指放开，并相互穿插合抱，所有手指均能屈曲，而只有患侧示指不能屈曲者，为正中神经损伤。

16. Pinch - grip 征　拇指与示指做对掌功能时，拇指末节过伸而掌指关节屈曲，示指末节过伸，近侧指间关节屈曲呈方形畸形即为阳性，多为骨间前神经综合征所致的拇长屈肌和示指深屈肌腱麻痹。

17. 卡内韦尔(Kanavel)征　在手部尺侧滑液囊或腱鞘受到感染后，手掌尺侧部及小指根处有明显压痛，即此征阳性。

第三节　下肢检查

一、髋关节检查

(一) 库柏内耳(Coopernail)征

骨盆骨折时，会阴部、阴囊或阴唇等处出现淤血斑块者为阳性。

(二) 屈展旋伸(fabere)征

将髋关节屈曲、外展、外旋或伸展时，如引起疼痛则表明有髋关节炎症。

(三) 托马斯(Thomas)征

患者仰卧，检查方法有 3 种。

(1) 髋、膝关节伸直平卧，正常情况下，腰部紧贴床面。如果腰部处于反弓状态，腰部与床面之间可由一只手通过则为阳性。

(2) 患者健侧髋、膝关节完全屈曲，双手抱住膝关节，使腰部平贴床面，正常情况下，对侧膝关节不会屈曲。如果对侧髋、膝关节出现屈曲，多为髋关节及其周围软组织有病变，如髋关节结核、化脓性髋关节炎和髂窝脓肿等。如果是髋关节屈曲畸形，此时髋关节屈曲的角度即为髋关节屈曲畸形角度。

(3) 检查者一手置于患者腰后，另一手尽量屈曲患侧髋、膝关节，正常情况下，髋关节屈曲至 80°～90°时才感到骨盆开始活动。如果髋关节有病变而活动受限，则屈髋尚不到 70°时即可感到骨盆活动。此时患侧股骨与床面之间的角度即髋关节屈曲畸形角度。

（四）“4”字（Patrick）试验

将患侧髋、膝关节屈曲，大腿外展、外旋，将小腿横置于健侧大腿前面，形似阿拉伯数字“4”。正常情况下，受检侧大腿可以贴近床面，若髋关节有病变时，膝关节则上翘不能靠近床面。

（五）詹森（Jansen）试验

患者坐位，患侧踝部不能置于健侧膝上为该试验阳性，多见于髋关节变形性骨关节炎。

（六）滚动试验

患者仰卧，双髋、双膝关节伸直，检查者一手横放于患侧大腿前面，轻轻内外方向反复滚动，如果出现疼痛，则多为畸形化脓性髋关节炎。

（七）髋关节脱位的体征

1. 屈髋屈膝外展试验　又称蛙式征。出生后 9 个月以内的婴儿屈髋和屈膝后，双侧可外展至 70°～80°。如髋关节脱位时，外展角度 <60°，或听到弹响后才外展至 80°为阳性。

2. 杜普伊特伦（Dupuytren）征　有两种不同意义：如在骨肉瘤的病变上加压时，产生一种破裂样感觉为此征阳性；若在先天性髋关节脱位时，患儿仰卧位，髋关节屈曲 45°，检查者一手固定骨盆，一手握住膝关节反复向前下拉和向后上推大腿，如果感觉到大转子上下明显移动，股骨头像“打气筒”样可上下活动而无疼痛，即此征阳性，又称“打气筒”症、“望远镜”征或套叠症。

3. 奥尔托拉尼（Ortolani）试验　此试验用于检查 1 岁以内的婴儿有无先天性髋关节脱位。检查者一手按住会阴部的耻骨联合以固定骨盆，另一手将膝关节置于屈曲 90°位，将髋关节屈曲、外展及外旋，引起髋部弹响者为阳性，多见于先天性髋关节脱位。

4. 巴洛（Barlow）试验　此试验用于 1 岁以内的婴儿。患儿平卧，先使髋关节屈曲，检查者双手握住两下肢，中指放在大转子部位，拇指放在大腿内侧部分对着小转子，轻柔地外展髋关节并在大转子部位施加压力，如果感觉到股骨头向前滑入髋臼内的弹响声，则提示有髋关节脱位。再在小转子部位施加压力，如果感觉到股骨头向后滑出髋臼，说明髋关节囊松弛，关节不稳定，容易发生关节脱位。

5. 艾利森（Allis）征　患儿仰卧，双髋双膝关节并拢屈曲，双足底平置床面，双足尖足跟并齐，观察双膝关节顶部高度。正常情况下，双膝关节顶部等高，有髋关节脱位时，患侧膝关节顶部偏低。但双侧髋关节同时脱位时，双膝关节顶部可等高，此征阴性，应注意鉴别。此征的另一意义为股骨颈骨折时阔筋膜松弛，股骨上移所致。

6. 休梅克（Shoemaker's）征　从大转子顶部向同侧髂前上棘作一连线，并向腹壁延长（即 Shoe－maker 线），正常情况下，此延长线在脐或脐以上与腹中线相交。当有股骨颈骨折或髋关节脱位时，大转子上移，则此延长线在脐以下与腹中线相交，为此征阳性。

7. 卡普兰（Kaplan's）交点　分别从双侧大转子顶部，经同侧髂前上棘向腹部引出 Shoemaker 线，此两线的交叉点即 Kaplan 交点，其意义与 Shoemaker 征相同。

8. 内拉通（Nelaton）线　患者仰卧位，屈髋 45°，在髂前上棘和坐骨结节之间作一连线。

正常时,此线通过大转子顶端;当股骨颈骨折或髋关节脱位时,大转子顶端即高出此线。

9. 布莱恩特(Bryant)三角　患者仰卧,髋关节呈中立位,从髂前上棘画一垂线,从大转子顶部画一水平线,从髂前上棘至大转子顶部作一连线,形成一三角形,其底线正常约为5cm,也可与健侧对比。如大转子向上移位,则此底线 <5cm 或较健侧为短。

(八) 单腿独立(Trendelenburg)试验

用一侧肢体站立时,因臀中、小肌拉紧,对侧骨盆抬起,臀纹上升以保持身体平衡,此为正常。当有脊髓灰质炎后遗症、髋关节脱位或股骨颈骨折,下肢站立时因臀中、小肌松弛,对侧骨盆不能抬起、反而下沉,臀纹下降即为阳性。步行时为了保持平衡,骨盆必须过度倾向患侧,故呈鸭步行走。

(九) 克累曼(Cleeman)征

股骨骨折伴有下肢短缩时,膝关节上方的肌腱松弛,皮肤出现较多的皱纹,即此征阳性。

(十) 戴佐(Desault)征

正常的股骨大转子能完成大半个圆形的回转活动,如果不能按正常范围回转时即为此征阳性。见于髋关节损伤,多发生于股骨颈囊内骨折。

(十一) 兰戈里阿(Langoria)征

当股骨颈囊内骨折或髋关节脱位时,因股骨近端上移而造成髋关节周围肌肉松弛,表现为大腿伸肌呈迟缓状态,即此征阳性。

(十二) 路德洛夫(Ludloff)征

当股骨小转子骨折时,由于附着于小转子的髂腰肌收缩无力,让患者端坐于椅子上抬举大腿时,不能完成此动作,即为阳性。

(十三) 髂胫束、臀肌挛缩的体征

1. 奥伯(Ober)试验　患者取健侧在下、屈髋、屈膝侧卧位,患肢在上,屈膝90°。检查者一手固定骨盆,另一手握住患侧踝关节,在髋关节外展情况下,尽量将髋关节过伸,然后松开踝关节,患侧下肢不能下落即为阳性。是因髂胫束挛缩引起髋关节屈曲外展畸形所致,多见于先天性髂胫束挛缩和臀肌挛缩症。

2. 髋内收试验　患者健侧卧位,上方健侧肢体屈膝90°,在尽量内收髋关节的同时屈曲髋关节,在屈髋行程中,膝关节若在其中任何一点不能触及下方肢体或床面,即为阳性。主要是阔筋膜张肌和臀肌挛缩所致,多见于臀肌挛缩症。

3. 弹响试验(弹响髋)

(1) 患者仰卧,双髋、双膝关节中立位并拢,检查者双手握住患者小腿,在双下肢靠拢的情况下,屈曲患者膝、髋关节,当股骨大转子部出现弹响时,即为此征阳性。

(2) 患者侧卧位,将上方肢体尽量内收,并屈膝、屈髋时,大转子部位出现弹拨响声即为阳性。

以上是因为大转子后缘挛缩的臀大肌束在屈髋时,滑动弹向大转子前方所致,多见于臀肌挛缩症。

4. “二郎腿”征　受检者坐位,正常情况下一侧膝关节可交叉放在另一侧膝关节上,这种姿势被称为“二郎腿”。如果一侧膝关节不能交叉放在另一侧膝关节上,即称此征阳性。多见于髂胫束挛缩和臀肌挛缩症。

5. 双膝交叉试验 受检者仰卧,双髋、双膝关节中立位。正常时双下肢可内收至双小腿交叉,双膝关节重叠,当双小腿不能内收至相互交叉即为阳性。多见于臀肌挛缩症。

6. 并膝下蹲试验 受检者双足和双膝并拢站立,屈膝下蹲,正常时可屈膝150°达到完全下蹲,小腿后侧能触及大腿后侧;而臀肌挛缩症患者并膝时不能下蹲,只能屈膝45°~100°不等,而在双膝分开后方可完全下蹲,此即阳性。多见于臀肌挛缩症。

(十四) 屈髋试验(Fajerztain 征)

坐骨神经痛时,屈小腿后仍可屈髋,但伸直小腿则不能屈髋,患侧小腿伸直时,屈曲健侧髋关节也可引起患侧疼痛。

二、膝关节检查

(一) 膝关节畸形

1. 膝反屈 正常膝关节可过伸5°~10°,如超过此限度即为膝反屈。多见于先天性畸形和脊髓灰质炎后遗症。

2. 膝关节外翻 正常情况下,双髋双膝伸直,双膝关节内髁靠拢时,双侧内踝也相互接触。如果两侧内踝不能靠拢,即出现了踝间距,称膝关节外翻,简称膝外翻。

3. “X”形腿 如果双侧膝关节均出现了膝外翻,则称为“X”形腿。

4. “K”形腿 如果单侧膝关节出现了膝外翻,则称为“K”形腿。

5. 膝关节内翻 正常情况下,双髋双膝伸直,双侧内踝靠拢时,双膝关节内髁也相互接触。如果两膝关节内髁不能靠拢,即出现了膝间距称膝关节内翻,简称膝内翻。

6. “O”形腿 如果双侧膝关节均出现了膝内翻,则称为“O”形腿。

7. “D”形腿 如果单侧膝关节出现了膝内翻,则称为“D”形腿。

8. “S”形腿 此畸形多为“O”形腿未能得到及时治疗,畸形进一步加重演变而来。其胫骨多表现为“O”形腿,而股骨下段则表现为相反方向的“C”形腿,形成“S”形态,故称“S”形腿。

(二) 膝关节专用检查

1. 股四头肌抗阻试验 患者仰卧或端坐,膝关节伸直,检查者将患侧髌骨向远侧推挤,让患者进行股四头肌收缩动作,如果出现剧痛则为此试验阳性,提示该侧髌骨患有髌骨软骨软化症。

2. 半蹲试验 患者屈膝90°呈半蹲位,然后将健侧下肢提起,如果患侧膝关节出现疼痛,不能继续维持半蹲位,则为此试验阳性。多为髌骨软骨软化症。

3. 半月板损伤的体征

(1) 蹲走试验:让患者蹲下并行走,或左或右不断变换方向,如果因为疼痛不能充分屈曲膝关节,蹲走时出现响声及膝关节疼痛为阳性。多为半月板后角损伤。

(2) 特林布尔-费歇尔(Trimbell-Fisher)试验:患者屈膝仰卧,检查者一手以拇指紧压于患侧膝关节间隙处触诊,另一手握住患侧小腿作内旋和外旋活动,若拇指触及活动性物体,且能在胫骨髁上滑动即为阳性,提示为半月板损伤。

(3) 富歇(Fouche)试验:患者屈髋、屈膝仰卧,检查者一手握住患侧踝部转动小腿,如果出现疼痛为阳性,多为半月板损伤。向内旋转试验阳性时,多为内侧半月板损伤;向外旋转试验阳性时，多为外侧半月板损伤。

(4) 凯洛格(Kellogg－Speed)征：是专门检查半月板前角损伤的一种方法。检查者一手握住患侧小腿对膝关节进行被动的伸直与屈曲活动，另一手拇指尖在内侧或外侧半月板的前角处触诊按压，如触及局限的压痛点，则多为内侧或外侧半月板前角损伤。

(5) 回旋挤压(Mc Murray)征：患者仰卧，检查者一手按住完全屈曲的患侧膝关节进行触诊，另一手握住同侧踝关节，使足跟紧靠臀部，在将小腿极度外旋外展的同时，逐渐伸直膝关节，如出现弹响或疼痛即为阳性，多为内侧半月板破裂。在将小腿极度内旋内收的同时，逐渐伸直膝关节，如出现弹响或疼痛也为阳性，多为外侧半月板破裂。

(6) 膝关节过伸试验：检查者一手握住小腿，一手按压髌骨使膝关节过伸，如果出现疼痛即为此征阳性。多为半月板前角损伤或关节游离体卡夹于关节内。

(7) 膝关节过屈试验：患者仰卧，检查者一手握住患侧小腿，尽量使足跟紧靠臀部以尽量屈膝关节，如果出现疼痛即为此征阳性。多见于半月板后角损伤。

(8) 研磨(Apley)试验：患者俯卧、屈膝90°。检查者一手握住患足，边用力向下加压，边转动足跟及小腿，使膝关节产生研磨，出现疼痛即为阳性，多见于半月板损伤。

(9) 半月板重力试验：患侧卧位，臀部垫高，使下肢离开床面，让患者自己做膝关节的屈伸运动。这时由于肢体重力的作用，内侧关节间隙开大，外侧关节间隙缩小，如果出现疼痛或响声则为阳性，提示为盘状软骨。

(10) 第1斯坦曼(Steinmann)征：在不同角度屈曲膝关节并向内或向外旋转小腿时，如果出现疼痛即为此征阳性，可根据疼痛部位确定半月板损伤部位。

(11) 第2斯坦曼(Steinmann)征：在伸膝时，膝关节间隙前方有压痛，并随着膝关节的屈曲而压痛点向后移动，多提示有半月板前角损伤。

(12) 特纳(Turner)征：由于内侧半月板损伤刺激隐神经的髌下支，在膝关节内下方产生皮肤感觉过敏区或痛觉减退。

(13) 布拉加尔(Bragard)征：半屈膝时，膝关节间隙有压痛，旋转小腿时压痛加重。

(14) 查克林(Caklin)征：伸膝关节收缩股四头肌时，可见股内侧肌萎缩及肌肉松弛，多见于半月板损伤后，患肢跛行导致的股四头肌萎缩。

4. 膝关节韧带损伤的体征

(1) 抽屉试验：端坐或仰卧，屈膝90°。检查者双手握住小腿上段，将其向后推压，如果胫骨能向后推动则为此试验阳性，多为后交叉韧带断裂；再将小腿上段向前牵拉，如果胫骨能向前拉动也为此试验阳性，多为前交叉韧带断裂。

(2) 拉赫曼(Lachman)试验：仰卧位，屈膝20°～30°。检查者一手握住股骨下端，另一手握住胫骨上端作方向相反的前后推动，如果前交叉韧带有缺陷可出现胫骨过度地向前异常活动(注意与健侧对比)，正常的髌韧带向下凹陷的形态消失而变成向前突出。胫骨前移可分为三度，Ⅰ度前移＜5mm、Ⅱ度移动5～10mm、Ⅲ度移动＞10mm。

(3) 侧方应力试验：先将膝关节完全伸直位，然后屈曲至30°位，分别作膝关节的被动外翻和内翻检查，与健侧对比。如超出正常外翻或内翻范围，则为阳性。外翻应力试验阳性者为内侧直向不稳定，反之则为外侧直向不稳定。

(4) 膝内侧副韧带牵拉试验：膝关节伸直位。检查者一手置于膝关节外侧，将膝关节向内侧推压，一手握住同侧下肢踝关节向外侧牵拉，如果膝关节内侧疼痛，则为此征阳性，提示有膝内侧副韧带损伤。

（5） 膝外侧副韧带牵拉试验：膝关节伸直位。检查者一手置于膝关节内侧，将膝关节向外侧推压，一手握住同侧下肢踝关节向内侧牵拉，如果膝关节外侧疼痛，则为此征阳性，提示有膝外侧副韧带损伤。当膝外侧半月板损伤时多合并有膝外侧副韧带损伤，应进行此项检查予以证实。

（6） 轴移试验：仰卧，膝关节伸直位。检查者一手握住患侧足部轻微内旋，另一手置于患侧膝关节外侧，使膝关节在轻度外翻力作用下逐渐屈曲，若在屈曲大约30°时，出现胫骨的突然向后移位，胫骨由向前的半脱位状态突然复位则为阳性，常提示前交叉韧带损伤。

（7） 旋转试验：将膝关节分别置于90°、45°和0°位，作内、外旋活动并与健侧对比。如果一侧旋转范围增加，并非旋转不稳定，则表明韧带的断裂或松弛。

（8） 伸膝试验（Pisani 征）：如膝关节间隙前部的包块在伸膝时消失，多为半月板囊肿。

（9） 浮髌试验：端坐或仰卧位，膝关节伸直位。检查者一手按压在髌骨近侧的髌上囊上，将髌上囊中的液体挤压至关节腔内；另一手的示指和中指将髌骨快速下压，如果感到髌骨碰击股骨髁，即浮髌试验阳性，提示膝关节内至少有50ml 的积液或积血。

（10） 斯氏（Strunsky's）征：检查者一手握住患侧小腿，一手握住患足并突然将其弯曲，正常情况下无疼痛。如果足前弓有炎症或损伤，则引起剧烈疼痛，为此征阳性。

（11） 普拉特（Pratt）征：肢体在挫伤或挤压伤后，受伤肌肉将出现坏疽时，其最初表现为局部的肌肉变为僵直，即为 Pratt 征阳性。

（12） 西蒙兹、汤普森（Simmonds、Thompsons）试验：俯卧，双足下垂于检查床缘。挤压腓肠肌，正常情况下足可跖屈，如不能跖屈则多为跟腱断裂。

（13） 奥布来达（O'Brien）试验：将一针头自跟腱处皮肤插入跟腱内，将足跖屈，正常情况下针头与跟腱移动方向相反，如果针头与跟腱移动方向一致，多为跟腱断裂。

（14） 福尔克曼（Volkmann）：指一种先天性胫距关节（踝关节）脱位畸形。

（15） 基恩（Keen）征：腓骨 Pott 骨折时，踝部直径变粗大，即为此征阳性。

（16） 特劳特（Traut）征：患风湿性疾病的闭经期妇女，其胫骨下1/3 前面有压痛者为此征阳性。在月经正常妇女以及月经不调的非闭经妇女，无此表现。

三、踝关节检查

1. 平底足　正常人站立时，足内侧呈弓形，也即足的内侧纵弓下方可插入一个手指，轻度平底足则足弓下降，手指不能插入，但足弓尚未着地。较重的平底足则足内缘着地，舟状骨明显向内隆起甚至接触地面，足呈外翻和外展姿态，跟腱向外偏斜。平底足的特点是足的纵弓低平或消失，足底扁平无弹性，有疼痛症状者称之为平足症，检查其鞋底则内侧磨损较多。柔软性的平底足在不负重的情况下足弓外观和弓部的各方向活动均正常，但站立时足弓即塌陷；痉挛性平底足则活动受限，不负重的情况下也有明显畸形，应检查腓骨肌有无痉挛及拍摄足部 X 线片以了解有无跟距和跟舟骨桥。

2. 马蹄足　站立时仅以前足掌着地，后跟高高抬起不能落地，跟腱有明显挛缩畸形。

3. 勾状足　多见于胫神经麻痹、腓肠肌瘫痪、跟腱松弛、足不能跖屈及内翻力弱等，足前部仰起背伸并外翻呈勾状畸形。

4. 内翻足　站立或行走时,仅以足外侧或外侧足背负重,跟腱向内偏斜。马蹄足多与内翻足合并存在,并称为马蹄内翻足。

5. 外翻足　畸形与内翻足相反,足内侧纵弓塌陷,足跟向外偏斜。

6. 仰趾足　站立时,负重以足跟为主,有时前足掌不着地,这一畸形多由腓肠肌及比目鱼肌瘫痪引起。

7. 高弓足　足弓较正常人高,前足下垂,但仅少数患者出现疼痛症状。

8. 踇外翻　踇趾向外侧偏斜 >25°,较重者位于第 2、第 3 趾下面将二趾顶起。此时可并发第 2、第 3 趾的锤状趾畸形。足横弓变宽低平,因而在足底掌部可产生胼胝。第 1 跖骨内翻,跖骨头明显向内侧突出,严重者可有骨赘和滑囊形成,摩擦发炎后则形成滑囊炎肿。一般正常人均有轻微的踇趾外翻,但无任何症状。

9. 锤状趾　表现为跖趾关节背伸,近侧趾间关节屈曲,且在趾背常有胼胝形成,常见于第 2 趾。

第四节　骨关节与神经损伤的特有体征

骨折、关节脱位及各种神经损伤有其特殊的体征。

一、骨折的特有体征

(1) 异常活动。

(2) 骨擦音。

(3) 许氏(Hueter's)征。

长骨骨折后,骨折处由纤维性组织连接,或骨折断片间有软组织嵌入,用听诊器检查骨传导,传导震动出现中断现象即为阳性。

二、关节脱位的特有体征

(1) 弹性固定。

(2) 关节盂空虚。

三、桡神经损伤的体征

(1) 掌指关节不能伸直。

(2) 拇指不能背伸和外展。

四、尺神经损伤的体征

(1) 爪形指畸形。

(2) 拇指不能内收。

（3）第 2 ~ 第 5 指不能外展和内收。

（4）小鱼际肌萎缩。

五、正中神经损伤体征

（1）第 1 ~ 第 3 指间关节不能屈曲。

（2）拇指不能对掌。

（3）大鱼际肌萎缩。

六、腓总神经损伤的体征

（1）足下垂畸形。

（2）足背感觉麻木。

（3）足不能背伸。

七、胫神经损伤的体征

（1）足不能跖屈。

（2）足底感觉麻木。

第九章 牵引治疗技术

牵引既有复位作用又有固定作用，在骨科应用广泛，是一种简便有效的治疗方法，尤其是对于不适合手术治疗者，也可以通过牵引达到治疗目的。

第一节 牵 引 技 术

一、牵引的治疗作用

牵引可达到复位与固定两个目的，其主要作用如下。

（1）使骨折复位，矫正骨折，缩短移位。通过调整牵引角度，也可以矫正成角或旋转移位。

（2）稳定骨折断端，有止痛和利于骨折愈合的作用。

（3）使脱位的关节复位，并可防止再脱位。

（4）使轻、中度突出的椎间盘复位，减轻脊髓和神经压迫症状。

（5）使患肢相对固定，防止病理性骨折。

（6）矫正和预防关节屈曲挛缩畸形。

（7）使肢体制动，减少局部刺激，减轻局部炎症扩散。

（8）解除肌肉痉挛，改善静脉血液回流，消除肢体肿胀，有利于软组织修复。

（9）使关节置于功能位，便于关节活动，防止肌肉萎缩。

（10）术前牵引以提高手术成功率，减少术后并发症，如先天性髋关节脱位和脊柱侧凸畸形的术前牵引，有利于术中矫形复位，还可防止股骨头缺血性坏死等并发症。

（11）便于限制下对伤口的观察、冲洗和换药，减少感染。

（12）术后牵引可减少术后并发症，如截肢术后和髋关节脱位手法复位术后牵引。

二、牵引用具

（一）牵引床

一般采用特制骨科硬板牵引床。

（1）床板分为两节，根据需要可升高头侧床板，使患者由卧位改为半卧位，方便患者进食，也可预防发生坠积性肺炎。将足侧床板升高，促进下肢静脉回流，利于消肿，同时防止患者向牵引侧下滑。

（2）床板中心有圆洞，床板上铺垫分节段的褥垫，便于更换床单及放置便盆。

（3）附有带拉手的床架，患者可利用拉手自行转换体位，进行功能锻炼，防止关节僵硬和发生褥疮，以及借助拉手抬高臀部，便于放置便盆。

（二）牵引架

临床应用的牵引架有很多种类型，尽管它们的形状各一，但都是为了使患肢关节置于功能位和肌肉松弛位状态下进行牵引。如布氏（Braun's）、托马斯（Thomas）架及其小腿支架，机械螺旋牵引架和双下肢悬吊牵引架等（图 9－1－1①②③④⑤⑥⑦⑧⑨⑩）。

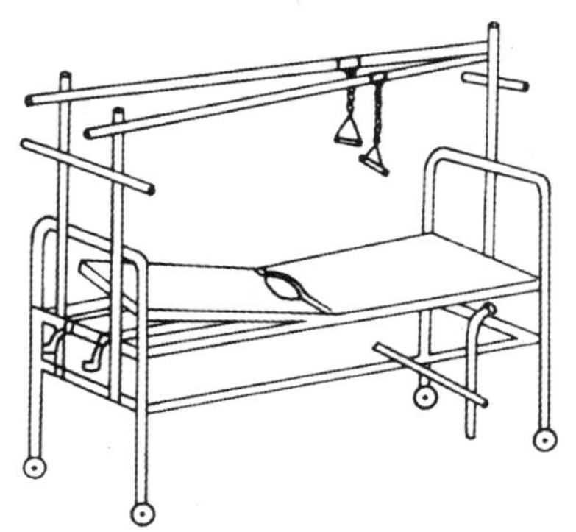

①二节床板牵引床

②带压垫牵引床

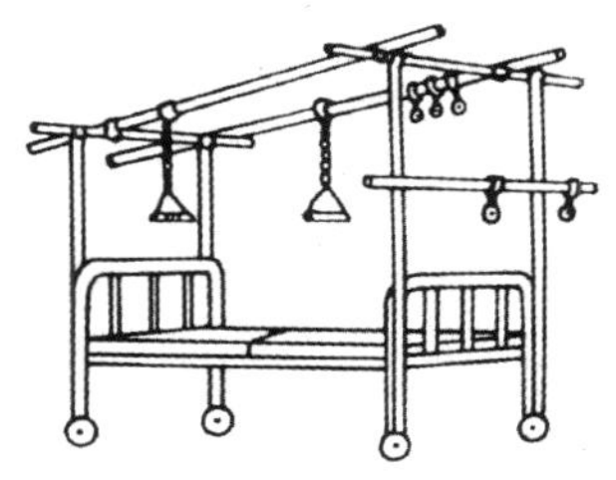

③多功能牵引床

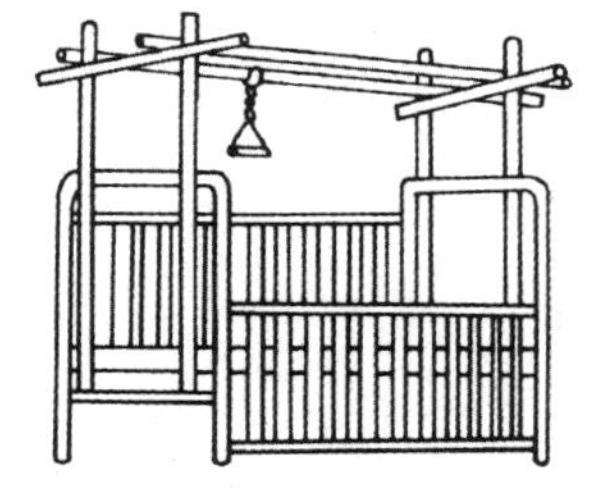

④小儿用带栏杆牵引床

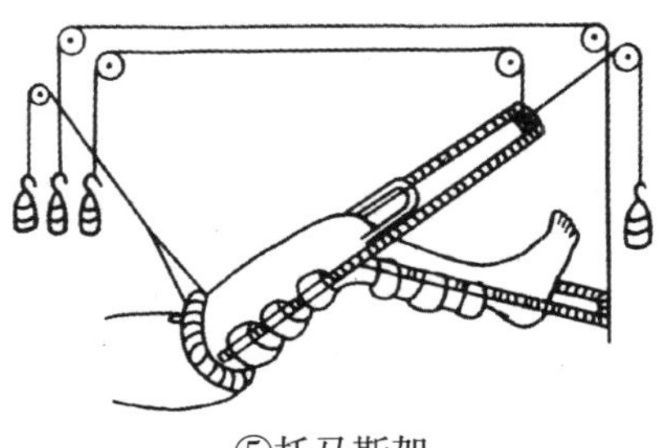

⑤托马斯架

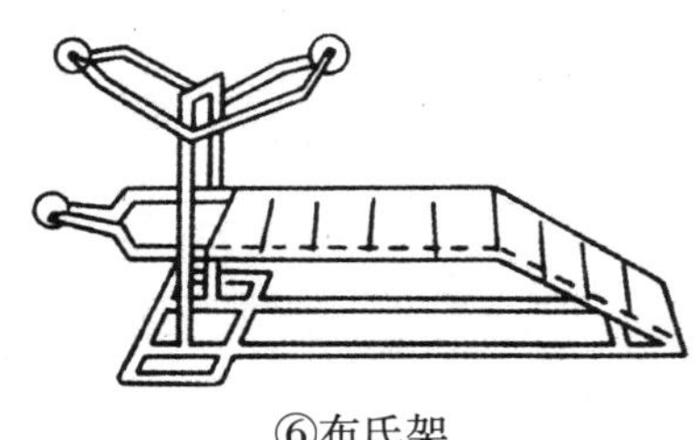

⑥布氏架

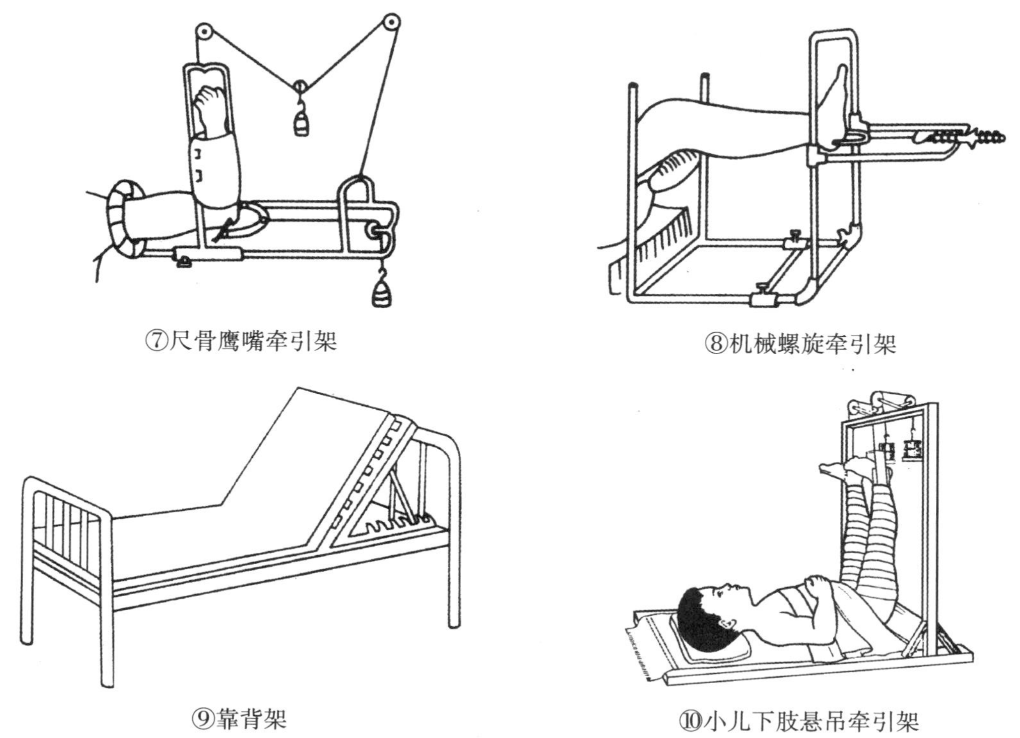

图9-1-1①②③④⑤⑥⑦⑧⑨⑩　各种类型骨科牵引床、牵引架

（三）牵引器具

1. 牵引绳　使用平滑、结实的尼龙绳和塑料绳，牵引绳长短调节应合适。

2. 滑车　要求转动灵活，有深沟槽，牵引绳可在槽内滑动而不脱出沟槽，便于牵引。

3. 牵引重量　可选用0.5kg、1.0kg、2.0kg和5.0kg重的牵引锤或沙袋，根据病情变化进行牵引重量的增减。牵引锤必须有重量标记，以利于计算牵引总重量（图9-1-2）。

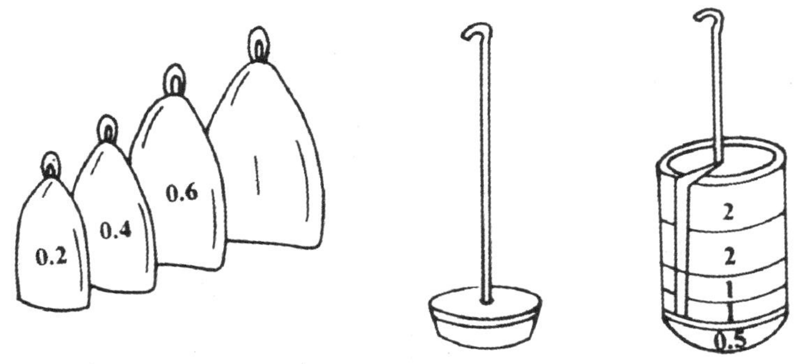

图9-1-2　沙袋和牵引锤

4. 牵引弓　有颅骨牵引弓、弓钳式牵引弓、张力式牵引弓和普通牵引弓，可根据病情的需要进行选择（图9-1-3①②③④）。一般普通牵引弓多用于斯氏针骨牵引，马蹄式张力牵引弓用于克氏针骨牵引。

5. 牵引针　有斯氏针（或称骨圆针）和克氏针两种。斯氏针为较粗不锈钢针，直径3～6mm，不易折弯，不易滑动，可承受较重的牵引重量，适用于成人和较粗大骨骼的牵引。克氏

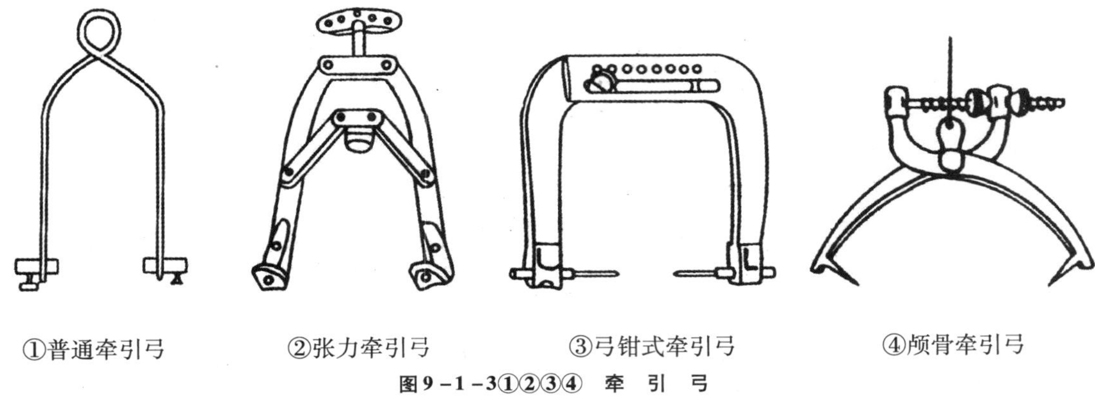
①普通牵引弓 ②张力牵引弓 ③弓钳式牵引弓 ④颅骨牵引弓

图9-1-3①②③④ 牵 引 弓

针为较细的不锈钢针，直径3mm以下，易折弯，牵引时间长时易拉伤骨骼，产生滑动，适用于儿童和较细小骨骼的牵引。

6. **进针器具** 有手摇钻、锤子、慢速气钻和慢速电钻。一般锤子仅用于斯氏针在松质骨部位的进针。皮质骨部位不可用锤击入进针，克氏针较细，只能电钻钻入。

7. **牵引扩张板** 主要用于皮肤牵引和兜带牵引，它使两侧胶布在肢体远端撑开，以免夹伤肢体。一般有大、中、小三种型号，用厚约1cm小木板制成，其宽度可根据肢体大小而定，较肢体远端稍宽即可，木板中心有一圆孔，以备穿牵引绳用（图9-1-4）。

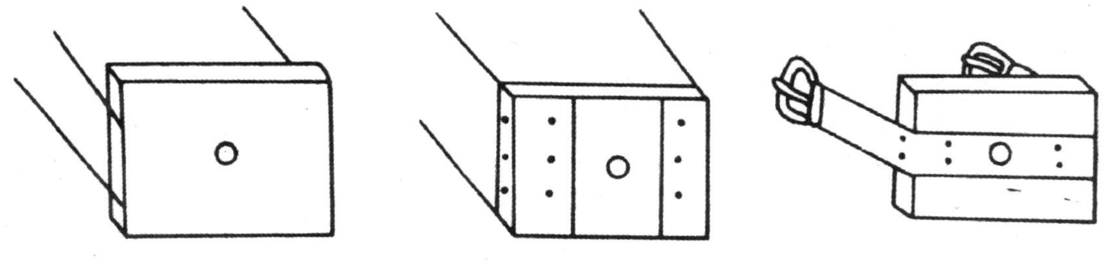

图9-1-4 牵引扩张板

8. **床脚垫** 如无特制骨科牵引床，可在弹簧床上放置一硬木板，床脚垫高用作床脚垫，有木制、水泥制和铁制3种，其高度有10cm、15cm、20cm和30cm等4种，顶部和侧面凿有圆形窝槽，垫高时将床脚放入窝槽内，以免床脚滑脱（图9-1-5）。

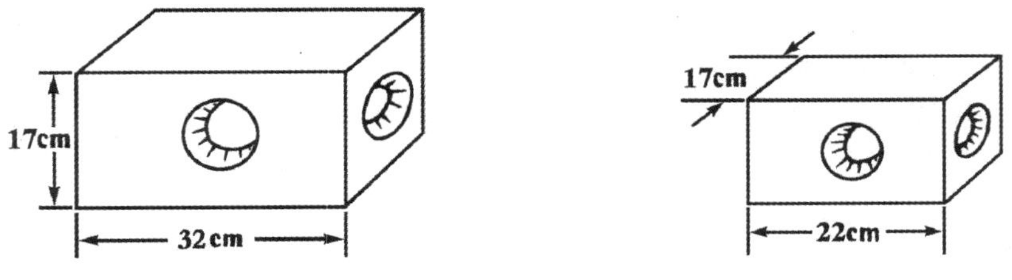

图9-1-5 床 脚 垫

三、牵引种类和方法

根据牵引时间可分为短时牵引和持续牵引。

（一）短时牵引

主要是拔伸牵引或机械牵引，通过短时间的牵引，使新鲜骨折和关节脱位复位。拔伸牵引时近端用布带固定，起对抗牵引作用，沿患肢长轴方向牵引肢体远端（图 9－1－6）。有时尚需辅以反折、回旋、端提和捺正等手法，使骨折端对合，或使关节脱位复位，机械牵引多是借助牵引装置进行牵引。拔伸牵引或机械牵引后常需辅以小夹板或石膏外固定，或者作持续牵引或外固定器固定。

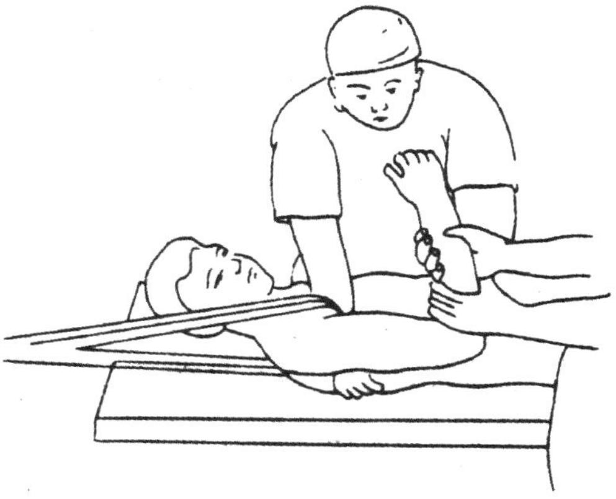

图 9－1－6　短时牵引

（二）持续牵引

有皮肤牵引、兜带牵引和骨牵引 3 种。

1. 皮肤牵引　利用紧贴皮肤的胶布条或海绵带对肢体施加牵引力，牵引重量不超过 5kg。主要包括胶布牵引和海绵带牵引两种，由于胶布牵引容易产生较多不良的后果，因此现在较多采用海绵带牵引。

（1）胶布牵引：多用于四肢牵引。胶布粘贴范围为：大腿牵引自大腿中上 1/3 处至踝关节上方；小腿牵引自胫骨结节下缘至足缘；上臂牵引自上臂中部至腕部；前臂牵引自桡骨小头下缘至腕部。胶布宽度 5～7cm，长度较肢体远端长 8cm，在胶布中央贴一块比肢端稍宽，且有中央孔的扩张板，从中央孔穿一牵引绳备用。将胶布二侧端纵向撕开长达约 2/3，粘贴时稍分开，使牵引力均匀分布于肢体上。患肢备皮，洗净，涂上安息香酸酊，在其完全干燥前，沿肢体纵轴将胶布平行贴于肢体两侧，不可交叉缠绕，在骨隆起部位加小块纱布衬垫，将胶布按压贴紧后，用绷带包扎肢体，以免胶布松脱（图 9－1－7①），半小时后加牵引锤进行牵引。双下肢悬吊牵引仅用于 3 岁以下的婴幼儿，如用于 3 岁以上患儿和成人因可造成肢端供血障碍而引起肢体缺血坏死，故禁止使用（图 9－1－7②）。即使应用于 3 岁以下小儿，也应严密观察，牵引重量以臀部离床面 10cm 为宜。

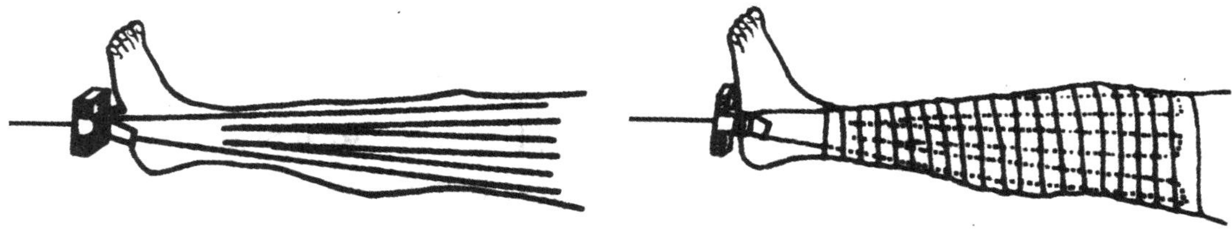

①胶布的正确粘贴方法　　②正确的包扎方法

图 9－1－7①②　下肢皮肤牵引胶布粘贴方法

（2）海绵带牵引：将 8mm 厚、表面稍粗糙的乳胶海绵裁成 8cm 宽、26cm 长的条子，用针线缝在稍宽一点的白布带上，布带两侧各缝一乳胶海绵条，中间留一 36cm 长的空白处，正中可做一口袋，插入一扩张板。木板正中钻一个圆孔，牵引绳头端打结后穿过此孔进行牵引。用缝制好的海绵带裹敷患肢，注意松紧适度，并将牵引带调整至肢体双侧对称位置进行牵引，可用于胶布牵引过敏者。

2. 兜带牵引 利用布带或海绵兜带兜住身体突出部位施加牵引力。如无脊椎骨折或脱位,可行卧位、半卧位和坐位牵引,或交替应用,可持续牵引,也可间歇牵引。主要有颌枕带牵引、骨盆带牵引、骨盆兜悬带牵引和脊柱兜带悬吊牵引等4种。

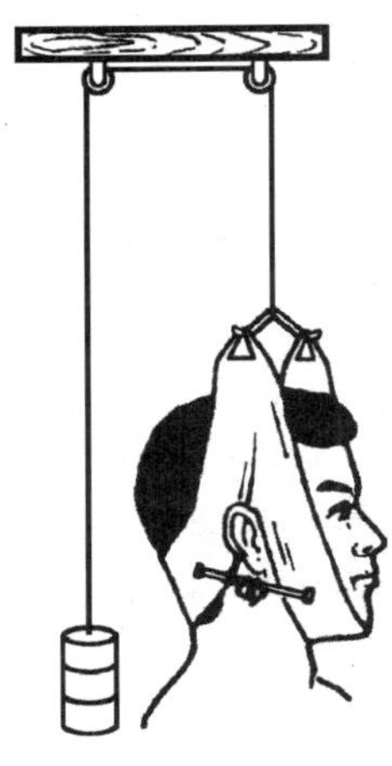

图9-1-8 颌枕带牵引

(1) 颌枕带牵引:适用于轻度颈椎骨折或脱位,颈椎间盘突出症及根性颈椎病。用颌枕带托住下颌和后枕部,用一竹棍穿入颌枕带远端孔内,使两侧牵引带保持比头稍宽的距离。于竹棍中央系一牵引绳,置于床头滑轮上加重量牵引(图9-1-8)。牵引重量一般为2.5~5kg,其目的是让头颈休息,使颈椎间隙增宽、松弛,让骨质增生的造成的水肿吸收较快,以达到有效缓解症状。

(2) 骨盆带牵引:常用于腰椎间盘突出症的治疗。系骨盆带时须保证其宽度的2/3绑在髂嵴以上的腰部,牵引带在骨盆双侧对称,在足侧系于滑轮上牵引(图9-1-9)。一侧维持牵引重量一般不超过10kg,以患者感觉无不适为宜。足侧床脚垫高15cm,必要时可在双腋下各置一布带或在胸部系一兜带固定于头侧床杆上对抗牵引。

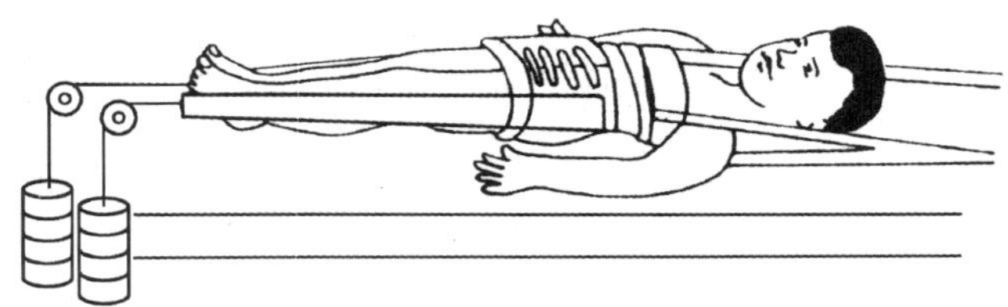

图9-1-9 骨盆带牵引

(3) 骨盆兜悬吊牵引:适用于骨盆骨折复位和固定。兜带从后方包住骨盆,两侧各系一牵引绳,交叉至对侧上方滑轮上悬吊牵引,牵引重量以臀部抬离床面4cm为宜(图9-1-10)。

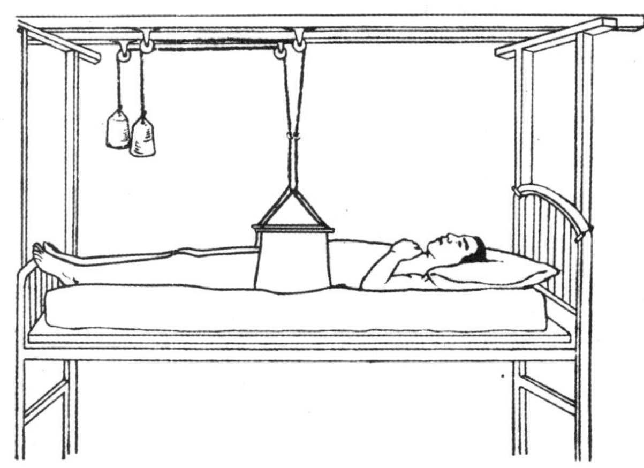

图9-1-10 骨盆兜悬吊牵引

（4）脊柱兜带悬吊牵引：可用于胸腰椎楔形压缩骨折、不适宜用石膏背心固定的病例，也可用于 Cobb 角 <30°的脊柱侧凸的治疗。

3．**骨牵引**　利用穿入骨内的克氏针、斯氏针、特制巾钳或颅骨牵引弓，对躯体患部进行牵引。常用的有颅骨牵引、尺骨鹰嘴牵引、尺桡骨茎突牵引、掌骨牵引、指骨牵引、股骨大转子牵引、股骨髁上牵引、胫骨结节牵引、踝上牵引、跟骨牵引和跖趾骨牵引等。

（1）颅骨牵引：头部备皮，从鼻梁经颅顶至枕外隆突作一连线，将两侧外耳道经颅顶做一水平连线，两线交点为颅顶中点。消毒皮肤后，将牵引弓置于水平线上，调节牵引弓尖间距与患者两侧眼外角间距等宽，牵引轴对准中点，二弓尖处即钻孔部位。局麻下在钻孔处做一小皮肤切口，与颅顶水平线成 45°角插入特制颅骨钻头钻孔，钻头与弓尖一样粗细，且在 3mm 深处有一安全铁环，防止钻穿颅骨。将弓尖插入钻孔中，两弓尖靠拢拧紧后可牵引，维持牵引重量为体重的 1/12（图 9－1－11①②③④⑤）。

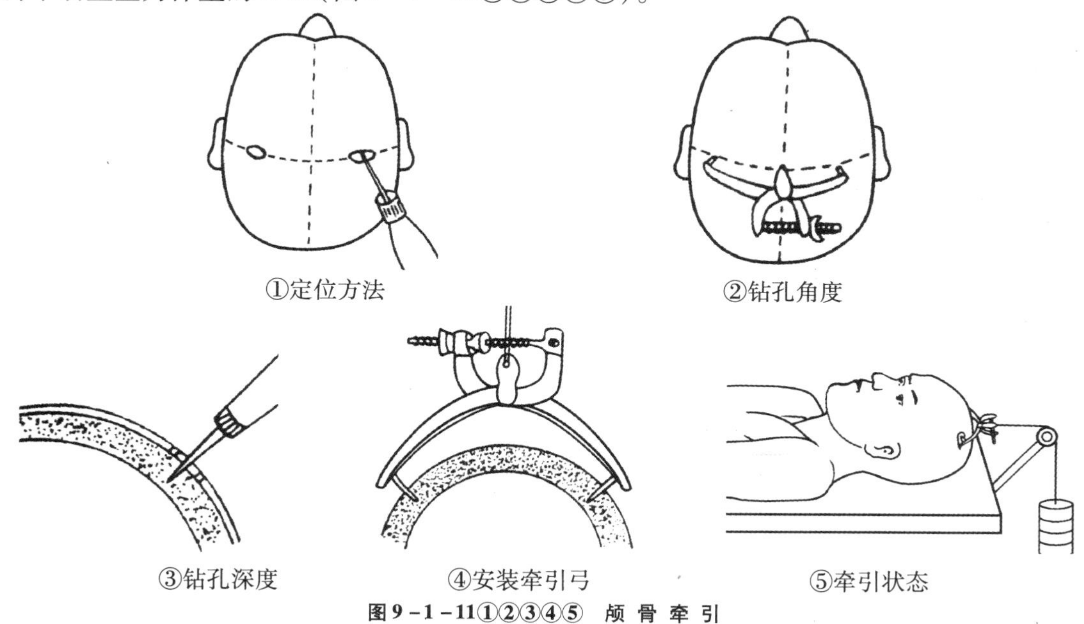

①定位方法　②钻孔角度　③钻孔深度　④安装牵引弓　⑤牵引状态

图 9－1－11①②③④⑤　颅 骨 牵 引

（2）尺骨鹰嘴牵引：屈肘 90°位，用特制的巾钳或克氏针从鹰嘴尖近侧 2cm，尺骨后侧骨皮质前方 1.5cm 处，由内向外侧进针，也可在尺骨后正中线上，距鹰嘴尖 2cm 处拧入一枚螺丝钉进行牵引。维持牵引重量为 2～4kg（图 9－1－12①②）。一般用克氏针牵引，巾钳牵引多用于 5 岁以下小儿。

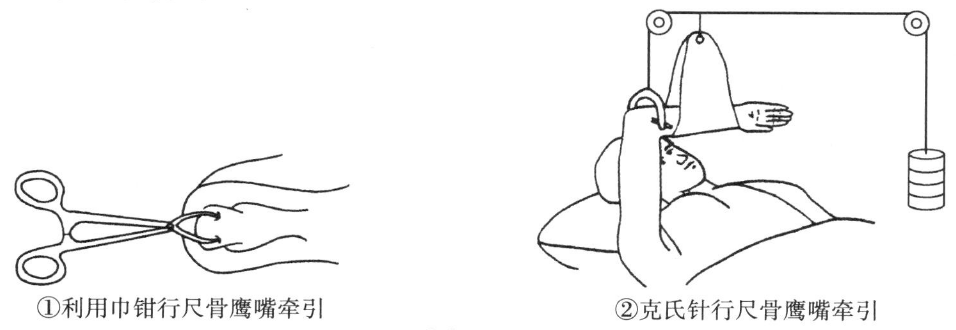

①利用巾钳行尺骨鹰嘴牵引　②克氏针行尺骨鹰嘴牵引

图 9－1－12①②　尺骨鹰嘴牵引

(3) 尺桡骨茎突牵引:前臂中立位,自桡骨茎突尖近侧 3cm 处进针,从尺骨小头侧穿出,维持牵引重量为体重的 1/20(图 9-1-13)。

(4) 掌骨牵引:手掌伸直位,从第 2 掌骨桡侧进针,穿经第 3~第 5 掌骨,从手掌尺侧穿出,维持牵引重量为体重的 1/20(图 9-1-14)。

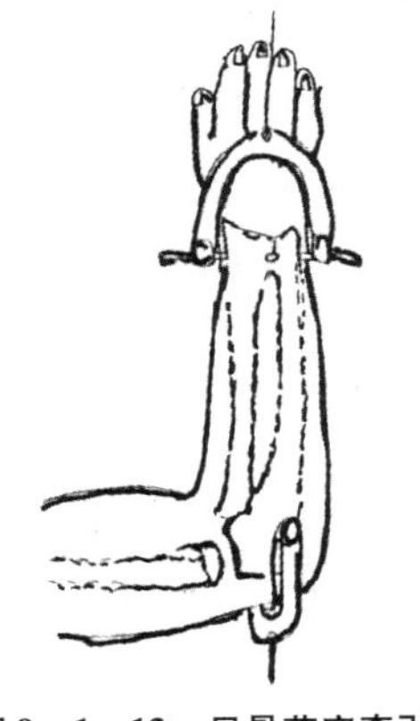

图 9-1-13 尺骨茎突牵引

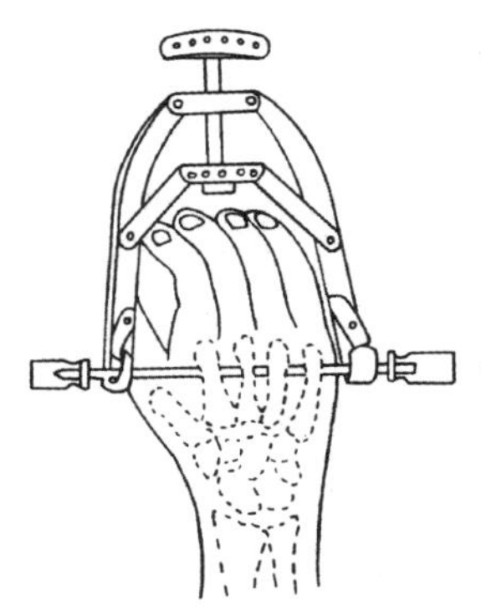

图 9-1-14 掌骨牵引

(5) 指骨牵引:用小巾钳或克氏针在两侧指甲角水平线上进针牵引。牵引重量不超过 1kg(图 9-1-15)。

(6) 股骨大转子牵引:在股骨大转子尖下 2cm,朝腹股沟中外 1/3 交点的方向钻入一枚螺丝钉进行牵引,维持牵引的重量为体重的 1/12(图 9-1-16)。

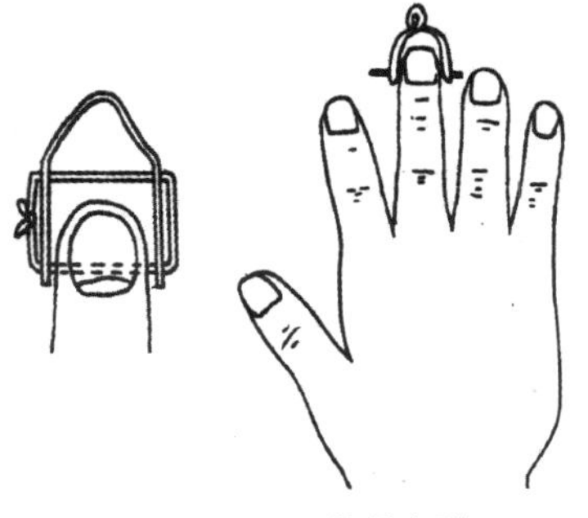

图 9-1-15 指骨牵引

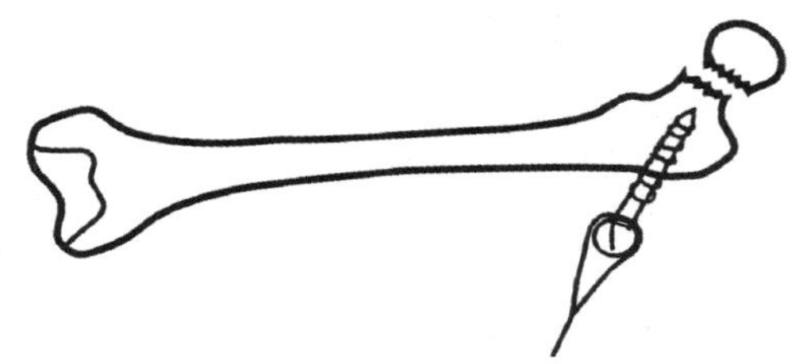

图 9-1-16 股骨大转子骨牵引

(7) 股骨髁上牵引:在髌骨上一横指处引一横线,与腓骨小头前缘纵线的交点为穿针点,也可在内收肌结节上 1cm 由内向外垂直进针,维持牵引重量为体重的 1/7(图 9-1-17①②③)。

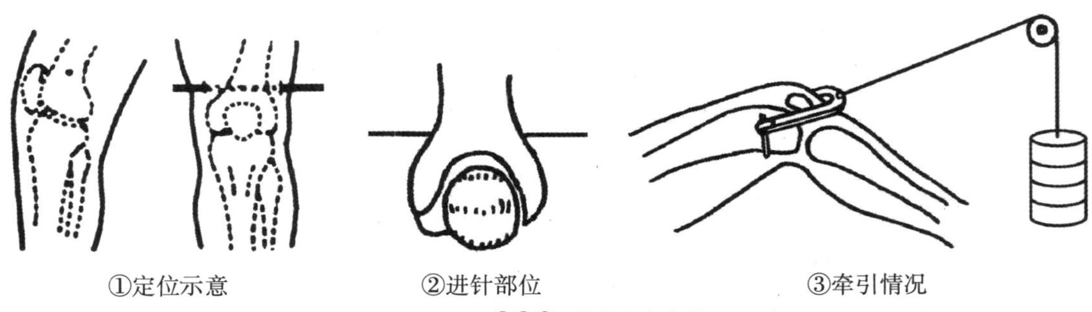

①定位示意　②进针部位　③牵引情况

图 9-1-17①②③ 股骨髁上牵引

（8）胫骨结节牵引：在胫骨结节下、后各2cm处，由外向内侧进针，维持牵引重量为体重的1/7（图9－1－18）。

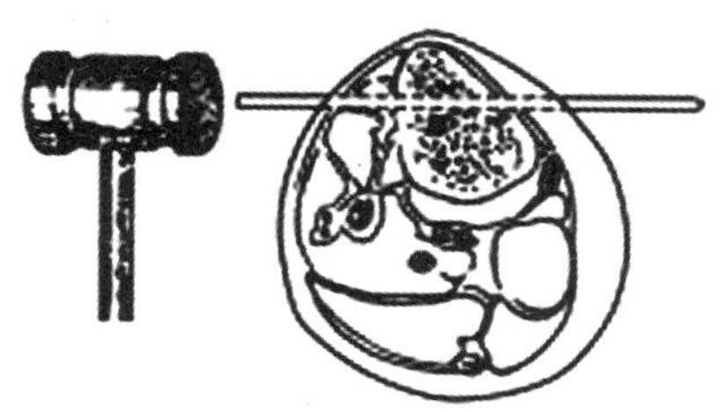

图9－1－18　胫骨结节牵引

（9）跟骨牵引：踝关节中立位，自内踝尖与跟骨后下缘连线的中点，由内向外侧进针，维持牵引重量为体重的1/12（图9－1－19①②）。

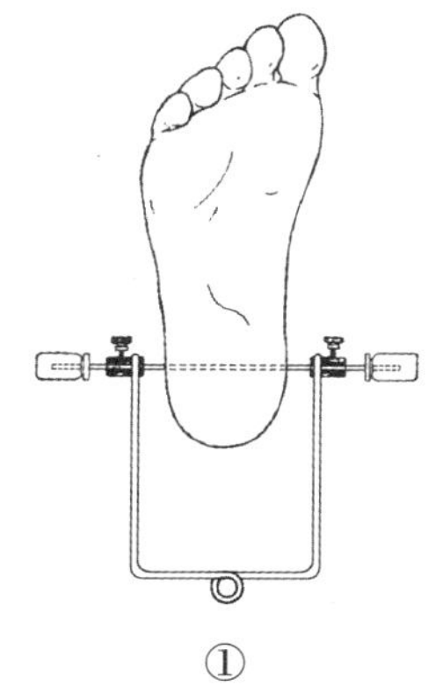

①

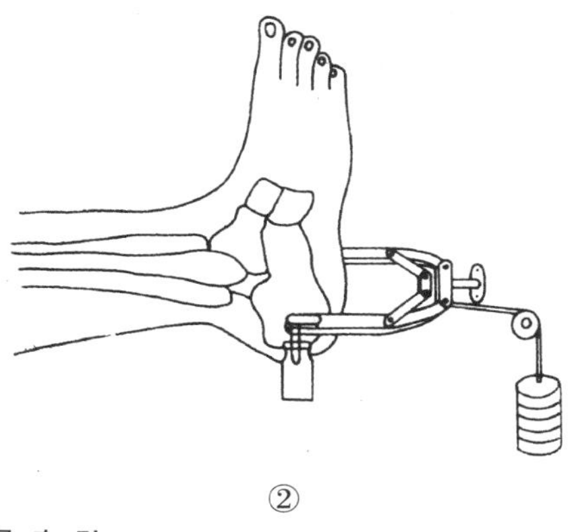

②

图9－1－19①②　跟骨牵引

（10）跖、趾骨牵引：与掌指骨牵引类同（图9－1－20①②）。

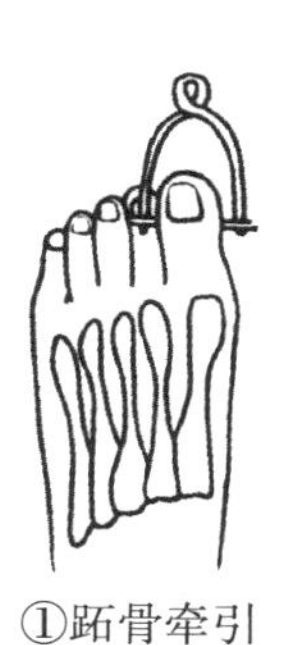

①跖骨牵引

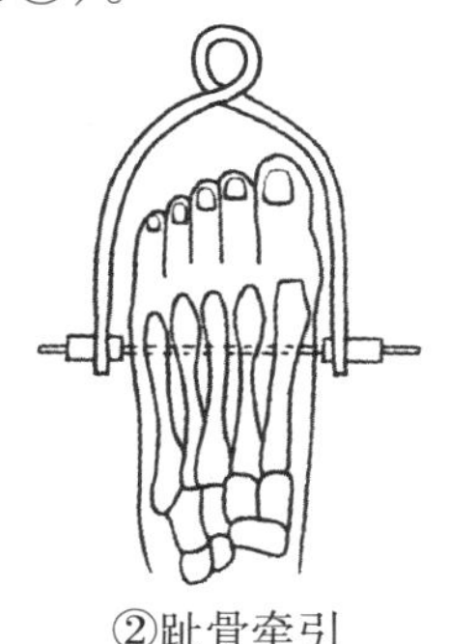

②趾骨牵引

图9－1－20①②　跖、趾骨牵引

四、牵引治疗的注意事项

1. **术前准备**　牵引前应检查患者有无其他并发症，如休克、头部及内脏损伤、神经或血管损伤等。常见的是胫骨结节牵引术后发现患肢有腓总神经损伤的症状，如果牵引术前未做有关神经的详细检查，将难于判断该神经损伤是牵引所致，还是外伤或骨折所致。

2. **麻醉**　各种骨牵引均在局麻下进行，即在进针和出针部位应用局部注射浸润麻醉。除颅骨牵引外，其他骨牵引在进针和出针时，不要用尖刀做皮肤小切口。

3. **选择牵引弓**　克氏针宜用张力牵引弓进行牵引，斯氏针可用普通牵引弓进行牵引。

4. **穿针**　可将牵引针或巾钳直接穿入皮肤至骨面，进针前将皮肤向肢体近侧稍许推移，以免进针后在牵引针远侧有皮肤皱褶，牵引后划破针孔远侧皮肤导致针眼感染。

需行牵引的肢体有较大软组织创面时，进针部位最好离创面较远。如创面情况不允许，也可清创后经创面进针。牵引时尽量使创面悬空、暴露。

穿斯氏针时可用骨锤击入。穿克氏针时用手钻、手摇钻或转速在600转/秒以下的慢速电钻、慢速气钻，切勿用快速普通电钻，因其速度太快，钻孔周围的骨质易被钻头所产生的热度灼伤，发生坏死，导致牵引针松动，甚至骨折。

5. 重量 各部位的重量，临床上应根据患者身体状况及骨折复位情况做适当调整，一般复位重量是维持重量的1.5~2倍。

6. 术后处理

（1）骨牵引针眼处不要用任何敷料覆盖，让其暴露，每日消毒1次。

（2）卧床患者因生活不能完全自理，应让其在舒适和关节功能位状态下牵引，并指导患者如何在床上借助拉手，进行适当功能锻炼及大小便的解决（图9-1-21）。

（3）股骨上段骨折行骨牵引时，患肢应尽量外展，患者保持半卧位，以利于骨折对位。胫腓骨中下段骨折行跟骨牵引时，可将牵引绳系在牵引弓的外角使踝关节轻度内翻，以利于胫腓骨生理弯曲的恢复，有利于恢复骨折的对线和对位。

（4）注意保持牵引锤悬空，滑车灵活，牵引绳与患肢长轴成平行线。牵引后，有时患者诉肢体疼痛，不一定是牵引过重所致，如化脓性关节炎牵引重量不够时，关节面仍接触摩擦而产生疼痛。股骨或骨盆牵引时，可利用床脚垫将患者足端的床腿垫高，借助身体重量对抗牵引（图9-1-22）。

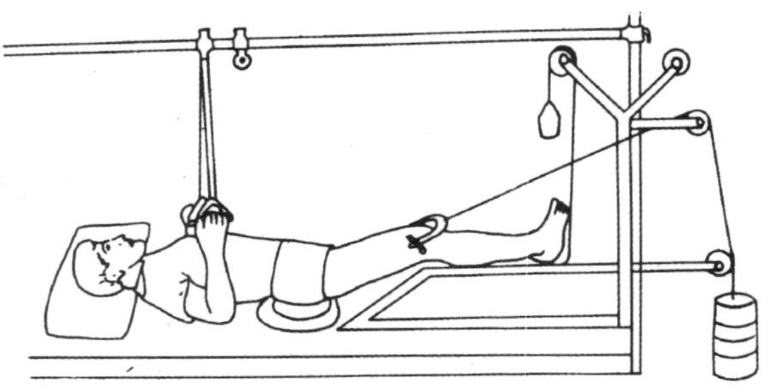

图9-1-21 借助拉手利用便盆排便

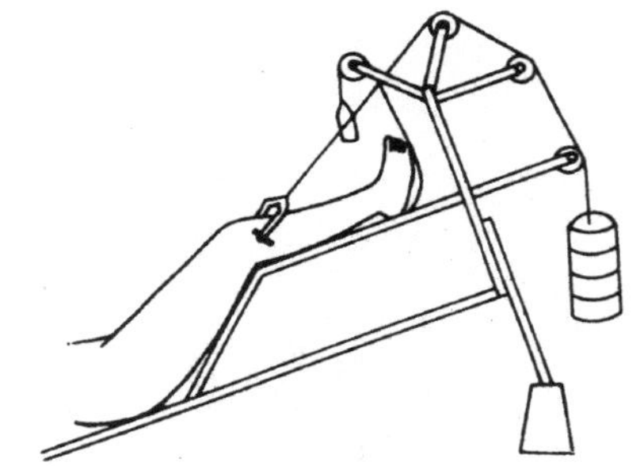

图9-1-22 垫高床脚借助身体重量对抗牵引

（5）注意观察患肢血液循环及肢体活动情况，如出现肢端青紫、苍白、肿胀或麻木等，则肢体有血液循环障碍。应注意肢体是否包扎太紧或牵引过重等，予以调整。

（6）指导患者在牵引下行关节功能锻炼，早期作肌肉舒缩活动，2周后做关节活动，逐步加强活动强度，增大活动范围，有神经麻痹者，应做关节的被动活动，防止肌肉萎缩和关节僵硬。

第二节 适 应 证

一、骨折

包括新鲜骨折、陈旧性骨折和畸形愈合的骨折。

1. **新鲜骨折**　轻、中度移位骨折可以选用皮牵引或颌枕带牵引,移位明显时应该选用骨牵引。

2. **陈旧性骨折**　首选骨牵引,其牵引重量需加重2~3倍,因此须观察患肢的血管和神经症状。

3. **畸形愈合的骨折**　在行手法复位后可应用骨牵引。

二、关节脱位

主要用于先天性髋关节脱位和新鲜关节脱位。

1. **先天性髋关节脱位**　若手法或机械牵引复位失败,可持续牵引2~4周后,再行手法复位或手术复位。

2. **新鲜关节脱位**　手法牵引或机械牵引复位后辅以皮肤牵引,防止关节再脱位。

三、关节及其周围病变

包括化脓性关节炎、关节结核、类风湿关节炎以及关节周围的软组织炎症,如髂窝脓肿、肢体蜂窝织炎等,皮肤牵引可预防和矫正关节屈曲挛缩畸形。

四、骨骼病变

包括骨肿瘤、瘤样病变、骨髓炎和骨结核等,皮肤牵引可防止发生病理性骨折。

五、颈椎病和椎间盘突出症

各种颈肩痛和腰腿痛,可用兜带牵引治疗,牵引重量由轻至重。

第三节　重量和时限

一、牵引的重量

牵引的重量应根据牵引的类型、患者的健康情况、局部损伤及病变的程度等。

1. **皮肤牵引**　重量不能超过5kg,过重可使胶布滑脱或肢体表皮撕脱。

2. **骨牵引**　一般为患者体重的1/10~1/7,例如胫骨骨折为1/10左右。上肢骨折牵引重量远较下肢所需量轻,否则则易发生过度牵引。一般牵引2~3日后,即应床边透视或摄X片检查,调整牵引重量及位置。

3. **陈旧性骨折**　较新鲜骨折所需之牵引力量可适当增大。

二、牵引时限

牵引时间视具体病例而定,只要达到预期的效果后即可除去牵引。一般股骨及胫骨不稳定骨折,应牵引至骨痂形成,达到临床愈合后,方可除去牵引,时间约6周。对先天性髋脱位患儿,复位前常规作牵引 8 周。骨关节病应维持至症状缓解,肢体无屈曲挛缩畸形,方可去除牵引或改用其他外固定方法。

第四节 并发症及处理

进行牵引治疗的患者,由于肢体在牵引状态下活动明显受限,往往生活不能自理。长期卧床牵引可引起不舒适以外,各种治疗所带来的痛苦和对疾病预后的担忧等,易引起患者的情绪反应。长期卧床还会造成各种并发症,影响疾病治疗,使康复时间延长。

(一) 皮肤水泡

1. 原因 多因胶布牵引时粘贴不均匀、不牢固,或粘贴面积小,牵引重量过重及对胶布过敏等所致。

2. 防治方法 粘贴胶布前注意将患肢皮肤擦干,粘贴好胶布后,不要急于牵引,在骨突隆起部位加用棉垫或纱布保护,防止磨破皮肤。牵引出现水泡后可改用海绵牵引或骨牵引,皮肤破损部位应防止感染。

(二) 牵引远端缺血

1. 原因 小儿行双腿悬吊牵引时,由于牵引力的作用,固定的胶布及绷带会向牵引方向移动,可直接压迫患肢的神经、血管甚至引起小腿骨筋膜室综合征。

2. 防治方法 注意观察患肢末端血液循环及肢体感觉情况,随同予以调整。如 Dunlop 牵引用于治疗肱骨髁上骨折,如肘部肿胀明显,且牵引时需要屈肘 45°,较易发生血液循环障碍,要注意观察患肢血液循环情况,防止发生前臂骨筋膜室综合征。

(三) 牵引针眼感染

1. 原因 针孔处有分泌物未清除、牵引针松动及左右滑动等都可导致感染。

2. 防治方法 保持牵引针孔清洁和干燥,每日消毒 1 次,若有分泌物或痂皮,应将其清除,以防止痂下感染。

(四) 牵引针滑脱

1. 原因 最容易发生于颅骨牵引患者,多见于牵引时钻孔深度不够,或两弓尖螺母松弛。钻孔过深易将颅骨内板钻穿,形成颅内血肿。

2. 防治方法 行颅骨牵引术时应用特制钻头,保证钻穿颅骨外板。每日应检查两边螺丝是否牢固,防止颅骨牵引弓脱落。

(五) 坠积性肺炎

1. 原因 长期卧床,被迫体位,或因疼痛而惧咳嗽,尤其老年患者抵抗力差,易发生坠积性肺炎。

2. 防治方法 指导患者练习深呼吸、咳嗽,定时拍打背部,用拉手练习起坐等。

(六) 褥疮

1. 原因 长期卧床,在骨突处易发生褥疮,多见于截瘫患者,最常见的部位是骶尾部、大转子、髂嵴、外踝、腓骨头和足后跟等。

2. 防治方法　定时翻身，运用气垫床。或者在骨突起部位，如肩背部、骶尾部、双侧髂嵴、膝踝关节和足后跟等处放置棉圈或气垫等，并定时按摩，每日温水擦浴，保持床铺干燥、清洁。

（七）关节僵硬

1. 原因　患肢长期牵引，关节液及血液循环不畅，浆液性渗出和纤维蛋白沉积，发生纤维粘连和软骨变性，引起关节活动障碍，使关节僵硬。

2. 防治方法　在牵引期间应指导患者行床上功能锻炼，做力所能及的活动，如肌肉的等长收缩、关节活动等。辅以肌肉按摩及关节的被动活动，以促进血液循环，保持肌力和关节的正常活动度，减少并发症的发生。

（八）足下垂

1. 原因　下肢水平牵引时，踝关节呈自然足下垂位，如不将踝关节置于功能位，会发生跟腱挛缩，产生足下垂畸形。此外，胫骨结节牵引定位不准确，也容易损伤腓总神经，从而导致足下垂。

2. 防治方法　腓总神经损伤和跟腱挛缩均可引起足下垂。因此下肢牵引时，应在膝关节外侧垫棉垫，防止压迫腓总神经。行胫骨结节牵引时，要准确定位，以免误伤腓总神经。如患者出现足背伸无力或不能主动背伸，则为腓总神经损伤的表现，应及时检查，去除原因。平时应用足底托板或沙袋将足底垫起，或穿用弹力护踝套具以保持踝关节于功能位（图9－4－1）。如病情许可，每日应主动伸屈踝关节，如因神经损伤或截瘫而引起踝关节不能自主活动，则应做被动足背伸活动，以防止关节僵硬和跟腱挛缩。

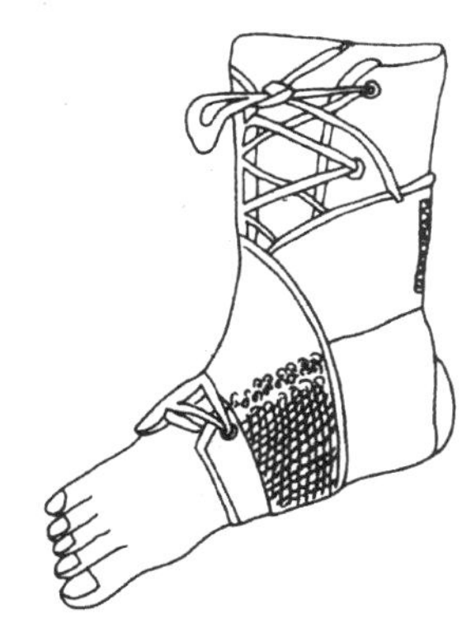

图9－4－1　弹力护踝套具防止足下垂

（九）骨折对位不良

1. 原因　骨折经牵引后仍有侧方或成角移位，利用小夹板也不能使其矫正。

2. 防治方法　注意保持牵引锤悬空，滑车灵活，牵引绳与患肢长轴成平行线，以维持牵引于正常状态。移位明显时，可用手法予以复位，再维持牵引保持骨折的对位对线。

（十）肌肉萎缩

1. 原因　肢体长期不活动，肌肉代谢活动减退，导致肌无力和萎缩。

2. 防治方法　早期指导患者做肌肉等长收缩，并可行自我肌肉按摩或行关节的被动活动，防止肌肉萎缩和关节僵硬。

（十一）便秘

1. 原因　长期卧床使消化系统活动发生改变，肠蠕动减慢，易发生便秘。

2. 防治方法　嘱患者多饮水，注意营养状况，在饮食上多吃高蛋白、富含钙及高纤维素食物，既利于骨折愈合，又可防治便秘。必要时可使用开塞露或肥皂水灌肠。

第十章　骨折的手法整复及小夹板固定

第一节　骨折的整复手法

应用手法使骨折闭合复位称手法复位或正骨手法。要使移位的骨折复位，必须施行一定的手法，正确的手法操作是骨折复位成功与否的关键，绝大多数骨折均可采用手法复位，手法复位具有简便、安全、痛苦少和骨折愈合快的优点，应首先考虑采用。熟悉骨折移位的规律，掌握正确的手法，选择适当的麻醉和争取理想的整复时机是手法复位成功的要点。

一、整复时机

只要全身情况允许，手法复位时间愈早疗效愈好。骨折后半小时内，局部肿胀较轻，肌肉未发生痉挛，是复位的最好时机。伤后4～6小时因局部淤血尚未凝结变硬，复位较容易，也可获得满意效果。若局部已出现严重肿胀，则手法整复不仅不易成功，反而可使局部肿胀加剧，应暂缓整复，用夹板固定或做骨牵引，抬高患肢，并配合活血化瘀、行气消肿等中药，促使肿胀尽快消退，待消肿后再做手法整复。成人一般伤后7～10日均可考虑闭合手法复位。

二、整复前的准备

（一）麻醉

根据患者的具体情况，选择有效的止痛或麻醉措施，应用麻醉可减轻疼痛、肌肉痉挛而便于复位操作，麻醉前（尤其是全麻）应对全身情况有足够的估计。局部麻醉是较安全、实用的麻醉方法，常用于新鲜闭合性骨折的复位。局部麻醉时，无菌操作必须严格，以防止骨折部发生感染。当注射针进入骨折部的血肿后，可抽出暗红色的陈旧血液，然后缓慢注入麻醉剂，麻醉剂常用2%普鲁卡因注射液或1%利多卡因注射液，麻醉剂注入血肿后，一般10分钟后即可均匀地分布于骨折部。临床可选用神经阻滞麻醉，对儿童必要时可采用全身麻醉。但对受伤时间短的简单骨折，完全有把握在极短时间内获得满意复位者，也可以不用麻醉。对于老年人应尽可能在无痛下复位。

（二）人员准备

参加整复者应对患者的全身情况、受伤机制、骨折类型及移位情况等作全面的了解，将X线片与患者实际情况联系起来，仔细分析，确定该骨折需用何种整复手法以及助手如何配合等，做到认识一致，动作协调。根据骨折情况，将患者及患肢置于恰当的位置，以减少肌肉对骨折段的牵拉力。

（三）物质准备

根据整复骨折的需要，准备好所需物品，如夹板、棉垫、扎带、胶布、棉花、小压垫、分骨垫、纸块、石膏绷带以及牵引装置等。还须根据情况，做好应急准备，以免在整复过程中发生意外。

三、整复手法

整复的要求是拉直对正，即通过手法纠正重叠、成角及旋转移位，并将侧方移位的骨折端捺正。整复手法较多，如我国传统医学著作《医宗金鉴·正骨心法要旨》中就有摸、接、端、提、按、摩、推和拿正骨八法，按远折端对合近折端的原则整复骨折。几十年来，我国进行了中西医结合的尝试，对整复手法进行了较深入的研究，使骨折整复有了进一步的提高和发展，目前普遍所接受的是运用尚天裕教授等创编的“正骨十法”。

（一）手摸心会

用手触摸来判断骨折移位是整复骨折的基本手法，贯彻于整个整复过程。它把X线片上显示的骨折断端移位方向和患者肢体实际情况结合起来，在整复前后，必须在骨折处仔细触摸，先轻后重，由浅及深，从远至近两指相对，以了解和核实骨折移位情况或复位结果。

（二）拔伸牵引

是整复骨折的重要步骤，主要是矫正骨折的缩短、成角和旋转移位，恢复患肢长度。按照“欲合先离，离而复合”的原则，可由术者和助手分别握住患肢远端和近段做对抗牵引。开始时按原来肢体位置先顺势牵引，然后再沿着肢体纵轴对抗拔伸，稳定近折端，为提按、端挤等手法创造条件，直至夹缚妥善方可松开（图10－1－1①②）。

在手的力量不足时，可配合软绳、布带牵引复位。如股骨骨折时，因大腿肌肉丰厚，用手力牵引仍不能复位，或复位后夹板固定不牢固，因肌肉收缩而重新移位时，可配合持续骨牵引，以弥补手法牵引的不足。拔伸牵引时，用力要持续稳定，双方力量应均衡。

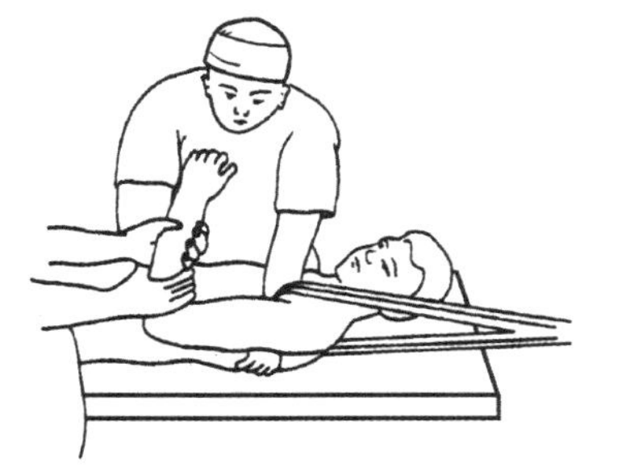
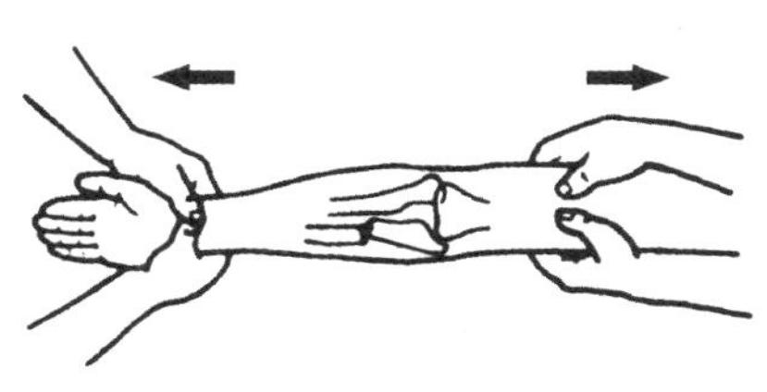

①上肢拔伸牵引

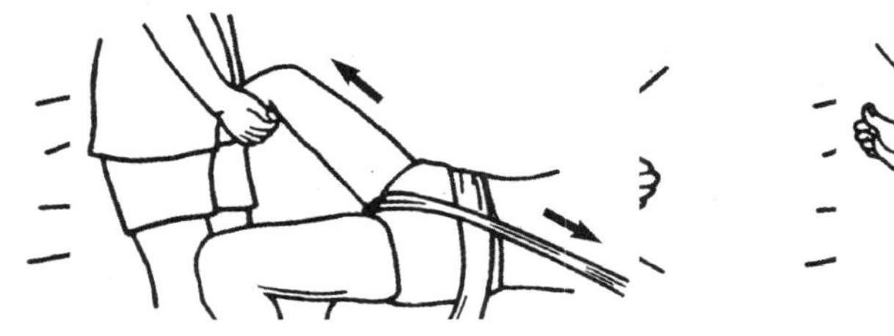
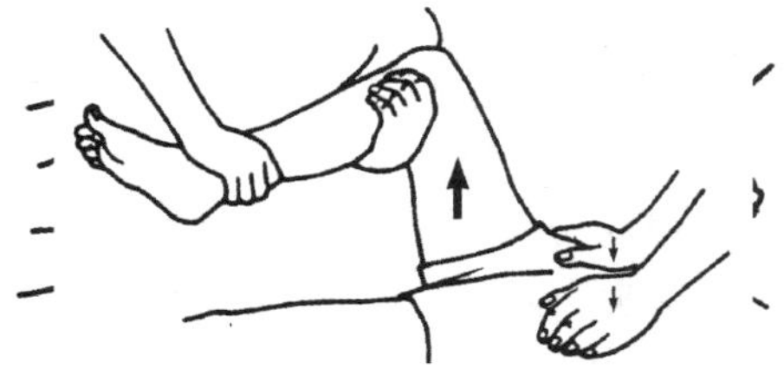

②下肢拔伸牵引

图 10－1－1①② 拔 伸 牵 引

（三）旋转回绕

旋转手法用于矫正骨折端旋转移位。在牵引下，术者握住远折段，根据患肢纵轴向左、右两边旋转而恢复患肢原来正常轴线，或使关节做被动旋转活动（图 10－1－2）。此法常与屈伸法配合运用。要依据关节正常功能活动的范围，掌握被动旋转的角度。回绕手法多用于断端间有软组织嵌入的骨折，或背靠背移位的斜面骨折。须先判定发生背向移位的旋转途径，然后施行回绕手法（图 10－1－3①②），循原路回绕回去，使背对背的骨折端变成面对面后，再矫正其他移位。施行回绕手法需动作轻柔，以免伤及血管和神经，并应适当减少牵引力使骨折端回纳。

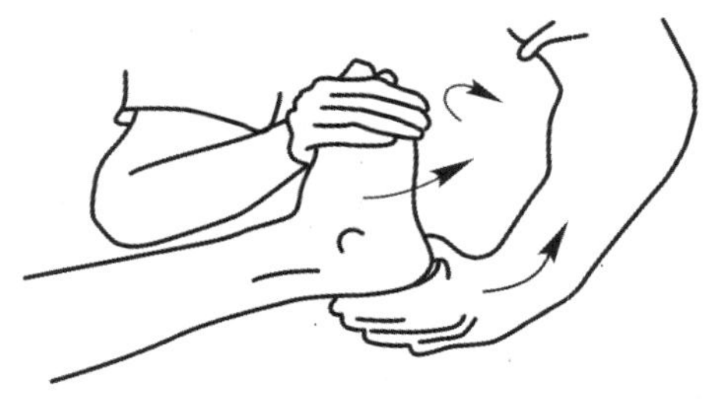

图 10－1－2 旋转复位

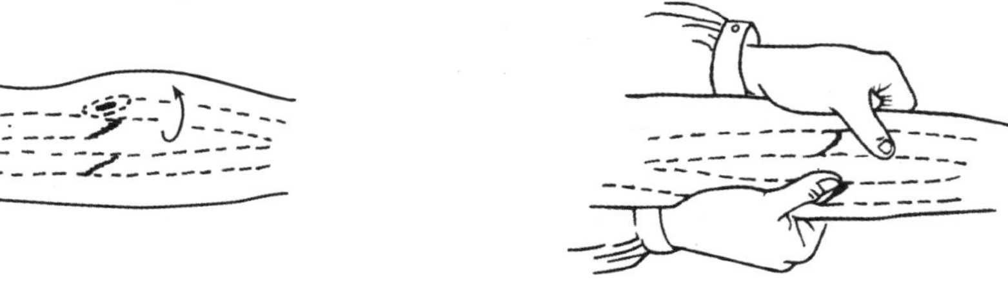

① ②

图 10－1－3①② 回 旋 复 位

（四）屈伸收展

用于不同方向的成角移位。靠近关节的骨折容易发生成角移位，主要是因为短小的近关节骨折段受单一方向的肌肉牵拉所致。此类骨折单靠牵引不仅不能矫正移位，反而造成更大的成角。对单轴关节（肘、膝）附近的骨折，只有将远折段连同邻近的关节置于屈曲或伸直位，配合拔伸及推按手法，成角移位才能矫正。如伸直型肱骨髁上骨折，在复位时须在屈肘牵引下整复（图 10－1－4①②）。而屈曲型骨折则需要伸肘位牵引整复。根据关节部的骨折类型，使关节伸直或屈曲，或屈伸反复活动，将移位的骨折复位，如运用于肘、腕、踝部等骨折。对多轴型关节（肩、髋）附近的骨折，一般在 3 个平面（水平、矢状和冠状面）上有移位，复位时要改变几个方向，才能将骨折整复。如内收型肱骨外科颈骨折，复位时先内收牵引后外展，再前屈上举过顶，最后内旋叩紧骨折端，缓慢放下患肢，矫正骨折端的嵌插、重叠及旋转移位和向内、向前成角移位。

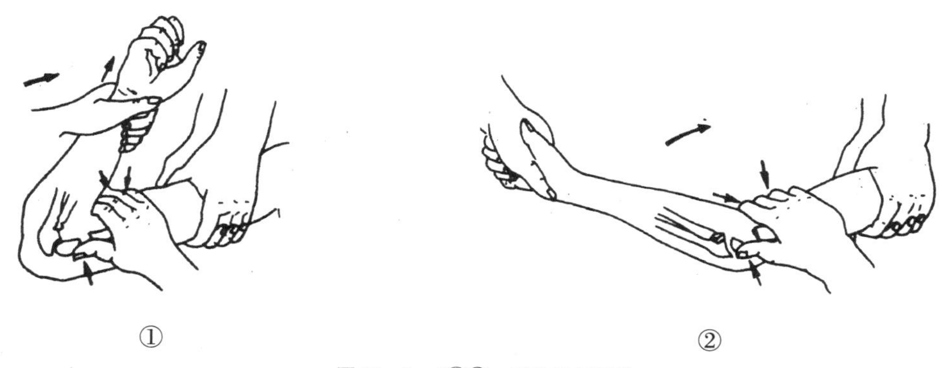

图 10－1－4①②　屈伸收展手法

（五）成角折顶

用于牵引下无法完全矫正重叠移位的横断骨折或锯齿型骨折。方法是先加大成角，按压骨折端使两端相顶，构成支点，然后逐渐反折，并挤压两骨折端复位（图 10－1－5①②③）。多用于前臂尺桡骨双骨折，在牵引下通过配合分骨、折顶手法多可获得一次性成功复位。但操作时要注意防止骨折尖端刺伤重要的血管及神经。

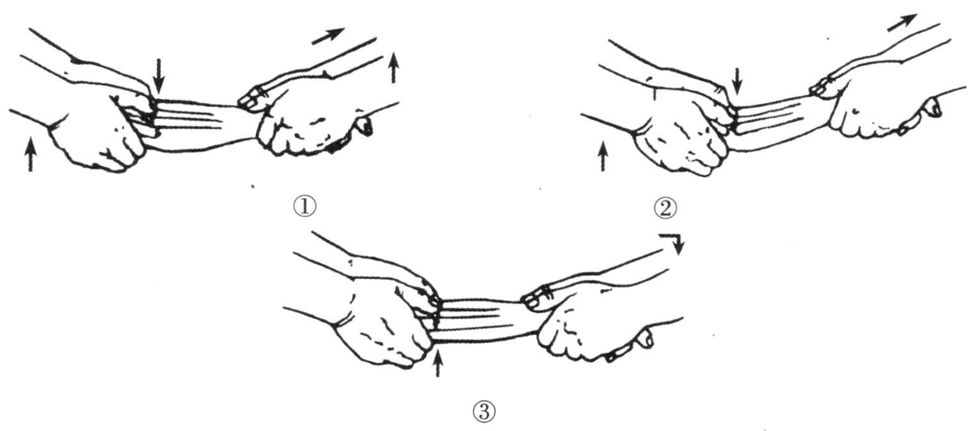

图 10－1－5①②③　成角折顶手法

（六）端挤提按

缩短、成角及旋转移位矫正后，还要矫正侧方移位。矫正侧方（即左右侧或尺桡侧）移位用端挤手法（图 10－1－6①②③）。在持续手力牵引下，术者两手拇指分别挤压移位的远、近两骨折端作端挤手法，使凹者复起，凸者复平。矫正前后移位用提按手法，在持续牵引下，术者两手拇指压住突出的远端，其余四指捏住近折端，向上提按。应用端挤提按手法时，部位要准确，用力要适当，方向要正确，着力点须稳定。

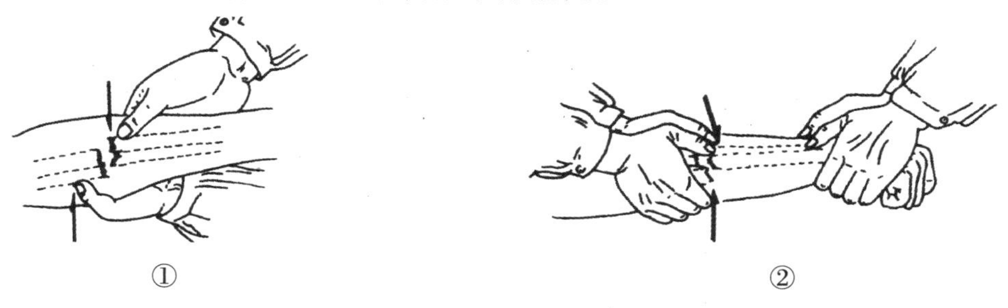

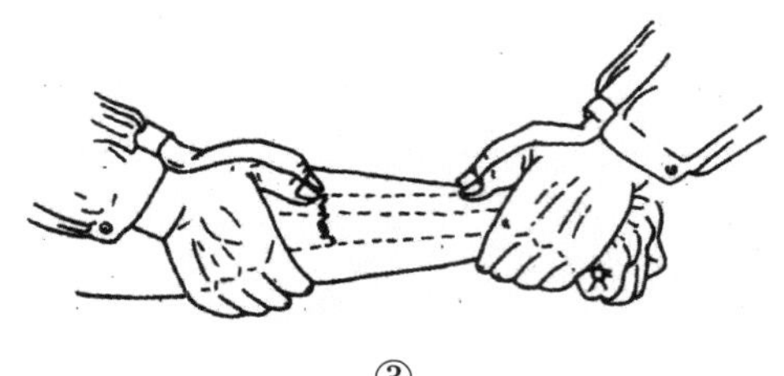

③

图 10－1－6①②③ 端挤提按手法

（七）夹挤分骨

又称挤捏分骨。用于矫正两骨并列部位的骨折，如尺桡骨双骨折、掌骨与跖骨骨折等，以及骨折段因受骨间膜或骨间肌的牵拉而呈相互靠拢的侧方移位。正骨复位时，术者可用两手拇指及示、中、环指，分别挤捏骨折处背侧和掌侧骨间隙，矫正成角移位及侧方移位，使靠拢的骨折端分开，远、近骨折段相对稳定，并列的双骨折就能像单骨折一样一起复位（图 10－1－7）。

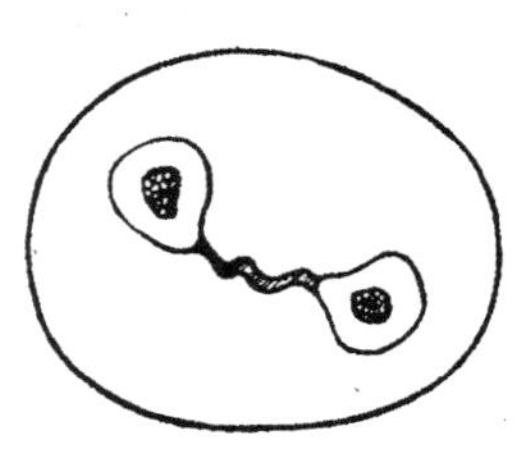

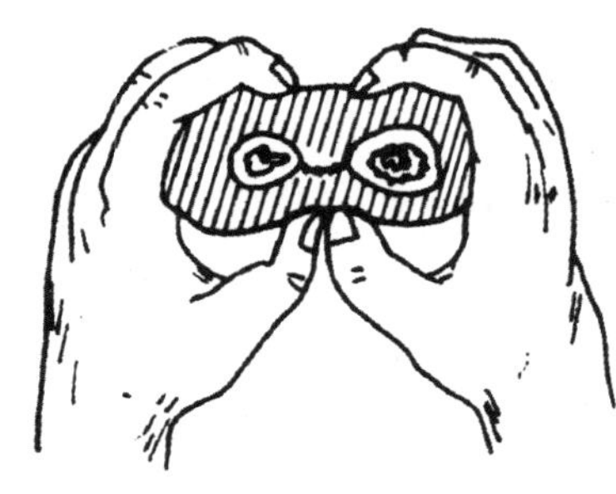

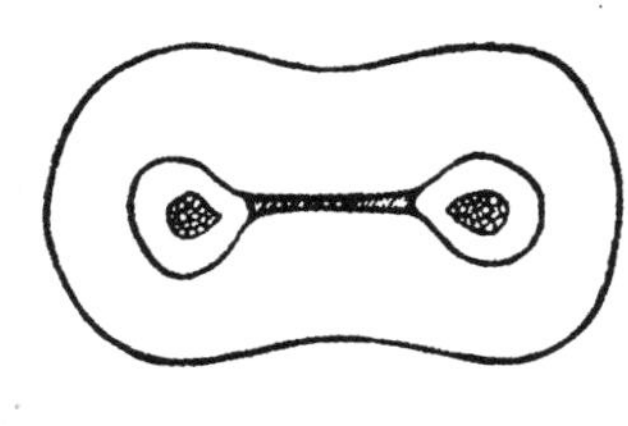

图 10－1－7 夹挤分骨手法

（八）摇摆触碰

经过以上手法，一般骨折即可基本复位。但横断或锯齿型骨折断端间，可能仍有裂隙，术者可用两手固定骨折部，助手在维持牵引下轻微地左右或上下摇摆骨折远段，待断端的骨擦音消失，骨折端即紧密对合。触碰手法可使骨折部紧密嵌插，在横形骨折或骨折发生在骨骺端松质骨与坚质骨交界处时，骨折经整复和夹缚后，可用一手固定骨折部夹板，另一手沿骨的纵轴方向叩击，使骨折部紧密嵌插（图 10－1－8①②）。

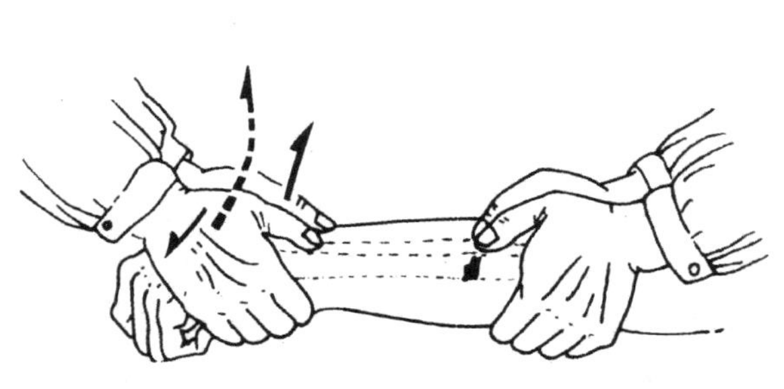

①摇摆手法

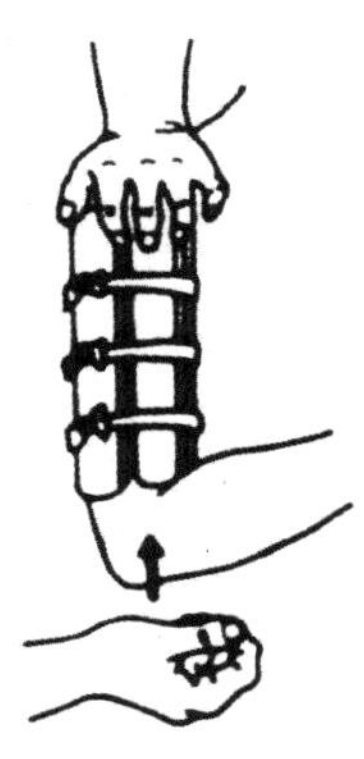

②触碰手法

图 10－1－8①② 摇摆、触碰手法

（九）对向捏合

适用于分离性或粉碎性骨折。两手合抱骨折部，双手掌对向叩挤，把分离的骨块挤紧、挤平、挤顺（图 10-1-9），对粉碎性骨折块可用拇指及其他四指对向捏合。对扣捏合手法常用于踝部、肱骨髁间骨折、腕部尺桡关节分离的整复。

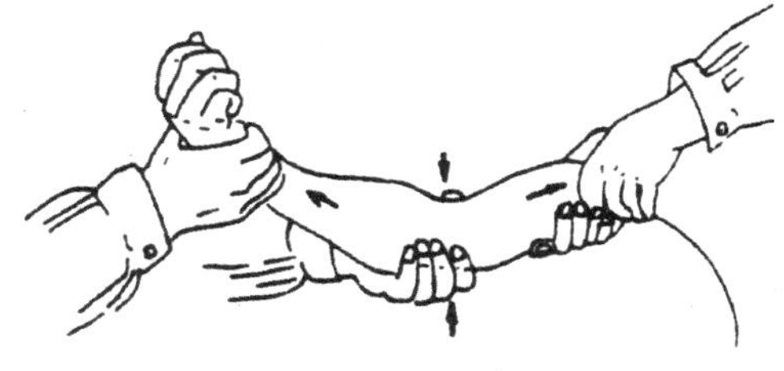

图 10-1-9　对向捏合手法

（十）按摩推拿

主要调理骨折周围的软组织，使扭转的肌肉及肌腱等软组织松弛，尤其是近关节的骨折更为重要。操作时要轻柔，按软组织走行方向，由上而下，顺骨捋筋，起到舒筋散瘀的作用。

四、手法复位的标准

（一）解剖复位

矫正骨折端移位，恢复骨正常解剖关系，使其对位（两骨折端的接触面）和对线（两骨折段的纵轴关系），恢复良好时称解剖复位，这是复位的理想效果。

（二）功能复位

对于未能达到解剖复位，但愈合后对肢体功能无明显影响者称功能复位。功能复位可因患者的年龄、职业、骨折部位和骨折时间的不同而有区别。

（1）骨折的旋转和分离移位必须完全矫正。

（2）成人下肢骨折缩短移位不应超过 1cm，前后成角不应超过 10°，前后轻微成角移位，与关节活动方向一致，日后通过骨痂塑形可自行矫正，儿童下肢骨折前后成角不应超过 15°。侧方成角与关节活动方向垂直，多不能自行矫正，必须完全复位，否则关节内外两侧在负重时所受压力不均，可引起创性关节炎，导致疼痛或关节畸形。

（3）上肢不同部位骨折，要求也不同，肱骨干稍有畸形，对功能无明显影响。前臂双骨折严格要求对位对线良好，否则将影响前臂旋转功能。

（4）长骨骨干横形骨折，对位应至少达 1/3，干骺端骨折对位应超过 3/4。

（5）儿童处于生长发育期，下肢骨折缩短 2cm 以内，如无骨骺损伤，可在生长发育过程中自行矫正。

（三）畸形愈合

骨折部位无法达到解剖或功能复位的标准而愈合后，产生某些功能障碍，称畸形愈合，应予以及时矫正。近几十年来，生物力学在骨科临床有较大发展，发现了一些既往较少注意或完全缺乏认识的问题。其中对非解剖位愈合的骨折，包括功能位愈合所带来的通过关节的载荷传导的影响有了更明确的认识，其所造成的载荷传导紊乱会导致关节的退行性变，所以，在手法复位上应尽量达到解剖复位，而不应轻易以功能复位为满足，尤其是关节内骨折必须以解剖复位为唯一标准。

五、手法整复的注意事项

（1）需排除其他并发症或继发性损伤，如神经、血管损伤及骨筋膜室综合征等。

（2）整复时动作轻柔，拔伸牵引须循序加大力度，矫正部位要准确，如无法复位，不可反复使用暴力，增加软组织损伤，而影响骨折复位及愈合。

（3）避免片面强调非手术治疗。因多次手法整复容易导致局部迅速肿胀，甚至出现水泡，组织挫伤程度加大，对不稳定的骨折类型，尤其是手法整复难达到理想要求的，则应改行手术治疗。

第二节 小夹板固定技术

小夹板固定技术是我国传统医学的精髓，迄今相传几千年，是治疗骨折常用、有效的方法之一。小夹板局部固定是利用与肢体外形相适应的特制夹板来固定骨折，多数夹板固定不包括骨折邻近关节，仅少数邻近关节部位的骨折使用超关节夹板固定。目前中西医结合治疗骨折应用的小夹板固定方法，是现代医学与传统医学结合的产物。小夹板固定是从肢体的生理功能出发，通过扎带对夹板的约束力，固定垫防止或矫正骨折端成角和侧方移位的效应力，充分利用肢体肌肉收缩活动时所产生的内在动力，使肢体内部因骨折所致的不平衡重新恢复到平衡。因此，夹板外固定是一种积极能动的固定，它是一种动力平衡，是以动制动，适应生理的要求，符合外固定的生物力学原理。夹板一般不超过上下关节，便于进行功能锻炼，又不妨碍肌肉收缩，当肌肉收缩时，肢体周径变粗，使夹板、扎带和固定垫的压力暂时增加，残余的骨折端侧方或成角移位得以进一步矫正。肌肉的收缩还可使骨折断端互相纵向挤压有利于骨折愈合，因此，合理的夹板外固定具有固定牢靠、骨折愈合快、功能恢复好的优点，并可防止关节僵硬、肌肉萎缩、骨质疏松等并发症。

一、适应证

1. **长管骨闭合骨折** 上肢长骨及胫腓骨干骨折的固定效果较好，股骨骨折常与持续骨牵引结合（图 10－2－1①②）。

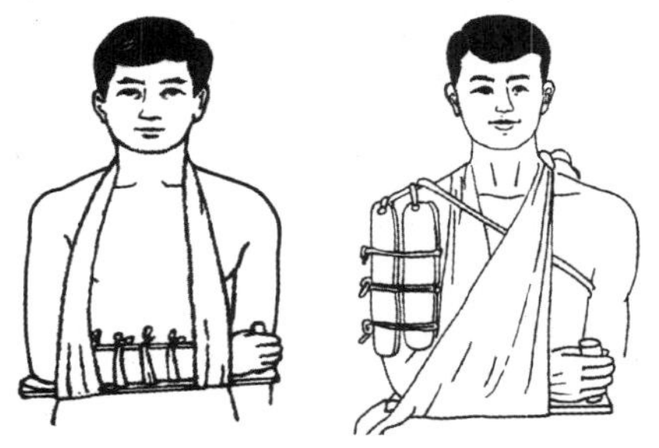

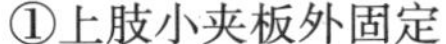

①上肢小夹板外固定

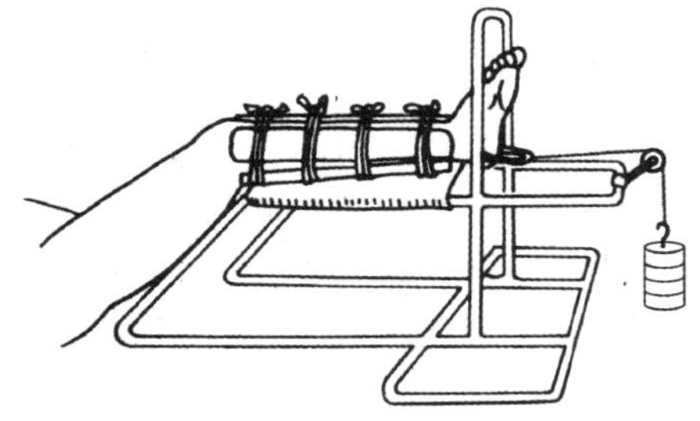

②下肢小夹板固定与持续牵引结合

图 10－2－1①② 小夹板固定与持续牵引

2. **陈旧性四肢骨折** 适合于进行手法复位后。

二、材料和制作要求

（一）小夹板的性能

1. **可塑性** 制作材料能根据肢体各部的形态，塑成相应的形状。

2. **韧性** 能有足够的支持力而不变形、不折断,不易劈裂。

3. **弹性** 能适应肌肉收缩和舒张时所产生的肢体内部的压力变化,不因肢体的变形而失去夹板的支持和固定作用。

4. **吸附和通透性** 以利于肢体表面散热,不致发生皮炎和毛囊炎。

5. **质地轻** 夹板过重会增加肢体重量,增大骨折端剪力,影响伤肢功能活动。

6. **透X线** 以利于X线片检查。

(二)常用的小夹板材料(图10-2-2①②③)

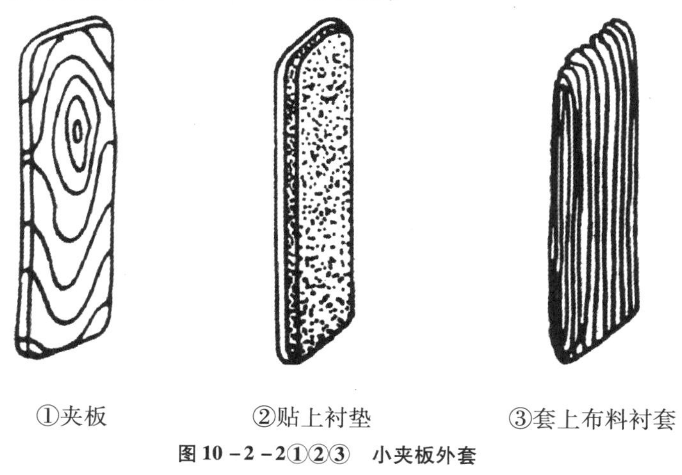

①夹板　②贴上衬垫　③套上布料衬套

图10-2-2①②③ 小夹板外套

有树皮类如杉树皮、黄柏皮及杜仲皮,木板类如柳木、杉木、杨木及泡桐木板,竹类如竹片,胶合板类如三合板和硬纸板等。制作时夹板大小、厚薄要适宜,分超关节和不超关节固定两种。不超关节固定适用于骨干骨折,夹板长度等于或接近骨折段肢体,并以不妨碍上下关节活动为度。超关节固定适用于关节内或关节附近的稳定型骨折,夹板常超出关节。一般用4或5块小夹板固定,总宽度相当于患肢周径的4/5或5/6。每块夹板间要有一定的空隙,且不宜过薄或过厚,以有足够的支持力为原则。杉树皮制作时可选取较厚、无虫蛀、无纵裂、无节的原材料,削去其表层,按规格大小裁减。夹板两端要剪成弧形,并稍压使其软之,以免压坏皮肤。如需要弯曲的夹板,为防止断裂可用胶布粘贴后再敲打压弯。为了不使坚硬固定材料直接压迫皮肤,可在接触皮肤的内面贴上衬垫,并在外表套上一层外套衬布,衬垫应质地柔软,有一定吸水性,可散热,对皮肤无刺激。衬垫常用棉花、海绵和棉毡为原材料制造,其厚度0.3~0.6cm,表面平整,厚薄均匀,大小以覆盖夹板的面及边缘为度。外套以绷带或具有一定弹性的针织布料制作较好。铁丝网格夹板虽不通透X线但遮挡不多,折叠塑型方便,临床常用。近年来,已使用聚氯乙烯树脂制成塑料夹板。

三、制作和应用

固定垫又称压力垫。一般安放在夹板与皮肤之间,以维持骨折端整复后的良好位置,并有轻度矫正残余移位的作用,但不可以依赖固定垫对骨折端的挤压作用来代替手法整复,否则将可引起皮肤破溃或软组织缺血坏死等不良后果。固定垫必须质软,有一定的韧性和弹性,能维持一定的形态,有一定的支持力、能吸水、可散热和对皮肤无刺激。固定垫可用软纸、棉花或棉毡等材料制作,形状、厚薄、大小应根据骨折的部位、类型、移位情况以及局部肌肉是否丰厚等情况而定，其形状原则上应与肢体轮廓贴合，以保持压力的平衡。其大小、厚度和硬度宜适中，若厚而小，质地坚硬，可使夹板与肢体难以紧贴而造成固定不稳；薄而大，质地柔软，则又因作用力过小，不能有效发挥作用。

(一) 常用固定垫(图 10-2-3①②③④⑤⑥⑦⑧⑨)

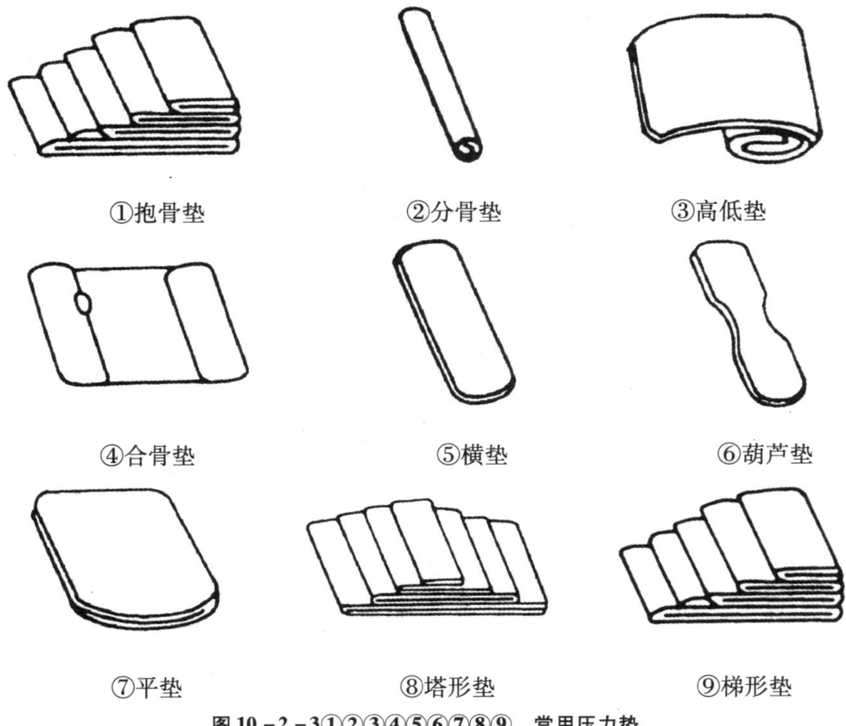

图 10-2-3①②③④⑤⑥⑦⑧⑨ 常用压力垫

1. 平垫　为长方形或方形厚薄均匀的压垫，其宽度可稍宽于夹板的宽度，以扩大与肢体的接触面。长度可根据作用部位而定，厚度可根据患肢局部软组织的厚薄而定，软组织薄弱处可用较薄的固定垫，软组织丰厚处可用较厚的固定垫。平垫适用于肢体平坦的部位，多用于四肢长管骨骨干骨折。

2. 塔形垫　为中间厚，两边渐薄，形状似塔形的固定垫。多用于肢体关节附近的凹陷处，如尺偏型的肱骨髁上骨折时，为防止肘内翻，可在骨折近端的外侧和骨折远端的内侧放置塔形固定垫。

3. 梯形垫　从薄至厚逐渐叠成阶梯状的固定垫。多用于肢体斜坡处，如防止伸直型肱骨髁上骨折向后移位，可在骨折远端后侧加用梯形垫。踝部骨折脱位(内翻或外翻)时也可采用。

4. 高低垫　为一边高、一边低的固定垫。适用于锁骨骨折或复位后固定不稳定的尺、桡骨骨折。

5. 抱骨垫　呈半月状的固定垫。可用绒毡等剪成，用于尺骨鹰嘴骨折及髌骨骨折。

6. 葫芦垫　为厚薄一致，两头大、中间小呈葫芦状的固定垫，适用于桡骨小头脱位。

7. 大头垫　适用于肱骨外科颈骨折。用棉花或棉毡包扎于夹板的一头，做成蘑菇状的固定垫。

8. **横垫**　为长条形厚薄相等的固定垫，适用于桡骨下端骨折。

9. **合骨垫**　为两头高、中间凹陷的固定垫，压垫上的相应部位应剪成一个小孔，适用于尺桡下关节分离。

10. **分骨垫**　以一根铁丝为中心用棉花卷成菱形的固定垫，适用于尺桡骨骨折、跖骨骨折及掌骨骨折。用钢丝制的分骨垫其作用是在X线检查时便于观察固定位置，并可防止内、外踝的骨隆突局部产生皮肤破溃。

（二）放置方法

使用固定垫应根据骨折的类型及移位情况而定（图10-2-4①②③）。

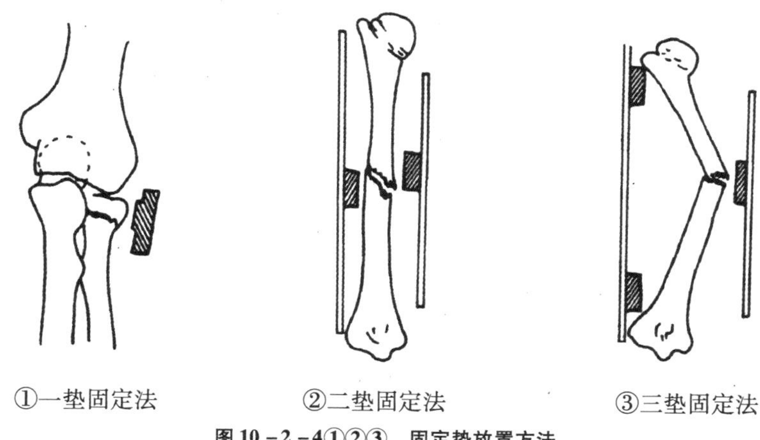

①一垫固定法　　②二垫固定法　　③三垫固定法

图10-2-4①②③　固定垫放置方法

1. **一垫固定法**　用于直接固定骨折部位，空心垫多用于肱骨内上髁、外髁骨折；葫芦垫常用在桡骨小头脱位；抱骨垫用在髌骨骨折。

2. **二垫固定法**　用于有侧方移位的横形骨折。骨折复位后，将两垫分别置于两骨端原有移位的一侧，以骨折线为界，两垫不超过骨折线。

3. **三垫固定法**　用于有成角畸形的骨折。一垫置于骨折成角的突出部，另两垫分别置于靠近骨干两端的对侧，三垫形成杠杆力，以维持骨折复位的位置。

四、固定方法

（一）扎带

为捆扎于夹板外层的布带。用2cm宽的布带或绷带折叠扎带3或4条，依次捆扎夹板中间和远、近两端，并结扎在夹板的前侧或外侧，便于调整夹板的松紧度及扎带之间的距离，其松紧度以能在夹板面上下移动1cm范围内。

（二）夹缚固定

常采用的是续增包扎法和一次包扎法。

1. **续增包扎法**　骨折复位后，于骨折部位上敷贴外用药，适当包扎后放置固定垫，先放置两块主要作用的夹板，用绷带维持包扎固定，再放置其他夹板，全层包扎最后按距离行扎带固定（图10-2-5①②③）。其优点是夹板不易移动，比较牢靠。

2. **一次包扎法**　骨折复位后包扎内衬绷带，放置压垫，依次行夹板固定和扎带捆扎。需注意观察扎带松紧度及距离并随时调整。

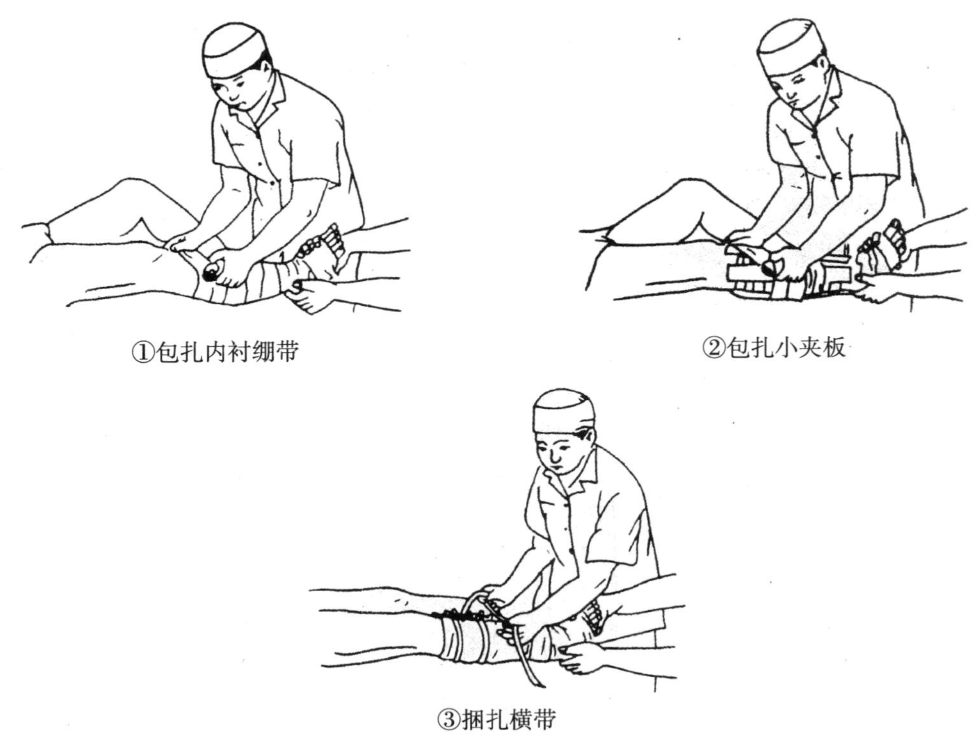

①包扎内衬绷带

②包扎小夹板

③捆扎横带

图 10－2－5①②③ 续增包扎法

五、夹板固定后的注意事项

(1) 抬高患肢，以利于患肢肿胀消退。

(2) 密切观察患肢血液循环情况，根据患肢皮肤温度、颜色、感觉、肿胀程度、手指或足趾主动活动等，调节夹板松紧度。

(3) 定期 X 线片检查，了解骨折对位、对线情况，若发现骨折再移位，应及时进行再整复和重新固定。

(4) 指导患者进行患肢功能锻炼，以利功能恢复和减少并发症。

六、小夹板固定中常出现的问题

1. 压垫使用不当 纸垫的大小、厚度及形状，须依骨折部位和局部生理弧度进行选择，如前臂的分骨垫，在尺桡骨骨折复位后，固定于两骨之间，以防止靠拢移位。使用过粗或过硬的纸棍，会造成软组织压疮或缺血性肌挛缩。

2. 松紧失度 小夹板固定需要密切观察和及时调整，在复位固定后，早期常惟恐发生再移位，易倾向于“宁紧勿松”。而在后期，一旦骨折相对稳定，软组织肿胀消退，以致夹板松散。故需观察局部情况，根据软组织肿胀及骨折对位、对线等变化，及时对夹板、压垫和扎带加以调整，使其始终维持固定作用。

3. 适应证选择不当 小夹板固定操作简便，易于调整，但任何一种治疗方法均有其局限性，如不严格掌握适应证，则必然会影响效果。受强大肌力影响的骨折，如不稳定性股骨干骨折，应采用手术内固定或外固定器治疗，如果片面依靠小夹板的侧方挤压，不仅不能达到维持位置的目的，反而会引起肌肉损伤等并发症。对同一肢体多发骨折，治疗中矛盾较多，用小夹板固定往往顾此失彼，而内固定或外固定器则更为合适。开放性骨折、局部严重肿胀的骨折及合并有神经、血管损伤的骨折，小夹板不仅不能起固定作用，反而可能加重病情发展。

4. 压疮　多发生于内衬加压垫矫形固定时。为了矫正成角或轻度侧方移位，而使用的内衬加压垫压力过于局限，矫形压力较大，容易引起局部压迫溃烂，临床表现为局部持续性疼痛。

5. 远端肢体水肿　小夹板包扎过紧，常出现远端肢体肿胀。上肢夹板固定后，可将上肢悬吊，指导抓握锻炼动作，活动远端手指，可加快肿胀消退。下肢夹板固定，可将下肢抬高，活动足趾和踝关节。如果肿胀较重，应警惕肢体血液循环障碍，适当运用消肿药物。

6. 缺血性肌挛缩或坏死　小夹板固定过紧，肢体肿胀加重，影响血液循环，可致肢体缺血性肌挛缩或坏死。

7. 骨折再移位　小夹板包扎固定松弛或肢体消肿后小夹板松动，骨折容易发生再移位。应定期 X 线检查，发现骨折移位应及时重新复位及固定。

第十一章　石膏固定

石膏固定有着悠久的历史，早在19世纪，古埃及人就有使用石膏固定骨折的记载。著名的英国骨科医生托马斯（H. O. Thomas，1843～1891）发明了石膏支架。这个时期石膏的发明和应用，被誉为19～20世纪医学的伟大发明。

一、石膏固定的优点

1. 塑形性能　可根据肢体不同部位的形状进行各种塑形固定。

2. 支撑作用　在短时间内即可硬化成形及固定可靠。

3. 矫形作用　如利用楔形切开可矫正骨折残留成角畸形（图11－1－1①②③④），利用三点挤压预防骨折再移位（图11－1－2）。

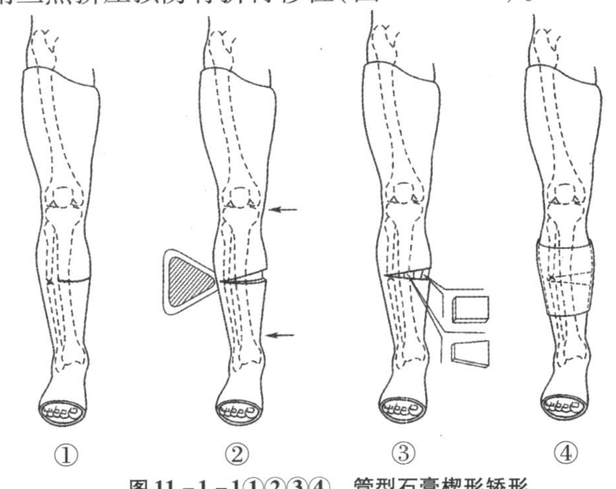

图11－1－1①②③④　管型石膏楔形矫形

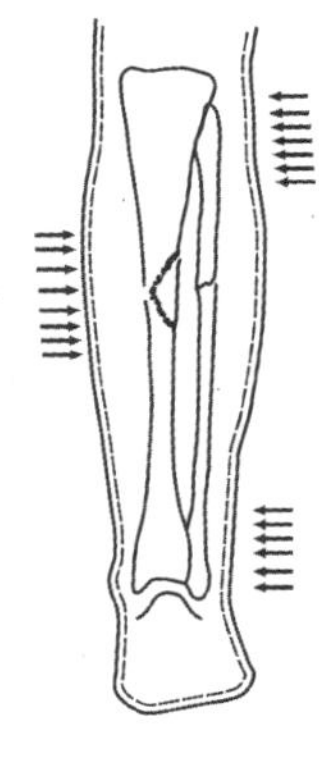

图11－1－2　管型石膏的三点挤压法

二、石膏固定的限制

（1）不便于调整，石膏成形后即坚实牢固，当肢体逐渐肿胀时，则会影响肢体血运，甚至出现软组织压迫坏死；而当肢体肿胀一旦消退，石膏会松弛而致固定失稳。

（2）固定时间过长时，可引起肢体肌肉萎缩、关节僵硬等并发症。被伤口渗出物等污染后无法清除，容易产生损伤部位感染。

（3）定型石膏不便于患肢功能锻炼。

近年出现了高分子合成材料取代石膏固定。

第一节　适应证与禁忌证

一、适应证

1. **肢体固定**　临床上，部分骨折、关节脱位都可选用石膏固定治疗。石膏在急救时可作为临时固定，以控制患部活动，防止损伤加重；在治疗中又可维持骨折或关节脱位复位后的体位。

2. **骨病局部固定**　石膏固定可预防病理骨折、肢体畸形，有利于使病变局限，减轻疼痛，促进骨结核早期愈合等。

3. **术后固定**　在各类手术后以石膏固定可维持位置或制动，有利于组织修复和骨愈合。

4. **矫正畸形**　在关节挛缩畸形、膝内外翻畸形及先天性髋关节脱位等，运用牵引或手法复位后石膏固定，可获得良好矫正，还可用于脊髓灰质炎后遗症的畸形预防。

5. **战伤处理**　战时对一些烧伤、软组织伤及骨折等，运用石膏固定后，可有效控制伤情变化，防止瘢痕挛缩，有利于患者的搬送和损伤后期修复。

6. **皮瓣移植后的固定**　大面积带蒂皮瓣、皮管的移植后，为保证其成活，常需在局部作石膏固定。

二、禁忌证

（1）全身情况差，不能长期石膏固定。

（2）合并大面积皮肤撕脱伤或缺损的骨折。

（3）移位严重的不稳定型骨折或脱位。

（4）陈旧性骨折、骨折延迟愈合或骨不连。

（5）老年常见并发症，如糖尿病伤口，可致愈合延迟或加重感染。

（6）老年体弱的骨质疏松症。

（7）孕妇胸腰椎骨折。

（8）小儿生长发育迅速，长时间石膏固定会影响发育。

第二节　操作方法

一、石膏固定的器械和材料

1. **石膏床**　有轻便型和手术石膏两用型床。

2. **石膏修整工具**　石膏刀、剪、电动石膏锯、撑开器等石膏修整和拆除工具。

3. **衬垫材料**　绒毡、棉纸、线袜套、棉垫及卷带。

4. 量尺 供量度用的卷尺或皮尺。

5. 石膏台 作为铺展石膏、制备石膏条用的操作台或桌子。

6. 浸泡器皿 浸泡石膏用的有铁桶、面盆。

7. 石膏干燥用的器具 吹风器或烘箱。

8. 其他 彩色铅笔、橡皮布、铁丝、滑石粉、硫黄粉。

二、基本方法

石膏固定是一种治疗手段,有关基本要求如下。

1. 固定体位 在不妨碍愈合或其他治疗目的的前提下,肢体关节须维持在功能位上,如果须将关节固定在某种非功能体位时,固定时间不宜太长,以免发生关节僵硬。

2. 固定的松紧度 石膏绷带固定时松紧度应适中,过紧时可能引起呼吸困难、恶心呕吐、缺血性肌挛缩、神经麻痹,甚至导致肢体坏死等,反之,固定过度松弛则不能起到应有的固定作用。

3. 四肢的固定 在固定四肢时,除将肢体固定在功能位或特定位外,应将肢端暴露在外,便于观察固定肢体的血运、感觉情况以及活动能力。

4. 其他 当损伤严重或血运不良时,不可选用管型石膏固定,可应用骨牵引或石膏托临时固定,待病情稳定后再选用管型石膏固定。

三、操作步骤

1. 测量固定范围长度 根据相等尺寸,将石膏绷带制作成相应长度和一定厚度的石膏条,由两头向中心折叠。其数量根据不同部位、不同要求而定。

2. 固定形式

(1) 一种是衬垫式石膏,即在石膏与皮肤之间加衬垫,以保护骨骼隆起部位的组织不被受压。一般制作石膏背心、肩部“人”字石膏、石膏裤等可用弹力筒子里和棉垫,四肢的石膏管型用弹力筒子纱,石膏托则用棉垫。

(2) 另一种是无衬垫式石膏,在肢体缠绕一层绷带后,将石膏绷带包绕其外。其特点是固定效果好、压力均匀、石膏薄而质轻及不易滑动。但对于新鲜骨折,软组织重度挫伤、感染及术后有预期的反应性肿胀等均不能使用此法。

3. 使用 将石膏绷带条平放于30~40℃的温水桶内,待气泡基本逸出后,用双手紧握绷带卷两端,由两端向中间稍加压力,适当挤去多余水分即可使用(图11-2-1①②)。

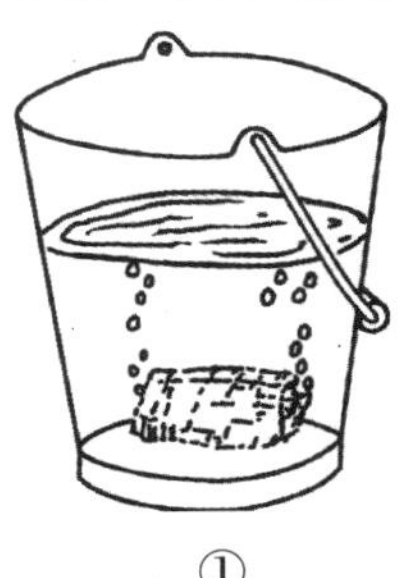

①

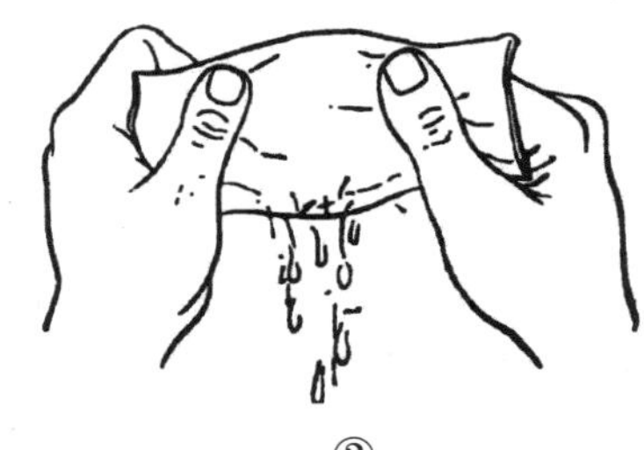

②

图11-2-1①② 石膏卷泡水法和挤水法

第三节 固定类型

一、石膏托

石膏托一般多用于四肢稳定性骨折、不完全骨折或软组织损伤。

(一) 前臂石膏托

1. 适应证 适用于尺桡骨下1/3及远端骨折、腕部及掌指骨骨折和脱位、腕部以远的伸屈肌腱断裂及血管神经断裂吻合术后、手腕部人工关节置换术后等。

2. 体位 取立位、坐位或卧位。

3. 固定范围 前臂的上1/4至掌横纹。如手指需要固定时,则将石膏托延长直至超出手指1cm。

4. 固定位置 石膏托固定可依据病情而定,如腕部伸肌腱断裂修复术后,应将石膏托置于掌侧,腕关节背伸,指间关节伸直位;腕部掌侧的血管、神经、肌腱断裂修复术后,石膏托置于背侧,屈腕屈指位。

5. 操作方法 取宽7cm或10cm的石膏卷,按测量的长度做成厚8~10层的石膏条,泡水后铺在预先准备好的棉脂片上展平,两端各放一纱布,将石膏条与棉脂片一起按所需位置予以固定,缠绕绷带前,把两端纱布翻转压在石膏条上,再用绷带缠绕3或4层即可完成。

(二) 长臂石膏托(图11-3-1)

1. 适应证 适用于尺桡骨骨折、肘部骨折脱位、肱骨髁上骨折、肱骨干骨折以及上肢的血管、神经、肌腱断裂吻合术后,人工肘关节置换术后等。

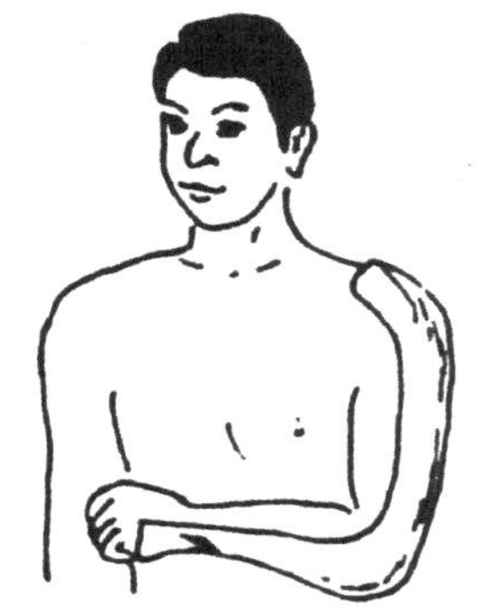

图11-3-1 长臂石膏托固定

2. 体位 取立位、坐位或卧位。

3. 固定范围 自腋下2cm至掌横纹。

4. 位置 肘关节屈曲90°,腕关节功能位,前臂中立位或依据骨折复位后需要,选择旋前或旋后位。肱骨干上1/3骨折或肱骨外科颈骨折,石膏托固定范围应起自肩部。

5. 操作方法 同上,可用宽10cm、厚10层的石膏条。

(三) 下肢短腿石膏托

1. 适应证 适用于胫腓骨中下1/3骨折,踝部骨折脱位,足部脱位,踝部血管、神经、肌腱断裂吻合术后。

2. 体位 仰卧、俯卧或坐位。踝关节功能位,足中立,趾伸直,或根据骨折复位等的需要选用相应位置。

3. **固定范围** 自腓骨小头下到超出足趾 1～1.5cm，如石膏固定在前侧，则应固定至跖趾关节。

4. **操作方法** 同上，根据小腿的粗细选用宽 10～15cm 的石膏卷，厚 10～12 层。在跟骨结节及内外踝部需放置棉花垫。下肢石膏托根据治疗的需要，可置于前侧、后侧或前后两侧。

（四）长腿石膏托

1. **适应证** 适用于股骨中下 1/3 骨折、膝关节骨折脱位、胫腓骨上 1/3 骨折以及膝关节松解术后，下肢血管、神经、肌腱及韧带损伤或修补术后，人工膝关节置换术后等。

2. **体位** 仰卧或俯卧位。膝关节屈曲 170°位，踝关节功能位。

3. **固定范围** 一般放在下肢后方，自大腿上 1/3 至超过足趾 1～1.5cm。如置于前侧，范围应自大腿根部至跖趾关节。

4. **操作方法** 同上，选用 15cm 宽石膏卷制成 12～14 层石膏条，除在跟骨结节及内外踝部放置棉花垫外，须在腓骨小头部加用棉垫。下肢石膏托根据治疗需要，可置于前侧、后侧或前后两侧。

（五）踝部"U"形石膏（图 11－3－2①②）

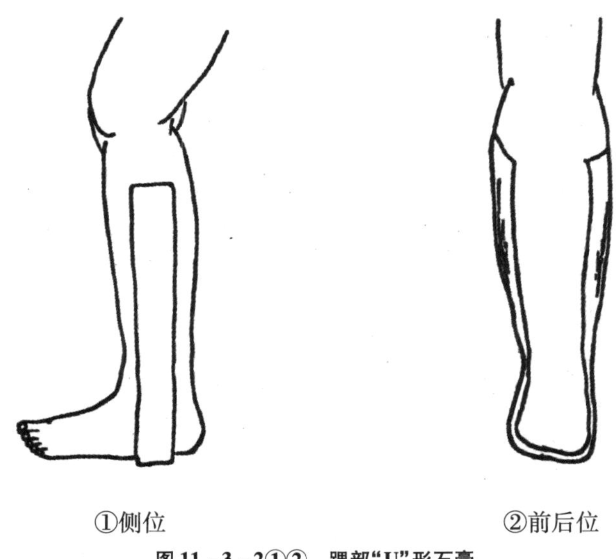

①侧位　　②前后位

图 11－3－2①② 踝部"U"形石膏

1. **适应证** 适用于踝部韧带损伤或撕脱骨折。

2. **体位** 仰卧或俯卧位，踝关节中立位，内翻或外翻位。

3. **固定范围** 自腓骨小头下绕过足底，沿小腿内侧上行，长度与外侧相等。

4. **操作方法** 按测量的长度用 8cm 宽石膏卷制成厚 10 层石膏条，依照踝部损伤情况将踝关节固定在中立、外翻或内翻位，外层用绷带缠绕 3 或 4 圈。术者用双掌抱踝略加挤按维持踝关节背伸 90°位。

二、管型石膏

管型石膏适用于四肢稳定骨折。

(一) 前臂管型石膏(图 11-3-3)

1. **适应证** 适用于尺桡骨下 1/3、远端骨折、腕部骨折脱位经手法复位或开放复位后,人工腕关节置换术后肿胀消退或拆线之后等。

2. **体位** 立位、坐位或卧位。肘关节及腕关节功能位,拇指对掌位,前臂中立位。

3. **固定范围** 上起肘前 1cm,远端至掌指关节。

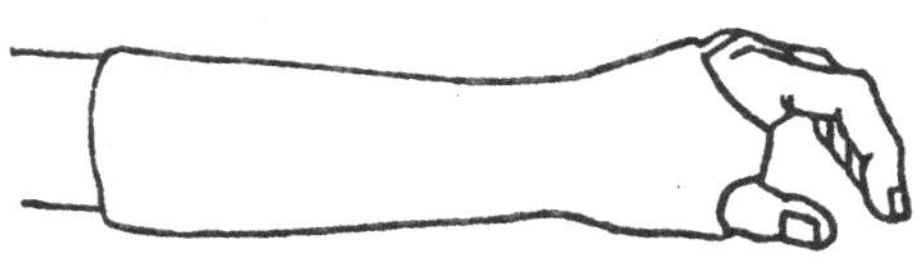

图 11-3-3 前臂管型石膏

4. **放置方法** 选用罗纹筒子纱为衬里,将其套在患肢所需范围的部位上,在桡骨茎突和尺骨小头处放置棉垫。各关节维持一定的位置,用 7cm 或 10cm 宽的石膏卷将前臂、腕部及手掌部、虎口处缠绕 2 或 3 层为雏形;再将 5 或 6 层石膏条分别置于掌侧和背侧,外再用石膏卷缠绕 2 或 3 层,待石膏稍硬后,修整两端,注意保留掌指关节屈伸、拇指对掌功能。最后保持石膏表面平整及光滑。

(二) 长臂管型石膏(图 11-3-4)

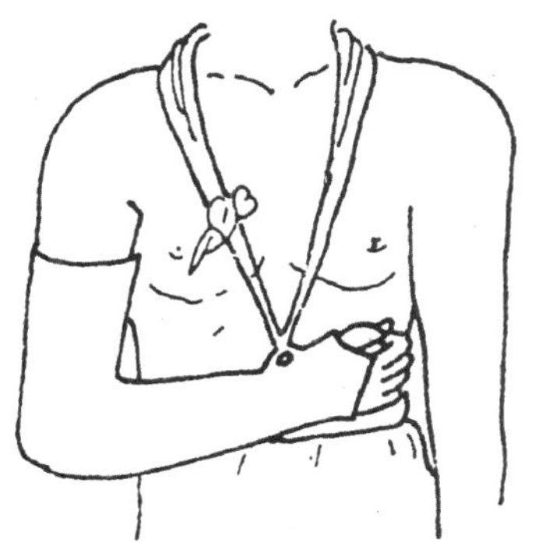

图 11-3-4 悬垂管型石膏

1. **适应证** 适用于肱骨下端骨折、髁上骨折、肘部骨折脱位、尺桡骨骨折以及行闭合或开放复位后肿胀消退及拆线后,肘部矫形及人工肘关节置换术后等。

2. **体位** 取立位、坐位或卧位。

3. **固定范围** 自腋下 2cm 至掌横纹。若做悬垂石膏,肘关节屈曲的角度要小于 90°。

4. **操作方法** 与前臂管型石膏基本相似,在肘部将罗纹衬里铺平,肘窝处要“十”字剪开衬里并展平,在内外髁及鹰嘴处加垫棉片。

(三) 小腿管型石膏(又称石膏靴)(图 11-3-5)

1. **适应证** 适用于踝部骨折脱位复位术后或踝部矫形术后。

2. **体位** 仰卧或俯卧位。踝关节功能位,足中立,趾伸直,或根据骨折复位等的需要选用相应位置。

3. **固定范围** 自腓骨小头下至足趾背侧跖趾关节,足跖侧超出足趾 1~1.5cm。

4. **操作方法** 测量前后两侧所需石膏条的长度,按此长度用 8~10cm 宽石膏卷制成 6 层厚的 2 条石膏条。穿好罗纹衬里,在踝前将衬里“十”字剪开、铺平。胫骨前缘、内外踝部、足跟处放置棉垫。先用水浸泡 8cm 宽石膏卷 2 个,将患肢缠绕 2 层成为雏形,再安放前后两侧石膏片,石膏卷缠绕 2 或 3 层,注意塑造足弓及踝关节的功能位置,修整边缘及表面。

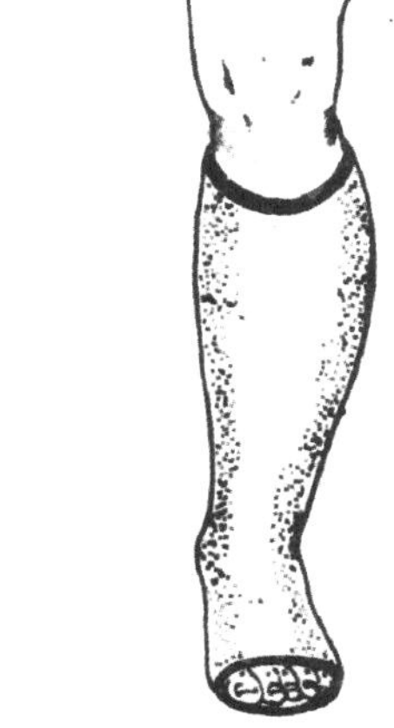

图 11-3-5 小腿管型石膏

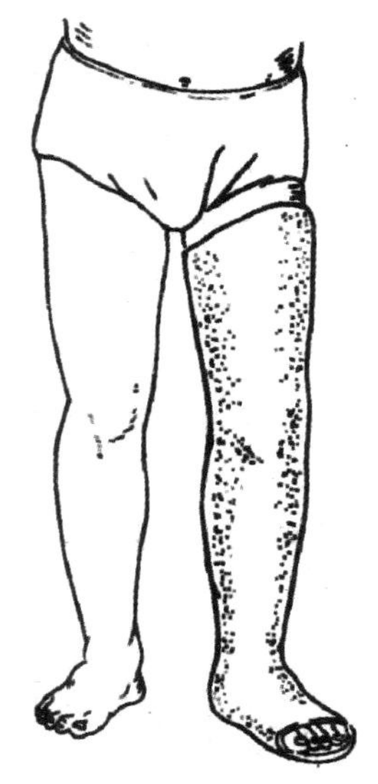

图 11-3-6 下肢长腿管型石膏

（四）长腿管型石膏（图 11-3-6）

可分为带足部和不带足部的两种。

1. **适应证** 同长腿石膏托，用于需要加强固定或利用石膏管型矫正畸形。

2. **体位** 仰卧或俯卧位。为防止患肢在管型内旋转，膝关节需屈曲 160°位，踝关节仍在功能位。

3. **固定范围** 自大腿根部至超过足趾 1～1.5cm。

4. **操作方法** 基本上与小腿管型石膏相同，注意腓骨小头、内踝及跟部处避免受压。胫腓骨骨折长腿管型石膏固定后，如发现成角移位，可在成角移位的凹面及两侧将管型石膏周径的 3/4 横径切开，以成角的凸侧为支点（未切开的部分），把管型石膏撑开至完全纠正，然后修整缺口（图 11-3-7①②）。

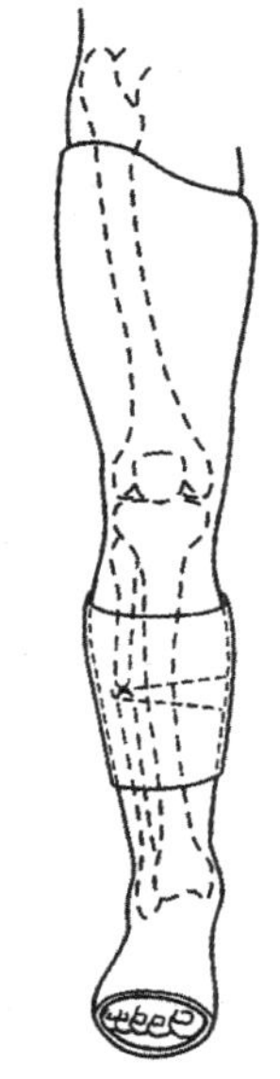

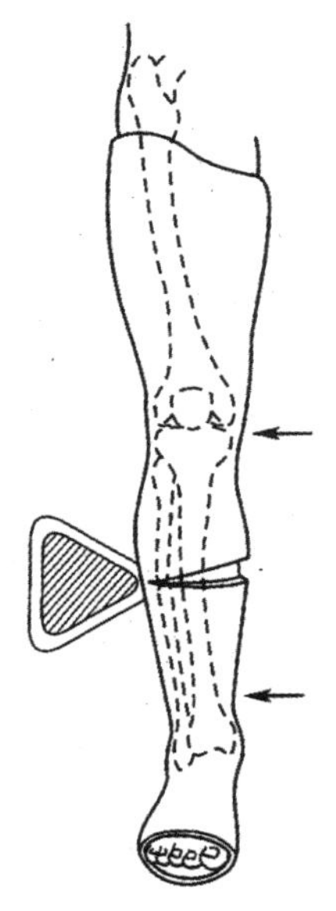

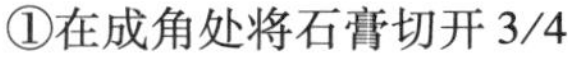

①在成角处将石膏切开 3/4　　②纠正骨折成角后修整石膏

图 11-3-7①② 利用管型石膏矫形

传统的管型石膏固定包括上下关节，限制了这些关节的活动，因固定时间较长而引起关节僵硬、肌肉萎缩，甚至导致严重的功能障碍，因此不能长期固定。

近年来在应用石膏固定骨折的方式上出现了一些变化。不适应管形石膏固定的骨折，如关节附近的骨折可采用“U”型石膏或石膏夹板固定（图 11-3-8①②③）。

采用功能石膏，即不固定或少固定邻近关节，早期进行功能锻炼和负重，如膝下功能石膏，又称髌腱负荷石膏（图 11-3-9①②③），或类似的塑形支具治疗小腿骨折。

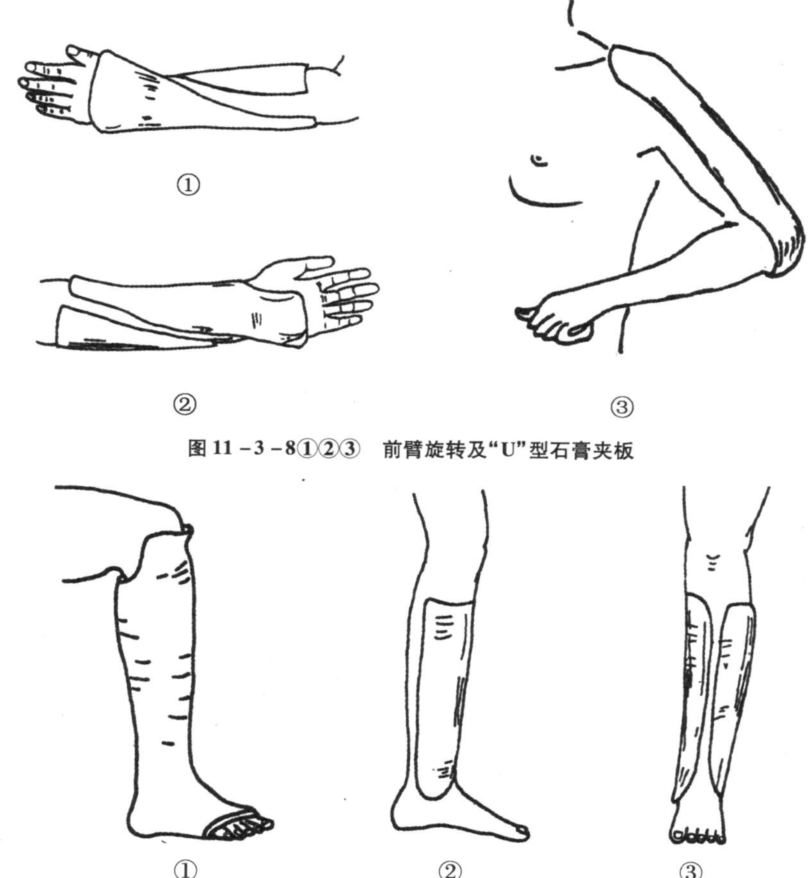

图 11－3－8①②③　前臂旋转及“U”型石膏夹板

图 11－3－9①②③　膝下功能石膏

三、“人”字形石膏

（一）肩“人”字石膏（图 11－3－10①②）

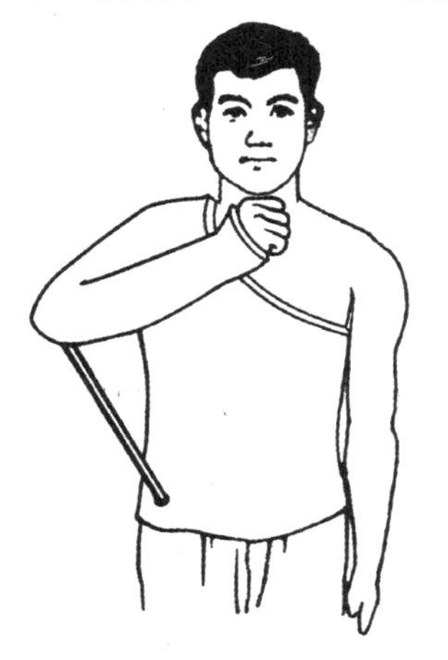

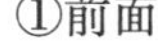

①前面

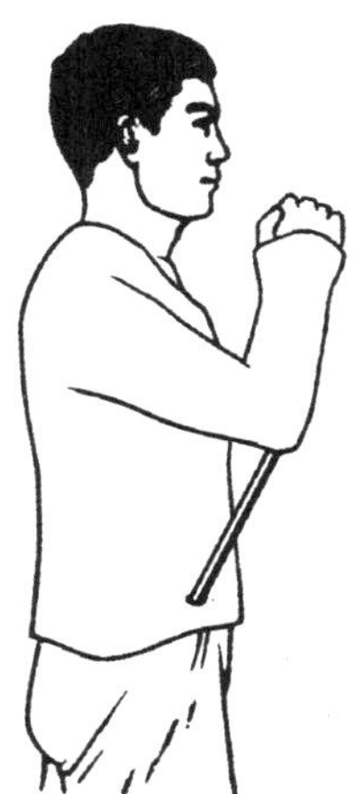

②侧面

图 11－3－10①②　肩“人”字石膏

1. **适应证** 适用于肩部骨折、脱位,肩胛骨骨折,肱骨解剖颈或外科颈骨折及肱骨干中上1/3骨折等。

2. **体位** 立位、仰卧、俯卧或侧卧位。肩外展75°、前屈30°,肘关节屈曲90°及前臂稍旋后位。

3. **固定范围** 自患侧上肢腕部至肩部、胸腹部、腰背部及两侧髂骨翼部。

4. **操作方法** 躯干与患侧上肢穿好弹力罗纹衬里及毡子背心。肩及两髂骨翼垫上一层毡垫,患侧腋下、肘、腕部均垫上棉片。根据测量的尺度,用15cm宽石膏制作石膏条,每条6层,包括前、后、侧、斜条、胸及腰围。按顺序放置石膏条:先放置后条延至背侧,再放置胸围及腰围,最后侧条自上臂经肋至骨盆,如需加固,可再用斜条。外面用石膏卷缠绕5或6层。为加强肩部的连接,可在肘部与躯干之间加一支撑木棍,石膏硬固后修整边缘及表面。

(二) 髋"人"字石膏(图11-3-11)

1. **适应证** 适用于髋关节骨折脱位、股骨颈骨折、转子间骨折、股骨干上1/3骨折及髋部的骨疾病等。

2. **体位** 仰卧在石膏床上或简易的骶托方桌上(图11-3-12)。双侧髋关节各外展15°~20°,根据需要患侧外展可大于20°,屈髋10°~20°,屈膝160°,患肢依据治疗的要求可相应内旋或外旋。

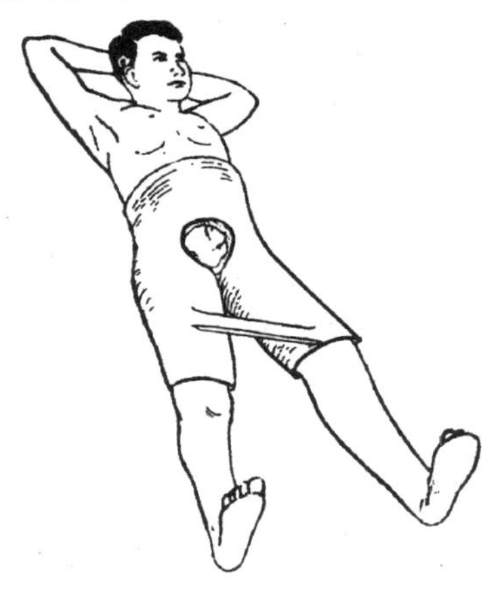

图11-3-11 髋"人"字石膏

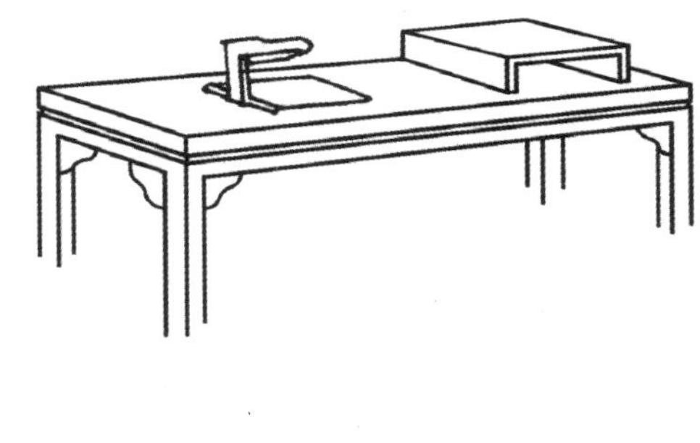

图11-3-12 简易骶托方桌

3. **固定范围** 躯干前方自剑突下至耻骨联合,躯干后方上自棘突下至骶骨上方,充分暴露会阴部,以便于大小便的护理。患侧肢体以石膏管型至趾端,健侧肢体管型石膏至膝上3cm,双侧长腿管型石膏要包括双足。

4. **操作方法** 将腰腹部、患肢全长、腱肢至膝关节均穿好衬里。腰髂部、粗隆部、髌前、股骨内外髁、腓骨小头、内外踝及跟骨部均放置毡垫。为避免患者饮食或呼吸困难,需在衬里与腹部之间放一薄枕,石膏固定后无需取出,使裤腰与腹部之间留有空隙。

根据测量的尺度,用10cm宽石膏制成6~8层厚的石膏片:腰侧长度为腰围的最大周径2条,患侧后侧条自腰部至足趾端1条,前侧自下腹至足趾1条,侧方自腰至大腿外侧中上部4条(包括健侧),健侧后侧自腰经臀至膝上3cm,前侧自下腹部至膝上3cm各1条,斜方为自一侧腿后部经后背部至另一侧的外侧,斜形至大腿前内侧2条,长40~50cm的加强带2条,共计14条。

用15cm宽的石膏卷把腰背部和大腿中上部先缠绕3或4层雏形,然后放置石膏条:在髋部前方交叉石膏条2条,侧方各放1条,后方各放1条,前方各放1条。在裤腰的上下缘各围1条,用2或3层石膏卷包扎,修整裤腰及会阴部石膏边缘,在两腿之间放置一支撑木棍。

(三)石膏背心(图11-3-13①②)

1. **适应证** 适用于脊椎骨折脱位、骨结核、骨肿瘤等保守治疗或术后固定。

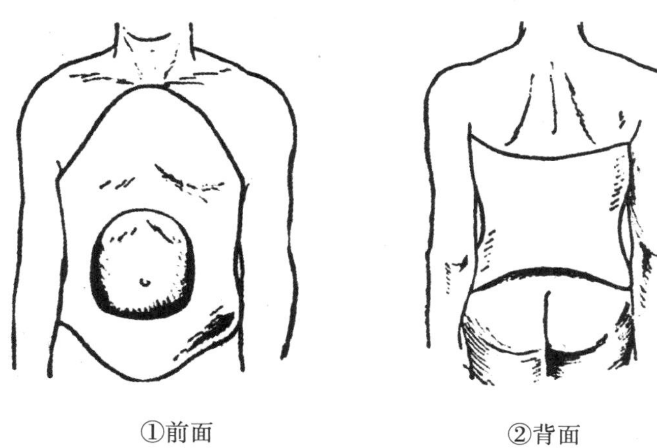

①前面　　②背面

图11-3-13①② 石膏背心

2. **体位** 俯卧位,双上肢外展,上胸部置于石膏床上部,双侧大腿中上1/3以下放石膏床的下端,悬空胸腹部;或采用双壳法:仰卧在平床上,腰下垫枕,先做好胸腹部石膏壳,待其定型后,再俯卧,制作腰背侧石膏壳,最后将两个石膏壳用石膏卷缠绕固定。两种方法均应维持在胸腰部背伸位。

3. **固定范围** 躯干前方起自胸骨柄,下至耻骨联合,躯干后方上起自两侧肩胛骨下缘,下至骶骨中部,两侧超过髂骨翼2cm。

4. **操作方法** 穿好衬里,摆好体位。在下胸及上腹部里衬与皮肤之间垫上折叠数层的手术巾或棉垫,石膏固定后抽出固定毡垫,以便于呼吸及进食。

根据测量的长度预制6层石膏8条:胸骨柄至耻骨联合,双侧各1条;肩胛骨下角至骶骨中部双侧各1条,胸骨柄绕至耻骨联合双侧各1条。先用15cm宽的石膏卷缠绕2或3层成雏形,按上述顺序放置8条石膏条,再用石膏卷缠2或3层,硬固后修整边缘外翻衬里。腹部开窗,自剑突至脐与耻骨联合中点,左右至脐与腋中线的1/2,剪成类圆形状。外翻衬里,取出下胸上腹间放置的手术巾或棉垫,压平好衬里石膏固定。

(四)石膏领

分为两种,一种用于高位颈椎(颈1~颈3)病变,石膏上缘包至头部。另一种用于中低位颈椎(颈4~颈7)病变,石膏上缘至枕外隆突。另外还有肩托石膏领(图11-3-14)。

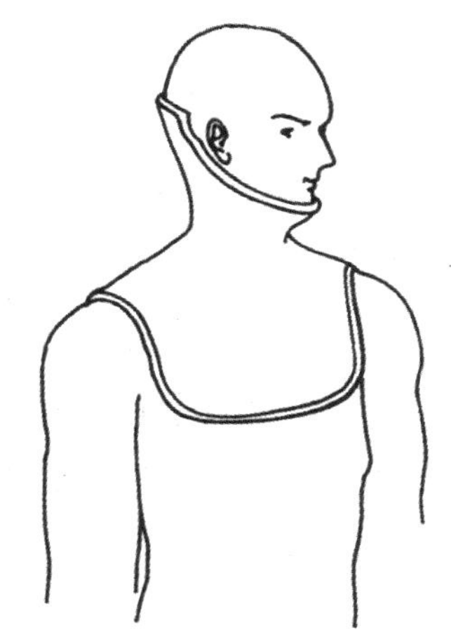

图11-3-14 肩托石膏领

1. **适应证** 适用于颈1～颈7椎体骨折、脱位，骨结核，骨肿瘤等保守治疗或手术后固定。

2. **体位** 卧位或坐位，根据治疗需要，可选用中立位、过伸位或左右稍偏。

3. **固定范围** 围领上缘前方托住下颌，上后缘托住枕外隆突，下缘前方至胸骨柄，后下方至胸1或2棘突，左右各至锁骨中外1/3交接处。

4. **操作方法** 颈部包好衬里，围上毡垫，用宽10cm或7cm石膏卷缠绕2或3层，注意松紧度，不妨碍呼吸和吞咽活动。在颈部前后左右各放一相应长短的6层石膏，再用石膏卷缠1或2层。修整边缘，外翻衬里缠绕一层石膏卷，保持表面光滑（图11－3－15①②）。

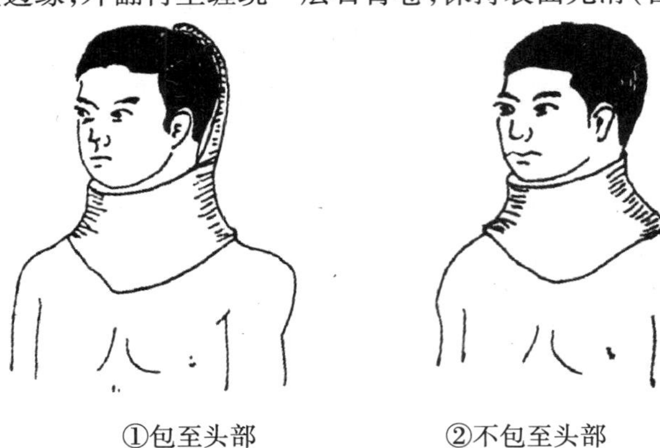

①包至头部　　②不包至头部

图11－3－15①② 石膏围领

（五）石膏床

1. **适应证** 适用于脊椎骨折、脱位，骨结核，肿瘤等保守治疗或术后固定。

2. **体位** 仰卧式取俯卧位制作，俯卧式取仰卧位制作。脊柱尽量按生理弧度，两髋稍外展、屈曲，膝关节屈曲170°。

3. **固定范围** 胸腰椎病变用仰卧式或俯卧式，仰卧式自胸1～胸2棘突至小腿中部；俯卧式自胸骨柄至小腿中部。颈椎或上胸椎应采用仰卧式固定至头颈部。

4. **操作方法** 以仰卧式为例，患者俯卧，腰背及双下肢后方垫以衬里和毡垫，骶骨后方及两大腿内侧开窗。按尺寸预制6层石膏托：由肩部至膝下2条；横绕两肩部1条；横绕腰部1条；横绕两小腿之间1条；沿开窗四周4条。用15cm宽的石膏卷平铺4或5层，制成石膏床的雏形。将上述石膏托按顺序放好展平后再铺石膏卷4或5层成一整体，修整边缘。由于近年来对脊柱损伤治疗方法的改进和护理技术不断提高，石膏床的使用较少。如颈椎损伤合并截瘫者，多采用术前及术后的颅骨牵引或“四枕法”；胸腰段骨折脱位合并截瘫采用腰部垫枕法，避免石膏床的很多合并症（图11－3－16）。

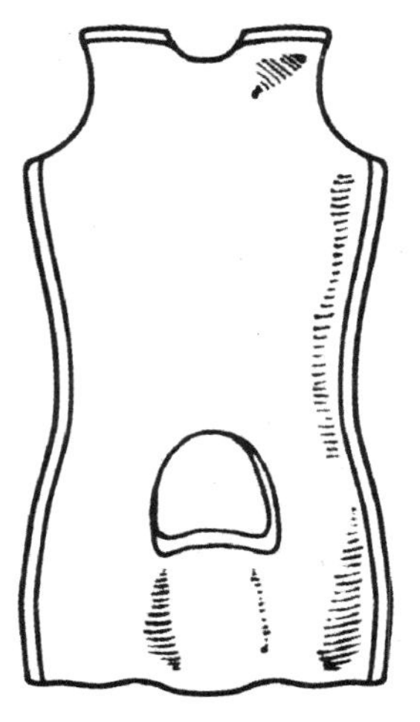

图11－3－16 仰卧式石膏床

第四节 护理及拆除

一、石膏的护理

（1）适当垫高患肢，减少或避免水肿。

（2）注意患肢血运，观察患肢外露的指（趾）端有无肿胀及活动情况，局部温度有无下降，颜色有无异常。若发现指或趾端发绀或苍白、温度降低或被动牵拉过伸时疼痛并感麻木等，应及时剪开石膏。如仍不能缓解，根据情况再作进一步处理。

（3）经常检查指或趾的运动和感觉，如果不能自由活动，感觉减退或消失，血运尚好，表明神经受压，应立即解除压迫或更换石膏。若同时血运障碍，则要考虑有出现缺血性坏死的可能，应及时处理。

（4）如有持续性疼痛，提示有受压的可能，应开窗减压或更换石膏，以防局部组织压迫坏死。

（5）冬天注意保暖，夏天注意散热。

（6）保持石膏整洁，注意防止玷污。翻身和变换体位时，注意保护石膏，以免折断。

二、石膏的拆除

石膏使用不当或发现感染，继发出血，引流不畅，循环障碍，小儿固定过久妨碍发育生长，或患肢已愈时均需拆除或更换。如果石膏层过厚或硬度过强，可用醋、水或醋酸等湿润切割处，使石膏变软，沿所划线作长条“V”形切除，然后分开石膏。也有将石膏在热水中浸泡数分钟，使其软化后拆除。

第五节 并发症

1. 肢端坏死　石膏包扎过紧，阻碍肢体循环所致。防治在于密切观察患肢血运，抬高患肢和及时调整。

2. 褥疮及压疮　局部组织长时间受压迫所致。如果患者在石膏固定后主诉局部不适，怀疑有局部压迫者，应开窗检查及处理。

3. 压迫神经　石膏过紧或衬垫不当，使较表浅部位的神经受压。如腓总神经受压可致局部皮肤麻木，感觉减退，甚至足部下垂，应立即开窗或更换石膏，给予神经营养药物治疗。

4. 远端水肿　趾（指）在踝（腕）部石膏固定后常发生肿胀，反应性肿胀在抬高患肢后可逐渐消失，同时注意加强趾（指）活动。

5. 急性胃扩张　常见在使用大型石膏如石膏背心、髋“人”字石膏。应及早发现，予以禁食，并行胃肠减压，即可预防其加重。

6. **化脓性皮炎** 石膏过敏所致，伴有疼痛及瘙痒。应开窗涂滑石粉，有条件时可更换衬有双层罗纹筒的石膏。

7. **缺血性肌挛缩** 石膏固定过紧所致，多见于前臂及小腿。石膏固定后应观察，早期应松解或拆除石膏，并可试行交感神经阻滞术以增进循环。

8. **发热** 伤口无感染时，石膏固定后可发生低热，如突然发热，伴有肿痛，应注意伤口可能感染，如蜂窝织炎、淋巴管炎等。发生气性坏疽时也可引起发热，伴有脉搏加速、疼痛加剧、肢端循环障碍，应立即拆开石膏，及时暴露伤口，检查伤口及附近软组织，积极对症治疗。

9. **其他** 石膏固定后还可能并发坠积性肺炎、尿路结石、拐杖所致麻痹等。

第十二章　关节穿刺

第一节　适应证与禁忌证

关节穿刺术是骨科诊断与治疗中最常用的方法，但如果穿刺不当，可造成感染、出血、神经损伤或断针等并发症，甚至造成意外事故。应严格掌握指征，规范操作。

一、适应证

（1）关节肿胀、出血，或炎性渗出、脓肿等。

（2）关节局部药物治疗。

（3）关节腔造影检查。

（4）关节局部麻醉。

二、禁忌证

（1）穿刺部位有皮肤破损或感染。

（2）治疗不合作者。

三、注意事项

（1）严格无菌操作，一般用2%碘与75%乙醇或聚维酮碘消毒液消毒皮肤。

（2）必要用1%～2%普鲁卡因或利多卡因做局部浸润麻醉。

（3）掌握各关节的解剖，避免损伤邻近血管、神经。

（4）穿刺前要向患者说明情况，阐明穿刺的必要性，减少患者的思想负担，便于合作。对儿童要严格控制体位，术中不能乱摆动，必要时术前可适当使用苯巴比妥、地西泮或氯胺酮等药物。

第二节 操 作 方 法

一、肩关节穿刺

（一）解剖要点

肩关节由半环形的肱骨头和肩胛骨的浅关节盂所形成，肩关节囊较松弛，适应于范围广大的关节运动，附着于关节盂周缘和肱骨的解剖颈。关节囊的滑膜除围绕关节囊外，还有肩胛下肌囊和肱二头肌滑液鞘，这两个部位对蓄积于关节内的液体的抵抗力最薄弱，有化脓性关节炎时，脓液可经该处穿破而蔓延至邻近部位。肩关节积液或积脓在前侧隆起较明显，一般自肱骨小结节喙突间做穿刺，也可在后侧肩峰下穿刺。肩关节的血液由旋肱前与旋肱后动脉供给，神经有肩胛上神经和腋神经的分支。

（二）穿刺方法（图 12－2－1）

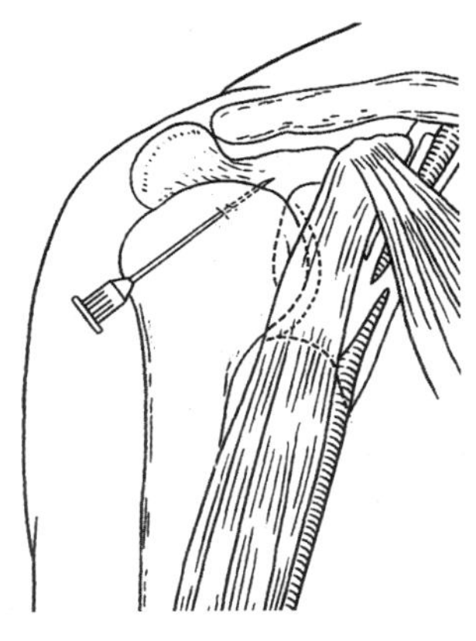

图 12－2－1 肩关节穿刺方法

取坐位，背靠椅，双上肢自然下垂，手掌平放双腿，在消毒前先作定位，穿刺有 3 个方向：

1. **前方肩关节点** 从肱骨小结节和喙突间，向后向内刺入。此穿刺点可作为抽吸肩关节脓液、渗出液、血肿或注入造影剂。

2. **侧方穿刺点** 健侧卧位，从肩峰和肱骨头最突起部分之间向下斜刺入，此穿刺点常用于肩关节脱位时局部注射麻醉剂。

3. **后方穿刺点** 肩关节轻度外展，在后侧肩峰下外方，向前向内刺入。此穿刺点，常作注入造影剂。

二、肘关节穿刺

（一）解剖要点

肘关节由肱骨下端和尺、桡骨上端的关节面所构成。肘关节腔自肱骨下端的关节软骨边缘，两上髁基底和鹰嘴上缘附近，向下至桡骨头和尺骨上端的关节软骨缘。肘关节的关节腔较窄，腔的前后由两侧狭小的裂隙相通，关节化脓性病变时，肿胀的滑膜将关节腔前后间的裂隙阻塞，因此需同时在肘关节的前后侧做穿刺或切开引流。关节腔内的积液一般在后侧较显著，关节穿刺也常在后侧肱骨髁和鹰嘴间进行。另一个特征是在关节囊的后部，鹰嘴和肱二头腱的两侧，尤其是内侧，没有肌肉覆盖，仅有皮肤固有筋膜。因此，关节蓄脓时鹰嘴两侧向外隆凸，这种隆凸有时被误认为皮下蓄脓。肘关节的血液由肘关节血管网供应，神经主要来自桡神经尺神经和正中神经的分支。

（二）穿刺方法

1. **后侧穿刺点** 坐位，肘关屈曲90°，置于操作台上，在肘后尺骨鹰嘴与肱骨外髁之间向前内刺入。

2. **前侧穿刺** 肘关节呈135°，从肱骨外上髁向内向后刺入。

三、腕关节穿刺

（一）解剖要点

腕部由桡腕关节、桡尺远侧关节、腕骨间关节、腕掌关节等组成。当拇指外展时，在腕部外侧可看到一个三角形的凹陷，称为“鼻烟壶”，其桡侧界为拇长展肌腱和拇短伸肌腱，尺侧界为拇长伸肌腱。腕关节的血液供应来自腕关节动脉网，关节囊的神经支配主要来自骨间背侧和骨间掌侧神经。

（二）穿刺方法

1. **桡侧穿刺点** 在腕关节背侧，鼻烟壶尺侧基底角处，垂直刺入。

2. **尺侧穿刺点** 在腕关节背侧，尺骨茎突远端外侧垂直刺入。

四、髋关节穿刺（图12－2－2）

（一）解剖要点

髋关节由髋臼和股骨头构成。直接覆盖于关节囊表面的肌肉前方有髂腰肌及其外侧的股直肌起始部，内侧有耻骨肌，外侧是臀小肌；后方是梨状肌、闭孔内肌等；下方是闭孔外肌。髋关节的投影可以用髂前上棘和耻骨结节之间的连线来加以确定，通过该线中点的垂直线，将股骨头分为几乎相等的两部分。髋关节的关节囊起自髋臼边缘，它附着在股骨，前方是粗隆间线，后方是股骨颈外侧1/3与中1/3交界处。髋关节的血液供应主要来自旋股内侧和外侧动脉以及臀上动脉。神经支配是股神经、闭孔神经、臀上神经分支和坐骨神经的股分支等。

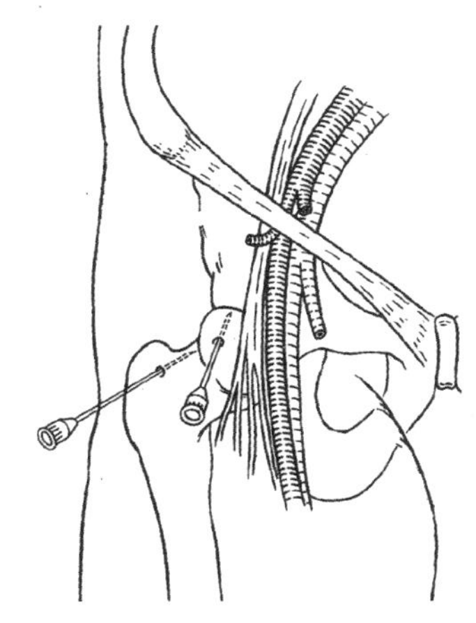

图12－2－2 髋关节穿刺方法

（二）穿刺方法

平卧或俯卧位。

1. **前方穿刺** 在腹股沟韧带下2cm与股动脉外侧2cm交界处，垂直进针到达骨后，稍退针抽吸即可。

2. **外侧穿刺** 在股骨大粗隆上缘平行股骨颈向上向内刺入关节腔内。

3. **后方穿刺** 在股骨大粗隆中点与髂后下棘连线之中外1/3交界处垂直刺入，到达骨后稍退针回抽。

五、膝关节穿刺（图 12－2－3）

（一）解剖要点

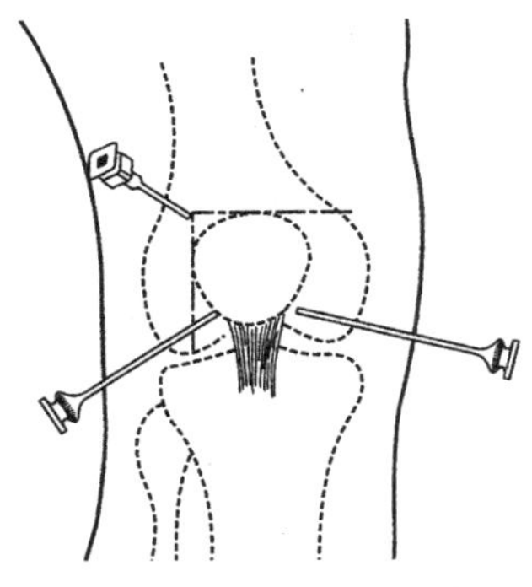

图 12－2－3 膝关节穿刺方法

膝关节由股骨下端、胫骨上端和髌骨构成。腓骨不参与关节组成，但胫腓关节有时可与膝关节相通。按局部解剖学观点，膝关节腔应当看作由两部分构成：前大，后小，彼此之间借狭小裂隙互相交通。当膝关节化脓性病变时，肿胀的滑膜可使裂隙之间闭塞不通，故做关节穿刺引流或切开引流时，除在关节前面、髌骨和髌韧带两侧做切口外，有时尚需在关节后面腓骨小头和股二头肌腱前以及半腱膜肌腱前另做切口，以通畅引流。膝关节的血液由膝关节血管网供应，神经支配是闭孔神经、股神经、坐骨神经、胫神经和腓总神经的分支以及隐神经等。

（二）穿刺方法

仰卧位，膝关节伸直位使髌骨能够左右推移。

1. **外上方穿刺点** 在髌骨外上方 2～3cm 刺入，向内下方髌骨后推进，此点常作为膝关节抽积液、脓液、血肿或注射药物。

2. **内下方穿刺点** 在髌骨内下方向外上方髌骨后刺入，此点常作为膝关节充气造影用。

3. **侧方穿刺点** 在髌骨中部外侧或内侧 1cm 处稍向后刺入，此点常作为抽积液、积血、积脓和注射药物。

六、踝关节穿刺（图 12－2－4）

（一）解剖要点

踝关节由距骨滑车与腓骨下端所构成。关节囊附着于关节软骨的周围，前后松弛，两侧各有较为坚强的韧带。踝关节容易摸到的两踝和跟腱，是主要标志点。关节囊前部的血液供应来自胫前动脉和腓动脉的分支，神经支配主要来自腓深神经和胫神经的分支。

（二）穿刺方法

1. **前外侧穿刺点** 在外踝顶端上 2cm、前 1.5cm 处，即伸趾肌腱与外踝之间刺入。

2. **前内侧穿刺点** 在胫骨前肌腱与内踝间刺入。

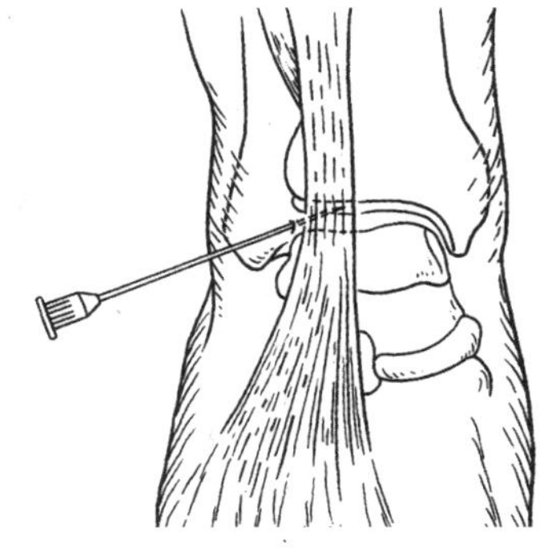

图 12－2－4 踝关节穿刺方法

七、腰椎穿刺

腰椎穿刺是骨科、麻醉与检查神经系统疾病常用的方法。

（一）解剖要点

腰椎有 5 个椎体，其中腰 3 ~ 腰 4 间隙是最常用的穿刺点。各椎骨间有韧带相连，椎体前面为前纵韧带，后面为后纵韧带。脊髓自外向内由硬脊膜、蛛网膜和软脊膜包被。硬脊膜与椎管壁间隙是硬膜外腔，呈负压，其中充满疏松组织及脂肪。脊椎内蛛网膜与硬脊膜形成硬脊膜下腔，蛛网膜与软脊膜组成蛛网膜下腔，内有脑脊液与颅内蛛网膜下腔和脑池相通。

（二）适应证

（1）鉴别颅内病变性质，抽取脑脊液进行常规生化及其他特殊检查。

（2）向椎管内注射造影剂。

（3）测定椎管内压力，判断颅内压。

（4）椎管内局部药物治疗。

（5）引流炎性或血性脑脊液。

（6）手术麻醉。

（三）禁忌证

（1）颅内占位性病变，有明显神经乳头水肿。

（2）休克垂危患者或已具有小脑幕切迹疝形成。

（3）有脑脊液漏。

（4）腰椎结核。

（5）穿刺部位有感染。

（四）穿刺方法

1. **体位**　侧卧位，头颈向前弯曲，膝与腹壁尽量靠近接触，腰背部向后凸出，确定穿刺部位并作记号。

2. **麻醉**　用 1% ~2% 普鲁卡因局部浸润麻醉。

3. **操作步骤**　选用合适腰椎穿刺针，使针体与脊柱垂直，针点稍指向患者头端，对准穿刺点，慢慢刺入，如皮肤较韧时可用手左右旋转针体就可穿入皮肤，当针穿过黄韧带和硬膜外时感到阻力明显减少有空虚感，穿到蛛网膜下腔拔出针心有脑脊液流出，即达到穿刺的目的。如穿刺针遇到阻力很大，说明方向不正确。若碰到骨质，应将腰穿针退至皮下，再重新穿刺。

第十三章　骨科的影像学检查

现代科技的进步，推动了影像学技术的发展，影像新设备新技术不断开发并应用于临床，加强了骨科临床诊断的手段。医院信息系统（hospital information systern，HIS）、放射信息系统（radiology information system，RIS）和图像存档与传输系统（pictrue archiving and communicating system，PACS）的逐步完善，为骨科的诊治提供了更加优良的条件。

骨科影像学是医学影像学的重要组成部分。由于骨关节和软组织良好的对比性特征，百余年来，X线检查最早在骨科得到广泛应用。20世纪80年代以后，许多新的影像学技术应用于骨科疾病的诊断、手术方案制定及手术过程，使骨科的诊治水平得到显著的提高。

现代骨科影像学检查包括X线、B超、放射性核素检查、介入放射学、CT及MRI，每一种影像学检查方法都具有其适应范围、优点与限制。

第一节　X线成像

一、X线产生原理

1. X线的产生　X线是由高速运行的电子群撞击物质突然受阻时产生。1895年，德国科学家伦琴偶然发现了这种射线，并称之为X线。

2. X线发生装置　主要包括X线管、变压器和控制台三部分。

3. X线成像原理　X线的穿透性、荧光和感光效应，能使人体在荧光屏或胶片上形成影像。当X线透过人体不同组织时因被吸收的差异，从而在荧光屏或X线片上形成黑白对比不同的影像。

二、传统的骨科X线检查技术

1. X线透视　X线透视的优点是简便易行，可多方位观察器官的形态变化和动态活动。主要限制是影像显示不够清晰、被检者所接受X线量较大、不利于防护以及不能储存资料等，因而极少应用于临床。

2. 普通X线摄影　普通X线摄影，也称为平片。是一般条件下临床上最常用的基本方法。其优点是照片空间分辨率高，图像清晰，运用范围广，可保存资料，患者接受的X线量也较透视少。限制是检查区域为胶片大小所限制，且不能观察运动状态。

3. 数字连续断层融合成像技术　数字连续断层融合成像技术是在传统断层成像基础上结合数字平板探测器及现代计算机图像处理技术开发的一种有限角度图像重建方法。具体方法为X线球管在一定的角度内(8°、20°、30°、40°)连续曝光采集，通过在一次采集过程中获得的某个物体的多角度投影的数据，充分利用了每个角度投照的数据，通过特定的重建算法可以得到任意层面的数字化图像，同时减少了患者所需接受的X线剂量。所以说数字连续断层融合成像技术是由传统的X线体层摄影的改进。连续断层融合成像技术其优点是：能够清晰显示骶尾骨及其他不规则骨的结构，比如头面骨、骨性耳蜗及内听道、乳突等。亦可用于清晰地显示隐形骨折、人工关节的随访及关节炎评估。总之，连续断层融合成像技术有较广的临床应用前景。

三、数字X线成像技术

数字化成像技术的出现，是计算机技术发展的结果，使无胶片的X线摄影成为现实。数字化X线摄影包括计算机X线摄影(computed radigraphy, CR)和数字摄影(digital radigraphy, DR)。CR和DR的共同优点是，可以进行图像后处理如图像增强、图像缩小或放大、图像旋转以及图像分割等。

(一) 计算机X线摄影(computed radiography, CR)

1. 工作原理　CR可记录并由激光读出储存有X线影像信息的成像板(imaging plate, IP)，经信息转换后，形成数字式平片影像。

2. 临床应用　CR对骨结构、关节软骨及软组织的影像密度分辨力明显高于传统X线照片，可作为骨质疏松的定量。还能清晰显示听小骨、前庭、半规管等结构及准确判断鼻窦壁有无骨质破坏等。

3. 优点　CR能显著提高图像的显示和分辨能力，具有图像后处理功能，能增加显示图像的层次；降低X线摄影的辐射剂量；便于摄影信息的储存和传输；显示的信息易于为医生阅读、理解；可与原有的X线摄影设备匹配使用，工作人员不用特殊训练。

4. 限制　时间分辨率和空间分辨率效果较差；不能满足动态器官和结构的显示；显示肺纹理时，效果不如普通X线摄影。

(二) 数字X线摄影(digital radiography, DR)

1. 工作原理　DR是利用计算机数字化处理，使模拟视频信号经过采样转换(analog to digit, A/D)后，直接进入计算机形成数字化图像。

2. 应用范围　与CR基本相同。

3. 优点

(1) 具有较高的密度分辨率，可以清晰显示骨和软组织的层次及轻微骨质破坏、微小死骨、钙化、气体、瘤骨及骨膜反应等。

(2) 可延长非离子型造影剂椎管造影的观察时间,降低造影剂用量。

(3) 可避免摄片位置造成的放大失真,精确测量骨关节的各种径线和角度。

(4) X 线剂量少,仅为常规摄片的 1/10～1/5。

(5) 时间分辨力明显提高,在曝光后数秒内即可显示图像。

(6) 具有更高的动态范围、量子检出效能(DQE)和 MTF 性能。

(7) 应用范围广,方便资料储存、调用及传输。

(8) 操作快捷方便,省时省力,提高工作效率。

4. 限制

(1) 使用固定的数据收集板,运动不够灵活。

(2) 对多部位的摄影显得不够灵活。

(3) 多角度的摄影受到平板的结构(作为接受 X 线的晶体,接受倾斜的 X 线时,产生伪影)的特点的限制。

第二节 计算机体层成像(CT)

计算机体层成像(computed tomography,CT)由 Conmack Am 和 Hounsfiedl CN 发明设计,CT 的突出优点是图像显示清晰,密度分辨率高,无断层以外组织结构干扰,扩大检查范围,提高诊断准确率等。螺旋 CT(Spiral CT)的临床应用是 20 世纪 90 年代发展的突出代表。

一、CT 成像的基本原理

CT 是用 X 线束对人体检查部位一定厚度的层面进行扫描,由探测器接收该层面上各个不同方向的人体组织对 X 线的衰减值,经模/数转换输入计算机,通过计算机处理后得到扫描层面的组织衰减系数的数字矩阵,再将矩阵内的数值通过数/模转换,通过黑白不同的灰阶,将不同组织对比度的解剖结构间接表现出来,即成为 CT 图像。

二、CT 检查技术

(一) 平扫

平扫又称为普通扫描或非增强扫描,指不用对比剂增强或造影的扫描。扫描方位多采用横断层面,检查头面部及颅脑病变时可用冠状位及矢状位重建技术以提高病灶检出率。

CT 扫描过程中,患者要制动,对儿童或不合作的患者可用镇静剂甚至麻醉药物。胸、腹部 CT 检查扫描前应训练患者练习屏气,避免因呼吸运动产生伪影。腹盆部扫描需提前清洁肠道及口服对比剂。

(二) 增强扫描

通常指血管内注射对比剂后再进行扫描的方法。目的是提高病变组织同正常组织的密度差,以显示平扫上不显示或显示不清的病变,有助于病变定性。根据注射对比剂后扫描方法的不同,可以分为常规增强扫描、动态增强扫描、延迟增强扫描、双期及多期增强扫描等方式。

(三) 应用优点

(1) 应用方便,检查时间缩短,对危急患者能一次快速完成全身或特定部位的扫描。对比增强检查时,可获得检查部位器官或结构的多期相强化表现特征。

(2) 可以得到连续层面图像,尽可能避免遗漏小病灶。

(3) 扫描所得容积数据经计算机处理后,可进行多平面及三维立体重建。

(4) 切割技术可单纯使检查的器官或病变显影。

(5) 仿真内镜技术可无创地模拟纤维内镜的检查过程。

(6) CT 血管造影的准确性更高,可行 CT 灌注成像,了解器官的血流灌注状态。

三、螺旋 CT

螺旋 CT 扫描时,球管和探测器不受电缆长度限制,沿人体长轴连续匀速旋转,扫描床同步匀速递进(传统 CT 扫描床在扫描时静止不动),扫描轨迹呈螺旋状前进,可快速、不间断地完成容积扫描。因此螺旋 CT 扫描又称容积 CT 扫描。

(一) 螺旋 CT 的检查技术

(1) 螺旋 CT 为容积扫描,扫描速度快且精确。

(2) 螺旋 CT 扫描的 2D 或 3D 重建,通过全方位的立体图像,可精确显示关节结构的解剖,椎骨的容积测量,脊柱连接的关系以及骨折线方向、骨碎块分布、关节内游离体的性质和位置等。运用实时交互体积快速重建法 CT 扫描可进行三维观察,适应于急性脊柱创伤的诊断和手术方案制定。

(3) 具有薄层、小视野、高密度矩阵扫描的特点。能较真实反映骨小梁厚度、骨小梁间隙宽度、平均骨小梁面积、平均骨小梁周长等,在骨丢失性疾病和骨生物研究有较高价值。

(4) 运用非线性有限元对椎体 CT 值的生物力学分析,有助于判断椎体损伤的压力。

(5) 超薄切层的厚层仅数百微米,效果不逊于病理切片。

(二) 单层螺旋 CT 的优点

(1) 扫描时间短,一般在一次屏气时间内完成检查,有效减少呼吸运动伪影。注射一次对比剂后,可完成器官的多期扫描。

(2) 整个器官或一个部位一次屏息下的容积扫描,不会产生病灶的遗漏。

(3) 可任意、回顾性重建,无层间隔大小的约束和重建次数的限制,还可进行 CT 血管造影、CT 灌注成像和 CT 仿真内镜成像等,提高诊断准确性,扩大了 CT 的应用范围。

(三) 多层螺旋 CT 优点

(1) 扫描范围更大。

(2) 扫描时间更短,最快扫描速度可达 0.3 秒/周。

(3) Z 轴分辨率高,最小层厚仅为 0.5mm。

(4) 时间分辨率高。

(5) 可实时成像,实现了 CT 透视。

第三节 磁共振成像(MRI)

各种新的 MR 硬件和软件的开发,加快了 MR 的成像速度,提高了图像质量,扩大了临床应用范围。

一、磁共振成像基本原理

磁共振成像(magnetic resonance imaging,MRI)检查技术是在发现核磁共振现象的基础上,于 20 世纪 70 年代之后发展起来的一种新型医学影像检查技术。

MRI 是通过对静磁场中的人体施加某种特定频率的射频脉冲(RF),使人体组织中的氢质子核受到激励而发生磁共振现象。当终止 RF 脉冲后,原子核发射电信号,把这许多信号检出,经过对信号的接收、空间编码和图像重建等处理过程,即产生 MR 图像。磁共振最常用的核是氢原子核质子(^{1}H),因为它的信号最强,在人体组织内也广泛存在。

二、临床应用

1. 优点

(1) 无 X 线电离辐射,对人体安全。

(2) 图像对脑和软组织分辨率极佳,解剖结构和病变形态显示清楚。

(3) 多方位成像,便于显示体内解剖结构和病变的空间位置和相互关系。

(4) 多参数成像。

(5) 能进行功能成像和生化代谢分析。

2. 限制

(1) 不能检查带有心脏起搏器或体内有铁磁性物质的患者。

(2) 不适合检查需监护设备的危重患者。

(3) 妊娠 3 个月内者除非必须,不推荐进行 MRI 检查。

(4) 对钙化的显示远不如 CT。

(5) 常规扫描时间较长,对胸腹检查有一定受限。

(6) 对质子密度低的结构如肺和皮质骨显示不佳。

第四节 超 声 检 查

一、临床优点

(1) 无放射性损伤、无创性检查技术。

（2）能取得多种方位的断面图像，并能根据声像图特点对病灶进行定位和测量。

（3）实时动态显示，可观察部分器官的功能状态和血流动力学情况。

（4）能及时得到检查结果，并可反复多次重复观察。

（5）设备轻便、易操作，对危重患者可行床边检查。

二、临床限制

（1）超声对骨骼、肺和胃肠道的显示较差。

（2）声像图表现的是器官和组织的声阻抗差改变，缺乏特异性，对病变的定性诊断需要综合分析并与其他影像学表现和临床资料相结合。

（3）声像图显示的是某局部断面，对脏器和病灶整体的空间位置和构型很难在一幅图上清晰显示。三维超声技术及宽景成像技术可部分解决此问题。

（4）病变过小或声阻抗差不大，不引起反射，则难以在声像图上显示。

（5）超声检查结果的准确性与超声设备的性能以及检查人员的操作技术和经验有很大关系，为操作人员依赖性技术。

第五节　骨科影像诊断的步骤

进行影像诊断时，应遵循全面观察、具体分析、结合临床、综合诊断的基本原则和步骤，防止发生临床判断误区。

（一）全面观察

在进行影像结果分析之前，应先了解相关病史及其他相关检查资料，对取得的影像检查资料，先按时间先后进行分类排列。在熟悉正常解剖和变异影像的基础上，进行全面系统的分析。发现异常影像征，要从解剖部位、形态、范围、周界、密度及信号等方面作细致观察，并对观察结果按顺序做出描述。然后根据异常影像表现的特征，概括、推断异常影像所反映的基本病理变化，并结合临床初步推断是何种疾病所致。

（二）结合临床

异常影像只能反映疾病发展过程中的变化，骨科的异常影像，经常存在“同影异病、同病异影”的现象。在对异常影像表现的病理性质作出初步分析后，就必须结合与异常影像表现相关的因素进行综合分析，包括：年龄、性别；生长、居住地区；现病史、既往史、职业史、接触史；症状、体征；实验室检查、其他辅助检查等。进而推断该病理性质的影像可能发生于何种疾病，以求达到正确的诊断。

（三）综合诊断

各种不同的影像检查方法，具有相互间互补性，需根据不同检查方法提供的资料互相对比、补充或参照，以达到从不同多角度较全面反映疾病的本质。因此，在经过临床观察和初步分析后，需结合各种影像检查的结果，按照由影像分析所推断的基本病变的疾病谱和概率分布，做出综合诊断意见。如仍存在疑点，应提出进一步检查的意见或建议。

在作出影像诊断前应注意：

（1）应首先考虑常见病和多发病，再考虑罕见病、少见病。

（2）注意地区、人群的发病概率和疾病谱。

（3）对发现的异常影像，尽量用一种疾病进行解释，确实难以用一种疾病解释时，才考虑其他病种并存的可能。

（4）明确显示器质性病变依据，未能排除器质性病变时，不应轻易诊断为功能性疾病。

（四）诊断结果评估

完成以上诊断步骤后，可对诊断结果作出初步评估：

1. **肯定诊断**　各种影像资料齐全，显示特征典型，疾病本质有特异性征象。

2. **否定诊断**　经过影像综合分析诊断，可基本上排除的某些疾病。

3. **可能性诊断**　对不能做出肯定诊断的影像分析，可按顺序提出数种可能性，此时须提出进一步结合临床、随诊观察和必要检查的建议。

第六节　骨科手术的影像设备

一、移动式“C”形臂X线机

移动式“C”形臂X线机（简称“C”形臂）是供骨科手术中透视和拍片的X线机。医生可以通过监视器即时看到X线透视部位的图像，进行手术中定位。并可将图像储存在荧光屏上，可以连接图像打印机及光盘机，也可以拍X线片。由于是可移动性，方便在手术室之间共用。

（一）应用范围

骨折复位与固定；脊柱椎体定位；观察椎弓根螺钉位置；椎间盘造影与治疗等。

（二）应用限制

（1）职业性辐射，特别是手术者双手暴露所接受的X射线量较多。

（2）只能同时观察到单平面视图，手术过程中需通过不断重复调节“C”形臂的位置才能观察多平面视图，造成手术中断，手术时间延长。

二、移动式“G”形臂X线机

移动式“G”形臂X线机（简称“G”形臂），是骨科微创手术必不可少的设备。“G”形臂是双向定位数字化荧光影像电视系统，通过“G”形臂可在不同区域随时提供两平面的图像信息，使定位更加准确。在手术中应用“G”形臂，可降低操作难度，达到手术一次到位，提高了手术精确度，不必反复旋转“G”形臂，可节约手术时间30%以上，减少手术麻醉风险。另外也减少术者和患者接受的放射线量。

第十四章 骨折概论

第一节 骨折定义、成因与分类

一、骨折的定义

骨质的完整性或连续性中断称骨折。

二、骨折的成因

1. 直接暴力　骨折发生在暴力直接作用的部位。例如车轮撞击小腿后，胫腓骨骨干在车轮直接撞击的部位发生骨折，这类骨折的周围软组织也因受到暴力的直接打击而有创口或挫伤。

2. 间接暴力　暴力通过传导、杠杆或旋转作用使远端发生骨折。例如走路滑到时，以手掌撑地，根据跌倒时上肢与地面所成之不同角度，可发生桡骨远端骨折、肱骨髁上骨折或锁骨骨折等。

3. 肌肉拉力　肌肉突然猛烈收缩，可拉断肌肉附着处的骨质。例如在骤然跪倒时，股四头肌猛烈收缩，可发生髌骨横骨折。

4. 骨骼疾病　以上三种原因均系骨骼受到各种不同暴力的作用而断裂，称外伤性骨折。骨骼有病变基础，例如骨髓炎、骨肿瘤等病变，可以因为遭受轻微外力即断裂，称为病理性骨折。

三、骨折的分类

（一）依据骨折是否与外界相通分类

1. 闭合性骨折　骨折处皮肤或黏膜完整，不与外界相通。

2. 开放性骨折 骨折附近的皮肤和黏膜破裂,骨折处与外界相通。骨盆耻骨骨折引起的膀胱或尿道破裂,尾骨骨折引起的直肠破裂等,均为开放性骨折。开放性骨折的创口可自外向内形成,例如火器伤骨折,也可由锐利的骨折端自内向外刺破软组织而形成。

(二) 依据骨折的程度与形态分类

1. 不完全骨折 骨的完整性或连续性不完全中断。

(1) 裂缝骨折:像瓷器上的裂纹。常见于颅骨、肩胛骨等处。

(2) 青枝骨折:多发生于儿童。骨虽然断裂,但因儿童骨质较软韧,不易完全断裂,与青嫩的树枝被折时的情况相似。

2. 完全骨折 骨的完整性或连续性全部中断,管状骨骨折后形成远、近两个或两个以上的骨折段。在X线片上可见骨折线,根据骨折线的方向可分为:

(1) 横断骨折:骨折线与骨纵轴垂直。

(2) 斜型骨折:骨折线与骨纵轴斜交。

(3) 螺旋型骨折:骨折线呈螺旋形。

(4) 粉碎骨折:骨折端裂成两块以上,称粉碎骨折。骨折线呈“T”形或“Y”形时,又称“T”形或“Y”形骨折。

(5) 嵌插骨折:发生在长管骨干骺端皮质骨和松质骨交界处。骨折后皮质骨嵌插入松质骨内。

(6) 压缩骨折:松质骨因压缩而变形,如椎体或跟骨骨折。

(7) 骨骺分离:骨折线通过骨骺或移位分离。

上述各种骨折,复位后不易发生再移位者称稳定性骨折,如裂缝骨折、青枝骨折、嵌插骨折及横断骨折等;复位后易于发生再移位者称为不稳定骨折,如斜形骨折、螺旋骨折及粉碎骨折等。

四、骨折段的移位

(一) 骨折移位的因素

(1) 暴力的大小、作用方向及性质。

(2) 肢体远侧端的重量。

(3) 肌肉的牵拉力,可因疼痛而增强。

(4) 搬运及治疗不当。

(二) 骨折移位的不同类型

1. 成角移位 两个骨折段之轴线交叉成角,以角顶的方向称为向前、向后、向内或向外成角。

2. 侧方移位 远侧骨折端移向侧方。一般以近端为基准,以远端的移位方向称为向前、向后、向内或向外侧方移位。

3. 旋转移位 骨折段围绕骨的纵轴而旋转。

4. 分离移位 骨折段在同一纵轴上互相分离,而使伤肢延长。

5. 缩短移位 骨折段互相重叠或嵌插,骨长度因而缩短。

第二节　骨折的临床表现与影像学检查

一、全身表现

1. **休克**　多见于多发性骨折、股骨骨折、骨盆骨折、脊柱骨折和严重的开放性骨折。患者常因广泛的软组织损伤、大量出血、剧烈疼痛或并发内脏损伤等引起休克。

2. **体温增高**　一般骨折后体温正常，但在严重损伤如股骨骨折、骨盆骨折有大量内出血或血肿吸收时，体温略有升高，通常不超过38℃。开放性骨折患者体温升高时，应考虑感染可能。

二、局部表现

（一）骨折的体征

1. **畸形**　骨折段移位后，受伤部位的形状改变。

2. **异常活动**　在肢体没有关节的部位，骨折后可有不正常的活动。

3. **骨擦音**　骨折端互相摩擦时，可听到骨擦音或感到骨擦感。

以上3项体征只要出现其中之一，即可确诊。但未见此3种体征时，也可能有骨折，如青枝骨折、嵌插骨折、裂缝骨折。骨折端间有软组织嵌入时，可以没有骨擦音或骨擦感。反常活动及骨擦音或骨擦感两项体征在检查时要加以注意，避免使锐利的骨折端损伤血管、神经及其他软组织，或使嵌插骨折松脱而移位。

（二）骨折的其他表现

1. **疼痛与压痛**　骨折处均感疼痛，且在移动肢体时加剧，经妥善固定后即可减轻或逐渐消失。进行触诊时，在骨折处可发现局限性压痛，从远处向骨折处挤压，也可在骨折处发生间接压痛，借此可以诊断深部骨折及其部位，例如骨盆骨折时，用两手轻轻挤压两侧髂骨翼，可在骨折部位引起疼痛。

2. **出血与肿胀**　骨折时，骨髓、骨膜及周围软组织内的血管破裂出血，在骨折周围形成血肿或经创口流出。软组织也因受伤而发生水肿，伤肢明显肿胀，皮肤发亮或产生张力性水泡。严重时可阻碍静脉回流，甚至可阻碍动脉血流，发生缺血性坏死。表浅部位的骨折如胫骨、尺骨骨折，血肿较表浅，受伤1～2日后由于血红蛋白的分解，可变为紫色、青色或黄色的皮下淤斑。深部骨折如椎骨及骨盆骨折的血肿常不易察觉，巨大的血肿可以从骨折部向远处延伸。

3. **功能障碍或功能丧失**　骨折后由于肢体内部支架的断裂和疼痛，使肢体丧失部分或全部活动功能。嵌插骨折及裂缝骨折等不完全骨折仍可有部分活动功能。

以上3项可见于新鲜骨折，也可见于软组织损伤及炎症。但有些骨折仅有这些临床表现，此时必须有X线检查才能诊断。

三、骨折的影像学检查

诊断骨折要依靠病史及体征，但X线对于了解骨折的具体情况有重要参考价值。X线检查能显示临床检查难于发现的损伤和骨折移位，如不完全骨折和深部骨折，脱位时伴有小骨片撕脱或斜形骨折骨折面反叠等。X线须包括正、侧位及邻近关节，有时还要加摄特定位置或侧健相应部位的X线作对比。目前影像检查包括CR、DR以及MRI和CT等，都为骨折的明确诊断提供了强有力的证据。

第三节 骨折的愈合过程

一、骨折愈合过程

骨折愈合过程一般分为3个阶段，这3个阶段是一个逐渐发展和相互交叉过程，不能机械地截然分开。

（一）血肿机化演进期

发生骨断裂后，髓腔内、骨膜下和周围软组织内出血，形成血肿，血肿于伤后6～8小时即开始凝结成含有网状纤维的血凝块。骨折端由于损伤和局部血液供应断绝，局部有数毫米长的骨质发生坏死。断端间、髓腔内的血肿凝成血块，它和损伤坏死的软组织引起局部无菌性炎症反应。新生的毛细管和吞噬细胞、成纤维细胞等从四周侵入，逐步进行消除机化，形成肉芽组织，逐渐转化为纤维组织，这一过程需2～3周方能初步完成。骨折断端的附近骨外膜深层的成骨细胞在伤后短期内即活跃增生，约1周后即开始形成与骨干平行的骨样组织，由远离骨折处逐渐向骨折处延伸增厚。骨内膜也有同样的组织学变化，但出现较晚。

（二）原始骨痂形成期

由骨内、外膜的骨样组织逐渐钙化而成新生骨，即膜内化骨。两者紧贴在断端骨皮质的内、外两面，逐渐向骨折处汇合，形成两个梭形短管，将两断裂的骨皮质及其间由血肿机化而成的纤维组织夹在中间，分别称为内骨痂和外骨痂。断端间和髓腔内的纤维组织先逐渐转化为软骨组织，然后软骨细胞增生、钙化，即软骨内化骨，而分别形成环状骨痂和腔内骨痂。断端坏死骨也经爬行替代作用而“复活”。膜内化骨和软骨的相邻部分是互相交叉的，但其主体部分则前者的发展过程显然较后者简易而迅速，故临床上应防止产生较大的血肿，减少软骨内化骨范围，使骨折能较快愈合。原始骨痂不断加强，并能抗拒由肌肉收缩而引起的各种应力时，骨折已达临床愈合阶段，一般需4～8周。X线片上可见骨干骨折四周包围有梭形骨痂阴影，骨折线仍隐约可见。

（三）骨痂改造塑型期

原始骨痂为排列不规则的骨小梁所组成，尚未牢固，应防止外伤，以免发生再骨折。随着肢体的活动和负重，在应力轴线上的骨痂，不断地得到加强和改造，在应力轴线上以外的骨痂,则逐步被清除,原始骨痂逐渐被改造成为永久骨痂,后者具有正常的骨结构。骨髓腔也再沟通,恢复骨之原形,儿童需1~2年,成人为2~4年。

二、骨折愈合的形式

尽管在骨折愈合方面的研究投入力度不断加大,但由于对骨折愈合机制和影响骨愈合的因素方面的研究仍不够深入,再骨折及骨不连在骨折治疗过程中仍占据着相当的比例。目前,有学者就骨折愈合方式提出了一种理想化的"优化"愈合方式的新解释,也称为第3种骨折愈合方式,认为从机制及临床意义兼顾了传统的Ⅰ期与Ⅱ期愈合的优点。

骨折在取得良好复位、牢靠固定和积极的功能锻炼后,骨折断端以哈弗系统骨内模造的方式进行修复,无明显的骨吸收现象,通过膜内化骨形成连续外骨痂,这样骨折愈合速度快,质量好,功能恢复满意。愈合后良好的骨强度与刚度,可避免或减少骨不连和再骨折等并发症的发生。

骨折愈合是一个复杂的生理过程,目前对骨折愈合宏观及微观上的研究工作得到充分重视,钙-磷代谢和骨生长因子的研究已进入到细胞分子生物学的深层次水平,但有关骨折愈合机制和促进骨折愈合方面的研究仍然未有重大突破。骨科工作者在积极致力于创造骨折修复良好环境,努力使骨折能按其等自然修复规律达到顺利愈合的同时,加强了对骨折愈合的基本过程,不同愈合方式及其影响因素的深入理解,具有很大的临床指导意义。

(一) 骨折的Ⅰ期愈合

Danis(1997)提出,如果骨折达到解剖复位和坚强固定,就可按照Ⅰ期愈合的方式得以修复。它是以哈弗系统骨内模造的方式直接修复骨折的,即以破骨细胞开路、血管长入、在吸收坏死骨组织的同时,有增殖活跃的成骨细胞随血管进入坏死的骨组织,达到骨折两端皮质骨的接触愈合(图14-3-1),故又称直接愈合或接触愈合。虽然骨折端存在间隙,但在内固定坚强的情况下,同样可以实现板层骨直接修复。初时新骨形成的方向是与骨折片的皮质骨垂直,而不是与骨折片的皮质骨走向平行。后期随着骨的模造重新排列,新骨形成的方向才与皮质骨平行。这个过程构成了间隙愈合的特点,当骨折以Ⅰ期愈合的方式修复时,由于骨坏死区的吸收与被新骨修复同时进行,故没有出现骨吸收间隙,也没有外骨痂,髓腔始终畅通。

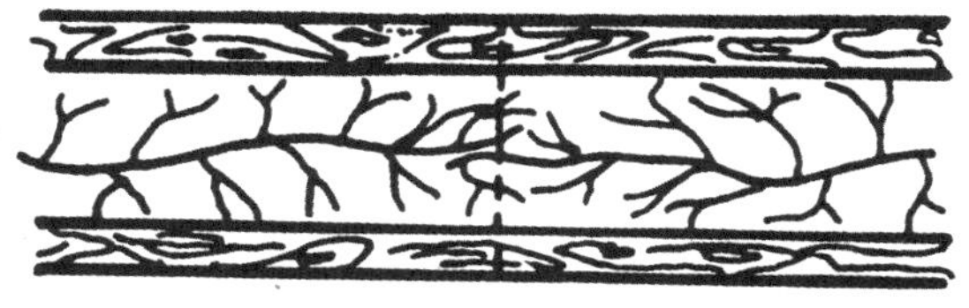

图14-3-1 骨折Ⅰ期愈合的方式

研究结果资料认为,骨折以Ⅰ期愈合的方式并非理想模式,理由是:①不符合骨折愈合的正常规律。②哈弗系统骨内模造的方式直接修复骨折的机制不清。③动物与人体的实验结果不相符。

(二) 骨折的Ⅱ期愈合

长期以来,对骨折愈合的组织形态变化及影像学报道,都是按Ⅱ期愈合模式作描述,通常发生在骨折复位不完全或固定不充分的情况下。例如采用手法复位和外固定时,骨折通过膜内化骨、软骨内化骨和哈弗系统模造3种形式,分为血肿机化、骨痂形成及塑形改建

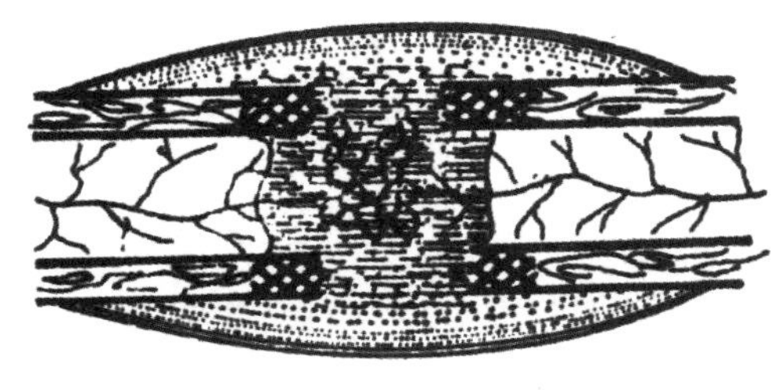
图 14－3－2 骨折Ⅱ期愈合的方式

(remodling)3 个阶段完成的(图 14－3－2)。如骨折复位较稳定和功能活动合适，在早期血肿吸收机化的同时，骨皮质内外骨膜上的成骨细胞、成软骨细胞和成纤维细胞不断增殖，通过膜内化骨形成内外骨痂，并不断钙化沉积及固化，最后以网织骨的形式成骨，由骨折端两侧向中央发展，首先在皮质骨外会师，形成连续的外骨痂，因为纤维肉芽组织的延伸率为 100%；致密纤维组织为 20%；软骨为 10%；而骨组织仅 2%。故摄 X 线片时，可见骨折端吸收纤维软骨形成的间隙。当外骨痂会师，且形成较牢固时，骨折部位微小的活动消失，断端间的纤维软骨骨痂才能骨化，最终达到骨性愈合，断端间的间隙也消失。骨髓内外的新骨组织为网织骨，随着骨愈合进入塑形改建期，髓腔内外的骨组织逐渐被改造，按 Wollf 定律，负重时受压侧骨形成明显，并逐渐由网织骨改造成为板层骨，而张力侧多余的骨痂和髓腔内的骨痂逐渐被吸收，使髓腔再度通畅，恢复原有骨的形态。

由于骨折Ⅱ期愈合主要是通过膜内化骨的方式修复，如骨折复位固定较好，断端稳定，骨折愈合较快，反而则可导致骨折端不断坏死吸收，致使骨折移位、畸形愈合及内固定物破坏，甚至使软骨内骨化不能进行，形成骨不连或假关节。

（三）骨折愈合的第 3 种方式

骨折愈合的第 3 种方式是指骨折在获得良好的复位、合理的固定和积极的功能锻炼中出现的一种优化骨愈合方式，即骨折断端是以哈弗系统骨内模造的方式直接修复，同时通过膜内化骨的方式形成少量外骨痂。在骨折愈合过程中，X 线片显示没有骨吸收征象，有少量连续外骨痂形成。CT 扫描表明，骨折部的骨密度接近正常，皮质骨厚度超过正常骨，髓腔内没有骨痂或仅有很少量内骨痂。动物实验模型骨折愈合后的组织学检查表明，骨折端皮质骨间以板层骨直接修复，皮质骨内外有少量网织骨(图 14－3－3)。经生物力学测试，骨折部的强度与刚度接近甚至超过正常骨组织。

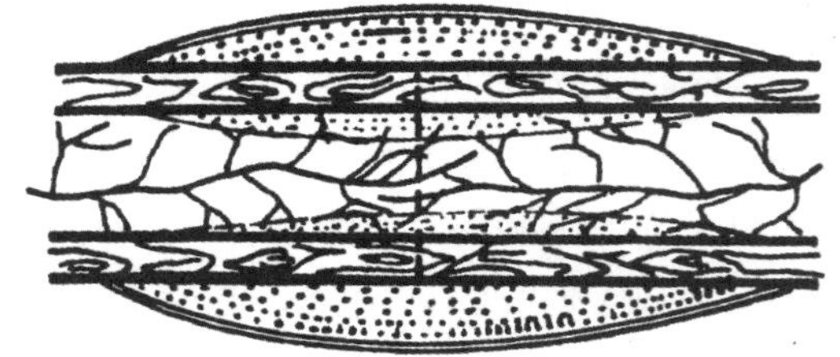
图 14－3－3 骨折愈合的第 3 种方式

第四节 影响骨折愈合的因素

（一）年龄

儿童生长活跃，骨折愈合较成人快。例如同样是股骨干骨折，新生儿一般 3～4 周即能坚固愈合，成人则需 3 个月左右。

（二）骨折部的血液供给

这是决定骨折愈合快缓的另一重要因素。按骨折部位血液供给之优劣，可分为下列 4

种情况。

1. 两骨折段血液供应均好　多见于干骺端骨折。干骺端多为关节囊、韧带和肌腱附着，许多小血管由此进入骨内，因此血液供应丰富，骨折愈合快。如胫骨平台骨折、股骨髁部骨折等。

2. 一骨折段血液供应较差　如胫骨干中下 1/3 骨折，由于胫骨干主要靠其中上 1/3 处后侧进入髓腔的滋养动脉自上而下的血液供应，发生骨折后，滋养动脉断裂，远侧骨折段仅靠骨膜下小血管维持，血液供应明显减少，骨折愈合较缓。

3. 两骨折段血液供应均差　如胫骨中上段与中下段两处同时发生骨折，上段骨折仅一骨折段血液供应较差，下段骨折处则两段均差，因此上段骨折较下段愈合快。

4. 骨折段完全丧失血液供应　如股骨颈囊内骨折，股骨头血液供应几乎完全中断，容易发生缺血性坏死。当一骨折端发生缺血性坏死后，如果复位良好和固定牢固，另一血液供给正常的骨折端内的毛细血管，连同噬骨细胞及成骨细胞，可生长进入缺血性坏死的骨内，进行爬行替代作用，清除缺血性坏死骨，重建活的骨组织，故骨折愈合所需时间较长。

（三） 感染的影响

开放性骨折或局部感染可导致化脓性骨髓炎，出现软组织坏死和死骨形成，严重影响骨折愈合。

（四） 软组织损伤的程度

发生火器伤骨折时，枪弹及弹片等穿入体内引起骨折，同时损伤肌肉、血管、骨膜。软组织损伤严重时，从骨膜来的血液供给较差，可间接影响骨痂生长。闭合性骨折的软组织损伤较轻，骨折愈合也较快。

（五） 软组织的嵌入

两骨折段间若有肌肉、肌腱、骨膜、韧带等软组织嵌入，其阻碍骨痂生长，并可导致骨折不愈合。

（六） 健康情况的影响

患者的一般情况不佳，如骨质疏松、糖尿病、营养不良、恶性肿瘤等，骨折后所需的愈合时间较长。

（七） 治疗方法的影响

（1） 反复多次的手法复位，可损伤局部软组织和骨外膜，不利于骨折愈合。手法复位虽能较少地影响骨折部的血运，但常难达到解剖复位，因此凡已达到功能复位标准者，不宜再行复位。

（2） 切开复位时，软组织和骨膜剥离过多会影响骨折段血供，可导致骨折延迟愈合甚至不愈合。除了掌握严格的手术指征外，术中还应尽可能减少干扰和破坏局部血液供应。

（3） 开放性骨折清创时，过多地摘除碎骨片而造成骨缺损，也可导致骨折延迟愈合或不愈。

（4） 骨折行持续性骨牵引治疗时，牵引力度过大，可造成骨折段分离，加上血管痉挛致局部血液供应不足，均可影响骨折愈合。

（5） 骨折固定不牢固时，骨折处可受到持续剪力和旋转力的影响，干扰骨痂生长和血管新生，导致骨折延迟愈合或不愈合。

(6) 过早或不适当的功能锻炼,可妨碍骨折固定的牢固性,从而影响骨折愈合。而正确和适当的功能锻炼则可促进肢体血液循环,消除肿胀,促进骨痂生长,防止肌萎缩,骨质疏松和关节僵硬,利于关节功能的恢复。

第五节 骨折愈合标准

一、骨折的临床愈合标准

(1) 局部无压痛及纵向叩击痛。

(2) 骨折处无异常活动。

(3) X 线片显示骨折线模糊,有连续性骨痂通过骨折线。

(4) 外固定解除后伤肢能满足以下要求:上肢能向前平举 1kg 重量达 1 分钟;下肢能不扶拐在平地连续步行 3 分钟,并不少于 30 步。

(5) 连续观察 2 周骨折处不变形。

二、骨折的愈合标准

(1) 具备临床愈合标准。

(2) X 线片显示骨折线消失或近似消失。

上述为采用外固定和内固定拆除后的评定标准,内固定物存在时则不适合用此标准进行评判,而应根据 X 线检查结果判断。

第六节 成人常见骨折临床愈合时间

影响骨折愈合的因素错综复杂,故临床上不能机械地特定某一骨折愈合所需的时间。除参考骨折愈合之平均时间外,应结合实际情况,考虑在适当的时间间隔内,进行必要的临床检查及 X 线检查。成人常见骨折临床愈合时间见表 14-6-1。

表 14-6-1 成人常见骨折临床愈合时间

上肢	时间	下肢	时间
锁骨骨折	4~6 周	股骨颈骨折	3~6 个月
肱骨外科颈骨折	4~6 周	粗隆间骨折	8~10 周
肱骨干骨折	4~8 周	股骨干骨折	2~3 个月
肱骨髁上骨折	4~6 周	胫腓骨干骨折	8~10 周
尺、桡骨干骨折	6~8 周	踝部骨折	4~6 周
桡骨下端骨折	4~6 周	跖骨骨折	4~6 周
掌、指骨骨折	2~4 周		

第七节 骨化中心出现与闭合年龄

了解骨化中心出现与闭合年龄，有助于临床对近关节端损伤的治疗指引，判断儿童骨质发育情况及对骨骺板损伤的诊断（表14－7－1、表14－7－2）。人体继发骨化中心出现与闭合年龄，在不同个体中存在正常的差异范围，女性比男性早1～3年。一般情况下，骨化中心出现早，其年龄的个体差异范围较小；而骨化中心出现晚，其年龄的个体差异范围较大。骨化中心出现与愈合时间有一定规律，通常是骨化中心出现越早，则骨骺闭合越晚。

表14－7－1 原发性骨化中心出现时间

部位	胚胎期出现时间	部位	胚胎期出现时间
颅骨	8～10周	骨盆带	15～30周
颈椎椎体	9周	肱骨干	8周
锁骨	7周	桡骨干	8周
胸骨	15～30周	尺骨干	8周
胸椎及腰椎椎体	10周	股骨干	7～9周

表14－7－2 骨化中心出现和闭合年龄

年龄	骨化中心开始出现的部位	骨骺闭合的部位及连接
新生儿	胫骨上骺、距骨、骰骨、跟骨	
1岁	肱骨头、股骨头、头状骨、钩骨	
2岁	骸骨、第1、第2肘楔骨、腕三角骨、桡骨、胫、腓、骨下骺	
3岁	掌骨头、跖骨头、指骨头	
4岁	月骨、肘舟骨、股骨大粗隆	
5岁	腕舟骨、大多角骨	
6岁	桡骨头、尺骨下骺	肱骨头及其结节互相连接
7岁	尺骨下骺、小多角骨	耻骨与坐骨开始连接
8岁	跟骨骨骺	耻骨与坐骨已连接
9岁	尺骨鹰嘴（男）、豌豆骨（男）	
10岁	肩关节盂上缘和喙突基底	
11岁	肱骨外髁	豌豆骨已长成
12岁	股骨小粗隆	
13岁	尺骨鹰嘴（女）	
14岁		跟骨骨骺（女）闭合；掌骨头开始与掌骨干连接
15岁	肩峰与骨盆上结节	肱骨外髁与肱骨连接；股骨头骨骺（女）闭合
16岁		鹰嘴骨骺闭合；桡骨头、股骨头骨骺（男）闭合
17岁		股骨大、小粗隆（男）连接；桡骨下骺（女）、胫骨下骺（女）；腓骨下骺（女）闭合
18岁		肱骨小头、内上髁骨骺闭合；喙突与户胛骨连接
19岁		尺骨下骺、桡骨下骺、胫骨下骺、腓骨下骺连接
20岁		股骨下骺、肩峰骨骺、胫骨上骺闭合骨盆带融成一体，肋骨头及其结节与肋骨骺连接

第十五章　骨折的早期并发症

发生骨折时，可并发全身或局部的其他损伤，导致损害肢体功能，甚至威胁生命。在治疗骨折时，应预防这些并发症。若能及时处理，绝大多数并发症是可以避免或减轻的。

第一节　创伤性休克

一、定义

1. 休克　休克(shock)是机体受到各种有害因素强烈侵袭，迅速发生的神经、内分泌、循环和代谢等重要功能障碍，表现为有效循环血量锐减，组织灌流不足，末梢循环衰竭，细胞急性缺氧等，从而形成的多器官功能障碍综合征。

2. 创伤性休克　创伤性休克(traumatic shock)是由于重要脏器损伤、大出血使有效循环血量锐减，以及剧烈疼痛、恐惧等多种因素综合形成的。因此，创伤性休克的病因、病理和临床表现均比较复杂。

3. 止血带休克　也被认为是创伤性休克的一种，系由于较长时间使用止血带突然释放而致。

二、发生率

创伤性休克在平时和战时均常见，其发生率与致伤物性质、损伤部位、失血程度、生理状况和伤后早期处理有关。由于严重多发外伤的发生率日益增多，创伤性休克的发生率也随之增高，统计可高达50%以上。创伤性休克是创伤救治中导致早期死亡的重要原因。

三、病理生理

休克的原因、类型不同，但病理生理过程基本相同。

（一）血流动力学变化

1. **休克早期**　当机体受到如大出血等致休克因素侵袭后，血容量下降，心输出量也因此下降，此时，机体通过增加外周血管阻力，收缩周围血管的代偿反应，达到保持血压稳定。机体这种代偿反应是通过中枢和交感神经系统的兴奋和体液因素等综合作用的结果。由于儿茶酚胺类等血管收缩物质大量分泌，可以引起周围血管强烈收缩，使血液重新分配，以保证心、脑等重要脏器的血流灌注。故此时虽然心输出量下降，但通过代偿血压仍可保持稳定，这一阶段为休克代偿期，也即微循环收缩期。如能及时补充液体，纠正血容量不足，休克可能得到纠正。因此，休克早期又称可逆性休克。

2. **休克中期**　如果休克代偿期不能及时有效地纠正，皮肤和周围脏器血管长期持续痉挛，由于发生血液灌流不足，引起缺血、缺氧，组织代谢成为无氧酵解。丙酮酸、乳酸等代谢产物因为不能够完全氧化而积聚，使组织处于酸性环境。同时被破坏的组织释放大量的血管有害物质，都将作用于微循环，使毛细血管前括约肌麻痹，毛细血管网可全部开放。但微静脉平滑肌和毛细血管后括约肌对缺氧和酸中毒的耐受性强，故仍处于关闭状态，因而毛细血管床的容量扩大，大量血液淤积在毛细血管床内，血管内静脉压增高，液体外渗，有效循环血量进一步减少。此时，已进入休克中期，也即微循环扩张期。如果毛细血管前括约肌麻痹，全部真毛细血管开放，可使血管床容量达正常时的4倍以上，因而有效循环血容量骤减，所以，治疗时所需补充的液体量，要明显多出原来丢失的液量。

3. **休克晚期**　休克中期阶段微循环扩张，如不能及时纠正，血液在微循环中淤滞，组织因严重缺氧而遭受损害。由于毛细血管通透性增加，促使水分和血浆蛋白渗至血管外第3间隙内，血液浓缩，黏性增大，凝血机制发生紊乱，甚至形成微栓子，可产生弥散性血管内凝血（DIC），进入休克晚期即微循环衰竭期。如果DIC不能纠正，可以发生血管阻塞，形成细胞和组织坏死，导致多脏器功能衰竭。因此，休克晚期属于失代偿期，休克将难以逆转。

随着血流动力学的改变，微循环中，血液流态和流变学也发生明显变化。故在创伤性休克时，血液有形成分的黏着、聚集、嵌塞及血栓形成等，可导致微循环紊乱进一步加重。

（二）体液因子作用

近年来，新的研究发现，体液因子中除儿茶酚胺外，还有若干新的物质和系统，对休克微循环病理变化起着重要作用。其中，存在肾素－血管紧张素系统中的血管紧张素，可引起内脏血管收缩，并可引起冠状动脉收缩和缺血，增加血管通透性，因而发生心脏缺血和损害，使心收缩力下降，加重循环障碍；血管紧张素还可与儿茶酚胺、血栓素等物质发生作用，反应性导致肠系膜血液减少，引起休克肠，进而使肠壁屏障丧失功能，大量肠腔毒素进入血液，肠道血管也可能因此成为血液淤积的重要场所。因此，这种休克肠变化，被认为是导致不可逆休克的关键器官之一。此外，血管紧张素可使胰腺灌流减少，导致心肌抑制因子形成和高血糖分泌，进一步抑制或损害心肌，加重休克。

前列腺素类物质中，除前列腺素体系（PGS）外，血栓素（TXA_2）和前列腺环素（PGL_2）也起重要作用。TXA_2是极强烈的血管收缩物质，并可引起血小板聚集并导致血栓形成；PGL_2的作用与TXL_2相反，可以扩张血管和抑制血小板凝聚。发生休克时，TXL_2增加，PGL_2减少，可加重血栓形成，应用TXL_2受体拮抗药凝血第Ⅵ因子PTA_2，对实验性创伤性休克有防治作用。用山莨菪碱抑制TXA_2合成，可促使血小板解聚，是治疗败血症休克的重要机制。

休克过程中，细胞缺氧和酸中毒，溶酶体膜不稳定，溶酶体膜类物质和毒素可促使溶酶体膜破裂，释放酸性蛋白水解酶，分解蛋白质，产生心肌抑制因子（MDF），除可减弱心肌收缩力外，还可引起内脏血管收缩，循环阻力增高。这是较长时间休克后，内脏血管不能自身调节功能的原因之一。

受到休克因素的刺激，可使脑垂体前叶释放大量β－内啡呔，从而引起血压下降和心率减慢。应用拮抗药纳洛酮可增加心收缩力和心输出量，有良好的抗休克效果。另外，自由基增多可引起脂质过氧化，使血管内皮受损伤，血管通透性增加，应用其清除剂，如别嘌醇可起到一定抗休克的效果。

更多研究表明，参与休克微循环变化的体液因子种类很多，除MDF以外，还有肺损伤因子（PLF）、网状内皮抑制物质（RDS）、肠源性毒素以及多种凝血和抗凝血因子等，都可能在微循环的变化中发生重要作用，其中许多相关机制，尚有待通过深入研究并做出结论。

（三）酸碱平衡紊乱

休克时缺氧代谢加剧，可造成乳酸、丙酮酸和其他有机酸性产物的堆积，从而发生代谢性酸中毒。酸中毒首先发生于细胞内，继而至细胞外液中。动脉血中出现代谢性酸中毒时，提示休克已进入晚期。

休克晚期，由于肺组织的严重损害，气体交换障碍，O_2不能有效进入体内，CO_2排出受限，因此血中CO_2分压（$PaCO_2$）升高，发生代谢性酸中毒，使HCO_3下降，血pH下降。此时，已经同时存在代谢性酸中毒和呼吸性酸中毒，形成复合性酸中毒。病变发展到此阶段时，生命的危险性很大。

（四）脏器改变

休克时，多种脏器可同时或先后发生功改变，产生心血管、肾、肺、肝、脑、胃肠道等重要脏器代谢障和免疫防御功能衰竭，其发生机制主要由于低灌流、缺氧和内毒素引起，病死率较高。

1. 肾脏　为最易受影响的主要器官之一。休克早期即可发生循环血量不足，加之抗利尿激素和醛固酮分泌增多，可产生肾前性少尿。如休克持续时间长，肾皮质因血流锐减而受损伤，肾小管坏死，发生急性肾功能衰竭。此外，肌红蛋白、血红蛋白沉积于肾小管，可形成机械性阻塞。毒素物质对肾小管上皮细胞的损害，也可促成急性肾功能衰竭。

2. 肺脏　肺微循环功能紊乱，肺内动、静脉短路开放，造成大量动静脉血掺杂，导致缺氧，因而可使肺泡上皮细胞受损，表面活性物质减少，血管通透性增加，造成肺水肿和出血、肺泡萎缩和肺不张，使通气和血液灌注比例失调。低氧血症持续加重，呼吸困难，进而发生成人型呼吸窘迫综合征（ARDS），也称休克肺。

3. 心脏　休克晚期，由于低血压和心肌内微循环灌流量不足等原因，心肌因缺氧而受到损害，可导致心力衰竭。

4. 肝脏　休克时，肝脏血流量可明显减少，肝总血流量可仅为原血量的60%，肝脏低灌注可导致肝细胞坏死，空泡变性，线粒体肿胀，肝巨噬细胞损害，使其失去对来自肠道细菌和其毒素的解毒能力，导致防疫功能减弱。临床上发生高胆红素血症和酶升高，严重时可出现肝功能衰竭和肝性脑病。肝脏的消化、合成、解毒、转化功能可受影响甚至完全丧失。

5. 胰腺　休克时胰腺细胞内溶酶体破裂，释出水解酶、胰蛋白酶，可直接激活Ⅴ、Ⅷ、Ⅹ

因子,容易引起肺血栓形成。心肌抑制因子直接损害心肌,组织蛋白脂酶、磷脂酶与休克不可逆结果有关。

6. 胃肠道 休克低灌注下可引起胃肠道黏膜缺血,发生糜烂、溃疡和应激性溃疡出血。

7. 脑 脑组织对缺氧最敏感,缺氧 90 秒即可失去脑电活动,缺氧 5 分钟发生不可逆损害,临床上,早期脑缺氧表现为过度兴奋、烦躁不安,缺氧加重可导致脑水肿及其他继发性改变,表现由兴奋转为抑制,最后昏迷。

四、临床表现与诊断

损伤部位、程度和出血量与创伤性休克的发生相关,急诊时必须迅速得出初步诊断。对危重多发伤初诊时,不可只注意开放伤处理而忽略有创伤体征。通过注意观察伤员的面色、神志、呼吸情况、外出血、伤肢的姿态以及衣服撕裂和被血迹污染等情况,可为急救措施提供重要的依据。

(一) 症状

1. 神志 休克早期,脑组织缺氧尚轻,可有兴奋、烦躁、焦虑或激动。随着病情发展,脑组织缺氧加重,表现为表情淡漠、意识模糊,晚期可昏迷。

2. 面颊、口唇和皮肤色泽 当周围小血管收缩,微血管血流量减少时,皮肤色泽苍白。后期因缺氧、淤血,皮肤色泽变为青紫。

3. 表浅静脉 当循环血容量不足时,颈及四肢表浅静脉萎缩。

4. 毛细血管充盈时间 正常在 1 秒钟内迅速充盈,微循环灌注不足时,充盈时间延长。

(二) 体征

1. 脉搏 在休克代偿期,周围血管收缩,心率增快。收缩压下降之前可先出现脉搏增快,是休克早期诊断的重要依据。

2. 肢端温度 由于周围血管收缩,皮肤血流量减少,肢端温度降低,四肢冰冷。

(三) 血压

临床上,常片面将血压的减低作为休克的诊断依据。其实在休克代偿期,由于周围血管阻力增高,收缩压可以正常,并可有舒张压升高,脉压差可 <4. 0kPa(30mmHg),并有脉率增快,因此,休克代偿期应对脉率、血压和舒张压进行综合观察,避免延误诊断和治疗。

休克指数可显示血容量丧失程度,对治疗,尤其是输液量的掌握有一定参考价值。

$$休克指数 = 脉率 \div 收缩压(mmHg)$$

休克指数正常约为 0.5。如指数 =1,表示血容量丧失 20% ~30%;如指数 >1 ~2,表示血容量丧失为 30% ~50%。

(四) 尿量

尿量是观察休克病程变化的重要指标。正常人尿量约 50ml/小时,休克时肾脏血灌流不良,尿的过滤量下降,尿量可减少,可通过留置导尿,持续监测尿量、比重、电解质、蛋白和 pH。

(五) 中心静脉压(CVP)

正常值为 6 ~12cmH_2O,测量 CVP 可了解血流动力状态,反映心脏对回心血量的泵出能力及提示静脉回流量情况,对了解右心功能有一定帮助。但 CVP 不能确切反映左心功能,在休克治疗中,也不能直接反映血容量或液体需要量。因此,如 CVP 低于正常值,即使血压正常,也可说明血容量存在不足,需要补液。在输液过程中,除非 CVP 明显升高,否则应继续输液至血压、脉搏和尿量达到正常水平,然后然后再正常维持。如 CVP 高于 10 ~ 20cmH_2O,血压低、尿少,则提示有心功能障碍,此时如继续输液,会加重心脏负担,甚至出现心衰。

(六) 肺动脉嵌压

肺动脉嵌压(PAWP)采用漂浮导管从颈外静脉或头静脉插入,经锁骨下静脉、上腔静脉至肺动脉,测定肺动脉及毛细血管嵌压。其正常值为 6 ~ 12mmHg。在呼吸、循环正常情况下,肺静脉压与平均肺毛细血管嵌压基本一致,因此能较准确反映肺循环的扩张或充血压力。此外,PAWP 与平均左心房压也存在以上类似关系,一般情况下,PAWP 不高于平均左心房压 1 ~ 2mmHg;左心房平均压与平均左室舒张压有密切关系,正常时平均左室舒张压高于左心房平均压 2 ~ 6mmHg。因此,PAWP 比 CVP 能更准确地反映左心房舒张压的变化和整个循环功能。如 PAWP > 20mmHg,提示有严重左心功能不全;如 < 6mmHg,表示血容量相对不足,需增加左心充盈,以保证循环血量。如 PAWP 在 12 ~ 18mmHg,提示左心室肌舒张功能正常。

(七) 实验室检查

实验室检查,如血常规、血细胞比容、血小板测定、血 pH 和血气分析等,均应尽早进行。有助于早期治疗和判断休克的程度,并可作为病情变化的参考依据。

(八) 休克程度

临床上可将休克分为轻、中、重三度。由于休克前期症状在临床观察上有较重要意义,故一般也另作描述。

1. 休克前期 神志清楚;血压、脉搏正常或略快;皮肤温度正常;肤色正常;轻度口渴;中心静脉压正常;血细胞比容约 0.42;尿量正常或略少。估计出血量 < 15%,约 750ml。

2. 轻度休克 神志清楚和淡漠;血压(12.0 ~ 13.3)kPa/(8.0 ~ 9.3)kPa;脉搏 100 ~ 120 次/分;皮肤温度发凉;肤色苍白;轻度口渴;中心静脉压降低;血细胞比容约 0.38;少尿。估计出血量 15% ~ 25%,约 1250ml。

3. 中度休克 神志淡漠;血压(8.0 ~ 12.0)kPa/(5.3 ~ 8.0)kPa;脉搏 > 120 次/分;皮肤温度发凉;肤色苍白;口渴;中心静脉压明显降低;血细胞比容约 0.34;尿量 5 ~ 15ml/小时。估计出血量 25% ~ 35%,约 1750ml。

4. 重度休克 神志淡漠至昏迷;血压(5.3 ~ 8.0)kPa/(2.6 ~ 5.3)kPa 以下;脉搏 > 120 次/分或难触及;皮肤温度冷湿;肤色苍白至发绀、紫斑;严重口渴;中心静脉压可为 0;血细胞比容约 < 0.30;尿量 5 ~ 15ml/小时;无尿。估计出血量 35% ~ 45%,约 2250ml。

五、治疗

(一) 病因治疗

创伤性休克的主要病因是活动性大出血和继发重要脏器损伤所致的生理功能紊乱,多数需要采取手术治疗,才能达到纠正休克的目的。手术固然会加重创伤,甚至可使休克加重,但如不果断采取手术治疗,除去病因,休克将继续恶化,最终成为不可逆结果。例如,活动性大出血只有迅速止血，休克才能得到纠正。内出血一经确诊，应在输血、补液的同时，掌握有利的手术时机，果断手术止血。如果内出血不严重，原则上应在血容量基本补足、血压上升到80～90mmHg、休克初步纠正后再进行手术；如出血速度快，伤情波动明显，估计不除去病因休克无法纠正时，则应在积极补充血容量的同时紧急手术。紧急情况下的手术治疗，常常只能根据有限体征和检查数据做出决定，绝对不能因为缺少某些诊断依据而延误抢救时机。

（二）恢复有效血容量

有效血容量是休克发生的重要原因，因此，补充血容量是抗休克的关键措施。休克时输液可恢复有效循环血量；改善体液的电解质和酸碱平衡、细胞成分及蛋白成分的组成以及达到补充营养、改善热量代谢、激活细胞活性、防止蛋白质分解等效果。输液方法和输液量应根据受伤情况、临床表现、休克程度、尿量和各项化验数据进行判断。

（三）补充液体的选择

一般要求液体的电解质浓度与正常血浆相似，渗透压及渗透量与全血接近。液体分晶体和胶体两大类，晶体包括葡萄糖和电解质，胶体包括血浆、血浆代用品和全血。

1. 晶体液　常用有平衡盐液、生理盐水及林格液等。平衡盐液的电解质浓度、渗透压、缓冲碱浓度与血浆相似，且对磷离子有缓冲作用，能使血液稀释，降低血液黏稠度，改善微循环。因此，平衡盐液是抢救创伤失血性休克的首选药物。大量快速失血时，最初15～30分钟内，需经多根静脉通路输入平衡盐液2000ml，可达到阻止循环恶化，并为输血准备赢得时间。老年休克使用胶体液效果较好。

2. 胶体液　胶体液分子量大、渗透压与血浆蛋白相似，能较长时间留于血管内，因此扩容疗效明显。抗休克时可与全血及血浆合用，以减少用血量。

血浆代用品中，羟乙基淀粉使用较多，其分子量约为1000，性质稳定，无毒，无抗原性，对凝血无影响，扩容作用好，维持时间较右旋糖酐长，输入6%羟乙基淀粉，血中存留率4小时为80%；24小时为60%；24小时后血中浓度渐低，很快由尿中排出。一般成人24小时内最大量为1500～2000ml。

右旋糖酐40或超低分子右旋糖酐仍用于抗休克，但用量不宜多于1000ml，否则容易可能因为干扰血小板活动功能，导致出血倾向。此外，右旋糖酐70有时可引起红细胞凝聚，影响血型鉴定或交叉配合，故多主张先取血做血型交叉而后再输入。

3. 全血　全血携氧能力强，是治疗出血性休克的重要措施。但库存血细胞保存期短，如用ACD溶液库存血，在低温4～6℃的条件下，红细胞损坏率平均每日约1%，白细胞最多只能保存5日，血小板2～4小时开始破损，48小时显著减少，5日可全部破坏。此外，还有偏酸性、K^+增高、携氧能力差、大量输入时常发生凝血障碍等。所以，对中等以上出血量不宜全部用库存血来补足血量，应输入一定量新鲜血以及电解质液或血浆代用品。目前多改用拘橼酸－磷酸盐－葡萄糖抗凝药代替ACD保存血液，对高K^+、低pH等有所帮助，并可使血液保存期限延长。

严重失血时，不但要有足够的血量，而且要合理掌握输血速度和时间，必要时可以加压。在紧急情况下，早期少量输血的效果要比晚期显著提高，在5分钟内加压输血200～300ml的效果较1小时内输入500ml效果还更为明显。患者不能耐受速度过快输血的主要表现是寒战，减慢速度可以缓解。

4. 血浆 血浆分液态血浆和干燥血浆两种，液态血浆可从冷藏全血的上层清液中分离，因此输入前需测血型；干燥血浆可室温保存，保存期长，便于携带，不需测血型，使用更加方便。

血浆含有白蛋白、各种球蛋白和电解质。白蛋白为高分子结构，有很高的胶体渗透压，能保持血容量，提高血压；球蛋白含有各种免疫球蛋白，是抗感染增强抵抗力的重要物质。

（四） 输液方法

抢救休克，应首先快速输入等渗盐水、平衡盐液或葡萄糖，同时做好输血准备。在急诊条件下，可根据现有条件，首先输入能够得到的液体。重度休克可在 10～30 分钟内输入 2000ml 左右，达到扩容效果。随后输入血浆增量剂，以加速恢复组织灌注，再根据需要输入全血或血浆。胶体与电解质一般可按 1∶3或 1∶4的比例。急救时成人首先输入平衡盐液 2000ml，小儿每千克体重 70ml。输液后反应良好，伤情稳定，表示失血量可能 <20%，没有或仅有小量继续出血，可作观察，不一定需要输血；如输液后无反应或暂时好转后血压又迅速下降，表示失血量在 40% 以上或存进行性内出血，应立即输入全血或手术止血。输血的同时应注意有适量的血液稀释，以减低血液黏度，增加心排出量，减少心脏负荷和增加组织灌流。

（五） 血管收缩药

常用的血管收缩药物有异丙肾上腺素、肾上腺素、阿拉明、去甲肾上腺素和去氧肾上腺素。

1. 异丙肾上腺素 为典型的 β 受体兴奋药，能使心肌收缩力增强，增加心排血量，降低静脉压，改善微循环及组织缺氧状态。异丙肾上腺素能使心脏兴奋和外周血管扩张，故可使收缩压升高、舒张压下降，并能解除休克时的小血管痉挛，增加微循环血流量，以改善重要内脏器官的血液供应。

用法：2. 5μg 稀释于 5% 葡萄糖 500ml，每分钟 1～10 滴静脉滴注。

2. 阿拉明（间羟胺） 可直接兴奋 α 受体，升压作用较去甲肾上腺素弱，但作用缓慢而持久，可收缩周围血管，增加心肌收缩力，增进脑、肾及冠状动脉血流。

用法：15～100mg 加于 5% 葡萄糖液 500ml，每分钟 20～30 滴静脉滴注。也可肌内或皮下注射 2～10mg，每 2 小时 1 次。紧急情况下，可缓慢静注 0. 5～50mg，然后静滴。最大用量可至 100mg。

3. 去甲肾上腺素 主要兴奋 α 受体，对 β 受体兴奋性弱，具有较强的血管收缩作用。用药后明显增加周围血管阻力，心排血量不变或增加，能增加冠状动脉血流量。缺点是可使肾血流量显著减少，导致少尿，长时间使用可发生肾功能衰竭，故不宜在低血容量性休克时使用。

用法：2～4mg 溶于 5% 葡萄糖液中静滴，维持收缩压 90～100mmHg。一般常与苄胺唑啉合用。

休克早期，因微血管已处于痉挛状态，不宜使用血管收缩药物，以免毛细血管血流更加淤滞，加重组织缺血、缺氧。只有当血压下降，伴有明显冠状动脉和脑动脉血流不足，又不能及时补充血容量时才短期适量应用。

休克晚期，微血管衰竭，血管呈瘫痪性扩张，也不宜使用血管收缩药。

（六）血管舒张药

应用血管舒张药物，有利于消除小动脉痉挛、增加微循环的血流量、改善组织缺氧、阻断恶性循环。但血管床容量突然扩大，可导致血压下降。因此，应用扩张药物时，一定要首先补足血容量，尤其在应用血管收缩药物血压可以维持，但末梢血循环未见改善的情况下，可以使用血管舒张药物。

可供选择的药物有 α 受体阻滞药，如苄胺唑啉、苯苄胺和受体兴奋药物异丙肾上腺素、甲苯丁胺。多巴胺既有兴奋 β 受体的作用，又有一定的 α 受体兴奋作用。

1. α 受体阻滞药　酚妥拉明为 α 受体阻滞药，有对抗肾上腺素与去甲肾上腺素的作用，能降低血管阻力，增加周围血容量，扩张小动脉及毛细血管，增加组织灌注量，改善微循环，增加心输出量和改善心肌功能等作用。

用法：5mg 加入 5% 葡萄糖液静滴，滴速 0.3μg/分钟，可与去甲肾上腺素合用。开始可能有血压稍下降，继而逐渐上升，维持血压稳定在 100mmHg 左右。

2. 多巴胺　有兴奋 β 受体和 α 受体的作用，可增强心脏收缩力，增加心排血量，对心率无明显影响。对周围血管有中、轻度收缩作用，使动脉压升高。可扩张心脏血管，增加血流量，有利于改善休克状态下重要脏器的血供需要。可使肾血管扩张，增加肾血液量及肾小球过滤有，增加尿量和尿钠排泄。

用法：200mg 加入 250ml 或 500ml 等渗盐水、复方乳酸钠溶液或 5% 葡萄糖盐液中，使每毫升含多巴胺 0.4～0.8mg 进行静脉滴注。滴入速度由慢变快，可出现排尿增多及血压上升，如排尿量有减少趋向，则应减慢滴速，将滴速调整至尿量多、血压稳定为止。

3. 多巴酚丁胺　可有选择性的 β_1 受体作用，对 β_2 和 α 受体作用较弱，对多巴胺受体无作用。能增强心肌收缩力，而对心率影响不明显。可与多巴胶联合应用，以增加心排出量和内脏心血流。

用法：250mg 加入 5% 葡萄糖或等渗盐水 200～500ml，每分钟 2.5～10μg/kg 静滴。

目前临床倾向于以多巴胺治疗配合其他药物联合应用，如间断加用东莨菪碱。另外，前列腺素 E 有扩血管作用，也可与多巴胺合并使用。

综合上述，血管收缩药可提高血压，有利于心、脑血液供应，但限制了组织灌流；血管舒张药可使血管扩张，血流进入组织较多，但可引起血压下降，影响心、脑血流供应。两者各有利弊，因此，要正确处理血压与组织灌流的关系，针对休克的发展过程，做到合理掌握。同时还要要注意必须在补足血容量的基础上才可以使用这类药物。

（七）纠正酸中毒

休克的缺氧代谢状态必然导致代谢性酸中毒，酸中毒又可加重休克的发展。酸中毒的存在，也常影响对其他并发症的治疗。因此用碱性药物纠正酸血症已成为抗休克的主要措施之一。但危重患者情况复杂，休克时 pH 不一定降低，不应常规应用碱性药物，而应连续进行血气分析，准确掌握酸碱紊乱及电解质，特别是钾的变化情况再给予纠正。

1. 5% 碳酸氢钠　pH 为 8.6，可直接供应碳酸氢根，增加机体碱储量，为纠正代谢性酸中毒的首选药物，首次用量可为 200ml。

2. 乳酸钠溶液　呈弱碱性，本身无直接纠正酸中毒的作用，须在肝脏内将乳酸根氧化成重碳酸根后方起作用。由于休克时肝功能处于抑制状态，故其供应碳酸根的作用受到限制，故此一般常用1/6溶液，也可制成浓度为11.2%的摩尔溶液，使用时稀释6倍，初次用量为100ml。

（八）激素

应用肾上腺皮质激素对休克有一定保护作用。其机制可能是：稳定溶酶体膜；抑制水解酶的排出；抑制激肽的作用；防止线粒体酶及其内部构造的变化；抑制酸性磷酸酯酶对肺泡表面活性物质的分解；对血小板、多形核白细胞、溶酶体、肺毛细血管具有保护作用；维持肺泡Ⅰ、Ⅱ型细胞功能，防止水分渗出；增强肠壁对内毒素的抵抗力；激活网状内皮系统和改善组织代谢，促进ATP形成等。

虽然多数人主张在休克时应用肾上腺皮质激素，但仍有不同看法，认为激素可以抑制免疫功能，抑制白细胞在炎症区集结和抑制中性白细胞的吞噬和杀菌能力，认为应用激素并不能提高休克患者的成活率。动物实验证实，严重毒血症者，单用激素的休克模型100%死亡。激素与抗生素共用者，存活率显著提高。一般在补足血容量、纠正酸中毒后，病情仍不见明显改善，方可考虑应用。用药时间要短，一般不超过48小时。常用量为氢化可的松10～40mg/kg，甲泼尼龙30mg/kg，地塞米松1～3mg/kg。也有短期大剂量使用氢化可的松50～300mg/kg或地塞米松2～10mg/kg。

（九）其他治疗

1. 给氧　保持呼吸道通畅、维持呼吸功能是预防和治疗休克中的基本条件，并应及时给氧，氧浓度以40%为宜。如果缺氧明显，有并发呼吸窘迫综合征的可能，可用面罩间断加压给氧，必要时应行气管插管或采用呼吸机持续正压呼吸，如仍不能改善可用呼吸终未正压呼吸，使氧分压至少达到8.0kPa。人工辅助呼吸有助于治疗严重休克和预防成人呼吸窘迫综合征，给氧过程要注意监测心排出量和氧耗，并防止发生张力性气胸。

2. 利尿　大量输液后，如尿量排出不多，24h小时内在1000ml以下或少于输液量1/10，临床上休克症状一经纠正，即应减慢输液速度和减少输液量，同时使用利尿药。如果血压高达140/90mmHg以上，则应紧急利尿。每小时用呋塞米40mg，使血压下降至140/90mmHg以下。

3. ATP　ATP减少是休克时导致线粒体功能减低，免疫系统抑制的主要原因，通常外源给予ATP难以通过细胞膜，休克时细胞膜通透性增加，给予ATP和$MgCl_2$可被摄入肝细胞内，提高休克治疗效果。目前休克治疗中常以能量合剂的形式应用：ATP 20mg、辅酶A 50U加入5%～10%葡萄糖500ml中静滴。

4. 葡萄糖　休克晚期血糖值明显下降，是休克时的缺氧代谢，葡萄糖氧化不全，能量不足导致葡萄糖的低率利用和消耗增加所致。严重休克时静注高渗葡萄糖，可明显改善心脏功能。将葡萄糖和胰岛素及氯化钾联合应用使用，即10%葡萄糖500ml加胰岛素12U加10% KCl 10ml静滴，可增强葡萄糖的氧化作用，保护细胞膜，促进细胞功能恢复，有利于休克的治疗。

也有人主张休克早期应少用或不用葡萄糖，因休克时处于应激状态，血糖并不降低，输入葡萄糖，可造成利尿丢失体液，降低电解质浓度。

5. 体位　休克患者应注意采用合理的体位，如有颅脑或胸部损伤，可选平卧位；如心脏功能不全，可将下肢、头部和躯干各抬高30°，以利下肢静脉回流和改善呼吸。

6. 其他　包括镇静，止痛，通风保暖，降温和环境安静等。

第二节　感　　染

感染是骨折的严重并发症，可导致骨折的延迟愈合甚至不愈合。感染多发生在开放性骨折，且有发生化脓性感染或厌氧性感染的可能，闭合性骨折的皮肤深层有损伤，也有较高的感染危险性。一旦发生感染，将使骨折的治疗更加困难，所以预防感染是骨折治疗的重要环节。

处理开放性骨折应做到早期清创，彻底清除污染、异物及坏死组织。复位和固定骨折之后，要达到使污染的开放性骨折转变成较为干净的闭合性骨折，才能不影响骨折的正常愈合。加之合理使用抗菌治疗，以有效预防和控制感染。创面如仅为皮肤剥脱伤或缺失，可采用植皮修复；如骨折断面暴露，无软组织覆盖，应早期采用邻近肌肉或皮瓣覆盖，有条件也可采用一期游离组织移植修复。

（一）抗生素治疗

1. 全身应用抗生素　资料表明，开放骨折及早使用抗生素可使感染的危险性降低59%。以往对开放骨折主张清创术前、后均常规行细菌培养和药敏试验。近年来，有资料表明，清创前培养阴性最终发生感染率为8%；培养阳性为7%；清创后培养阴性仍有25%发生感染。这些研究结果表明，污染的开放骨折可培养出多种细菌，但并不意味最终都会发生伤口感染。因而，有认为不推荐清创前后做细菌培养，

2. 局部应用抗生素　10多年来，开放骨折后局部应用抗生素有增长趋势，认为局部使用抗生素可使伤口有更高的抗生素浓度，比全身使用抗生素维持更好，降低了全身应用抗生素的毒副作用。临床实践表明，用含抗生素骨水泥串珠联合全身抗生素治疗开放性骨折，其感染率约为3.7%；而单独使用全身抗生素的感染率为12%。据报道，通过对局部与全身应用抗生素治疗开放性骨折的随访结果，两组感染率无统计学差异。局部应用抗生素的疗效是肯定的。局部抗生素治疗，只作为全身抗生素治疗的辅助治疗，不主张单独应用。近年来，出现了很多局部抗生素疗法，如含抗生素的骨组织或骨替代材料移植，以及抗生素涂层的髓内钉等，在动物实验中已充分表明有临床应用潜力。

（二）手术时机

临床应用和动物实验结果研究表明，对开放性骨折主张应争取在6小时内手术。对软组织污染的伤口，如能在6小时内内行清创术，感染率较低。据资料报道，5小时内内行清创术，感染发生率有为7%～12%，而5小时后行清创术感染率高达38%。

（三）冲洗伤口

开放骨折清创术中，伤口冲洗是首要环节，规范的操作和合理使用冲洗剂，是保证清创效果的重要措施。

1. 冲洗液种类

（1）生理盐水：是最常用的冲洗液，可单独使用，也可加入碘伏、抗生素、肥皂液等。其

目的是清除细菌,而不是杀菌。对比性实验研究结果表明,单纯生理盐水与抗生素液冲洗伤口的效果无明显差异,其中,肥皂液对清除泥土类物质很有效,而且对破骨细胞与骨母细胞的功能影响最小。

(2) 洗涤液:体外实验显示,用橄榄皂液冲洗可去除黏附于软组织、骨骼以及钢板、螺钉表面的细菌,效果优于使用抗生素溶液或生理盐水。

(3) 庆大霉素液:为了预防伤口感染,以往较为普遍采用庆大霉素液冲洗开放骨折伤口的方法,但近年来研究表明,局部持续较高浓度的庆大霉素,对细菌数无明显影响,反而可明显抑制碱性磷酸酶和成骨细胞的活性,影响软组织修复和骨愈合的能力。因此认为,不应使用庆大霉素液冲洗开放骨折伤口。

2. **冲洗液用量** 伤口冲洗可以去除伤口内的碎屑、异物、凝血块,同时减少细菌伤口内的细菌数量。伤口冲洗不应在急诊室进行,而应在手术室进行,有利于对伤口探查和分类。因为污染程度和软组织被挤碾的情况在急诊室易于忽视,影响对开放骨折类型的准确判断。伤口冲洗是开放骨折后预防伤口感染的重要步骤,临床常用伤口"大量冲洗"一词,但很少有资料表明准确的冲洗量应该是多少。国外冲洗液为袋装,标准的一袋为3L。Angler1 等推荐,依 Gumilo 和 Anderson 提出的开放性骨折分类方法:Ⅰ型用1袋(3L),Ⅱ型用2袋(6L),Ⅲ型用3袋(9L)。但是,这种冲洗量尚缺乏理论根据,尚有待进一步探讨。

(四) 脉冲式冲洗

脉冲式冲洗包括高压脉冲与低压脉冲清洗,临床应用已较为普遍。研究结果表明,采用高压脉冲与低压脉冲清洗方法,对清除伤后3小时的伤口细菌的效果无明显差异,高压脉冲清洗方法一般用于受伤超过6小时的伤口后冲洗。也有高压脉冲清洗可增加局部骨组织损伤的报道。

第三节 脂肪栓塞综合征

由于骨折处髓腔内的脂肪滴进入破裂的静脉内,可引起肺脂肪栓塞、脑脂肪栓塞等。脂肪栓塞综合征是骨盆骨折、长管骨骨折及髓内钉内固定的严重并发症,据资料报道,在多发性长骨干骨折病例,肺部脂肪栓塞发生率高达约90%,但几乎都是无症状的亚临床型,仅有少数发展到有症状的临床型,病死率在2.5% ~20%。少数严重者可发展成为呼吸窘迫综合征,病死率在50% ~80%。

由于至今发病机制仍不明,故目前临床主要是采取支持、预防及综合对症的治疗措施。治疗应强调早期防治休克和及时、有效稳定骨折。

(一) 纠正休克

休克期间及低血容量状态下,脂肪栓塞的发生率增高,故须及时防治休克,补充有效循环血容量。

(二) 稳定骨折端

可防止骨髓腔内的脂肪滴进一步进入骨骼腔内的静脉血流。

（三）呼吸系统支持

对于轻症，可用面罩吸氧。重症患者，必要时应用呼吸机辅助呼吸。

（四）保护中枢神经功能

脑细胞对缺氧的耐受最差，脑缺氧昏迷者，应进行头部降温（冰袋或冰帽），对高热患者进行颈动脉降温，可以降低脑细胞的代谢，减轻脑细胞的缺氧损害，必要时可采用高压氧治疗。

（五）抗生素治疗

预防肺部继发感染。

（六）抗脂肪栓塞的药物治疗

（1）早期大剂量应用肾上腺皮质激素，有稳定细胞膜，抑制脂肪酸的毒性，抑制血小板聚集，降低毛细血管通透性，减少肺间质水肿和脑水肿及稳定肺泡表面活性物质的作用，效果较好，已被广泛应用。

（2）低分子右旋糖酐可预防或减轻弥散性血管内凝血，有降低血液黏稠度、疏通毛细血管及改善微循环的作用。

（3）抑肽酶有抑制脂酶分解中性脂肪的作用，可降低骨折后的高脂血症，降低脂肪酸对毛细血管内膜的损害作用。

（4）血清蛋白在血液中能与脂肪酸结合，减少脂肪酸的毒性作用。

第四节 骨筋膜室综合征

人体四肢的肌肉和神经都处在由筋膜形成的闭合的间隔区之中。当间隔区内的压力增加时，就会影响该区域内的血液循环供应并且累及组织功能，严重可导致神经麻痹或肌肉坏死。临床上对此早有认识，但一直缺乏统一的名称，经过多年来研究，提出了“骨筋膜室综合征”这个定义，用以包括四肢不同部位的这类病理改变，为临床上早期发现和及时处理提供依据。

一、病理机制

任何原因导致骨筋膜室内压力增加，均可发生骨筋膜室综合征。常见原因是由于肢体内部组织肿胀，引起骨筋膜室内组织体积增大，或因肢体外部受压使骨筋膜室空间变小等。实验研究和临床观察结果认为，骨筋膜室组织压力升高并造成组织血液灌流不足与以下因素有关。

（1）间隔区内压力上升，可引起动脉痉挛。

（2）小动脉的管径小，但管壁张力较大，需要有较大的血管壁内外压力差才能使之保持正常开放状态。当外界组织内的压力上升或小动脉内的压力下降，以致上述临界压力差减少或不存在时，小动脉搏出减少甚至发生关闭。

（3）组织内压力超过静脉压力时，会使静脉塌陷无法舒张。在发生骨筋膜室综合征时，以上情况可能同时存在。观察表明，组织压较之动脉舒张压低 10～30mmHg 时，即已是小动脉临界闭合的压力，此时小动脉内血液循环停止，可导致组织缺血、缺氧。在本身血压较低的情况下，即使组织压不需升高，同样可因此影响组织的血液灌流。

（4）造成损害的程度与组织缺血时间有直接关系。临床观察，神经组织缺血 30 分钟，即可出现神经功能异常症状，完全缺血 12 ~ 24 小时后，则会发生永久性功能丧失。肌肉在缺血 2 ~ 4 小时后，即出现功能改变，而在缺血 4 ~ 2 小时后，可以发生永久性功能丧失。肌肉缺血 4 小时即可出现明显的肌红蛋白尿，血循环恢复后 3 小时达到最高峰，且可持续 12 小时。发生筋膜室综合征并持续 12 小时以上，必然会导致肢体功能障碍，如肌肉挛缩，肌力及感觉异常或丧失，甚至组织坏死等。

二、临床表现

因为骨筋膜室内压力上升后，可以造成肌肉及神经损害的严重后果。因此，早期诊断和及时治疗至为重要。由于肢体发生骨折时也有剧痛，容易掩盖骨筋膜室综合征的疼痛症状而产生漏诊。容易误诊为动脉损伤、神经损伤、腱鞘炎、蜂窝组织炎或深部静脉炎。发病早期，因受累肢体远端的动脉仍可能触到搏动，毛细血管的充盈也可能存在，故易误认为肢体血运不受影响，而忽略了对骨筋膜室综合征的诊断和治疗。

检查时，受累的骨筋膜室可有明显肿胀、触及压痛，受累神经的分布区皮肤感觉异常，主动活动无力，而被动活动时则可引起剧痛。如在发生小腿骨筋膜室综合征时，被动屈曲足趾，可引起剧烈疼痛，这种被动牵拉试验，对于早期诊断骨筋膜室综合征有很大帮助。采用持续记录灌注生理盐水所产生的压力，也即测定灌注盐水所遇的阻力，认为可持续监测骨筋膜室内的压力。发生筋膜室综合征时，动脉造影可以正常。

三、解剖病理分类

（一）前臂骨筋膜室

1. 前臂背侧　发生在前臂背侧时，局部组织紧张，有压痛，伸拇及伸指肌无力，被动屈曲拇指及手指时可引起疼痛（图 15 -4 -1）。

2. 前臂掌侧　发生在前臂掌侧时，组织紧张，前臂掌侧有压痛，屈拇及屈指肌无力，被动伸拇及伸指均引起疼痛，尺神经及正中神经分布的皮肤感觉丧失（图 15 -4 -2）。

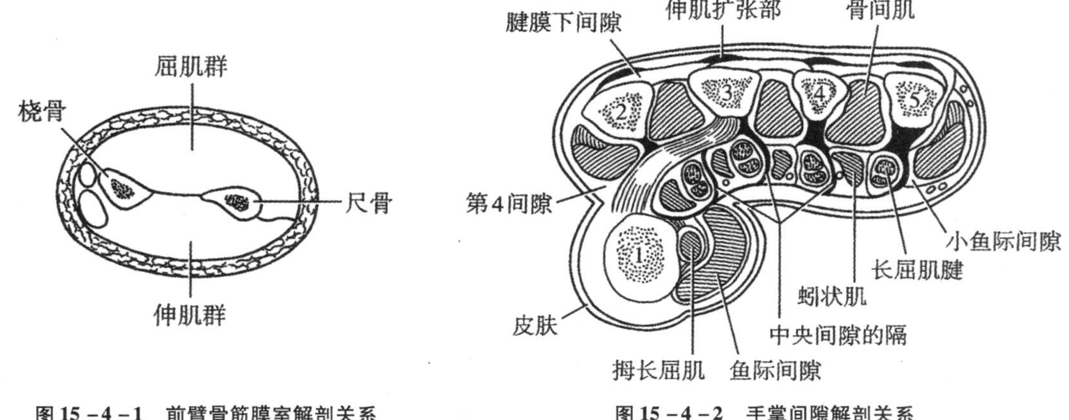

图 15 -4 -1　前臂骨筋膜室解剖关系

图 15 -4 -2　手掌间隙解剖关系

（二）小腿骨筋膜室（图 15－4－3）

1. **前侧骨筋膜室**　当间隔区内压力升高时，除小腿前侧有组织紧张、红肿及压痛外，可有腓神经深支分布区域的皮肤感觉减弱或丧失，胫前肌及伸趾肌无力，被动屈趾引起疼痛。

2. **小腿后浅骨筋膜室**　多见于股动、静脉或腘动、静脉损伤而仅修复动脉者。表现为强直性马蹄足畸形，小腿后方有肿胀及压痛，背屈踝关节时引起肌肉疼痛。

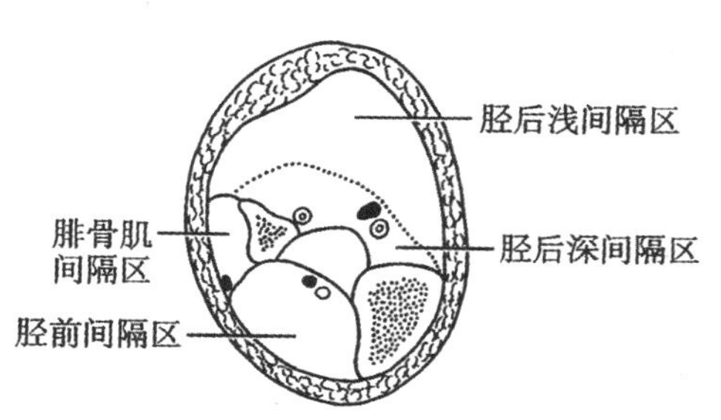

图 15－4－3　小腿骨筋膜室解剖关系

3. **外侧骨筋膜室**　足不能外翻，小腿外侧腓骨处局部皮肤紧张及压痛，足背皮肤感觉消失，足内翻时引起疼痛。

4. **小腿后深骨筋膜室**　小腿远端内侧，跟腱与胫骨之间组织紧张，并有压痛。屈趾肌及胫后肌无力，伸趾时引起疼痛，胫后神经分布的皮肤感觉减弱或丧失，同时可能体温升高，白细胞计数增加，血沉增快等。

四、治疗

1. **减压**　早期减压尤为关键，要达到减压的目的，就要把覆盖该骨筋膜室的筋膜彻底打开。因组织和液体结构不同，只在组织切开一个小口往往不能达到减压目的。早期彻底切开受累骨筋膜室的筋膜，是防止肌肉和神经组织发生坏死，预防永久性功能损害的唯一有效方法。

2. **体位**　出现骨筋膜室综合征时，抬高患肢是一种错误的做法，相反会加重已有的病变。因为抬高患肢后，会降低肢体内动脉的血压，在组织压力增大的情况下，动脉压的下降会导致小动脉的关闭，加重组织的缺血。任何抬高肢体，用冰袋降温以及外面加压和被动观察等待，只能加重肌肉坏死。

第五节　挤压综合征

挤压综合征指四肢或躯干肌肉丰富的部位，受外部重力或重物长时间压榨或因长期固定强迫体位的压迫而造成的肌肉组织缺血性坏死。主要表现为以肢体肿胀、肌红蛋白尿及高血钾为特点的急性肾功能衰竭。常见于神志不清或瘫痪患者被体位造成的自压；或因车祸、建筑倒塌肢体直接受压榨；少数可见于高位断肢再植后，甚至解除止血带后的患者。

以往的病死率可达 50% 以上，近年来由于对急性肾功能衰竭治疗的深入研究，人工肾透析方法的有效应用，其病死率已明显下降。

一、现场急救处理

（1）消除病因，应尽早解除重物的外部压力或自压因素。

(2) 固定伤肢,尤其对尚能行动的患者,若不采取固定措施,危险性更大,应尽量限制伤肢活动,也不应抬高。

(3) 伤肢应暴露在凉爽、流通的空气中。

(4) 对挤压伤口出血,避免应用加压包扎,除了有大血管断裂,尽量不使用止血带。

二、早期预防措施

1. 口服碱性饮料 不论肢体受压时间长短,在转运途中,可口服碱性饮料,用1000~2000ml水中加入8g碳酸氢钠和适量糖及食盐饮用,可碱化尿液及利尿,防止肌红蛋白在肾小管中沉淀。不能进食者,可静脉滴注5%碳酸氢钠150ml。

2. 预防休克,补充血容量 解除肢体受压后可出现迅速肿胀,造成有效血容量减少。及时补充液体,可纠正血容量不足状态,达到增加肾血流量,预防肾血管痉挛,减少肾缺血及缺氧,防止休克发生。

3. 防止急性肾功能衰竭 治疗包括纠正水和电解质紊乱,纠正高血钾症、酸中毒及低钠血症,以及透析疗法、抗生素的使用和营养饮食等。

4. 早期切开减压 早期行骨筋膜室切开减压,可避免肌肉发生缺血性坏死或缓解其缺血损伤程度的过程,即使是已经发生缺血性坏死的肌肉,也可通过减压引流,防止和减轻坏死肌肉释出的有害物质侵入血流,减轻机体中毒症状。有明确致伤原因、尿潜血或肌血红蛋白试验阳性,不论受伤时间长短或伤肢远端有无脉搏,确定有一个以上肌肉间隔区受累,局部有水疱或明显张力增高和相应运动感觉障碍者,则可认为有切开减压指征。

5. 关于截肢 临床资料表明,截肢并不能降低挤压综合征的发病率和病死率,因而不应作为早期处理的常规措施。截肢作为挽救生命的措施,适用于肢体受挤压伤时间长且程度严重,患肢无血运或有严重血供障碍,估计即使能保留肢体也无功能者,或伤肢合并有特异性感染如气性坏疽。

第六节 急性呼吸窘迫综合征

急性呼吸窘迫综合征(ARDS)指由心源性以外的各种肺内外致病因素导致的急性、进行性缺氧性呼吸衰竭。1950年报道了休克肺概念,随着发现导致该病原因的增多,1967年提出了呼吸窘迫综合征的定义。为了区别婴儿因缺乏表面活性物质导致的肺泡表面张力增加和部分肺泡萎陷而引起的呼吸困难,又统一命名为成人呼吸窘迫综合征(ARDS)。随着对病理生理研究的不断深入,发现ARDS主要由于多种急性、严重的肺内或肺外病变发展到一定程度时,各种炎症介质导致内皮和上皮同时受损的结果。

一、病因

ARDS可以由肺内和(或)肺外多种因素引起。

1. 肺部疾病 胃内容物误吸,毒气吸入,骨折引起脂肪栓塞,婴儿羊水吸入栓塞,胸部或肺外伤，重症肺部感染，呼吸道溺水等。

2. 肺外疾病　发生于任何原因的创伤或休克状态，药物过量，急性膜腺炎，弥散性血管内凝血，多发性创伤及大面积烧伤和严重感染等。

二、病理生理

肺是唯一接受全部心输出量的器官，而且与大气又有大面积直接接触，因此极易受到血流和大气原因所造成的损害。生理上，肺对这个损害反应能力很有限。尽管引起 ARDS 的疾病和原因很多，但都具有对肺损害的相似表现。

（一）早期变化

（1）大量毒素或由其激发的各种炎性介质，首先在肺形成明显的炎性反应，造成肺大量内皮细胞受损、毛细血管通透性增加、蛋白渗出、间质水肿、肺泡为大量含蛋白的渗出液填塞，肺组织黏滞力增加。

（2）上皮细胞受损伤，造成Ⅱ型细胞功能受损，表面活性物质生成减少和破坏增加，肺泡的表面张力增加、不均匀，致使大量肺泡萎陷不张。

由于上皮和内皮细胞受损，最终导致肺通气与血流失衡，右向左分流增加，大部分肺泡萎陷不张，为维持代偿，一小部分肺泡过度充气。由于肺泡过度通气代偿，在早期尚可维持在正常范围，以后可逐渐形成低氧血症。同时微小呼吸道水肿、分泌物阻塞，呼吸道阻力增加，肺明显水肿，质量增加，出现“湿肺”。此时肺功能残气量减少，肺泡并未完全受到破坏，仍有恢复的可能性。

（二）晚期变化

ARDS 的病理过程，一般在 2 ~ 6 周，肺间质纤维化的增加，同时大量肺泡含丰富蛋白的渗出液为纤维组织替代，这时肺功能残气量也明显减少，肺间质弹性回缩力减低，肺变得僵硬，称之为“僵硬肺”。

三、临床表现

ARDS 具有以下临床特征。

（1）起病急，在直接或间接肺损伤后 12 ~ 48 小时内发生，一般在最初 24 小时内逐步发展，24 ~ 48 小时达到高峰。部分可发生在休克症状纠正后而突然出现进行性严重呼吸功能不全、衰竭，以至死亡。

（2）早期有急性进行性吸气性呼吸困难，自发性持续性过度通气，呼吸频率每分钟 28 次以上，以既往存在的心肺疾病不能解释。肺部体征无特异性，双肺可闻及湿性啰音或呼吸音减低。

（3）常规吸氧后低氧血症难以纠正。

（4）无心功能不全证据。

（5）X 线照片早期病变以间质性为主，随着病情进展，可出现肺内实变，表现为双肺野普遍密度增高，透亮度减低，肺纹理增多、增粗，可见散在斑片状密度增高阴影，即为弥漫性肺浸润影响。

四、辅助检查

实验室检查是确定诊断、分析病情、指导治疗和估计预后的重要依据。临床上通常动态观察,包括氧合障碍、肺力学和肺循环力学三方面变化。

1. 动脉血氧分压(PaO_2) 急性进行性严重低氧血症,经提高氧浓度给氧仍难以纠正是诊断 ARDS 的必备条件和特征。

2. 动脉血二氧化碳分压($PaCO_2$) 早期由于呼吸频数和过度通气而使 $PaCO_2$ 降低或正常,晚期则因气体弥散障碍严重而增高。

3. PaO_2/FiO_2氧合指数 可反映通气-灌注比例与气体弥散功能,正常值为 500。FiO_2的计算公式为:(鼻导管给氧)20+4×气流量(L/分钟)

ARDS 患者尽管 FiO_2可有改变,但因有分流和通气-灌注比例失常,故 PaO_2并不因 FiO_2的提高而出现明显的增高。

4. QS/QT(分流量/肺总血流量) QS/QT 是评定只有血灌注而无肺泡通气范围大小的指标,提示右心的静脉血在肺内未经过氧合而进入左心动脉系统的无效灌注部分。正常<6%,ARDS>7%。

5. pH pH 的变化与以下因素有关。

(1) $PaCO_2$降低为呼吸性碱中毒;升高为呼吸性酸中毒。

(2) PaO_2下降后引起高乳酸血症、代谢性酸中毒的程度。

(3) 原发病对酸碱平衡的影响。

6. VD/VT(死腔通气/潮气量) A-aDO_2(肺泡-动脉血氧分压递差)、PvO_2(混合静脉血氧分压,正常值为 45mmHg)等均有参考价值。

五、诊断标准

ARDS 的诊断按照 1994 年欧美联席会议提出的诊断标准。

(1) 急性起病。

(2) 氧合指数[PaO_2/FiO_2≤200mmHg,与呼气末正压(PEEP)水平无关]。

(3) X 线正位胸片显示双肺均有斑片状阴影。

(4) 肺动脉嵌顿压≤18mmHg,无左心房压力增高的临床证据,如 PaO_2/FiO_2≤300mmHg 且满足上述其他标准,可诊断 ARDS。

六、治疗

呼吸治疗是 ARDS 脏器功能支持的重要步骤,临床包括呼吸支持和肺外治疗两个主要方面。

呼吸支持通过辅助氧合,维持组织充分氧合功能,促使受损肺的恢复,使肺泡充分地扩张,以增加功能残气量(FRC)的改善和保护组织的灌流;肺外治疗包括控制原发病因和积极防治危及生命的并发症发生。

(一) 呼吸支持

对 ARDS 的治疗,应给予达到充分氧合的最低氧浓度,一般氧浓度 FiO_2<0.5,如使用部

分再吸人面罩，则氧浓度可达到70%～80%，以便延缓应用机械性通气。

1. 机械通气指征

（1）慢性呼吸衰竭吸氧浓度>30%而PaO_2仍<50mmHg或$PaCO_2$<80mmHg，经用呼吸兴奋剂治疗无改善，此指征很有参考价值。

（2）FiO_2超过>40%～50%而PaO_2<(60±5)mmHg。

（3）A－aDO_2值：FiO_2为0.21时>30mmHg、FiO_2为1时>100mmHg。

（4）$PaCO_2$>45mmHg，提示存在通气不足。

（5）呼吸频率>30次/分钟或<5次/分钟。

（6）潮气量<5ml/kg。

（7）PvO_2<35mmHg。

2. 外控呼吸指征 通常选择辅助呼吸，只有出现下列情况时考虑改为外控呼吸，有自主呼吸者应先用神经肌肉阻滞药如吗啡、箭毒等阻断。

（1）严重呼吸性碱中毒。

（2）严重呼吸性酸中毒。

（3）自主呼吸与呼吸机不同步。

3. 定容型呼吸 由于压力型呼吸机吸入浓度不稳定，对潮气量控制也不够充分，且气道阻力增大、肺顺应性减低时，通气量减少，不能提供足够通气量的呼吸频度。发生ARDS后有肺水肿，肺内小气道及肺泡闭锁、萎陷，气道阻力常变大及肺顺应性降低及肺内压上升等变化，故ARDS不宜采用压力型呼吸机。采用定容型呼吸机，能维持潮气量稳定，对需要长期人工通气者较为理想。

4. 加压通气 加压通气治疗方法包括间歇性正压通气（IP－PV）、持续正压通气（CPAP）、呼吸末正压通气（PEEP）、高频通气（HFV）及高频射流通气（HFJV）等。20世纪60年代末开始提出PEEP能帮助提高ARDS患者的动脉氧合，之后PEEP被作为逆转严重ARDS最有效的治疗方法。

（1）PEEP的治疗机制：PEEP治疗ARDS，可使通气灌注比例失调得以恢复，功能残气量增加，肺顺应性提高，氧分压回升，A－aDO_2递差变小，气流降低及死腔减少等。①由于气道在整个呼吸周期始终保持正压水平，可使原已闭锁及萎陷的小气道和肺泡复张，增加了肺泡功能单位。②肺泡内气体压力升高，可阻抑肺泡及肺间质渗出液的形成与聚集，防止肺水肿。③有助于保存肺泡表面活性物质，从而缓解因表面张力增加引起的肺泡萎陷。

（2）PEEP的监测：临床应用PEEP过程中，通过监测，可防止正压给氧压力过高引起的氧压伤，如造成气胸、纵隔气肿及以后发生透明膜病等并发症。①在血流动力学监测下，依据MPAP及PAWP调整，调整PEEP加压幅度，使PEEP>PAWP，以减少对心输出量的影响。②根据血气分析、A－aDO_2及QS/QT的动态变化，随时调整PEEP压力，以减低PEEP压力。③控制吸入氧浓度，防止长期高浓度氧引起氧中毒，一般以FiO_2<40%为合适。④监测潮气量和气道压力，也可根据FRC的改变，同时调整PEEP。

（3）肺泡充气的判定：①判定方法：临床判定一个合适的PEEP值，应该达到较好的氧合、最小的呼吸机相关性肺损伤和最小循环系统的影响。需要明确应用PEEP后，即使FRC得到增加出并不等于是肺泡充气，因为增加了FRC只说明原来已经膨胀的肺泡得到扩张，而肺泡的充气是指在呼气末张开那些原来萎陷的肺泡。早期最简单的判定方法是 PEEP 应用和动脉 PaO_2 的变化，最大氧输送，最大静脉顺应性，压力 - 容量（P - V）曲线上曲折点及 CT 扫描等。②临床应用：开始可先用 100% 氧，再根据第 1 次血气分析情况调整，使 $FiO_2 \leq 0.5$，选用的潮气量可为 10 ~ 15ml/kg。如低氧血症无改善，可加大至 $FiO_2 > 0.5$，PEEP 从 3 ~ 5cmH_2O 开始，此后获得满意的氧合。

慢性梗阻性肺疾患，如哮喘所致的低氧血症，不宜使用 PEEP，可选择附有间歇性指令（IMP）的 PEEP。

（4）脱离呼吸机的指征：随着患者呼吸功能改善，逐渐减低吸氧浓度，去除 PEEP 之前，应先观察自主呼吸 10 分钟以上。如出现呼吸增快，PaO_2 下降至 <60mmHg 或 <7kPa，应暂缓脱机；如自主呼吸维持 6 小时，生命体征无变化，吸氧浓度在 40% 以下，$PaO_2 \geq$ 70mmHg，$PaCO_2$ <40mmHg，静态下 VT >5ml/kg，呼吸频率 <30 次/分钟，最大呼气压 >30cmH_2O，神志清楚，则可以考虑脱机。

少数患者因长期应用呼吸机而对其有依赖，造成脱机困难。可使用顺应或辅助呼吸（AAV），即随患者吸气给一定压力辅助呼吸或采用指令通气（iMV）过渡。当意识清楚、无呼吸困难、排痰良好的情况下，可予拔管。

（二）肺外治疗

为 ARDS 整体治疗的一部分，主要是病因治疗。

1. 低温疗法 当吸氧浓度达 60%，而 PaO_2 仍 <60mmHg 时，可降低体温至 31℃ 左右，以减轻氧耗及 CO_2 的产生，减轻肺损伤。

2. 控制液体量

（1）补充胶体：在 ARDS 时，需重视胶体的应用和管理。由创伤、休克等引起的 ARDS 存在大量蛋白外渗、丢失，合成减少，导致血液胶体渗透压降低，从而加重肺水肿的发生，因此需及时补充胶体。

（2）补充血容量：及时补充血容量，可通过中心静脉压、血细胞比容、尿量、脉率、血压等动态观察，获得相对准确的补充血容量依据。单凭中心静脉压的测定值不能作为补充液体的唯一依据，应用 Swan - Ganz 漂浮导管测量肺动脉压和肺毛细血管楔压有更大的参考价值。ARDS 患者多处于分解代谢状态，如体重不减反而增加常表示有明显的体液潴留，尤其是 PAWP 增高时，除应控制液体摄入外，还应使用利尿药如速尿、利尿酸钠，但不宜使用甘露醇，如此可间接地减少肺间质的水分。

（3）恢复胃肠道功能：胃肠道是全身最大的免疫器官，也是肺部炎症细菌和毒素的主要来源。ARDS 常出现胃肠道屏障功能受损、菌群失调，大量细菌和毒素直接经淋巴管侵入肺部，加重肺内皮和上皮损伤。因此，尽早给予胃肠道进食，建立完整的胃肠道屏障，纠正菌群失调是 ARDS 治疗的关键步骤。给予谷氨酰胺有利于补充快速更新的胃肠道黏膜，尤其是小肠黏膜屏障的完整。同时给予一定量纤维物，以提供大肠黏膜必需的营养物质及促进胃肠道的正常蠕动。

（4）抗生素：即使原发病无出现感染，在发生 ARDS 后，可发生不同程度的肺部感染。应较早进行呼吸道分泌物的细菌学培养，根据结果合理应用抗生素。

（5）肾上腺皮质激素：在 ARDS 早期的 24 ~ 48 小时以内，短期使用肾上腺皮质激素，可起到刺激Ⅱ型细胞产生肺表面活性物质，稳定肺泡功能，防止肺泡萎陷，改善生理分流，纠正低氧血症以及减轻肺泡水肿，稳定溶酶体膜，改善微循环等作用。

（6）莨菪类药物：莨菪类药物是强有力的 α 受体阻滞药，对休克发生的微循环障碍，包括对肺微循环的改善有特别效应。此外还有兴奋呼吸作用，使呼吸幅度增加，改善肺吸氧能力，明显缓解毛细血管痉挛，增加通气效应，减少呼吸道分泌物。东莨菪碱且具有镇静大脑皮质、保护脑细胞的作用，减少患者的烦躁，从而降低氧耗。

七、预后

ARDS 的病死率为 25% ~40%。在脓毒血症中，约有 1/2 发生呼吸窘迫综合征。据资料报道，美国每年发生 ARDS 患者约为 15 万例，病死率约为 50%，在采用呼气末正压通气（PEEP）之后，病死率降到 20% 左右。

八、预防

（1）发生休克后迅速恢复循环血容量。

（2）输血超过 4 个血量单位者，应使用标准的滤过器过滤。

（3）控制过量、过快输液。

（4）保留气道内导管，防止胃液误吸入肺，尤其昏迷状态下，直至患者完全清醒及充分的通气。

（5）给纯氧不宜时间过长，最好应用 40% 浓度的氧气。

（6）经常更换体位，积极鼓励患者进行深呼吸。

（7）补充营养。

第七节　弥散性血管内凝血

弥散性血管内凝血（DIC）是一种发生在多种严重疾病基础上或某些特殊条件下，由致病因素激活人体凝血系统，导致形成微循环弥散性微血栓及继发性纤溶亢进的综合征。主要表现为难以控制的出血和细胞坏死为基础的内脏衰竭，预后很差，病死率为 58% ~81%。死亡原因多为颅内出血、消化道出血、肺出血及呼吸衰竭、肝功衰竭、肾功衰竭。

一、病因机制

临床多种疾病均可导致 DIC。常见为感染、肿瘤、病理产科、手术及创伤，约占 80%。据报道，其中医源性占 4% ~8%。

（一）血管内皮损伤

（1）各种感染，最多见为革兰阴性杆菌内毒素、病毒、立克次体、真菌、原虫。

（2）严重冻伤、烧伤、中暑，各种类型休克、酸中毒及缺氧。

（3）受损的血管内皮细胞释放组织因子，通过外源性凝血活酶生成途径而发生凝血。

（二）促凝物质

1. 组织凝血因子 机体内各种组织都含有组织凝血因子，组织受到损伤可使其进入血液循环中，启动外源性凝血。临床可见于肿瘤、急性白血病、大型手术、烧伤、挤压综合征、多发骨折脂肪栓塞、急性坏死性肝炎、急性出血性胰腺炎、羊水栓塞、胎盘早剥、宫内死胎、人工流产以及化疗后肿瘤或白血病细胞大量坏死等。

2. 红细胞及血小板破坏 红细胞含有凝血酶样物质及磷脂，血小板含有各种与血液凝固有关的因子，由于受到破坏则可引起凝血。临床可见于输血溶血反应、体外循环过程、溶血性疾病、疟疾、肌肉挤压伤以及大量输注库存血等。

3. 细菌毒素 菌毒素不仅可以损伤血管内皮，促使血小板凝聚与释放各种有关因子，而且还可直接激活Ⅻ因子。

4. 其他促凝物质 蛇毒及虫毒含有类似凝血酶或凝血活酶样毒素，急性胰腺炎胰蛋白酶也有类似凝血酶作用，脂肪栓塞与高脂血症中的脂肪酸也能激活Ⅺ、Ⅻ因子。

（三）促凝因素

1. 网状内皮系统功能障碍 网状内皮系统可以吞噬或清除被激活的各种凝血因子、异常促凝物质、纤维蛋白颗粒及条索物，防止血液在血管内凝固。当网状内皮系统功能障碍时，吞噬上述物质功能受限，容易发生 DIC。内毒素中毒、肝病以及长期或大量应用肾上腺皮质激素引起的 DIC，也与网状内皮系统功能障有关。

2. 高凝状态 可发生在组织促凝物质进入血液或在血管内形成有活性的凝血因子，超过血液抗凝或组织清除能力时，以及妊娠典型高凝状态，慢性溶血，高脂血症，糖尿病，应激状态以及长期口服避孕药等。A 型血，尤以 A1 型也有高凝倾向。

3. 酸中毒 血液 pH 降低，容易损害血管内皮细胞，暴露其胶原组织，构成一个血小板凝聚及凝血的环境。休克，缺氧，急、慢性呼吸衰竭，糖尿病及尿毒症等，均容易并发代谢性酸中毒或呼吸性酸中毒。

4. 其他 如纤维蛋白溶酶降低、各种原因引起血液淤滞也导致 DIC。

（四）医源性因素

1. 药物 部分解热镇痛药、生物制剂及酶制剂、纤维蛋白溶解抑制剂、皮质激素及少数抗生素等。

2. 医疗操作 一些手术及医疗操作，可造成较广泛组织损伤、缺血、缺氧，导致组织释放凝血因子，可诱发 DIC。

3. 肿瘤治疗 肿瘤细胞常含有丰富组织凝血因子类物质，在手术、放射及化学治疗的过程中，随着肿瘤细胞的破坏，此类物质可大量释放，通过外源性途径引起凝血反应，导致 DIC。

4. 医疗失误 如溶血性输血反应、革兰阴性菌等污染性输入、某些中药以及大量非等渗性液体所致的严重溶血反应等。

二、类型

根据变化和临床表现，可分为急性型、亚急性型、慢性型 3 种类型。

1. 急性型 常发生在数小时至 3 日以内。多见于内毒素中毒、羊水栓塞、大量输入库存血及急性早幼粒细胞性白血病等。

2. 亚急性型　常发生于数日至数周后。多见于前列腺癌、白血病及死胎滞留等。

3. 慢性型　发生在数月后。高凝状态明显，出血倾向不严重，病程较长。多见于免疫性疾病、肺源性心脏病、恶性高血压等。

三、临床表现

DIC 最常见的症状是栓塞、出血倾向、休克、微血管病性溶血。

1. 栓塞　为 DIC 早期症状之一。病理表现为分布广泛且弥散的微血管栓塞，通常血栓形成或栓塞的局部定位、症状及体征均不明显，由于多为体表浅层栓塞，临床特点为皮肤、黏膜呈点状出血、坏死，有时融合呈片状，严重者皮肤可呈干性坏死。部分可发生体腔深部栓塞，表现为受累脏器的功能衰竭。肾脏、肺栓塞的发生率较高。肾栓塞轻者表现为少尿或轻度氮质血症，重者可引起急性肾衰。如果肾小球毛细血管丛内广泛栓塞，可引起双侧肾皮质坏死。肺栓塞表现为呼吸困难、发绀等呼吸窘迫综合征。其他还可发生胃肠道、脑、肝、肾上腺等器官的单独或多个栓塞。

2. 出血　栓塞为高凝状态，继而即出现出血，常为自发性、持续性渗血。出血部位多见于皮肤、黏膜、牙龈、伤口及穿刺部位，常可遍及全身，若在手术中则常找不到明显出血点。内脏大出血可表现为咯血、呕血、血尿、黑粪和颅内出血。出血原因不能以原发病解释，既往多无出血病史。发生多较为突然，出血部位广泛，呈多样性，常同时合并两个以上部位的出血症状。伴有 DIC 临床表现，如休克、皮肤栓塞坏死及脏器功能不全等。常规止血治疗，如纤溶抑制药及单纯输血或凝血因子补充等，疗效不明显，甚至反而加重，而抗凝治疗等综合措施常有一定效果。

3. 休克　休克或微循环衰竭是 DIC 最严重的临床表现。多见于急性型、亚急性型及慢性型较少发生。DIC 引发休克的主要原因是肝、肺及周围微血管阻塞，肺动脉压及门脉压升高，回心血量减少，心排血量降低，动脉压下降等。同时缓激肽、组胺的释放，进一步使小血管扩张，血压下降，加重了休克。休克发生后，微循环障碍、缺氧、酸中毒等又促进 DIC 的发展，从而进入恶性循环。

DIC 引起的休克常突然发生，临床常不能找到常见原因，如失血、中毒、过敏及剧痛。休克与出血、栓塞等 DIC 其他表现可同时出现，但休克与出血程度常不一致。休克早期即可出现多种脏器特别是生命重要器官功能不全的症状，这与一般休克可作鉴别。而且 DIC 引起的休克多为难治性，药物疗效均不理想。

4. 微血管病性溶血　DIC 引起溶血的病理变化主要是由于血管内凝血所形成的纤维蛋白条索状物，使微血管管径变窄、曲折，当血流通过时，遭到纤维蛋白索条的机械性阻碍，红细胞破裂而发生血管内凝血。多数缺乏典型急性血管内溶血的症状和特征，如腰痛、畏寒、发热及黄疸等。部分病例有不明原因的进行性贫血或血常规检测时进行性血红蛋白下降，可能是 DIC 溶血反应的唯一证据，在血涂片上可见大量红细胞碎片和破碎红细胞。

5. 原发病　除上述表现外，尚有引起 DIC 的基础疾病的相应症状及体征，如肿瘤、感染、手术及创伤等。

四、诊断

DIC 的诊断主要根据临床表现和有关的实验室检查，应动态地观察临床表现及实验室检查结果，才做到早期诊断。2001 年全国第 5 届血栓与止血会议制定的诊断标准如下。

（一）临床表现

（1）存在容易引起 DIC 的基础疾病。

（2）有下列两项以上临床症状。①多发性出血倾向。②不易用原发病解释的微循环衰竭或休克。③多发性微血管栓塞的症状、体征，如皮肤、皮下、黏膜栓塞性坏死，以及早期出现的肺、肾、脑等脏器功能不全。④抗凝治疗有效。

（二）实验室指标

同时有下列 3 项以上异常。

（1）血小板 $<100\times10^9/L$ 或呈进行性下降（肝病、白血病、血小板 $<50\times10^9/L$），或有两项以上血浆、血小板活化产物升高：β－TG、PF_4、TXB_2、GMP－140。

（2）血浆纤维蛋白原含量 <1.5g/L、进行性下降或 >4g/L，其中白血病及其他恶性肿瘤 <1.8g/L、肝病 <1.0g/L。

（3）3P 试验阳性或血浆 FDP >20mg/L，肝病 FDP >60mg/L，*D*－二聚体水平升高（阳性）。

（4）凝血酶原时间缩短或延长 3 秒以上，或者呈动态变化，肝病凝血酶原时间延长 5 秒以上。

（5）疑难病或其他特殊患者，可考虑行抗凝血酶、因子Ⅷ、C 及凝血、纤溶、血小板活化分子标记物测定。

（三）普通实验室的诊断参考标准

同时有下列 3 项以上异常，可作为基层医院实验室诊断参考标准。

（1）血小板 $<100\times10^9/L$ 或呈进行性下降。

（2）血浆纤维蛋白原含量 <1.5g/L 或进行性下降。

（3）3P 试验阳性或血浆 FDP >20mg/L。

（4）凝血酶原时间缩短或延长 3 秒以上，呈动态性变化。

（5）外周血破碎红细胞比例 >10%。

（6）血沉低于 10mm/小时。

五、鉴别诊断

1. 原发性纤溶亢进　为先天性出血性疾病，原因为纤维蛋白明显减少或完全缺如，可表现为虽然血不凝但出血倾向并不严重，其凝血因子及血小板均正常，血中无 FDP。该病较少出现微循环衰竭及栓塞，*D*－二聚体多为阴性。

2. 肝脏疾病　肝脏为多种凝血因子合成场所。某些肝病虽未并发 DIC，但其凝血形象与 DIC 极为相似。两者鉴别主要在 FDP 是否有缺失，如有 FDP 则表示伴有 DIC。肝硬化因门脉高压、脾功能亢进而使血小板明显减少，凝血酶原时间延长，少数可合并有纤维蛋白原降低，但血中无 FDP 存在，3P 试验呈阴性。此类患者如进行手术则容易诱发 DIC，出现手术中出血不止,如因为出血需急诊手术,术前应按 DIC 治疗并做好各种预防措施,但依然存在较大危险性。

六、治疗

治疗包括原发病的处理,根据促凝物质进入血循环后发生的病理生理改变、不同时期的病程变化和临床表现采用治疗措施。

(一)基础疾病及诱因

DIC 的治疗首先是及时治疗原发疾病,消除诱因,如控制感染、治疗肿瘤、积极处理外伤及产科疾病,纠正休克、缺氧和酸中毒等。

轻微短暂的 DIC 不导致严重后果,经对症处理可终止 DIC 的发展,凝血象可迅速恢复。由 DIC 及继发性纤溶物质所致的低分子纤维蛋白降解产物在血浆中半衰期为 5 ~ 15 小时,高分子为 24 ~ 27 小时,故如能在起病 27 小时内控制病情发展,就可避免 DIC 的发生。严重创伤时清除坏死组织,也可有效减轻 DIC 症状。

(二)高凝血期

此期可无典型 DIC 临床表现,常有在急性期尚未得到诊断,而很快进入消耗性低凝血阶段,至晚期出现抗凝血及抗血小板凝聚等慢性 DIC 症状时才被发现。

1. 肝素　肝素是强有力的抗凝药,对凝血过程中的各个环节都有抑制作用。但不能溶解已形成的凝血块,也不能阻止血小板的凝聚,在酸性环境中,其活性降低甚至消失。由于该药不通过胎盘,故对胎儿无影响。

(1) 适应证:包括暴发性紫癜、不合血型的输血、急性白血病、感染性流产、羊水栓塞、中暑或肿瘤,以及存在高凝状态的基础疾病,如肾病、肺心病、糖尿病等。

(2) 禁忌证:包括手术或损伤,创面未经良好止血;近期有大咯血或大量出血的活动性溃疡;蛇毒所致的 DIC 病情进入单纯的继发性纤溶期或单纯的纤维蛋白降解产物抗凝期。对感染性、重症肝病及新生儿 DIC,肝素使用尚存在不同看法。

(3) 使用方法:治疗时机宜早不宜迟。

1) 小剂量用法:此法适用于急性型 DIC。每次 1500 ~ 2500U 静滴,维持凝血时间在 15 ~ 20 秒,每次给药间隔 4 ~ 6 小时。

2) 持续静滴法:适用于慢性型或亚急性型 DIC,首次用药静滴 50mg,以后每 24 小时给 100mg,溶于 5% ~ 10% 葡萄糖溶液中持续静滴,滴注期间不必测定凝血时间。

小剂量低相对分子质量肝素的优点是生物利用度较高、抗因子 Xa 作用较强、抗凝血酶作用较弱、对 AT - Ⅲ的依赖性较小、较少导致血小板减少、抗凝作用较缓、出血并发症较少。常用剂量为每日 75 ~ 150U/kg。连用 5 日,每 6 小时皮下注射 1 次。

(4) 注意事项:应用期间要严密观察肝素的不良反应。当凝血时间 > 30 秒以上、临床出现严重出血时,则提示肝素过量,应立即停用,同时给予(1:1)mg 的硫酸鱼精蛋白,以中和其不良反应;如仅为凝血时间延长而无明显出血倾向,则适当减少肝素剂量或延长静滴时间即可。

(5) 疗效及停药指征

1) 疗效判断:凝血时间恢复正常,未发新的出血、发绀、紫癜等。实验室检查凝血酶原时间常可在1日内即恢复正常,纤维蛋白原1～3日内上升,优球蛋白溶解时间在0.5～3日内恢复,血小板恢复最慢,需数日或数周,凝血酶凝结时间因在应用肝素期间一直延长,不能作为指标。

2）停药指征:肝素的停用指标因原发病而异。慢性型需在凝血象恢复正常后,才可逐渐减量至停药,一般需3日甚至1周以上;急性型在基本病因去除后,一般只需短期应用1次或1～2日。

2. 其他抗凝与抗血小板药

(1) 丹参或复方丹参注射液:丹参具有一定的抗凝及抗血小板凝聚作用,具有安全、无需严密血液学监护、无明显不良反应等优点。可与肝素合用以减少单纯使用肝素的剂量。在慢性DIC、难以确诊的疑似病例以及缺乏血液学监测试验条件下,可作为主要抗凝药单独使用。

用法:复方丹参注射液20～40ml,加入5%葡萄糖注射液100～200ml静脉滴注,每日2～4次,连用3～5日。

(2) 右旋糖酐溶液:可覆盖血小板、红细胞及血管内膜,增加血小板、红细胞和血管内膜正常阴电荷,从而增加其之间相互排斥的作用,起到阻止血小板凝聚、降低血液黏稠度、扩充血容量和疏通微循环的作用。

用法:每日500～1000ml静滴,连续数日至1周。

(3) 阿司匹林与双嘧达莫:双嘧达莫对血小板功能有抑制作用,通过抑制血小板释放二磷酸腺苷、减少血小板凝聚,达到防止血栓形成。常规用法为每次20mg,每4～6小时1次,可溶于右旋糖酐静滴,监护与肝素相同。

如同时应用阿司匹林有增加双嘧达莫抗血小板凝聚作用,用法为0.25～0.5g,每日1或2次,至凝血时间正常。

(4) 其他:如莨菪类药、噻氯匹定、AT－Ⅲ等均有一定疗效。

(三) 消耗性低凝血期

此期多表现在急性型和亚急性型。治疗继续用肝素、抗血小板凝聚药;栓塞严重者可酌情用纤维蛋白溶解药;凝血因子明显减少者可在肝素化的基础上输入新鲜血以补充凝血因子。

1. 肝素　肝素、双嘧达莫、阿司匹林、右旋糖酐等药的使用同前述。

2. 补充凝血因子　肝素能预防凝血因子继续消耗,已被消耗的凝血因子及血小板,需要依靠机体生产补充。不严重的DIC,可不必补充凝血因子。在高凝血期或凝血物质仍不断进入血液时,补充凝血因子会加重DIC。如处于继发性纤溶期,纤溶酶活性很强,补充凝血因子会很快被破坏与降解,故补充凝血因子应在DIC停止、促凝物质不再进入血液及纤溶酶活性降低时才有效果。维生素K是制造因子Ⅱ、Ⅶ、Ⅹ的必需物质,应用维生素K有助上述因子的合成。用法20～40mg/日。新鲜全血、新鲜血浆、纤维蛋白原是凝血因子的主要补充来源,其中新鲜全血或血浆可提供血小板及除组织因子以外的全部凝血因子。为了避免因输入血小板及凝血因子而再次诱发或加重DIC,可在输血的同时按每毫升血加入肝素钠5～10U。纤维蛋白原主要用于急性DIC有明显低纤维蛋白原症和严重出血。

3. 纤维蛋白溶解药物　肝素只有预防栓子形成而无溶栓作用。急性DIC过渡到继发性纤溶期，多不需溶栓。在栓塞特别严重、影响器官功能的情况下才考虑使用。主要药物有链激酶、尿激酶、组织型纤溶酶原激活剂。

（1）链激酶：能与血中纤维蛋白溶酶原结合，并激活纤维蛋白溶酶，用前先用肝素，同时应用抗过敏药物。用法初次量为50万~100万U溶于50ml等渗盐水中，缓慢滴注，然后用60万U链激酶溶于250~500ml右旋糖酐液，以2.5万~15万U/小时速度静滴，维持6小时，直至栓子溶解，一般需2~7日。期间，监测优球蛋白溶解时间控制在正常值18~25秒的2~4倍。如发现因纤溶过度而致出血，应立即静注6-氨基己酸5g加以对抗。

（2）尿激酶：是一种天然的血块选择性纤溶酶原激活剂，对纤维蛋白的亲和力强于纤溶酶，能选择性地与血栓表面的纤维蛋白结合，形成的复合物对纤溶酶原有很高的亲和力。从而在局部激活纤溶酶原转变成纤溶酶，达到溶解血栓的效果。该药优点是基本不影响血循环中的纤溶系统和凝血系统，不产生全身纤溶状态。

用法首剂为4000U/kg，静脉注射，而后以400U/小时持续滴注。

4．继发性纤溶期　多发生在DIC后期，可有严重出血倾向。凝血相除有消耗性低凝血期的特点外，优球蛋白溶解时间明显缩短，凝血酶凝集时间显著延长。

（1）纤溶抑制药的适应证：有明显纤溶亢进的临床及实验证据的DIC；DIC晚期继发性纤溶亢进已成为引起继发性出血的主要原因；未确诊DIC可在应用肝素的基础上应用。

（2）药物及用法：主要药物有氨基己酸、氨甲苯酸、氨甲环酸、抑肽酶。因消耗性低凝与继发性纤溶常同时存在，原则上按消耗性低凝期作治疗。单纯继发性纤溶阶段，可适当使用抗溶酶药物；如DIC未获确诊，而有明显继发性纤溶，则在应用肝素的前提下，适当应用抗纤溶酶药物。

5．纤维蛋白降解产物抗凝期　本期多发生在DIC后期，在获得病因彻底清除后的表现可尤为突出。在病因未消除的情况下，可表现在DIC的各个阶段，使病情变得更为复杂。

（1）临床特点：经肝素疗法、抗纤溶酶疗法及补充凝血因子治疗后，出血仍不能制止，凝血相表现为有关纤维蛋白（原）降解产物测定呈阳性反应。

（2）治疗：如果病程超过15小时，病因已完全消除，可继续观察或适当给予硫酸鱼精蛋白。

用法：常用量为50mg，静脉注射，每日2~4次，总量不超过200mg，不可与肝素同用。

第八节　下肢深静脉血栓形成与肺栓塞

深静脉血栓（DVT）形成，系因为静脉回流障碍性，导致血液在深静脉内不正常地凝结的一种疾病，常见于下肢骨科大手术后，是肺栓塞的栓子主要来源。根据下肢深静脉血栓栓塞的部位可分为小腿和近端深静脉血栓，位于腘静脉内或以上部位的血栓称为近端深静脉血栓。肺血栓栓塞症（PE），系指来自静脉系统或右心的血栓阻塞肺动脉或其分支所致的疾病，通常所称肺栓塞即指肺血栓栓塞症。深静脉血栓和肺血栓栓塞症总称为静脉血栓栓塞症（VTE），两者是同一疾病病程的两个不同阶段。

PE 的发病率在心血管疾病中仅次于冠心病和高血压。美国每年有 500 万例 VTE 患者，其中发生肺栓塞占 10%，经治疗的肺栓塞病死率为 10%，仅次于肿瘤和心肌梗死。未经治疗的肺栓塞病死率为 25% ~30%，大块肿栓塞病死率甚至达 60% 以上，而得到及时诊断和治疗的病死率可以降至 2% ~8%。

一、深静脉血栓形成

（一）发病机制

1846 年，Virchow 就提出深静脉血栓形成的三大因素为静脉血流滞缓、静脉壁损伤和血液高凝状态。髋、膝关节置换患者属高龄，常合并多系统、器官的生理性退变或器质性病变，血液处于高凝状态；多发性创伤、脊柱脊髓损伤患者长期卧床、活动受限，四肢血流处于相对滞缓状态；手术创伤可引起血小板反应性改变，具有强烈抗凝作用的蛋白 C 减少，造成继发性高凝状态。

（二）流行病学

临床上，肥胖、糖尿病、脊柱、骨盆损伤、下肢骨折、人工关节置换、长期静止体位及妊娠晚期及围产期，均容易诱发静脉血栓形成。早期形成的血栓较松脆，在纤溶系统的作用下，发生肺栓塞的危险性最高。

（三）病理类型

下肢深静脉血栓形成，可发生在下肢深静脉的任何部位，临床常见的有两种类型。

1. 周围型 为小腿肌肉静脉丛血栓形成，血栓形成位于末梢。

2. 中央型 为髂股静脉血栓形成，血栓形成位于中心。

3. 混合型 临床最为常见。包括周围或中央型，均可通过顺行繁衍或逆行扩展至整个肢体。

（四）临床表现

1. 症状 发病急骤，数小时内整个患肢出现疼痛、压痛及明显肿胀。股上部及同侧下腹壁浅静脉曲张。严重者，皮肤呈青紫称为股青肿，提示患肢深浅静脉广泛性血栓形成。

2. 体征

（1）肿胀：肉眼观察患肢有明显肿胀，依据每日用卷带尺测量患肢肿胀的发展程度，并与健侧下肢对照。

（2）压痛：静脉血栓部位常有压痛，如下肢小腿肌肉、腘窝、内收肌管及腹股沟下方股静脉等处。

（3）Homans 征：将足向背侧急剧弯曲时，可引起小腿肌肉深部疼痛。小腿深静脉血栓时，Homans 征常为阳性。这是由于腓肠肌及比目鱼肌被动伸长时，刺激小腿静脉而引起。

（4）浅静脉曲张：深静脉阻塞后由于浅静脉回流增加，引起浅静脉压升高所致。

（五）辅助检查

小腿肌肉静脉丛血栓形成，症状、体征均可不典型，早期常较难确诊。髂股静脉血栓形成、混合型及股青肿，因具有较为典型的临床表现，一般诊断较为容易。下列辅助检查可有助确定诊断和明确病变范围。

1. 多普勒超声血管检查 将探头置于较大静脉的体表，可闻及或描记静脉血流音，如该部无血流音,可证明存在静脉栓塞,同时可直接观察静脉直径及腔内情况,了解栓塞的大小及其所在部位(图 15-8-1①②)。

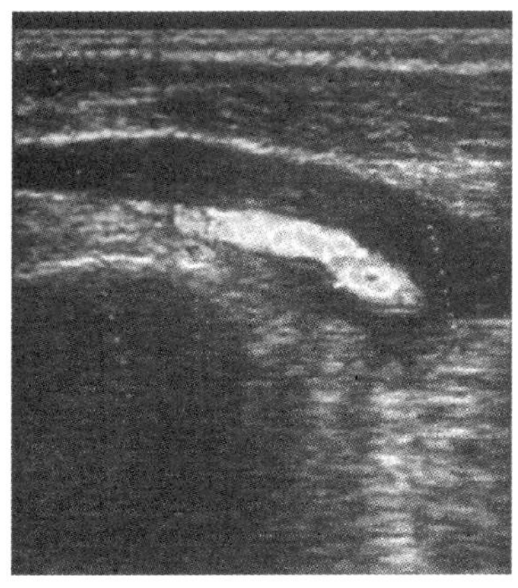

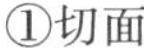

①切面

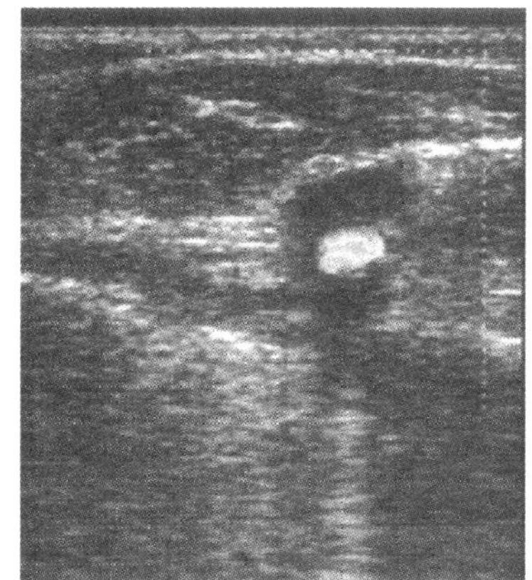

②纵切面

图 15-8-1①② 人工关节置换后下肢血管超声检查 DVT

2. 电阻抗静脉图像法　利用下肢血管内血容量变化引起的电阻改变原理,测定静脉血流的情况。如静脉回流受阻,静脉容量和最大静脉回流量可明显下降。

3. 肢体静脉造影　为最准确的检查方法,能使静脉直接显像,可有效地判断有无血栓并确定血栓的大小、位置、形态及侧支循环情况(图 15-8-2)。后期行逆行造影,还可了解静脉瓣膜功能情况。

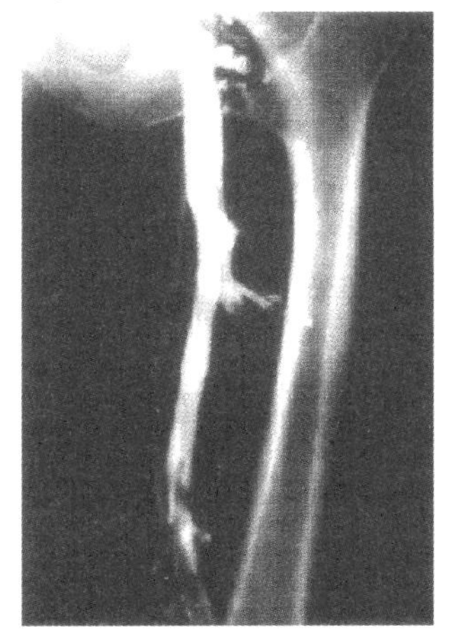

图 15-8-2 DVT 静脉造影

(六) 治疗

1. 保守治疗　适用于周围型及时间超过 3 日的中央型和混合型 DVT。

(1) 卧床休息和抬高患肢:卧床休息 12 周,避免活动和用力排便,以免引起血栓脱落。垫高床脚 20~25cm,使下肢高于心脏平面,可改善静脉回流,减轻水肿和疼痛。开始下床活动时,需穿弹力袜或用弹力绷带,使用时间因栓塞部位而异:小腿肌肉静脉丛血栓形成,使用时间 1~2 周;腘静脉血栓形成,使用时间不超过 6 周;髂股静脉血栓形成,可使用 3~6 个月。

(2) 溶栓疗法:常用药物有链激酶、尿激酶和纤维蛋白溶酶。

1) 链激酶:从溶血性链球菌的培养液中提制。成人首次剂量为 50 万 U,溶于 5% 葡萄糖溶液中,在 30 分钟内的静脉滴入,以后按 10 万 U/小时的维持剂量,连续静脉滴注,直到临床症状消失,并再继续用每日 3~4 小时的维持剂量,疗程一般 3~5 日。用药期间,应监测凝血酶时间和纤维蛋白原含量,使之控制在凝血酶时间正常值的 2~3 倍为宜。纤维蛋白原不低于 0.5~1g/L。

2) 尿激酶:从人尿中提取,副作用小,优于链激酶,国外使用较大剂量,首次剂量

3000～4000U/kg，在 10～30 分钟内静脉滴入，维持量每小时 2500～4000U/kg，疗程一般 12～72 小时。国内多用小剂量，一般 3 万～5 万 U/次，每日 2～3 次。监测纤维蛋白原及优球蛋白溶解时间，如纤维蛋白原低于 2g/L 或优球蛋白溶解时间 <70 秒，则需暂停用药1 次，可持续应用 7～10 日。

3）纤维蛋白溶酶（纤维酶、血浆酶）首次注射剂量为 5 万～15 万 U 静脉滴注，以后每隔 8～12 小时注射 5 万 U，持续使用 7 日。

（3）抗凝疗法：常作为溶栓疗法与手术取栓术的后续治疗，常用的抗凝药物有肝素和香豆素类衍生物。

1）肝素：为非常有效的抗凝药物，一般成人剂量 1～1.5mg/kg，每 4～6 小时静脉或肌内注射 1 次，并监测试管法凝血时间，以控制在 20～25 秒，如 <15 秒或 >30 秒，应相应调整剂量。

2）香豆素类衍生物：常用的有华法林、醋硝香豆素（新抗凝）和双香豆素乙酯等，一般用药后 24～48 小时开始发生作用，故常与肝素联合应用。一般在联合用药 2 日后，停止应用肝素，而用本药维持。维持抗凝治疗时间，一般小腿深静脉血栓形成需维持 4～7 周，髂股静脉血栓形成需 3～6 个月。用药期间应监测凝血酶原时间，使其控制在 20～30 秒。目前常用华法林，一般第 1 日 10～15mg，第 2 日 5mg，以后应用维持量，每日 2.5mg。

（4）法聚疗法：临床常用的有右旋糖酐 40、阿司匹林和双嘧达莫。

2. 手术治疗

（1）静脉血栓取出术：适用于病程在 3 日以内的中央型和混合型。可切开静脉壁直接取栓。现多用 Fogarty 带囊导管取栓，手术简便。

（2）下腔静脉结扎或滤网成形术：适用于下肢深静脉血栓形成向近心端伸延，达下腔静脉并发肺栓塞者。下腔静脉结扎后，可因心脏排出量突然减少而导致死亡，同时可发生明显的下肢静脉回流障碍，现时已不主张使用。

二、肺栓塞

（一）发病机制

90% 以上的肺栓塞血栓来源于下肢深静脉。

1. 低位血栓　低位血栓的部位在膝关节以下，很少发生肺栓塞。

2. 高位血栓　高位血栓累及股静脉、髂静脉及下腔静脉，肺栓塞的发生率可为 50%。

3. 静脉炎　因血栓与血管壁粘连较紧密，肺栓塞的可能性反而降低。

（二）临床表现

1. 症状　肺栓塞的临床表现缺乏特征性，只有极少数患者有较典型临床症状。主要表现为胸痛、呼吸困难、干咳、咯血及惊恐等，症状的程度与病程及栓塞的范围有一定关系。少量和小支的肺栓塞可不引起肺循环功能改变。大块血栓栓塞肺动脉或其主要分支时可引起急性右心室扩张，甚至导致急性肺心病，以至衰竭死亡。

2. 体征　急性肺栓塞常见低热、呼吸急促、心率加快、发绀、颈部静脉曲张等，听诊有肺部干湿性啰音及肺血管杂音。

（二）辅助检查

1. 心电图　多表现右心负荷过重，电轴右偏，肺性 P 波，SIQIIT Ⅱ型，完全性或不完全性右束支传导阻滞，aVF 导联 T 波倒置或 ST 段压降低。

2. 动脉血气分析　肺栓塞的血气改变有低氧血症、低碳酸血症和肺脑动脉血氧分差增大。

3. X 线检查　胸部 X 线片的敏感性及特异性较低。主要表现有血流减少、栓塞近端动脉增粗、肺梗死性病变。

4. 超声心动图　可观察到直接和间接征象。直接表现为血栓；间接表现为右室扩张、右室壁运动减弱、室间隔运动异常、RV/LV 比值增大 >0.5、肺动脉扩张和三尖瓣反流流速增快（3 ~3.5m/秒）等。

5. 肺通气/肺灌注扫描　可表现一侧肺灌注不显影，而肺通气正常，有大片放射性缺损区或明显放射性分布稀疏区，新月形缺损区等。如肺扫描正常，基本上可排除肺栓塞。肺通气/肺灌注安全、无创伤、敏感性高，但特异性较差。

6. CT 及 MRI　可显示左、右肺动脉及其分支的血栓。螺旋 CT（SCT）及超高速 CT 诊断肺栓塞的敏感性及特异性均接近 100%。SCT 被作为肺栓塞诊断的初筛手段，也可与肺灌注扫描及超声造影同时进行。

7. 肺动脉造影　是诊断肺栓塞最有价值的标准，具有较高的敏感性及特异性（图 15 -8 -3①②）。

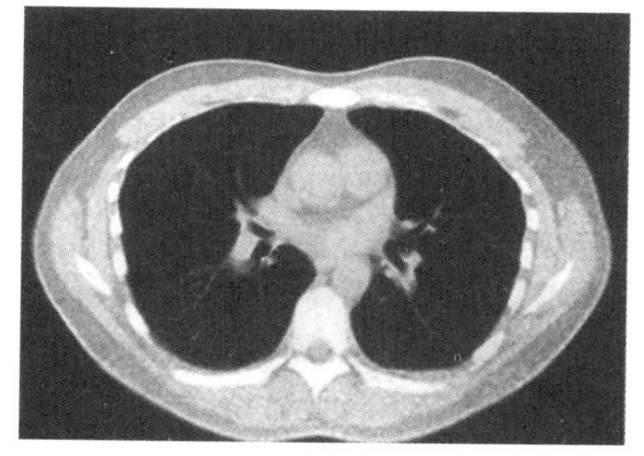

①双肺多发肺动脉圆形或不规则形充盈缺损

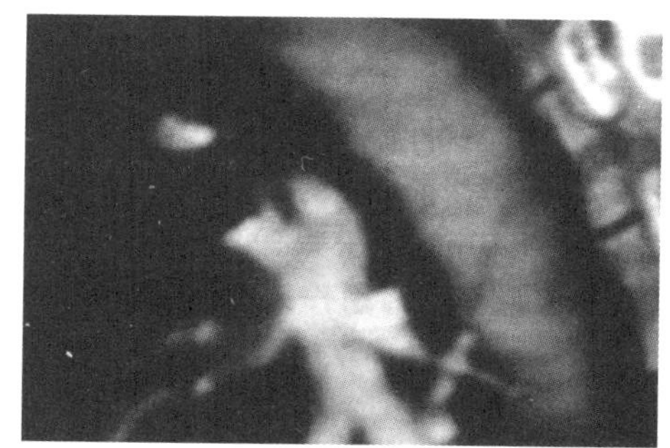

②三维重建显示右肺上叶和中间段肺动脉完全性充盈缺损

图 15 -8 -3①②　肺动脉 CTA

（三）治疗

1. 抗凝　抗凝是治疗 VTE 的主要措施，可同时开始使用低分子肝素和华法林，国际标准化比值达到 2.0 ~3.0，连续 2 日，然后停用低分子肝素，继续使用华法林。以后根据血液检测结果，继续服用华法林一段时间，以防血栓栓塞的复发。如果 VTE 的发生具有明确的外伤和手术后诱因，可使用华法林抗凝 4 ~6；如果仍在卧床，并有严重的疾病未愈，糖尿病等危险因素存在，则需要连续抗凝 6 个月。反复发生 VTE、易栓症，或者不明原因的 VTE、恶性肿瘤等，应长期或终身抗凝治疗。

2. 溶栓治疗　肺栓塞的溶栓治疗仅限于有血流动力学不稳定和巨大的髂股 DVT，有继发于静脉闭塞肢体坏疽风险的患者。溶栓的禁忌证有活动性出血、近期自发性颅内出血、近期外科大手术、10 日内出现胃肠道出血、严重高血压、近期心肺复苏、血小板减少及半月内有严重创伤等。溶栓的药物可选择尿激酶、链激酶及基因重组型纤溶酶原激活物。rt - PA 是第 2 代选择性溶栓药,推荐用法为 50 ~ 100mg,2 小时左右静脉点滴完成。研究发现,rt - PA 在 2 小时内比 SK 或 UK 在 12 ~ 24 小时内改善血流动力学紊乱和右心功能作用更快。

3. 下腔静脉滤网　安置滤网治疗 PE 的适应证如下。

(1) 禁忌抗凝治疗而确诊 PE。

(2) 抗凝失败治疗,例如复发的 PE。

(3) 在高危的患者预防性使用。

因为大多数非漂浮性 DVT 很少出现栓子,且能被单独肝素抗凝处理,IVC 滤网预防 PE 而不是预防 DVT,因此当滤网置入时,应同时使用肝素抗凝,以避免血栓形成。

4. 外科取栓及导管取栓　急性 PE 的外科治疗方法主要有肺动脉血栓摘除术和导管肺动脉血栓吸除术(图 15 - 8 - 4①②)。

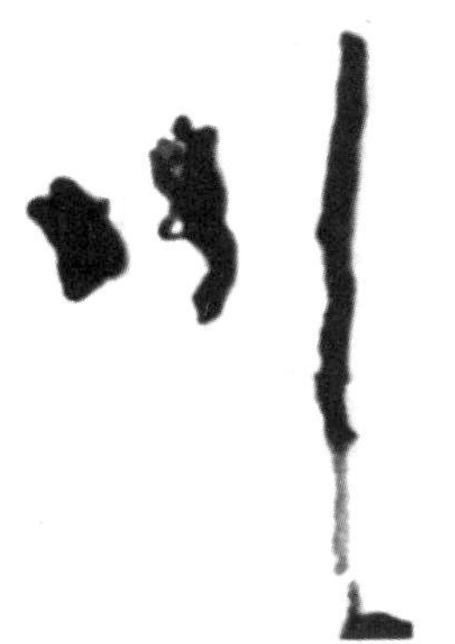

①右心室和肺动脉内血栓

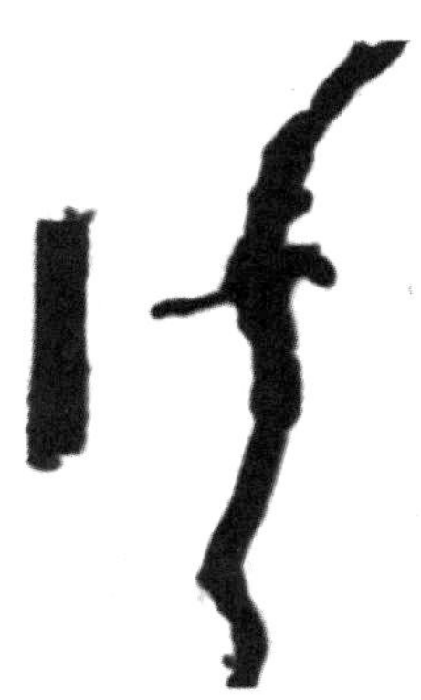

②肺梗死血栓

图 15 - 8 - 4①② PE 的解剖标本

(1) 肺动脉血栓摘除术:适用于内科治疗失败或不适合内科治疗的大块 PE,手术危险性很大。

(2) 导管肺动脉血栓吸除术:适用于病程在 15 日以内的新近大块 PE 及肺动脉平均压 < 6. 7kPa(50mmHg),即刻疗效可达 61% 。

(3) 肺动脉内膜剥脱术或肺移植术:适用于慢性 PE 引起的血栓栓塞性肺动脉高压的治疗。

(四) 预后

既往 PTE 的病死率较高,随着技术水平的提高,PTE 已成为治疗慢性 PE 的有效手段,中、远期效果良好,国外报道手术病死率为 5% ~7% 。

第九节　气性坏疽

气性坏疽是火器伤中最为严重、发病速度最快的并发症之一。如不及时诊治,常丧失肢体或危及生命。据资料报道,其病死率为20% ~50%。

一、致病因素

1. **梭状芽孢杆菌污染伤口**　包括产气夹膜梭状芽孢杆菌、生孢子梭状芽孢杆菌和溶组织梭状芽孢杆菌,其中以产气夹膜梭状芽孢杆菌为常见。临床上常见为数种细菌混合感染。

2. **组织失活**　伤口内有失活或血液循环障碍的组织存在,尤其是肌肉组织。

3. **局部环境**　具备适于厌氧杆菌生长的缺氧环境。

二、发病机制

上述致病病原菌存在于土壤、人及动物的皮肤、肠腔等处,所以开放性伤口均常有厌氧菌污染,只是不一定都发病。

(1) 肌肉丰富部位的严重损伤,例如下肢、臀部创伤,开放性骨折,伤道深部有衣服、弹片、泥土异物存留等,多处小弹片伤,伤道小而深,伤道内缺氧也可使致病菌存留。

(2) 清创术时间过迟或清创不彻底,伤口内有坏死组织存留时,即可成为细菌良好培养基。这时只要有适合厌氧杆菌生长的环境,如合并有主要动脉伤、继发性血栓形成、局部肿胀造成血管受压、伤口填塞过紧、止血带时间过长、石膏绷带过紧,特别是清创后缝合伤口等,均给厌氧杆菌造成适宜生长的环境而容易发生气性坏疽。

(3) 伤后脱水、大量失血、体力衰竭等全身抵抗力降低的情况下,容易诱发此病发生。

三、病理改变

气性坏疽多为数种致病菌混合感染,常与其他需氧的化脓菌共同存在,都是通过产生毒素作用,引起局部及全身病变。

1. **全身变化**　毒素吸收后,可引起严重的毒血症、中毒性休克、贫血以及对肝、肾、心脏等重要脏器的损害,如救治不及时,可因衰竭而死亡。

2. **局部病变**

(1) 卵磷脂酶(α 毒素):卵磷脂酶能使各种细胞膜破裂,造成溶血、组织坏死、毛细血管内皮细胞受损等。

(2) 胶原酶:胶原酶可造成肌纤维结缔组织损坏,并使毛细血管的胶原网状鞘受损,导致细菌向健康肌肉蔓延。

(3) 黏糖质酶:黏糖质酶能水解细胞间的黏糖酸,使细菌扩散。

(4) 分解肌糖酵素:分解肌糖酵素可使肌肉组织内充满气体,引起局部肿胀。

(5) 其他:还有杀白细胞素及透明质酸酶。

以上各种毒素的作用,可分解糖类及蛋白质,使组织内聚集大量气体。由于蛋白质分解和明胶液化,产生硫化氢恶臭。受累肌肉呈砖红色或棕黑色,钳夹不收缩,刀切无出血,形似腐肉。皮肤颜色受毒素作用和释出的肌色素和血色素浸透而变成棕色、蓝色、绿色或白色。

四、临床表现

1. **潜伏期**　因为受伤性质与细菌种类、数量不同,故潜伏期长短不一,短者数小时,长者5~6日,多数为1~4日。

2. 全身症状 最早常出现神情不安,口唇皮肤苍白、脉快,在数小时内变为忧虑、恐惧或精神欣快。但在感染发展到严重状态以前,患者神志常常一直清醒,有时表情淡漠,面色灰白,并大量出汗,体温可高到38~39℃,体温与脉搏不成比例,脉搏100~140次/分钟,细弱无力,节律不整。随着感染的发展,毒血症加重,体温可高达41℃左右。血压在早期常正常,后期则下降。血红蛋白下降,白细胞数增高。晚期有严重贫血及脱水,有时有黄疸,致循环衰竭。

3. 局部症状 常先有伤肢沉重、疼痛,感觉敷料或石膏包扎过紧,用止痛药效果不佳。伤口周围水肿,指压留有白色压痕。伤口内有浆液血性渗出液,其中可含气泡。分泌物涂片可查到革兰阳性粗大杆菌。触诊有捻发音,但气体的出现也不尽一致,有些可早出现,有些后期方明显,以产气荚膜梭状芽孢杆菌为主者,产气早而多;以水肿梭状芽孢杆菌为主者,则气体形成晚或无气体。有气时X线照片可见深层软组织内存有气体影。

伤口常有硫化氢恶臭味。根据菌种不同可有辛辣、甜酸、臭或恶臭等不同气味。例如,水肿梭状芽孢杆菌感染,可不臭或有很轻微的臭味。后期肢体高度肿胀,皮肤出现水泡,肤色呈棕色有大理石样斑纹或黑色。肌肉由伤口膨出者,呈砖红色而至橄榄绿色,最后呈黑色腐肉。

五、诊断

对所有患者,医务人员均应高度警惕其发生气性坏疽的可能性,必须严密观察。本症贵在早期诊断。主要诊断根据是负伤史和临床所见,不能单独依靠细菌学检查。凡是已从休克中恢复而无出血现象的患者,如出现精神状态的改变,脉快,伤肢沉重感及剧痛,其程度常超过该伤口所应引起的症状时,应高度怀疑此病的可能,此时应立即检查伤口。例如,伤部肿胀及水肿与创伤应该引起的症状不成比例;伤口有大量浆液、血性渗出物并含有气泡,触诊有捻发音,X线照片示深层软组织内有气体,渗出液涂片查到革兰阳性粗大杆菌等,即可确诊。处理上刻不容缓,不应再等待。

六、治疗

气性坏疽患者必须就地隔离治疗。

(一) 术前准备

(1) 本症进展迅速,准备时间应在30~45分钟内完成。

(2) 加强全身支持疗法,给氧、输血、输液以纠正脱水、电解质、酸碱平衡紊乱。

(3) 预防性应用抗生素。

(二) 紧急手术

气性坏疽一经确诊,就应果断进行紧急手术。即使有休克时,也必须在抢救休克的同时进行手术。

(三) 手术方法

1. 麻醉 采用全身麻醉。

2. 清创 必须采用再次清创,清创过程用3%过氧化氢或1∶4000高锰酸钾液反复冲洗伤口,并持续滴注。再清创时,应充分暴露伤口,做广泛多处的纵深切口,彻底清除坏死组织,直到能见出血的健康组织为止。如感染仅限于某一筋膜腔,可把受累肌肉全部切除,术后敞开伤口。

3. 截断术　全身毒血症状严重,整个肢体均已坏死,应在健康部位用快速高位截断术。如截肢部位必须通过受累组织时,应把残端皮肤纵行切开,并将残余的受累肌肉从起点全部切除,截肢后不缝合伤口。手术过程禁用止血带。

4. 术后处理

(1) 伤口敞开,每半小时用3%过氧化氢液冲洗伤1次或用1:4000高锰酸钾液持续滴入伤口,直至伤口感染完全控制。

(2) 全身支持疗法,输血、输液,给予易消化的高营养饮食,保持每日尿量在1500ml以上,有助于毒素的排泄。

(3) 使用有效抗生素,视病情调整剂量。

(4) 紫外线强红斑量照射。紫外线照射伤口有较好的疗效。照射范围包括伤口及其周围5~10cm的健康皮肤,用量为强红斑量,局部炎症控制后减量,直至可作二期缝合或植皮时为止。

(四) 高压氧

高压氧治疗气性坏疽已取得了较满意的效果,用2.5~3个绝对大气压,每次2~4小时,第1日3次,第2、第3日各2次,一般3~4日后可有明显效果。

(五) 抗毒血清

气性坏疽抗毒血清的评价不一。如果采用抗毒血清治疗,应先做皮肤试验,阴性者可静脉滴注5价抗毒血清1~2瓶,每瓶中含产气荚膜梭状芽孢杆菌抗毒素1万U;腐败梭状芽孢杆菌抗毒素1万U;水肿梭状芽孢杆菌抗毒素1500U;双酶梭状芽孢杆菌抗毒素1500U;溶组织梭状芽孢杆菌抗毒素3000U。每隔4~6小时1次,以后可根据症状重复使用。

第十节　坠积性肺炎与褥疮

一、坠积性肺炎

长期卧床,可以发生坠积性肺炎,尤其是老年患者,可因而丧失生命。故在治疗骨折时,应注意使患者及早起床行动,以及指导合适的功能锻炼。

二、褥疮

骨折严重、长期卧床的患者,由于身体骨突起的部位长时间受压,容易形成褥疮。做好护理,帮患者定期翻身,可有助于预防褥疮。

第十六章　骨折的晚期并发症

第一节　骨折延迟愈合与骨不连

骨折延迟愈合与骨不连，是骨折内固定术后常见的并发症。骨折延迟愈合，经过恰当的保守治疗后，多数均有可能愈合。骨不连是骨折治疗失败的结果，会造成治疗上的困难，同时给患者带来心理、生理和生活上的诸多痛苦。只要早期妥善处理，绝大多数骨折内固定术后并发症是可以避免或减轻的。

一、骨折延迟愈合

骨折经过治疗后，已超过同类型骨折愈合所需要的最长时限，骨痂生成较少或无明显骨痂生成，骨折端仍未连接者，即可认为是骨折延迟愈合。骨折延迟愈合只是一个相对的时间概念，由于骨折部位、骨折类型及骨折患者的全身、局部等条件的不同，骨折愈合所需时间也有较大差别，故此骨折延迟愈合并没有一个准确的时间概念定义。一些学者对骨折延迟愈合的概念提出不同看法，认为骨折的愈合过程只存在骨折愈合与骨不连。一般情况下，骨折后 4 个月仍未愈合者，可以称之为骨折延迟愈合。

骨折延迟愈合时，X 线片常表现为骨折断端边缘不整齐、模糊，甚至囊性变，骨质吸收、骨痂生长少、骨折间隙清晰甚至增宽等。但骨折端无硬化，骨髓腔无闭塞，这可与骨不连相鉴别。

骨折延迟愈合，经过恰当的保守治疗后，多数均有可能愈合。

（1）去除导致骨折延误愈合的因素。

（2）延长观察随访时间。

（3）对内、外固定不牢靠者，加用其他外固定方法加固。

（4）采用在骨折端注射骨髓、骨胶原或血小板血浆等作局部注射治疗，可能取得一定的疗效。

（5）其他生物物理治疗手段，如超声波治疗，部分病例叩击在骨折端可获得有一定的疗效。

（6）加强随访，一旦发现有骨不连趋势，应积极采取措施，按骨不连处理。

二、骨不连

骨不连也称骨折不愈合，是骨折治疗失败的结果，其后果会造成治疗上较大困难。依照病理过程，骨不连是指骨折在未完全连接的条件下，就终止骨折正常修复过程。对骨不连时间上的定义有不同的看法，一般认为，骨折后经过正规治疗，9 个月仍未愈合，且观察 3 个月没有进展迹象，就确定为骨不连。也有人提出 6 个月或 8 个月未愈合即可诊断为骨不连。骨不连与骨折延迟愈合的鉴别，在于骨不连不经过干预则无法愈合；而骨折延迟愈合仅仅是愈合缓慢，给予足够时间和合适治疗后仍有可能愈合。

（一）类型

1. **假关节骨不连**　骨折端及髓腔处被骨膜样组织封闭，常在该处形成滑囊状，内有滑液，形成“假关节”。治疗在复位适当加压内固定之前，需切除滑膜及滑囊，打通髓腔。

2. **萎缩性骨不连**　多数因骨折端血供障碍，缺乏应有骨折修复活动所致。可见骨折端髓腔封闭，无骨痂生长，骨折端吸收，严重者呈“鼠尾样”改变。此类骨不连治疗难度较大，常需充分重建、改善血运状况及互助激活成骨过程方可能达到较好效果。

3. **肥大性骨不连**　通常由于内固定不够牢固，骨折端发生松动而产生，此时骨折端血运尚好。X 线表现为骨折端有大量骨痂，但无骨桥连接。治疗主要调整、加强固定强度，治疗效果较好。

4. **营养不良性骨不连**　骨折端血运尚好，但因局部骨缺损或固定位置偏差，骨折端接触面少而影响骨痂生长。治疗应纠正不良对位，加强固定方式和植骨。

5. **感染性骨不连**　原因是局部感染形成骨髓炎而导致骨不连。由于骨不连和感染同时存在，首先应治疗骨感染，待骨感染控制后再考虑处理骨不连。

（二）治疗

确诊发生骨不连，应尽快进行翻修手术。治疗目的是确保固定充分可靠，保持骨折端良好的血运和具有诱导成骨的因素，以保证骨折顺利愈合。至今植骨内固定仍是公认治疗骨不连的有效方法。

1. 手术治疗

（1）骨折端的处理：骨不连可为多种因素造成的骨折断端不连接，故骨折端的处理非常关键。对肥大型骨不连，由于局部血运丰富，骨痂生长多，可给予消除异常应力，改为加压内、外固定即可。对营养不良性骨不连，应清除断端的瘢痕组织，造成新鲜创面后，植骨及重新固定，增大断端接触面积，促使骨折愈合。对断端硬化、髓腔闭塞者，一般其血运较差，应清除后打通骨髓腔并植骨，这样有利于局部血运的建立和骨折的愈合。

（2）植骨：植骨是治疗骨不连的必要手段。在清理骨折端后应选择恰当的植骨方式予以植骨。植骨的基本原则是：

1）尽量采用自体骨移植，对皮质大块缺损的结构性缺损，应取自体大块骨或骨管进行重建,并用足量的自体松质骨填塞在植骨块隙缝处。一般对于年轻者,双侧髂前上棘是切取大块供骨的来源,必要时在髂后上棘也可提供较多量的松质骨。

2）经过大块骨移植,完成结构重建性后,应采用合适的固定,使移植骨与植入区骨稳固,才能取得植骨的顺利愈合。

3）应去除植骨区的硬化骨,植骨区的创面应修至骨质有新鲜渗血,皮质骨可用骨凿,采用骨剥离方法,形成新鲜骨创面,以利愈合。

4）对长节段的结构性缺损或某些血运不佳特殊部位的骨折,如股骨颈骨折及距骨颈骨折等,可采用带血管蒂骨移植,这种携带血运的植骨方式,更有利于骨愈合。

5）要有充足植骨量,并将局部尽量压实。自体骨量不足时可加用人工骨、异体骨或异种骨,最好与自体骨混合使用。带有骨形态生成蛋白(BMP)活性的骨材料的应用效果较好。

6）植骨区必须有良好的软组织覆盖,必要时可采用皮瓣、肌瓣或肌皮瓣的方法,以达到改善血运,防止感染。

7）植骨后必须有良好的固定,才可能使骨折愈合。

8）选择植骨的方式有多种,如骨折端周围植骨、嵌入式植骨、开槽植骨、滑移植骨、带血管蒂的游离植骨及骨膜瓣移植等,应根据不同的供骨来源、手术形式的需要及临床需要加以选择。

2. 更换固定 在治疗的同时,应更换原来的内(外)固定。除感染性骨不连需要使用外固定架外,由于内固定对控制骨折端的移位及消除应力的效果较好,故一般采用内固定。原有的内固定因受到骨折不愈合的影响,内固定物长时间承受较大的应力作用,容易发生疲劳折断,不应继续使用。

选择固定方式应根据骨不连的种类、骨缺损的程度、骨折块的位置及形状、畸形矫正程度骨折端的血供情况和医疗技术水平综合加以考虑,更换后的固定应具有更充分的稳定性。常用的内固定方式有:

(1) 交锁髓内钉:是常用于治疗四肢骨不连的内固定方式,但其使用也有一定的限制,由于占据了髓腔内的位置而限制大量植骨,并可能有影响血供因素存在。另外,曾有术后发生感染的报道。

(2) 动力加压钢板:多用在外固定更换为内固定时,可以避免外固定钉道引起的感染,也常用于骨不连的治疗。近年来有不少学者应用双侧钢板固定,加大植骨量,取得了较好的疗效。

(3) 桥形钢板:桥形钢板属内固定架夹板的一种形式。主要的特点是钢板跨越骨折植骨区,将接骨板固定于骨折区远、近端的正常骨质,达到维持骨的长度、旋转对位以及对线。适用于骨不连需要植骨后的固定。

(4) 外固定器:适用于治疗伴有骨感染的骨不连,具有创伤小、不干扰断端周围血运和方便后续治疗等优点。

3. 其他手术方法 为了达到减轻病者痛苦、尽快恢复肢体功能和提高生活质量,对某些骨不连病例还可考虑以下治疗方法。

(1) 人工关节置换术:对年龄较大的股骨颈或肱骨外科颈骨折骨不连,可考虑行人工关节置换。通过人工关节置换,可以迅速减轻病者痛苦,很快获得一个无疼痛、有功能的关节,术后效果较好。

(2) 关节融合术:对某些关节部位骨折的骨不连,可考虑行关节融合术,使患者消除痛苦,普遍认为,某些关节融合后的功能较保留一个疼痛的活动关节为好。

(3) 截肢:是骨不连治疗失败的最后选择。现代观点认为,某些截肢术不应视为破坏性手术。随着假肢技术的提高,相比之下,耗费大量资金和时间,历经多次手术而最终勉强保留一个功能残缺的肢体,不如配带有部分功能的假肢。

对截肢手术必须严格控制,下列情况下可考虑截肢。

1) 重建修复手术失败,不可能再重建时。

2) 计划重建手术的效果、功能还不如假肢满意。

3) 某些老年人,接受重建手术的危险性明显大于手术效果。

4) 为了保留损伤的肢体,而需影响其他更重要肢体功能者。

4. 生物物理方法

(1) 电刺激。

(2) 超声波体外震波法。

(3) 叩击式应力打击。

第二节　骨化性肌炎

(一) 病因病理

骨化性肌炎系骨折创伤或手术后,由于骨膜被撕裂移位,其下有血肿形成,经机化形成肉芽组织然后骨化,骨骼及软组织内发生钙化、骨化病灶,导致出现肿胀、疼痛或关节功能障碍等症状。由于这种骨化的成因并非因肌肉创伤形成骨质,因此又有称为损伤性骨化。

(二) 诊断

X 线照片上可显示相当于肌肉位置的骨化阴影。

(三) 治疗

骨化性肌炎的治疗重点在于预防。首先,应避免对关节部位,尤其不能对肘部骨折脱位进行反复暴力推拿及复位等。反复刺激形成广泛的骨膜下血肿以及血肿扩散,是引发损伤性骨化的主要原因。此外,对关节损伤后的功能障碍恢复,必须认识到有发生骨化性肌炎的危险,要采用轻柔的手法进行关节功能训练,避免过度推拿和被动牵拉。其次,一旦发生可疑骨化性肌炎,应立即停止该关节活动度训练,并使关节制动于功能位,在不引起疼痛的前提下做各关节的主动活动,待疼痛、肿胀及压痛症状消失,X 线表现骨化已静止后,方可进行以无痛训练及主动运动为原则的功能训练。另外口服消炎镇痛药有助于预防骨化性肌炎的发生。

第三节 关节功能障碍

骨折后发生关节功能障碍较为常见,尤其是邻近关节部位骨折、关节内骨折及老年人骨折等。关节内骨折没有绝对解剖复位和良好固定,导致骨愈合后关节面不平整,可引起创伤性关节炎,出现关节活动性疼痛和功能障碍。骨折后肢体长时间固定,血液循环不畅,关节周围组织有可能发生粘连,重者可有关节囊和周围组织挛缩,导致关节活动功能受限。

关节功能障碍治疗的要求,因年龄而不同。如老年人,只要不严重影响关节功能或运动丧失,可作相对保守治疗。但年轻人或对关节功能要求较高时,则需要行相应的保守或手术治疗。

一、保守治疗

由于软组织原因引起的关节功能障碍并且病程较短,保守治疗常可取得一定效果。保守治疗包括理疗、蜡疗、热敷和坚持运动训练等。有学者强调在运动前进行适当理疗以达到松弛结缔组织的黏弹性,再结合被动训练改善关节活动范围,取得了良好的疗效。

二、手术治疗

对保守治疗无效的强直性关节功能障碍,关节内骨折未能良好复位而引起的创伤性关节炎,常需选择合适的手术治疗方式。手术须达到充分暴露和彻底松解,加之持久的功能锻炼,才可防止再次复发。在条件具备的情况下,术后可配合其他辅助治疗,如关节内药物治疗、关节清理术及带蒂筋膜复合瓣移植等,均可取得良好的疗效。

第十七章　四肢血管损伤

随着工农业生产的发展及交通事故的频繁发生，严重外伤日渐增多，而在这类损伤中出现四肢重要血管损伤临床上也不少见。四肢重要血管损伤在诊断及治疗上均有一定难度，稍有不当可危及肢体功能，甚至截肢，更严重者可危及患者生命，因此其诊断及治疗是骨科创伤中十分重要的内容。

第一节　四肢血管损伤的诊断

四肢血管损伤根据受伤史、临床表现及体格检查通常可以确诊。部分诊断困难病例需要进行特殊检查并要求必须熟悉血管的解剖、受伤原因及临床表现。

一、血管的生理解剖

（一）四肢动脉生理解剖

四肢动脉的管壁由内膜、中层和外膜组成。

1. 内膜　是一光滑、薄而致密的半透明膜，又分为内皮、内皮下层和内弹力膜3层。

2. 中层　由多层环形或螺旋形排列的平滑肌细胞构成，因而具有很强的弹性和收缩性。

3. 外膜　厚度与中层相近，由纵形胶原纤维、弹性纤维和成纤维细胞等疏松结缔组织构成，因而使血管长度有一定的伸缩性。

熟悉以上组织结构及其特点，有利于血管吻合的操作，从而获得较为理想的效果。

（二）四肢静脉的生理解剖

静脉血管壁也分为3层，但分界不如动脉明显，内膜很薄，中层仅含少量环形平滑肌，外膜结缔组织较多。静脉内有静脉瓣，尤其是下肢静脉。瓣膜的游离缘朝向心脏有利于血液向心流动，防止倒流，因此当修复血管缺损而用静脉替代动脉时应将移植段倒置，以符合其解剖特点。

二、损伤机制

多为切伤、刺伤、枪伤和炸伤所致，医疗中发生的误伤动脉也为常见原因之一。在近年来开展骨外固定的技术中，曾有发生股骨骨折外固定器穿针刺伤股动脉后不得不行截肢的报道。

另外，钝性打击可引起血管栓塞或痉挛，特殊部位的闭合性骨折，如肱骨下端骨折并发肱动脉损伤，股骨下端骨折并发腘动脉损伤，高速投射物可产生冲击波，从而造成血管栓塞或损伤。在大血管周围发生损伤时，如颈部、腋窝、腹股沟及肘窝等处均可能造成相应的大血管的损伤。

三、损伤类型

（一）血管断裂

1. 动脉完全断裂　因动脉血管压力大，动脉断裂可引起短时喷射样大出血，血压下降，常伴有休克，可危及生命。动脉断裂或血栓形成，可引起不同程度的组织缺血甚至坏死，虽然侧支循环可能减轻缺血程度，上肢侧支循环比下肢丰富，故上肢对大动脉突然断裂的耐受性较强，但时间过长均可引起严重后果。

2. 动脉部分断裂　由于损伤的性质不同，动脉部分断裂在管壁上可呈现纵形、横形或斜形裂口，当管壁部分破裂时，由于血管收缩，不仅不能使出血停止，反而使裂口扩大，这比完全断裂时出血的情况更为严重，因此应该引起高度重视。

（二）血管痉挛

当血管受到损伤、骨折端压迫、长时间暴露、温度及手术等刺激时，均可引起动脉管壁上交感神经纤维兴奋，继而使动脉壁的平滑肌持续收缩而发生血管痉挛。短时间内不解除可发展成血管栓塞，造成血流中断，甚至可能肢体坏死。其临床表现为血管痉挛远侧动脉搏动减弱或消失，肢体出现麻木、发冷、苍白等缺血症状，而血管形态呈细索状，光泽失常，触之不柔软及无搏动。由于有时发生血管管壁损伤可涉及内膜，故可发生内膜和中层之间的套脱伤，继而发生血栓形成。

（三）动脉受压

骨折、脱位、血肿、不正确的使用止血带、夹板及石膏外固定压迫等因素，均可造成动脉受压。其结果是长时间血流不通畅导致血栓形成甚至肢体坏死。股骨下端骨折易发生腘动脉受压，其原因是该处骨折后由于腘绳肌的收缩使骨折远端向后移位压迫腘动脉。屈曲位髁上牵引多可改善，经观察仍不能缓解时应及早手术探查，以解除骨折端的压迫。

（四）假性动脉瘤及动静脉瘘

动脉部分断裂而破口较小时，动脉出血为局部张力限制而形成搏动性血肿，1 个月后因肌化而形成囊腔，而后囊壁内面被新生的血管内膜所覆盖，形成假性动脉瘤。动静脉瘘是因伴行的动、静脉同时部分损伤，其内腔发生直接交通，动脉血大部分不经毛细血管而直接进入静脉，形成动静脉瘘。

四、临床表现

（一）出血

大血管损伤无论断裂或破损，若为开放性损伤均有大量血液流出。

1. 动脉损伤

（1）活动性或搏动性出血。

（2）损伤远侧端组织出现血管功能不全。

（3）伤口内可见有搏动性增大的血肿。

2. 闭合性损伤

（1）立即或继而出现肢体在损伤平面以下动脉搏动消失。

（2）伤肢麻木，进行性触觉减退或麻痹。

（3）进行性肿胀，剧痛，肌张力增加，有时形成张力性或搏动性大血肿。

（4）肢体发凉，皮肤苍白、青紫或出现淤斑。

闭合性血管损伤的临床表现要与骨筋膜室综合征相鉴别。前者表现为血管的损伤，后者是四肢骨筋膜室内的肌肉和神经因急性严重缺血而出现的早期症状和体征，如不早期诊断积极抢救，将迅速发展为坏死或坏疽。

（二）低血压及休克

因大量出血使血容量骤减，可出现低血压甚至休克，对一些严重的复合伤，除了注意局部血管损伤外，还应对全身重要脏器进行排查，防止漏诊而丧失抢救机会。

（三）肢体远端血供障碍

1. 肢体远端血供障碍　血管损伤后，可导致供血肢体远端血供障碍，肢体远端动脉搏动消失或减弱。血管损伤使血管的连续性受到破坏，因而动脉搏动不能传递，故在检查患者时，上肢血管损伤而不能触及桡动脉，下肢血管损伤不能触及足背动脉。检查时应注意勿将检查者手指的血管搏动误认为患者的血管搏动，侧支循环丰富的部位，即使血管损伤但远端仍可有血管搏动。还要注意肢体保暖，必要时要与对侧比较，反复检查，不能因远端触及血管搏动而排除主要动脉损伤的可能性。

2. 皮温下降　由于肢体供血障碍，皮温下降，应在同样条件下与健侧对比。

3. 皮肤苍白　血供障碍的明显表现。

4. 毛细血管充盈时间延长　肢体远端供血严重不足或完全中断时，远端毛细血管充盈时间显著延长或不充盈，指（趾）腹不饱满，如小静脉有淤血存在时，毛细血管充盈时间可正常或接近正常，但与对侧比较患侧的充盈呈暗红色。检查缺血情况时可用针尖在肢端刺一小口，若血供正常可见活动性鲜红色血液流出。

5. 疼痛、感觉及运动障碍　神经、肌肉对缺血十分敏感，神经对缺血的早期反应是剧烈疼痛，后期可减弱甚至消失，对这样的反应不能误认为是病情好转的表现。缺血所致的感觉障碍要与周围神经本身的损伤相鉴别，后者与该神经所支配的区域是吻合的，肌肉缺血随着时间的延长可由无力至完全丧失，特别是被动活动时表现剧痛。

五、诊断

大血管部位的直接外伤，可出现活动性出血、搏动性血肿、远端缺血等临床表现，诊断一般可以明确,对有困难的病例,若条件许可应进行一些特殊检查。

1. 多普勒血管超声探测仪 是一简便的无损伤检查,准确性高,可比较健侧与患侧多普勒信号的音量大小和振幅高低,还能作出示波记录,通过检查可判断血管的通畅程度,以了解血管有否损伤,但不能对血管的组织学检查作出诊断。

2. 动脉造影术 适用于诊断和定位困难的病例,可显示动脉多处伤、晚期动脉伤、假性动脉瘤或动静脉瘘。但动脉造影可因检查需推迟手术时间,且造影本身可引起如动脉栓塞、出血、血肿、感染、肢体坏死和过敏反应等严重并发症。

3. 其他 随着高科技的发展,一些无损伤检查进入临床。如超声血管成像技术、超声血流流速描记、热像图、同位素扫描、经皮组织氧张力测定与磁共振显像等,随着这些高新仪器的使用,无疑使血管外科的基础研究、早期诊断及疗效观察上均取得突破性进展。

第二节 四肢血管损伤的处理原则

四肢血管损伤是严重外伤,治疗首先要控制出血,防止和及时纠正休克,以挽救患者生命。对急性损伤要做好清创术,除修复已损伤的血管外,对骨折、肌腱及神经均应争取一期修复。尤其是骨折,受伤时间短,污染不严重,应力争牢固固定,这样才能给已修复的血管以支撑,否则对血管的修复不利。神经、肌腱的一期修复也为以后患肢的功能恢复创造了条件。对污染较重的情况,可使用骨外固定器,近年来骨外固定治疗这方面的损伤已取得丰富的经验。

一、急救止血

1. 加压包扎法 较常用,对四肢血管损伤是最简单且有效的止血方法,特别在现场救护为赢得抢救时间具有十分重要的作用。可用清洁布类或无菌纱布覆盖伤口,对深的伤口要用敷料充填,然后用绷带加压包扎,包扎后应观察止血效果。

2. 指压法 此为短暂的应急措施,只要熟悉解剖,几乎不需任何条件,只需用手指压迫出血动脉的近侧端,对较深的血管可用手掌将血管压向深部骨骼,大多数情况下可立即控制出血。

3. 止血带法 止血带为有效的止血工具,但必须对其原理、适应证、使用方法和注意事项加以注意,否则不仅无效,可能还会造成肢体坏死,甚至死亡等严重并发症。

4. 钳夹止血法 直视下用血管钳直接夹住已破损的血管,然后将止血钳一起包扎在伤口内。

二、休克及复合伤的处理

血管伤因短时间内发生大量血液丢失,患者多有低血压及休克,应迅速控制活动性出血,立即建立通畅的静脉补液通道,及时做血型及交叉配血试验,补足丢失的血量,维持酸碱平衡,纠正电解质紊乱,防止休克并发症,如成人呼吸窘迫综合征、急性肾功能衰竭和播散性血管内凝血等。四肢血管伤多以复合伤的形式出现,要特别防止只重视局部而忽视全身情况。

三、不同类型动脉损伤的处理

诊断明确应急诊手术处理,诊断困难的可疑血管损伤病例,也不能消极等待,应尽早手术探查。动脉损伤的处理时间与病死率、截肢率均有密切关系,在动物试验中缺血 1 ~6 小时肢体 90% 成活;缺血 12 ~18 小时肢体 50% 存活,缺血 24 小时后仅 20% 存活。据文献报道,82 例急性四肢主要动脉损伤患者,伤后 12 小时处理者 60 例,肢体全部存活,发生缺血性肌挛缩仅 1 例;伤后 12 小时以上处理者 22 例,有 3 例需截肢,6 例出现缺血性肌挛缩畸形。从以上资料可以看出,尽早探查,尽早修复损伤血管是保存肢体的关键,对某些病例虽有探查阴性的可能,但绝不能消极等待观察或保守治疗而痛失修复时间。

及时、充分的清创是获得血管伤修复的基础,应在止血带下进行,对伤口要用生理盐水及 10% 过氧化氢溶液反复冲洗,按由浅入深的顺序,对失去活力的组织要尽量清除。血管损伤的感染率一般在 5%,为了预防伤口和血管吻合的感染,应在术前就应用广谱抗菌素,及注射破伤风抗毒血清。

(一) 第 1 类动脉

绝对不能结扎,一定要给予修复的血管,如主动脉、无名动脉、颈总动脉、肾动脉、髂总动脉、股动脉及腘动脉。

(二) 第 2 类动脉

对结扎后可引起严重后果的动脉,应力争给予修复而不要轻易结扎,如颈内动脉、锁骨下动脉、腋动脉及肱动脉。

(三) 第 3 类动脉

除上述两类动脉以外的动脉,如单纯的尺动脉或桡动脉、胫前动脉或胫后动脉损伤,在无法修复或全身情况不允许时,可予以结扎。

(四) 动、静脉瘘或假性动脉瘤

对血管损伤后的动、静脉瘘或假性动脉瘤,应给予切除并作血管移植修复。

(五) 动脉结扎术的指征

动脉结扎后的截肢率很高,随着医疗技术、设备的不断完善以及人们生活质量的不断提高,应积极修复损伤的血管,尽量避免动脉结扎,以降低截肢率。动脉结扎术应严格掌握以下指征。

(1) 病情危重,多处重要脏器损伤不能耐受血管修复手术。

(2) 肢体组织损伤广泛而严重,不能修复血管或修复后也不能保存肢体。

(3) 单纯尺或桡动脉或单纯胫前或胫后动脉,可先试行结扎观察患肢血供情况,对完好的伴行静脉不应结扎。

(六) 血管痉挛的处理

创伤、寒冷、血管长期暴露以及手术刺激等,容易发生血管痉挛。

1. 血管内机械扩张法　如发生血管痉挛可行扩张法解除,用显微止血钳直接插入血管断端,做轻柔的持续扩张,要防止血管壁的损伤。

2. 血管内液压扩张法 适用于吻合前或吻合后发生的血管痉挛。吻合前痉挛,用显微血管钳夹住断端外膜,用无创针头置于血管断端内,向内注入生理盐水进行扩张。吻合后的血管痉挛用无创镊夹住远、近端,然后用小针头向该段血管内注入生理盐水进行扩张。还可用温热盐水纱布湿敷。

3. 药物治疗 闭合性损伤的病例可肌注妥拉苏林 25mg,每日 3 次。也可行奴弗卡因交感神经阻滞封闭。

四、血管损伤的修复

四肢血管损伤超过血管周径一半者,若行单纯缝合可引起血管狭窄或血栓形成。无论完全断裂、大部断裂或内膜脱套伤以及广泛血栓形成,均应切除损伤部分并行对端吻合,必要时可行血管移植修复,小血管壁损伤可行单纯闭合法修复。

(一) 单纯缝合法

1. 适应证 适用于较清洁和整齐的大血管侧壁较小的裂伤,要充分估计缝合后不致引起狭窄。

2. 操作方法 先用无创血管夹分别夹住损伤段远近两端阻断血流。再用肝素溶液(125mg 肝素加 200ml 生理盐水)冲洗管腔,去除凝血块,剪齐创缘。用 8 - 0 无创缝线行连续或间断缝合,缝合边距 0.5mm,针距 0.5mm,横行缝合法优于纵行缝合法,可预防血管狭窄的发生。如缺损较大,又不需要行切除后吻合的局限性血管壁缺损,可行自体静脉移植修补。

(二) 端对端缝合法

1. 适应证 适用于血管大部分或完全断裂以及血管局限性严重挫伤。经清创后,如血管缺损在 2cm 以内,一般游离血管上下段即可进行直接对端缝接,还可通过屈曲关节位缝合以克服张力,防止发生缝合后有张力而影响血管通畅。

2. 操作方法 用无创血管夹夹住损伤血管两端,修剪血管断端的外膜,用肝素溶液冲洗断端血管腔以去除血栓。较小血管可采用两定点法连续缝合法,缝合时防止血管扭曲。直径大于 2.5mm 的动脉,可采用三定点连续缝合法,此法可使血管内膜对合良好,缝针间距及边距均为 1mm,松紧适度,过松易漏血,过紧可能使吻合口狭窄。血管缝合完后,用等渗盐水冲洗伤口,先放松远端血管夹,使回血驱除空气,再放松近端血管夹。若有漏血,可用温热盐水纱布按压缝合处数分钟,或可加缝 1 或 2 针,力争一次性缝合成功。

如是动、静脉同时受损,可先修复静脉,或在动、静脉修复后同时放松血管夹,不可在修复动脉后即松开动脉夹,然后才着手修复静脉,这样易发生动脉栓塞。血管吻合后应以健康组织覆盖,不可使吻合血管直接外露或直接位于皮肤缝线下,否则血管壁因缺乏支持,易发生坏死或吻合口裂开,导致继发性出血。若因组织缺损太多无法直接缝合,可行植皮或各类皮瓣及减张缝合等方法修复,同时应放引流,以便观察。

(三) 血管移植术

1. 适应证 血管断裂后,若缺损太多或吻合后估计有张力,无法用其他方法克服的情况下,则不应勉强缝合。此时最佳方法是用自体静脉移植术,被移植的静脉应较缺损段长 1cm,所取静脉应为健侧,可供移植的静脉有大隐静脉及头静脉,理想的静脉应与损伤的血管管腔一致。另外静脉均有静脉瓣,用静脉移植修复动脉段时应将静脉移植段倒置,用静脉移植损伤的静脉,则应顺置。克服管腔不一致的方法可将移植的静脉取下后,注射等渗盐水加压扩张,使管腔扩大接近受损伤动脉的管径以后再进行缝接。经扩张仍不一致时,可将所取静脉纵形剖开再截成两段,将其缝合成为一条粗静脉,然后再作移植。

2. **静脉移植段切取方法**　在健侧股上部和中部沿大隐静脉走向做纵切口,其长度按要求移植长度决定,显露大隐静脉,结扎上下端及其分支,切下静脉段。用肝素盐水冲洗管腔,并清楚标记其远近端,另外,结扎其分支时不可太靠近主干,以免引起管腔狭窄。合成物代血管如涤纶、四氟乙烯(PTFE)编织的人造血管,临床上已有成功报道的病例,虽近期效果良好,但缺乏长期随访,以后是否会发生狭窄或栓塞以及生物相容性方面的问题仍待随访及更深入的研究,一般认为,用自体静脉移植修复血管缺损是首选的治疗方法。

五、术后处理

(一) 全身情况

1. **纠正休克**　血管损伤多发生急骤及大量血液丢失,加之麻醉和手术对全身的影响,故术后密切观察至关重要。特别应观察脉搏和血压的变化,必要时应定时查血红蛋白、红细胞压积,以便了解血容量有否不足。另外,要保持收缩压在13.3kPa以上,否则会引起周围血管收缩和痉挛,甚至使已修复的血管发生栓塞,导致手术失败。

2. **急性肾功能衰竭**　主要因肾缺血和肾中毒引起。大血管损伤致失血性休克,或长时间低血压使肾动脉痉挛缺血而致肾实质坏死。血管修复后,肢体前一段时间因缺血产生的肌红蛋白、儿茶酚胺等有毒代谢产物急剧增加;坏死组织若清创不彻底或继发感染,细菌、大量毒素被吸收;血容量未补足时,靠血管收缩药维持血压等情况均可造成急性肾功能衰竭。一旦出现尿少,尿比重、血钾、非蛋白氮、肌酐及尿素氮上升等急性肾功能衰竭等状况下,应及时予以抢救。

3. **中毒性休克**　因血管损伤后大量组织缺血、缺氧而发生坏死,继发感染,组织分解释放的毒素进入血液循环,可发生严重的中毒性休克并肾功能衰竭。此时,应给予镇静、利尿、血管扩张药、抗酸、抗炎等处理。经上述处理无效或病情加重,应考虑开放性截肢等果断处理,以挽救生命。

4. **呼吸窘迫综合征**　术后须密切观察呼吸频率和深浅度,及全身组织供氧情况,及时给氧,必要时给予人工呼吸机支持呼吸。

(二) 局部处理

1. **血循环危象**　术后定时观察血管损伤平面以下血循环,定时测量脉搏、肤色变化、毛细血管充盈时间及温度变化,如肢体远端温度骤降3℃,而肿胀不明显,多为动脉供血不足,此时应考虑有无动脉栓塞或血管受压,可立即手术探查。如肢体肿胀,发绀明显,经抬高患肢仍不能改善,多为静脉栓塞,应立即手术探查,消极等待只会导致修复失败。

2. **伤肢肿胀**　血管损伤多伴有软组织严重挫伤,肿胀严重,加之血管供血不足,组织都有不同程度缺血,特别是肌细胞对缺血的耐受性较差,因而水肿、变性,甚至可延续为骨筋膜室综合征,需密切观察,如出现以下状况,应及时按筋膜间隙综合征处理。

(1) 从受伤到血循环重建的间隔时间较长。

（2）伤肢因缺血已引起严重肿胀。

（3）肢体伴有广泛软组织挫伤。

（4）伤肢出现早期缺血性肌挛缩症状。

3. 伤口感染与出血　伤口的感染重在预防，要充分清创，合理使用抗生素。术后一旦发生感染，应及时充分引流，否则感染向深部蔓延可影响已修复的血管。引流物应作培养及药敏，以便调整抗生素。术后放置引流十分重要，如伤口感染的同时并发大出血，多为感染而使修复的血管破裂，也应积极探查，力争挽救肢体。

4. 固定及体位　血管修复后应将肢体妥善固定，否则可能发生缝合处撕脱。固定的体位应使血管修复处无张力以便于愈合，关节固定在半屈曲位4周，以后逐渐加强伸屈关节活动。

5. 抗凝药物的应用　一般情况下，不使用全身抗凝剂，以免增加出血和发生感染，对重建的血管愈合不利，因此，认真仔细的操作是血管修复成功的关键。为了防止吻合血管时的凝血，可使用肝素溶液局部冲洗血管及吻合处，术后7日内每日可滴注右旋糖酐，以减低血液黏稠度，防止血栓形成。

第三节　特殊部位和类型的动脉损伤

一、腘动脉损伤

腘动脉紧贴股骨腘面和胫骨平台后缘的唇状突起，与腘静脉一起被包绕在一个结缔组织鞘内，而腘动脉侧支如固定线一般，使腘动脉环抱膝关节，位置较为固定，故膝部创伤容易并发腘动脉损伤。

腘动脉侧支细小，侧支循环较差。膝部受伤发生骨折脱位或严重挫伤时，腘动脉及其侧支常同时受到损伤，故腘动脉损伤后容易发生肢体坏死。据文献报道，结扎腘动脉的截肢率高达72.5%～100%，腘动脉损伤处理后的截股率仍高达30%～50%，甚至50%以上。因血管伤截肢者，腘动脉损伤占60%。

腘动脉伤的处理必须及时，延误诊治将导致肢体坏死而截肢。资料统计，腘动脉损伤在8小时内处理的成功率89%，8小时后处理的有86%需截肢。处理骨折合并腘动脉伤时，不能施行闭合复位，更不能消极观察等待，而应积极手术探查腘动脉，同时直视下复位骨折，以免加重血管损伤和延误对腘动脉伤的处理。腘动脉伤容易合并小腿筋膜间隙综合征，多数需要同时做小腿深筋膜切开。

二、锁骨下动脉损伤

（一）发生率

锁骨下动脉伤在战时可较多发生，有报道，平时锁骨下动脉伤占动脉伤总比例7.1%。

（二）病死率

由于锁骨下动脉伤容易发生难于控制的大出血，休克发生率高达41%～65%，患者常可因为未能控制大出血而导致死亡，病死率为10%～35%。及时处理锁骨下动脉伤，快速有效止血，是挽救伤员生命的关键。右侧锁骨下动脉于胸锁关节后方，起于无名动脉；左侧锁骨下动脉直接起于主动脉弓，于第1肋骨外缘延伸为腋动脉。前斜角肌内侧缘以内为第1段；前斜角肌后方为第2段；前斜角肌外侧缘至第1肋骨外缘为第3段。锁骨下动脉通过分支甲状颈干与肩部建立侧支循环，锁骨下动脉损伤后很容易发生肢体坏死。但如处理不当，尤其在甲状颈干分支近端的锁骨下动脉伤，仍可给肢体造成严重缺血。及时修复锁骨下动脉伤，对改善肢体循环、恢复功能和减少肢体伤残均有重要作用。

（三）诊断

上胸部，颈根部，锁骨上、下区的外伤均可能导致锁骨下动脉伤，应分析其伤道方向和深度。根据伤口大出血、胸内出血、纵隔血肿、颈根部和锁骨上下区搏动性或张力性血肿、伤部远侧动脉搏动情况、伤肢循环障碍和臂丛神经损伤等表现，可对锁骨下动脉伤做出诊断。但缺少上述某些体征并不能完全排除，特别是损伤位于甲状颈干分支以远时，即使锁骨下动脉完全断裂，由于肩部有较好的侧支循环代偿，肢体远端缺血症状多不明显，桡动脉仍可能触及搏动，不可因此而误诊。动脉造影有利于了解损伤类型、部位和手术设计，仅适用于怀疑锁骨下动脉伤而病情稳定、选择期手术者，如假性动脉瘤、动静脉瘘。

（四）急救处理

1. 控制大出血　锁骨下动脉伤引起的大出血，现场急救止血时，最有效的方法是填塞压迫止血，然后迅速送往有条件医院救治，切忌盲目探查创口或做“清创缝合”，以免导致病情恶化和给后期处理增加困难。

2. 恢复有效循环血量　应及时恢复有效循环血量，从下肢进行输血、输液，以保证能及时、快速补充血容量。

（五）手术方法

1. 切口　由于锁骨下动脉解剖位置特殊，血管损伤部位、类型各异，至今尚无一个切口能适用于所有锁骨下动脉伤的显露，须根据具体情况选择切口。并备好开胸器械，术中出现大出血难于控制时，应立即开胸控制血管近端进行止血。

可采用锁骨上下联合切口，骨膜下切除中段一节锁骨，显露锁骨下动脉，此仅适用第2、第3段损伤。锁骨上份切口应切断胸锁乳突肌锁骨头和前斜角肌，以利显露近端，利用锁骨下切口显露远端。如局部有搏动性血肿形成或为近侧段锁骨下动脉损伤，采用该切口术中有发生大出血的危险。应采用胸骨正中劈开，结合锁骨上下联合切口进行显露。先在胸腔内控制血管近端，再显露远端及修复血管。此法显露清楚，操作方便，便于控制出血。

2. 止血　锁骨下动脉和腋动脉在肩周有较多侧支循环，结扎锁骨下动脉后一般不引起肢体坏死，但常遗留肢体缺血症状，故锁骨下动脉伤应争取修复。如为锐器伤部分断裂，可做旁侧缝合；血管断裂、挫伤、栓塞或火器伤所致的部分断裂伤，应做对端吻合术；如缺损较多，对端吻合有张力时，应做自体静脉移植术。一般取大腿近端大隐静脉，液压扩张至外径6～7mm，移植修复锁骨下动脉。

三、骨折、脱位合并动脉损伤

（一）损伤机制

此类损伤常见于下肢膝关节和上肢肘关节附近骨折或脱位引起的腘动脉或肱动脉损伤，因上述部位的腘动脉、肱动脉的位置固定，且解剖上骨端与动脉有密切关系。骨折、脱位后引起血管损伤的主要原因是骨折或骨端直接损伤血管，直接暴力使血管震荡造成挫伤或痉挛，和骨折后由于肌肉的牵拉引起血管撕裂。

（二）临床特点

1. 发生率高　四肢骨折、脱位合并动脉伤的发生率，文献报道高达 30% ~55%，其中下肢比上肢更为常见。据统计，在四肢动脉伤中，合并骨折、脱位者上肢占 23.3%，下肢为 56.8%。

2. 伤情严重　此类损伤多为高能量暴力引起，休克发生率高，伴行大静脉、神经和软组织常同时遭受严重损伤。

3. 处理复杂　除处理血管损伤外，还要妥善处理骨折、脱位和修复软组织，增加了手术难度，也可影响其修复的成功率。

（三）手术方法

此类损伤常较严重，且同时受骨折、脱位不稳定因素影响，处理难度较大，多数需要做自体静脉移植修复。血管部分断裂伤多伴有挫伤，一般不做侧壁缝合修复。对开放性骨折、脱位的处理，关键要做好及时彻底清创，骨折应选择简便内固定，如肱骨骨折用外固定器；尺桡骨骨折用髓内针，斜行骨折可用螺钉固定；胫骨斜行骨折可用螺钉固定，横行骨折用石膏外固定；股骨骨折可用 4 ~5kg 重量平衡牵引维持位置，应适当屈曲膝关节，避免血管吻合处产生张力。牵引重量不能过大，以免引起修复血管吻合口破裂。如股骨骨折端靠近或直接压迫血管，应选用钢板螺钉内固定为宜。对伤后时间长、软组织损伤严重、伤口明显污染和严重粉碎性骨折，不应做内固定，而选用外固定器固定，有利于骨折固定、损伤血管修复、伤口处理和感染预防。

（四）预后

文献报道，四肢骨折、脱位合并动脉伤处理失败致截肢率为 24% ~47%。

四、闭合性动脉伤

闭合性骨折合并血管损伤，应及时手术探查血管，同时行骨折复位内固定。不可盲目采取闭合复位、石膏固定。对关节脱位合并动脉损伤，应手术探查血管，同时对脱位关节进行复位，修复关节囊，术后石膏外固定。

（一）临床特点

（1）无伤口，无外出血。

（2）损伤类型复杂、多样，可分为完全断裂、部分断裂、骨端压迫、血管痉挛以及挫伤栓塞等。

（3）系钝性暴力致伤，损伤部位多在骨折、脱位平面，也可为多平面损伤。血管损伤范围常较广泛，可同时损伤其侧支血管而加重肢体缺血。

（4）损伤程度可继续演变，尤其在血管内膜损伤，伤后早期血流可无明显障碍表现，肢体远端可触及搏动，但在短期或数日内，可逐渐发生继发性栓塞。

（5）合并伤发生率高。闭合性动脉伤，几乎全部均有合并伤。据资料统计，合并骨折占65.5%；脱位占 13.8%；周围神经损伤、伴行静脉伤和肌肉软组织严重挫伤各占 37.9%。

（二）辅助检查

Doppler 超声和 B 型超声检查有诊断意义。

（三）诊断

1. 病史　发生在四肢主要动脉径路的骨折、脱位及挫伤，无伤口及外出血，也应警惕发生动脉损伤的可能。

2. 症状

（1）如发现伤后早期肢体远端动脉搏动及循环尚好，尔后动脉搏动减弱或逐渐消失，伴有肢体明显循环障碍。

（2）无直接受到损伤的部位，伤后逐渐出现肿胀、剧痛。

（3）休克纠正后或筋膜间隔广泛切开减压后，伤肢远端动脉搏动仍消失或明显减弱，肢体循环无明显改善。

有以上表现时，应高度警惕发生闭合性动脉损伤。

3. 体征　5P 征是诊断闭合性动脉伤的重要依据，即脉搏消失——pulselessness；感觉异常——parasthesia；瘫痪——paralysis；苍白——pallor；疼痛——pain。

（四）漏诊原因

闭合性动脉伤容易发生误诊、漏诊。

（1）此类动脉损伤较隐蔽，无伤口及外出血等典型动脉损伤体征。

（2）部分病例在损伤后早期可触及肢体远端的动脉搏动，认为肢体循环尚好或被误认为血管痉挛，因而未进行连续、密切观察，往往在肢体出现坏死征象时才得到诊断。

（3）由于伤情严重，合并伤多，容易掩盖对动脉损伤的观察、诊断。

（五）治疗

1. 急救处理　急救处理时不必上止血带，如有血肿形成，可用多量敷料加压包扎。

2. 临时固定　合并骨折应做临时固定，以免在搬运过程中加重血管损伤。

3. 合并伤处理　合并伤处理是挽救肢体的重要环节。

（1）骨折的处理：应在手术探查血管的同时给予复位并做可靠的内固定，给修复的血管一个稳定的环境，有利于血管修复取得成功。

（2）深筋膜切开减压：此类损伤多因严重钝性暴力所致，常伴有骨折、脱位和肌肉软组织严重挫伤，又因无伤口自行减压，故容易发生骨筋膜间隙综合征。及时行深筋膜切开减压术，是处理此类损伤的重要措施。

（六）预后

截肢率高，预后较差。文献报道，挫伤引起的腘动脉损伤，截肢率为 71%，而刺伤引起的截肢率为 15%。因此，对闭合性动脉伤应引起高度重视。

五、儿童四肢动脉损伤

（一）临床特点

由于儿童正处于生长发育时期，在解剖、生理等方面有其特点，故儿童四肢动脉伤有其特殊性。

（1）儿童全身血容量相对较少，四肢主要动脉损伤后出血迅猛，休克发生率高，可危及生命。

（2）除可危及伤肢的存活和功能外，也可能影响肢体的生长发育，如肢体生长迟缓、短缩和畸形等。

（3）儿童血管的交感神经占优势，受到刺激后容易发生血管痉挛。而且儿童血管较细小而薄弱，血管的韧性和抗外伤能力均较成人差，也为治疗带来一定困难。

（二）治疗原则

1．一般处理　应密切观察全身情况，及时、适量输血、输液以预防休克。

2．手术治疗

（1）儿童四肢血管细小，血管修复难度大，技术要求较高，应在手术显微镜下修复血管，以提高成功率。

（2）术中应注意保护骨骺，以防生长障碍出现畸形。

3．术后处理

（1）患儿欠合作，术后应有妥善的超关节石膏固定，并给予止痛、镇静药，避免躁动，防止发生血管危象。

（2）儿童血管修复术后，应常规应用解痉药物，并给予小剂量低分子右旋糖酐，不应使用肝素等全身抗凝药物。

（3）儿童血管伤手术后病情变化快，应细致观察，及时发现问题并早期处理，避免发生并发症。

六、火器性动脉伤

火器性血管伤在战时和平时均较常见。此类血管伤的伤情复杂，处理困难，如不及时、正确处理，常可导致肢体丧失，并可危及生命。

（一）临床特点

1．合并伤　常有多处伤及合并伤，且伤势危重，伤情复杂，处理难度较大。常伴有静脉、神经、骨关节及软组织损伤。由于多处损伤，出血大，容易导致严重休克，增加伤情复杂程度，给救治处理带来很大困难。

2．伤口特点　火器伤的伤口较大，并可造成大面积软组织的破坏或缺损，使血管修复处不能获得良好的软组织覆盖。伤口范围大，走行方向复杂，损伤广泛，污染严重。伤口内广泛肌肉冲击伤后清创难以彻底，因而伤口较易感染，甚至可发生气性坏疽。

3．血管修复　由于血管的损伤范围大，边缘不整齐，污染严重，血管断端的远、近端均有明显的冲击波震荡伤，给血管的修复带来困难。

（二）治疗原则

1. 急救处理　应迅速止血，抗休克，优先处理危及生命的重要脏器损伤，在确保患者生命安全的前提下，再考虑修复血管。

2. 血管修复

（1）应根据局部伤情、肢体缺血时间及损伤血管远端肢体肌肉缺损情况决定是否进行血管修复手术。

（2）火器、爆炸致血管损伤，常造成广泛性软组织损伤和缺损，使深部组织外露，异物多，污染重，血管缺损范围大，通常伤后时间又较久，修复血管后无法利用局部软组织覆盖血管，术后难以避免伤口化脓性感染和血管栓塞，肢体功能也难以恢复，对此类情况，为确保伤员的生命安全，应考虑行结扎血管或截肢。

（3）应强调早期诊断、处理，争取在伤后 6～12 小时内修复损伤血管。一般不做血管造影，应采取积极探查血管。彻底清创是手术成功的关键步骤，清创过程中，应注意尽量保留侧支循环。火器性血管损伤的实际损伤范围比肉眼所见大，肌肉和血管清创时，肉眼观察到的血管挫伤、内膜分离及出血的伤段应予切除，尚需再切除两端各 3mm 左右，然后再进行血管修复术。根据伤情需要采用对端吻合或自体静脉移植修复血管，一般不主张用人造血管修复，血管部分断裂也不宜做侧壁吻合修补术。此外，还应进行静脉损伤的修复，及时做深筋膜切开减压和利用健康组织覆盖已修复血管。

（4）四肢主要动脉损伤后肢体远端长时间缺血，可发生远端肌肉缺血性坏死改变。当决定要进行血管修复术时，如发现远端肢体肿胀，必须先探查肌肉缺血改变。如深部肌肉无收缩反应，无毛细血管出血，小血管栓塞或肌肉间隙有较多液体渗出，已有明显肌肉坏死征象，即使损伤部位血管缺损不严重，表面软组织条件尚较好，也不应进行血管修复术。应果断采用截肢术，以挽救伤员生命，预防急性肾功能衰竭的发生。

七、医源性动脉损伤

近年来，医源性四肢动脉损伤有逐年增加的趋势，常见于介入治疗动脉插管以及骨科、普外手术。

1. 介入治疗　随着介入治疗的普及，动脉插管造成的医源性动脉损伤也逐年增加，文献报道发生率约为 0.28%，包括血栓形成和栓塞、假性动脉瘤、动静脉瘘、感染和其他出血并发症。股动脉是最常见的损伤部位，60 岁以上多见。

2. 冠状动脉成形术　冠状动脉成形术后的血管伤发生率明显高于仅做血管造影检查。动脉插管后的医源性血管损伤一旦确诊，应尽早手术。此类损伤一般都发现及时，没有其他合并伤，因而容易得到早期诊断和治疗，效果也更好。预防的措施是接受心脏介入治疗前，应排除周围血管性疾病，插管操作要准确、轻巧，避免损伤血管及其内膜。

3. 骨盆、髋部手术　骨盆、髋部手术，髋关节和膝关节置换，高位胫骨截骨，骨折开放复位内固定及骨肿瘤段切除，甚至一些邻近血管的一般小手术如腘窝囊肿、腕部腱鞘囊肿切除、疝修补、大隐静脉高位结扎术等手术，如处理不当，均有可能损伤邻近主要动脉。

手术误伤血管多为锐器伤。如系血管部分断裂，宜做旁侧缝合修复；如为完全断裂，缺损不多，可行对端吻合，一般不需做静脉移植。

手术误伤后早期诊断，及时处理的效果均较理想。如延误诊断或处理不当，可危及生命，甚至造成丧失肢体或影响肢体功能。

第四节 晚期并发症及处理

周围血管伤的晚期并发症为肢体缺血、假性动脉瘤和动静脉瘘。

一、肢体缺血

（一）临床表现

急性四肢动脉伤未经修复血管或修复失败，经过一段时间，由于侧支循环的建立，肢体虽未坏死，但可遗留缺血症状。一般上肢侧支循环较下肢丰富，对动脉断裂后肢体缺血的耐受力较强；下肢侧支循环较差，故动脉断裂后发生坏死的机会较上肢为多。静脉侧支循环的建立一般较快。

（二）治疗

肢体血循环障碍不明显，可不做特殊处理；如肢体缺血症状严重，应争取移植自体静脉修复血管，但总体效果不如初期修复。原主要动脉断裂后回缩较远，管径变细，尤其是远侧断端，手术中应避免损伤侧支循环，以免术后加重症状，甚至造成肢体坏死。

二、假性动脉瘤

动脉部分全层破裂后，由于周围有较厚的软组织，伤道小而曲折或包扎止血原因，使血肿与动脉相通而形成搏动性血肿。约在伤后 1 个月，血肿机化形成外壁，内面为动脉内膜细胞延伸形成的内膜，称为假性动脉瘤。

（一）临床表现

1. 体征　局部有肿块，并有明显膨胀性搏动，可扪到收缩期震颤，听诊有收缩期杂音。压迫动脉近侧时可使肿块缩小、紧张度减低并停止搏动。假性动脉瘤可冲击、压迫及损害邻近器官，如神经、骨骼。

2. 转归

（1）可因外伤或内在压力增高而破裂。

（2）囊内血块是栓子的潜在来源。如动脉发生完全栓塞，影响肢体血液循环，需紧急手术取出栓子。

（3）可因有肿块邻近皮肤发热、疼痛而搏动不强，被误诊为血肿而行切开，引起严重后果。为了确定假性动脉瘤的部位、范围和累及的血管数目，可行动脉造影术。

（二）治疗

1. 手术时机　随着血管外科技术的进步，不需等待侧支循环建立即可血管修复手术。根据具体情况采用切除动脉瘤直接吻合、修补或行血管移植。一般在伤后 1 ~ 2 个月，伤口愈合，皮肤健康、周围组织水肿消退后手术效果较好。发现破裂时应紧急手术。

手术时先显露动脉近端,准备无创动脉夹控制出血。可以在充气止血带下显露。

2. 手术方法

(1) 动脉瘤囊内血管修复术:如动脉瘤大,周围粘连多,囊壁分离困难并有伤及其他器官危险,可先阻断瘤囊近端及远端血流,切开瘤囊,清除血块后将动脉裂口做连续缝合封闭,切除多余的囊壁,将残留囊壁折叠缝合以加强修复的血管。

(2) 动脉侧壁修补术:瘤体较小,切除后将裂口修补,用无损伤线间断缝合闭合裂口,必要时可用静脉补片修补。

(3) 动脉瘤切除、对端吻合及血管移植术:在较大的动脉,切除动脉瘤囊壁后,如缺损在2cm以内,可做对端吻合术;如缺损超过2cm,则需行血管移植术。

(4) 结扎切除术:发生在尺动脉、桡动脉、胫前动脉、胫后动脉的较小的动脉瘤,在压迫、阻断动脉瘤的血供后,观察远端血循环正常,可行动脉近端以及远端结扎术、动脉瘤切除术。

三、创伤性动静脉瘘

动脉和伴行的静脉在相邻处同时受到部分损伤,战时多见于枪弹或弹片伤,使动、静脉发生直接交通,动脉血大部分不经毛细血管床而直接流入静脉,形成动静脉瘘。由于动、静脉之间产生了短路循环,可导致局部甚至全身血流动力学改变。临床上,下肢创伤性动、静脉瘘发生率多于上肢。创伤性动静脉瘘可分有急性动、静脉瘘和慢性动、静脉瘘。急性动、静脉瘘可发生在受伤后1小时;慢性动静脉瘘常在伤后1个月左右形成。

(一) 类型

1. 洞口型　受伤的动、静脉紧邻,其间有单纯的交通通道。

2. 导管型　动、静脉短距离相隔,其间有一管道相通,可为直通道或囊瘤状通道。

3. 动脉瘤型　既有动、静脉间的交通通道,又有外伤性动脉瘤,这是由于动脉两面均有损伤所致。

4. 囊瘤型　动、静脉破裂后,形成一个共同的囊瘤。

(二) 临床表现

1. 体征

(1) 观察可发现弹片出入口及伤道位置。

(2) 可扪及连续性震颤,听诊有杂音,呈收缩期增强。

2. 症状

(1) 伤肢远侧有供血不足表现,伤部肿胀、静脉压增高、浅表静脉曲张充盈、局部皮肤温度较高而远侧皮温降低及缺血。

(2) 可发生溃疡、出血,甚至皮肤坏死。

(3) 如瘘孔小而远离心脏,全身症状常不明显;瘘孔大而近心脏者,动脉血经短路回心脏,心脏因负担加重而渐扩大、心率加快甚至可发生心力衰竭。

(3) 较大瘘(瘤)可压迫邻近神经引起症状。

(三) 诊断与鉴别诊断

1. 假性动脉瘤　肿块较大且紧张,收缩期存在细震颤,收缩期有杂音。压迫伤处近端动脉时，血压、脉搏、伤肢远端静脉压、伤肢表浅静脉均无明显变化。

2. 动、静脉瘘 肿块较小、不紧张，有明显持续性收缩期细震颤，收缩期杂音，呈持续性增强。压迫伤处近端动脉，血压立即上升，脉搏变慢，伤肢远端静脉压升高。伤肢表浅静脉曲张。

（四）治疗

动静脉瘘一经形成，由于动脉与静脉间压力相差较大，瘘口很难自行愈合，需作手术治疗。应在发生局部或全身循环障碍前进行手术，目前主张明确诊断后早期手术。

手术前做动脉造影，确定病变部位和范围。做好术前准备，改善心脏状况，预防感染。

1. 手术时机 不需等待侧支循环建立即可手术，如伤后皮肤健康，可待组织水肿消退后手术，有破裂可能者，应紧急探查。

2. 手术方法

（1）切除动、静脉瘘：切除动、静脉瘘，修复动脉和静脉，是最基本、效果较好治疗方法。

沿动、静脉病变处上、下作纵行切口，游离近侧及远侧动、静脉，用无创性血管夹，先动脉后静脉夹住以控制出血。

①洞口型和导管型：如为单一通道，可将瘘切断，动、静脉分别予以修补。导管型中如有囊瘤形成，则需将囊瘤切除后，再分别做动、静脉修补。如假囊瘤仍有血液充盈，应注意有无动脉或静脉侧支联系。注意剥离假囊时尽量不损伤正常血管，以便作对端吻合。如切除后血管长度不够，可采用自体静脉移植术。②动脉瘤型：除将动静脉瘘切断，动静脉分别修补外，需再经动脉瘤修补修复动脉另一缺损。当瘘口周围粘连较多，可采用经静脉切开修补瘘口，然后再缝合静脉的方法。对囊瘤型，由于已形成巨大囊瘤，动静脉近远端均开口于囊内，应将囊瘘连同该段动静脉一并切除，继以血管移植分别重建动静脉。有些动静脉瘘，由于与邻近组织如神经紧密粘连，难以将瘘切除，则可将瘘的动脉或动静脉近远段结扎切断，在远离动静脉处做血管移植修复动脉或动静脉。③修复同名静脉：在修复动脉的同时需修复同名静脉，如股动脉和股静脉。如静脉较小，阻断后证明不影响静脉血回流，可予以结扎。由于动、静脉瘘造成静脉瓣膜的破坏，导致静脉功能不全，术前已有患肢肿胀，因此术中应避免结扎主要静脉。

3. 术后处理

（1）手术修复后，心血管功能可迅速恢复，心力衰竭症状消失，血压回升，心率减慢，静脉压下降。局部及肢体肿胀消退，肢体远端循环恢复正常。

（2）术后如出现逐渐加重的动脉远段供血不足，应及早再次手术，以免造成肢体功能障碍甚至坏死。

（五）截肢率

资料报道，战时周围动脉损伤采用动脉结扎术后截肢率如下。

1. 上肢 肱动脉：肱深动脉以上 55.7%，肱深动脉以下 25.8%；桡动脉 5%；尺动脉 1.5%；桡动脉及尺动脉 39.6%。

2. 下肢 股动脉：股深动脉以上 81.1%，股深动脉以下 54.8%；腘动脉 72.5%；胫前动脉 8.5%；胫后动脉 13.6%；胫前及胫后动脉 69.2%。

第十八章　上肢神经损伤

第一节　臂丛神经损伤

一、应用解剖

臂丛神经由颈 5～颈 8 及胸 1 神经前支组成。在前斜角肌外侧缘组成神经干，颈 5～颈 6 组成上干；胸 7 为中干；颈 8 及胸 1 组成下干。每一神经干在锁骨上方又分为前后两股，围绕腋动脉组成三束。上干与中干的前股组成外侧束，位于腋动脉外侧，下干前股为内侧束，位于腋动脉内侧，三干后股组成后束，位于腋动脉后侧，从神经束发出分支分配到上肢（图 18－1－1）。

二、临床表现

（一）上干（颈 5～颈 6）损伤

麻痹的肌肉有冈上肌、冈下肌、胸大肌锁骨头、三角肌、肱二头肌、肱桡肌、桡侧腕伸肌、旋前圆肌及桡侧腕屈肌。肩不能外展、外旋，肘不能屈曲，前臂不能旋后。

（二）上干和中干（颈 7）损伤

除具有上述运动障碍外，尚不能伸肘、伸腕和伸指等症状。麻痹的肌肉除上述者外，还有大圆肌、背阔肌、肱三头肌、前臂所有肌等。指浅屈肌及指深屈肌桡侧半肌力减弱。

（三）下干（颈 8～胸 1）损伤

肩胛带以远的肌肉全部麻痹，常出现 Horner 征。肩带肌萎缩、松弛，肩下垂“方肩”等。

三、诊断

（一）病史

患者如为新生儿或儿童，应注意了解分娩情况，如有无难产、滞产或钳夹助产史。

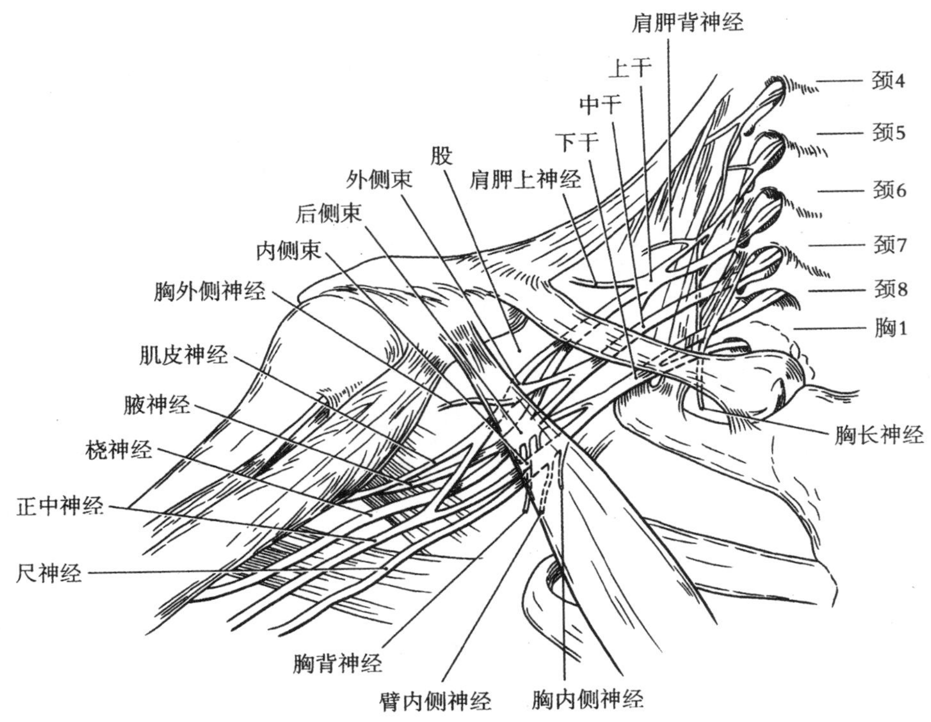

图 18-1-1 臂丛神经示意图

(二) 受伤经过

详细询问受伤时暴力、打击的部位和受伤时姿势等,有助于确定神经损伤部位和估计损伤类型。

(三) 类型

1. 上臂型 暴力打击肩部,头向对侧骤然有力屈曲而造成臂丛上段损伤。
2. 下臂型 上肢处于极度外展、外旋位,受暴力牵拉,常致臂丛下段损伤。
3. 全臂型 暴力致损伤范围广泛,常造成臂丛上、下段的损伤。

四、治疗

(1) 神经再生与肌肉功能恢复均受到时间因素的限制,神经损伤诊断明确后,应尽早进行手术探查,确定损伤性质,做神经吻合术或相应的处理。

(2) 挤压创伤疑有骨折片压迫神经,应尽早手术解除压迫并处理骨折,根据神经损伤情况,行神经松解术或神经移位术。

(3) 闭合损伤中的神经损伤,应先考虑保守治疗,经观察 2~3 个月,如神经功能无恢复,应手术探查。

(4) 开放性损伤时,应先行充分清创,原则上将断裂的神经予以缝接。对于火器伤或条件不允许时,可暂时将断裂的神经拉近并置于肌肉间,伤口愈合后 3 周再行修复手术。对化脓性感染伤口,应在伤口愈合后 2 个月后行神经修复手术。

(5) 神经损伤手术修复后,应保持肢体功能位,以防肌肉挛缩畸形及肢体下垂水肿。

(6) 早期配合理疗,如电刺激、离子透入、针灸、按摩及肢体功能锻炼,以防止肌肉萎缩、骨质疏松、关节僵硬和挛缩畸形。

（7）应用营养神经药物如维生素 B 族、地巴唑、ATP 等药物。

（8）神经损伤严重，无修复可能或神经修复后 1 年仍无功能恢复者，可用肌腱移植或关节融合，以改善肢体的功能。

五、手术方法

包括神经吻合、松解和移植术。

（一）体位

可采用两种体位，一为患者仰卧位，头转向对侧以增宽肩颈角。二为半卧位，上肢垂于体侧，由上肢重力使锁骨向下坠，可广泛地显露锁骨以上的臂丛神经，而不必切断锁骨。

（二）切口

从胸锁乳突肌上中 1/3 交界处的后侧，向下向外切开，跨过颈后三角，至锁骨中点，然后与锁骨平行切开到锁骨中外 1/3 交界处，经锁骨前缘到胸皱褶，再向后弯曲到腋窝中央，自上臂内侧的中线下行，此切口可广泛地显露臂丛。如只需要显露臂丛神经的一部分，则只作相应的一部分切口。

（三）显露

1. 锁骨上部分的显露　切开皮肤、颈阔肌、浅筋膜，将其向两侧翻开，即可见一层蜂窝组织，其底面有胸锁乳突肌后缘发出的斜行于颈后三角的神经分支。在三角区内最高位的分支即为副神经，牵开加以保护。切开深筋膜，显露结扎颈横动脉。钝性剥离显露肩胛舌骨肌体部，在肩胛舌骨肌下方深处有肩胛上血管，可不切断，手指触及前斜角肌后，即可进一步解剖显露该肌。如欲显露位于深层的臂丛神经及其分支，应纵行切开由前斜角肌向外延伸的深筋膜。由上端开始最上的分支是肩胛上神经，向外走行到达肩上切迹，由此神经向近端追踪，即达臂丛神经之上干及颈5、颈6 神经根。必要时切开深筋膜，钝性剥离显露颈5、颈6 神经根。然后越过横突到椎间孔。向内侧牵拉前斜角肌外缘，在前斜角肌后方可见颈 7、颈 8神经根及胸 1 神经根。颈 7 神经根位于颈 5、颈 6 神经根及上干的稍后方，必要时为保护前斜角肌表面的膈神经及副神经，可切断前斜角肌显露各颈神经根。

2. 下干神经的显露　切口横过锁骨前侧，向远端分开筋膜。以头静脉作为三角肌和胸大肌的分界标志，自肌间隙将两肌分开。在胸大肌于肱骨干附着点 1cm 处切断胸大肌肌腱，向内侧牵开。纵行切开胸锁筋膜，显露喙突，然后将胸小肌自附着处切断向下牵开。分离锁骨上、下缘后，切开和剥离骨膜，显露锁骨。确定锁骨切断点，自其两端各横穿入一不锈钢丝，线锯在两钢丝间横断锁骨。注意在处理陈旧性或开放性臂丛神经损伤时，要小心剥离锁骨下纤维性粘连，否则在牵开锁骨端时，有可能撕伤锁骨下动、静脉。分开锁骨下肌，结扎切断头静脉，纵行切开上臂的深筋膜，显露神经血管束。首先遇到的是前臂内侧皮神经，腋静脉位于腋动脉的内侧，尺神经位于腋静脉后内侧，将腋静脉向外侧牵开，即可显露出尺神经。腋静脉的外侧是正中神经。桡神经及腋神经位于神经血管束的后面。桡神经走向上肢远端，而腋神经则向后方弯曲，在腋窝后方穿过四边孔支配三角肌。肌皮神经在胸小肌之后才分出。

3. 缝合切口　冲洗伤口，彻底止血，伤口内放置橡胶片引流，缝合切断的肌腱，缝合切口。

4. 术后处理　患肢外展架固定，3 周后逐渐开始关节活动。

附：产 瘫

产瘫即分娩性臂丛损伤，是胎儿出生时所致的臂丛神经损伤，发病率为0.3% ~5%，均为锁骨上臂丛损伤。由于其病因、病理和神经再生能力上的特殊性，治疗也与成人臂丛损伤不同。

一、类型

（一）Tassin 分型

Ⅰ型　颈5、颈6神经根损伤。临床表现为典型Erb瘫。病理改变为Sunderland Ⅰ~Ⅱ型。多采取保守治疗4~6个月可完全恢复。

Ⅱ型　颈5、颈6、颈7神经根损伤。临床表现有肩外展和屈肘功能受限外及伸腕受限。病理改变多为Sunderland Ⅱ~Ⅲ型，多需手术治疗。

Ⅲ型　全臂丛根性损伤。Horner征（-），常伴有肩关节畸形。病理改变颈5、颈6为Sunderland Ⅳ~Ⅴ型；颈7为Ⅲ型；颈8、胸1为Ⅰ~Ⅱ型。多需手术治疗。

Ⅳ型　全臂丛根性损伤。Horner征（+）。病理改变颈5、颈6为断裂伤，颈7、颈8为撕脱伤，胸1为不全损伤，应尽早手术。

二、肩部病理改变

由于产瘫的特殊性，临床上产瘫时肩部的病理改变，也可影响肩关节功能的恢复。一般可分4种类型：

（1）单纯肩胛下肌痉挛型。

（2）大圆肌、背阔肌痉挛型。

（3）合并肩关节脱位型。

（4）肩关节后关节囊痉挛型。

三、诊断

婴儿出生后两侧上肢运动不对称或畸形，排除骨关节损伤和脑源性麻痹，即应考虑有产瘫可能。对产瘫的节前、节后损伤的鉴别十分重要，产后3周SEP、SNAP等神经电生理检查是可靠的鉴别方法，Horner征是颈8、胸1节前损伤的重要体征。

四、治疗

（一）自行恢复

由于婴儿的神经再生能力强及生长距离短，节后损伤轻，多数可获得良好的功能恢复。对产瘫自然病程的研究，发现最终获得有效恢复的病例常在出生后3个月即有肌力恢复征象。如6个月无任何功能恢复，常提示完全损伤。

（二）手术治疗

1. 手术指征

（1）产瘫上干损伤，经3个月保守治疗，肩、肘关节无功能恢复迹象。

（2）产瘫下干损伤，经6个月保守治疗，腕、手关节功能无恢复迹象。

（3）产瘫全臂丛损伤，经6个月保守治疗，无功能改善。

（4）电生理为根性撕脱伤或临床检查 Horner 征阳性，应尽早手术。

（5）功能恢复停滞不前达3个月。

2. 手术方法

（1）神经内、外松解减压：术前临床与肌电图检查为臂丛神经部分损伤，术中探查和肌电证实神经连续性存在，可行神经松解减压。

（2）神经直接吻合或神经移植术：术前临床与肌电图检查为臂丛神经节后完全损伤，术中探查和肌电证实连续性消失或有巨大神经瘤，可切除神经瘤后，直接吻合或行神经移植修复。

（3）神经移位术：术前临床与肌电图检查为臂丛根性撕脱伤，术中发现椎孔外无神经根残留，术中肌电发现 SEP 消失，可进行神经移位，多选择膈神经、副神经或颈丛运动支。

（4）功能重建术：病程过长或神经手术无效，有可供移位的肌肉，可行肌肉移位功能重建术。

第二节　腋神经损伤

由于腋神经与肱骨外科颈部位十分靠近，肩关节的骨折脱位，尤其是肩关节后脱位和肱骨上端骨折，均可造成腋神经损伤。由肩后部的撞伤或打击伤也易造成腋神经损伤。另外，腋神经损伤也可能发生于手术误伤及使用腋杖不当。

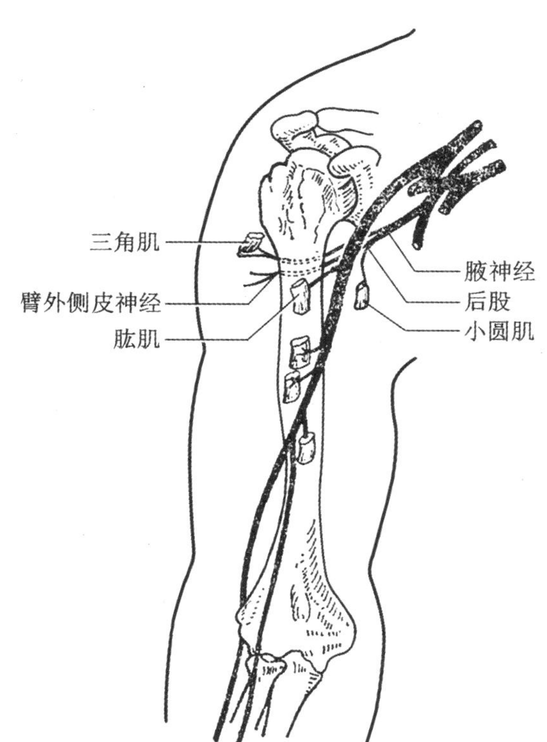

图 18－2－1　腋神经支配肌肉示意图

一、应用解剖

腋神经为臂丛后束的分支，与旋肱后动脉相伴行，一起通过肩四边孔区。发出分支到小圆肌后，由后向前包绕肱骨外科颈，分出皮支及肌支。皮支支配三角肌表面皮肤，肌支则继续贴肱骨前行，在三角肌深层沿途分支支配三角肌后、中、前部（图 18－2－1）。

二、临床表现

（1）主要表现为三角肌麻痹、萎缩，失去肩部丰满外形。令患者外展肩部时，触诊不能感到三角肌收缩。如系三角肌纤维劈开所致神经损伤，则切断处前方的肌纤维失去收缩，而后方肌纤维仍有收缩活动。

（2）肩部外展受限。

（3）三角肌表面皮肤中央部位,常有直径2cm的感觉减退区。

三、诊断

（1）有肩部外伤史,如肩关节骨折脱位,肩胛区受重物撞击,或向后跌倒时腋后方与锐物相撞的病史。

（2）有典型体征及症状。

（3）肩四边孔综合征:腋神经由肩四边孔穿出,肱三头肌肌支在肩四边孔处与腋神经十分靠近,但不穿出该孔。当受到腋后部外伤时,腋神经与肱三头肌可同时受损,表现三角肌与肱三头肌同时麻痹,而桡神经主干不受损。此征应与臂丛神经后束损伤鉴别。

（4）三角肌肌电图检查呈失神经支配表现。

四、治疗

（一）治疗原则

牵拉或撞击等闭合性腋神经损伤,可先行保守治疗并观察,一般可以自行恢复。如不见恢复,则应手术探查。

（二）手术治疗

手术有分别显露穿过肩四边孔腋神经前、后的两种入路,常需两种入路同时进行。

1. 手术入路

（1）前方入路:按臂丛下部切口进入,切断胸大肌在肱骨上的止点,外旋上臂,在神经血管束后方可找到腋神经向腋后延伸。

（2）后方入路:在腋后皱襞上5cm处开始,平行于三角肌后缘到肱骨作一斜行切口。在三角肌的后缘显露大、小圆肌和肱三头肌。如四边孔附近有瘢痕,不易找出损伤的腋神经时,可在切口内用手指推顶腋神经穿入四边孔处作为引导。由后路切口显露,可在手术显微镜下行神经松解术或断端缝合术。如有缺损,由于此段神经可游离的长度有限,常需由前、后方二切口进行手术,手术野深在,应用显微手术有一定困难,可在肉眼下根据神经损伤情况进行神经松解或缝合术。腋神经受瘢痕嵌压行松解术后,可获得满意效果。

2. 晚期腋神经损伤　对晚期腋神经损伤的病例,可行斜方肌移位术,将连同肩胛棘骨片的斜方肌固定在肱骨上端,也可将胸大肌锁骨部翻转移位于肩部。术后用外展肩"人"字石膏固定6周。

第三节　肌皮神经损伤

一、应用解剖

肌皮神经来自臂丛外侧束,由颈5、颈6神经纤维组成。其起点位于胸小肌下缘,分出喙肱肌肌支后，穿过喙肱肌，经肱二头肌及肱肌之间，并有分支支配肱二头肌两头及肱肌，再穿过肱二头肌外侧筋膜，到达前臂外侧皮下，成为前臂外侧皮神经（图 18－3－1）。

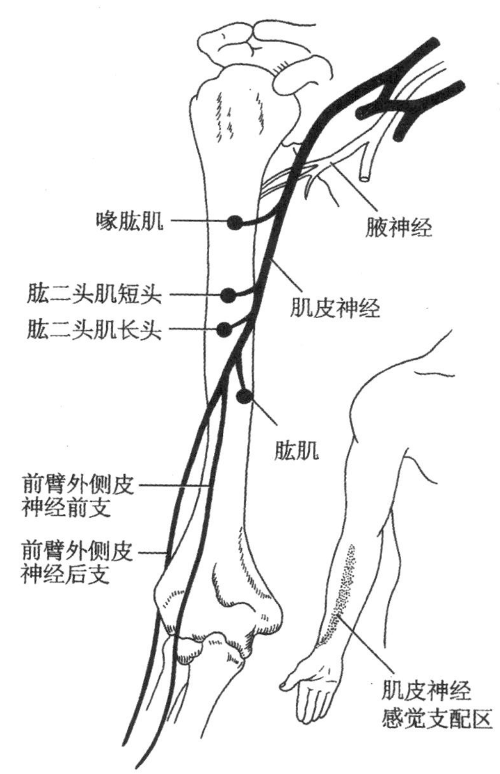

图 18－3－1　肌皮神经支配肌肉示意图

二、诊断

1．**病史**　腋窝处的刺伤史或手术史。肩部牵拉伤时常合并其他神经损伤。

2．**体征**　主要体征为肱二头肌麻痹所致的屈肘功能丧失。如肱桡肌功能良好时可代偿屈肘功能，检查时应注意肱二头肌有无收缩动作，前臂外侧感觉障碍常不明显。而正中神经外侧头所支配的运动和感觉功能正常，即为肌皮神经损伤，反之则为臂丛外侧束损伤。

3．**肌电图检查**　肌电图显示肱二头肌为失神经电位表现。

三、治疗

1．**闭合性损伤**　可观察 2 个月，无恢复时则须行手术探查。开放性损伤应及早手术探查并修复，行吻合术。手术误伤者，一经发现，皮肤条件允许应即行手术治疗。

2．**晚期神经功能损伤**　晚期神经功能损伤不恢复的病例，如肱桡肌有代偿时，可不进行治疗。屈肘功能代偿不全时，行屈肘功能重建术。

第四节　桡神经损伤

一、应用解剖

桡神经起源于臂丛后侧束，由颈 5～颈 8 和胸 1 神经根部纤维组成，神经较粗大，位于肩胛下肌顶部外缘和腋动脉后面，自背阔肌和大圆肌前方下行，至大圆肌的下缘，经肱三头肌长头外侧面，继而在三头肌长头和内侧头之间向外下方延伸，分出四条重要肌支，依次支配肱三头肌长头、内侧头、外侧头及肘肌，桡神经主干到达肱骨上中 1/3 交界处时继续向外侧斜行，进入肱骨的桡神经沟，位于肱桡肌、桡侧腕伸长肌与肱肌、肱二头肌之间，到达肘关节，由腋窝至肘关节前方，与肱深动脉伴行。桡神经在相当于肱骨外髁尖端平面分为深浅两大支，浅支为桡神经终支，经肘关节前外侧，位于桡侧腕长伸肌之前，在桡动脉之外侧下降，到前臂中下 1/3 处偏向背侧，经肱桡肌深面至肱桡肌与桡侧腕长伸肌之间，直至桡骨茎突上

5cm 处穿出深筋膜，沿前臂下行经“鼻烟壶”之上，分为指背神经。深支是桡神经的另一终支，由外上髁处分出后与肘关节囊相贴，向外后方下行，经桡骨颈的前外方，进入旋后肌肌腹内。

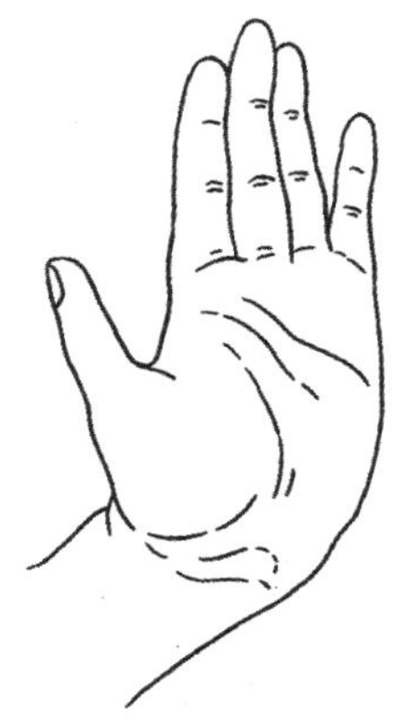

图 18-4-1 桡神经在肘关节以上受伤的表现

桡神经穿入旋后肌方向与斜行的肌纤维几乎成直角。在桡骨小头下约 4cm 处下行至桡骨干的正后方，穿出旋后肌进入指总伸肌深处和拇长展肌、拇短伸肌及拇长伸肌的浅部，在穿出旋后肌后 2cm 即发出分支。一般有四个分支，二分支支配指总伸肌，一分支支配小指伸肌，一分支进入尺侧腕伸肌。神经主干在深浅伸肌群之间继向远侧伸展，分出拇长伸肌、示指伸肌、拇长展肌和拇短屈肌等。主干在拇短伸肌下缘进入拇长伸肌深处，进而达腕部背侧，分支支配腕关节及骨间膜背面。

二、临床表现

桡神经在肘关节以上受伤，伸腕及伸指肌瘫痪，出现腕下垂，不能伸掌指关节，拇指不能外展(图 18-4-1)，手指尤其虎口区背侧皮肤感觉障碍(图 18-4-2)。肘下或桡骨小头损伤、脱位也可引起桡神经深支损伤，但由于桡侧伸腕长肌的功能尚存，一般很少出现垂腕。

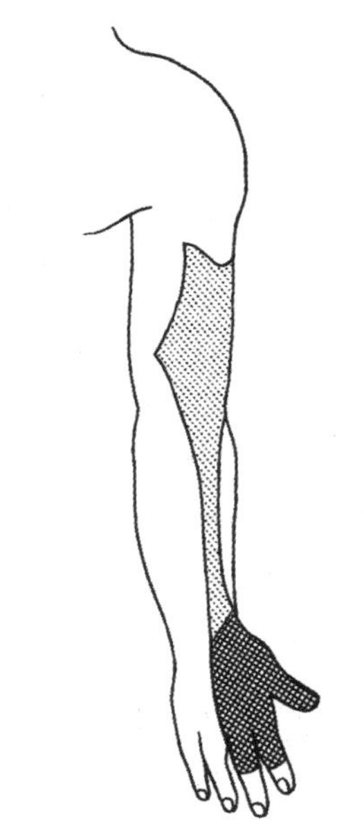

图 18-4-2 皮肤感觉障碍区域

三、诊断

(一) 病史

了解暴力性质、损伤时间、治疗经过及疗效等。注意伤后或是肱骨骨折术后出现桡神经损伤症状，借以明确损伤的原因。桡神经损伤常见于肱骨中、下段骨折，肱骨髁上骨折或骨折后骨痂压迫，甚至在肱骨骨折切开复位时伤及桡神经。

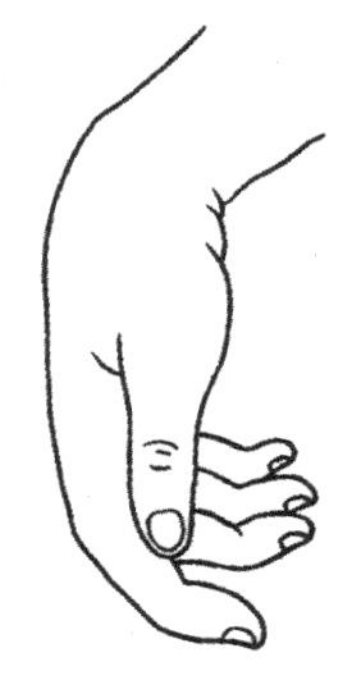

图 18-4-3 桡神经在肘关节以上受伤腕下垂表现

(二) 体征

可通过触诊肱三头肌、肱桡肌、桡侧腕长短伸肌、指总伸肌、尺侧腕伸肌、外展拇长肌和拇长伸肌的肌腹，正确诊断桡神经损伤。桡神经损伤后，肘关节不能伸直或旋后前臂，并有垂腕垂指(图 18-4-3)。在肱骨中段或远侧发生神经损伤，不会严重影响肱三头肌功能。在神经分为浅支和深支处受伤，肱桡肌和桡侧伸腕长、短肌仍有部分功能，故仍能旋后，腕关节背屈呈侧倾斜畸形。在肘关节近侧，这种神经对损伤原位电刺激特别敏感，在其他部位，用电刺激诊断意义不大。

四、治疗

同臂丛神经损伤，但桡神经断裂缝合的效果较正中、尺神经好，故治疗时应尽早手术探查并予以修复。损伤时间超过半年者，疗效较差，功能恢复不理想，可采取功能重建术，肌腱移植可收到好的效果。

第五节　医源性桡神经损伤

周围神经损伤是骨科和手外科领域的重要组成部分，大多为外伤所致。由于神经损伤的性质和程度不同，其治疗效果尚难以令人满意。更使人感到遗憾的是，由于医疗过程中处理不当而导致的医源性神经损伤，不仅增加了患者的痛苦和医疗费用，延长了治疗时间，而且影响治疗效果，给管理工作也带来了很多困难，值得引起高度重视。根据 1989～2008 年有关医源性桡神经损伤文献报道，医源性桡神经损伤并不少见，且近期有较明显增多趋势。目前，虽然医疗技术不断进步和医疗器械不断革新，但医源性桡神经损伤的发生仍然是一个不容忽视的问题。

损伤的原因包括手术损伤、止血带损伤、外固定压迫、药物损伤和体位不当肢体受压等。其中以手术损伤最为多见，其次是止血带麻痹和外固定压迫。

一、损伤类型

（一）手术损伤

1. 损伤原因　发生率占 84%，其中骨折手法复位的发生率约占 10%。手术损伤中，发生在肱骨干中、下段占 81.3%，其中发生在肱骨干中、下段切开复位内固定占 85%；发生在肱骨内固定物取出时导致的桡神经损伤占 10%。此外，肱骨干骨折不愈合植骨、肱骨干骨折闭合复位交锁髓内钉、肱骨骨囊肿刮除植骨术等均可发生桡神经损伤。

2. 损伤性质　医源性桡神经损伤，其损伤的情况复杂。其中桡神经切断伤占 21.8%；桡神经牵拉伤占 38.9%；瘢痕压迫占 7.5%；钢板压迫占 7.1%；手术器械伤占 14.7%，包括器械钳夹、钻头刺伤、钢丝刺入、钢丝捆扎、电刀灼伤、螺钉过长、克氏针刺伤、骨锤伤；将桡神经主干与周围软组织缝扎占 4.3%；外固定器钻头伤占 1.4%。

（二）止血带损伤

约占手术损伤 10.3%，均为止血带使用不当所致。

1. 损伤原因

（1）不正确使用胶管止血带：使用胶管止血带时，因其接触面积较小，单位面积的压力更大，且不能掌握其压力大小，常因压力过大而导致神经损伤，应为上肢手术所禁用。

（2）不正确使用气囊止血带：①止血带的位置较低，可能正好在桡神经沟附近。②止血带压力过大,上肢止血带压力达到46.7～53.3kPa,即350～400mmHg时可导致桡神经损伤。③止血带使用时间过长或重复使用止血带时没有适当缩短使用时间。

2. 损伤性质 轻者引起神经麻痹,严重可导致神经功能部分或永久性损害。

(三) 外固定压迫

占全部病例1.6%。

1. 损伤原因 因使用夹板或石膏固定不当所致。

2. 损伤性质 如未及时解除压迫,可导致神经功能部分或永久性损害。

(四) 其他

药物性损伤,或体位不当,肢体受压也可导致桡神经损伤。主要发生在上臂桡神经主干、前臂近段桡神经深支和前臂远端桡神经浅支损伤。

(1) 上臂桡神经主干损伤:为多见,占82.9%。其中肱骨干骨折占78.1%;肱骨髁上骨折占3.4%;其他占1.4%。

(2) 前臂近段桡神经深支损伤:占12.8%。其中桡骨中、上段骨折占3.8%;尺桡骨骨折占4.1%;孟氏骨折占2.8%;桡骨小头切除占1.6%;其他占0.4%。

(3) 前臂桡神经浅支损伤:占3.8%。其中腕部手术占2.4%,静脉输液所致占1.4%。

二、预防措施

分析医源性桡神经损伤的原因,虽然有技术的因素在内,而主要的还是医生的责任心问题。医源性桡神经损伤一旦发生,由于损伤情况复杂,尽管多数报道其疗效的优良率在80%左右,但仍难以达到患者的要求。避免医源性损伤的发生,不仅是患者利益的需要,更是每个骨科医师应尽的责任,对此都应有充分的认识,并应引起足够重视。

资料表明,84%的医源性桡神经损伤发生在肱骨骨折,特别是肱骨干中、下段骨折的治疗过程,而且以肱骨骨折切开复位内固术最为多见。预防是避免发生医源性桡神经损伤的关键。

(一) 解剖

熟悉上臂解剖结构,是避免医源性桡神经损伤的基础。很多病例都是由于对其解剖特点认识不足,而在分离显露骨折端时,将桡神经误伤。

(1) 桡神经于上臂外侧位置较浅。

(2) 桡神经穿过肩胛下肌、大圆肌和背阔肌浅面,绕过肱骨后面的桡神经沟至肱骨中部外侧,在肱骨中下1/3交界处紧贴肱骨表面穿臂外侧肌间隔,此段桡神经紧贴肱骨。

(3) 桡神经穿过臂外侧肌间隔时,改变了行走方向,在此处被软组织所固定。因此,在行肱骨中下段骨折切开复位及钢板固定时,桡神经即在骨折处附近或与之相交叉,应特别注意保护桡神经。

(二) 手术操作

粗暴操作是发生医源性桡神经损伤的主要原因。手术过程虽将桡神经分离出来加以保护,但在分离桡神经和骨折复位时动作粗暴、牵拉过度或牵拉时间过长同样导致了桡神经的损伤。正确的手术切口和入路、术野的充分暴露、清晰的解剖层次、轻柔的手术操作是防止神经损伤的重要措施。可将外侧肌间隔切开以增加桡神经的活动度,沿桡神经走向轻柔游离并向前方移开,可有效地避免过度牵拉。

（三）钢板的放置和取出

1. 放置钢板　放置钢板时，须清楚地显露桡神经加以保护，并应用附近的软组织将钢板予以覆盖，避免桡神经直接置于钢板之上，使其与钢板的磨擦而损伤桡神经。

2. 钢板取出　不要轻视钢板取出的困难。取钢板时，由于手术所致的瘢痕组织，使局部的解剖关系发生了改变，且桡神经多位于钢板之上，如不注意容易导致桡神经损伤。必要时可将桡神经从瘢痕组织中游离出来加以保护。

（四）正确使用止血带

止血带使用不当，可导致止血带麻痹甚至更为严重的损伤。

1. 胶管止血带　应为上肢手术所禁用。

2. 气囊止血带　气囊止血带的使用是肢体手术，特别是上肢手术常用方法，只要正确使用应该是安全的。一定要高度重视这一既简单又重要的措施，充分认识其使用得当，会给手术带来极大的方便，而使用不当则会导致桡神经损伤。

（五）高度责任感

要充分认识医源性桡神经损伤的危害性，避免因为粗心和忽视构成的低级错误而造成严重后果，如术中电刀灼热、钻头刺绞伤及各种器械损伤等。在闭合伤口时，将桡神经主干与周围软组织缝扎，只要稍加注意是完全可以避免的。

第六节　前臂背侧骨间神经麻痹

一、应用解剖

背侧骨间神经即桡神经深支。桡神经出肱骨桡神经沟后，即进入肘前外侧沟，同时发出肌支至肱桡肌和桡侧腕长伸肌。在肘关节平面，又分为深、浅两支。浅支主要是感觉纤维，并由其发出桡侧腕短伸肌的肌支。深支进入旋后肌深、浅头间，并向桡侧绕过桡骨颈部（图18－6－1）。因此，旋后肌附近的异常变化，容易引起桡神经深支的损伤。

二、损伤机制

（一）软组织肿物压迫

桡神经深支在进入旋后肌处有半圆形的纤维组织，称为旋后肌腱弓。当腱弓的厚度增厚或局部滑囊肿大或脂肪垫肥大等，均可使神经通过的间隙变小而产生神经受压。

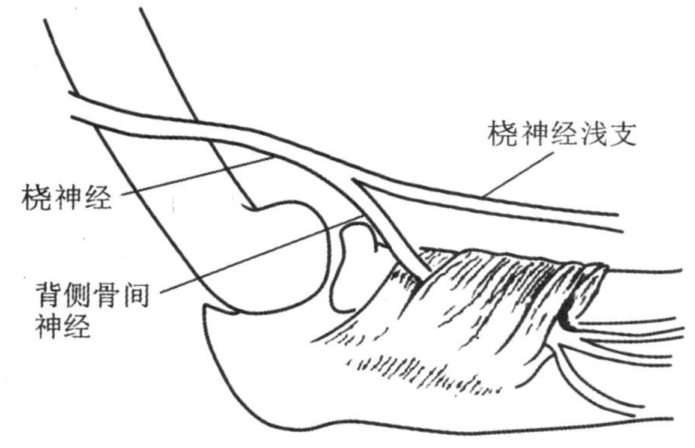

图18－6－1　桡神经深支（背侧骨间神经）穿经旋后肌深、浅两头之间

（二）骨、关节的损伤

常见于桡骨头、颈部骨折后复位不良，使桡神经深支受到牵拉和摩擦，逐渐产生神经症状。又如桡骨小头脱位可直接压迫桡神经深支。

（三）旋后肌的肌纤维变性

该肌肌纤维发生充血、肥厚和变性等可直接压迫神经。

三、临床表现

（一）症状

本病特点是发病缓慢，主要表现是伸拇、伸指力减弱或麻痹。当尺侧腕伸肌受累麻痹时，伸腕力减弱，而且产生桡偏现象。此外，在桡骨小头平面明显压痛、不适等感觉。

（二）体征

有时可扪到软组织肿物。

（三）X 线检查

X 线片显示软组织的肿物阴影或骨、关节的骨性改变。

四、诊断与鉴别诊断

根据上述表现，本病诊断不困难，但需要与肱骨外上髁炎相鉴别，后者发病有明显诱因，疼痛局限于肱骨外上髁，并无伸拇、伸指麻痹。

五、治疗

确诊即应手术治疗。如诊断困难时，可行手术探查。手术时在肘前外侧沟内显露桡神经，然后从桡侧腕长伸肌和肱桡肌间分开显露旋后肌的近侧缘，在指伸总肌和桡侧腕短伸肌间显露旋后肌后侧缘，根据术中不同情况，分别进行神经处理。大多数患者在压迫解除后还需要进行神经松解术。最好在手术显微镜下进行，其他处理同肘部迟发性神经炎。

第七节　正中神经损伤

一、应用解剖

正中神经一般形成于胸小肌下缘附近，先位于肱动脉外侧，经腋窝后在喙肱肌起点附近跨过腋动脉前面至肱动脉的内侧，约 15% 患者的正中神经经腋动脉后方达腋动脉内侧，大约在上臂中部，其位置比较表浅，经关节后潜入深层，位于肱二头肌腱膜之下，穿过旋前圆肌的浅深头之间，后进一步深入穿过指浅屈肌，在尺桡骨附着肌肉所形成的腱弓之深面到指浅屈肌和指深屈肌之间，保持这一位置直到腕关节。在前臂下 1/3 处，随着指屈肌腹的消失，其位置变得相对表浅。在腕部，它虽在指浅屈肌浅面，但稍下行则在掌长肌和桡侧腕屈肌之间深处，通过腕横韧带进入手掌中。在前臂，正中神经有正中动脉伴行，除偶尔在前臂下半分出支配示指浅屈肌一根神经外，所有正中神经的重要分支都在前臂上半分出。在肘关节部的第 1 分支支配旋前圆肌；在肘关节下方分出分支支配前臂浅层肌；旋前圆肌下缘分出骨间掌侧神经支配拇长屈肌和指深屈肌的一半，并分出支配旋前方肌的分支。

正中神经到达腕部时，在腕横韧带近端分出一支进入腕横韧带深层，通过腕横韧带后分为外和内侧支。外侧支除支配鱼际各肌外，分为3条指掌侧神经，分别支配拇指两侧和示指桡侧皮肤及支配第1蚓状肌。内侧分支为两条指掌侧总神经，一条供应第2蚓状肌和示指尺侧及中指桡侧的皮肤，另一条供应中指尺侧和环指桡侧皮肤（图18－7－1）。

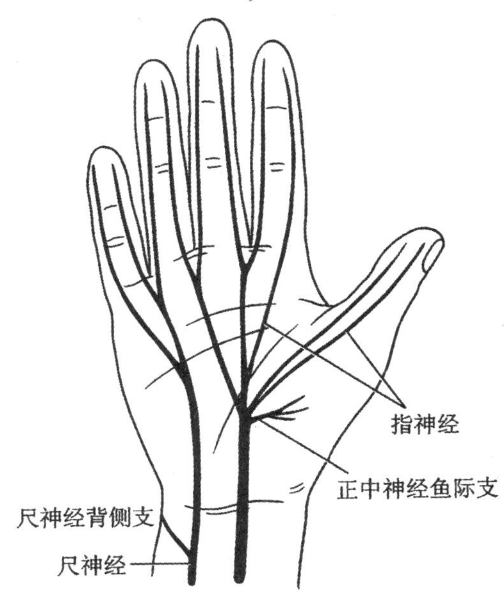

图18－7－1　手部正中神经分布

二、临床表现

在前臂上部正中神经损伤时，神经所支配的肌肉运动和皮肤感觉功能均丧失（图18－7－2①②）。拇对掌功能丧失（图18－7－3），大鱼际萎缩呈“猿手”畸形。如在腕部损伤时，手部桡侧3个半手指皮肤感觉和拇指对掌功能丧失（图18－7－4）。

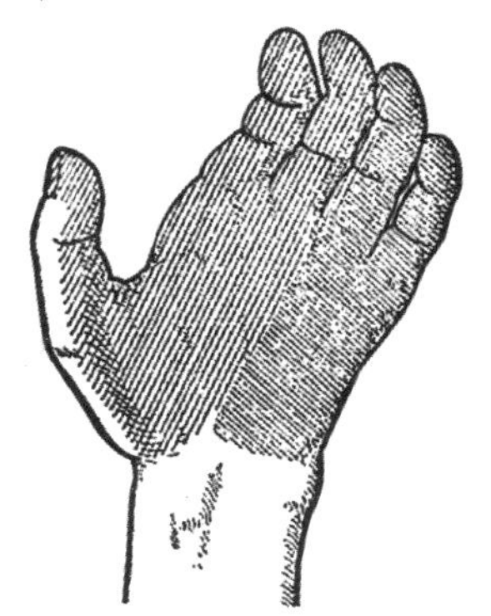

①掌侧

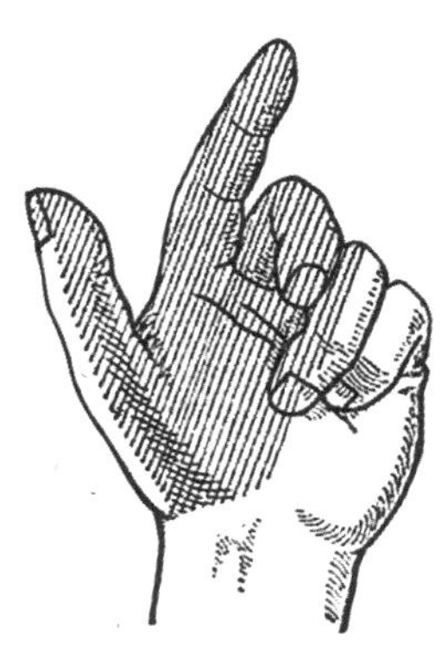

②背侧

图18－7－2①②　正中神经损伤感觉减退或消失区域

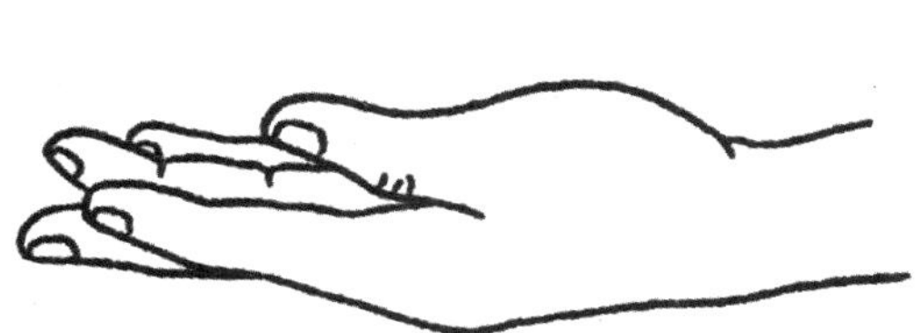

图18－7－3　正中神经损伤拇对掌功能丧失

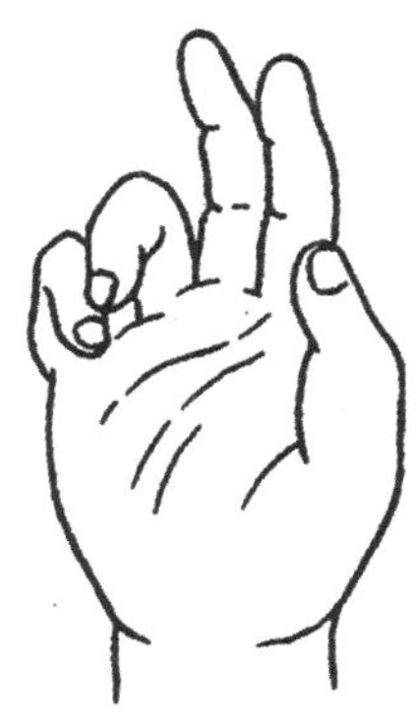

图18－7－4　正中神经损伤拇、示、中指不能屈曲

三、诊断

（一）病史

常有臂部挤压伤和切割伤史。尤其在腕部掌侧虽是较小的切割伤，亦有伤及正中神经的可能。肱骨髁上骨折或月骨脱位可合并正中神经损伤。虽无明显创伤史而出现神经损伤症状时，应问明其发病缓或急，手部功能障碍发生情况与运动或姿势有无关系，疼痛出现的时间，是否夜晚加剧等，以排除腱鞘炎和滑膜炎所致的腕管综合征。

（二）体征

1. 肌力 完整肌内活动引起的替代运动，可在检查时造成混淆。如前臂能保持抗力旋前位，表明旋前圆肌正常。如腕关节能保持于屈曲位，可摸到收缩的桡侧腕屈肌腱，说明此肌正常。如腕关节保持中立及拇指内收时，拇指指间关节可主动有力屈曲，说明拇长屈肌正常。每个手指的指浅屈肌应分别检查，而其他手指在检查时保持于完全被动伸直位，拇指对掌有时虽难确认，如果拇指能主动保持于外展位，并能摸到拇短展肌，表明其正常。蚓状肌不能单独测试，因这些肌肉无法摸清，功能也常易与骨间肌混淆。

2. 旋前圆肌综合征 检查旋前圆肌综合征时，可做以下 3 个抗力试验。

（1）肘关节屈曲，在抗力下旋前臂，然后伸肘。如有症状出现，表明病变部位是在旋前圆肌内。

（2）中指指浅屈肌屈曲，产生桡侧三个半手指的刺痛和麻木，表明卡压发生于指浅屈肌的纤维弓内。

（3）肘关节于抗力下屈曲和旋后，如出现症状，表明神经在肱二头肌腱膜内卡压。其他旋前圆肌综合征的症状有旋前圆肌上压痛，加压后有正中神经症状加重现象。在近侧肌群上叩击时 Tinel 征阳性，正中神经支配的外在肌和内在肌无力，以及偶在肌腱膜浅层，可有前臂凹陷。

3. 感觉 正中神经感觉分布差异较大，一般供应拇指、示指和中指的掌面，环指的桡侧半和示、中指远侧的背侧面。正中神经的最小自主感觉区是在示指和中指远节的背侧面和掌侧面，茚三酮试验有助诊断。

自主神经变化，如皮肤萎缩、无出汗，可因指皮萎缩而引起手指狭窄，这也是感觉缺损的一个有意义的体征。

四、辅助检查

肌电图检查对腕管综合征诊断很有价值，即测定拇指对掌肌或拇外展肌运动纤维传导的延长，可达 20 秒(正常 <5 秒)。

五、治疗

治疗原则与臂丛神经损伤相同。确定诊断后应尽早手术探查，根据损伤性质行神经修复。如腕管综合征经保守治疗无效，则有切断腕横韧带的指征。腕管如有肿瘤或囊肿则应切除。

第八节　尺神经损伤

一、应用解剖

尺神经来自臂丛内侧束,起于大圆肌上缘水平。在腋部神经血管束中位于腋动脉内侧,沿内侧下行至上臂中部,后穿过臂内侧肌间隔。达间隔后方,沿肱三头肌内侧头向下伸展,直到肱骨内上髁后侧。在肘关节水平,尺神经经鹰嘴内侧,进入肱骨内上髁尺神经沟内,继而向前臂下行,经指深屈肌前面和尺侧腕屈肌两头之间,进入前臂。在肱骨内上踝上方 2cm 处分出肘关节内侧的感觉支,在尺神经移位术中可切断此支。在肱骨内上髁下 3cm 处,即在尺神经进入尺侧腕屈肌之前分出 2 或 3 分支支配尺侧腕屈肌。稍远端尺神经分出 1 或 2 条支配指深屈肌的分支。尺神经及尺动静脉沿尺侧腕屈肌内下方向下伸展,直到腕部无分支,但在手腕上 5cm 处,尺神经分出背侧支至第 5 指背侧两缘和第 4 指背面尺侧半皮肤感觉后,主干垂直下伸,紧贴豌豆骨外侧下行,经腕横韧带表面及掌短肌深面,在钩骨外侧进入手掌。在豌豆骨与钩骨之间,尺神经分为深、浅两支,浅支支配掌短肌、小指和环指掌侧半皮肤感觉;深支与尺动脉深支并行,经小指展肌和屈肌之间,贯穿小指对掌肌,分支支配小鱼际三块肌肉,然后转向桡侧,经指屈肌腱深处分支供应全部骨间肌及第 3、第 4 蚓状肌,最后分支至拇收肌及拇短屈肌深部。

二、临床表现与诊断

(一) 病史

肘部损伤史,常见于肱骨内髁骨折或肘外翻畸形,腕部掌侧锐器伤也常导致尺神经损伤。

(二) 症状

主要表现为尺神经支配肌肉的萎缩。第 4、第 5 指指间关节不能伸直,掌指关节不能屈曲,呈“爪形”手畸形(图 18 -8 -1)。拇指不能内收,第 4、第 5 指不能内收与外展,夹纸试验阳性(图 18 -8 -2)。

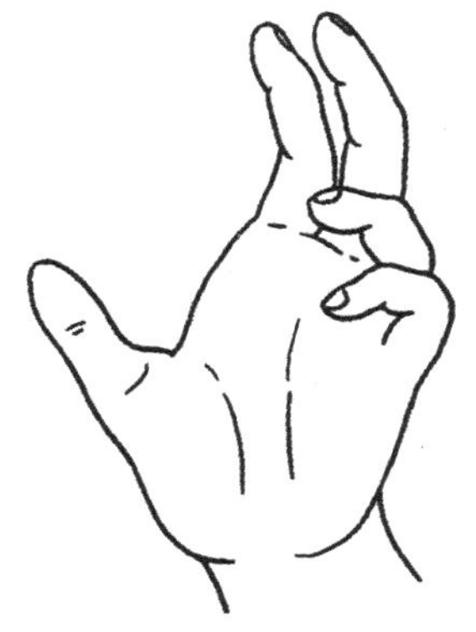

图 18 -8 -1　尺神经损伤“爪形”手畸形

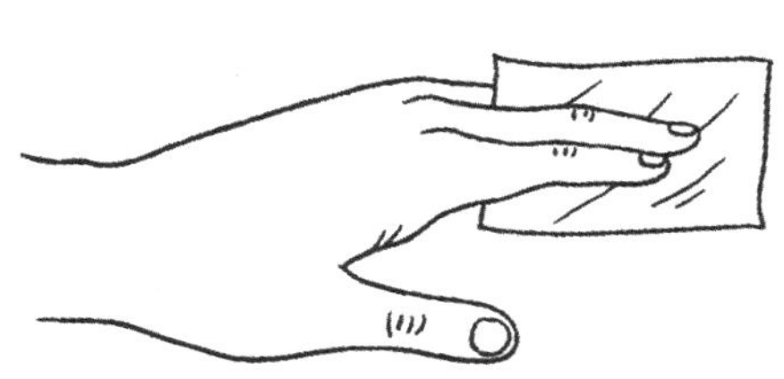

图 18 -8 -2　夹纸试验阳性

(三) 体征

1. 肌力 肘关节以上尺神经损伤时,腕关节屈肌群、小指与环指指深屈肌、第3及第4蚓状肌、所有骨间肌、拇指内收肌和小指屈肌均瘫痪。腕部尺神经断裂引起支配的内在肌瘫痪,但有时正中神经和尺神经在掌部也有异常联接(Riche - Cannieu 吻合)。若尺神经在腕部横断伤,仍有拇对掌肌、拇短屈肌和外侧两蚓状肌保持功能(正中神经支持)。尺侧腕屈肌、小指展肌和第1背侧骨间肌可以作为尺神经的测试肌腱,这些肌肉的肌腹或肌腱容易看清楚和摸到,便于观察其功能。尺神经损伤后这些肌肉萎缩,小指与环指呈掌指关节过伸,指间关节屈曲。如尺神经在肘关节以上损伤,小指与环指不一定呈"爪形",因为它们的指深屈肌也已失去神经支配。在肘与腕部,容易作原位电刺激检查。

2. 感觉 尺侧一个半手指感觉障碍,一般只需检查小指的中节与远节手指,这是尺神经的自主区。该区域对针刺感觉全消失,说明尺神经已完全横断(图 18 -8 -3)。

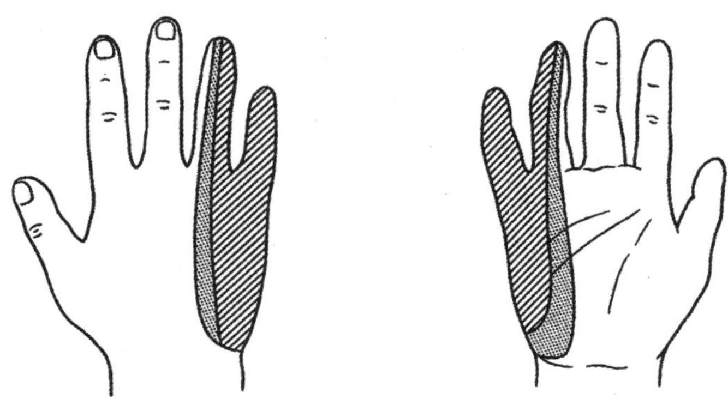

图 18 -8 -3 尺神经损伤皮肤感觉减弱区

若患者有肘管综合征时,在肱骨内上髁处的尺神经叩击试验阳性(Tinel 征)和屈曲试验阳性,说明有神经卡压症。当肘关节完全屈曲,至少1分钟内有小指和环指麻木和刺痛感,说明有肘管综合征。

三、治疗

治疗原则与臂丛神经损伤相同。早期手术缝合,一般效果良好。少部分因尺神经支配的细小手内在肌易发生萎缩,如功能无恢复可做肌腱移植,以改善手部功能。

第九节 肘部迟发性尺神经炎

肘部迟发性尺神经炎又称为肘尺管综合征。

一、应用解剖

尺神经于上臂起端绕经肱骨内上髁后方的尺神经沟,经尺侧腕屈肌的肱骨头和尺骨头之间进入前臂。在尺神经沟的上方有筋膜覆盖，形成骨性纤维鞘管，尺神经通过此管。因此，肘关节附近的异常变化，容易引起尺神经迟发性损伤。

二、病因机制

1. **肘关节损伤**　常见于儿童的肱骨髁上骨折后复位不良，出现肘外翻畸形，使尺神经受到牵拉而逐渐产生神经症状。又如肱骨内上髁骨折复位不良，骨折愈合后局部尺神经沟不光滑，尺神经受到摩擦也可产生症状。

2. **肘关节创伤性关节炎**　创伤性关节的骨质增生和损伤性骨化都可以造成尺神经沟粗糙或直接压迫尺神经。

3. **肱骨内上髁慢性损伤**　肱骨内上髁屈肌总腱慢性损伤性肌筋膜炎。因局部筋膜产生充血、肥厚及变性使尺神经受压迫而逐渐产生症状。

4. **肿物压迫**　如滑囊炎、脂肪垫肥大、腱鞘囊肿及脂肪瘤等。

5. **尺神经滑脱**　少数病例在肘关节屈曲时，尺神经可向肘前方滑脱，伸肘时尺神经可向后滑。由于反复滑脱，尺神经在肱骨内上髁处摩擦而引起症状。

三、临床表现

迟发性尺神经炎发病缓慢，据报道最长发病距肘部损伤时间为 36 年。早期主诉尺神经分布区发胀、麻木及疼痛，有时感到手指不灵活。因上述症状轻微，常不引起患者重视，因此，就医较晚。病程较长时，尺神经支配的小鱼际肌群、骨间肌、第 3 及第 4 蚓状肌、拇收肌和拇短屈肌的深头可见明显萎缩并出现环、小指呈“爪形”手畸形，严重时，肌肉可部分或全部麻痹。

四、诊断

除了上述症状外，有尺侧腕屈肌和深指屈肌尺侧半的肌力减弱或麻痹。需注意职业史及肘关节损伤史。检查时应注意有无肘外翻畸形、创伤性关节炎、肘关节内侧部位有无肿物和肘关节屈伸时尺神经有无滑脱等。另外，可扪到尺神经粗大，叩击尺神经时有过敏现象。

五、鉴别诊断

1. **颈椎病**　有明显的颈部症状和神经根或脊髓症状，X 线片显示颈椎有退行性变。
2. **脊髓空洞症**　有手部肌肉萎缩，冷热分辨不清，触觉存在，痛温觉消失。
3. **肌萎缩型脊髓侧索硬化症**　有明显肌肉萎缩，但无感觉改变。

六、治疗

迟发性尺神经炎的治疗，主要是手术治疗，可采用尺神经前置术。由于病程多较长，导致术后内在肌恢复常不满意，而麻木、发胀、疼痛的症状可有所改善。

第十九章　下肢神经损伤

第一节　坐骨神经损伤

一、应用解剖

坐骨神经是人体最大的神经，由腰 4、腰 5 和骶 1、骶 3 组成。自坐骨大孔下部梨状肌下方穿出骨盆，进入臀部，位于闭孔内肌和股方肌的表面，为臀大肌覆盖。在股骨粗隆和坐骨结节间进入股后部垂直而下。分出肌支至半腱肌、股二头肌、半膜肌及内收肌。至股骨下 1/3 分胫腓两支，胫神经和腓总神经包在很厚的神经外膜样结缔组织中，临床上对于胫神经和腓总神经，则作为两条完全分开的神经干看待（图 19 - 1 - 1①②）。

二、损伤机制

坐骨神经损伤常见于火器伤、刀刺伤、手术误伤、臀部药物注射致伤、股骨头后脱位、骨盆骨折和股骨干骨折片刺伤及挤压伤等。手术误伤常见于髋关节手术，臀肌挛缩症松解术，臀肌皮瓣移植术时切伤或剪伤，股骨干骨折钢板固定钻孔钻伤，大血管损伤结扎误将坐骨神经结扎，骨折复位牵引及分娩助产牵拉下肢过度拉伤等。

三、临床表现

因其损伤的平面和类型不同，故临床表现也有所不同。

（一）梨状肌下缘处损伤

股后侧肌群、小腿和足部肌肉全部麻痹，膝关节不能屈伸，足和足趾运动完全丧失，小腿外侧及足部感觉丧失。

（二）股中、下部损伤

股后侧肌群不受影响，因腘绳肌肌支未完全受损，屈膝功能仍可保存。

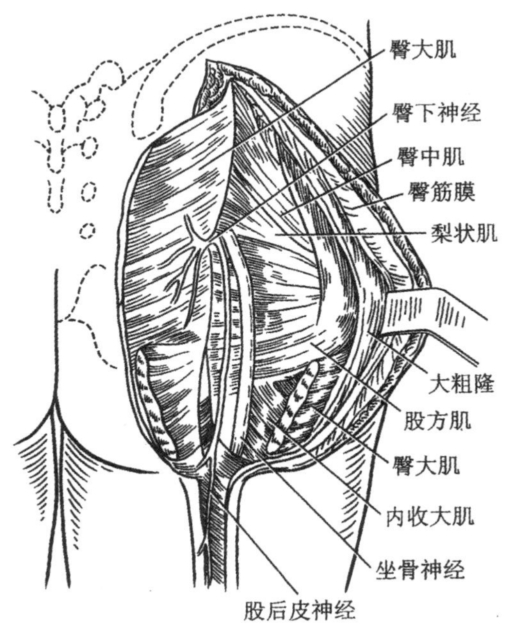

①臀部及股上部坐骨神经解剖关系

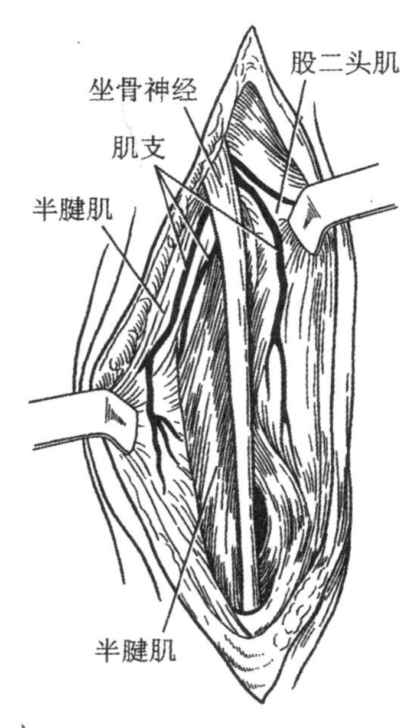

②股部坐骨神经解剖关系

图 19 －1 －1①②　坐骨神经解剖示意图

（三）不完全断裂伤

上述功能仅部分丧失，如为分支损伤，腓总神经损伤引起的瘫痪症状较轻；而胫神经损伤引起的瘫痪症状较重。

坐骨神经损伤后，下肢肌肉可发生弛缓性瘫痪，进行性肌萎缩和肌张力消失。坐骨神经完全断裂时，除膝以下及内踝处隐神经供给区外，感觉均消失（图 19 －1 －2）。如坐骨神经不完全断裂，下肢感觉功能部分丧失。感觉障碍的程度可分为 6 级。

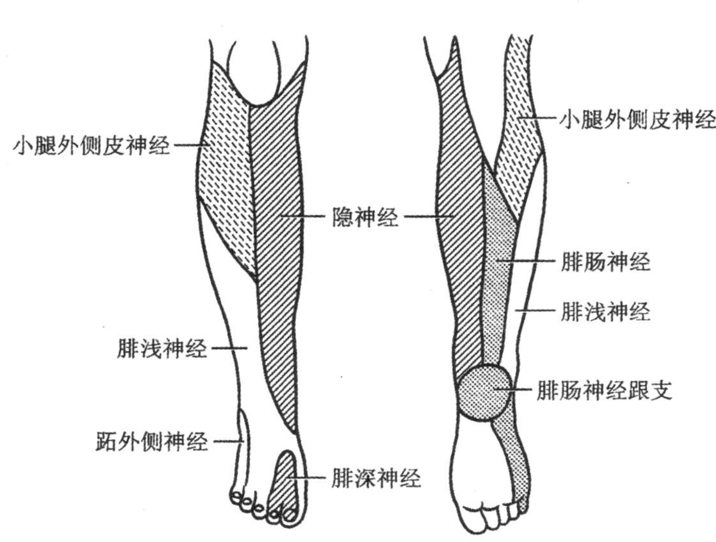

图 19 －1 －2　下肢神经感觉分布区示意图

S_0级：完全无感觉。

S_1级：深痛觉存在。

S_2级：有痛觉及部分触觉。

S_3级：痛觉和触觉完全，但没有两点区别觉。

S_4级：痛触觉完全，且有两点区别觉，但距离较大（ >7mm）。

S_5级：感觉完全正常。两点辨别觉≤6mm。

四、诊断

（一）病史

有外伤史者须了解外伤的原因、性质。刀刺伤和火器伤常导致坐骨神经断裂，根据其伤口可判断损伤的平面，但没有开发的伤口时，坐骨神经损伤的平面与体表伤口不一致，须进行手术探查。火器伤和刀伤常合并骨折、血管等其他组织损伤。损伤时间和治疗经过有助于对坐骨神经损伤的判断。臀部药物肌内注射致坐骨神经损伤，注射时即可出现坐骨神经症状，但若非注射针头刺伤而是因为药物刺激损伤，则坐骨神经症状可缓慢出现。

（二）体征

（1）坐骨神经损伤后出现下肢运动、感觉障碍。有严重神经性营养改变，足底可有较深的溃疡。

（2）神经干叩击试验阳性：神经干叩击试验在判断神经损伤和神经再生有一定的临床价值，通过这一试验可以确定神经断端部位。

（三）电生理学

对于坐骨神经损伤的诊断，通过详细询问病史及临床检查，即可作出诊断。对于坐骨神经损伤的部位、程度和修复后恢复情况的准确判断，有时则需要肌电图检查作为辅助检查。

五、治疗

（一）保守治疗

1. 闭合性损伤　下肢运动、感觉仅部分障碍，没有合并骨折的坐骨神经损伤，可观察 3 个月。观察期间可服用 B 族维生素、能量合剂和活血化瘀通络的中药。

2. 髋关节脱位　应立即在麻醉下复位，解除坐骨神经的压迫。

3. 梨状肌综合征　出现坐骨神经症状，可行针灸、推拿及拔火罐等中医治疗。也可用电刺激保持肌张力，减轻肌肉萎缩。可进行恢复中的肌肉和膝踝关节锻炼，促进其功能恢复。注意患肢的保护，防止产生褥疮。由于坐骨神经损伤后下肢感觉障碍，进行热敷和冰敷时要防止肢体烫、冻伤。如果保守治疗，观察 3 个月后恢复不理想，应行手术探查。术中可行电生理学检查，通过测定神经损伤处的电活动，若能测到神经的动作电位，则行神经松解术。否则要将神经损伤处的瘢痕切除，行神经直接缝合或游离神经移植术。

（二）手术治疗

神经损伤修复的时机很重要，原则上愈早愈好，但时间不是绝对因素，晚期修复也可以取得一定疗效。如火器伤早期清创时不能做神经一期修复，待伤口愈合 3 个月后行吻合神经术，对锐器伤在早期清创术时应做损伤神经的一期修复。损伤神经的修复并非修复神经外形上的连续性，而是要使受伤神经近端的运动、感觉和交感神经的轴突能与远端末梢感觉器重建正确的联系，使再生的轴突能沿着远端的神经内膜管延伸生长，到达功能性质相同的神经终器，才能取得功能恢复。手术步骤如下。

1. 麻醉　可采用硬脊膜外麻醉或全身麻醉。

2. 体位　俯卧位。

3. 切口　自髂后上棘下外 5cm 处，斜向下外方，经股骨大粗隆内侧 2cm 处，呈弧形向内至臀皱襞远侧中点处，沿股后正中线向下至需要的长度。

4. 显露

（1）臀部坐骨神经显露：切开臀筋膜，分开臀大肌直至股骨大粗隆处，纵行切开股部筋膜至臀皱襞处。切断臀大肌外侧附着于髂胫束入股骨的腱性纤维，将臀大肌连同其神经血管翻起，以显露坐骨神经及梨状肌，必要时切断梨状肌，显露梨状肌深面的坐骨神经部分。也可用咬骨钳咬除部分骶骨或髂骨，显露坐骨神经出骨盆处。

（2）股部坐骨神经显露：沿股后正中线切开，长度视需要而定，可由腘窝延伸至臀皱襞。沿切口切开深筋膜，注意保护股后皮神经，沿股二头肌与半腱肌之间分离，并向两侧牵开，继续向深部分离。向外牵开股二头肌，向内牵开半腱肌和半膜肌，显露坐骨神经，分离时注意保护肌支。

5. 修复　对坐骨神经损伤做相应的神经手术修复。神经断裂做神经断端吻合术，神经缺损做神经移植术及神经瘢痕松解术等。

（1）显露：从神经正常部位分离至断裂部位，注意勿损伤神经分支。

（2）断端的处理：先切除两断端失活的神经组织或神经瘤，至切面露出正常神经，以使缝合后有良好的恢复。

（3）缺损的处理：为克服神经缺损，可分别游离神经近远端各一段，或屈曲膝关节，也可采用改变神经位置的神经移位法，原则上是使缝合后神经无张力。如神经缺损过长，宁可将不健康的组织暂做吻合，甚至缝至附近组织上，固定膝关节于屈曲位，6 周后拆去固定，逐渐练习伸直膝关节，使神经得以延长，待再次手术时行神经吻合。在骨折手术或断肢再植时，如神经缺损较大，可缩短骨干争取神经对端吻合，也可采用神经移植。由于坐骨神经干较粗大，可将坐骨神经包膜解剖，分离包膜内的胫、腓总神经，然后取腓肠神经移植。但神经束的对合有较大困难，而且移植段中间的血液供应受影响，移植后的神经恢复效果较差。

（4）神经缝合：可分为神经外膜缝合和神经束膜缝合。尽管理论上认为神经束膜缝合对神经损伤恢复比较理想，但由于鉴别神经束的功能性质（区别运动和感觉）至今尚无快速准确的方法，神经束膜有错对的可能，另外广泛的束间分离会损伤束间神经支。神经束膜缝合在临床实践上，尤其是设备比较简陋的基层医院应用比较局限。有实验结果表明，在良好的修复条件下，神经外膜缝合和神经束膜缝合的效果无明显差异。神经外膜缝合简便易行，不需要特殊设备，如能准确吻合多可取得良好效果。

1）神经外膜缝合术：用 8－0 无创缝线缝合神经外膜，不缝神经质。先在神经断端两侧各缝一针定点牵引线，再缝合前面。然后将一根定点线绕过神经后面，牵引定点线翻 180°，缝合后面。缝合时应在无张力情况下，准确对位，防止扭转。可根据神经表面血管位置和断面神经束的形状，达到准确对位。原则上缝线越少越好，以免增加缝接处的瘢痕，两针缝线间的距离以能使断端对合良好为度。为了观察术后缝接处有否崩裂，可在断端两侧相距 1cm 的神经膜上各缝一条细软不锈钢丝，打结标志，术后通过 X 线片观察两个金属结的位置有无改变。

2）神经束膜缝合：比较适合坐骨神经的吻合，因其神经干内的神经束比较粗，间质组织比较多，神经干包膜内有比较完整的胫神经和腓总神经，可通过直流电刺激方法区分神经束的功能性质。借助手术显微镜或放大镜，进行神经束的解剖和分离，先在神经两断端分别环形切除2cm神经外膜，根据神经束的粗细和分布情况，分离出若干组相对应的神经束，切除各神经束断端的瘢痕组织直至正常组织，各神经束可在不同平面，束间出血的血管给予压迫止血。坐骨神经外膜和束间血管较大，如压迫方法不能止血，可用11－0无创缝线结扎止血。神经束用10－0无创缝线缝合束膜，不缝神经质，每束缝2或3针。

（5）神经外松解术：坐骨神经遭受压迫、牵拉、缺血或注射药物等所致的损伤，神经干虽未断裂，仍保持外观上的连续性，但其神经损伤的病理变化差异很大，有条件时要作电生理学测定。若在远端能测得动作电位通过损伤段，则可行神经松解术，解除外来压迫，游离和切除神经周围的瘢痕组织。

1）适应证：适用于坐骨神经被骨折端压迫，或骨折移位较大，神经嵌入骨折断端时，应行手术游离神经，固定骨折。如神经受压过久，周围有瘢痕形成，不仅要解除压迫（如骨折复位、肿瘤切除），尚须作神经松解术。神经周围创伤或感染，有广泛瘢痕形成，神经有不同程度的粘连和压迫，也需作神经松解术。

2）手术步骤：以神经病变部位为中心，游离神经时应分别从切口的远、近两端神经正常部位开始，逐渐游离至损伤部位，避免一开始就在损伤部位瘢痕中盲目分离切割而误伤神经。在正常部位游离出神经后，用橡皮条将神经轻轻牵引，用尖刀或小剪刀将神经仔细从瘢痕中分离。瘢痕致密不易分离时，可在瘢痕与神经之间注射生理盐水，边注射边分离。在分离神经的过程中，要注意保护神经分支，防止损伤并尽量保存神经干上的营养血管。神经干两端的正常组织不应过多分离，以免加重神经干缺血程度。坐骨神经周围的瘢痕组织彻底切除，包括瘢痕化的神经外膜。将松解后的坐骨神经放置在有健康组织的神经床内，以改进神经血液循环，不得放回瘢痕组织中，以免术后再发生瘢痕粘连和压迫，影响神经修复效果。松解术后要彻底止血，用生理盐水反复冲洗逐层缝合，下肢不需外固定。

（6）神经内松解术

1）适应证：神经外松解术后，如发现神经受压或绞窄的程度较重，神经外膜的营养血管在受压或绞窄部位中断，触及外膜增厚及变硬，说明神经内也有瘢痕粘连和压迫，须进一步行神经内松解术。

2）手术步骤：在显微镜或放大镜下，用尖刀沿神经干纵行切开病变部位神经外膜。用蚊式钳将神经外膜向两侧牵拉，将神经固定好。用显微剪仔细分离神经束间的瘢痕粘连组织，分离神经束时也可注射生理盐水，边注射边分离，切除神经束间的瘢痕组织。由于神经束之间有许多大小不等的交通支，称为神经内丛，在分离和切除束间瘢痕时应避免损伤这些交通支。神经内松解术不应将神经束膜切开，以免损伤束内神经纤维，神经束间松解后，将病变段外膜切除。术中应注意对神经外膜和神经内出血点彻底止血，以免术后形成血肿，产生新的瘢痕。

第二节　股神经损伤

股神经位于深层，损伤机会很少，多见于骨盆骨折和腹股沟部手术中损伤。

一、应用解剖

股神经是腰丛中最大的一支，为大腿伸侧的运动及感觉神经，通常由腰2～腰4脊神经前支的后股构成，少数人还可有腰1或腰5神经的前纤维加入。股神经穿过腰大肌后，在腰大肌下部外侧缘穿出，在髂筋膜后面沿髂肌前面下行，经腹股沟韧带深面的肌腔隙，在髂前上棘与耻骨联合连线中点外侧1.2cm处进入股部，位于股动脉的外侧。其主干很短，即分为类似马尾的分支。在腹股沟韧带以上发出支配髂肌、腰大肌及股动脉的分支；在腹股沟韧带下方2～4cm处分为前、后两股。前股分出至耻骨肌、缝匠肌的肌支，股中间皮神经和股内侧皮神经；后股分隐神经及至股四头肌4个头的肌支（图19－2－1、图19－2－2）。

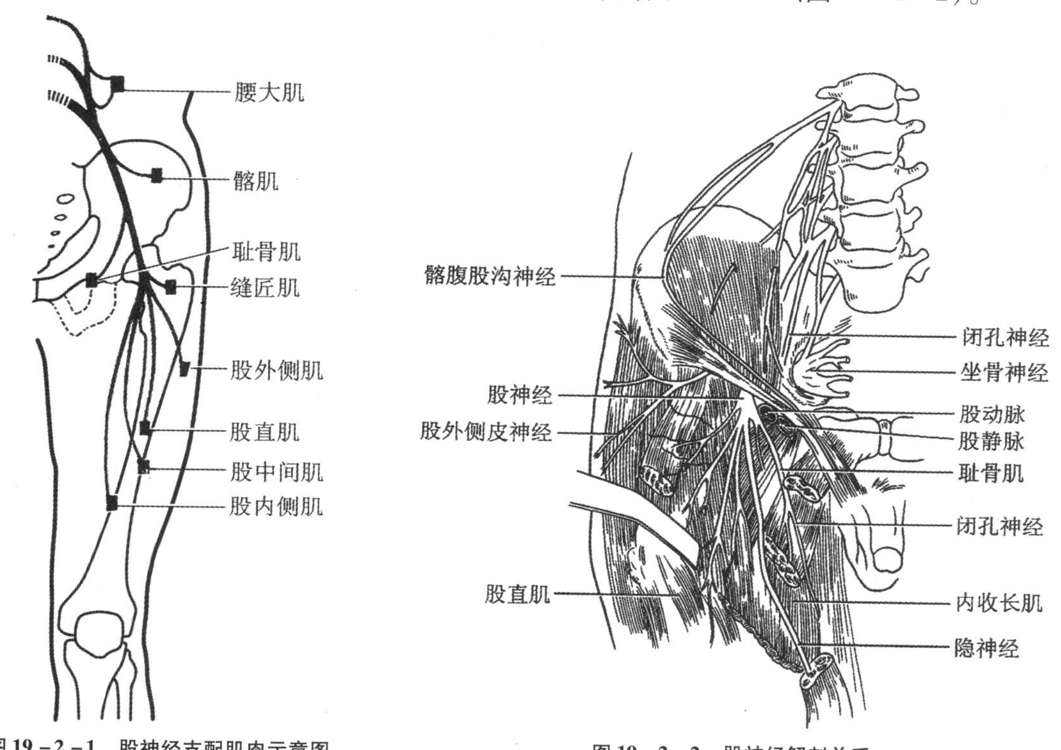

图19－2－1　股神经支配肌肉示意图

图19－2－2　股神经解剖关系

二、临床表现与类型

根据股神经损伤的部位在腹股沟韧带近侧或远侧，可出现不同临床表现。

（一）腹股沟韧带近侧

即盆腔内的股神经损伤。表现为髂腰肌及股四头肌运动障碍，髋关节不能屈曲，明显影响膝关节的伸直运动，能行走，但极为困难。因阔筋膜张肌的代偿作用，仍稍能伸膝。膝腱反射消失。

（二）腹股沟韧带远侧

即股三角内的股神经损伤。表现为股四头肌完全或部分运动障碍，髂腰肌不受影响，因而表现为屈髋正常而伸膝障碍，膝腱反射消失。感觉障碍方面表现为大腿前侧、膝、小腿及足内侧感觉减退或消失。从理论上讲，盆腔内股神经损伤还表现为缝匠肌功能丧失，但偶尔至缝匠肌的分支行程和起源有变异,盆腔内的股神经损伤有时可表现为缝匠肌功能正常,而有些腹股沟韧带以远股神经损伤也可表现为缝匠肌功能丧失,因而缝匠肌功能是否正常不能作为股神经损伤的定位标志。

三、诊断

根据股神经损伤后的临床表现,应注意髂腰肌是否受累,屈髋是否受限,可明确股神经损伤的部位。

四、治疗

(一) 医源性损伤

股神经损伤多由医源性损伤引起,如全髋置换术、骨盆骨折切开复位术、疝修补术及其他手术误伤。多数表现为完全性断裂伤,手术过程较难发现,术后表现出股神经损伤的症状。可先行保守治疗 1 ~3 个月,多数病例可在数周内自行缓解。经观察神经功能无恢复时可手术探查。

(二) 刀刺伤

如全身情况允许应急诊探查,同时排除是否伴有股动、静脉损伤。常可在屈曲髋关节后作直接缝合,术后屈髋、屈膝位外固定 4 周。

(三) 远段股神经损伤

大腿部股神经在腹股沟韧带以远 2 ~4cm 处,分支如马尾状,分别支配股四头肌的 4 个头及缝匠肌等。此段股神经损伤常伴有股动、静脉的损伤,如全身情况允许,应急诊手术探查修复血管和神经。“马尾”状分支以远损伤修复较困难,晚期可行股直肌或腘绳肌转移,重建屈髋及伸膝功能。

(四) 延期处理

股神经远侧断端常回缩至股三角内,并与周围组织产生粘连;近侧断端则常形成神经瘤。在切除神经两断端的异常瘢痕组织及神经瘤后,造成的神经缺损常无法作直接端 - 端吻合,需行游离神经移植修复。

第三节 胫神经损伤

一、应用解剖

胫神经来自腰 4 ~5 与骶 1 ~3 神经前支的前股,在股后部下 1/3 处与腓总神经分离后,自股二头肌内缘穿出,在腘窝内与腘血管伴行,位于腘静脉的后方。在腘窝中线下至腘肌下缘,进入比目鱼肌的深面,下行至跟腱与内踝之间,分为足底内侧神经和足底外侧神经至足底。胫神经在腘窝处分出三条关节支,分别伴随膝上内、膝下内和膝中动脉至膝关节(图 19 -3 -1)。在小腿发出运动支至腓肠肌、比目鱼肌、跖肌、腘肌、胫骨后肌和趾长屈肌。胫神经发出的感觉支有腓肠内侧皮神经(图 19－3－2),在腘窝发出后伴小隐静脉行于腓肠肌两头的沟内,在小腿下 1/3 处穿出筋膜而至浅层,与来自腓总神经的腓肠外侧皮神经形成腓肠神经,该神经继续向下绕经外踝后方,沿足外侧缘向前成为足背外侧皮神经至小趾末节。腓肠神经沿途分支分布于小腿下 1/3 后面及外侧、踝部、跟部外侧、足外侧和小趾外侧皮肤。

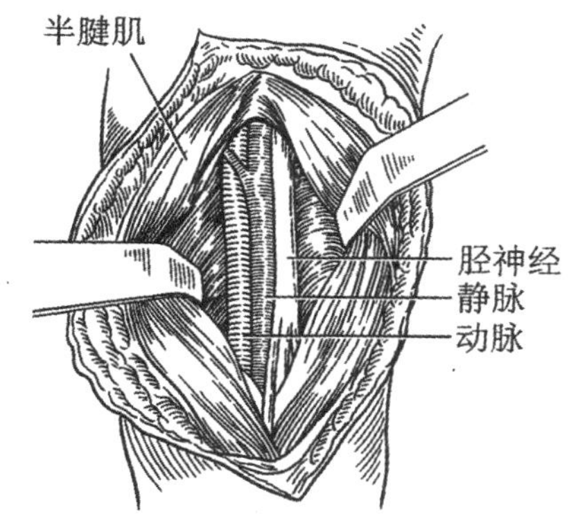

图 19－3－1　腘窝部胫神经解剖关系

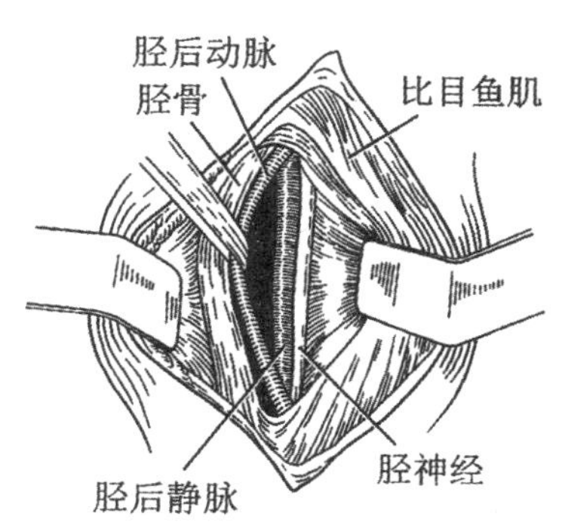

图 19－3－2　小腿部胫神经解剖关系

胫神经绕经内踝后面分为足底内侧神经和足底外侧神经。足底内侧神经按其分布范围相当于手的正中神经,伴随足底内侧动脉经趾展肌深面至足底内侧沟,分为 4 支。内侧第 1 支为趾底固有神经,其他 3 支为趾底总神经。经趾短屈肌和跖腱膜间向外,并沿第 1 跖骨间隙向前,于跖趾关节处分为两支趾底固有神经。这 7 支趾底固有神经分布于第 1 至第 3 趾内外缘和第 4 趾内侧缘的跖面皮肤。足底内侧神经分出肌支至趾展肌、趾短屈肌和第 1 蚓状肌。足底内侧神经的皮支分布于足心内侧。足底外侧神经按其分布范围相当于手的尺神经,伴行于足底外侧动脉内侧,经趾展肌与趾短屈肌深面斜向前外侧至第 5 跖骨粗隆,分为浅深两支。浅支入足底外侧沟分为内外两支,外侧支为足底固有神经,分布于小趾外侧皮肤;内侧支为足底总神经,沿第 4 跖骨向前,在跖趾关节处分为两趾底固有神经,分布于第 4、第 5 趾跖侧相邻皮肤。深支在足底方肌和趾收肌深层转向内侧行向第 1 跖骨,分支支配足底方肌、小趾展肌、趾短屈肌、全部骨间肌、趾收肌和 3 条蚓状肌。其皮支分布于足底外侧及外侧一个半趾的皮肤(图 19－3－3)。

二、损伤机制

膝以上胫神经损伤原因的与坐骨神经损伤相同;膝部及膝以下胫神经损伤,多见于膝部周围有移位的股骨髁上骨折、胫骨上端骨折、小腿骨折、小腿骨筋膜室综合征的缺血性神经损伤、火器伤、刀伤及车祸碾压伤等。

三、临床表现及诊断

胫神经损伤后,对小腿与足部功能的影响,取决于损伤的平面:腘窝部胫神经损伤,

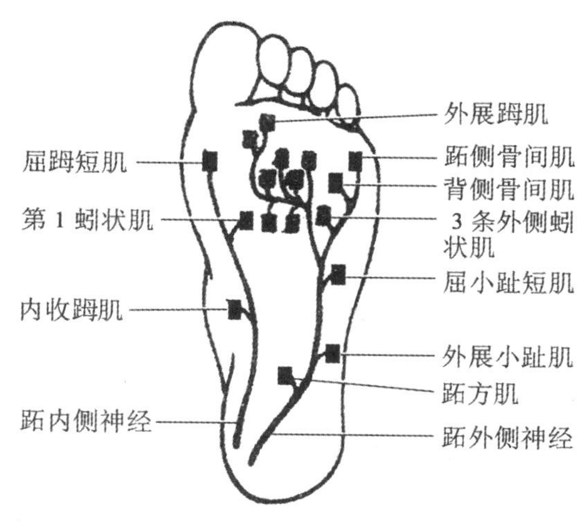

图 19－3－3　胫神经支配足部肌肉示意图

小腿屈肌和足部屈肌麻痹,表现为足不能跖屈和内收,腓肠肌麻痹可使屈膝力量减弱。由于足部内在肌麻痹,足趾不能跖屈、内收和外展,足趾呈跖趾关节过伸、趾间关节屈曲爪形畸形,不能用足趾站立。如在小腿下部的胫神经损伤,则发生足部运动障碍。

胫神经损伤的感觉障碍区为小腿后外侧、足外侧缘、足跟及足趾跖侧和背侧,有"拖鞋"式麻痹区之称。

足底常有溃疡,足部易受冻伤和烫伤,常因溃疡不能走路。

四、治疗

根据损伤原因作相应处理。骨折移位压迫必须尽快行骨折复位固定,如骨折需手术治疗则可同时探查胫神经。如因外固定压迫则应调整外固定压力或更换外固定方法。若因骨筋膜室综合征,则应及早行小腿筋膜切开减压。刀伤或火器伤应在做清创术的同时做胫神经探查术,神经完全断裂时应行神经缝合术。瘢痕粘连压迫所致的胫神经损伤,应做神经松解术。

第四节 腓总神经损伤

一、应用解剖

腓总神经来自腰4~腰5和骶1~骶2神经前支的后股,在股后部下1/3与胫神经分离后至腘窝外侧壁,沿股二头肌腱内侧斜向下外,继续行走于股二头肌与腓肠肌外侧头之间,在腓骨长肌深面、绕腓骨小头分为腓浅和腓深二神经。

腓总神经在腘窝处分出两支关节支,伴随膝上外和膝下外动脉至膝关节,又在腓浅、深的分支处分出一支伴胫前返动脉至膝关节和胫腓关节。腓总神经的感觉支在腘窝处分出腓肠外侧皮神经,穿过腓肠肌外侧头处的筋膜至浅层,分布于小腿上部前外侧皮肤,分出吻合支或其本干与腓肠内侧神经吻合形成腓肠神经(图19-4-1)。腓浅神经在腓骨长肌和腓骨之间沿肌间隔下行,在小腿下1/3上方穿出深筋膜分为内外两支,内侧支为足背内侧皮神经,向下向内至足背分为内外两支。内支至足背和踇趾的内侧缘,外支沿第2跖骨间隙分为两支趾背神经,分布于第2、第3趾相邻接的背侧缘。外侧支为足背中间皮神经,越外踝前至足背,分为两支,分支沿第3、第4跖骨间隙各分为两个趾背神经,分布于第3~第5趾相邻接的背侧缘。腓浅神经尚分出肌支至腓骨长、短肌。腓深神经经腓骨长肌和趾长伸肌深面至趾长伸肌与胫前肌间,伴胫前动脉沿小腿骨间膜向下,继而行于踇长伸肌与胫前肌之间。在踝关节上方踇长伸肌深面至踝关节前分为内外侧两支至足背,腓深神经在小腿发出肌支至胫前肌、趾长伸肌、踇长伸肌和第3腓骨肌,在踝关节处发出关节支至踝关节。腓深神经在足背的内侧支向前行于第1跖骨间隙至浅层,分为两趾背神经,分布于第1、第2趾相邻背侧皮支;外侧支越跗部向外侧至趾短伸肌与踇短伸肌的深面(图19-4-2)。

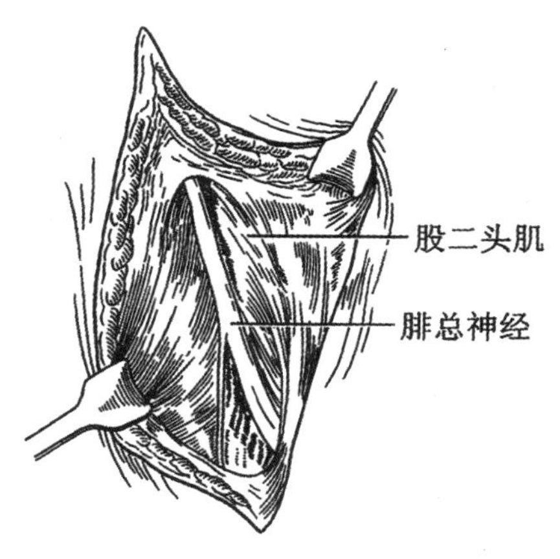

图 19-4-1　腘窝部腓总神经解剖关系

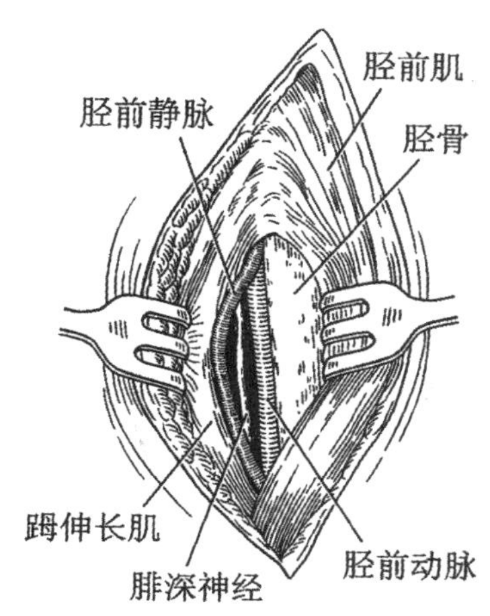

图 19-4-2　小腿部腓深神经解剖关系

二、损伤机制

膝以上腓总神经损伤的原因与坐骨神经相同，膝部及膝以下腓总神经损伤多见于股骨髁上骨折、腓骨小头骨折、小夹板和石膏固定时压伤、小腿骨筋膜间室综合征的缺血性神经损伤、手术误伤、长期卧床及下肢在外旋位也可压伤腓总神经。

三、临床表现及诊断

腓总神经损伤后，因小腿部伸肌中的胫前肌，足外翻肌的腓骨长、短肌麻痹，出现足内翻下垂，不能背屈及外翻。由于趾长、短伸肌麻痹，足趾屈曲畸形，不能伸直。单纯腓浅神经损伤，因腓骨长、短肌麻痹出现内翻足畸形，足不能外翻；单纯腓深神经损伤，因胫前肌、趾长短伸肌、踇长短伸肌麻痹，出现足下垂、外翻及跖屈畸形，足趾不能伸直，不能背伸及内翻，小腿前外侧和足背感觉障碍。腓总神经损伤断裂，在相应的平面神经干做叩击试验可阳性。

四、治疗

使用小夹板和石膏固定前，应在腓骨头处加用衬垫保护。腘窝及腓骨头处手术时，应注意防止损伤腓总神经。腓总神经损伤应根据不同情况制定的治疗方案，保守治疗可参阅坐骨神经损伤治疗原则，必要时做腓总神经探查术，根据损伤情况作吻合或松解术，如无效果，可用转移胫后肌或短腿支架纠正足下垂。

第二十章　周围神经损伤术后并发症

周围神经损伤修复后，可因术后效果不佳，出现各种畸形，导致肢体功能障碍。发生的主要原因有：

（1）神经及周围软组织严重挫伤，神经虽经修复但血循环差，瘢痕粘连严重。

（2）神经修复技术操作不当，有将神经与肌腱缝接、用粗丝线缝合神经及错误使用缝合肌腱的方法。

（3）牵拉性神经损伤松解术后，多数效果欠佳。

（4）高位神经损伤修复术后，仍有部分远端肢体功能恢复不理想。

（5）神经损伤修复处感染。

第一节　神经瘢痕粘连绞窄

周围神经损伤修复后，神经干内外常因瘢痕粘连而影响肢体功能的恢复，须进行神经松解术。

（一）手术指征

（1）做过正规的神经修复术，术后功能有一定恢复，但不太满意。

（2）临床表现为神经不全损伤。术前诱发电位检查，感觉传导速度和运动传导速度均达正常侧50%以上。

（3）术中见神经瘤直径不超过正常神经干直径的2倍。

（4）纵行切开神经外膜，可见有神经纤维束通过损伤平面。

（二）手术时机

一般在神经损伤或神经修复术后3～6个月。

（三）手术方法

（1）切开皮肤由损伤部位近远侧正常神经干处向病变部位显露神经，注意保留神经分支。

(2) 游离、松解神经干将神经干自瘢痕组织中游离松解,切除神经周围瘢痕组织。如神经损伤处较柔软、质地尚好,可行神经外松解即可。

(3) 外膜切除如神经瘤较大且质硬,则应环形切除增厚的外膜。

(4) 神经束间松解切除外膜后触摸神经仍较硬实,应在手术显微镜下或放大镜下进行神经束间松解并切除束间瘢痕组织;如神经束内张力较大,则应纵行切开神经束膜,达到神经内、外彻底松解。松解时注意彻底止血,保护束间交叉纤维,最后将神经置于健康组织床上,神经周围可放置透明质酸钠或几丁糖等,以减少粘连。

(四) 术后处理

术后不用外固定,48 小时后开始功能练习。

第二节 残端神经瘤

一、病因

残端神经瘤又称为外伤性神经瘤或截肢性神经瘤。为截肢(指)后神经残端再生轴索与结缔组织交错缠绕生长所致。临床上,尽管所有神经断端都会形成不同程度的神经瘤,但产生难以忍受疼痛的仅占约 10% 。

(1) 神经瘤所处的部位易受压迫或摩擦。

(2) 神经瘤处于瘢痕床中,神经血液供应较差。

(3) 疼痛的传导依赖无髓纤维和细的有髓纤维,电镜观察残端神经瘤的超微结构,发现无髓纤维和细的有髓纤维比例增高。

二、临床表现与诊断

截肢(指)残端出现一个或数个疼痛性结节,触痛明显,即可诊断为残端神经瘤。

三、预防

(1) 在截肢(指)时用快刀将轻轻牵出的神经切断,使之回缩到正常的组织床中。

(2) 结扎残端神经外膜。

(3) 冷冻、电凝或烧灼残端。

四、治疗

(一) 保守治疗

(1) 局部按摩、理疗、温水浸泡及局部外用药物。

(2) 75% 乙醇、5% 甲醛溶液、液态石炭酸残端神经瘤注射。

(3) 适当应用非甾体类消炎止痛药。

(二) 手术治疗

一旦有痛性神经瘤形成,可认为有手术切除指征。

1. **神经残端肌肉或骨内植入法显露神经瘤后** 用快刀切除神经瘤，神经干向近侧游离后埋入肌肉组织内。也可在邻近骨干上钻2个骨洞，神经断端缝扎一牵引线，用该线将神经断端引入骨髓腔内，并将该线与骨周围软组织缝合固定。

2. **神经外膜结扎法显露神经瘤后** 用快刀切除神经瘤，游离翻转神经外膜，切除神经纤维约5mm，再翻下神经外膜并进行结扎。

3. **神经断端化学烧灼法显露并切除神经瘤后** 采用75%乙醇、5%甲醛溶液或液态石炭酸烧灼残端。

4. **神经断端套硅胶帽显露并切除神经瘤后** 神经断端套硅胶帽。

5. **端对端吻合法神经瘤切除后** 可将两侧神经断端作端对端外膜缝合，如为单一神经可分成两半作端对端外膜束膜缝合。

自体神经移植法在上法的基础上，距吻合口约10mm一侧，切断神经行原位缝合。有以下4种缝合方式。

1. **两侧指神经缝合** 神经瘤切除后作端对端外膜缝合，然后将距吻合口约10mm处的一侧指神经切断并行原位缝合。

2. **单一神经缝合** 将神经劈成两半，行端对端外膜束膜缝合。然后于吻合口一侧约1cm处将神经切断并行原位缝合。

3. **两条不同神经之间缝合** 如胫神经与腓总神经、正中神经与尺神经、桡神经与肌皮神经行对端缝合后，与上述方法一样作一侧神经切断原位缝合。

4. **三条神经缝合** 如正中神经、桡神经和尺神经，可将正中神经劈成两股，分别与桡神经、尺神经作对端吻合，其他同上。

第三节 灼性神经痛

灼性神经痛指四肢周围神经受损伤后，引起的持续性剧痛，并伴有自主神经系统症状，发生率为2%～8%，上肢多于下肢。常继发于富有交感神经纤维的正中神经、坐骨神经总干、臂丛神经或胫神经的不完全断裂之后。

一、病因

(1) 损伤局部形成神经瘤、粘连或炎症，使感觉神经和交感神经纤维不断受到刺激而过度兴奋所致。

(2) 感觉神经与交感神经之间形成短路，交感神经传出冲动异常反馈以及神经损伤部位束膜内压力增高等因素造成的刺激，向中枢传导至丘脑和大脑皮质的结果。

二、临床表现

常见于伤后1周左右出现轻重不等症状，疼痛可受情绪波动和周围环境的影响，例如开门、关门声，其病床被触动及气候寒冷等均可使其症状加重。典型症状是自发性、持续性、难以忍受的烧灼样疼痛，早期疼痛局限在损伤神经支配区的皮肤，逐渐可累及1个上肢或下肢，以前臂、手和足部最为多见。疼痛区域有明显的皮肤痛觉过敏，可出现如血管扩张或收缩，皮肤干燥或潮湿，皮肤毛消失或异常增多等交感神经症状。由于疼痛为烧灼性，患者常须用冷水毛巾湿敷疼痛区，多数夜间疼痛可有缓解而不影响睡眠。

三、治疗

（一）保守治疗

症状较轻者，多数于数月内逐渐缓解。可采用以下治疗方法。

1. **药物治疗**　使用合适止痛药物。

2. **神经阻滞治疗**　于损伤神经干周围或近侧用无水乙醇局部注射，使该段神经暂时麻痹、缓解疼痛症状，但持续时间较短。

（二）手术治疗

多次阻滞无效，症状严重者可考虑作下述治疗。

1. **交感神经节阻滞**　对上肢灼痛，可行胸交感神经节阻滞；下肢灼痛作腰交感神经节阻滞。封闭药物采用快速与长效麻醉剂混合，每个神经节注射5ml。上肢、手部灼痛注射部位于胸2、胸3交感神经节；足部灼痛注射于腰2、腰3交感神经节。每周1～2次。

2. **交感神经节切断或切除**　对交感神经节阻滞有效者，灼痛可获暂时缓解，如症状严重且反复出现，可考虑行交感神经节切断或切除。上肢、手部灼痛，常切除胸2交感神经节及胸2～3间的分支；下肢、足部灼痛则切除腰2、腰3交感神经节。

3. **神经松解术**　对神经损伤部位进行松解，切除神经周围瘢痕，切开外膜，切除束膜间瘢痕，如束膜呈条索状且有硬感，可将束膜切开松解，然后以健康肌肉包裹神经。

第四节　功能障碍

周围神经损伤修复术后，由于各种原因导致发生各种畸形及功能障碍，应根据出现的症状分析病因，进行必要的功能重建。

一、肩关节功能障碍融合术

（一）适应证

臂丛上干神经或肩胛上神经、腋神经损伤修复后，功能恢复差，可考虑行肩关节融合术。

（1）肩关节周围肌肉严重麻痹，肩关节完全失去外展功能。

（2）斜方肌及前锯肌功能良好。

（3）肘关节、前臂及手部功能尚好。如存在肘关节、前臂及手部功能障碍，应先进行必要的功能重建以后再考虑进行肩关节融合术。

（二）手术方法

1. **陆裕朴法**　此法操作较简单，植骨材料就地取材，可达到关节内外双重融合效果，第

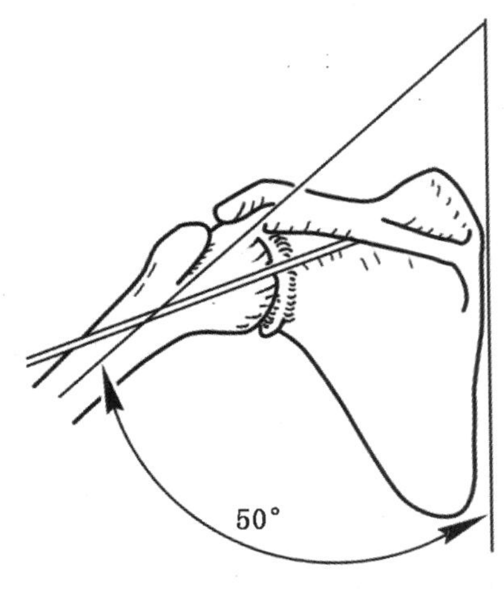

图 20－4－1 陆裕朴法

四军医大学西京医院有近百例成功的报道，是肩关节融合的较好方法。

（1）手术步骤：于肱骨大结节内侧作一楔形截骨并将大结节劈开。然后将肩峰自上方不全切断，保留下方骨皮质。将肩峰不全折断嵌入大结节内侧骨槽内。保持肩关节于前屈30°，内旋15°，外展50°～60°。由上臂中上1/3交界处外侧向关节盂中心打入一根斯氏针，通过关节盂3～4cm，将楔形切下的松质骨移植于关节间隙（图20－4－1）。

（2）术后处理：术后以肩“人”字石膏固定于上述位置，10～12日开窗拆线。3个月后拆除外固定，X线照片呈骨融合后拔除斯氏针。

2. Beltran、Trilla 和 Barjan 法

（1）手术步骤：切除肱骨头、关节盂软骨面及肩峰和肱骨头间软组织，将肱骨头向上推顶在肩峰与关节盂的上部，维持关节在设计位置。用1枚螺钉由大结节下外侧向内穿越肱骨头至关节盂，在其下再经肱骨头至关节盂作一骨隧道，取自体腓骨干长10cm骨栓，牢固地插入骨隧道内，再用另1枚螺钉自肩峰向下穿入肱骨头固定（图20－4－2）。

（2）术后处理：术后用肩“人”字石膏固定于设计位置，12日开窗拆线，3个月后拆除外固定，X线照片呈骨性融合后去除内固定，做肩部功能锻炼。

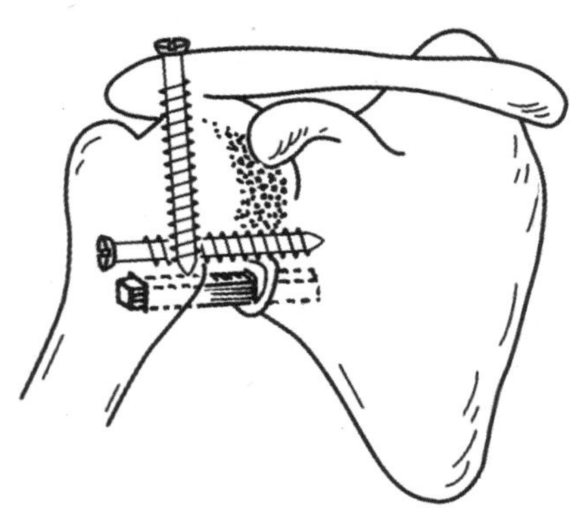

图 20－4－2 Beltran、Trilla 和 Barjan 法

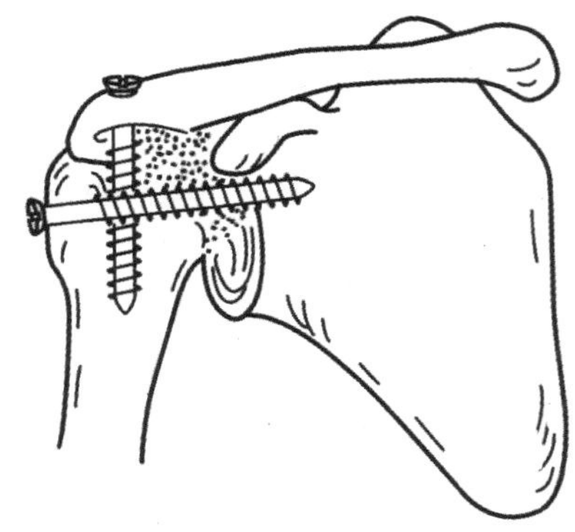

图 20－4－3 Moseley 法

3. Moseley 法

（1）手术步骤：切除肱骨头、关节盂的软骨面以及肩峰和肱骨头间的软组织，将肱骨头向上推，使肱骨头顶在肩峰和关节盂的上部，将关节维持在设计位置。用1枚螺钉自肱骨大结节外侧向内穿越肱骨头及关节盂；另1枚螺钉由肩峰上面向下穿入，经肱骨头至肱骨干（图20－4－3）。

（2）术后处理：术后用肩“人”字石膏固定于设计位置，12日开窗拆线，3个月后拆除外固定，X线照片呈骨性融合后去除内固定，做肩部功能锻炼。

4. 津下健哉法

（1）手术步骤:切除肱骨头、关节盂的软骨面及肩峰下与肱骨头间的软组织,取大小为2cm×2cm×1cm的髂骨骨块,嵌入肩峰与肱骨头之间,将关节维持在设计位置。用2枚螺钉自肱骨头外侧向内穿入关节盂;用1枚螺钉由肩峰向下穿越植骨块至肱骨,肩关节间隙植入碎骨片(图20-4-4)。

（2）术后处理:术后用肩人字石膏固定于设计位置,12日开窗拆线,3个月后拆除外固定,X线照片呈骨性融合后去除内固定,做肩部功能锻炼。

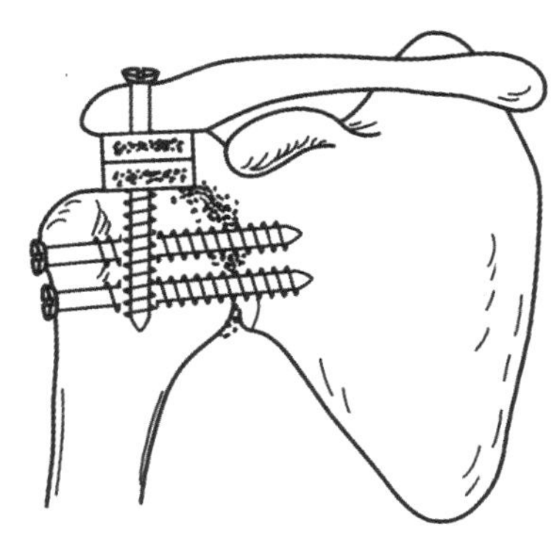

图20-4-4　津下健哉法

二、斜方肌移位重建肩外展功能

(一) Bateman法

1. 适应证　适用于三角肌麻痹,斜方肌肌力正常,其他肩关节周围肌肉如菱形肌、肩胛肌、胸大肌肌力良好。

2. 禁忌证　斜方肌肌力差或肩关节周围肌肉麻痹。

3. 手术步骤　Bateman法斜方肌移位重建肩外展功能的原理,是通过移位斜方肌达到修复三角肌的功能。主要方法是将斜方肌连同肩峰和肩胛冈止点处的截骨片,用螺丝钉固定于肱骨大结节处。

（1）沿斜方肌在锁骨、肩峰和肩胛冈止点处作"U"形切口,并于肩峰至三角肌中部作一7~8cm长的垂直切口。

（2）掀起"U"形皮瓣,显露斜方肌及其锁骨、肩峰和肩胛冈止点。在肩峰和肩胛冈止点处作斜行截骨,向上分离斜方肌。

（3）分离垂直切口,显露三角肌,将三角肌于锁骨、肩峰、肩胛冈止点处横行切断,并垂直切开三角肌,将三角肌分成两半。翻开三角肌,显露肱骨大结节,并且于大结节处凿一粗糙面。

（4）将肩关节保持于外展90°位,然后用2或3枚螺丝钉将斜方肌上的截骨片固定在肱骨大结节上。

（5）将劈开的三角肌覆盖于斜方肌表面,并缝合数针固定。

4. 术后处理　术后以肩"人"字石膏或肩外展支架将肩关节固定于外展90°、前屈20°位,8~12周去除外固定,进行肩关节功能锻炼。

(二) Mayer法

1. 适应证及禁忌证　同Batemarl法。

2. 手术步骤　也是通过用斜方肌移位修复三角肌功能。本法是将斜方肌止点游离,然后用游离的阔筋膜延长斜方肌,然后将筋膜远端缝合固定在三角肌止点处。

（1）切口及斜方肌显露同Batemarl法。

(2) 将斜方肌自锁骨、肩峰、肩胛冈止点处游离。

(3) 分离肩外侧垂直切口,完整显露三角肌。于三角肌止点处凿一 3cm×1.5cm 骨槽,骨槽远侧钻两个骨洞。

(4) 切取同侧宽 8～10cm、长 20cm 的阔筋膜。

(5) 将切取的阔筋膜包裹并缝合于斜方肌表面。

(6) 将肩关节置于外展 135°、前屈 20°位,将包裹阔筋膜的斜方肌覆盖于三角肌上并将筋膜边缘缝于三角肌的前后缘,然后将筋膜远端用拉出钢丝或粗丝线行"8"字缝合,最后将钢丝或粗丝线穿过骨槽,由远端两个小孔穿出,筋膜远端塞入骨槽,拉紧钢丝或粗丝线打结固定。

3. 术后处理 术后以肩"人"字石膏或肩外展支架将肩关节固定于外展 90°、前屈 20°位,8～12 周去除外固定,进行肩关节功能锻炼。

三、屈肘功能重建

臂丛神经损伤或肌皮神经损伤修复后,功能恢复不良,可造成屈肘肌麻痹、屈肘功能障碍,应行屈肘功能重建修复,常用有以下手术方法。

(一) 胸大肌胸肋部起点移位屈肘功能重建(Clark 法)

Clark 于 1946 年首先报道胸大肌的胸肋部分移位修复肱二头肌,重建屈肘功能的手术方法。

1. 适应证 肱二头肌麻痹,胸大肌肌力 4 级以上。

2. 手术步骤

(1) 作第 1 切口自三角肌,胸大肌间沟至第 7 肋作弧形切口;第 2 切口在肘前作"S"形切口。

(2) 沿胸骨外侧,上 6 个肋软骨,胸大肌下缘与腹直肌鞘的连接处,将胸大肌胸肋部肌肉的起点切开,沿胸大肌锁骨部与胸肋部之间分离,保护胸肩峰动脉、静脉及胸前内侧神经。

(3) 将胸大肌的胸肋部游离至腋前,然后将其卷成筒状并且用细线缝合,再缝合胸前切口。

(4) 于胸大肌、三角肌间沟至肘部切口间作一宽大的皮下隧道。将筒状的胸大肌经皮下隧道拉至肘部切口内。

(5) 保持肘关节屈曲 60°～70°位,将胸大肌远端穿入股二头肌腱,反折并牢固缝合。

3. 术后处理 术后用屈肘贴胸石膏固定于屈肘 60°～70°位,6 周后拆除石膏开始功能训练。

(二) 胸大肌胸肋部双极移位重建屈肘功能(Schottstaete 法)

本法除同上述起点移位于肱二头肌抵止腱外,同时切断胸大肌胸肋部的止点,将其穿过喙突下肱二头肌短头,反折并牢固缝合。经临床观察,疗效较为肯定。

术后处理用屈肘贴胸石膏固定于屈肘 60°～70°位,6 周后拆除石膏开始功能训练。

(三) 胸大肌止点移位屈肘功能重建(Brook－Seddon 法)

手术要点是将胸大肌止点完全切断,然后将肱二头肌长头从近端切断并穿过胸大肌腱,拉紧返折向下与肱二头肌抵止腱缝合。

1. 手术步骤

（1）作第1切口从三角肌与胸大肌间隙下端开始，至上臂上中1/3交界处；第2切口在肘关节前侧作“S”形切口。

（2）在第1切口内将胸大肌紧贴肱骨的止点处切断，并将胸大肌从胸壁进行纯性剥离。

（3）显露进入肩关节的肱二头肌长头腱，并在结节间沟上端切断该腱，沿长头腱向下分离肌腹直到桡骨结节止点处，将进入该肌腹的神经血管全部结扎切断。从肘部切口将肱二头肌长头腱抽出。

（4）将长头腱放回原处，并穿过胸大肌肌腱，返折向下与抵止腱拉紧编织缝合，同时屈曲肘关节，然后将该腱与胸大肌腱及本身多处间断缝合。

2. 术后处理　术后屈肘位石膏托并贴胸固定4周，去除石膏后开始肘关节功能训练。

（四）前臂屈肌群起点上移重建屈肘功能（Mayer、Green法）

Steindler于1918年首先报道用前臂屈肌群起点上移重建屈肘功能，主要系将前臂屈肌群起点上移，缝合固定在上臂内侧肌间隔上。此后由Burlnell作了改进，利用游离的阔筋膜延长屈肌总腱。1954年Mayer和Green对Steindler法又作了改进，将屈肌群起点连同肱骨内上髁的一片骨块，上移固定于肱骨下端稍偏外侧，使固定处更为牢固。

1. 手术步骤

（1）作肘部“S”形切口。

（2）切开肱二头肌腱膜。

（3）显露前臂屈肌群起点，注意保护正中神经，尺神经，肱动、静脉及正中、尺神经支配屈肌的分支。于肱骨内上髁处，用骨刀将屈肌群起点连同一小块骨片凿下，剥离尺侧腕屈肌尺侧头起点。

（4）显露肱骨下端前侧骨质，置肘关节于屈曲90°位，将屈肌群起点的骨块拉紧上移，在肱骨下端前侧相应位置凿一与屈肌群起点骨块面积相同的骨槽，骨槽上方再钻两个小孔，然后将屈肌群起点骨块用钢丝固定在肱骨骨孔内或用螺丝钉作固定。

2. 术后处理　术后用长臂石膏后托固定于屈肘80°位，6周去除石膏，开始行肘关节屈伸功能训练。

（五）背阔肌移位重建屈肘功能

Schottstaedt（1955年）和Hovnanian（1956年）首先提出采用以下3种方法作背阔肌移位重建屈肘功能。

1. Hovnanian法　只切断背阔肌起端，保留肱骨结节间沟抵止端，将背阔肌起端直接移位缝合于肱二头肌止点上。

2. Schottstaedt法　背阔肌起止两端均切断游离，仅保留胸背动、静脉及胸背神经蒂，将起端移位缝合于肱二头肌止点，将止端缝合于喙突下肱二头肌短头起点处。

3. 背阔肌肌皮瓣转移　背阔肌以肌皮瓣的形式进行转移，背阔肌的移位与第2种方法相同，不同处是肌肉表面带有皮瓣。以背阔肌皮瓣移位为例，介绍其手术要点。

（1）作第1切口沿背阔肌外缘向上延伸至腋后皱襞，按预先设计好皮瓣范围，一般皮瓣宽度5～6cm，长度12～14cm；第2切口由腋后皱襞转向上臂内侧至肘窝作“V”形切口，止于肘前外侧。

(2) 显露背阔肌并切断上下部的全部起点,游离背阔肌,于肱骨结节间沟处切断背阔肌止点,保留胸背动、静脉和胸背神经蒂,结扎切断与胸外侧血管的吻合支。

(3) 显露肱二头肌,背阔肌移位覆盖于肱二头肌表面,背阔肌止端穿入肱二头肌腱止点返折牢固缝合,背阔肌起点与喙突下肱二头肌短头缝合,同时保持肘关节在屈曲70°位。分层缝合切口。

(4) 术后置肘关节屈和前臂旋前位,用绷带贴胸包扎或颈腕吊带贴胸包扎。4~6周后去除固定,开始主动和被动功能锻炼。

四、伸腕、伸指功能障碍

桡神经损伤修复后功能恢复不良,可造成伸腕、伸拇、伸指功能障碍,表现典型的垂腕、垂指畸形。单纯桡神经深支(骨间背侧神经)损伤修复后恢复不佳,可造成伸拇、伸指功能障碍。伸腕、伸拇、伸指功能重建的方法较多,Boyes在1960年提出的前臂屈肌腱组合移位法,至今仍认为是较好的治疗方法

1. **前臂屈肌腱组合移位法的适应证** 适用于桡神经及骨间背神经损伤修复后功能恢复不良以及前臂背侧肌肉毁损伤,而前臂掌侧屈肌功能良好,肌力在4级以上。此法被认为效果较好。

2. **手术方法** 用旋前圆肌移位修复桡侧腕长短伸肌,尺侧腕屈肌移位修复伸指总肌,掌长肌移位修复拇长伸肌。

五、拇对掌功能障碍

正中神经损伤修复后对掌功能恢复不佳者,因拇对掌肌、拇短展肌及拇短屈肌瘫痪,可呈现猿手畸形,应行拇指对掌功能重建。

(一) 适应证

拇指腕掌关节被动活动功能良好,又有合适的动力肌可供选择时,应重建一个有动度的对掌功能;拇指腕掌关节僵硬、畸形,或无动力肌肉或肌腱可供移位时,可考虑行第1、第2掌骨间植骨术。

(二) 手术方法

1. 小指展肌转移重建拇指对掌功能

(1) 手术步骤:①切口自小指掌指关节尺侧,沿小鱼际上行,至腕部沿腕横纹转向桡侧,止于腕横纹中点。②显露小指展肌,分离切断小指展肌止点,向近侧游离,保留其豌豆骨附丽,保护从豆状骨远端桡侧进入该肌的神经血管束。

(2) 于拇指掌指关节桡侧作一长2~3cm的纵行切口,显露拇短展肌止点腱膜。在两切口之间经大鱼际部作皮下隧道,将小指展肌抵止腱经皮下隧道拉至拇指桡侧切口中,保持拇指外展对掌位,将小指展肌止端缝合在拇短展肌腱膜上。

(3) 术后处理:术后用前臂石膏托将拇指固定于外展对掌位,4周后去除外固定,开始拇指功能训练。

2. 尺侧腕伸肌腱移位重建拇指对掌功能

(1) 手术步骤:①于前臂远端掌侧作一"S"切口,显露掌长肌腱,并于腕横纹平面将其

切断。于前臂中1/3掌侧作一小切口，将掌长肌腱远段由此切口抽出，切取长约12cm的掌长肌腱。②于前臂远端背尺侧作一纵切口，长约6cm，显露尺侧腕伸肌腱，并于近止点处切断并向近端游离。③将尺侧腕伸肌腱经皮下隧道由背侧拉至前臂远端掌侧切口内。④将切下的掌长肌腱的一端与尺侧腕伸肌腱游离端作编织缝合，以延长尺侧腕伸肌腱，缝合背侧切口。⑤于拇指掌指关节背侧作"S"形切口，将掌长肌腱经皮下隧道由前臂远端掌侧切口拉至拇指背侧切口，缝合掌侧切口。⑥保持腕关节屈曲50°、拇指充分外展对掌位，将掌长肌缝合于拇短展肌腱膜上。

（2）术后处理：术后用前臂石膏固定于屈腕、拇外展对掌位，4周后去除外固固定，开始功能练习。

3. 环指指浅屈肌移位重建拇指对掌功能

（1）手术步骤：①作环指近节桡侧正中纵切口长约2cm，显露指浅屈肌腱，并于距止点约0.5cm处切断。②于前臂下端掌面尺侧至腕掌侧横纹作一"L"形切口，长5～6cm。显露环指指浅屈肌腱，将其远端由此切口中抽出，并向近侧游离至肌腹部。于腕部切口尺侧显露尺侧腕屈肌腱，将其游离至豌豆骨的止点处。切取尺侧腕屈肌腱远端桡侧半约3cm长的腱条，不切断远侧止点，将腱条近断端返转与远端缝合，形成一人造吊环。③于拇指掌指关节背面和尺侧作一"L"形切口，长约3cm，显露拇指近节指骨基部尺侧的骨面，用手钻在近节指骨基部由尺侧向挠侧钻一骨孔。从拇指尺侧切口至腕部切口作一皮下隧道。将环指指浅屈肌腱穿过尺侧腕屈肌腱的吊环，通过皮下隧道由拇指切口中抽出，缝合环指和腕部切口。④保持拇指外展对掌位，用拉出钢丝法将环指指浅屈肌腱拉紧，缝合固定于拇指近节指骨尺侧骨孔内。缝合拇指切口。

（2）术后处理：术后用前臂石膏托固定拇指于外展对掌位，4周后去除固定，开始功能训练。

4. 拇短屈肌移位重建拇指对掌功能　朱伟、王澍寰等于1995年首先报道用拇短屈肌移位重建拇指对掌功能。

（1）手术步骤：①于拇指掌指关节桡背侧作一"S"形切口，显露拇短屈肌与拇短展肌，将拇短屈肌止点远端1～1.5cm处切断，并向近端稍作游离。②在近节指骨近端显露游离拇长伸肌腱。将拇指置于对掌位，然后将拇短屈肌腱从拇长伸肌腱深面绕过，返折拉向拇短展肌止点，并与之做牢固缝合，同时将拇短屈肌腱与拇长伸肌腱返折处也做缝合固定。

（2）术后处理：术后用虎口"U"形石膏托将拇指固定于外展对掌位。4周后去除外固定，开始进行拇指外展功能训练。

5. 第1、第2掌骨间植骨术重建拇对掌功能

（1）适应证：本方法适用于正中神经损伤修复后无功能恢复或大鱼际肌毁损伤，伴有拇指内收畸形、腕掌关节僵直或强直。

（2）手术方法：第1、第2掌骨间植骨术有两种方式：①切断拇内收止点、剥离第1背侧骨间肌第1、第2掌骨起点，开大虎口，置拇指于对掌位，在第1、第2掌骨中近1/3处相对面各凿一骨孔，将切取的髂骨修成两头榨状的植骨条，插入第1、第2掌骨的骨孔内，固定牢靠不需另加内固定。②切取一块三角形的髂骨，两侧面修成槽状，嵌入第1、第2掌骨间，用螺

丝钉或克氏针固定拇指于对掌位。

(3) 术后处理:术后均需应用石膏托外固定拇指于对掌位 10~12 周,骨融合后去除内固定。

六、骨间肌、蚓状肌功能障碍

臂丛神经内侧束或尺神经损伤修复后恢复不佳,造成除大鱼际肌外所有手内肌瘫痪,表现为爪形手畸形。应根据畸形的严重程度、对手功能的影响程度以及可供转移的肌腱肌肉等具体情况,选择手内肌功能重建的术式。

(一) 中、环指指浅屈肌腱移位重建骨间肌功能

Stiles 于 1918 年最早提出指浅屈肌移位重建骨间肌功能的治疗方法,Bunnell 1944 年进行了改进。如 4 个手指爪状畸形均较严重,常采用中、环指指浅屈肌腱各分成两束进行移位,也可单用环指指浅屈肌腱分成 4 束进行移位。如只有环小指爪状畸形较明显,则只采用环指指浅屈肌腿分成两束进行移位。

1. 手术步骤

(1) 于中、环指近侧指节桡侧分别作一正侧方纵切口,长 2~3cm。显露指浅屈肌腱,于其止点近侧 0.5cm 处切断。

(2) 在掌部沿远侧掌横纹作一长约 4cm 切口,显露中环指指浅屈肌腱并将其远段由此切口中抽出,将两肌腱各劈成两半,使成为 4 根腱条。

(3) 在示、小指的近侧指节桡侧各作一正侧方纵切口,分别显露示、中、环、小指伸肌腱侧束。

(4) 将中、环指指浅屈肌腱的 4 根腱条,分别穿过第 2~第 5 指蚓状肌管,从各指桡侧方切口抽出,缝合手掌部切口。

(5) 保持腕关节于背伸功能位,掌指关节屈曲约 80°、指间关节伸直位,分别将各腱条与各指的伸指肌腱侧束缝合。缝合各指切口。

2. 术后处理 术后用石膏托固定于上述位置 4 周,去除外固定后开始功能训练。

(二) 示、小指固有伸肌腱移位重建骨间肌功能

1. 手术步骤

(1) 在示、小指掌指关节背侧分别作横行小切口,显露示、小指固有伸肌腱,固有伸肌腱在伸指总肌腱的尺侧深面,在紧靠腱帽处将其切断。

(2) 在腕背侧横纹处作一横切口,长约 4cm,显露示小指固有伸肌腱,并将其远段由此切口中抽出,再分别劈成两半,使之成为 4 根腱条。

(3) 在示、中、环、小指近侧指节桡侧分别作纵切口,显露指伸肌腱的 4 根侧腱束。

(4) 将示、小指固有伸肌腱的 4 根腱条,从腕背侧伸肌支持带下,分别穿过示指桡侧第 1 背侧骨间肌深面及示、中、环、小指掌骨间横韧带的掌面至各指的桡侧切口。缝合示、小指背侧切口和腕背侧切口。

(5) 保持腕背伸,掌指关节屈曲 80°,指间关节伸直位,将示指和小指固有伸肌腱 4 根腱条分别与第 2~第 5 指伸肌腱桡侧侧束缝合。

2. 术后处理 同前法。

（三）桡侧腕短伸肌腱移位重建骨间肌

Brand 于 1970 年首先报道这种手术方法。将桡侧腕短伸肌腱分成 4 根腱条，切取两根趾长伸肌腱或两侧掌长肌腱，将每根肌腱劈成 2 束，分别与桡侧腕短伸肌腱条作编织缝合。将 4 束肌腱经由腕背侧伸肌支持带下，分别穿过示指桡侧第 1 背骨间肌深面及示、中、环、小指掌骨间横韧带的掌面至各指桡侧切口内。保持掌指关节屈曲 80°、指间关节伸直位，将移植腱束与指伸肌腱侧腱束缝合。

（四）掌指关节掌板固定术

Zancolli 于 1957 年首先报道此法，主要是通过限制掌指关节过伸，使指伸肌腱作用力能达到远端，起到伸直手指的作用。

1. 手术步骤

（1）于远侧掌横纹处作横切口，分离牵开屈肌腱两侧指神经血管束，切除 A1 滑车，牵开指深浅屈肌腱，显露掌指关节掌侧关节囊及掌板，将掌板及关节囊作“U”形切开。

（2）用钻头或小骨凿在掌骨颈处作一骨窝，用克氏针通过骨窝在掌骨颈处钻 2 个小孔。将“U”形瓣用钢丝作“8”字形缝合，并将钢丝两端分别穿过两个骨孔至手背。

（3）将掌指关节屈曲 20°～30°，拉紧钢丝，同时将掌板游离端塞入骨窝内，钢丝在手背用纱布垫片及纽扣打结固定。

2. 术后处理　用前臂石膏托于上述位置固定 4～6 周，以后拔除钢丝，开始功能训练。

（五）拇长展肌移位重建第 1 背侧骨间肌功能

尺神经损伤修复术后，拇内收肌、第 1 背侧骨间肌恢复常不满意，示指外展功能差，握笔、用筷障碍，给患者工作、生活带来很大困难。以往沿用示指固有伸肌移位重建第 1 背侧骨间肌功能，但此法移位后的肌力较弱，方向不佳，效果欠满意。可选用拇长展肌大多角骨附丽腱为动力，用游离掌长肌腱延长，行第 1 背侧骨间肌功能重建。

1. 手术步骤

（1）于腕挠背侧作一横行小切口，显露拇长展肌的第 1 掌骨基部和大多角骨附丽点，切断抵止于大多角骨的附丽点，并向近侧分离 2cm，用作移植肌腱的动力腱。

（2）于示指掌指关节桡背侧作半弧形小切口，显露第 1 背侧骨间肌抵止腱，用血管钳在上述两切口间作皮下隧道。

（3）切取 10～12cm 掌长肌腱，与拇长展肌的大多角骨附丽腱游离端缝合，通过皮下隧道，在一定张力下，将掌长肌腱另一端与第 1 背侧骨间肌抵止腱缝合。

2. 术后处理　用前臂石膏托固定于腕背伸、示指掌指关节屈曲 70°位，4 周后去除外固定，开始功能练习。

（六）小指展肌移位重建小指内收功能

尺神经损伤修复后小指展肌一般恢复较好，而小指内收肌力恢复较差，因此，小指呈外展位而不能内收，给生活带来不便，当患者手伸进衣兜时，小指常被卡在兜外。采用小指展肌移位重建小指内收功能，可取得满意效果。

1. 手术步骤

（1）经小指掌指关节掌侧作一“S”形切口。

（2）显露小指展肌掌侧和背侧的两个附丽点，保留背侧与伸肌结构相连的附丽部，切断掌侧止点，并向近侧游离肌腹。

(3) 在小指掌指关节的桡侧显露内收小指的第3掌侧骨间肌抵止腱，将小指展肌腱移位缝合于该部。

2. 术后处理 用前臂石膏托固定于伸腕、小指内收半屈曲位。

七、足下垂内翻畸形

坐骨神经或腓总神经损伤修复后功能恢复不佳，由于胫前肌、伸拇、伸趾肌、腓骨长短肌麻痹或重力因素，造成足下垂或足下垂内翻畸形，应作足背伸功能重建。如胫后肌肌力良好，足踝部没有固定畸形，应首选胫后肌移位足背伸功能重建；如已发生固定性畸形，足明显跖屈畸形，应考虑行跟腱延长、附骨间“V”形截骨术或踝关节融合术；如既有跖屈又有内翻畸形，可行跟腱延长、三关节融合术。

(一) 胫后肌移位重建足背伸功能

胫后肌移位至足背，重建足背伸功能主要有两种手术方式：一是经胫骨骨间膜孔移位，一是经胫骨内前侧皮下移位，后者较简单，效果可靠。

(二) 跟腱延长术

常用皮下切断术和“Z”形延长术两种术式。皮下切断术适用于3岁前儿童。

(三) 踝关节融合术

踝关节融合术常用有如下术式。

(1) 前路加压踝关节融合术。

(2) 前路胫骨骨槽植骨踝关节融合术。

(3) 侧路胫骨下端移位融合术。

(4) 后路踝关节融合术，本法最适合于既需要行跟腱延长，又需行踝关节融合者。

(四) 三关节融合术

术前应设计好截骨范围及角度。

八、仰趾外翻畸形

胫神经损伤修复后功能恢复不良，由于小腿三头肌、胫后肌及足趾屈肌瘫痪，而腓骨长短肌、胫前肌及伸趾肌功能良好，故表现为仰趾外翻畸形或仰趾畸形。手术方法有腓骨长肌腱或腓骨长短肌腱联合转移替代小腿三头肌功能、比克尔(Bickel)法腓骨长肌腱移位替代跟腱术。

(一) 腓骨长短肌移位小腿三头肌功能重建

1. 手术步骤

(1) 于小腿外侧中下1/3交界处作3~4cm纵切口，显露腓骨长肌。

(2) 于第5跖骨底外侧，显露蝶骨长短肌腱，并于第5跖骨底处切断，自小腿外侧切口抽出该肌腱。

(3) 于跟腱内后侧下端作4~5cm纵切口，显露跟腱。

(4) 于跟骨后正中部作纵行骨洞，将腓骨长肌腱从上向下拉出，拉紧维持足背伸90°位，将肌腱远端返折，与肌腱自身螺旋缝合或交辫缝合。

2. 术后处理　术后以短腿管形石膏固定患足于跖屈位3周,3周后改为足背伸90°位,再固定3周后去除外固定,开始锻炼行走。

（二）比克尔(Bidel)法腓骨长肌腱移位替代跟腱术

1. 手术步骤

（1）沿外踝后方腓骨长肌腱行径至第跖骨基底部作弧形切口,长18～20cm,显露并游离排骨长肌腱,将其第5跖骨基底部背侧附着的中继纤维切断。

（2）沿跟腱内侧至足跟部做第2切口,长8～10cm,显露跟腱、跟骨。游离第1、第2切口间皮下组织,使之完全交通。

（3）在跟骨底和后侧正中,用锐利骨刀切一宽约0.5cm、深0.5～1.0cm的骨槽,并用血管钳摩擦骨沟槽,使之光滑。

（4）置足跖屈位,将腓骨长肌牵至跟骨骨槽内。缝合伤口。

2. 术后处理　术后用短腿管形石膏将足固定于跖屈位,4周以后去除石膏,开始训练走路。

九、连枷足

坐骨神经损伤修复后无功能恢复,可表现为连枷足。常采用的手术方法有后路踝关节融合加距下关节融合术、四关节融合术。

（一）改进的后路踝关节距下关节融合术(图20－4－5①②③)

1. 手术步骤

（1）患者取俯卧位。沿跟腱内侧缘作10～12cm纵切口或波状切口,于冠状面“Z”形切断跟腱,切断跖肌,显露踝关节和距下关节后方。

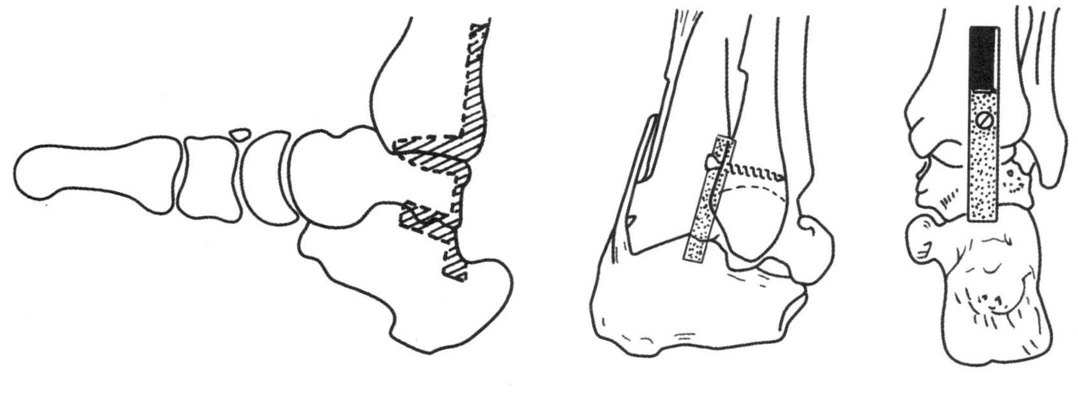

①骨范围　②关节融合(侧面)　③关节融合(背面)

图20－4－5①②③　改进的后路踝关节距下关节融合术

（2）横行切开关节囊,显露胫骨下端、跟骨上方和踝关节、距下关节腔。切除踝关节和距下关节软骨面,切取胫骨后下端7cm×1.5cm骨板,并切除相应部位距骨后方骨质。于跟骨相应部位凿一深宽各1.5cm的骨槽。

（3）保持踝关节90°中立位,将切取的胫骨骨板向下滑行插入跟骨槽内,用1枚螺丝钉固定于胫骨,如不够稳定,可于骨板远端加1枚螺钉固定于跟骨上。踝关节和距下关节间隙植入碎骨块。缝合跟腱及皮肤。

2. 术后处理 术后短腿管形石膏固定踝关节于90°位。术后3个月骨融合后去除石膏固定,开始行走锻炼。

(二) 四关节融合术

跟骰、距舟、距跟三关节融合,联合踝关节融合,则为四关节融合。

第二十一章　骨折与关节损伤

骨骼是人体的支架，它以关节为枢纽，通过肌肉的收缩活动而进行运动。骨折后骨折段发生移位，肢体就失去骨骼的支架作用而不能正常活动。

治疗骨折的三大原则是复位、固定与功能锻炼。复位是将移位的骨折段恢复正常或接近正常的解剖关系，重建骨骼的支架作用。但骨折愈合需要一定的时间，因此还得用固定的方法将骨折维持于复位后的位置，待其坚固愈合。功能锻炼的目的是在不影响固定和愈合的前提下，尽快恢复患肢肌肉、肌腱、韧带、关节囊的活动，防止发生肌肉萎缩、骨质疏松、肌腱挛缩、关节僵硬等并发症。

骨折的治疗是创伤骨科学的主要内容。内固定是治疗骨折的重要手段，随着骨折愈合所涉及的生物学和生物力学研究的深入，骨折内固定的理念也发生了相应的变化和发展。从强调解剖复位、坚强内固定，逐步转变为兼顾骨折固定的力学稳定性和保护骨折愈合的生物学环境的新理念。在临床上，对复杂的骨干骨折，不再是追求骨折端的解剖复位和骨片间加压的坚强固定，而将重点放在恢复骨干的长度、对线和旋转排列。在取得骨折功能复位的同时，尽量减少对骨折端血供的破坏，力求保护骨折愈合的生物学环境。越来越多的人认识到，必须遵循这个骨折生物学固定的原理，才能正确治疗复杂的长骨骨折。

具体实施时，强调要应用微创技术治疗骨折，提倡通过闭合或间接达到复位，采取恰当的固定方式，应用合适的内植物，稳定地维持骨折的复位，保证骨痂的形成。允许术后早期活动，促进骨折的愈合。因此，生物学固定已成为创伤骨科重要的内固定原则，而骨科微创技术则被认为是最好的治疗手段。

微创外科是当代外科技术发展的趋势，其在创伤骨科领域的研究、应用和普及是近代骨折固定技术发展的集中表现。微创接骨板固定技术和经皮接骨固定技术是当前内固定技术的典型代表。应用这些技术治疗骨折，通过影像监视对骨折进行间接复位，在肌层下、骨膜外插入接骨板，在骨折部位的远、近两侧分别用常规方法完成接骨板的固定，从而明显减轻了手术过程中剥离骨折片骨膜，避免对软组织的损伤范围和程度。微创接骨板固定技术正在成为临床上治疗复杂的骨干骨折，尤其是干骺端骨折有效的治疗方法。

在中西医治疗骨折方面，近年来吸收了中西医治疗骨折的优点，正确贯彻了固定与活动相结合、骨与软组织并重、局部与全身兼治、医疗措施与患者的主观能动性密切配合等治疗观点。目前已经做到骨折复位不加重局部软组织损伤，固定骨折而不妨碍肢体活动，因而可以促进患肢血液循环，增强新陈代谢，加速骨折愈合，而且可使骨折愈合和功能恢复齐头并进，患者在骨折治疗期间的日常生活近似常人，从而取得了患肢痛苦轻、骨折愈合快、治疗时间短、功能恢复好及并发症少等优点。

第一节 骨折复位的基本原则

一、骨折复位意义

(1) 维持良好的骨折端对位，有利于骨愈合。

(2) 避免外观畸形，如短缩、成角及旋转。

(3) 关节内的解剖对位，减少创伤性关节炎的发生。

(4) 维持正常的肌张力，有利于功能康复。

(5) 减少骨折对周围组织器官的压迫，如脊柱骨折压迫脊髓、肋骨骨折压迫肺组织。

(6) 有利于改善骨折端的微循环。

二、骨折复位要求

(一) 解剖复位

解剖复位是最理想的复位，指骨折复位后达到骨骼正常形态或近似正常形态。反复的手法复位，可能会加重骨折周围的软组织损伤，破坏骨折愈合所需的生理环境。因此，对于骨折达不到解剖复位的不可强求，而反复整复。对于一些复位要求较高的骨折，手法复位无法或不能奏效时，往往需要开放在直视下达到解剖复位目的。各个部位的骨折及骨骼的不同部位对复位的要求均不同，如关节内骨折应努力达到解剖复位。

(二) 功能复位

功能复位是指骨折达到一定的复位要求，各种移位达到基本矫正，骨折愈合后能够恢复良好的肢体功能的复位结果。无法达到解剖复位或为追求解剖复位而要付出更大的代价，甚至反而会影响功能康复时，应考虑功能复位。功能复位在成年及儿童之间，上、下肢之间的不同部位要求也不相同。如儿童股骨干骨折，在没有明显旋转或成角畸形的情况下，允许重叠移位1～2cm。上肢骨折允许的成角及短缩畸形可以大于下肢骨折，长骨干骨折的复位一般不如骨端骨折复位要求高。就成人长骨干骨折而言，允许存在的复位偏差（功能复位的要求）为：①短缩 $<2cm$，上肢可略多。②侧方移位 $<1/2$，前后方向移位应更小。③成角 $<10°$，上肢及股骨向外前方成角可略多。④旋转 $<10°$，上肢可略多。⑤分离 $<3mm$。

三、骨折复位方法

(一) 手法复位

1. 复位时机 手法复位越早，复位成功率就越高。应争取在骨折部位未发生严重肿胀之前进行。如骨折已超过2周，骨折端已有软骨痂形成，则复位较困难。

2. 基本要点

（1）远端对近端：原则上是骨折远端对近端，少数特殊情况下也可近端对远端。

（2）避免暴力：避免暴力及反复多次复位，争取做到稳、准、轻、巧。

（3）按程序进行：手法复位往往一种手法难以奏效，常使用综合手法。一般程序为先矫正短缩，然后矫正旋转，再矫正侧方移位，最后矫正成角。

（4）矫枉过正：手法复位时，应用过度复位来对抗骨折再移位的倾向，一般情况下由于软组织铰链作用的缘故，即使过度复位也不至于造成反向成角。

（二）骨干骨折的复位

1. 手法复位　用持骨器分别夹持骨折上、下主骨段，以手法对合复位。其优点是迅速、直接，但复位后必须以骨折把持器暂时维持再行固定，因此容易失掉复位效果。更重要的是把持器往往难免对骨折局部的软组织有所损伤。

2. 机械复位　为间接复位。复位的操作远离骨折局部，更加安全，而且不易失掉位置。当上、下主要骨折段复位和长度恢复后，再对其间的粉碎折块以针状钩牵拉复位。

3. 加压器复位　将钢板固定于一侧主骨干后，再将加压器固定于另一侧主骨干拟定的钢板占位位置之外，反向旋转加压器使骨折牵开，用相应的持骨器夹持钢板贴附于骨面，再正向旋转使之复位。在完全复位之前，需先用针状钩牵拉碎块使之复位。

4. 牵张器复位　又称整复棒。将其两端各以一枚螺钉直接固定于上下骨折段远离骨折处，牵拉复位并维持。

第二节　骨折的急救处理

骨折急救的目的，在于用简单而有效的方法抢救生命，保护肢体，预防感染和防止增加损伤，能安全而迅速的运送伤员。

一、一般处理

疑似有骨折的患者，可按骨折处理。根据受伤过程，通过观察和检查，即可迅速了解伤情。如患者处于休克状态下，应以抗休克为首要任务，如有条件时应即输血、补液。对有颅脑复合伤而处于昏迷中的患者，应注意保持呼吸道通畅。若伤肢肿胀较剧，可剪开衣袖或裤子。闭合性骨折有穿破皮肤、损伤血管及神经的危险时，应尽量处理显著的移位，然后用夹板固定。

二、创口包扎

可使用急救包包扎创口，若条件有限，可用现场清洁的布类进行包扎。绝大多数创口出血，用绷带加压包扎后即可止血。在大血管破裂出血不止时，需用止血带。除止血外，应尽量避免创口污染，如骨折端已外露并有污染，不应立即复位，以免将污染源带进创口，可待清创术时,清理污染的骨折端后再行复位。

三、骨折固定

使用一切方法将骨折的肢体固定好,是骨折急救处理最重要的一项。如有显著畸形存在,可牵引伤肢,使之基本保持轴线后行固定。急救固定目的是避免骨折端在搬运时移动而导致软组织、血管、神经或内脏等损伤。骨折固定后可减轻疼痛,便于搬运,有利于防止休克。

固定材料一般为夹板,否则可运用现场的树枝、木棍及木板充当夹板的作用。也可将受伤的上肢绑在胸部,将受伤的下肢同健肢一并捆绑作为固定。

四、迅速转运

患者经妥善固定处理后,应迅速送往医院。

第三节 开放性骨折的处理原则

开放性骨折要尽早进行伤口清创,使开放性骨折转化为闭合性骨折。清创过程应尽量获得骨折复位,如骨折复位后较为稳定,则在创口闭合后,采用石膏外固定,如为不稳定骨折,清创后可采用持续骨牵引。

一、创面处理

(一) 严重开放骨折的创面闭合处理

目前对严重开放骨折的创面闭合存在两种做法:一种是尽可能争取一期闭合创面,采取的主要措施是减张缝合、游离植皮、皮瓣或肌瓣转移等。另一种是强调创面的延迟闭合,即在彻底清创后,用无菌敷料包扎创面,经 5 日左右打开敷料,如创面清洁无感染,行闭合创面。当前的趋势是更多的人主张延迟闭合,特别是对多发骨关节损伤的处理。创面延迟闭合有以下优点。

1. 安全可靠　严重开放骨折的软组织损伤及污染较严重,难以彻底清创。如创面一期闭合,则可能影响清创的效果。另外创面一期闭合后皮肤及软组织发生坏死和感染的可能性增加,延迟闭合更为安全可靠。

2. 缩短手术时间　临床上越是严重的开放骨折,一期闭合创面耗时越长。单纯转移一个皮瓣就需占用数小时之久,这对于一个多发骨关节损伤的重症患者而言,显然是一个不利因素。虽然延迟闭合需要两次手术,但此时患者全身状况多已平稳,且手术损伤较小。

(二) 战时创面处理

战时对开放性骨折,一般在清创后,只将骨折复位,不作内固定,不缝合创口。如有神经、血管、肌腱或骨与关节暴露时,可用附件软组织覆盖。创口包扎后,用石膏托作外固定,然后向后方运送。到达后方后,检查创口和骨折复位情况,如无感染及死腔,可作延期缝合。如已感染,应再清除坏死组织,必要时改用持续牵引。待感染控制后,于适当时间再做二期缝合。

二、内固定的应用

需要应用内固定物时，应考虑清创是否彻底，周围软组织的血液供给是否良好。在不加重周围软组织损伤的情况下，可以采用适当的内固定，如用一枚螺丝钉贯穿固定斜形或螺旋形骨折，对损伤软组织范围较大时内固定物应慎重使用。

对完全游离并失去血液供给的小骨片应予清除，对尚与软组织相连且保存有部分血液供给的骨片，则应尽可能保留。大块的游离骨片应原位植入，以免造成骨缺损，导致骨折不愈合或肢体缩短畸形等，植入后应争取有血供良好的软组织覆盖。

对于超过 24 小时的开放性骨折，不作清创术，可敞开创口使引流通畅，大都采用持续牵引进行复位与固定，应用抗菌素控制感染，换药观察，如创口肉芽组织生长良好可作延期修复。

三、外固定器的应用

主要用于合并软组织严重损伤或缺损骨折的临时固定，与内固定相比，它具有手术损伤小，不占组织内的空间，便于软组织处理，适用于粉碎骨折或骨缺损固定等优点。

第四节　开放性关节损伤

开放性关节损伤，多因由外向内的直接暴力造成，也可因骨折端的继发暴力穿破关节囊所致。除枪弹等投射外力所致的关节伤外，大部分损伤仅穿破一处关节囊，形成关节盲腔伤，贯通伤极为少见。

一、分类

（一）单纯关节囊损伤

为外力直接穿破关节囊引起。因外力大小不同，关节囊损伤程度亦有不同。如为锐器穿刺伤，可只有较小的创口，关节面并不外露。钝性暴力伤时，关节囊可广泛撕裂，关节面裸露。如因韧带撕裂合并关节脱位，关节腔内可有积血、积液或异物存留。

（二）合并有骨折及关节面损伤

多为钝性暴力所致，关节腔内可有明显积血及积液。此类损伤关节囊撕裂范围较大，故合并骨折的发生率较高。

（三）关节内粉碎骨折

为较强直接暴力打击所致，损伤广泛，常影响关节功能。

二、早期处理

开放性关节伤的处理原则是清创、关节制动和抗感染。如能在 6 ~ 8 小时内进行彻底清创和合理使用抗生素，创口多能一期愈合。早期给予适当制动并不影响关节功能的恢复。关节伤最易发生的合并症是关节粘连和关节内骨折畸形愈合，并影响关节运动功能。早期处理必须做好关节腔内的彻底清创和修复关节面。

（一） 关节切开

如创口较小或只有关节囊损伤，可将原创口扩大后进行清创。如果扩大原创口可能造成重要组织损伤，关节骨折需特殊处理以及关节腔污染严重时，则应采用关节部的标准切口，以充分、清楚地显露关节腔内的损伤情况。

（二） 关节腔清理

清除关节腔内脱落的组织、游离小骨片及异物。

（三） 冲洗

用大量生理盐水彻底清洗关节腔，为了保证冲洗彻底，一般大关节用水量可多至 6 ~ 12L。

（四） 关节内骨片的处理

关节内脱落的骨碎片，如果除去后不影响关节稳定性，应予清除。大骨折块对关节功能有影响者，则应尽量保留，可用克氏针或螺丝钉固定。有些关节部的骨折块手术时可以考虑切除，如肱骨小头、部分尺骨鹰嘴、桡骨小头、尺骨远端以及部分或整个髌骨。

（五） 关节囊闭合

彻底清创后的关节囊应一期缝合，若继续开放可发生粘连而造成关节僵直。如果伤后时间较长，关节周围已经形成蜂窝织炎，但关节腔内并未发生感染，仍可先缝合关节囊，再择期缝合皮肤。关节囊外需开放引流，以防感染逆行进入关节腔内，3 ~ 5 日后局部炎症局限，再作皮肤延期缝合。关节囊损伤严重，清创后由于组织缺损无法闭合时，需用筋膜移植进行修复。皮肤缺损缝合时张力较大者，也可暂不缝合，待炎症局限后行二期处理。

（六） 抗生素的应用

全身用药原则与开放性骨折相同。因为关节滑膜不是抗生素的屏障，关节内一般不需使用特殊用药。但关节囊闭合后仍应常规注入抗生素，必要时可以反复使用。关节囊闭合后，关节腔内不可放入太粗直径的引流管，以免导致间隔形成影响关节功能。如果关节因严重污染，清创不彻底时，缝合后可用闭合导管系统持续冲洗，每 24 小时液量可为 6 ~ 12L，48 小时后将导管拔除。

（七） 局部制动

有利于创口愈合和控制炎症扩散，一般关节可用石膏固定，髋、膝关节可采用下肢牵引。关节伤的治疗以恢复关节运动功能为主要目的，为防止发生关节僵直，固定时间一般为 3 周。对关节面损伤较轻的病例，创口愈合后即可开始早期活动。部分因损伤严重，治疗后关节不稳定、疼痛症状明显的可在晚期考虑关节融合或置换术。

第五节 多发性骨折与关节损伤

多发骨折损伤的处理原则是抢救生命、保存肢体和恢复功能。

一、处理原则

多发骨与关节损伤，应根据患者伤情的缓急及对功能恢复的影响，选择恰当的处理原则。对功能影响较大的骨折应先处理,例如膝关节骨折与小腿胫腓骨干骨折相比较,关节骨折及韧带损伤对关节的功能影响较大,故应先予以处理,这是指对全身情况而言。如果在同一时期,各个骨折均得到有选择的恰当处理(包括手术与非手术),又是在全身情况允许之下,当然是更理想的。

(一) 分期处理

1. 一期　受伤24小时内,对危及生命的急性内出血或外出血应作紧急处理。对有内脏损伤、大血管损伤、开放骨折或关节伤、筋膜间隙综合征、闭合股骨干骨折、骨盆骨折、脊髓损伤进行性加重等病例,其中一部分可行外科手术处理。

2. 二期　受伤后48~72小时,此时全身情况已较稳定,可处理关节骨折、前臂骨折等。

3. 后期　伤后6~7日,全身情况更趋稳定,可行择期重建手术。

(二) 急救处理

对危及生命的内脏损伤、危及肢体存活的大血管损伤或开放性骨折、关节损伤及大面积皮肤撕脱伤等,均须紧急处理。在预防和抗休克的情况下,果断作必要的手术处理。

(三) 早期处理

对严重脊髓损伤、关节脱位、筋膜间隙综合征,有压迫或损伤大血管迹象或可疑骨折,如肱骨髁上骨折及膝部附近骨折可能压迫临近动脉,需早期处理。上述损伤如不早期及时处理,将失去处理的时机,影响功能恢复。例如对完全性脊髓损伤的处理延误,将失去功能恢复的可能;筋膜间隙综合征及肱骨髁上骨折处理不及时,可发生 Volkmann 缺血挛缩;髋脱位不早期复位,可发生股骨头坏死。

(四) 稳定期处理

受伤后2~10日,此时全身情况稳定,可选择适当方法对骨折进行处理,以利骨折愈合。股骨干骨折、骨盆骨折等虽严重创伤,整复固定之后有利于稳定及止血。但如在严重多发伤后行手术处理,必会加重手术创伤失血及肢体损伤,加重患者的全身负担和增加并发症的机会。

(五) 并发症处理

除内脏伤及大血管出血外,并发症是多发骨关节伤患者的主要死亡原因。休克、ARDS、急性肾功能衰竭、DIC 等,如处理不及时,其病死率很高,必须引起注意。

(六) 后期修复

对于与骨折伴发的软组织损伤,如周围神经损伤及肌腱损伤,除在无污染的开放伤,可酌情进行一期修复外,一般均可待二期处理,选择适当的修复方法。

二、影响功能恢复的因素

多发骨与关节损伤,早期进行康复,是促使功能恢复的重要环节。

(1) 骨折复位是否达到解剖复位或功能复位,以满足功能恢复的要求。

(2) 骨折是否愈合顺利、迟延愈合及不愈合是影响功能恢复的重要原因。

(3) 能否早期进行肢体的功能锻炼和关节活动,长时间牵引或超关节外固定,必然妨碍关节的活动练习。

三、处理方法选择

一直以来,关节内骨折的治疗原则是达到解剖复位或接近解剖复位,选择坚强的内固定，对关节功能的恢复，起重要的甚至决定性的作用。例如股骨髁上骨折、股骨髁间骨折、胫骨髁骨折、髌骨骨折等，将其解剖复位，施以有效的内固定，配合早期功能锻炼，防止粘连，使关节的活动范围及功能得到较好的恢复效果。与此相关，如果关节内骨折未能解剖复位或接近解剖复位，或作较长时间的外固定，则关节内粘连与创伤性关节炎发生的概率增加，关节功能恢复将受到限制。

（一）脊柱、骨盆骨折合并肢体骨折

由于发生完全性脊髓损伤后，其内部变化进展迅速，因此应尽快在6～24小时内，根据骨折或脱位的类型，选择保守治疗或手术治疗，整复骨折脱位，恢复椎管的矢状径，解除脊髓的压迫，为脊髓的功能恢复提供条件。椎体为海绵骨，压缩骨折后愈合快。脊椎脱位，因其周围软组织多，延长时间进行复位效果不佳，一般不超过7～10日。

严重骨盆骨折约有1/3合并出血休克及盆腔脏器损伤，亦应尽早复位。并存的下肢骨折或脊髓损伤后截瘫，下肢骨折需要复位及固定，而截瘫则需定时翻身护理，这与下肢骨折的固定发生矛盾，相对之下，应以脊髓损伤的治疗为主。故应采用坚强的内固定，不用或少用外固定。脊柱骨折及骨盆骨折复位后需要稳定，为此，下肢骨折行内固定也便于护理。

（二）同一肢体骨干及关节骨折的处理

1. 骨干骨折合并关节骨折　如股骨骨折合并同侧髋关节或膝关节骨折，此类多发骨折的处理中，股骨干骨折处理方法的选择是关键。以选用髓内针内固定为佳，如有条件，用闭合髓内针固定更为合适，可及早进行肢体的活动锻炼。

2. 髋部损伤　如髋部骨折中心脱位、股骨颈骨折或粗隆间骨折，应使用坚强的内固定，而不适于牵引治疗，尤其是老年及多发损伤的病例。

3. 膝部骨折　如髌骨骨折、股骨髁间骨折、股骨单髁骨折、胫骨髁骨折，应分别选用张力带钢丝固定或钢板固定。因此，虽然同一肢体的股骨及其上或下关节骨折，如能选用适当的内固定治疗，术后可以早期活动，关节功能可得到较好的恢复。

（三）同一肢体多发骨干骨折

如股骨干并胫腓骨骨干骨折，均可采用髓内针固定，术后早期行关节活动。如一个部位的骨折采用内固定，另一个部位的骨折则采用外固定或牵引治疗，也可获得较好效果。

（四）不同肢体的多发骨折

根据各个骨折的情况，选择适当的治疗方法。原则上较多选用内固定治疗，术后可较早地起床功能锻炼。

（五）早期康复治疗的重要性

对多发骨折与关节损伤，特别强调早期康复治疗的重要性。同一肢体骨干及关节骨折的功能恢复存在以下3种不利因素。

（1）多发骨折并多发损伤，因伤情严重，全身情况较差，特别在伤后1～2周内，常无可能进行主动锻炼。

（2）由于多处损伤产生剧烈疼痛，使伤后早期主动锻炼困难。

（3）多处骨折致使软组织损伤较广泛，发生粘连的范围较广，限制关节锻炼活动度。

由于存在上述不利因素，进行早期康复治疗时，常需配合必要的心理辅导和措施。

第六节　四肢长骨火器伤

四肢长骨火器伤为战伤中最常见的损伤。

一、临床特点

（1）由于在野战条件下，故创口均有不同程度的污染。

（2）常并发休克。

（3）由于现代武器均为高速投射物，因此粉碎性骨折居多，碎骨片又常可造成二次损伤。

（4）由于高速投射物动能传递给组织而造成强大的破坏作用，损伤可远远超出实际伤道范围，因此骨火器伤都同时有较广泛的软组织损伤，并常有异物存留。

（5）常合并血管神经损伤。

二、类型

骨火器伤分为不完全性（洞形、线形）和完全性两类。完全性骨折又分为粉碎型、横断型、纵型、斜型及骨缺损型。战伤骨折以粉碎型居多，而且碎骨片的飞散又起着继发性致伤物的作用，软组织内通常有各种大小不同的碎骨片。

三、症状及体征

（1）局部有疼痛、压痛和纵向叩击痛，并有肿胀的淤斑。在开放性骨折时，可见在伤口出血中含有脂肪滴。

（2）肢体出现缩短、成角、旋转畸形。

（3）肢体活动受限，不能负重。

（4）肢体出现异常活动和骨摩擦感，常在搬动肢体时即可发现，但不要专门做此项检查，以免加重损伤。

四、诊断

根据上述临床表现，不难作出诊断，对于不典型病例一时难以确诊的可做骨传音检查。即在骨干两侧选择两个骨突出部，用手指叩击一端骨突出部作为发音区，将听诊器放在另一端作为听音区，并与健侧对比，健侧为清脆的音响，有骨折一侧音响常较低沉，在无 X 线设备的情况下，这一检查是诊断骨折较好的一种方法。X 线照片检查则更可进一步明确骨折的部位及类型。另外，必须注意检查肢体末梢循环及指（趾）活动情况，以了解有无血管及神经的损伤。

五、治疗

（一）急救处理

（1）伤口处理：用急救包内的敷料覆盖伤口，加压包扎止血。一般不使用止血带止血，仅对血管出血包扎无效时使用。

(2) 固定:对出现畸形的肢体,应用手法依肢体长轴牵引,作大体纠正及适当固定。固定可用夹板或就地取物,必要时可将上肢固定于胸壁,下肢固定于健肢。骨折固定是减轻疼痛和防止骨折端刺伤血管、神经的重要措施。

(3) 止痛。

(4) 对肢体离断伤,残端用加压包扎法妥善止血。如离断肢体比较完整,将残肢用无菌敷料包裹放在塑料袋内,周围放置冰块,与患者同时运送至医院。

(二) 清创术

(1) 在手术野近心端安置止血带,以备大出血时暂止血。

(2) 皮肤准备区范围要较大,便于延长切口或作低位切口引流。

(3) 对碎骨片的处理应慎重,尽量保留与软组织仍有连接的碎骨片。起支架作用的较大骨片应予保留,并加以复位。如骨片有污染,可用锐匙刮净或用咬骨钳咬除污染部分,并用等渗生理盐水冲洗后放回原位。关节面应保持平整。

(4) 清创时严禁作内固定、植骨或其他矫形手术。

(5) 术后应作石膏夹板外固定,将骨干维持在解剖轴线上。

(三) 后续治疗

(1) 对无感染的伤口,作延期缝合或加强创面治疗,以争取作二期缝合,必要时植皮以消灭创面,使开放性骨折变为闭合性骨折。

(2) 对尚未能达到理想复位的骨折,施行手法复位,复位后将伤肢放在功能位给予良好的外固定。上肢骨折可用石膏固定,股骨骨折及不稳定型的胫腓骨骨折做骨牵引治疗,稳定型胫腓骨骨折可用石膏固定,根据需要可在石膏上开窗换药。

(3) 如感染伤口,应根据创面情况再作清创,扩大引流并做创面细菌培养及药敏试验,并选用有效抗生素。

(4) 指导患者及早进行功能锻炼,待骨折连接、拆除外固定或牵引后进行理疗,以促进肢体功能早日恢复。

(5) 对骨缺损伤口、骨不连病例,在伤口痊愈 3 ~6 个月后可施行植骨术。

(6) 火器伤伤情严重,以挽救生命为主,一般不考虑再植。

第七节 四肢关节火器伤

关节火器伤是四肢伤中比较严重的一种损伤。由于关节解剖结构较复杂,且功能恢复要求高,损伤时常伴有大血管损伤,如处理不当,可导致严重致残。因此,对关节火器伤的处理,必须及时彻底清创,防止关节感染的发生,注意将关节固定于功能位,以防止畸形。

一、类型

Ⅰ型 单纯关节囊贯通伤。

Ⅱ型　关节囊盲管伤，关节腔内有金属异物存留。

Ⅲ型　关节囊损伤伴有骨折或关节软骨（或半月板）损伤，骨折无明显移位。

Ⅳ型　关节囊、骨、软骨及其他组织严重损伤，骨折严重移位或伴有其他严重合并症如脱臼、神经及血管伤等。

二、诊断

如伤口邻近关节，一般诊断不困难；如伤口位置远离关节，则较容易造成漏诊。主要诊断依据是伤口内有滑液流出，合并骨折时关节内可有血肿、关节肿胀、疼痛、功能障碍等。X线照片可以明确关节骨折或脱位损伤情况。

三、治疗

（一）治疗原则

1. 固定后运送　发生关节火器伤，应予固定后及时运送。

2. 清创术　关节穿透伤清创时，必须充分暴露关节囊的内部，可采用原伤口扩大进入或采用另外标准切口的手术径路。术中先行关节囊外软组织清创，然后进入关节囊内，清除所有异物、游离的骨和软骨碎片，对脱落较大的关节软骨，可于清创后植回原处。冲洗关节腔，彻底止血，缝合滑膜和关节囊。如关节囊缺损太大不能缝合时，可游离邻近组织遮盖关节。皮下组织及皮肤不缝合，置引流后包扎，用夹板或石膏固定伤肢。

（二）治疗方法

1. Ⅰ型　一般清创如同前述。点状的关节贯通伤，创面较洁净，可不必作大范围的清创。如伤口较大，清创后争取作延期或二期缝合，必要时植皮。关节适当固定，伤口愈合后，须早期进行功能锻炼。此型损伤预后较好，功能基本可恢复正常。

2. Ⅱ型　治疗原则基本同Ⅰ型。如已超过清创时机，需全身应用抗生素，待炎症局限2周后，再取出关节内异物。本型预后也较好。

3. Ⅲ型　可采用下列方式处理。

（1）骨折无移位或不影响关节面，可不作内固定。关节内无异物及其他损伤，处理方法同Ⅰ型，可置冲洗引流管，以抗生素液冲洗，用石膏固定，开窗处理伤口。伤口愈合后，功能可有部分障碍，故早期功能锻炼十分重要。

（2）骨折有移位或有异物，应取出异物，骨折予以复位，尽量不用钢板内固定，必要时可于关节外用螺丝钉或骨圆针固定。以利早期功能锻炼。放置冲洗引流管，缝合关节囊，其他处理同上。这一类型愈合后有一定的功能障碍。

4. Ⅳ型　由于清创彻底较困难，故感染机会较多，需积极控制感染。清创后将骨折复位，如能保持关节完整，可给予绝对固定，放置冲洗引流管，感染控制后再行二期关闭伤口。如出现感染，则应作关节引流，然后将关节固定于功能位。当局部严重感染，尤其是有骨端感染，切除关节两端骨折部，能有效控制感染。髋关节可考虑切除股骨头、颈，肘关节与膝关节可切除关节面。

这一类型损伤因关节结构已严重破坏，恢复关节的活动功能希望很小，必须将关节固定在功能位置，以期愈合后工作及生活上较为方便。

(三) 部位与处理

1. 肩关节火器伤 肩关节火器伤多有肱骨、肩胛骨关节盂损伤,而且常合并有臂神经丛或腋部血管的损伤,单纯关节囊损伤较少。清创必要时应另做肩关节常规切口,以便达到充分暴露肩关节。碎骨片和游离软骨应清除,如有重要血管损伤应予修复,如有臂丛神经损伤,可作肩肱“人”字石膏固定,待伤口控制后再行修复。如仅为单纯关节囊损伤,术后将上臂贴胸包扎,前臂用三角巾套吊固定。

2. 肘关节火器伤 肘关节火器伤多合并有开放性骨折及神经、血管损伤。清创时使用气囊止血带,以减少术中出血,使手术暴露清楚。手术时应清除关节内碎骨、软骨及异物,大骨折块应进行复位。肱动脉或尺、桡动脉损伤,需尽量进行修复,术后肘关节固定于功能位。如为双侧肘关节火器伤,估计肘关节功能无法恢复,可将一侧肘关节固定于屈肘100°,另一侧固定在80°位置。

3. 腕关节火器伤 腕关节部位解剖复杂,关节周围均为肌腱、神经及血管,缺少较厚层的肌肉保护。遭受火器伤后,常有尺、桡骨下端及腕骨骨折,有时合并有正中神经、尺神经、桡神经损伤。清创术可在气囊止血带下进行,清除关节内碎骨及异物,肌腱及神经损伤可留待二期修复。术后石膏托固定腕关节于背伸25°~30°,稍偏于尺侧的功能位。

4. 髋关节火器伤 髋关节是人体的大关节,解剖部位深,遭受火器伤时容易合并股动脉、坐骨神经及股神经损伤,还可引起直肠、膀胱等盆腔脏器损伤。如有股动脉或内脏损伤应先作处理。髋关节清创应从外至内,同时清除关节内的碎骨、游离的软骨及异物。如股骨头、颈呈粉碎性且无软组织相连,则应切除。关节囊无法缝合,可缝合附近肌肉。手术后应用双侧髋人字石膏固定髋关节于外展10°~15°、屈曲20°的功能位。

5. 膝关节火器伤 膝关节是人体的最大关节,关节滑膜囊最大,关节位置显露,火器伤发生率较高。一旦发生感染,由于解剖较复杂,引流常不通畅,容易出现全身中毒。膝关节火器伤常波及腘动脉,如有血管损伤应先处理。清创时先做关节外清创,然后探查关节内损伤情况,对碎骨片、游离软骨、毁损半月板及异物均应清除,对深埋在骨内的异物,可暂不取。如合并有髋部、股骨髁或胫骨髁骨折,可行复位内固定。如有髌骨粉碎骨折,可考虑切除,但应保持髌韧带的连续性,对外伤造成关节面不平可给予修平。术后用前后石膏夹板固定膝关节于屈曲10°~15°,并应防止膝内翻或膝外翻。

6. 踝关节火器伤 踝关节与距骨下关节及各附骨间关节相邻,故踝关节火器伤应注意检查上述各关节以及周围肌腱、神经及血管。清除关节内碎骨、游离软骨及异物,术后用石膏夹板固定踝关节于90°中立位。

第八节 功能锻炼

功能锻炼是治疗骨折的三大原则之一。骨折或关节损伤后,肢体在一段时间内暂时丧失了功能,随着损伤的痊愈,肢体的功能日渐恢复。功能恢复是任何治疗都无法代替,必须通过患者的自主锻炼才能获得。正确的功能锻炼,有利于损伤后病理反应的消退和骨折的康复。

一、功能锻炼步骤

功能锻炼必须按一定的方法循序渐进，否则可引起不良后果。

（一）骨折早期

伤后1～2周内，患肢局部肿胀及疼痛明显、骨折容易发生再移位。此期功能锻炼的主要形式是患肢肌肉做收缩活动。例如前臂骨折时，可做轻微的握拳及手指伸屈活动；上臂骨折在腕及肘关节制动下做局部肌肉收缩活动；股骨骨折可做股四头肌收缩活动等。原则上，除骨折部上、下关节暂不活动外，身体其他部位关节均应进行早期功能锻炼。早期关节功能锻炼，有利于促进患肢血液循环、消肿、防止肌肉萎缩及关节僵硬等。

（二）骨折中期

2周以后，患肢肿胀消退，局部疼痛逐渐消失，骨折端已开始纤维连接，并正在逐渐形成骨痂，骨折部位日趋稳定。此时，除继续进行患肢肌肉的收缩活动外，可在健肢或医护人员的帮助下逐步活动上、下关节。动作轻柔，活动范围逐渐加大，接近临床愈合时可适当增加活动次数，加大运动幅度和力量。例如股骨骨折，在小夹板固定及持续牵引的情况下，可进行抬臀及伸屈髋、膝等活动。

（三）骨折后期

骨折临床愈合后，功能锻炼的主要形式是加强患肢关节的自主活动锻炼，使各关节能迅速恢复正常活动范围。

二、功能锻炼的作用

（一）促进肿胀消退

损伤后由于外伤性炎症的反应，组织出血及体液渗出，表现为局部肿胀。另外，因疼痛造成的肌肉痉挛，使局部静脉及淋巴管淤滞，回流障碍所造成。所以，在局部得到复位及良好固定的基础上，可进行适量的肌肉收缩训练，有助于血液循环，促进肿胀的消退。

（二）减轻肌肉萎缩

因骨折肢体暂时丧失功能而产生的肢体废用，必然会导致肢体不同程度的肌肉萎缩。通过合理的功能锻炼，可最大限度减轻肌肉萎缩，同时可使大脑始终保持对有关肌肉支配的兴奋性，缩短了固定解除后的恢复时间。

（三）防止关节粘连、僵硬

长时间不恰当的固定和肌肉不活动是关节发生粘连甚至僵硬的主要原因。固定是限制关节的活动，由于肌肉不收缩，静脉和淋巴循环缓慢，组织水肿渗出的浆液纤维蛋白可在关节囊皱褶和滑膜反折处与肌肉之间形成粘连。这种粘连的形成，既可发生在骨折邻近的关节部位，也可发生在骨折远侧部位，例如前臂双骨折时的手部肿胀、小腿骨折时的足部肿胀等。这种伤后反应性水肿或肢体体位造成的坠积性水肿，或是因局部固定物压迫而引起水肿，如果不进行肌肉收缩运动，即使是未包括在固定范围内的手或足，也同样可导致僵硬，尤其是老年患者，由于骨折长时间不做关节运动，而在骨折治愈后，却遗留关节的功能障碍。因此，必须在治疗早期就重视功能锻炼，积极进行非固定关节的自主活动和固定范围内肌肉等长收缩，关节的粘连和僵硬是可以避免的。此外，由于关节囊、滑膜、韧带的损伤修复过程形成的瘢痕，也可影响到关节正常功能的恢复。临床上，一般在伤后2～3周，局部软组织基本稳定后，应立即开始固定关节的功能锻炼。

对某些在非功能位的关节僵硬畸形，如肩内收、足下垂及爪形趾等。早期功能锻炼也具有一定预防和康复效果。

（四）促进骨折愈合

功能锻炼，可以促进局部的血液循环，又可以通过肌肉收缩作用。借助外固定以保持骨折端的良好接触和纵向挤压作用，稳定骨折位置，更好保护新生的血管和组织，在骨折愈合后期，有助骨痂形成的需要。

对关节内骨折，通过早期合理、适当的关节运动，可以促使关节面塑形及愈合，避免发生创伤性关节炎。

三、功能锻炼的方法

（一）上肢

手是上肢的主要功能部分。上肢各关节的结构、连接、长度和关节运动都与手的功能有关。由此可见，上肢任何一个关节运动受限，都会影响到手功能的发挥。因此，在治疗上肢骨关节损伤时，除损伤局部所属关节的功能恢复外，应同时重视未受伤及非固定部位的关节功能锻炼，尤其是老年患者。如前臂骨折在治疗过程中，必须同时兼顾到手部和肩部的功能锻炼。

上肢关节功能不能得到正常恢复时，则必须保证其起码有效的活动范围，即达到以各关节的功能位为中心而尽可能扩大活动范围，这种标准要根据生活及工作的特殊情况而定。

上肢各关节的功能位限度大致如下。

1. 肩关节　外展50°，前屈20°，内旋25°。

2. 肘关节　屈曲90°，活动范围60°～120°。

3. 前臂　旋前、旋后中立位；活动范围旋前、旋后各45°。一般右侧旋前较重要，而左侧旋后的需要较多。

4. 腕关节　背伸20°位。有时需根据生活及工作的特殊情况而定。

在上肢的功能锻炼中，肘关节尤为重要。由于多数情况下，肘关节会固定或限制在屈肘90°位，当开始肘关节功能锻炼时，不少患者把锻炼的注意力集中在练习伸肘运动，反而忽略了最重要的屈肘运动。正常在体位和重力作用下，可获得自然伸肘趋势，因而，当肘关节功能不能完全恢复时，往往是屈肘受限为主要表现，而伸肘基本正常。由于屈肘活动障碍，妨碍了手发挥作用的最有利活动范围，因此，在肘关节功能锻炼过程中应加以注意。

（二）下肢

下肢的主要功能是负重和行走，要求保持各关节充分的稳定性。

1. 站立　正常人体在站立负重，稳定程度受到承重面面积、重心的高低以及重心线与承重面的关系等因素的影响。当承重面大、重心低、重心线落点在承重面的中心时，其负重稳定性最好。

2. 行走　正常行走的顺序可分为负重期和摆动期。负重期足跟着地，摆动期从足趾离地开始,下肢向前摆动,到足跟部重新着地,如此两足交替,完成行走动作。

3. **踝关节**　行走时的活动范围在70°~110°,当足跟离地时约为70°,足趾离地时约为跖屈110°。

4. **膝关节**　正常行走时活动范围在0°~60°,当足跟着地时接近完全伸直,以后转为屈曲,到足跟开始离地时又恢复伸直。步速越快,摆动屈膝越大。

5. **髋关节**　足跟着地时,主要通过伸髋肌收缩维持伸髋,使身体重心达到垂直位。屈髋肌则在摆动期起作用。外展肌的收缩以稳定骨盆为主。

由此可见,正常行走时,要求下肢各关节稳定及一定的活动度和各组肌肉的良好收缩,尤其需要强有力的臀大肌、股四头肌和小腿三头肌,这些都是下肢功能锻炼中的主要部分。

下肢损伤后,膝关节固定的位置多处于伸直位,由于患者的生活、劳动习惯,往往要求能充分下蹲,因此在进行功能锻炼时,通常患者会非常注意练习屈膝,而忽略了伸膝范围和伸膝肌的锻炼。造成日后行走的困难,必须加以注意。

四、CPM的应用

现代骨科奠基人之一Robert Jones爵士早在1921年说:“功能是矫形外科医师的目标,他的专业是了解并运用最好的方法去获得功能,手法或手术是治疗的开端,最卓越的功绩只能从它功能上的成功来衡量。”

骨关节损伤后如何处理才能恢复最好的功能活动,一直有争论。在骨科界占主导地位的传统治疗观点是病损肢体以制动休息为主,直到自然愈合,再进行功能锻炼来恢复股体功能。由于肢体制动带来肢体功能活动受限,不同程度影响骨科患者的生活和社会活动能力,故人们不断提出早期肢体活动观点,由中国传统的动静结合的小夹板治疗及以Sazmiento的功能支架到AO内固定的治疗,虽然治疗方法各异,但都是强调早期活动肢体。在取得良好疗效的同时减少了“骨折病”的发生。20世纪70年代初,加拿大著名骨科医师Salter R. B.提出CPM(continuous passive motion)即滑膜关节连续被动活动理论,临床应用效果表明:CPM对骨科患者的创伤和术后康复具有重要的影响作用,使越来越多的人接受CPM理论,并研制出各种类型用于各主要关节的CPM装置。

(一) 临床意义

连续被动活动(CPM)是一新的生物学概念,即在连续被动活动作用下加速关节软骨以及周围的韧带和肌腱的愈合和再生。

纵观骨科学历史,骨科疾病和损伤的处理包括制动与活动两部分。但是,制动和活动的指征、时间和治疗价值始终存在着争论,绝大多数人凭着临床经验,主张病损肢体应以制动为主,以利于修复。20世纪70年代后,长期关节制动造成诸多有害于关节功能的作用,为众多的骨科医师重视。例如:长期肢体制动产生关节粘连、关节僵硬、疼痛、肌肉萎缩、失用性骨质疏松和晚期退行性关节炎;关节内骨折后,肢体固定发生创伤性关节炎;肌肉松解和重建术后固定,再次粘连;关节感染或积液,清创术后制动造成粘连性强直等。即使损伤治愈,由于制动造成股体功能障碍是无法克服的,人们逐渐认识到,间断主动活动对骨科创伤疾病的恢复和关节损伤的修复产生有益的作用。

骨损伤可通过骨组织自身修复,而关节软骨损伤自身修复能力有限。由于制动不可避免地导致骨性关节炎的发生，出现关节疼痛、活动受限，有些患者不得不行关节融合或关节置换手术，关节置换手术对中青年，尤其是青少年是不合适的。大量动物实验研究表明，兔膝关节屈曲固定，关节面受压，6周软骨基质即可出现纤维化、软面表面裂隙及溃疡，软骨坏死，滑膜与软骨粘连，关节软骨面发生退行性变。1970年Salter等人基于动物实验及临床观察发现，就关节软骨再生及关节周围组织的修复而言，早期间断主动活动的效果优于制动，而连续活动又优于间断活动，由于骨髓肌易于疲劳，不能坚持长时间的主动活动，故制造了连续被动活动机，并提出CPM这一新的生物学概念。大量实验研究和临床应用证实，CPM是防治关节疾病和损伤，促进关节软骨再生和修复行之有效的方法，值得在临床上推广和应用。

（二）作用机制

首先，应该熟悉滑膜关节的解剖、生理和病理生理，在此基础上，有利于理解CPM作用机制。

滑膜关节为可动关节，由关节面、关节囊、关节腔三部分组成。关节面为透明关节软骨，由软骨细胞和基质组成，基质主要成分是胶原纤维和含水糖蛋白组成，成人关节软骨无血管和神经，营养来自关节滑液的浸透和扩散。关节囊内衬滑膜分两层，内层由AB两种细胞组成，并有丰富的血供；外层为滑膜下层，由纤维组织和脂肪组织组成，血管很少。

1. **增加关节软骨的营养和代谢活动** 成人关节软骨的营养来自滑膜液，并依赖于：①健康的滑膜。②经过关节的充分体液循环。随着关节活动，促进滑液向关节软骨的浸透和扩散，加速滑膜的分泌和吸收，改善软骨细胞的新陈代谢，利于软骨组织的再生和功能活动，清除关节内有害物质和坏死组织。

2. **加速关节软骨和关节周围组织如肌腱、韧带的修复** 关节软骨损伤，使软骨这一封闭抗原外露，与关节液发生免疫反应产生抗体，抗原抗体复合物进一步损害关节软骨，关节活动，增加关节液代谢，使有害物质清除，同时，关节活动可刺激软骨细胞增生，也利于血液中未分化细胞向软骨细胞转化，修复关节软骨。关节周围软组织也因活动消除粘连，血液循环的增加，加快了自身的修复。

3. **刺激具有双重分化能力的细胞向关节软骨转化** 关节软骨损伤后再生修复能力有限，大面积关节软骨缺损得不到有效修复。骨膜和软骨膜均来源于胎胚中胚层组织，其未分化的骨原细胞具有成骨和成软骨的双重能力，在关节滑液的环境中，由于运动的刺激，可使骨原细胞转化成关节软骨。反之，在血供丰富和制动条件下，骨原细胞成骨，经微量蛋白定量检测，胶原蛋白氨基酸分析和微量元素测定，已证实骨膜移植修复关节软骨缺损转化的新生组织为透明关节软骨，在临床上应用效果也是满意的。

4. **缓解关节损伤或术后引起的疼痛** 由于运动不断地将刺激信号经关节囊的神经末梢连续发生低阈值的本体感受器冲动，经外围神经粗纤维传入，兴奋脊髓罗氏胶质区细胞，后者通过突触前抑制的方式使闸门关闭，阻断了痛觉冲动传入中枢。使用CPM装置的患者感到不疼痛，即所谓的痛觉闸门学说。另外，关节损伤或术后，关节内积液，关节腔压力增高，使关节软骨代谢障碍或关节囊张力过大引起疼痛，运动加速关节滑液循环，消除肿胀而止痛。在间歇使用CPM机时停顿期后再活动重新出现疼痛，常为关节肿胀或水肿所致。

（三）工作原理

1978 年后，在 CPM 对关节软骨和关节周组织的愈合及再生作用的基础研究之后，认识到 CPM 的实验研究向临床应用过渡合乎规律，生产各种类型的 CPM 装置应用于临床。目前，已研制出作用于四肢关节的各型 CPM 装置，包括运动器，膝、髓和指、肘、肩关节的 CPM 装置，国内也已研制出类似的 CPM 装置用于临床。

1. **CPM 装置构造**　CPM 装置由控制、电机、减速、传动和机身 5 个部分组成。

2. **CPM 装置工作条件**　控制部分分自动控制和手动控制，可以调整到工作 1 ~ 2 小时自动停止 lornim 电机为微型电机，转速 2500r/分钟左右；减速器按要求组装成变速，以每 40 ~ 60 秒转一圈最为适宜。通过传动螺杆或带动偏心轮，使机身上的支架滑动。

（四）临床优点

1. **无痛苦**　不影响患者正常生活，患者乐于接受。CPM 的"疼痛闸门学说"解释：使用 CPM 装置后，手术伤口和关节疼痛缓解或消失。

2. **消肿快**　CPM 装置符合生理要求，促进手术部位血液和关节滑液的循环，利于关节内血肿或肿胀消退。相反，制动影响血液循环，局部张力增加，进一步限制静脉回流，使局部肿胀呈恶性循环。

3. **伤口愈合快**　缝合时注意克服切口张力，CPM 装置活动时不增加手术切口的张力，血液循环增加，利于切口早期愈合。实验证明：切口的抗张力和修复肌腱的抗拉力明显优于制动处理。

4. **消除关节粘连，改善关节活动角度**　CPM 装置克服关节手术和肢体制动造成的关节粘连、关节僵硬、肌肉萎缩、退行性和创伤性关节炎的发生，并可缩短住院时间。

5. **促进关节软骨损伤的自身修复**　关节骨折经坚强内固定后或小的关节软骨损伤，通过 CPM 装置的活动，刺激关节软骨细胞增生，分泌和合成软骨基质，也可使软骨下骨组织中血液未分化细胞发生软骨样变，避免或减轻创伤性关节炎的发生。

6. **利于移植骨膜或软骨膜转化成透明样关节软骨**　临床上对于关节软骨大面积缺损，如先天性髓关节脱位、创伤性关节炎等疾病，不能依靠关节软骨自身再生修复，可用取材方便、来源充足的骨膜移植修复，骨膜内层的未分化细胞在关节滑液的营养下，受到 CPM 作用，发生软骨样变，经微量元素、胶原蛋白氨基酸分析和胶原蛋白微量测定及电子显微镜和分子原位杂交观察，证实发生软骨样变组织为透明关节软骨。在大量实验研究基础上，1978 年后，开始将 CPM 装置应用于临床，取得良好的效果和经验。

（五）适应证

（1）四肢骨折包括关节内骨折、长骨干骨折和干骺端骨折，经切开复位内固定术后。

（2）关节囊切除或关节松解术后，包括创伤性关节炎活动受限或粘连性强直，关节外挛缩或粘连，类风湿关节炎和血友病性关节病行滑膜切除术后。

（3）关节成形、人工假体置换术后，主要是髋关节和膝关节置换术后。

（4）关节软骨大面积缺损，自体游离骨膜或软骨膜移植修复术后，包括先天性髋关节脱位经牵引复位后、关节成形后移植物修复及髌骨软化症等。

文献报道，CPM 装置还可应用于急性化脓性关节炎手术切开清创、引流术后，肌腱损伤修复重建术后及关节镜检查和治疗术后等。应用 CPM 装置可防止关节粘连、挛缩，关节软骨退变,有利于肌腱及伤口愈合。由于 CPM 装置的作用是使肢体肌肉处于无收缩状态下的被动活动,因此不会产生使复位后的骨折再次受到剪应力作用。

（六）使用方法

（1）手术后肢体处于麻醉状态下,置于 CPM 机上。

（2）关节内或关节外骨折复位后,肢活动角度从 30°开始,以后根据患者承受情况逐渐加大角度,最后增加到最大角度,每日使用 CPM 装置时间不少于 1 小时。

（3）关节松解和滑膜或关节囊切除手术宜采用纵行小切口,以防在 CPM 装置使用时拉开切口。例如膝关节采用侧方或者正中纵行切口,肘关节手术用侧方切口,不切断肱三头肌腱。

（4）关节内手术后,常规放负压吸引管,在 CPM 机运转时,应夹闭吸引管,以防负压作用而使吸引管内血液和滑液的回流,停机时再放开吸引管。

（5）人工假体置换术后如术中假体固定牢固,术后可使用 CPM 装置。如有骨质疏松严重、假体固定不牢或因骨髓腔大而植骨固定的,术后不宜使用 CPM 装置。

（6）行全髋关节置换术后,为防止脱位,CPM 机应放置与躯体呈 30°角的外展位。CPM 机使用应从 30°开始,每日增大 10°,以后逐渐加大至 90°,每日使用时间约 1 小时,以防关节囊或关节周软组织松弛而造成关节脱位。

（7）关节成形后用移植骨膜修复软骨者,术后立即将患肢放在 CPM 机上。全天活动,每隔 1 ~2 小时停机 5 ~10 分钟,持续用 4 周,角度从 30°开始,逐渐增加至膝关节活动范围在 90°。

（8）肘关节术后 CPM 练习,同样取得较好效果,未见骨化性肌炎发生。

第九节　中医中药在创伤外科的应用

中医伤科学重视骨折的整复、固定和功能锻炼。同时还从整体出发,应用四诊八纲,综合全身和局部的症状,辨证论治,内外治兼顾,有针对性地立法处方,在促进肿胀消退、软组织修复、骨折愈合和功能恢复等方面具有独特的疗效。中医根据“气伤痛,形伤肿”以及“肢体损于外,则气血伤于内,营卫有所不贯,脏腑由之不和”的理论,运用气血、筋骨辨证的方法,在治疗大面积软组织损伤方面,其临床效果也得到佐证。

一、闭合损伤的治疗

中医处理骨折时,根据愈合过程中的病理、生理特点,结合患者的全身情况,以及“血不能活则瘀不能去,瘀不去则骨不能续”和“瘀去、新生、骨合”的原理,分早、中、后三期辨证论治。

（一）早期

骨折后,经脉受伤,气血受损,血离经脉,瘀积不散,肿胀疼痛影响骨折愈合。所以早期应用活血化瘀、理气止痛药为主,内服方用复元活血汤酌加香附、马鞭草、赤芍、琥珀之类,或用苏七散，外敷消肿膏等。

如积血不散，瘀而发热，局部红肿热痛，除活血化瘀外，加用清热解毒药，也可局部敷消瘀止痛膏。

肋骨骨折或胸部外伤，胸肋闷痛，咳痰不利，宜用血府逐瘀汤加镇咳祛痰药。大便干燥，可用桃仁承气汤之类。

（二）中期

骨折1～2周后，肿胀基本消退，骨折断端初步连接，血气始将恢复。此期筋骨软弱，时有作痛，此乃瘀血仍未化尽，经脉尚未畅通，血气仍欠旺盛，故内治宜以接骨续损、和营生新为主，佐以活血化瘀，内服可选用养血通络，强筋壮骨药物，以促进骨折愈合。可选用舒筋定痛散、四物汤、八珍汤之类，酌加骨碎补、续断、自然铜、血竭、桃仁、红花、马前子之类中药。袁氏接骨生脉成骨片对于骨折迟缓愈合、不愈合病例有良好作用。外敷药可选用驳骨散、接骨续筋膏、接骨膏等。

如胃纳不佳、不思饮食，应着重调养脾胃，增进食欲，促进气血运行，加速骨折愈合。方可选桔术四物汤。

（三）后期

骨折已经临床愈合，外固定解除，但由于损伤日久，筋骨气血虚弱，筋骨尚未坚实，关节功能未完全恢复。宜用壮筋益髓，养气血，补肝肾，疏利关节药物，内服药可选用壮筋养血汤、生血补髓汤、人参紫金丹或八珍汤、虎潜丸、六味地黄丸之类。外敷药可用跌打膏药。关节活动尚未恢复者可配合外用洗药熏洗。

有遗精、骨痛者，应用知柏地黄丸加龙骨、牡蛎。

二、开放性损伤的处理

（一）中药治疗新鲜感染创面

具有以下临床优点：

（1）操作方法简单。中药本身有一定的抑菌作用，不必强调无菌操作，适应于战伤及农村医疗。

（2）上皮生长迅速。利用中药治疗创面，浓汁虽多，但上皮生长速度快，其疗程与单纯换用西药相比明显缩短。撕脱性大面积感染创面，常在周围上皮生长的同时，其伤面中央能出现皮岛，故新生上皮有向心性和离心性两方面生长。如果同时配合植皮则更能促进早期愈合。

（3）创面愈合好。愈合后的创面瘢痕薄、弹力好、基底粘连少、皮肤颜色接近正常。关节附近的伤面愈合后，很少发生关节挛缩现象。

（4）实用方便。药源充足，制作简单，携带方便。

（二）新鲜伤面的处理

对浅表皮肤擦伤清创后将皮肤擦干，中药散剂掺在膏药或软膏上敷贴患部，或直接撒于伤口面，直到彻底止血，用纱布盖覆，绷带包扎。如阳毒内消散、红灵丹，能消肿止痛。止血收口可用桃花散、金刀散。

（三）感染伤面处理

在治疗伤面的过程中，应注意局部与整体、内因与外因、生长与溃烂等方面的辩证关系。不能因强调一方面而忽略另一方面，相互矛盾的同时，互相联系。中医的辨证论治是既注意了局部，又照顾到整体；既照顾外部用药，又强调内治调动内部主导因素，合乎唯物辩证法。根据以上的辩证关系，结合以往临床实践，提出治疗感染伤面的3个方面。

1. 治疗原则

（1）提脓辨脓："催脓长肉"是多年来中药治疗外伤临床经验得出来的结论。事实证明，换用中药的伤面"脓汁虽多"，但上皮生长速度快，而且在伤面中央还出现皮岛。"脓"对伤面生长起了一定作用，从伤面和"脓汁"情况来看，这些脓汁并不是坏死组织溶解而产生的脓液，而是血浆内的各种成分自血管内向外渗出的物质，其中包含大量白细胞和蛋白质。这种渗出物不但能稀释毒素，促进白细胞的吞噬作用，而且可以刺激创面四周上皮生长。

脓液的性质及形态的变化，与患者体质及伤面的变化有直接关系。脓汁稠厚者，患者体质必壮；脓汁稀薄、量多，如粉浆污水者，患者体质必衰。伤面臭秽不化脓并非好现象，因此，要得到很好的治疗，首先要辨脓。

（2）祛腐生肌：腐肉不去则新肉不长，祛腐才能生肌。祛腐1～4号均有祛腐提脓的作用，而生肌橡皮膏以及生肌散则有活血解毒，生肌长肉之功效。宜根据伤面的变化施以不同的药物，如腐蚀平胬用白降丹、平胬丹，去腐拔毒用九一丹等。

（3）内外兼治：中医认为，伤面表现与整体情况有密切联系。有些伤面出现症状，在外治的同时予以合理的内治，可获得很快好转，比单纯采用外治好。例如创面疼痛肿胀，中医认为脉络未通，气滞血瘀，新肉不长，腐肉不去，应在解毒中加用理气活血、和营通络之剂，则很快肿消痛止，新生腐去，肉芽鲜活。

如创面色不鲜活，生长缓慢，结合全身症状，如胃纳不佳、气血虚弱等，应健脾和胃，补气生血，使纳谷增加，促进气血运行，加速伤口愈合。

2. 处理方法

（1）软组织损伤：软组织损伤严重或受伤时间过长，已不适合扩创缝合，但未发生软组织坏死时，创面最初忌用腐蚀性或刺激性较大的药物。创口疼痛或骨质外露的部分可敷当归膏或生肌止痛膏。创口四周如有红、肿、热、痛炎症时可敷消痈膏（不发热者不用）。后期肿消痛止，无炎症但创面肌肉色淡不新鲜，且脓汁清稀，用生肌散（原名珍珠散），配合少量祛腐3号或4号，同时外敷生肌止痛膏。有时用药后体温突然增高或疼痛加重，可能是祛腐药过多，应予减量或停用。如肉芽色泽新鲜，脓稠而量少者，用生肌散、珍珠粉或生肌橡皮膏外敷。

（2）中药内服：创面感染并有大块组织坏死，在坏死组织未出现分界线时，局部肿胀，疼痛、高热可兼用内治宜清热解毒，消肿止痛，散瘀活血。后期坏死组织耗尽，脓水稀而量多者，为气血不足的表现，以大补气血为主。

（3）创面处理：在坏死创面上敷生肌止痛膏，使黑色坏死组织分离，有腐烂软组织部分用祛腐1号，如不脱落并有疼痛，用少量祛腐2号。接近正常组织或新生肌肉部分，用生肌散或珠母粉，大量的腐肉脱落及脓水增多，是使用中药治疗的正常现象。腐肉脱净，则脓逐渐变稠而量减少。新生肉芽色鲜如珠，颗粒均匀，上皮见长后创面过大，为了加速愈合可配合植皮。

3. 并发症及处理

（1）肉芽过度增殖：新生肉芽组织颗粒大、软、色淡，脓清而稀，触之不痛的肉芽即是胬肉。如不去净，则上皮不长，影响愈合。

处理：沿创缘四周正常皮肤上涂一薄层生肌橡皮膏，以保护正常皮肤不受腐蚀，再以边缘向中间撒少量降丹白灵药并逐日加量，将胬肉腐蚀使其低于正常皮肤。待肉芽较硬而色鲜时，用生肌散（痛时用珠母粉），外敷生肌橡皮膏。

（2）创面湿疹：创面正常皮肤由于长期脓汁的浸润而起皮疹、瘙痒，破溃后流黄水。轻者除创面用药外，可用皮肤灵药粉与地榆炭粉等量以香油调成糊，涂于伤口的四周。如出现瘙痒，创面大量渗液，肉芽色淡并水肿，则创面暂停用祛腐药物，只撒以少量珠母粉或生肌橡皮膏外敷，四周撒皮肤灵药粉，待创面湿疹好转，再用其他药物收敛创口。

（3）外露肌腱的处理：一般可用祛腐生肌药物，使坏死部分脱落，未坏死部分还能生长，不必剪断。

（4）外露骨质的处理：大面积创伤，软组织坏死，骨质外露。外露之骨质常因缺乏营养而坏死。经过一定时间，死骨下有肉芽长出，在死骨最薄部分有时出现米粒大小之融骨现象，肉芽自该处突出，叩击该部有空音是死骨完全分离的表现，即可将该死骨摘除，其下面即为肉芽，可撒用生肌散或外用生肌橡皮膏，如脓稀肉芽不新鲜则配合用祛腐4号。若形成胬肉，则因肉芽尚未形成，过早摘除死骨，常因无软组织覆盖而交叉感染坏死。

外治法在中医骨伤科疾病治疗中占有非常重要的地位，它不但可以配合内治法以提高疗效，而且有些疾患，可以单用外治法而收效。外治药物疗法除上述介绍的散剂、膏剂、熏洗外，还有敷贴、药线、热熨、针灸火罐等，临床可根据患者伤情酌选。

第二十二章　现代接骨术

骨折治疗的三大原则是复位、固定、功能锻炼。随着医学水平和临床研究的不断进步，围绕这3个中心的理念环节也不断发生变革，并从治疗方法以及器材上得到发展，逐步构成了完整的骨折治疗发展史，其中，中医学发挥了巨大作用。

第一节　概　　述

一、内固定技术近代发展简史

近100多年以来，手法复位和夹板、石膏固定，或配合牵引治疗骨折方法，用于多数(70%～80%)四肢较稳定的闭合骨折，这些保守治疗方法沿用至今，并经长期临床实践证明效果满意。

内固定技术至今已有100多年的历史，手术切开复位治疗骨折始于中世纪，我国正骨医师早在公元15世纪便在麻沸散全身麻醉下进行切开复位、银丝缝合治疗骨折。西医在19世纪开始采用切开复位，用牛骨或象牙制成的内固定物治疗四肢骨折。至19世纪晚期，随着冶金工业的发展，1886年Hansmann首先报道应用不锈钢接骨板治疗四肢骨折。接着由于伦琴发现了X线，巴斯德发现细菌，近代诊断、消毒、麻醉和输血技术取得历史性进步，骨折切开复位和内固定技术也得到进一步发展，相继出现了各种金属接骨板和髓内钉，如Sherman和Lane设计的麦穗式钢板、Lilienthal和Schone等设计的髓内钉治疗长骨干骨折。到20世纪30年代至第二次世界大战期间，Kuntscher设计的“V”型髓内钉，用以治疗股骨和胫骨干横断骨折获得成功，这一重大发明很好地在全世界推广应用。内固定最初由于感染率高，使应用曾受到限制，但最后得益于抗生素的出现和手术室无菌条件较快的进步。髓内钉和钢板几乎同时在临床广泛应用，但初期因为材料强度不足，达不到固定要求，对长骨的固定的方法也一直未能解决，出现问题较多，推广应用受到限制。50年代末60年代初，尚天裕采用以手法复位小夹板外固定为特色的治疗方法,治疗肱骨干、肱骨外科颈、肱骨髁上、桡骨下端等骨折,并取得很好效果。接着又以必要的牵引结合小夹板固定的中西医结合方法,治疗股骨干、胫腓骨等下肢骨折,提出了骨折治疗动静结合、筋骨并重、内外兼治、医患合作的 4 个基本原则,经 10 万例随访结果,骨折不愈合率仅为 0.9%,证实治疗效果满意。从 50 年代至 80 年代,各种钢板和髓内钉等内固定物相继应用在骨折治疗,经过临床实践总结,发现存在着许多并发症,如内固定并发感染、骨不连和内固定器材断裂,骨折病的发生率也很高。后来,经过改进的髓内钉设计能达到紧贴全髓腔固定,内固定强度得以进一步提高,临床应用也逐步增加。

AO/ASFI 首先提出坚强牢固的固定观点。主要原则包括骨折解剖复位,对所有骨折片进行坚强牢固的固定,达到 X 形成骨痂的一期愈合目的。要达到此目的,需对骨折端行骨膜下较广泛的剥离,然后在直视下进行骨折的复位,应用持骨钳环形夹持骨折端,对所有骨片进行坚强牢固的固定。应用多枚拉力螺钉在力学最佳的位置上,从钢板外对骨折片进行固定,然后再应用较短的加压钢板固定。

AO/ASFI 同时设计了进行这种技术操作的成套工具与器械,例如骨折加压器等。其内固定效果基本达到解剖形状,并允许立即行肢体康复训练。为了达到这种目的,内固定材料的设计要求应有足够的强度,以能够承受肢体进行康复训练,而不发生内固定失败。这种固定方式忽视了邻近钢板区域的生物性反应,在固定钢板下出现骨质松变和哈氏管的数目增加,造成了应力保护,结果导致骨皮质坏死。为了减少这种并发症,又设计出减少与骨接触的固定钢板,例如有限接触或点接触固定钢板,以减少对固定钢板下血管形成的干扰。

内固定钢板逐渐设计成为内固定器,钢板能够将螺母锁定,如点接触内固定器和小侵入内固定系统(LISS),LISS 的特点是加长了内固定钢板,最大限度减少了内固定材料所用螺钉数目,从肌肉下插入内固定钢板。这种操作方法放置钢板切口小,减轻了创伤,采用与组织相容性更好的合金材料,最大限度地保持骨的血供,减少对骨折区血供的干扰,特别适宜治疗严重粉碎性骨折、不稳定性干骺端骨折以及伴骨质疏松的病例,从而替代了直视下解剖复位、应用动力加压钢板行坚强牢固的内固定方式,被视为当今骨折固定的金标准,并普遍得到接受。

二、AO/ASIF 的早期发展过程

1958 年,瑞士 Muller 等倡导组成 AO 学派,并成立了以骨外科医师为主,有工程技术人员参加的内固定研究学会(ASIF)。该组织以加压钢板创始人 Danis 在 20 世纪 40 年代末提出的解剖复位、坚强内固定治疗长骨干骨折,可以获得骨折 I 期愈合的概念为指导,对 Dains 设计的加压钢极和 Kuntscher 设计的扩髓的髓内钉进行了改进,并提出了解剖复位骨折片间加压固定、坚强内固定、无创技术和无痛肌肉关节活动与负重的骨折内固定四大原则。其核心指导是倡导坚强固定,追求骨折一期愈合,甚至提出了绝对固定的模式。AO/ASIF 设计的加压钢板和髓内钉增加了抗弯、抗扭强度和刚度,提高了骨折固定的稳定性,使许多复杂的骨折能够在早期活动,甚至能够使骨折在负重过程中得到愈合,使骨折的治疗取得历史性进展。实践证明,AO 近 40 多年发展迅速,影响极大,为现代骨折治疗做出了巨大贡献。然而,AO 理论仍处于发展的过程,随着时间的推移,临床上发现在 AO/ASIF 倡导的内固定技

术和内固定原则的应用过程中，骨折治疗又出现一些新的问题，据资料报道，如采用坚硬的加压钢板固定前臂骨折，可导致严重的骨质疏松和骨萎缩，取出钢板后再骨折的发生率可高达20%；加压钢板固定股骨干粉碎骨折的骨不连发生率达14%，钢板弯断占12.2%。

三、BO新概念

BO概念的核心是强调了微创技术和无创技术原则，最大限度地保护骨折局部血供。

20世纪90年代，AO学者Ganz R、Gerber C、Palmar RH提出的生理的、合理的接骨术生物学固定新概念(biological osterosynthenis，BO)，成为BO新概念的理论基础。1999年，Palmar指出，骨折的治疗必须着重于寻求骨折稳定和软组织完整之间的一种平衡，故可认为，凡是能保护骨血供的骨折治疗手段和技术，就符合BO新概念范畴。

生物学接骨术的基本含义是治疗骨折符合生物愈合的规律，骨干骨折后骨折周围出血，形成血肿，给予固定后，即使骨折移位，骨折仍能愈合。我国创立的中西结合骨折治疗方法，符合生物学接骨术原则，采用手法复位、夹板固定、早期功能锻炼、不固定关节的方法，取得了骨折愈合快、并发症少的良好效果。生物学接骨术的主要特点如下。

(一) BO概念的特征

1. 骨折复位　注重正确的长度和轴线，无旋转，除了关节内骨折，并不强求精确的解剖复位。

2. 固定物　BO采用小巧而理想的固定物的特点，未再强调坚强的固定。

3. 骨折愈合　BO作用下是典型的骨折二期愈合，保持骨折块间早期足量的骨痂形成。

4. 功能锻炼　BO不追求早期负重，而强调在严格指导、监督下，循序渐进行早期活动。

(二) 间接复位

间接复位强调韧带整复原则，充分发挥骨块附着的软组织骨膜的合叶或铰链作用，手法牵引整复或利用复位器械，使骨折端得以牵开并恢复肢体的长度以及骨折的对位对线，不强求解剖复位，而要求最大限度地保护骨折局部的血供。操作轻柔、合理地进行间接复位，对骨折局部干扰很小，也符合微创或无创技术的原则。

(三) 固定物

在BO概念的推动下，内固定物的构型、种类、材料也发生改变。从AO最初的厚大钢板到后来的动力加压钢板(DCP)，目前已发展为有限接触钢板(LC－DCP)；点状接触钢板(PC－Fix)，螺钉只穿过一层皮质，螺钉帽通过特殊的自锁装置与钢板的钉孔锁定；非接触钢板(NCP)，钢板不与骨面直接接触，而是置于骨旁；桥接钢板(BP)以及LCP、LISS钢板等。内固定器材采用钛合金等低弹性模量材料，最大限度接近骨质的弹性模量，从而达到弹性固定作用。

(四) 微创操作

采用微创方法保护骨折部位血供。手术中，只暴露骨折部位远侧和近侧的正常骨骼，不直接暴露骨折部位，使骨折周围的成骨性组织和软组织的血供得以保留。在C臂X线机监视下对骨折进行间接复位，在肌层下、骨膜外插入接骨板，越过骨折部位到达远侧骨端，在骨折部位的远、近两侧分别用常规方法完成固定。其最大优点是有效减少了手术过程中从骨折片上剥离骨膜和软组织的范围和程度，减轻或避免对骨折片血液供应的进一步损伤和破坏，取得很好的治疗效果。

（五）康复观念

强调早活动、晚负重，根据影像学资料和临床评估以后，决定负重的时间、负重的重量，在专业人员的指导下进行康复训练，循序渐进，直至完全愈合，是骨折术后的康复训练的基本原则。

四、生物学接骨术

（一）概念

必须辩证理解生物接骨术的真正内涵，充分认识血供是骨折愈合的前提，稳定性是骨折愈合的基础，不合理的肢体功能训练与负重是影响骨折稳定性和骨折愈合的关键因素。

BO 生物接骨术是 AO 生物力学接骨术的发展结果，在骨折治疗中，不能片面地将这两种观点对立起来，片面强调血供在骨愈合中的作用，而忽略了骨折稳定的重要性，是造成骨折治疗失败的主要原因。例如，虽然带锁髓内钉闭合复位穿钉血供破坏小，但由于粉碎骨折片不能复位固定，骨缺损不能修复，在早期功能活动和负重中，由于骨折复位不良、髓针强度低，骨折端稳定性差等因素，容易发生骨不连和髓内钉断裂。

（二）手术复位及固定

切开复位内固定可获得准确的复位，而且依靠内固定较牢固地维持已整复的位置，为骨折愈合和术后早期活动提供了必要条件。对存在急性血管损伤时，固定后也有利于神经与血管的修复。

1. 绝对适应证

（1）移位的关节内骨折。

（2）保守治疗无法复位或稳定性骨折复位后无法维持位置。

（3）经保守治疗失败的不稳定骨折。

（4）已知作保守治疗效果不佳的骨折，如股骨颈骨折等。

（5）有阻碍生长倾向的移位骨骺损伤。

（6）伴有骨筋膜室综合征需行切开减压术的骨折。

（7）非临终患者的移位性病理骨折。

2. 相对适应证

（1）作保守治疗可能会导致全身并发症增加的骨折，如高龄髋部和股骨骨折。

（2）多发性创伤合并有不稳定性脊柱损伤、骨盆骨折、长骨骨折。

（3）合并需要行手术处理血管或神经损伤的骨折。

（4）同一肢体多发性骨折。

（5）有明显骨折倾向的病理性骨折。

（6）经保守治疗后发生的延迟愈合。

（7）经评估手术复位和固定后可显著改善功能的骨折。

3. 禁忌证　骨折手术治疗没有绝对的适应证，同样也没有绝对的禁忌证。禁忌证是作为手术发生并发症和失败率超过了成功的可能性时的一种相对性考虑。

（1）由于高能量暴力发生的关节内骨折，已有严重关节面破坏、缺损，不可能成功地进行重建的粉碎性骨折。

（2）因严重骨质疏松，内固定物失去承载内固定作用。

（3）嵌入、无移位或稳定性骨折。

（4）手术部位有烧伤、贴骨瘢痕、活动性感染或皮炎。

（5）全身情况不能耐受麻醉及手术者。

（三）应用范围

1. 多发伤 对多发伤者行早期内固定，有利于患者护理，可降低创伤后并发症的发生。临床上观察发现，根据患者损伤程度和全身情况，适当延迟数日行内固定治疗，也有其稳妥的优点。

2. 开放性骨折 对开放性骨折清创后，主张早期修复重建软组织缺损，可降低创面感染和减少再手术次数。手术中，尽量减少对骨折部位血供的干扰。手术入路应减轻对骨膜的剥离，避免在广泛显露下的直接复位。应采用间接复位方式，以保持肢体长度无旋转为目的，尽可能保留骨块与周围组织的连接。

3. 关于植骨 正确应用间接复位固定技术，由于保存了骨折部位血供，骨痂形成较早，通常可避免植骨，即使有较大的骨缺损，骨愈合过程多能较顺利地完成。一期或早期植骨会造成骨块附着的软组织剥离增加，反而影响骨愈合过程。开放性骨折伴有节段性骨缺损时，为了降低感染率，不主张清创同时行植骨，而应延迟数日后再考虑植骨。

（四）固定器材

根据患者全身性情况、创伤程度、骨折类型选择合适的内固定器材，采用的固定器材，应能满足肢体早期非负重功能活动的需要。

（五）内固定方式

1. 长骨骨干骨折 首选带锁髓内针、防旋髓内自锁钉治疗，对位于髓腔狭窄部骨折可选用膨胀钉固定，钢板仅适用于髓腔过细、骨骼过短、骨质畸形等特殊情况。

2. 干骺端骨折 髋部骨折，对高龄、高危、全身情况差、骨质疏松症严重的髋部骨折，宜采用加压空心钉固定；对于全身情况尚可，不稳定的顺、逆行股骨转子间骨折以髓内固定较为稳妥，内固定物可选择 PFN、PFNA、短重建钉。

3. 髌骨、尺骨鹰嘴骨折固定 可选用克氏针张力带钢丝或 cable - pin 固定，对关节面严重粉碎的尺骨鹰嘴骨折，可应用支撑钢板固定。

4. 关节及周围骨折固定 股骨髁和胫骨髁、肱骨远近端、桡骨远端、胫骨远端骨折，可采用解剖钢板或锁定钢板固定；膝关节周围复杂骨折分别应用股骨远端或胫骨近端 LISS 接骨板固定。对严重关节面粉碎的桡骨远端、胫骨远端骨折，可采用外固定架加有限内固定治疗。对于高龄、高危的肱骨近端粉碎骨折，骨折块间钢丝缝合，大结节与骨干骨折块克氏针固定。

（六）有限切开操作

治疗全过程中要始终注意保护骨折部位的血供，尽可能应用手法或远离骨折部位的机械牵引复位，应采用有限切开技术，在尽量减少广泛剥离软组织及骨膜的情况下，进行骨折复位与固定，减少手法及手术操作对局部血供和稳定性的破坏。

（七）复位固定技术

1. 间接复位 间接复位骨折片的基本操作技术是通过牵引软组织来完成，也称为软组织整复术。牵引的方法有撑开器或外固定支架，也可用固定板固定一侧骨折端，再联合应用撑开器来达到间接复位。应在C臂X线机监视下进行，应用牵开的方法，关节面的骨折仍应按传统方式要求解剖对位，以免发生创伤性关节退变。

2. 关节内骨折复位　应用软组织牵引，可使关节内骨折得到初步的复位，然后采用有限切口，使关节面骨块得到解剖复位。干骺部骨折经间接方式复位时，不需强求骨折部环形对位，可通过从钢板降低应力而重建稳定性。骨折采用这种方法处理，其愈合过程均较顺利。经钢板外应用拉力螺钉固定骨块，可因对骨膜加压作用，增加骨膜和软组织的损伤，故最好勿经在钢板外使用拉力螺钉。

3. 严重粉碎性骨折的处理　对严重粉碎性骨折，钢板连接近侧和远侧骨片，可起到支撑固定的作用，将钢板从肌肉下插入，跨越骨折区，避免了对骨折区软组织的剥离，明显提高骨折愈合率。应用桥式钢板或用第2块钢板固定，随着骨痂形成，钢板逐渐承担负荷作用。可增加固定的稳定性，有利于早期功能训练。

（八）功能康复

强调早活动、晚负重原则，术后即可行等长肌力活动。定期复查X线片，观察骨痂生长情况。如骨折端出现吸收、间隙增大，说明骨折部固定不牢或活动量过大，应及时限制活动，必要时加用外固定。6～8周后骨折间隙模糊，则可让患者加大训练强度并逐渐负重。待下肢骨折出现连续外骨痂时，方可恢复正常负重活动。

五、生物固定技术与AO/ASIF

生物固定技术与AO/ASIF从手术入路、钢板规格、骨折复位以及固定稳定性要求等方面有如下不同点。

（一）手术入路

生物固定技术不主张显露骨折部位，要求作骨膜外分离；而AO/ASIF主张直接显露骨折部位，行骨膜下分离。

（二）骨折复位

生物固定则通过骨两端撑开与接骨板连接，用间接复位技术达到至接骨端解剖对位或对线；而AO/ASIF是通过血管钳和持骨钳环形夹持骨折端，用直接复位技术达到骨端解剖复位的目的。

（三）稳定性

生物固定是相对稳定达到生物固定作用下的二期骨愈合过程；而AO/ASIF是通过拉力螺钉对骨折端直接加压，绝对稳定下的一期骨愈合过程。

（四）钢板

生物固定是长钢板或桥式钢板，采用少量螺钉固定技术。但对关节面骨折，仍要求直视下解剖复位，采用坚强固定；而AO/ASIF采用短钢板和多枚螺钉固定技术。

六、影响内固定效果的因素

（一）骨折部力学稳定

内固定或外固定的机械性稳定性，是保证骨折愈合最基本条件。不稳定可使骨折处产生过度的活动，导致大量的絮样骨痂形成、骨折线增宽、纤维软骨骨化障碍，致使骨折难以愈合，例如髓针过细、钢板过短等。

（二）骨折部血供

骨折部位有足够血供是保证愈合的前提条件。严重损伤和手术剥离都可导致骨折部位血供丢失。如果切开复位时过多地剥离骨膜以及置入器械时损伤骨和软组织，将进一步加重或破坏骨折处的血供。可使骨块断端骨质坏死范围增大，程度变重。妨碍了骨折正常生理过程，常导致骨不连。

（三）骨折部良好接触

骨块间的良好接触，才能保证骨折正常愈合。软组织嵌入，骨折块对位或对线不良，骨缺损或骨块移位，都可以导致骨折部的接触不良，产生机械性不稳定并形成间隙，从而影响骨愈合。随着这些间隙的增大，骨折愈合的可能性会进一步降低。文献报道，胫骨骨折端间距 1mm 需增加 1 个月愈合时间，5mm 则增加 5 个月愈合。较大的皮质缺损多数最终可通过编织骨实现桥接获得愈合，但速度缓慢。所以在保护骨折局部血供的前提下，尽可能保证骨折块的接触，减少骨折间隙，才能缩短骨折愈合时间。

（四）早期活动

早期活动有利于功能恢复。早期功能锻炼能使骨折端产生生理性应力刺激，促进骨折愈合。根据文献报道，小缺损可在骨折处产生较高的张力，成骨细胞不耐受高张力环境，因而在数量上成软骨细胞和成纤维细胞占优势，大量成纤维细胞增殖，是导致发生骨不连的主要原因。

第二节 骨折内固定的原则

骨折内固定已有 100 多年的历史。随着金属内固定材料的逐渐发展和组织相容性的不断改善，使某些部位的手术整复和内固定效果有了较大的进步，对骨折内固定的认识也有了许多突破性进展，使患者早期主动活动肢体，尽早恢复功能，防止了“骨折病”的发生。近年来，新型可吸收内固定材料已选择性应用于临床，避免了再次手术，显示出其优越性。骨折内固定在多种骨折的治疗中占有很重要地位。

解剖复位、坚强固定、保护血运及早期活动是现今 AO 的四大基本原则。不过这些原则的内涵，随着研究的深入已发生改变。通过不懈的实验及临床研究，手术的入路及方法也取得了极大的进步，随着手术设计的改进，也促成了手术器械和内植物的更新换代。

内固定是治疗骨折的重要手段，随着对骨折愈合相关的生物学和生物力学研究的深入，骨折内固定的理念也相应发生了快速变化和发展。临床上，不再是追求骨折端的解剖复位和骨片间加压的坚强固定，而是在于恢复骨干的长度、对线和纠正旋转，在争取得到骨折功能复位的同时，尽量减少对骨折端血液供应的破坏。从强调解剖复位及坚强内固定，演变为兼顾骨折固定的力学稳定性和保护骨折愈合的生物学环境。遵循骨折生物学固定的原理正确治疗骨折，已受到骨科界的广泛认可。

微创是当代外科技术发展的趋势，微创接骨板固定技术和经皮接骨固定技术是近代骨折固定技术发展的集中表现。生物学固定和微创技术成为创伤骨科的重要原则和治疗手段。正成为临床上治疗复杂的骨干，特别是干骺端骨折有效的常用手段。骨折固定的原理、方法及内、外固定技术的发展，必然跟随着时代步伐不断改进。

一、基本要求

（一）骨折内固定目的

（1）有利于骨折愈合。

（2）可减少或减轻骨折并发症和后遗症。

（3）可早期进行关节活动和负重锻炼。

（4）有利于对皮肤缺损、血管及神经损伤的修复。

（二）手术操作要求

应用无创技术，保存骨块和软组织血运，软组织多采用钝性分离，骨折端显露尽量少剥离骨膜，避免过多损害骨折断端血运，粉碎骨折块更应慎重保留其血运。

（三）选用合适内固定

使用简单内固定使骨折获得坚强而稳定的固定是手术成功的关键。临床实践证明，尺骨中段骨折的斯氏针固定，髌骨横形骨折和尺骨鹰嘴骨折的张力带钢丝固定，长管骨干的髓内钉固定等，是目前较为公认的合理治疗方法。

（四）固定与肢体活动协调

骨折在固定稳定后即应早期主动活动，及早做静态肌肉等长收缩锻炼。没有一种内固定能替代牢固的骨骼可使肢体不加限制的活动。因而，内固定术后应视骨折局部的稳定程度，逐步进行锻炼。有时由于粉碎性骨折或其他原因，不能取得牢固的内固定，则需采用一定时间、不同方式的外固定。

（五）手术时机

开放性骨折并发血管损伤，必须急诊手术。但有危及生命的严重损伤，则应先于肢体损伤处理。闭合性骨折可择期手术。皮肤损伤如水泡、挫伤和撕裂伤，在 12 小时以内应按开放性骨折的原则处理，如软组织条件差，可延迟 3 ~4 日，甚至 2 ~3 周手术。

二、AO 内固定原则

（一）早期的 AO 概念

（1）骨折的复位与固定，要求恢复解剖学关系。

（2）根据骨折的受伤机制及类型，通过加压或夹板来获得稳定。

（3）通过细致轻柔的复位操作，保护骨与软组织血供。

（4）骨折部位早期同时的功能锻炼。

这些互为一体的 AO 原则至今仍认为适用。在骨折治疗过程中仍然是强调保护骨及软组织的血供。

（二）现时的 AO 原则

（1）无创的复位及固定技术，长骨骨折不需解剖复位，只需纠正短缩及旋转畸形。关节内骨折应解剖复位以恢复关节面的平整。

（2）适当的稳定性，必须保证关节面的解剖复位和绝对稳定性，而骨干骨折只需获得相对的稳定性即可。

（3）适合的手术入路，无创的软组织操作技术。

（4）由于固定的稳定程度足以满足术后功能康复的需要，可以早期主动活动。

三、生物学固定的常规技术

（一）外固定器用作夹板固定

使用外固定器，优点是具有内植物与骨最小的接触面积以及弹性固定的优势；缺点是存在经皮穿针感染的风险。

（二）交锁髓内钉用作髓内夹板固定

优点是髓内钉可以通过经皮微创入路置入；缺点是存在髓内循环广泛的破坏、髓内高压可能引起的脂肪栓塞以及局部或全身血栓形成。

（三）接骨板只用作夹板而不使用拉力螺钉

接骨板用作夹板跨越骨折区，目前具有一定代表性的是微创内固定支架（无触接骨板）技术。无论是以往传统加压技术接骨板固定，还是夹板固定的生物学内固定，选择固定方法时取决于骨折的部位、类型，软组织条件以及骨的质量和血供等具体情况。如果骨折部的血供较好，估计能够较快重新恢复解剖，则可选择夹板固定方法；如果骨折部的血供严重破坏甚至骨折块失活，可能要很长时间才能使骨折愈合，此时，可考虑采用传统的加压固定，以达到较长期间保护骨折部血供和骨折再塑形的过程。但无论如何，同一骨折部位，不能同时采用绝对和相对稳定两种稳定原则，也不能同时采用骨折端加压和夹板固定两种固定方法。

第三节　内固定的适应证与禁忌证

一、适应证

（1）手法闭合复位失败的骨折，包括因骨折端之间有软组织嵌入而闭合复位失败者。

（2）有明显移位的关节内骨折，闭合复位失败。

（3）合并有重要血管、神经损伤的骨折。

（4）大块撕脱骨折，例如肱骨大结节骨折、尺骨鹰嘴骨折、髌骨骨折以及胫骨髁间隆起骨折等。

（5）前臂双骨折闭合复位不满意，而外固定不便于前臂旋转功能的恢复。

（6）合并截瘫的脊柱骨折或脱位，需行椎管探查和减压。

（7）延迟愈合的骨折可用内固定加植骨，也可用外固定器加压治疗。

（8）骨不连可用吻合血管的骨瓣移植促进骨愈合或配合外固定器加压固定治疗。

（9）多发性骨折选择合适的内固定，可便于护理，可减少并发症。

（10）开放性骨折应根据骨折类型、部位，伤口污染的程度及范围，慎重选择适当的治疗方法。

二、禁忌证

（1）全身一般情况差，不能承受麻醉或手术创伤。

（2）骨质活动性感染如骨髓炎、骨结核等。对感染性骨折最好运用骨外固定器固定。

（3）长期卧床、体弱多病、营养不良或骨质疏松症等，内固定物因失稳而无法置入。

（4）骨折片较小如髌骨上极星状骨折，难以应用内固定达到坚强固定。

（5）污染严重的开放性骨折，严禁使用任何类型的内固定。

（6）局部软组织血液循环差或有软组织活动性感染。

第四节　接骨板与螺钉

接骨板及螺钉一直是最常用的内固定器材，几乎所有类型的骨折，都可通过接骨板及螺钉固定。在合理使用情况下，接骨板及螺钉的固定效果是令人满意的，并发症的发生常常与骨与软组织损伤程度以及手术技巧有关。

一、螺钉

内固定的目的之一就是重建骨的完整性，接骨板的作用是在骨折断端间承担负荷，临时替代骨负责其力学功能。从力学的角度，接骨板起到夹板的作用。当接骨板用皮质骨螺钉固定时，会在骨和接骨板之间产生压力，负荷通过磨擦力从骨传向接骨板。而在使用锁定接骨板时，锁定螺钉锁定在接骨板有螺纹的钉孔中，负荷从骨经锁钉的螺帽传向接骨板，没有出现应力集中现象，术后可很快恢复承载能力及早期功能锻炼。

（一）螺钉的结构

1. 螺钉外径　为螺钉螺纹的直径。

2. 螺钉钉蕊　为螺纹部分的钉杆，螺钉中螺蕊部分极其重要，其横截面积大小与拉弯程度成正比，螺蕊直径越大，其拉弯曲度力越大。另外，螺蕊直径与所应用的钻头直径相关。

3. 螺钉螺距　为螺纹之间的距离。

4. 螺钉螺杆　指螺钉无螺纹部分的螺杆。

（二）螺钉的种类与作用

1. 皮质骨螺钉　皮质骨螺钉为浅螺纹、短螺距的全螺纹非自攻型螺钉，既可与接骨板合用起位置固定作用，也可作加压固定。适用于短管骨螺旋和斜形骨折固定（图 22－4－1）。

2. 松质骨螺钉　松质骨螺钉为半螺纹，螺纹更深，能抓住较多的海绵状松质骨，起加压作用，常用于干骺端或骨骺骨折。分半螺纹和全螺纹两种，当用做拉力螺钉作用时应选择半螺纹且螺纹要全部位于对侧骨块中，不能位于骨折线，否则影响拉力的加压效果（图 22－4－2）。

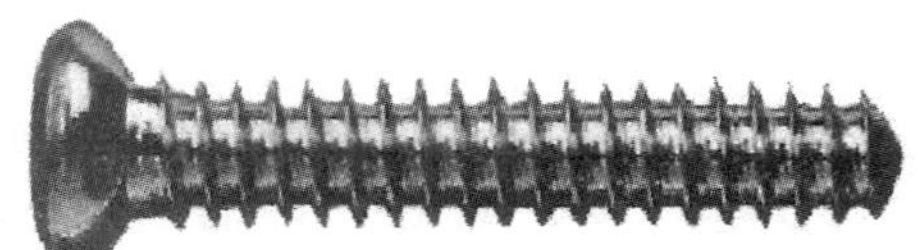
图 22－4－1 皮质骨螺钉

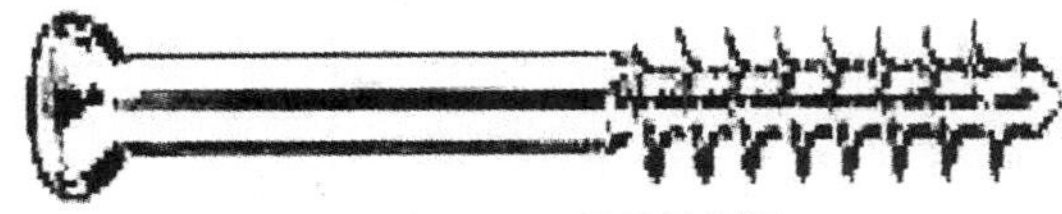
图 22－4－2 松质骨螺钉

3. 非自攻螺钉 非自攻螺钉较普通螺钉稍粗，中心杆较细，螺纹深且水平，螺帽圆球形，上面为六角形凹槽，需配特殊六角形螺丝锥才能旋入，其末端圆钝、无沟槽，需先用螺丝攻出螺纹。非自攻螺钉的优点是：螺钉拧入时扭力很小，且扭入时轴向力度小，不会造成复位后的骨块再移位（图 22－4－3）。

4. 自攻螺钉 钉尖部分有切槽，可以切割出骨槽以利螺纹进入，故无须改丝，但因螺丝是以挤压的方式进入骨质中，所以易在螺纹周围造成骨损伤，且拧入时扭力增加，轴向压力大，容易使已复位骨折块发生再移位，故目前已较少使用（图 22－4－4）。

5. 踝螺钉 踝螺钉末端呈尖形，可以在松质骨内自行攻出螺纹（图 22－4－5）。

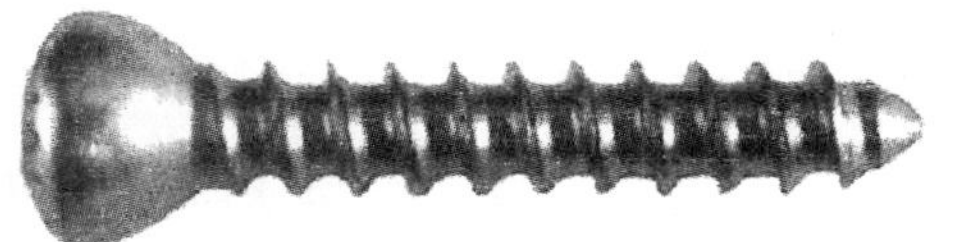
图 22－4－3 非自攻螺钉

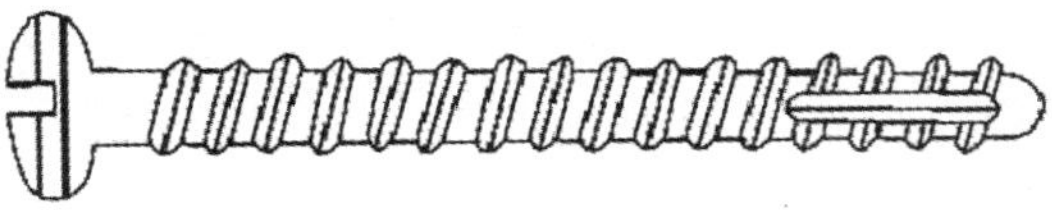

图 22－4－4 自攻螺钉

6. 空心螺钉 空心螺钉可允许导针从中间通过，如钉的直径较大，在拧入时会损坏较多的骨质，而影响整个结构的强度。空心螺钉多用于松质骨丰富区域（图 22－4－6）。

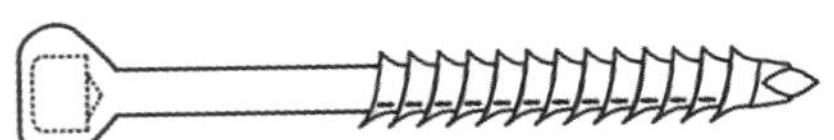
图 22－4－5 踝螺丝钉

图 22－4－6 空心螺钉

7. 锁定螺钉 因为人体生理学负载与螺钉纵轴垂直，锁钉受到的弯曲力和剪切力主要作用在螺钉颈部。因此，锁定螺钉的螺纹呈对称性且更密集，螺纹直径增大为 0.5mm，螺钉直径增加 1.3mm。生物力学测试表明，对称性螺纹无论对皮质骨还是松质骨均十分适用。

（1）锁定螺钉的优点：锁钉在弹性固定及坚强固定中都能提供良好的锚定作用，因此，更适用于骨质疏松骨折。锁钉在干骺端的单皮质固定，即能获得很好稳定性，同时保护了髓腔的血供和对侧皮质骨。单皮质锁钉在微创经皮接骨技术上有独特的优点，骨（干）骺端使用双皮质锁钉稳定性更好。

由于在置入锁钉过程中，不将骨块拉向接骨板，在特殊部位应用解剖锁定接骨板系统时，无需预弯，这也便于微创接骨板接骨术（MIPO）的应用及切开复位的操作。

（2）锁定螺钉的种类和作用：①自钻螺丝钉（SD）（图 22－4－7）。②自攻型带锁定头的螺丝钉（STLHS）（图 22－4－8）。③锁头螺钉（LHS）LHS 是 PC－FIX 系统最主要的特征。PC－FIX 系统的螺钉头呈圆锥形，分为第 1 代不带有双螺纹及第 2 代带有双螺纹的 PC－FIX 钉。其力学特点是可自锁于接骨板后，与接骨板形成一个整体，纵向应力可通过螺钉传导到骨折两端，使接骨板紧贴骨面，即使是单皮质固定也不影响整个结构的强度和稳定性，同时

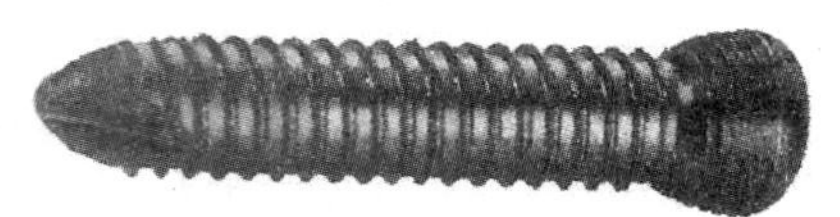
图 22－4－7 自钻螺丝钉（SD）

避免了对髓腔血运的损伤(图 21 -4 -9)。

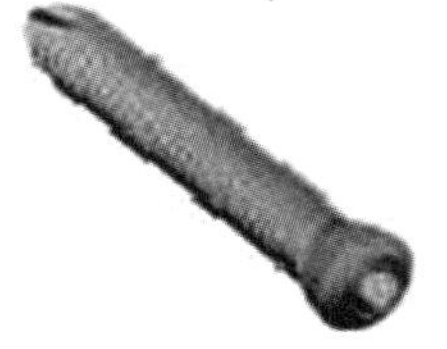

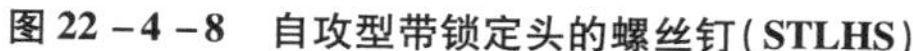
图 22 -4 -8　自攻型带锁定头的螺丝钉(STLHS)

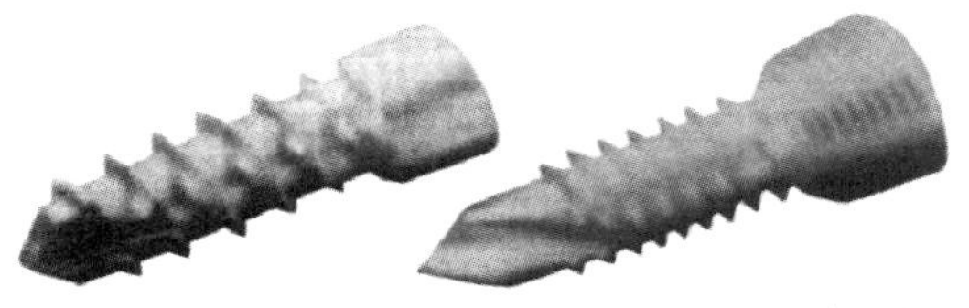
图 22 -4 -9　锁头螺钉(LHS)

二、接骨板

接骨板是内固定技术中常用的材料,根据作用机制可分为加压接骨板、中和接骨板、支持接骨板及桥接接骨板等。根据设计形态可分为普通接骨板、加压接骨板、有限接触接骨板、管形接骨板、重建接骨板、点状接触接骨板、滑动螺钉接骨板、角接骨板及锁定接骨板等。

(一) 接骨板固定原则

由于骨骼形态不同,在轴向力作用下,凹的一侧受到压力,凸侧受到张力。钢板放置时,必须将其置于张力一侧。对于采用接骨板固定长管状骨时的所需长度,必须是骨干横径的5 倍以上,才能保证骨折端的固定稳定性。

(二) 常用接骨板的种类与应用

1. 普通接骨板　普通接骨板仍具有一定的临床适应证和使用价值,如干骺端简单骨折的加压接骨板或保护接骨板、关节内骨折的支撑接骨板等。解剖学固定和良好骨愈合是普通接骨板的固定技术目标。

(1) 应用:①接骨板:普通接骨板固定骨干骨折,长度要求应大于所固定骨干直径的 4 ~5 倍,骨折线两端至少用 2 枚螺钉固定。螺钉必须垂直钢板长轴,恰好穿过两侧骨皮质。②螺钉:使用常规接骨板螺钉固定时,通过加压螺钉将夹板与接骨板固定在两个主要骨块上,接骨板的形状必须与骨外形相吻合,才能使固定接骨板的螺钉紧贴在骨折块的骨面上。如果接骨板与骨的形状不匹配,则会破坏骨膜的血供,同时丧失骨折复位后的对线关系。在干骺端,尤其是老年骨质疏松者,固定螺钉在此处难以取得很好的固定效果。特别在术中过度拧紧螺钉时,术后会出现螺钉松动及复位丢失。

(2) 适应证:①优良的骨质。②简单的骨折类型,附加拉力螺丝钉固定,可达到直接骨折愈合。

(3) 限制:①普通接骨板一般不能作为闭合复位,也不能在术中控制力线。②使用时必须依据骨折段的解剖外形精确预弯(图 22 -4 -10),如塑形与骨的解剖形状不匹配将产生剪切应力而影响固定效果(图 22 -4 -11)。③一般不适合作为微创固定。

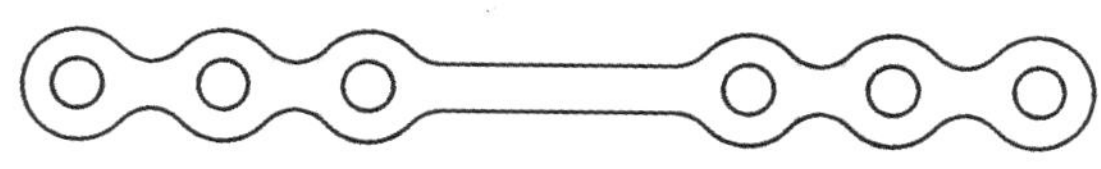

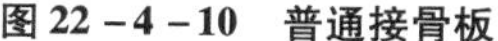
图 22 -4 -10　普通接骨板

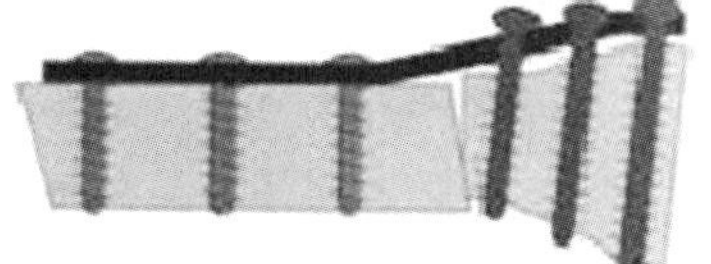
图 22 -4 -11　普通接骨板塑形与骨的解剖形状不匹配产生剪切应力示意图

(4) 注意事项：对骨质疏松，由于骨质不能提供足够的螺丝钉把持力，所以接骨板无法产生足够的应力载荷承受力，在功能恢复过程中，需确保最小的应力载荷，避免术后骨折再移位。对粉碎性骨折，只有进行广泛的软组织暴露、剥离以后才能达到解剖复位的目的。

2. 加压接骨板(DCP)

(1) 动力加压接骨板：通过在钉孔边缘置入螺钉以达到加压目的，应先上邻近骨折线的螺钉，以免造成接骨板对侧之骨折处分离。为使邻近骨折线的两枚螺钉都具有加压作用，需用特制的导钻，将两个螺钉孔做偏心位钻孔，且两螺钉须同时逐渐拧紧，其余螺钉则只需要中心位钻孔(图 22－4－12①②)。

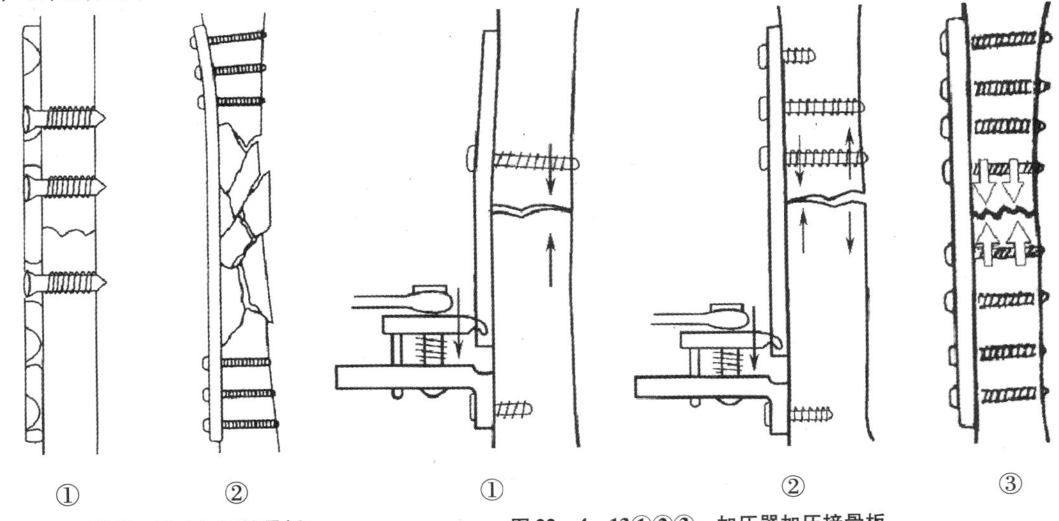

图 22－4－12①②　动力加压接骨板

图 22－4－13①②③　加压器加压接骨板

(2) 加压器加压接骨板：骨折复位后将加压接骨板放妥并以持骨钳固定，选定一端为固定侧，另一端为加压侧。先在固定侧最近骨折部的钉孔旋入第 1 枚螺钉作固定，再在加压侧稍离接骨板末端，将加压器固定于骨干上，加压器钩钩住接骨板末端螺钉孔，稳慢地进行加压后，将固定侧的螺钉全部旋入，使每一个螺钉都在接骨板螺钉孔中央，并垂直长钢板长轴穿对骨皮质。然后进一步加压，使断端相嵌，再将加压侧螺钉旋入，最后去除加压器并旋入接骨板末端的螺钉(图 22－4－13①②③)。

3. 有限接触动力加压接骨板(LC－DCP)　有限接触接骨板与骨的接触面积较小，即使接骨板较厚、较硬，对骨的血供影响也不大。与那些薄而有弹性但与骨的接触面积较大的接骨板相比，有限接触接骨板不会引起很明显的骨质疏松(图 22－4－14)。

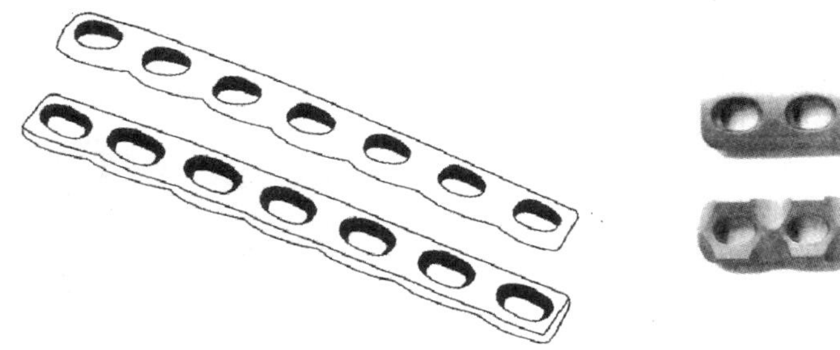

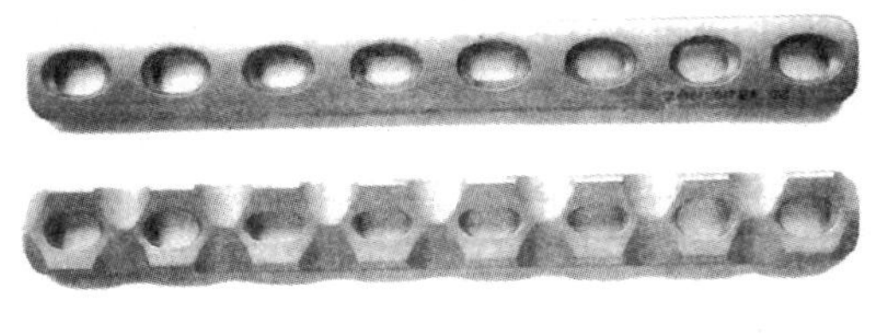

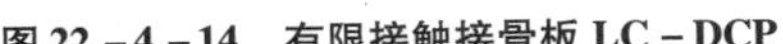

图 22－4－14　有限接触接骨板 LC－DCP

图 22－4－15　点状接触接骨板 PC－FIX

4. 点状接触接骨板(PC－FIX)　点状接触接骨板通过单皮质螺钉与骨连接,接触面积很小。锥形的螺钉头部确保螺钉与接骨板的牢固连接以提供角稳定性。接骨板与骨面最小的接触保持了轴向稳定性。点状接触骨板对接骨板下血运的破坏较动力加压接骨板要减轻许多。从而加速骨折愈合和降低感染发生率(图22－4－15)。

5. 带锁加压－动力加压接骨板　PC－FIX系统的特点是,与骨接触形成球形切面,从而减轻了对骨膜血运的影响。钢板的联合孔可使用普通骨螺钉,也适用头部带锁螺钉(LHS)。联合孔螺纹可锁住头部带锁螺钉(图22－4－16①②)。

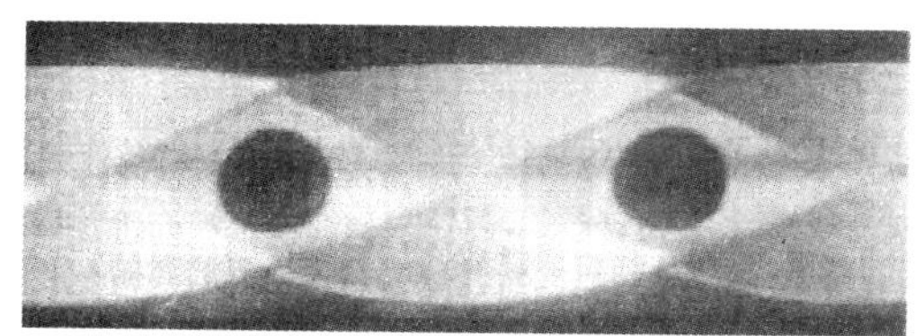

①PC－FIX系统与骨的接触面

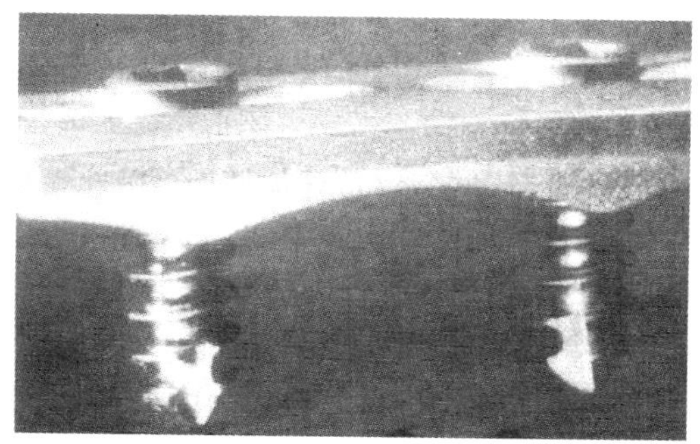

②PC－FIX系统与骨接触形成球形切面

图22－4－16①② 带锁加压－动力加压接骨板(PC－FIX)

6. 管状接骨板(tubular plate)　管状接骨板是AO的最早自加压接骨板,通过将螺钉偏心置入椭圆形螺孔而达到加压作用。1/3管状接骨板通常用作为中和接骨板用于外踝骨折,1/4管状接骨板常用于小骨骨折。半管状接骨板厚度仅1～1.5mm,容易变形甚至疲劳断裂(图22－4－17①②)。

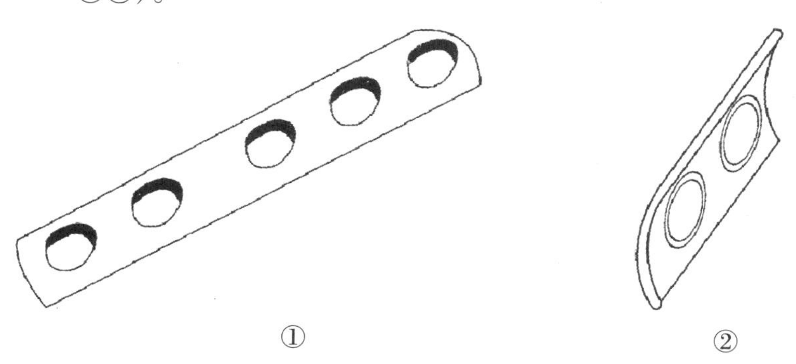

①　②

图22－4－17①② 管形接骨板

7. 重建接骨板(reconstruction plate)　重建接骨板侧面有凹槽,可随意作平面塑形,有一定自加压作用,但强度相对较低。多用在骨盆骨折以及锁骨、跟骨和肱骨远端骨折(图22－4－18)。

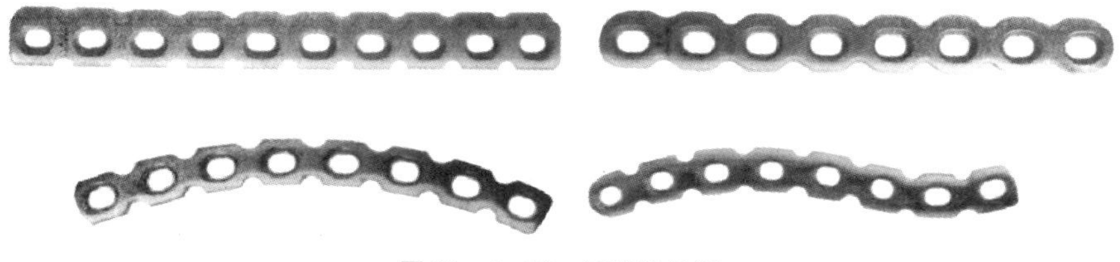

图22－4－18 重建接骨板

8. 动力髋螺钉(DHS) DHS 系统通常应用于股骨粗隆部、基底部和部分粗隆下骨折。主要结构由具有角度套筒的侧方接骨板和大直径的中空拉力螺钉(Richard)两部分组成,其力学特点是通过动力加压的原理,将肢体负重和外展肌的力量通过螺钉在套筒中的滑动转变为对骨折端的压缩作用。必须强调,只有 Richard 螺纹和角度套筒两者都通过骨折线,并且 Richard 必须在角度套筒内存在活动空间,才能达到骨折端的压缩和加压作用(图 22－4－19①②)。

图 22－4－19①② DHS 与 Richard 钉

9. 动力髁螺钉(DCS) DCS 系统适用在股骨髁上和髁间"T"及"Y"形骨折。钉板角度呈 95°角,接骨板形态与股骨远端解剖匹配,其与角髁部接骨板的不同点在刃部被 Richard 所替代(图 22－4－20①②)。

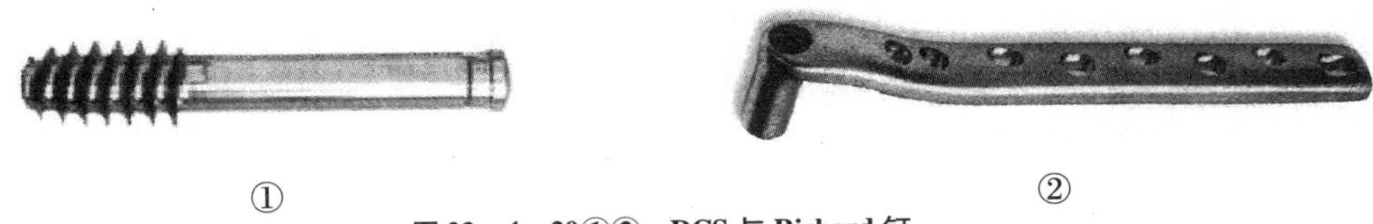

图 22－4－20①② DCS 与 Richard 钉

10. 桥形与波形接骨板(bridging orwave plate) 桥形与波形接骨板都属内固定架方式,也是夹板的一种形式。主要的特点是接骨板跨越骨折粉碎区,不直接碰触骨折块,将接骨板固定于骨折区远、近端的正常骨质,达到维持骨的长度、旋转对位以及对线。从力学角度,波形接骨板弯曲部分减轻了应力集中现象,同时在对侧粉碎皮质处产生张力带加压作用,可防止粉碎性骨折的骨折块坏死,接骨板固定后骨折并没有达到绝对的稳定,骨折通过二期骨愈合。桥形接骨板主要适用于粉碎性骨折的固定,以及骨折不愈合需要植骨后的固定(图 22－4－21①②)。

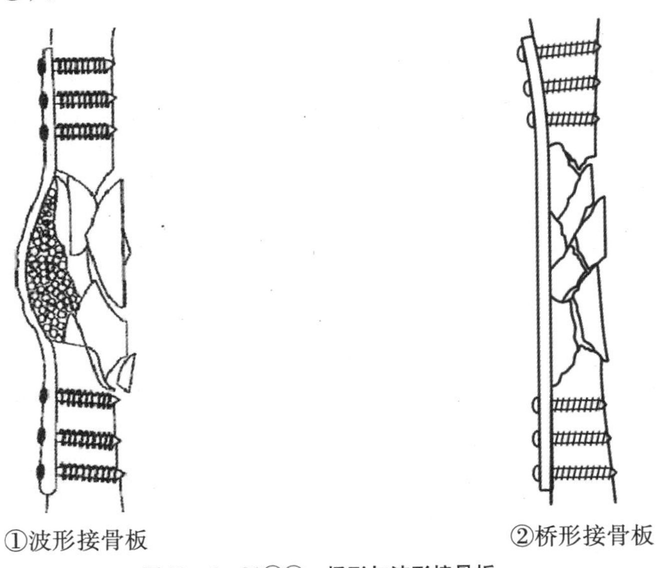

图 22－4－21①② 桥形与波形接骨板

11. 锁定接骨板(LISS,LCP)　现时使用的微创固定系统(LISS)及锁定加压接骨板(LCP)技术,就是点状接触接骨板(PC－FIX)技术的延伸,设计特点是同时将锁定和加压技术融入接骨板中。

最新研制的由锁定螺钉及接骨板相互锁定的钉板系统包括 LISS、LCP,锁定作用减少了接骨板施加在骨面的压力。钉板的这种锁定固定方式使接骨板无需与骨相接触,尤其适用在进行微创接骨板接骨手术时(MIPO)。有了这些新型螺钉,接骨板无需通过与骨面的紧密接触来获得稳定,也不需要进行精确地解剖塑形,可防止因为塑形不准确而导致的术中发生或初期骨折块移位。LISS 接骨板与相应部位的解剖学参数相匹配,术中无需再调整。弹性固定是锁定内固定技术的生物力学基础,它能诱导骨痂生成并促进骨愈合,临床经验表明,如在间接复位后用锁定接骨板固定简单骨折,通常骨折可间接愈合,但有时会发生骨折延迟愈合。

(1) 力学:由接骨板及锁定钉组成内固定结构中,螺钉被锁定在接骨板上,负荷通过螺钉传导,接骨板无需加压固定在骨面上来达到稳定。由于接骨板与骨面不接触或部分接触,接骨板下方骨的血运得以保留。

锁定螺钉头部就像是带螺纹的螺栓,能维持接骨板与骨的相对位置。锁定螺钉在拧紧的过程中能与特定的接骨板钉孔锁定,使锁钉与接骨板间维持稳定的角度关系。由于锁定钢板不是凭借接骨板与骨之间的摩擦力来达到稳定性,因此接骨板与骨的形状无需完全匹配。在螺钉锁紧的过程中,接骨板与骨的位置关系保持不变。当承受患者体重时,应力会通过钉板结构从骨折的一端传向另一端。

夹板固定最佳的状态,取决于骨折两断端接骨板力臂的长度,螺钉的位置比接骨板上螺钉的数目更重要。靠骨折线最近的两枚螺钉之间的距离(接骨板的工作长度),决定了骨折固定的弹性强度,更重要的是决定了负载时接骨板变形力的分布情况,骨折两端最靠近骨折线的 2 枚螺钉间的距离越大,应力分布就越均衡,接骨板也不容易变形。相反,长度短的接骨板,因应力过分集中而容易变形。临床经验表明,在骨折线附近的 3 个钉孔不置入螺钉来作为弹性桥接,这样应力会分散到整块接骨板上。

(2) 从点状接触接骨板到 LISS、LCP:点状接触接骨板(PC－FIX)是首个将螺钉头部与接骨板螺孔进行锥形的钉板连接而获得角度稳定性的接骨板。然而,锥形的钉板连接并不能提供钉板间的轴向锚定,因此为了获得稳定,点状接触仍然是必要的。新型接骨板螺钉头与钉孔螺纹的连接能获得成角与轴向的稳定,而且无需接触骨面,螺钉仅起 Schanz 钉的作用。

(3) 锁定接骨板的种类与应用

1) 锁骨 3.5LCP(图 22－4－22)。

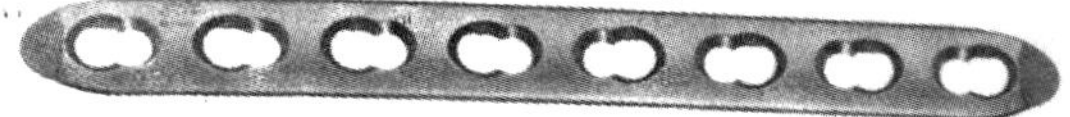

图 22－4－22　锁骨 3.5LCP

2) 肱骨 3.5LCP(图 22－4－23)。

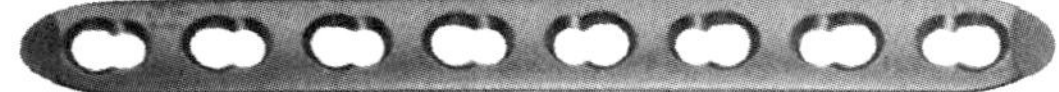

图 22－4－23　肱骨 3.5LCP

3）肩胛骨重建3.5LCP（图22－4－24）。

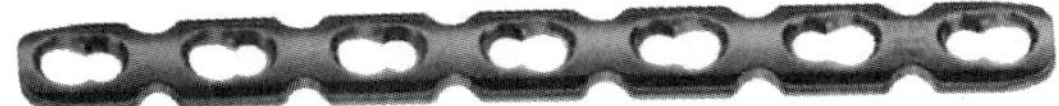

图22－4－24 肩胛骨重建3.5LCP

4）肱骨近端3.5LCP（DHP）（图22－4－25①②③）。

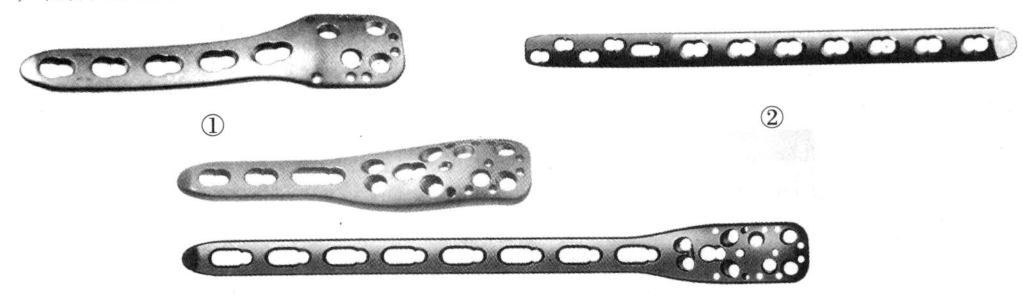

① ②

③

图22－4－25①②③ 肱骨近端3.5LCP（DHP）

5）肱骨干3.5LCP、重建LCP（图22－4－26①②③）。

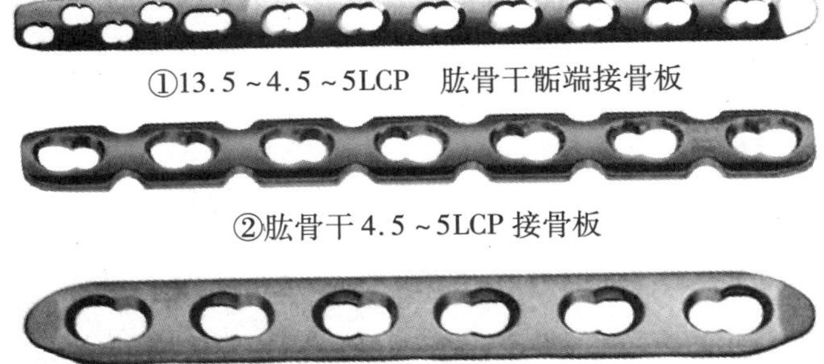

①13.5～4.5～5LCP 肱骨干骺端接骨板

②肱骨干4.5～5LCP接骨板

③肱骨干3.5重建LCP

图22－4－26①②③ 肱骨干重建LCP

6）肱骨远端2.7/3.5DHP（图22－4－27）。

7）肱骨远端内侧3.5LCP（图22－4－28）。

8）桡尺骨干3.5LCP（图22－4－29①②）。

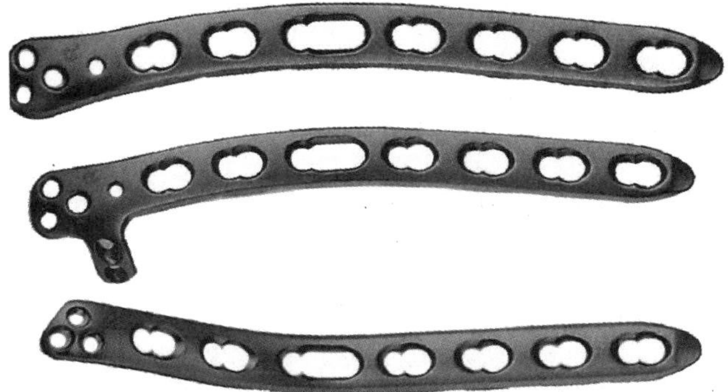

图22－4－27 肱骨远端2.7/3.5DHP

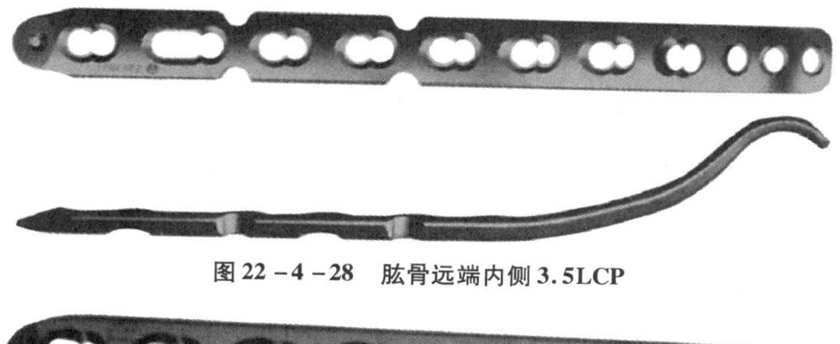

图 22－4－28　肱骨远端内侧 3.5LCP

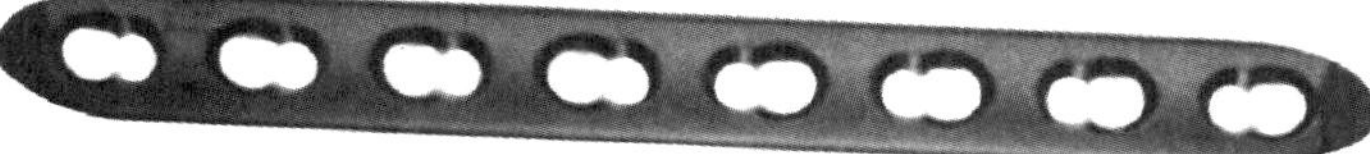

①桡尺骨尺干 3.5LCP

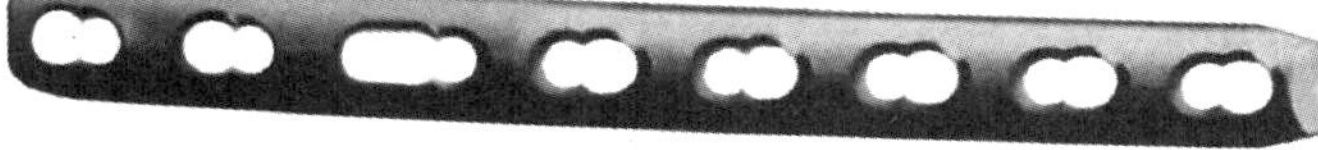

②桡尺骨干骺端 3.5LCP

图 22－4－29①②　桡尺骨干 3.5LCP

9）桡骨远端背侧 2.4LCP(图 22－4－30)。

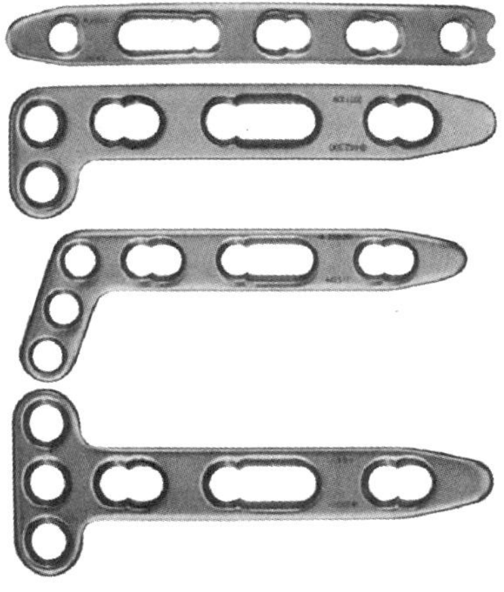

图 22－4－30　桡骨远端背侧 2.4LCP

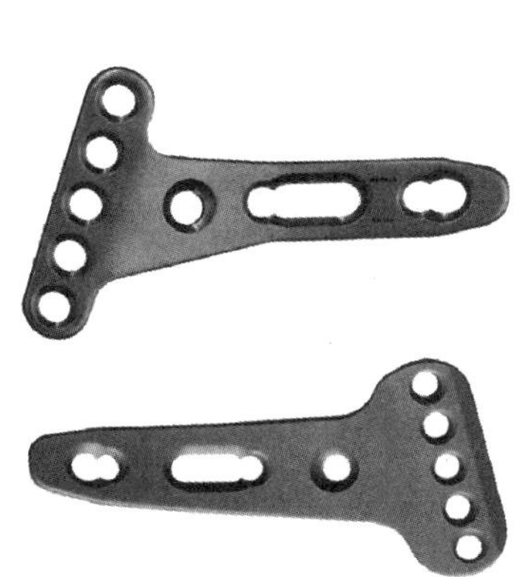

图 22－4－31　桡骨远端掌侧 2.4LCP

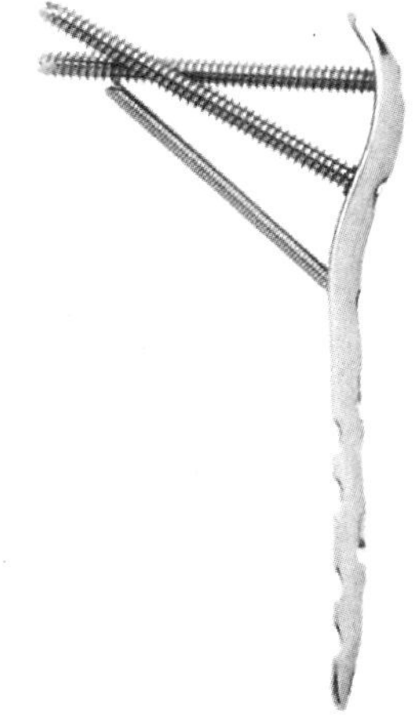

图 22－4－32　股骨近端 4.5LCP

10）桡骨远端掌侧 2.4LCP(图 22 -4 -31)。

11）股骨近端 4.5LCP(图 22 -4 -32)。

12）股骨干宽 4.5 ~5.0LCP、宽带弧度 4.5 ~5.0LCP(图 22 -4 -33①②)。

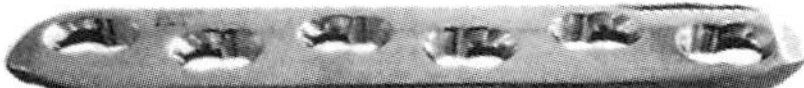

①股骨干宽 4.5 ~5.0LCP

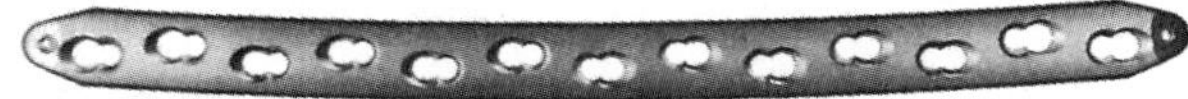

②股骨干宽带弧度 4.5 ~5. LCP

图 22 -4 -33①② 股骨干宽、宽带弧度 LCP

13）股骨远端 4.5LCP(图 22 -4 -34①②)。

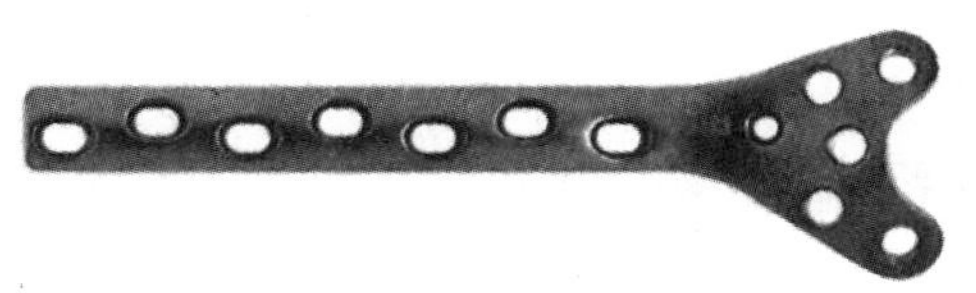

①

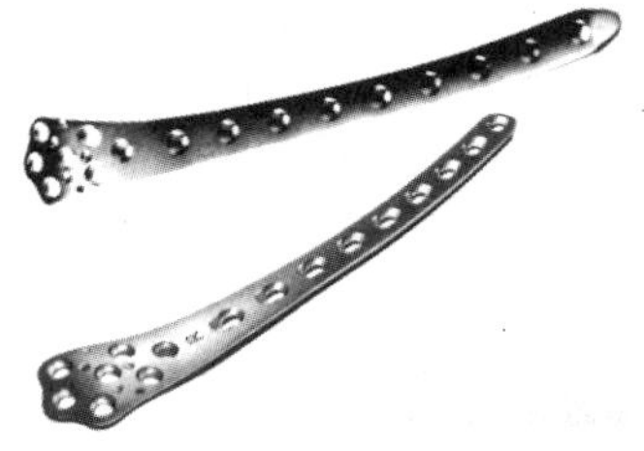

②

图 22 -4 -34①② 股骨远端远端 4.5LCP

14）胫骨近端 4.5LCP(图 22 -4 -35)。

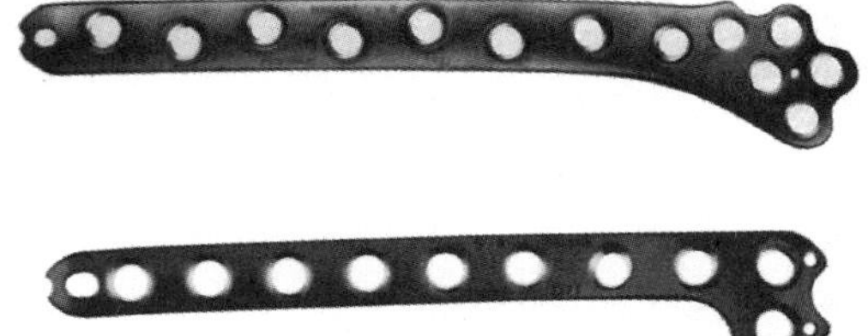

图 22 -4 -35 胫骨近端 4.5LCP

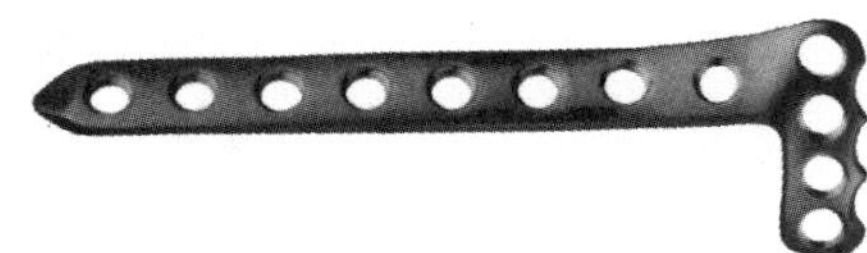

图 22 -4 -36 胫骨远端 4.5LCP

15）胫骨远端 4.5LCP(图 22 -4 -36)。

16）跟骨 LCP(图 22 -4 -37)。

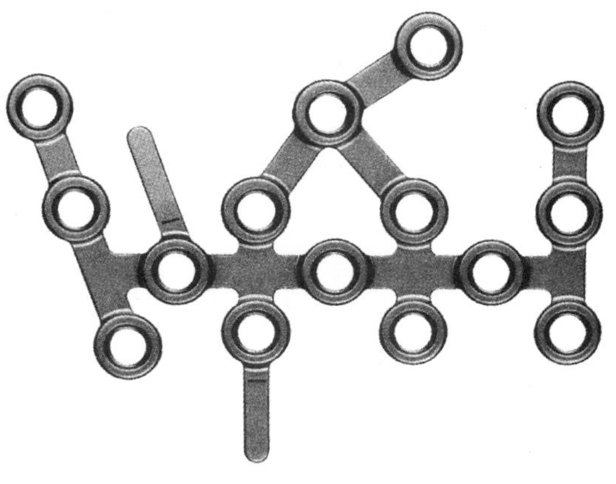

图 22 -4 -37 跟骨 LCP

17）LISS 内固定系统(图 22 -4 -38①②):股骨远端及胫骨近端,LISS 形成了第 1 代预弯角稳定内固定系统。与该系统配套的瞄准装置可以很方便地在接骨板的全长经皮置入自钻自攻锁定螺钉。自从 2000 年 LCP 出现后,肱骨近端、远端,桡骨远端,股骨近端、远端及胫骨近端、远端锁定接骨板相继出现,并在临床上发挥重要作用。

18）组合动力固定(图 22 -4 -39①②③④)。

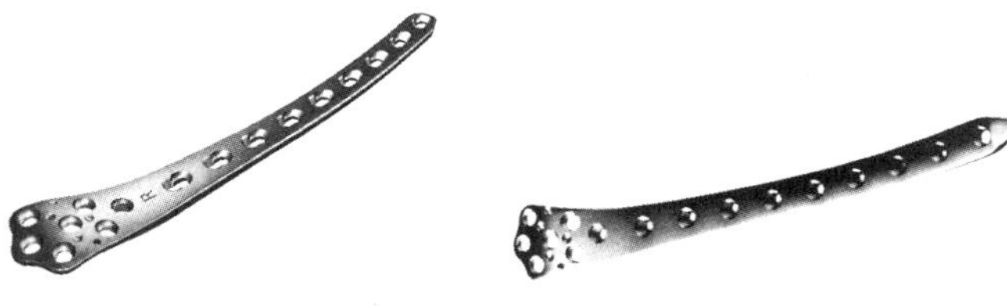

①13.0～5.0LISS 股骨远端钢板

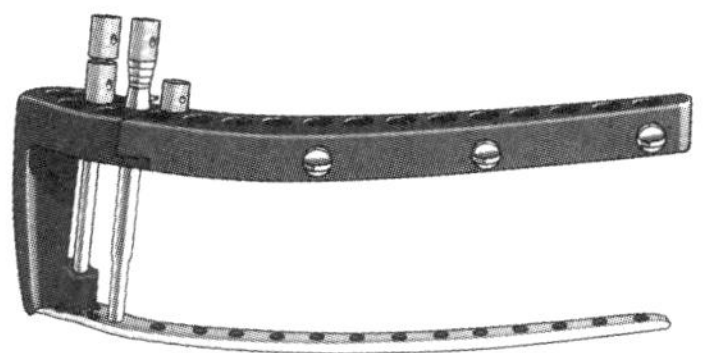

②装置插入导向手柄及螺栓固定

图 22－4－38①② 3.0～5.0LISS 股骨远端钢板及装置

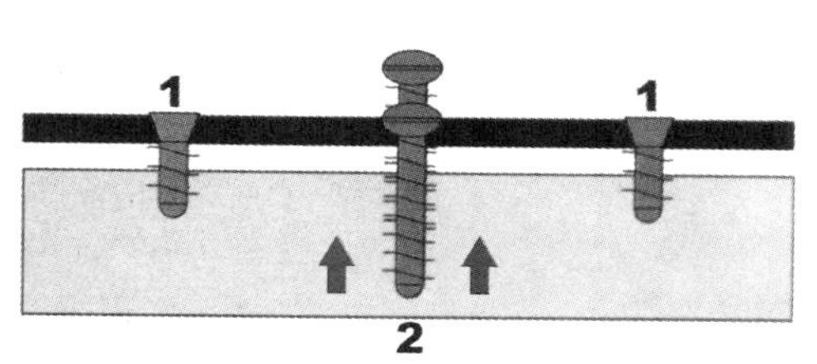

①组合螺钉孔分布

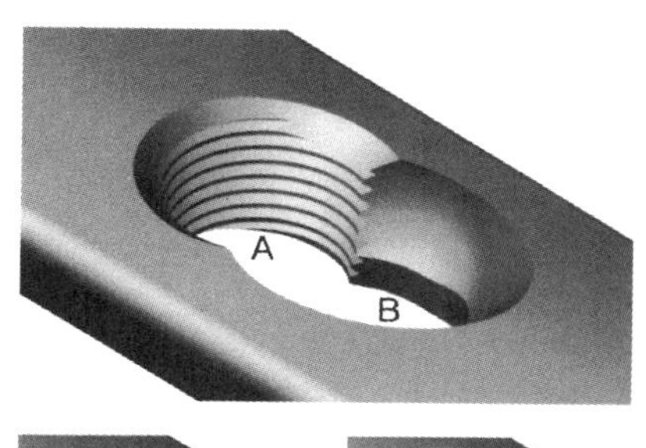

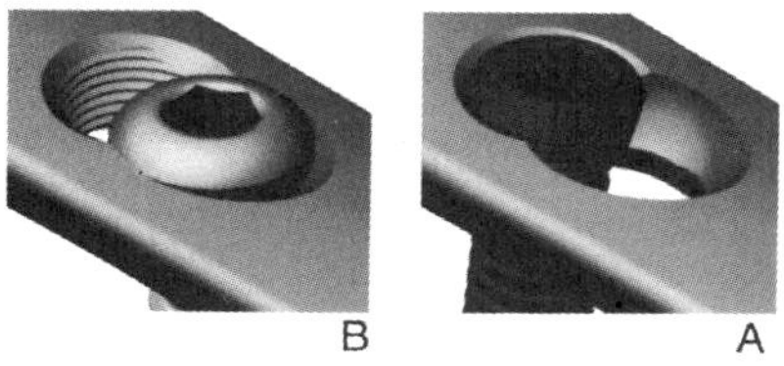

②锁定加压接骨板 LCP 螺钉孔部分：
A. 带有锥形螺纹的螺钉孔；B. 动力加压螺钉孔

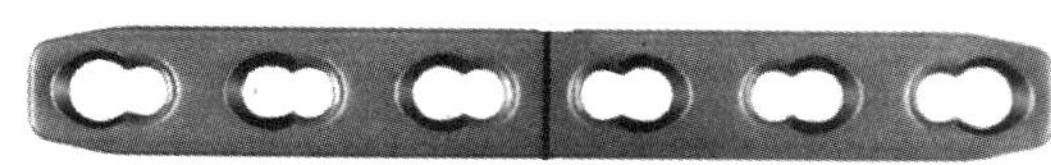

③组合使用标准和锁定螺丝钉固定方法：标准螺丝钉和锁定螺丝钉

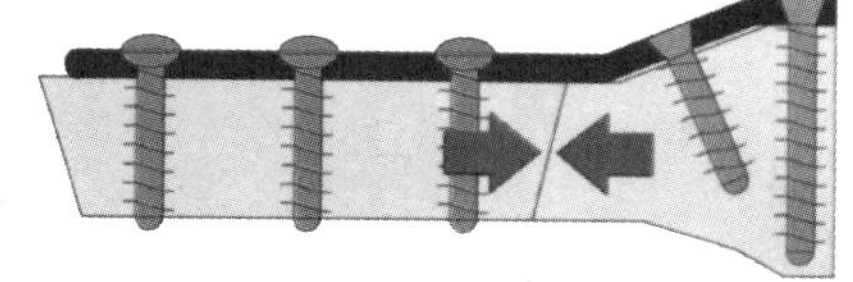

④组合动力固定

图 22－4－39①②③④ 组合动力固定

（三）微创接骨板接骨术（MIPO）

1. **概念** 微创接骨术（MIO）及微创接骨板接骨术（MI－PO）是骨折治疗中常用的微创手术（MIS）。MIPO 技术的原则是减少在闭合式复位过程中对软组织及骨的创伤，对骨干骨折要求做到长度、力线及旋转的恢复。单个小的骨折片不要求解剖对位，重要的是相邻关节的正确位置。在 MIPO 技术中，使用锁定夹板与单皮质自钻锁钉，比使用普通接骨板与加压螺钉的优势更明显。

在技术应用方面，单皮质螺钉在闭合 MIPO 技术中有优势。带锁定螺钉的锁定内固定支架如 LISS、LCP（图 22－4－40），单皮质螺钉对血运的干扰较少，对侧皮质及邻近软组织免受损害，保护髓内循环，在接骨板和骨面无加压的情况下，钉板的锁定作用保证了成角及轴向稳定

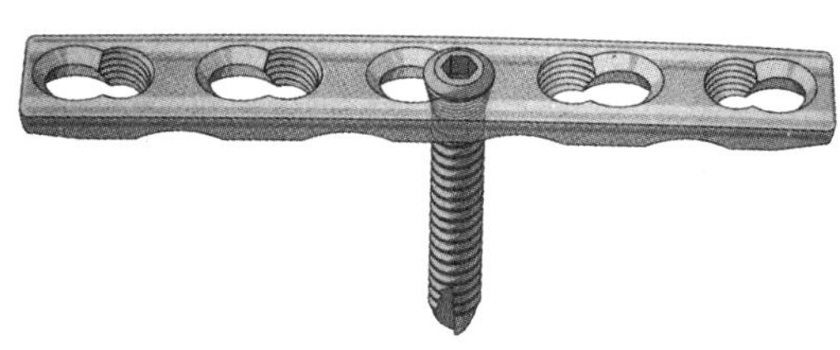

图 22－4－40 内支架接骨板及锁定螺钉

性。但对于骨质疏松骨、骨皮质菲薄及高扭转应力的肱骨干骨折治疗，最好使用双皮质固定。临床资料表明，在内固定支架中使用双皮质固定锁钉，骨折愈合快，内固定可更早取出，内固定拔除后再骨折的发生率较低。

2. 应用（图 22－4－41①②③④⑤⑥）

（1）复位：在骨干骨折中，MIPO 技术包括间接复位或直接复位。一般使用人工牵引、牵引床、大号撑开器、外固定支架及推拉钳等进行间接复位。直接复位时，软组织暴露要远离骨折端，且切口要足以允许内固定物插入，并能较清楚显露骨和接骨板。

关节内骨折的微创接骨术要求良好切口显露，以便进行精确的解剖复位和绝对稳定的原则行加压固定。

（2）固定：骨干及干骺端的简单骨折，可以使用经皮拉力螺钉、无接触接骨板加压固定的方法。对于粉碎性骨折，可用锁定夹板固定法，锁定内固定支架桥接骨折断端。如果操作熟悉，使用专用工具即可将自钻自攻锁钉一次置入，可省去预钻孔及测深。

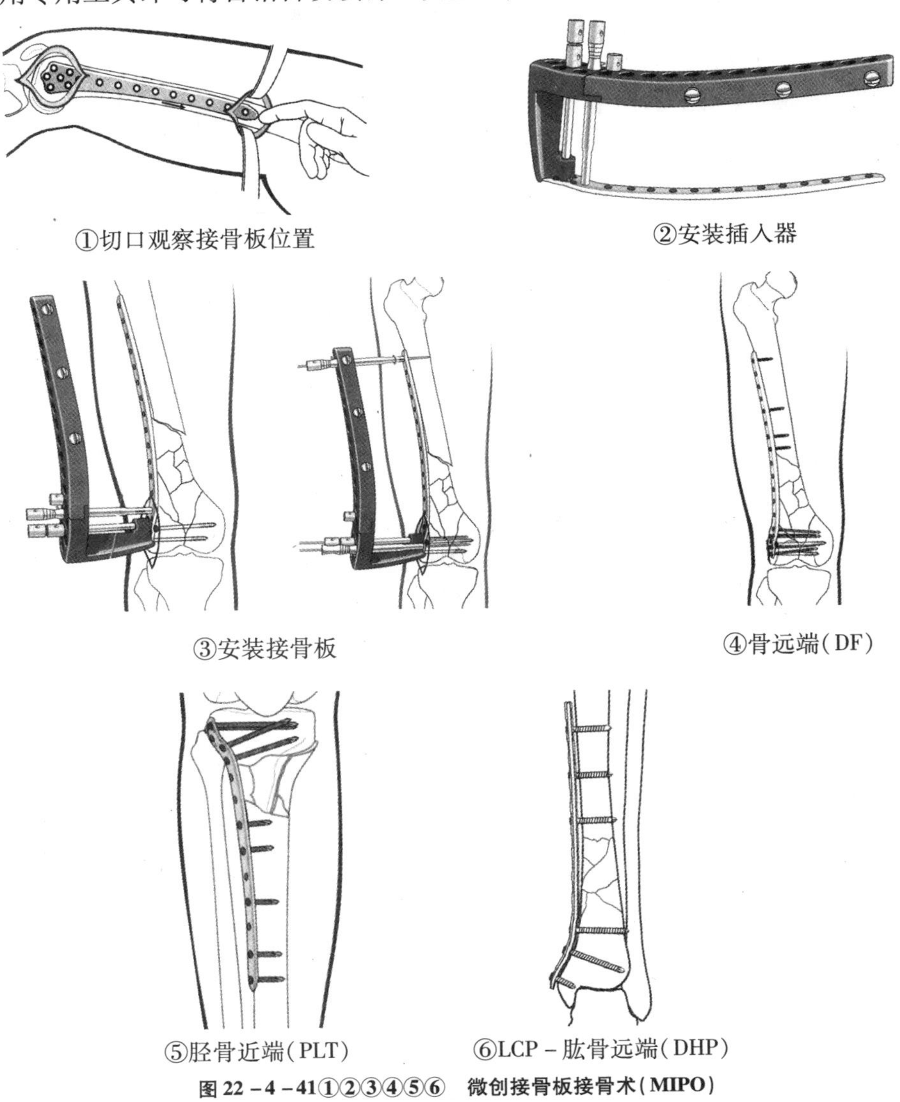

①切口观察接骨板位置　②安装插入器

③安装接骨板　④骨远端（DF）

⑤胫骨近端（PLT）　⑥LCP－肱骨远端（DHP）

图 22－4－41①②③④⑤⑥　微创接骨板接骨术（MIPO）

3. 优点

(1) 小切口可减少术后疼痛,更加美观。

(2) 较少的软组织创伤,有利于骨折愈合及功能康复。

(3) 手术入路需要通过挫伤处皮肤时,微创入路具有更大的优势。

(4) 无需或很少需要一期植骨。

4. 限制

(1) 闭式复位有时会对操作增加难度。

(2) 有发生骨折块分离,导致假关节形成或骨折畸形愈合的可能。

(3) 简单骨折弹性固定后,有发生骨折延迟愈合可能。

(4) 增加"C"形臂机 X 线的暴露时间。

5. 适应证

(1) 不能够使用髓内钉固定的骨干骨折。

(2) 伴有骨质疏松的骨折。

(3) 成人骨干、干骺端骨折。

(4) 儿童的骨干、干骺端骨折。

(5) 截骨术及骨肿瘤手术。

(四) 记忆合金器材料

如图 22－4－42①②③。

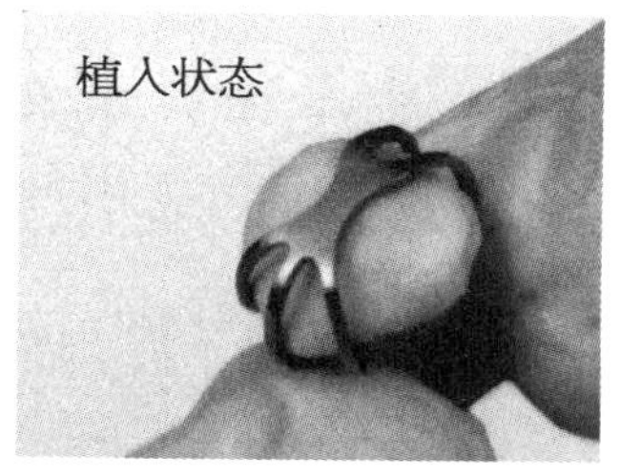

①

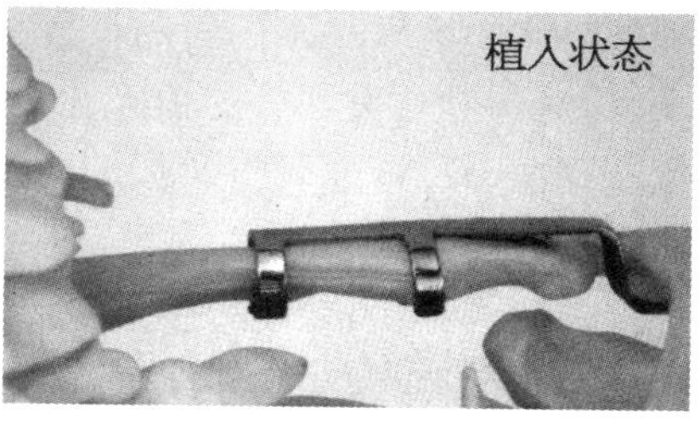

②

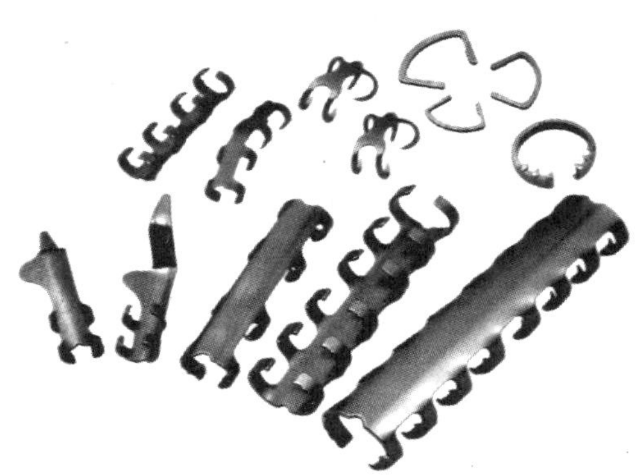

③

图 22－4－42①②③　各种记忆合金器材料

第五节 髓 内 钉

在骨的远端和近端髓腔内，置入一生物相容性好、具有一定强度的内置物，以达到骨折端的连接及固定目的，称为髓内钉固定。髓内钉用于骨折内固定已有100多年历史，这种古老的治疗方法，历经了数次关键性革新，尤其近年来骨微创理论和技术的崛起，更为髓内钉技术的发展奠定了坚实理论基础。回顾历史，作为骨折内固定主要方法之一的髓内钉技术，必将有更为宽广的发展前景。

一、概述

1875年最早有髓内钉构想的当属德国医生Hein，他首先用象牙做成钉，进行了大量的实验性研究。1875～1886年，Bardenheur Socin和Bruns用象牙钉治疗长骨干的假关节，开创了髓内钉应用于临床的先河。1886年，Bircher用同样方法继续进行对早期骨折治疗的临床研究。1880年，美国NicholasSenn采用象牙及钻孔的牛骨，进行动物股骨颈骨折髓内钉固定的实验性并获得成功，1889年，这项技术被推广应用于临床。

随着金属材料技术的不断提高，为髓内钉发展提供了强有力的材料保证。经过对不同材料的研究，认为金属是髓内钉的最佳材料。1937年美国Leslie V Rush和H Lowry Rush兄弟两人成功对一例严重开放的粉碎性骨折脱位采用斯氏钢钉固定。随后又对钉的形状进行改进，并应用在股骨近端骨折。他们的杰出工作成就，为日后髓内钉作为内固定物治疗骨折的发展起到关键性作用。

著名德国医生Kuntscher(1900～1972年)，受到Smith用三翼钉治疗股骨颈骨折效果良好的启发，于1940年首先报道了截面为"V"形的第1代髓内钉，应用于髋部骨折、股骨骨折、胫骨骨折和肱骨骨折(图21－5－1①②)，介绍了配套设备，而且提出了一种崭新的观点，认为与长骨髓腔径相当的髓内钉有更好的固定骨折的作用，可免除内固定切口，由于进钉点远离骨折部位，避免了对骨折局部软组织和血供的破坏，有利于骨愈合。这种较为完善的理论，成为后来AO骨折治疗原则主要内容之一。1957年Kuntschen在美国骨外科协会首先介绍了可屈性导向髓腔锉，即扩髓器，这是他对髓内钉技术的又一重大贡献。由于"V"形钉和梅花钉抗骨折端旋转能力不足，以及存在较多并发症等原因，目前临床上已经较少使用。

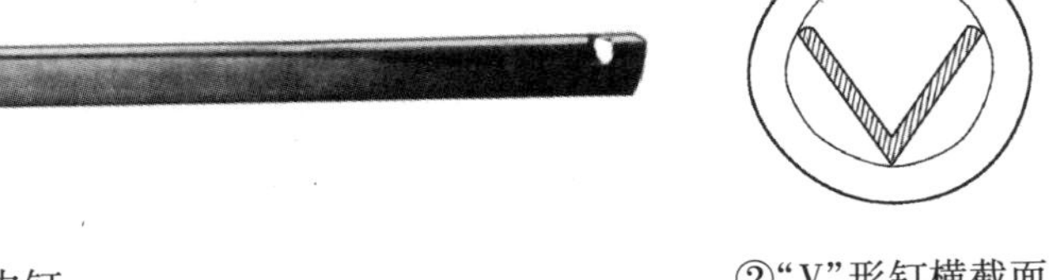

①代髓内钉　　②"V"形钉横截面

图22－5－1①② "V"形的第1代髓内钉

1. 第1代带锁髓内钉　第1代带锁髓内钉由Modny于1952年研制成功(图22－5－2),该钉为直钉、实心,故不适合闭合穿钉。带锁髓内钉真正广泛使用是在由Klemm和Schellman设计的空心、有弧度、具有雉形尖顶、可以闭合的髓内钉。这种髓内钉减少了对骨折区的干扰,扩大了使用范围。

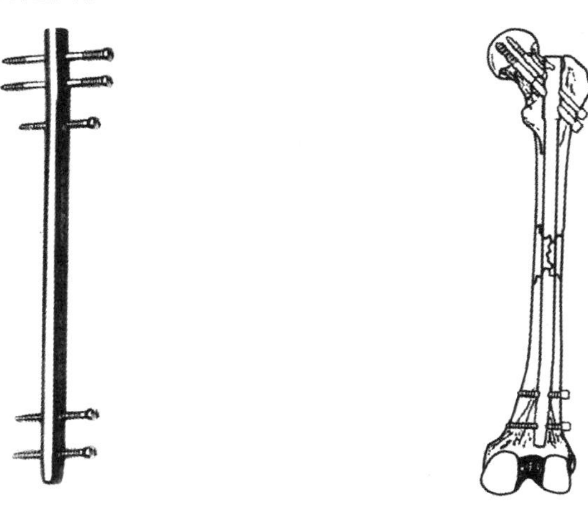

图22－5－2　第1代带锁髓内钉　　图22－5－3　第2代带锁髓内钉

2. 第2代带锁髓内钉　经过改进的第2代带锁髓内钉,如Russell－Taylor钉,近端扩大以容纳两枚更大直径的拉力螺钉。钉近端的直径增大,再加上螺钉设计的改进,近端的拉力螺钉和远端锁钉可有效固定同侧股骨颈、粗隆部和股骨上段粉碎骨折(图22－5－3)。

3. 第3代带锁髓内钉　第3代带锁髓内钉的材料是钛合金,包括空心AM(ace medical)股骨钉和实心不扩髓股骨钉等。

20世纪50年代初期,我国即引进了髓内钉技术,先后在天津和上海生产了不锈钢"V"型钉及梅花形钉,并在全国范围内进行了推广和使用,取得良好的治疗效果。从60～70年代至今,新型髓内钉设计时,都比较重视对骨折端的加压作用和生物学保护原则,主张应在早期非急诊情况下,尽量采用闭合复位穿钉法,以降低手术并发症的发生率。目前,随着对内固定生物学和生物力学研究的深入,以及影像诊断学和金属材料不断进步的支持下,髓内钉发展尤为迅速,从扩髓到不扩髓,从开放穿钉到闭合穿钉,治疗效果取得了显著进步。

自70年代以后,不同类型的新型带锁髓内钉得到进一步发展。带锁髓内钉的突出优点是扩大了原髓内钉手术指证,降低了感染率,提高了骨折愈合率。1972年Klemm报道了他的带锁髓内钉系列,1988年北京引进了GK型髓内钉。1989年Grosse等人设计出Gamma钉治疗粗隆间及粗隆下骨折。80年代后期,带锁髓内钉逐渐取代了其他类型的髓内钉。生物力学研究的发展,X线影像增强设备的改进和推广,手术器械及骨科手术床的更新,更加突出了这一治疗方法的优势。

现时临床上使用的各种类型髓内钉,符合BO理论的生物学接骨术特点,也是骨微创理念的体现。

二、类型与应用

(一) 普通髓内钉

主要有梅花形和“V”形两种，其固定作用与作用面积密切相关。一般认为梅花形髓内钉的作用面积大，其抗弯曲强度比“V”形髓内钉大，因此，前者已逐渐取代了后者。但因其内固定强度较差，适应范围不广，目前已被新型髓内钉取替。

(二) 带锁及自锁髓内钉

凡在髓内钉近端或远端附加锁钉的均称为带锁髓内钉。至今已有多种类型，有从最早的 Gross - Kempf 钉、Gamma 钉(图 22 -5 -4)到目前广泛应用的名种顺行和应用在股骨下段骨折的逆行髓内钉(GSH)(图 22 -5 -5)及 PFNA Ⅱ(图 22 -5 -6①②)等。依其作用，带锁髓内钉可分为静力型和动力型。静力型是在骨折远、近端均加锁钉，可控制骨折的长度和防止两主骨块滑动；动力型者则只在骨折远侧端带有锁钉，适用于两主骨块至少有 50% 皮质接触的骨折(图 22 -5 -7)。

PFNA Ⅱ的改进主要是主钉前弓半径，钉尾可屈性设计和加压螺钉带螺旋刀片。

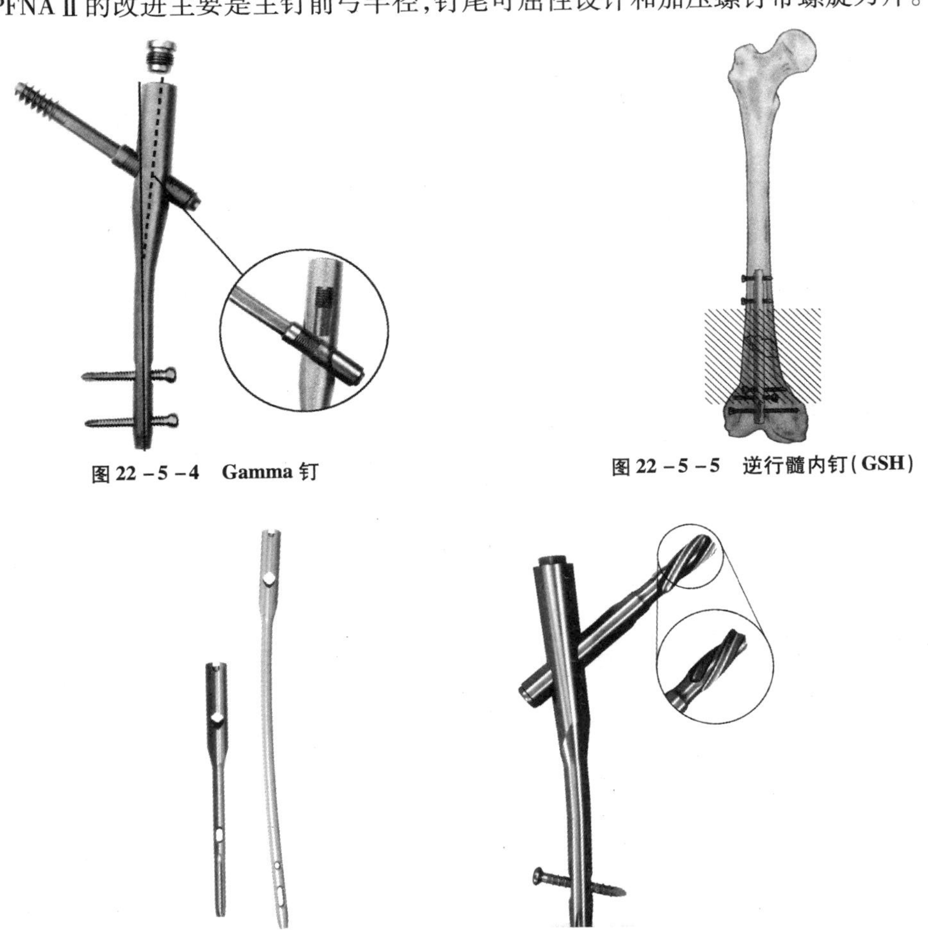

图 22 -5 -4 Gamma 钉

图 22 -5 -5 逆行髓内钉(GSH)

①长短 PFNA

②带螺旋刀片的加压螺钉

图 22 -5 -6①② PFNA Ⅱ

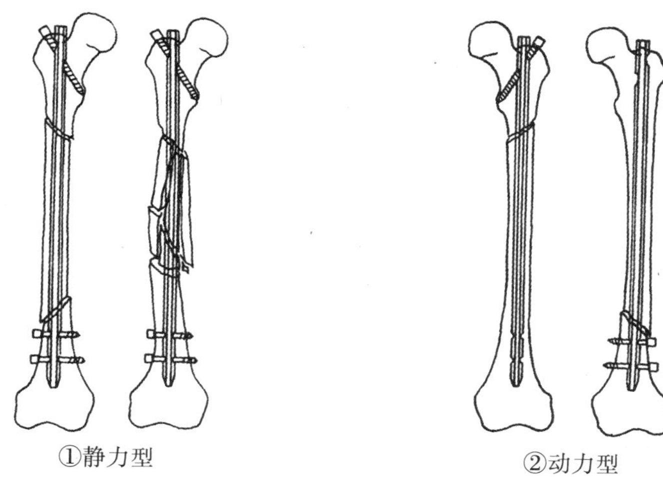

图 22-5-7①② 带锁髓内钉

20 世纪 90 年代由李健民、胥少汀等研制的髓内扩张自锁钉（IESN），利用多根组合式设计原理，较好解决了带锁髓内钉应力集中的弱点，林允雄等于 2001 年首先报道了这种髓内钉的临床应用研究结果，并取得理想疗效（图 22-5-8①②③）。

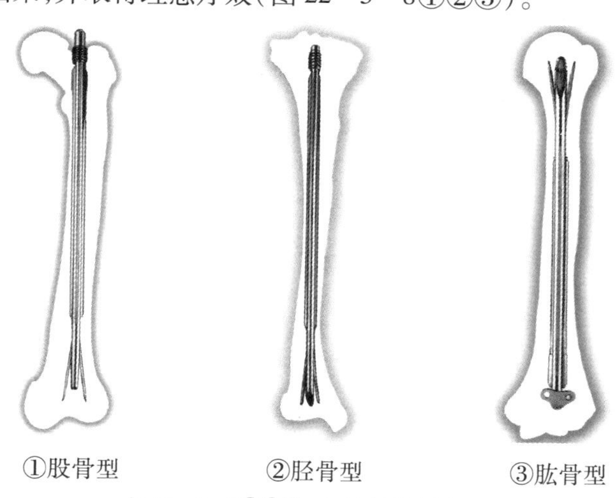

图 22-5-8①②③ 髓内扩张自锁钉

（三）可屈性髓内钉

虽然带锁髓内钉出现后，许多非锁式髓内钉已较少使用，但某些组合式髓内钉，由于操作简易，并发症少，仍有其一定的使用价值。

1. Ender 钉　是一种多钉固定，形状呈"C"型，具有可弯曲性能，适用于粗隆部骨折及肱骨干骨折。限制是固定强度和抗旋转能力较差，必须加用外固定。这种多钉、多方向的穿钉形成的固定，在某些情况下仍有其应用价值（图 22-5-9）。

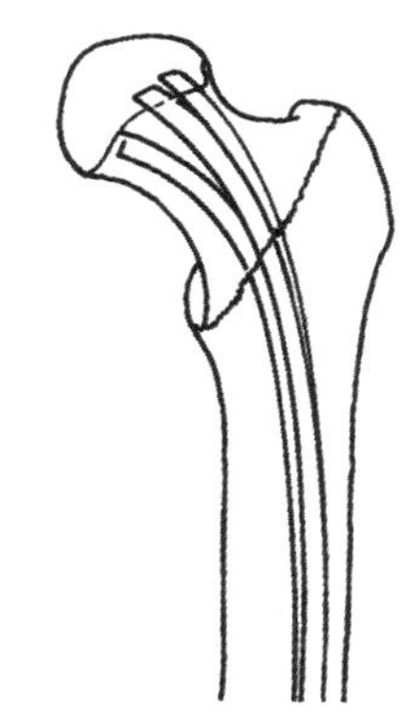

图 22-5-9 Ender 钉固定粗隆部骨折

2. 双矩形髓内钉 属弹性髓内钉，呈弧形，扁平矩状，在髓腔内可形成三点固定，这种固定不牢固，但通过肌肉的收缩或早期负重，使骨折端轴向移动而相互嵌插，达到稳定固定的作用。具有操作简单、创伤小等优点。常用于股骨粗隆部和胫腓骨骨折（图 22－5－10），不适用于不稳定型骨折。

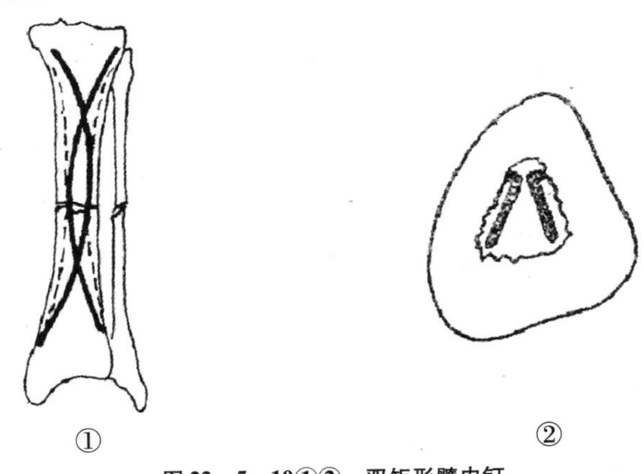

图 22－5－10①② 双矩形髓内钉

三、适应证

根据骨折类型可分别采用不同类型的髓内钉。

1. 普通髓内钉 最好指征是长管状骨髓腔峡部，常用于股骨中上段横形骨折，既可控制骨折旋转，又能消除剪性应力，稳定性好。

2. 锁式髓内钉 适用于普通髓内钉不能治疗的股骨粉碎性骨折及多段骨折。静态型固定适用于严重粉碎性骨折及骨缺损，动态型固定用于髓腔峡部以外的骨折。

3. 加压髓内钉 适用于股骨骨折延迟愈合、骨不连或骨折畸形愈合截骨矫形等。

4. 骨圆钉 用于前臂中段骨折和腓骨骨折。

5. 其他

（1）长管骨良性骨肿瘤或瘤样病损，在刮除植骨术后可加用髓内钉固定。

（2）转移瘤引起长骨的病理性骨折，可采用骨水泥填充骨缺损处，并用髓内钉固定，效果较好。

（3）对于多发性创伤，立即用髓内钉固定，可起到抢救生命作用，如浮膝、浮髋等均是髓内钉固定适应证。

四、禁忌证

（1）对于开放性骨折，多数人认为不作髓内钉固定。因为开放性骨折发生感染的可能性较大，一旦发生感染将随髓内钉蔓延至髓腔，只有拔除髓内钉后，感染才能得到控制。但也有开放骨折采用不扩髓髓内钉治疗，感染率并不高的报道。目前多主张Ⅰ、Ⅱ型开放骨折在充分清创条件下可考虑一期使用髓内钉固定。

（2）临床上，不少肱骨骨折因为穿钉后导致肩关节或肘关节损伤及活动障碍，故认为不宜首选髓内钉固定。

（3）长骨远端骨折多不采用髓内钉固定，因其下段骨髓腔大，髓内钉易产生摆动影响骨折愈合。

（4）目前虽有使用逆行髓内钉固定股骨下段及简单髁间骨折，但靠近关节端及累及关节面的骨折，不应选用髓内钉固定。

（5）严重骨质疏松因其骨质量较差，不能使用髓内钉固定。

（6）儿童和青春期的骨折，因其骨质未闭合，应用髓内钉会影响骨的生长板并导致发育畸形，因此多不主张应用。

第六节　骨替代材料

骨组织是一种以钙磷为主的无机质和以胶原及其他基质构成的有机质的双相组合材料。强而硬的无机质包容于弱而屈的有机质中，使骨具有一定的强度和硬度的生物力学特性和生物学功能，可在人体内担负支持、承重、造血、储钙、代谢等诸多功能。

理想的人工骨替代材料要求达到：

（1）组织相容性好，不产生移植排斥反应和移植物抗宿主反应。

（2）有骨传导性，能以移植骨为支架，使宿主的血管和细胞进入植骨块形成新骨，随后移植骨降解、吸收并逐渐被新骨替代。

（3）手术中易于修整使其轮廓与不同形状的缺损相匹配。

（4）材料本身可提供必要的力学支持。

依据材料属性大类，目前临床上应用的骨替代材料主要有如下 7 种。

一、无机材料

（一）金属类

以钛合金为主的金属类材料骨替代材料已广泛应用于临床，并具有机械强度高、理化性能稳定、生物相容性好、耐磨损、耐疲劳等特点。限制是由于钛合金是一种生物惰性材料，缺乏骨诱导性，与宿主骨组织的化学性结合程度较差，弹性模量偏大，机械力学适应性弱，易因为应力集中而松动、脱落或失败。因此，这种材料很少单独使用，而常与其他材料复合使用。

（二）高分子聚合物

此类材料具有生物性，更加近似骨组织，且生物相容性和机械适应性也较好的特点。限制是可能引起无菌性炎症，机械强度不足，部分材料的降解和残留产物有一定毒性、植入后产生纤维囊，降解速度与成骨速度欠协调等。

（三）生物陶瓷类材料

陶瓷是一种晶体材料，按其生物活性分为生物惰性陶瓷和生物活性陶瓷。生物活性陶瓷以钙磷陶瓷、羟基磷灰石和磷酸三钙最为活跃及代表性。其对骨的修复作用主要体现在骨传导性方面，能在新骨形成过程中提供支架作用。

羟基磷灰石是一种不吸收的生物活性陶瓷，为晶体结构。具有良好的生物相容性和骨引导力，但缺乏骨诱导性。此类材料最大限制是脆性大、抗弯强度低，易于折裂及不易吸收。一般仅用于修复负荷较小的骨缺损，如预防关节面塌陷的支撑植骨或肿瘤切除后空腔的填充。

二、有机材料

主要包括胶原、聚酯及骨生长因子等。胶原与聚酯为骨与软骨组织工程中的两大主要生物材料。目前已有将天然材料的某些重要氨基酸序列接在合成聚合物表面的研究，但对各种生长因子各自的生物学特性，多种生长因子联合应用时的成骨效应和释放规律，骨生长因子的释放方式、应用的安全性、效果及可靠性等，仍有待进一步研究。

三、天然生物材料

自1971年开始使用原始珊瑚碳酸钙作为植骨材料，并认为具有较好的生物相容性、骨引导作用及生物降解性等特性。其多孔结构有利于宿主骨组织和血液、纤维组织的长入，与骨组织有较强的亲和性。原始珊瑚的较多限制是质地脆、吸收快，只具有骨引导支架作用，缺乏骨诱导能力，植入机体后有一定的体积丧失，难以达到完全修复较大的骨质缺损。因此，近年来有将原始珊瑚与其他材料进行复合移植，并制成适合手术中需要的各种形状。

四、复合人工骨材料

制备原理是将具有骨传导能力和骨诱导能力的两种材料复合制成复合人工骨，包括硫酸钙复合人工骨、聚合物复合人工骨及红骨髓复合人工骨等。研究表明，含有定向性的骨细胞和可诱导性的骨细胞，在诱导因子（如BMP）作用下，其成骨率及成骨量明显高于单纯移植，能直接促进骨折的愈合和骨缺损的修复。

五、组织工程学人工骨

骨组织工程学是一门以细胞生物学、分子生物学、生物材料学和临床医学等学科为基础的交叉学科。研究中所使用的细胞载体，一方面必须满足各种生物相容性、生物可降解性及力学性能要求；另一方面，还必须易于制成各种理想的形状，以适于细胞生长和组织再生。由于各单一材料均存在明显的缺点，因此，近年来组织工程支架材料研制中，产生了应用复合材料的原理，将两种或两种以上具有互补特性的生物材料，按一定比例与方式组合，以期构造出能够满足要求的新型复合材料。

六、基因治疗

随着基因转染技术的发展，利用转基因技术将组织工程与基因工程结合，把生长因子基因作为目的的基因引入种子细胞，再将这些细胞与支架材料移植到骨缺损处，使之成为局部单个生物反应器，从而获得更强和持续分泌骨生长因子的能力，达到加速骨形成和修复。这种研究的最终成功，将为骨缺损的治疗提供强有力的保证。

七、纳米人工骨

从20世纪90年代初起，纳米科技得到了迅速发展，逐渐已渗透到各个学科的不同领域，被公认为是21世纪的关键技术之一。纳米多孔陶瓷的孔隙允许新生骨组织的长入，具有诱导成骨作用和良好的机械力学性，比传统材料有更好的生物学和生物力学性能，能促进和加快骨缺损的修复。

第二十三章　骨外固定器

骨外固定技术，近年来在骨微创技术倡导下，取得了突破性进展，已成为创伤骨科治疗中的重要手段之一。骨外固定技术应用的范围也由肢体发展到躯干，特别是骨盆。在骨折部位两端骨干分别穿入钢针，以金属或高强度的非金属杆及连接装置将钢针连接固定于体外，通过固定、加压、牵引等作用，达到治疗骨折或矫正骨与关节畸形以及肢体延长的技术称为骨外固定技术，用于完成此技术的装置称为骨外固定器。

第一节　概　　述

1897 年 Parkhill 最早提出应用外固定方法稳定骨折的概念。20 世纪 50 年代，Pennal 和 Sdlerland 将这项固定技术应用于骨盆环损伤的治疗。20 世纪 70 年代，Slatis 和 karatwju 经过改进，发明了更加稳定的前环外固定器，使骨盆骨折外固定技术得以广泛应用并取得良好效果。目前抗休克治疗、血管造影栓塞术、骨折外固定器固定及内固定技术的应用，使骨盆骨折病死率进一步下降。

近 40 年来，国内外关于骨外固定器的研制和临床应用日趋广泛，外固定器的功能和式样也在不断改进和提高。具有代表性的有 Hoffmann（1951 年）四边框式外固定器；Ilizarov（1954 年）全环式外固定器；李起鸿（1982）半环槽式外固定器；Bastiani（1995 年）单侧式外固定器；钩槽式外固定器、钩槽式骨延长器、AO 管道系统外固定器（1982 年）和夏和桃组合式外固定器（1989 年）等。早在 1951 年 Hoffmann 就采用四边框式全针骨外固定器治疗骨折，效果稳定牢固，但其固定针需穿透肢体双侧，且两侧均要安装外固定架，不便于肢体活动锻炼。Ilizarov 全环式外固定器和半环槽式外固定器也属于这一类，它们适用于骨延长术治疗双下肢不等长。1984 年 Bastiani 等人设计出一种单侧轴向加压外固定器（DAF），固定针从肢体一侧穿入至对侧骨皮质，可行骨折复位、固定、延伸和加压。但该外固定器构造复杂、笨重，每副重 580 ~ 650g。固定针距骨折线较远，对骨折端的固定欠稳定，也不能用于大段粉碎骨折和多发骨折的治疗。AO 外固定器(1973 年)、钩槽式外固定器(1989 年)及组合式外固定器(1989 年),结构较轻便,操作简单,应用范围广。

第二节 类型与适应证

临床上常用的外固定器的构形大致可将其分为单边式、双边式、四边式、半环式和全环式五种基本类型。

一、单边式

此型是外固定器中最简单的构形,由固定针和连接杆组成。固定针为半针固定,即自肢体或躯干一侧穿入,直至对侧骨皮质,不穿出对侧软组织及皮肤,在肢体或躯干一侧用连接杆将露出皮肤的固定针固定连接。具有代表性的单边式外固定器有:Bastiani 外固定器、钩槽式单边外固定器、AO 单边外固定器和组合式外固定器(图 23-2-1)。

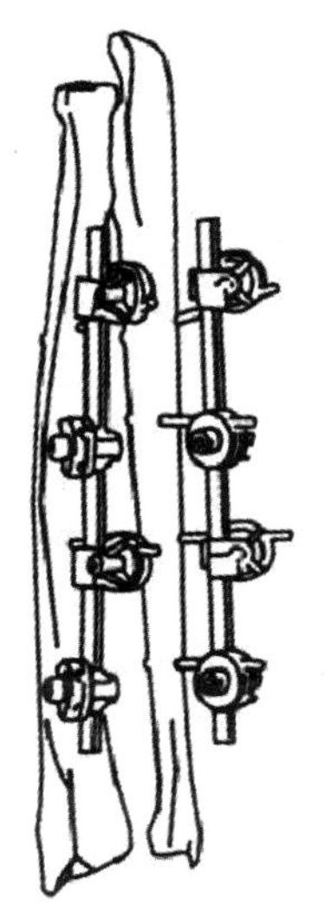

图 23-2-1 单边式外固定器

(一) 适应证

(1) 胫骨闭合或开放性骨折,感染性骨折,包括稳定和不稳定骨折。

(2) 股骨闭合或开放性稳定型骨折。

(3) 股骨颈、粗隆间及粗隆下稳定型骨折。

(4) 尺骨各种类型骨折。

(5) 肱骨、手和足部骨折。

(6) 植骨术后的外固定。

(二) 优点

组织损伤小,安装简单,调节方便,便于患肢关节早期活动锻炼。

(三) 限制

不适合不稳定型骨折的固定,尤其是股骨粉碎性或斜形、螺旋形骨折,容易发生再移位。

二、双边式(图 23-2-2)

此构形较单边式外固定器多一纵连接杆,由固定针和两根连接杆组成。固定针主要为全针固定,即自肢体或躯干一侧穿入,经双侧

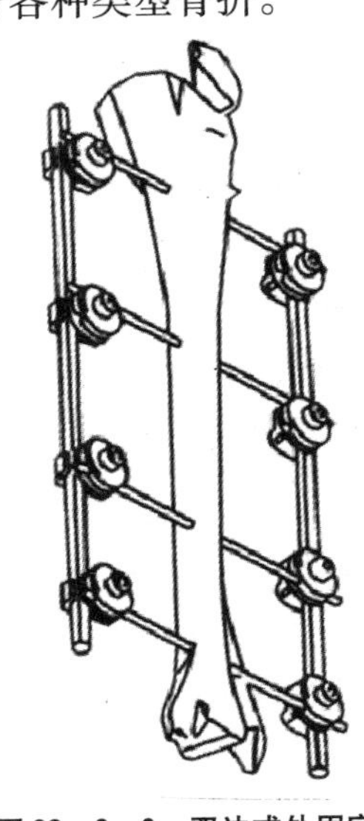

图 23-2-2 双边式外固定器

骨皮质直至穿出对侧软组织及皮肤，在肢体或躯干两侧用连接杆将露出皮肤的固定针固定连接，有时也可辅以半针固定。装有螺杆的双边外固定器尚可进行肢体延长。具有代表性的双边式外固定器有：钩槽式双边外固定器、钩槽式双边骨延长器、Anderson 外固定器和 AO 双边外固定器。

（一）适应证

（1）股骨闭合或开放性、感染性不稳定型骨折。

（2）四肢延迟愈合或不愈合的骨折。

（3）膝、踝、肘及腕关节邻近的塌陷性粉碎骨折，骨折线波及或不波及关节面。

（4）膝、踝、肘及腕关节邻近的良性骨肿瘤或瘤样病变，刮除植骨后。

（5）肢体延长。

（二）优点

适应于不稳定型骨折的固定，尤其是股骨粉碎性或斜形、螺旋形骨折，不容易发生再移位，可对延迟愈合或不愈合的骨折进行加压固定，促进骨折愈合。

（三）限制

组织损伤较大，安装稍复杂，调节也不太方便，不便于患肢关节活动及进行肢体行走锻炼。

三、半环式(图 23－2－3)

此构形较双边式外固定器多 1 根纵连接杆，由固定针、水平槽式大半圆弓环和与肢体平行的 3 根纵连接杆组成，构成半环槽式构形。固定针为全针固定，必要时辅以半针固定。第三军医大学李起鸿的半环槽式外固定器(1982 年)为其典型代表。

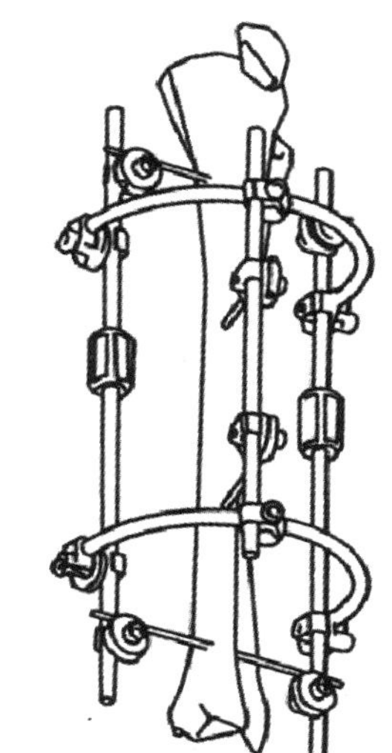

图 23－2－3　半环式外固定器

（一）适应证

（1）肢体延长是其首选适应证。

（2）四肢闭合或开放性、感染性骨折。

（3）四肢延迟愈合或不愈合的骨折，先天性胫骨假关节。

（二）优点

可供多向性穿针，尤其适用于肢体延长及对延迟愈合或不愈合的骨折进行加压固定，促进骨折愈合。

（三）限制

组织损伤较大，结构复杂，安装及调节不方便等。不适于股骨中上段的骨折固定，不便于患肢关节活动及进行肢体行走锻炼。

四、全环式（图 23－2－4）

此型构形较双边式外固定器多 1 根纵连接杆，由固定针、水平弓环和与肢体平行的 3 根纵连接杆组成，构成圆环构形。固定针为全针固定，必要时辅以半针固定。Ilizarov 外固定器为其典型代表。

（一）适应证

（1）肢体延长是其首选适应证。

（2）四肢闭合或开放性、感染性骨折。

（3）四肢延迟愈合或不愈合的骨折，先天性胫骨假关节。

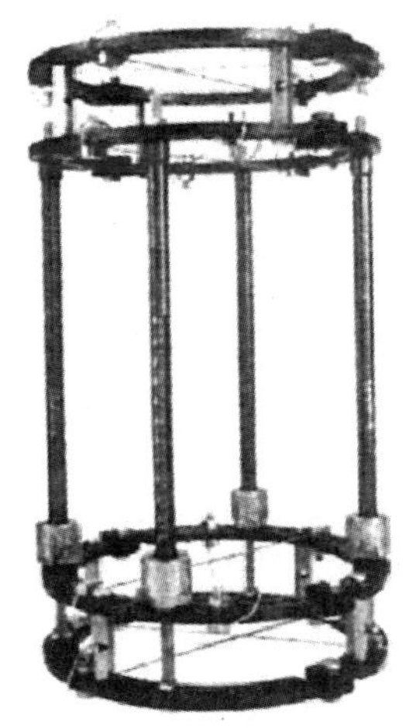

图 23－2－4　全环式外固定器

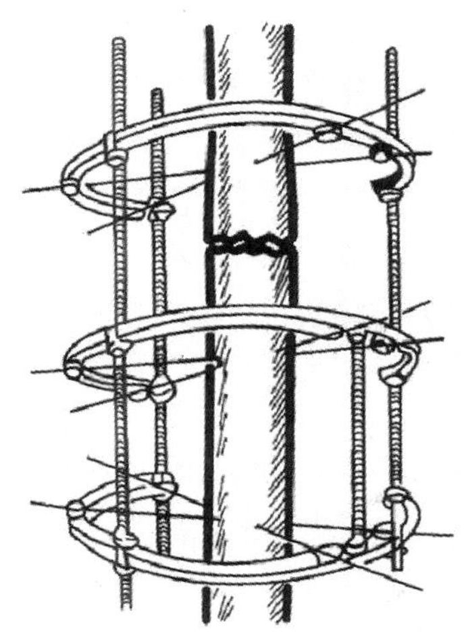

图 23－2－5　组合式外固定器

（二）优点

可供多向性穿针，但不及半环式简便，主要用于肢体延长，以及对延迟愈合或不愈合的骨折进行加压固定，促进骨折愈合。

（三）限制

同半环式外固定器。

此外还有组合式外固定器（图 23－2－5）以及手部单边超腕外固定器和小腿外固定器（图 23－2－6①②）等。

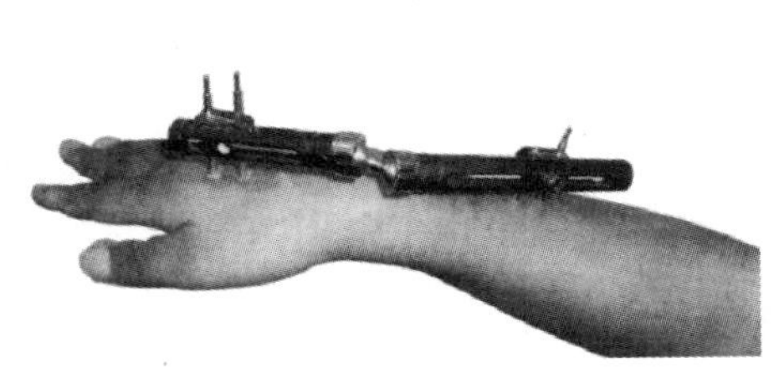

①手部单边超腕固定器

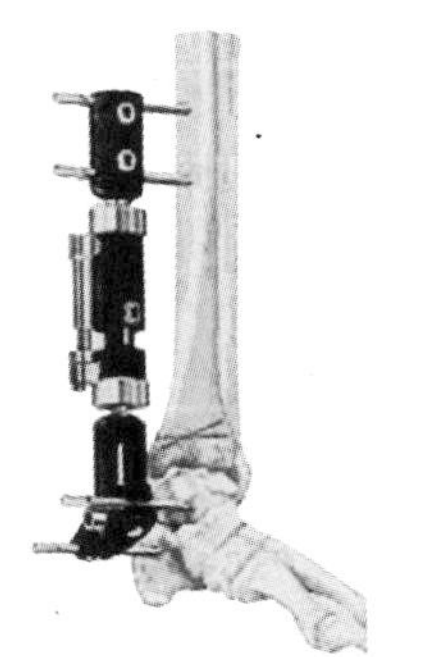

②小腿外固定器

图 23－2－6①②　手部单边超腕与小腿外固定器

第三节 术后处理

一、全身治疗

闭合或开放性骨折术后应预防性运用抗生素，同时积极消肿治疗。

二、局部处理

1. **抬高肢体** 下肢置于布朗架上，上肢利用外固定器进行悬吊，以利肢体消肿。

2. **暴露针眼** 定期消毒针眼，去除周围痂皮。

3. **功能锻炼** 术后第3日开始肌肉等速肌力训练，术后1周行关节活动，3～6周后扶拐练习负重行走，术后1～3个月X线片示骨折愈合后去掉外固定器。

三、外固定器的拆除

1. **正常拆除** X线片复查示骨折愈合良好，临床检查达愈合标准时，可拆除外固定器。先将外固定器的螺母松开，取下外固定器，消毒针眼，拔出固定针，最后用无菌纱布加压包扎止血。

2. **非正常拆除** 在骨折尚未完全愈合时，如果发生针眼感染或固定针松动，不得不将外固定器拆除。但在骨外固定器拆除后，应以石膏或夹板固定患肢，避免骨折移位，或考虑改为内固定处理。

第四节 并发症及处理

一、钉道感染

（一）原因

（1）由于钉－骨界面和钉－皮肤界面不稳，因固定架牵开使针压迫针孔边缘皮肤，钉道周围组织因肢体活动的应力刺激而产生的炎性反应。

（2）钉道周围皮肤污染伤口，衣服和敷料反复摩擦，细菌侵入。

（3）使用了已污染的手术器械。

（二）感染程度

按感染程度可分为轻、重两类。

1. **轻度感染** 表现为钉孔周围皮肤发红、疼痛，钉孔处少量炎性分泌物。

2. **重度感染** 表现为针孔流脓，孔周无纤维性包裹，钢针明显松动，皮肤针孔扩大，周围糜烂，严重者伴有全身症状、白细胞增高、血沉加快、体温升高。X线片可见骨孔周围骨质有吸收。

（三）治疗和预防

1. **轻度感染** 应加强针孔护理，停止肢体活动，抬高患肢，及时清除分泌物，保持针孔周围皮肤清洁和干燥，如针孔皮肤有张力应切开减张，对多个针孔感染者须结合全身抗生素治疗。

2. **重度感染** 应拔除钢针，清创引流并保持引流通畅，做细菌培养和药敏，全身应用抗生素，对于骨折仍须固定者可在距原针道3cm以上另穿钢针，对于多个针孔严重感染则放弃骨外固定。

（四）预防

1. **无菌操作** 预防感染要严格无菌操作，防止穿针时细菌入侵是预防感染的关键。

2. **穿针操作** 穿针操作应避开软组织内血肿，放置套管防止软组织的缠绕撕裂，减少软组织划伤。使用低转速钻，减少骨组织的热损害。针孔皮肤应无张力，如有张力要在张力侧切开减张，切开后扩大的针孔要做缝合。防止钢针松动，使用全针固定时，避免固定针反复穿入或退出。在松质骨处须交叉穿针固定，穿针处尽可能少穿越肌肉。使用半针固定，钻头直径应略小于针的直径。针前端螺纹应为锥形，在针松动时拧紧。

3. **加强针孔** 术后要保持针孔干燥清洁，对针孔处皮肤形成的纤维包裹不宜去除，可定期在针孔处滴少许碘伏或氯霉素眼药水。

二、支架松动与骨折再移位

1. 原因 常见于球凹关节或固定夹松动以及针松动。主要原因是支架螺栓未拧紧，或不正确的功能锻炼致螺栓的松动。固定针不在一条直线或不平行，可导致一侧骨皮质应力增加、骨质吸收，或钻孔时骨钻晃动，反复进退导致钉－骨界面完整性破坏，导致松动移位。对松动的固定针，要找出松动原因进行调整，保持外固定架的稳定。

2. 预防

（1）注意进针部位与骨折线的距离，一般为4～5cm，上下两端钢针各自平行。

（2）术中一定要检查连接部位的松紧，避免松动。

（3）术后功能锻炼时间要视骨折具体情况而定。稳定性骨折，术后即可做床上关节的功能锻炼，不稳定性骨折最好在术后10～15日周围纤维组织粘连后做床上功能锻炼。

三、骨折延迟愈合与骨不连

（一）原因

（1）外固定架早期松动：不能稳定骨折端影响骨折正常的愈合过程。

（2）外固定架力学性能不佳：外固定架选择不合理，固定过于坚强，产生应力遮挡，使骨折端缺少生理应力刺激难以有理想的骨痂形成。

（3）技术原因：操作技术掌握不够。

（4）原发损伤严重：如软组织广泛损伤，软组织嵌入骨折端，骨质严重粉碎，骨片分离严重，甚至骨缺损。

（5）骨折端吸收形成间隙后未能及时调整外固定架。

（6）骨折复位不佳：粉碎骨折的骨块分离，使骨折端存在过大的间隙。

（二）临床表现

（1）局部疼痛为临床主要表现，包括局部压痛、纵轴叩痛及承重活动疼痛。在固定情况下局部的反常活动常不明显。

（2）X 线表现骨折端缺少骨痂生长，没有连续性骨痂通过骨折间隙，骨折端骨吸收萎缩，间隙增大，甚至硬化，髓腔闭锁。

（3）骨折愈合时间差别很大，应结合临床 X 线表现，一般骨折后 7 ~ 8 个月时如出现骨折端吸收或硬化、髓腔闭锁可诊断为骨不连。

（三）治疗与预防

（1）要求有良好的骨折对位，对一些较大骨片分离，或斜行及螺旋型骨折，经整复对位不理想怀疑骨折间有软组织嵌入的可采取局部小切口有限内固定加外固定架方法。

（2）骨折端骨吸收后形成间隙要及时调整外固定架。

（3）修复骨缺损和软组织创面，对有骨缺损者可采取早期自体骨移植。软组织缺损应及时利用肌皮瓣、皮瓣进行修复，对预防延迟愈合和骨不连有重要意义。

（4）合理选用外固定架。随着骨折愈合的进程，骨折端需要有一个持续不断的纵向应力刺激，促进骨折愈合和提高愈合质量。可在骨痂出现，骨折线模糊时（伤后 8 ~ 12 周）采取减少钢针数量，放松锁钮螺丝，使支架动力化。利用弹性固定使骨折端在纵轴方向上相互挤压产生应力刺激。

（5）结合局部用药促进骨折愈合，局部注射 BMP、TGFO、自体红骨髓、异体脱钙骨基质粉等方法促进骨折的愈合。

（6）有效控制感染。

四、关节功能障碍

发生主要是因为在近关节处穿针，穿越肌肉后，限制了肌肉的活动，患者在活动关节时筋膜肌肉牵拉而引起固定针孔的疼痛，造成穿针平面下关节活动的限制，而致关节僵硬，应注意以下几点。

（1）需要穿针固定的骨折端的上下关节应处于功能位，股骨骨折穿针时膝关节置于 90° ~ 130°位。

（2）安放股骨外固定架，先在针孔皮下潜行切开阔筋膜 2 ~ 3cm，安放完毕后被动活动膝关节，松解针道上下方的肌肉。

（3）骨折要有良好的复位和固定以利于患者的早期关节功能锻炼，伤肢的无痛性肌肉收缩和主动、被动的关节活动，是有效防止关节僵硬的方法。早期可采取关节被动活动装置辅助关节活动。

五、神经和血管损伤

（一）误伤部位

（1）位于小腿第 3 个 1/4 的下部和第 4 个 1/4 的上部，是穿针的危险区域，容易损伤胫前动脉和腓深神经。

（2）位于大腿第 2 个 1/4 区域和第 3 个 1/4 区域与第 2 个 1/4 区交界处，容易损伤腓深动脉和腓浅动脉，在上肢骨穿针要熟悉桡神经的走行。除穿针误伤外，在使用外固定器延长肢体时因过度延长可造成神经牵拉损伤。

（3）在钢针紧贴附于神经或血管时发生慢性侵蚀损伤，一旦出现针孔感染可发生假性动脉瘤的不良后果。

（二）预防措施

（1）必须熟悉穿针部位的解剖。穿针应该避开危险区，在不能避开时应采用半针穿针固定。

（2）肱骨穿针应从前内向外侧，与水平面成 30°位。

（3）皮肤切口的平面应和神经血管走行平行。

（4）对行骨延长的患者，应在延长中注意神经体征，发现异常应立即停止或放松牵引。

（5）术中、术后发现神经血管损伤时应采取相应补救措施，更换针位或放置外固定架治疗。

六、针道骨折

反复在一个部位穿针或采用了和骨直径不适应的钢针，有可能造成针道骨折，因此穿针前应首先在 X 线片上确定穿针部位、肢体的相应进针点和进针方向，避免反复穿针，造成多个针孔。钢针直径不应大于骨直径的 20%。

七、钢针折断

钢针断裂是金属疲劳所致，产生疲劳断针易发生在钢针的连接杆的固定部位，而螺纹半针的断裂易发生在靠近骨皮质的螺纹部分，在骨折端存在间隙时，钢针承受全部的外加载荷。钢针所承受应力的集中部位发生断裂。为防止断针应注意以下几点。

（1）用外固定架固定骨折端须进行轴向加压使之良好接触，由骨折端吸收应力。

（2）每根钢针和连杆处的固定点要紧密固定，使每根钢针受力均匀，避免某一钢针应力集中。

（3）钢针仅限于一次性使用。

八、拆架后再骨折

骨折愈合的强度不够，长时间外固定架使用后局部曾使强度下降，拆架后对患者功能锻炼指导不够。预防发生再骨折，在拆架前，充分了解骨折愈合情况，如不能确定，可延迟拆架，或拆架后一段时间内辅以夹板保护，正确指导患者功能锻炼。

第二十四章　骨　移　植

骨移植是指将骨组织移植到体内需要修补、加强或桥接的骨缺损或关节缺损部位的一种手术。它是组织移植中最常用的方法之一，主要用于治疗骨不连、外伤性骨缺损、先天性髋关节发育不良关节造盖、良性骨肿瘤和瘤样病损病灶刮除后的骨缺损。按移植骨来源的不同，可以分为自体骨移植、异体骨移植及异种骨移植。传统骨移植是将没有血液循环的骨块进行移植，移植骨起到刺激、引导成骨和供给钙质的作用，移植骨经历坏死、吸收，被成骨细胞爬行替代而更替，这一移植骨的组织学改变过程称为“爬行替代”。

随着显微外科的发展及骨库的建立，骨移植术进入了一个崭新的阶段，应用范围不断扩大。带有良好血循环的骨移植，如肌骨瓣移植和带血管蒂的骨移植等，骨细胞保持成活，使骨移植的愈合过程转化为一般的骨折愈合过程，缩短了骨愈合时间，成功率高，效果好，较传统骨移植有较大的优越性。

第一节　自体骨移植

将患者健康骨骼移植到其自身所需要的部位，这种移植形式称为自体骨移植。自体骨是最好的植骨材料，其成骨潜能最大，可提供一些活的骨细胞，参与主动的新骨形成过程；由于无组织特异性，不存在排斥反应，因此目前仍以采用自体骨移植。自体骨移植主要包括游离骨移植、肌骨瓣移植和带血管蒂骨移植 3 种。

一、自体游离骨移植

移植骨的组织结构由皮质骨和松质骨二种组成。皮质骨移植可起支撑固定作用，但爬行替代缓慢；松质骨移植爬行替代快，但支撑作用较差。游离骨移植的成功与否很大程度上取决于自体移植骨块的质量和大小，同时也受植骨床与周围软组织血供、固定的稳定度及某些物理因素，例如强烈的无影灯光照射、空气中暴露过久、抗生素及盐水的浸泡等诸多条件的影响。

（一）取骨前准备

术前改善患者营养、纠正贫血和骨质疏松的现象。若患者身体情况差，取骨部位及手术部位有炎症，应过早施行手术，避免术后发生感染。

有开放性创口存在，不宜进行骨移植术。

需行植骨的部位软组织血运不佳或有广泛瘢痕，应先改善血运，而后考虑骨移植。供骨区应严格备皮。

（二）取骨术

取骨系一细致的工作，应视其所需骨块形式、大小，制定好计划。常用的取骨部位有髂嵴、腓骨和胫骨近端，其他部位有股骨大粗隆、肋骨等。取骨时应根据供骨的形状与结构作出选择。髂骨和胫骨近端提供松质骨、胫骨干和腓骨提供皮质骨。植骨材料不要求强度时，最常用的供区为髂嵴。胫骨取骨应尽量少用，因为从结构上减弱了胫骨的强度，在取骨处形成应力集中、负重时容易发生骨折，仅在不能从髂骨取骨或需要一定强度的植骨材料时，方可慎重应用。腓骨是直的皮质骨，有一定的强度，易于切取，应用较广，但不能得到松质骨。股骨大转子仅在施行髋关节手术，需少量骨填充骨腔时作为供区，可就近取材。游离的第12肋骨切取容易，有一定的强度，适应修复掌、指骨缺损，优于髂骨块代替指骨的方法。

1. 髂骨

（1）切口：沿臀肌和腹肌在髂嵴上的附着处做切口，直达骨面，在骨膜下剥离，并用长条温盐水纱布填塞软组织与髂骨之间，以减少出血。

（2）取骨：平卧位时可从髂嵴前1/3取骨，俯卧位时则从髂嵴后1/3取骨。髂嵴后部供骨量稍大，骨块较硬，但不应涉及骶髂关节，以免发生骶髂关节不稳和疼痛。可根据需要用骨刀或电锯，采用不同的方法取骨。通常均保留髂前上棘，但取骨后须将残存骨尖凿掉修平，以免术后骨尖突出影响美观及系裤带，且疼痛。必要时也可不保留髂前上棘，但须将术中切断的股直肌、缝匠肌重新缝合于髂骨或邻近组织的较低处。如需保留髂骨嵴，可在髂嵴上分段纵行取骨块。

（3）缝合：取骨后的骨面出血较多，不主张使用骨蜡，应采用严密缝合和局部加压。术后置引流条。

2. 胫骨

（1）切口：术前在大腿中上1/3处缚气囊止血带，做胫骨前内侧面切口，“I”型切开骨膜，在骨膜下向两侧剥离，显露胫骨内侧面和胫骨嵴。

（2）取骨：一般保留胫骨前缘，仅取胫骨前内侧面，也可于胫骨干骺端开窗刮取松质骨，胫骨开窗的骨皮质原位覆盖，应避免损伤关节面或儿童的骨骺板。胫骨近端可取的骨块较远端宽，而近端骨皮质较远端薄，切取时应作选择，用于肱骨与股骨时可厚一些，而用于前臂要求较薄的骨折，可将厚的骨皮质削薄。

在取骨前先用骨刀凿刻出所需骨块的长度和宽度，再用骨钻在凿刻线上钻出许多小洞，然后用骨刀将这些小洞连起来，骨刀方向应稍向骨块倾斜，使胫骨前后缘多保留一些。骨刀沿着取骨线全长逐渐深入，不要一次在一处凿进髓腔，以免发生骨块碎裂或胫骨劈裂。采用电锯取骨更为方便，有利于防止骨折发生，但骨块两端四角须钻孔。此外，两端切勿锯或凿得过多。

（3）缝合：儿童骨膜较厚，可单独缝合；成人骨膜较薄，很难单独缝合，可连同深筋膜一起缝合，将骨缺损遮盖，然后分层缝合切口。如果取骨块较大，术后应行短腿石膏托固 2～3 个月。

3. 腓骨

（1）切口：选用自比目鱼肌与腓骨长、短肌间隙进入。在小腿中 1/3 外侧入路，将腓骨长短肌拉向前侧，比目鱼肌牵向后侧，切开骨膜后用骨膜剥离器自下而上剥离腓骨骨膜。如切取腓骨上段，需注意保护好腓总神经，防止损伤。先在股二头肌肌腱远端后侧面显露腓总神经，向远端追踪至腓骨颈，此处腓总神经向前跨过腓骨颈，被腓骨长肌起始部覆盖，小心切断腓骨长肌起始部，将腓总神经牵向前方保护。继续剥离骨膜，在腓骨颈与胫骨之间有胫前动脉，避免损伤。

（2）取骨：一般切取腓骨中或上 1/3。为保持踝关节的稳定，成人应保留腓骨下 1/4，儿童则应保留腓骨下 1/3，以免术后发生踝关节疼痛或外翻畸形。在腓骨供骨区，将线锯从腓骨内侧缘穿过切断取出。

（3）缝合：取骨完成后，先结扎腓骨中段后侧面进入腓骨的滋养动脉，然后缝合腓骨骨膜，有利于踝关节的稳定。修复肌腱及韧带后，再逐层缝合切口。

（三）骨移植术

进行骨移植时，将骨块安放及固定于移植部位的方法很多。随着无蚀损性内固定材料的广泛应用，皮质骨移植术已较少应用，常用牢固的金属钢板或锁钉式髓内针固定骨折端，再辅助用松质骨移植，疗效更佳。典型的皮质骨移植术仍有一定的手术指征，但都需加用松质骨移植于骨折周围或骨缺损处，以促进骨愈合。

1. 上盖植骨术　即用皮质骨板代替金属钢板固定于骨折端之表面。单侧上盖植骨术适用于长骨干骨不连；双侧上盖植骨术适用于骨缺损、先天性假关节、关节附近的骨不连和骨质疏松部位的骨不连；显露受骨区骨骼，将断端间瘢痕组织及骨硬化端清除，疏通两端骨髓腔，用弧形凿点状凿除受骨床少许薄层皮质骨，使成为一不平整的新鲜骨创面，长宽与植骨块一致。皮质骨块跨于两骨折端的骨干面，用螺丝钉固定，然后加用松质骨移植。双侧上盖植骨术的两块皮质骨块固定于受区骨的相对面，如同老虎钳样夹住骨折端（图 24－1－1①②）。分层缝合，并行外固定。

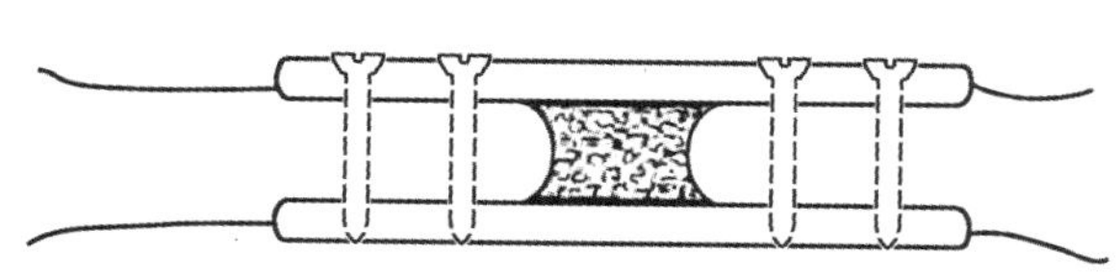

①两块皮质骨块固定于受区骨的相对面

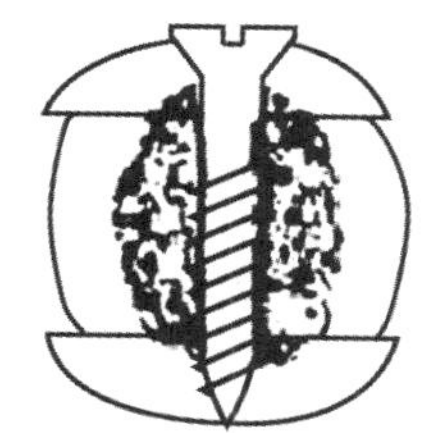

②横截面

图 24－1－1①②　双侧上盖植骨术

2. 不用内固定的上盖植骨术　显露骨不连部位，从骨近端向远端剥离骨膜，修平骨隆起，使呈扁平状，但不移动骨折端，不要搔刮骨折断端间的骨痂和纤维组织，在骨膜下移植全厚层骨片（图 24－1－2①②），较大骨片跨越骨折端，松质骨置于骨端两侧，缝合骨膜和软组织，维持植骨片稳定。手术不用内固定，具有操作简单、受区损伤小及出血少等优点，特别适用于位置满意的胫骨骨折延迟愈合或不连接。但对肱骨、桡骨或股骨不适用，因为这些骨折成角、旋转畸形很大。

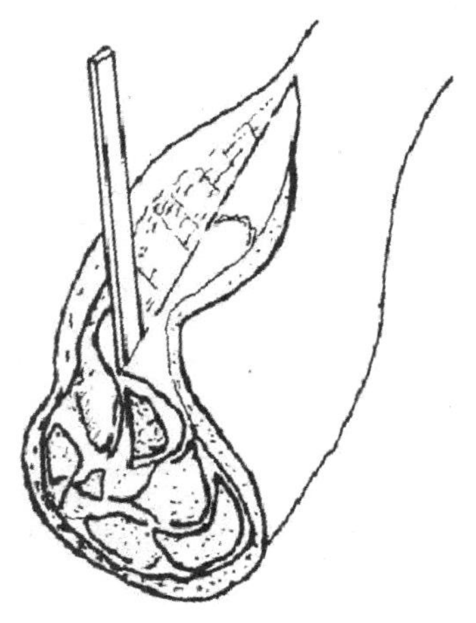

①将骨膜及薄层骨皮质一起掀起

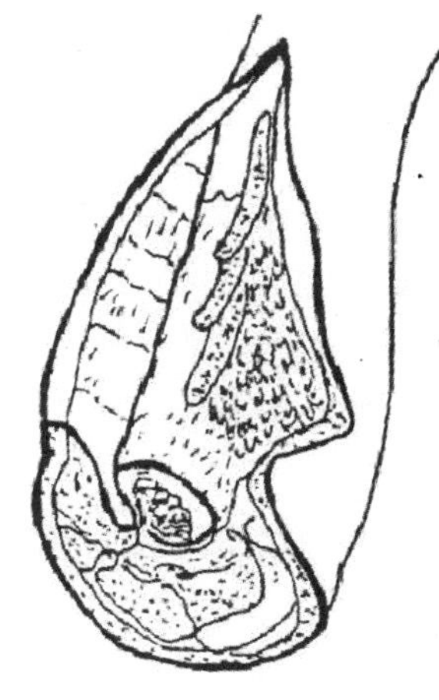

②骨膜下植骨

图 24－1－2①② Forbes 植骨术

3. 滑移植骨术 显露植骨区骨骼，去除断端间瘢痕组织及骨硬化端。用骨刀小心凿除部分骨皮质达髓腔，形成长条形或菱形骨槽，槽底稍小于槽顶，以防植骨块滑入髓腔。从其他正常部位切取长方形或菱形骨块，与骨槽等大，嵌入槽内，用螺钉固定。注意菱形植骨块最宽处应置于骨折平面，也是骨硬化最多处，以增加断端间的稳定性，有利于骨折愈合。适用于长骨骨折骨不连，尤其是胫骨下1/3段骨不连。也可以不从其他正常部位取骨，而在骨折近远断端各凿取一块不等长的长方形骨块，将两骨块互换位置或将短骨块置于骨缺损处，用螺钉固定，称为滑移植骨术(图 24－1－3①②③)。适用于长骨桥样缺损及踝关节融合。这种植骨术由于植骨块窄而短，容易折断，较难控制骨折端的活动。

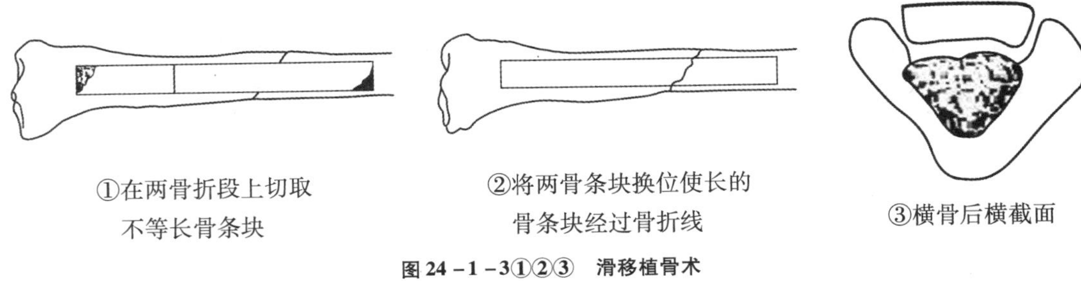

①在两骨折段上切取不等长骨条块 ②将两骨条块换位使长的骨条块经过骨折线 ③横骨后横截面

图 24－1－3①②③ 滑移植骨术

4. 松质骨植骨术 松质骨脆而软，常预制成小片状或火柴棒状，可填充到任何腔隙中，应用范围十分广泛。常用于骨折延迟愈合、骨不连、先天性假关节等。尤其适用于骨囊肿、良性骨肿瘤及结合病灶清除术后遗留的腔洞。对于大的腔洞，自体松质骨来源受限时，可用异体骨加自体松质骨混合植入。充填松质骨片必须接触紧密，量要充分，固定可靠。此外，也可用整块松质骨嵌入植骨，适用于2.5cm左右的骨缺损，但必须有金属钢板牢固固定，如用加压钢板，须防松质骨块碎裂。

5. 骨膜游离移植术 骨膜游离移植能保留骨膜固有的成骨和成软骨特性，其成骨源于骨膜的生发层细胞，故保持骨膜生发层的完整性是骨膜成骨的基本条件和关键所在，手术时切取骨膜须锐性剥离。骨膜移植后，血循环重建快，可快速成活，并有大量增生成骨。而在缺血环境下，适应软骨生长部位，在关节滑液的营养下，骨膜可增生形成软骨而不成骨。骨膜游离移植具有手术简单、供区损伤小、并发症少等许多优点，可以代替部分骨移植，应用前景十分广泛。限于目前技术等因素，临床上已有选择应用于骨延迟愈合或不连接的前臂和掌骨骨折及关节软骨缺损、剥脱性软骨炎、脊柱融合等。

6. 其他骨移植术

（1）骨钉植骨术：用于治疗舟状骨、内踝和股骨颈骨折不愈合；髓内骨钉植骨常与上盖植骨术联合应用治疗骨缺损。

（2）骨楔植骨术：用于治疗胫骨平台塌陷骨折及股骨外髁扁平引起的髌骨向外脱位。

（3）翻转植骨术：用于股骨远端或胫骨近端之骨肿瘤切除术后，使用胫骨近端或股骨远端的半径骨端干骺端，翻转过来作为植骨，充填遗留的骨缺损，同时行内固定术。

（4）支撑植骨术：适用于椎体病变缺损，可起到支撑作用。

（5）“H”形植骨术：与骨条联合植骨用于脊柱后融合。

二、肌骨瓣移植

肌骨瓣移植术是在肌肉附着骨骼处，不剥离肌肉附着切取骨块，通过肌肉附着给骨块提供血运的移植形式。它是一种较为理想的骨移植方法，保持了骨的活性，维持了骨块原有大小和结构，肌骨瓣移植后，愈合快，明显提高了疗效，优于游离骨移植。但只适用于就近骨移植，且骨块不能过大，适用范围有限。

（一）股方肌肌骨瓣移植术

1. 适应证　常用于治疗股骨颈骨折及骶髂关节结核。

2. 切取股方肌骨瓣　俯卧位，髋关节后侧切口。于粗隆部围绕股方肌附着点凿下粗隆间嵴，骨块切取的长度应以股方肌附着点上缘和下缘之间的距离而定，宽约1.5cm，厚度约1cm，与股方肌相连成瓣状，断面可见新鲜出血现象。

3. 植骨　股骨颈骨折复位内固定后，在股骨颈骨折线处凿一相应大小骨槽，股骨头内凿一洞，深约1.5cm。将骨块近端插入股骨头凿洞内，骨块跨越骨折线嵌入骨槽内，并用螺钉固定骨块远端（图24－1－4①②③），慎勿折断。术后行皮肤牵引制动。

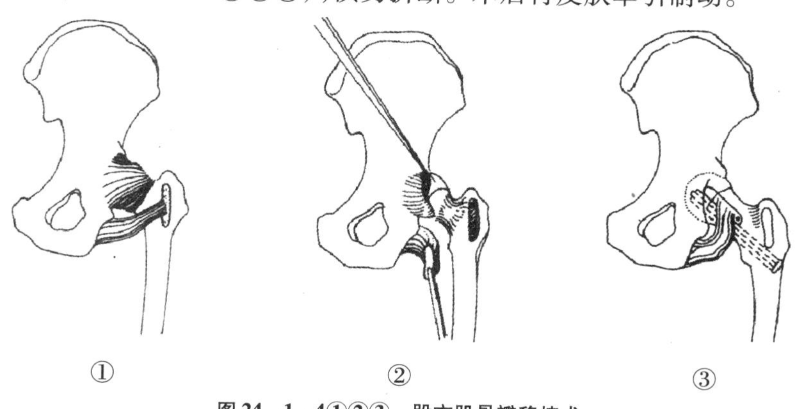

图24－1－4①②③　股方肌骨瓣移植术

（二）缝匠肌骨瓣移植术

1. 适应证 缝匠肌骨瓣浅表易取，血供良好，蒂长便于转移，且部位隐匿。适用于股骨颈骨折、股骨头无菌性坏死及髂骨延长植骨等。

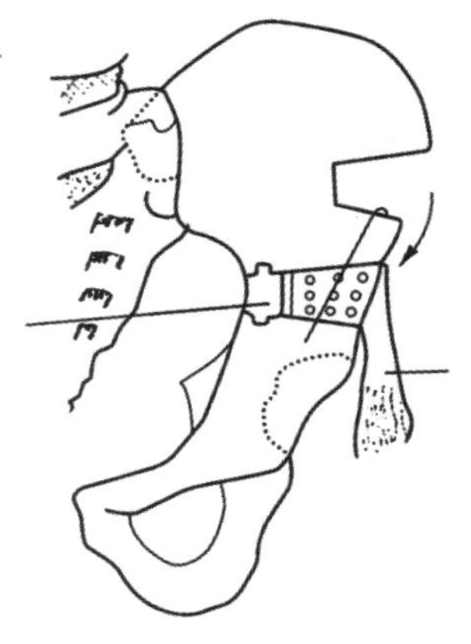

图 24-1-5 缝匠肌骨瓣移植术

2. 切取缝匠肌骨瓣 仰卧位，Smith-Petersen切口。显露缝匠肌，保护缝匠肌前筋膜和肌膜上的血管网及髂骨嵴骨膜。从髂前上棘向远端游离肌带5cm左右，此处应避免损伤其下方第1支营养血管，切取4cm×4cm髂骨块。

3. 植骨 行髂骨截骨，撑开截骨间隙至4cm左右，在靠近小骨盆环截骨处两断端上各作一1cm×1cm×1cm骨槽，用中指粗的骨水泥柱支撑髂骨断端，然后将带蒂髂骨瓣旋转45°植入截骨间隙，用克氏针贯穿固定（图24-1-5）。

（三）臀肌骨瓣移植术（Davis手术）

1. 适应证 适用于髋关节融合及髋臼造盖术等，较一般融合术骨愈合率高，愈合快。

2. 切取臀肌骨瓣 Smith-Petersen切口，骨瓣以阔筋膜张肌与臀中肌作双蒂。在髂前上棘下方外侧7.5cm向大粗隆的基底切开，将缝匠肌的附着点从髂前上棘处切断，找出缝匠肌与阔筋膜张肌之间隙，在髂骨翼内侧行骨膜下剥离，然后用骨刀切下一块外侧带阔筋膜张肌及臀中肌的长方形髂骨块，沿肌纤维将骨块游离至蒂足够长度。

3. 植骨 显露髋关节，清除病灶后，将髋关节置于功能位，在股骨头与髋臼间作一骨槽，以容纳肌骨瓣；然后将臀肌骨瓣嵌入骨槽内，并用2枚螺钉固定，在间隙中填充小块松质骨，分层缝合切口。术后固定4个月（图24-1-6①②）。

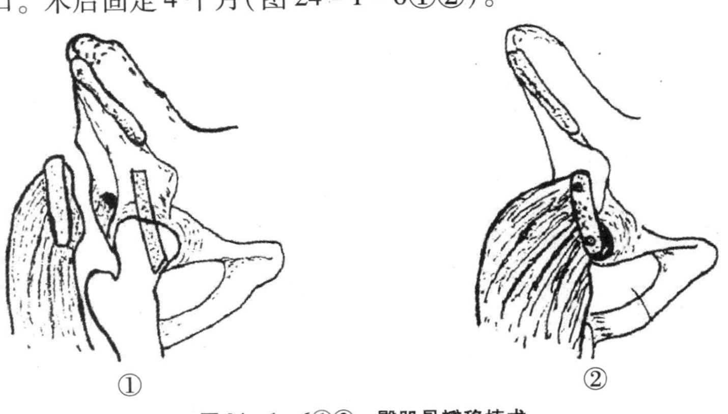

图 24-1-6①② 臀肌骨瓣移植术

（四）带蒂剥离皮质骨片移植术

1. 适应证 带蒂剥离皮质骨片移植是将剥离下的带蒂骨片移植，包绕于患骨周围的一种手术方法。带蒂骨片如同新鲜撕脱骨折片，可直接愈合，具有血供好、手术简单、供区损伤小、效果好、可重复进行等优点。常用于治疗骨不连、延迟愈合、畸形愈合、先天性胫骨假关节及骨延长、矫正膝内外翻畸形等。还用于感染性骨不连，具有一定的抗感染能力。

2. 切取带蒂剥离皮质骨片　选择切口，切开皮肤，逐层深入直达骨膜，各层之间均不剥离。骨膜作一线状切开，用锐利骨凿从骨膜切开处向两侧及上下方向剥离骨皮质。注意保持骨膜完整，使骨片连同骨膜完整地从骨皮质上剥离，以形成带肌蒂骨片。剥离范围至少达骨周径 3/4～4/5，剥离骨片厚度一般在 1～3mm，过厚有可能进入髓腔，过薄则可能只将骨膜剥离。骨片呈鳞片状，似拇指甲大小。

3. 植骨　受区准备妥当后，将剥离的带蒂骨片移植包绕于受区周围，无需缝合固定，待切口缝合完毕，骨片即自然依附于骨面。

三、带血管蒂骨移植

带血管蒂骨移植比传统的骨移植成功率高，缩短了移植骨愈合时间，解决了传统骨移植难以治愈的大段骨缺损，同时可修复合并软组织广泛损伤的疑难病症。即使是肌骨瓣移植也受骨块不能过大及不能远距离移植的限制，用吻合血管的骨移植不受这些限制，因而临床应用愈来愈多。

吻合血管骨移植的指征主要有：

（1）大块骨缺损（长骨缺损大于该骨的 1/5～1/4）。

（2）传统骨移植失败者。

（3）先天性胫骨假关节。

（4）预计应用传统骨移植不易成功的骨不连、骨缺损。

但该手术技术要求高，操作难度较大，手术时间长，仍有失败的可能。因此术者必须严格掌握手术指征，一切从患者利益出发，手术以简单有效为首选，以次要部位修复重要部位为原则，而不能完全取代传统骨移植。用传统骨移植即可达到目的，就不要用吻合血管的骨移植，即使行吻合血管的骨移植，也应尽量选用就近带肌蒂或带血管蒂骨移植。带血管蒂骨移植常用供骨部位有髂骨、腓骨、肋骨；其次有肩胛骨、桡骨、锁骨及骨膜等。

第二节　同种异体骨移植

自体骨移植在治疗各种原因发生的骨缺损方面起着重要作用，但来源有限，常需另做切口，增加患者痛苦和失血量，且造成供骨部位缺损，对儿童有引起生长障碍的危险等，故临床上常需要采用异体骨移植。目前临床上对异体骨移植材料的需要量猛增，由于新鲜异体骨移植对供者有诸多不便，常无法实施，因而骨库的建立已经成为现代骨科必须具备的一项设备。

一、骨库

骨库的建立是将事先采集、贮存并经过处理的异体骨或异种骨用于治疗，保证安全有效地使用骨移植材料。自 20 世纪 50 年代骨库建立之后，骨移植广泛应用于临床。

1942 年，古巴医师 Inclan 首先创立了骨库。50 年代初朝鲜战争期间，美国建立海军组织库,采用深低温冷冻或冻干法保存同种异体骨,以满足战时对骨组织移植的需要。近年来随着人工关节置换术和骨肿瘤保肢手术的广泛开展,异体骨的需求逐年增加,骨库在全球逐渐普及,骨库贮存的多为同种异体骨。美国组织库协会(AATB)和欧洲组织库协会(EATB)相继制定了各自的组织库标准,亚太地区外科组织库协会(APASTB)也在国际原子能机构(IAEA)协助下制定了IAEA组织库国际标准和IAEA组织移植物辐照灭菌规范。我国在20世纪80~90年代才开始建立正规的骨库,如北京积水潭医院、301医院、上海第二医科大学附属第九医院、西安第四军医大学西京医院及湖北联合生物材料有限公司等,大部分骨库建立在本院骨科,其中各具特色。如第四军医大学西京医院全军骨科研究所综合骨库,不仅加工贮存同种异体骨,而且研发生产多种新型骨移植材料和各种转化生长因子。此外,山西省在国际原子能机构资助下建立了一所大型医用组织库,参照AATB、EATB和APASTB的经验制定了自己的组织库操作规范,已向国内各地供应深度冷冻、冷冻干燥、辐照灭菌的异体骨产品。由于尚缺乏器官与组织捐献立法,我国骨库移植物来源短缺,相信随着遗体捐献立法的贯彻实施,将促进我国组织移植的进一步发展。

任何异体骨材料,即使是经过深加工的异体骨制品,移植后仍有引起交叉感染的危险,特别是乙肝、丙肝和艾滋病。为此,骨库工作必须严格遵守操作规程,对异体骨的采集、加工、贮存和临床应用全过程进行严密监控。即使是无菌采骨,仍须行灭菌处理。此外,建立完整的供体资料档案也至关重要。供者档案内容应包括知情同意书、供体鉴定及供体适合性评估、组织获取、运输和加工、检疫和传染病检测、贴标签、贮存、分发及质量控制。还应注明组织分发日期、质量保证体系、分发至何人何单位、移植日期、废弃处理日期及有效期等。每一件移植物均须用专用的供者识别号标明,从组织获取至最终处理,各主要加工步骤、实施时间及人员均应有记录,以便追踪标本及供体来源。档案管理应有接受移植者姓名、年龄、诊断、手术种类、置入部位、术者姓名及简要手术记录等。

除传统的异体骨条和骨板外,国外骨库还制备和贮存多种异体骨制品,如用脱钙骨皮质与甘油混合制成,呈凝胶、油灰或糊状的Grafton,多用于脊椎融合术并可与自体骨并用。另外还有Dynagraft用脱钙骨条制成。股骨环和股骨榫钉是用由人股骨截下的骨皮质段加工制成环形或螺纹钉,可以插入椎体间使椎体融合,保持脊柱稳定性。近年国内也生产几种简单的同种骨制品。但许多新制品的疗效尚未经长期随访证实,有待临床上进一步观察。

第四军医大学西京医院骨科建立了国内第1所综合骨库,除加工贮存同种骨关节移植物外,还制备和保存重组合异种骨系列产品和人工骨。重组合异种骨现已有商品出售,临床应用效果满意,其系列产品中的抗感染型及注射型也已开始应用于临床。人工骨材料中,目前正在研究高分子聚合物及可降解多孔陶瓷,用于治疗骨不连和延迟愈合,可作为生物骨移植材料的替代和补充。这些新型骨移植材料的出现,将为临床医师提供更多的选择空间。

二、供体的获得

(一) 骨库骨来源

异体骨一般来自创伤性截肢中未污染的骨骼或手术中切除的骨骼,如肋骨、髌骨及长管骨等。也常取自死亡4~8小时以内的新鲜尸体骨骼(包括死婴)。

（二）骨库供骨者禁忌证

为防止经由骨髓传播的疾病，必须严格规定骨库供骨者的禁忌证。

1. 传染病　传染性肝炎、黑热病、AIDS 病、疟疾、梅毒及麻风病。

2. 细菌性感染　化脓性感染、结核感染及气性坏疽等。

3. 骨病　佝偻病及骨纤维异常增殖症等。

4. 血液病　白血病、再生障碍性贫血及血友病。

5. 恶性肿瘤　各系统恶性肿瘤。

（三）取骨方法

常用无菌采骨法。即在手术室无菌条件下，由专门技术人员采取，清除软组织，包括外骨膜。在切取带关节面的异体骨时，注意保护关节面。四肢长骨可全长保存或适当截断以适合半关节移植的需要，然后放入无菌塑料袋或广口瓶内。

（四）骨库的组建与管理

1. 骨库常规检查　采集骨于储存前，必须完成各项检查，以确保应用安全。这些检查包括体温与全身检查、胸部透视检查、白细胞计数及分类、骨髓涂片查疟原虫、利什曼朵诺衣原体、骨髓及骨标本细菌培养和病理切片等。

2. 骨库登记制度　骨库应有详细的登记制度。储骨袋或瓶上附一卡片，卡片上标明供骨者姓名、性别、年龄、种族、血型、Rh 因子、诊断、类别、取骨日期、入库日期及编号，并作骨源登记和植骨登记。

3. 骨库储存方法　为保证临床方便、安全有效地使用异体骨移植材料，一般将采集骨通过各种方法储存、处理。常用的储存方法是冷冻和冻干法，但在冷藏设备还不够普及的情况下，应用硫柳汞或乙醇储存法，仍不失为经济、方便、有效的方法，适合于基层医院。

（1）深低温储存：将无菌条件下采集的骨骼置于低温下冷冻储存。普遍采用的冷冻方法有：－20℃、－80～－70℃和－196℃（液氮）。冷藏库中可分成上下两部分，采集骨在各项检查及装瓶手续均告完成后，先送入冷藏库之上部，待细菌培养及病理切片报道均为阴性，可转入冷藏库下部，以待临床应用。如病理切片报道为阳性，则应将该储存瓶弃置不用。

（2）冷冻干燥法：先将采集骨冷冻至－70℃左右，再置于冻干机内迅速冻结，并在真空中抽干。然后将冻干骨储存于密封的真空容器内，可存放于室温中，便于运输。

（3）硫柳汞储骨法：硫柳汞是一种良好杀菌剂，为稳定、无色的有机汞化合物，有较强的杀菌力，临床应用证实，对人体及局部组织无损害。将所取骨骼，包括冷冻法细菌培养阳性的骨骼，清洗后浸入 1/1000 的硫柳汞溶液中，填写卡片，密闭瓶或袋，置入 2～5℃的普通冰箱内，2 周后再取出更换成 1/5000 的硫柳汞溶液。换液时可取少许骨块再作细菌培养，经过 2 次培养阴性者即可应用，每次用后应再次作培养。存骨期间每隔 2 个月更换 1 次容器和液体，以上各项操作均须在严格无菌条件下进行。

（4）乙醇储骨法：将所取骨骼先用 0.6 当量的盐酸液浸 1 小时，再放入消毒后并盛有 70%～75% 乙醇的广口瓶中，乙醇须浸没骨骼，密闭瓶盖外面套上无菌布袋并扎紧，然后置于 4℃普通冰箱中或室温下。存骨期不超过 1 年，须定期检查、测量乙醇浓度或增加乙醇量。

三、异体骨移植的临床应用

（一）适应证

临床应用骨库骨进行异体骨移植已十分普遍，小块骨用于骨腔充填和脊柱融合已成常规，大块骨植入用于肿瘤切除术后的骨缺损和肢体保存已有成熟的经验，目前还用于骨关节修复和修复性全髋关节置换术。

（二）注意事项

（1）应根据患者的需要和骨库登记选择合适的异体骨，对骨库储存骨的时间尚未明确或超过1年的库存骨是不能使用的。

（2）应用库存骨之前，必须重复细菌培养，结果阴性方可使用。一般无需作血型和组织型配对，但对年轻有生育能力的Rh阴性女性患者，最好作Rh血型配对。

（3）冻干的大段骨用于修复大段骨缺损时，需在无菌的生理盐水中浸泡18～24小时，冻干碎片骨用于充填骨腔时，无需再水化。

（4）手术时取出所需骨骼，将附着在骨块上的残存碎屑剔除干净，骨髓组织也应清除干净，然后用生理盐水反复冲洗。抗生素的浸泡会损伤存活的细胞，应避免使用，用活力碘浸泡临床效果更好。

（5）大块异体骨移植，可在骨块上钻数个孔，深达髓腔，以利术后新生血管长入，促进骨愈合。

（6）大块异体骨移植必须注意力线，不可过早负重。术后经X线片证实骨完全愈合，轴向叩击痛阴性者方可下地负重。

（三）并发症

1. 延迟愈合或不愈合　冷冻或冻干骨移植一般能在异体骨与受体骨连接处发生生物结合，平均愈合时间为10～14个月。临床资料有11%的不愈合率，假关节的发生率是自体骨移植的3倍。临床应用时，应选择合理可靠的内固定，使其紧密接触或辅以自体松质骨移植，能有助于骨的愈合，降低不愈合率。

2. 异体骨骨折　异体骨移植发生骨折的发生率为16.5%，大多于移植术后18个月以内发生。因此选择合适的异体骨，合理的内固定，防止过早、过多负重和在异体骨上过多钻孔等，都是防止异体骨骨折的有效措施。

3. 感染　异体骨移植后，因免疫反应形成的屏障将影响局部的防御能力，加之强烈的免疫排斥反应，术后早期皮肤坏死、血肿、形成窦道，甚至后期手术均可致局部感染。因此，掌握移植适应证，严格无菌操作，术后创口负压引流及加强支持、抗感染治疗是预防感染的关键。

四、异体骨移植的影响因素

异体骨移植的治疗效果受较多因素影响，包括受体对移植骨的免疫反应，移植骨的储存和处理方法以及移植骨所处的环境等。

1. 免疫反应　异体骨移植与其他组织移植一样也会引起受体的免疫反应，只是程度轻微，没有全身明显反应症状。但临床上引起的异体骨骨折、广泛的骨吸收、关节软骨退变等并不少见，使异体骨移植的应用受到限制。

免疫反应包括细胞和体液免疫反应。其中细胞免疫反应起重要作用，而免疫反应的强度与抗原浓度成正比。骨髓主要是起体液免疫的抗原作用，异体骨本身也存在移植抗原，所以清除骨髓可除去骨的主要体液免疫反应，但仍存其细胞免疫反应。这种免疫反应主要表现为移植骨与受体连接区内毛细血管阻塞和血管周围组织的浸润，称之为延迟性过敏反应。临床常见新鲜异体骨移植 14 日后发生这种反应，异体储存骨 21 ~ 28 日发生。反应在新鲜异体骨和异种骨比异体储存骨要强烈。冷冻和冻干骨可降低免疫活性，皮质骨的抗原性较松质骨低。冻干异体骨在 6 ~ 8 周后发生反应，随之白细胞被受区和供骨之间形成的瘢痕纤维组织所替代。这种瘢痕的厚度与延迟过敏反应的强度成正比。

2. 骨诱导作用　骨诱导作用是指一种组织或其产物能使第 2 种组织分化成骨的过程。这种诱导可通过骨基质或骨髓细胞对非特异性的间叶细胞的刺激。至 1982 年 Urist 从牛骨中提纯了一种嗜酸性多肽蛋白，可诱导血管周围及游动的间叶细胞转化为不可逆性骨系细胞，从而在骨骼部位或骨骼以外的任何部位产生软骨和骨组织，称之为骨形态发生蛋白(BMP)。因此阐述了一个骨折愈合诱导成骨的新理论。近年来又发现了骨细胞生长因子，可与 BMP 互补骨的修复过程。应用 BMP 可诱发新骨细胞的分化，而骨细胞生长因子可调节骨细胞生成总量。

骨诱导作用是任何一种骨移植术的主要目的。自体松质骨移植具有较高的骨诱导作用，移植后存活的少量骨细胞，成为诱导骨生成的一种来源。异体骨移植时，为了保持 BMP 的活性，必须争取 4 ~ 8 小时内采骨，如果超过 12 小时会激活内源性蛋白分解酶，造成 BMP 失活；如果超过 24 小时，BMP 的活性将丧失一半。另外，也可通过特殊抑制酶化学制剂的消毒方法，以保存 BMP 活性。同时骨库储存、处理方法也对 BMP 的活性有一定影响，冻干法可保存骨基质中构成 BMP 所必需的一些酶类；硫柳汞法可抑制 BMP 酶的活性，但不造成 BMP 的变性；因此冻干法与硫柳汞法不影响骨的诱导成骨能力。大剂量辐照灭菌及煮沸法使 BMP 失活、变性，完全破坏了骨诱导作用，故不主张应用。

3. 骨移植的生物力学　骨移植的生物力学已得到临床的日益重视。事实上，当以恢复骨骼的正常结构及其稳定性为主要治疗目的时，生物力学因素对骨移植的影响显得尤为重要。在异体骨移植治疗中生物力学因素包括供骨的力学特性、移植骨修复与重建过程中力学特性的改变等。供骨的力学特性与骨骼的物质构成，组织结构及本身特有的力学性质有关。如皮质骨的强度与刚度均大于松质骨。此外，还与供者的年龄、性别、健康状况以及骨库储存、处理方法也对骨的力学特性有直接影响。冻干骨由于脱水和显微裂纹，导致骨的脆性增加，抗扭和抗弯强度明显下降。冻干骨重新水合，反而会降低骨的强度与刚度，骨移植后其力学特性可能会进一步受损。冷冻骨对异体骨移植力学特性的影响极小。辐照可使骨胶原纤维的网状结构遭到破坏，影响骨的生物力学性能。异体骨移植在修复与重建过程中，其生物力学特性的变化与骨折愈合基本一致，即早期一般较低，但随着移植骨的进一步修复与重建，则逐渐增高，并趋于正常。

4. 骨移植环境　移植骨的成活也受移植部位的影响。骨移植在正常植骨床时，便能发生骨替代作用，而异位移植则不能发生替代过程，几乎全部被吸收。随着新生血管长入移植骨后，修复过程受新的力学环境的影响，移植骨愈合与重建的速度、质量可随其所承受的类型和大小而更进一步发生变化。

第三节　异种骨移植

代替自体骨移植的材料除了异体骨之外，还可用牛、羊骨等异种骨替代。异种骨移植后，受体有较强烈的免疫排斥反应，往往不能顺利完成爬行替代过程，临床上常有发热、局部炎性反应、移植骨吸收或死骨形成等现象。如能除去有机质骨用自体红骨髓浸泡作为复合移植或者去除有机质骨，然后移植于出血的松质骨床上则可减轻异物反应。利用异种骨作支架，通过自体活的骨髓细胞提供骨生成的诱导作用，能完成爬行替代过程，取得满意效果。因其来源、储存和包装均较简便，手术操作容易，无损伤性，省时、安全、价廉，对临床使用有一定的实用价值，对儿童、有骨质疏松症的老年患者及需大量植骨者更为适用。

1. 去有机质骨　通常采用乙二胺提取小牛骨的有机质，因其去除了有机质，仅留下由无机盐成分组成的结构，克服了受区与供骨之间组织相容性的差异，仍然保留了成骨活性。但这种骨的机械强度较差，故仅适用于小的骨缺损。

2. Kiel 骨　这是目前国外唯一商品化的异种骨。先将小牛骨上的软组织剔除，用水冲洗，然后用过氧化氢溶液去除部分有机质，再经去脂处理后，用 γ 照射或乙醚及环氧乙烷灭菌而制成备用。具有来源容易、制作方便、抗原性较低、机械强度较好等优点，与自体骨髓混合后呈牙膏样，移植于受区，促进骨生长的长期结果优于 Oswestr 骨，临床适用于修复骨缺损、关节融合以及充填骨死腔。

3. Oswestr 骨　这种材料是通过过氧化氢液和乙二胺两次提取，完全去除有机质的牛松质骨。较脆，机械强度差，无明显异常组织反应，也无骨诱导作用。临床上将其用自体骨髓浸泡后，置于血运丰富的植骨床，可作为新骨长入的支架，有较好的骨诱导作用。Oswestry 骨的松质骨间隙由受区新骨长入，完成爬行替代过程。当自体松质骨不足时，可作为代用品，常用于骨死腔及脊柱后融合的骨充填。

4. 纳米人工骨　从 20 世纪 90 年代初起，纳米科技得到了迅速发展，逐渐渗透到各个学科的不同领域，被公认为是 21 世纪的关键技术之一。纳米多孔陶瓷的孔隙，允许新生骨组织的长入，具有诱导成骨作用和良好的机械力学性，比传统材料有更好的生物学和生物力学性能，能促进和加快骨缺损的修复。

第四节　常用的植骨方法

一、骨松质移植

（一）充填植骨术

骨松质碎块或薄片可用以充填骨髓炎病灶切除后留下的空腔及良性骨肿瘤造成的骨缺损。手术最好是通过骨的肌肉附丽面显露病灶，空腔壁开窗显露应充足，能在直视下彻底刮除内容物。肿瘤刮除后尚须用50%氯化锌烧灼腔壁,冲洗干净后植入骨松质碎块或薄片,适当轻轻敲打至填充紧密。如空腔过大不能填满,则可利用邻近肌肉形成一肌瓣充填空隙,在开窗处将肌瓣与周围骨膜和软组织缝合固定(图24-4-1)。

(二) 表面植骨术

将骨片、骨条、骨针或骨粒移植于骨的表面,常用于骨折延迟愈合、不愈合、假关节形成及关节融合术。

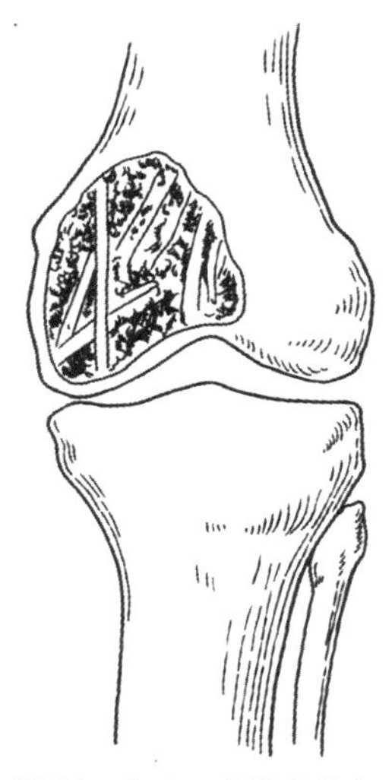

图24-4-1 充填植骨术

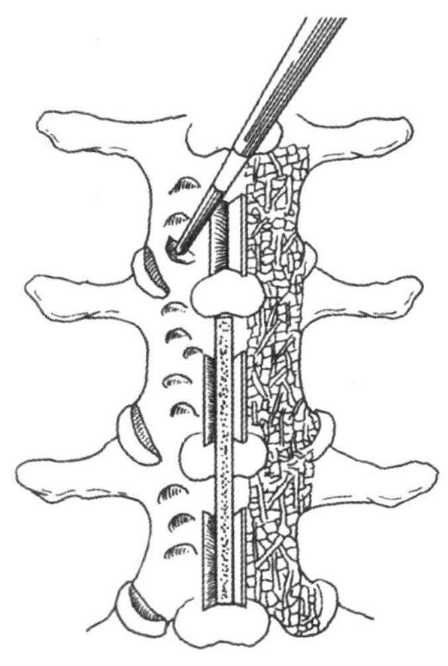

图24-4-2 脊柱后路融合术植骨

1. 骨折植骨 将骨折端骨面凿成粗糙面,将骨松质切成2cm×3cm大小,纵向贴紧骨面植于骨折部周围。位于皮下的骨面只植少量骨片,肌肉下的骨面可植数层骨片,尽可能在骨折部位周围都植骨。对骨不连等难愈骨折再次手术,可联合使用骨松质片与内固定固定,即将一长度与宽度合适的骨松质片跨骨折线植于骨折部位,其上用钢板进行固定,再在骨折部四周行骨松质薄层植骨。

2. 脊柱后路融合术植骨 脊柱结核、脊柱骨折及脊柱滑脱症等行手术治疗常需植骨。切除需要融合部位的棘间韧带,劈开棘突。用小圆凿将椎板及棘突两侧骨面凿成鱼鳞状,并切除小关节软骨面,将条状骨块修整后嵌入劈开的棘突中,碎骨块或火柴棒样骨条植于棘突两侧和椎板面上及小关节间(图24-4-2)。

二、骨皮质移植

(一) 单侧上盖植骨术

治疗长管状骨骨折不连接时,为达到固定骨折和促进骨折愈合的目的,可将所取的骨皮质块,跨越骨折处固定于骨折端之表面,再在骨折线周围加一些骨松质条片。先显露骨折断端,如骨折对位好,无需清理断端,用骨钻沿植骨床钻孔,以利新骨顺钻孔长入植骨块;如断端骨质硬化,应清除断端间瘢痕组织,去除硬化骨并钻通髓腔。用骨刀去除植骨床上一薄层骨皮质,形成一连续平整的植骨床,其长度与宽度与上盖骨皮质板相仿,使植骨块与植骨床达到紧密接触。将已采得备用的骨皮质片的髓腔面用骨凿修理平整,跨越骨折处置于骨折端受骨床,在骨折端远、近侧约2.5cm处各钻1孔后用螺丝钉固定,螺丝钉应通过植骨块和

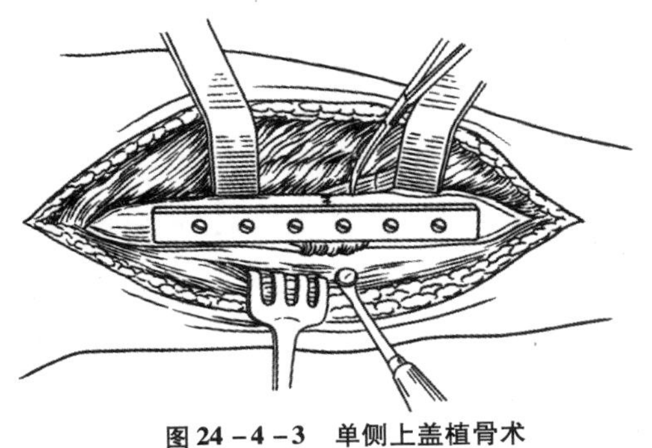
图 24－4－3 单侧上盖植骨术

受区双侧骨皮质，每一侧应用 2 或 3 枚（图 24－4－3），必要时可用钢板加强内固定。

（二）双侧上盖植骨术

主要用于难治的骨折不愈合，如老年或骨质疏松性骨折髓腔扩大者，邻近关节的骨折不愈合及邻近大关节的大骨囊肿、骨巨细胞瘤刮除术后易发生病理性骨折。

此法是在原单侧上盖植骨之对面再植入一骨皮质块，用螺丝钉将两块骨皮质固定在一起，并在两断端间填塞骨松质，使固定和植骨效果更为牢靠（图 24－4－4）。

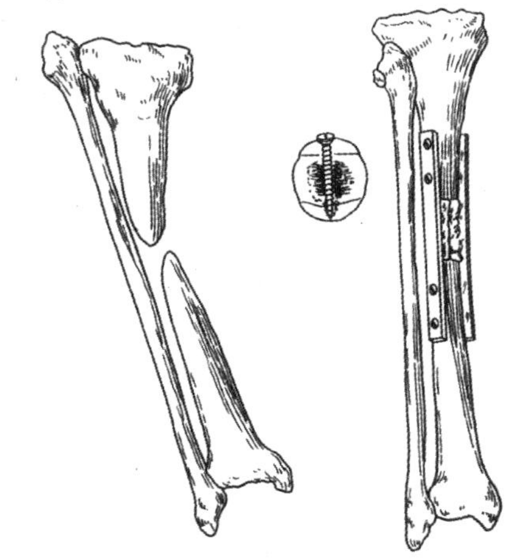
图 24－4－4 双侧上盖植骨术

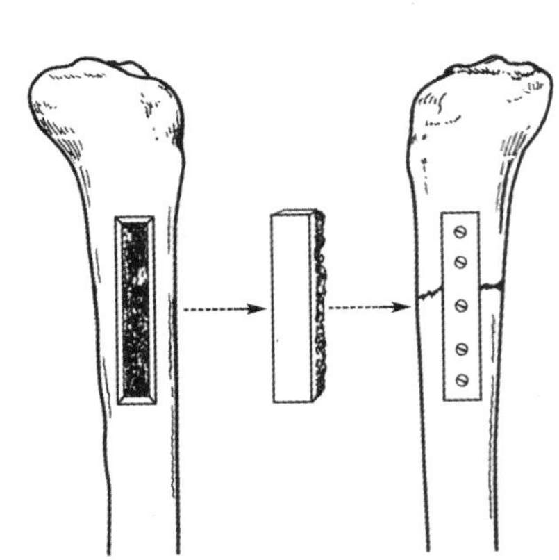
图 24－4－5 嵌入植骨术

（三）嵌入植骨及滑槽植骨术

从正常胫骨切取矩形骨条，再用同一宽度双锯片在对好位的骨折部位开槽做一个植骨床，使取出的骨片正好能嵌入槽内，借此骨片跨越骨折线固定骨折（图 24－4－5）。为使骨折端有更大面积的骨片覆盖，可采用菱形嵌入植骨术，使骨移植片最宽处位于骨折平面，以增加断端稳定性，有利于骨折愈合。

（四）骨钉植骨术

常用于腕舟骨、内踝以及股骨颈骨折不愈合或胫骨平台凹陷性骨折。

骨钉植骨具有内固定和加速骨愈合作用。胫骨平台凹陷性骨折时，使用内固定抬起下陷之关节面，再插入骨钉充填缺损，起维持固定和防止关节面下陷的作用。对不愈合的内踝骨折，清理骨折端瘢痕并保持对位后，在内踝尖端用骨钻钻洞，跨越骨折处达胫骨下端，将自体或骨库骨块修削成长柱形骨钉，自内踝尖端捶击入骨洞内作为植骨并内固定（图 24－4－6）。

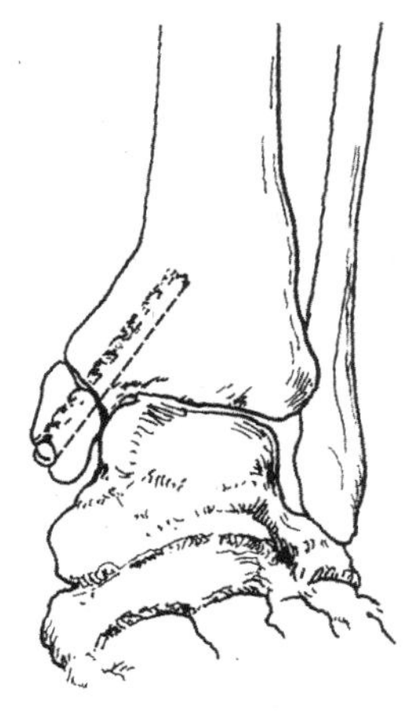
图 24－4－6 骨钉植骨术

三、骨段移植

骨段移植术常用于胫骨中段、股骨远端肿瘤切除后的重建及关节翻修成形术。

骨段移植是将整段或大块骨组织移植至骨髓有缺损的部位，同时行内固定。适用于侵袭性良性骨肿瘤或低度恶性的孤立性骨肿瘤切除后遗留的大段骨缺损的修复；恶性骨肿瘤（ⅠA、ⅡA）在化疗辅助下行挽救肢体的手术；创伤后遗留的大段骨缺损；因年龄或其他原因不适于做人工关节置换的骨、关节病等。由于骨段移植用骨量大，除自体腓骨外，多采用同种异体骨，包括骨干移植、长骨骨端移植、骨端部分移植和半关节置换。应特别注意移植骨与受体骨断面的处理，根据需要选择横断、阶梯形或斜形切断。应合理选择内固定器材，采用髓内或钢板固定，注意应在骨折端充填足量自体碎骨。如需移植关节，应注意移植骨关节的左右侧别，韧带、肌腱与肌肉应重新附丽于植骨之相应部位，通常在移植骨上钻小孔，以不锈钢丝固定。胫骨近端手术时，可在移植骨的胫骨结节上掀起一小骨块，将髌韧带插入骨块下面，用螺丝钉穿过骨块和韧带固定于移植骨。

（一）胫骨中段肿瘤切除同种骨段移植重建术

胫骨中段肿瘤切除后或外伤引起的骨缺损，可用同种骨段移植进行修复。此手术不影响膝关节及有关肌腱韧带的重建，术后可获得较满意的外观和功能，达到切除肿瘤和修复骨缺损的目的。

测量所需骨之长度后，选择合适的同种骨段，刮净髓内脂肪组织，冲洗后置于缺损部位，用顺行或逆行髓内钉固定骨段。力求植入骨与受体骨紧密贴合（图 24－4－7），将胫前肌重新附丽于植入骨相应部位，屈趾肌可重新附丽于腓骨或骨间膜上。

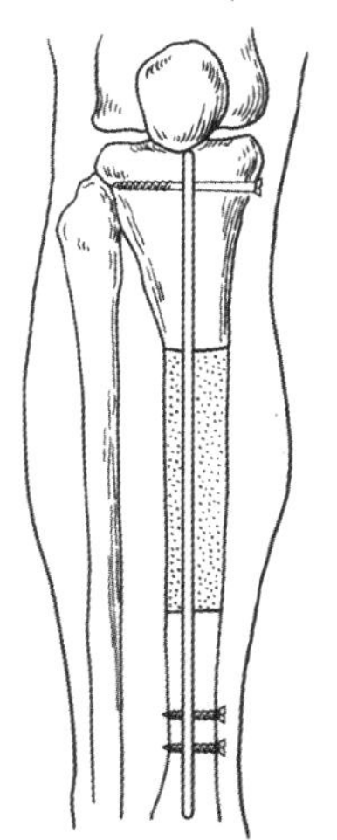

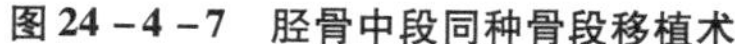

图 24－4－7　胫骨中段同种骨段移植术

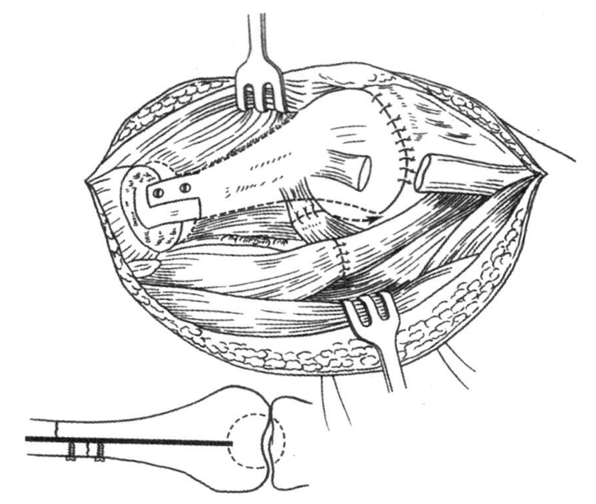

图 24－4－8　股骨远端同种骨移植术

（二）股骨远端骨肿瘤切除同种骨段移植重建术

股骨远端是骨肿瘤好发部位之一，肿瘤常破坏股骨远端大部。采用骨段切除术治疗股骨下端骨肿瘤，利用带关节软骨的同种骨进行关节成形术，可以达到切除肿瘤、保全肢体的目的。

切除肿瘤骨段后测量所切除骨之长度，选择合适带关节软骨的同种骨段，修削冲洗，置于缺损部位。一般先缝合后关节囊，待全部缝线贯穿后再逐一打结，然后用细钢丝修复内外侧副韧带及前、后交叉韧带，最后缝合关节囊前部。选用合适的髓内钉固定骨段。受体骨与移植骨断面充填足量自体骨松质粒。腓肠肌内外侧头重新附丽于植入骨的相应部位（图24－4－8）。

（三）同种骨移植全髋关节翻修成形术

1. 股骨假体松动、下沉或股骨距吸收　可用同种骨移植恢复股骨近端的外观和长度（图24－4－9）。

2. 人工髋臼内陷　可用小块同种骨填补内陷处缺损。

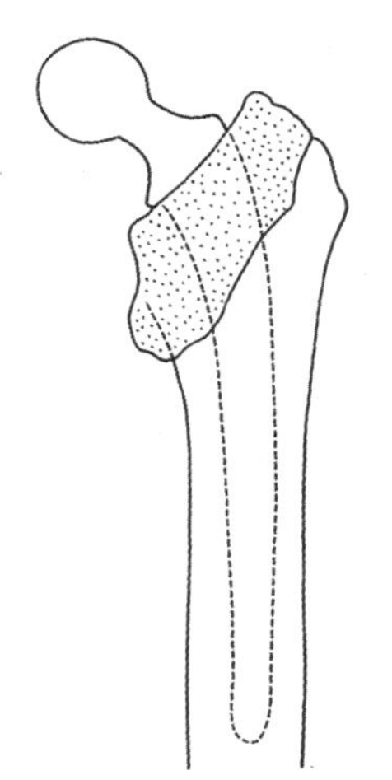

图24－4－9　同种骨段移植修复股骨近端缺损

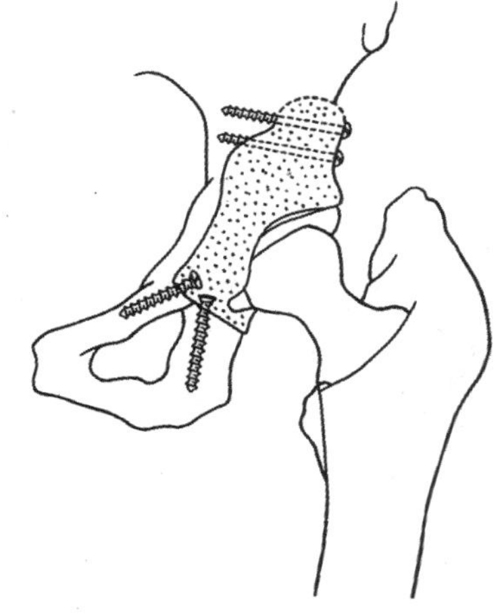

图24－4－10　同种髋臼骨移植重建全髋臼

3. 严重髋臼缺损　用整块髋臼同种骨做全髋臼重建术（图24－4－10）。

四、带血供骨移植

（一）带血管骨移植

国内1979年报道了用带血管腓骨游离移植治疗先天性胫骨假关节，1980年报道了吻合旋髂深血管和吻合臀上血管髂的骨游离移植，1979年报道了用吻合血管的腓骨骨膜游离移植治疗先天性胫骨假关节，均取得良好疗效，为骨移植开辟了一条新途径。

由于带血管的骨移植保证了移植骨的营养血供，使移植骨的细胞成分得以成活，移植骨与受区骨的愈合不需要经过“爬行替代”过程，而变为一般的骨折愈合过程，因而加快了骨折愈合速度，其效果明显优于传统的植骨方法。对于因创伤、肿瘤切除或骨髓炎病灶清除后6cm以上的骨缺损的以及当骨缺损位于创伤严重或受辐射部位，因瘢痕多、局部血液循环较差，常规植骨不易愈合时尤有优势。带血管骨移植的另一优点为，皮肤、肌肉、骨骼复合缺损时，通过带血管复合骨肌皮瓣移植可一次进行修复。带血管骨移植操作时间长，技术要求高，需要有专用设备，应当严格掌握手术适应证，在一般植骨失败或不易愈合以及大块骨缺损，除截肢外别无其他选择时才考虑应用。

在带血管游离骨移植中，最常用的是髂骨、腓骨和肋骨。

（二）带肌蒂骨瓣移植

带肌蒂骨瓣移植是在肌肉附丽于骨骼处取骨，保留移植骨的肌肉附着部及骨膜，依靠肌蒂的血液供应滋养移植骨。将此带肌蒂骨瓣移植至邻近的骨折、骨缺损处或骨坏死区，以促进骨愈合。应用带蒂骨移植已有近百年的历史，20 世纪 80 年代以来，国内许多学者陆续报道采用带股方肌蒂骨瓣或缝匠肌蒂骨瓣移植治疗股骨颈骨折，临床疗效满意。目前，带肌蒂骨瓣移植已较广泛应用于临床。

1. 类型

（1）带恒定肌蒂骨块移植：肌蒂由恒定的一块肌肉或肌组构成，其取骨部位恒定，取骨量较多，蒂的游离范围较大。常用的有股骨粗隆区股方肌骨瓣、髂骨缝匠肌股直肌骨瓣、髂骨阔筋膜张肌骨瓣、锁骨胸锁乳突肌骨瓣、肩胛骨斜方肌骨瓣、肋骨胸大肌骨瓣、桡骨旋前方肌骨瓣，带肌蒂腓骨段移植（图 24－4－11），带肌蒂骨皮质片移植带肌蒂骨皮质片移植等。其中解剖位置较浅表的肌骨瓣还可连同皮肤和皮下组织一并切取，制成复合瓣。

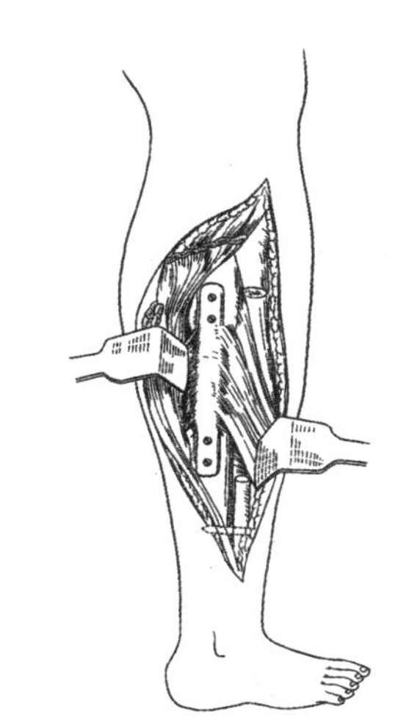

图 24－4－11 带肌蒂腓骨段移植

（2）带肌蒂骨段转移：是指采用同侧腓骨或尺骨转移修复胫骨或桡骨缺损，其肌蒂宽大，内有知名血管通过。

（3）带肌蒂骨皮质片移植：也称骨皮质剥离术，多用于四肢长管骨。取骨部位根据需要设计，但取骨量较少，由于蒂较短，移植距离有限。

2. 临床效果

（1）优点：①移植骨有来自肌蒂的滋养血管或知名血管供应血液，为活骨移植，抗感染能力强，骨愈合速度快，适用于感染性骨缺损、难治性假关节及骨缺血坏死的治疗。②可根据需要制成复合瓣，一次修复多种组织缺损。③手术简单易行而可靠。

（2）限制：由于受肌蒂长度的限制，只能局部应用。

第五节　取骨术的并发症

300 多年以前就有取自体骨做骨移植的报道，至今骨移植技术已被广泛应用于临床，成为骨科领域中用于修复创伤、肿瘤、炎症及各种畸形造成的骨缺损、骨不连等矫形手术的重要手段。

取自体某一部位骨骼，移植至自体另一部位称之为自体骨移植，又分为游离自体骨移植、带肌蒂骨移植和吻合血管的骨移植。临床上自体骨最常取自髂骨、胫骨或腓骨，分别提供松质骨、皮质骨和全骨。因自体骨移植无排斥反应，其生物学潜能最大，骨诱导作用强，效果也最为满意。尽管取自体骨的优点很多，但也存在增加患者由取骨带来的某些创伤和并发症。

取骨带来的并发症与取骨部位的解剖、骨块大小、连带组织的切取范围以及手术操作有直接关系。随着显微外科的技术的应用，切取的范围逐渐增大，随之带来的创伤和并发症也相应增多。了解取骨带来的并发症，对预防和治疗具有一定的意义。

松质骨应用很广泛，对移植骨强度无特殊要求时均可应用此法，不论移植骨内细胞成分能否保持存活，松质骨较皮质骨更容易与受体骨融合。全身可供移植的松质骨有骨盆骨、椎骨、肋骨、足跖骨、手腕骨及长骨两端，最常用的供骨部位是髂骨。以髂骨、肋骨为例，分析松质骨切取术的并发症。

一、髂骨取骨术的并发症

施行髂骨取骨术时，可采取髂骨前 1/3 部分骨质和后 1/3 髂骨翼部骨质。由于髂骨中 1/3 骨质较薄，故较少采取。取骨时，根据需要可游离采取松质骨碎骨、全厚松质骨、髂骨外板、薄层骨片、楔形骨片，还可切取带缝匠肌或股直肌蒂骨瓣和带旋髂深血管蒂髂骨。髂骨切取术可有以下并发症。

（一）股外侧皮神经损伤

股外侧皮神经损伤是取髂骨常见的并发症之一。

1. 病因 股外侧皮神经由腰丛发出，自腰大肌外缘起，斜越髂肌表面，经腹股沟韧带表面，在髂前上棘下 2. 5cm 处的缝匠肌表面走行，取髂骨时常由于软组织剥离较大，损伤髂肌表面的神经，或在髂前上棘切开筋膜时过分牵拉均易造成股外侧皮神经损伤。

2. 症状 可出现疼痛性神经瘤或大腿外侧面感觉障碍，如单纯大腿外侧面感觉缺如，可不特殊处理，一般术后 3 ~6 个月可恢复。如出现疼痛性神经瘤，可手术切除神经瘤，必要时做神经吻合。

3. 预防 熟悉局部解剖，尽量减少对软组织的剥离，尤其剥离髂骨内板时要注意向前不可超过髂前上棘。

（二）髂骨处疼痛

1. 发生率 疼痛是髂骨取骨最常见的并发症，资料报道总发生率占 20% ~40%，术后半年疼痛发生率为 37.9%，其中 18.7% 在两年后只遗有轻微疼痛。

2. 症状与病因 髂骨取骨后 6 个月都表现有不同程度的疼痛，部分表现为手术切口瘢痕的感觉过敏，这种疼痛一般会逐渐减轻。术后疼痛可能与局部骨缺损和肌肉软组织广泛剥离产生的创伤有关。

3. 治疗与预防 症状较轻微不需做特殊处理，症状严重时可对症给予止痛药物；切口瘢痕感觉过敏严重可行瘢痕成形术。为了减少术后疼痛发生率，应尽量减少软组织的剥离，如取骨量较大，可用部分人工骨替代。

（三）疝形成

髂骨取骨中，除采取保持髂骨完整性的取骨方法以外，均不同程度地破坏了髂骨的完整性，造成骨缺损。少数甚至因造成腹壁韧带薄弱形成疝，因此取骨时应仔细地进行骨膜下剥离，尽量减少对骨膜及周围软组织的损伤，取骨后将髂肌和臀中肌等用褥式缝合法缝合加固，修复支持结构，以防止疝形成。

（四）出血、血肿

因骨骼为松质骨，髓腔内有相当多的静脉窦，取骨后出血较多，骨膜剥离广泛取骨量大时，渗血也较多。如止血不彻底或术后引流不通畅，会造成局部积血及血肿形成。如取骨较多，加上治疗原疾病和手术创伤，如输血、补液不及时，可造成血压下降，甚至导致休克。为了预防局部血肿形成，减少渗血，取骨后骨面出血较多时，一般不主张应用骨蜡，因为非生物性材料可影响骨愈合，可局部放置明胶海绵，采用严密缝合和局部加压止血。为防止血肿形成和感染，术后应留置引流管，一般于手术后24～48小时内拔除。如果术后出现局部血肿，应在严格无菌条件下行血肿清除，并仔细寻找出血点，严密缝合、消灭死腔、引流及局部加压包扎。

（五）骨化性肌炎

也称为异位骨化，发生在取骨区周围软组织，尤以臀肌中较为常见。

1. 病因　骨化性肌炎的发生原因，至今尚不清楚。但从临床观察中，可能与以下因素有关。

（1）男性患者容易发生。

（2）可能与身体素质、局部软组织创伤伤、出血及碎骨屑残存于受损伤软组织中有关。

2. 发病时间　绝大多数发生于术后6周，至术后3个月内基本定形，此后一般不再增大。

3. 症状　临床表现为取骨处软组织肿胀及压痛，髋关节活动部分受限，疼痛与肿胀逐渐减退后，在软组织中可触及一界限清楚的硬肿块。

4. 治疗

（1）口服吲哚美辛25mg，每日3次。可抑制前列腺素合成，起到预防作用。

（2）二磷酸盐类药物，可抑制骨样组织钙化，阻止磷酸钙变为羟基磷灰石。

（3）也有提出用放疗治疗骨化性肌炎。

5. 预防　主要的方法是减少软组织的损伤。取骨后用大量生理盐水冲洗，防止血块、骨髓和碎骨屑残存于受损伤软组织中；充分引流，防止血肿形成。

二、腓骨骨段切取术的并发症

腓骨具有一定的强度，通常取腓骨的中1/3或上1/2段作为骨移植材料，腓骨不是主要负重骨，切取后对下肢功能无明显影响，但在取骨时仍可能发生以下并发症。

（一）腓总神经损伤

1. 病因　通常发生在切取腓骨上1/3时，没有常规显露腓总神经，造成手术误伤，也可由于牵拉过度导致。

2. 症状　腓总神经损伤，由于小腿伸肌如胫前肌，趾长、短伸肌和腓骨长短肌瘫痪，出现患足下垂，小腿外侧和足背部皮肤感觉减弱或消失。

3. 踝关节紊乱　腓骨下端是外踝，当腓骨切取后，远端保留长度成人＜1/4，或儿童＜1/3时则影响踝关节的稳定性，可发生外踝上移。有报道儿童切取腓骨后出现胫骨远端骨骺呈内高外低“楔形变”，距骨呈外高内低改变，均有踝穴外翻，内外踝发育不良表现，所以认为破坏儿童腓骨的结构完整性，必然引起踝关节的紊乱，出现踝现关节不稳。表现为踝关节疼痛及容易扭伤踝关节。

4. 治疗 对神经牵拉伤，可先行如下保守治疗。

(1) 防止瘫痪肌肉的过度牵拉，以免加重神经损伤。保持瘫痪肌肉在松弛位，防止足下垂。

(2) 进行物理治疗，如瘫痪肌肉的电刺激、按摩等，减少肌肉萎缩，防止肌肉纤维化。

(3) 药物对症治疗，如使用神经营养剂。

(4) 加强瘫痪肌肉被动训练，以防止踝关节挛缩。肌肉功能有所恢复时，应积极进行主动功能锻炼。

(5) 保护麻木的皮肤，以防损伤。

(6) 如经保守治疗 3 个月后神经功能无恢复迹象，应考虑行神经松解、修复术，对于 1 年以上的腓总神经损伤已难恢复者，可行胫后肌腱转移纠正足下垂畸形。

5. 预防 切取腓骨，特别是近端腓骨时，应先显露腓总神经，再逐渐向远端游离至腓总神经绕过腓骨头颈部处。如果腓总神经被腓骨长肌起始部覆盖，可用刀刃向下切开薄层肌纤维，使神经脱离，并将其牵拉向前方，注意防止过度牵拉。

三、肋骨取骨术的并发症

肋骨取骨术的并发症主要有胸膜损伤。

1. 原因 胸膜撕裂多发生在剥离肋骨骨膜和肋骨头时，因操作失误，剪断肋骨残端的骨尖刺破胸膜所致。手术拉钩使用不当以及取肋骨或近端肋骨小头时，如胸膜与之有粘连而未充分剥离，也可导致胸膜撕裂。

2. 治疗 取肋骨时如发生胸膜破裂，如为全麻状态，可继续手术；如为局麻应立即改为气管内全麻，加压使肺膨胀，严密缝合外肋间肌和骨膜后缝合切口，并作穿刺抽气，抬高床头，严密观察呼吸和循环情况，如合并血气胸则应行胸腔闭式引流，拔引流的时间一般为术后 2 ~ 3 日。

3. 预防 主要是严格进行骨膜下操作，剥离肋骨下缘应紧贴肋骨并由前方向后方剥离，剥离肋骨上缘应由肋骨后端向前剥离。肋骨头的剥离较为困难，更需严格作骨膜下操作，剪断肋骨的残端有骨尖时，应予处理平滑。

第六节 骨组织工程

组织工程学是运用生命科学和工程学的基本原理，研制能恢复、维持或改善病损组织器官功能的生物替代物，是一门集再生医学、生物工程学、材料科学及工程学于一体的边缘学科。组织工程包含生物活性因子(信号因子)、种子细胞和基质材料三个要素。

一、基本原理与类型

根据组织工程的研究现状及目前的技术条件，可将组织工程归纳为细胞型和非细胞型组织工程两大类。

1. **细胞型组织工程** 基本原理是将体外培养的高浓度组织细胞，扩增后吸附于一种生物相容性良好、可被人体逐步降解吸收的支架材料（载体）上，这种材料可为细胞提供生存的三维空间和定向生长发育所必需的细胞因子，材料的三维空间结构有利于细胞获得足够的营养物质，进行气体交换和排出废料，使细胞在预制形态的三维支架上生长。

2. **非细胞型组织工程** 将生物调控因子与适宜的基质材料复合后移植到体内（如骨组织移植到骨缺损部位），通过募集置入部位周围的具有分化潜能（成骨能力或潜在成骨能力）的种子细胞，并在生物调控因子的作用下形成新组织和器官，这种类型的组织工程称为非细胞型组织工程。

二、种子细胞

骨组织工程所使用的种子细胞必须具有形成新骨的能力。种子细胞来源可以是取自患者自身的细胞，也可以是异体种子细胞。这些种子细胞在分离出来后，通过体外扩增，种植到载体（基质）材料上，经过或不经过体外培养过程再种植到骨缺损部位，通过修复和再生起到治疗作用。种子细胞也可以是内源性的，即从移植受体局部环境中募集而来。

（一）间充质干细胞

间充质干细胞（MSC）存在于体内多种组织中，如骨髓、外周血、血管周围、骨和肌肉等间充质组织。MSC 是多潜能干细胞，可在体外增殖维持非分化状态，并具有分化成骨、软骨、脂肪、肌肉、肌腱、骨髓和真皮等中胚层来源组织的能力。MSC 多由骨髓抽吸物获取，贴壁性好，增殖能力强，经多次传代而不丧失增殖能力，并且由于冷冻不影响其成骨性能，易于贮存。此外，MSC 具有独特的细胞增殖分裂模式，外源基因易于导入并可得到表达，可以用作基因治疗的靶细胞。研究 MSC 的生物学特性，发现其有很强的自我更新能力，黏附性强，细胞形态和表型呈异质性，不同的 MSC 生长速率不同，分化顺序有先后，细胞的形态和表型也各不相同，能够迅速形成单细胞源克隆，局部移植可修复损伤组织，具有重要的临床应用价值。

（二）骨膜来源的成骨细胞

骨膜是目前常用成骨细胞来源组织。骨膜分内外两层，其外层致密，细胞成分较少；内层疏松，含有骨原细胞和成骨细胞。采用细胞培养法可从骨膜中分离得到大量成骨细胞。骨膜来源的成骨细胞具有很强的传代增殖能力，置人体内后能适应受区环境，经过软骨内成骨过程而修复骨缺损。

（三）成纤维细胞

研究证明，体外培养的成纤维细胞在 BMP 作用下可形成骨样组织。成纤维细胞与骨细胞均来源于胚胎时期的间充质细胞，在形态上比较接近。成纤维细胞在骨折愈合过程中不仅参与纤维骨痂的形成，而且在纤维骨痂逐步演变为骨性骨痂的过程中，自身也可演变为骨细胞，因此认为成纤维细胞可能具有潜在成骨作用。成纤维细胞在体内来源广泛，取材方便，培养方法简单，具有良好的临床应用前景。

（四）脂肪干细胞

因从抽脂术中分离获得，故也称为经处理的抽脂术细胞。脂肪组织中存在一族起源于中胚层的间质干细胞，其克隆细胞株的增殖能力强，与骨髓 MSC 一样具有多向分化潜能，生物学特性和细胞表面标志的表达也与 MSC 相似。脂肪干细胞具有确定的向成骨细胞定向分化的能力，且表达 ALP 活性可持续 175 日之久。ADSC 易从脂肪中分离，比从骨髓中分离 MSC 效率明显提高。行全膝关节置换或关节镜检查可全部或部分切取髌下脂肪垫，由此分离 ADSC。以含 BMP－2 基因之重组腺病毒转染 ADSC 置于有利于骨形成之培养基中，可形成骨组织。

（五）胚胎干细胞

胚胎干细胞是从动物或囊胚的内细胞团或原始生殖细胞分离，经体外分化抑制培养筛选出来的具有全能性的细胞。具有发育的全能性及多能性，在适当条件下可被诱导分化为包括成骨细胞在内的多种细胞。胚胎干细胞具有强大自我复制和多向分化能力，但由于其分离和培养均较复杂和伦理学方面的原因，目前推广应用仍有限制。

（六）基因修饰种子细胞

近年来，将基因治疗与组织工程技术结合，向种子细胞内转染生长因子基因，使种子细胞表达内源性生长因子以自分泌和旁分泌方式作用于自身和周围的种子细胞，诱导其向成骨细胞方向转化，从而促进组织工程化骨的形成。这种转染了外源性基因的种子细胞称为基因修饰种子细胞。

采用基因工程技术可改善种子细胞之成骨性能。为获得足够数量的种子细胞，分离后须使其不断增殖并保持其表型。正常细胞的生命期有限，在体外培养过程中，细胞通过有丝分裂增殖一段时间后会发生老化、生长停滞，同时出现细胞表型的丧失。国内已有将端粒酶反转录技术应用于人 MSC，建立了永生化的人骨髓基质细胞系并成功培养 155 代以上，并能被分别诱导向成骨和成软骨的方向分化。另外，将编码人端粒酶反转录酶的基因转染到正常人成纤维细胞和视网膜色素上皮细胞，可使正常人体细胞突破细胞分化极限及细胞寿命得以延长，细胞可在体外长期传代，细胞仍保持正常形态和功能，无致瘤性。采用相似技术重建端粒酶活性以延长肌腱细胞体外培养寿命的研究，也已取得初步成效。

三、基质材料

组织基质作为体内细胞的三维支架可为细胞提供该组织所特有的微结构和微环境，并储备足量的水、营养物质、细胞因子和生长因子，以维持细胞的生存和功能。在骨组织工程中，为恢复受损伤组织的功能或促使组织再生，需要提供一个模板或支架作为细胞增殖和细胞外基质沉积的临时基质，为以后的新骨长入创造条件，使损伤骨组织再生修复。构建合适的三维支架是组织工程研究的关键组成部分。目前常用载体材料有天然材料、生物陶瓷、人工合成高分子聚合物及其复合物等。

（一）天然材料

包括生物类材料和天然高分子聚合物。

1. 生物类材料　主要是指异体骨和异种骨。异体骨具有优越于人工合成材料的良好天然结构、机械强度和孔隙率。异体骨来源相对有限，且存在传播疾病的潜在危险性。异种骨则无异体骨的上述局限性，其来源广泛，骨组织结构在不同种属动物间存在高度同源性。异种骨的骨小梁、小梁间隙、孔隙率、骨内管腔系统及骨盐支架的三维等结构，均有利于组织细胞黏附和生长，并为细胞外基质的分泌提供宽大的内部空间及表面积，加之其无机成分主要是羟基磷灰石，与人骨成分相同，因此，异种骨结构置入体内后易被宿主组织细胞接近而发生爬行替代及生物降解，认为是较理想的载体材料。但由于未经处理的异种骨会引起强烈的排斥反应，因而未能成功应用于临床。

2. 天然高分子聚合物　一些天然高分子聚合物具有细胞识别信号，有利于细胞黏附、增殖和分化，因而具有良好的生物相容性，在组织工程研究中占有重要地位。这些天然高分子聚合物包括胶原、纤维蛋白、几丁质（甲壳素）、藻酸盐、淀粉、透明质酸和聚羟基丁酸等。其主要优点是来源广泛、免疫原性弱，具有生物活性，可与宿主组织相互作用及化学性质较活泼。

（二）生物陶瓷

生物陶瓷主要由钙、磷元素组成，是骨组织的主要无机成分。这种材料可加工成多孔隙结构，利于组织细胞长入和营养及代谢物质进出，显示出良好的生物相容性。生物陶瓷轻度溶解所形成的高钙离子层及微碱性环境可有效促进成骨细胞黏附、增殖及分泌基质，材料中的微量氟元素能提高碱性磷酸酶活性并促进成骨细胞合成 DNA。生物陶瓷类材料可分为生物惰性陶瓷（如氧化铝陶瓷）、生物降解陶瓷［如磷酸三钙（TCP）］和生物活性陶瓷［包括羟基磷灰石（HA）］、生物活性玻璃陶瓷（BGC）和双相钙磷陶瓷（HA/TCP）等。其中 HA、TCP、BGC 和 HA/TCP 是骨组织工程中常用的细胞外基质材料，目前关于这一类材料的研究很多。

（三）人工合成高分子聚合物

由于天然材料存在结构复杂多变、难以标准化等限制，而人工合成可降解聚合物在材料的组成成分、大体形态、微结构、机械性能和降解速度等方面具有可在一定程度上预先调控的优势。目前可用作成骨细胞种植基质材料的聚合物主要有聚乳酸（PLA）、聚羟基醋酸（PGA）、聚己内酯（PCL）等。人工合成可降解聚合物的最大限制是缺乏细胞识别信号，不利于细胞特异性黏附和特异基因的激活。为克服此缺点，增强合成材料对成骨细胞的黏附力，可对材料整体或表面其进行化学改性，将生物信息传递予材料，如将纤维连接蛋白、胶原或某些氨基酸短肽，将精氨酸－甘氨酸－天冬氨酸（RGD）短肽和天冬氨酸－甘氨酸－谷氨酸－丙氨酸（DGEA）短肽引入基质材料，以改进细胞黏附性，促进细胞生长和代谢。

（四）纳米材料

迄今仍未找到较理想的骨生物替材料，模拟天然人骨之纳米级材料性能，具有一定的研究前方景。人体骨组织是一种复合物，由纳米尺寸的磷灰石晶体沉积于编织成三维结构的胶原纤维上形成。纳米级结构（1～100nm）材料与传统的大尺寸（1～100mm）和微米级（1～100μm）材料对比，因其独特的表面化学、立体微观结构和较大的表面积/体积比，能更好地调节与其相接触的细胞黏附、扩展和基因表达。骨细胞已适应于与纳米相材料相互作用，在纳米相粗糙度表面较之微米相表面新骨形成较好，如氧化铝纳米纤维固结后可显著增进成骨细胞之黏附功能、ALP 活性和钙沉积。纳米金属、纳米聚合物、纳米碳纤维和纳米相陶瓷－聚合物复合物也有类似表现。

（五）多孔支架材料的制备

组织工程基质（支架）材料必须具有一定的孔隙率。支架中孔的大小、形状和孔隙率会直接影响种植细胞的迁移、增殖和分化，支架的性质可因制备方法不同而有变化，加工质量直接关系到组织功能的效果。制备支架的方法各有优缺点。

1. 溶液浇铸/粒子沥滤法 将聚合物支架材料与致孔剂粒子制成均匀混合物，利用两者不同的溶解性和挥发性，如利用无机盐溶于水而不溶于有机剂、聚合物溶于有机溶剂而不溶于水的特性，用溶液浇铸法将聚合物溶液/盐粒混合物浇铸成模，然后浸出粒子而制成多孔支架。还有用改进方法调整晶粒大小和致孔剂/聚合物比率. 以获得更好的孔隙率和孔间连通率。

2. 熔融成形/粒子沥滤法 预先将聚合物原料与致孔剂混合装入模具中，加热至该聚合物玻璃化转变温度以上，然后将聚合物－致孔剂复合物浸入溶剂，以便选择性地溶解致孔剂。

3. 高压处理 将聚合物压成片，浸泡于高压 CO_2 中直至饱和或超临界状态，然后将 CO_2 气体压力降至常压以造成气体热力学不稳定性，结果使溶解的 CO_2 成核和膨胀，这样可产生孔隙。此法的缺点为机械性能差，表面无孔和盲孔形成。如与粒子沥滤法结合，则可制得相连开孔结构的多孔支架。

4. 冻干法 将均匀的聚合物溶液注入模具中，降低温度后发生热致相分离。待相分离系统稳定后，通过真空升华去除溶剂留下泡沫状聚合物。此法可用于加工天然和合成材料的支架，其缺点为机械稳定性较差。

5. 快速成型法 采用离散－堆积成型原理，先由 CAD 软件设计出三维曲面或实体模型，然后按工艺要求，按一定厚度进行分层，使三维模型变为二维平面/截面信息，完成材料离散过程。将分层后的数据加入加工参数并进行处理，产生数控代码，数控系统以平面加工方式，有序、连续地加工出每一个薄层并使其自动黏结而成型，完成堆积过程。RP 被引入到生物支架材料的制作中，使其相关技术和设备再次得发展。RP 技术可控制材料内部任意一点的成型，其加工精度达到单个细胞尺度微米级，符合组织工程载体材料孔隙结构的要求。此外，RP 技术不存在加工工艺的死角，具有三维快速成型制造和高度柔性的显著优势，是实现材料结构梯度和功能梯度微观控制的最佳途径，可更好满足人工骨个体化设计要求以及多种材料复合制备的实际需要。此法限制是须在高温下加工，不利于生长因子的复合。

（六）骨软骨修复支架

临床上创伤和退变常导致骨软骨联合损伤时，由于骨髓腔细胞成分的渗入，会使缺损只发生纤维性修复，而且渗入骨缺损的关节液不利于骨缺损的愈合，研制出能同时修复骨软骨损伤的组织工程复合体具有重要临床意义。组织工程中所涉及的支架材料、种子细胞和生长因子大多数都可以应用于骨软骨组织工程，但骨软骨组织工程存在骨部分和软骨部分连接问题的难点，这两者的稳定连接非常重要的。软骨和软骨下骨有着非常紧密的联系，临床和实验中都观察到软骨退变的同时有软骨下骨柔韧性的下降和硬度的增加，究竟是软骨的退变引起了软骨下骨的相应变化，还是先有软骨下骨的变化进而导致软骨退变，两者的因果关系还没有完全清楚。

由于骨软骨缺损治疗较单纯骨或软骨缺损治疗更为困难，其采用的组织工程方法也相应较复杂。Ivan Martin 提出一种分类系统，从支架材料和种子细胞两方面描述骨软骨组织工程复合体。

1. 按支架材料分类

（1）骨部分使用支架，而软骨部分不使用支架。

（2）骨和软骨部分各自选用不同支架，置入前用一定方法将两者连接。

（3）一体化设计，骨和软骨部分采用不同支架。

（4）一体化设计，骨和软骨部分采用相同支架。

2. 按种子细胞选择分类

（1）只采用具有成软骨性能种子细胞。

（2）分别采用具有成骨性能和成软骨性能的种子细胞。

（3）只采用既具有成软骨性能又具有成骨性能的一种子细胞。

（4）不采用种子细胞。

四、生物调控因子

在生理条件下，成骨细胞或具成骨潜能细胞的分化和增殖受到多种生物调控因子的调节，大多数调节骨生长、增殖和转化的生物活性因子由成骨细胞产生并分泌到细胞外基质中，通过自分泌和旁分泌机制影响成骨。生物调控因子在骨组织工程中具有与种子细胞相同重要的作用.能促进种子细胞在体外增殖、分化，在体内则具有募集种子细胞、促进细胞增殖、诱导细胞分化的功能。以骨形态发生蛋白（BMP）为例，生物调控因子的来源可由动物或人骨皮质提取、部分纯化活性因子蛋白，也可采用 BMP 基因克隆和测序法制成重组人 BMP，还可根据基因治疗原理在局部释放活性因子蛋白或其基因。常用生物调控因子包括骨形态发生蛋白（BMP）、碱性成纤维细胞生长因子、转化生长因子 - P 及胰岛素样生长因子等 10 余种。

五、重组合异种骨

（一）重组合异种骨的研制

将异种骨抗原性和诱导活性分开处理，才不致在处理异种骨时顾此失彼，这是异种骨移植成功的关键，根据这种新思路，创新研制出重组合异种骨。重组合异种骨（RBX）是将牛骨松质进行部分脱钙和脱蛋白处理，同时由骨皮质提取成骨活性物质 BMP，然后将两者在特定的条件下进行重新组合，其主要特点是高诱导活性的 BMP 和去抗原骨松质支架的再结合。扫描电镜下可见 RBX 呈实体性疏松绒毛结构，骨松质孔洞内填充云絮状或网纱样 BMP 物质，高倍镜下可观察到黏附于骨松质孔洞壁上并结合良好。动物实验模型在小鼠肌袋骨诱导发现，RBX 置入后 1 周，有大量分化的间充质细胞以旋涡状簇集于移植骨周围，在移植骨与肌纤维之间有软骨细胞分化形成；2 周后置人 RBX 之一侧软骨岛增大，中心发生骨化，移植骨孔隙内及移植骨与肌纤维之间出现软骨样、骨样组织及编织骨；4 周后移植骨内有新骨组织形成，有些骨小梁直接与孔间隔相连，有的部位可见成熟板层骨和脂肪性骨髓。应用受体血清免疫荧光染色法检测小鼠血清特异性抗体，结果发现置入 RBX 的动物体内仅出现 1∶2低滴度抗体，而在置入未经处理的异种骨松质后，抗体滴度可高达 1∶256。RBX 能成功修复家兔桡骨 15mm 和犬桡骨 20mm 的骨缺损，应用四环素双标记法追踪骨形成过程，可见 RBX 置入后早期有活跃的新骨形成，出现大量初期哈佛系统。而在植骨晚期，荧光标记减少,板层骨成熟,骨组织代谢已进入相对稳定阶段,已接近完成改建过程。

(二) 临床应用

经过长期实验研究,RBX 经国家相关部门生物相容性检测,符合国家规定的生物材料制品的生物学标准,于 1995 年成为国内第 1 个被国家食品药品管理局批准、具有自主知识产权、复合生长因子的新型植骨材料。RBX 成功应用于临床治疗骨不连、骨缺损并取得满意疗效。

(三) 抗感染重组合异种骨

在 RBX 及建立生长因子缓释平台基础上,将抗生素缓释技术与组织工程技术有机结合,创新研制出兼具高效成骨活性和抗感染能力的重组合异种骨(ARBX)。实验研究证明,ARBX 置入感染性骨缺损后,可维持有效抗生素血药浓度达 30 日,可同时具有防治感染和修复骨缺损的作用,Ⅰ期植骨能有效修复兔胫骨近端污染性骨缺损,兔及犬桡骨污染性节段性骨缺损等,明显降低感染率。在以上工作的基础上,建立以载体、生物活性因子、抗生素和缓释介质 4 种成分为基础的抗感染 - 植骨技术平台。通过该平台不仅可对 4 种主要成分进行有效的筛选和量化,还可针对不同感染情况,实现抗生素使用的个体化。

在初步临床应用研究中,应用 ARBX 一期植骨治疗感染性骨损伤和血源性骨感染病例,均获得满意治疗效果。

进入 21 世纪,随着再生医学的全新理念进一步受到关注,通过有益的尝试。促使组织工程学技术与再生医学理念的交汇融合,将有更多新理念、新技术充实修复重建外科的骨库,造福广大患者。

第二十五章　骨科微创技术

微创技术是20世纪后期医学界兴起的一项新外科技术。英国外科医生Payne和Wickham1985年首次提出“微创外科”(minimally invasive surgery, MIS)的概念。自法国医生Mouret(1987年)成功施行了世界首例腹腔镜胆囊切除术后,“微创外科”技术逐渐被接受。目前微创外科技术还没有确切的定义,通常是指以最小的生理干扰达到最佳外科疗效的一种新的外科技术。

骨折生物学固定的核心是保护骨折端的血液供应,为骨折的愈合维持良好的生物学环境。具体实施时,强调要应用微创技术治疗骨折,通过闭合或间接复位,减少对骨折块血液供应的破坏。应用合适的内植物,采用恰当的固定方式,稳定地维持骨折的复位,保证骨痂的形成,允许术后早期活动,促进骨折的愈合。因此,微创技术和生物学固定已成为创伤骨折治疗的理想方式和发展方向。

第一节　创伤骨科的应用

一、髓内钉技术

对长骨干骨折采用髓内钉闭合复位固定,既不显露骨折处,更不剥离骨折端的骨膜,由于不扰乱骨折部位的生物学环境,达到了促进骨折愈合,降低感染的发生率。在没有禁忌证的情况下,这种技术已是长骨干骨折首选的治疗方法。

二、骨外固定器技术

固定螺钉在远离骨折的部位经皮钻入骨干,不扰乱骨折部位的生理环境,符合微创的基本原则。临床上多用于开放性骨折早期处理的临时固定,从而为创口的处理提供方便,条件合适时则改为内固定。

对关节内骨折和干骺端骨折，通常认为不可避免切开复位，采用有限切开内固定，结合外固定支架的方法，实现骨折的复位和固定目的，既最大限度减少对骨折部位血供的破坏，又达到复位效果。

三、微创固定系统(LISS)

适用于胫骨的多段骨折、股骨髁间骨折、胫骨平台骨折和胫骨近端骨折的手术治疗。LISS钢板的形状设计，更接近正常骨的解剖轮廓，骨端区域的自钻锁钉的角度和位置，均经过精确的计量，与钢板组合锁定后有很强的稳定性，尤其对于骨质疏松骨折及假体周围骨折的固定更显优势。

第二节　关节外科的应用

一、关节内镜

关节内镜技术充分体现了“微创手术”的精髓，是21世纪外科微创观念的主要体现之一。关节镜从原先的膝关节镜，逐步发展到目前的肩、肘、腕、髋、踝等多种类型关节镜，在创伤骨科领域的应用前景愈加广泛。在条件允许下，关节镜已成为一些病例的常规手术。

(一) 肩关节镜

是继膝关节镜之后发展最快的微创技术之一，现已应用于肩关节病、肩关节损伤的诊断和组织活检，还可进行滑膜刨削、软骨面修整、异位及游离体摘除、盂唇修复、肩峰成形及肩袖损伤的小切口关节镜下手术或完全于关节镜下修补。

(二) 肘关节镜

主要应用于关节炎的清理与滑膜切除，游离体与骨赘摘除，关节粘连松解，桡骨小头切除及软骨损伤修复等。

(三) 腕关节镜

可在镜下直接观察到韧带损伤的部位、范围和判断损伤程度，关节软骨的损害程度和发现局部滑膜炎，也可对三角纤维软骨复合体病变、腕关节不稳定及腕管综合征进行探查和治疗，其并发症明显低于常规手术。

(四) 髋关节镜

为髋关节疾病的诊疗提供了全新的手段，对不明原因的髋关节疼痛、髋关节骨性关节炎、盂唇病变、髋关节游离体、韧带损伤、化脓性关节炎的诊疗及滑膜病变清除等均有很高价值。

(五) 膝关节镜

膝关节是全身骨关节病发病率最高，由于膝关节腔较大而表浅，因此膝关节镜的应用最早，也最普遍。膝关节镜下半月板损伤的治疗及前后交叉韧带重建已成为常规定型手术，镜下对关节软骨病灶的清理、打磨，微骨折的治疗，滑膜刨削，关节粘连松解，胫骨髁间嵴与胫骨平台骨折的复位等都取得了较好的临床效果。

（六）其他

踝关节镜等其他类型关节镜。

二、关节置换术

（一）全膝关节置换术

近10年来，有开始将微创技术应用于TKA的新手术方法，由于这方面的研究资料较少，仍存在许多未完善之处，故仅作为一种全新手术方式的探讨。

（二）全髋关节置换术

微创人工全髋关节置换术的关键是切口的小型化，有学者用微创技术完成的全髋关节置换病例与传统手术完成的病例作比较，认为微创人工全髋关节置换术有创伤小，输血量明显减少，髋关节功能恢复快等优点。其最终疗效尚有待进一步观察。

第三节 脊柱外科的应用

20世纪80年代，骨内镜技术就开始应用在脊柱外科手术。90年代后，经内镜脊柱外科技术有了较快的发展。

一、椎间盘镜

应用于腰椎间盘突出症的治疗。依据术前MRI、CT诊断及术中借助“C”形臂X线机的准确定位，可获得良好疗效。

二、腹腔镜辅助腰椎间盘切除

腹腔镜可经腹腔达到腰椎，也可通过后腹膜充气技术，将腹腔镜经腹膜后放至腰椎病灶处，然后用适配器械进行手术操作。采用这种技术不仅可以经前路腰椎间盘摘除或腰椎病灶清除，还可施行腰段脊柱的融合手术。

三、经腹膜外内镜下置入椎体间融合器（cage）

是腰椎节段性不稳定及退变性椎间盘病变的现代外科技术。优点是创伤小，不干扰椎管内结构，术后恢复快及疗程短等。主要限制是技术要求较高，设备昂贵，故尚未在临床普遍推广应用，远期疗效也有待进一步评估。

四、经皮微创技术治疗脊柱疾病

20世纪60年代开始采用在X线透视监视下，将蛋白酶注入病变的椎间盘，治疗某些经保守治疗无效的单纯性腰椎间盘突出症。但该手术并发症较多，远期疗效受到质疑而未能推广。70年代后期，产生了椎间盘激光减压术（PLDD），使并发症有所降低。90年代出现了激光气化技术，这一技术达到了降低椎间盘内部的压力、减轻或解除对神经根的压迫症状的治疗目的。

五、经皮椎体成形术（PVP）

由法国医生20世纪80年代后期首先采用。在影像增强设备或CT监视下，利用微创技术将骨水泥等生物材料经皮及椎弓根注入椎体，达到恢复椎体高度，防止椎体进一步塌陷和畸形，减轻患者疼痛和改善脊柱功能的新技术。这种方法安全有效，并发症小，在缓解骨质疏松椎体压缩性骨折引起的疼痛和治疗椎体肿瘤等方面疗效理想。

第四节　膝关节镜技术

一、概述

由于四肢关节有解剖结构复杂、活动功能要求高等特点，故在检查、诊断与治疗方面，至今仍存在一些问题。以往，对骨关节创伤和某些骨病，均采用开放式手术治疗，因为损伤大、康复慢、并发症也较多，临床治疗效果不够理想。现代关节内镜术的临床应用，明显提高了对骨关节伤病的诊治效果，手术在微创条件下进行，诊断率和手术精细度提高，损伤减少。术后康复快，治疗效果明显提高。同时，由于器械的改进和创新，扩大了关节内镜的适用范围，在关节外科治疗中发挥了巨大作用。现代关节内镜设备与技术的发展，彻底改变了传统的关节内治疗概念，已经形成一个独立的分支学科——关节镜学科。

19世纪初，日本东京大学的高木宪次（Kenji Takagi，1888～1963年），于1918年首先在尸体上对关节进行解剖学研究，并于1919年利用7.3mm直径的膀胱镜，在世界上首例成功地为患者施行膝关节内镜检查。1921年，Eugen Bricher报道了应用腹腔镜作膝关节检查，并观察到创伤性滑膜炎及半月板损伤，做出了准确的诊断。1930年，Michael Burman利用直径4mm的关节内镜，在尸体标本上对四肢各个关节进行了实验检查，随后发表了多篇关于关节内镜的经典论文，并于1931年最早提出肩关节、肘关节、髋关节及踝关节内镜的设想，对今后关节内镜外科的发展起到了启萌作用。50年代，渡边正毅（Masaki Watanabe）发明了渡边21型膝关节内镜，并临床应用进行膝关节检查300例，以后又逐渐将膝关节内镜应用扩大范围，用于治疗游离体取出，黄色瘤切除及半月板切除等。渡边正毅通过对膝关节内镜的临床应用总结，于1957年和1969年相继出版了膝关节内镜图谱，具有相当的参考价值。1959年，Watanahe对关节内镜作进一步改进和完善，关节镜技术才正式开始在临床上得到推广。19世纪60～70年代，Watanahe、Lanny Johnson、Dr. Jackson、Jason、Dixon、Robles、Richard O' Connor等人对关节内镜的研究和发展作出了突出的贡献。

进入20世纪70年代，关节镜检查在日本和欧美各国开始普及，关节内镜的应用范围，也从单纯膝关节发展到肩、肘、腕、髋，以及下颌、足与手部的小关节和一些关节外手术等。关节内镜的用途也发生了重大变化，由最初简单的目视镜检查工具，发展到现在的摄像及图像储存系统，能够满足在电视监视下清晰观察和直视下进行手术操作，并配备现代专用关节外科手术的各种动力处理系统的配套器械，用以完成各种不同检查和手术需要。随着射频、激光及超声技术的开发与应用，使关节内镜手术能够更好完成精细与复杂的手术。

关节内镜技术已成为现代微创外科的一个重要组成部分，在骨科与运动创伤领域发挥着重要作用。

二、适应证

关节镜检查与镜下手术，虽已用于各个关节，但直到目前为止，仍主要用于膝关节。由于关节镜检查诊断准确率高，切口小，无继发性影响，安全可靠，除关节已强直或严重粘连、关节囊有大的破裂及手术区有炎性病灶以外，适用于关节内各种病变。

1. **滑膜疾病**　急慢性滑膜炎，色素沉着绒毛结节性滑膜炎，滑膜结核及滑膜皱襞等。
2. **软骨疾病**　剥脱性骨软骨炎，髌骨软化症及盘状软骨等。
3. **关节损伤**　半月板损伤，前后交叉韧带损伤及侧副韧带损伤。
4. **关节疾病**　骨关节炎，类风湿关节炎，痛风及假痛风性关节炎。
5. **关节腔内疾病**　关节内游离体，关节内异物及肿瘤等。
6. **待查的关节疼痛**　原因不明而临床症状明显的关节疼痛。
7. **其他**　术后疗效观察及随访评价，如半月板切除术后的随访观察。

三、膝关节镜下手术的适应证

膝关节镜下手术主要用于下列膝关节内病变。

（1）半月板边缘损伤修补术，半月板部分、次全或全切术。

（2）关节内游离体、异物及肿瘤摘除术。

（3）滑膜切除术。

（4）关节内粘连带松解或切除术。

（5）关节内骨折复位。

（6）交叉韧带移植或重建术。

（7）髌骨外侧支持带或关节囊松解术。

（8）滑膜皱襞松解或切除术。

（9）剥脱性软骨炎的软骨修整术或钻孔术。

（10）化脓性关节炎的引流和清创。

（11）骨关节炎清洗术和磨损关节成形术。

四、常见疾病的关节镜诊断

（一）膝关节损伤

1. **半月板损伤**　在膝关节损伤中最为常见。关节镜检查不但可以及时确定其损伤情况，而且还可以判断有无手术指征和能否在镜下完成手术。

2. **检查方法**　内侧半月板用前外侧入路观察，关节镜由髁间窝进入内侧间室后，首先可以看到内侧半月板弧形凹陷的内缘，给小腿施以应力，使关节间隙增大，可充分看到半月板前角、中部及后部。半月板内缘偶可见2或3个波状弯曲，是半月板正常松弛的表现。老年人半月板有变性，内缘呈锯齿状。内侧半月板中部一部分及后部被股骨内髁遮盖，当膝关节屈曲10°~30°，小腿极度内旋和外旋，才能见到后角，必要时须用辅助方法来证实，正常内侧半月板紧贴于胫骨平台上，仅有少许浮起，4mm直径关节镜不能进入，如有明显浮起，关节镜可以自由进出于半月板下则为病理现象，应考虑有边缘破裂及内侧副韧带和关节囊破裂的可能。半月板内缘凹曲线检查变小变直，甚至隆起，应考虑有纵裂、边缘裂可能，应用探针对半月板进行探拨，可提高诊断的准确率。内侧半月板检查完毕后，关节镜经髁间窝再进入髌上囊，屈曲膝关节，关节镜沿髁间窝下移，然后进外侧间室观察（最好还是采用前内侧入路）。首先检查外侧半月板后部，使膝内翻检查外侧半月板中部和前部。外侧半月板内缘同样呈凹陷弧形，但是该缘多数不平滑，呈锯齿状，切勿误认为是破裂。前内侧入路较易观察半月板前角，外侧胫骨间隙较内侧大，外侧半月板较内侧半月板松弛，所以在膝关节张力内翻、关节间隙增大时，外侧半月板较易漂浮在胫骨关节软骨面上，并非是异常征象。

3. 病理分型 根据半月板破裂部位和形态，按O'connor分类法可分为纵行、水平、斜形和放射状撕裂和其他不同类型的撕裂。

（1）纵行撕裂：是指沿半月板纵轴发生的破裂。由于破裂程度、长度和部位不同，又可分为一般纵裂、桶柄样破裂和边缘撕裂。当纵裂长度引起内侧碎片移位进入髁间窝，股骨髁嵌入其中而发生临床“交锁”症状称桶柄样破裂；如撕裂发生在近半月板关节囊附着处，则称为边缘破裂。一般纵裂可以发生在前、中、后部，前部及中部纵裂较容易发现，后部纵裂往往发生在内侧半月板股骨内髁隐蔽部分，常需用探针探拨确诊。

（2）水平撕裂：常与其他破裂混合发生，多见于老年患者，撕裂的半月板内缘呈分层状，容易诊断。

（3）斜形撕裂：又称鹦鹉嘴状撕裂，是从半月板的内缘至半月板体部全层撕裂，撕裂的基底部在半月板前后部位不同，分为前斜撕裂和后斜撕裂。由于撕裂后尖端突向髁间窝，因此不论在什么位置均容易观察到。

（4）放射状撕裂：系发生于半月板中部内缘横向撕裂，又称横裂，镜下易于观察到。

（5）其他类型撕裂：包括瓣状撕裂、复合撕裂、退行性撕裂等，含有多种撕裂成分。

4. 交叉韧带损伤 交叉韧带完全断裂，通常经临床检查膝关节的稳定性，即可作出诊断。如部分断裂或不能确定诊断者，则需做关节镜检查。关节镜检查时从前外侧或前内侧入路，均能实现对前交叉韧带的检查，膝关节屈曲45°~90°时最易观察。而后交叉韧带仅能见到近侧附着点和部分纤维，若要观察后交叉韧带，换用70°镜或经髌韧带后外侧入路。交叉韧带部分断裂时髁间断裂处出血，可有血肿存在。少数断裂不太明显的可做抽屉试验，关节镜下观察其松紧度，不全断裂时呈松弛状态，也可用探针钩住韧带检查其张力，正常是硬而紧的感觉，如感觉柔软可诊断为不全断裂，完全断裂时可看见其胶原束呈白色“拖把端”样组织，也可用探针拨动见到断端。

（二）关节滑膜病变

滑膜是关节内主要组织，因此滑膜变化是关节镜诊断的重要观察目标。由于滑膜病变的区域、程度均会有不同，在关节镜检查时需特别注意。观察滑膜最方便的是髌上囊区，诊断滑膜病变一般以髌上囊部位的绒毛为对象。正常滑膜绒毛呈半透明薄膜状且细长，可见内部血管走行，炎症时呈红色，随浸润增加透明度降低，水肿的滑膜则不同程度的肿胀，进一步坏死则呈黄白色或灰白色，浑浊，血管显示不清，在诊断时可取活检做病理检查。以下为各种滑膜炎的镜下特征。

1. 类风湿关节炎　不同节段的类风湿关节炎有各种不同现象，主要特征为滑膜肥厚，血管丰富而边界模糊，绒毛端可见坏死并有纤维素渗出。

2. 骨关节炎　绒毛增生明显，以细长绒毛为多，也能见到羽毛状的。关节液中有脱落绒毛漂浮，关节软骨面光泽暗、发黄，并有缺损。

3. 结核性滑膜炎　滑膜肥厚、浑浊，坏死及形成溃疡，后期有纤维化。

4. 色素绒毛结节性滑膜炎　滑膜绒毛可细长或呈结节或团块状，有含铁血黄素沉着，镜下常见火红色的绒毛丛，碰之易出血。

5. 晶体性滑膜炎　滑膜充血、水肿，滑膜上可见结晶状物质沉着，在镜下闪烁发光。

（三）游离体

关节内游离体又称“关节鼠”，多见于膝关节，是关节内可以移动的骨性或软骨性组织，可引起疼痛、关节交锁等症状，并能继发骨关节炎。很多游离体是透 X 射线的，因此 X 线片不能诊断，镜下检查提高了诊断的正确性。

1. 游离体来源

（1）滑膜骨软骨瘤病。

（2）关节软骨磨损剥脱，如剥脱性骨软骨炎、骨关节炎。

（3）关节软骨或软骨下骨折脱落形成。

（4）半月板破裂脱落之半月板组织。

（5）其他，如肿瘤、异物。

2. 游离体的诊断　既能证实它的存在，找出病因，而且还能肯定它的数目、位置，从而确定去除方法。膝关节游离体可位于膝关节任何部位，较易停留的区域是髌上囊区，外侧间隙区、内侧间隙区、髁间窝区及后关节腔。有几个常见滞留之处，即髌上囊滑膜皱襞处，外侧间隙肌管处，髁间窝区的前交叉韧带与股骨外髁的间隙及后关节囊处。检查时应特别注意这些部位，防止遗漏。

五、手术方法

关节镜下手术，是在关节镜检查的基础上发展起来的，在同一次手术中，当诊断完成后即可同时进行手术。其较切开关节手术有损伤小、术后恢复快的优点。由于手术方案是在诊断时决定的，所以手术者必须熟悉膝关节内解剖，特别是镜视下的关节内解剖。应熟练地掌握关节镜检查的诊断技术，才能在诊断过程中制定出正确的手术方案，同时还应具有膝关节切开手术的临床经验。

（一）半月板切除术

凡明确诊断为半月板损伤，均可在镜视下手术。由于半月板是膝关节重要功能的结构，全切除后有可能引起关节软骨面的退行性变及关节不稳，甚至加重患膝的症状。为了最大限度的保存半月板的功能，需仔细探查半月板的病损，准确制定半月板切除方案，应施行最小限度的半月板切除，尽可能的进行半月板修补，这是镜下半月板切除术须遵循的原则。

1. 半月板切除的类型

(1) 半月板部分切除术:切除半月板的破裂部分,尽可能保留正常半月板。适用于“桶柄样”破裂、瓣状撕裂及斜形撕裂。

(2) 半月板次全切除术:适用于半月板边缘部的撕裂,如半月板后角复合撕裂,切除部分需延伸到半月板的边缘,而半月板前角大部分及中1/3部分不被切除。

(3) 半月板全切除术:将破裂的半月板全部切除。适用于半月板由关节囊撕脱或不规则的半月板破裂,如既有斜裂或横裂,又有水平撕裂,且裂口超过半月板横径2/3以上者,半月板已不能部分保留。手术方法:常规上止血带,至少需要2个穿刺口,即前内侧和前外侧入路。由正常侧插入关节镜,同侧插入手术器械,应用三角术式进行手术。三角术式是指使用一个或更多的器械,通过入口点进入关节镜的视野,器械的尖端和关节镜形成三角的顶端。首先观察半月板,用探针仔细检查半月板破裂处,确定手术方式。操作时由于撕裂瓣缺乏支持点,随着剪刀或刨削器移动,不易切除,最好用钳子夹住并牵拉撕裂瓣,使半月板的切除部位处于张力状态,以利操作。需切除的撕裂瓣较大或半月板行次全切除、全切除时,可用手术刀、剪等工具将需切除的部分整块切除。对小块撕裂和较复杂撕裂可用钳零星咬除,用咬钳或刨削器修整好残余半月板的边缘,使其成光滑的生理形态。

2. 术后处理 术毕进行关节冲洗和吸引,直至关节中的碎屑全部冲洗干净,拔出套管及其他器械,缝合切口,覆盖敷料后外用弹力绷带包扎,去除止血带。

(二) 游离体摘除术

关节镜下手术的目的是取出关节内游离体,而关节内游离体的形成原因是一种复杂的病理过程。

手术方法:关节内直径小于0.5cm游离体,可通过膝关节冲洗去除,大于0.5cm游离体可通过镜下手术取出。镜视下取游离体的穿刺口要根据游离体所在部位而定,应用三角入路术式取出。一般先要通过前外侧入路进行系统的关节镜检查,观察游离体所在的部位,然后在游离体所在部位附近取适当穿刺口。如游离体位于髌上囊,则在髌内侧或外侧作穿刺口;如在髁间窝,则在髌下前内侧再作穿刺口;游离体深入后间室,可经后内、后外侧作穿刺口,以利于器械插入后容易夹住游离体。位于髌上囊的游离体,有时随液体流动而漂移,不易观察及夹持,可暂时关闭出水口,插入吸引器尖头吸住而使其固定,再插入器械钳住。大的游离体可在镜视下经皮肤用针刺入游离体固定,然后再用游离体钳夹持取出。一般插入器械的穿刺器直径仅0.5cm,较大的游离体不易取出,容易造成脱落,故应用尖刀适当扩大皮肤切口取出。多发性游离体应先取出较小的,如先取大的,扩大穿刺口后,将导致灌注液明显外漏。手术结束前,需再仔细检查一遍,以防有游离体遗留。

(三) 滑膜切除术

关节镜下滑膜切除术,随着关节镜技术和设备的完善已在广泛临床应用,比较切开关节的传统手术,有创伤小、恢复快、对关节功能无明显影响及可早期活动等优点。此手术应配有刨削系统,近年来应用激光滑膜切除也有良好的效果。

1. 适应证 适合于各类肥厚性滑膜炎。较常应用于类风湿关节炎、慢性滑膜炎、继发性滑膜炎及滑膜结核等。对于弥漫型色素沉着绒毛结节性滑膜炎,广泛的滑膜软骨瘤病、滑膜增生严重,膝关节活动已严重障碍者,应以切开关节滑膜切除为宜,不要强求一律采用镜下手术。

2. 手术方法　通常用椎管内麻醉或全麻,在止血带下进行。先作关节镜检查,了解病变情况及部位。取常规切口入路将刨削器插入关节内,刨削器开口贴向滑膜,开动动力即可进行滑膜切除。刨削路线应按一定顺序,以免有些部位遗漏,一般先从髌上囊开始,清除髌上囊及髌股关节区周缘病变滑膜,再清除内侧间室及外侧间室滑膜,最后清除髁间窝滑膜。清除后关节囊滑膜组织时,关节镜可经髁间切迹进入后关节腔观察,由膝后内侧或外侧入路插入刨削器切除滑膜。肥厚的大块滑膜,可用髓核钳咬除。刨削器在切削时,如有电视监视系统,最好在镜视下进行。术毕用大量灌注液冲洗关节腔,缝合切口,关节加压包扎,在股骨内外侧沟放置负压引流管,24 小时后拔出。

3. 术后处理　术后 1 日开始股四头肌等速收缩锻炼,2 日后开始练习膝关节伸屈活动,1 周后可下地活动。

(四) 交叉韧带重建术

前后交叉韧带是维持膝关节稳定不可缺少的结构。其中前交叉韧带损伤较为多见,关节镜下手术方式基本相同,故仅介绍前交叉韧带镜下重建的手术方法。

1. 适应证　关节镜下重建手术与切开关节的重建术适应证相同,多用于陈旧性损伤。

2. 禁忌证　关节囊有大的破裂是镜下手术的禁忌证,因灌注液可大量外渗,如进入小腿,有导致骨筋膜室综合征的危险。

3. 重建移植物　交叉韧带重建移植物有 3 种,即自体、异体组织和非生物材料。临床最常用的是自体膝周组织,如髂胫束、半腱肌、部分髌韧带等,可根据术者经验和熟练情况选择使用。

4. 手术注意事项

(1) 交叉韧带损伤是膝关节严重损伤,常合并半月板损伤等其他结构的损伤,手术时应一并处理复合伤。

(2) 须正确选择重建韧带的骨附着点,前交叉韧带重建的最佳方法是“等长重建”,即重建韧带的两端必须附着于韧带两附着处的中央,这样重建前交叉韧带在膝关节活动过程中,长度和张力基本不变,既可在屈膝位限制胫骨移位,有不限制关节活动范围,不致因异常应力变化而使其发生断裂。

5. 手术方法　在椎管内麻醉或全麻下进行,不宜用局麻。应用止血带,常规进镜。检查关节各部情况,如合并半月板损伤,镜下加以处理。检查前交叉韧带,清理髁间窝韧带残端及周围组织。切取重建用移植物如半腱肌或髂胫束等备用。屈膝 90°位,在关节镜监视下,于胫骨粗隆内侧插入引导针达前交叉韧带止点,再于股骨外上髁作 2cm 切口,应用导钻器使导引针自股骨外髁进入关节,从前交叉韧带股骨附着处穿出。拔出导引针,用细缝线自股骨隧道放入关节内,镜下用器械将缝线拨至胫骨钻孔处缝线头端圈套在由胫骨隧道插入的小拉钩上,然后从胫骨隧道拉出。借此细线反方向引入一较粗缝线穿过胫骨与股骨钻孔后,拉紧缝线,活动关节,用关节镜观察钻孔位置是否符合要求。如位置合适,去除缝线,用套筒钻扩大隧道,再用相同方法沿隧道穿入引线或细钢丝,将准备的移植物固定在引线上,自胫骨隧道引入关节,由股骨隧道引出,在维持张力下予以固定。镜下检查重建物位置和张力,达到等长重建效果后,冲洗关节,退出关节镜,缝合皮肤切口。也可用一种特制的定位导向器,定位针准确定位于股骨附着区“等长点”,钻孔可连续在胫骨和股骨上进行,使手术操作更为简便。术后患肢用长腿石膏屈膝30°位固定4~6周,去除固定后扶杖4个月,逐渐练习关节活动。

6. **术后处理与康复** 锻炼应正确,如术后固定时间不够,保护不充分,康复方法不适当,均易使移植物过早接受应力或受到新的损伤而松弛、断裂。因此,正确的术后处理和正规的康复锻炼方法是手术成功的重要因素。

六、并发症及处理

关节镜是一种安全的诊断和治疗工具,应用中并发症很少,而且多不严重。严格遵循操作规程,熟悉应用方法,多数并发症是可以避免的。

(一) 感染

如不注意无菌操作可以引起感染,手术野尽可能用防水铺巾覆盖;关节镜目镜因易于被术者眼部触及,应被视为“半污染”区;在用吸引器或刨削系统时,应注意停用时关闭出水活塞,防止污染液体倒流入关节腔内。只要严格遵照无菌操作,关节镜术后感染可以减少到最低水平。

(二) 关节积血

关节腔内积血是关节镜术后常见的并发症,较多见于取活检范围大及滑膜切除、半月板切除术后。如果患者在关节镜术后12~24小时患肢有沉重感和疼痛,小腿不能抬起,很可能形成关节积血,量多时应迅速抽出血液。积血虽然可自行吸收,但机化将延长患者的恢复期。

(三) 关节软骨面损伤

关节镜技术不熟练、动作粗暴则可能损伤关节软骨面。为避免此种损伤,应正确掌握好操作技术,关节应充分充盈、扩张,移动套管时应用钝性针芯,所用器械不可强力插入关节间隙或在关节面上划动。小的关节面磨损,愈合后关节不会遗留任何后遗症。

(四) 半月板损伤

多见于半月板的前角损伤,关节镜前外侧入口穿刺如定点不准,位置过低,穿刺时可造成半月板损伤。为避免损伤,应准确定位穿刺口,做辅助切口插入器械时,应在关节镜直视下进行。

(五) 交叉韧带的损伤

多在镜下手术过程造成的。半月板切除时,可将交叉韧带的髁间附着处切断,器械在髁间窝处操作,尤其是使用刨削器时,容易造成交叉韧带损伤。要避免此类损伤,应保持在关节镜视野内切割组织。

(六) 关节外结构的损伤

包括血管损伤、神经损伤、韧带和肌腱损伤。损伤的原因往往是由于入口点选择不当,操作不慎引起。如膝关节后内侧入口定位不妥时,可穿透隐静脉,内侧辅助入路或为扩大内侧间室强力外翻膝关节可造成内侧副韧带的损伤。若术中入路定位准确,操作细心,此类损伤是可以避免。

（七）反应性关节炎

如镜下手术时间过长，可产生类似于创伤性关节炎的症状，出现反应性关节积液，但短期内可消失。镜检后24小时应保持膝关节安静，1周内应避免剧烈活动。

（八）血栓性静脉炎

任何手术均可能发生此并发症，但在关节镜术后并不常见。

（九）止血带损伤

关节镜下手术时，如止血带使用不当，可发生暂时性神经麻痹及止血带压迫处软组织疼痛。使用止血带应遵循使用要求，注意调整压力，掌握止血带时间不超过90分钟，止血带引起的神经损伤一般在数日内均会恢复。

（十）滑膜疝和瘘管口形成

关节滑膜和脂肪组织可通过关节镜入口形成疝。由于关节镜的切口很小，形成的疝通常也很少，无需特殊治疗，数周后即可消失，如持续存在则手术切除。滑膜瘘管常发生于缝线反应或感染，经抗生素治疗后多能自行愈合。

（十一）术中意外事故

关节镜应用早期有灯泡破裂、脱落的报道，使用冷光源后已不再发生，但器械折断在关节内的情况仍时有报道，如活动式手术刀片脱落等。在关节镜操作过程中，当器械发生断裂落入关节内时，手术者须保持镇静，关闭灌注液，防止断裂物移动，始终将断裂碎片保持在视野内，设法在关节间监视下予以取出。

第五节　肌瓣和肌皮瓣在骨科的应用

一、肌瓣

（一）适用范围

1. 填塞空腔　深层的组织缺损，如骨髓炎病灶或其他病变清除后形成的骨性空腔、慢性感染窦道切除后形成的软组织空腔。

2. 闭合创面　创面不能用简单方法闭合时，适于肌瓣并于其上游离植皮覆盖。

（1）急性创伤：大块皮肤缺损，累及深层结构，防止深层重要结构外露发生坏死及肉芽组织瘢痕化。

（2）急性感染：皮肤缺损，预防肌腱、骨关节等深层结构外露。

（3）慢性溃疡：包括淤滞性溃疡、慢性骨髓炎病灶清除后或不稳定瘢痕形成的溃疡。

3. 肌肉功能重建　由于创伤或其他原因所致重要肌肉功能丧失，可通过邻近肌肉移位进行功能重建。

（二）临床优点

1. 抗感染力强　肌瓣能满意地闭合无效腔，减少积血。肌肉本身血液循环丰富，可将抗感染药带至创腔局部，有利于防止感染。

2. 利于受区组织愈合 肌瓣移位后，动脉系统的新鲜血液增加，改善局部血液循环，利于受区组织愈合。

3. 减轻功能障碍 利于预防皮肤与深层结构粘连，减轻功能障碍。

4. 消灭创面 肌肉瓣可作为理想的基底，在其上行游离皮片移植以达到消灭创面。

（三）临床应用

1. 髋部 髋部感染或病变清除后留下髓臼部、股骨头颈部或粗隆部的创腔较深，常须采用肌瓣填充。可供移位的肌瓣有髂肌、缝匠肌、股直肌及股外侧肌。骨腔近髋臼部者，可将髂肌自骨盆内移至盆外填充。骨腔在股骨颈或大粗隆者，可将缝匠肌、股直肌或股外侧肌向上移或向上翻转填充。

2. 下肢

（1）股骨干：病变范围较广的慢性骨髓炎常侵及股骨干的一半或近全长，但皮肤很少缺损，病灶清除后遗留的骨空腔可用股外侧肌广蒂肌瓣填塞。

（2）膝部：膝部之骨突大部分位于皮下，在内侧只有缝匠肌跨过。在外侧面则无肌肉，肌瓣填充能较好地解决空腔及闭合创面的难度。在股骨髁部内侧可利用缝匠肌覆盖，外侧可用腓肠肌外侧头覆盖。膝前胫骨上端前内侧可用腓肠肌内侧头覆盖，然后在肌瓣表面植皮。

（3）小腿：①小腿上 1/3：胫骨上 1/3 是血源性骨髓炎的好发部位，对感染窦道及外伤性皮肤缺损行病灶清除后留下的空腔可用腓肠肌内侧头填塞，并在于其上植皮。②小腿中 1/3 及下 1/3：胫骨内侧面仅有皮肤覆盖，血供差，软组织缺损处理较为困难。中上部可用腓肠肌内侧头，中下部用比目鱼肌填塞。③小腿下 1/3 外侧：该部外踝骨质外露可用第 3 腓骨肌和腓骨短肌覆盖。跟腱外露可将比目鱼肌跟腱上的连接部分开向外移位，也可用带血管蒂的岛状趾短伸肌覆盖。

（4）内踝部：可用带血管蒂岛状趾短伸肌或拇外展肌瓣移位覆盖。

3. 上肢 肱骨是骨髓炎的好发部位之一，病灶清除术后形成的空腔。上段可用三角肌广蒂肌瓣，即将三角肌前缘部分纤维两端切断填充，可达到闭合空腔，又保留肌肉部分功能。中段可用肱肌或肱二头肌，远段用肱桡肌填充。

背阔肌的主要营养血管蒂在肱骨近端，常用于上臂的创面闭合、消灭空腔及重建功能。腕部缺损较少，必要时可用小指外展肌移位覆盖。

4. 躯干部 胸壁和腹壁的缺损，多采用局部或股部大块肌皮瓣修复，也可切取胸大肌、背阔肌、腹直肌、腹外斜肌、股薄肌、股直肌肌瓣等修复。

背部的缺损，可应用背阔肌、骶棘肌或臀大肌瓣覆盖。

（四）手术方法

1. 单蒂肌瓣 在病变部位有适当皮肤覆盖的情况下，周围瘢痕应尽可能彻底切除，直达血供丰富的组织，然后根据缺损的部位和大小，设计适当的肌瓣。原则上切取的肌肉要求有一个主要的血管蒂，从肌肉的近端走向远端，贯穿肌肉全长。拟切取的肌瓣要比缺损部大 1/4 左右，避免因牵拉张力过大使肌瓣内血供障碍而引起坏死。

肌瓣移位后如因皮肤缺损不能直接缝合，可选择以下方法在肌肉表面植游离皮片。

（1）肌瓣移位后肌瓣条件好可立即移植皮片。

（2）肌瓣移位后，一期将皮片取下，冷冻保存，延期回植于肌面，多用在截瘫患者。

（3）肌瓣移位后，如肌肉渗出较多，宜先用无菌敷料覆盖，5～7日后再植游离皮片。

2. 广蒂肌瓣　主要用于长骨慢性骨髓炎病灶清除后填充空腔，常用部位为股骨及肱骨。股骨骨髓炎病灶清除后留下的骨腔适宜用股外侧肌广蒂肌瓣填塞。通过后外侧切口，在后外侧肌间隔之前向前牵开股外侧肌，于股骨外侧面开骨槽清除炎性病灶后，以肌肉的长轴为蒂，横轴为肌瓣，肌瓣两端各应长出骨槽1.5～2cm，以完全填满髓腔。在骨槽后侧骨缘钻孔固定肌膜于骨缘，以防脱出。

肱骨干骨髓炎病灶清除后的空腔，可用肱前肌填塞，方法同股骨。

（五）并发症

1. 肌瓣坏死

（1）肌瓣移位后血管蒂受牵拉、扭曲或挤压，导致肌瓣血供障碍，引起肌瓣部分或完全坏死。

（2）肌瓣移位后血管蒂受附近软组织或敷料包扎过紧所压迫，可出现肌瓣远端坏死，故对移位后的肌瓣应常规用软敷料包扎。

（3）患有动脉疾患时，虽所切取肌瓣的主要营养血管通畅，但远端的细小分支可大量闭塞，导致肌瓣远端发生部分坏死。

（4）肌瓣和皮肤瓣联合应用时，如皮肤缝合较紧，可因压迫引起肌瓣远端坏死。

（5）在止血带控制下切取肌瓣，可因止血不彻底术后出现血肿，压迫肌瓣或其血管蒂。故术中应彻底止血，术后肌瓣下放置引流管，引流管的方向与主要营养血管方向一致，松软包扎敷料，术后抬高患肢。

（6）术后慢性受压也能引起坏死，如拇外展肌移位修复足内侧缺损，伤面愈合后仍有可能被坚硬的鞋内侧缘压迫坏死，故术后3个月内应穿软鞋和避免鞋内侧受压。

2. 肌瓣功能丧失　当整块肌肉切取移位后，该肌原有功能丧失，故选择肌瓣应以切除移位后功能丧失较少或有适当肌肉代替其功能者为宜。

二、肌皮瓣

（一）适用范围

肌皮瓣的选择应根据缺损部位的情况和对供区可能带来的损害，力求用最简单的方法取得最理想的效果。只有在应用游离植皮和局部皮瓣不能满足效果的情况下才应用肌皮瓣。

1. 修复软组织缺损　各种原因所致的大块皮肤及其深层组织的缺损，如软组织创伤性缺损，重要神经及血管外露，骨关节裸露，肿瘤切除后的皮肤及软组织缺损，难以愈合的慢性溃疡，慢性骨髓炎伴有皮肤大块瘢痕或瘘道不愈合等。

2. 肌肉功能重建　疾患或创伤所致的肌肉缺损，严重肌肉缺血性挛缩及肌肉失去神经无法修复等所造成的严重肌肉功能丧失，不能为其他肌肉代偿时，可用肌皮瓣重建肌肉功能。

（二）临床应用

1. 优点

（1）抗感染力强、愈合好：肌皮瓣的血供丰富，抗感染力强，有利于愈合。

（2）旋转弧较大：肌皮瓣肌肉蒂部较小，可行较大范围和多方向移位，如岛状肌皮瓣可行180°甚至更大角度的移位。

（3）应用广泛：几乎身体所有部位表浅肌肉均可就近取材，可用同一肌皮瓣同时行肌肉功能重建及皮肤缺损的修复，皮肤质地色泽均好。

（4）操作简便：切取肌皮瓣多在肌间隙的蜂窝组织层进行，出血少，显露方便，肌肉的主要营养血管蒂很少偏离皮瓣区，不易误伤。

（5）复发率低：肌皮瓣含有较厚的肌体，有良好的衬垫作用，缓冲作用强，术后复发少。

2. 限制

（1）肌皮瓣为复合组织，比较厚，外观稍为臃肿，一般不需再次手术修剪，如肌肉附丽部切断后张力消失，可发生逐渐萎缩，在不进行功能重建的情况下，如切断运动神经萎缩形象更为明显。

（2）供区组织缺损较大，多需植皮闭合。

（3）某些肌肉切取后，对原有的功能有一定影响。

（三）术前准备

1. 切取条件

（1）就近取材和就近移位。

（2）有协同肌可代偿其功能。

（3）由肌肉浅层和肌肉内走行的肌皮动脉供给皮肤血供。

（4）以血管蒂为轴有足够的移位及旋转范围。

2. 受区情况

（1）缺损范围大小：供区皮瓣要比缺损区大出25%为宜。

（2）缺损的深度：根据受区组织缺损的深度决定肌皮瓣中肌肉部分的大小，如修复皮肤缺损，肌肉仅为皮瓣的携带者，则可选用较薄的肌肉。

（3）受区功能需要：单纯皮肤覆盖，应用较薄的肌肉，可避免过度臃肿。修复压疮，则需较厚的肌肉，以便起衬垫作用。如缺损区的感觉十分重要，则应选择含感觉神经的肌皮瓣，如需重建缺损部的肌肉功能，应选用带运动神经的肌肉。

3. 供区情况

（1）肌肉切除后的功能障碍：肌肉切取后都有不同程度的功能丧失，这种功能丧失对于一般活动要求的患者并不显著，但对特殊职业及要求的人常有严重的障碍。

（2）供区可能累及的结构：重要的结构如臂丛及动静脉，不应受到影响。

（3）注重外观：外观影响是选择肌皮瓣切取的标准之一，在达到治疗效果的前提下，要尽量选择术后瘢痕小，部位隐蔽的供区。

常用的肌皮瓣见图25－5－1①②③④。

（四）手术方法

1. 顺行切取　根据解剖位置先显露蒂部主要营养血管，再向远侧切取肌皮瓣。

2. 逆行切取　先按设计在肌皮瓣的远端切开皮肤，皮下组织及肌肉一并提起，由远而近地解剖，直达血管蒂部，形成仅带血管蒂的肌皮瓣。

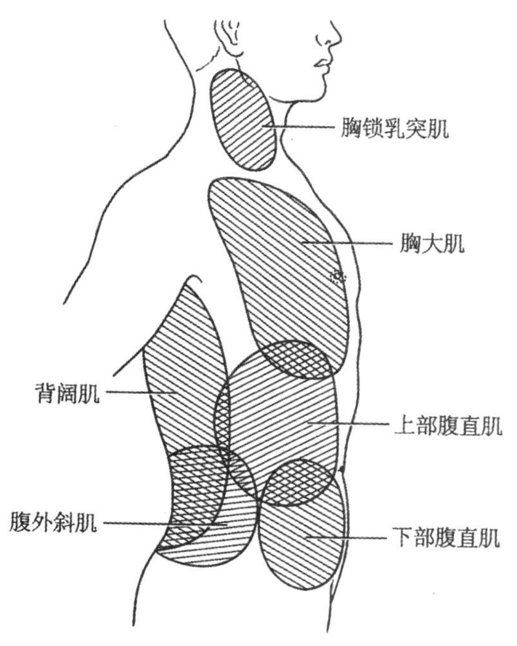

①躯干前面的肌皮瓣体表示意图

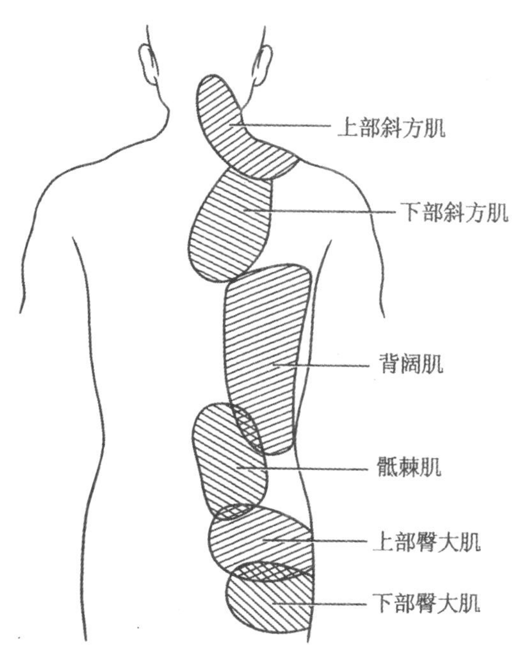

②躯干背面的肌皮瓣体表示意图

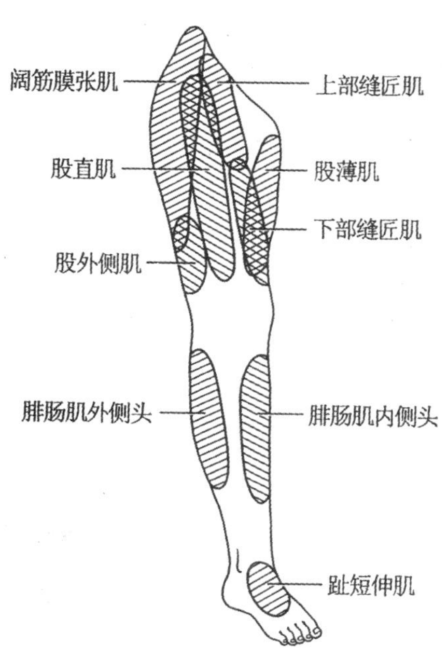

③下肢前面的肌皮瓣体表示意图

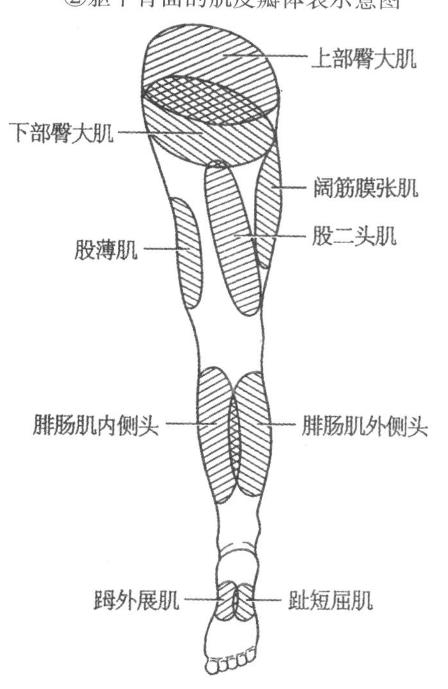

④下肢后面的肌皮瓣体表示意图

图 25－5－1①②③④　常用的肌皮瓣

（五）术后处理

术后定时观察移位角度较大的肌皮瓣，如有水肿应抬高，并在肌皮瓣上轻轻反复按摩以促进静脉回流，注意肌皮瓣下有无血肿，如表皮出现散在的紫斑或小水泡，表示有血供危象，可应用低分子右旋糖酐及血管扩张剂，如不缓解则应手术探查。

感染伤口术后应在肌皮瓣下放置塑料管引导流，滴注抗生素。

（六）并发症

主要并发症是由于供血不足而引起的肌皮瓣部分或全部坏死。

（1）局部解剖不清，误伤主要营养血管。

（2）设计方案不合理，切取皮瓣的范围超过主要营养血管的供血范围。

（3）切取和移位技术上的错误，造成血管蒂受压、扭曲、继发痉挛，或因操作不当损伤肌皮穿支。

三、肌皮瓣游离移植

随着显微外科技术的发展，肌皮瓣的游离移植扩大了肌皮瓣的应用范围，成为临床上一些修复难题的解决手段。

1973年国内开始在临床上应用游离移植股薄肌及胸大肌。其后陆续出现股薄肌、背阔肌、阔筋膜张肌、腓肠肌内侧头、胸大肌、股直肌、趾短伸肌等肌皮瓣的游离移植。

（一）适应证

1. 外伤或肿瘤切除后　外伤或肿瘤切除后皮肤及深层软组织凹陷性缺损，影响功能或外观，局部无适当肌皮瓣可供移位者，可应用游离移植肌皮瓣修复。移植的肌肉可单纯作为容积性填充物，也可同时修复肌肉功能。

2. 受区条件　受区应具有可供吻合的动、静脉。如需修复肌肉功能，还应具有可供吻合的运动神经。如邻近没有可供吻合的神经，须行神经游离移植。

（二）并发症

1. 出血　游离移植的肌皮瓣下出血，可因肢体活动过早，低分子右旋糖酐用量较多或静脉回流不畅引起。

2. 血管蒂过长或过短　血管蒂过长可引起血管扭曲，血流受阻；过短可因张力太大，引起痉挛或栓塞。

3. 主要血管通畅不良　可引起整个移植组织瓣坏死，而且补救难度大。如因血管解剖变异出现部分皮瓣坏死，可切除坏死的皮瓣，在移植的肌肉上游离植皮。

四、背阔肌皮瓣

（一）应用解剖

1. 形态　背阔肌是体内最大的三角形扁阔肌，位于背部和腋部，全肌分为腱膜性起始部、肌腹和腱性终止部。隐神经和腓肠神经膜起于下6个胸椎、全部腰椎及骶椎棘突、棘上韧带和髂嵴外侧唇的外1/3，部分起自下第3～第4肋及肩胛骨下角的背面。肌腹扁平宽大，长达30cm，宽20cm，厚0.8cm，斜向外上，止于肱骨结节间沟。在下部，其前缘与腹外斜肌及前锯肌等结合较紧，上部与深层结构结合疏松，易于分离。

2. 神经血管　背阔肌的血液供应主要来自肩胛下动脉的胸背动脉和三组节段性血管，也接受沿肩胛骨脊柱缘下降的颈横动脉下行支的血供。肩胛下动脉是腋动脉的分支，多数在肩胛下肌下缘平面分出，垂直下行一段后，分为旋肩胛动脉和胸背动脉二终末支，后者自背阔肌与前锯肌之间，沿肩胛骨腋缘下降，有1或2个伴行静脉，在距肌肉止点约10cm与胸背神经一起在离肌肉前缘 2cm 处进入肌肉深面。人肌后分为供应该肌前下部的外侧支和内上部的内侧支，内、外侧支之间有丰富的吻合支。胸背动脉供血范围从背阔肌止点到肩胛线，约占该肌的 3/4。另有到肩胛下肌、小圆肌、大圆肌及前锯肌的小分支。胸背动脉长度超过 7cm，外径为 1.5 ~ 3mm，伴行静脉外径为 2.5 ~ 4.5mm，如切断结扎旋肩胛血管和其他分支，血管蒂可长达 8 ~ 14cm。将上臂外展时，神经血管的入肌点在胸侧壁与肱骨之间，距该肌下缘约 1.2cm，此点靠近肩胛骨下角的外侧。

背阔肌之肩胛线以内部分由肋间动脉和腰动脉的后支及外侧支所供养，自上而下呈平行排列，由内向外分为 3 组，分布在胸 12 ~ 腰 3 之间的腰背筋膜上。

（1）第 1 组血管：来自肋间动脉和腰动脉的后支，与脊神经一起在近后正中线发出，分布于腱膜起始部和表面的皮肤。此组血管口径细，供养范围小，临床意义不甚重要。

（2）第 2 组血管：有称为内侧组，经棘肌与最长肌之间发出，距后正中线 5 ~ 8cm。分布于背阔肌腱膜和肌腹起始部及肌表面的皮肤。

（3）第 3 组血管：有称为外侧组，来自肋间动脉和腰动脉外侧支，在肩胛线以内约 1cm，分布于肩胛线以内的肌质及肌表面的皮肤，这三组血管穿出点及行径均规则（图 25 - 5 - 2）。

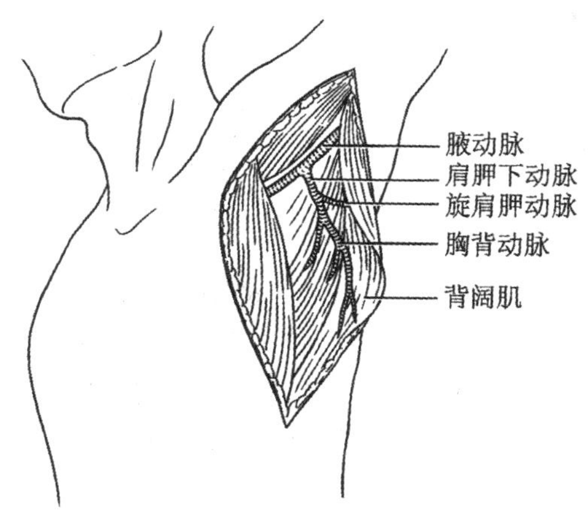

图 25 - 5 - 2　背阔肌的血管解剖

支配背阔肌的神经为胸背神经，来自臂丛的后束，沿肩有称为下肌下行，后与胸背血管伴行，构成神经血管束。神经位于动脉的后外方，在背阔肌上中 1/3 交界处随同血管入肌，走行5 ~ 6cm，分为外侧束和内侧束，分别支配背阔肌的两部分。肌外神经长约 10cm。

3. 功能　背阔肌的功能主要是使臂内收、内旋和后伸，次要功能是当臂上举时可拉臂向下或向上牵引躯干。切取此肌后，尽管丧失的功能大部分可由胸大肌、三角肌等协同肌代偿，臂力仍有一定影响。

（二）临床应用

1. 背阔肌皮瓣移位术　胸背动脉是背阔肌皮瓣的主要供血动脉，以腋后缘最高点为轴点。前缘超过此肌外侧缘 2 ~ 3cm，上起自腋窝稍后，后达正中线，下界一般不超过髂嵴上 5cm，皮瓣可比肌肉大 2 ~ 3cm，皮瓣最大面积约为 20cm × 40cm，轴点在腋部肌皮瓣向前移位，皮瓣之尖端达下腹部外侧、胸骨、锁骨内侧、面部、耳部及对侧胸部或上腹部；向后移位可达同侧肩胛部、颈项部、整个脊柱后中线。通过腋部的隧道可达上臂、肘部及前臂。

（1）适用范围：背阔肌皮瓣局部移位广泛地应用于头颈部肿瘤切除术后的重建，胸壁和腹壁的修复，上肢肩、肘、腕部功能重建和上肢软组织缺损修复等。由于该肌神经血管蒂长，位于肌肉近端，最适于切取成岛状肌皮瓣。

（2）手术要点：根据受区的部位、缺损部大小、形状及重建功能的需要设计肌皮瓣。手术取侧卧位，上肢消毒后包裹，可在术中随意移动。先在腋后皱襞前做切口，找出背阔肌前缘，向内牵开背阔肌，在背阔肌和前锯肌间隙作钝性解剖扩大，在离腋窝顶下约10cm水平，于肌内深层分出背阔肌的神经血管束，加以保护。如肌皮瓣需要较大移位，则在腋部沿神经血管束解剖，切断结扎胸背血管与胸壁外侧血管间交通支，游离一段长的血管蒂。然后在肌皮瓣的下界和后界切开皮肤和肌肉，提起肌皮瓣之远端，由远而近地与深层组织分开，在背阔肌腱膜部之下有肋间血管穿支，切断结扎。在下3肋及肩胛骨下角背面的肌附着点予以切开。在背阔肌近端深面有一个完全无血管区，分离容易，向上至肌皮瓣在腋部的轴点。近端蒂部皮肤及背阔肌在肱骨上的止端，根据需要可在神经血管入肌点的近侧切断或保留。准备进行移位。

为修复邻近组织缺损，将肌皮瓣移位到所需修复的创面上，如为重建同侧三角肌功能时，将背阔肌的起点固定在锁骨的外1/3、肩峰和肩胛冈上，止点固定在肱骨三角肌粗隆上，皮瓣覆盖创面，切取肌皮瓣之长度和固定张力要适度。供区的创面在12cm×25cm以内的可一期缝合，再大常需植游离皮。

2. 背阔肌皮瓣游离移植术

（1）适用范围：背阔肌皮瓣游离移植可应用于全身各部，特别对小腿下1/3皮肤肌肉皆有较大缺损的修复，对外伤、感染及肿瘤切除所致皮肤、肌肉及骨髓缺损，需行组织填充修复外形者，更为有用。

（2）手术要点：根据受区情况设计肌皮瓣，如以胸背动、静脉为血管蒂可切取整个肌肉及其上的皮肤作为游离肌皮瓣移植。如要切取一个小而薄的肌皮瓣，则可在近侧部肌肉中解剖胸背血管带少许肌肉做成一个细的血管蒂，远侧做一个肌皮瓣。

切取方法同背阔肌皮瓣局部移位，切断结扎其分支，取得较长的血管，在腋皱襞下缘做一横切口，起于腋中线，向背部横向走行达所需长度，在此切口内找到背阔肌的前缘和上缘，沿背阔肌的前缘和棘突缘向下做两个切口延伸到所需要的长度为止。然后在下部两延伸线之间横行切开皮肤。

切开前缘切口之后，在切口内寻找并分离出至背阔肌的胸背动、静脉以及胸背神经，并向上分离至腋动、静脉，分辨出肩胛下动、静脉及其分支旋肩肝动、静脉。在胸壁外侧切断结扎胸背血管与胸外侧血管的交通支。

切断背阔肌的近侧腱部。沿该肌前缘分离至所需要的大小，在下方横行切断。在切断分离过程中，可将肌筋膜与皮缘暂做间断固定缝合数针，防止皮瓣与肌肉分离，肌肉皮瓣游离后，待受区准备就绪，即可切断血管神经蒂。为争取血管长度及血管口径，切断结扎旋肩胛动、静脉，在靠近腋动、静脉处切断肩胛下动、静脉的血管蒂。切取的肌皮瓣组织不灌洗。尽可能缝合胸背部创面，剩余创面行皮片移植。

五、胸大肌皮瓣

（一）应用解剖

1. 形态　胸大肌是覆盖上胸部的扁状肌，起点分为锁骨部、胸肋部和腹部三部分。锁骨部起于锁骨内侧 1/2～2/3，横行并形成腱的前面腱片，止于肱骨结节间沟外侧唇，长 10cm。胸肋部起于胸骨上 6 个肋软骨表面，有较多的斜行纤维形成腱的后片。腹部起自腹外斜肌腱膜和腹直肌鞘前层，纤维向外、向上集中，大部分纤维在锁骨部之下后附于肱骨，胸肋部长约 18cm，腹部长约 20cm。锁骨部的上缘与三角肌构成三角肌胸大肌间沟，沟内行有头静脉和胸肩峰动脉的三角肌支及其伴行静脉。锁骨下缘与胸肋部之间有浅的沟隙，胸腹部只是起点有较明显的界限，而整个肌肉没有明显可作为分离的自然分界线。

2. 血管神经　胸大肌的主要血液供应来源有胸肩峰动脉的胸肌支及三角肌支；腋动脉发出的胸肌支和胸廓内动脉的前肋间动脉和穿支，胸大肌还有从胸最上动脉和胸外侧动脉的分支获得血供。胸肩峰动脉多为腋动脉第 2 段的短干分支，经胸小肌上缘、距喙突约 3cm 穿过喙锁胸筋膜出现，长约 1cm，外径为 2mm，有 4 条分支，最大的为胸肌支，另有锁骨支、肩峰支及三角肌支，胸肌支在胸大肌与胸锁筋膜之间的平面自上斜向内下，左侧在距肩峰 9～11cm、距锁骨 2cm 进入此肌。右侧在距肩峰 9cm、距胸锁关节 7cm 入肌。胸肩峰动脉很少有短平型的伴行静脉，它的各分支的伴行静脉外径 >2.5mm，直接入腋静脉或头静脉。

锁骨部的主要血液供应来源于胸肩峰动脉的三角肌支，另外有胸肩峰动脉的上胸肌支的分支。三角肌支由胸肩峰动脉发出后与头静脉伴行，沿三角肌胸大肌间沟行向外下方，分布于三角肌。三角肌支发出后行经一段距离，发出一支或数支至胸大肌锁骨部的中外部，蒂长约 3cm，外径 2mm，伴行静脉外径为 2.4mm。

腹部的血液供应只有部分有单独的下胸肌支，下胸肌支来源于胸肩峰动脉、腋动脉或胸外侧动脉，经胸小肌下缘之下方行向胸大肌腹部，在肌深面贴筋膜向下行一段距离后入肌。少数血管穿过胸小肌入腹部。血管蒂长约 7cm，外径约 1.5cm（图 25－5－3）。

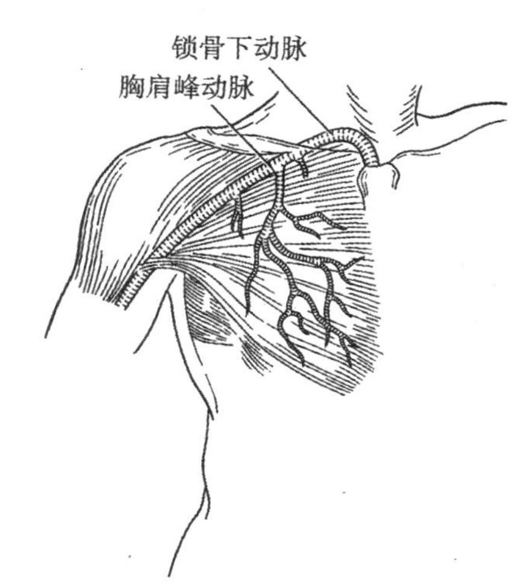

图 25－5－3　胸大肌的血管解剖

胸大肌的神经为胸前神经，分别由臂丛外侧束发出的胸前外侧神经（胸外侧神经）供给其上半部，由来自臂丛内侧束的胸前内侧神经供给其下半部。胸外侧神经一般分为 2 支，第 1 支为锁骨支，在胸肩峰动脉的内侧入肌，从头静脉末端的上方穿出，分布于锁骨部。另一支为上胸肌支，发出后越过胸小肌上缘，紧贴胸大肌的深面行向内分成 2～5 支入胸肋部。腹部的神经为胸前内侧神经，此神经出现在经腋动、静脉之间，经胸小肌下缘与血管伴行，分布于胸小肌和胸大肌的胸腹部，也有穿过胸小肌后进入胸大肌的腹部，与动脉不伴行。

胸大肌是多源性血液供给，各支之间有广泛的吻合支，在局部移位或游离移植中切断任何一个或几个血液来源，只要保留其中一个主要血供来源，就能保证成活。

3. 功能 胸大肌的主要功能是内收和内旋上臂，此外锁骨部可协助其他肌肉使臂前屈，拉臂向下和引体向上。由于这些功能都和其他肩胛带肌肉协同完成，故不论胸大肌部分或全部切取，术后对臂的正常活动均无明显影响。

（二）临床应用

1. 胸大肌皮瓣移位术 胸肩峰动脉是胸大肌皮瓣的主要供应动脉，以动脉浅出的胸小肌上缘与锁骨的连接部作为轴点。肌皮瓣之前内缘及下缘可分别略超过胸骨和肌肉下缘，外侧达腋前线，皮瓣面积约为20cm×12cm。但在肋缘下切取皮瓣时必须包括腹直肌筋膜，避免皮瓣坏死。旋转弧可抵胸骨上部、颈前、颈外侧、肩部、腋部及上臂。

胸大肌皮瓣的优点是血供丰富，成活率高，有较大的旋转弧，在颈部再造手术中有助于保护同侧大血管。限制是手术后瘢痕较明显，发生挛缩可能引起乳房旋转；切取后尽管有协同肌代偿其功能，仍有一定的功能丧失；由于其下有肥大的肌肉蒂，常使颈部隆起明显，影响美观。

2. 类型 根据需要可以切取成岛状胸大肌皮瓣，主要用在填充头、颈、面、肩的缺损；乳腺下或带第5肋骨的桨状胸大肌皮瓣，多用于头颈部缺损的修复重建；胸骨旁桨状胸大肌皮瓣，用于颈胸部的修复重建。

3. 手术要点 根据需要设计胸大肌皮瓣。肌皮瓣的轴线即神经血管蒂走向，在胸前肩峰到剑突连线稍外。首先切开周缘皮肤和皮下组织深达肌肉，切开胸筋膜，沿纤维方向分开肌纤维。用手指将肌纤维与胸壁间钝性分离，提起远端，沿胸大肌深面由远而近地在胸锁筋膜以上钝性解剖，牵开肌肉，辨别在肌肉深层走行的神经血管束。在胸小肌上缘近侧要防止损伤胸肩峰神经血管束。近侧的肌肉蒂是否切断应根据所需要的移位角度而定。

4. 胸大肌皮瓣游离移植术 胸大肌皮瓣游离移植适用于重建上肢伸屈功能及填充组织缺损。

（1）胸大肌腹部皮瓣切取方法：从肩峰到剑突之间画一胸肩峰动脉的胸肌支走向标志线。以此线为中心轴，根据受区需要，切取肌皮瓣的范围内界可达胸骨缘，外界达腋前线，上界为腋皱平面，下界不超过剑突平面，从喙突处开始于锁骨下1cm向内侧做3～4cm横切口，至锁骨中1/3处；向下在设计皮瓣上缘做纵行切口。切开皮肤和筋膜，将胸大肌的锁骨部暂时切断（待术毕前缝合）并拉向两侧，即可见从臂丛发出的胸前神经，该神经垂直下行。在切口处上方可见胸肩峰动脉。小心切开喙锁胸筋膜，可见腋动、静脉。分辨出胸肩峰静脉，该静脉一般汇入腋静脉。将血管神经分离后保护备用。

按设计的画线由外向内，由下向上做切口。先切开皮瓣外侧，深达外层肌筋膜时为防止皮瓣与肌肉间的移动，保护其间的肌皮血管，应边切开皮肤边将肌筋膜与皮缘暂时缝合固定。钝性分离须切取的胸大肌，直达肋骨面，不能使胸大肌内层肌筋膜从肌肉分离，以保证血管神经蒂不受损伤。切断肌肉起始部，在胸大肌与肋骨、胸壁及胸小肌之间，继续从下向上分离，保护好肌肉下层血管神经蒂。由于胸大肌血管吻合支较多，血供丰富，交通支切断后应注意止血，然后切断胸大肌止腱后层。这时胸大肌皮瓣除血管神经蒂外已完全游离。待受区准备就绪后，再切断血管神经蒂。如需较大的血管口径，可在腋动、静脉附近处切断胸肩峰动、静脉。肌皮瓣不灌洗。

（2）胸大肌锁骨部皮瓣切取方法：根据需要划出切取肌肉皮瓣的范围，上界达锁骨下缘，下界平腋皱纹平面，内界至胸骨缘，外界接近三角肌前缘。先从胸骨旁第2肋骨上缘开始，经锁骨下向外达胸大肌在肱骨上的止点做皮瓣上缘切口，然后再做皮瓣下缘切口。当皮瓣上缘切口的皮肤及皮下组织切开后，将肌筋膜与皮瓣的皮缘缝合固定，沿头静脉将胸大肌与三角肌分开，静脉留于三角肌一侧。向上将胸大肌上缘游离到其在锁骨上的起点外侧。胸大肌锁骨部起于锁骨的内半部，做骨膜下剥离，使其起始端全部游离。在三角肌、胸大肌和锁骨之间的三角内，沿头静脉向上游离出到胸大肌锁骨部的血管神经，即胸肩峰动脉的胸肌支及其伴行静脉以及胸前外侧神经。血管神经均在肌上缘进入肌内，血管在进入肌肉前分为2支，一支靠近起端，分出后即入肌肉；一支沿肌上缘向外至接近上端才进入，沿途发出许多细支至肌肉。切开皮瓣下缘，深达筋膜，注意边切开边缝合固定皮瓣的皮肤与肌筋膜。找出胸大肌的锁骨部和胸肋部间的肌沟，沿此肌沟顺肌纤维予以分开，至腱板处靠肌腹切断腱板前层，翻起腱板，将锁骨部与胸壁、胸小肌分开，注意保护胸大肌腹部的血管神经。顺胸大肌锁骨部和胸肋部间的肌沟向内侧分离至锁骨部起点，此时带血管神经蒂的肌皮瓣已完全游离。待受区准备后移位或游离移植。

胸大肌皮瓣切取后，前胸部创面可直接缝合或用游离皮片覆盖。

六、臀大肌皮瓣

（一）应用解剖

1. 形态　臀大肌是臀部最大的菱形肌，位置浅表，起于髂后上棘、臀后线和髂嵴之间的一部分髂骨、腰背筋膜、骶结节韧带的背面、骶尾骨外侧线和骶部韧带。肌纤维斜向外下，有相互平行的两个缘。臀大肌的下1/4附着于股骨臀肌粗隆，臀大肌滑囊将肌腱与股骨大粗隆分开，其余3/4为带状的腱膜，此膜与阔筋膜张肌的带状腱膜联合，形成髂胫束，髂胫束在阔筋膜的环行层之间下降，在膝关节冠状轴的前方附着于胫骨外髁。

2. 血管与神经　主要来自臀上动脉和臀下动脉，均是髂内动脉最大的分支，前者从梨状肌上缘浅出，分为两支，浅支在臀大肌深面入肌，供给该肌及其表面的皮下脂肪和臀上部皮肤。深支在臀中肌深面走行并供应此肌。臀下动脉在骶结节韧带的外侧从梨状肌下缘浅出，穿过臀大肌深面到其止点，主要分布臀大肌下部和股后部。此外，在臀大肌远侧部分有来自旋股外侧动脉第1穿动脉，旋股内侧动脉横支及旋股外返动脉横支的吻合支供养。

臀部皮肤和皮下组织血供是来自该肌浅出的肌皮动脉穿支。臀下部和大腿后外侧上方皮肤则由臀下动脉降支的皮支、旋股内侧动脉和旋股外侧动脉的皮支，股深动脉第1穿支供给。

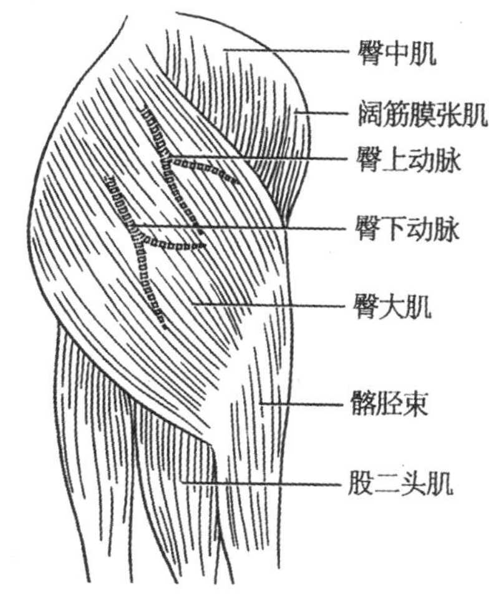

图25-5-4　臀大肌的血管解剖

臀上动脉及臀下动脉的分支均有相应的静脉伴行。

臀下神经与臀下血管伴行，支配臀大肌运动（图25-5-4）。

3. 功能　臀大肌是髋关节的巨大伸肌，特别由坐位到站位，由屈曲位到伸直位时以及上楼和跑步的作用更为明显，兼有外旋作用。由于臀大肌的功能很重要，切除后遗留明显的功能障碍，出现两侧臀部大小不一，腿后伸力差，上楼梯或站起动作困难，只是走平路时影响不明显。然而，对下肢截瘫的患者治疗骶部、大粗隆部和坐骨结节部压疮时臀大肌是切取肌皮瓣的良好供肌。

（二）应用范围

上半臀大肌皮瓣的轴点为臀上动、静脉，下半臀大肌皮瓣的轴点为臀下动、静脉，均于骶骨旁约10cm。整个臀大肌皮瓣面积约为25cm×30cm，转旋弧达坐骨、骶骨、大粗隆及对侧坐骨，可修复这些部位的缺损。

（三）手术要点

1. 修复坐骨结节缺损　在缺损的外侧壁，可见到臀大肌的内下边缘。用手指在肌肉深层的蜂窝组织层向外分离，直达粗隆部滑囊。由缺损底部向外侧延伸，设计肌皮瓣，切口始于臀纹下5～6cm，向外经大粗隆内侧向上。先切开皮肤和皮下组织，直达臀大肌的筋膜部。为切取较长的肌瓣，可将外侧皮下组织从肌肉上分离，向下达粗隆部。最后在外侧横断肌肉，修整成一个肌瓣长于皮瓣的臀大肌皮瓣。

臀大肌皮瓣与深部的坐骨神经表面有一层疏松的组织，血供较少，为坐骨神经的解剖标志，由此找出从坐骨大孔出来位于坐骨神经内侧的臀下血管。当肌肉自外下向内上掀起后，深层的臀血管清晰可见，覆盖坐骨部的缺损通常不需要暴露臀血管的蒂部。如需达到更大的旋转弧则要小心解剖，防止损伤血管蒂，以免影响肌皮瓣的血供，甚至因发生血管回缩到盆腔中，造成断端出血难以控制。

2. 修复粗隆部缺损　采用以臀下部和大腿上部为基底的肌皮瓣。自缺损前缘向下沿股骨纵轴方向做纵切口，在臀纹下5～6cm，平行臀纹到大腿后中线的横行切口，使整个切口为C形。先在切口近侧部分切开皮肤、皮下组织和阔筋膜，在阔筋膜张肌深层分离，肌皮瓣容易通过股外侧肌与阔筋膜间血供稀少的软组织间隙分开，认清臀大肌在股骨外侧唇上的止点纤维，切断其纤维束，将肌止点连同皮肤、皮下组织一并掀起。在其后面的脂肪组织中，有血管穿支供给股部皮瓣，这些血管系臀下动脉的降支、旋股内侧动脉、旋股外侧动脉以及股深动脉第1支的吻合支，应尽可能加以保护。如确有必要可将其切断，因仅由臀下动脉也足以营养此肌皮瓣。在股后中线做横切口，臀下肌皮瓣可向外上旋转60°，移位到大粗隆部。肌皮瓣移位后，在缺损的上部将切断的臀大肌纤维和缺损部臀大肌的纤维端对边的缝合。缺损部边缘的皮肤与臀大肌皮瓣的皮瓣部分作全层缝合，放置引流管。大腿外上方皮肤部分缝合以缩小创面，余下创面游离皮覆盖。

3. 修复骶部缺损　设计基底在内下的臀大肌皮瓣，切口起自骶部缺损，切口沿骶嵴下呈弧形止于大粗隆部。切开皮肤、皮下组织及臀肌筋膜，于外下部筋膜深层分出臀大肌和臀中肌间隙，钝性分开，通过大粗隆部的顶点处切断臀大肌远侧部分纤维，向内下翻开臀大肌，肌深面有臀上动脉和伴行静脉，在骶嵴下3横指水平肌肉的深层可见臀上动脉的分支。如臀上血管妨碍肌皮瓣的移位可作切断，仅由臀下动脉仍向内移位，臀大肌皮瓣的肌纤维缝合于缺损边缘的肌纤维上，皮肤U形贯穿缝合，深部放置引流管，供区植游离皮。

4. 臀大肌岛状皮瓣　可采用岛状臀大肌皮瓣修复骶部缺损。其手术要点是皮瓣部在大粗隆部和髂前上棘之间，大小形状根据需要确定。切开皮肤、皮下组织及臀筋膜，切断臀大肌外侧起点，用手指将其与臀中肌分开，轻轻牵拉翻开臀大肌，可见其深面的臀上血管蒂。在皮瓣的近侧部分向内解剖，切断肌肉及皮肤做成岛状肌皮瓣，将岛状肌皮瓣通过皮下隧道移位于缺损部缝合皮瓣。肌皮瓣下放引流管，供区缺损可一期直接缝合。

虽然臀大肌的解剖特点符合游离移植的要求，但是由于其功能甚为重要，故临床上极少采用。

七、阔筋膜张肌皮瓣

（一）应用解剖

1. 形态　阔筋膜张肌以短的腱膜起于髂前上棘和髂结节之间髂嵴外唇部分，向下并稍向后，肌腹长约15cm，其远端延伸为带状腱膜，此膜与臀大肌相似的带状腱膜，在大粗隆以远相联合，形成髂胫束，腱性部分长达40cm。

2. 血供　阔筋膜张肌的主要营养血管来自旋股外侧动脉的升支或水平支。动脉发出后呈水平方向向外，位于股直肌与股外侧肌之间，然后自股直肌外侧在髂前上棘下6～9cm，即阔筋膜张肌中上1/3交界处抵此肌的深面，距肌前缘之后约2cm处入肌。在近阔筋膜张肌前缘处分为3支，其中上行支供应阔筋膜张肌上1/3处，并通过肌肉附丽点进入髂嵴，供应骨的血液，中支供应肌肉的中1/3，下支供应肌肉的下1/3，血管贴着阔筋膜向下行走，所有这些分支都有穿支供应浅层的皮肤。其范围可达膝上4～5cm以上所有股前外侧皮肤。旋股外侧动脉的升支长为2～7cm，外径1.5～2.5mm，伴行静脉有2支，外径为2.5～6mm。切取肌皮瓣，多可采用升支为血管蒂。有时升支和水平支共同分布于阔筋膜张肌，粗而长的水平支也可作为血管蒂（图25－5－5）。

阔筋膜张肌的主要营养血管供应皮肤、肌肉、皮下组织和髂嵴前部，故必要时可切取肌皮骨复合组织瓣。

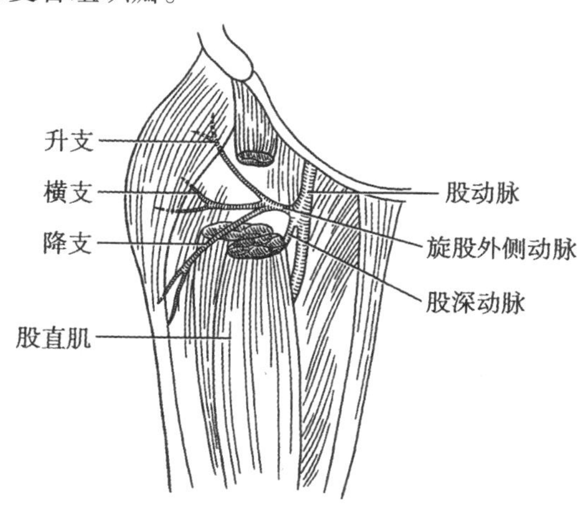

图25－5－5　阔筋膜张肌的血管解剖

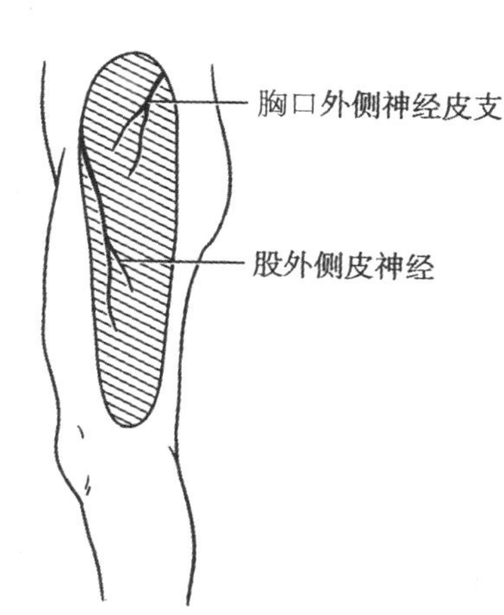

图25－5－6　阔筋膜张肌皮瓣的感觉神经

3. 神经支配　阔筋膜张肌皮瓣有2个感觉神经支配。

（1）胸12外侧神经皮支：为髂嵴及肌肉上部皮肤的感觉支。胸12外侧神经皮支直径为0.5～2.0mm，由2～3个神经束组成，在腋前线穿过腹内斜肌和腹外斜肌，然后在髂前上棘后约 6cm 处跨髂嵴下降。

(2) 股外侧皮神经:支配股前外侧感觉。股外侧皮神经系腰 2 或 3 分支,在髂前上棘与股神经之间经过腹股沟韧带后人股部分为 2 或 3 支,有 3 或 4 小束,直径为 2 ~ 3mm (图 25 -5 -6)。

由于这两条皮神经均表浅,容易辨认,在肌皮瓣中提供良好的感觉,可用为覆盖压疮的有感觉肌皮瓣。

(二) 应用范围

阔筋膜张肌位于股外侧,其运动神经来自支配后侧臀肌群的臀上神经,血管蒂来自供应股前肌群的旋股外侧动脉,但其功能不属于这两组肌肉。而主要是为外展肌紧张髂胫束,外展髋关节并协助屈曲内旋髋关节和伸小腿,有利维持身体的直立姿势。此肌的各个功能均非独立完成,切取后影响不明显。

(三) 临床应用

阔筋膜张肌皮瓣移位术 阔筋膜张肌的营养血管能供养相当大的皮瓣,实质上是个肌筋膜皮瓣,其轴点在髂前上棘下 6 ~9cm。一期切取肌皮瓣的范围上达髂嵴上 2cm,前缘和后缘均超过肌缘 2cm,下端达膝上 5cm 水平,最大范围为 15cm ×40cm。可根据需要所切取不同类型的肌皮瓣(图 25 -5 -7①②③④)。该肌皮瓣有两个旋转弧,向前旋转皮瓣之尖端可达腹壁、会阴及腹股沟区;向后旋转可覆盖粗隆部、坐骨结节部和骶部。

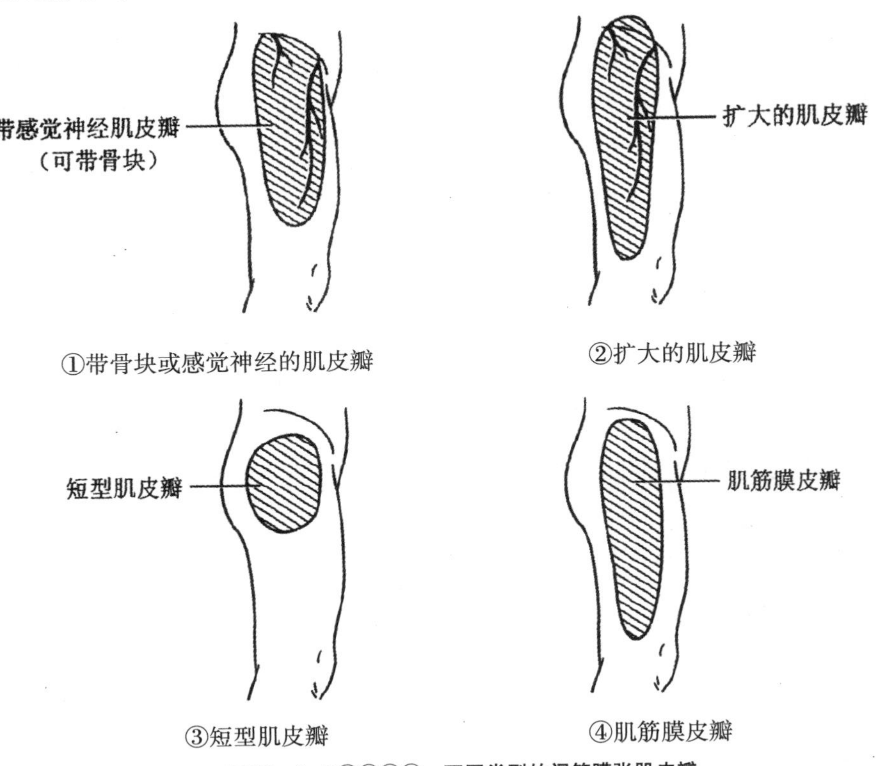

图 25 -5 -7①②③④ 不同类型的阔筋膜张肌皮瓣

(四) 手术方法

1. 顺行切取 在肌皮瓣前内侧做纵行皮肤切口,找出阔筋膜张肌与股直肌外侧缘之间隙，在髂嵴下 6 ~ 9cm 分离出横过该间隙的阔筋膜张肌的血管蒂，向后翻开阔筋膜张肌的前缘，在其深面找到血管蒂入肌处，向内牵开股直肌，可见血管蒂横过股外侧肌的浅面，向内分离血管蒂，使达到移位后无张力的长度。切断肌皮瓣的远端和后缘，深达阔筋膜的深层。自远端向近端提起肌皮瓣，掀至血管蒂入肌处。如需取得更大的旋转角度，可切开近端的肌肉和皮瓣蒂，分开该肌皮瓣与臀小肌的间隙，形成仅有血管蒂相连的岛状肌皮瓣。若需保留肌皮瓣的感觉，在切断近端肌肉皮肤蒂时，要先分离出股外侧皮神经及胸 12 外侧神经皮支，向两端稍加游离保护。

2. 逆行切取　按设计的肌皮瓣，先在远侧端操作，切开皮肤皮下组织及阔筋膜，提起远端，由远而近在阔筋膜下分离，在腹股沟韧带下 6 ~ 9cm 处找出在阔筋膜张肌前面进入的主要血管蒂。充分游离肌皮瓣后，向后移位于缺损部。

（五）阔筋膜张肌皮瓣游离移植术

切取游离阔筋膜张肌皮瓣方法，基本同局部移位术。阔筋膜张肌作为游离肌皮瓣移植有一定优点，因其主要营养血管蒂恒定、管径较粗，外径在 1.5 ~ 2.5mm，适于显微镜下吻合。肌皮瓣远侧薄，还可以包括两个感觉神经肌皮瓣之内。当需要一个大的岛状的有感觉的组织瓣时，阔筋膜张肌是理想的肌肉。其限制是肥胖患者脂肪较厚，外形臃肿，需要二次做舒平手术。

八、股薄肌皮瓣

（一）应用解剖

1. 形态　股薄肌为扁薄的长带状肌，位于大腿内侧皮下。以薄的腱膜起于耻骨联合的下半，耻骨下支及坐骨下支。起始部宽约 6cm，向下纵行逐渐变窄成为锥状，至股骨内上髁平面，移行为一扁圆腱，在缝匠肌的深层止于胫骨粗隆的内侧面，长为 23 ~ 41cm，厚 0.4 ~ 1.3cm。

2. 血管与神经　股薄肌的主要营养血管多数起于股深动脉，偶有起于旋股内侧动脉。虽然起源不同，但血管行径非常恒定，发出后都经长收肌深面，位于内收长肌与内收短肌之间，并分支供给内收长肌，斜向内下至股薄肌中上 1/3 交界耻骨结节下 7 ~ 8cm 处，从外侧面进入该肌的深面，构成最上面的主要营养血管。主支与肌纤维方向平行向下，营养整块肌肉并与其他来源的血管相吻合。主要营养血管蒂长约为 8cm，动脉起始部外径为 1.2 ~ 1.8mm。此动脉在股薄肌中的皮肤穿支仅供给上 2/3 部分的皮肤，故不宜切取下 1/3 的肌皮瓣。除主要血管外，还有来自第 1 穿支动脉、股动脉、膝最上动脉和闭孔动脉的血管分支，但这些分支多较细小且不恒定，不适宜做血管蒂进行局部移位或游离移植。股薄肌的静脉是该肌主要营养动脉的伴行静脉，多为 2 支或 1 支，每支外径为 1.5 ~ 2mm。其上皮肤部分的血液还通过大隐静脉及其分支回流。故此，该肌主要血管蒂恒定，有足够的长度和口径。

支配股薄肌的神经来自闭孔神经的前支。闭孔神经离开闭孔后，在耻骨深面分出前支和后支，前支在内收长肌和内收短肌之间发出肌支继续向下进入股薄肌上 1/3。同时另发出一感觉神经沿股薄肌向下，在中 1/3 横贯肌肉到大腿内侧皮肤。闭孔神经的前支是一长神经干，术中暴露容易，当作为肌皮瓣时，虽无精细的感觉，但有较好的压迫感觉，

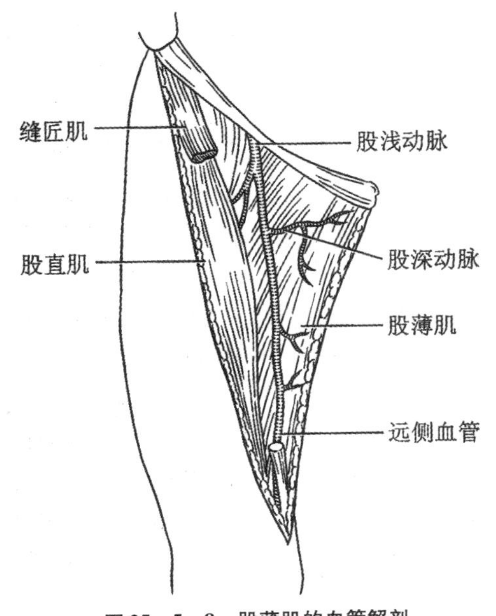

图 25-5-8 股薄肌的血管解剖

股薄肌是局部移位或游离移植较为理想供肌(图 25-5-8)。

3. 功能 股薄肌是股部内侧肌,有辅助内收大腿、屈曲和内旋小腿的作用,功能上不太重要,切取后无明显的功能障碍,并且供区创面位于大腿内侧,多能一期直接缝合,不需植皮,术后瘢痕较隐蔽。

(二) 临床应用

1. 股薄肌皮瓣移位术 股薄肌皮瓣的切取范围一般控制在该肌肉近侧 2/3 表层之皮肤,肌皮瓣前缘线系内收长肌在耻骨结节起点与膝内侧半腱肌之间的连线,在线后 6~10cm 的范围内切取肌皮瓣较安全。

股薄肌皮瓣的旋转点在耻骨结节下 6~7cm,一期切取的皮瓣面积约为 8cm×25cm,迟延手术后最大范围达 10cm×35cm,如肌皮瓣游离后不需迟延则可旋转 180°,旋转弧可达耻骨结节上约 15cm、髂前上棘、鼠蹊部、骶骨下部、会阴部及肛门附近。肌皮瓣内有闭孔神经前支,皮瓣柔软,较腹股沟皮瓣薄,有感觉,适宜做游离肌皮瓣移植修复面部等较小的皮肤缺损。

2. 股薄肌皮瓣游离移植术 股薄肌皮瓣的临床优点是解剖容易,皮肤细嫩、无毛,切取后功能丧失不明显,供区较隐蔽。限制是肌腹较窄,远端的血供不可靠,主要营养血管的口径不够粗大,相比之下行游离的肌皮瓣移植不如背阔肌及阔筋膜张肌理想。

(三) 应用范围

(1) 适用于治疗肢体缺血性肌挛缩症,特别是修复前臂挛缩肌肉的功能。

(2) 外伤所致的肌肉缺损影响肢体功能,或者神经损伤用修复神经及其他方法不能重建肢体功能者。

(3) 肿瘤切除后肢体局部肌肉、皮肤均有缺损,须同时修复皮肤缺损和恢复肌肉功能。

(4) 因外伤、骨髓炎、瘢痕、溃疡或肿瘤切除而致皮肤、肌肉及骨缺损,须进行组织填充修复外形。

(5) 受区血管因损伤、炎症、肿瘤及瘢痕等病变,经切除病变血管后仍有良好血液循环。

(6) 受区的动、静脉有正常血流,其附近有完好的知名动、静脉或外径可供吻合的小血管,且阻断这些血管的血流后不影响所供应组织的血液循环者。

(四) 禁忌证

(1) 患者全身情况差,不能耐受较长时间手术。

(2) 幼儿血管直径小,操作困难。

(3) 肥胖患者慎用。

(五) 手术要点

(1) 股薄肌虽然主要由上部 1 或 2 条营养血管供应血液,但下段仍有一部分是由直接起自股动脉和腘动脉的营养血管供应。另外，因在膝关节附近被缝匠肌覆盖，从股薄肌到皮肤没有皮动脉，故不应切取股薄肌全长的肌皮瓣。

（2）必须根据患者身材比率确定切取肌皮瓣的长宽比例，一般比较安全的长度是在股薄肌上 2/3 段以内，最大可切取 10cm×35cm，皮瓣比股薄肌宽 2～3cm。

（3）解剖分离肌肉的营养血管时，为保护肌皮动脉，防止皮肤与肌肉分离，可将肌肉筋膜与皮缘暂作间断缝合固定。

（4）肌肉皮瓣创面必须彻底止血，防止术后血肿。

（5）为取得足够的血管长度，可切取适当长度的股深动脉或旋股内侧动脉，在无张力下进行血管吻合。

（6）供皮区创面作皮下游离减张后直接缝合。应避免缝合过紧压迫股动、静脉，影响肢体血液循环，必要时应用移植皮片覆盖创面。

九、股外侧肌皮瓣

（一）应用解剖

1. 形态　股外侧肌是股四头肌的一部分，以宽大的腱膜起源于股粗隆间线上部、大粗隆前面，股骨嵴外侧唇及向下的延线，下方沿外侧髁上线向外分开，起于外侧髁线及外侧肌间隔。股外侧肌与股内侧肌止端部相连续，居于股直肌与股中间肌之间的平面，附着于髌底。股外侧肌附着于髌底的外侧大部分、外侧缘小部分以及胫骨外侧髁。

股外侧肌表浅有一层疏松组织与阔筋膜相隔，在中、下 1/3 交界以上部分此肌表面没有通向皮肤的穿支，故不能携带其上皮肤切取。前内侧与股直肌相邻，后外侧借肌间隔与股二头肌相邻。深面为肌中间肌。在上 2/3，股中间肌与股外侧肌间有自然解剖线；在下 1/3，两肌纤维混杂而不易分开。

2. 神经血管　股外侧肌的主要营养血管是旋股外侧血管的分支，该动脉位于缝匠肌及肌直肌深面，分为升支、横支及降支。其中降支较粗大，沿股外侧肌前缘下降，在膝关节有吻合支，约在大粗隆下 10cm 水平分支进入该肌内侧，有伴行静脉，血管周围有疏松的脂肪组织，可供辨认。

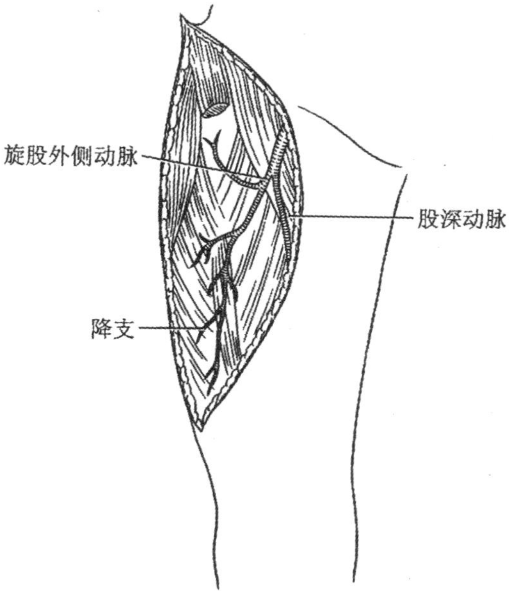

图 25－5－9　股外侧肌的血管解剖

股外侧肌的运动神经支来自股神经分支，伴随旋股外侧动脉分支，并在较低的水平入股外侧肌（图 25－5－9）。

3. 功能　股外侧肌的主要功能是伸膝，切取后丧失的功能可由股四头肌其 3 个头代偿，切取后对下肢的伸膝蹬力有一定影响，一般活动时无明显功能障碍。

（二）临床应用

股外侧肌皮瓣在大腿中部股外侧肌有肌皮穿支供养皮肤并与股直肌有吻合支，在股下

1/4，股外侧肌有较大穿支供养股下外1/3的皮肤并与阔筋膜张肌之皮支相吻合，故在股外侧肌的远侧端可携带一个岛状皮瓣向上翻转，修复粗隆部的缺损。

十、腓肠肌皮瓣

（一）应用解剖

1. 形态　腓肠肌有内外两个扁头，起端大部分为腱性。内侧头起自股骨内上髁的腘面上，外侧头起自股骨外上髁，在髁肌与腓侧副韧带压迹之上，内侧头约如一只手大小，全长约35cm，外侧头全长37cm，肌腹长16cm，宽13cm，厚1.8cm。肌腹使小腿丰满，两头之间的肌腹部分在容纳小隐静脉及腓肠神经深沟的底部，借纤维线相联合为一脂肪线，切取时可作为解剖标志。二肌腹在小腿中部连成腱膜，此膜与比目鱼肌腱膜合并成跟腱止于跟骨。

2. 神经血管　腓肠肌两头各自有独立的血管。腓肠内侧动脉在高于腘窝水平起自腘动脉，距股骨内上髁约4cm处，在腘窝中线内侧2cm进入该肌，通过肌肉中间行向远侧，动脉外径约1mm，伴行静脉回流至腘静脉，外径为1.2mm。神经由来自骶1～骶2的胫神经支配，外径为1mm。腓肠外侧动脉来自腘动脉，距股骨外髁5cm处进入外侧头，动脉外径2.5mm，静脉外径1～1.5mm，神经系胫神经分支并与血管伴行，外径约为1.5mm（图25－5－10）。

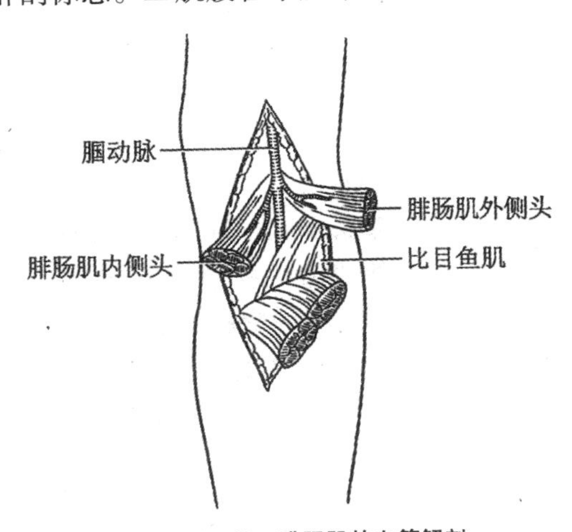

图25－5－10　腓肠肌的血管解剖

大隐静脉和小隐静脉为2个主要皮下浅静脉，前者起于足内侧缘，斜越胫骨下1/3的内侧面，在胫骨内侧缘后约1.5cm继续向上达膝部，在膝处位于髌内侧缘后约10cm上行；后者起自足背外侧，行经外踝下后方跟腱旁，在腓肌两头之间，穿过腘筋膜后，部分终于股腘静脉，部分终于股深静脉。隐神经与大隐静脉伴行，为小腿内侧及足内侧感觉神经。腓肠神经伴随小静脉走行，系足外侧缘及小趾外侧缘感觉神经。

3. 功能　腓肠肌的主要功能为使足跖屈，在站立时固定跖关节防止身体前倾。不论是腓肠肌内侧头或者外侧头被切取后失去的功能可由另一头及比目鱼肌代偿，故对一般活动功能无明显影响，但由于失去一个较强的跖屈肌，足的蹬力会有中度减弱，在跑步和踝关节距屈跖站立时力量明显受影响。

（二）临床应用

1. 腓肠肌内侧头肌皮瓣移位　腓肠肌内侧头供给其表面皮肤的范围，后缘超过后正中线2cm，前缘达胫骨前内侧面，下界约在内踝上5cm。此肌皮瓣的旋转轴点在小腿后内侧胫骨结节水平，其旋转弧前下达内踝上8cm，向前达小腿前面、膝前；向后上达腘窝，向上达大腿下端15cm。该肌较粗大，营养血管较粗，适合修复股体的肌肉皮肤缺损。

（1）胫前移位：根据邻近创面的形状和大小，设计腓肠肌内侧头肌皮瓣，根据需要切口可自腘横线中点沿正中线向下至小腿中下1/3交界处，最长达内踝上5cm，转向前至胫骨前内面，再弯向近侧至皮肤缺损处之近侧，皮瓣呈“U”形。在后正中切口中，切开筋膜，腓肠神经和小隐静脉留在原位,在其稍内侧找到腓肠肌两头之间的脂肪线,沿该线自上而下将内侧头分开,并将其与比目鱼肌间隙钝性分开,至皮切口下端腓肠肌内侧头腱膜处,向前横断。肌皮瓣不大时,大隐静脉与隐神经可留在原位。肌皮瓣较大时,大隐静脉可于切口远端结扎切断,近侧段留在肌皮瓣中,有利于肌皮瓣血液回流。隐神经于同一水平切断。腓肠肌前面及其远端的皮瓣与筋膜一并切取,因其上有广泛的血管弓,对肌皮瓣的血液供养有重要意义。操作时应保护肌皮动脉穿支。提起皮瓣与内侧头腱膜远端,在比目鱼肌浅面向近侧分离至腓肠肌内侧头血管神经门处,成为一个肌皮瓣。此肌皮瓣最适于治疗胫骨上段慢性骨髓炎和软组织缺损。

（2） 膝前移位:应用腓肠肌内侧头肌皮瓣覆盖膝前及大腿下端前方的软组织缺损,需将肌皮瓣做成 100°～150°旋转。术前肌皮瓣设计其后缘及下界如上述,上界为窝。在腘窝部内侧做切口于其中线沿小腿后正中线纵行切开,筋膜深层分离出腘窝部的神经血管,找出进入腓肠肌内侧头的腓肠内侧动脉及伴随静脉,保护好神经血管蒂,按前述方法切取下方肌皮瓣。为增加旋转弧,可完全切断皮瓣做成岛状皮瓣,靠肌皮穿支供养及回流可维持血供需要。内侧头股骨起点可部分切断或完全切断,部分切断既能增加肌皮瓣旋转弧,使肌肉移位后在蒂部不发生扭转,以免阻碍肌肉血液循环;又可防止肌肉止点全切断后对血管蒂的牵拉紧张或折弯,以保证肌皮瓣的血供。肌皮瓣远端可向内向前向上旋转达 150°覆盖膝前及股下端。如全切断肌肉和皮肤的基底部,仅留血管蒂则可转位 170°,但应避免血管蒂受压、牵拉或扭转。供皮区处理同前。

（3） 腘上移位:腓肠肌内侧头肌皮瓣向腘窝上部移位可修复该部皮肤缺损。远端游离后,切断皮瓣的基底,不切断内侧头起点,将肌皮瓣可向外向上旋转 170°,至腘窝上部及大腿远端。由于内侧头起点在股骨内髁上方,向下外斜行,肌皮瓣移位后肌肉呈弧形旋转,其血管蒂随之自远侧向近侧移动而不发生折弯,不发生血供障碍。供皮区处理同前。

2. 腓肠肌内侧头推进肌皮瓣移位术

（1） 适应证:为修复小腿远端的皮肤缺损,可将腓肠肌内侧头肌皮瓣向远侧推进,修复内踝上部的缺损。

（2） 手术要点:内侧头肌皮瓣扩大并延长皮肤切口,小腿后面正中切口超过中线 2cm,向远侧直至内踝上 1cm,即延长 4cm。在肌皮瓣远端和两侧切开游离后,切断近侧皮蒂及腓肠肌内侧头的起点,形成一个仅有神经血管束相连的岛状肌皮瓣,此时向远端牵拉可延长 5～6cm。在屈膝 30°位,肌皮瓣移位后缝合远端再将膝关节伸直,小腿后部、腘窝部形成的创面作游离植皮。术后长腿石膏托固定屈膝 30°位 2 周。

3. 腓肠肌内侧头肌皮瓣游离移植术　腓肠肌内侧头肌皮瓣可切取的皮肤面积大,肌肉收缩活动幅度小,但肌腹粗,收缩力量大。血管蒂恒定,主要营养血管外径均在 1mm 以上,如缺损区有可供吻合的神经血管,适宜游离移植。

（1） 适应证:用以单纯修复软组织缺损或同时重建肌肉功能。除吻合腓肠内侧动脉及伴行静脉外,需将大隐静脉带在皮瓣上与受区静脉吻合以利血液回流。如为恢复损伤肌肉的功能,同时修复肠内侧神经。

（2） 手术要点:根据受区皮肤肌肉缺损情况,设计供区小腿皮肤范围。切取肌皮瓣的前缘应在胫骨的内侧面,后缘不超过小腿的中线,上界可达腘窝,下界至小腿下中 1/3 位。如需更大的皮瓣,则应在术前做一次皮瓣延迟术。先做腘窝部切口,切开皮肤后,保护小隐静脉及腓肠神经，保留备用。切开深筋膜，找到腘窝部的神经和血管，显露出腓肠肌内侧头，分离出进入内侧头的腓肠内侧动、静脉及支配该肌的神经。纵行切开小腿后面中线皮肤，切开筋膜，从腓肌内外侧头之间劈开该肌，钝性分离腓肠肌内侧头与其深面比目鱼肌之间的间隙。做小腿中下1/3后侧横行切口，皮肤、肌肉和肌腱一起切开，然后做皮瓣的前切口。切开皮肤、筋膜和肌肉时应暂时缝合皮肤和筋膜，防止两者分离。然后从下向上分离多一点腓肠肌与比目鱼肌的间隙至腘窝处。移植组织不灌洗。供区创面以皮片移植覆盖。

4. 腓肠肌外侧头肌皮瓣移位术　腓肠肌外侧头肌皮瓣较内侧头小，皮瓣后缘为后正中线，或超过后正中线约2cm，向前外侧宽为6～8cm，仅能到比目鱼肌突出部，不超过腓骨长肌的后侧缘，下界达外踝上10cm，上界腘为窝，皮瓣面积约为30cm×8cm。旋转点在胫骨结节水平。用途较腘肠肌内侧头少，可覆盖小腿上1/3前面及外侧、膝外侧以及大腿下端外侧的缺损。

腓肠肌外侧头肌皮瓣的切取方法同内侧头。操作时要注意保护腘肠神经和腘总神经，不能使皮瓣与其下筋膜分离。切取岛状肌皮瓣时可携带腘肠神经为感觉神经。

十一、趾短伸肌皮瓣

（一）应用解剖

1. 形态　趾短伸肌是位于足背皮下扁薄的肌肉，起自跟骨上方前部、外侧面及伸肌支持带，肌腹斜向前内，在趾长伸肌深层，4个腱行至内侧4趾，肌腱细小止于近节趾骨基底。有较弱的伸趾作用。

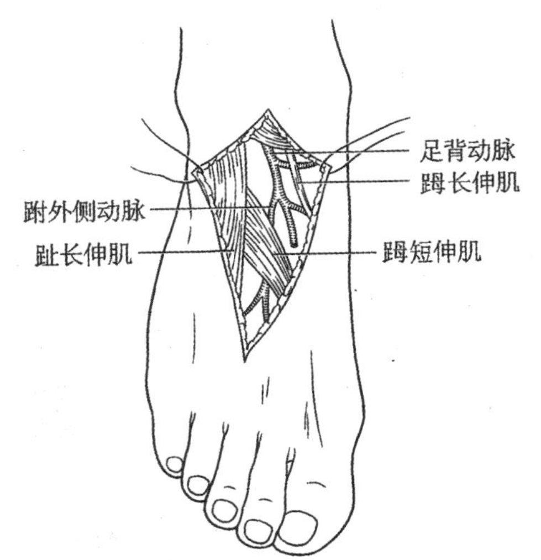

图25-5-11　趾短伸肌的血管解剖

2. 神经血管

（1）胫前动脉通过踝间线延续为足背动脉，有2个伴行静脉，另有皮下的大隐静脉构成足背的主要回流血管。足背动脉近端外径为1.5～4.5mm，大隐静脉外径为2.5～4.5mm，足背动脉在踝间线远侧0.5～5cm分出跗内侧动脉和跗外侧动脉，后者是趾短伸肌的主要供应血管，分为1～5支，其中近侧支最粗，由足背动脉发出后经趾长伸肌腱，在趾短伸肌的深面行向前外侧入肌，有二伴行静脉。

（2）趾短伸肌由腓深神经的分支支配，腓深神经在髁间线水平多在足背动脉的浅面外侧，以后越过动脉，在远端位于其内侧，在踝间线上下，分出至趾短伸肌的肌支，在踝下约2cm，至趾短伸肌与近侧跗外动脉伴行，在肌的深面入肌。足背感觉神经有足背内侧皮神经和足背中间皮神经（图25－5－11）。

3. 功能　趾短伸肌仅有微弱伸他趾功能，切取后对足功能影响较小。

（二）临床应用

1. 趾短伸肌皮瓣移位

（1）适应证：趾短伸肌的主要供养血管和神经较恒定，血管口径粗，蒂长，可向上游离至小腿中下1/3交界处，血管蒂长达10～15cm，局部移位有较长的旋转弧，达跟骨、内踝、外踝及跟腱，也可翻转至小腿中段。限制是足背供皮面积较小，创面须游离植皮。

（2）手术要点：根据缺损的情况，皮瓣设计原则是以足背动脉为中心，横向最大范围约向两侧各达5cm，近端在小腿横韧带下，远端可超过足背动脉搏动2.5cm处。先标出足背动脉及各浅静脉和腓浅神经的部位，以便术中寻找。在踝前上下正中线做纵行切口，切开皮肤、皮下组织及支持带，在肌间分离出胫前血管及腓深神经，保护切口外侧足背皮肤感觉神经支，在切口内侧分离出来自内侧的大隐静脉分支切断结扎，留下大隐静脉及来自内侧皮瓣的各支于皮瓣之内。延长切口达远侧，结扎切断跖背动静脉，在蹄长伸肌腱外侧找到趾短伸肌腱切断之，近端与皮缘缝合。确认血管束在皮瓣内。

在骨膜韧带上向上分离，达第1跖间隙近侧，切断结扎足底穿支。在皮瓣的远侧切口内切断第2～第5趾长、短伸肌腱，并将切断的肌腱与皮缘暂时缝合固定，连同皮瓣一起由远向近，由内向外在趾短伸肌下，骨膜韧带上分离，切断结扎跗外侧动脉与足外侧的吻合支，从跟骨下切断趾短伸肌的起点，肌膜与皮肤固定缝合。在踝上皮肤近侧切口，暂时抽出趾长伸肌腱，待肌皮瓣移位后再将趾长伸肌腱放回原处与其远断端缝合。

在足背创面内，用邻近软组织覆盖裸露的肌和骨质，修好伸肌支持带，自其他部位取皮片覆盖，小腿后石膏托固定踝关节轻度背屈、足趾轻度过伸位3周。

2. 趾短伸肌皮瓣游离移植术

（1）适应证：①外伤或肿瘤所致手部小肌肉和局部皮肤缺损，需要作肌肉功能修复。②肢体局部骨髓炎或外伤引起组织缺损，需要行肌肉功能修复。③神经损伤所致手部小肌肉麻痹，不能用其他简单手术方法修复。

（2）手术要点：根据受区皮肤缺损范围，以趾短伸肌为中心，设计需切取皮瓣的大小。除包括趾蹲短伸肌上覆盖的皮肤外，还可以向足背外、远侧切取较多的皮瓣。因此必须按照切取吻合血管的足背皮瓣的要求保护好足背的弓形动脉的分支。

在踝前上方作纵切口。暂时切开小腿横韧带和十字韧带，分离出胫前动、静脉和足背动、静脉至跗外侧动脉为止。在踝外侧切口显露小隐静脉及外侧皮神经，保留备用。

做足背内侧切口：显露、保护第1跖背动脉，沿血管找到足底深支后切断结扎，可见蹲短伸肌腱在血管浅层，切断该肌腱并与皮缘缝合，连同血管及皮瓣一起向上游离。切开足背远侧切口，切断3条趾短伸肌腱和走行在蹲伸短肌上的趾长伸肌腱，并将其从踝上切口抽出待肌肉皮瓣切取完毕后再予缝合，这样更方便操作并不易损伤肌皮血管。将切断的伸肌腱与皮缘固定缝合，连同皮瓣一起从远侧向近侧在肌腱及肌肉下分离。于足背外侧切口保护好小隐静脉。切断结扎跗外侧动脉及足外侧的吻合支，切断跟骨上的趾短伸肌的起点，肌缘与皮缘暂时缝合固定，待受区备好后切断胫动静脉和神经，足背创面植皮。

十二、趾短屈肌、蹲外展肌与小趾外展肌皮瓣

（一）应用解剖

1. 形态　足底的表皮和真皮均较厚并有皮下脂肪垫。跖筋膜位于足底的中央部分，起于跟骨内侧突之前，向前分为5条，分别止于各趾。跖筋膜的内侧部分和外侧部分覆盖蹲外展肌和小趾外展肌，肌肉很薄，自跟骨内侧突或外侧突有一向前的腱索，至第5跖骨基底。

跖筋膜与深筋膜相混,加强了行走时的稳定性。

趾短屈肌是位于跖筋膜深面足底浅层的扁平肌肉,主要起于跖筋膜,小部分起于跟骨内侧突,分4条腱附着于第2～第5趾中节趾骨,其功能是屈第2～第5趾,切取后功能可由趾长屈肌代偿。趾短屈肌的内侧和外侧分别与𧿹外展肌及小趾外展肌相邻,深面有薄层疏松组织与跖方肌分开。𧿹外展肌和小趾外展肌有一个连续的肌性起点,𧿹外展肌起于跟骨内侧突的内侧及屈肌支持带的下缘,止于上面跖趾近节趾骨的基底内侧;小趾外展肌起于跟骨外侧突与内侧突之前,大部分纤维止于小趾近节趾骨的下面,小部分止于近节趾骨基底的外侧,具有屈小趾功能,这两组肌肉实际上不是外展肌,而是足弓的弹性系带。

2. 血管神经　足底的主要营养血管来自胫后动脉,该动脉在内踝下屈肌腱支持带下面,分为跖外侧动脉和跖内侧动脉。跖外侧动脉粗大,是胫后动脉的延续,它从𧿹外展肌的覆盖下出现,横过足后部,在跖筋膜的外侧深层,并且同其伴行神经在趾短屈肌和跖方肌之间,行向前外,然后深隐在𧿹收肌斜头与骨间肌之间向内行,与足背动脉的深支吻合,形成足底深弓,在趾短屈肌近1/3深层分支供给该肌,在跖外侧动脉根部发出1个或多个跟动脉,穿过趾短屈肌和跖筋膜的起始部,供养跟部的皮肤。跖内侧动脉与其伴行神经在𧿹外展肌与趾短屈肌之间沟内向前行向远方,在近端分支供给此两肌,然后向前参与跖深弓的构成。回流静脉伴同名动脉走行,浅静脉系统向内侧集中与足背静脉汇成大隐静脉。胫后神经与胫后动脉伴行,穿过屈肌支持带下分为跖内侧神经和跖外侧神经。跖内侧神经开始与跖内侧动脉伴行,分支支配趾短屈肌、𧿹外展肌、𧿹短屈肌和第1蚓状肌,并在跖方肌浅层、跖筋膜下面发出皮支,成扇状分布于内侧3个半趾。跖外侧神经与跖外侧动脉伴行,支配足底内侧神经所未供给的其他足底肌,再分支到外侧1个半趾。隐神经和腓肠神经支配跖内、外侧的感觉(图25－5－12)。

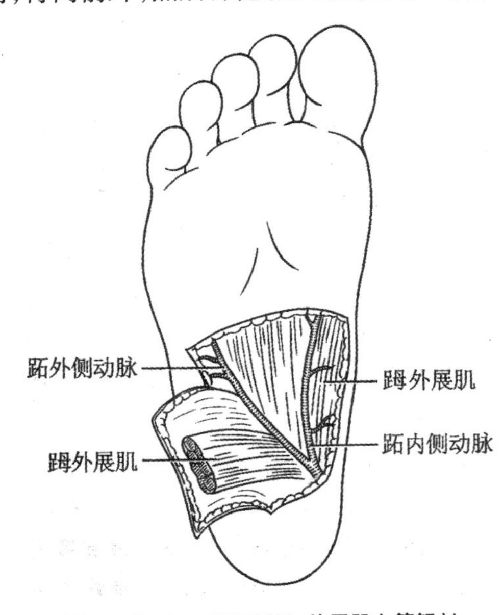

图25－5－12　趾短屈肌、外展肌血管解剖

(二) 临床应用

1. 岛状趾短屈肌皮瓣移位术　跖外侧肌皮瓣是以距外侧动脉为轴点设计的肌皮瓣,所含的肌肉为趾短屈肌。根据需要,在足部非负重区偏外设计适合的肌皮瓣。手术先从外侧,在足中1/3跖骨头近侧水平进行解剖,分开跖筋膜,趾短屈肌与趾长屈肌之间隙,距筋膜深层有一个或数个血管穿支,向近端追溯到跖外侧动脉分支的起始部,需将这些血管穿支和主要营养血管从连结跖筋膜与骨髓间许多纤维间隔中分离出来,保留血管,切断纤维间隔,使活动性增加。切断、结扎跖外侧血管到深层肌肉的分支,保留血管在趾短屈肌上及其到浅层组织的分支。

在𧿹收肌斜头深面外侧动脉转向内侧处即形成足弓前结扎切断。保留足弓与跖内动脉或足背穿支的连续,远侧切口延伸横过足部跖骨头非负重区时,切断跖筋膜和趾短屈肌至皮瓣的神经支，在跖外侧动脉之内侧，将其从跖外神经主干上分出，保留至足趾的神经，进而将切口转向足跟部，跖内侧神经血管束保留于原位，试行旋转肌皮瓣，如有必要，断开所有阻碍旋转的纤维间隔，直至肌皮瓣无张力地覆盖缺损部。移位后，肌缘与缺损边缘缝合，肌皮瓣下放引流管。

2. 踇外展肌皮瓣移位术

（1）应用解剖：根据需要划出蹄外展肌皮瓣的形状和大小，远端在跖骨头的近侧，内缘达跖面最内侧。在远侧切口切开跖筋膜的内侧部分，显露踇外展肌并在远侧切口处切断，由该肌腔侧缘向蝶侧在该肌深面由远向近侧解剖，仔细认出并保留距内侧动脉及同名神经于该肌襻侧缘上，于跖内侧动脉形成跖弓的近侧结扎切断，以保证踇趾的血供。把踇趾内侧神经支从距内侧神经干上分开，至皮瓣部分的神经保留在皮瓣上。跖筋膜在远侧横断，沿肌皮瓣内、外两侧缘由远向近侧翻开，为使肌皮瓣有足够的移位，踇外展肌深层的所有纤维间隔都要断开，踇外展肌在跟骨上的起点可全部或部分切断。保留肌皮瓣的神经血管蒂，即可移位。此肌皮瓣可覆盖跟部直径5cm的皮肤缺损。

（2）踇外展肌与趾短屈肌联合组织瓣移位术：对于足跟部 >5cm 缺损，仅用脚外展肌皮瓣或趾短屈肌皮瓣，难以覆盖，可将两者联合切取，一起移位。能覆盖直径 5 ~7cm 的缺损。肌皮瓣的近端起于内踝下，内侧达足跖面最内侧，远达第 1 跖骨头近侧，外抵跖中线外2cm。先自前内侧切开皮肤，找出踇外展肌内侧缘，在距骨头近侧横断肌腱，向外侧翻开，在肌皮瓣的外侧部分切断趾短屈肌腱，要注意保护跖内侧神经到肌皮瓣部的神经分支，自远向近侧解剖，将其与神经主干分开。在跖弓近侧结扎切断跖内侧动脉，使其包括在肌皮瓣中。近端横断踇外展肌，显露跖管。外侧解剖时勿损伤跖外侧神经血管束，将其保留于原处。向近侧解剖要保护好到跖短屈肌近 1/3 的神经血管分支。趾短屈肌在跟骨的起点，视肌皮瓣的移位需要保留或切断。肌皮瓣可向外向后移位，覆盖足跟外侧溃疡，肌皮瓣与缺损边缘缝合，足内侧创面游离植皮。

第二十六章　手　外　伤

手是人体的一个重要器官,能完成各种灵巧动作,且具有灵敏的感觉,其复杂功能与解剖结构有着密切关系。

第一节　应 用 解 剖

一、皮肤

手掌部皮肤厚而紧张,掌心部浅筋膜致密,有较厚的脂肪垫,汗腺丰富,无皮脂腺,角质层厚,有很多垂直纤维,将皮肤与掌腱膜、指骨、腱鞘等组织相连,以减少皮肤滑动。手背部皮肤薄而柔软,富有弹性,有利于手的握持功能。但这一特点使手掌在感染时肿胀不明显,脓肿不易破溃,感染反向深部扩散。另外,两手掌皮肤移动性差,在外伤后皮肤缺损较多时,缝合较困难,常需要植皮。皮肤与深部关节相对应,便于关节屈伸活动。指甲有助于手指抓、捏、压的功能。甲根部的基质是指甲的生长点,手术中应加以保护,损伤基质会长出畸形指甲。

二、掌部筋膜

手掌部筋膜分浅深两层,浅层分为 3 个部分,即中央的掌腱膜和被覆于大、小鱼际的大、小鱼际肌筋膜。掌腱膜位于手掌中部,略呈三角形,厚而坚韧,由掌长肌腱延续而来,为纵横纤维组成的腱性组织,向远侧展开分散为 4 束,分别延续到第 2 ~ 第 5 指,附着于各指的腱纤维鞘和掌指关节的侧副韧带上,有助于屈指的功能。约在掌指关节平面,掌腱膜 4 束间的 3 个纤维间隙称为指蹼间隙,内含大量脂肪,此间隙是手掌与手指掌背面的重要通道,有指血管和神经以及蚓状肌行于其间。

三、肌肉与肌腱

1. 肌肉　手部肌肉分为两类,一类为外在肌,肌腹位于前臂,肌腱止于手内;另一类为内在肌,肌的起止点均在手内。

2. **指屈肌腱**　经腕管进入手掌,共9条肌腱,即位于浅层的指浅屈肌腱4条,深层指屈肌腱4条,1条拇长屈肌腱,深浅两肌腱在掌骨头水平进入一共同的纤维骨性鞘管。越过掌指关节后,指浅屈肌腱分成两束,从两侧绕到深肌腱背侧,两束纤维再相互交叉,在深肌腱背侧止于中节指骨近侧。深肌腱穿过浅肌腱后,深肌腱变宽,止于末节指骨基部,指深屈肌腱主要屈远侧指间关节。指肌腱鞘内指屈肌腱的营养血管为节段性供应,由骨膜鞘近端起始处及屈指肌腱止点处的血管进入肌腱,供给肌腱少量血液。深浅肌腱短腱纽有少量血管提供血供,深肌腱的长腱肌是腱鞘内肌腱血液循环重要来源。拇长屈肌腱经腕管折回拇指,止于末节指骨基部掌侧,功能为屈拇指末节,还可屈掌指关节。

3. **指伸肌腱**　指总伸肌腱和示、小指固有伸肌腱,经过腕背侧横韧带后,呈扇状分别走向第2～第4指,手背部肌腱之间有斜形的腱性结构相连。指伸肌腱掌面有纤维止于掌指关节囊及近节指骨基底部背侧。肌腱在此处分成中央束及两侧束,有斜形纤维相连,形成腱帽。两侧束接受骨间肌肌腱,在桡侧还有蚓状肌的肌腱加入。中央束继续向前,止于中节指骨基部背侧及近侧指间关节囊、两侧束、骨间肌及蚓状肌肌腱向远端伸延,至中节指骨背侧汇合成一条,止于末节指骨的基部背侧及远侧指间关节囊。在近节指间关节背侧,两侧束有部分纤维相互交叉,并与中央束连接成片,以保持手指屈曲时两侧束不会向掌侧滑脱。指伸肌的作用是伸第2～第5指的掌指关节,及手指间关节。当指背腱膜中间束断裂时,近节指间关节不能伸直;两侧束断裂时,远侧指间关节不能伸直,呈锤状指畸形;三束皆断时,全指屈曲。

拇指伸肌腱在掌指关节背侧形成腱帽,其组成有拇长伸肌腱、拇短伸肌腱、桡侧拇短展肌腱及拇短屈肌腱的部分纤维,尺侧的拇收肌腱部分纤维。拇长伸肌腱组成腱帽的尺侧部分;拇短伸肌腱越过掌指关节分成两束,较深的部分止于近节指骨基底背侧,主要伸掌指关节;浅层纤维组成腱帽的桡侧部分,并继续向前和拇长伸肌腱一起,止于末节指骨基底背侧。在拇长伸肌腱断裂或麻痹后,拇短伸肌腱仍能使拇指末节有伸直功能,但力量弱。

4. **内在肌**　分为大鱼际肌、小鱼际肌、骨间肌和蚓状肌4组。大鱼际肌包括拇短展肌、拇短屈肌、拇对掌肌和拇收肌。正中神经支配拇短展肌、拇对掌肌及拇短屈肌的浅头。小鱼际肌包括掌短肌、小指展肌、小指短屈肌及小指对掌肌,均由尺神经支配。骨间肌有7条,其中4条为背侧骨间肌,它的止点有两个头,一头止于近节指骨基底部的侧方;另一头止于伸指肌腱扩张部。掌侧骨间肌有3条,其肌腱也止于近节指骨基底部及腱帽,骨间肌均由尺神经支配。蚓状肌有4条,自掌指关节近侧,通过蚓状肌管至手指,止于指伸肌腱桡侧侧腱束。其中第1、第2蚓状肌为单羽肌,由正中神经支配,第3、第4蚓状肌为双羽肌,由尺神经支配。骨间肌和蚓状肌的功能是复杂的,背侧骨间肌有分指作用;掌侧骨间肌有并指作用,共同的功能为使掌指关节屈曲及之间关节伸直。蚓状肌作用主要是伸直近侧指间关节。

四、血管

1. **动脉**　手部血运丰富,动脉主要有桡、尺动脉和掌、背侧骨间动脉。在手掌部组成掌浅弓及掌深弓。掌浅弓由尺动脉的浅支和桡动脉的浅支组成。位于掌腱膜深面,相当于第2、第3、第4掌骨间隙处,分别发出3条指总动脉,然后各分成两条指固有动脉,供应两手指的相邻两侧。掌深弓由桡动脉深支和尺动脉深支组成,位于屈指肌腱深部,由掌深弓发出3条掌心动脉,注入指总动脉。小指尺侧动脉或来自浅弓,也可由尺动脉深支分出。桡动脉深支于内收肌及第1背侧骨间肌之间,先分出一支至拇指,称为拇主要动脉,其向远侧分成两支分别至拇指两侧。示指的桡侧动脉常由拇主要动脉分出,少数来自桡动脉深支。

2. **静脉** 手部静脉分浅层和深层两部分,以浅层为重要。浅静脉由手指末节开始,经指蹼间到手背静脉网汇入头静脉和贵要静脉。深静脉大多回流至尺、桡静脉,一部分回流至背侧浅静脉。

五、神经

1. **臂丛神经** 由颈5~颈8与胸1神经根组成;颈5、颈6组成上干,颈7组成中干;颈8~胸1组成下干。每干又分出前后两支,上干与中干前支组成外侧束,下干前支组成内侧束,3个干的后支组成后侧束。

2. **桡神经** 起于臂丛后束,自腋动脉之后斜向下外方,绕过肱骨后方,从上臂外前方至前臂,支配前臂伸肌、拇指蹼背侧一小块皮肤,为桡神经皮支单独分布区。

3. **尺神经** 发自臂丛内侧束。在前臂发出肌支支配尺侧腕屈肌及指深屈肌尺侧半,在手内支配小鱼际肌、第3和第4蚓状肌,所有骨间肌、拇收肌及部分拇短屈肌等。小指远端两节手指为其单一感觉分布区。

4. **正中神经** 由部分内侧束及外侧束组成。从上臂内侧下行到肘前方入前臂。支配旋前圆肌、桡侧腕屈肌、掌长肌、指浅屈肌、拇长屈肌、指深屈肌桡侧半及旋前方肌等。在手内支配拇短展肌、拇对掌肌、拇短屈肌及第1、第2蚓状肌等。正中神经单一感觉分布区只限于示、中指远端一节半手指。

六、骨与关节

手的骨骼由8个腕骨、5个掌骨及14个指骨组成。8块腕骨排成两排,近排有舟骨、月骨、三角骨、豆骨,远排有大多角骨、小多角骨、头状骨及钩骨,形成桡腕及腕间关节。整个腕关节为多轴向关节,其在各方面的活动,可以很快改变手的位置,以增加手的灵活性。拇指的腕掌关节是鞍状关节,关节活动范围较大,是因为关节囊及桡尺侧韧带很松弛,除具有屈、伸、内收和外展以外,存在旋转运动。掌指关节的关节囊松弛,两侧有侧副韧带加强,当掌指关节伸直时,侧副韧带松弛,屈曲时紧张,因此掌指关节主要是伸屈运动,在屈曲位时几乎无侧方活动。指间关节均为交链式关节,只有屈伸活动及少许被动侧方活动。

七、屈指肌腱腱鞘、滑囊、间隙等手部特殊结构

1. **屈指肌腱腱鞘** 它包裹拇屈、指屈肌腱的一部分,均起自掌骨头,远侧抵达末节指骨近端。腱鞘内由外层纤维鞘及内层的滑液膜组成,后壁由掌骨头、指骨和相应的掌侧关节囊形成。滑膜脏层从两侧和掌侧包绕肌腱,仅背侧留有间隙,以便营养血管进入,称为腱纽。感染时常因腱纽中血栓形成造成肌腱坏死。滑膜在两端反折形成炎症,在脏层和壁层间有少量滑液。

2. **滑囊** 手掌部有桡侧、尺侧两个滑囊,桡侧滑囊包绕拇长屈肌腱,并常与拇指腱鞘相通。尺侧滑囊包绕所有指浅、深屈肌腱,与小指腱鞘相通。

3. **间隙** 手部主要有3个间隙。

（1）掌中间隙：位于中、环、小指屈指深肌腱的深层。第3、第4掌骨和骨间肌肌膜的浅层，桡侧第3掌骨上的纤维隔与鱼际间隙相邻，尺侧与第5掌骨筋膜及小鱼际肌相邻。

（2）鱼际间隙：位于拇、示指屈指深肌腱的深层，内收肌的浅层。尺侧与掌中间隙相邻，桡侧至第1掌骨。

（3）前臂掌侧间隙：位于前臂下端，在屈指深肌腱的深层，旋前方肌骨间膜，尺、桡骨的浅层，其远端与掌中间隙相通。

八、手的姿势

有休息位和功能位，这是两个根本不同的概念。

1. **手的休息位**　即手处于自然静止状态的姿势。此时，手内在肌和外在肌、关节囊、韧带的张力处于相对平衡状态。表现为腕关节背伸10°～15°，轻度尺偏，掌指关节和指间关节半屈曲位，从示指到小指，越向尺侧屈曲程度越大，当腕关节被动背伸则手指屈曲程度增加，腕关节掌屈时手指屈曲程度减少，各指尖指向腕舟骨结节，拇指轻度向掌侧外展，其指腹接近或触及示指远侧指间关节桡侧。如屈指肌腱损伤，该手指处于伸直位，使手的休息位发生改变（图26－1－1）。

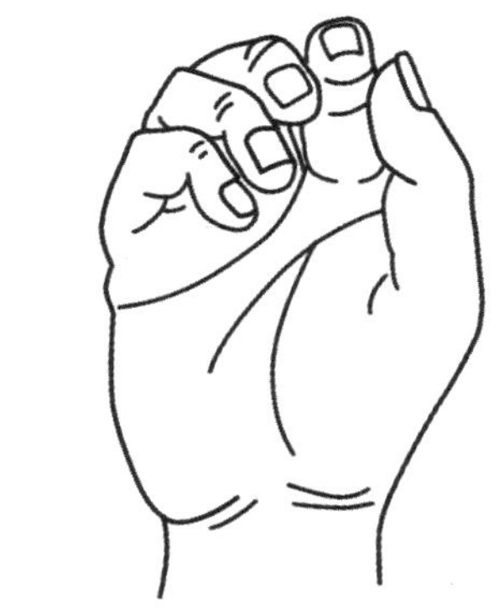

图26－1－1　手的休息位

2. **手的功能位**　指手可以随时发挥最大功能的位置，如手伸展、握拳、捏物等表现为腕关节背伸20°～25°，轻度尺偏，拇指处于对掌位，其掌指关节和指间关节微屈，其他手指略微分开，掌指关节及近侧指间关节半屈位，远侧指间关节轻微屈曲，各指的关节屈曲位置较一致。手外伤后，特别是估计日后关节功能难以恢复正常，甚至会发生关节强直者，在此位置固定，可使伤手保持最大的功能（图26－1－2）。

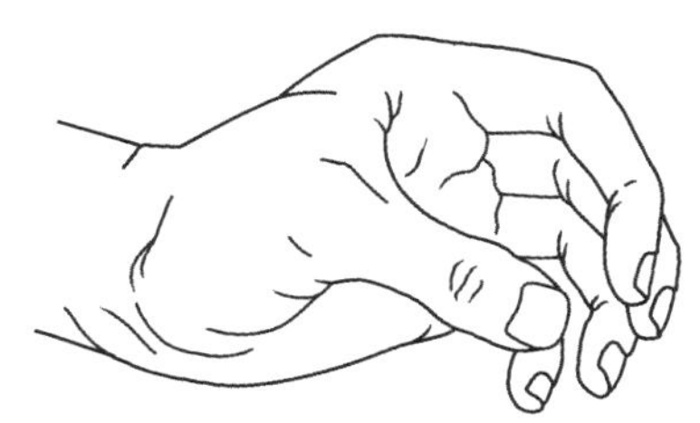

图26－1－2　手的功能位

第二节　手外伤的诊断与处理

一、损伤机制

1. **刺伤**　如钉、针、竹尖、小玻片等刺伤。特点是进口小，损伤深，可伤及深部组织，并可将污物带入深部组织内，导致异物存留及腱鞘或深部组织感染。

2. **锐器伤**　日常生活中刀、玻璃、罐头等切割伤；劳动中的切纸机及电锯伤。伤口一般较整齐，深浅不一，出血较多，污染轻，所致的组织损伤程度也不同，常造成重要的深部组织如神经、肌腱、血管的切断伤，严重者导致指端缺损、断指或断肢。

3. **钝器伤** 钝器砸伤引起手部组织损伤。可致皮肤裂伤，严重者可致皮肤撕脱，肌腱、神经损伤和骨折。重物的砸伤，可造成手指或手各种组织严重毁损。高速旋转的金属叶片，如轮机、电扇等，常造成断肢或断指。

4. **挤压伤** 重物挤压可引起指端损伤，如甲下血肿、甲床破裂及远节指骨骨折等。车轮、机器滚轴挤压，则可致广泛的皮肤撕脱甚至手部皮肤脱套伤，多发性开放性骨折和关节脱位，以及深部组织严重损坏。

5. **火器伤** 如鞭炮、雷管爆炸和高速弹片伤，特别是爆炸伤，伤口极不整齐，损伤范围广泛，常致大面积软组织缺损和多发性粉碎性骨折。这种损伤污染严重、坏死组织多，容易发生感染。

二、检查与诊断

手外伤一般较少引起全身症状，但严重手外伤不仅能引起严重的全身症状，而且能合并身体其他部位的损伤。检查时，应首先检查患者的全身情况，特别注意有可能危及生命的重要部位和重要器官的损伤。手部检查应系统而全面，以便在术前对手部重要组织的损伤全面了解和正确判断。

（一）皮肤损伤的检查

1. 创口的部位和性质 根据局部解剖关系，初步推测皮下各种重要组织如肌腱、神经、血管损伤的可能性。

2. 皮肤缺损的估计 创口皮肤是否有缺损，缺损范围大小。能否直接缝合，直接缝合后是否会影响伤口愈合及功能恢复以及是否需要植皮。

3. 皮肤活力的判断 损伤的性质是影响损伤皮肤活力的重要因素，如切割伤，皮肤边缘活力好，创口易于愈合；碾压伤，可致皮肤广泛撕脱，特别是皮肤剥脱，皮肤表面完整，而皮肤与其下的组织呈潜行分离，皮肤与其基底部的血循环中断，会严重影响皮肤的存活。下列方法可以判断皮肤的活力。

（1）皮肤的颜色与温度：如与周围一致，则表示活力正常；如损伤局部呈苍白、青紫且冰凉者，表示活力不良。

（2）毛细血管回流试验：按压皮肤表面时，皮肤变白，放开按压的手指后，皮色即恢复红色，表示活力良好；皮色恢复缓慢，甚至不恢复者，则活力不良或无活力。

（3）皮瓣的形状和大小：舌状皮瓣和双蒂的桥状皮瓣活力较好，分叶状或多角状皮瓣其远端部分活力较差，缝合后其尖端部分易发生坏死。

（4）皮瓣的长宽比例：撕脱的皮瓣除被撕脱的部分有损伤外，其蒂部血供也会有不同程度的损伤。因此，皮瓣存活的长宽比例要比正常皮肤切取皮瓣时为小，应根据皮肤损伤的情况而定，不能按常规的长宽比例来决定损伤皮肤的去留。

（5）皮瓣的方向：一般来讲，蒂在肢体近端的活力优于蒂在远端。

（6）皮肤边缘出血状况：修剪皮肤边缘时，有点状鲜红色血液缓慢流出，表示皮肤活力良好；如皮肤边缘不出血或流出暗紫色血液，其活力差。

（二）肌腱损伤的检查

1. 临床表现　肌腱断裂表现在手的休息位发生改变，如屈指肌腱断裂时，该手指伸直角度加大，伸指肌腱断裂则表现为该手指屈曲角度加大，而且该手指的主动屈指或伸指功能丧失。还会出现一些典型的畸形，如指深、浅屈肌腱断裂，该手指呈伸直状态。掌指关节背侧近端的伸肌腱断裂，则掌指关节呈屈曲位；近节指骨背侧伸肌腱损伤，则近侧指间关节呈屈曲位；而中节指骨背侧的伸肌腱损伤，则手指末节屈曲呈锤状指畸形。应该注意的是同一关节功能有多条肌腱参与作用时，其中一条肌腱损伤可不表现出明显的功能障碍，如屈腕、伸腕等(图 26－2－1①②③)。

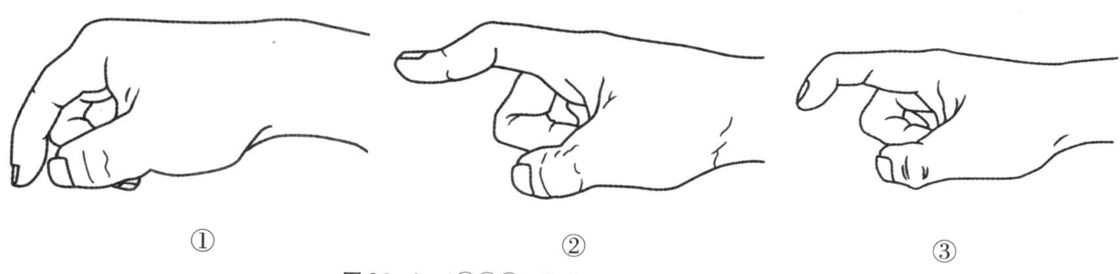

图 26－2－1①②③　指伸肌腱损伤的检查方法

2. 检查方法　固定伤指中节，让患者主动屈曲远侧指间关节，若不能屈曲则为指深屈肌腱断伤。固定除被检查的伤指外的其他 3 个手指，让患者主动屈曲近侧指间关节，若不能屈曲则为指浅屈肌间断裂。当指深、浅屈肌间均断裂时，则该指两指间关节不能屈曲。检查拇长屈肌间功能，则固定拇指近节，让患者主动屈曲指间关节。由于蚓状肌和骨间肌具有屈曲手指掌指关节的功能，屈指肌腱断裂不影响掌指关节的屈曲，应予注意(图 26－2－2①②③)。

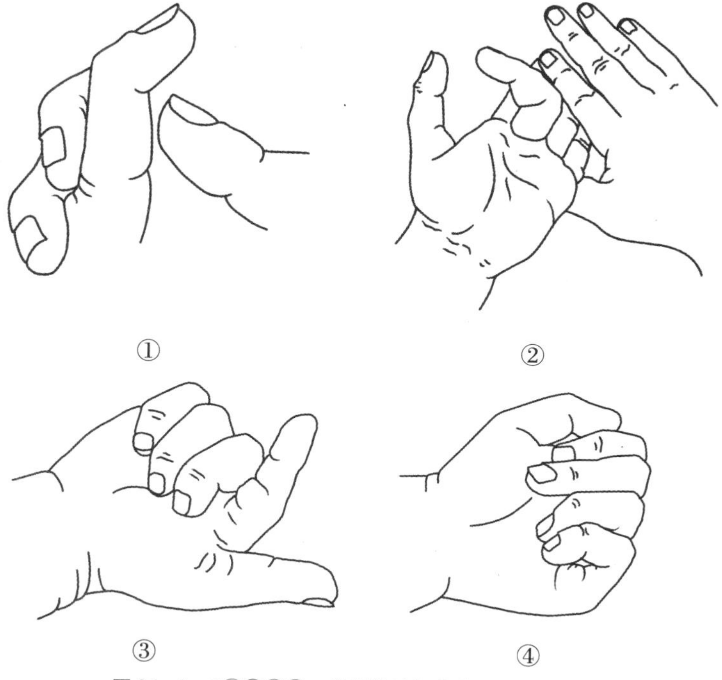

图 26－2－2①②③④　指屈肌腱损伤的检查方法

（三）神经损伤的检查（图 26－2－3①②③）

手部的运动和感觉功能分别由来自臂丛神经根组成的正中神经、尺神经和桡神经支配。手腕和手指屈伸活动的肌肉及其支配神经的分支均位于前臂近端。手部外伤时所致的神经损伤主要表现为手都感觉功能和手内在肌功能障碍。

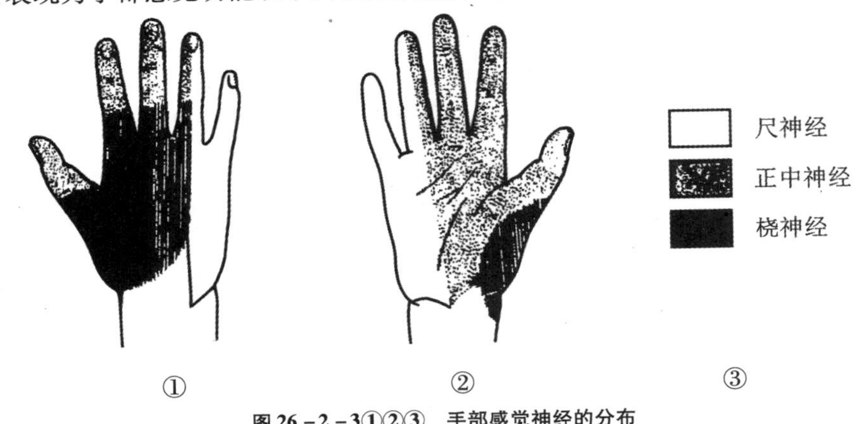

图 26－2－3①②③ 手部感觉神经的分布

1. **正中神经损伤** 拇短展肌麻痹，所致拇指对掌及拇、示指捏物功能障碍，手掌桡侧半、拇指、示指、中指和环指桡侧半掌面，拇指指间关节和示、中指及环指桡侧半近侧指间关节以远的感觉障碍。

2. **尺神经损伤** 骨间肌和蚓状肌麻痹，环、小指爪形手畸形，骨间肌和拇收肌麻痹所致的 Froment 征，即示指用力与拇指对指时，呈现示指近侧指间关节明显屈曲，远侧指间关节过伸及拇指掌指关节过伸，指间关节屈曲。手部尺侧、环指尺侧和小指掌背侧感觉障碍。

3. **桡神经损伤** 腕部以下无运动支，仅表现为手背桡侧及桡侧 3 个半手指近侧指间关节近端的感觉障碍。

（四）血管损伤的检查

手部血循环状况和血管损伤，可通过手指的颜色、温度、毛细血管回流试验和血管搏动来判断。如皮色苍白，皮温降低，指腹瘪陷，毛细血管回流缓慢或消失，动脉搏动消失，表示为动脉损伤。如皮色青紫、肿胀，毛细血管回流加快，动脉搏动良好，则为静脉回流障碍。

手部血运丰富，侧支循环多，主要靠尺动脉和桡动脉供血。尺、桡动脉在手掌部有掌浅弓和掌深弓相互沟通，手掌的两动脉弓完整时，尺、桡动脉的单独损伤，很少会引起手部血循环障碍。Allen 试验可检查尺、桡动脉通畅和两者间的吻合情况，方法是让患者用力握拳，将手中血液驱至前臂，检查者用两手拇指分别用力按压前臂远端尺、桡动脉，不让血流通过，再让患者伸展手指，此时手部苍白缺血，然后放开压迫的尺动脉，让血流通过，则全手迅速变红。重复上述试验，然后放开压迫的桡动脉，全手也迅速变红。若放开尺动脉或桡动脉压迫后，手部仍呈苍白，则表示该动脉断裂或栓塞。

（五）骨关节损伤的检查

局部疼痛、肿胀及功能障碍者，应疑有骨关节损伤。如手指明显缩短、旋转、成角或侧偏畸形及异常活动者，则可确诊为骨折。凡疑有骨折者应拍摄 X 线片，了解骨折的类型和移位情况，为其治疗作准备。因此，X 线拍片应列为手外伤的常规检查，除拍摄正侧位 X 线片外，掌骨在侧位片时重叠，应加拍斜位片。

检查腕关节和手指各关节功能时，以关节完全伸直位为0°。各关节活动范围存在个体差异，且尚无精确的统计数字，检查时应注意双侧对比。正常情况下，腕关节掌屈50°～60°，背伸50°～60°，桡偏25°～30°，尺偏30°～40°。两腕关节活动度的对比，可将两手掌合拢用力伸腕和两手背合拢用力屈腕，分别观察双侧腕关节的掌屈和背伸活动度的差别。

拇指掌指关节屈伸范围大者可达90°，一般为30°～40°，指间关节为80°～90°。拇指外展即拇指与手掌平行方向伸展为90°，内收至示指近节桡侧为0°。拇指对掌以拇指指腹与小指指腹对合为标准。

手指掌指关节屈曲80°～90°，过伸0°～20°；近侧指间关节屈曲90°～100°，伸0°；远侧指间关节屈曲70°～90°，伸0°。手指以中指为中心，远离中指为外展，靠拢中指为内收，内收外展的活动度为30°～40°。

三、治疗

（一）现场急救

目的是止血，减少创口污染，防止加重组织损伤和迅速转运。手外伤的急救处理包括止血、创口包扎和局部固定。

1. 止血　局部加压包扎是手部创伤最简便而有效的止血方法，即使是尺桡动脉损伤，加压包扎也能达到止血目的。手外伤出血采用腕部压迫或橡皮管捆扎止血，阻断了手部静脉回流，不能完全阻断动脉血流，手部出血会更严重。因此，这种方法是错误的。

少数大血管损伤所致大出血才采用止血带止血。应用气囊止血带缚于上臂上1/3部位，敷好衬垫，记录时间，迅速转运。压力控制在33.3～40kPa（250～300mmHg），如时间超过1小时，应放松5～10分钟后再加压，以免引起肢体缺血性肌挛缩或坏死。放松止血带时，应在受伤部位加压，以减少出血。绑于上臂的橡皮管止血带易引起桡神经损伤，不可采用。

2. 创口包扎　用无菌敷料或清洁布类包扎伤口，防止创口进一步被污染，创口内不要涂用药水或敷消炎药物。

3. 局部固定　转运过程中，无论伤手是否有明显骨折，均应适当加以固定，以减轻患者疼痛和避免进一步加重组织损伤。固定器材可就地取材，采用木板、竹片、硬纸板等。固定范围应达腕关节以上。

（二）了解病情

首先要详细了解病史，询问受伤的原因、时间、污染情况及曾采用何种治疗。同时检查患手的感觉、运动、皮温，以了解神经、肌腱、血管、骨和关节损伤的范围和程度，并拍摄X线片，检查有无骨折脱位。

（三）手术时机

伤口一期闭合的时限，不能机械地以伤后时间作为能否一期缝合伤口的唯一标准。一般认为清创应争取在伤后6～8小时内进行。根据临床实践，即使是超过了这个常规时限，也应根据患者的年龄、全身情况、致伤原因、污染程度、局部组织反应程度、功能要求，以及手术条件等因素，进行综合分析，做出最后判断是否仍能进行清创并一期闭合伤口。屡有报道伤后20余小时的较严重手外伤,一期闭合伤口而获成功病例。

(四)伤口清创

在全身情况允许的情况下,开放性手部外伤应争取时间、尽早处理。延误手术时机,会增加伤口感染机会。所以,闭合伤口是预防手部开放性损伤发生感染的重要措施。除了轻微浅表的皮肤擦伤、裂伤及皮肤缺损外,均应把闭合伤口作为治疗手部开放性损伤的首要原则。

清创时,从浅层到深层的顺序对损伤组织进行清创。创缘皮肤避免切除过多,特别是手掌及手指,以免缝合时张力过大。挫伤的皮肤注意判断其活力,以便决定切除或保留。深部组织应既保证清创彻底,又尽可能保留肌腱、神经、血管等重要组织。闭合伤口必须在彻底清创的前提下进行,才能达到降低感染率,为术后手功能恢复和晚期修复手术创造有利的条件。清创前应先判断皮肤及软组织损伤的性质,创面大小以及伤口污染程度,以便确定清创范围。清创必须掌握暂时放弃功能的顾虑,彻底清除污染、无生命力的肌肉及其他失去活力的组织。

(五)创面修复

1. 一期闭合 伤口清创后,应视伤口有无皮肤缺损和缺损的部位、范围大小决定闭合方法。

(1) 直接缝合:是最简单的缝合方法,适用在皮肤无缺损及伤口无张力情况下。如创口纵行越过关节,与指蹼边缘平行或与皮纹垂直者,应采用"Z"字成形术的原则,改变创口方向,避免日后瘢痕挛缩,影响手部功能。

(2) 减张缝合:伤口皮肤张力较大情况下,可作减张缝合,减张切口处植皮修复。

(3) 自体游离植皮:适用于基底软组织良好或深部重要组织能用周围软组织覆盖者。

(4) 皮瓣修复:不甚重要位置的皮肤缺损及无肌腱和骨面暴露的部位,可采用邻指皮瓣或鱼际皮瓣修复;局部皮瓣或交臂皮瓣:皮肤缺损部位在手的背侧,同时又有肌腱和骨面暴露,可采用局部皮瓣或前臂交叉皮瓣、上臂交叉皮瓣修复。

(5) 胸或腹壁皮瓣:皮肤缺损的面积较大,同时又有肌腱和骨面暴露,估计需要二期修复肌腱、神经,应采用胸、腹壁皮瓣或吻合血管的游离皮瓣移修复。

2. 二期闭合 受伤时间较长,污染严重,感染可能性大的创面,可在清除异物和明显坏死组织后用生理盐水纱布湿敷,观察3~5日,行再次清创延期闭合修复。需二期修复的深部组织,根据创口愈合和局部情况,在1~3个月内进行修复。

3. 术后处理

(1) 包扎伤口:用柔软敷料垫于指蹼间,以免汗液浸泡皮肤而发生糜烂,游离植皮处应适当加压。

(2) 石膏托固定:用石膏托将患肢固定,以利修复组织的愈合。一般应于腕关节功能位、掌指关节屈曲位、指间关节微屈位固定。如关节破坏,日后难以恢复活动功能者,手部各关节应固定于功能位。神经、肌腱和血管修复后固定的位置,应以修复的组织无张力为原则。固定时间依修复组织的性质而定,如血管吻合后固定2周,肌腱缝合后固定3~4周,神经修复后根据有无张力固定4~6周,关节脱位为3周,骨折4~6周。

(3) 抗菌素应用:运用现代抗菌模式,术前及术中冲击性使用抗菌素。术中使用浸泡及反复冲洗伤口,提高创口清洁度,增强抗感染能力。

需同时给予破伤风抗毒血清。

4. 术后康复　组织愈合后尽早拆除外固定,开始主动和被动功能锻炼,并辅以物理治疗,促进功能恢复。

(六) 骨折与脱位的处理

骨折和脱位在任何情况下,均必须立即复位固定,恢复手的骨骼支架,为软组织修复和功能恢复创造有利条件。

1. 关节脱位　复位后,应注意关节侧副韧带和关节囊的修复。

2. 掌、指骨骨折　应立即复位,并根据情况用克氏针或微型钢板作内固定,克氏针不可穿入关节。

3. 末节指骨骨折　多无明显移位,一般不需内固定。末节指骨远端的粉碎性骨折可视为软组织损伤处理,如有甲下血肿,可在指甲上刺孔引流,达到减压和止痛的目的。

(七) 屈指肌腱损伤的修复

肌腱是手部关节活动的传动装置,具有良好的滑动功能,肌腱损伤将导致严重的手部活动功能障碍。肌腱损伤除损伤范围小于肌腱的50%或损伤的肌腱功能可能被其他肌腱所替代,如单纯指浅屈肌腱损伤,其功能可被指深屈肌腱所替代,而可不予以修复外,均应予以修复。

1. 一期修复　肌腱损伤,有良好的皮肤覆盖,均应进行一期修复。伸指肌腱无腱鞘,具有腱周组织,位于手背的疏松皮下组织中,术后粘连较轻,断裂后均主张一期修复,且术后效果良好。屈指肌腱,特别是从中节指骨中部至掌横纹,即指浅屈肌腱中节指骨的止点到掌指关节平面的屈肌腱鞘起点,也称“无人区”,此区内有指深、浅屈肌腱。单纯指浅屈肌腱损伤可不予修复,而深、浅屈肌腱均损伤时,以往认为术后粘连而不修复,二期行肌腱移植术。随着对肌腱愈合机制的研究和认识,现在主张任何部位的屈指肌腱损伤,包括以往所谓的“无人区”,均应在清创后行一期修复。如腱鞘完整,也主张修复腱鞘。手部肌腱损伤的处理一般均应作一期修复。但是,即使是不能一期修复,也应在清创过程中将断裂肌腱的断端用丝线作暂时固定,以免其回缩,有利于二期手术修复。

2. 以下情况需要作二期手术修复

(1) 伤口污染较重,术后可能发生创口感染者。

(2) 肌腱缺损较多,无法直接缝合。

(3) 肌腱断裂合并有明显软组织血运障碍。

3. 屈指肌腱的修复　手部掌侧屈指肌腱的功能就是协同完成握拳、持物及各种精细动作,它的损伤必定导致其全部或部分功能丧失。为了使受损的肌腱得到尽可能的恢复,多年来学者们提出并在临床上实施了许多损伤的修复方法,其中有中西医方法,早、晚期的处理,内、外固定的手段,等等。根据屈指肌腱的分布和特点,不同区域的处理原则和方法也有所不同。

(1) 前臂屈肌腱损伤:由于有腱周疏松组织包绕,可作一期缝合,术后粘连的机会较少。

(2) 腕管屈肌腱损伤:一般只缝合拇长屈肌腱及指深屈肌腱。单纯指浅屈肌腱可单独缝合。有时将指浅屈肌腱近端和指深屈肌腱的远端缝合，以弥补肌腱的缺损，而不行每条腱修复。然后将腕横韧带和滑膜鞘切除，以免造成粘连，影响肌腱功能的恢复。

(3) 手掌屈肌腱损伤：只缝合指深屈肌腱或将指深屈肌腱远端与指浅屈肌腱近端缝合，并用蚓状肌包绕。拇长屈肌腱可一期愈合。

(4) 手指近段区域单纯指浅屈肌腱断裂：可不须缝合，指深屈肌腱断裂应予以缝合，并切除其附近的腱鞘。若两者均断裂，只需缝合指深屈肌腱。

(5) 手指远段区域的屈肌腱损伤：如断裂节段短，可将近端直接固定到止点处。若断裂节段较长，则做端端缝合，并切除部分腱鞘。

4. 术后处理 外固定的方式多种，肌腱缝合后早期活动有利于减少粘连和功能恢复。

(1) 石膏固定：一般的屈肌腱修复后，须采用石膏固定3周。前臂屈肌腱损伤修补术后，可行掌屈位石膏固定，手掌部及手指区域的屈肌腱损伤修补术后采用掌屈位、手指关节功能位外固定，以维持肌腱愈合的良好位置。

(2) 橡皮条固定被动锻炼：屈指肌腱断裂修复后，患指用橡皮条固定在指甲，将手指屈曲位，由患指自主对抗其拉力，练习伸直活动。3周拆除后，开始自主性运动，6周后可大范围活动。这种方法应在医师指导下进行，否则可能引起缝合肌腱断裂。

5. 中医治疗 中医对屈肌腱断裂也主张早期手术修复，对部分断裂采用捋顺手法，续筋后行外固定。同时早期使用活血消肿等药物治疗，用复元活血汤、七厘散。中后期壮筋强骨，用六味地黄汤，外用海桐皮煎汤熏洗，可达到一定疗效。

(八) 伸指肌腱损伤的修复

伸指肌腱损伤必须修复，切口可向伤口远侧或近心端延伸，以便显露肌腱断端。术中使用非吸收性缝线行端对端直接缝合。术后外固定，以减低缝合区域的张力。

1. 不同区域伸指肌腱损伤的修复

(1) 前臂区域的伸指肌腱损伤：应早期修复，缝合腕部肌腱的同时切除腕横韧带和滑膜组织。

(2) 手背伸指肌腱损伤也应早期修复。

(3) 手指近段区域伸指肌腱损伤：如果中央束有缺损不能直接缝合，可将两侧束在关节囊背侧交叉缝合，重建其功能。

(4) 手指远端区域的伸指肌腱末端断裂：呈锤状指畸形，早期可采用非手术疗法。用石膏、医用聚氨酯绷带或铝板将近节指间关节90°，远节指间关节极度过伸位外固定。4～6周后拆除固定，进行自主的手指功能练习，一般效果满意。晚期则需要手术缝合加外固定的方法。为适应患者的手部工作性质需要，可用克氏针将远侧指间关节固定于功能位，使其骨性融合。

2. 术后处理 术后外固定目的是减低被缝合肌腱的张力，促进其愈合。如果在解除外固定后，进行自主功能活动3个月，患者手部各关节仍未能达到应有的活动范围，则应考虑行肌腱松解术，以避免由于肌腱粘连引起关节僵硬、手部功能障碍等并发症。

3. 中医治疗 中医处理方法与屈指肌腱损伤处理相同。

(九) 肌腱的修复方法

肌腱缝合的方法很多，如双“十”字缝合法、编织缝合法、Bunnell 缝合法、钢丝抽出缝合法、Kessler 缝合法、Kleinert 缝合法等。缝合方法的选择可根据肌腱损伤的情况以及术者的技术和条件来决定。近年来有采用显微外科缝合法,其目的是尽量减少对肌腱血供的影响,有利于肌腱愈合和减少粘连。

（十）肌腱粘连的处理

1. 病理机制　肌腱的修复过程中,需要从周围的软组织中,长入血管与纤维结缔组织,从而使肌腱获得愈合。这种肌腱修复的病理过程,也同时导致了组织间粘连,限制了肌腱的滑动,影响手部功能。

2. 手术治疗　综合运用显微技术及术后正确功能训练等方法,松解肌腱粘连,恢复手部功能。在行肌腱松解术中,皮肤切口应垂直或斜跨肌腱。尽可能减少创伤,将粘连的肌腱彻底松解、游离。注意避免伤口长时间暴露,并用盐水纱布保护,防止过度干燥。肌腱吻合点必须光滑,并埋入肌肉内,松弛地放置在血运良好的软组织处,应尽量避开腱鞘、韧带、关节囊、骨性沟管、瘢痕或裸露骨质的硬韧组织。

3. 中医治疗　传统医学对手部肌腱粘连也有很多研究和处理方法。

（1）推拿弹拨:初期可应用理筋手法,先外擦舒活酒抚摩患部及周围,然后一手握手部,另一手拇指在压痛点作与肌腱平行方向推压 1 分钟,再与腱鞘作垂直弹拨 10 次左右,并对相联系的肌肉进行牵引、揉、摩,以加强源动力。腕关节粘连应重推之,擦法操作至患部深处有热灼感为止。用拇指在腕关节周围的大陵、列缺、阳溪等穴位用力按压。

（2）中药外用:外敷药物有消瘀膏、舒筋膏,配合舒筋活络的药物熏洗。

（3）中药内服:选用活络丸、七厘散、跌打丸。

（4）练功疗法:鼓励患者配合并加强功能锻炼,配合针灸、理疗、磁疗等。

（5）动静结合的康复原则:肌腱、神经、血管吻合术以及骨折复位内固定术后,为了防止吻合处断裂或骨折再移位,需要一定时间的制动,而且制动也有利于组织愈合。另一方面,制动也会造成神经、肌腱的粘连和关节的僵硬,给功能带来一定的影响。因此,需处理好制动与活动的矛盾,要根据创伤和修复的具体情况来掌握制动的范围和制动时间。一般肌腱吻合术后应制动 3 ~4 周,神经吻合术后如张力不大,应制动 3 周,骨折的制动则根据创伤程度、部位,内固定的情况而定,以确定所需要的最短制动时间和最小的制动范围。

遇到修复几种组织的制动时间发生矛盾时,不应只顾及一种组织,而是要全面考虑,根据需要逐步改变制动的范围。如手掌部骨折合并神经、肌腱损伤,手术时做了修复,术后以石膏托制动,范围自前臂达手指末端。3 ~4 周后,神经和肌腱已基本愈合应开始练习活动,但骨折部位仍需制动。因为掌骨骨折,常用不锈钢针做内固定,由于手部不需要负重,受外力的作用也较小。所以,在这种情况下,可把制动范围改成从前臂到近指间关节,而使手指远端可以及时地进行主、被动功能练习,到骨折部所需的制动结束时,再去除全部制动物。为了照顾某部位的早期活动,过小范围或过短时间的制动,或者不加区别的扩大范围和时间的制动均是错误的。

早期手外伤处理后,保留较好的关节活动度,是晚期修复的重要条件之一。如果手部关节僵硬,则在很大程度上已失去了晚期修复的可能。因此,正确的制动和及时的早期功能练习,是恢复功能和为二期手术准备条件的有利保证。

第三节　手外伤术后并发症

一、骨折不愈合

（一）原因机制

手部骨折 8 个月后未能达到骨性连接为骨折不愈合。手部骨折不愈合最易发生在腕舟骨及掌指骨。

1. 处理不当

（1）手部开放性粉碎性骨折清创时，过多去除碎骨片，可导致骨缺损，导致骨折不愈合。

（2）骨折复位欠佳，过度牵引致骨折端分离，固定不牢固或固定时间过短。

（3）骨折端有软组织嵌入。

2. 全身性因素　如患有骨软化症，甲状旁腺功能亢进症，梅毒，维生素 C、D 缺乏，糖尿病及老年性成骨细胞功能下降等，均可影响骨折愈合。

3. 药物影响　使用较多抗凝药物、抗风湿类药物、肾上腺皮质激素及四环素等药物，均可影响骨折愈合。

4. 局部因素

（1）局部损伤严重，骨折周围软组织血循环有明显破坏，容易造成骨折不愈合。

（2）有的骨髓本身血供较差，如腕舟骨，骨折较易造成骨不愈合及骨坏死。

（3）创口及骨折周围软组织感染或骨髓炎，均可导致骨折不愈合。

（二）临床表现及诊断

1. 病史　有手部外伤、骨折病史。

2. 症状

（1）局部疼痛及骨折处压痛。

（2）骨折端有异常活动。

（3）活动功能受限。

3. 体征

（1）有成角、短缩或旋转畸形。

（2）可发生废用性关节挛缩畸形与肌萎缩。

（3）骨传导音降低。

4. X 线表现

（1）骨折端有间隙，骨折面光滑清晰，骨折端硬化，骨髓腔封闭，骨质疏松及假关节形成。

（2）骨髓腔造影实际上是骨髓腔内静脉造影，骨折愈合后，在骨折处即应有静脉血管通过骨痂。如伤后超过 10 周，造影剂仍无通过静脉，则骨不愈加可能，可提供诊断参考。

（三）治疗

手部骨折不愈合常合并皮肤瘢痕挛缩，肌腱、神经损伤，粘连及关节僵硬等，治疗应全面考虑，合理制定治疗计划。

治疗手部骨折不愈合的手术方法有传统的内固定植骨术，骨外固定器固定，加压钉、加压钢板固定等。近年来，生物工程研究有所突破，出现骨形态发生蛋白（BMP）局部应用诱导成骨的治疗方法，此外，还有直流电刺激与脉冲电磁场治疗等。

（四）掌骨、指骨骨折不愈合

1. 切开复位内固定植骨术　适用于骨折端无骨缺损。以下为手术要点。

（1）彻底切除骨折断端间瘢痕组织。

（2）咬除少许断端硬化骨，使两端形成新鲜骨面，打通髓腔。

（3）选用克氏针交叉固定、微型钢板固定或骨栓作髓腔内固定。

（4）自尺骨近端、髂骨或胫骨取松质骨移植于骨断端周围。

（5）术后应用抗生素，石膏外固定于功能位6～8周。

2. 骨移植术　适用于骨不愈合伴有明显骨缺损。手术要点如下。

（1）显露骨缺损处，切除两断端的瘢痕组织。

（2）咬除断端硬化骨，打通髓腔。

（3）取髂骨块，根据各部位骨缺损的情况修剪后插入髓腔，如固定较稳定，可不用内固定，如固定不牢，可加用克氏针内固定。

（4）术后石膏外固定于功能位6～8周。

（五）腕舟骨骨折不愈合

腕舟骨骨折占腕骨骨折的70%～80%，骨折不愈合的发生率也较高。

1. 病因机制

（1）解剖因素：腕舟骨血液供应较差，其营养血管多数由结节部及腰部进入，血流方向由远侧走向近端。发生腰部或近端骨折后，可导致近侧端血液供应明显障碍，因此容易发生骨不愈合或骨坏死。

（2）生物力学因素：腕舟骨较细长，中部呈平头状骨，远端超过近排腕骨，腰部相当于近远排腕骨间平面且较细，故此处发生骨折的机会最多。骨折后两排腕骨间关节的活动就变成通过骨折线的活动，剪力大，容易造成骨折不愈合。

（3）内固定因素：内固定不牢固或固定时间不够，也可为造成骨折不愈合。

（4）治疗时机：早期漏诊、误诊，延误治疗时机，可导致影响治疗效果。

2. 治疗方法

（1）保守治疗：①未经足够时间石膏固定者，可首选前臂管型石膏固定3～6个月。②症状轻微，仍可胜任轻工作，可暂作观察。

3. 手术治疗

（1）带血管筋膜蒂桡骨瓣移植术：利用桡动、静脉营养桡骨茎突处的血管、筋膜为蒂，切取带血运的桡骨茎突近侧桡骨块，将骨块植入腕舟骨骨槽内，经临床观察，此法治疗效果较好（图26－3－1）。

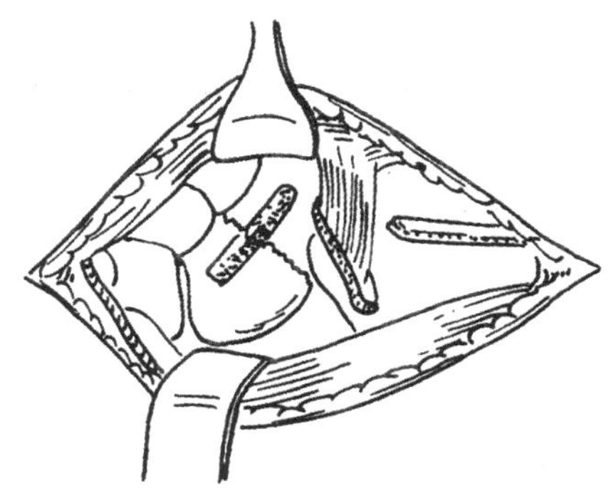

图26－3－1　带血管筋膜蒂桡骨瓣移植术

（2）钻孔植骨术或骨槽植骨术：取掌侧或背侧切口，显露腕舟骨及骨折线。由远端向近端钻孔或于掌、背侧做与骨折线垂直交叉的骨槽。自尺骨中近段或桡骨远段切取骨皮质植骨块，修剪后植入骨孔或骨槽内，如植骨块嵌紧作用可靠，可不需做内固定；术后用长臂石膏托固定于功能位，拆线后改用前臂管型石膏固定12～16周（图26－3－2①②③）。

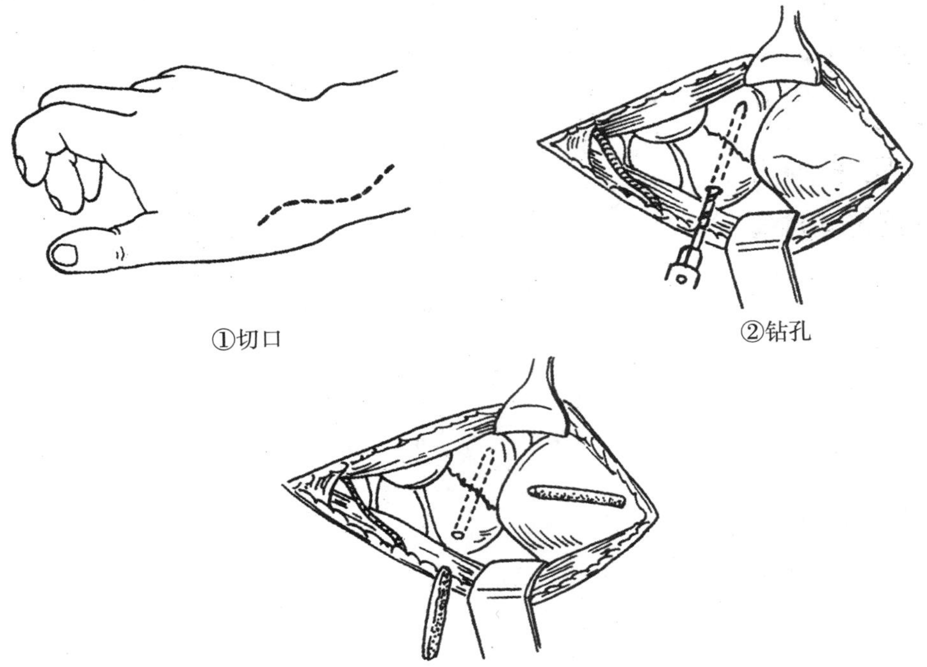

图26－3－2①②③ 腕舟骨骨折不愈合钻孔植骨术

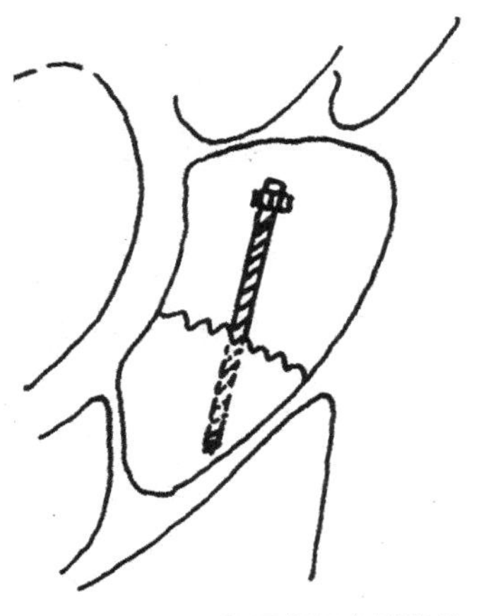

图26－3－3 加压螺钉内固定术

（3）加压螺钉内固定：手术步骤基本同上，显露舟骨后，由远端向近端钉作加压螺钉固定（图26－3－3）。

（4）带掌骨背动脉蒂掌骨瓣移植术：做第2掌骨背侧弧形切口，沿第2掌骨背动脉向远侧分离，在接近掌指关节平面显露第2或第3掌骨头的营养动脉，注意保护关节囊及关节软骨，切取包括血管周围组织在内的第2或第3掌骨头骨瓣，然后通过皮下隧道逆行移植于已准备的腕舟骨骨槽内（图26－3－4①②）。

（5）带旋前方肌蒂桡骨瓣移植术：采用腕掌挠侧切口，于旋前方肌桡骨附着点切取骨块，保持旋前方肌附着，向尺侧分离2cm宽的旋前方肌蒂，将骨块移植于已准备的腕舟骨骨槽内（图26－3－5①②）。

（6）桡骨茎突切除术：适用于腕舟骨骨不连治疗后，出现腕关节桡侧创伤性关节炎。临床表现为腕关节桡偏时桡骨茎突碰撞骨折部疼痛加剧。为避免加重腕关节创伤性关节炎和解除症状，可考虑行桡骨茎突切除术（图26－3－6①②）。

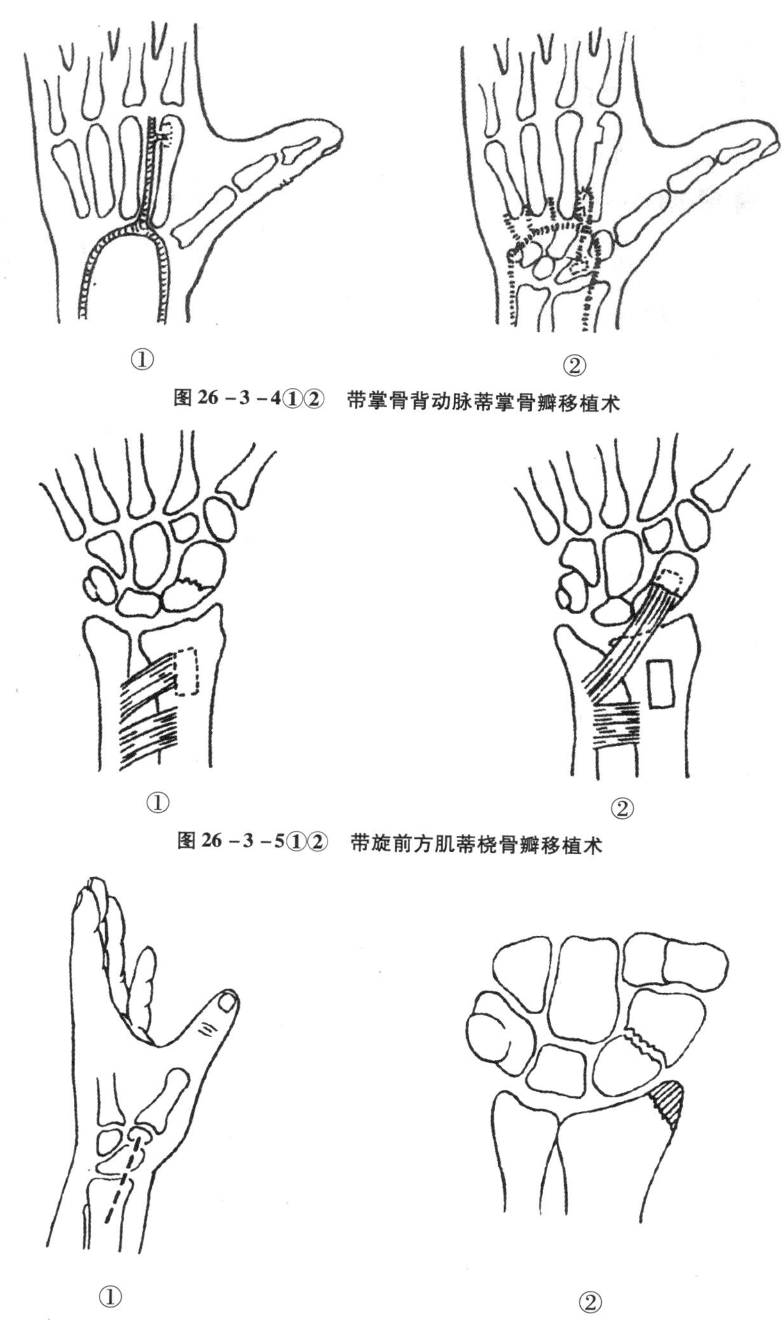

图 26-3-4①② 带掌骨背动脉蒂掌骨瓣移植术

图 26-3-5①② 带旋前方肌蒂桡骨瓣移植术

图 26-3-6①② 桡骨茎突切除术

（7）腕舟骨近侧部分切除术：适用于腕舟骨骨折不愈合，近侧骨片仅为腕舟骨体积的1/4或更小。

（8）腕舟骨切除、人工腕舟骨置换术：适用于腕舟骨骨折不愈合，行植骨术失败，但尚未出现创伤性关节炎，出现持续腕关节疼痛、活动受限及影响生活与工作等。腕舟骨全切除后，近期效果较好。据临床观察，如不采用合适的替代物置换，最终更可能导致腕骨功能紊乱。目前，国外多采用人工硅橡胶腕舟骨置换，也可采用骨膜包裹肌腱团或肌肉团填塞。

(9) 近排腕骨切除术:适用于腕舟骨骨折不愈合,同时合并月骨损伤或经舟骨月骨周围陈旧脱位,腕关节疼痛、活动度受限明显,严重影响生活、工作者。

(10) 腕关节融合术:适用于腕舟骨骨折不愈合并出现严重的创伤性关节炎,腕关节疼痛明显,关节活动受限,严重影响生活、工作者。

二、骨折畸形愈合

手部骨折在非正常解剖位置上愈合,并影响或潜在影响功能者,称为骨折畸形愈合。

因为掌、指骨骨折畸形愈合对手的功能影响较为重要,当掌、指骨骨折向掌背侧成角或向掌背侧错位畸形愈合时,指屈、伸肌腱通过畸形愈合处的骨粗糙面容易因长期摩擦产生粘连,加上肌张力及力学方向的改变,均可使手指屈、伸功能受限。当指骨骨折向侧方成角畸形愈合时,手指可出现桡偏或尺偏畸形,影响功能和外观;当指骨骨折出现旋转畸形愈合时,拇指对捏功能将受影响。因此,掌骨、指骨骨折的复位较身体其他部位骨折要求更高。

(一) 病因机制

1. 复位不佳 骨折复位不佳,在畸形位置固定。

2. 不稳定性因素 因粉碎性骨折本身不稳定性因素,导致复位后固定困难,容易造成畸形愈合。

3. 内固定方法 内固定方法不当,如单根克氏针行髓内固定,易造成旋转移位。

4. 固定时间 手部掌、指骨骨折,外固定时间一般为4~6周,固定时间过短,容易造成移位,导致畸形愈合。

(二) 临床表现与诊断

1. 外观畸形 外观上有明显畸形,可有屈曲或过伸畸形,尺、桡偏畸形,短缩及旋转畸形等。

2. 功能障碍

(1) 向掌侧或背侧成角移位时可改变屈、伸肌腱的松紧度及力学方向,造成肌腱因长期摩擦后产生粘连,从而导致掌、指关节和指间关节屈、伸活动受限。

(2) 向尺、桡侧成角畸形愈合,可造成手指相应侧偏畸形,影响手指屈、伸功能。

(3) 旋转畸形愈合可影响对指功能。

(4) 明显的短缩畸形愈合,可致屈、伸肌腱松弛无力。

3. X线检查 X线片可确切了解畸形类型和程度。

(三) 治疗

1. 楔形截骨、克氏针交叉固定 适用于掌、指骨骨折成角畸形愈合,采用楔形截骨、克氏针交叉固定或微型钢板固定(图26-3-7①②③)。术后前臂石膏托于功能位外固定4周。

2. 旋转截骨、克氏针或微型钢板固定 适用于掌、指骨旋转畸形愈合,采用楔形或旋转截骨、克氏针或微型钢板固定(图26-3-8①②)。术后前臂石膏托于功能位外固定4周。

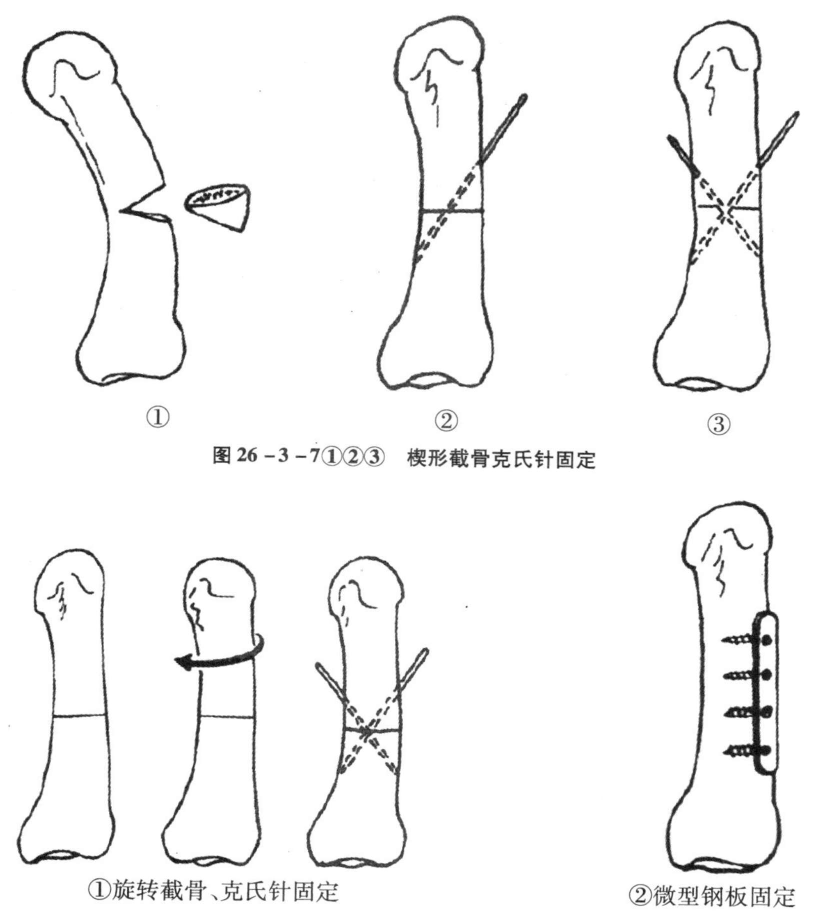

图 26－3－7①②③　楔形截骨克氏针固定

图 26－3－8①②　掌骨骨折畸形愈合截骨矫正术

三、关节僵直与强直畸形

手部关节的僵硬和强直是手术的常见并发症，并可因此严重影响手部功能。

（一）病因机制

1. 皮肤瘢痕挛缩　可使关节活动度长时间受限，继而产生侧副韧带挛缩、关节囊挛缩和关节运动障碍。

2. 肌腱粘连　由于肌腱滑动异常，使关节运动障碍，形成关节僵直。

3. 关节内骨折　关节内骨折、感染、类风湿等其他疾患，可破坏关节面，造成关节面不平、关节纤维性粘连，甚至骨质增生，两侧关节面产生骨性连接，致使出现关节疼痛、活动受限或丧失。

4. 侧副韧带挛缩、关节囊挛缩或粘连　关节扭伤时，可造成关节囊的瘢痕挛缩和粘连。当手指关节长时间制动于伸直位，则会出现侧副韧带挛缩而使关节屈曲受限。手术中不正确的内固定或术后长时间外固定以及错误的固定姿势，均可引起关节囊及副韧带的挛缩、粘连，导致关节运动障碍。

（二）临床表现和诊断

1. 关节强直　手指关节处于一定位置，无主动和被动屈、伸活动度。X 线片表现为关节骨性融合。

2. **关节僵直** 手指关节处于一定位置，可有一定主动和被动屈、伸动度。X 线片显示关节面及关节间隙尚清晰。

3. **根据病史** 手部关节活动的功能情况，结合 X 线片表现，可作出诊断。

（三）治疗

手部关节僵直的治疗目的是最大限度地恢复或改善手的功能，如治疗措施选择不当，不仅不能获得满意结果，而且有可能加重手功能的障碍。在设计手术方案时，首先要明确是骨性关节强直还是纤维性关节僵直，以及区别屈曲受限还是伸直受限，并对产生这些症状的原因有较全面的认识，才能选择、制订最好的治疗方案。

1. 关节融合术

（1）适应证：适用于各种原因引起的关节破坏、关节脱位、关节面不平、关节不稳以及骨性关节炎、化脓性炎症等疾患所致的关节面骨性愈合。为了解除疼痛、矫正畸形、稳定关节、改善功能，可将上述有严重功能障碍的关节行作功能位融合术。

（2）手术要点：以近侧指骨间关节融合术为例。

于近侧指骨间关节背面作弧形或“S”形切口；切开皮肤，并向两侧略作游离；在关节间隙平面横断指伸肌腱中央束，或游离后向一侧拉开；横形切开关节囊，并向两端剥离，注意保护掌侧副韧带，被动屈曲关节，显露两侧关节面；用微型电锯或骨刀按一定角度截除两端关节面，为了使断端接触面更大，也可截成“V”形或用咬骨钳分别将两关节面咬成圆形凹凸面；使其对合后近侧指间关节呈屈曲 30°～45°位，用交叉克氏针或张力带钢丝固定；将关节囊缝合，调整其张力，去除多余部分；缝合切断的中央束及侧束，最后缝合皮肤。

（3）术后处理：术后石膏托或支具固定 8～10 周。张力带钢丝内固定者可不用外固定，待 X 线片显示已骨性愈合后，去除内固定。

2. 关节成形术

（1）适应证：适用于掌指关节骨性强直，但屈、伸肌腱，骨间肌和皮肤筋膜正常。

（2）手术要点：于掌指关节背面指伸肌腱桡侧作弧形切口或“S”形切口，长约 4cm。切开皮肤皮下组织后，在骨间肌与指伸肌腱之间纵行切开筋膜，游离指伸肌腱和骨间肌；切除关节囊和侧副韧带，显露僵直的关节；凿开骨性融合或纤维性连接的关节，注意近节指骨底部的关节软骨面应尽量保留；用微型电锯或线锯截除掌骨头 1cm 左右，截除后的掌骨远端修成楔形或圆锥形，并使其向掌侧倾斜。在牵引状态下，关节应有 1～1.5cm 的间隙；取股阔筋膜表面的旁腱膜或股深筋膜、肋软骨膜，将筋膜的光滑面朝外，覆盖于掌骨残端，并用涤纶线作荷包缝合，将其固定于掌骨颈部；于近节指骨或中节指骨内横行穿过 1mm 克氏针，以备术后骨牵引，防止因软组织挛缩造成新成形的关节间隙再度变窄或发生骨性融合；止血、冲洗后缝合筋膜、伸肌腱扩张部，最后缝合皮肤。

术后前臂背侧石膏托将掌指关节固定于 90°位，并行指骨牵引 2～3 周，牵引重量不宜过大，然后改用动力支具进行功能训练，训练时间一般需 2～3 个月。

3. 人工指间关节置换术

（1）适应证：适用于掌指关节及近侧指骨间关节骨性强直或陈旧性脱位，以及不能用软组织手术矫正的关节偏斜，但上述关节的动力尚正常者（图 26－3－9①②）。

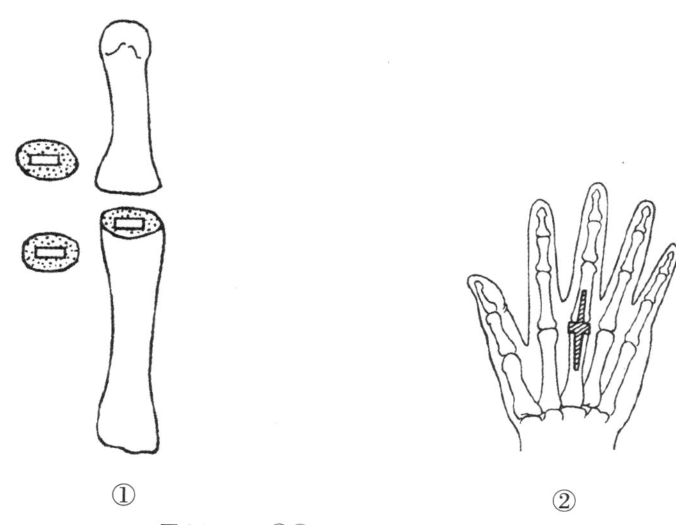

图 26－3－9①②　人工掌指关节置换术

（2）治疗效果：国外开展该手术较早，多应用于类风湿关节炎，对矫正部分畸形和恢复部分关节活动功能有一定疗效，经临床观察，近期效果较好，但远期效果似不够满意。同时，硅橡胶是人工指骨间关节的制作材料，其造型和材料老化也存在一定问题，故该项手术开展仍受到一定限制。

4．侧副韧带切除术

（1）适应证：适用于掌指关节、近侧指骨间关节长时间固定于手伸直位，或手指皮肤瘢痕挛缩等原因引起的侧副韧带挛缩和关节屈曲受限，但骨关节及动力尚正常者。

（2）手术要点：以掌指关节侧副韧带切除术为例。于手背掌指关节处作纵形切口，长 4～5cm；切开皮肤、皮下组织后，纵行切开指伸肌腱并向两侧游离牵开，显露关节囊及侧副韧带；用尖刀切除挛缩的侧副韧带，包括其起、止点，如侧副韧带切除完全，掌指关节应能屈曲至 60°左右，否则提示切除不彻底。如被动屈、伸手指时能自如伸、屈掌指关节，则已达目的；用涤纶编织缝线缝合切开的指伸肌腱，最后缝合皮肤。

术后处理：术后用石膏托固定掌指关节于屈曲、腕关节背伸 20°位 3 周，然后改用动力支具，进行功能锻炼。

5．掌侧副韧带延长术

（1）适应证：适用于近侧指骨间关节掌侧副韧带挛缩，而骨关节和动力正常者。

（2）手术要点：沿指骨间关节侧正中作纵行切口，长 2～3cm；切开皮肤、皮下组织及筋膜。将指神经血管束向掌侧牵开，显露指屈肌腱鞘；沿指骨切开腱鞘，将指屈肌腱牵向掌侧，显露掌侧副韧带；于掌侧副韧带起点近端 1cm 处呈舌状切开骨膜，并沿韧带两侧边缘切断韧带，远端以刚过关节间隙为限，用骨膜剥离器剥离骨膜，然后被动伸直近侧指骨间关节；修复屈肌腱鞘，缝合皮下组织及皮肤。

（3）术后处理：术后石膏托或支具固定近侧指骨间关节于伸直位 7～10 日，然后用动力支具进行功能锻炼。

6．关节囊切除术

（1）适应证：适用于掌指关节囊严重挛缩，而骨关节正常、无指伸肌腱粘连、手内肌功能良好者。

(2) 手术要点:于手背掌指关节表面作纵行切口,长4~5cm。切开皮肤、皮下组织,纵行切开指伸肌腱,并向两侧游离牵开,显露掌指关节囊;背侧关节囊肥厚挛缩,常是掌指关节屈曲受限的原因,可作切除,检查如被动屈曲掌指关节仍不满意,可行侧副韧带切除、掌骨头与掌板间粘连分离,直至掌指关节被动屈伸正常为止;止血、冲洗后缝合指伸肌腱,缝合线可用2-0、3-0涤纶编织缝线或4-0钢丝,然后缝合皮下组织和皮肤。

(3) 术后处理:术后72小时内用弹力绷带将掌指关节固定于45°屈曲位。于72小时后去除,使用动力支具4~6周,逐渐进行功能锻炼。

7. 关节移植术

(1) 适应证:适用于掌指关节、近侧指骨间关节内粉碎性骨折、陈旧性脱位、类风湿关节炎等原因所致关节骨性强直、严重关节挛缩畸形。

(2) 类型:关节移植可分为半关节移植和全关节移植,供体可来源于自体或异体足趾关节,以及废弃的自体手部关节。自体关节移植较异体关节移植为好。以往传统的关节移植由于不携带血管、神经,使得移植关节因缺乏足够的血液供应和神经支配而发生吸收、变性、关节软骨破坏、关节间隙狭窄,甚至关节囊坏死等,影响治疗效果。因此,传统的关节移植近期效果较好,远期效果较差。

(3) 显微外科治疗:随着显微外科技术的迅速发展,吻合血管神经的足趾关节游离移植,克服了传统关节移植的缺点,扩大了传统关节移植的适应证。传统关节移植与人工指骨关节移植一样,其前提是无皮肤瘢痕、无肌腱损伤、软组织条件必须良好才能适应手术。而吻合血管的游离关节移植可不受此限制,并且可以设计携带皮瓣、肌腱等组织的复合关节移植,以达到一期修复的目的。

四、肌腱粘连

肌腱损伤修复后,一般都会形成不同程度的粘连,这是参与肌腱愈合的细胞和腱周组织来源的外源细胞生长连接成一整体的现象,是一种难以避免的病理过程。

(一) 类型

根据粘连的性状和不同组织来源,将粘连分为3类。

(1) 疏松粘连。

(2) 中等致密粘连。

(3) 致密粘连。

(二) 治疗

1. 保守治疗 通过术后功能锻炼、理疗、体疗,可折断中等致密粘连和疏松粘连的部分粘连纤维的连续性,增加粘连纤维长度及其移动性,从而使功能得到一定的改善。但上述措施对致密粘连效果不佳。目前对肌腱粘连的防治仍没有根本解决的办法。

2. 肌腱粘连松解术 肌腱部分损伤或损伤修复后,发生严重粘连,影响手的活动功能,经过一段时间功能锻炼仍不能改善,应考虑行肌腱粘连松解术。

(1) 适应证

1) 肌腱损伤修复后,手功能恢复不佳,手指活动明显受限。

2）经锻炼后，关节被动活动度基本正常或接近正常。

3）局部皮肤组织正常或基本正常。

（2）禁忌证

1）手部关节僵直，应先通过功能锻炼纠正关节僵直。

2）关节已骨性强直，肌腱松解术已无意义。

3）有肌腱浅层皮肤广泛瘢痕，应先行瘢痕切除皮瓣覆盖。

4）局部感染或局部有伤口。

3. 手术时机　手术松解时机最好在肌腱修复后 3 ~6 个月、肌腱移植后 5 ~8 个月为宜。时间过早，组织创伤修复过程未完全停止，可使肌腱愈合不牢固，肌腱周围粘连不够稳定和成熟，瘢痕充血、水肿，功能锻炼时间较短，还未充分显示锻炼的效果。过晚可引起关节继发挛缩，肌腱收缩幅度降低等。

4. 手术方法

（1）切口显露要充分，因损伤或修复后渗血、渗出及粘连通常都超出原损伤或修复范围，故一般应与原损伤范围或修复范围一样或稍大，

（2）应尽量采用锐性分离、彻底松解。松解彻底的标准是被动牵拉远侧段肌腱时，手指关节可达到正常活动度；牵拉近侧段肌腱时较松动，可牵出 2cm 左右的距离。

指屈肌腱粘连松解时要注意保留重要滑车，指伸肌腱粘连松解时要注意保留伸肌支持带，以免出现弓弦畸形。

（3）如肌腱与骨质直接粘连，松解后应在肌腱与骨质间作游离脂肪移植，筋膜、硅胶膜或自身游离腱鞘衬垫等。

（4）关闭切口前，可在肌腱松解全长腱周应用透明质酸钠或二甲基硅油，最后关闭切口。

5. 术后处理

（1）术后不作任何外固定。

（2）术后 24 ~48 小时更换敷料，改为较疏松包扎，并开始作手指主、被动屈、伸功能锻炼，次数逐步增加，每次活动幅度应力争达到完全动度，活动速度和频率不宜太快。

（3）术后 48 小时后可开始进行系统的物理康复治疗。

（4）术后常规应用抗生素、止血药物。功能锻炼时伤口疼痛，可适当使用镇痛剂。

五、手部皮肤瘢痕挛缩

（一）病因

手部皮肤瘢痕挛缩对手部功能的影响，常较身体其他部位的瘢痕对功能造成的障碍更为明显。因此，对手部创伤的手术治疗，应遵循相应的原则，避免瘢痕挛缩等引起手部功能障碍。

1. 切口　做清创手术时没有注意矫正垂直跨越掌横纹、手指掌背侧纵行的伤口，或手部手术时作与恒定皮纹垂直的切口，会形成瘢痕挛缩，妨碍功能。

2. 手术操作　手术清创不彻底，组织坏死或感染。手术中不注意无创技术操作。皮瓣游离范围过大，造成皮肤循环障碍，以及在张力下缝合伤口、组织错位缝合等。

3．皮肤缺损　手部皮肤缺损未及时处理，形成肉芽创面，创面存在时间越长，肉芽组织越厚，形成的瘢痕就越多，挛缩的程度也就越严重。

（二）临床表现及诊断

（1）手部皮肤瘢痕挛缩的典型畸形是“爪形手”，包括掌指关节背屈畸形；指间关节屈曲畸形；拇内收畸形和手指屈曲受限。

（2）手掌面皮肤瘢痕挛缩。垂直于手指、手掌横纹，平行于指或垂直跨越关节的瘢痕，经过长时间的屈伸牵拉，形成线状皮肤瘢痕挛缩。一指或数指屈曲粘连于掌部，妨碍手指伸展。如果屈曲畸形时间很长，指神经和血管相对移位和缩短，可形成弓弦状挛缩，关节囊也可继发屈曲挛缩。

根据以上手部功能检查，可做出诊断。

（三）治疗原则

1．手背瘢痕挛缩

（1）病变局限于皮肤轻度挛缩畸形，可行瘢痕切除、中厚皮片移植，功能即能基本恢复。

（2）重度挛缩畸形，除彻底切除瘢痕、行中厚或全厚皮片移植外，尚须考虑肌腱的修复与关节手术，然后作皮瓣覆盖。

（3）在关节无法恢复功能时，则需将关节融合于功能位。

2．手掌面瘢痕挛缩

（1）较表浅的瘢痕，可采用中厚或全厚皮片修复。

（2）深达肌腱、骨膜或有肌腱、神经损伤者，需用皮瓣修复。

（3）手指的挛缩，可作“Z”字成形术或局部皮瓣加全厚皮片修复。

（4）神经血管有弓弦状缩短者，常需要多次手术矫正。

（5）手术间歇期间，需加强手指伸直的弹力牵引和屈伸功能锻炼。

（四）手术方法

1．瘢痕切除植皮或皮瓣修复　手背挛缩瘢痕切除后，其下多有一层疏松结缔组织存在，一般均可接受游离植皮。有的瘢痕如增生性瘢痕或瘢痕疙瘩等，瘢痕虽厚硬，但挛缩较轻，只是妨碍手的屈曲功能，而无明显继发畸形时，只需做瘢痕切除及皮片移植。手掌部瘢痕松解后，如掌腱膜尚完整，可接受皮片植皮；如掌腱膜已丧失或因松解挛缩时切除，而使创面内有肌腱裸露，应采用皮瓣修复。手指掌侧深达肌腱的瘢痕切除后，可采用邻指皮瓣修复。此外，为了更好改进功能，还可采取切开关节囊、切除侧副韧带、松解或切断骨间肌、融合指间关节等措施，以进一步矫正畸形。

2．线状手背瘢痕挛缩　垂直跨越关节屈侧的线条样手背瘢痕，常见于手指。如两侧皮肤正常或接近正常，采用“Z”字成形术松解可获得理想效果。根据挛缩的程度和范围，可设计用单“Z”、多个“Z”或“Z”字成形与游离植皮混合使用，以进一步松解挛缩。

3．指背与手背瘢痕挛缩　指背瘢痕挛缩常与手背瘢痕挛缩同时存在，妨碍分指功能。如为单纯条状瘢痕，可做“Z”字成形术，或两个三角皮瓣互相交叉，重建指背；如有皮肤缺损应行皮片移植。如指背松解后，基底血供较差或软组织缺损过多时，需设计局部转移皮瓣或远位转移皮瓣修复。

4. 虎口手背皮肤瘢痕挛缩　拇指具有内收、外展、屈伸与对掌数个不同方向的运动功能。虎口皮肤即依据这些运动方向，形成三种不同走向的皮纹，其交叉点在拇指基部的虎口皮肤上。因此松解虎口挛缩，需仔细设计顺皮纹的切口线。临床经验证明，在虎口内作单一"Z"字成形术，即使很轻的挛缩，由于切口可能不完全顺皮纹，不顺皮纹的一段切口术后常发生挛缩，使虎口未能充分展开。如应选择取四瓣或五瓣"Z"字成形术的方法为宜。虎口手背皮肤瘢痕挛缩也常用示指背皮瓣转移修复，由于虎口皮肤血供丰富，皮瓣的长宽比例可超过3∶1。

5. 伴有深部组织损伤的手背瘢痕挛缩　多由严重创伤、化脓性感染引起。表层瘢痕与深部瘢痕及损伤组织融合成一块。可先做瘢痕切除及皮瓣移植，二期再做深部组织修复，必要时再行骨质手术。这样可避免发生感染或其他并发症而使整个手术失败。一期行瘢痕切除、皮瓣移位，同时作深部修复手术，可以减少患者痛苦，缩短疗程。

六、手部筋膜间室综合征

（一）病因机制

（1）手部深部血肿或严重水肿压迫拇收肌后间隙中的掌深弓，常可影响到桡侧的骨间肌和拇收肌以及拇短屈肌，是发生缺血性挛缩的主要原因。

（2）血管损伤以及石膏管型或绷带包扎过紧所造成。

（3）在断肢再植中，缺血时间较长或通血后静脉回流不畅，可能发生手部筋膜间室综合征。

（4）直接外伤引起掌骨多发骨折或内在肌损伤，也可发生手部筋膜间室综合征。

（二）临床表现与诊断

1. 急性期

（1）症状：急性期有局部肿胀、疼痛与压痛，被动伸指时疼痛加剧。手背皮肤潮红，形成张力性水泡，有时指端发绀或苍白，毛细血管充盈不良，指动脉搏动消失。部分可无血运和感觉障碍。

（2）诊断：早期诊断较困难。诊断的主要根据是疼痛、被动牵伸痛，特别是骨间肌缺血挛缩时。掌指关节常处于屈曲位，被动伸直掌指关节产生剧痛是最敏感的体征。筋膜间室测压对早期诊断具有重要价值。

2. 晚期

（1）症状：晚期可有不同受累肌肉表现的挛缩畸形。骨间肌挛缩主要表现为手指畸形，掌指关节屈曲，指骨间关节过伸，掌横弓变大；鱼际部肌挛缩表现为拇指畸形；拇对掌肌和拇短展肌受累，表现为拇外倾畸形，拇指处于手的桡侧缘；鱼际部深肌（拇短屈肌和拇收肌）和第1骨间背侧肌挛缩，则表现为拇指呈前倾内收位畸形。处于示、中指掌面，拇指的掌指关节屈曲，指间关节伸直，即为拇收肌征阳性。

（2）诊断：依据以上病史、症状和体征，晚期诊断较容易。

（三）治疗

急性期需作筋膜间室切开减压术；晚期可行侧束和腱帽斜纤维切除术，骨间肌起点前移术，骨间肌和侧副韧带及掌板松解术等。

1. 筋膜间室切开减压术

(1) 适应证:①具有典型的早期症状和体征。②筋膜间室压力测定超过4kPa时,应争取在6~8小时内行急诊处理。

(2) 手术要点:①在手背第2~3和第3~4掌骨间作纵切口,暴露4个骨间肌间隙。切开皮肤及伸肌腱膜。切开手背固有筋膜,充分打开每一个筋膜间室。对肿胀的骨间肌可切开其肌膜进行彻底减压。如有掌骨骨折,则同时作骨折内固定。②鱼际和小鱼际间隙减压切口分别作于第1掌骨桡侧和第5掌骨尺侧。③手指严重肿胀时,除上述切口外,还要附加手指侧正中切口切开减压。拇、小指作桡侧切口,示、中、环指作尺侧切口。切开皮肤、皮下组织和韧带,至腱膜表面并达对侧。④置橡皮片引流条。术后在严格无菌操作下更换敷料,肿胀消退后二期闭合皮肤创口。

(3) 术后处理:应用功能支具,进行主、被动锻炼,防止发生畸形。

2. 侧束和腱帽斜纤维切除术

(1) 适应证:适用于轻、中度手内在肌挛缩。

(2) 手术要点:①在近节指骨背侧,自掌指关节到指骨间关节作一中线纵切口,并显露至腱帽两侧。②辨认腱帽的侧束、斜纤维和横纤维,切除侧束和斜纤维。如松解充分,在掌指关节伸直位下手指很容易屈曲;如内在肌征仍阳性,说明松解仍不够充分,需继续向近侧进行松解,直至内在肌征阴性为止。术中注意保护好腱帽横纤维,如不慎切断必须缝回原位,切断横纤维可致掌指关节过伸及伸肌腱脱位。

(3) 术后处理:术后用前臂背侧石膏托固定腕、掌指关节于伸直位,指骨间关节不固定。立即开始手指主、被动活动,拆线后去除石膏固定,改用功能支具。

3. 骨间肌肌起点前移术

(1) 适应证:适用于中度骨间肌挛缩,手指外展、内收和远、近指间关节尚有一定活动度,证明骨间肌尚有一定功能者。

(2) 手术要点:①手背中部做"S"形或横切口,向两侧游离皮瓣,尽可能保留手背静脉及皮神经。②拉开伸肌腱,显示第2~5掌骨骨间肌。在相邻两掌骨上剥离骨间肌起点,直至掌指关节能伸直、指骨间关节能屈曲。注意避免损伤由掌侧进入骨间肌的血管、神经。

(3) 术后处理:术后用石膏托固定掌指关节于伸直位,指间关节屈曲位3周。拆石膏后开始功能锻炼。

4. 骨间肌、掌侧副韧带及掌板松解术

(1) 适应证:多用于陈旧性病例。适用于骨间肌重度挛缩、掌指关节掌侧副韧带挛缩和掌板粘连。

(2) 手术要点:①作手背掌骨间隙纵切口,在切口内找到骨间肌肌肉肌腱连接部,作完全切断,然后切断小指展肌侧束。②切断侧腱束后,如掌指关节仍不能伸直,证明掌侧副韧带和掌板有挛缩和粘连,需作松解术。,取掌横纹平面的横切口,切开皮肤和掌腱膜,拉开蚓状肌和血管、神经束,切开腱帽入口部,向侧方牵开屈肌腱,显露关节囊。在掌指关节囊的近端掌侧,包括部分掌骨骨膜作"U"形切开,形成一关节囊骨膜瓣,其远侧与骨膜相连,备用于修复松解伸直后的掌指关节囊缺损。③如经上述松解后掌指关节仍不能完全伸直,则在掌指关节最大伸直位下用克氏针固定。

（3）术后处理：术后翌日即可开始主、被动活动，,3 周后拔除克氏针固定。

5. 鱼际部肌挛缩松解术

（1）适应证：适用于由于拇指内在肌挛缩出现的畸形。

（2）手术要点：①如第 1 指蹼挛缩不严重，可作虎口“Z”字形切口，其两臂向第 1 掌骨筋膜间室的掌侧和背侧延长，使易于进行肌肉松解；如挛缩较严重，可在第 1、第 2 掌骨间背侧作纵行切口，打开第 1 掌骨间隙。②牵开第 1 骨间背侧肌，即可显露拇收肌和其在拇指、掌指关节囊尺侧的止点，在与肌纤维垂直方向切断或切除瘢痕化挛缩肌肉，注意勿伤及指神经。如第 1 骨间背侧肌挛缩，则需将其从第 1、第 2 掌骨上剥离，此时应注意保护好桡动脉。③存在拇指掌指关节屈曲畸形，则需作拇短屈肌松解术。松解后仍不能完全伸直拇指，则需松解掌指关节囊，用关节囊骨膜瓣修复伸直后遗留的关节囊缺损。④如鱼际部肌群全部挛缩，拇指呈掌内位畸形，则需作鱼际部肌起始部松解术。作鱼际纹切口，将鱼际肌从腕骨起始部切断。⑤发生鱼际肌部肌挛缩，常存在不同程度的皮肤缺损。虎口挛缩较轻微，挛缩呈线条状者，可作“Z”字成形术。虎口伴有手背瘢痕挛缩，可行瘢痕切除、松解后，根据基底软组织情况，覆盖虎口者，作中厚层皮片植皮或局部皮瓣修复。如手背皮肤条件较好，可设计虎口桡侧或尺侧的手背旋转皮瓣移位修复；手背皮肤及血管条件均较差时，可采用带蒂皮瓣或皮管移植修复；必要时还可采用吻合血管的游离皮瓣移植进行修复。

七、肌腱粘连的预防

1. **手术时机**　肌腱损伤后，应争取一期修复，此时肌腱肌肉及周围软组织尚未发生继发病理改变，修复效果较好。但伤后时间超过 24 小时，污染伤口甚至已开始出现感染，尤其是火器伤、咬伤及肌腱损伤严重有较大缺损者，不宜作一期修复。需作伤口延迟一期修复或二期修复，应争取在伤后 3～4 周进行。

2. **无创操作**　清创和缝合肌腱的过程中，要注意保护肌腱的血供、腱周组织、腱系膜及腱纽，减少对腱外膜的损伤，尽量创造肌腱内源性愈合条件，促成内源性愈合，是减少粘连的重要步骤。

3. **缝合材料**　理想的缝合材料应选用反应小、抗拉力强的合成纤维单丝，如无创尼龙针线。

4. **缝合方法**　良好的缝合方法应是尽可能减少对肌腱血液循环的影响，并具有较强的抗张力度。应保持缝接处平整光滑，尽量减少线结外露，减少肌腱粗糙面裸露。较好的缝合方法有改良的 Kessler 缝合法、Kleinert 缝合法及津下健哉套圈缝合法。

5. **肌腱覆盖**　肌腱修复后应有健康软组织覆盖，而不可置于瘢痕组织中或贴于骨面，必要时可行自身脂肪组织游离衬垫，也可用筋膜、硅胶膜衬垫或大隐静脉、硅胶管套于肌腱吻合口外方等方法，以减少肌腱粘连。

6. **修复腱周组织**　对于较整齐的肌腱切割伤，应对屈指浅深肌腱和腱膜进行修复，以避免因切除屈指浅肌腱时破坏肌腱的血供。同时应修复提供肌腱光滑的滑动床装置，防止粘连的侵入，促使肌腱得以内源性愈合，有效防止和减少粘连。

7. **有效制动**　肌腱修复后，应在无张力位外固定 4 周，肌腱移植应固定 5～6 周，未作有效固定，随意活动，可不造成肌腱吻合口处断裂。

8. 功能锻炼　肌腱修复后,早期功能锻炼是预防和减轻肌腱粘连的重要措施。一般在肌腱修复术后 24 ~48 小时即可开始在外固定或支具保护下被动活动,2 周起开始做主动屈、伸活动,逐渐增加活动频率和幅度。

9. 理疗　术后早期理疗,对预防和减轻肌腱粘连有一定帮助。

10. 药物　肌腱修复后,可于腱周局部使用透明质酸钠或二甲基硅油等药物,以减轻肌腱粘连。

第二十七章　断肢(指)再植

第一节　概　　述

自陈中伟等于 1963 年在我国首先报道成功进行一例断手再植以来，全国各地广泛地开展了这一手术。经过 40 多年的不懈努力，我国断肢(指)再植不论在数量上，还是质量上均处于国际领先水平。随着这一技术的不断发展与提高，我国断肢(指)再植的成活率已达 95% 左右，并有不少 10 指离断 10 指再植成活和手指多段离断再植成活病例的报道。人们已经从单纯追求再植成活率发展到重视再植后功能康复的更高要求，清楚地认识到再植的目的旨在最大限度地恢复肢(指)体的功能。肢(指)体成活外观佳而又有满意的感觉与运动功能恢复，才能真正称之为再植成功。

全国断肢(指)再植经验交流会(1972 年)对断肢(指)的定义作了如下规定。

1. 完全离断肢(指)　伤肢(指)的远侧部分完全离断，无任何组织相连；或伤肢(指)只有少量损伤的组织与整体相连，但在清创时，必须将这部分组织切断再植者。

2. 不完全离断肢(指)　伤肢(指)的断面有骨折或脱位，相连的软组织少于该断面总量的 1/4，主要血管断裂或栓塞，只有损伤的肌腱相连，残留的皮肤不超过周径的 1/8，其他组织包括血管均断裂，而伤肢(指)的远侧部分无血液循环或严重缺血，不吻合血管将导致肢体(指)坏死者。

第二节　适应证与禁忌证

断肢(指)再植的目的是在患者生命体征稳定的前提下，挽救断离的肢(指)体，恢复其功能。因此,选择适应证要慎重。否则,可能为了断肢(指)再植而危及患者的生命。

一、适应证

1. 患者全身情况 患者全身情况尚好,无严重多发伤,应尽快行再植术。如患者发生休克,或有多发伤及重要脏器伤,应立即抢救休克,优先处理颅脑或胸腹部等脏器伤,断离肢(指)体可暂时放冰箱4℃干冷藏,待休克完全纠正,重要脏器伤得到妥善处理后,衡量患者全身情况,如能耐受手术者,可慎重进行再植。

2. 断肢(指)远、近端情况 经清创后断端相对完整,有可修复的神经、血管、肌肉和肌腱,估计再植成活后能恢复一定功能者。

3. 断肢(指)部位及伤后时间 高位肢体离断伤,如伤后时间短,断端整齐,伤者较年轻,应力争再植;如离断部位高,伤情严重,再植危险大,再植后功能恢复差,尤其是臂丛神经撕脱者,再植应慎重。

通常在常温即20~24℃条件下,再植的时限一般不应超过8小时,时间越长,断离肢(指)体组织发生分解和变性越多。根据动物(犬)断肢再植实验,断肢在常温下10小时后糖原明显下降,乳酸急骤增高,变性细胞达70%以上,其中重度变性细胞占30%;15小时以后,糖原仅有微量残存,变性细胞达90%以上,其中重度变性细胞占50%以上,特别是肌肉,由于能量消耗最大,故最不耐缺血。如缺血时间长,血运重建后,轻者可产生肌肉缺血性挛缩,重者由于肌肉缺氧,代谢产物被吸收,可引起全身中毒症状。在炎热的气候下,对时间的要求更应严格,特别是断肢(指)发生僵硬,出现尸斑等情况时,说明断离肢体组织已明显变性,不宜再植。但时间不是绝对的,如采取相应措施如低温或冷藏等,减慢组织的变性,再植的时限可以适当延长。低温的主要作用,在于降低组织总的新陈代谢,降低组织需氧量,减少代谢性废物积蓄。国外有最长冷缺血时间为20小时,国内有低温保存超过96小时而再植成功的报道。即使如此,也不能任意延长再植时限。此外,时限的长短与离断的平面高低也有很大关系。断离平面低,断肢肌肉组织少,对缺血、缺氧的耐受性较强,组织变性坏死较轻,时限可略为延长,再植也容易成活。反之,断面高,肌肉组织丰富,则不易成活,时限也相对短。实验证明干冷藏0~4℃以后的肢体,超过110小时,不仅全部组织变性,而且50%以上的组织严重变性和坏死,再植以后,即使采用各种药物和高压氧治疗也很难奏效。

4. 适应证 1995年全国断指再植专题研讨会,根据我国断指再植的经验并参考国际上一些观点,提出断指再植指征参考标准如下。

(1) 主要适应证

1) 指体基本完整的各种类型的拇指离断。

2) 指体完整的多指离断。

3) 末节基底以近切割断指。

4) 拇、示、中指的末节断指。

5) 指体完整的小儿断指。

6) 清创后指体缩短不超过2cm的上述各类断指。

(2) 相对适应证

1) 手指旋转撕脱性离断。

2）环、小指的末节断指。

3）指体有轻度挫伤的各种致伤断指。

4）60～65岁以上老年人断指。

5）经用各种刺激性液体短时浸泡的断指。

6）热缺血超过12小时以上，保存不善的断指。

7）估计再植成活率低，术后外形功能不佳的断指。

二、禁忌证

(1) 多发伤或重要脏器伤，全身情况差，不能耐受再植手术，应挽救生命，不做再植。

(2) 软组织广泛挫伤，血管床破坏，不能再植。

(3) 肢(指)体缺损过大，预计再植后肢体无功能者。

(4) 伤后时间长，断肢(指)未经冷藏处理，感染中毒状明显者，不宜再植。

(5) 肩部断肢，断肢富有肌肉，伤后时间长，软组织挫伤严重，尤其年老体弱者，易并发感染，再植应慎重。

(6) 再植部分原先有先天或后天原因造成的畸形或病废，再植后不能获得满意的功能。例如瘢痕引起的畸形、损伤或烧伤引起的继发性挛缩，脊柱和周围神经损伤引起的病症及中风后所产生的畸形等。

三、影响再植的其他原因

患者原有周围血管病变者，特别是在手术显微镜下发现其血管形态较差的，预后往往较差。糖尿病、类风湿关节炎、红斑狼疮及其他血管胶原性疾病和明显动脉硬化者，都在此范围。此外，患有慢性或丧失代偿功能的内科疾患，如冠心病、心肌梗死、消化性溃疡、恶性肿瘤、慢性肾脏病及呼吸道疾病患者的断肢，都不宜再植。精神患者，拒绝再植或不能配合治疗者。

第三节　原则与方法

断肢(指)再植术是比较复杂的手术，术者必须掌握肢(指)体在不同平面的解剖知识，并且熟练掌握血管外科、神经外科及整形外科等基本知识。在具体应用时，根据每个伤肢(指)的具体情况，灵活掌握，但也有一定的原则。断肢(指)再植首先要作好清创术，此为防止感染和再植成败的决定性措施，务求完善。彻底清创后，迅速修复各种重要组织包括骨骼、血管、神经、肌腱(肌肉)及皮肤等。

一、清创术

彻底清创是再植手术成功的关键之一。残留坏死组织，将导致严重感染及血管栓塞，不仅影响组织愈合和再植肢(指)体的存活，且可发生威胁生命的并发症。清创的方法，一般先用大量生理盐水反复彻底冲洗创面，冲洗后细菌数量显著减少。为了缩短清创时间，肢体两端断面的清创可分两组进行。应按一定的顺序，包括清除异物、切除表面污染和失去活力的组织，使污染的创面变为清洁的创面。然后仔细寻找重要的神经、血管、肌腱，分别予以标记。

凡皮肤有广泛而严重的撕脱，呈紫褐色，有皮内血肿或由于重物碾轧，皮肤被压得很薄，且与皮下组织脱离者，则应视为失去活力的皮肤，须予以清除。在切除皮肤时，应保护没有损伤的浅静脉，以留待以后进行吻合。撕脱性损伤时，常伴有一长段皮肤如袖套状从断离的肢体近段撕下，对于这种撕脱的皮瓣，如皮肤无明显损伤，可暂不切除，尤其是浅静脉更需保护，留作吻合应用。待血循环恢复后，注意观察该皮瓣血运情况，如血运不良，应切除其皮下脂肪，修成中厚层皮片作游离植皮用。如术中需扩大创口，则应沿原伤口皮肤边缘做60°"Z"字形切开及缝合，以防止术后瘢痕挛缩。

进行断肢（指）灌洗以了解血管床的情况，找到动脉血管断端，插入细平头针，接上微型冲洗器，低压灌注肝素——生理盐水溶液。如果远端肢体组织张力正常，静脉断端迅速有液体溢出，说明断肢（指）组织的血管床完整，适宜作再植；如果液体溢出不畅，说明血管床不完整，再植存活将受到严重影响；如果静脉内没有液体外溢而断肢（指）迅速肿胀增粗，说明组织挫伤明显，血管床破坏严重，不适宜再植。

近端肢体肌肉可根据色泽、弹性及有无收缩力来判断其坏死与否；远端断离肢体的肌肉，可根据肌纤维是否完整、肌肉有无血肿来判断。直接受压肌肉往往已成"肌泥"样，未直接碾轧的肌肉，由于冲击或挤压，肌肉间纵行分离，如蒜瓣状劈开，使肌肉束间血管断裂，特别是离断肢体的远端，纵行分离的肌肉瓣常仅有止点与肢体相连，这样的肌肉外观似无明显挫伤，但无存活的希望。如不易判断肌肉坏死与否，可待血运重建后，再次清创，切除失去血运的肌肉。撕脱性断肢（指），远端肌腱常连同部分肌肉自近端抽出，可将附着在肌腱上的肌肉切除，保留肌腱，留待修复。对挫灭严重，无缝接条件的肌腱，应予切除，以免日后发生粘连。

断离肢（指）的骨骼缺损多少，对决定是否行再植手术有重要意义。对上肢而言，即使骨骼有些缺损，再植后仍可恢复一定的功能。然而下肢缩短过多，再植后不仅影响行走和负重，而且妨碍安装假肢，因此这种情况无再植意义。严重污染的骨端应予切除，不完全离断的骨片和未严重污染的骨片不要轻易切除。

二、骨骼固定

骨骼固定是再植术中组织重建的支架，没有骨骼支架作为基础，血管、神经及肌腱等组织的重建无从做起。骨骼固定可防止因肢体的活动引起的过大张力，有利于缝合的血管、神经、肌腱及肌肉等组织，尤其是血管缝合的顺利进行。否则由于肢端的移动，常可引起术后血管痉挛，导致再植失败。骨骼固定的要求是操作简便易行，固定牢固，损伤组织少，尽量不超过关节，不妨碍术后功能锻炼，并且内固定物易于取出。固定的方法可根据伤情不同而选择，常用有克氏针交叉固定、单支克氏针固定、钢丝横穿固定、钢板螺丝钉固定、骨端嵌插法、细线绷扎法，外固定器固定及髓内钉固定。外固定器固定简便易行，固定物不经过断面，固定后骨膜等软组织易于覆盖骨面，术后换药方便，损伤小，术后易于拔除，多数人认为可优先考虑选用。髓内钉固定由于会影响骨髓内血液回流,故使用存在争议。为减少伤肢缺血时间,可选择术者最熟练的内固定方法。为减低血管、神经的吻合张力,应适当短缩骨干。指关节离断,可用软组织直接缝合,不用内固定,但外固定要确实可靠(图 27－3－1①②③④⑤)。

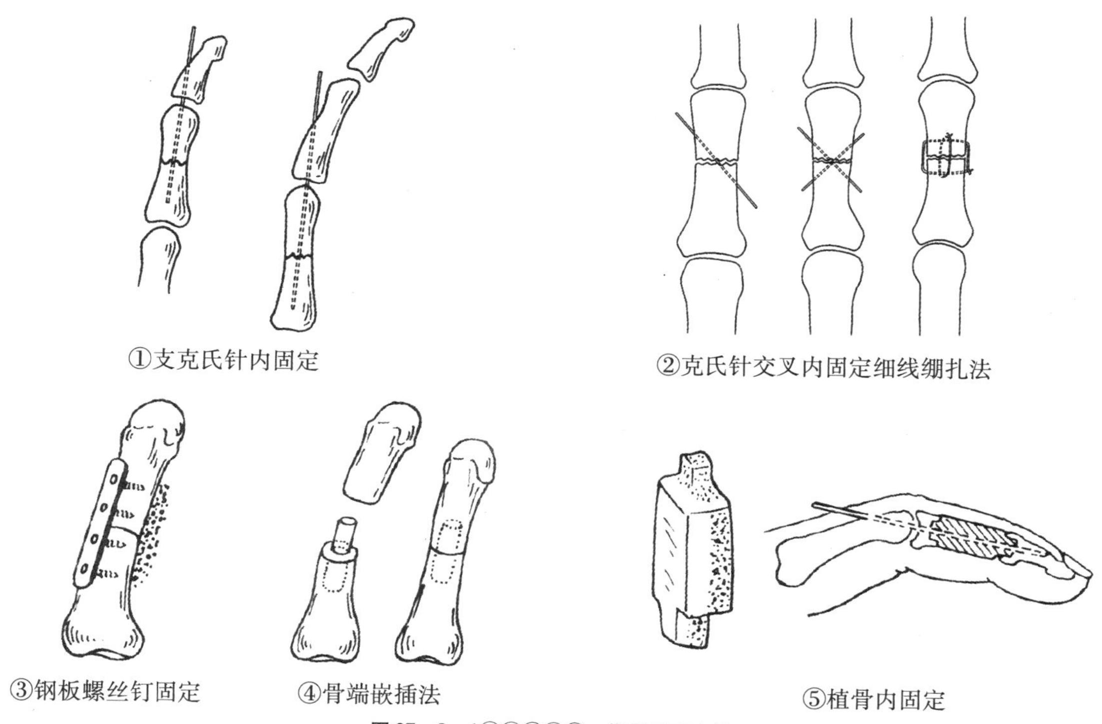

图 27－3－1①②③④⑤　指骨固定方法

固定骨或关节后,要将骨膜或关节囊等软组织缝合,以覆盖骨面,作为肌腱、神经、血管缝合的基础。经关节离断可采用早期关节融合术,用外固定器固定。如一侧关节面仍完整,在缩短骨端时应尽量保留,而缩短另一侧创伤严重的骨端,以后用钢针做简单固定。等待骨端有纤维愈合时,及时去除内固定,适当功能锻炼,以期形成假关节。必要时可在后期行人工关节置换术。

三、血管修复

恢复血液循环是再植肢(指)体获得存活的保证。何时缝合血管应根据离断肢体的情况而定。一般来说,如果离断肢体缺血时间较短,应先修复肌肉和肌腱组织,一方面为血管修复建立良好的组织床,另一方面也可避免先缝合血管后再修复肌腱、肌肉对已缝合血管的牵拉影响。如果离断肢体缺血时间较长,则可考虑先缝合血管,尽早恢复肢体的血供。手术者必须高质量地尽快缝合足够数量的静脉与动脉,既保证有足够流量的动脉供血,又能维持血液回流达到平衡。血管吻合前,应注意血管吻合的比例、血管的清创、血管痉挛的处理、血管深部软组织床的修复等问题。

(一) 寻找与显露血管

为了便于检查血管损伤情况,解除血管痉挛,达到无张力吻合,在吻合前均应沿血管走行方向切开软组织,显露足够长度的血管,操作时应保护远端肢(指)的血管分支。在断指再植显露血管时,特别是寻找静脉,有时会很困难。手指静脉紧靠皮下,清创时在指背皮下若见到红点,往往是静脉所在,可用缝线固定标示。在手指的腹侧有时也可找到静脉,但其位置较深,且口径细小,难以缝合。寻找动脉比较容易,指动脉位于手指掌侧的侧方,紧靠骨面。也可先找到神经,固有动脉在指神经的背外侧方,有时在指掌侧皮下可找到指动脉的小分支,也可供缝合。拇指的尺侧动脉比桡侧粗大,各指近心端的指动脉也较粗,皆有利于缝合(图 27 –3 –2①②③④⑤)。

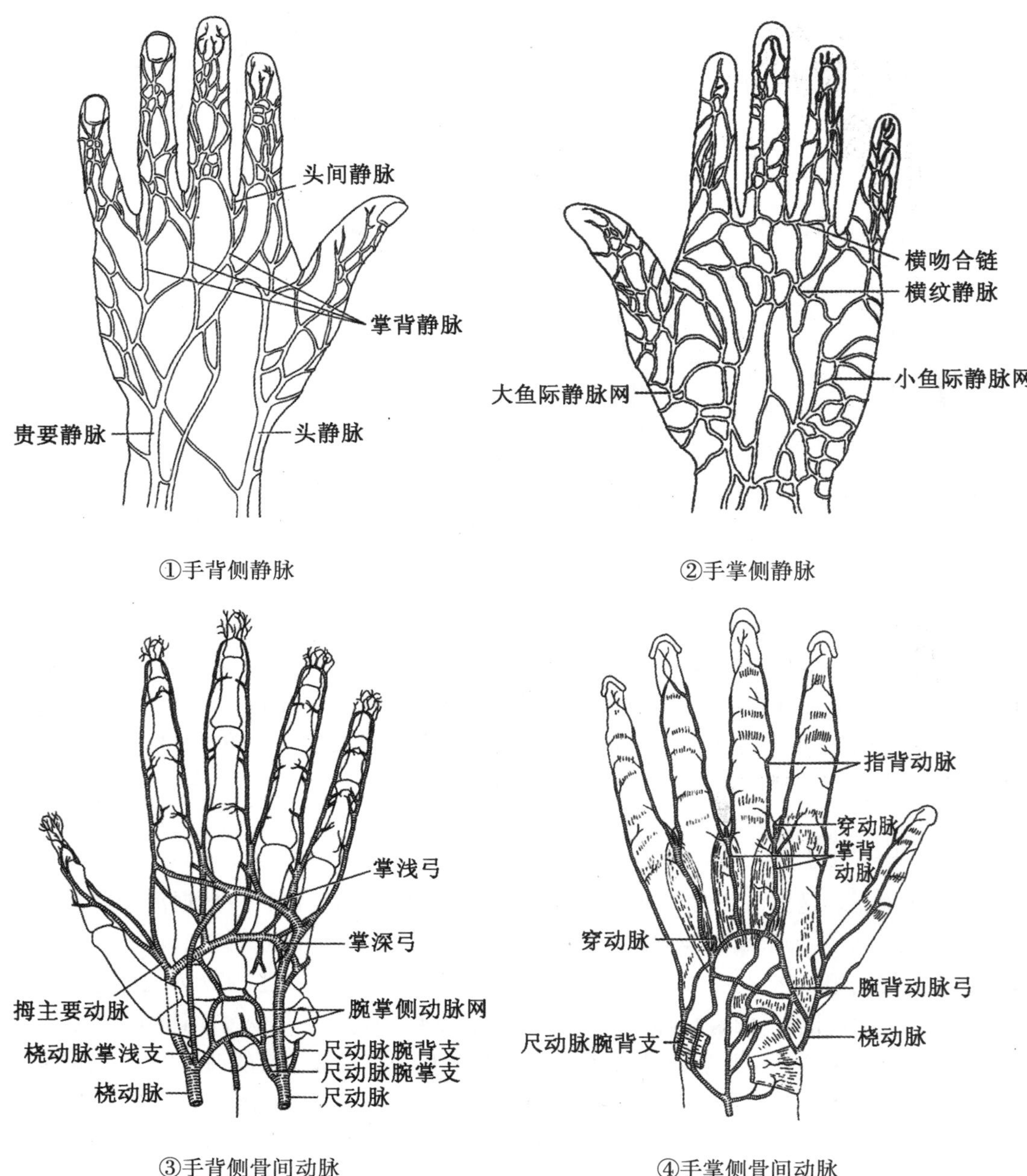

①手背侧静脉　②手掌侧静脉

③手背侧骨间动脉　④手掌侧骨间动脉

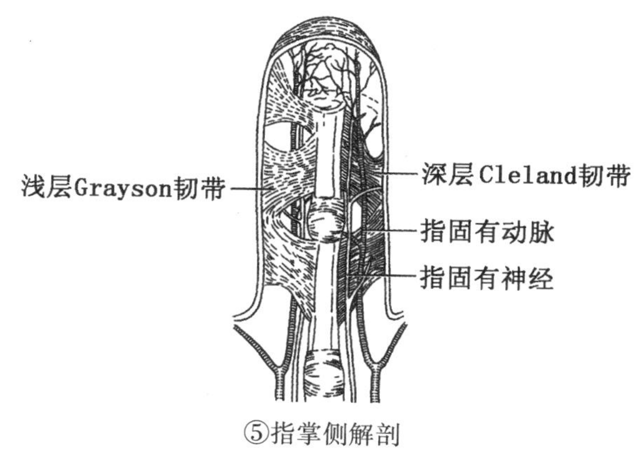

⑤指掌侧解剖

图 27－3－2①②③④⑤　手部血管的解剖

血管断端的清创很重要。当找出血管后，可借助放大镜或手术显微镜，观察伤口情况，切除一切可疑有损伤的血管段。血管缺损，可做血管移植修复。用微型直剪做血管端扩创，直到血管内膜和血管壁完整的部位为止。至此，用细镊子将血管外膜向断端拉出，断面水平切除，任其自然回缩，于血管断端 2～3mm 内显得光滑，便于缝合，避免因缝线把血管外膜带入管腔。此后，放开近端的动脉夹或止血带作检查，肯定动脉有喷射性出血后，再阻断血流，作血管吻合。如动脉搏动不佳，多由于局部血栓或血管痉挛所致。

（二）血管痉挛的处理

血管创伤后，可发生严重痉挛。血管愈小，发生痉挛的机会愈多。在吻合血管前，应先放开血管夹，检查动脉有无喷射性出血，喷射的力量是否正常。如无喷射或喷射力量较小，应先了解患者血压是否正常，血容量是否已补足，再检查血管近端有无受压或挫伤情况。如这些原因均被排除后，则很可能是血管痉挛，应予以解除，否则吻合的血管往往不通。

解除血管痉挛的有效办法是局部用利多卡因加热敷，必要时可用液压扩张，即用平头针或塑料管插入血管内，注入肝素生理盐水（或肝素普鲁卡因溶液），分段加压扩张（图 27－3－3①②③）。此法对血管无明显损伤，它可使血管平滑肌得到最大限度的拉长，使发生再痉挛的机会减少，有利于缝合操作。另外，对小血管断端痉挛还可采用机械解痉法（图 27－3－4）。对但对于伴有动脉硬化的老年患者，因血管壁缺乏弹性，故不宜运用。术后发生小血管痉挛时，可在动脉吻合口的近端穿刺注射 3% 罂粟碱 1ml 或 2% 利多卡因 1ml，解痉效果良好。大肢体动脉血管在吻合前，可切除约 0.51cm 血管外膜（图 27－3－5）。

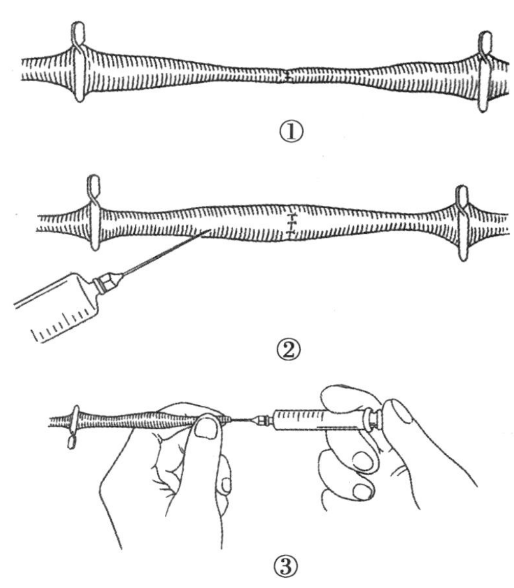

图 27－3－3①②③　动脉断端或吻合后痉挛液压解痉法

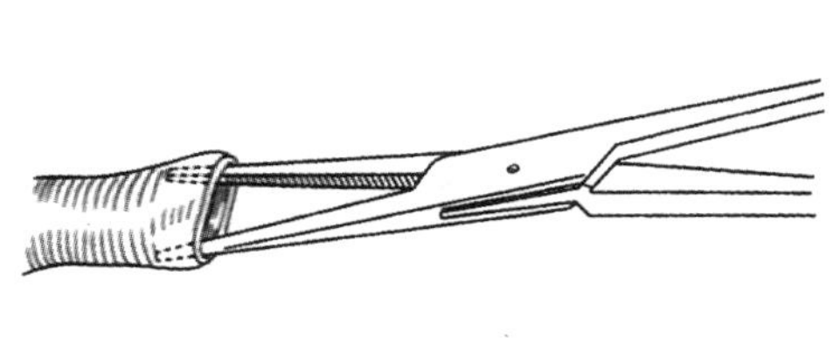

图 27－3－4　小血管断端痉挛机械解痉法

图 27－3－5　剪除血管断端的外膜

（三）吻合血管的方法

可分为套接法与缝合法两类。目前以缝合法应用最广，因其不受条件限制，各种口径血管都可应用（图 27－3－6①②③）。

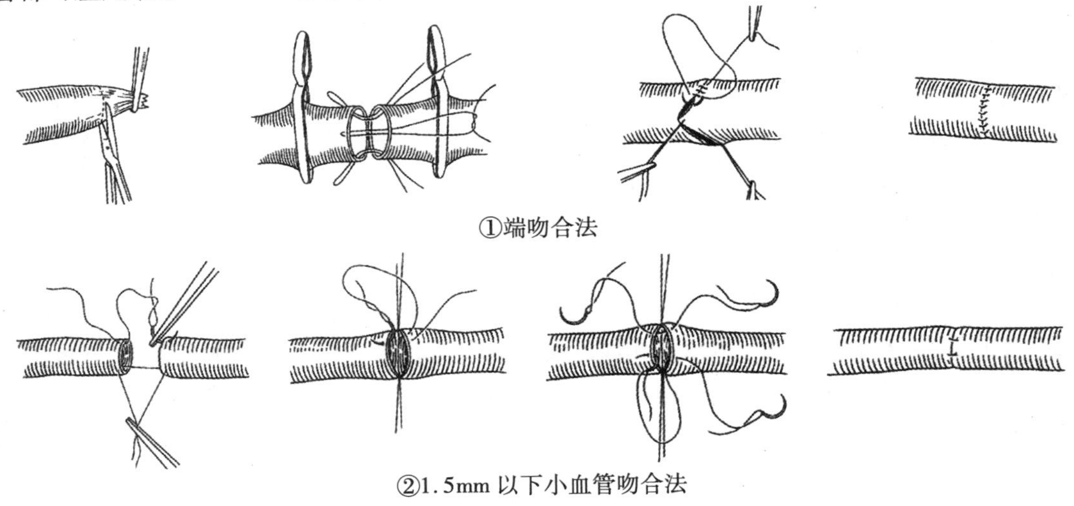

①端吻合法

②1.5mm 以下小血管吻合法

图 27－3－6①②　吻合血管的方法

缝合法又有连续缝合（三褥式定点连续缝合）和间断缝合两种。连续缝合适用于成年人，血管直径大于 2.5mm，一般采用二定点或三定点缝合。缝合材料应根据血管粗细选用无创伤血管缝合针，带有 7－0 至 9－0 的单丝尼龙线。其方法如下。

（1）缝合前宜用微型血管钳伸入管腔，轻柔地扩张血管断口，使之呈喇叭状，防止吻合口狭窄，邻近血管断口的外膜如前所述应尽量修剪。

（2）缝合血管时如需要用血管夹阻断血流应先向近侧管腔内注入 3～5ml 肝素生理盐水，再以血管夹阻断血流，以预防吻合时可能发生的血栓形成。

（3）如以血管断端比作钟面，先缝合 12 点与 6 点各一针，打结后，沿血管垂直方向向两侧轻轻牵开。

（4）连续缝合前壁，每针距离不宜超过 0.5mm，进针处与断口边缘的距离不超过 0.3mm，血管越细，则针距、边距应越小。调换二定点的牵引方向，翻转血管，连续缝合后壁。

（5）缝合时助手轻轻地拉住缝线，勿使缝线松脱，同时可使血管口呈三角形，防止缝穿后壁。拉线时，还应注意防止血管壁边缘内翻，牵拉也不宜过紧，以免吻合口狭窄。经常滴注肝素生理盐水溶液，保持血管壁湿润。

间断缝合法一般用于断指再植术,血管外径多在0.2～0.5mm,缝合材料选择10－0至11－0的无创伤血管缝合针。通常采用二定点间断血管吻合法,针数视血管外径而定,外径在0.2～0.3mm者,缝4针;0.3～0.5mm者,缝合6针;外径0.5mm以上者则需缝6～8针。吻合时要求血管内膜外翻,针距边距对称,以通血后不漏血为原则。松开血管夹之后,可用温盐水纱布湿敷吻合口,以减少血管痉挛。

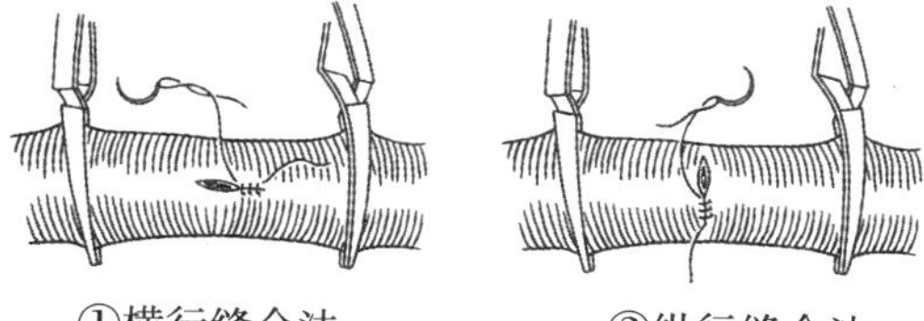
①横行缝合法　②纵行缝合法

图27－3－7①②　血管部分损伤缝合法

(6) 血管部分损伤可采用横行或纵行缝合法进行修复(图27－3－7)。

(四) 血管缺损的处理

经过清创切除损伤的血管,虽经结扎不重要的分支并向上下游离,仍因血管长度不够而不能行端端吻合者,可采用下述方法。

1. **屈曲邻近关节**　适应于邻近关节平面的血管断裂,缺损长度不超过1～2cm者,可以适当地屈曲关节,使血管断端接近无张力后再行吻合。术后以石膏托固定该关节屈曲位3周。注意在更换敷料时应维持关节于屈曲位,以防吻合口撕裂。

2. **血管改道交叉吻合**　适应于肢(指)体数条主要血管不在同一平面断裂。如桡动脉在较高位置断裂,尺动脉在较低位置断裂,而各自行对端吻合的长度又不够时,可将尺动脉的近端与桡动脉远端游离后做交叉吻合,也可采用端－侧吻合的方法(图27－3－8)。

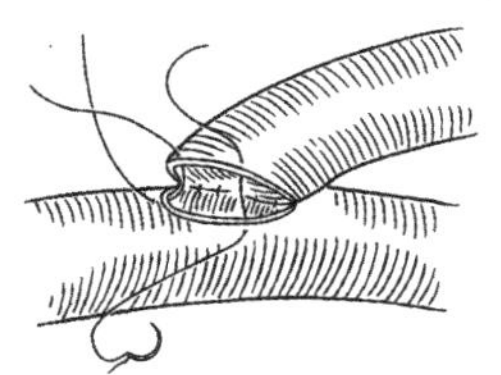
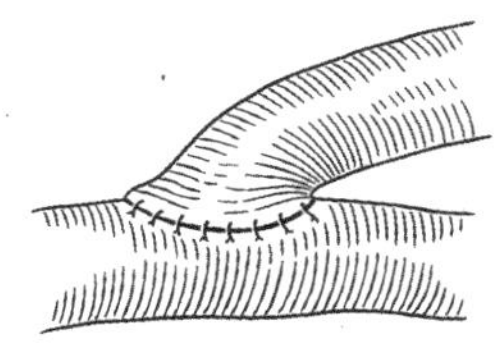

图27－3－8　端－侧吻合方法

3. **自体动脉移植**　如在肢(指)体离断平面有数条口径相似的动脉断离,因缺损不能各自作对端吻合时,可在离断肢体取一段没有挫伤的动脉与近端作吻合,保障主要动脉血流通畅。

4. **自体静脉移植**　这是修复血管缺损最常用的方法。多取自下肢的大、小隐静脉,或上肢的贵要静脉和头静脉。具体选择哪一段,则根据缺损血管的口径大小,缺损的长度和形态决定。进行自体静脉移植应注意,一是用静脉修复动脉时,因有静脉瓣,其远近端必须倒置。二是在切取静脉时,管壁因受机械刺激多有痉挛,在移植前应以肝素生理盐水溶液作全长加压扩张(图27－3－9①②③)。

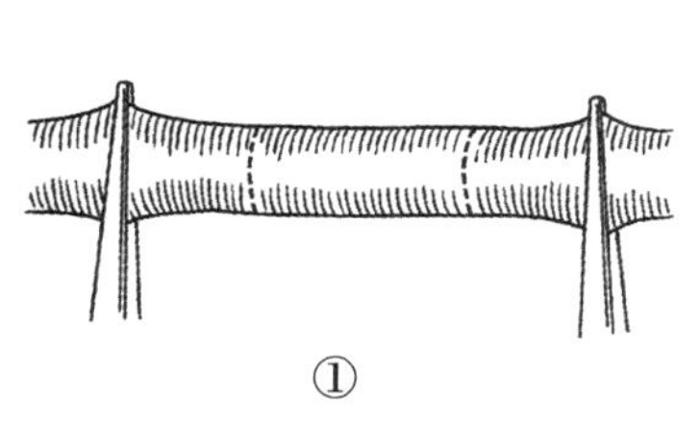
①

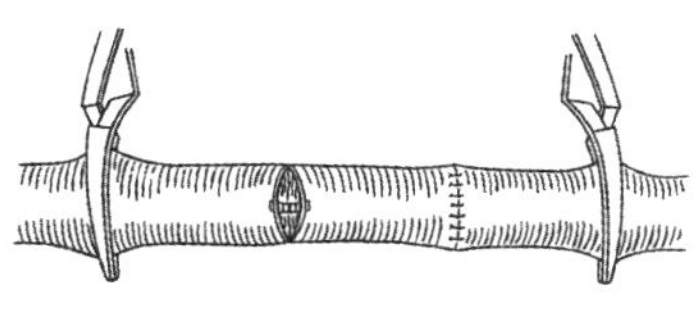
②

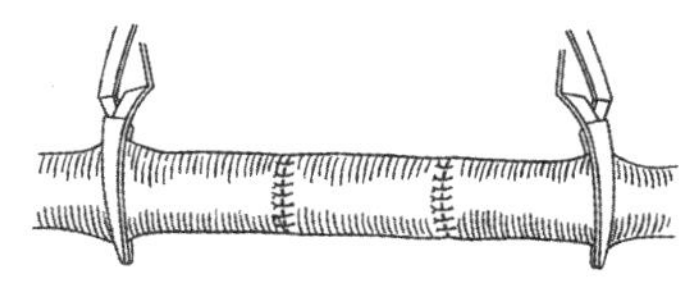
③

图27－3－9①②③　自体静脉移植

5. **血管吻合的顺序** 动、静脉吻合的顺序应根据病情而定。如断肢(指)缺血时间不长,最好先吻合静脉,后吻合动脉。这样在接通动脉后可减少血液流失,使手术视野清晰,便于操作。如缺血时间过长者应先吻合一条静脉,再吻合动脉,以尽早缓解组织缺氧状况。然后再吻合其余需要吻合的静脉和动脉。断肢(指)的动脉与静脉的吻合比例为1:2或是1:3。应尽可能将能够吻合的动、静脉均行吻合,以保证再植成功。同时还应注意深、浅静脉吻合的比例,如上肢腕以下、下肢踝关节以下的再植,一般只吻合浅静脉就足以维持静脉回流,但在前臂及小腿以上的断离再植,在吻合浅静脉的同时,还必须吻合1或2条与动脉伴行的深静脉,以维持深部组织的静脉回流。当完成动、静脉吻合后,去除血管夹,恢复肢体的血液循环,这时可观察再植肢(指)体的血液循环是否良好。

6. **血液循环恢复指征** 断肢(指)皮肤红润,毛细血管充盈时间不超过2秒;体积膨胀,软组织具有原有的弹性;针刺指端,有新鲜血液滴出;动脉搏动良好,静脉充盈;再植肢(指)体皮温逐渐上升。如动脉循环不好,可能由于血管栓塞或痉挛、血管的张力过大、血管弯曲或受压等原因。还要注意全身情况,如血容量不足、血压过低也影响指端循环。如静脉回流障碍,多为血管受压或血栓引起。上述血液循环障碍,均应及时对症处理。

四、再清创

血运恢复后应该对断肢(指)进行再次清创,特别是应重点检查肌肉组织的血运状况,再次对无血供或血供差的肌肉组织应再次彻底清创。

五、肌肉与肌腱的修复

肌肉与肌腱的早期修复有利于再植后的功能恢复,也有利于关节的主动锻炼,为防止发生肌腱断裂,应在医生指导下进行。预防关节周围粘连,促进再植肢(指)体功能恢复和骨折愈合。肌肉的缝接必须明确相应断面,防止错位缝接,尤其应该注意切勿将伸、屈肌群相互混淆。整齐的切割伤,创面无特殊污染者,均可进行一期肌腱缝接。手部伸肌腱缝合时,应同时修复腱帽和侧腱束。肌腹的离断可用丝线作横褥式缝合,顺序由深层至浅层,每针应包括断端边缘的部分筋膜,防止产生死腔。肌腹与肌腱交界处断裂,可先将肌腱与肌腹缝合1或2针固定,再将肌腹包裹在肌腱上,用间断褥式贯穿缝合数针加固。缝合前应调整肌腱、肌肉的张力,其标准前臂是使手处于休息位。

1. **双"十"字缝合法** 操作迅速简便,也较可靠,进针处距肌腱断端5mm即可。

2. **"8"字形交叉缝合法** 用两根直肌腱针、34号或36号不锈钢丝或丝线,在近侧段肌腱从距断端1~1.5cm开始横贯第1针,以后交叉进针。剪去蚊式钳夹牵引处,自断面内穿出并拉紧后,再将两针穿过远端肌腱端,同法从肌腱侧面穿出抽紧打结,使肌腱对接良好,必要时可在断面交接处加缝2或3针。此法缝合较可靠(图27-3-10①②)。

3. **包埋缝合法** 粗细不同的肌腱可用包埋缝合法,即将较粗的肌腱末端劈成前后两股似鱼嘴状,将较细肌腱端埋入缝合。

4. **其他缝合法** 手指的屈肌腱还可采用Kersler缝合法及Tsuge套圈缝合法(图27-3-11、图27-3-12)。

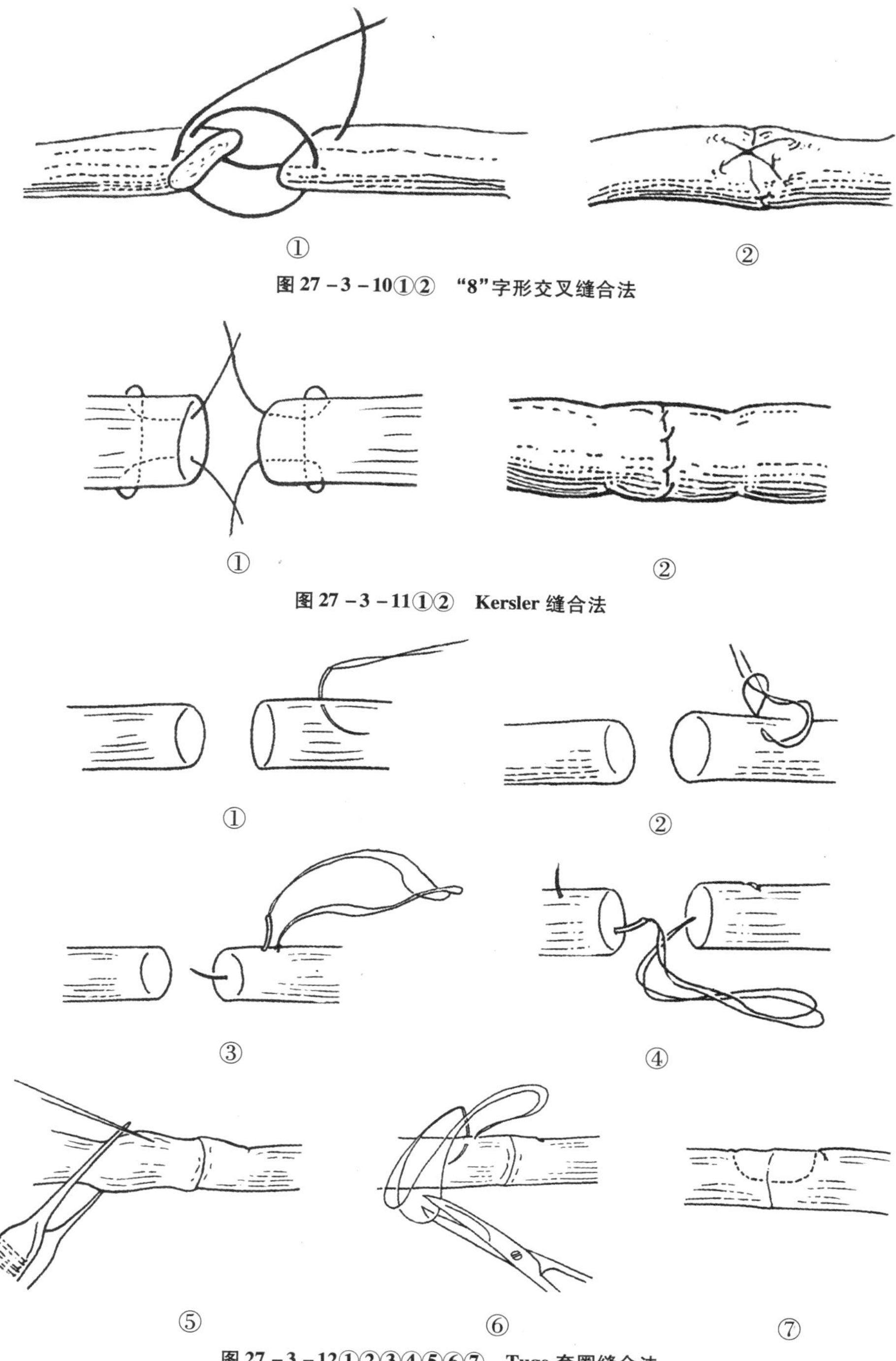

图 27－3－10①②　“8”字形交叉缝合法

图 27－3－11①②　Kersler 缝合法

图 27－3－12①②③④⑤⑥⑦　Tuge 套圈缝合法

六、神经的修复

要尽可能一期修复断离的周围神经，这不仅有利于肢(指)体功能的早日恢复，而且利于提高功能恢复的效果。在骨骼缩短时，神经断端显露清楚，可使神经在无张力的状况下得到良好的对合，即使需做神经改道也较晚期修复方便。周围神经多为混合神经，吻合时应注意两端相应的对合，不能扭转，以免运动与感觉纤维交叉缝接。神经缝接的质量直接影响功能恢复，其方法有外膜缝合法和束膜缝合法。一般是肢体近端的神经采用外膜缝合法，肢体远端的神经可采用束膜缝合法。

神经缝合时不能有张力，周围需有良好血供的软组织床。有神经缺损不能直接缝合时，可通过神经改道或适当屈曲关节进行缝合。如神经长度缺损较大，以上方法仍不能行端端缝合者，可行神经移植修复。常用的移植神经为腓肠神经，如有需要也可切取隐神经、前臂内侧皮神经、股外侧皮神经等。对撕脱、挫伤、绞轧严重的神经，由于损伤范围不明确，不能早期决定其长度者，不宜早期修复，可用丝线固定两端于皮下，待二期修复。

七、皮肤覆盖

早期皮肤覆盖，是预防感染，减少瘢痕并为后期修复手术创造条件的重要措施。血管吻合处或重要组织，如肌腱、神经、骨骼的裸处均应用肌瓣、筋膜瓣或局部转移皮瓣覆盖。环形皮肤创面，应采用“Z”字成形原则，以减少张力，防止后期环状瘢痕挛缩。对减张切口或皮肤缺损所残留的创面，可采用中厚皮片覆盖。闭合创面时，深筋膜一般不予缝合，对肢体断离时间较长、组织挫伤较重或其他原因可能引起深部组织压迫者，还应沿肢体纵轴方向做预防性深筋膜切开减压。

第四节 并发症及处理

再植术完成后，术后患者全身和伤肢（指）随时都可发生变化，出现各种并发症，稍有疏忽，即有丧失肢（指）体，甚至导致生命的危险。因此术后必须仔细观察、周到护理及恰当治疗，积极预防和及时处理并发症。

一、全身情况的观察与处理

断肢（指）再植术后除了应观察可能发生的颅脑、胸腹部等重要脏器合并损伤外，应对断肢再植术后一些重要并发症有充分认识。

（一）血容量不足

患者经创伤时的失血和长时间复杂手术，血循环恢复后肢（指）体的灌注及术后创面不可避免的渗出等，随时可能出现血容量不足以致失血性休克。由于血压下降，周围血管痉挛，引起血流变慢，血管吻合口容易栓塞，使再植手术失败。因此应密切观察患者血压、脉搏情况，如有必要应及时有效地输入全血，补足血容量，使收缩压维持在110mmHg以上。另外，由于升压药物易对周围血管产生收缩和痉挛，造成再植肢体和肾脏等脏器缺血，加重再植肢体组织缺氧，并增加急性肾功能衰竭的发生机会，应尽可能不用。

（二）急性肾功能衰竭

急性肾功能衰竭是断肢再植术后最严重的并发症，须特别重视本症的预防，做到早期诊断和治疗。其原因和机制一般认为主要有肾缺血和肾中毒两种因素。患者因严重创伤大量失血,血容量不足引起休克;长期低血压,肾血管保护性收缩致肾缺血,引起肾小管上皮细胞坏死、破裂或急性肾皮质坏死;高平面断离肢体因长时间缺血、清创不彻底创面感染等原因,使大量肌红蛋白和有害物质吸收入血,引起肾中毒。急性肾功能衰竭的早期诊治可减少合并症,降低病死率。预防措施如下。

1. 补充血容量、维持血液　及早恢复血容量,使收缩压恢复到110mmHg以上。如血压回升后,每小时尿量少于17ml。应用20%甘露醇250ml快速静脉滴注或肌内注射呋塞米,以解除肾血管痉挛,增加肾血流量及肾小球滤过率,并可冲洗肾小管中的管型及沉淀物。严禁在休克状态下行断肢再植手术。

2. 严格掌握适应证　对高位离断肢体,要严格掌握再植适应证。术后严密观察,如果出现急性肾功能损害,为了保全生命,应及早将再植肢体解脱,决不可姑息。为了早期诊断急性肾功能衰竭,对休克患者应持续导尿,记录每小时尿量,如每小时尿量少于17ml,在排除其他因素情况下,应考虑急性肾功能衰竭的可能。一旦出现急性肾功能衰竭,则应及时进行有效的处理。

(三) 脂肪栓塞综合征

是发生于多发性创伤或长管骨骨折的一种严重并发症。由于临床医生对此症认识不足而被忽视,以致误诊而危及生命。在创伤性断肢患者中也有一定发病率,因此在断肢再植术后观察中,应引起重视。

(四) 毒血症

多发生在高位离断肢体再植术后。主要是由于断离肢体缺氧,代谢产物积蓄,有害物质再吸收所致。局部感染可能加重中毒症状。一般可在术后3~4日出现,患者高热、谵妄、呼吸急促、脉搏加快。应给予大量补液,加速毒性物质排出。同时给予高碳水化合物,高蛋白饮食及大量维生素,伴狂躁者给予镇静或冬眠疗法。经处理后如病情渐加重,为了保全生命,应及早将再植肢体解脱。

二、局部观察与处理

断肢(指)再植术后,患肢(指)应用石膏等妥善固定,使血管、神经和肌肉处于松弛位置。并适当抬高患肢,以利静脉回流,减少患肢肿胀,以高出心脏水平10cm为宜。患者应在隔离病房内,室温保持在23~25℃,避免寒冷刺激,室内空气、物品要消毒,病房绝对禁烟。忌饮含有咖啡因的饮料,防止血管痉挛。同时用25~40W照明灯,距离30~40cm局部照射,以扩张血管,改善末梢循环。如伤肢(指)血液循环较差,则不宜灯烤,以免增加局部组织代谢。

(一) 再植肢(指)体血液循环危象

血液循环危象是再植肢(指)体血液中断,常见的原因是血栓形成或血管痉挛。血栓形成,常因血管清创不彻底,缝合不理想,血肿压迫,感染或长时间痉挛等原因造成,一旦确诊应立即手术探查。血管痉挛常因手术创伤、疼痛刺激、寒冷、炎症、血容量不足或肢体位置不当等原因引起。血管痉挛和血栓形成,有时较难鉴别,一般发现血液循环危象时,应立即手术探查,切不可等待观察过久延误时机。对血液循环常用的观察指标有:

1. 皮肤颜色及指腹的形态　皮肤红润,指甲粉红,指腹丰满,说明血液循环良好。

2. **毛细血管充盈试验** 也称红－白试验，用手指压迫皮肤，皮肤颜色变苍白，移去后2～3秒钟内皮肤颜色转红。

3. **皮肤温度测定** 注意相同条件、相同部位，室温20℃时患肢常较健侧高1～2℃。

4. **脉搏测定** 检查再植肢体远侧桡动脉或足背动脉搏动情况。

5. **针刺与切开** 在患肢指（趾）端一侧做小切口或针刺，若有新鲜血流出，证明血液循环良好。如无渗血说明动脉血栓形成。渗血色红而量少可能为动脉痉挛，渗暗红色血而量多，说明静脉回流受阻。

6. **超声波测定肢体血液循环** 此法可灵敏测及指动脉末梢，不增加组织损伤，可反复探测，是值得推广应用的一种新方法。

为了预防术后血管痉挛与血栓形成，可全身使用解痉药物和抗凝药物，但有一点必须认识清楚，血管是否通畅，关键在于吻合技术的细致与精确，以及无创伤操作技术，药物只是一种辅助措施。

（二）再植肢（指）体肿胀

断肢（指）再植术后，可能出现肢体肿胀，1～2周后逐渐消退。严重肿胀可影响血液循环，威胁肢（指）体成活，因此必须密切观察，找出原因并及时解决。

（1）静脉回流受阻：包括血管本身因素，如静脉吻合数目不足、静脉痉挛及血栓形成，吻合口狭窄，静脉过长扭曲及动、静脉错接等。

（2）血管外因素：如皮肤缝合，石膏或绷带包扎过紧，筋膜紧张，肌肉肿胀，伤口血肿等压迫静脉。

（3）伤口感染坏死。

（4）淋巴回流障碍。

（5）患肢放置低位。

肿胀的程度可根据皮肤的皱纹和弹性，肢（指）体周径的变化和表面两定点间的距离增加速度来判断。术后要严密注意肿胀的发展，并及时处理，如取出血栓，拆除过紧的缝线、石膏或绷带等。血肿清除后仔细结扎出血点，切开紧张的筋膜及皮肤多处切开减压，或用50%硫酸镁溶液温敷等。同时采用高压氧、白蛋白、能量合剂、中药等措施，能有效地防止和减少肢体肿胀，必要时可适当抬高患肢。

（三）再植后伤口感染

伤口感染是断肢（指）再植的常见并发症，严重的可致再植失败。感染大多由于创伤时污染严重，断肢（指）时间过长，清创不够彻底，血肿等综合因素造成。一旦发生感染必须立即进行伤口内分泌物培养及药敏试验，选用敏感抗生素。同时做局部拆线引流或进行坏死组织清除，处理时应注意保护缝合的血管，切勿损伤。如血管有裸露，应用局部健康的组织瓣覆盖。

三、断肢（指）再植术后的治疗与康复

断肢（指）再植后功能恢复是一个困难的过程。康复治疗以运动疗法为主，是肢（指）体创伤功能康复中最为重要的环节。临床上许多再植条件较好的肢（指）体，由于忽视了运动康复，仍未能取得满意的功能恢复。相反，某些即使再植条件较差的肢（指）体，由于注重术

后系统正规的功能康复,仍获得了一定的功能效果。在运动康复期间同时辅以理疗按摩,以促进肢(指)体基本功能的恢复及代偿。在注意运动功能康复的同时,应高度重视感觉功能的恢复。在手指尖的压力感觉一旦恢复,应立即开始感觉功能训练。训练的重点在于识别刺激物的性质与部位,在遮断视觉的情况下检查是否正确,如此视觉与触觉结合训练,重建感觉的条件反射。断肢再植的患者以中、青年居多,伤后常有情绪不稳定及烦躁,甚至不配合治疗。因此,尽量使病房环境安静、清洁,医护人员要多给予患者心理安慰和鼓励。

(一) 术后常用药物

(1) 保证患者正常的血容量。

(2) 合理使用抗生素。

(3) 血管扩张及解痉药物,如妥拉苏林25mg,每6小时肌注1次或口服,一日3次;罂粟碱30~60mg,每6小时肌注1次;潘生丁、复方丹参注射液等也可选。

(4) 防止血液凝集药物,如6%低分子右旋糖酐500ml,每日静滴1次,连用5~7日,肠溶阿司匹林片,成人每日0.3~1.0g,分3次口服,连用5~7日。

(5) 高位肢体再植者,适当使用碱性药物。

(6) 患者长期卧床,常有便秘,可选用润肠药物如液体石蜡等,不使用泻药。

(二) 康复治疗

1. 早期(组织愈合期)　断肢再植术后4周以内。此期康复的目的是促进血液淋巴循环和消除水肿,加速组织愈合与预防感染,为功能恢复创造有利条件。康复方法以物理治疗为主,如超短波、TDP、红外线照射、微波治疗或透明质酸酶离子导入等。同时抬高患肢,辅以向心性按摩,轻微地被动活动未被固定的关节,以免因长期制动而影响这些关节的活动范围。

2. 中期(功能恢复期)　断肢再植术后5周至3个月,组织已愈合,外固定解除后。此期康复的目的是防止关节僵直,肌腱的进一步粘连,减缓肌肉的进一步萎缩与增加关节的活动度等。康复方法以主动运动为主,即主动作关节各方向运动,各关节活动应达最大幅度,以关节区域产生紧张感或轻微疼痛为宜,可酌情选用相应部位的关节被动运动器进行被动持续的关节功能训练。临床证明,这些装置在断肢(指)再植术后的功能康复中具有特定的应用价值。在各关节活动度和肌力有一定恢复时,可及时开始作业疗法,即各种实用功能练习。鼓励患者积极使用患肢(指)进行日常生活动作,同时练习打字、书写与使用各种工具。此期应同时辅以大范围的关节被动运动,以及超声、音频或碘离子导入等物理治疗。在此期后期可联合采用关节功能牵引的方法,以利持久有效地延伸纤维组织,达到矫治软组织粘连、关节挛缩与僵直,增加关节活动度的目的。

3. 晚期(后期功能重建期)　指断肢再植术后3个月,经过系统的康复治疗后而存在肢(指)体功能恢复不佳或原有神经、肌腱、骨骼未予修复或缺损等情况下,必须进行择期性矫形、重建手术。常用的手术方法有:肌腱或神经粘连松解或二期修复,肌腱移位,关节成形或关节融合等。根据实际伤情、修复方式与功能恢复情况,适时进行妥善的后期功能重建手术,这对于断肢(指)再植术后功能的最终恢复具有重要作用,应引起临床的高度重视。

第二十八章　截肢、假肢与支具

第一节　概　　述

截肢即将废用或有害人体健康、危及生命安全的肢体从人身整体离断，因此也有称之为“解脱”。截肢时既要彻底去除肢体的病变部分，又要尽量保留肢体的长度，以利其发挥最大的功能。由于截肢会给患者带来一定的残废，对生活和工作有较大的影响，是否截肢应慎重考虑。

一、截肢的适应证

（1）肢体严重辗轧伤经手术清创证实其主要血管、神经损伤已无法进行修复或再植者。

（2）再植失败坏死或肢体高位离断虽再植成活，但因缺血时间太长发生肾功能衰竭危及生命。

（3）恶性骨肿瘤无保肢手术适应证者；广泛骨破坏并发病理骨折；具有巨大软组织肿块并侵犯主要神经、血管束，虽经保肢手术而局部复发。

（4）血管性疾病，如血栓闭塞性脉管炎、糖尿病性血管病变，导致肢体感染、坏死。

（5）感染性疾病，如气性坏疽病情不能控制，危及患者生命安全者；慢性骨髓炎经久不愈或骨缺损，导致肢体不可修复的功能障碍，截肢后安装假肢可使功能得到明显改善。

（6）某些先天性畸形，如巨指（趾）、巨肢畸形，严重影响肢体功能又无法修复。

（7）严重创伤或烧伤后，遗留肢体肌肉、肌腱缺损，神经不可逆性损伤伴关节非功能位强直，严重影响肢体功能，截肢后安装假肢可使功能得到明显改善。

二、截肢的原则和要求

截肢不仅要根据不同的截肢原因所需截除肢体的范围，也要全面考虑截肢后假肢安装和功能恢复状况。

（一）截肢的理想平面

早在 1957 年，Harding 和 Langdale – Kelham 就提出了截肢的理想平面，以便残肢安装假肢后具有良好的功能。如上臂最长 20cm，最短为 12cm；前臂最长 15cm，最短 8cm；大腿最长 25cm，最短 15cm；小腿最长 15cm，最短 5cm。随着现代假肢技术的发展和进步，对截肢平面的要求也发生了很大的变化，已不再强调以往所提出的理想截肢平面。一般是在能达到截肢目的和要求的情况下，尽可能地保留残肢的长度。

作者在临床上，采取以皮肤、软组织回缩的水平确定骨骼的截除平面，即切开皮肤后皮肤回缩的平面，就是截除筋膜、肌肉的平面；切除肌肉后肌肉回缩的平面，就是截骨的平面。术后皮肤张力合适，伤口愈合均良好。

（二）截肢残端的要求

（1）原则上应尽量保留长度，以保证残肢有足够的杠杆力和良好的控制假肢的能力。

（2）残肢保留的关节要求功能良好，无挛缩或僵直。

（3）皮肤切口可按计划截肢平面向远端设计前后等长或后长前短或后短前长的皮瓣（图 28 –1 –1①②③）。而肌肉则在截骨平面以远 1 ~2cm 处切断，在上臂将肱三头肌筋膜包裹骨端后与肱二头肌筋膜缝合，而前臂截肢为了以后安装肌电假肢应将屈、伸肌腱按其肌肉伸缩幅度的一半固定于骨或骨膜上。

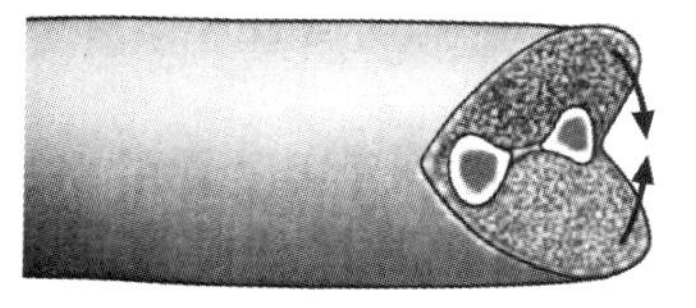
①前后等长

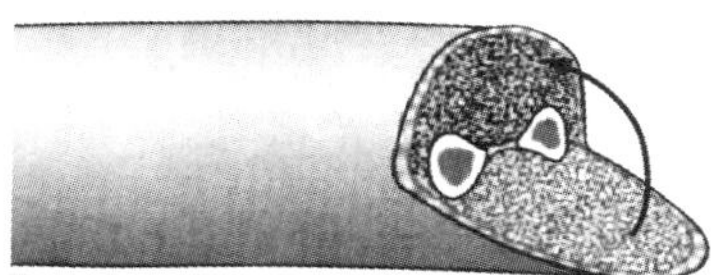
②后长前短

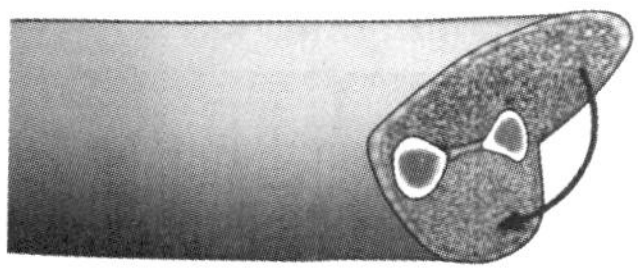
③后短前长

图 28 –1 –1①②③　截肢残端皮瓣设计

（4）主干动、静脉钳夹、切断后应双重结扎，对肱、腋、股、腘动脉还应包括缝扎的双重结扎。对主要的神经应在计划切断平面近侧用 1% 普鲁卡因 1 ~2ml 封闭，对神经的滋养血管予以结扎或双极电凝止血后，用快刀片切断使神经断端回缩至组织间隙内。即使皮神经亦应回缩至健康的皮下脂肪中，避免与骨组织接触或置于瘢痕组织中，以防疼痛性神经瘤的发生。

（5）为避免骨残端日后的骨质增生或骨刺形成，在骨残端近侧 1 ~1.5cm 环形切除骨膜，在用电锯或线锯截骨后，用骨锉将残端锉光滑。髓腔用骨蜡或用止血海绵封闭止血。

（6）因恶性肿瘤需截肢者，在不使用驱血带的情况下，用橡胶止血带在肿瘤近侧绑扎，再在肢体近侧高位放置气囊止血带。创面闭合前松开止血带，彻底止血。用生理盐水冲洗血块及骨碎屑，放置引流管，分层缝合。术毕适当加压包扎，以减少残端水肿。

第二节　上 肢 截 肢

一、截肢的种类

上肢截肢按截肢平面分为部分手截肢、腕关节离断、前臂截肢、肘关节离断、上臂截肢及肩关节周围截肢等。

1. 部分手截肢 包括通过指骨的截指及通过掌骨的截掌、单指及多指截指。

2. 腕关节离断 通过桡腕关节离断即保留桡、尺骨远端的完整性。

3. 前臂截肢 保留前臂全长55%以上者称长残肢,前臂的旋转功能、肘关节的屈伸功能和力量都能基本保留;保留全长35%～55%者为短残肢;短于35%者为超短残肢。

4. 肘关节离断 由于保留肱骨下端的突出,有利于假肢的悬吊和控制旋转。

5. 上臂截肢 保留上臂全长50%以上者称长残肢;保留全长30%～50%者为短残肢。

6. 肩关节周围截肢 保留肱骨头的肩部截肢,除具有较好的外观形态外,还可增加假肢接受腔的适合范围,肩关节离断、肩胛带离断均使假肢接受腔的支撑点遭到破坏。

二、截肢的原则

截肢不仅仅是破坏性手术,同时又是一种重建性手术,它不是医疗的结束,而是开始。病理学是截肢平面的重要依据,同时要根据解剖学、外科学、假肢学结合个体的年龄、性别、职业等社会学的诸多因素。对于手的功能来说,拇指指间关节和手指近侧指间关节以远其长度与功能呈正比。因此,尤其对于外伤的处理均应考虑该原则。

三、截肢平面

1. 肩胛带离断术 采用肩前、后侧联合切口。

(1) 后侧切口:起自胸锁乳突肌锁骨上止点,向肩外侧越过肩峰,沿肩胛骨腋缘弧形向肩胛下角延至脊柱旁。将斜方肌下缘与菱形肌、背阔肌分离后,沿肩胛骨内侧缘由下而上横断斜方肌、肩胛舌骨肌、提肩胛肌和菱形肌,向上牵开肩胛骨,靠近胸壁切断前锯肌。锁骨中、外段骨膜下剥离,于中内1/3交界处,用线锯锯断。患肩即可后垂,显露臂丛神经及锁骨下动、静脉。将血管钳夹、切断后,用缝扎的双重结扎,臂丛神经束近侧用1%普鲁卡因1～2ml封闭,对神经的滋养血管予以结扎或双极电凝止血后,在不同平面用快刀片切断神经,近端任其回缩至组织间隙内。

(2) 前侧切口:起自锁骨中部沿胸大肌与三角肌间沟,经腋皱襞与后侧切口,相连于肩胛骨腋缘下1/3处。切开筋膜,分离胸大、小肌下缘及深面,距止点约5cm处切断胸大、小肌,再将背阔肌从胸壁切断,截除患肢。

(3) 缝合切口:认真止血、冲洗伤口,置负压引流,分层缝合切口。

2. 肩关节离断术

(1) 沿三角肌前后缘作切口,前方起自喙突向下外达三角肌的肱骨附着点,再沿三角肌的后缘向上后至腋窝后部,于腋窝平面与前方切口相连,形成可向上翻的外侧皮瓣。寻找头静脉予以钳夹、切断、结扎。

(2) 于喙突处切断肱二头肌短头及喙肱肌,分离确认腋动、静脉及旋后动、静脉按前述方法钳夹、切断、结扎,再高位切断正中、尺、桡、腋及肌皮神经。

(3) 掀起外侧皮瓣,沿肩峰后部及锁骨前面切断三角肌附着,显露肩关节的上、前、后方。切断胸大肌、肩胛下肌在肱骨上的止点,切开关节囊前部。后方切断冈上、下肌,大、小圆肌,背阔肌及肱三头肌长头,切开后关节囊。肩关节已呈脱位状态,切断肱二头肌长头与肩胛盂的相连，最后切断腋窝部的关节囊。常规闭合切口。

3．**经肱骨颈截肢术**　仰卧，躯干与手术台呈45°，患肢外展外旋。

（1）前方起自喙突向下外达三角肌的肱骨附着点，随即向后越过肱三头肌后缘，经腋窝在肩关节前内侧与喙突部切口相连。

（2）切断胸大肌的腱性附着，于肱骨颈平面切断肱二头肌腱、喙肱肌腱，分离钳夹，切断，结扎腋动、静脉，较高位切断正中、尺、桡及肌皮神经。

（3）切断三角肌止点，将肌肉上翻，切断大圆肌、背阔肌止点，在截骨平面切断肱三头肌的附着腱。环形切开骨膜，锯断肱骨，锉平骨端，髓腔用骨蜡止血。常规闭合切口。

4．**上臂中、下1/3截肢术**

（1）上臂高位气囊止血带下，于上臂中、下1/3取前、后等长的皮瓣，其长度各为截骨平面上臂前后径的1/2。

（2）将肱肌、肱桡肌、肱三头肌在截骨平面以远1～2cm处环形切断，而肱二头肌则在更远1cm处切断。

（3）在计划截骨平面分别将头静脉、贵要静脉、肱动、静脉常规钳夹、切断、结扎；较高位切断正中、桡、尺神经。

（4）在截骨平面环形切开骨膜，锯断肱骨，断端用骨锉锉平，冲洗创面后用骨腊封闭髓腔止血。将肱三头肌筋膜包裹骨端后与肱二头肌筋膜缝合，常规闭合切口。

5．**肘关节离断术**　由于假肢技术的提高，该术式又具有应用前景，尤其适用于儿童，不影响肱骨下端骨骺的继续生长。

（1）上臂高位气囊止血带下，于肱骨内、外髁平面，在掌、背侧分别作一向远端的弧形皮瓣切口，背侧皮瓣与掌侧皮瓣长度比为2∶1。

（2）从掌尺侧游离浅静脉，切开肱二头肌腱膜，游离肱动、静脉及正中神经。从掌桡侧游离浅静脉及桡神经。将血管常规钳夹、切断、结扎，高位切断正中神经及桡神经。

（3）从背尺侧相当于内上髁近侧切断尺神经。在尺骨鹰嘴处切断肱三头肌腱，切开后关节囊。从肱骨内上髁处切断前臂屈曲、内旋肌群的附着；从肱骨外上髁处切断前臂伸展、外旋肌群的附着。切开两侧关节囊，关节即可脱出。

（4）从掌侧桡骨结节上切断肱二头肌腱，切开前关节囊，离断前臂。

（5）松止血带，仔细止血并冲洗创面，将肱三头肌覆盖肱骨下端关节面，在适当张力下与肱二头肌腱缝合，常规闭合切口。

6．**前臂截肢术**　以前臂中、下1/3截肢术为例。

（1）上臂气囊止血带下，前臂置于中立位，在计划截肢平面近端0.5～1.0cm起，于前臂掌、背侧各作一等长的弧形皮瓣切口，皮瓣长度各为截肢平面前后径的一半。

（2）切开掌侧皮瓣后，仔细分离切断结扎浅静脉，找出桡及尺动、静脉，正中神经及尺神经，将血管常规钳夹、切断并结扎，高位切断正中、尺神经。在计划截骨平面以远2cm处切断屈腕、屈指、屈拇肌及肌腱，任其回缩。在骨间膜掌侧分离骨间掌侧神经及骨间掌侧动、静脉，分别常规切断。

（3）切开背侧皮瓣，仔细分离切断并结扎浅静脉。找出桡神经浅支和骨间背侧神经于高位切断，在计划截骨平面以远2cm处切断肱桡、伸腕、伸指、伸拇肌及肌腱，将其回缩，在骨间膜背侧分离骨间背侧神经及骨间背侧动、静脉，分别常规切断。

（4）在截骨平面环形切开骨膜，锯断桡、尺骨，切断骨间膜，骨断端用骨锉锉平，并用骨锉修整桡骨外侧及尺骨内侧部分。冲洗创面后用骨腊封闭髓腔止血。

（5）松止血带，止血并冲洗创面，为了以后安装肌电假肢应将屈伸腕、屈伸指的肌或肌腱按其肌肉伸缩幅度的一半，分成2组分别固定于骨或骨膜上。常规闭合切口。

7. 腕关节离断术

（1）上臂气囊止血带下，自桡骨茎突向背侧远端作短弧形皮瓣，向掌侧远端作长弧形皮瓣切口，背侧皮瓣与掌侧皮瓣长度比为1∶2。

（2）切开背侧皮瓣，分离切断结扎浅静脉。切开腕背横韧带，在桡腕关节平面分别切断腕背6个间隔内的肌腱。找出桡动、静脉深支及桡神经浅支，将血管钳夹、切断并结扎。高位切断桡神经浅支，切开桡腕关节囊。

（3）切开掌侧皮瓣，结扎浅静脉，找出桡动、静脉和尺动、静脉，将血管钳夹、切断、结扎。切开腕横韧带，高位切断正中神经及尺神经。在桡腕关节平面分别切断屈腕、屈指及屈拇肌腱。切开桡腕关节囊和桡、尺侧副韧带。

（4）松止血带，止血并冲洗创面。将屈、伸指肌腱按其肌肉伸缩幅度的一半，分别固定于桡骨远端掌、背侧骨膜上。常规闭合切口。

（5）术中要求保护下尺桡关节的完整性。

8. 经掌骨指列截指术　对于手指、掌指关节周围的截指包括：

（1）在指蹼平面截指对维护手掌功能有作用，但外观残缺，畸形明显。中、环指抓握小物品时形成漏洞，小指插入裤子口袋时不方便。

（2）掌指关节离断优缺点同上。

（3）经掌骨指列截指外形满意，且避免了上述二种手术的缺点，但影响手掌的宽度及握力，较适合于年轻女性的示、小指。以小指经掌骨指列截指术为例：①上臂气囊止血带下，掌侧切口从环指尺侧指蹼缘开始沿小指的掌指横纹转向小鱼际的掌尺侧至第5掌骨基底部。背侧切口从指蹼开始沿第4～第5掌骨间向近端逐渐与掌侧切口会合。②切开掌侧皮肤，游离小指两侧的指固有血管神经束，钳夹、切断并结扎动脉，将神经轻轻牵出少许以锐刀于其近端切断。从小指展肌远侧止点处切断并向近端间隙分离，使该肌肉与掌侧皮肤保持相连。将小指短屈肌、小指对掌肌从肌腹近侧部分切断，在小指屈肌腱鞘近侧将指浅、深屈肌腱向远端牵拉，于其近端切断，同时切断第4蚓状肌，任其向近端回缩，分离切断第3掌侧骨间肌及第4～第5掌骨间横韧带。在第5掌骨近端环形切开骨膜并作骨膜下剥离，用骨凿作一短斜形截骨，使残端骨面斜向尺侧。③切开背侧皮肤，切断结扎浅静脉，切断第4～第5指总伸肌腱之间的联合腱，将小指伸肌腱从切口近侧切断，完成小指从手部的离断。④松止血带，止血并冲洗创面，用骨蜡封闭髓腔止血。将小指展肌肌腱缝至第4背侧骨间肌腱上，以加强日后环指的外展力。常规闭合切口。

示指经掌骨指列截指的操作，原则上与小指相同。将第1背侧骨间肌腱缝至第2背侧骨间肌腱上。对于中、环指经掌骨指列截指的切口，以环指为例，为了保护术后第3～第5间指蹼的功能，环指桡侧保留第3～第4指蹼的完整性而将第4～第5指蹼的小指部分作舌形切除。而掌骨截骨时，第5掌骨要比第4掌骨远1cm，将第5掌骨移位至第4掌骨钢板内固定后外形更理想。当中指经掌骨指列截指时，由于第3掌骨有拇收肌的起点附着，第3掌骨截骨平面应在中、远1/3处，然后将第2掌骨移位至第3掌骨，并用钢板内固定。

9. **掌指关节离断术**　对于中、环指掌指关节离断或保留近节指骨基底的截指，由于保留了手掌的宽度和掌横弓还是有其临床价值。但术后伸指时相邻两指易向中央偏斜，而握物时相邻两指易重叠。手术方法除截除平面外基本相似。

10. **拇指掌指关节离断术**

（1）上臂气囊止血带下，从掌指关节平面作一掌侧弧形皮瓣长约1.5cm，向背侧翻转包裹残端的切口，背侧作一相应的弧形切口。

（2）从背侧分别切断拇长、短伸肌腱及皮神经。在拇收肌和拇短展肌抵止点处切断，从近节指骨基底切开关节囊。从掌侧分离拇指两侧的神经血管束，钳夹、切断并结扎血管。将神经轻轻牵出少许于其近端以锐刀切断。将拇长屈肌腱向远端牵拉，于其近端切断，将其回缩，再从近节指骨基底切开关节囊，拇指即已解脱。保留的关节囊为后期拇指再造创造条件。

（3）松止血带，止血并冲洗创面，常规闭合切口。

11. **拇指指间关节离断术**　拇指指根橡皮管止血带下，以指间关节为中心作掌、背侧等长舌形皮瓣切口。掌侧分离两侧神经血管束，钳夹、切断并结扎血管。将神经轻轻牵出少许于其近端以锐刀切断。将拇长屈肌腱向远端牵拉，于其近端切断，将其回缩，切开关节囊。从背侧切断拇长伸肌腱及关节囊，离断拇指末节。松止血带，止血并冲洗创面后常规闭合切口。

12. **手指近侧指间关节离断术**　在指根橡皮管止血带下，以近侧指间关节为中心作掌、背侧等长舌形皮瓣切口。于掌侧切口内分离两侧指固有神经血管束，钳夹、切断并结扎血管。将神经轻轻牵出少许于其近端以锐刀切断。将指深、浅屈肌腱向远端牵拉后于其近端切断，将其回缩，并切开关节囊。从背侧切口内切断伸肌腱中央束、侧束及关节囊，离断手指。松止血带，止血并冲洗创面，常规闭合切口。

13. **手指远侧指间关节离断术**　指根橡皮管止血带下，以远侧指间关节为中心作掌、背侧等长舌形皮瓣切口。掌侧切口内分离两侧指固有神经血管束，钳夹、切断并结扎血管。将神经轻轻牵出，以锐刀切断。将指深屈肌腱向远端牵拉后于其近端切断，将其回缩，切开关节囊。从背侧切口内切断伸肌腱的终末腱及关节囊，离断手指。松止血带，止血并冲洗创面，常规闭合切口。

第三节　下肢截肢

一、截肢的种类

1. **半骨盆切除**　即将骨盆的一半或部分切除。
2. **髋部截肢**　包括髋关节离断和小转子下截肢。

3. 大腿截肢 根据截肢平面不同,残肢的长短不同。

4. 膝关节离断 保留的残端股骨髁有利于负重。

5. 小腿截肢 不同平面的小腿截肢中,以中下1/3交界处截肢,有利于安装假肢。

6. 赛姆(Syme)踝上截肢 即切除距骨、跟骨和两个踝骨。

7. 足部截肢 包括足部不同平面的截肢。

二、截肢平面

(一) 半骨盆切除术

(1) 从耻骨结节越过腹股沟韧带至髂前上棘,沿髂嵴向背侧。在髂窝内切断髂外动、静脉和股神经。

(2) 从耻骨结节到坐骨结节切开皮肤,显露坐骨和耻骨,切断耻骨联合。

(3) 将腹部切口延至髂后上棘,向背侧直到会阴部。分离臀大肌远侧缘,显露臀小肌和坐骨神经。切断梨状肌,切断坐骨神经。锯断髂骨翼,将髂骨向外翻转,处理好闭孔血管,分离髂腰肌及提肛肌在耻骨的起点,切除髂骨。

(4) 充分止血,将臀大肌瓣与腹壁肌和腰方肌缝合。缝合皮肤,放置引流。

(二) 髋关节离断术

(1) 前侧皮肤切口从髂前下棘沿腹股沟韧带至耻骨结节。分离切断结扎股动、静脉,切断股神经。切断腹股沟韧带、内收肌,切断、结扎闭孔血管和闭孔神经。并切断股四头肌、缝匠肌和耻骨肌。

(2) 切口向后延伸至坐骨结节下,再向后至大粗隆下方,并与前方的切口会合。切断臀中肌、臀小肌,外侧的阔筋膜张肌。分离出坐骨神经,将其切断。依次从股骨附着处切断闭孔内、外肌、股方肌等,于坐骨结节处切断股二头肌、半腱肌、半膜肌。

(3) 切开关节囊,切断圆韧带,解脱下肢。

(4) 将臀大、中、小肌与耻骨肌、内收肌缝合数针,闭合切口,放置引流。

(三) 大腿截肢术

以大腿中段截肢为例。

做一大腿前长后短或前后等长的舌形皮瓣,切断股四头肌,形成一肌肉筋膜瓣。于截骨平面近端,在股管内找出并切断结扎股动、静脉。后侧于股二头肌与半腱肌、半膜肌间找出坐骨神经,切断神经及肌肉,并切断其肌肉。切开骨膜,于肌肉切断平面以上2cm截断股骨。如为大腿上段截肢,可将内收肌在张力下,固定于股骨残端外侧骨皮质上,以保持股骨在内收位,避免髋外翻。再将股四头肌固定到股骨残端后侧钻孔的骨皮质上,将后外侧的肌肉缝于其上。止血后闭合伤口,放置引流。

(四) 膝关节离断术

可选择后长前短的皮瓣,其较前侧的皮瓣更能适应负重。分离皮瓣,切断髌韧带,切除髌骨。在后侧切口内,分离、切断并结扎腘动、静脉,切断胫神经和腓总神经。切断十字韧带,于小腿附着处切断腘绳肌,股骨髁后方切断腓肠肌。离断膝关节,将髌韧带和腘绳肌与十字韧带缝合。止血,缝合皮肤,放置引流。

（五）小腿截肢

可采用小腿后侧长的肌皮瓣，切取的腓肠肌瓣与筋膜固定，避免与皮瓣分离。于胫前、后分别切断、结扎胫前、后动静脉，处理好胫前、后神经。于适当平面切断小腿的肌肉。截断胫、腓骨，腓骨的截断平面应位于胫骨平面近端3cm左右。将腓肠肌通过骨钻孔固定在胫骨前方，再将小腿外侧的肌肉与腓肠肌断端缝合。止血，缝合皮瓣，放置引流。

（六）赛姆(Syme)踝上截肢

赛姆截肢是1854年由Syme描述的一种截肢方法。其原则是切除距骨、跟骨和两个踝骨，用跟骨下的皮肤覆盖骨残端，有利于残肢的负重。

采用后侧长的皮瓣，背侧切口从外踝远端，经胫距关节至内踝下方，并垂直向下横过足底。于充分跖屈、旋前和旋后的情况下，使关节囊、韧带和肌腱于紧张状态并将其切断。切断结扎足背动脉和大、小隐静脉。切断内侧三角韧带和外侧的跟腓韧带。切断结扎胫后动、静脉，切断胫后神经。于胫骨远端关节面之上截断胫腓骨。将跟腱固定到胫骨远端后方钻孔处，并将胫前肌、趾长伸肌和踇长伸肌腱与跟骨骨膜缝合。缝合皮肤，放置引流。

（七）足部截肢

足部截肢根据不同平面，包括跟距骨切除、跟骨切除、跗跖关节离断、跖骨近端截肢、跖骨远端截肢、跖趾关节离断、趾间关节离断等，可根据病情适当予以选择。

第四节　截肢术后并发症

（一）应急性溃疡

多发生于严重创伤或术后休克等应激状态下，表现为消化道出血。如出血量少，可自愈，如发生消化道大出血，应密切观察神志、呼吸、脉搏、血压情况，动态观察红细胞及血红蛋白改变，及时给予抗休克治疗和局部止血及补液等治疗。

（二）出血和血肿

术中因主要血管结扎不牢或血管断端的血栓脱落而致大出血，血肿是造成感染和皮肤坏死的原因，出血量大可导致休克。因此，截肢术后，应常规在床头备好止血带，经常观察敷料情况，可疑时应解开敷料，检查残端伤口。较少量的出血可以局部加压包扎止血，如出血量大，应立即应用止血带，可送手术室进行手术探查和彻底止血。一般的血肿可以局部穿刺，将血抽出后加压包扎，也可以根据情况拆除数针缝线，将血肿引流后加压包扎。

（三）感染

血肿是造成感染的原因之一，在合并糖尿病及周围血管的患者，截肢术后更容易并发感染。感染可以导致骨髓炎、伤口不愈合及窦道形成等，影响假肢穿戴。术后如患者感残肢胀痛或跳痛，应检查伤口，一旦发生感染应彻底引流，全身应用致病菌敏感的抗生素，可配合物理治疗。

（四）皮肤坏死

截肢水平选择不当，截肢皮肤血运不良，皮肤捻挫、剥脱、手术时皮肤剥离范围大，皮肤缝合时张力较大及血肿等都可造成皮肤坏死。小面积的皮肤坏死可以换药愈合,较大面积的皮肤坏死,就要根据情况进行游离植皮或皮瓣移植处理。深层组织的严重坏死,常表示残端血供不足,应迅速作近端平面的再截肢术。

(五) 溃疡和窦道

因感染、皮肤坏死及异物等原因所致。应根据伤口具体情况选择治疗方法,如彻底清创,缝合皮肤;刮除窦道;放置引流管持续灌洗等。如果皮肤缺损,可以应用皮瓣移植闭合伤口。

(六) 神经瘤

神经残端因神经纤维再生发生神经瘤,大约有 10% 为痛性神经瘤。神经瘤的疼痛,常与神经残端的血供不佳,神经纤维种类,是否被瘢痕组织压迫和牵拉有关,可由压迫或叩击病灶部位引起,并有放射感。保守治疗仍不能解除疼痛时,应考虑作手术切除。配备假肢时在神经瘤处应避免压力刺激。

(七) 残肢痛

1. 残肢痛的原因

(1) 神经断端刺激,神经瘤粘连可位于瘢痕内,受到牵拉是造成疼痛的原因。

(2) 残肢端血液循环障碍。

(3) 残端皮肤张力增高。

(4) 残端骨刺激。

2. 残肢痛的处理

(1) 应用镇痛药对症治疗。

(2) 根据病因对残端骨刺、痛性神经瘤及残端皮肤张力作处理。

(八) 关节挛缩

关节挛缩多发生在臂截肢后肩关节内收挛缩;前臂残肢肘关节屈曲挛缩;大腿残肢的髋关节屈曲、外展、外旋挛缩;小腿残肢的膝关节屈曲挛缩和足部残肢的马蹄内翻等。轻度畸形将影响假肢的对线,畸形较重则不能穿戴假肢。关节挛缩应在截肢手术后早期预防为主,肢体应放在正确的体位,早期进行功能锻炼。对关节挛缩应及时矫正,其方法是加强主动和被动关节活动训练;可用沙袋加压挛缩关节;牵引;石膏管型在关节屈侧切开,逐渐楔形撑开,或采用外固定器撑开;软组织松解或截骨术矫正等。

(九) 幻肢及幻肢痛

截肢术后仍存有已截除的手和足的幻觉称为幻肢,发生在该幻肢的疼痛称为幻肢痛。幻肢痛原因不明,表现为整个幻肢的疼痛,症状持续存在,夜间尤甚。幻肢痛的性质常有不同表现,如痒、针刺状、火灼感、冰冷感及蚂蚁爬行感。严重幻肢痛可伴有同侧感觉过敏、出汗异常、自主神经系统功能不稳定,可能在排尿或性交时引起幻肢痛加重。

幻肢痛的治疗包括:

1. **中枢性镇痛剂** 一般性痛,可选用阿米替林、丙咪嗪、羟哌氯丙嗪(奋乃静),较严重可应用卡马西平丙戊酸钠、苯妥英钠。

2. **物理治疗** 可行 TENS、超声、低中频脉冲电疗、干扰电、针灸、按摩、水疗。

3. **心理治疗** 利用催眠、松弛、合理情绪疗法。

4. **手术治疗** 如因神经瘤所致,可以手术将神经瘤切除。

第五节　截肢术后的康复

一、伤口处理

残肢术后可用弹性绷带由远端向近侧包扎，以防止残肢水肿的发生，促进伤口愈合。

二、预防和治疗关节挛缩

具体措施如前所述，如髋、膝关节的屈曲挛缩超过15°则会影响假肢装配效果。

三、残肢的功能锻炼

包括术后在石膏托保护下的等速收缩和以后的抗阻力主动锻炼，旨在维持关节良好的活动度和恢复肌力。下肢臀肌和股四头肌的力量，对配用假肢十分重要。

训练患者活动及自我料理的独立性，包括床上锻炼、乘坐轮椅活动、扶拐行走及日常生活能力。

四、心理康复

创造对截肢患者同情的环境，逐步使患者了解假肢技术的效果，促进截肢患者之间，尤其是与使用了假肢者之间的交往，帮助患者在心理上适应截肢术后的伤残现状。目前在国际上提倡对膝下截肢术后即装假肢，即在手术台上将复有无菌敷料的残肢外面裹上石膏绷带，形成一个压力均匀的坚硬套筒，以后装上金属支柱和机械足，患者手术后1～2日即扶拐利用此临时假肢练习行走，残肢部分负重。然后若因处理伤口的需要可以更换石膏套筒。这一技术有利于患者的心理康复和残肢水肿的预防，促进伤口愈合，防止或减少幻肢痛，使患者尽早地使用固定性假肢。

第六节　儿 童 截 肢

对于儿童截肢，操作技术上虽然与成人没有很大的差别，但对儿童肢体解剖结构和生长发育等特点，则截肢的原则有所不同。儿童截肢的理想水平没有作为限定的常规，然而在儿童要比成人采取更加保守的方法，应尽可能保留残肢的长度。特别是关节离断和邻近骨骺的截肢，比关节离断更可取。如一个5岁儿童的大腿中截肢的短残肢，因为小腿近端骨骺的生长到14岁时，小腿残肢的长度可以穿戴满意的小腿假肢。儿童的皮肤和皮下组织更耐受在张力下缝合关闭伤口，中厚层皮肤游离植皮比成人更容易提供永久的皮肤覆盖，儿童皮肤对假肢的耐压性能较强。断端肌肉的处理应行肌肉成形术，用以覆盖骨端，而不是行肌肉固定术。肌肉固定术对骨远端有损伤，可能造成骨端的过度生长，这是由于骨端组织的生长所致，而不是由残肢近端骨骺生长造成，骨端呈钉尖样增生可能穿破皮肤并造成感染。用骨膜骨皮质瓣覆盖骨端的方法可以限制骨端不良的过度生长。儿童截肢切断的神经假如不处理，多数会形成神经瘤，但一般很少引起不适。儿童截肢后的幻肢感常存在，然而很少有症状，截肢年龄较小者，幻肢感模糊不清，很少发生幻肢痛。儿童的小腿截肢残端胫腓骨不要行骨成形术，即胫腓骨端融合。因腓骨近端骨骺生长长度所占比例大于胫骨近端骨骺，否则晚期可造成胫内翻畸形或腓骨头向近端脱位。

第七节 上 肢 假 肢

假肢用于弥补截肢者肢体缺损，并作为代偿所失去的肢体功能的人工肢体。上肢是人们从事日常生活和劳动的重要器官，特别是手的功能非常精细，而且感觉十分灵敏，对假肢的要求很高。虽然假肢的技术发展飞速，基本上从功能和外观能恢复一定的生活自理和工作能力，但仍然制造不出像人类手指那样既复杂又灵活的假手。因此，佩戴功能性假肢必须得到患者积极配合和自身的使用训练，才能获得较好的功能效果。

对上肢假肢的要求，除了操作灵活、重量轻、坚固耐用、外观逼真、可以自己穿脱外，在医疗上对残端、动力等方面密切配合，根据截肢平面，患者要求选用适当的假肢。

按残肢长度占截肢前前臂长度百分比的大小划分为四种不同的类型：即长残肢（80% ~100%）；中长残肢（55% ~80%）；短残肢（35% ~55%）及极短残肢（ <35%）。前臂的旋转功能及安装假肢后的旋转功能与残肢长度呈正比。

一、假肢的分类

假肢的分类方法很多，可按截肢部位分类；按假肢的性能、结构和动力分类；也可按截肢后安装假肢的节段而分为临时性假肢和正式假肢。

截肢平面是一个基本的分类标准，虽然截肢平面由医师根据伤情决定，但应尽可能保留其长度及尚能活动的残端，因为这样能保持假肢接受腔的稳定性，有利于控制假肢。从假肢的性能、结构特点和动力的上肢假肢分类，具有现代的理论意义。然而在实际工作中，更适用于将假肢分为：装饰性上肢假肢、索控式上肢假肢、肌电控制上肢假肢、混合型上肢假肢。

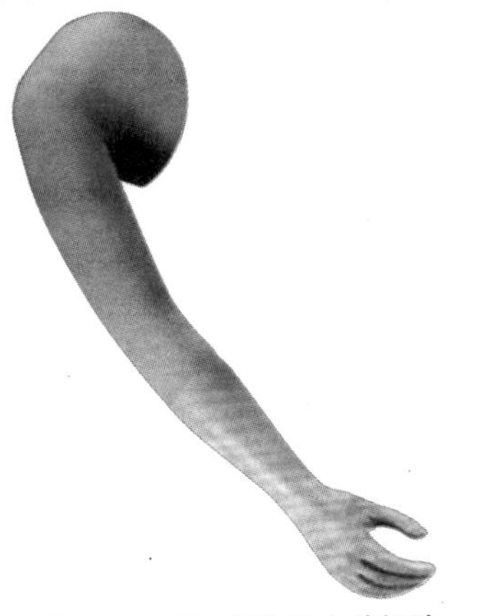

图 28－7－1 装饰性上肢假肢

二、假肢的选择原则

1. 装饰性上肢假肢（图 28 －7 －1） 只能重建外形以弥补肢体外观上的缺陷，因此要求外观逼真、穿戴舒适、重量轻、操纵简便。手部行部分截除后可穿戴美容手套或内装手套，佩戴后伤残手的感觉和残存功能没有的影响。而对于手指近侧指间关节以远的缺失，由于具有近节指骨髁，因此穿戴指套后稳定性良好。

如手指残端太短，则指套必须向近端扩展至掌部或与邻指相连。此外，还有普罗手皮和电子手皮（图 28－7－2①②）。

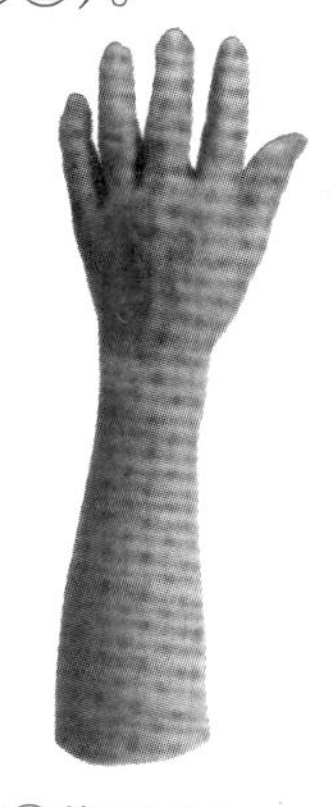

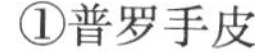

①普罗手皮

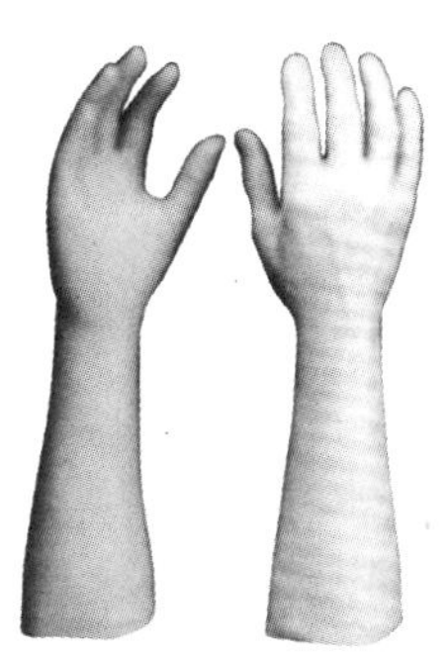

②电子手皮

图 28－7－2①②　普罗手皮和电子手皮

2．索控式上肢假肢（图 28－7－3①②）　又称“主动型抓握臂”，是具有间接力源的自身力源型上肢假肢。其功能活动通过残肢运动及肩带控制系统来完成，因此要求患者进行大量的训练。它适用于除了手部截除以外截肢平面的残肢，但对肩部截肢者，使用比较困难。前臂假肢的背带控制系统只能控制手部装置，上臂的索控系统则由手部功能、屈肘及锁肘的三重控制系统控制。

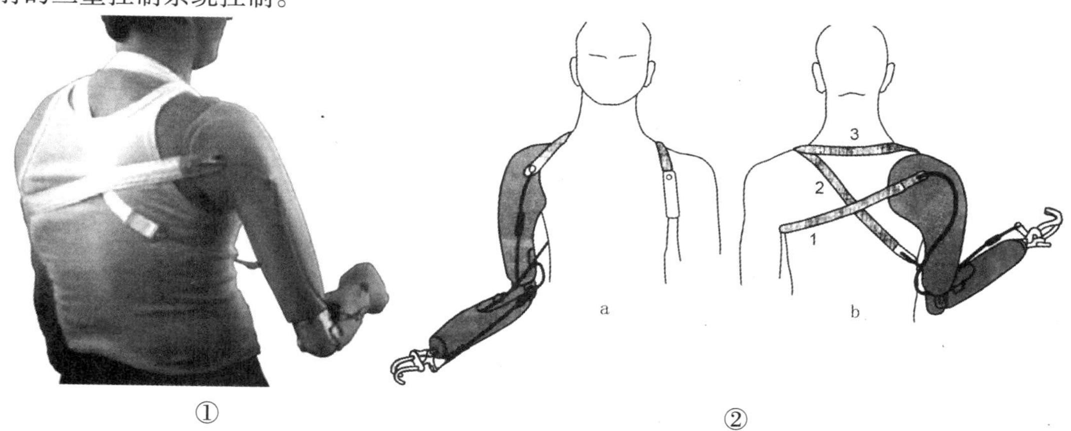

①　　②

图 28－7－3①②　索控式上肢假肢

3．肌电控制上肢假肢（图 28－7－4）　通过残肢肌肉的收缩发出的肌电信号，在皮肤表面可测出数微伏电压，由电极引出，放大后作为控制信号传至假肢功配件。其动力源为充电电池，不论成人或儿童假肢均可用 7.5 伏蓄电池。将其安装在假肢接受腔内，需要时由患者自行更换。肌电控制上肢假肢可用于腕以上的截肢平面，前提是患者应能单独控制相关肌群，产生足够的收缩力。前臂的拮抗肌大

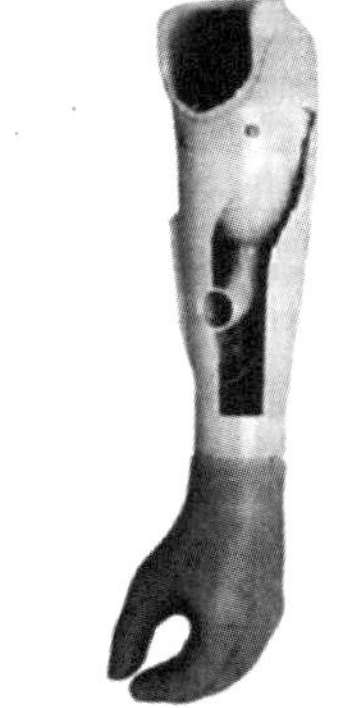

图 28－7－4　肌电控制上肢假肢

多能快速达到这种效果。对于既要有假手的伸、屈，又要有前臂的旋前、旋后，则需有4组单独控制的肌群。

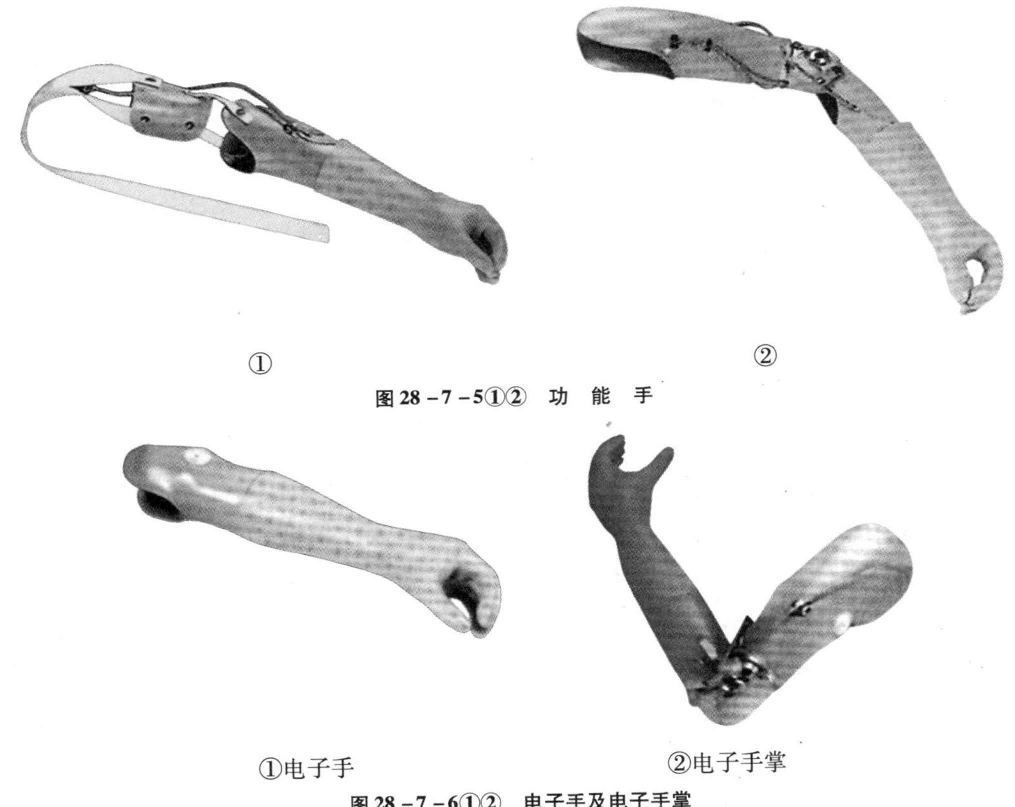

①　　②

图28－7－5①② 功 能 手

①电子手　　②电子手掌

图28－7－6①② 电子手及电子手掌

高位截肢的患者所配戴的假肢，需多路控制系统时，加强训练非常必要。可以选用通过肌电控制假手的功能，体外力源的索控式假肢和控制肘关节的混合型假肢更为合适。

第八节 下 肢 假 肢

下肢假肢主要是用以支撑人体和行走功能，其要求远比上肢假肢为低。下肢假肢由假足、机械关节和容纳残肢的接受腔组成。应用时可根据截肢平面和残肢的具体状况加以选择。常用的下肢假肢有以下数种。

1. **髋关节假肢** 髋关节离断后，由于没有肢体残端支撑和控制假肢，使用这种假肢对患者所带来的功能有限（图28－8－1①②）。

2. **大腿假肢** 即髋关节和膝关节之间截肢患者所应用的假肢。配戴假肢后，可使患者获得较好的膝关节功能（图28－8－2①②）。

3. **膝部假肢** 安装膝部假肢须注意以下问题。

（1）膝下截肢与假肢

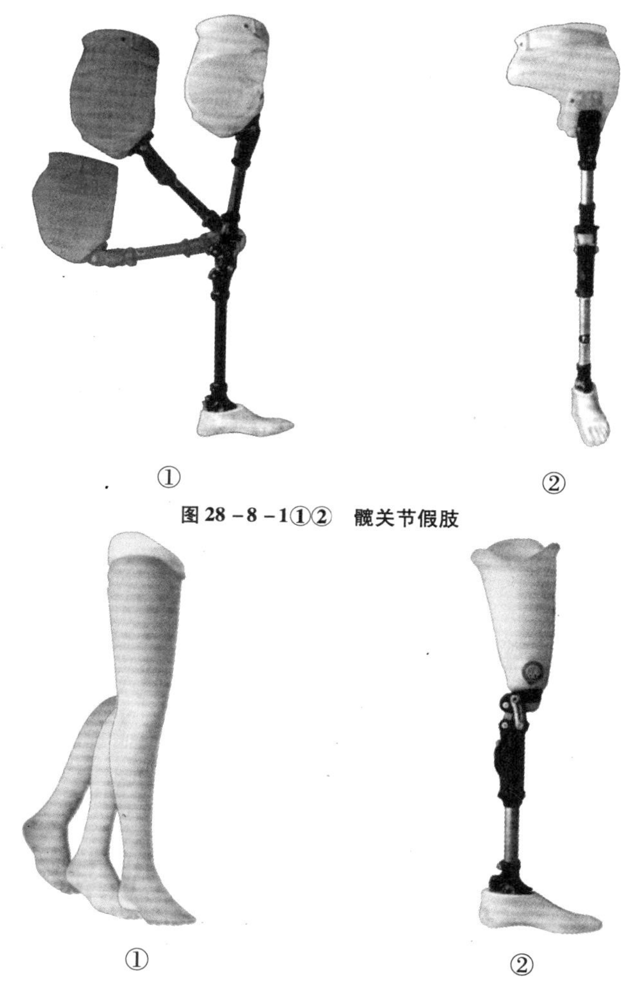

①　②

图 28－8－1①②　髋关节假肢

①　②

图 28－8－2①②　带膝关节功能大腿假肢

1）残端与接受腔：膝下截肢的假肢残端和接受腔之间存在活塞运动，如发生在摆动相，可能是由于假肢的悬吊作用无效所致；如发生在站立相，则多由于假肢的接受腔不合适或肢体残端的体积发生变化所造成。压力所致的肢体残端红肿、疼痛，可调整假肢接受腔。如假足过软，可引起膝关节过伸；过硬则可致膝关节屈曲及足趾外旋。

2）膝下假肢的轴线：膝下假肢的轴线变化是常见的问题，并可因此出现相应的症状。例如足内“八”字位置时，呈弧形步态，可致膝内侧及远端外侧疼痛；足外“八”字位置时，步宽增大，并出现膝近端外侧及远端内侧疼痛；足前置位置时，膝关节过伸，可产生髌部疼痛，但无明显影响膝关节稳定；足后置位置时，可致膝关节屈曲及不稳；足背屈位置时，髌骨的压力增加；足跖屈位置时，站立相前足先着地。

（2）膝上截肢与假肢：如假肢过长及髋外展和屈曲肌力减弱，可引起弧形步态、跳跃步态及躯干侧弯。髋关节屈曲挛缩及假肢接受腔前壁支撑作用不足，可致腰椎前凸增大，出现内摔鞭式步态。而外摔鞭式步态相反是由膝外翻及外旋所致，膝上截肢假肢因轴线变化可出现以下常见症状，例如躯干侧弯步态的原因是假肢偏短及外展肌肌力差；外展位步态原因是假肢接受腔内侧不合适；弧形步态原因是假肢偏长、膝关节铰链阻力增大；跳跃步态原因是假肢偏长、悬吊装置不合适;触地跟转式步态原因是足跟僵硬,接受腔过松;后紧式步态原因是残端疼痛,膝关节铰链过松;膝不稳定原因是膝关节铰链旋转度增大,接受腔过紧;内或外摔鞭式步态原因是膝关节铰链旋转度偏大,接受腔过紧;假肢落空及膝过伸原因是假足力量减弱;膝屈曲原因是假足过硬;腰部前凸增大原因是髋关节屈曲挛缩,接受腔不合适;“打软腿”原因是股四头肌肌力减弱。

4. 小腿假肢 即用于小腿截肢的患者的假肢,可根据小腿不同截肢平面选用。一般来说,小腿假肢功能良好,特别是小腿中段截肢,效果更好(图 28－8－3①②③)。

5. 部分假足 有靴形假半脚和足支架假半脚(图 28－8－4①②)。

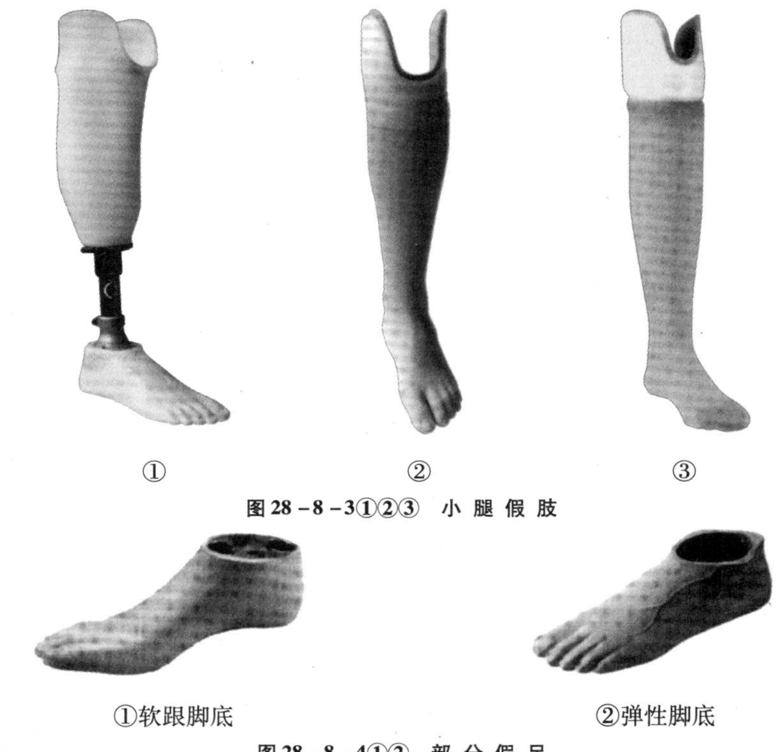

① ② ③

图 28－8－3①②③ 小 腿 假 肢

①软跟脚底 ②弹性脚底

图 28－8－4①② 部 分 假 足

第九节 支具的应用及注意事项

支具功能要求,不但能控制肢体异常或不合理的运动,还应有合适的活动度,以发挥其正常功能。理想的支具不仅应具有以上作用,还要求具有使用方便、坚固、轻巧、耐用的优点。

根据需要矫正的生物学力学缺陷的判断,可合理选择支具。

一、支具的作用

1. 保护作用 如在骨折治疗期间、骨折愈合恢复期,不需要达到坚强外固定时,可使用支具保护。

2. 支撑作用　应用支具，可纠正存在的柔软性畸形，如马蹄内翻足。

3. 增加肢体功能　如对脊髓损伤及神经损伤患者，增加膝关节在站立相的稳定作用。

二、支具类型

1. 固定性支具　只有固定作用支具。

2. 动力性支具　允许有限活动的支具。

3. 功能性支具　能部分代偿麻痹的肌肉功能、活动关节的支具。支具不适用于纠正固定性畸形及不可人为抗拒的痉挛性患者。

三、上肢支具

上肢支具主要用于辅助无力或瘫痪的肌肉，防止疼痛及产生畸形，也可用于纠正上肢畸形。

（一）肩支具

主要起到保护作用，肩外展减荷支架，可使肩、肘、腕关节均应保持在功能位置，减少肩关节上部张力，防止肩关节内收挛缩。常用于肩袖损伤的修复术后，以减少冈上肌肌腱的张力。护肩支架可用于不适宜手术的复发性肩关节脱位。另外，还有各种肩关节固定带可供选择应用，Kenny Howard 支具可用于肩锁关节分离，此种支具对锁骨产生直接压力，可维持复位位置。

（二）肘支具

背侧屈肘或伸肘型支具，属于纠正型支具，包括肘锁式关节及基本悬吊系统，还有用于将患者固定于轮椅上的配套设施。

（三）手、腕支具

主要用以增加运动的动力，并有部分固定和矫正作用。多用于部分性瘫痪，能较好辅助手部完成部分日常生活动作，可分为功能夹板和矫正夹板。功能夹板的对掌夹板通过拇指及其他手指于功能位，能协助抓取物品。可用于拇长、短外展肌狭窄性腱鞘炎，de Quervain 综合征。屈指夹板包括指驱动屈指夹板、腕关节驱动屈指夹板及人工肌驱动屈指夹板，用于不同阶段的手瘫。矫正夹板包括正向指关节屈曲器、反向指关节屈曲及可调式腕支具；固定夹板则包括上翘夹板、近侧指间关节及指关节夹板。

四、下肢支具

1. 特殊鞋　特殊鞋多应用于小儿骨科，如纠正马蹄内翻足和跖骨内收。也应用在成人，超高、超宽鞋适用于足部畸形矫正，木质底鞋适用于足部手术后，某些足部骨折及糖尿病足溃疡的治疗。

2. 矫形鞋　矫形鞋包括有特殊鞋跟的 SACH 鞋、鞋跟内缘较外缘高的 Thomas 鞋及鞋底楔、横条的各种鞋。SACH 鞋跟能较好地吸收震荡，减少胫骨的前冲力，主要应用于踝关节功能受限的患者，如骨关节炎及踝关节融合术后，并常辅以摇椅鞋底。Thomas 鞋跟的内缘呈楔形，较外缘高 3 ~ 5mm，使足跟内翻，用以治疗跖筋膜炎及平足症。跖骨垫可使重心向近端移植位，用于治疗籽骨炎和跖骨头疼痛。摇椅鞋底及跖颈下横条可用于治疗跖痛、足底顽固性溃疡及足部分截肢后。安装能维持踝关节装置，可防止足下垂，适用于腓总神经损伤。一般情况下，由于楔形补足可增加鞋底的压力，故无必要采用楔形补足使双下肢高度等长。

3. **鞋垫** 鞋垫可以改善足跖侧压力分布，有多种材料和形式，鞋垫可以控制跟骨，用来帮助纠正松弛型后足外翻、扁平足和足外侧韧带松弛，UCBL 鞋垫还有助于治疗膝内侧痛及足旋前，一些鞋垫辅以各种踝关节支架，可用于治疗踝关节扭伤和不稳。

4. **踝－足支具** 足－踝支具可控制踝关节的对线和运动，其中带有弹簧片关节铰链，可控制踝关节活动。常用于踝背屈肌无力，内、外侧不稳及踝关节疼痛。支具附着于鞋上，可调节动作。金属踝－足支具较为笨重，通常由踝关节铰链、金属支条、固定装置、矫形鞋或足套构成。踝关节铰链可根据需要增加内翻或外翻"T"形皮带，以增加踝关节的稳定性。单臂的踝足支具主要用于轻度足踝背屈肌无力。新型热塑塑料轻便、美观，且能提供较好稳定，限制是可调性有限。

5. **膝－踝－足支具（KAFO）** 膝－踝－足支具是从大腿到足的支具，常用于膝关节不稳及膝反张，可起到支撑股骨和（或）胫骨的作用。KAFO 由踝、膝关节铰链，金属支条，大腿固定装置，矫形鞋或足套等构成，可改善患者的负重平衡，使其重心线位于髋关节的后侧及膝关节的前方。髁上型 KAFO 也能稳定膝关节，多用于治疗膝反张。

6. **髋－膝－足支具（HKAFO）** 系在 KAFO 基础上增加了髋关节铰链及骨盆带装置，以选择性控制髋关节活动。髋关节铰链通常为环锁的单轴设计，两条骨盆带用以增加骨盆稳定性，其重心线位于髋关节的后侧及膝关节的前方，促使前行稳定及控制下肢摆动。

7. **胸－髋－膝－踝－足支具（THKAFO）** THKAFO 可提供进一步稳定，其设计是当髋关节屈曲时通过两个牵引带使对侧髋关节伸直，多用于骨骼发育不全或其他畸形。往复式步行支具是改良的 THKAFO 旋转型步行器，用于高位腰椎硬脊膜膨出、脊髓损伤及其神经肌肉病变的年轻患者。

8. **膝关节支具**

（1）髌骨病变：常用于髌骨病变。此种支具通过髌下固定带，环形固定于髌下膝关节，能起到稳定髌腱、控制膝关节活动时髌骨运动轨迹的作用。

（2）成角稳定：髁上膝关节支具，设计有标准的膝关节支具支条，可有效限制膝关节过伸，增强侧方稳定性。

（3）轴性旋转：可用以保护成角及增强旋转稳定性。

五、脊柱支具

（一）颈椎支具

所有颈椎支具都用以限制颈椎活动，大部分支具可以限制颈椎约 45% 活动度，从而起到保护颈椎稳定性的作用。

1. **圆领式和后托式支具** 是用于保护颈椎稳定的基本类型支具，有保护、稳定颈椎的作用。

2. **Halo 背心** 稳定效果最好，可以限制颈椎约 75% 的活动度，固定作用对上颈椎尤为明显，使用时应特别注意选择合适型号。Halo 的限制是容易发生螺钉位置错误，固定针松动、感染、颈椎炎及压疮等并发症。

（二）胸腰椎支具

胸腰椎支具可起到增加体腔内压力、减少躯干运动、改善骨骼对线的作用。腰痛患者如需对下腰段运动使用支具的控制，支具必须延长至下肢，应用三点压力原理可改善脊柱的对线。胸腰椎支具的限制是容易发生肌无力，肌萎缩，肌紧张、挛缩及心理障碍等并发症。

六、助行器

包括步行器、拐杖、手杖及轮椅。助行器有减轻疼痛、协助平衡及助行的作用。助行器的选择应根据患者的上肢功能、生活需要、活动度和负重量大小及平衡情况而定。

1. 步行器　助行器的稳定性取决于接触点的多少，故步行器最为稳定，为患者在双杆中学会走路后的合适选择。步行器一般为手握式，手部无力或畸形可用特制的前臂托式。

2. 拐杖　拐杖一般应置于腋下，如此可支撑约80%的体重。如采用前臂托支撑，则可支撑约50%体重。

3. 手杖　手杖一般是作为健侧手持用，一方面增加承重面宽度，另一方面通过抬高健侧的重心，减小患肢应力。一般手杖主要用在疼痛或需少许辅助步行者，手杖的高度以平股骨大粗隆较为适宜，并配套舒适的手柄。多脚手杖的基底更加稳定，多用于高龄及卒中患者。

4. 轮椅　适用于不能行走或需消耗大能量行走的患者。重心位于坐垫的后方对轮椅的稳定性非常重要，可根据病情需要选择合适的轮椅。如带有气囊坐垫的轮椅，可有效预防压疮，适用于神经肌肉疾病的患者。对高位截瘫或四肢瘫者，可用电动轮椅或以呼吸为控制的轮椅。

第三篇

各　论

骨与关节创伤

第二十九章　肩及上臂部损伤

第一节　肩部解剖生理

肩部是上肢与躯干的连接部位，也称肩胛带。肩部是人体中活动范围最大的部位，也是上肢功能运动基础。胸骨上端、肩胛骨、锁骨及肱骨上端，由坚韧而富有弹性的韧带、关节囊和强有力的肌肉互相连接，并由肌肉收缩作用完成肩部各种活动。肩部4个关节分别是胸锁关节、肩锁关节、肩肱关节和肩胛胸壁关节。

一、肩部骨骼

骨骼包括锁骨、肩胛骨及肱骨上端。锁骨内端连于胸骨，肩胛骨由肌肉及其他软组织与胸壁连接，不直接与躯干骨骼连接。

（一）锁骨

锁骨为一弧形管状骨，横置于胸壁前上方外侧，侧架于胸骨与肩峰之间。内侧端形成胸锁关节，外侧端形成肩锁关节，而将肩胛带间接地连接躯干上部，支持并使肩部组织离开胸壁。除参与上肢活动外，能保持肩关节的正常位置，保护臂丛神经和锁骨下血管。锁骨有两个生理弯曲，外侧段向后凸，内侧段向前凸，略似“S”形。其形状外侧1/3上下稍扁平，横断面呈椭圆形，其前上缘有斜方肌，前下面有三角肌和喙锁韧带附着。因此，发生骨折后远侧骨折端向前下移位，近侧骨折端向后上移位。锁骨内1/3较粗，呈三棱形，其上面有胸锁乳突肌，前下面有胸大肌部分纤维和肋锁韧带附着，此处较少发生骨折，骨折后也多无明显移位。锁骨中1/3处较细，无韧带及肌肉附着，在中外1/3交接部位由于仅有后面由锁骨下肌附着，容易发生完全骨折和典型移位。

（二）肩胛骨

肩胛骨为一个不规则、略呈三角形的扁平骨。有前后两个面，前面稍凹。上、下、外三个角及上、内、外三个边缘。肩胛骨上缘骨质薄而短，但有喙突加强，外侧缘相对较厚，这3条骨脊也称为“三柱”，肩胛骨的稳定性依靠三柱的完整性予以维持。肩胛骨附着于胸壁后上的外侧部，覆盖于第2～第7或第8肋骨后部，与胸壁之间形成可以活动的假关节。肩胛骨后侧上1/3有一横行的骨嵴即为肩肝冈，由肩肝冈将后面分为冈上窝和冈下窝，此处骨质较薄，无法放置内固定物。其外端为肩峰与锁骨连成肩锁关节。肩胛骨的外角即肩胛颈及关节盂与肱骨头构成肩肱关节，约3/4成年人肩胛盂有2°～12°的后倾角，1/4有2°～4°的前倾角。肩胛骨的边缘、喙突及肩胛冈等均为肌肉附着处，所以，肩胛骨包围在肌肉之中，一般不易发生骨折，即使发生骨折，也不会有明显移位，均可自行获得愈合，在肩胛骨的体部骨折，一般不影响功能活动。肩胛颈较狭窄，骨质薄弱，相对容易发生骨折。

（三）肱骨上端

肱骨上端是肩部的组成部分，可分为头、颈及大、小结节4个部分。

1. **肱骨头** 肱骨头较大，为半圆形，向后上倾斜，与肩胛骨的关节盂构成肩肱关节。

2. **肱骨颈** 肱骨颈包括解剖颈与外科颈，解剖颈即肱骨干顶端和肱骨头之间，可理解为肱骨骨骺线闭合的位置，是关节囊附着部位；外科颈即大小结节与肱骨干之间的部位，是肱骨上端骨骼最薄弱部位，故肱骨上端骨折多发生于此处。

3. **大、小结节** 大结节在肱骨干上端的前外侧，有冈上肌、冈下肌及小圆肌等肌附着；小结节位于肱骨干上端的前内侧，有肩胛下肌附着；大小结节之间为一纵沟，有肱二头肌长头腱通过，称为肱二头肌腱沟。

二、肩部关节

肩部关节有肩肱关节、肩锁关节、胸锁关节及肩胛与胸壁所形成的假关节。因此，肩关节可有最广泛的活动范围。

（一）肩肱关节

由肩胛甲骨的关节盂与肱骨头连接而成的球窝关节。

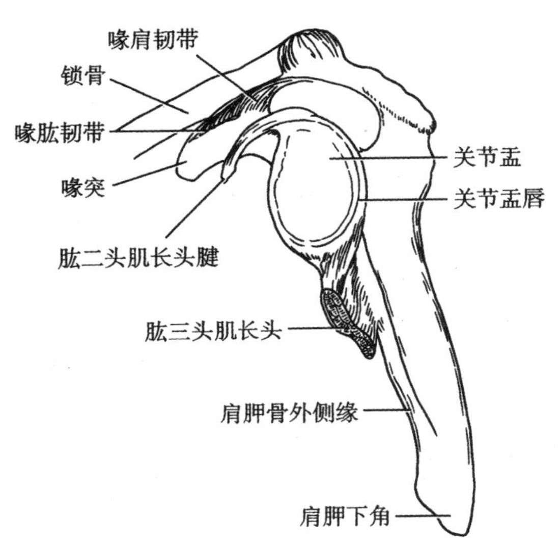

图29－1－1 左肩胛骨关节盂及周围组织结构的外侧面

1. **关节盂** 关节盂为一上窄下宽的长圆形凹面，向前下外倾斜，盂面上被覆一层中心薄、边缘厚的关节软骨，盂缘被纤维软骨环即关节盂唇所围绕，维持关节的稳定性，并由喙肱韧带、盂肱韧带和周围的肌肉、肌腱增强其稳定性（图29－1－1）。儿童盂唇和盂缘之间界线不明显，盂唇边缘和关节囊紧密连接。成年人盂唇和盂缘之间界线明显，其形态和结构相似半月软骨，分别为肱二头肌长头及肱三头肌长头附着处。关节盂唇加深关节盂凹，有保持关节稳定的作用。

2. **肱骨头** 肱骨头为半圆形的关节面，向后、上、内倾斜。由于肱骨头的面积远远地大于关节盂，仅以肱骨头的部分关节面与肩胛盂接触,关节囊较松弛,肩肱关节是人体中活动范围最灵活、范围最广泛的关节,上下左右均可活动。

(二) 肩锁关节

肩锁关节由肩峰与锁骨外端构成的一个平面关节,由关节囊、肩锁韧带、三角肌、斜方肌和喙锁韧带等维持关节的稳定。肩锁关节对合面小,肩锁关节囊较薄弱。特别是喙锁韧带对稳定肩锁关节有特殊的重要作用,所以肩锁关节脱位或锁骨外端骨折手术复位时,必须修复喙锁韧带才能维持复位。喙锁韧带是联系锁骨与肩胛骨喙突的韧带,起于喙突,向后上部伸展,止于锁骨外端下缘,分为斜方韧带及锥状韧带。当锁骨旋转活动时,此韧带延长,上肢外展时,并且与正常肩锁关节有约20°的活动范围相适应。

(三) 胸锁关节

胸锁关节由锁骨内端与胸骨柄切迹所构成的关节,其间有一个软骨盘。由关节囊、前后胸锁韧带、锁骨间韧带和肋锁韧带等维持其稳定性,锁骨稳定不易脱位。正常的胸锁关节有35°前后活动度,30°～35°上下活动度和44°～50°旋转活动度,参与肩部的各种活动。上下活动主要发生在纤维软骨盘与锁骨之间,前后向及旋转活动发生于纤维软骨盘与胸骨之间。

(四) 肩胛胸壁关节

肩胛胸壁关节是肩胛甲骨与胸壁之间假性关节,仅有丰富的肌肉联系,肩胛甲骨通过胸锁关节和肩锁关节在胸壁上作旋转活动,其活动的范围约60°,相当于上述二关节活动范围之和。由于肩胛甲骨在胸壁上的旋转运动,可使正常人上肢能上举达180°。因此,在功能上可视为肩关节的组成部分。

三、肩部运动

肩部的肩肱关节、肩锁关节、胸锁关节和肩胛与胸壁假关节等,既能单独活动,又能协同活动,肩关节为多轴关节,能做内收、外展、前屈、后伸及内外旋转等多种活动,以及由这些运动综合而成的旋转运动,形成一个比较复杂、完整的关节的运动。

(一) 肩肱关节的运动

肩肱关节的运动由两组肌肉完成。

1. 短肌　短肌主要作用为稳定肩肱关节位置,次要作用为供给关节活动的动力,如冈上肌、冈下肌、小圆肌、肩胛下肌。

2. 长肌　长肌主要作用为供给关节活动的动力,产生肱骨相对于肩盂的相对活动,如胸大肌、斜方肌等。

3. 前屈　肩肱关节前屈主要由三角肌前部纤维、胸大肌锁骨部、喙肱肌和肱二头肌完成,其中三角肌前部纤维最明显。

4. 后伸　肩肱关节后伸的肌肉主要有三角肌后部纤维、背阔肌、胸大肌的胸肋部、大圆肌和肱三头肌长头,其中三角肌后部纤维作用最大。

5. 内收　肩肱关节内收主要有胸大肌、大圆肌、背阔肌、喙肱肌和肱二头肌长头,三角肌前、后部纤维也有部分内收作用。

6. 外展　肩肱关节外展主要是三角肌中间束及冈上肌完成。当肩处于内旋或外旋位置时,三角肌在最外侧的部分是外展的主要肌肉,当肩外旋时外展肌力要更强些。

7. 内旋 肩肱关节内旋主要是肩胛下肌，当肩关节处于特定体位时，胸大肌三角肌前部纤维、大圆肌及背阔肌也有一定的内旋作用。

8. 外旋 肩肱关节外旋有冈下肌、小圆肌及三角肌后部纤维的作用。

（二）肩胛骨的运动

肩胛甲骨的运动包括上提、下拉、内旋、外旋、前伸、后伸，并由神经支配完成。

1. 上提 上提动作是由斜方肌上部纤维提肩胛甲骨外角，以及肩胛提肌及大小菱形肌上提肩胛甲骨脊柱缘4块肌肉共同完成。

2. 下拉 下拉是由胸小肌、锁骨下肌、背阔肌、斜方肌下部纤维、前锯肌和胸大肌参与该动作。只前锯肌有使肩胛骨下角外旋作用，其余均有使肩胛骨内旋作用。

3. 内旋 内旋指肩胛骨下角内旋，主要由菱形肌、肩胛提肌提升肩胛骨内侧缘，而胸大肌、胸小肌、背阔肌及上肢的重力作用使肩胛骨外角下降共同完成。肩胛骨内旋多伴有肩胛骨下降动作以协助上肢向下伸的动作。

4. 外旋 外旋是指肩胛骨下角外旋，由斜方肌及前锯肌协同完成。

5. 前伸 前伸指肩胛骨沿胸壁向前外侧移动，由前锯肌、胸大肌和胸小肌共同完成。

6. 后伸 后伸指肩胛骨沿胸壁向后内侧移动并向脊柱靠拢。斜方肌中部纤维或全部纤维同时收缩可使肩胛骨后伸，大小菱形肌、背阔肌也有使肩胛骨后伸的作用。

7. 神经 肩胛骨的大多数动作由许多不同神经支配的肌肉协同完成，所以单独一个神经的损伤一般不会明显影响肩胛骨的活动。

第二节 胸锁关节脱位

胸锁关节脱位较为少见。因系平面关节及肩臂重量的杠杆作用，治疗达到解剖复位较为困难。

【损伤机制与类型】

（一）间接暴力

暴力通过第1肋上缘为支点的杠杆作用，肩部急骤地过度向后、向下用力，可引起锁骨内端向前上突出。暴力轻者仅有胸锁韧带撕裂，严重者肋锁韧带也可撕裂，可引起前脱位（图29－2－1）。

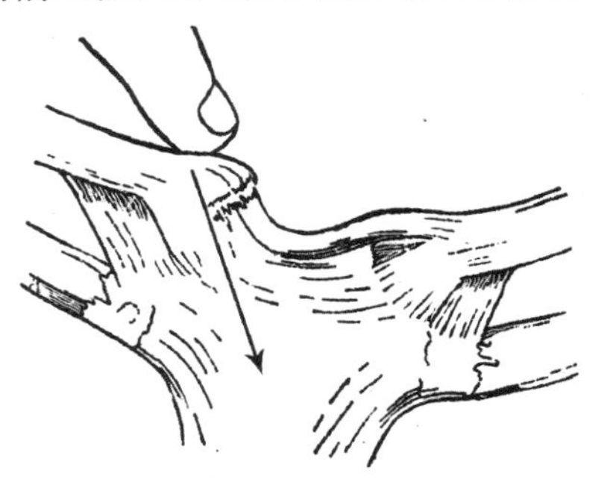

图29－2－1 胸锁关节脱位

（二）直接暴力

多因暴力直接冲击锁骨内端，其内端向后向下，引起后脱位，甚至向胸骨后侧移位，压迫气管引起呼吸急促。

【临床表现与诊断】

发生胸锁关节脱位后，局部疼痛、肿胀及压痛特别明显。胸锁关节前脱位时，锁骨端突出，并向前移位，有时可看到异常活动。两侧胸锁关节对比，畸形更明显。如为后脱位，胸锁关节部前侧有空虚感，由于锁骨内端移位至胸骨后方，肩胛骨被牵拉呈内旋，平卧位肩部不能接触床面。

X线片检查拍斜位或侧位片，结合病史及典型体征，较易诊断。

【治疗】

（一）手法复位

1. 前脱位

（1）手法整复：患者坐位，术者一手推顶伤侧胸壁，一手握住伤侧上臂上端，即可复位。在胸锁关节前部放置棉垫，用与锁骨固定相同的双圈固定或“8”字石膏绷带固定4周。

（2）皮肤牵引复位：患者仰卧，上臂外展100°，做上臂皮肤牵引，复位后上臂改为前屈30°～45°位，持续牵引3～4周。同时在胸锁关节前方用沙袋压迫，以维持复位。

2. 后脱位　患者取坐位，术者一手握住上臂上端，向外侧牵引，即可复位。固定方法同前脱位，使肩胛骨及上臂稍向后伸，以维持关节复位。如手法复位困难时，可加大肩关节后伸及外旋，必要时可用无菌巾钳夹住锁骨近端向外前方牵引，可有助整复。

（二）手术治疗

1. 前脱位　整复或固定失败、关节内有小骨片、有疼痛者，可行切开复位。采用2枚克氏针经关节固定，修复破裂的胸锁前韧带，术后用“8”字石膏绷带固定4周。一般术后6周拆除克氏针，开始功能活动。

2. 后脱位　无法进行手法复位，或者有气管或纵隔血管压迫症状者。沿锁骨内侧段作切口，暴露胸锁关节及锁骨内侧段，直视下向外牵引上臂，并用巾钳夹住锁骨内端向外前方牵拉，使脱位整复。然后用2枚克氏针经过关节固定，术后用“8”字石膏绷带固定4周，6周拆除克氏针开始功能活动。

3. 陈旧性胸锁关节脱位及复发性脱位　一般无明显功能障碍及疼痛症状者，不必手术治疗。如症状明显，可考虑行关节囊及胸锁韧带修补术或锁骨内侧端切除。

临床上实际操作时，内固定难度往往较大，也很难达到理想的内固定目的，可能与胸骨扁平疏松的解剖关系有关。

【预后】

胸锁关节脱位整复容易，但维持复位难度较大。因此解除外固定后常仍有半脱位，局部会留有畸形，但对功能影响不大。

第三节　锁　骨　骨　折

锁骨可称为“锁子骨”或“井栏骨”。锁骨桥架于胸骨与肩峰之间，是唯一联系肩胛带与躯干的支架。由于骨干细，形状微弯曲及位置表浅，故容易发生骨折，骨折发生率约占肩带骨折的54%；上肢骨折的17%；全身骨折的6%。各年龄组均可发生，但多见于青壮年及儿童。

【损伤机制】

典型的骨折端移位是内侧段因胸锁乳突肌收缩牵引而向后上方移位，外侧段受胸大肌和斜方肌牵拉而向内前方移位。在肢体重力影响下，骨折端可向下移位。儿童青枝骨折时，骨折端一般向上呈成角移位（图 29－3－1①②）。

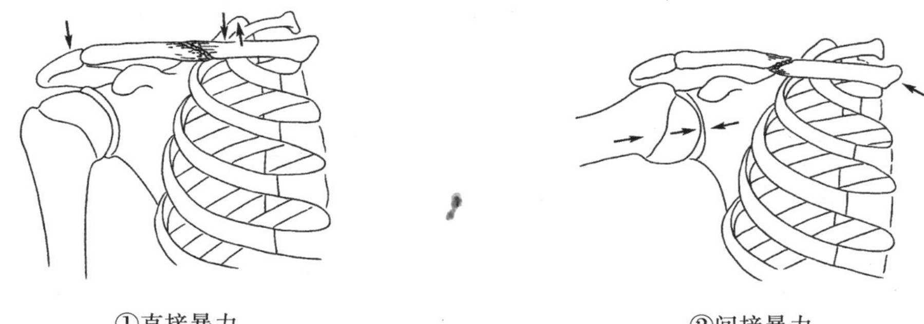

①直接暴力　　②间接暴力

图 29－3－1①② 锁骨骨折的损伤机制

（一）直接暴力

多因锁骨部受直接外力打击，常发生横形或粉碎性骨折。

（二）间接暴力

常见于跌倒时，掌心触地或肩部外侧着地造成骨折。

【类型】

（一）按骨折线解剖节段分类

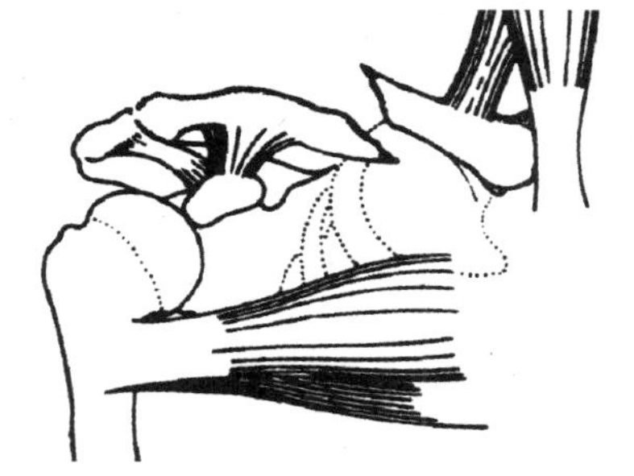

图 29－3－2 锁骨中段骨折典型移位

可分为内 1/3 骨折、中 1/3 骨折和外 1/3 骨折（图 29－3－2）。

（二）锁骨远端骨折的 Neer 分型（图 29－3－3）

Ⅰ型 移位骨折，韧带完整。

Ⅱ型 移位性韧带间骨折，有锥状韧带断裂，斜方韧带仍附着远端。

Ⅲ型 骨折延伸至关节面，但韧带完整。

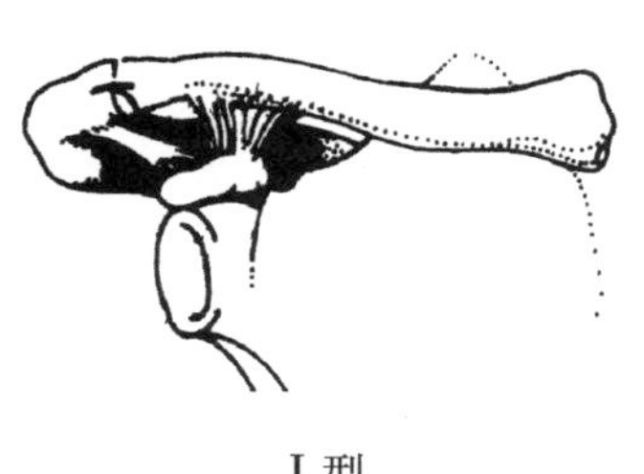

Ⅰ型

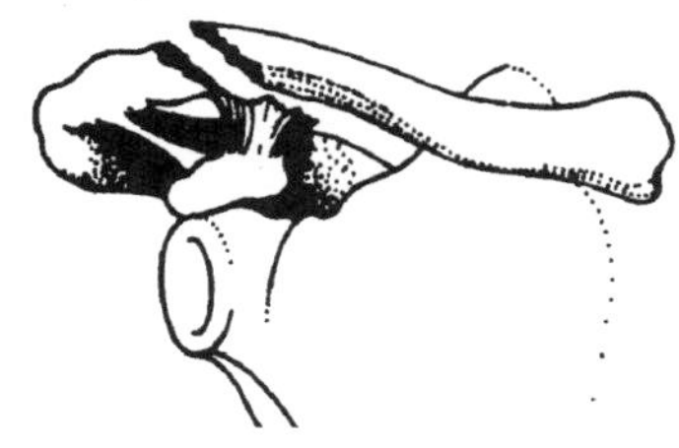

Ⅱ型

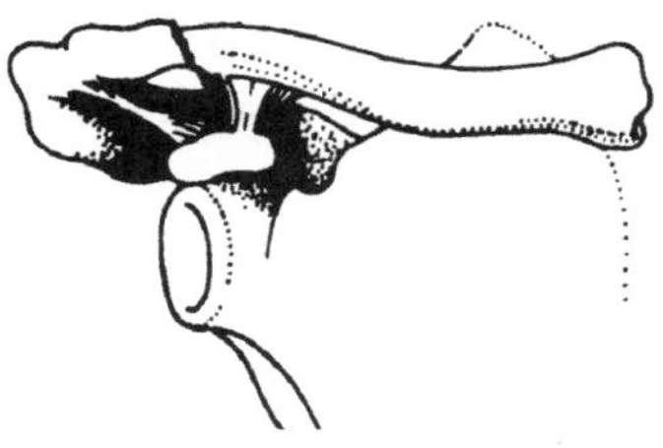

Ⅲ型

图 29－3－3 锁骨远端的 Neer 分型

【临床表现与诊断】

患者有跌倒受伤或暴力直接打击锁骨部病史。伤后局部肿胀、疼痛、肩关节活动受限。

严重者有皮下淤斑，锁骨上、下窝变浅或消失，患侧上肢可比健侧缩短 1～2cm，可触及异常活动和骨擦音。发生在锁骨外 1/3 有明显移位骨折时，由于邻近肩锁关节，故需与肩锁关节脱位或半脱位相鉴别。

X 线检查可明确骨折的部位、形状和移位程度。如 X 线显示喙突与锁骨之间距离增宽，则应考虑合并有肩锁韧带断裂。

幼儿患者自诉能力差，皮下脂肪厚，因多为青枝骨折（图 29－3－4），局部肿胀可较轻，畸形也不明显，故须注意观察活动伤肢或按压伤侧锁骨部时，可因疼痛而哭闹。

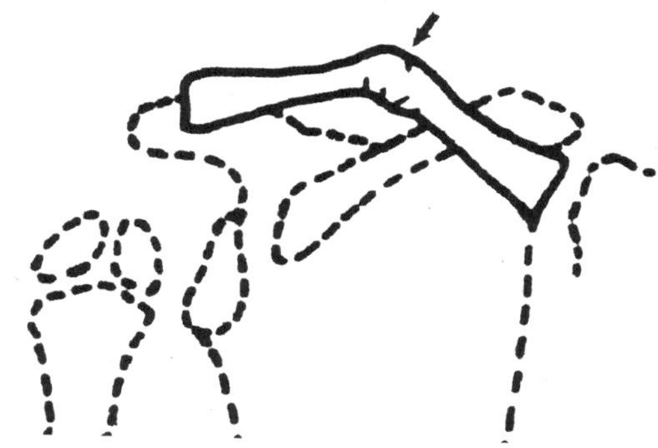

图 29－3－4　儿青枝骨折

【治疗】

锁骨骨折很少发生骨折不愈合，即使是一定程度的畸形愈合也不影响功能，保守治疗均能获得较好的效果。

（一）保守治疗

1. 三角巾悬吊　无移位或轻度移位骨折，可用三角巾悬吊患肢 2～3 周则可。

2. 双圈固定法　患者取坐位，双手插腰，双臂外旋，后伸挺胸。术者在患者背侧，左足踏于凳上，膝前顶在两肩胛间，双手扳住两肩并向前外侧徐徐扳拉。嘱患者挺胸，后伸肩部，外旋上肢。可轻微按压和提拉骨折端，直至触知骨折部畸形消失，双侧锁骨基本等长为止。可不必过度强调解剖复位。将备好的高低垫厚的一端置于锁骨上窝内，紧压骨折近侧，使之向下前。将薄垫一端搭于锁骨上，用 2 条胶布将低垫固定在皮肤上，然后外置平垫，凹面向颈侧，也用 2 条胶布固定。用绷带制成 2 个周径略大于上臂周径的环圈，分别套在两侧肩、腋部，注意棉圈需压住低垫。从背后紧拉固定圈，先用短布带扎紧固定圈的腋部，再用另 1 条短布带松松扎住两圈的后上部，不能过紧，最后用长布缚住两圈前方，在腋部圈的外侧加 1～2 个小棉垫，可防止肩部下垂，加大肩外展，更好维持骨折端对位效果。此时应检查双手及前臂的血运和神经感觉情况，如发现异常应即刻调整（图 29－3－5①②③）。

固定完成后，嘱患者平卧硬板床并垫高肩胛部，尽量使肩部后伸，练习伸肘关节及握拳和双手插腰后伸肩部等动作，按时随访。

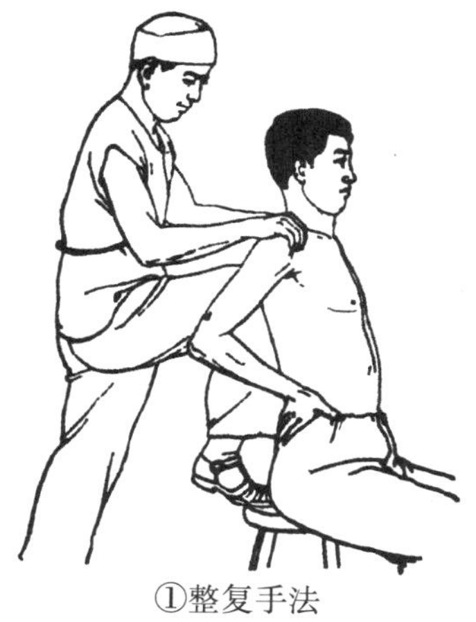

①整复手法

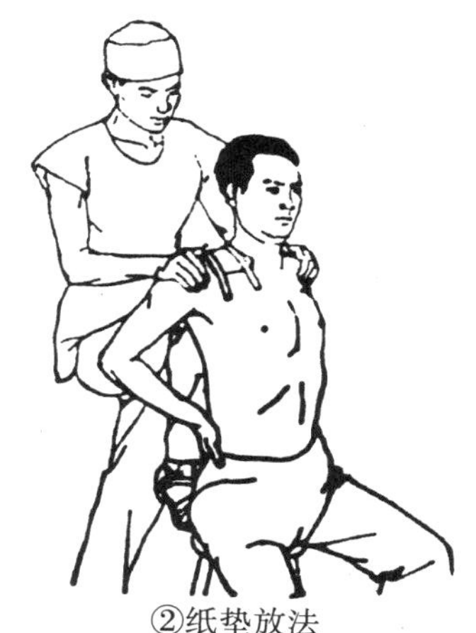

②纸垫放法

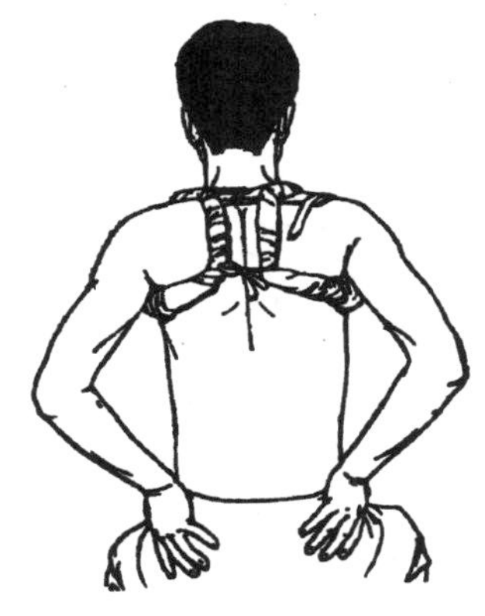
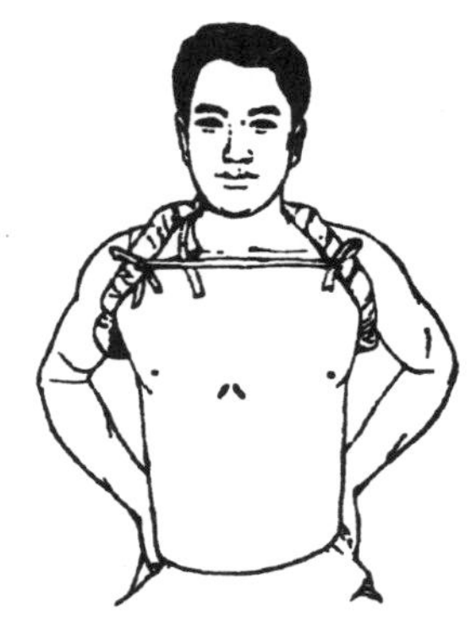

③固定

图 29 –3 –5①②③ 锁骨骨折双圈固定法

3. 横“8”字绷带法 此法较适用于锁骨中1/3及中外1/3骨折。骨折复位方法同双圈固定法。注意在腋窝部放置棉垫,以防止压迫血管神经。用绷带按“8”形从肩前部开始,经背部绕到健侧腋下,再往健侧肩前方向上横过背部,再回到患侧腋下,并绕向患侧肩前,经骨折处压住高低垫再绕至背部。如此重复缠绕8~12层。固定后训练及固定时间同“双圈固定法”(图29–3–6①②)。

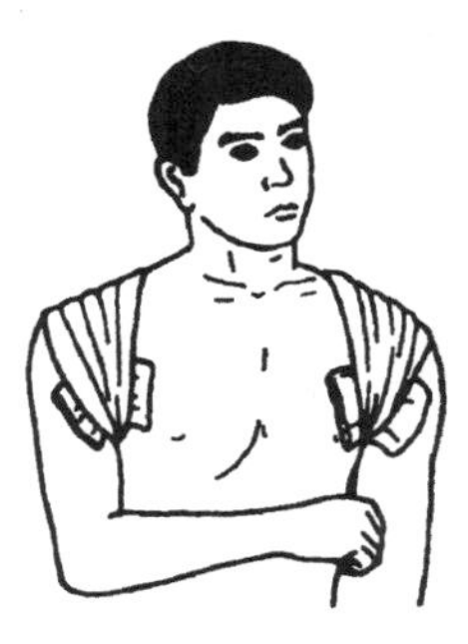

①正面

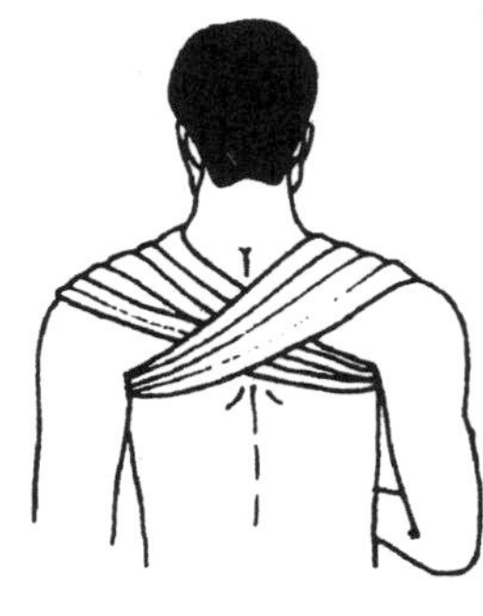

②后面

图 29 –3 –6①② 锁骨骨折横“8”字绷带固定法

(二)手术治疗

1. 适应证 采用手术复位内固定术,可因手术创伤和骨膜剥离导致骨折延迟愈合或不愈合。对开放性骨折,有严重移位的粉碎、多段骨折,怀疑骨碎片损伤锁骨下血管、神经,骨折端刺破皮肤以及有明显畸形,影响功能的陈旧性骨折和骨折不愈合,可以考虑手术复位内固定。

2. 内固定方法 选择3.5mm重建钢板能使骨折块固定于解剖位置,髓内针内固定抗骨折块旋转能力差,容易产生移位,故多数采用钢板固定。

3. 钢板放置位置 钢板的放置位置仍存在争议,有生物力学研究结果,由于锁骨特殊的解剖形状,仍难以确定何种位置能够达到最佳固定稳定性,但实验数据表明,不同钢板类型在抗弯曲能力上无统计学意义。钢板置于锁骨前下,可避免手术过程损伤锁骨下血管、神经,减少内植物位于皮下产生刺激,同时可使用更长的螺丝钉,因此,锁骨钢板适宜放置于锁骨前下方(图29–3–7①②③)。

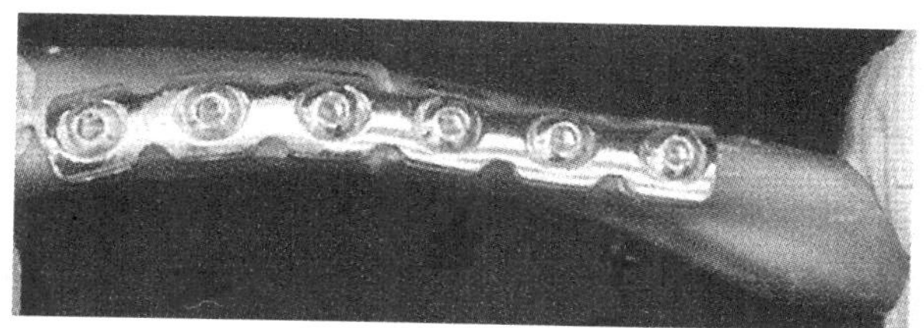

①放置于锁骨前下方

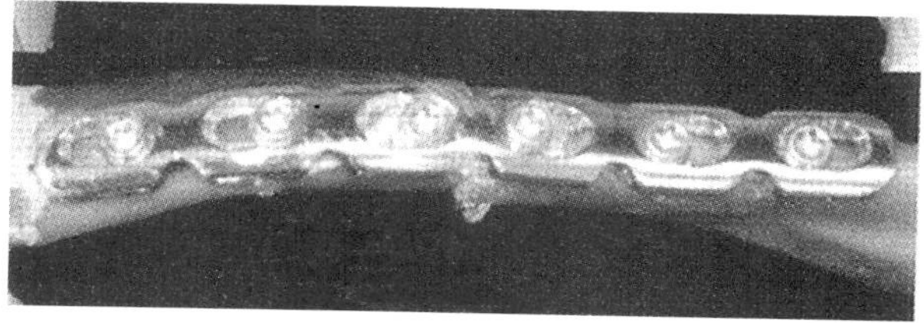

②放置于锁骨前方

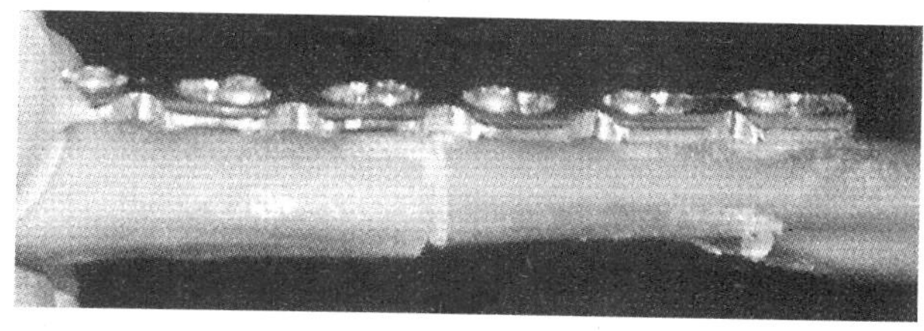

③放置于锁骨上方

图 29－3－7①②③　锁骨钢板的放置位置

4. 锁骨远端骨折双钢板内固定锁骨远端 NeerII 型骨折　采用保守治疗的骨折不愈合率达 30% ~44%，应行切开复位内固定。由于骨折远端的小骨碎片限制了锚定的位置及其固定稳定性，传统的固定技术包括克氏针张力带、螺钉固定、锁骨钩板等方法，可能增加骨关节炎的发生概率。一般采用锁骨远端 T 形钢板或双钢板内固定，作双钢板内固定时，一块放置在锁骨上方表面，第 2 块放置在垂直于前一块钢板的锁骨前表面（图 29－3－8①②）。术中 X 线透视确定复位及植入物的正确位置及螺钉的长度。

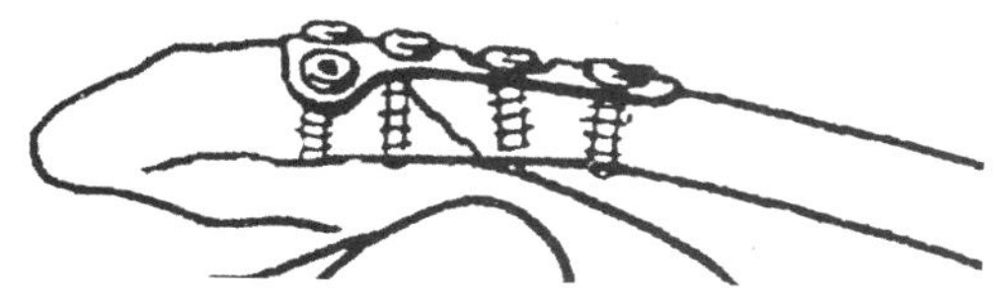

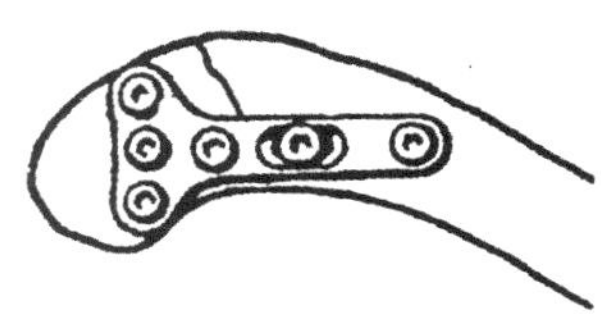

①锁骨远端 T 形钢板内固定

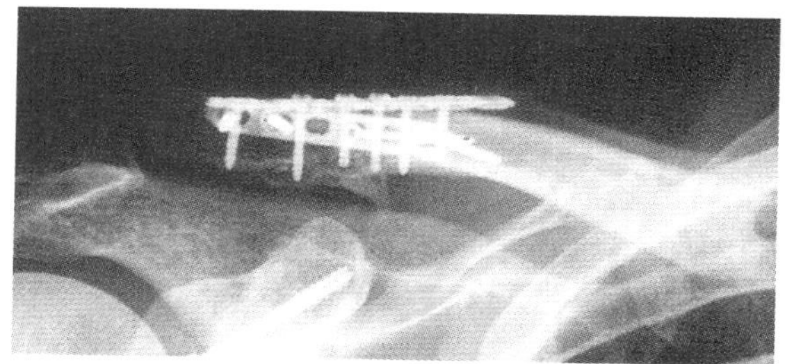

②锁骨远端骨折双钢板内固定

图 29－3－8①②　锁骨远端骨折钢板内固定

双钢板固定术治疗锁骨远端骨折,可以使骨折达到完全的解剖复位、固定效果好,同时避免了对肩锁关节的影响,也适用于骨不连的翻修手术。

术后患肢三角巾悬吊制动,注意早期避免过早、过大、过强的肩关节活动。

【并发症】

1. 骨折不愈合 常因制动不良或不适当的手术治疗引起,可有一定症状及功能影响。一旦出现应再行手术复位、内固定及植骨。注意植骨块应放置在锁骨后方,不能置于锁骨下方或皮下,以免造成皮下形成过多骨痂或直接压迫锁骨下神经血管束。

2. 畸形愈合 畸形愈合后出现血管、神经压迫症状时,需手术去除多余骨痂,必要时作血管、神经束松解。严重畸形、异常骨痂及瘢痕组织填塞后出现与第 1 肋骨之间的间隙变窄,从而压迫锁骨下神经或血管束,出现症状时应手术解除压迫,甚至考虑行锁骨中段切除。

儿童锁骨畸形愈合一般在发育过程中可自行塑形矫正,甚至不遗留骨折痕迹。新生儿锁骨骨折发生率约为 1.6%,其发生率与难产器械助产有明显关系,常见于体形较大者,体重超过 4.5kg 的胎儿发病率较高。出生致锁骨骨折,采用保守治疗处理,效果良好。

3. 创伤性关节炎 肩锁关节发生率较高,一般先行保守治疗,如无效可作锁骨外端切除。决定手术前宜作局部封闭止痛试验,若能获得暂时减轻疼痛,方能证明手术可能有效。切除锁骨外端后应将三角肌与斜方肌缝合,需要切除胸骨端时,应将胸锁乳突肌锁骨头填充手术残腔。

【预后】

成人锁骨骨折治疗效果良好,即使是一定程度的畸形愈合对功能无明显影响。小儿锁骨骨折,骨愈合后一般不会遗留畸形。

第四节 肩锁关节脱位

肩锁关节脱位是较为常见的肩部损伤,Rowe 统计约占肩部损伤的 12%。多发生于年轻人的运动性创伤。

【损伤机制】

(一) 直接暴力

如跌倒时肩部着地或肩关节处于外展内旋位时,暴力冲击肩项部将肩胛骨与锁骨同时推向下内,由于锁骨骨折内端受第 1 肋骨抵挡,应力集中于肩锁及喙锁韧带。如暴力较小,喙锁韧带完整,则锁骨外折段仅轻度上移呈半脱位;如若暴力强大,可致肩锁韧带和喙锁韧带同时断裂,三角肌和斜方肌的肩峰和锁骨腱性附着部也撕裂,上肢及肩胛骨失去韧带的悬吊而下坠,锁骨受胸锁乳肌的牵拉而向上移位,肩锁关节可呈全脱位。

(二) 间接暴力

多因跌倒时上肢处于外展和轻屈位所致。暴力经着地的肘部或手部上传至肩峰,向上内方推顶肩胛骨,造成肩锁韧带和关节过度紧张而破裂。由于肩胛骨上移不受断裂的喙锁韧带牵制,故不易发生损伤而造成半脱位。

【类型】

根据肩锁关节脱位损伤的程度,临床上分为3型(图29－4－1①②③④)。

Ⅰ型　轻度损伤,伴有肩锁韧带扭动或撕裂伤,肩锁关节保持稳定,锁骨位置正常。

Ⅱ型　中度损伤,伴有肩锁韧带、三角肌腱膜和斜方肌锁骨远端附着点断裂,喙锁韧带也有不同程度损伤。锁骨远端可向后或向前移位。

Ⅲ型　严重损伤,肩锁韧带和喙锁韧带连同肌肉腱膜断裂,锁骨远端抬高而极不稳定。

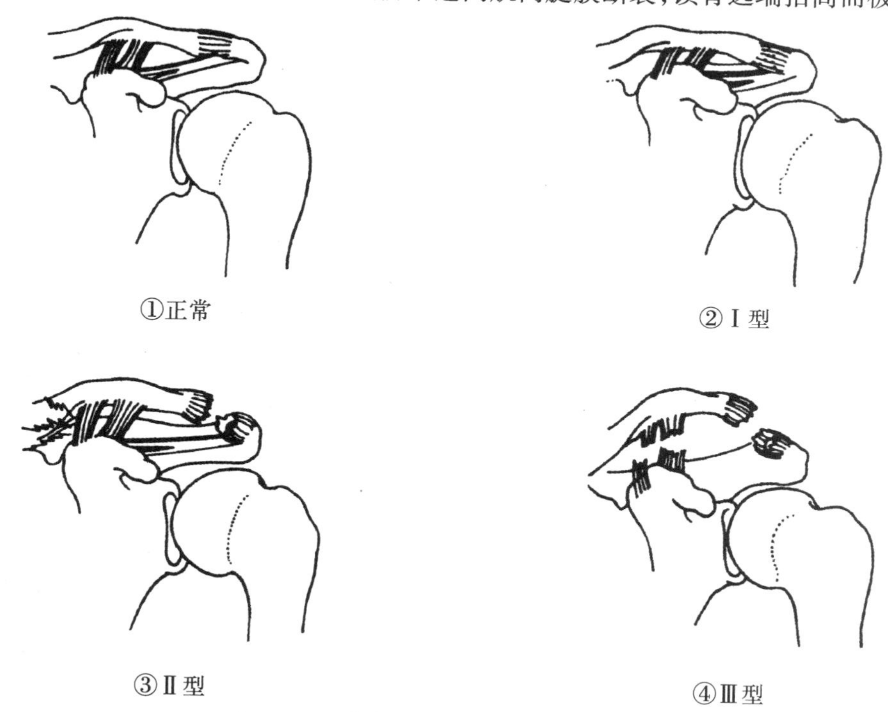

①正常　②Ⅰ型　③Ⅱ型　④Ⅲ型

图29－4－1①②③④　肩锁关节脱位分型方法

【临床表现与诊断】

外伤后有肩部疼痛,肩关节活动时疼痛加重,肩活动受限。检查如情况允许,应采取坐或站立位,此时上肢的重力作用,可使已有的畸形更加明显。

1. Ⅰ型损伤　肩锁关节部有轻度或中度肿胀及疼痛,没有畸形,没有锁骨外端的移位或不稳定现象,肩锁部有压痛,上臂活动时疼痛加重。喙锁韧带部位没有压痛。双侧肩锁骨X线片不显示有锁骨外端关节移位。肩应力位X线片(图29－4－2)可显示有关节不稳定。晚期X线片可显示有软组织骨化影。

2. Ⅱ型损伤　肩锁关节部肿胀及疼痛的比较明显。锁骨外端高于肩峰,局部有压痛,按压锁骨外端时有浮动感(图29－4－3)。握住患侧锁骨中段前后活动时,锁骨水平方向前后不稳定。喙锁间隙也可有压痛。

X线片可显示锁骨外端轻度向上撬起,肩锁关节间隙略有增宽。偶可伴有锁骨外端或肩峰骨折。肩关节应力X线片,不显示喙锁间隙有明显增宽改变。

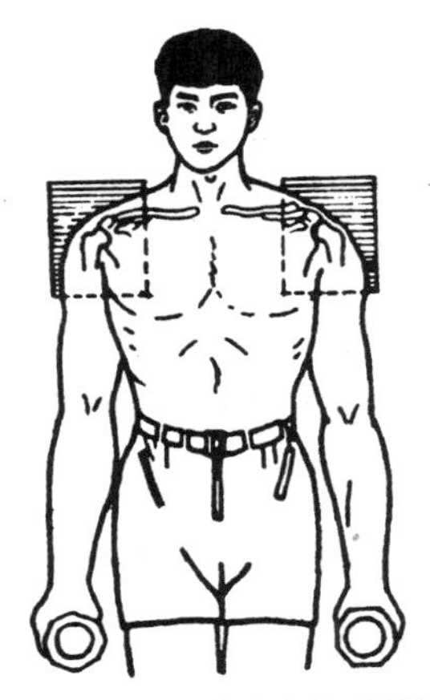
图29－4－2　肩应力位X线片

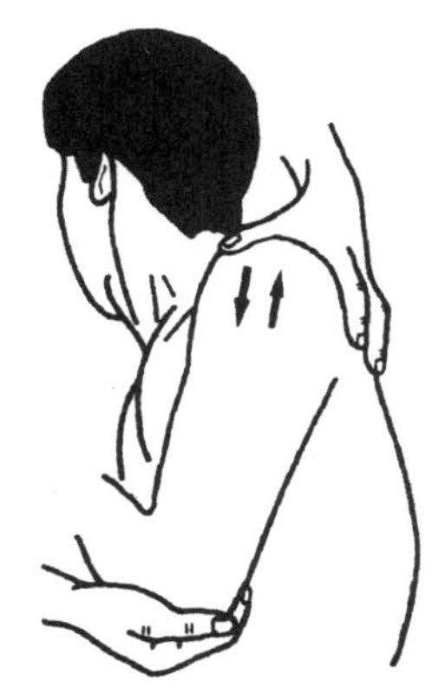
图29－4－3　按压锁骨外端时有浮动感

3．Ⅲ型损伤　患肩肿胀及疼痛均明显。患肘常以健肘托位患肘肘部向上，以减轻疼痛。检查可见锁骨外端上撬顶起皮肤，从而使肩部外形成"阶梯状"畸形。

从后侧望诊时畸形更明显。肩锁关节、喙锁间隙及锁骨外1/3均有明显压痛。活动锁骨外端时，上下及前后方向均有不稳定现象。肩关节的任何活动均可加重疼痛，以外展活动为甚。

对不能肯定诊断的病例，拍双肩应力X线片即可显示喙锁间距的明显差异。

【治疗】

（一）保守治疗

1．Ⅰ型损伤　治疗主要为症状治疗和保护患肩免再外伤。可用三角巾保护，1周后开始肩关节功能锻炼。

2．Ⅱ型损伤　绝大多数人认为应采用保守治疗。手法复位时，患者取坐位，术者一手托住患肘将上臂沿肱骨向上方纵行托顶，同时用拇指按压锁骨外端，即可复位(图29－4－4)。

复位后可采用石膏腰围及压迫带，胶布固定法(图29－4－5)，支具加背包固定，"8"字绷带，上肢外展位牵引等外固定法。在锁骨外端放置一保护垫，结合使用弹性绷带或胶布固定方法，控制使锁骨外端向下，上臂向上位置，固定3～4周，2个月内避免提重物或剧烈运动。

对于年老体弱患者，由于活动量不大，关节本身易发生僵硬，故治疗应以早期功能活动为主。可用吊带或三角巾保护，尽量鼓励患者早期活动。

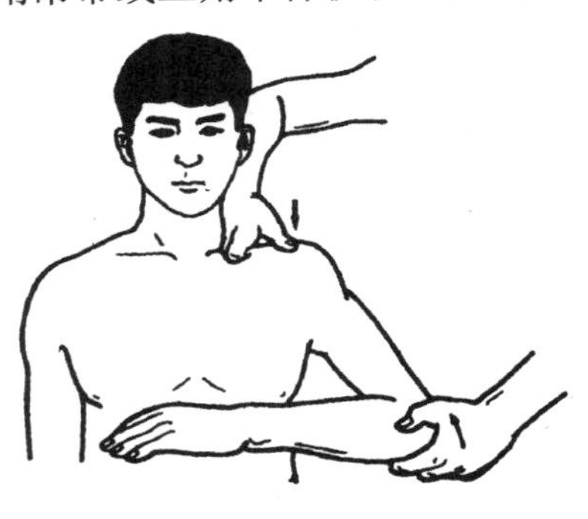
图29－4－4　肩锁关节脱位手法复位

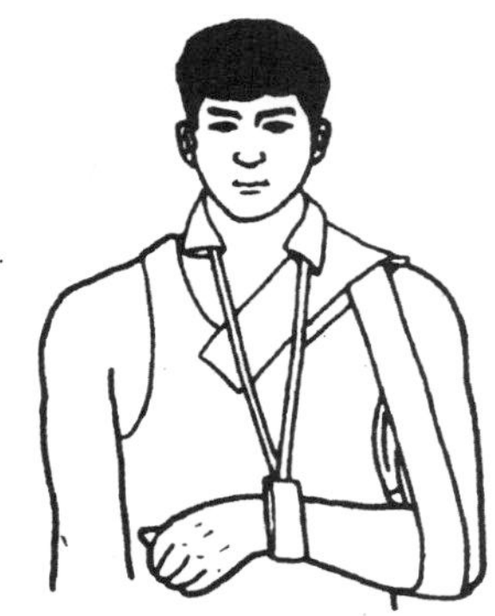
图29－4－5　肩锁关节脱位胶布压迫固定法

3. Ⅲ型损伤　治疗方法一直意见不统一，目前多数学者认为应采用手术治疗。

保守治疗的原则和方法同Ⅱ型损伤，外固定需4～6周，去除固定后可逐渐加强肩关节功能锻炼。8～10周后开始允许肩关节做充分活动。

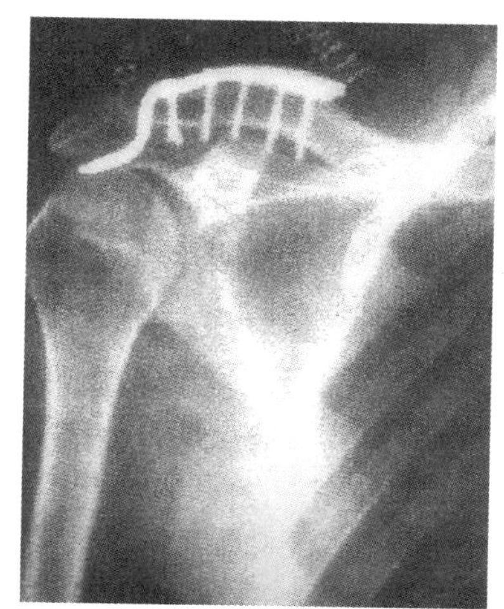

图29-4-6　锁骨钩钢板固定

（二）手术治疗

适用于Ⅲ型损伤。

1. 锁骨钩钢板固定　是近年来应用效果得到肯定的新型内固定材料，设计符合锁骨解剖外形，钢板分左、右型。放置钢板时须注意尖端应置于肩峰的后下方，对肩轴的影响较小。钢板的螺钉也为动力加压孔设计，其特殊设计较好地解决了治疗肩锁关节脱位中稳定性和早期活动的需要。在坚强内固定的基础上，术后可不需外固定（图29-4-6）。据资料统计，其应用效果优于张力带钢丝固定。

2. 张力带钢丝固定　用2枚克氏针穿过肩峰、肩锁关节至锁骨后，用钢丝进行张力带固定，同时修补喙锁韧带。术后三角巾悬吊6周后开始练习活动。如经保守治疗半年后，症状减轻时，可考虑手术清除肩锁关节内损伤碎片，切除纤维软骨盘。如已出现创伤性关节炎，则须将锁骨外端切除，切除长度不少于2cm或直达喙锁韧带附着点外端。锁骨外端切除后肩部畸形及活动可改善，但力量减弱。

3. 带垫圈的加压螺丝钉固定　喙突与锁骨带垫圈的加压螺丝钉固定（图29-4-7），同时应用环扎重建技术修复肩锁及喙锁韧带（图29-4-8）。

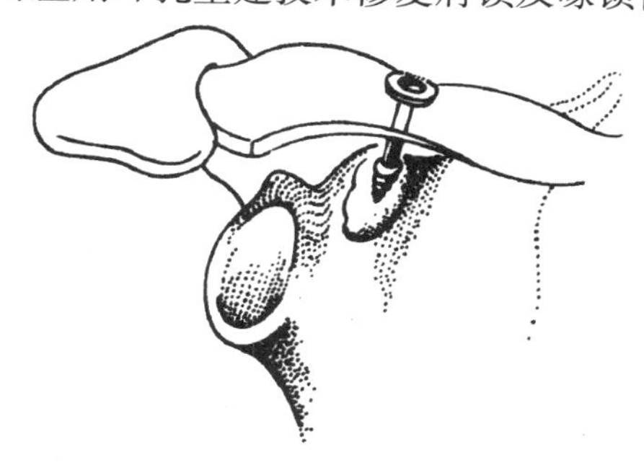

图29-4-7　带垫圈的加压螺丝钉固定

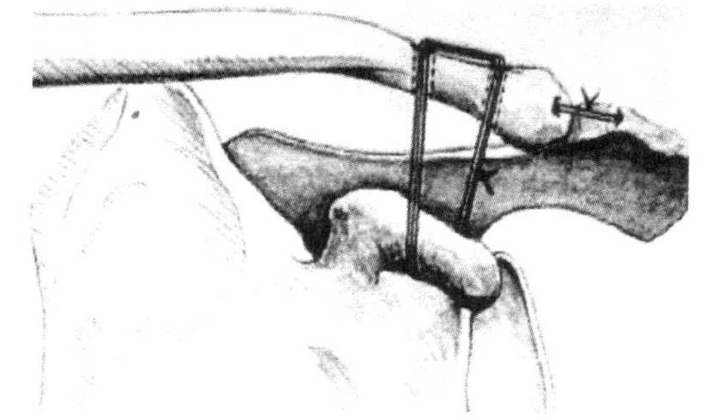

图29-4-8　环扎重建技术修复肩锁及喙锁韧带

4. 肩锁关节融合术　临床认为很难达到融合效果，而且也明显影响肩关节外展，实际应用很少。

【并发症】

1. 保守治疗的并发症　可发生压疮，残留肩锁关节半脱位或脱位，肩锁关节创伤性关节炎及肩关节僵硬等。

2. 手术治疗并发症　有切口感染，内固定物弯曲、松动、折断，手术复位不足，肩锁关节周围及喙锁间隙软组织强化及创伤性关节炎等。

第五节 肩关节脱位

肩关节脱位，也称肩肱关节脱位，在全身关节脱位中最常见，发病率占全身关节脱位的50%，占肩、肘、髋、膝四大关节脱位的40.1%，仅低于肘关节脱位。多发于20～50岁男性，肩关节易发生脱位取决其解剖结构及生理功能特点。肱骨头和肩盂构成肩关节，肩盂小且浅，只占肱骨头关节面的1/4～1/3，因此肩关节囊的骨性结构很不牢固。此外，肩关节大且薄弱，前方尤其明显，这种结构为增大肩关节的活动度提供了良好条件，但对关节的稳定却是不利因素。虽有关节囊加强稳定作用，但缺乏诸如髋、膝关节持有的坚强韧带结构，因此从韧带结构而言，肩关节也是最不稳定的关节，肌肉是维持关节稳定的重要因素，而肩关节正是依赖肌肉在静止或运动状况下的平衡协调作用来维持的。任何导致肩部肌肉失调的因素，均可造成影响肩关节的稳定作用。

【损伤机制】

（一）直接暴力

多因打击或冲撞等外力直接作用于肩关节引起。临床常见是向后跌倒时，肩部着地，也可因来自后方的冲击力，使肱骨头向前脱位。

（二）间接暴力

临床最为多见，可分为杠杆作用力和传达暴力两种。

1. 杠杆作用力 当上肢过度外旋、外展及高举位向下跌倒时，肱骨颈受到肩峰冲击，成为杠杆支点，使肱骨头向下脱位。开始呈盂下脱位，进而可滑脱至肩前形成喙突下脱位。

2. 传达暴力 跌倒时上肢外旋、外展，手掌向下撑地，暴力由掌面沿肱骨纵轴向上传达到肱骨头。多数造成肱骨头冲破前侧关节囊薄弱处，向前滑出喙突下间隙，形成喙突下脱位。极少数因暴力继续向上传达，导致肱骨头被推至锁骨下部成为锁骨下脱位。

【病理改变】

肩关节脱位的病理变化，主要为肩关节囊撕裂和肱骨头脱出。同时可发生肩关节周围软组织不同程度损伤或合并肩胛盂边缘骨折，肱骨头骨折与大结节骨折等，其中有30%病例合并大结节撕脱骨折，严重病例可合并腋神经损伤，但罕见。

【类型】

肩关节脱位可分为2型，以前脱位最常见（图29－5－1①②）。

1. 前脱位 为喙突下脱位、盂下脱位和锁骨下脱位。

2. 后脱位 为肩峰下脱位、盂下脱位和冈下脱位。

【症状与诊断】

外伤性肩关节前脱位均有明显的外伤史，肩部疼痛、肿胀和功能障碍，失去肩部正常圆形膨隆的外观。

1. 肩关节前脱位 患者常头倾向患侧以减轻肩部疼痛，健手扶持患侧前臂，患侧前臂呈

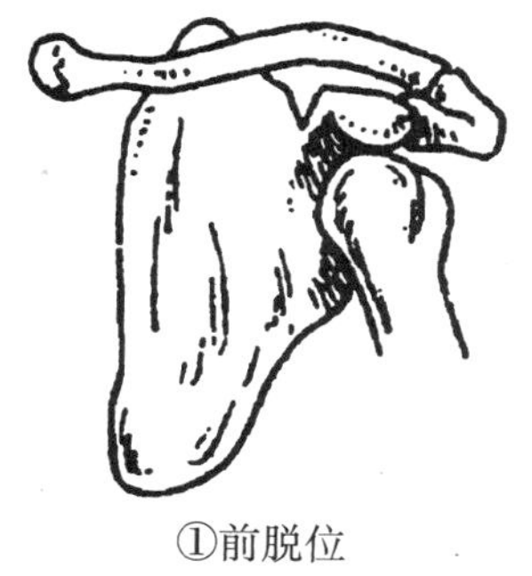

①前脱位

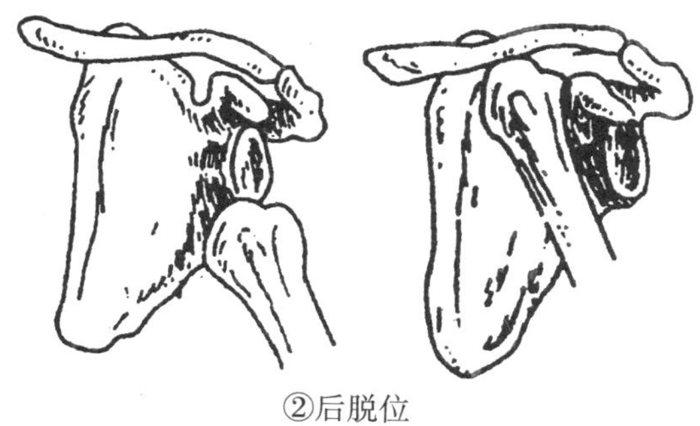

②后脱位

图 29－5－1①②　肩关节脱位类型

轻度前屈和外展位。肩部软组织肿胀，呈方肩畸形（图 29－5－2）。肩峰至肱骨外上髁距离增长，关节呈弹性固定状态，当外展 30°时，任何方向的活动均可引起剧烈疼痛，肩峰下有空虚感，常可在喙突下、腋窝处或锁骨下触及脱位的肱骨头，搭肩试验阳性。肩部或胸部 X 线摄片，可明显确诊并了解骨折类型和是否有合并其他骨折。

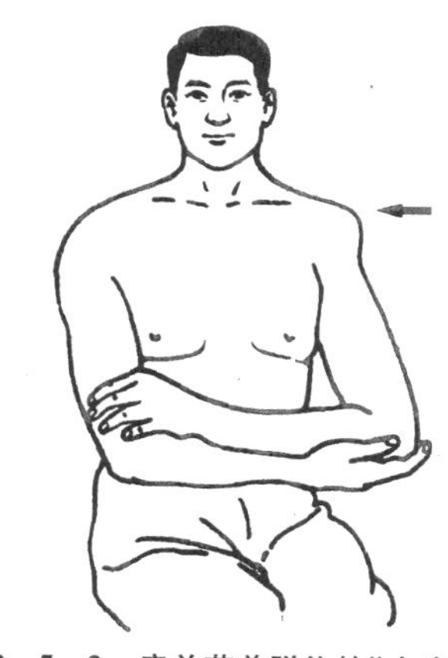

图 29－5－2　肩关节前脱位的“方肩”畸形

2. 肩关节后脱位　较少见，在所有大关节脱位中最易误诊。由于肩关节后脱位多数为肩峰下脱位，无前脱位时明显的“方肩”畸形及弹性固定现象。主要表现为上臂呈轻度外展和内旋畸形，喙突突出明显，肩前部塌陷扁平，可在肩峰下触及突出的肱骨头。肩部上、下位 X 线摄片，可明确显示肱骨头向后脱位。

【治疗】

（一）保守治疗

1. 手法复位　新鲜肩关节脱位应早期诊断，及时整复，方能取得最好疗效。可给予止痛剂进行整复，如因精神紧张导致肌肉高度收缩，可麻醉后进行。麻醉下更应注意手法轻柔，防止粗暴手法造成并发症。如果手法整复困难时，则应考虑有无阻碍复位的因素，如肱二头肌肌腱套住肱骨头或撕破的关节囊所阻碍，骨折块拦阻以及肌肉紧张等。陈旧性脱位时间在 1 个月左右，关节内外无明显钙化影，可在充分麻醉后配合适当按摩以松弛肌肉后试行整复。

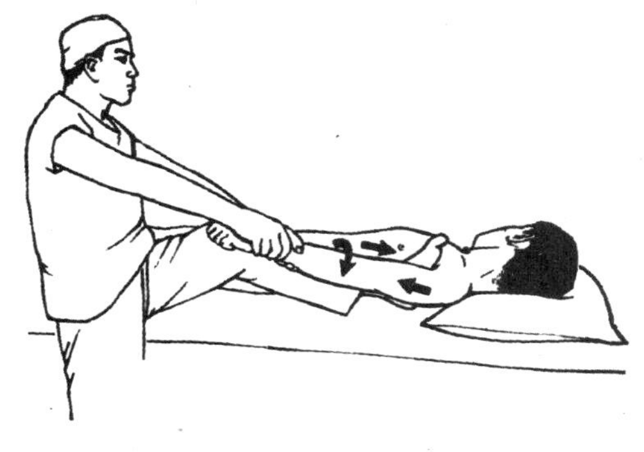

图 29－5－3　手牵足蹬法

（1）手牵足蹬法：此法为 Hippocrate’s 法，是历史悠久的传统手法，此手法简单易行，效果好，较为常用。

操作步骤：以右肩为例。患者取仰卧位，术者立于患侧，双手握住患肢腕部，右膝伸直用足蹬于患者腋下，顺势用力牵引伤肢并维持 2～3 分钟。然后按顺序：先外展、外旋；后内收、内旋。此时伤处有滑动感，肩关节弹性固定消失，即表明复位成功（图 29－5－3）。

（2）牵引推拿法：此法步骤简便，操作温柔，效果满意及并发症少，也较为常用（图 29－5－4）。患者仰卧，一助手用布单套住胸廓向健侧牵拉，第 2 助手用布单通过腋下套住患肢向外上方牵拉，第 3 助手握住患肢手腕向下牵引并外旋内收，三方面同时徐徐持续牵引，可使肱骨头复位。如不能整复，可用拇指或手掌在腋下由前上向外下将肱骨头向关节盂内推动还纳，此时第 3 助手配合牵引上臂并作外旋转活动，一般均可复位。

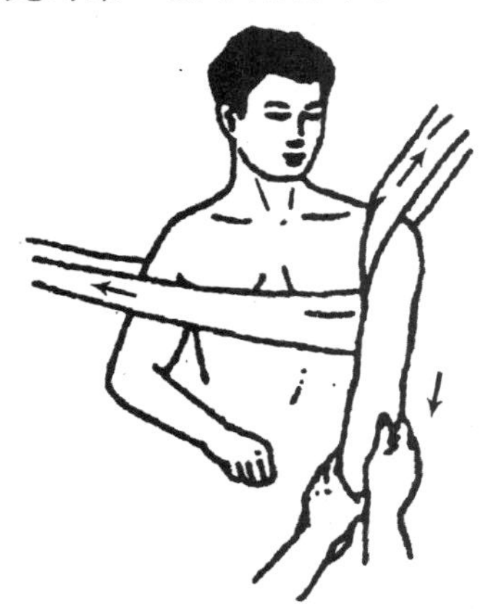

图 29－5－4　牵引推拿法

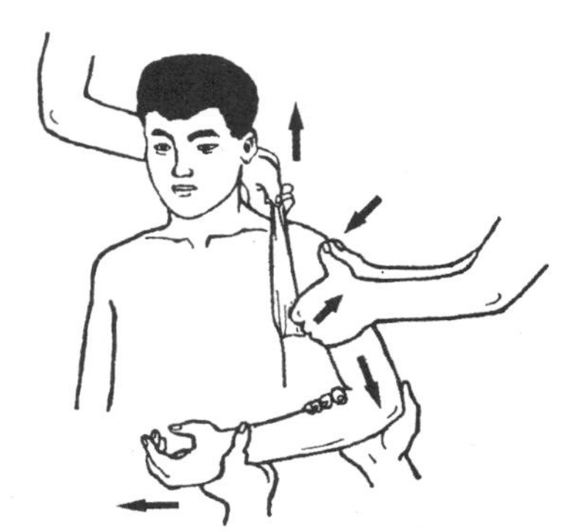

图 29－5－5　拔伸托入法

（3）拔伸托入法：此法较温柔稳妥，安全性高，效果好，尤其适用于老年患者。

操作步骤：患者取卧位或坐位，第 1 助手用布套通过腋下套住患肢上臂向上牵拉，固定患者及躯干，第 2 助手握住伤肢肘部和腕部，同时屈肘，缓慢向外下方拔伸牵引伤肢。此时，术者立于伤肩外侧，用两手拇指压住其肩峰，其余四指插入腋窝内，将肱骨头向外上方钩托。与此同时，令助手逐渐将患肢内收、内旋持续拔伸，直至肱骨头有回纳感或弹响声，表示复位成功（图 29－5－5）。

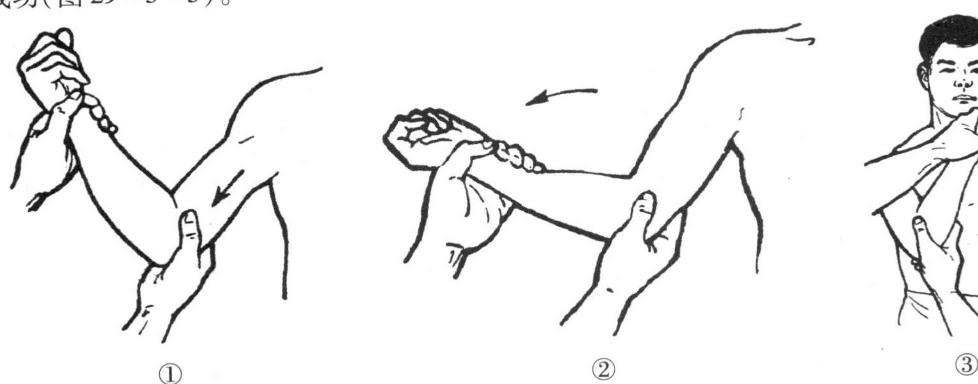

图 29－5－6①②③　牵引回旋法整复肩关节前脱位

（4）牵引回旋法：此为科氏法（Kocher's 法），其优点是在无助手的帮助下可单独进行。但操作比较复杂，尤其对老年人骨质疏松者，有引起肱骨颈骨折、神经血管损伤或肌肉纤维撕裂的危险。对脱位时间较长（超过 24 小时）、肩部肿胀明显、身体强壮、肌肉发达的患者也不宜使用。取平卧位，以右肩为例，术者立于患侧，用右手托住患肢肘部，左手握住患肢手腕。以右手缓慢向下牵引，同时外展外旋上臂，松弛胸大肌紧张，使脱位的肱骨头回纳到关节盂前上缘。在维持上臂外旋牵引位置下，逐渐内收肘部至肘部与前下胸壁接触并横过胸前至体中线，此时肱骨头已由关节盂上缘向外移位，关节囊的破口扩大。最后在上臂高度内收的位置上，迅速回旋上臂，使肱骨头在内旋时，可通过扩大的关节囊破口滑入关节盂内。此时可听到肱骨头滑动的声响，内旋上臂时，患肢手掌可搭在健侧肩上，即为复位成功（图 29－5－6①②③）。

2. 术后处理　肩关节整复成功后，"方肩"畸形消失，可恢复肩部正常外观，触扪不到异位肱骨头。杜氏征消失，即患肢手掌放于对侧肩前部时，肘内侧可贴前胸壁。X 线摄片显示肩关节复位。术后患侧上臂保持内收，内旋位，屈肘 90°，前臂横放于胸前壁，腋下和肘内部用纱垫保护，再用三角巾及绷带固定患肢（图 29－5－7）。1 周后，可去除绷带，逐渐进行肩关节活动，2 周后去除肩巾，可辅助理疗及肩关节自主活动。不能采取一切强制性活动。如患者同时并发肩周炎，固定时间可适当减少。复位后固定，使损伤软组织得以良好恢复，防止形成习惯性脱位。

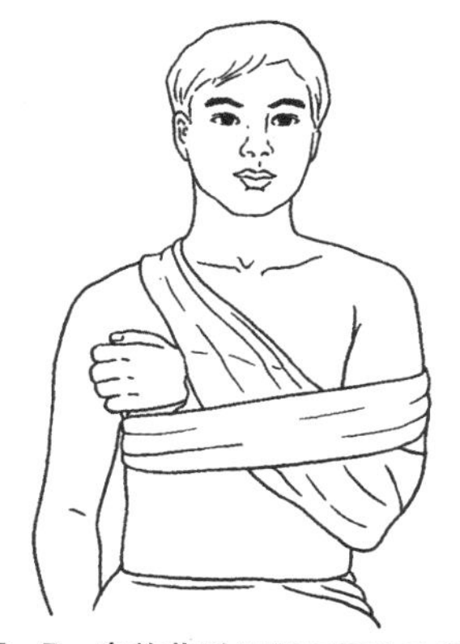

图 29－5－7　肩关节脱位整复后胸肩绷带固定

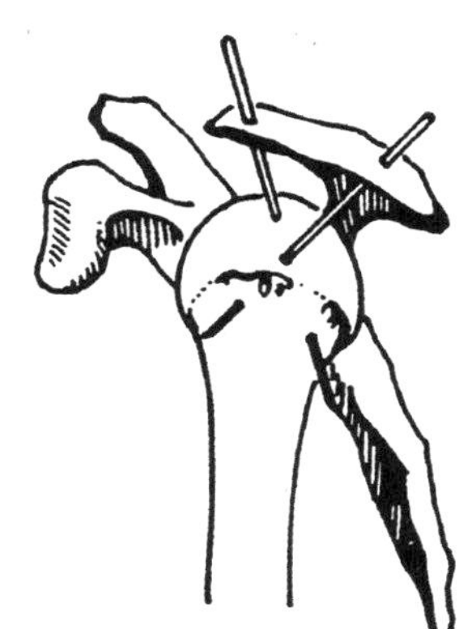

图 29－5－8　肱骨头克氏针内固定

（二）手术治疗

1. 新鲜肩关节前脱位　较少需手术治疗，如出现以下状况时应考虑手术治疗：肩关节前脱位并有肱二头肌长头肌腱向后滑脱阻碍手法复位；合并肱骨大结节撕脱骨折，骨折片卡在肱骨头与关节盂之间影响复位；合并肱骨外科颈骨折，手法不能整复；合并喙突、肩峰或肩关节盂骨折，移位明显；合并腋部大血管损伤。

2. 陈旧性肩关节脱位　肩关节脱位后超过 3 周尚未复位，则为陈旧性脱位。关节发生脱位 3 周后，关节腔内充满瘢痕组织，并与周围组织粘连，周围肌肉发生挛缩，骨折有形成骨痂或畸形愈合，这些病理改变都阻碍肱骨头复位。

（1）以下情况可不予特殊处理：①50 岁左右，体质强壮，关节脱位超过 2～4 个月，关节功能尚可，上臂外展达 70°～90°。②年老体弱，关节脱位时间超过 2～4 个月，无神经血管压迫症状或损伤。③年轻患者，关节脱位时间在 3 个月内，无合并神经血管损伤和大量瘢痕时，可在麻醉下尝试手法整复。

（2）手法复位：陈旧性肩关节脱位，采用手法复位疗效好于切开复位，但必须严格掌握适应证。

（3）手术复位：青年患者，有劳动强度需求，脱位时间超过 3 周以上，脱位关节活动度差，手法整复失败者可考虑行肱骨头克氏针内固定手术治疗（图 29－5－8）。由于手术操作难度大，而且术后关节功能恢复不尽满意，故需严格掌握手术指征。

第六节 肩胛骨骨折

肩胛骨受肌肉包裹保护,故较少发生骨折。骨折多发生于肩胛体和肩胛颈,喙突、肩峰及肩胛冈较少发生(图29－6－1①②)。

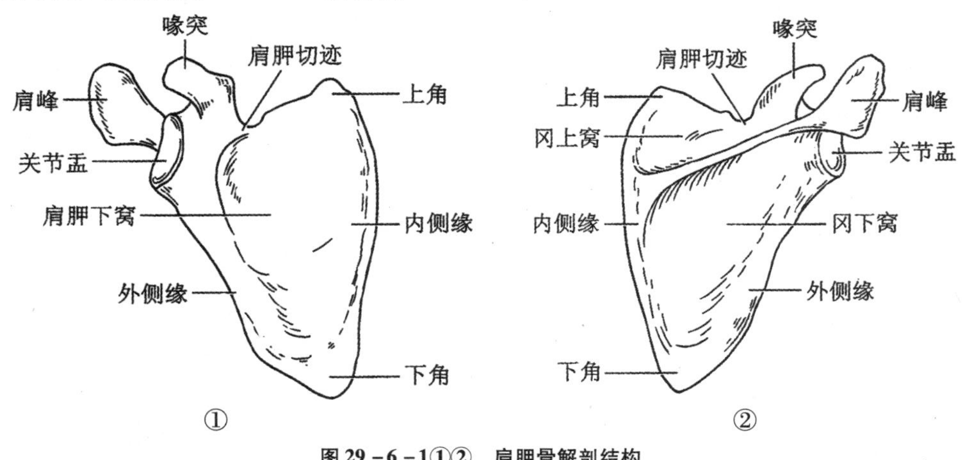

图29－6－1①② 肩胛骨解剖结构

【损伤机制】

(一) 直接暴力

暴力直接作用所致,多发生肩胛体骨折,常伴有肋骨骨折。

(二) 间接暴力

多因跌倒时,肩部外侧触地或掌心撑地所致。其骨折线自关节盂下缘开始,向上至喙突基底的内侧或外侧,骨折远段向下、向前移位,可与骨折近端相互嵌插。多发生肩胛颈或肩峰骨折。

(三) 复合暴力

由上而下的直接暴力或由下而上的间接暴力同时作用所致。肋骨强度外展的杠杆作用,可以造成肩峰骨折。当骨折发生于肩峰基底部时,远端骨折块受三角肌和上肢重量的牵拉,向前下侧移位,妨碍肩关节外展活动。当骨折发生于肩锁关节以外的肩峰部时,远端折块较小,移位多不明显。

【临床表现与治疗】

受伤后自觉局部疼痛症状明显,可有肩部活动受限。X线照片可诊断。

(一) 肩胛体骨折

1. 临床表现 由于肩胛体受骨膜与肌肉保护,故骨折后多无明显移位。对有肋骨骨折或胸腔内脏器损伤并发症者,应予以及时处理。

2. 治疗 用三角巾悬吊固定患肢即可。

(二) 肩胛颈骨折

1. 临床表现 一般无外观畸形,骨折严重者肩部稍微塌陷,肩峰隆起,颇似肩关节脱位的外形。但肩关节活动无明显受限。

2. 治疗　用三角巾悬吊伤肢或用外展支架外展位固定患肩，1～2 周后开始练习肩关节活动。对年龄 45 岁以上或骨折移位不明显者，均不采取特殊治疗方法。对骨折移位明显的年轻患者，可采用上臂外旋、外展位皮肤牵引整复，牵引重量 2～3kg，经牵引 2～3 日骨折复位后，改为外固定，4 周后即开始肩关节活动。

（三）肩峰骨折

1. 临床表现　肩峰位于皮下，骨折后外观肿胀及畸形可较明显。

2. 治疗　对无移位的肩峰骨折，用三角巾悬吊固定患侧上肢 1～2 周即可。对肩峰基底部骨折伴有折块向下移位者，用三角巾兜住伤侧的上肢，减少牵引下垂的重量。对骨折块向上移位者，可采用治疗肩锁关节脱位压迫固定法，必要时让患者卧床，上臂外展 90°，2～3 周后改用三角巾悬吊固定。

（四）肩胛冈骨折

多与肩胛体粉碎骨折同时发生，骨折片移位较少。

治疗方法与肩胛体骨折相同。

（五）喙突骨折

较为少见，多并发于肩锁关节脱位或肩关节脱位。

1. 临床表现　并发于肩锁关节脱位时，由于锁骨向上移位，牵拉喙锁韧带，造成喙突撕脱性骨折，骨折块向上移位。并发于肩关节脱位时，喙突受肱桡肌和肱二头肌短头牵拉，造成喙突撕脱性骨折，折块向下移位。

2. 治疗　主要处理肩锁关节脱位和肩关节脱位，对喙突骨折不需特殊治疗。

第七节　肱骨大结节骨折

肱骨大结节骨折常合并肩关节脱位或外科颈骨折。

【损伤机制】

（一）直接暴力

因直接暴力作用于大结节处所致，骨折块较大，多为粉碎型，常见为无移位的单纯大结节骨折。

（二）间接暴力

因受冈上肌、冈下肌及小圆肌等腱袖牵拉所致的撕脱性骨折。骨折块较小，常见于有移位的单纯大结节骨折。

【临床表现】

受伤处疼痛，局部有肿胀、压痛，有时可触及骨擦音或移位骨折块，肩部活动受限。

【类型】

根据骨折的部位和程度，可分为 5 种类型（图 29－7－1①②③④⑤）。

(1) 无移位的单纯大结节骨折。

(2) 无移位的单纯大结节撕脱骨折。

(3) 有移位的单纯大结节撕脱骨折。

(4) 大结节骨折合并肩关节脱位。

(5) 大结节骨折常合并外科颈骨折。

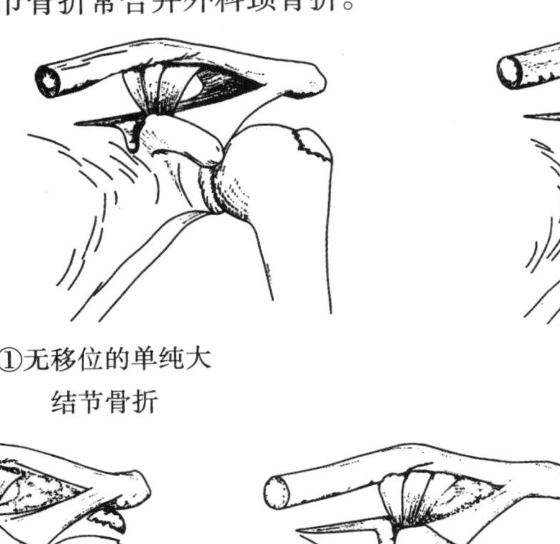

①无移位的单纯大结节骨折

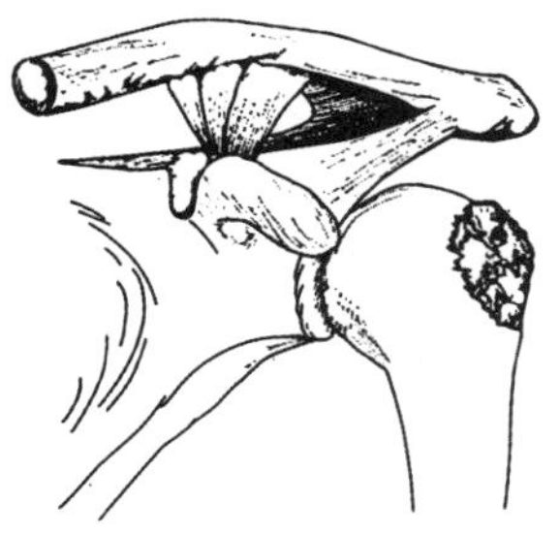

②无移位的单纯大结节撕脱骨折

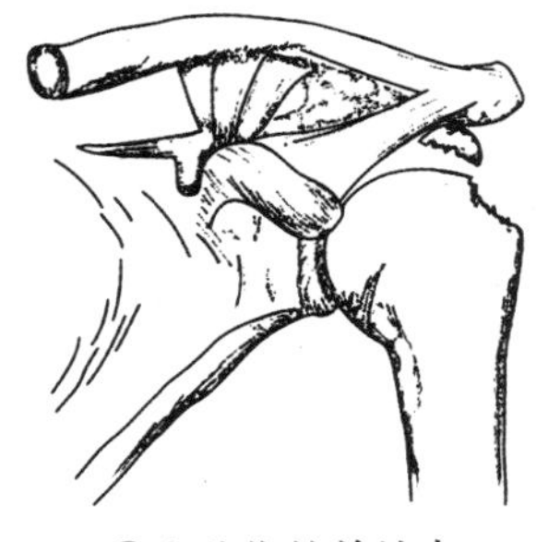

③有移位的单纯大结节撕脱骨折

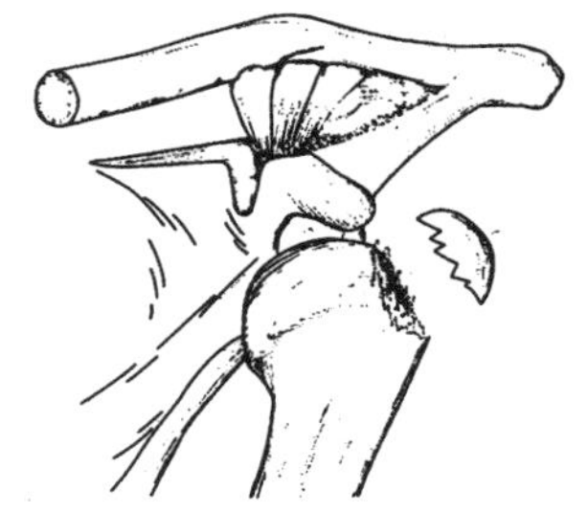

④大结节骨折常合并外科颈骨折

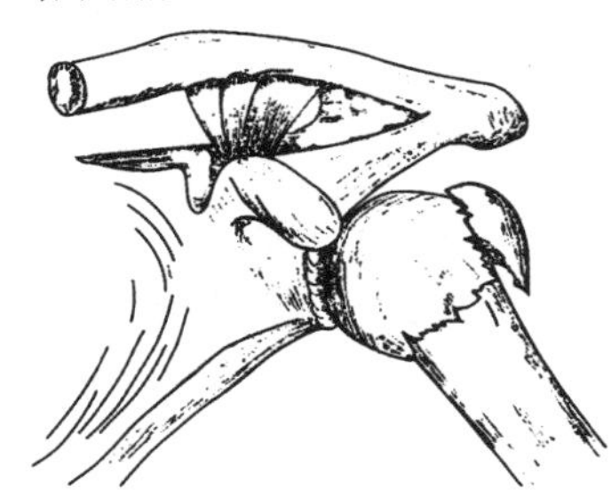

⑤大结节骨折合并肩关节脱位

图 29－7－1①②③④⑤ 肱骨大结节骨折类型

【诊断】

发现肩关节脱位或肱骨外科颈骨折时,应考虑合并有肱骨大结节骨折。X 线片检查可明确诊断。

【治疗】

肱骨头关节面的大部分为关节囊、韧带及肌肉所包裹,只有小部分关节面与关节盂软骨面接触,故肩部软组织损伤容易产生粘连,甚至造成关节僵硬。因此,对大结节骨折,除了骨折块移位阻碍关节活动,不需采取切开复位内固定。

(一) 保守治疗

1. 无移位的单纯大结节骨折　无需特殊治疗,用三角巾固定患肢,1 周后开始自主活动,配合物理治疗,4 周后伤肩可随意活动。

2. 有移位的单纯大结节骨折

(1) 手法整复:仰卧于 X 线透视台上,用 1% 普鲁卡因注入骨折血肿内,5 ~ 10 分钟后,将伤肩缓慢外展、外旋,直至透视下撕脱的大结节骨折块复位。保持复位后的外展、外旋角度,用外展支架固定。

（2）术后处理：4～6周后去除外固定，开始练习肩部活动并辅以物理治疗。

3．肩关节脱位合并大结节骨折　虽有移位，但大结节骨折块与肱骨干之间有骨膜联系，故肩关节脱位一经整复，移位的大结节骨折也会复位，一般不需要手术复位。

4．大结节骨折合并外科颈骨折　这种类型的骨折中，大结节骨折成为肱骨头骨折的一部分，多无移位，可作保守治疗。

（二）手术治疗

有移位的单纯大结节骨折，如果手法不能整复，骨折块被拉至肩峰下时，因腱袖即失去止点，将影响肩部外展功能，应采用切开复位螺丝钉固定。术后用三角巾悬挂伤肢，2周后即可练习活动。

第八节　肱骨近端骨折

肱骨近端骨折，范围包括解剖颈骨折、外科颈骨折、大结节骨折、小结节骨折及肱骨上端骨骺分离。其中以肱骨外科颈骨折最为多见，发生率占全身骨折4%～5%。是继髋部、桡骨远端的第3常见骨折，多见于中、老年人。

【损伤机制】

（一）直接暴力

较少见，可因外侧暴力打击或跌倒、肩外侧着地而发生。肱骨近端有两层肌肉覆盖，内层为肩袖，外层为胸大肌和三角肌。发生骨折后，肌肉强烈收缩的牵引力作用，与骨折部位和移位特点有一定关系（图29－8－1①②）。

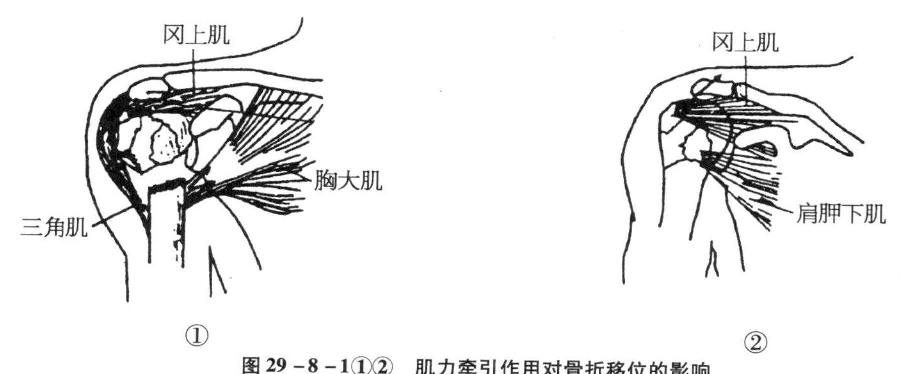

图29－8－1①②　肌力牵引作用对骨折移位的影响

（二）间接暴力

肱骨近端骨折多为间接暴力所致。当跌倒时由肘或前臂传达的间接暴力，可发生青壮年人肩肱关节脱位，有骨质疏松基础的老年人，则容易发生肱骨近端骨折，而肩肱关节脱位较少见。肱骨外科颈是松质骨与致密骨的交界部，传达暴力最易造成该处骨折。

【类型】

肱骨近端骨折的分类方法较多，基于指导临床治疗需要，按解剖部位分类的方法被多数人所接受。如分为解剖颈骨折、外科颈骨折、大结节及小结节骨折。也有根据外伤机制及骨折后成角移位的方向进行分类，如将外科颈骨折分为内收型和外展型。

Neer(1970 年)在 Colman(1934 年)分类的基础上，结合 X 线特点，提出了新的分类方法，至今仍被广泛采用。新的分类方法考虑到骨折的解剖部位和骨折数目，但分类的主要依据是根据肱骨近端 4 个组成部分即肱骨头、大结节、小结节和肱骨干近端等相互间的移位程度而定。当骨折有明显移位时，再结合骨折的部位和数目进行分类。新的分类法可以概括不同种类的骨折，可提供肌肉附着对骨折移位的影响和对肱骨头血循环状况的评估，从而更好指导治疗方法的选择和更为准确地判断及评价治疗预后。

Neer 分类法分为 4 型(图 29－8－2)。

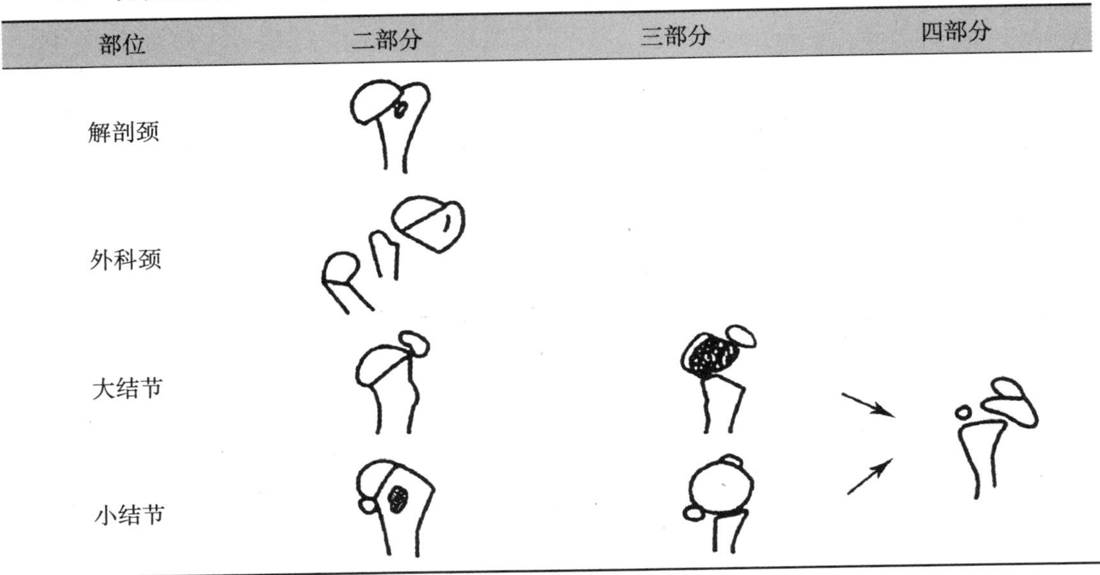

图 29－8－2 肱骨近端骨折的 Neer 分类法

Ⅰ型 肱骨近端骨折，不论骨折位置和数目，各骨折端移位都在 1cm 以内或成角 < 45°。

Ⅱ型 肱骨近端一处骨折，骨折端移位 > 1cm，成角移位 < 45°，其他部分可无骨折或仅有无明显移位骨折。包括有移位的肱骨解剖颈骨折、外科颈骨折或大、小结节骨折。临床上解剖颈和外科颈或大、小结节同时发生骨折均属少见。发生外科颈骨折时，由于肱骨颈部的肌袖附着无明显破坏，大结节骨折后其表面肌腱附着处多有纵行撕裂，故小结节骨折一般不影响肱骨上端血供，这些都较好保护了肱骨头血液循环。

Ⅲ型 肱骨近端粉碎骨折，其中两处骨折有明显移位，另两处骨折无骨折或轻度移位。多见于非嵌入型肱骨外科颈骨折，可同时有大、小结节移位骨折。

Ⅳ型 肱骨近端 4 个部分均发生骨折及分离移位，且有大、小结节明显移位骨折，肱骨头血供多受影响。

【临床表现与诊断】

(一) 临床表现

受伤后肩部疼痛，局部肿胀、压痛，可见有皮下大淤斑，肩部活动功能丧失。少数外展型骨折中可因远侧骨折端移位压迫腋动、静脉，使患肢出现放射性疼痛或指端血循环障碍。检查肩部有前下方凹陷或外展畸形，肩部仍较饱满，可与肩关节脱位鉴别。

（二）诊断

根据外伤史、体征及肩部X线摄片可确定诊断。

【治疗】

（一）保守治疗

根据Neer分类原理，骨折块的数目和移位程度是决定治疗方案的依据。肱骨近端骨折中，60%～80%为无移位或轻度移位，此类骨折稳定性较好，即使治疗后发生一定程度的畸形愈合，在肩关节原有活动范围较大的功能代偿下，一般不导致明显的功能障碍，尤其对老年人和活动度较低的患者，更适当采用保守治疗。

Ⅰ型骨折，如骨折无移位或移位轻微，一般不需做整复，只用三角巾固定3周则可。对有一定程度移位的骨折，可作手法复位，并用三角巾保护患肢3～4周，3周后便可有限度进行肩关节主动功能练习。

对绝大部分的Ⅱ型骨折、部分Ⅲ型骨折及Ⅳ型骨折，也可通过手法复位取得成功，手法复位失败者，则须行手术复位。对有明显分离移位的解剖颈骨折，考虑肱骨头血供因素，应早期行手术复位固定。大结节骨折移位明显者，手法复位往往难以成功，而一旦畸形愈合将造成肩外展和外旋功能障碍，故多主张手术复位固定。

复杂的Ⅳ型骨折，尤其合并外科颈、解剖颈骨折分离，以及肱骨头压缩骨折及肩关节脱位者，可考虑行人工假体关节置换。

（二）手法复位

1. 小结节骨折　一般无需特殊处理。解剖颈骨折较少见，复位固定方法类同外科颈骨折。

2. 外科颈骨折　最为多见，即使同时伴有其他部位骨折，当外科颈骨折得到整复后，其他部位的骨折多数也可随之自行复位（图29－8－3）。

根据骨折的类型、移位状况、伤者年龄及全身条件，运用合适的手法复位方法。下面举例介绍肱骨外科颈骨折的复位固定方法。

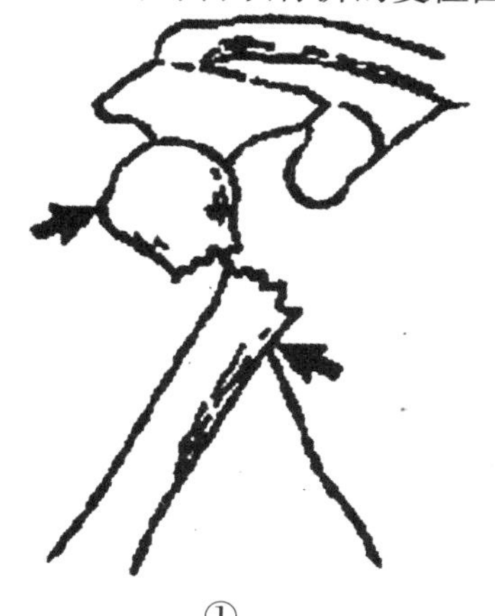
①

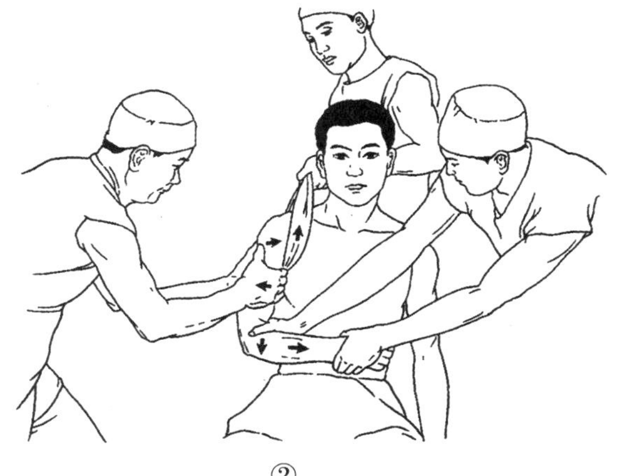
②

图29－8－3①②　外展型骨折手法整复

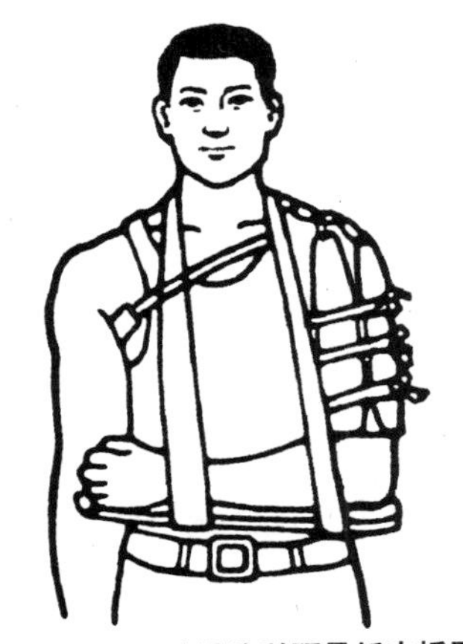
图 29－8－4　肱骨外科颈骨折夹板固定

（1）外展型骨折：①纠正骨折重叠移位：用宽布条绕过伤肢腋下做对抗牵引，两段宽布条之间用短木板撑开。助手两手分别握住肘部及腕部沿肱骨纵轴方向进行持续牵引，纠正骨折的重叠移位。②纠正向内成角及向内侧方移位：术者一手置于伤肩外侧，固定骨折近段，另一手按在骨折远段内侧，由内向外挤压。同时，助手在牵引下内收上臂，使伤肢肘部到达胸前，以矫正骨折段向内成角及向内侧方移位（图 29－8－3①②）。③夹板固定：术者一手置于肩部前方，将远侧骨折段向后推按，另一手置于上臂远端后方近肘关节处，由后推向前。同时助手在牵引下将伤肢上臂缓慢前屈、内收成内收前屈位，直至肘窝对准伤者鼻尖部。以上整复完成后，用触顶合骨法将两骨折端互相嵌入，加强整复后骨折的稳定性。将伤肢置于外展 10°，前屈 30°位置，然后用小夹板固定方法包扎（图 29－8－4）。

（2）内收型骨折：内收型骨折的治疗原则与外展型相同，但整复时用相反的手法矫正骨折向外、向前成角及向外、前侧方移位（图 29－8－5①②）。

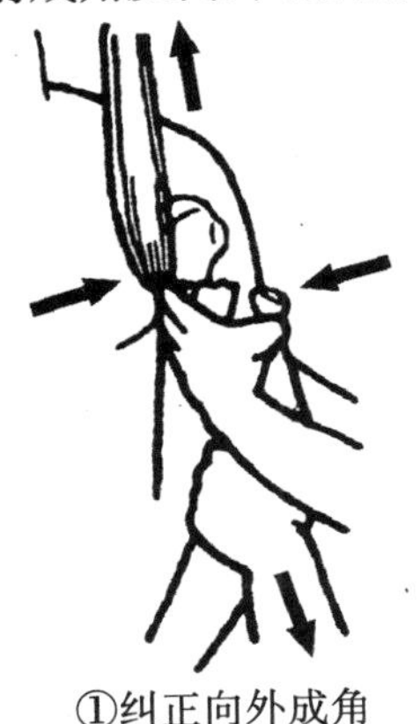
①纠正向外成角

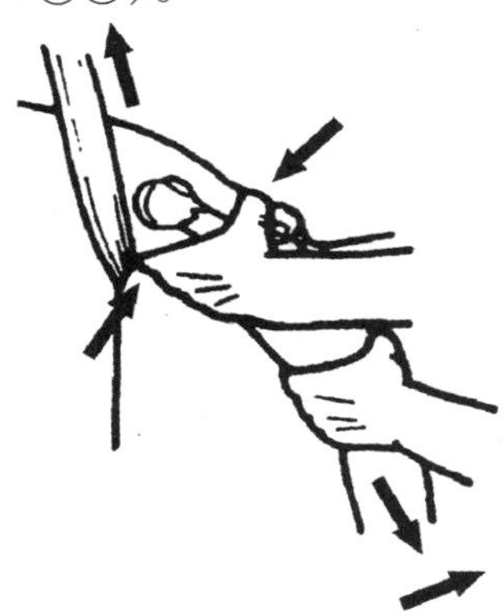
②纠正侧方移位

图 29－8－5①②　内收型骨折手法整复

（3）术后处理：术后平卧时，肘后宜垫高维持肩部于前屈位，可防止骨折再移位。逐步进行患者关节活动锻炼，7～14 日肩部可开始功能练习，3 周内应限制肩部外展活动，4 周可拆除外固定。对部分不稳定内收型骨折整复后应将伤肢用外展支架固定于肩外展 70°、前屈 30°及屈肘 90°位置，3 周后拆除外展支架，保留夹板固定（图 29－8－6）。

3. 皮牵引甩肩法　德国传统医学中用这种方法治疗肱骨外科颈骨折，国内朱通伯曾首先报道使用这种方法，用于治疗手法难

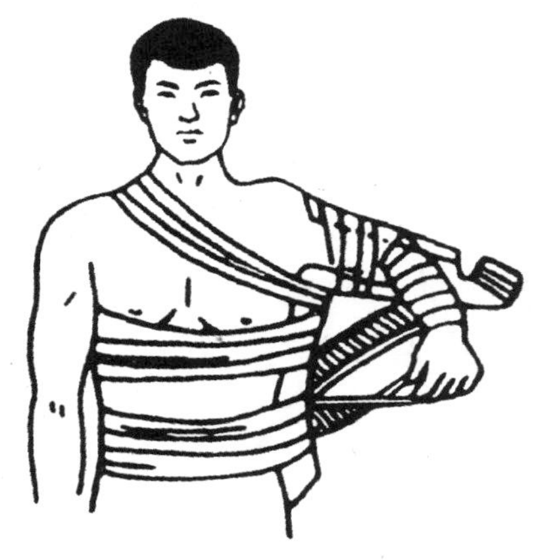
图 29－8－6　内收型骨折外展支架固定

以整复及不稳定的肱骨近端骨折，并取得较好效果。

（三）手术治疗

肩关节是人体活动度最大的关节，术后早期活动有助于减少关节粘连僵硬，因此，手术治疗适用对于肩关节功能有一定要求的患者。对骨折移位严重，骨折端不稳定，有软组织嵌入其间，手法整复失败或治疗时间太晚不适合手法整复者，特别是青壮年，应考虑行手术复位。而采用钢板内固定，较其他弹性内固定方法如克氏针、钢丝环扎等更适合。应用的钢板有多种类型，从早期的"T"形支持钢板、半管型钢板、三叶型钢板变迁至近年已广泛使用的锁定钢板（图 29－8－7①②）。

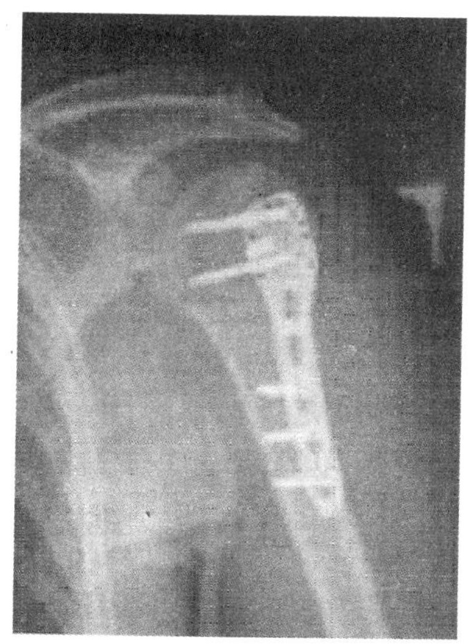

①骨近端骨折 LPHP 钢板内固定

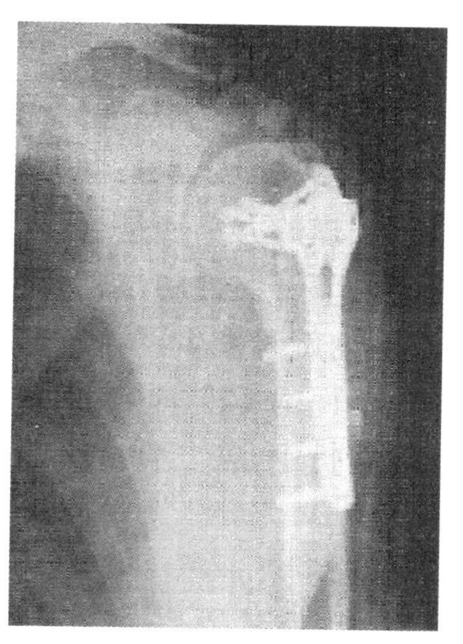

②肱骨近端骨折三叶型钢板内固定

图 29－8－7①②　肱骨近端骨折钢板内固定

三部分骨折占所有肱骨近端骨 10% 左右，年轻患者最好采用内固定已达成共识，但老年骨质疏松患者骨折治疗方式的选择仍有争议。瑞典 Olerud P. 等人 2011 年报道，选择 60 例年龄平均 74 岁、81% 为女性的老年三部分肱骨近端骨折，分别采用内固定和保守治疗进行随机对照研究，研究结果表明，对于老年患者有移位的三部分肱骨近端骨折，在功能评分方面，使用锁定钢板治疗比保守治疗更有优势。

由于此类患者年龄大多在 60 岁以上，且伴有一定程度的骨质疏松，而肱骨近端干骺端骨量分布表面为"蛋壳"状，肱骨头中心骨量较少，手术内固定难以获得良好的"锚固力"，从而导致骨折不移定，国内临床资料所见，这类患者手术治疗与保守治疗的效果无明显差异。

对有明显移位的 Neer 分型四部分骨折、脱位，关节面压缩骨折面积大于 40% 及肱骨头劈裂骨折，骨折块极易发生缺血性坏死，准确复位几乎不可能，采用人工假体置换可获更好效果。术中须注意保留结节部，并修复于肱骨头假体之下缝牢固定（图 29－8－8）。

【并发症】

1. 骨折不愈合　肱骨近端骨折经正确治疗较少发生骨折不愈合，如确定有骨折不愈合时，应及时行切开复位内固定植骨。

2. 畸形愈合　肱骨外科颈骨折发生畸形愈合时，虽可有一定程度影响功能，但极少需

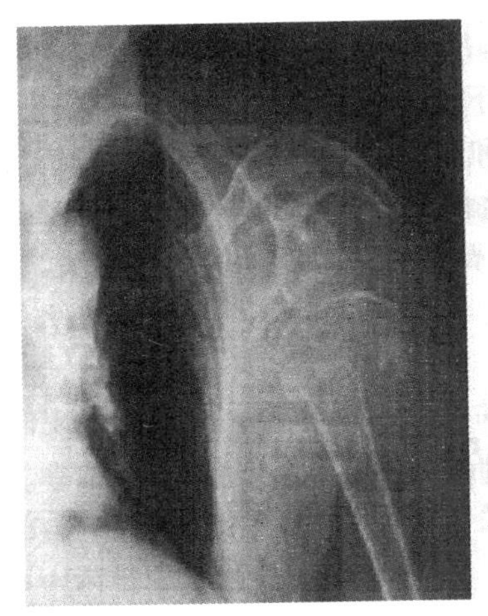
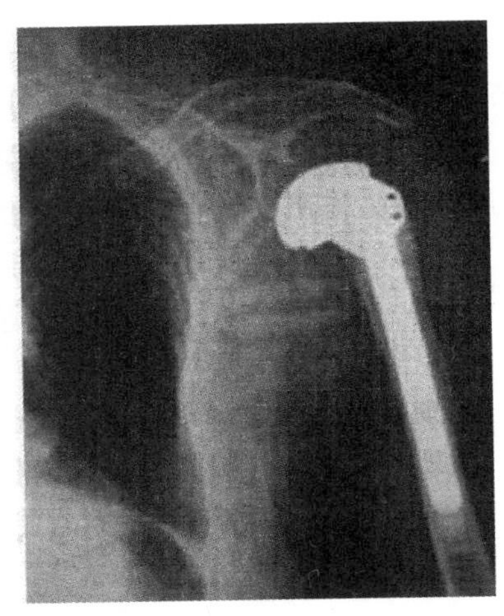

图 29-8-8 肱骨近端粉碎型骨折假体置换

要手术矫正。肱骨大结节骨折畸形愈合时，手术难度较大，但如确实影响肩关节功能并有疼痛者，则须手术松解粘连，重新对大结节复位和固定，术后需注意早期功能锻炼。

3. **畸形愈合** 三部分骨折或四部分骨折的畸形愈合，如有明显肩关节功能障碍及疼痛症状时，可考虑行人工关节置换，条件不允许者可行肩关节融合。

4. **关节僵直** 多因功能锻炼不及时而造成关节囊、韧带和滑囊粘连所致。主要处理以理疗、体疗为主。禁忌强力推拿，以免加重损伤。

5. **肱骨头缺血性坏死** 四部分骨折及有明显移位的外科颈骨折和肱骨头压缩骨折者，常可引起肱骨头坏死，一经确诊，可认为有人工关节置换指征。

6. **骨化性肌炎** 与急性期处理过程有关，多见于骨折脱位病例。可采用理疗和体疗锻炼，禁忌强力按摩，很少需要手术治疗。

【预后】

中、老年患者后期易并发肩周炎，故须特别强调早期合理性功能锻炼。儿童患者因骨折平面会随年龄增长逐渐下移，故复位要求不高，轻度畸形愈合一般不影响以后的肩关节功能。

第九节 肱骨干骨折

肱骨干骨折系指肱骨外科颈以下 1～2cm 至肱骨髁上 2cm 之间的骨折，约占全身骨折的 1.3%，30 岁以下成年人多见。骨折多发于骨干的中部，其次为下部。中下 1/3 部位骨折易合并桡神经损伤，下 1/3 骨折易发生骨不连。

【应用解剖】

肱骨干为长管状骨，分为上、中、下三段。上段较粗，轻度向前外侧凸，横切面呈圆柱状；中段较细，横切面呈三棱状，骨皮质较坚密，弹性则较差；下段形成扁平状，并稍前倾。

肱骨干周围有许多肌肉附着，三角肌附着点在肱骨干前外侧的三角肌粗隆；胸大肌附着点在肱骨大结节嵴；背阔肌附着点在肱骨小结节嵴。附着于肱骨干前后的还有肱二头肌、肱三头肌、喙肱肌及肱肌等。腋神经自腋部发出后，绕肱骨中段后侧，沿桡神经沟紧贴肱骨干，自内后向前外斜行而下，故肱骨中下1/3交界处骨折容易合并桡神经损伤。

【损伤机制】

（一）直接暴力

常发生于肱骨干中1/3交界处，多为横型或粉碎型骨折。

（二）间接暴力

多见于肱骨干下段，常为斜型或螺旋型骨折。

（三）旋转暴力

多发生于肱骨干中1/3，多为螺旋型骨折。

（四）肌肉的收缩牵拉对骨折移位的影响

发生骨折后，骨折的移位除取决于暴力的方向以及骨骼本身的重力外，肌肉的收缩牵拉对不同部位骨折移位有以下关系（图29－9－1①②③）。

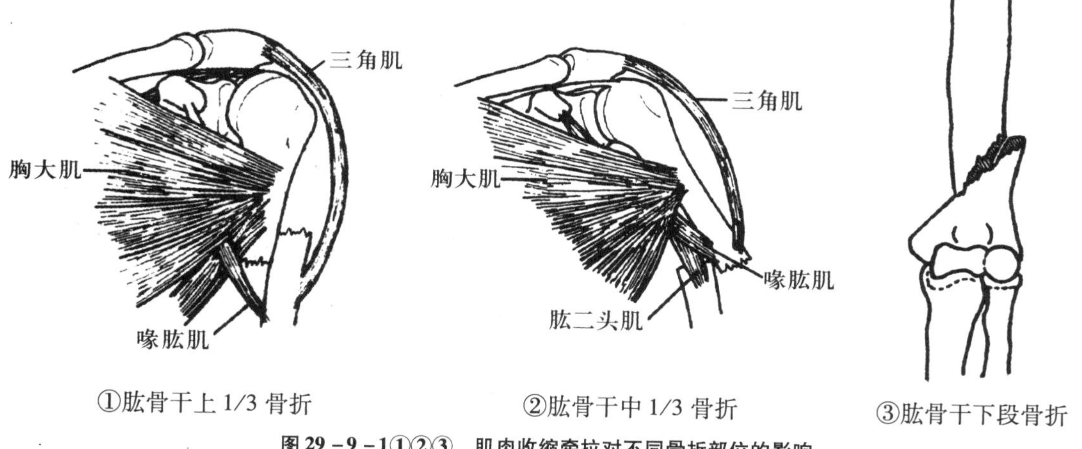

①肱骨干上1/3骨折　②肱骨干中1/3骨折　③肱骨干下段骨折

图29－9－1①②③　肌肉收缩牵拉对不同骨折部位的影响

1. **肱骨干上1/3骨折**　骨折线位于三角肌附着点以上，骨折近端受胸大肌、背阔肌及大圆肌的收缩作用而向前、向内呈内收状移位，骨折远端则因三角肌的收缩牵拉，向外方移位，同时因受纵向肌群作用而出现短缩。

2. **肱骨干中1/3骨折**　骨折线位于三角肌附着点以下，骨折近端因三角肌和喙肱肌的收缩作用向前、向下移位，远侧端因纵向肌群的作用而产生向上移位。

3. **肱骨干下段骨折**　骨折线位于肱骨干中下1/3，骨折两端肌肉拉力基本平衡，其移位方向及程度取决于外力的作用方向及强度，肢体所处位置和骨骼自身重力等。伤后由于患者常将前臂置于胸壁前而造成骨折远端内旋移位。

以上是典型的骨折移位情况，如果是严重的机器损伤导致的碾压伤，其肌肉组织撕裂甚至毁损，则骨折移位可不典型。

【类型】

按骨折部位与外界的交通性，可分为闭合性骨折和开放性骨折；按骨折部位可分为肱骨干上 1/3 骨折、中上 1/3 骨折、中 1/3 骨折、中下 1/3 骨折及下 1/3 骨折；按骨折线方向可分为横型、斜型、螺旋型及粉碎型骨折。以下介绍 AO muller 分类法（图 29－9－2①②③）。

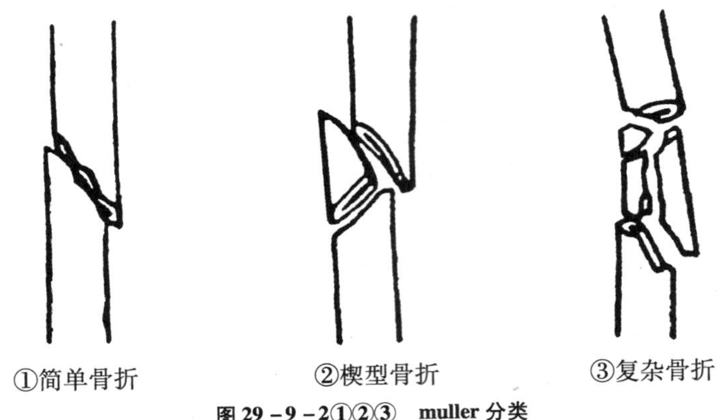

图 29－9－2①②③ muller 分类

1. 简单骨折　多为斜形、横形及螺旋形骨折。

2. 楔型骨折　常见有斜形楔型骨折、螺旋形楔型骨折及横形碎裂楔型骨折 3 种。

3. 复杂骨折　包括螺旋、粉碎性骨折，多段型骨折和不规则型骨折 3 种。

【临床表现与诊断】

受伤后，上臂局部有肿胀、疼痛，外观有短缩或成角畸形，有异常活动及骨擦音，功能活动明显受限或丧失。如合并有桡神经损伤，则可有典型的腕下垂和伸拇及伸掌指关节功能丧失，其中伸拇功能丧失最为可靠。

X 线片可明确显示骨折的部位和类型。

【治疗】

治疗以闭合复位外固定为主。切勿因追求解剖复位而反复多次整复。横形骨折整复时应避免过度牵引导致骨折端分离，中下段忌用粗暴手法而损伤桡神经。闭合骨折合并桡神经损伤者，如手法复位后 4～6 周神经功能仍无恢复，应行手术探查。

一、保守治疗

（一）治疗原则

肱骨干骨折在没有并发症的情况下，采用保守治疗可获得满意效果，应作为治疗的首先考虑。

1. 青枝骨折和不完全骨折　用上肢石膏托或充气形夹板固定。

2. 一般移位的骨折　指骨折端短缩小于 2cm，成角移位小于 30°，侧向移位不大于横断面 1/3 以及斜形或螺旋形骨折。可在局麻或臂丛麻醉下徒手施行手术复位，并以上肢悬垂石膏固定 4～5 日后，如石膏松动可予更换，4～6 周后去除外固定，固定过程均应加强患肢功能锻炼。

3. 明显移位骨折　指骨折移位程度超过上述一般性移位者，多见于肱骨干中上 1/3 部位。

（二）手法复位

坐位或仰卧位，上臂置中立位，患肩前屈 30°，屈肘 90°。一助手用一宽布条绕过患者腋窝向上牵拉；另一助手双手分别握持患肢肘部及前臂，两助手沿身体纵轴作持续对抗牵引。除横断骨折，牵引力可逐渐加大，完全纠正重叠移位后（图 29－9－3），术者两手握住骨折端，根据骨折移位情况继续进行整复。

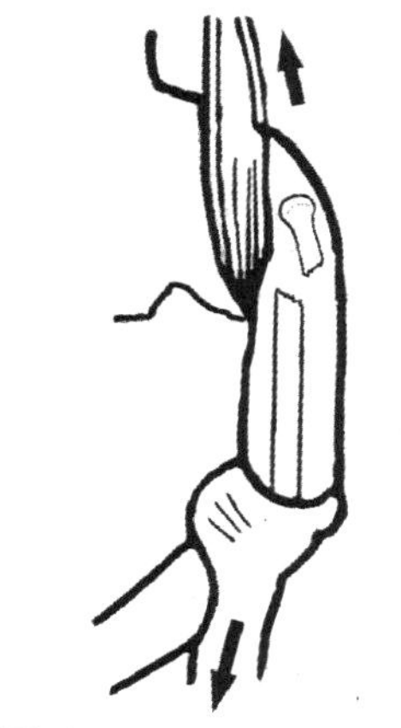

图 29－9－3　纠正重叠移位

1. 肱骨干上 1/3 骨折　术者站于患侧，两拇指抵住骨折远段外侧，其余四指环抱骨折近段内侧。在维持牵引下，两手四指首先托持近段向外，使远端稍向外成角。继而拇指由外侧推骨折远段向内，即可复位（图 29－9－4①②③）。

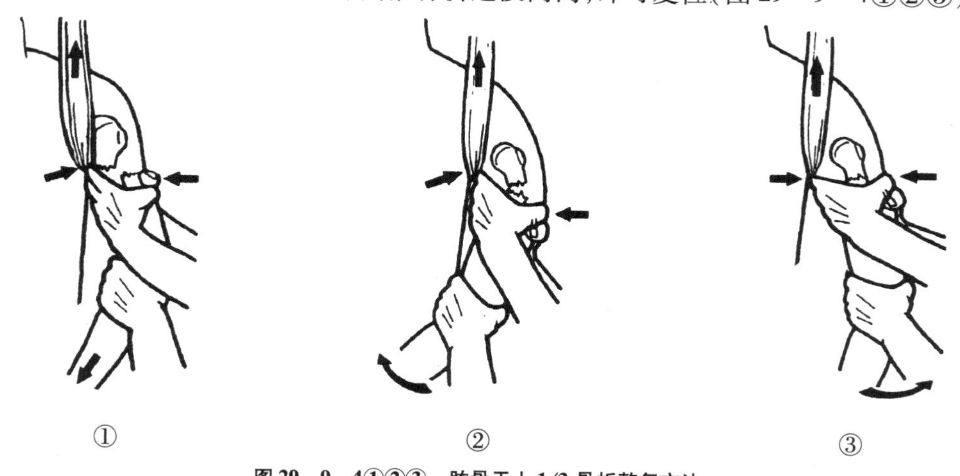

图 29－9－4①②③　肱骨干上 1/3 骨折整复方法

2. 肱骨干中 1/3 骨折　术者两手拇指抵住骨折近段外侧，其余四指环抱骨折远段内侧。在维持牵引下，两拇指推近段向内，同时两手四指拉远段向外，使骨折两断端内侧平齐并稍成角。两拇指继续向内推，四指向外拉，纠正成角。术者握住骨折部，助手缓慢放松牵引，使骨折端互相接触。此时轻微摇摆骨折端，可听到骨擦音。随着骨折端趋向稳定，骨擦音逐渐变小，直到消失，骨折即告复位。而在横断骨折复位过程中，如发现对位后有弹性或推拉时对位，放手即再变位时，应考虑骨折端有软组织嵌入，可试用回旋手法，解脱骨折端软组织后，再重新进行复位（图 29－9－5①②③）。

3. 肱骨干下 1/3 骨折　多为螺旋形或斜形骨折，整复时不必牵引，以矫正过多重叠移位及成角畸形。将两斜面由周围挤紧，并嵌合螺旋面。两骨折端可见少许重叠，这样可加大骨端接触面，有利复位（图 29－9－6①②）。

4. 粉碎性骨折　复位时手法应较轻微，更不能对向牵引。术者从两侧或前、后挤按骨折部，使骨折面相互接触即可。有游离骨碎块往往不能一次靠拢，可在局部加压纸垫，在夹板固定过程中使骨折端得以复位。

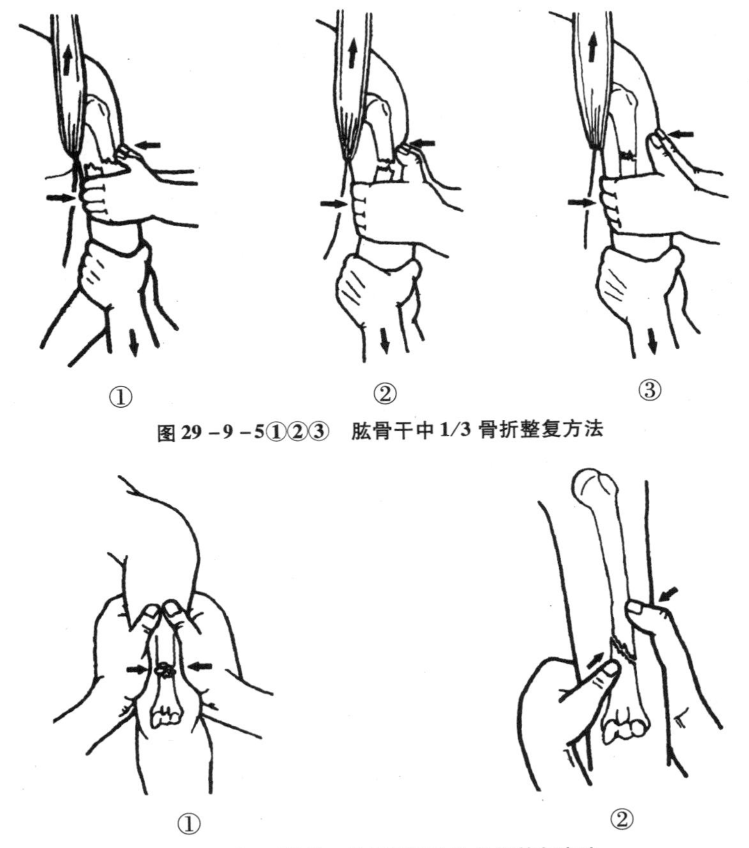

①　②　③

图 29－9－5①②③ 肱骨干中 1/3 骨折整复方法

①　②

图 29－9－6①② 肱骨干下 1/3 骨折整复方法

（三）固定方法

1. 肱骨干上 1/3 骨折　采用超肩夹板固定，于近端前外侧、远端后内侧各置一平垫。肱骨干下 1/3 骨折采用超肘关节夹板，压垫应根据骨折移位放置，一般采用两垫或三垫固定法（图 29－9－7），应尽量避免在肱骨干中下 1/3 前外侧放压垫，以免损伤桡神经。固定体位为前臂中立位，肘关节屈曲 90°，置于带柱托板上（图 29－9－8）。

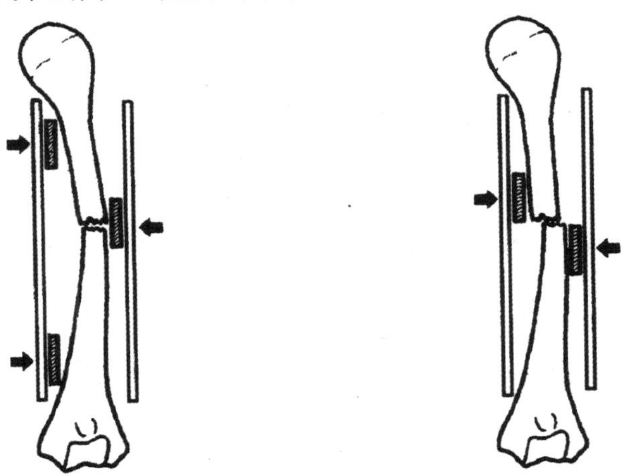

图 29－9－7 两垫或三垫固定法

2. **肱骨下段骨折**　可用肩肘弹力兜固定（图 29 -9 -9）或上肢外旋托架固定，骨折有分离趋势者，应加用上肢外展支架（图 29 -9 -10），以减少肢体自身重力影响。

3. **悬垂石膏固定**　适用于有明显重叠移位的螺旋形、斜形骨折。固定方法为患肢前臂置中立位，屈肘 90°，患肢长臂管型石膏固定，上端应超过骨折端 3cm，下端达腕部。缠绕石膏时须在腋部置一可作悬吊用铁丝环（图 29 -9 -11①②）。

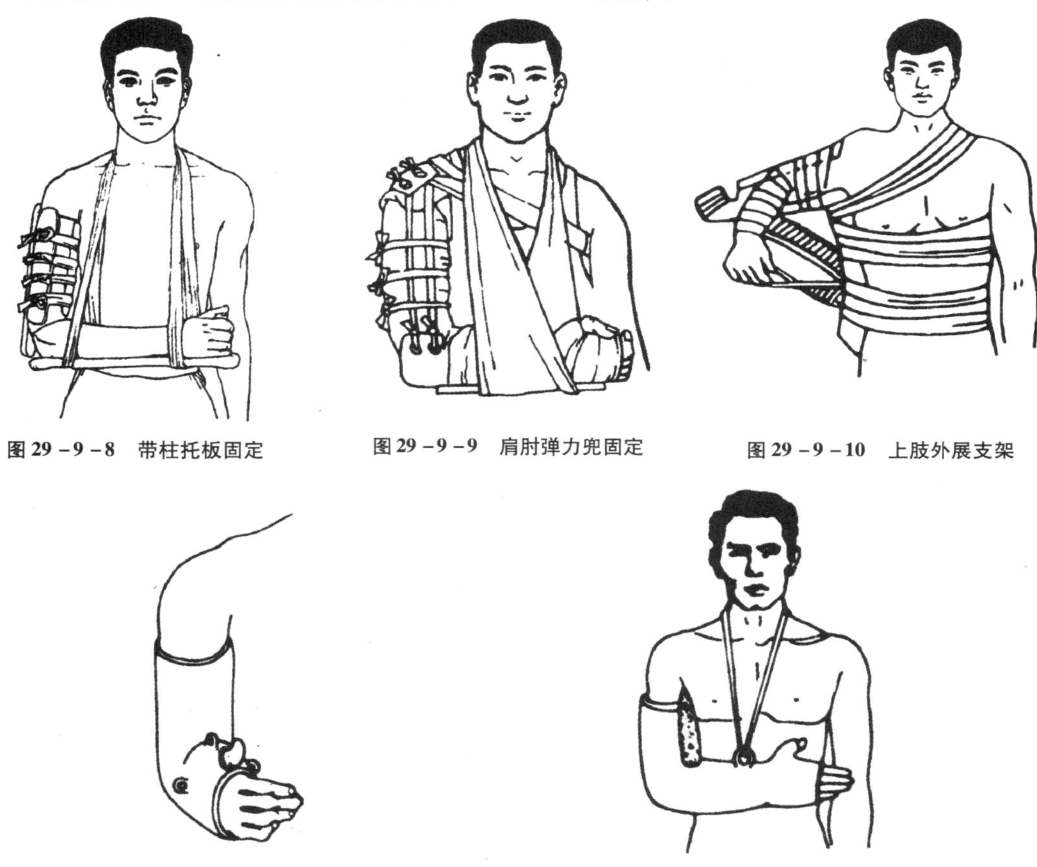

图 29 -9 -8　带柱托板固定

图 29 -9 -9　肩肘弹力兜固定

图 29 -9 -10　上肢外展支架

①　②

图 29 -9 -11①②　悬垂石膏固定

4. **"U"型石膏固定**　适用于横断或短斜形骨折，固定时屈肘 90°，用一长宽适宜的石膏条自患肢内侧腋窝处开始，向下绕过肘部，再沿患肢上臂外侧向上至三角肌中上部放置，然后用绷带缠绕。如骨折端有明显分离趋势，也可将石膏绕至肩上部，使石膏基本成"U"形。

二、手术治疗

（一）开放性骨折

开放性骨折是必须通过手术方法进行紧急处理的重要指征。当合并有多发损伤时，应在全身情况稳定后及早手术。开放骨折伤口的处理方法，应根据受伤时间、伤口大小以及污染状况不同采用相应的处理方式。一般伤口小于 2cm 者，可按闭合性骨折处理；而伤口较大，受伤时间在 6 ~8 小时，最迟不能超过 12 小时，如果伤口污染不严重，可彻底清创闭合伤

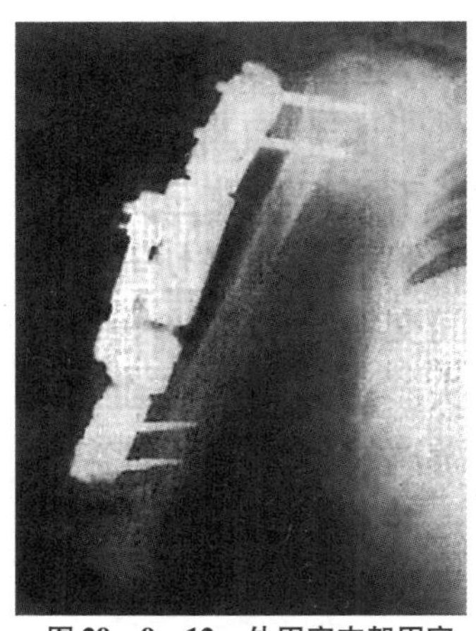

图 29－9－12 外固定支架固定

口;受伤时间超过 12 小时而又污染严重的伤口,可作患肢外固定器固定(图 29－9－12)。1 周后再对伤口选择恰当并且安全的治疗措施。

(二) 闭合性骨折

1. 手术适应证　多数肱骨干骨折经保守治疗后均能获得良好的治疗效果,骨愈合率较高,故必须严格掌握手术适应证。

(1) 肱骨干骨折合并有血管、神经损伤。

(2) 多段型骨折或合并同侧肘关节及肩关节骨折。

(3) 手法整复失败。

(4) 肱骨远端螺旋骨折合并桡神经损伤,在手法复位后桡神经麻痹加重,经观察无恢复。

(5) 继发于恶性肿瘤的病理骨折。

2. 手术内固定器材选择　手术内固定可选择钢板或髓内钉(图 29－9－13①②③),由于肱骨干髓腔的特殊结构,造成髓内钉置入有一定难度,加之不易控制旋转及骨折端分离,故不少人选择采用钢板内固定。笔者应用肱骨型髓内扩张自锁钉(IESN)逆行法作肱骨干骨折内固定,并取得满意治疗效果(图 29－9－14①②)。

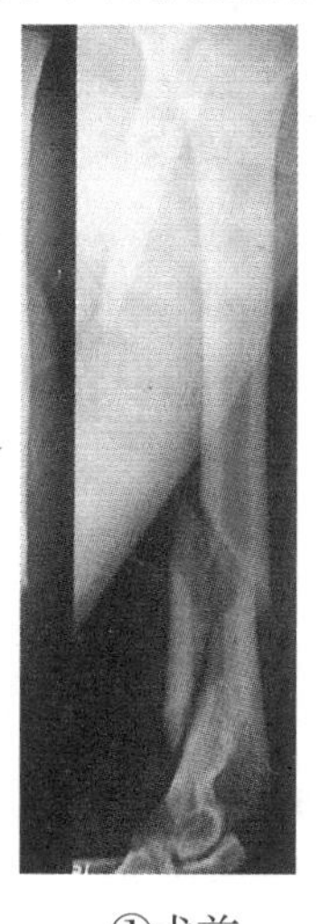

①术前

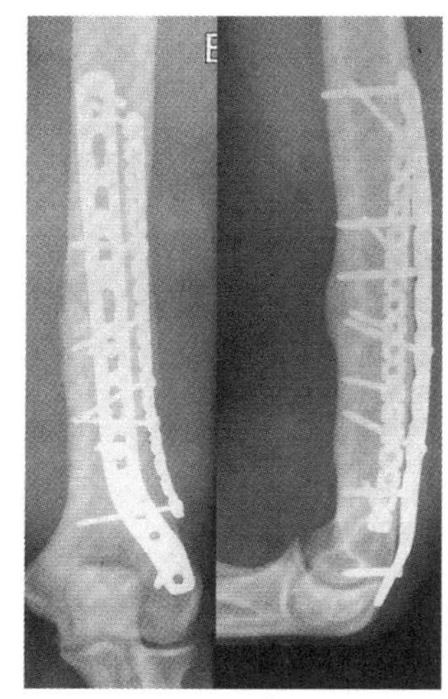

②术后

图 29－9－13①② 肱骨粉碎骨折钢板内固定

【并发症】

(一) 桡神经损伤

桡神经损伤是肱骨干骨折常见并发症,据统计发生率占 5%～10%。桡神经损伤后表现为腕下垂,从而易于早期发现。对严重多发损伤患者,经抢救后应及时确认是否有合并桡神经损伤。肱骨中下 1/3 螺旋形骨折最易发生桡神经损伤,应尤其注意。对有怀疑发生桡神经嵌入骨折端时,应考虑在骨折切开复位内固定的同时探查桡神经。

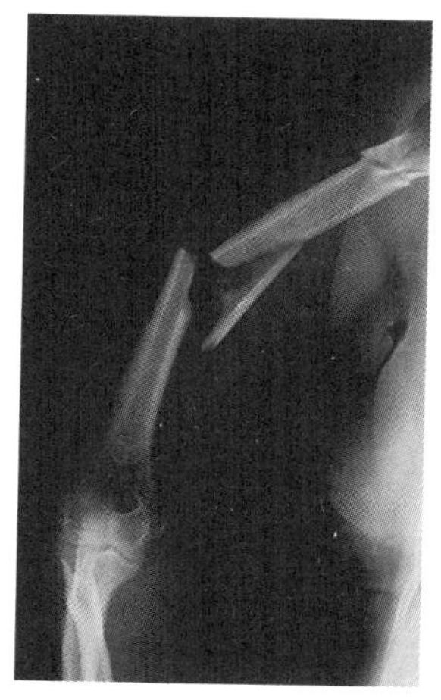

术前

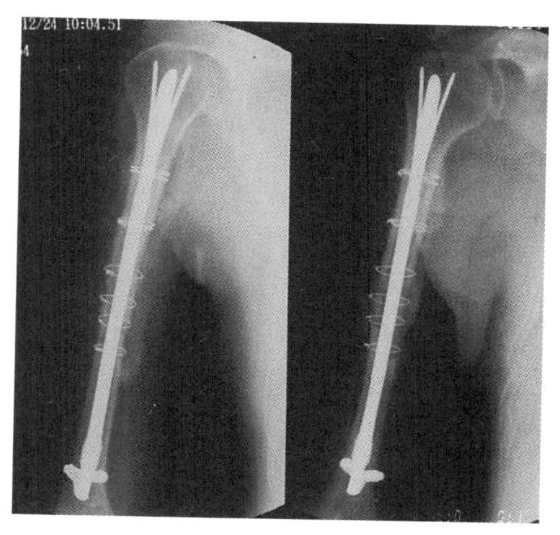

术后

①骨多段骨折 IESN 逆行内固定

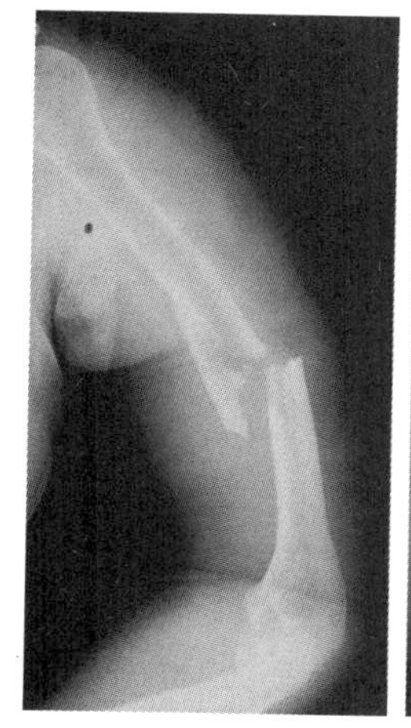

术前

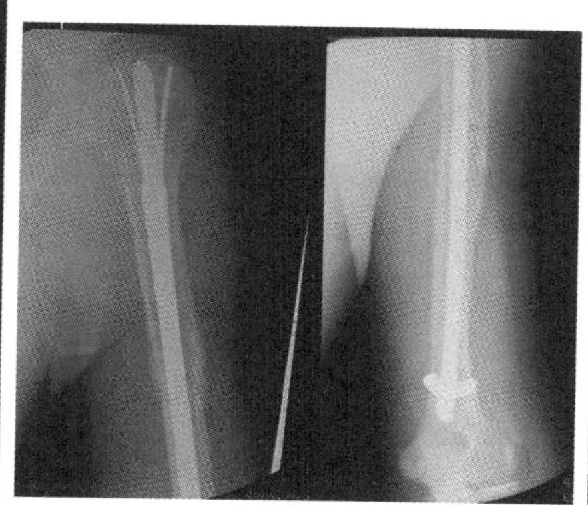

术后

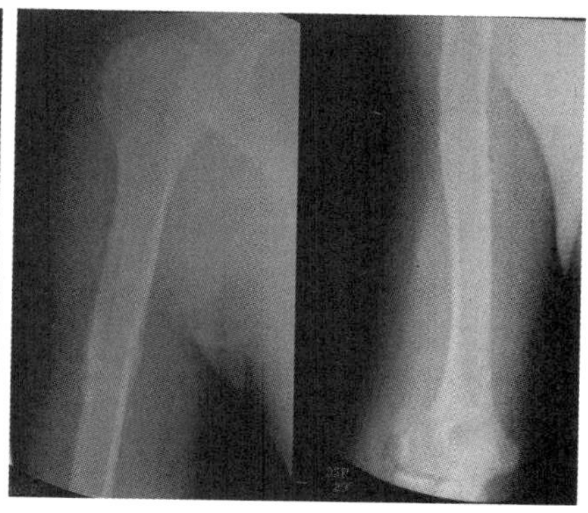

拔钉后

②肱骨中段粉碎骨折 IESN 逆行内固定

图 29－9－14①② 肱骨粉碎骨折 IESN 逆行内固定

在肱骨干骨折治疗中，出现桡神经损伤，大多数是由于牵拉和挫伤造成的不完全损伤，一般在数日或数月内可获得恢复。观察期间，注意患肢的功能锻炼，防止畸形或僵硬。对桡神经完全损伤二期修复效果比早期修复更好，故认为除外因其他原因需要手术探查，否则应少做或不做桡神经早期探查手术。肌电图和神经传导检查对判断神经损伤程度和监视神经再生速度很有价值。

（二） 血管损伤

肱骨干骨折合并血管损伤并不少见，低位肱动脉损伤虽不会引起肢体坏死，但可造成因肢端供血不足引发的症状，故仍需紧急手术修复血管。

（三） 延迟愈合及不愈合

肱骨干具有特殊解剖特点，在骨折正常修复过程中，当多种相关因素受到影响时可导致正常骨愈合时间延长，甚至可使骨折的修复完全停止，从而使骨折延迟愈合或不愈合。

造成骨折延迟愈合或不愈合的因素有：

1. **骨折位置** 肱骨干骨折发生部位以中段最多，又以中下1/3的不愈合率最高。肱骨干的主要动脉多数仅有一支，由肱动脉直接分出后，在肱骨干中下1/3交界处或中点附近内侧进入骨内并在骨皮质内下行。骨折发生时极易导致骨营养动脉的损伤，也是造成骨延迟愈合或不愈合的重要因素。

2. **骨折类型** 粉碎性骨折易发生骨折延迟愈合或不愈合。

3. **开放性骨折** 开放性骨折多因直接暴力导致较为严重的软组织损伤，骨折类型也多为粉碎性，并且开放伤口有发生感染可能，故容易造成骨折不愈合。

4. **手术的干扰** 骨折发生后，本身就造成软组织和骨营养受到损伤。手术切开的创伤，手术中对仅存骨膜的剥离，无疑进一步加重损伤的机会。手术虽然可得到良好的复位和固定效果，但不可避免同时破坏和加重了骨端局部的血液循环影响骨折愈合。

5. **手术内固定效果欠佳** 在严格手术适应证的前提下，任何方式的手术内固定都必须达到牢固的内固定效果，否则，手术治疗本身就更突出了对骨折愈合不利的一面。

6. **伤口感染** 感染可增加骨端的坏死，延长了局部充血时间，直至感染控制时才停止，从而导致了骨折延迟愈合或不愈合。肱骨干骨折一旦发生感染，应及早进行引流并保持引流通畅，清除坏死组织，减少患肢活动。经处理伤口愈合后，也需在3个月以上或半年后，观察伤口感染无复发，方可行二期的骨修复手术。

（四）畸形愈合

肩关节的活动度较大，即使愈合后的肱骨干有轻度成角、短缩或旋转畸形，一般也不会对伤肢的活动功能造成太大的影响。但如果骨折移位严重，骨愈合后不能达到功能复位的要求，破坏了上肢生物力学的正常解剖关系，日后有可能导致肩关节或肘关节继发创伤性关节炎，对少年或青壮年的患者应施行截骨手术矫正畸形愈合。截骨的部位应选择在肱骨颈松质骨部位进行。

（五）肩、肘关节功能障碍

多见于老年患者，故老年患者不适宜使用长时间及广泛范围的外固定，外固定过程要随时指导伤者进行肌肉及关节功能训练。对已经发生肩、肘关节功能障碍者，应更需要加强其功能锻炼，并助以理疗及体疗，促使尽快恢复。

（六）合并邻近关节脱位

1. **肱骨干骨折合并肩关节脱位** 关键在于肩关节脱位复位，如肩关节已复位，可对肱骨干施行手法复位及外固定。这样对关节的功能活动并无矛盾。但如为肱骨上1/3骨折，而外固定需包括肩关节时，应施行骨折内固定。如肩关节不能闭合复位，可行关节切开复位，再对肱骨干骨折作保守治疗，也可先将肱骨干内固定后，再整复肩关节脱位。

2. **肱骨干骨折合并肘关节脱位** 肘关节闭合复位多无困难，对肱骨干中1/3以上骨折，行外固定不影响肘关节活动者，可作保守治疗。肱骨干下1/3骨折应作骨折内固定，以便于肘关节早期活动。

【预后】

肱骨干骨折复位要求较低，一定范围内成角、重叠、旋转及侧方移位，骨折愈合后外观及功能均无明显影响。

第十节　肩袖损伤

肩袖损伤常发生于成年人,多数存在肌腱退化的病理基础,加之长期劳损,加速了肩袖退化,由于撞击或其他创伤所导致病变肌腱发生断裂。肩袖损伤不能用一种原因解释,是多因素导致的病理结果。

【应用解剖】

肩部有内外两层肌肉,外层为三角肌,内层为冈上肌、冈下肌、小圆肌及肩胛下肌的肌腱所组成的肩袖,附着于肱骨大结节和解剖颈的边缘。肩袖可使肱骨头与肩胛盂紧密接触,稳定肩关节,当三角肌收缩时,有拮抗三角肌不使肱骨头拉向肩峰并起到杠杆的固定作用,协助肩关节外展及旋转的功能。其中冈上肌能外展及轻度外旋肱骨头;冈下肌和小圆肌使其外旋;肩胛下肌则有内旋功能,故肩袖又称肩胛旋转袖。肩袖随着年龄的增长及肩部的慢性劳损,逐渐发生退行性变化,故肩袖损伤多见于40岁以上的中年人,如因严重外伤引起者,则多为青壮年人。

【病因】

对肩袖损伤的病因与发生机制,有退变、撞击、创伤及血运等4种论点。

(一)组织退变

尸体标本资料表明,肌腱退变的组织学病理表现是肩袖内细胞变形、坏死、钙盐沉积、纤维蛋白样增厚、玻璃样变性、部分性肌纤维断裂、原纤维形成和胶原波浪状形态消失、小动脉增殖及肌腱内软骨样细胞出现。肩袖止点退化表现为肉芽样变。这些变化在40岁以下的成人很少见,但随年龄增长呈加重的趋势。

肌腱止点病变的病理特点为肌纤维在止点处排列紊乱、断裂及骨赘形成。肱骨头软骨边缘与袖沟退变程度与袖沟宽度成正比。肌腱止点变性降低了肌腱张力,成为肩袖断裂的重要原因。肌腱的退化变性、部分断裂以至完全性断裂,在老年患者中是常见病因。

(二)血运

最早有人描述"危险区"位于冈上肌腱远端1cm内,这一无血管区域是肩袖撕裂最常发生部位。尸体标本的灌注研究证实了"危险区"的存在,滑囊面血供比关节面侧好,故发生关节面撕裂多于滑囊面。冈下肌腱远端1.5cm内也存在无血管区,但冈上肌发生撕裂多于冈下肌腱,因此除了血供因素外,应当还存在其他因素。

(三)撞击

肩撞击征的概念是认为肩袖损伤是由于肩峰下发生撞击所致。这种撞击大多发生在肩峰前1/3部位和肩锁关节下面或喙肩下方。NeerⅡ依据撞击征发生的解剖部位分为"冈上肌腱出口撞击征和非出口部撞击征",认为95%的肩袖断裂系由于撞击征引起。肩关节运动时,肌腱在喙肩穹下往复移动,肩峰及肩峰下结构的退变、发育异常或因动力原因引起的盂肱关节不稳定,均可导致冈上肌腱、肱二头肌长头腱及肩胛下肌腱的撞击性损伤。早期为滑囊病变,中晚期出现肌腱的退化和断裂。

但一些临床研究表明,肩袖撕裂的病例中有相当部分与肩峰下的撞击无关,单纯由于损伤或肌腱退化所致,此外存在肩峰下撞击的解剖异常的病例中也并非都会发生肩袖破裂。因此,肩峰下撞击征是肩袖损伤的一个重要病因,但不是唯一的因素。

(四) 创伤

劳动作业损伤、运动损伤及交通事故都是肩袖创伤的常见原因。发生盂肱关节前脱位,在复位之后患肩仍不能外展者,其肩袖损伤的发生率为100%,而腋神经损伤仅占7.8%。老年人,未引起骨折或脱位的外伤也可以引起肩袖撕裂。任何移位的大结节骨折都存在肩袖撕脱性骨折,反复的微小创伤在肩袖损伤中更为重要。这种微断裂若无足够时间进行修复,将进一步发展为部分肌腱或全层撕裂。这种病理过程在从事投掷运动的职业运动员中较为常见。

常见急性损伤的产生机制:

(1) 上臂受暴力直接牵拉,致冈上肌腱损伤。

(2) 上臂受外力作用突然极度内收,使冈上肌腱受到过度牵拉。

(3) 腋部在关节盂下方受到自下向上的对冲性损伤,使上方肌腱受到相对牵拉,并在盂肩穹下受到冲击而致伤。

(4) 来自肩部外上方的直接暴力,对肱骨上端产生向下的冲击力,使肩袖受到牵拉性损伤。

【临床表现】

1. 外伤史 有急性损伤史,重复性或累积性损伤史,对本病的诊断有参考意义。

2. 疼痛与压痛 常见有肩前方疼痛,即三角肌前方及外侧部位。压痛多见于肱骨大结节近侧或肩峰下间隙部位。急性期持续性剧烈疼痛,慢性期呈自发性钝痛,肩部活动后或增加负荷后症状加重,被动外旋肩关节或过度内收也使疼痛加重,夜间症状加重是常见的临床表现。

3. 功能障碍 肩袖断裂者,肩上举及外展功能受限,外展与前举范围均小于45°。

4. 肌肉萎缩 病史超过3周以上,肩周肌肉有不同程度的萎缩,以三角肌、冈上肌及冈下肌较常见。

5. 关节继发性挛缩 病程超过3个月,肩关节活动范围有程度不同的受限。以外展、外旋及上举受限程度较明显。

【特殊体征】

1. 肩坠落试验 被动抬高患臂至上举90°~120°范围,撤除支持,患臂不能自主支撑而发生臂坠落和疼痛即为阳性。

2. 撞击试验 向下压迫肩峰,同时被动上举患臂,如在肩峰下间隙出现疼痛或伴有上举不能时为阳性。

3. 疼痛弧征 患臂上举60°~120°范围出现肩前方或肩峰下区疼痛,对肩袖挫伤和部分撕裂有一定诊断意义。

4. 盂肱关节内摩擦音 盂肱关节在主动运动或被动活动中出现摩擦声,常由于肩袖断端的瘢痕组织引起。

【辅助检查】

1. X线摄片　X线平片检查对本病诊断无特异性。在1.5m距离水平投照时，肩峰与肱骨头顶部间距应小于12mm，如大于10mm则提示存在严重肩袖撕裂。发生肩袖撕裂后，在三角肌牵引下，可促使肱骨头上移，X线平片显示肩峰下间隙狭窄。部分病例大结节部皮质骨硬化，表面不规则或骨痂形成，松质骨呈现骨质萎缩和疏松。此外存在肩峰位置过低，钩状肩峰，肩峰下关节面硬化、不规则等X线表现，则提供了存在撞击因素的依据。在患臂上举运动的动态观察，可以观察大结节与肩峰相对关系及是否存在肩峰下撞击现象。X线平片检查还有助于鉴别和排除肩关节骨折、脱位及其他骨、关节疾患。

2. 关节造影　盂肱关节正常解剖情况下与肩胛下肌下滑液囊及肱二头肌长头腱腱鞘相通，但与肩峰下滑囊或三角肌下滑囊不相交通。如在盂肱关节造影中出现肩峰下滑囊或三角肌下滑囊的显影，则说明其隔断结构——肩袖已发生破裂，导致盂肱关节腔内的造影剂通过破裂口外溢，进入了肩峰下滑囊或三角肌下滑囊内。盂肱关节腔的造影对肩袖完全断裂是一种十分可靠的诊断方法，但对于肩袖的部分性断裂不能作出确切诊断。

盂肱关节造影不仅能显示肩袖破裂，并可根据造影剂溢出部位及范围判断裂口大小，此外还能识别肩袖间隙分裂、盂肱关节挛缩、冻结肩及盂肱关节不稳定等病理改变。如作泛影葡胺及气体的双重对比造影（前者4～5ml，后者20～25ml），于肩外展90°的轴位相还能清晰显示盂唇及关节囊的解剖形态，在做盂肱关节造影术前应先做碘过敏试验。

3. CT断层扫描　单独使用CT扫描对肩袖病变的诊断意义不大。CT扫描与关节造影合并使用对肩胛下肌及冈下肌的破裂以及对病理变化的了解有一定意义。在肩袖广泛性撕裂伴有盂肱关节不稳定时，CT扫描有助于发现肩盂与肱骨头解剖关系的异常及不稳定表现。

4. MRI成像　对肩袖损伤的诊断是一种重要的方法。MRI成像能依据受损肌腱在水肿、充血、断裂以及钙盐沉积等方面的不同信号显示肌腱组织的病理变化。MRI成像的优点是非侵入性检查方法，具有可重复性，而且对软组织损伤的反应灵敏，有很高的敏感性（达95%以上）。但是高的敏感性很难区分与鉴别，容易造成假阳性率。

5. 超声诊断　超声诊断也属于非侵入性诊断方法。简便、可靠、能重复检查是其优点，对肩袖损伤能作出较为明显辨别。高分辨率的探头能显示出肩袖水肿、增厚等挫伤性病理改变，肩袖部分断裂则显示肩袖缺损或萎缩、变薄。完全性断裂能显示断端和裂隙并显示肌腱缺损范围，对肌腱部分断裂的诊断优于关节造影。

6. 关节镜检查　肩关节镜技术是一种微创检查方法，一般用于疑诊为肩袖损伤、盂唇病变、肱二头肌长头腱止点撕裂病变以及盂肱关节不稳定的病例。

【临床表现及诊断】

大多数患者有明显外伤，由于当时症状较轻，常被忽略而延误治疗，而逐渐造成疼痛及功能障碍。如受伤当时症状较重，肩关节顶部有局限性疼痛肿胀及压痛，及向三角肌附着点放射，受伤当时还可有撕裂声的感觉。由于肩部疼痛、肿胀影响肩关节功能活动，不论部分撕裂或完全断裂均有明显体征。

1. 部分撕裂 可无明显疼痛，当外展肩关节70°～120°范围时，肩袖撕裂部分与肩峰下接触而产生疼痛。主动外展时不能对抗阻力，影响肩关节活动功能。

2. 完全断裂 肱骨头前外方可触及凹陷沟，肱骨大结节及肩袖破裂处有明显压痛，肩关节外展60°～120°时，可有响声及疼痛加重。如肩关节外展超过120°，则疼痛反而减轻，主动外展活动明显受限，一般不超过90°，被动活动不受限制，在被动外展大于90°时可维持上肢升举位置，但如上肢升举位下降至水平位时可突然落于体侧。

3. X线照片 显示肱骨头与肩峰的距离变小；肩关节造影可显示关节腔与三角肌下滑囊阴影相通，提示为肩袖完全破裂。

【治疗】

（一）肩袖挫伤

可使用三角巾悬吊，制动2～3周，局部物理疗法及止痛等。疼痛剧烈者可用1%利多卡因加皮质激素做肩峰下滑囊或盂肱关节腔内注射，疼痛缓解后即开始做肩关节功能康复训练。

（二）肩袖部分撕裂

可采用非手术疗法，预后较好。一般用外展架或肩"人"字石膏将肩关节外展90°、前屈30°～45°、外旋30°～40°固定4～6周，去除固定即开始功能活动并辅以理疗和体疗。

（三）肩袖完全断裂

一般无自愈的机会，应及时手术治疗。如早期不易确定肩袖是否是完全断裂，可先行保守治疗4～6个月，以观察治疗效果，判断是否为完全断裂。如确定为完全断裂，再行手术治疗。非手术治疗无效的肩袖严重撕裂，以及合并存在肩峰下撞击因素，一般不能自行愈合。

1. 影响自愈的因素 断端分离、缺损；残端缺血；关节液漏；存在肩峰下撞击因素。

2. 手术治疗 经4～6周保守治疗，肩袖急性炎症及水肿消退，未能愈合的肌腱残端形成了较坚硬的瘢痕组织，有利于进行肌腱修复和止点重建。

（1）Mclaughlin法：是常用的手术方法，在肩袖止点部位大结节近侧制一骨槽，将患臂外展位使肩袖近侧断端植入于该骨槽内。此方法适应证广泛，适用于严重、广泛的肩袖撕裂。为防止术后肩峰下间隙粘连和撞击，肩袖修复同时应切断喙肩韧带，并做肩峰前外侧部分切除成形术。对存在肩峰下撞击征患者，肩峰成形术是其适应证。

（2）Debeyre冈上肌的推移修复法：适用于冈上肌腱巨大缺损。在冈上窝游离冈上肌，保留肩胛上神经冈上肌支及伴行血管束，使整块冈上肌向外侧推移，覆盖肌腱缺损部位，并使冈上肌重新固定在冈上窝内。对大型肩袖缺损还可以利用合成织物移植进行修复。

（3）肩胛下肌肌瓣向上转移：对于冈上肌腱和冈下肌腱广泛撕裂造成的肩袖缺损，也可把肩胛下肌上2/3自小结节附着部位游离，形成肩胛下肌肌瓣向上转移，覆盖固定于冈上肌腱和冈下肌腱的联合缺损部位。

（4）小针刀松解术：断裂肌腱残端形成坚硬的瘢痕组织或肩峰下间隙粘连，可采用小针刀松解、手法撕裂。

3. 术后处理 用外展架或"人"字石膏将上肢上臂固定于外展、前屈及外旋位，6～8周解除固定,加强伤肢功能活动锻炼,并辅以理疗和体疗。

【预后】

肩袖经手术修复及术后物理疗法和康复训练,肩关节功能可大部分恢复,疼痛能得到缓解。如不予修复,任其自然,最终可能导致肩关节病,出现关节不稳定或继发关节挛缩症,严重影响关节功能。

第十一节　肩　周　炎

肩关节周围炎简称肩周炎,系因肩关节囊及其周围韧带、肌腱和滑膜囊的慢性非特异性炎症引起。主要症状是关节周围疼痛、活动受限,久则肌肉萎缩。其病名较多:因多见于50岁左右的中老年人而称"五十肩";早期因睡眠时肩部受凉引起称"露肩风"或"漏肩风";后期因肩关节僵硬,活动受限形同冻结,又称"肩凝症"或"冻结肩"。肩关节周围炎的主要病理表现是肩关节囊与周围组织粘连所致,故也称为"粘连性关节囊炎"。肩关节周围炎具有特殊的呈波形的临床过程,起病初期疼痛和僵硬症状缓慢加重,达到一定程度以后,症状自然逐渐得到缓解,直至最后完全恢复正常。病程一般为数月至2年。

【病因病理】

肩周炎的致病原因不详。有认为系因肩关节周围的软组织发生一种涉及范围较广的慢性特异性炎症反应,引起肩关节囊及周围软组织粘连,限制了肩关节活动及产生疼痛。研究推理认为肩周炎病因可能与以下因素有关。

(一) 病因

(1) 肩关节以外的内科疾病,如冠心病、胆囊炎或肺炎等,可反射性引起肩部疼痛而使肩关节活动受限。

(2) 因颈椎病、上臂骨折后固定时间长所致。

(3) 多数认为与肩关节周围退变有关,如肩峰下滑囊炎、冈上肌腱炎、肱二头肌长头腱鞘炎等。

(4) 肩部慢性劳损,或中医学认为的感受风寒湿邪等原因有关。

(二) 病理过程

病理过程可分为3期。

1. 凝结期　或称为冬性期,病变主要在肩关节囊,肩关节造影显示关节囊紧缩,关节囊下皱褶互相粘连而消失,肱二头肌长头腱与腱鞘间有薄状粘连,以后病变程度逐渐加重。进入冻结期,也称粘连期。

2. 冻结期　或称粘连期。此时关节囊退行性变加剧,滑膜充血、增厚、组织弹性下降,除关节囊呈严重萎缩外,关节周围软组织也明显受累,发生肱二头肌长头肌腱炎,冈上肌、冈下肌、肩胛下肌及喙肱韧带挛缩,可使肱骨头外旋活动受限。

3. 解冻期　或称缓解期。经7~12个月后,炎症逐渐消退,疼痛消失,肩关节活动功能逐渐恢复正常。Depalma 在一例 15 年前患双侧肩周炎而自愈患者的尸体解剖中发现,两侧的肱二头肌长头腱在肱骨结节间沟都有新的骨附着点,而肌腱的关节囊内部分均已消失。故认为,肱二头肌长头腱鞘炎是肩周炎的病因之一,一旦附着在肱骨结节间沟的肱二头肌长头腱获得新的骨附着点,而关节囊内的肌腱部分发生病理性撕裂,则肩关节功能可得到改善,肩周围症状因而也得到缓解。

【临床表现】

多数无明显外伤史,仅有少数曾有局部外伤、劳累或长期肢体固定病史。

主要症状是逐渐加重的肩部疼痛和肩关节活动障碍,疼痛下段位于肩外侧,有时可放射至肩胛区、肘部或手部,但感觉正常。疼痛性质可为钝痛或锐痛,不敢患侧卧位而影响睡眠,阴天气候或劳累可诱发疼痛加重。随着持续的疼痛可引起肌肉挛缩或萎缩。肩部压痛较广泛,但无肿胀,以喙突、结节间沟、大结节及肩峰下滑囊等处最为明显(图 29－11－1①②),当肩关节后伸,外展及外旋时疼痛加剧。

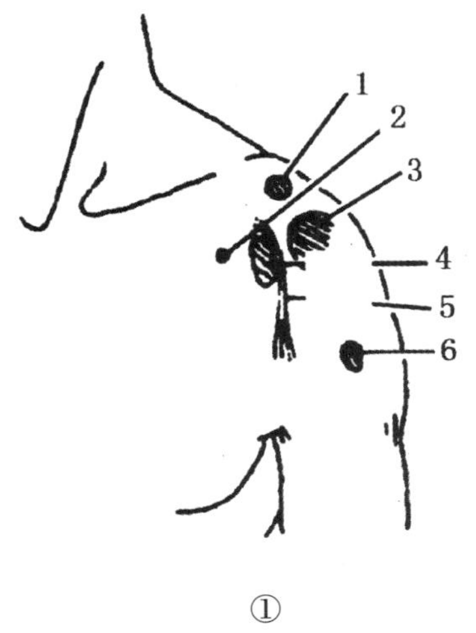

①

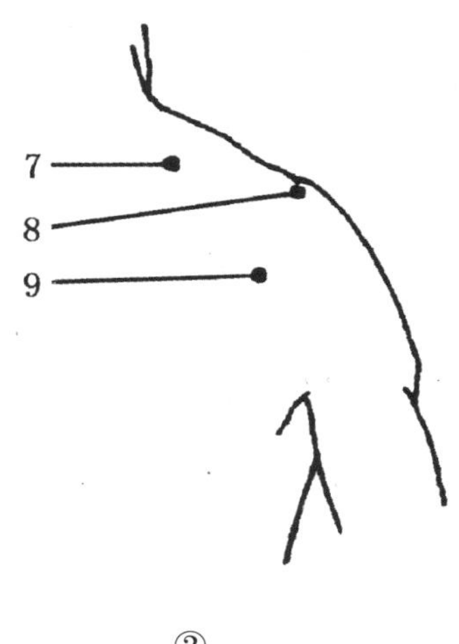

②

图 29－11－1①② 肩周炎的压痛点

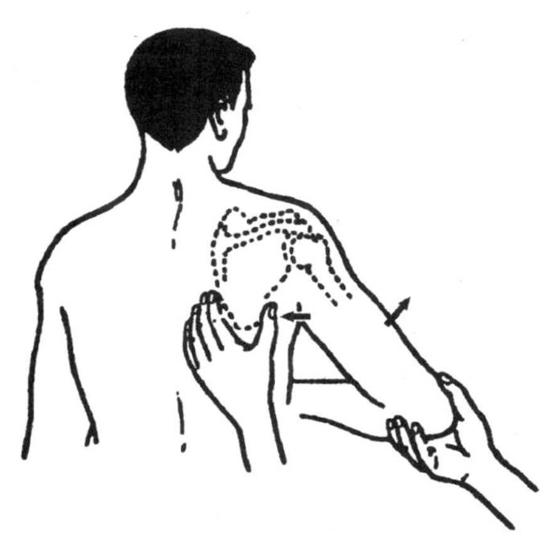

图 29－11－2 肩周炎肩胛联动

检查肩关节活动度应固定肩胛骨,并作双侧比较。早期肩关节仅有内、外旋时有轻度影响,晚期患臂常被动处于内旋位,各个方向活动均受限,但以外展和内、外旋最为明显,而前后方向活动影响不大,常因此不能梳理头发及穿衣等。此时用一手按住肩胛下角,另一手将肩外展时,可感到肩胛骨随之向外上方转动(图 29－11－2),可证明肩关节已有明显粘连。后期由于三角肌及冈上肌明显萎缩,可并发血管痉挛而发生上肢血循环障碍,出现前臂及手部肿胀、发凉及手指活动疼痛等症状。

【诊断】

1. 病史　年龄好发于50岁左右,女性多于男性,右肩多于左肩,肩周疼痛可因气候变化或劳累而诱发,尤以夜间为甚。

2. 体征　肩关节活动受限,以外展为最明显,肩部前、后及外侧均有压痛,晚期有肌内萎缩。

3. X线检查　一般无异常,少数可出现软组织钙化阴影。关节造影可有肩关节囊紧缩,关节囊下部皱褶消失等改变。

【鉴别诊断】

肩周炎应与下列疾病相鉴别。

1. 神经根型颈椎病　可引起肩部疼痛,但疼痛与颈神经根的分布一致,体查椎间孔挤压试验及臂丛牵拉试验可呈阳性,肩关节的活动功能正常。颈椎X线摄片有异常改变。肩周炎有自愈预后,而颈椎病则会呈进行性加重。

2. 冈上肌腱炎　痛点以肱骨大结节为主,在肩外展60°~120°时,该处明显疼痛。

3. 风湿性关节炎　疼痛有游走性,可涉及多个大关节,肩炎节活动受限不明显。活动期血沉及抗"O"高,抗风湿药物治疗有效。

【治疗】

肩周炎是一种最终有自愈倾向的疾病,预后良好,但如消极等待其自愈,可因症状加重而影响功能活动。故此,应根据不同病理变化选择治疗方式。关于肩周炎的治疗方法很多,尤其中医治疗更有许多独特优势。早期疼痛症状较重时应适当减少活动,以药物治疗为主;中后期以活动功能障碍时,可给予理筋手法治疗,配合主动功能锻炼及药物、针灸、理疗等治疗,运动疗法在本病的治疗和康复过程有关键作用。少数经长期保守治疗无效,可考虑手术治疗。

(一) 对症治疗

对早期出现的疼痛症状,可用非甾体类抗炎药、肌肉松弛剂及镇痛剂对症处理,疼痛严重者可用泼尼松龙12.5mg,加2%利多卡因2ml作痛点封闭,每周1次,共2或3次(图29-11-3)。

外治药物可用奇正消痛贴,也可用骨伤洗药药袋熨敷肩部,每日2~3次。其他还可配合内服中药、针灸、物理治疗等。

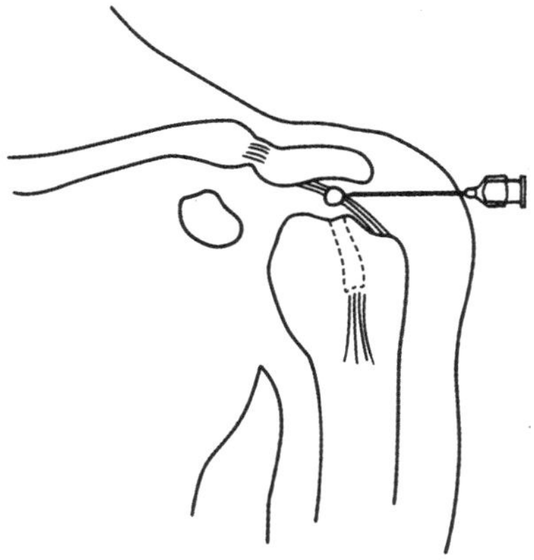

图29-11-3　肩上臂-肩峰下间隙内封闭

(二) 运动疗法

1. 主动功能锻炼　病变早期,可作上肢悬吊制动,每日轻度活动肩关节数次。适当的推拿按摩,不仅能减轻疼痛,而且有利于增加活动范围。在疼痛可以忍受的范围内,积极有计划地进行肩关节主动功能锻炼(图29-11-4-①②③④)。随着活动范围的增加,疼痛也可得到缓解。

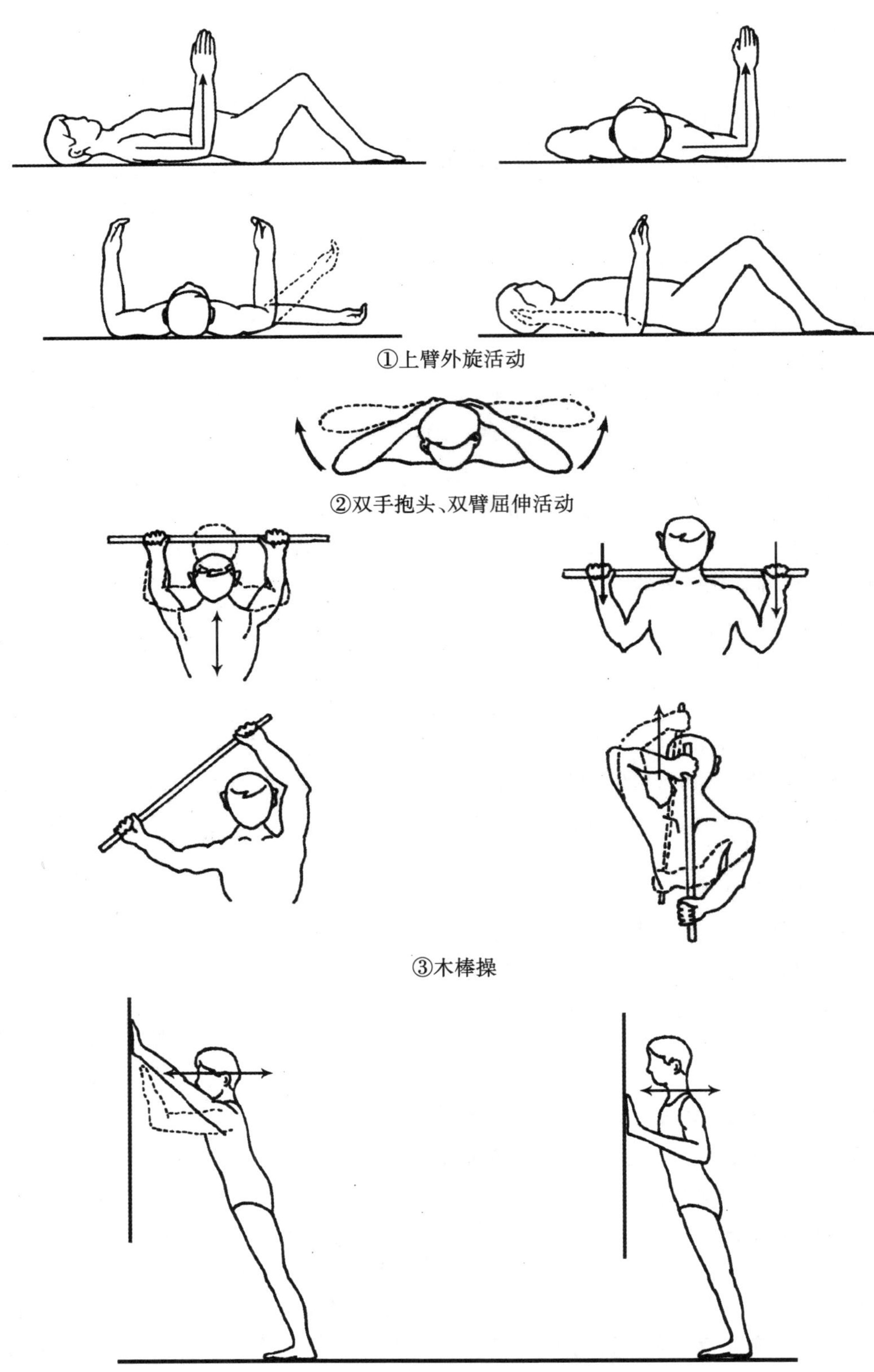

图 29－11－4－①②③④ 肩周炎的功能训练

2. **麻醉下手法松解**　经上述对症处理，肩关节功能仍无改善，可在麻醉下行手法松解。

操作方法：术者一手按住肩部，另一手握住上臂，先内、外旋转肱骨头，然后慢慢外展肩关节，整个过程中可感到撕开肩关节粘连的声音。手法由轻至重，反复多次，直至肩关节达到正常活动范围，操作过程一定要轻柔，避免因暴力而造成肩部骨折或脱位。手法完成后，行关节腔内穿刺，抽出关节内积血，同时注入泼尼松龙 12.5mg 加 1% 利多卡因 10ml。术后患肢三角巾悬吊。第 2 日开始作肩部活动练，持续 2 ~3 个月，可取得较好效果。

3. **手法撕裂**　由 Depalma 报道的一种手法撕裂肱二头肌长头腱和关节囊下面肱骨附着点的方法。

操作方法：麻醉下，术者一手放在肩部向下压肱骨头，另一手握住上臂外旋，使肱骨内收朝前，然后缓慢后伸，可感觉到组织撕裂声和肩关节突然得到松解的感觉。手法完成后处理同上述方法。

（三）手术治疗

肩周炎经长期保守治疗无效，症状严重、影响工作及生活，可考虑手术治疗。

1. **肱二头肌长头腱固定或移位术**　适用于临床检查病变主要在肱二头肌长头腱，如肱二头肌长头腱无明显退变，可将其从盂上结节附着处切断，然后从关节内抽出，将其固定在喙突。如肌腱已发生严重退变，则将其固定在肱骨结节间沟内，同时做肩峰成形术。

2. **喙肱韧带切断术**　正常上臂外展时肱骨头也随之外旋，以使肱骨大结节与喙肩运动协调。严重肩韧带挛缩而限制了肱骨头外旋，妨碍肩关节外展功能。手术切断喙肱韧带，可改善上肢外展外旋功能。

3. **小针刀松解术**　可在有明显压痛的肌腱止点、肱二头肌长头腱下面和关节囊，分别用小针刀行纵切开松解或关节囊切开松解。

第三十章　肘前臂部损伤

第一节　肘关节解剖生理

肘关节系联结前臂、上臂的复合关节，对完成腕部和手部功能、调整肢位置及保持行走时平衡有重要作用。

【骨性结构】

肘关节由肱骨下端、桡骨小头和尺骨近端组成，共在一个关节囊内包括肱尺关节、肱桡关节和近端尺桡关节。

1．肱骨下端

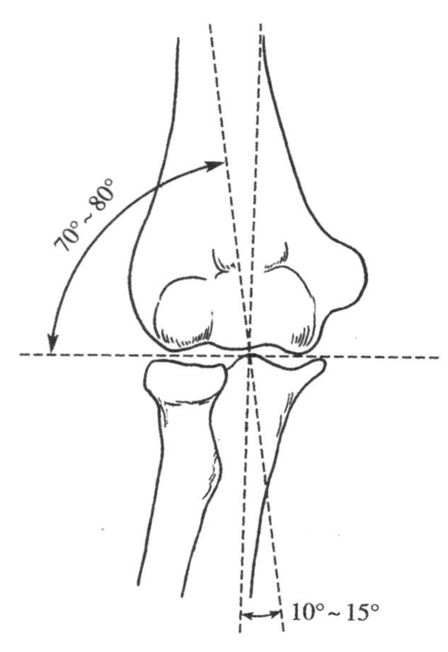

图 30－1－1　肘关节提携角

（1）骨结构：肱骨下端扁而宽，前面凹陷为冠状窝，后部凹陷为鹰嘴窝，在两个窝之间由一菲薄骨质相隔。两侧形成尺侧骨嵴和桡侧骨嵴，尺侧骨嵴皮质致密并有凹陷，桡侧骨嵴突出，骨皮质较薄。肱骨的关节端，内侧为滑车，即内髁，为前臂屈肌腱附着部；外侧为肱骨小头，即外髁，是前臂伸肌腱附着点。肱骨滑车和小头之间有一小头间沟，桡骨小头即沿此沟做伸屈和旋转运动，内髁和外髁联为一体并与肱骨干纵轴构成30°～45°的前倾角，滑车在肱骨干前方，尺骨鹰嘴也向前，有利于肘关节的运动。由于肱骨滑车的桡侧低于尺侧，相差5～6mm，滑车的关节面呈倾斜状，肱尺关节也形成倾斜，故在肘关节完成伸展时，形成外翻角即提携角，男性5°～10°，女性1°～15°（图30－1－1）。

（2）生物力学结构：根据生物力学观点，尺骨鹰嘴窝与滑车将肱骨下端分为内侧柱和外侧柱，外侧柱与肱骨干有约20°的成角，内侧柱与肱骨干的成角为40°～45°。外侧柱的远端为肱骨小头，内侧柱的远端为肱骨内上髁。肘部伸屈稳定性主要由滑车及鹰嘴窝相互制约来保持，滑车的内、外侧缘也有增加关节内稳定性的作用。

2. 桡骨

（1）桡骨小头的顶部为浅碟形凹陷，周缘面被软骨覆盖，顶端与肱骨小头形成肱桡关节，尺骨上端由尺骨鹰嘴与冠状突形成切迹，形状半圆形，中间有一突出的嵴与滑车内侧沟相对应，并将关节面分隔，恰使半月状关节面与肱骨滑车相咬合构成肱尺关节。由于肱骨滑车沟前面观是垂直的，从后面观则向远侧、向外侧倾斜，构成螺旋状，而对应的鹰嘴切迹关节面与其对应倾斜。因此，肘关节伸展时，前臂离开肱骨轴线而出现提携角；而在屈曲时，同于滑车沟直，前臂可屈到肱骨轴线上。临床检查提携角时，务必将肘关节置于完全伸展及前臂外旋后方能准确测量。

（2）桡骨小头侧方关节面与尺骨桡侧切迹形成侧尺桡关节，并被附着在尺骨桡侧切迹前缘的环状韧带所包绕、稳定。

3. 肘关节　表面标志主要由肘部骨性突起所示。肘关节伸展时，肱骨内髁和外髁与尺骨鹰嘴尖部三点在一条直线上，肘关节屈曲90°时这3个突起组成倒立的等腰三角形。这特征性的骨性标志对肘部损伤的临床诊断有重要意义(图30－1－2)。

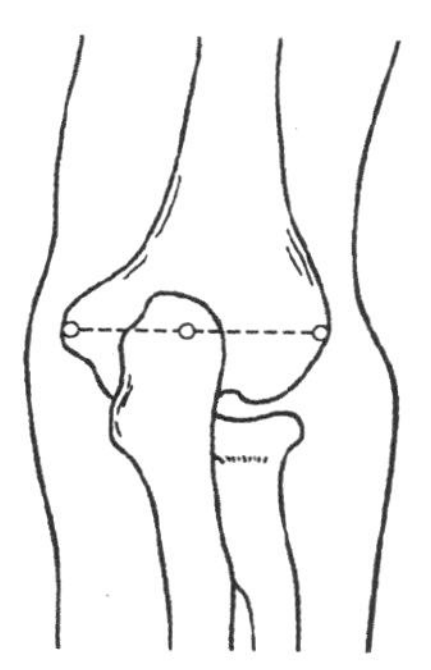
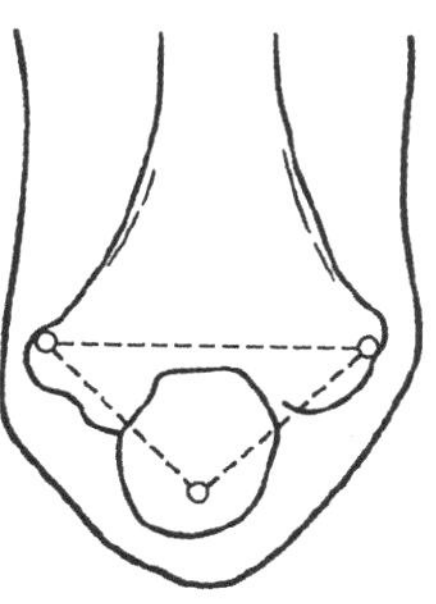

图30－1－2　肘后三角骨性连线呈等腰三角形标志

【儿童骨骺】

儿童肘关节的骨化中心较为复杂，熟悉各骨化中心出现和闭合的年龄，对临床上诊断和治疗有重要意义。

（1）肘部骨化中心共有6个，其中肱骨远端4个，即肢骨内髁（滑车）、肱骨外髁（小头）、内上髁和外上髁。此外，桡骨头和尺骨鹰嘴各有一个骨化中心。骨化中心出现最早为肱骨外髁，出现在1～2岁，闭合时间为15～16岁；内上髁出现7～8岁，闭合时间为16～17岁；滑车出现10～12岁，闭合时间为16～18岁；外上髁出现为11～12岁，闭合时间为16～20岁。桡骨小头骨骺出现于5～6岁，尺骨鹰嘴为9～12岁，闭合时间均在17～20岁。

（2）骨骺在出现和发育过程中可能发生变异和某些畸形，可能两侧肢体对称，也可能不对称，在辨认X线征象时常须作双侧对比。

【关节囊结构】

肘关节关节囊附着于前方的冠状窝上缘和后部鹰嘴窝的上缘，关节囊两侧是肱骨内、外上髁和下方及半月切迹的两侧，外侧部分与环状韧带相连。关节囊内的滑膜层紧贴关节囊的纤维层。在肱骨下端的冠状窝和鹰嘴窝内有脂肪组织充填。肘部损伤或炎症时，出血或渗出物可将脂肪垫掀起并在 X 线片侧位上显示(图 30 －1 －3①②)。

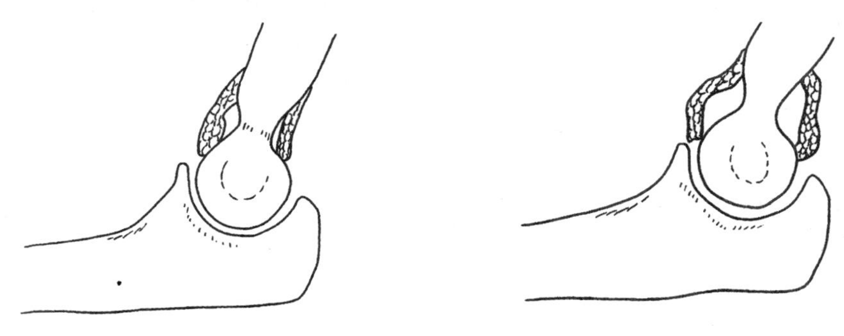

①正常脂肪垫　　②关节内血肿脂肪垫掀起

图 30 －1 －3①② 肘关节周围脂肪垫

肘关节中肱尺关节属于蜗状关节，主要是伸屈运动，故前后关节囊薄弱，并分别由前后肱二头肌和肱三头肌肌腱加强，也有称作肘关节前韧带和后韧带。而关节囊的两侧副韧带较为强韧。桡侧副韧带位于桡侧，起自肱骨外上髁，止于桡骨环状韧带，有助于阻止肘关节内收和稳定桡骨小头。尺侧副韧带位于尺侧，呈三角形，自内上髁向下成扇形止于冠状突和鹰嘴，起维持关节稳定并阻止肘关节外翻作用。桡骨环状韧带占整个周围的 3/4 ~4/5。其上口大而下口小，以容纳桡骨小头，由于环状韧带具有良好弹性，桡骨小头在不同的旋转位置上都可保持一定张力，保证桡骨小头的稳定。

【运动功能】

肘关节的主要功能是伸屈和旋转，运动范围除与骨性结构有关外，肌肉作用力大小及前臂的位置均很重要。

(1) 肱肌和肱二头肌为屈肘运动主要肌肉，肱二头肌尚有比较强的旋后作用。肱桡肌、旋前圆肌和桡侧伸腕长短肌有辅助屈肘肌及前臂旋前作用。肱三头肌和肘后肌为伸肘运动的主要肌肉。

生物力学测定结果表明，屈肘肌力是伸肘肌力的 1.5 倍。肘关节伸屈运动范围为 135° ~140°，正常屈曲达 140°，伸展为 0°。肘关节伸屈运动轴位在肱骨干长轴与前臂尺骨长轴交角的平分线上，在运动过程中运动轴稍有变化。

(2) 肘关节旋转主要由肱桡关节完成。肱桡关节有两个运动轴，一个是伸屈运动的横轴，它与肱尺关节运动轴一致；另一个为前臂旋转运动轴，上下方分别通过桡骨小头和尺骨小头。

肘关节的伸屈运动与前臂的旋转常是联合运动，运动作用是一种复杂的生物力学过程。

第二节　肱骨髁上骨折

肱骨髁上骨折是肘部最常见骨折，多见于5～12岁儿童，发生率占儿童肘部骨折的5%～10%。肱骨下端骨质扁薄，髁上部处于松质骨与密质骨交界处，其后有鹰嘴窝，前有冠状窝，两窝之间仅为一层薄弱的骨片。另外此处解剖上是肱骨干由圆柱状转化为三棱状的改变部位，是应力的集中点，故易发生骨折。

【损伤机制与类型】

肱骨髁上骨折根据暴力不同方向，可分为伸直型和屈曲型两种。其中伸直型最多，约占90%以上，屈曲型较少。少数成年人可发生粉碎骨折。

（一）伸直型

多见于儿童跌倒后，肘关节在半屈曲或过伸位，掌心着地后，由地面反作用力，经前臂传达至肱骨下端，将肱骨髁推向后方。同时，由上而下的重力作用，将肱骨干推向前方，形成伸直型骨折。典型的骨折线由前下斜向后上，骨折端常穿破肱桡肌而损伤神经、血管。因在跌倒受伤时，除受到前后暴力外，还同时存在来自尺或桡侧不同程度的侧方暴力。因此，根据骨折远端不同的侧方移位，又可分为尺偏型和桡偏型（图30－2－1①②③）。

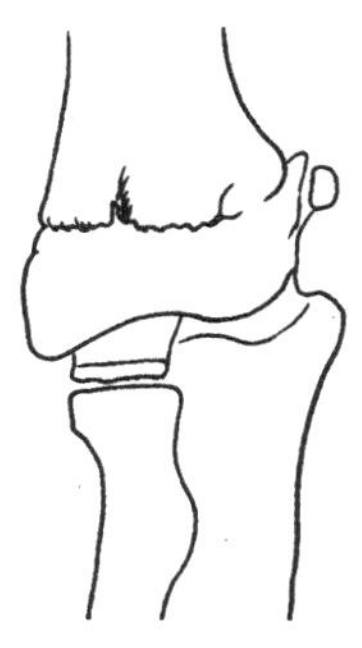

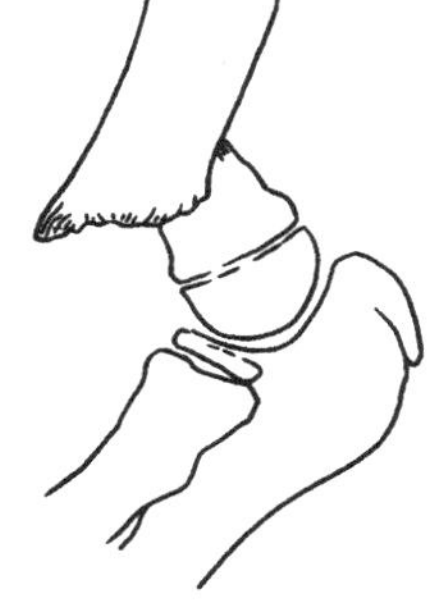

①直型

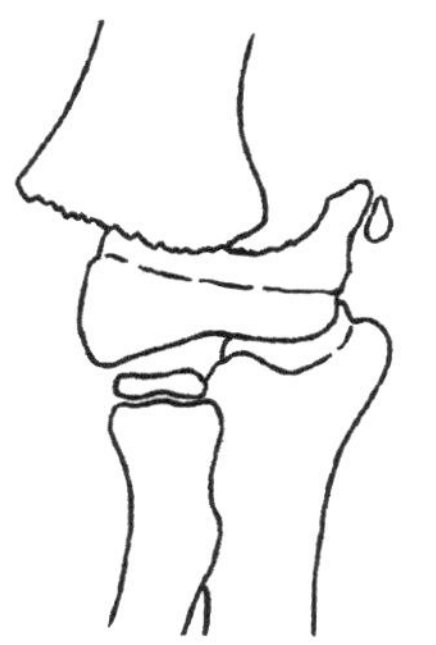

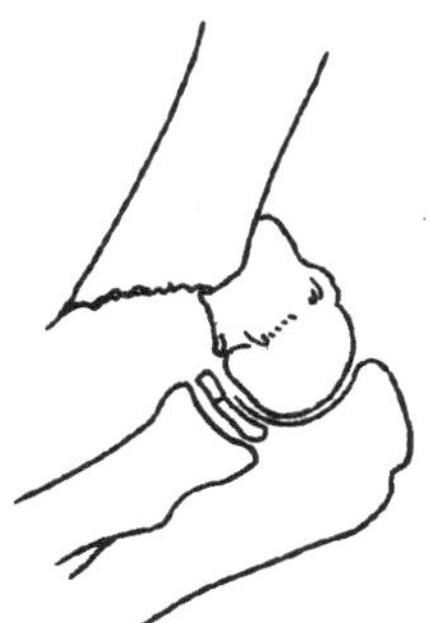

②直尺偏型

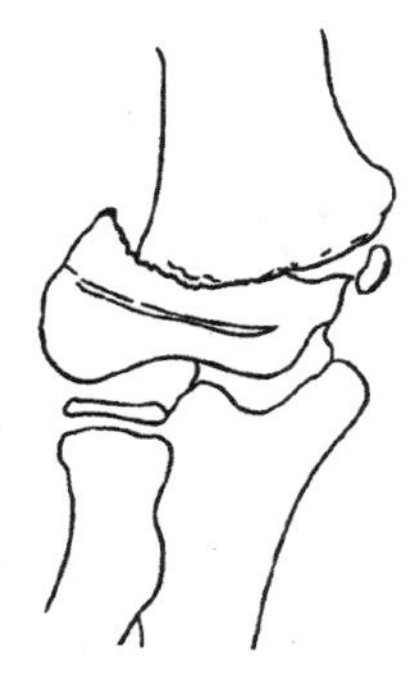
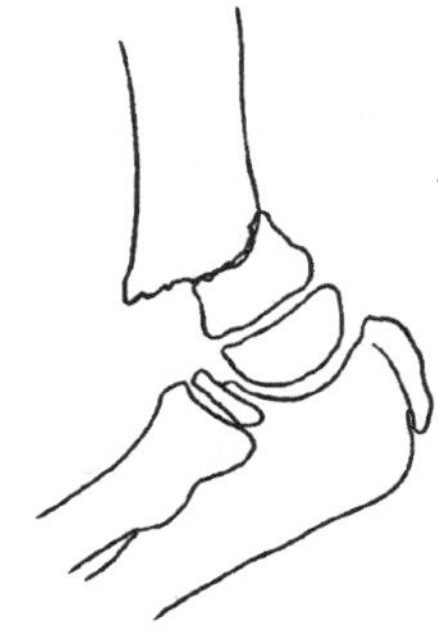

③伸直桡偏型

图30－2－1①②③ 肱骨髁上伸直型骨折

1. **尺偏型** 骨折远段向内侧移位,或骨折端向外成角,即为尺偏型。此类骨折复位后骨折远段容易向尺侧再移位。即使达到解剖复位,也常因内侧骨皮质的压挤缺损而在愈合过程中向内侧偏斜。故此类骨折愈合后肘内翻畸形化发生率最高。

2. **桡偏型** 骨折远端向外侧移位或骨折向内成角,即为桡偏型。

(二) 屈曲型

如受伤时肘关节处于屈曲位,肘后部着地,容易发生屈曲型骨折。此类骨折即使不能完全解剖复位,骨愈合后也不会发生严重肘内翻畸形。相反如因强调复位而矫正过度时,反而可能发生肘内翻畸形(图30－2－2①②)。

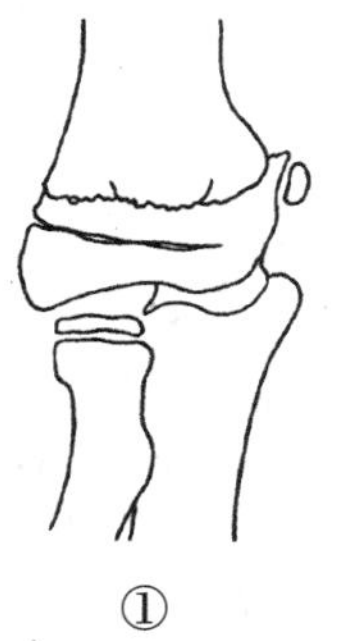

①

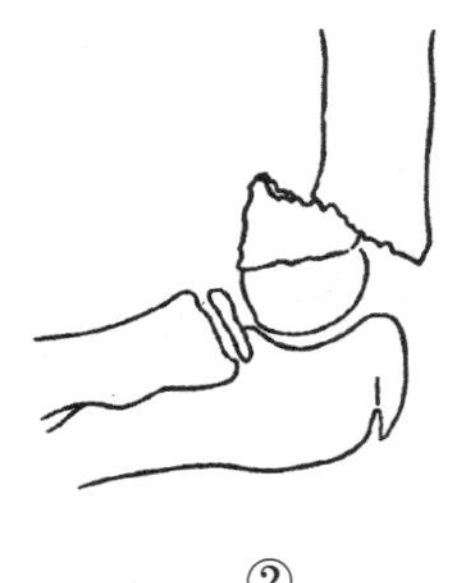

②

图30－2－2①② 肱骨髁上屈曲型骨折

【临床表现】

有跌倒受伤史。手掌或肘部着地,伤后患肢肿胀、疼痛、皮下淤斑,严重者有张力水泡、肘关节活动受限等。检查肱骨髁上局部有压痛,可有异常活动或骨擦音。伸直型骨折肘后突起呈"靴形",肘前可扪及骨折近端;屈曲型肘关节屈曲,肘后呈半圆形,可扪及骨折远端。

【诊断】

X线片可诊断并明确骨折类型及移位程度。对儿童肘部损伤,除应认真临床检查外,还应详细阅读X线细微骨折表现,以免漏诊。正常肱骨远端侧位有鹰嘴窝和冠状窝皮质形成的"X"形致密线,骨折后可见"X"形致密线中断、挤裂或皱折成角,关节囊内脂肪块上移,远离肱骨出现"八"字征,说明关节内有积血,提示有骨折存在。

肱骨髁上骨折与肘关节后脱位出现的"靴形"畸形相似,但肘关节脱位儿童罕见,可根据检查肘后三角、关节弹性固定及骨擦音以及X线摄片作鉴别。另外,肱骨髁间骨折的症状也可相似,但多发生在中老年人,局部肿痛程度严重,X 线摄片可鉴别。

【治疗】

肱骨髁上骨折,一般采用手法整复,夹板或石膏固定治疗。

（一）治疗原则

1. 移位不明显或无移位骨折　不影响功能者可用三角巾悬吊或夹板固定于屈肘位2～3 周即可。

2. 有移位骨折　应予手法整复固定。伸直型骨折屈肘位固定 3～4 周;屈曲型骨折先作伸直位固定 1 周后,改为功能位固定 2～3 周。

3. 肘部软组织较肿胀　出现皮下淤斑,皮肤张力水泡,可采用尺骨鹰咀牵引 1～2 周,待肿胀消退后改石膏固定。

4. 其他　开放性骨折、复位失败或疑有血管、神经损伤者应及时手术并复位固定。

（二）保守治疗

1. 手法整复　肱骨髁上骨折的复位要求较高,因儿童肱骨髁上骨折出现的侧方和旋转移位,不能完全依靠其塑形能力纠正。

(1) 伸直型骨折:新鲜骨折一般不需麻醉,取侧卧位。一助手握持伤肢上臂,另一助手握持伤肢前臂,作持续对抗牵引,纠正重叠移位。对尺偏型骨折,远端骨折段旋前及向尺侧移位的则在助手的拔伸牵引下,采用对抗旋转,内外推端手法,将骨折远端旋后,骨折近端旋前,在矫正旋转畸形同时,两手相对挤压把肱骨干推向内侧,矫正尺侧畸形。如是桡偏型骨折,即将骨折远端向内推,骨折近端向外推即可。内、外侧移位纠正后,用双手拇指按住骨折端远段及鹰嘴并向前推顶,其余四指环抱肘前方的骨折近段,向后拉压。在持续牵引下,缓慢屈曲肘关节至 90°。此时检查伤部前后方和内外侧,如骨折端畸形消失,稳定无骨擦音,鹰嘴无向内侧偏移,则复位已成功(图 30－2－3①②③④)。

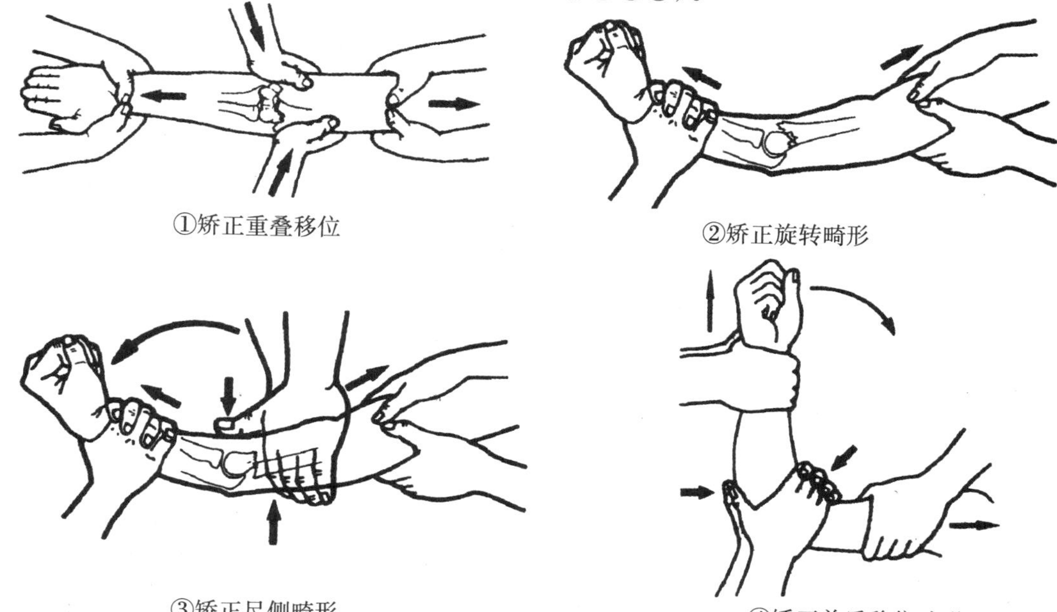

①矫正重叠移位　②矫正旋转畸形

③矫正尺侧畸形　④矫正前后移位畸形

图 30－2－3①②③④　伸直型肱骨髁上骨折手法整复

（2）屈曲型骨折：取侧卧位，由一助手握住患肢上臂中段，另一助手握住患肢前臂，置肘关节于屈曲 100°，使前臂旋后位。将骨折近端向前拔升，骨折远端向后下推送，令助手缓慢屈肘即可复位（图 30－2－4①②）。

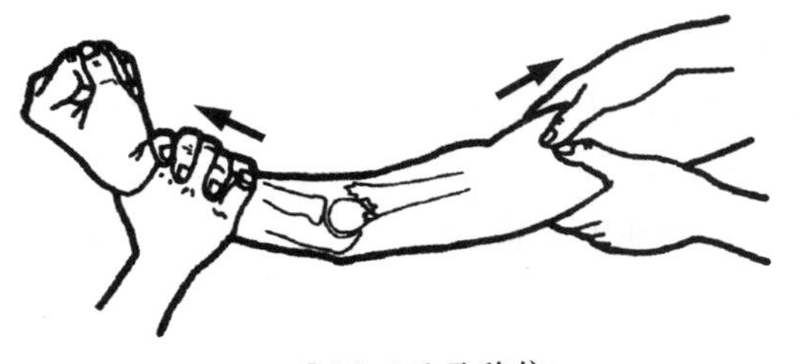

①矫正重叠移位

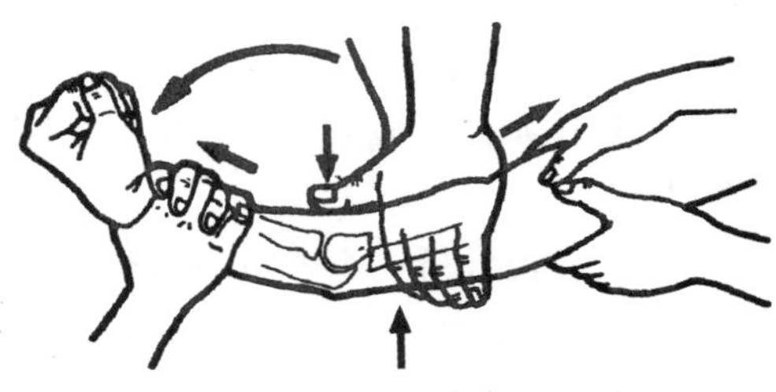

②矫正前后移位

图 30－2－4①②　屈曲型骨折手法整复

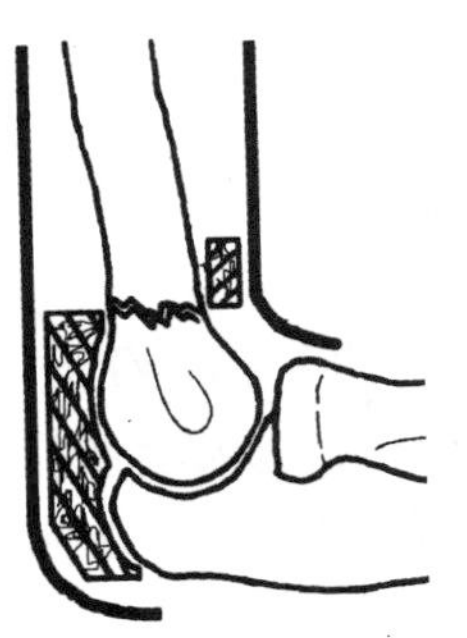

①伸直型在鹰嘴后方加一梯形垫

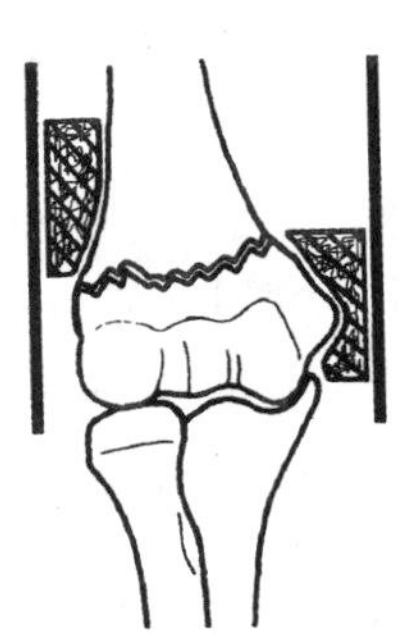

②尺偏型在近端外侧及远端内侧各加一塔形垫

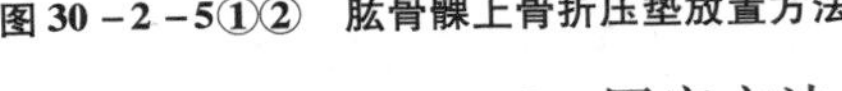

图 30－2－5①②　肱骨髁上骨折压垫放置方法

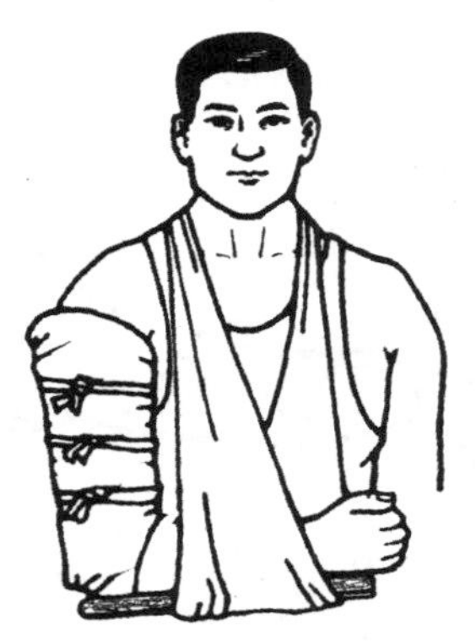

图 30－2－6　肱骨髁上骨折固定体位

2. 固定方法　复位后，夹板固定长度上端应达三角肌中部水平，内、外侧达到或超过肘关节。前侧夹板下端至肘横纹，后侧至鹰嘴下。为防止骨折远端后移，可在鹰嘴后方加一梯形垫。尺偏型骨折可在骨折近端外侧及远端内侧分别加一塔形垫以防止并发肘内翻畸形。桡偏型骨折的内外侧一般不放置固定垫或只能放置薄垫，以防止矫枉过正而引起肘内翻畸形。用固定带夹缚木板时应注意避免上方腋下固定带过紧，最后需检查桡动脉搏动情况（图 30－2－5①②）。固定完毕用颈腕带悬吊患肢（图 30－2－6）。

对无移位骨折或复位后骨折端稳定者，可用石膏托或内、外侧“U”形石膏固定。伤口局部情况不适合手法整复者，可用鹰嘴牵引复位后再石膏托固定。

（三）手术治疗

1. 内固定方法　最常用克氏针内固定（图 30－2－7①②），条件允许可采用闭合复位经皮克氏针内固定。

2. 肘内翻畸形的矫正

（1）手术指征：内翻畸形 >20°；过伸 >5°～10°；内旋 >30°。从肘关节的形态和功能而

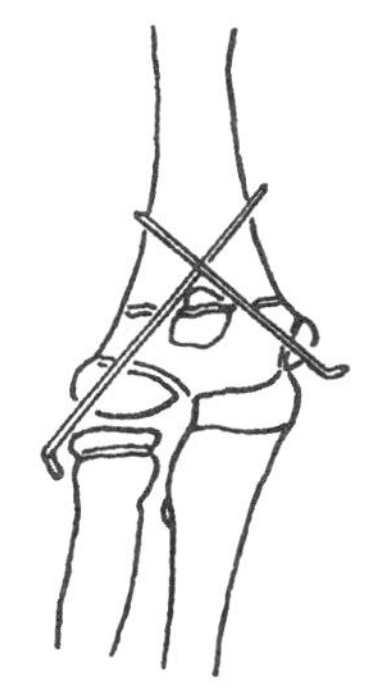

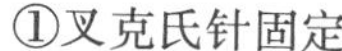
①叉克氏针固定

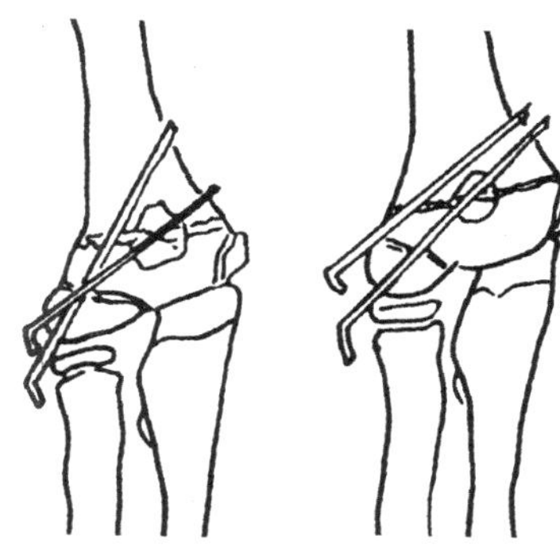
②外侧两枚克氏针固定

图 30－2－7①②　肱骨髁上骨折克氏针固定

言，手术在矫正肘内翻的同时，还必须矫正过伸和内旋畸形。

（2）截骨类型：有外侧闭合楔形截骨术，内侧切开楔形截骨植骨和斜形旋转截骨 3 种基本术式。多数采用闭合楔形截骨术，认为此法较为简便、安全，效果稳定。

【并发症】

（一）肘内翻畸形

肘内翻是肱骨髁上骨折最常见的并发症，发生率约为 46.7%，其中尺偏型发生率达 70% 以上。肘内翻的发生以及提携角形成原理与下列因素有关。

（1）骨骺损伤学说认为，在骨折发生的同时，内髁骨骺也遭到损伤。

（2）骨折的外力作用，造成肱骨髁上尺侧骨皮质的塌陷。

（3）发生骨折时，在冠状面上骨折远端向尺侧移位的结果。

（4）由于骨折后复位不准确，前臂位置放置不妥所致。

（二）血管损伤

血管损伤是肱骨髁上骨折常见并发症，发生率可高达 15.8%。肱动脉断裂者较少见，而多数为骨折端刺激、压迫引起肱动脉痉挛，其次是局部血肿压迫及肱二头肌筋膜紧张压迫所致。外固定不当及肘关节屈曲过度也可导致肢体发生血供障碍。

（三）前臂缺血性肌挛缩

是肱骨髁上骨折后最为严重的并发症，一旦发生，预后较差，最终可导致功能丧失。肱动脉损伤或受压处理不及时，前臂肌肉尤为屈肌群缺血 6～8 小时即可造成坏死纤维化，形成爪形手畸形，出现手套状感觉减低区。缺血性肌挛缩的前驱症状有剧烈疼痛，桡动脉搏动减弱或消失，手指发绀、发凉及发麻等。被动伸指时产生剧痛是缺血性肌挛缩典型的早期症状，一旦发现须立即行手术探查，切开深筋膜及肌间隙进行彻底减压。

（四）神经损伤

神经损伤以正中神经多见，其次是桡神经及尺神经，多系挫伤或牵拉伤所致，大部分在 3 个月内可自行恢复，如经观察神经功能无恢复或疑有神经断裂，应及时行手术探查。

【预后】

肱骨髁上部位血运较好，故有利骨愈合，保持治疗优良率达 74%～85%。由于肱骨髁上骨折局部肿胀严重，故固定过程中易压迫骨突，引发张力水泡或压疮。另肱骨髁间骨折属关节内骨折,应强调早期功能锻炼。解除固定后,可配合熏洗药物和手法按摩等进行功能锻炼,切忌强力被动活动。术后尽量不用外固定,以利早期活动。

第三节 肱骨髁间骨折

肱骨髁间骨折较少见,约占全身骨折的0.5%。常见于成年人、骨质疏松或高龄患者。是具有代表性的关节内骨折。由于骨折块较为粉碎且侵袭关节,不但整复困难,固定也较难达到稳定,易发生再移位、关节粘连及遗留关节僵硬等。多年来,对这种骨折的治疗一直存在分歧,但无论保守治疗或手术治疗的效果均不尽人意。

中西医结合治疗依据动静结合的观点,采用手法整复、夹板固定,结合鹰嘴牵引及早期功能活动的综合治疗方法,可获得较好的治疗效果。也有认为保守治疗不能达到满意的骨折复位和固定,而手术治疗能得到较好的骨折复位固定和功能恢复效果。

【损伤机制】

(一) 伸直型

跌倒时手掌着地,暴力向上传递,把肱骨两髁推向后方;由上而下的重力,将肱骨干近端推向前方。同时,由近端伴随向两髁下劈的力量,造成典型的肱骨下端髁间骨折。骨折近端向前移位,骨折远端裂成两块,向两侧分离(图30-3-1)。

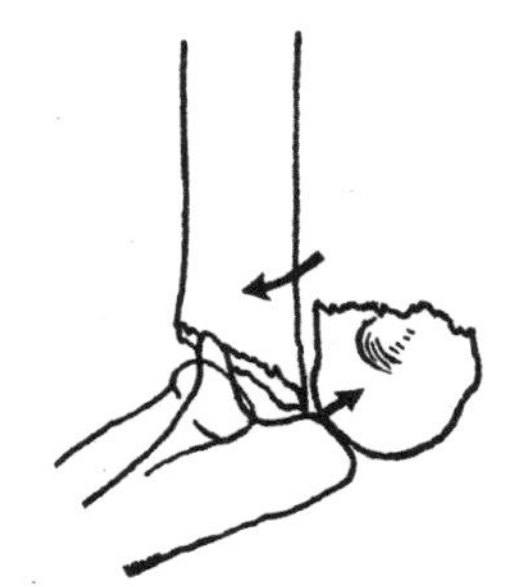

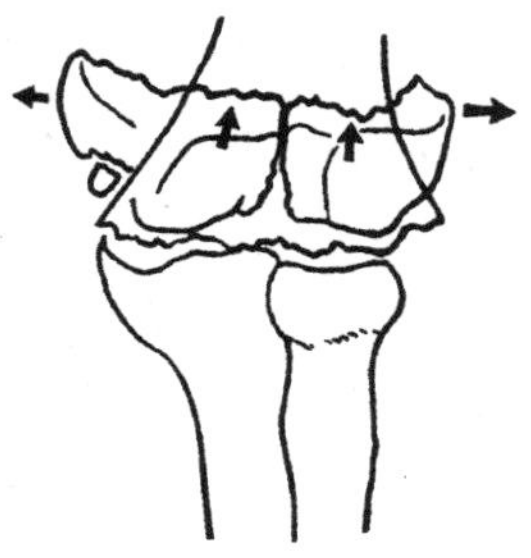

图30-3-1 伸直型肱骨髁间骨折

图30-3-2 屈曲型肱骨髁间骨折

(二) 屈曲型

跌倒时屈肘或肘后部着地,尺骨鹰嘴向前方冲击滑车沟,在造成髁上骨折的同时,将肱骨髁劈裂并推向前上(图30-3-2)。

肱骨髁间骨折按骨折线方向又可分为"T"型和"Y"型骨折,骨折致髁部分裂成3块以上也称粉碎型骨折。无论伸直型或屈曲型,受伤时多伴有肘内翻应力,而出现尺偏型,桡偏型少见。

【类型】

根据骨折移位程度将其分为Ⅳ度(图30-

3－3)，临床上以Ⅱ度最为常见。

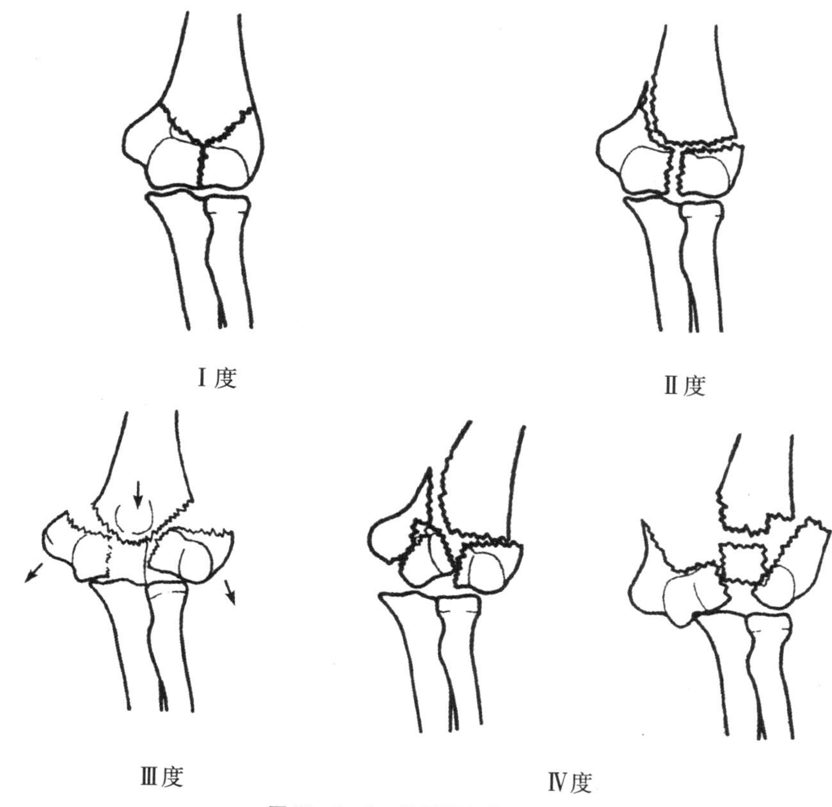

图 30－3－3　肱骨髁间骨折分度

【临床表现与诊断】

肘部外伤后，有剧烈疼痛、广泛肿胀及压痛，可有皮下淤斑。骨折移位严重时可见肱骨下端横径增宽，明显重叠移位者可有上臂短缩。肘关节呈半屈曲位及前臂旋前位，屈曲、伸展和旋转均受限。可触及骨折块活动及骨擦音，肘后三角标志紊乱。应注意是否合并神经、血管损伤。肘部正侧位 X 线片可显示骨折类型和移位程度，同时了解关节腔内是否有骨碎块存在。

【治疗】

（一）保守治疗

1．单纯外固定　适用于Ⅰ度骨折，用超关节小夹板或长臂石膏托，患肘于功能位固定 4 周后加强功能锻炼。

2．手法复位外固定　适用于Ⅱ度骨折，有轻度移位但无明显旋转者。

整复方法：麻醉下，患侧前臂取中立位，肩外展 70°～80°。术者两手掌置髁部内，外两侧向中心挤压，即为抱髁，以防止牵引时骨折块旋转移位，同时可使两侧方分离移位骨块、肱骨下端和肱骨髁部复位。助手拉住前臂使肘关节呈半屈位，持续牵引 3～5 分钟，直至完全纠正重叠移位。在抱髁状态下，纠正骨折远、近端侧方移位，继而纠正前、后移位。伸直型骨折术者两手抱髁状，两手四指环抱肘前，两拇指移到尺骨鹰嘴处，推骨折远端向前，两手四指拉骨折近端向背侧，两手虎口同时对向挤压两髁。助手缓慢屈肘至 90°，以矫正前后移位。

对屈曲型骨折复位手法方向与上述相反(图 30－3－4①②③④)。

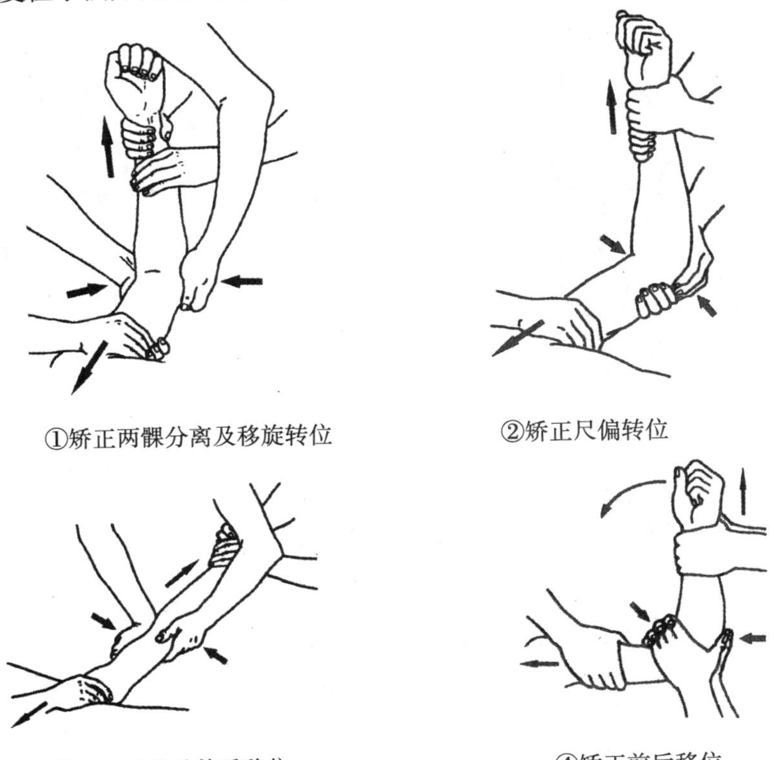

①矫正两髁分离及移旋转位　　②矫正尺偏转位

③矫正重叠及前后移位　　④矫正前后移位

图 30－3－4①②③④　肱骨髁间骨折手法复位

整复完成后,可用纸压垫超肩关节小夹板(图 30－3－5①②)或长臂石膏夹板固定,4 周后去除外固定并开始肘关节功能锻炼,外固定的屈肘位置最好是在透视下观察骨折端最稳定的位置确定。

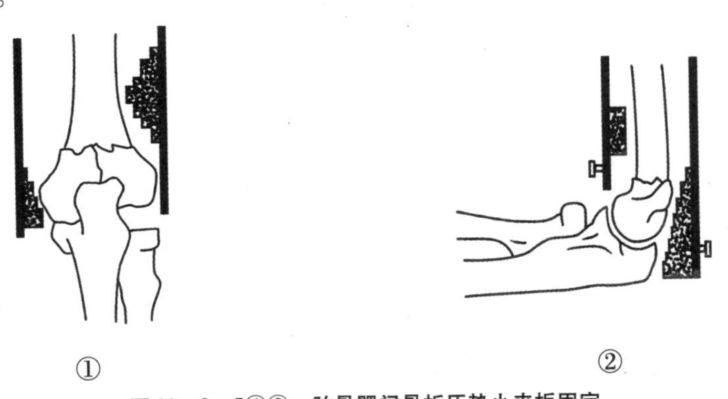

①　　②

图 30－3－5①②　肱骨髁间骨折压垫小夹板固定

严重粉碎性骨折,老年患者或其他因素不适宜手法复位者,则可屈肘 120°,用颈腕吊带悬吊,2 周后改为屈肘 90°。利用肢体重心作用及辅以适当手法,往往可使骨折大致得以复位,数日后作自主功能锻炼,逐渐加大活动范围,固定 6 周后去除。早期功能锻炼可获得较好的功能恢复效果。

3. **闭合复位及尺骨鹰嘴牵引**　此法适用严重粉碎骨折、开放性骨折、肘部肿胀明显及皮肤有张力水泡者。牵引前应先行手法复位，然后进行常规尺骨鹰嘴牵引。单纯牵引有可能加重内外髁旋转分离移位，故可酌情加用小夹板或石膏夹板固定，再将伤肢置于牵引架上(图30－3－6)。牵引重量1.5～2kg，患肢与躯干呈70°～80°外展，前臂中立位，肘关节屈曲90°～120°。前臂作皮肤牵引，重量0.5kg，牵引期间可行肘关节锻炼，应定时X线复查并对外固定作相应调整。

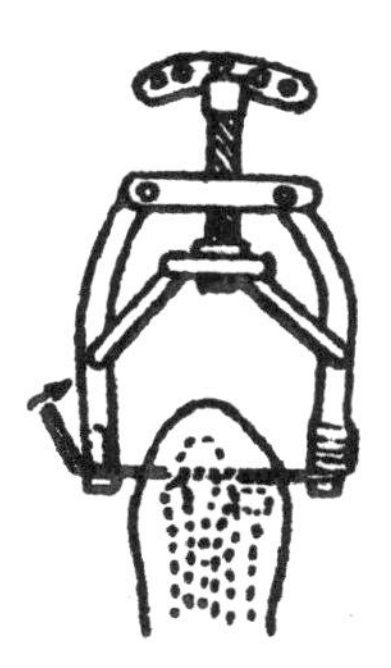

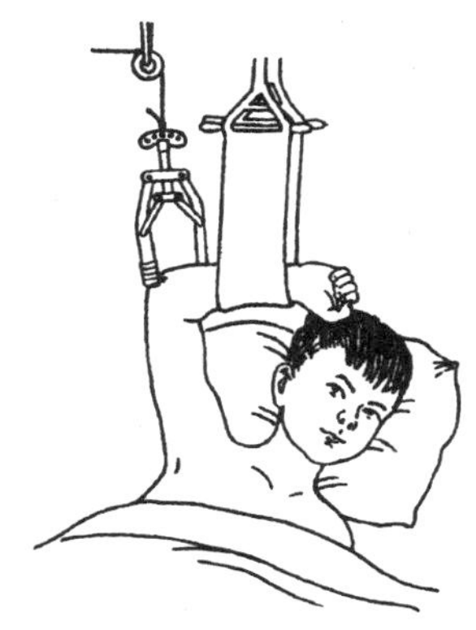

图30－3－6　肱骨髁间骨折尺骨鹰嘴牵引

（二）手术治疗

1. 适应证

（1）开放性骨折患。

（2）青壮年不稳定性骨折，手法整复失败。

2. 手术方法

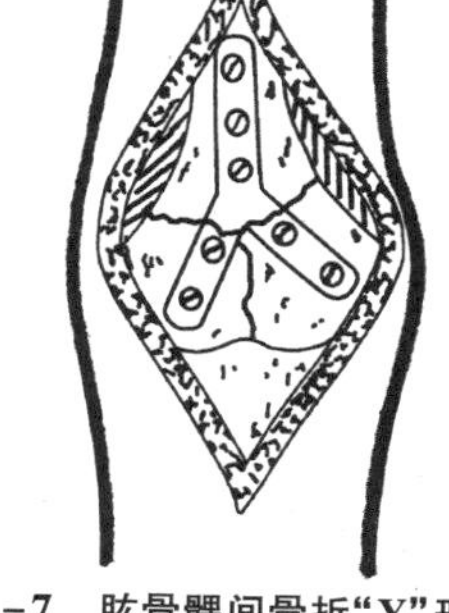

图30－3－7　肱骨髁间骨折"Y"形钢板固定

（1）钢板内固定：老年人肱骨髁间粉碎型骨折，多伴有骨质疏松基础，保守治疗效果较差，故多数主张采用切开复位内固定。内固定方法中，可使用"Y"形钢板固定(图30－3－7)，AO组织提倡作双钢板内固定，但由于肱骨远端的特殊解剖结构，此方法术中操作难度较大，而且固定失败率可高达29.5%。对一些类似骨折，也可采用钢板加螺丝钉内固定(图30－3－8①②)。

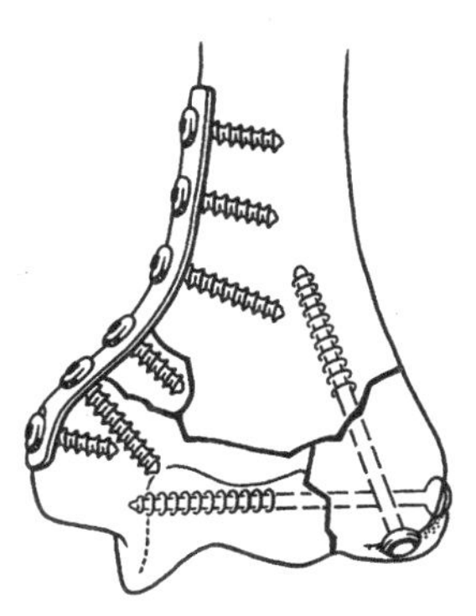

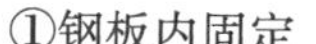

①钢板内固定

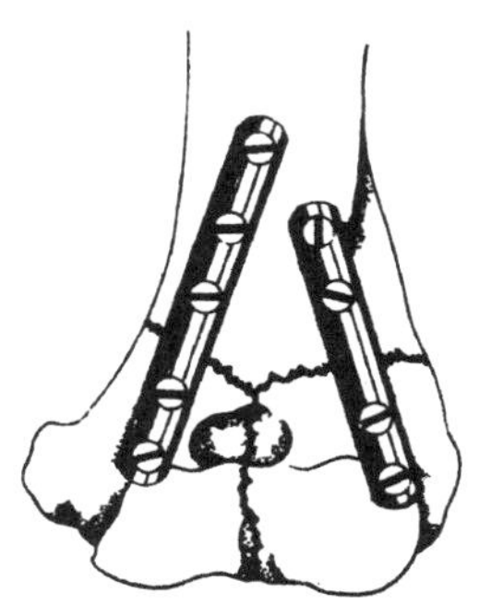

②钢板加螺丝钉内固定

图30－3－8①②　肱骨髁间骨折双钢板内固定

(2) 后路鹰嘴截骨加交叉克氏针、双张力带固定：该法有取材简单，操作方便，显露充分，固定可靠及可早期关节功能锻炼等优点(图 30－3－9①②③)。治疗成人严重肱骨远端粉碎骨折，术后肘关节功能恢复率可达 87.3%。

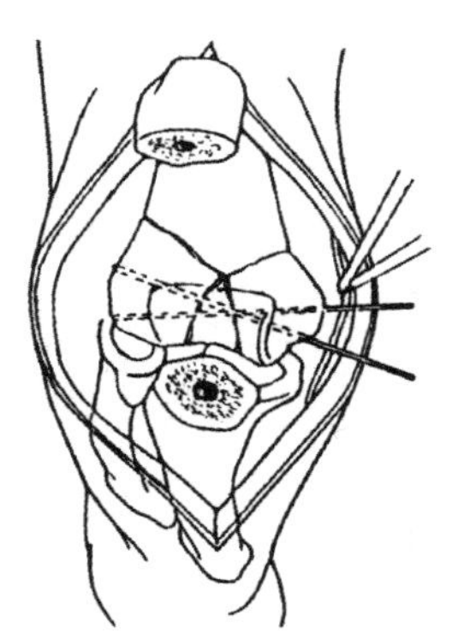

①叉克氏针重建肱骨髁

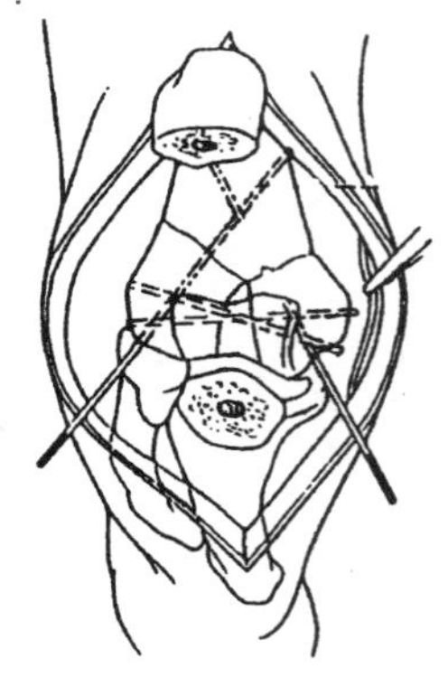

②向克氏针恢复髁部

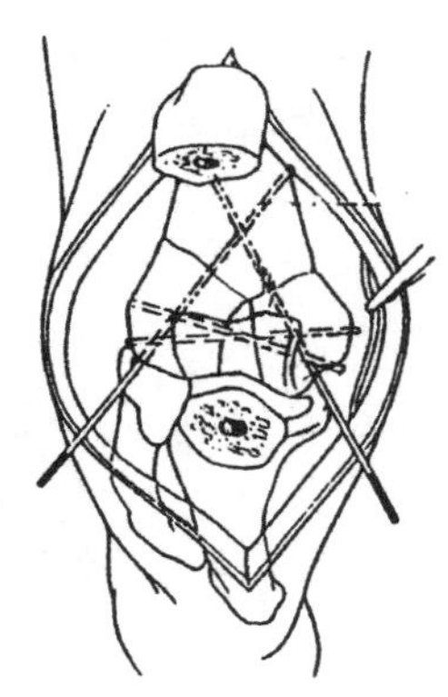

③完成张力带固定

图 30－3－9①②③ 肱骨髁间骨折交叉克氏针、双张力带固定

(3) 肘关节融合术：适用于陈旧性肱骨髁间骨折，肘关节僵直在非功能位且伴有明显疼痛症状的青壮年体力劳动者。

(4) 肘关节切除成形术：适用于职业要求上肢有一定灵活度，而肘关节僵直在非功能位伴有疼痛症状的陈旧性肱骨髁间骨折。

3. 髁上截骨术　适用于有明显肘内翻畸形且影响功能的青壮年。

【并发症】

(一) 保守治疗并发症

主要可导致局部肿胀、皮下淤斑、张力性水泡及医源性神经血管损伤。小夹板运用不当也可发生以上症状，甚则压疮或发生前臂缺血性肌挛缩。

(二) 手术治疗并发症

切开复位内固定后所发生的并发症，大多数与手术操作不当有关，一些是可以避免的。

1. 伤口感染　为最为严重的并发症，尤其感染波及关节内，浅层组织感染对治疗预后无明显影响。发生感染的原因是多方面的，但与手术操作困难、手术时间过长有一定关系。因为有内固定物存在，控制感染很困难，伤口常经久不愈，有时须取出内固定物并彻底清创，才能得以愈合。

2. 骨折不愈合　切开复位内固定时，为了达到良好的切口显露，势必作较长的切口和广泛的组织剥离，尤其对内、外髁及骨折端骨膜的剥离，都会造成对局部血供的破坏从而影响骨愈合。

3. 肘内翻畸形　至今为止，任何一种治疗方法都难以避免这种并发症的发生。特别在Ⅲ度骨折时，闭合复位后内侧髁潜在的不稳定因素，在骨折愈合过程中会逐渐显示后果，最终发生携带角减小或肘内翻畸形。由于三角形骨折片较小，在开放复位和固定时极不稳定，在术后功能锻炼时可导致进一步移位而发生肘内翻畸形。

4. 关节周围骨化　早期手术时尽管对组织剥离较广泛，但甚少发生关节周围的异常骨化而导致功能障碍。如手术在伤后2～3周进行，则很容易发生关节骨化及影响关节功能。

【预后】

肱骨髁间骨折虽然是严重的肘关节骨折，治疗难度较大，但只要处理得当，不论采用哪种方法，都可获得一定程度的功能恢复。年轻患者为了得到良好的功能恢复和预防创伤性关节炎，手术切开复位内固定能得到较好的效果。

第四节　肱骨小头骨折

肱骨小头骨折是较常见的肘部损伤，约占肘部骨折的1%，各年龄组均可发生。单纯肱骨小头骨折以成年人多见，肱骨小头骨折合并有外髁骨折则多发生在儿童，这类骨折为关节内骨折，有些骨折表现轻微，骨折线较小且隐蔽，容易误诊而延误治疗，应予注意。

【损伤机制】

肱骨小头位于肱骨下端桡侧，向前方突出，呈圆形光滑的小结节结构。整个肱骨小头均在关节内，肘关节屈曲时，桡骨小头顶端关节凹形面与肱骨小头前关节而相互对应咬合。肘关节伸展时，则在肱骨小头下关节咬合。当肘关节轻度屈曲时，传导暴力可自下而上经桡骨传导至肘部，桡骨小头就像内燃机的活塞向上撞击肱骨小头，在肱骨小头与肱骨干骺端造成剪切外力，可将肱骨小头自其附着部剪切下来，并可发生骨折端向掌侧上方移位。

【类型】

1．肱骨小头骨折　根据肱骨小头损伤程度及骨折所波及的范围，可分成3种类型(图30－4－1①②③)。

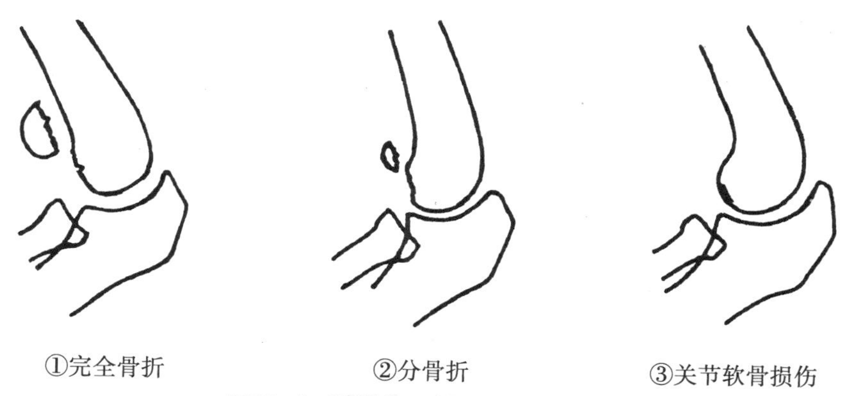

图30－4－1①②③　肱骨小头骨折的类型

Ⅰ型:完全性骨折　骨折发生在肱骨小头基底部，骨折线在冠状面上，骨折块本身常包括肱骨小头的全部和滑车外1/3或外侧半，也可只限于肱骨小头本身而不波及滑车，常伴有旋转移位。

Ⅱ型:部分骨折　骨折块及肱骨小头边缘的小骨折片，包含肱骨小头关节软骨及下方少量骨质。

Ⅲ型:肱骨小头关节软骨挫伤 如致伤外力不足以引起完全或部分骨折时,就可产生肱骨小头关节软骨的局限性挫伤。这种损伤初期多难以明确诊断,常在晚期施行肘关节手术,如桡骨头切除时可被发现。

2. **肱骨小头及滑车联合骨折** 骨折块本身包含肱骨小头及全部滑车的前半部,即滑车也在冠状面上发生骨折,有人称为肱骨小头–滑车联合骨折。根据肱骨小头与滑车骨折的相互关系,可分成3种类型(图30–4–2①②③)。

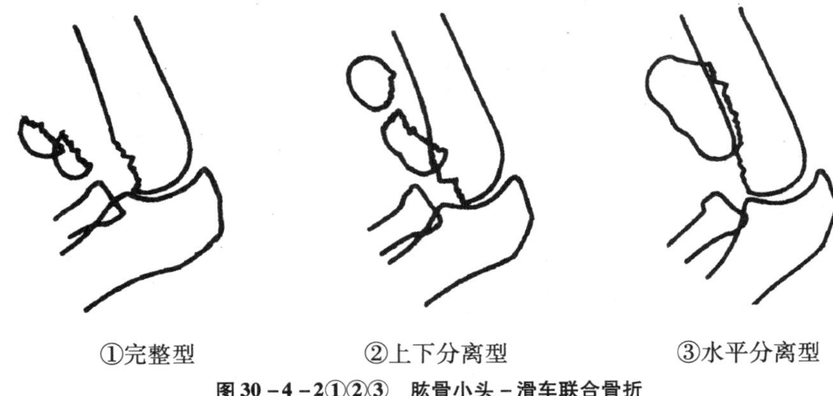

①完整型 ②上下分离型 ③水平分离型

图30–4–2①②③ 肱骨小头–滑车联合骨折

(1) 完整型:骨折后肱骨小头和滑车无分离,肱骨小头在上方,滑车在下方。

(2) 上下分离型:肱骨小头与滑车呈现上下分离状态,肱骨小头在上方,滑车在下方。

(3) 水平分离型:肱骨小头与滑车均骨折,且呈内外水平分离状态。

【临床表现与诊断】

肘部受伤后,局部肿胀和疼痛,肿胀多发生在肘外侧和肘窝部,疼痛和压痛部位则局限在肘外侧或肘前侧。肘关节伸屈活动受限,特别在屈曲90°~100°时,常发生肘部疼痛加重并有阻力感觉。

X线表现常有特征性,如肱骨小头和滑车同时发生骨折,骨折片移位可与肱骨下端重叠,此时在侧位片上表现最明显,仅靠正位片易导致漏诊。

【治疗】

要求骨折达到解剖复位,以恢复关节面光滑,对肘关节功能尤为重要。

(一) 手法复位

1. **无移位的Ⅰ型骨折** 可采用上肢石膏托或管型石膏固定4~6周,肘关节取屈曲90°位,有助于桡骨头和肱骨小头相对应产生的压力,维持骨折部稳定性。

2. **明显移位的肱骨小头骨折** 可采用手法整复方法:肘关节屈曲30°,一助手扶持上臂,另一助手一手握持伤肢腕部,另一手置于肘前内侧,将肘关节作内翻位牵引。术者用双手拇指向下挤压骨折块使其复位。整复成功后维持屈肘100°状态。然后用上肢前后石膏托板固定4~6周。这种整复方法较难达到解剖复位。

3. **单纯肱骨小头软骨面挫伤** 可作功能位石膏托固定。

(二) 手术治疗

凡骨折经手法整复失败者,均应采用手术治疗。手术可清除关节腔内血肿,达到满意复位和内固定目的，一般可采用从背侧螺丝钉内固定（图 30－4－3）或克氏针交叉固定。

（1）小碎骨片可予切除，即使取出肱骨小头骨折片其结果也不致影响肘关节稳定性和功能。但须慎重，较大的骨片应合理保留。

（2）陈旧性肱骨小头骨折，确定系因进入关节腔内的骨片影响关节功能或造成疼痛症状者，可将骨片切除。

（3）儿童肱骨头骨折伴有肱骨外髁骨折时，经切开复位后，用克氏针加缝合固定，针尾可置于皮外，3 周后取出克氏针，4～5 周去除石膏固定作功能锻炼。

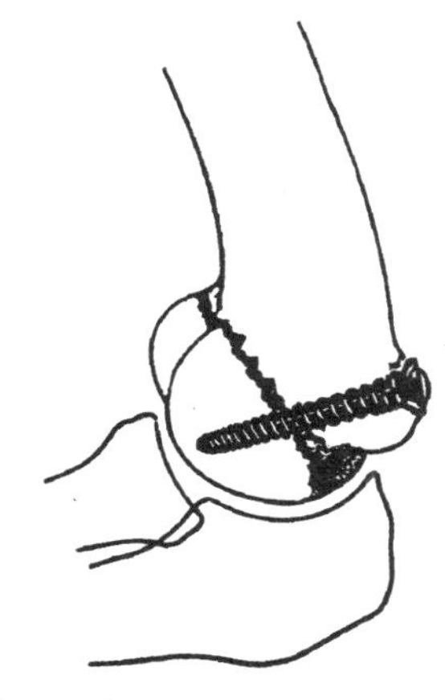

图 30－4－3　肱骨小头骨折背侧螺丝钉内固定

【预后】

肱骨小头骨折，经正确复位固定及功能锻炼，预后多较理想。整复或术中反复粗暴操作，可加重关节周围组织损伤甚至广泛骨化，或造成肱骨小头缺血性坏死，导致肘关节功能障碍甚至僵直。

第五节　肱骨外髁骨折

肱骨外髁骨折，儿童也称为肱骨外髁骨骺骨折或肱骨外髁骨骺分离。在儿童肘部骨折中较常见，约占 6.7%，其发生率仅次于肱骨髁上骨折。损伤年龄在 2～18 岁，其中以 6～10 岁为最常见。

骨折块通常包括肱骨外髁、肱骨小头骨骺至滑车外侧部分及干骺端骨质。属于 Salter－Harris 骨骺损伤的Ⅳ型，属于关节内骨折。由于存在骨骺愈合和生长方面的诸多内在因素，如处理不当，常发生多种畸形和并发症，导致肘关节功能障碍。

【损伤机制】

由间接暴力所致。如跌倒手撑地时，桡骨头与肱骨外髁或肱骨小头相互撞击及前臂伸肌的强烈收缩和牵拉，造成肱骨外髁骨折和移位。实际上撞击不止是桡骨头，尺骨冠突也与撞击有关，故骨折块为肱骨外髁包含半个滑车。骨折块的移位方向与大小与肘关节受伤时所处的位置有关，外力和肌肉收缩的牵拉作用与移位程度有关。当肘关节处于内收位时，骨折块可完全分离并向前下方移位，加上伸肌的收缩，可使骨折块进一步移位及旋转，有时可向内外翻达 90°，而当前臂伸指总肌腱起点及覆盖骨折端上方的骨膜未撕裂时，骨折块可仅向外侧移位而无旋转。

【类型】

根据骨折块移位程度，可分为 4 型（图 30－5－1）。

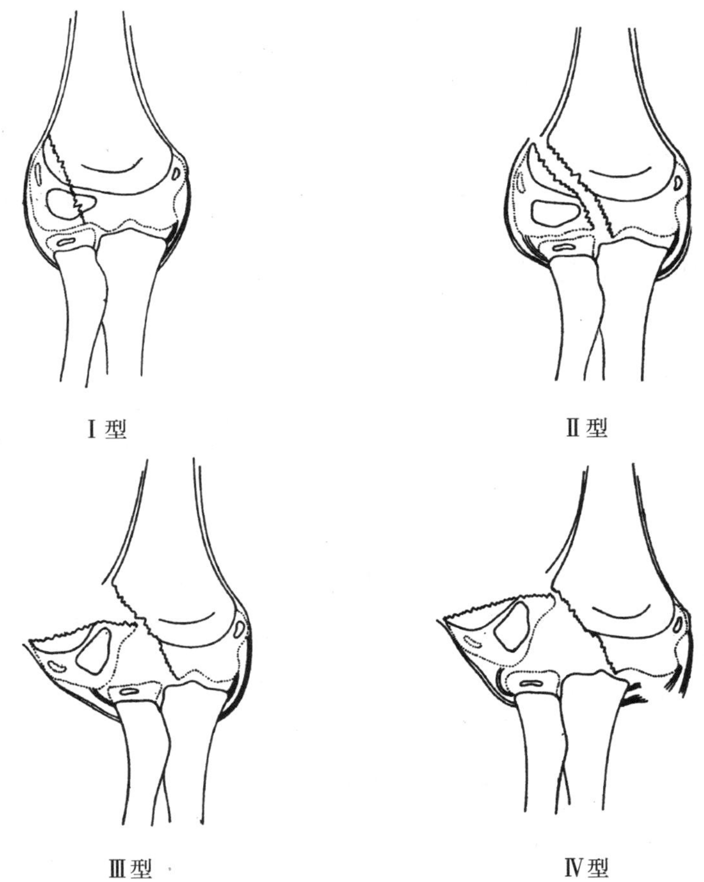

图 30－5－1 肱骨外髁骨折分型

Ⅰ型 无移位骨折型，暴力的作用较小，仅发生如裂缝骨折或移位轻微的肱骨外髁骨折。

Ⅱ型 轻度移位骨折，骨折块向外后移位，但无明显旋转移位；或旋转移位在45°以内，骨折块仍位于肱骨小头和肱骨近段骨折面之间。

Ⅲ型 骨折块向外侧移位，同时向后下翻转，又被称为伸直翻转移位型。严重时可翻转90°～100°，但肱尺关节无变化。骨折块向前翻转又被称为屈曲翻转移位型，此型少见。

Ⅳ型 骨折块移位伴有肘关节脱位。

【临床表现与诊断】

1. 症状与体征 肱骨外髁骨折后，肘部外侧肿胀并逐渐扩散，可波及整个关节，其中骨折脱位型肿胀最严重。肘外侧出现淤斑，逐渐扩散可达腕部，常在伤后2～3日皮肤出现张力水泡。肘外侧明显压痛，甚至可发生肱骨下端周围压痛。移位型骨折，可触到骨擦音及活动骨块，可发生肘外翻畸形，肘部增宽，肘后三角关系改变，肘关节活动丧失，被动活动时疼痛加重，旋转功能一般无明显受限。

2. X线检查 成年人骨折线及骨折块显示较清楚，对移位的判断也较容易，在儿童可仅显示外髁骨化中心移位。患者年龄越小，则软骨越多，在X线片显示仅为肱骨外髁的骨骺化骨中心与干骺端骨折片，而软骨则不显影，实际骨折块相当大，几乎等于肱骨下端骨骺的一半，因此临床上对骨折块的大小要给予充分的估计。由于肱骨外髁骨折在X线片上表现为多种多样，在同一骨折类型中表现也常不一样，故必要时摄健侧X线对照。

【治疗】

（一）治疗原则

Ⅰ型骨折　采用上肢石膏托固定，伤肢屈肘90°，前臂略旋前位，4～6周后拆除石膏并作肘关节伸屈和前臂旋转活动。

Ⅱ型骨折　首选手法复位。整复时不能牵引，以免造成骨折块旋转移位加重。前臂旋前，屈曲肘关节，用拇指将骨块向内上方推按复位。术后石膏固定4～6周。

Ⅲ型骨折　可先试行手法复位，不成功则改为手术复位。

Ⅳ型骨折　应先推压肱骨近端复位肘关节，一般骨折也随之复位。切忌牵引，以避免加重骨折块旋转移位。撬拔复位损伤小，但操作技术要求高，应熟悉解剖，以免损伤邻近血管神经。

（二）手法复位

肱骨外髁骨折属关节内骨折，因骨折线跨越了骺板，治疗的原则是解剖对位及牢靠固定和尽量减少正常骨骺生长障碍。近10多年来，由于临床研究的深入，出现了多种复位成功率高、疗效好、并发症少的整复方法。

1. 以伸肌总腱牵拉为主的复位手法　臂丛麻醉或不麻醉下，置患肘于半屈120°～130°。详细触摸骨折块的关节面及外上髁干骺端的位置，分清骨折移位方向和翻转程度。然后背伸腕关节，旋后、外展前臂，使伸肌总腱完全松弛，可轻易推送骨折块至肘后外方较大间隙中，从而将前移翻转变成后移翻转，矫正横轴旋转。接着在旋前、内收前臂及强力屈腕下，使伸肌总腱紧张，牵拉肘后方骨折块，可达到加大肱桡间隙，结合推挤及牵引屈肘的方法，使骨折块复位。

2. 以推挤按压等主动作用为主的整复手法　这种手法操作的原理是根据骨折发生的机制，在分清骨折片的移位翻转程度后，按照骨折的原始移位规律，逆损伤路径，分别择用推挤、按压、捏转、牵引、摇晃、伸屈等不同手法进行复位。可分三点挤压法：以外翻骨折面即鹰嘴外侧缘1cm处为第1点；在内翻、伸屈肘关节100°～130°时，作向前、向内挤压，以肘前外侧滑车端为第2点；在伸屈肘关节130°～90°时，作向内向后挤压；以肘前外侧骨折部为第3点。在摇晃伸屈肘关节90°～60°时，作向肘关节内后挤压，完成复位。

（三）手术适应证

（1）严重的Ⅲ型骨折，骨折有明显移位或旋转。

（2）骨折移位及肿胀明显，手法复位失败。

（3）陈旧性骨折，有疼痛症状及影响功能。

（四）手术方法

手术复位后，一般采用克氏针交叉固定或螺丝钉内固定，术后石膏托固定3～4周（图30－5－2①②）。

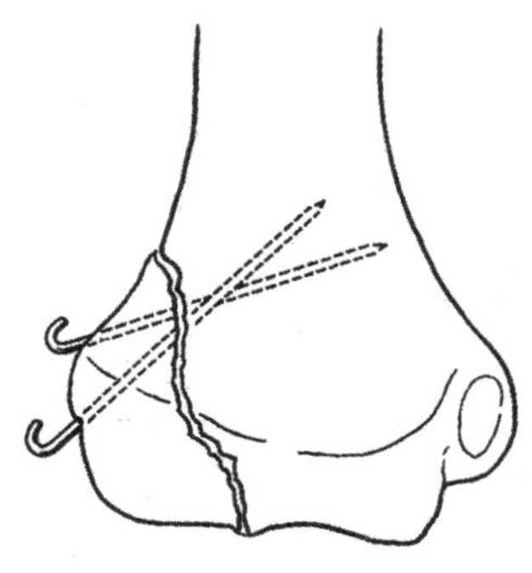

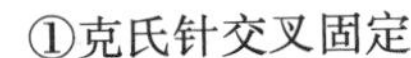

①克氏针交叉固定

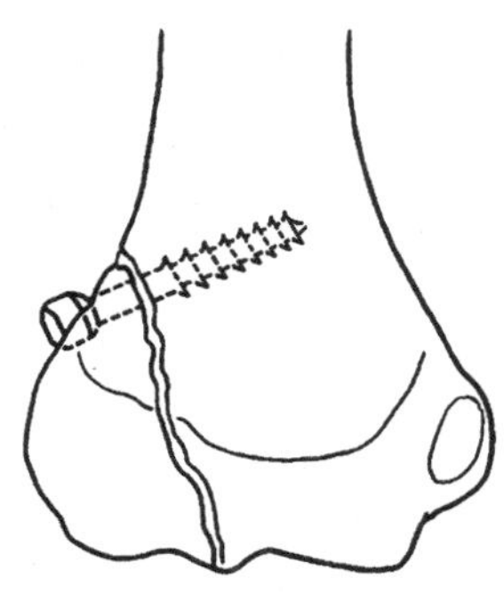

②单枚螺丝钉内固定

图 30－5－2①② 肱骨外髁骨折复位内固定

【并发症】

1. **骨折不愈合** 是最常见的并发症。临床报道无移位骨折在治疗过程中发生移位是造成骨不愈合的主要原因。资料统计，轻度移位型骨折不愈合率反而高于严重移位型骨折，原因可能是后者比前者治疗更为及时充分。

2. **肱骨小头骨骺早闭** 部分患儿可发生，与复位后的位置和方法无明显关系，而与损伤程度及骨折时骨骺板损伤范围有关，畸形严重可发生肘外翻。

3. **肱骨小头缺血性坏死** 发生率较小，与局部血供障碍有关，也是发生肘外翻畸形的原因。临床观察，切开复位多于闭合复位；陈旧骨折术后多于新鲜骨折。

4. **“蘑菇状”畸形** 肱骨外髁及桡骨头增大呈“蘑菇状”，桡骨干骺端也增粗，此种畸形发生与病因、类型、治疗方式均无明显关系，有人认为与延期手术有一定关系。

5. **迟发性尺神经炎** 继发于肘外翻畸形，如早期得不到治疗，则容易发生尺神经麻痹，其发生程度与肘外翻畸形程度有关。可在 20 岁以后或伤后 15～20 年后出现。发现早期尺神经刺激症状时应即手术治疗，采用尺神经前移术，必要时矫正肘外翻畸形。

6. **“鱼尾状”畸形** 肱骨外髁骨折愈合后，儿童在生长发育过程中，因骨折线经过骺板全层，愈合时局部产生骨桥，肱骨小头与滑车间发生一凹形缺口，称为“鱼尾状”畸形。损伤年龄小及骨折复位不佳者这种畸形越明显，可因此发生肘关节半脱位，也是引起骨性关节炎的原因之一。

7. **陈旧性骨折** 对陈旧性及骨折块硬化、干骺端骨折硬化、肘关节半脱位及肘外翻畸形较严重者，不考虑手术切开复位，可行肱骨髁上截骨矫正肘外翻畸形，以预防迟发性尺神经炎发生。

【预后】

肱骨外髁骨折，经闭合复位或切开复位，只要骨折对位对线良好，内固定牢固，骨愈合过程是顺利的。一般在伤后 2 周肱骨远端出现较多的骨膜下新生骨，5 周后骨折线间出现内骨痂，2～3 个月可完全愈合。肱骨鹰嘴窝和冠突窝常出现团块状骨痂，可有暂时性肘关节屈伸受限，一般在骨愈合后 3～6 个月，团块状骨痂逐渐被吸收，肘关节功能可恢复至正常。

第六节　肱骨外上髁骨折

肱骨外上髁骨折是一种撕脱性骨折，多见于男性成年人，约占肱骨远端骨折的7%。

【损伤机制与类型】

多数因跌倒时前臂过度旋前、内收，伸肌群剧烈收缩而造成撕脱骨折。骨折片仅有轻度移位，部分可发生60°~100°旋转移位。根据骨折旋转移位的程度可分为3型（图30-6-1①②③）。

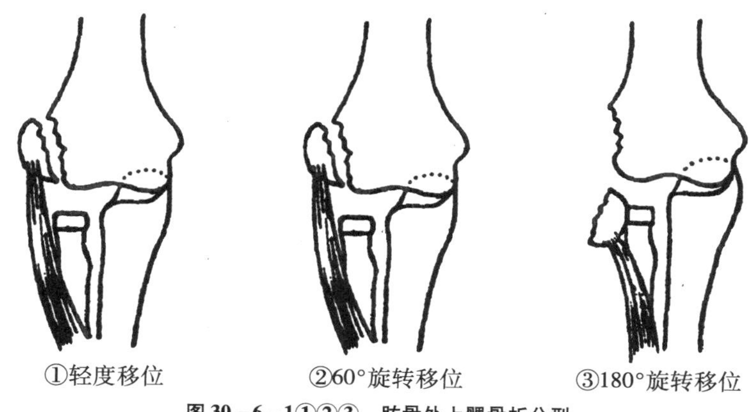

图30-6-1①②③　肱骨外上髁骨折分型

【临床表现与诊断】

有肘部外伤史，肘关节呈半屈位强迫体位，伸肘活动受限。肱骨外上髁部压痛、肿胀；可扪及骨折块，有移位时可有骨擦音。X线照片可明确诊断。

【治疗】

可根据骨折类型先行手法复位或撬拔复位，如手法复位不理想，可切行开复位、交叉克氏针内固定，并用石膏屈肘90°固定3~4周。

第七节　肱骨内髁骨折

肱骨内髁骨折，实际是发生在少年和儿童的一种肘关节内骨骺骨折，较为少见。骨折常累及包括肱骨滑车及内上髁，与肱骨外髁骨折形成互为对称的“镜像”损伤。

【损伤机制】

肱骨内髁骨折与肱骨内上髁撕脱骨折的损伤解剖位置不同，前者是关节内骨折，后者为关节外骨骺骨折，系因前臂屈肌群强烈收缩引起的撕脱骨折。肱骨内髁骨折包括滑车，通常占肱骨下端尺侧的2/3关节面，有时骨折块可为单纯滑车而不包含内上髁。肱骨内髁骨折的损伤机制至今仍有争议，一般认为多因间接暴力导致，跌倒时手掌着地，外力传达到肘部，尺骨鹰嘴关节面与滑车撞击可导致骨折。而骨折块的移位与前臂肌群牵拉有关,也可因此引起尺神经的损伤。

【类型】

根据骨折线的方向和骨折块的移位特点,可分为3种类型(图30-7-1)。

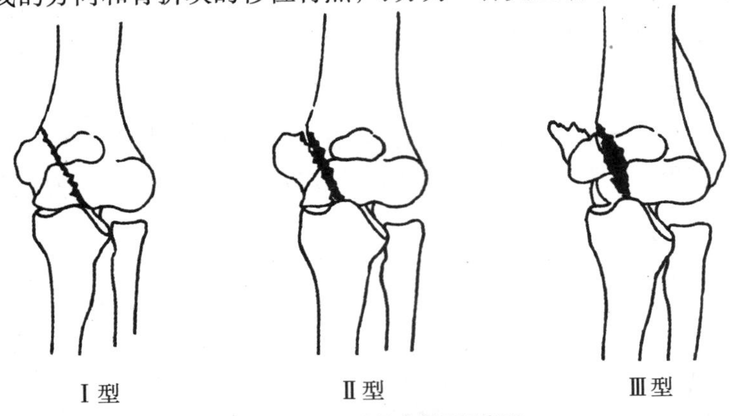

图30-7-1 肱骨内髁骨折类型

Ⅰ型 骨折无移位,骨折线从内上髁斜上方斜向外下达滑车关节面。

Ⅱ型 骨折块向尺侧移位。

Ⅲ型 骨折块有明显移位,最常见为冠状面上的旋转,严重时可达180°。

【临床表现与诊断】

伤后肘关节呈半屈曲状,伴剧烈疼痛、肿胀,肘关节伸屈受限。肘部压痛以内侧明显,可能触及骨折块或骨擦音。

X线照片有诊断意义。正位片可显示骨折线方向及骨折块的大小和移位状况。侧位片能提示骨折块向前、后方向的移位状情况。在儿童肱骨内髁骨化中心未出现前则较难由X线片辨别,必要时应摄健侧X线片对比。

【治疗】

(一)保守治疗

治疗原则和方法与肱骨外髁相似。手法复位一般可获成功,复位后用上肢木板纸垫或石膏托固定于屈肘90°。

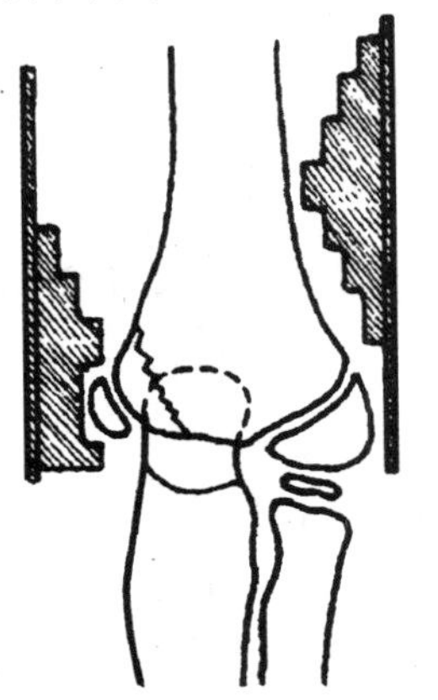

图30-7-2 肱骨内髁骨折压垫小夹板固定

(二)手术治疗

1. 适应证

(1)手法整复失败的有移位骨折。

(2)有明显旋转移位的Ⅲ型骨折;肘部肿胀明显,手法复位困难的Ⅱ型骨折。

(3)有明显尺神经损伤症状。

2. 复位内固定 手术复位后一般用交叉克氏针固定,同时将尺神经前移至内上髁前方。术后屈肘90°位压垫小夹板或石膏托固定4~5周(图30-7-2)。

【预后】

肱骨内髁骨折的预后较好。Ⅰ型和Ⅱ型骨折很少发生骨折不愈合，少数Ⅲ型骨折可能出现肘关节正常携带角改变。

第八节　肱骨内上髁骨折

肱骨内上髁骨折是肘部常见损伤之一，约占肘关节骨折的10%，发病率仅次于肱骨髁上骨折。多见于儿童和青少年，故又称为肱骨内上髁骨骺撕脱性骨折。

【损伤机制】

肱骨内上髁骨折，常见于平地跌倒或投掷动作等运动性损伤。倒地时前臂过度外展，屈肌强烈收缩将肱骨内上髁撕脱，骨折块被撕拉向前下方并可伴有旋转。因为受伤时肘关节置于外翻力作用，使肘关节内侧关节间隙被拉开或发生肘关节脱位，撕脱的内上髁被嵌于关节内。

【类型】

根据撕脱骨折片的移位及肘关节变化，可分为4型(图30－8－1)：

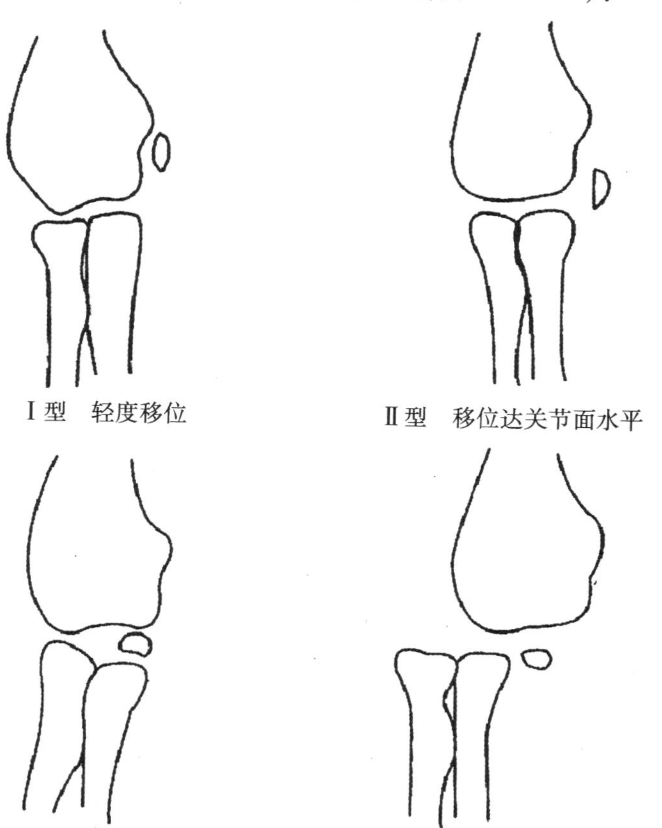

图30－8－1　肱骨内上髁骨折分型

Ⅰ型 骨折轻度移位。

Ⅱ型 骨折片移位明显,可达关节面水平并伴有旋转移位。

Ⅲ型 骨折片撕脱,外翻暴力较大,使关节面内侧撕开,骨折片嵌夹在关节间隙内。此骨折片与关节囊粘合一起,如“纽扣样”进入关节内,极难整复。

Ⅳ型 骨折伴肘关节脱位,是最为严重的损伤。

【临床表现】

伤后肘关节呈部分屈曲位,活动肘关节时剧痛,以肘内侧明显,在外翻应力下尤甚。局部肿胀,合并肘关节脱位时内上髁的正常轮廓消失,肘关节活动受限,前臂旋前、屈腕、屈指无力,可触及骨折块或骨擦音。往往合并有不同程度尺神经损伤症状。

【诊断】

X线照片可明确诊断,但6岁以下儿童骨骺未出现而易误诊,须靠临床检查才能诊断。

【治疗】

(一) 手法复位

Ⅰ型骨折 无移位者不需手法复位,用石膏夹板将肘关节固定于屈肘90°位2~3周。

Ⅱ型骨折 取坐位或卧位,屈肘45°,前臂旋前,腕关节屈曲,以松弛前臂屈肌群和旋前圆肌。术者以拇、示指将内上髁骨折块(骨骺)向后上挤按,使之复位。

Ⅲ型骨折 应使肘外翻,扩大内侧间隙,强力背伸患肢手指及腕关节,利用前臂屈肌群紧张,将骨折块拉出,再按Ⅱ型骨折处理(图30-8-2①②③④)。

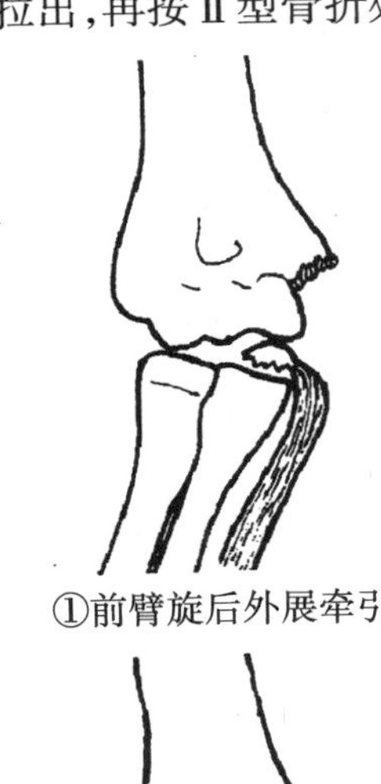

①前臂旋后外展牵引

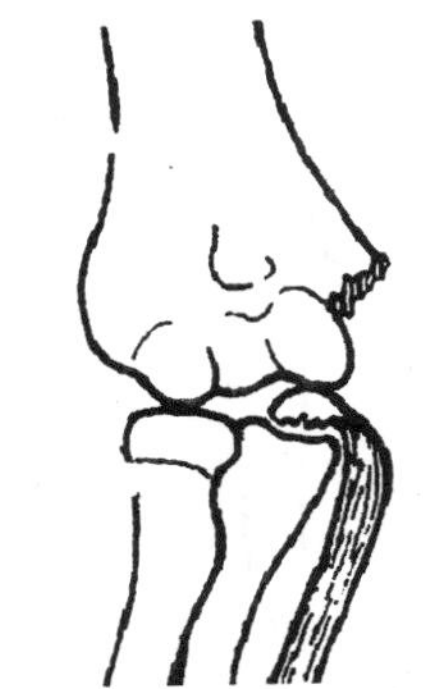

②肘外翻,腕极度背伸

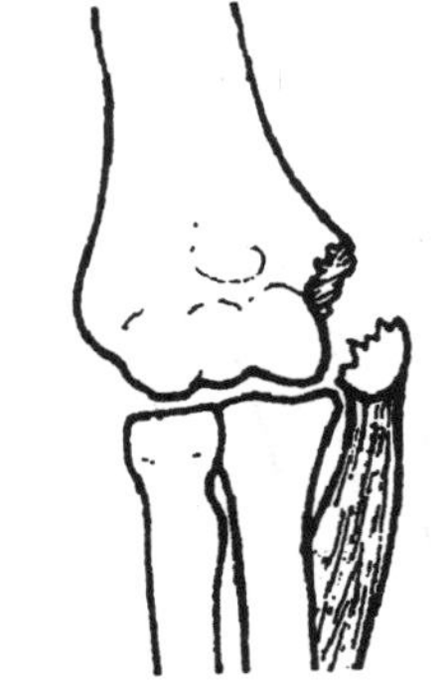

③屈肘屈腕推挤骨块向近端复位

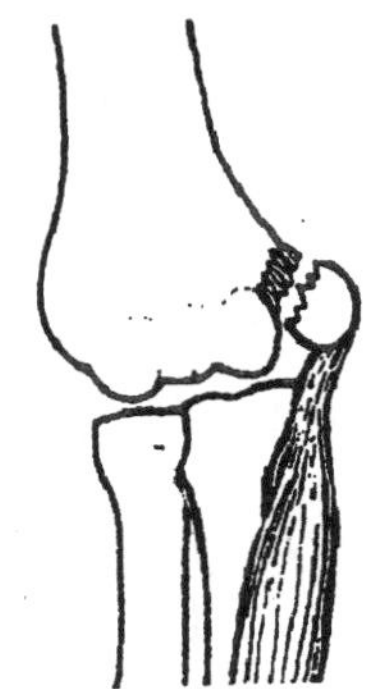

④骨折达到复位

图30-8-2①②③④ Ⅲ型肱骨内上髁骨折整复方法

Ⅳ型骨折　整复方法同肘关节后脱位，将其转化为Ⅱ型骨折，再按Ⅱ型骨折处理。

（二）手术治疗

1. 适应证　闭合复位失败者；旋转移位的Ⅲ型骨折；估计手法复位难成功者；合并尺神经损伤者及延误治疗的陈旧骨折。

2. 手术方法　儿童肱骨内上髁骨骺复位后可用粗线缝合或交叉克氏针细固定。术后患肢功能位石膏固定4~6周。青少年或成年人复位后可用细螺丝钉固定，术后第2日起，在可控制外翻应力支具保护下，练习肘关节屈伸活动（图30-8-3①②）。

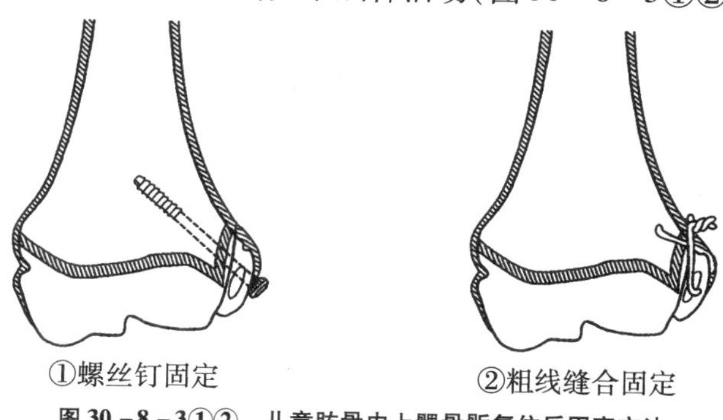

图30-8-3①②　儿童肱骨内上髁骨骺复位后固定方法

【并发症】

肱骨内上髁骨折及骨骺分离，骨块虽较小，但因关节面和前臂屈肌与旋前肌的撕裂牵拉，故在固定过程中易发生移位而出现以下并发症。

1. 尺神经炎　肱骨内上髁背侧是尺神经沟，如复位不佳而畸形愈合，可造成尺神经沟高低不平，有大量瘢痕和骨痂形成，将刺激尺神经而发生尺神经炎，同时可影响肘关节屈伸功能。

2. 压疮　固定期间如有肱骨内上髁部剧烈疼痛时，应检查有无压疮并及时处理。

【预后】

骨折康复过程需遵循循序渐进的功能锻炼方法，2周内忌用力握拳及前臂旋转活动。手术复位创伤不大，治疗预后较好。

第九节　尺骨鹰嘴骨折

尺骨鹰嘴骨折较常见，约占全身骨折的1.2%，多发生于成年人。尺骨近端后方位于皮下的突起为鹰嘴，与前方的尺骨冠状突构成半月切迹。此切迹恰与肱骨滑车形成关节。尺肱关节只完成屈伸活动。尺骨鹰嘴骨折是波及半月切迹的关节内骨折。因此解剖复位是防止关节不稳及预防创伤性关节炎及其他合并症发生的关键措施。

【损伤机制】

（一）间接外力

跌倒时肘关节处于伸直位，外力传达至肘部，因肱三头肌牵拉而造成撕脱骨折。骨折线可为横形或斜形，两骨折端有分离。

（二）直接外力

跌倒时肘关节伸直位着地或肘后受到直接打击，造成粉碎骨折，骨折端多无明显分离。

【分型】（图30－9－1①②）

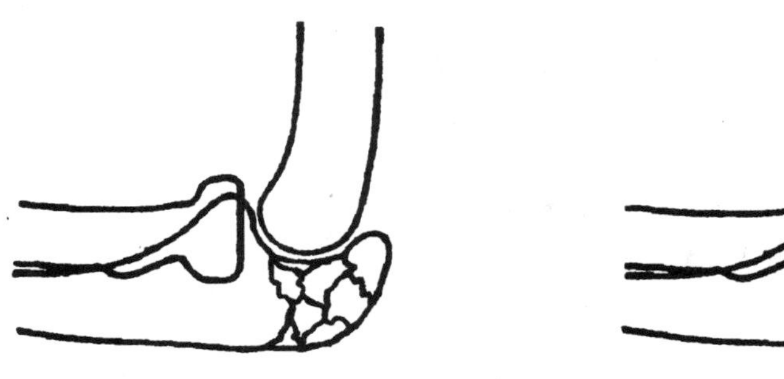

①无移位骨折　　②有移位的粉碎性骨折

图30－9－1①②　根据骨折程度和移位情况分型

（一）根据骨折程度和移位情况分型

（1）无移位的骨折：骨折无移位，X线片上显示骨折分离在2mm以下。包括粉碎、横形或斜形骨折，肘关节有对抗重力活动，也即伸肘功能的完整。

（2）有移位的粉碎性骨折。

（二）根据骨折与关节面的关系分型（图30－9－2①②）

骨折端分离在3mm以上，无对抗重力的伸肘活动。

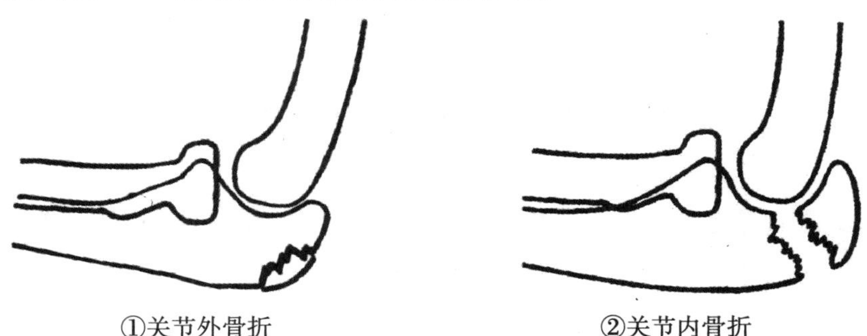

①关节外骨折　　②关节内骨折

图30－9－2①②　根据骨折与关节面的关系分型

1. 关节外骨折　属撕脱骨折，多在肱三头肌腱止点处发生。骨折块较小，骨折线多为横形，骨折无波及关节面。

2. 关节内骨折　为横形或斜形骨折，斜形骨折的骨折线多从前上走向后下；粉碎骨折多为接外力所致，有时合并软组织开放伤。

3. 合并肘关节脱位的骨折　常见于发生前脱位时。骨折线呈横形或短斜形或在尺骨冠状突水平且伴有明显移位。

【临床表现与诊断】

无移位骨折时，局部肿胀、压痛症状较轻。有移位骨折及合并关节脱位的骨折，肿胀范围广泛且严重。肘后方可触到凹陷部、骨折块及骨擦音，肘关节功能丧失。

X 线照片可显示骨折类型及移位情况。无移位骨折在正位像上可无表现，肘关节骨化中心在融合前有可能与骨折混淆，可疑者应摄健侧 X 线对比。

【治疗】

治疗原则应达到恢复平整的关节面，肘关节伸肘有力而稳定及屈伸范围良好。

（一）保守治疗

1. 无移位骨折　可用上肢石膏或夹板固定于伸肘或半伸肘位 3 周，去除固定后开始练习肘关节活动。

2. 有移位骨折

（1）手法复位：取坐或卧位。前臂旋后，肘关节微屈 30°～45°，使肱三头肌松弛。助手握住患肢前臂，术者用手顺肱三头肌纤维方向，由上向下推揉数次。然后术者以双手拇指分别按住近端骨折块的两侧，用力向远侧推压。同时令助手将肘关节伸直，使两骨折端对合紧密。如感觉骨折块有滑动时，证明已经复位。术者在推按骨折块的同时，令助手缓慢轻微屈伸肘关节数次，可使半月切迹关节面更为平滑（图 30－9－3）。

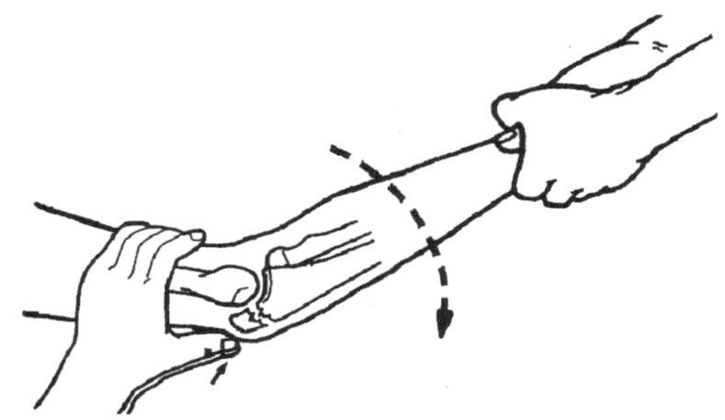

图 30－9－3　尺骨鹰嘴骨折的手法复位

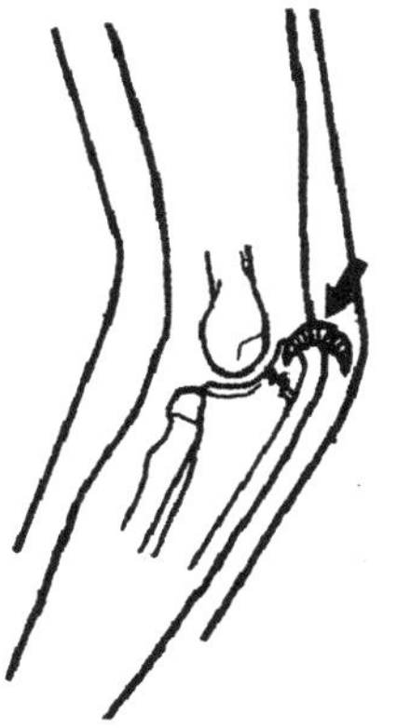

（2）固定方法：用前、后两块超肘夹板将肘关节固定于屈肘 0°～20°位（图 30－9－4），2～3 周后改为屈肘 90°，继续固定 1～2 周。注意肘关节固定于伸直或轻屈时间不能太长，以免妨碍屈肘功能恢复。

图 30－9－4　尺骨鹰嘴骨折的夹板固定

（二）手术治疗

1. 切开复位内固定　有明显移位的横形或斜形骨折，应采用切开复位内固定。但内固定方法和器材形式多种，各种疗效报道也不同。常用的内固定方法有：钩型（LCP）钢板内固定；克氏针张力带钢丝内固定；髓内加压螺丝钉和加压髓内针等。目前临床上普遍使用的方法是克氏针张力带和钩型钢板，可适用于各种类型的尺骨鹰嘴骨折。克氏针张力带的限制是：切口长，须广泛暴露关节，有钢丝突出皮下引起疼痛甚至皮肤溃破及钢丝松动或断裂等。钩形钢板更适用于粉碎性骨折，限制是切口长，骨膜剥离广泛，创伤较大，易造成骨折块劈裂及骨折端分离等。加压髓内针可应用于治疗失败的病例（图 30－9－5①②③④⑤）。

术后避免外固定，可早期练习肘关节活动。

2. 骨折块切除及肱三头肌腱成型术　骨折粉碎严重，冠状突与半月切迹远端完整，可行骨折块切除，但肱三头肌腱止点处应保留一层骨皮质，以利其和远端断面缝合。如无法保留，则可将肱三头肌腱向下翻转固定到远端骨钻孔内。

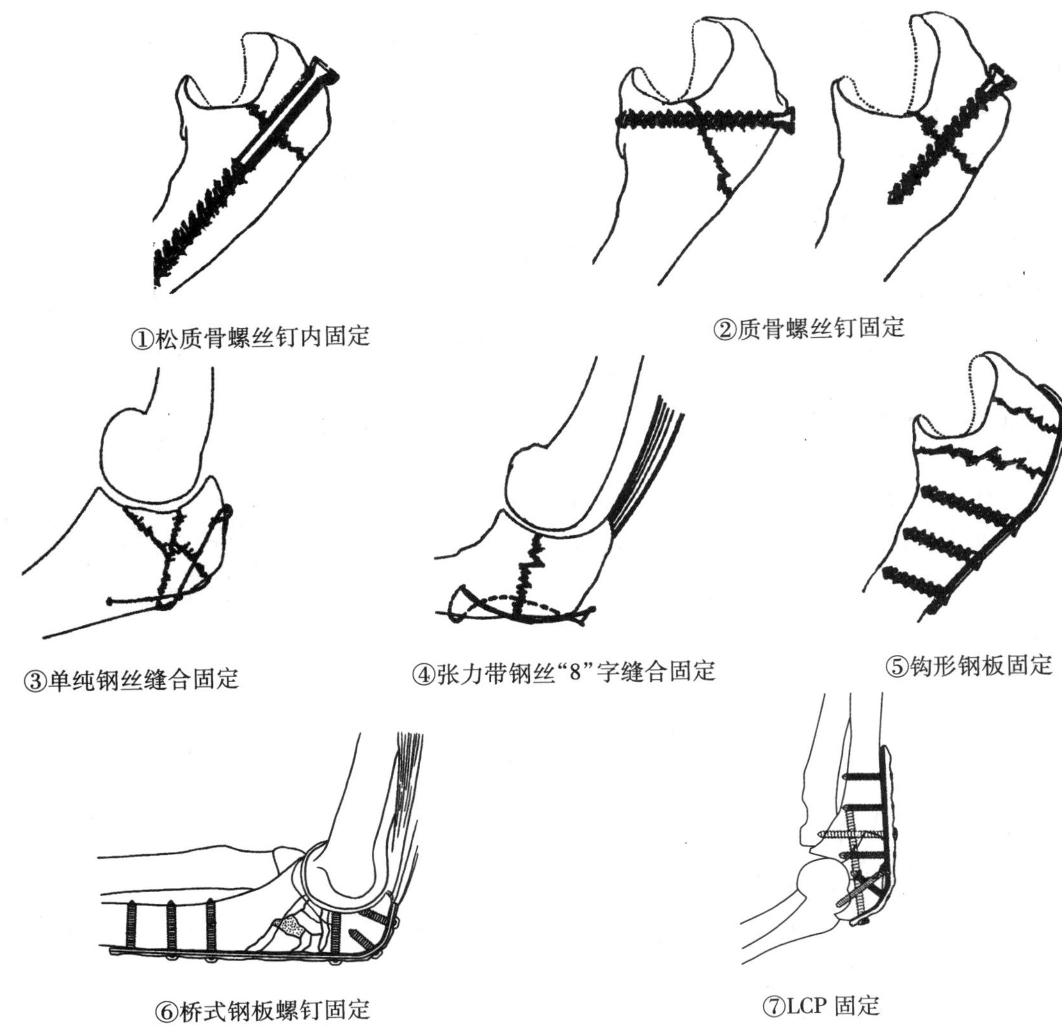

图 30－9－5①②③④⑤⑥⑦ 尺骨鹰嘴骨折内固定方法

3．术后处理 术后固定于伸肘位 3～4 周，去除固定即可练习肘关节主动屈伸活动。

【预后】

尺骨鹰嘴骨折在四肢创伤中较为常见，以往传统的治疗方法，因肘关节固定时间较长，影响早期活动，常遗留肘关节的功能障碍。尺骨鹰嘴骨折的预后与其骨折类型和移位情况有很大关系，关节外骨折，无移位关节内骨折的骨折愈合和关节功能恢复均良好；整复效果不良的关节内骨折及涉及关节面的粉碎骨折，均可能影响肘关节的屈伸功能。故此类骨折主张采用手术治疗，并强调坚强的内固定，以便早期进行功能恢复锻炼。

第十节 肘关节脱位

肘关节脱位约占全身四大关节脱位总数一半，以青壮年为多，男性多于女性。构成肘关节的肱骨下端呈内外宽厚，前后扁薄状，侧方有坚强的韧带保护，而关节囊前后方相对薄弱。肘关节的运动主要是屈、伸。由于尺骨冠状突较鹰嘴小，因此，尺骨对抗向后移位的能力较差，而对抗向前移位的能力相对较好。所以，肘关节后脱位比其他方向的脱位要明显多见。小儿在同样暴力作用下，这种脱位可与骨折同时发生，少数肘关节前脱位可伴有尺骨鹰嘴骨折。

肘关节脱位可分为后脱位、前脱位、侧方脱位和分裂脱位4种类型。

一、肘关节后脱位

【损伤机制】

通常为传导外力致伤。如摔倒后手掌撑地，外力沿前臂传导到肘部。由于肱骨滑车关节面是向外侧倾斜，再因手掌撑地时前臂常处于旋后位，故此使传导的外力在到达肘部的一瞬间转变成为肘外部及前臂旋后的应力。再加上尺骨鹰嘴在鹰嘴窝内起到的杠杆作用，使得尺桡骨同时旋推向后外方而导致典型的后脱位(图30－10－1①②)。此时前关节囊、肱桡肌及内则副韧带均有不同程度撕裂，后关节囊及肱骨下端后侧骨膜可有剥离。脱位后因尺骨仍上移，使肱骨内、外髁与尺骨鹰嘴相互关系发生改变。伸肘时，三者不再成一直线，而是鹰嘴高居在内、外髁之上。视暴力作用的强度，方向及肘部组织所处状态不同。在脱位同时，可伴有喙突骨折、桡骨小头骨折及侧副韧带损伤等。早期出现桡神经损伤多为牵拉所致，大多可自行恢复，合并尺神经嵌入关节者，临床上罕见。

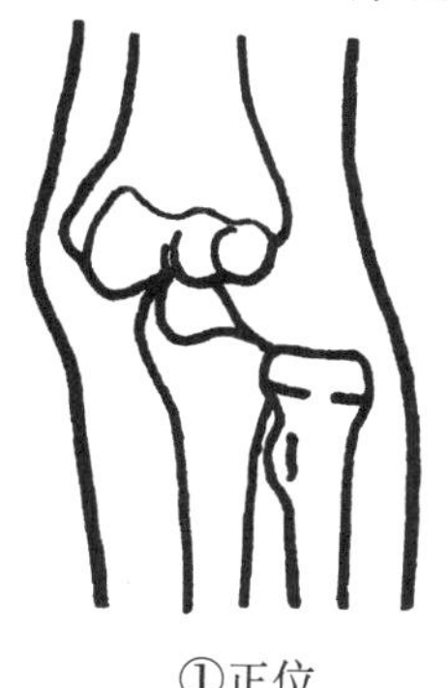

①正位

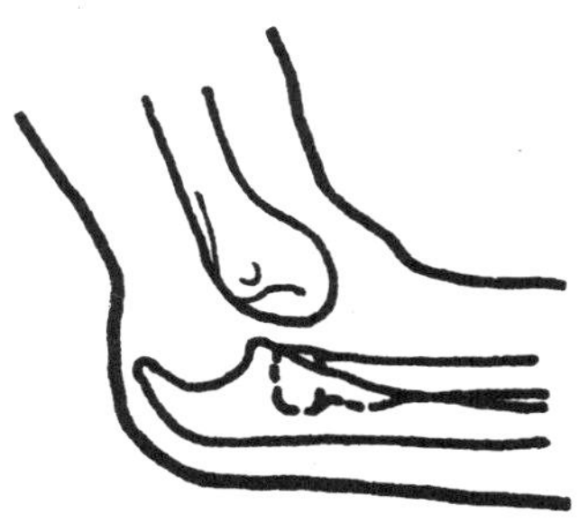

②侧位

图30－10－1①② 肘关节后脱位

【临床表现与诊断】

伤后肘关节肿胀、疼痛及活动受限。肘关节多呈弹性固定在轻屈曲120°左右。外观呈“靴形”畸形(图30－10－2)。患者常用手托住伤肘前臂。肘后可触及骨性突出，其上方有空虚感。上臂与前臂长度比例失常，肘后三角变形及鹰嘴后移。

X线照片可明确脱位类型及是否有合并其他骨折。

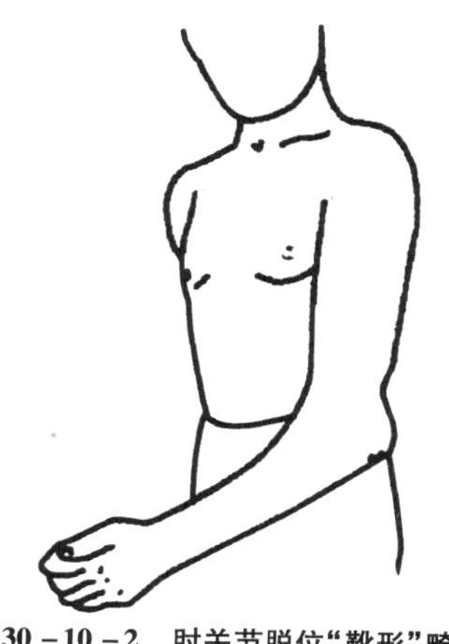

图30－10－2 肘关节脱位“靴形”畸形

【治疗】

诊断明确后应及时行闭合复位，伤后时间短可不必麻醉，且成功率高。

1. 手法复位 患者仰卧，助手双手固定患肘并作为反牵引力。术者一手在牵引的同时，另手置于患肘肘部，其中2～5指放在肘后鹰嘴处，拇指置于肘前并逐渐向下用力。另手在持续牵引的同时将肘关节缓慢前屈。当闻及滑动弹响声时即已复位（图30－10－3①②）。此时再检查肘关节，显示屈伸活动无受限，肘后三角恢复正常。

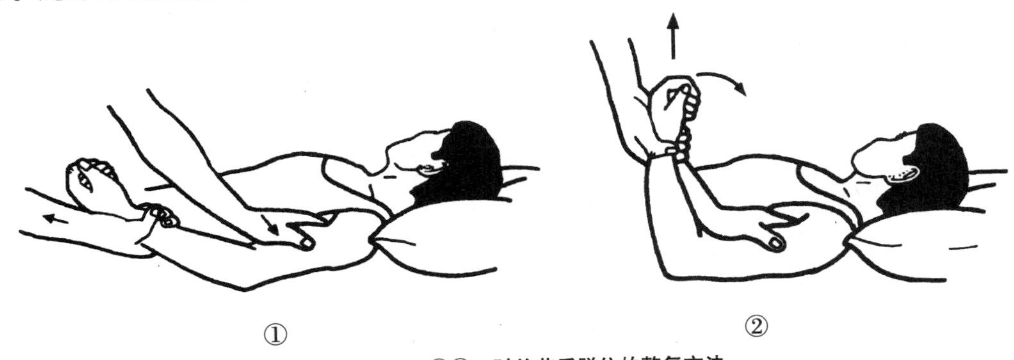

图30－10－3①② 肘关节后脱位的整复方法

2. 固定方法 复位后以长臂石膏托在肘关节功能位制动3周，过早拆除可引起骨化性肌炎及其他后遗症，固定期间应练习肩、腕及手指活动。去除制动后，只能做主动屈伸肘活动，应避免被动牵拉关节，2～3个月后一般可完全恢复功能。

对陈旧性脱位，原则上先试行闭合复位，固定时间需较长，失败时再考虑切开复位。

二、肘关节前脱位

【损伤机制】

通常为肘部旋转外力致伤，如摔倒后手撑地，在前臂固定的情况下，身体沿上肘纵轴旋转，以致先产生肘关节侧方移位，当外力持续作用时则可导致尺、桡骨完全向前方脱位，造成肘关节前脱位（图30－10－4）。由于引起脱位的暴力强度较大，故软组织损伤也较明显，有时可合并鹰嘴骨折。如有肘关节囊及侧副韧带断裂则合并神经、血管损伤的机会也增多。

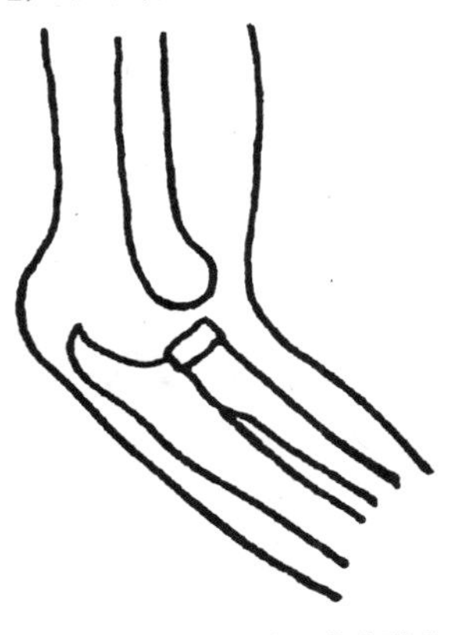

图30－10－4 肘关节前脱位

【临床表现与诊断】

伤后肘关节肿痛，活动功能障碍。检查有肘后三角变形、尺骨鹰嘴移位及关节弹性固定等。如合并尺骨鹰嘴骨折者，于骨折块前方可呈梯形缺如状，并注意是否有并发神经损伤。

X线摄片可确定脱位类型及其他骨折情况。

【治疗】

1. 手法复位 诊断明确后应及早闭合复位。对单纯型肘关节前脱位的复位操作要领与肘关节后脱位相似，但在复位前必需判断尺、桡骨脱位的途径，即明确是由肘内侧还是肘外侧脱至肘前的，并按照脱出的途径原位复回。否则，不但可导致复位困难，而且会进一步加重组织的损伤。

2. 固定方法　复位后肘关节石膏托固定于功能位3周，并复查X线片。如无其他合并损伤，一般预后均良好。

三、肘关节侧方脱位

【损伤机制】

多为其他损伤的并发伤，肘关节侧方脱位有内侧脱位和外侧脱位。外侧脱位为外翻应力所致；内侧脱位则为内翻应力引起。此时，与脱位方向相对侧的韧带及关节囊损伤严重，而脱位侧的损伤较轻（图30－10－5）。

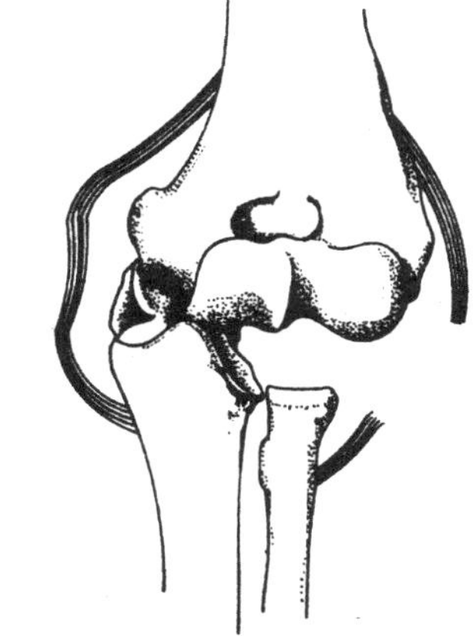

图30－10－5　肘关节侧方脱位

【诊断】

根据X线片所见易于诊断。

【治疗】

需依据损伤情况而定，闭合复位很易成功，由术者一人即可完成。用双手握住肘关节，以两拇指和其他手指使肱骨下端和尺桡骨上端向相对方向移位即可复位。复位后作肘关节功能位石膏托固定3周。

四、肘关节分裂脱位

多由上、下传导暴力集中于肘关节所致。前臂呈过度旋前位，环状韧带和尺桡骨近侧骨间膜劈裂，引起桡骨小头向前方脱位，而尺骨近端向后脱位，肱骨下端便嵌插在脱位的二骨端之间。由于损伤机制的差异，可出现两种不同类型的脱位（图30－10－6①②）。

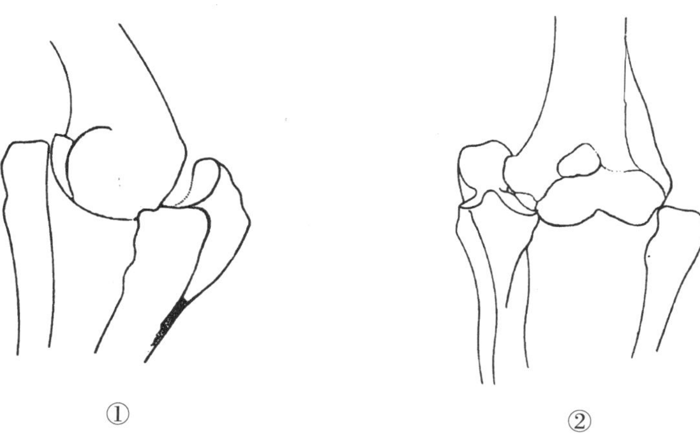

图30－10－6①②　肘关节分裂脱位

（一）分型

1. 前后型　发生脱位后，桡骨处于肱骨之前，尺骨在其后，是因为在引起肘关节后脱位的过程中，同时有前臂强力旋前的作用结果，也即在尺骨向后脱位的同时，桡骨也脱向前方。手法复位时，应先将向前脱位的桡骨作旋后动作而复回，再将尺骨之脱位复回。因软组织损伤较重,术后注意观察外固定的松紧度,以免发生合并症。

2. 内外型 多因沿前臂传导的外力致伤。在环状韧带及骨间膜破裂后,桡骨分别移向内及外侧,而肱骨下端则在两者之前。手法复位以牵引为主,牵开后挤压尺桡骨即可复位。

(二) 手术适应证

(1) 闭合复位失败或不适合手法整复者,此情况少见,多合并有移位的尺骨鹰嘴骨折。

(2) 肘关节脱位合并肱骨内上髁撕脱骨折,当肘关节获得复位后,肱骨内上髁仍未能复位时,应作肱骨内上髁切开复位固定。

(3) 陈旧性肘关节脱位,不宜试行闭合整复或整复失败者。

(4) 某些习惯性肘关节脱位。

手术复位后,为防止再脱位,可以采用1枚克氏针自鹰嘴至肱骨下端固定,1~2周后拔除。

第十一节 陈旧性肘关节脱位

肘关节脱位后未及时复位而延误3周以上,称为陈旧性肘关节脱位。

【病理机制】

肘关节发生脱位后,关节面软骨由于失去正常关节液的营养而逐渐退变,甚至剥离。在关节脱位的间隙内,由增生的肉芽和瘢痕组织所填充,关节囊及侧副韧带也与周围组织产生广泛粘连,这些病理改变治疗给带来很大难度,而且结果也不尽满意。

【治疗】

针对脱位时间差异所发生的不同病理改变,采取相应的措施。治疗目的是:由肘关节的非功能位改变为功能位;增加肘关节的活动度和创造有利于肌力发挥作用的条件,从而尽可能恢复较多的关节功能。

(一) 手法复位

可试行手法复位:在臂丛麻醉下,作肘部轻柔的伸屈活动,使粘连逐渐松解,将肘部缓慢伸展,在助手牵引力作用下,逐渐屈肘。术者用双手拇指按压鹰嘴,并将肱骨下端向后推按,一般可获复位。经X线片证实已经复位后,用上肢石膏托固定肘关节于略$<90°$位,3周去除制动后开始功能锻炼。

(二) 手术治疗

1. 切开复位内固定 适用于闭合复位失败,伤后时间较长,无明显骨化性肌炎及骨萎缩和肘关节处于功能位者,术前牵引意义不大。手术过程注意保护尺神经,充分松解肘关节内、外侧软组织,清除鹰嘴窝及半月切迹内的瘢痕组织。肘关节复位后,如有再脱位倾向则可用细钢针将鹰嘴与肱骨固定,3周后拔去钢针,开始关节功能锻炼。

2. 关节切除或成形术 如脱位时间较长,关节僵直在非功能位,有明显症状者,估计此时关节软骨已变性或剥离,不可能再作切开复位术。如患者要求有较好关节活动度要求,可作肘关节切除或成形术。手术将肱骨远端内、外上髁水平切除或保留两上髁，将其间的滑车和外髁的内侧部切除，适当修整尺骨鹰嘴并切除桡骨头，其外形如“鱼尾状”。如再在切除的骨端之间衬以阔筋膜则为关节成形术。

3. 假复位　肘关节长期处于非功能位，在无条件手术时，可在麻醉下，使用手法操作，将肘关节从非功能位置转向功能位置，并用石膏制动3~4周。对脱位时间较长病例，术后较易发生尺神经麻痹，使用手法之前最好将尺神经前移。

4. 关节融合术　适用于劳动强度大的体力劳动者。为保证牢固的骨性融合，在切除关节软骨后，尺、肱骨之前可用螺丝钉作固定，周围充分植骨。术后制动时间须8周以上。

5. 人工关节置换术　中年以后患者，在肘关节屈伸肌力良好情况下，可考虑行人工关节置换术，以达到恢复良好的关节活动和合适的稳定性。但术后前臂承受重量仅有5kg。

第十二节　桡骨头脱位

单纯的桡骨头脱位临床上较少见，常为肘部其他类型骨折的合并症。

【损伤机制】

通常因摔倒时，手部撑地而致伤。当暴力由下而上传递至桡骨头时，如前臂处于极度旋转位，则桡骨头与肱骨小头撞击后，可不造成骨折，而是向外侧弹出，以致环状韧带破裂而引起桡骨头全脱位。

【临床表现与诊断】

伤后局部肿痛，肘前部可触及向前或侧方脱出的桡骨头，并伴有该处明显压痛，旋前及屈肘有明显障碍，须注意有否合并桡神经深支损伤。X线摄片可确认并了解桡骨头移位方向。

【治疗】

以手法复位为主，手法操作类似桡骨头骨折。术后石膏固定于屈肘70°~80°、外旋位3~4周。陈旧性脱位、手术整复失败或合并桡神经损伤者，需作切开复位及环状韧带修复。术后屈肘位石膏固定3周。

第十三节　小儿桡骨头半脱位

小儿桡骨头半脱位又称“牵拉肘”，俗称“肘错环”、“肘脱环”，是临床中常见的肘部损伤。多发生在5岁以下幼儿，其中1~3岁发生率最高。

【损伤机制】

常见于患儿在肘伸直位时，腕部受到纵向牵拉所致。如摔倒或穿衣时，患儿前臂于旋前位，被人用力向上提拉，即可造成桡骨头半脱位。一般认为，小儿桡骨头有关节囊松弛的解剖特点，受伤时前臂的体位、关节腕内压力的增大及外力的作用等因素，都是引起小儿桡骨头半脱位的原因。

（1）5岁以下的小儿，桡骨头及其颈部的直径几乎等粗，环状韧带松弛不能起到很好控制作用。在肘部伸直被牵拉时，环状韧带被夹压在关节间隙内所致。

（2）小儿肘前关节囊及环状韧带松弛，前臂受到强力牵拉时，肱桡关节间隙加大，关节内负压骤增，部分肘前关节囊及环状韧带的组织被吸入关节间隙内所致。

（3）当肘关节于伸直位受牵拉时，可使桡骨头从松弛的环状韧带中向下滑脱。由于肱二头肌的收缩作用，将脱位的桡骨头拉向前方，形成典型的桡骨头向前、内方半脱位（图30－13－1①②）。

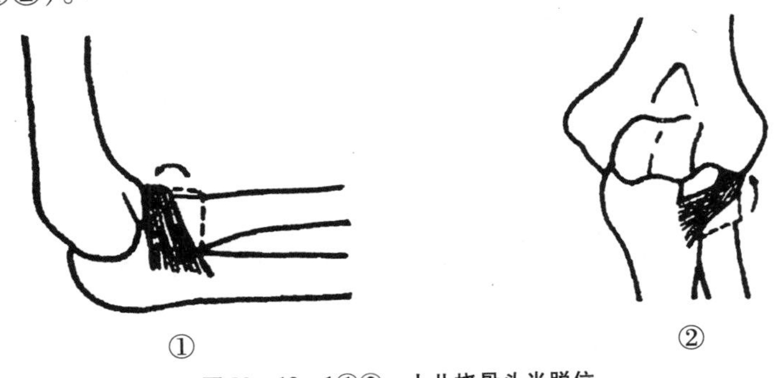

图30－13－1①② 小儿桡骨头半脱位

【临床表现】

患者多为5岁以下幼儿，有明确的患肘被牵拉致伤史。患肘可出现耸肩，肘关节伸直位或轻度屈曲，前臂旋前靠胸，肘关节主动活动丧失，被动牵拉前臂或屈肘可有疼痛哭闹。桡骨头处有压痛，肿胀及畸形均不明显。

【诊断】

小儿桡骨头半脱位的主要依据是：必须是幼儿及有明确患肘牵拉史，X线检查可无异常。临床上必须与无移位的肱骨髁上骨折鉴别，后者多有摔伤病史，受伤局部有不同程度的肿胀。

【治疗】

1. 手法复位 嘱家长抱患儿坐位，术者面对患儿而坐，用一手置于桡骨头外侧，另一手握其腕上部，逐渐将前臂旋后，一般此肘即可复位。如仍不能复位，置肘部的拇指于肘中部向外，向后按压桡骨头，右手稍加牵引至肘关节伸直旋后位，然后屈曲肘关节，多数均获复位。如复位成功，患儿即停止哭闹，拇指按压下可感到桡骨头仍滑动或闻及轻微的弹响音（图30－13－2）。

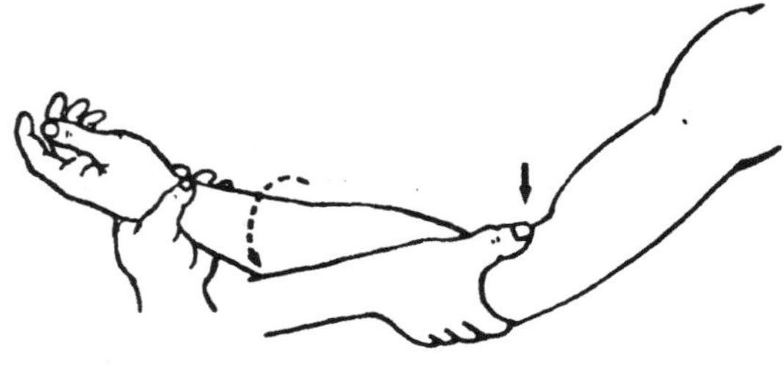

图30－13－2 桡骨小头半脱位整复

2. 复位后处理 桡骨头半脱位复位后，一般不需特殊处理，可用颈腕吊带或三角巾悬吊2～3日。但需嘱家长近期内避免用力牵拉患肘，以免发生脱位复发，甚至造成习惯性脱位。对反复多次脱位者,也均按复位处理则可。一般5岁以后,随着桡骨头发育趋于成熟,自然不再发生因牵拉而致脱位。

第十四节　桡骨近端骨折

桡骨近端骨折包括桡骨头、颈部骨折和儿童桡骨骨骺损伤,成人则以桡骨头骨折较为多见,儿童因桡骨头表面有厚层弹性软骨被盖,故头骺骨折较为少见,主要是发生颈部骨折与Saltey－Hayyis Ⅰ、Ⅱ型骨骺损伤。儿童发病年龄多为4～14岁,其中9～11岁最为多见。

【损伤机制】

桡骨近端骨折多见在肘伸直外翻位跌倒致伤。受伤时,肘关节同时接受轴向与外翻力的作用,躯干重力的作用经上臂下达至肱骨头,由于携带角的存在,暴力交集于肘部时,常引起肘部过度外翻,使肱骨小头撞击桡骨头而发生桡骨颈骨折,在儿童可发生骨骺分离。桡骨头发生骨折后,骨折块多向外下方移位。如暴力持续增大,则桡骨远侧断端可向上移位至肱骨头小头关节面下方,使肘关节所受的外翻应力进一步加大,可并发尺骨鹰嘴骨折、肘内侧韧带撕裂及内上髁骨折。少数可并发尺桡干骨骨折及下尺桡关节半脱位或腕舟骨骨折。

【分型】

1. Mason分型　根据骨折移位程度以及与关节面的关系,Mason将桡骨头、颈部骨折分为4型(图30－14－1)。

Ⅰ型:骨折无明显移位的边缘骨折。

Ⅱ型:骨折块有移位。

Ⅲ型:粉碎性骨折。

Ⅳ型:Ⅲ型加伴有肘关节后脱位。

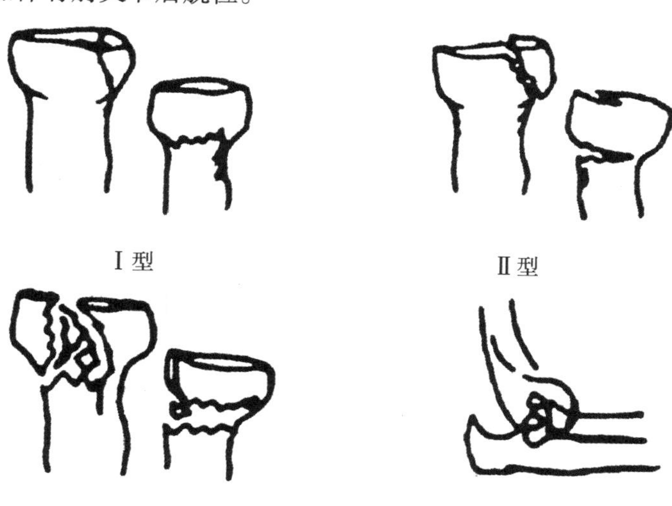

图30－14－1　桡骨头、颈部骨折Mason分型

2. O’Brion 分度　为了更好指导治疗和估计预后，O’Brion 又根据儿童桡骨头骺损伤后，向外下倾斜角度的大小分为三度（图 30－14－2①②③）。

（1）轻度移位：倾斜＜30°。

（2）中度移位：倾斜 30°～60°。

（3）重度移位：倾斜＞60°。

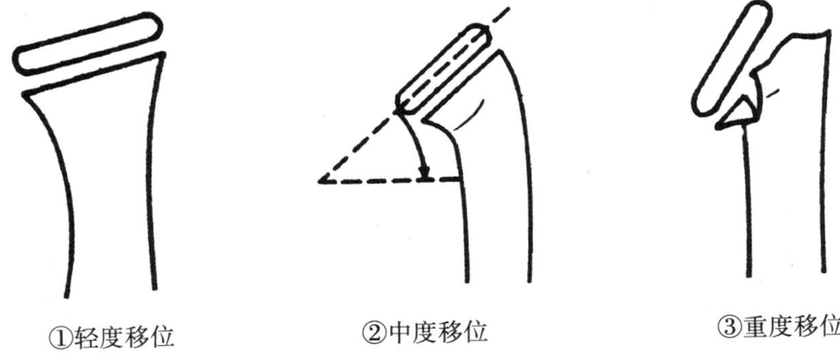

图 30－14－2①②③　O’Brion 儿童桡骨头骺损伤分度

【临床表现与诊断】

多见因肘伸直位时手掌撑地跌伤。伤后肘部疼痛，前臂旋转时桡骨头部疼痛加剧。肘外侧局限肿胀，可有皮下淤斑。肘关节屈伸及旋转活动受限，尤其旋后活动受限最明显。检查时桡骨头压痛明显，但常可无畸形。

X 线摄片可了解桡骨头骨折的倾斜角度、方向及侧方移位的程度。如临床检查可疑有桡骨头骨折，而 X 线未发现骨折线，应进一步作 CT 检查。

【治疗】

桡骨近端骨折的治疗原则是尽可能保存和恢复正常的解剖和生理关系，并在良好复位和固定的前提下，尽早进行功能恢复锻炼。对严重的桡骨头粉碎骨折的治疗方法，仍存在分歧，大多数学者认为，桡骨头切除后存在一系列问题，如疼痛、运动范围减少，肘关节不稳定，桡骨近端及下桡关节不稳定等。所以多数主张桡骨头切除后，需作桡骨头假体置换术。陈旧性桡骨头骨骺和桡骨颈骨折，不应再作复位及固定，过度的强调复位，反而易造成骨骺闭合、桡骨头坏死、骨化性肌炎及前臂旋转功能障碍。

（一）保守治疗

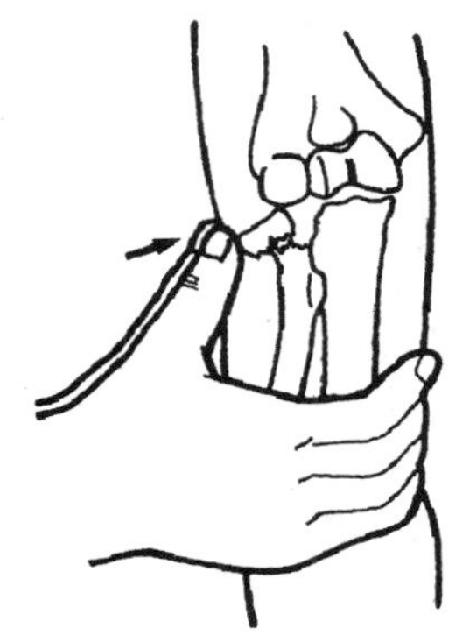

图 30－14－3　桡骨头颈部骨折手法复位

1. 无移位或移位＜1mm 的Ⅰ型骨折　如裂纹骨折、嵌插骨折或压缩骨折，均无需复位，只需用单纯小夹板或长臂石膏托固定 3～4 周。10 岁以下的患儿桡骨头倾斜角度在 20°以内，也可不必复位，随其年龄增长可自行矫正，固定时间 2～3 周则可。

2. 移位在 2mm 以内的Ⅱ型骨折　如塌陷骨折、关节面倾斜角度＜30°的嵌插骨折、骨骺分离及骨折累及关节＜1/3 者，可行手法复位（图 30－14－3）。

（1）手法复位步骤：患者坐位或仰卧位，在臂丛神经麻醉下，整复前术者用拇指在桡骨头外侧揉摩，准确地确定移位的桡骨头。复位时，助手固定上臂，术者立于患侧，一手握持前臂伸直肘关节，拔伸牵引。另手置于肘背，拇指压于桡骨小头外侧，余手指在肘内侧扣住肱骨内髁部并向外扳，使肘关节内翻，增大肱桡关节间隙，轻轻回旋前臂，拇指把桡骨小头向上向内侧推挤，使其复位，术者拇指仍按住复位的桡骨头，另一手将患肘缓慢地屈曲90°。

（2）固定方法：复位成功后用小夹板或石膏托固定3～4周。去除外固定后，进行主动肘伸屈运动和前臂旋转运动。

3. 劈裂骨折　移位＞3mm，倾斜角度＞30°～60°的“歪戴帽”骨折，可先试行手法复位，如不成功，尤其是软组织肿胀严重者可作钢针撬拔复位或开放复位。

4. 伴有肘关节后脱位的Ⅳ型骨折　可先行肘关节复位，再按Ⅲ型骨折处理。

（二）手术治疗

1. 钢针撬拔复位

（1）适应证：骨折压缩＜3mm，关节面倾斜角度＜30°或骨折超过桡骨头1/3，可采用钢针撬拔复位方法。

（2）复位方法：臂丛神经阻滞麻醉下，患者取端坐位，将前臂旋后，肘关节伸直，两助手对抗牵引并使肘关节略内翻，以加大肘关节外侧间隙。在X线透视下，先于桡骨小头近折端进针（克氏针直径2～2.5mm），达骨折端边缘后再沿近折面方向进至折面约2/3处将针尾向上缓缓撬起，同时用另手拇指向内推挤近折端使其复位。然后旋转前臂，检查骨折复位稳定后，屈肘90°前臂中立位，石膏托固定3～4周。去除石膏后行肘关节功能锻炼。因桡骨颈骨折断端骨膜有不同程度的连接，撬拔复位后骨膜连续，复位稳定情况下不必作内固定（图30－14－4①②③）。

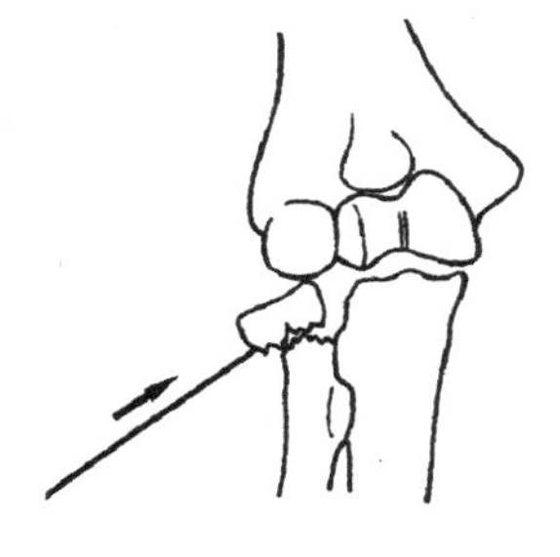

①针撬拔法

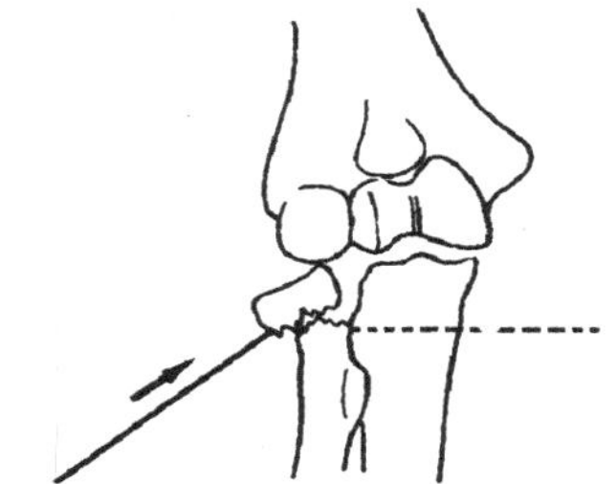

②双针撬拔法

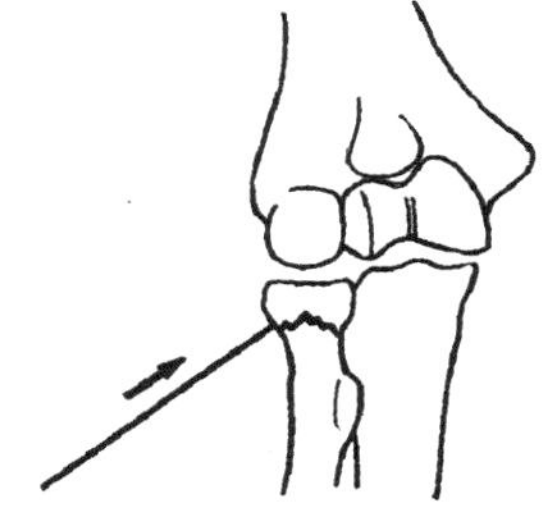

③复位后

图30－14－4①②③　钢针撬拔复位法

2. 切开复位内固定　需要行切开复位内固定时，将桡骨头固定在骨干是困难的，内固定引起的并发症也较常见。另外，于头颈部放置钢板可进一步加重对桡骨头血运的破坏。因此，对桡骨头粉碎骨折的复位固定不必作颈部的固定（图30－14－5①②）。

3. 桡骨头切除

（1）成年人的桡骨头粉碎性骨折：骨碎片明显分离及塌陷骨折累及关节面2/3以上，复位困难；或骨折片虽未超过关节面2/3，但影响肱桡关节或上尺桡关节旋转活动，在没有合并前臂骨间膜和尺侧副韧带损伤的情况下，可行桡骨头切除手术。

（2）成年人陈旧性骨折：明显影响关节功能，可考虑行桡骨头切除术。

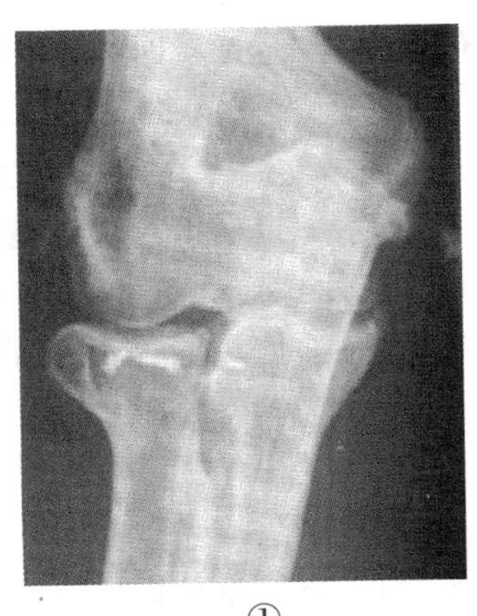
①

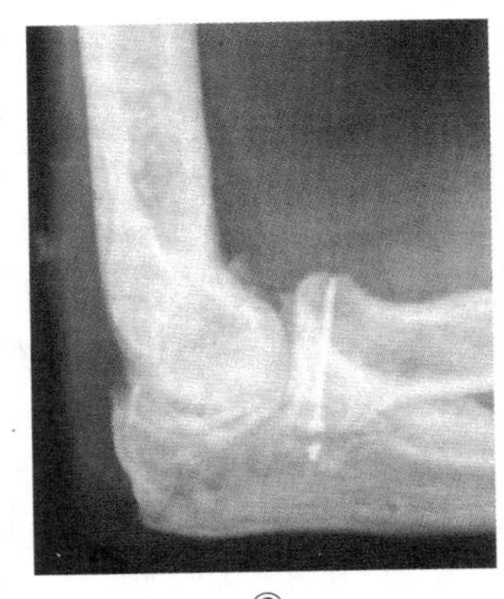
②

图 30-14-5①② 桡骨头粉碎骨折切开复位内固定

4. 人工关节置换 骨折程度严重，以至桡骨头不可能修复，同时有尺侧副韧带损伤，则需考虑行人工关节置换术。对合并尺侧副韧带损伤或尺骨近端骨折，由于桡骨头切除后将出现明显的关节不稳定，故最好行桡骨头假体置换，同时修复断裂的韧带及固定骨折。假体以金属和聚乙烯材料效果较理想。

以上手术后均用石膏托固定于关节功能位 2 周，去除固定行功能锻炼。

【并发症】

手术复位内固定的并发症包括：骺板早闭，骨折不愈合，桡骨头缺血坏死，尺桡骨骨性连接，骨间背侧神经损伤，骨化性肌炎及肘关节屈伸功能功能受限等。若成角大于 45°，旋前、旋后活动就有明显受限，如果这个症状发生于骨成熟以后，可行桡骨头切除术；若在骨成熟之前作桡骨头切除术，可造成近侧尺桡骨交叉愈合、肘外翻及手部向桡侧偏斜畸形。

【预后】

新鲜骨折复位不良而发生畸形愈合，将会影响前臂的旋转功能和肘关节的屈伸活动；儿童骨骺损伤后，如影响骨骺血运，可继发肘外翻畸形。单纯桡骨头骨折行桡骨头切除术后，虽然带来肘关节不稳定、远端尺桡关节不稳定等现象，但对功能影响不大。

第十五节 尺桡骨干双骨折

尺桡骨干双骨折，约占全身骨折 6%，在前臂骨折中居第 2 位，仅次于桡骨远端骨折，以青壮年及老年人居多。由于解剖生理的复杂关系，两骨干骨折后，可发生侧方移位、重叠、旋转与成角畸形，无论是旋前、旋后，还是肘、腕关节的功能都取决于正常解剖关系的重建及尺、桡骨之间的关系。由于复位要求较高，治疗较为复杂，在前臂骨折中备受关注。

【损伤机制】

尺桡骨干双骨折，在暴力作用下发生骨折后，由于受到前臂肌肉的牵拉作用，具有不同的骨折端移位特点（图 30-15-1①②、图 30-15-2①②③④）。

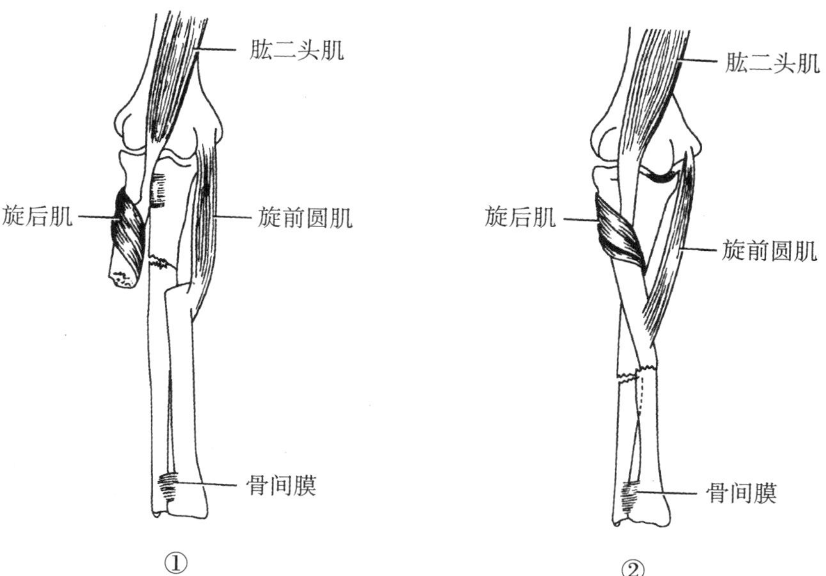

图 30－15－1①②　尺桡骨干双骨折受前臂肌肉牵拉作用下的移位特点

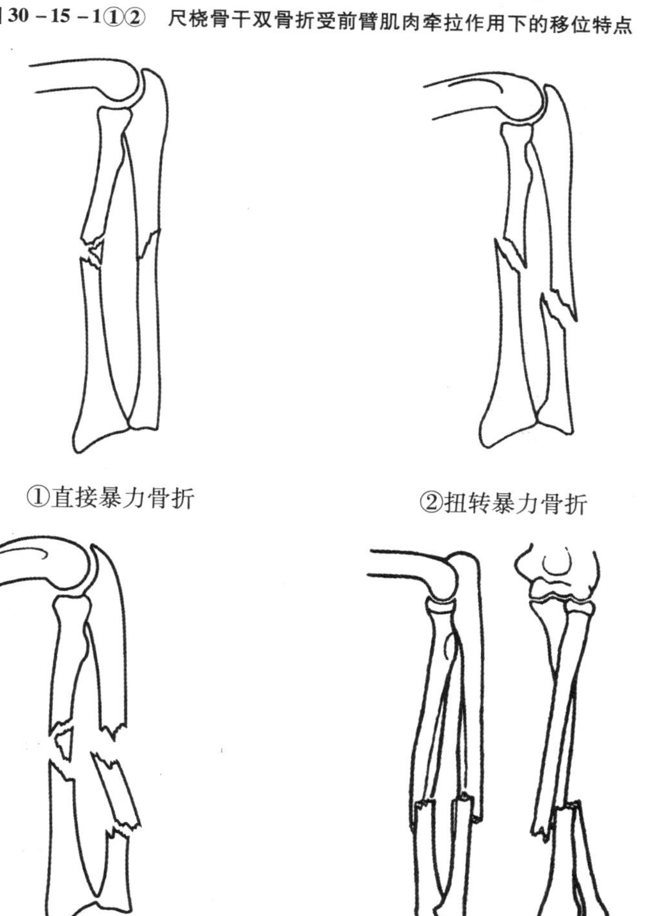

图 30－15－2①②③④　不同外力所致的尺桡骨干双骨折

（一） 直接暴力

多见于打击、机器伤或车轮挤压伤，常伴有软组织严重损伤。骨折多为横形或粉碎形，两骨折线在同一平面。

（二） 间接暴力

跌倒时手掌着地，暴力向上传导致桡骨中或上 1/3 骨折。残余暴力通过骨间膜斜向下传导至尺骨，造成尺骨骨折，故尺骨骨折线较桡骨骨折线低。桡骨骨折多为横形或锯齿状，尺骨多为短斜型。少数可因骨折端刺破皮肤造成开放性骨折。

（三） 扭转暴力

跌倒时身体向一侧倾斜，前臂同时受到纵向传导和旋转扭力的作用，发生尺桡骨螺旋形双骨折。两骨折线方向一致，多有尺骨斜向内上，桡骨斜向外下。

【类型】

骨折类型与治疗选择及预后有关。例如：开放性骨折较闭合性骨折预后要差；粉碎性骨折及多段骨折治疗较复杂；尺桡骨近段骨折，闭合复位成功率较低。

【临床表现与诊断】

前臂外伤后有畸形、疼痛、活动障碍，检查可有异常活动及骨擦音。X 线照片可明确骨折类型及移位情况。摄片应包括肘、腕关节，以了解有无旋转移位及上、下尺桡关节脱位。

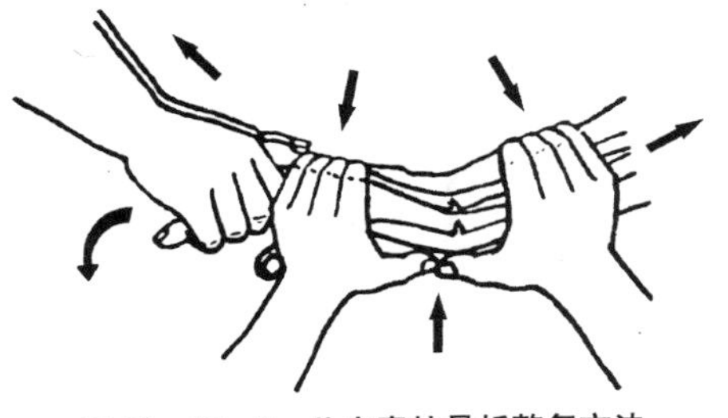

图 30－15－3 儿童青枝骨折整复方法

【治疗】

尺桡骨干双骨折复位要求高，难度较大，整复后容易再移位。治疗原则是恢复前臂旋转功能。

（一） 手法复位

1. 儿童青枝骨折　多有成角畸形，可在麻醉下，轻柔手法牵引纠正，石膏固定 6～8 周。也可用石膏楔型切开法纠正成角畸形（图 30－15－3）。

2. 有移位骨折　先纵向牵引纠正重叠和成角畸形，并在持续牵引下，如系上 1/3 骨折（旋前圆肌止点以上），前臂要置于旋后位；中下 1/3 骨折（旋前圆肌止点以下），前臂要置于旋转中立位，以纠正旋转畸形。然后在骨折处挤压分骨，恢复骨间膜的紧张度和正常间隙，最后使骨折端完全对位。复位后用前臂带柱托夹板或长臂石膏管型固定 8～12 周，石膏成型后立即切开松解。固定期间要注意观察肢端血循环，防止发生筋膜间隙综合征。肿胀消退后，及时调整外固定松紧度，注意观察和纠正骨折再移位（图 30－15－4①②③④⑤）。

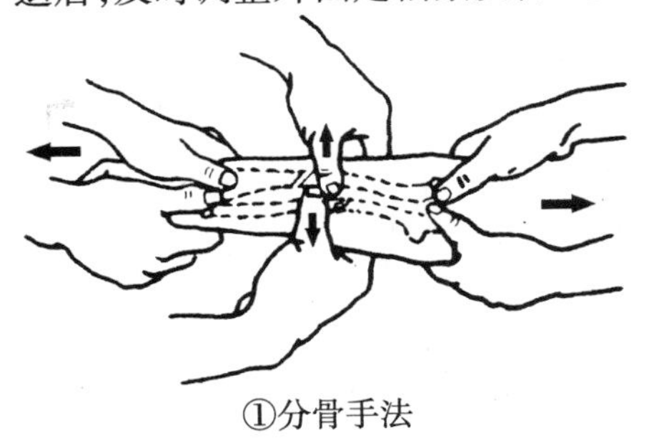

①分骨手法

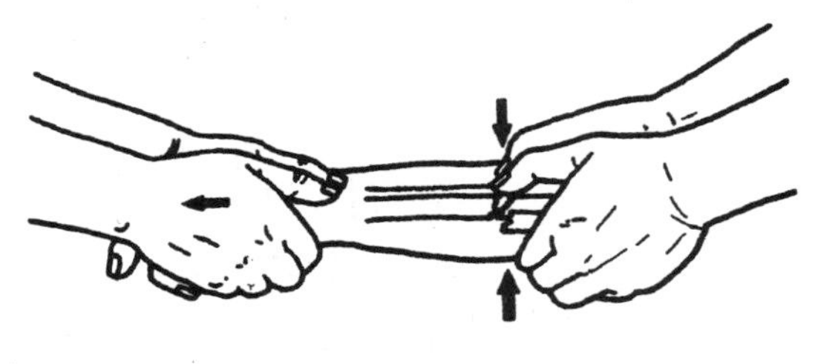

②纠正掌背侧移位

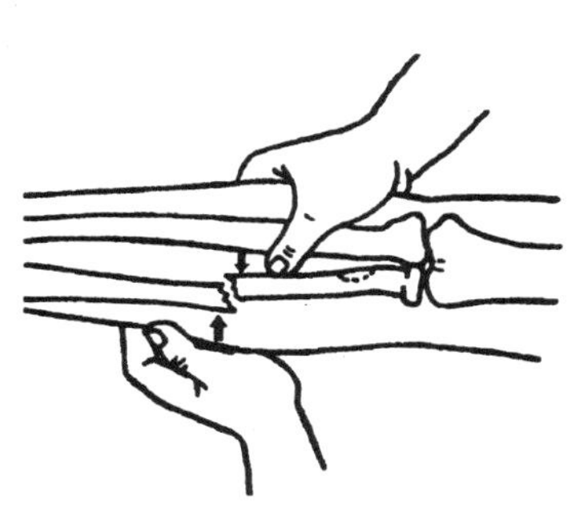
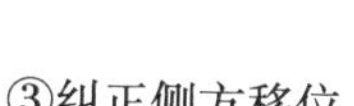
③纠正侧方移位

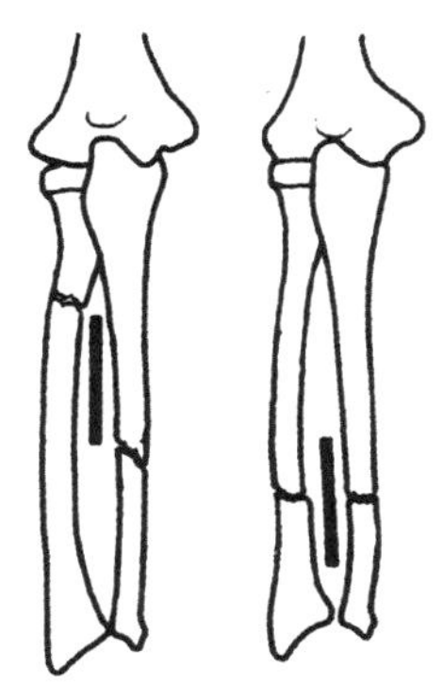
④分骨垫放置方法

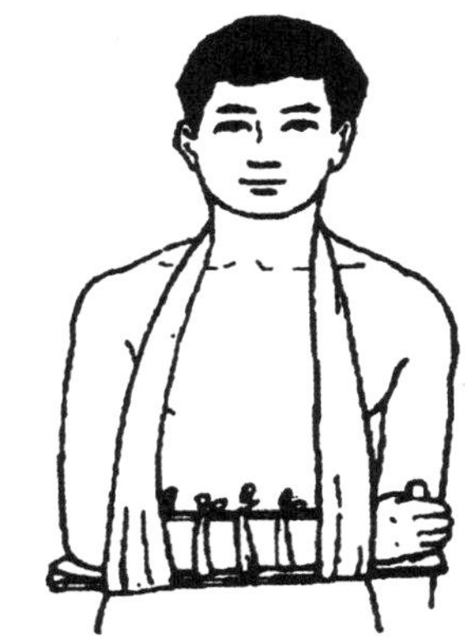
⑤固定体位

图 30－15－4①②③④⑤　尺桡骨干双骨折

（二）手术治疗

1. 适应证

（1）开放性骨折，伤后时间不长，污染较轻。

（2）手法复位失败或复位后固定困难，上肢多处骨折及骨间膜破裂。

（3）骨不连或畸形愈合，功能受限。

2. 手术复位内固定（图 30－15－5①②③④）

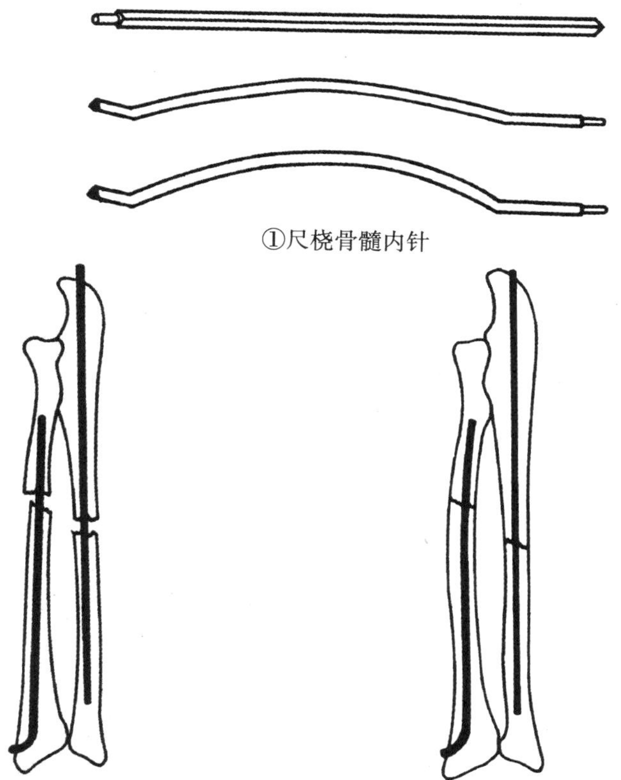
①尺桡骨髓内针

②不合适髓内针引起桡骨旋转弓消失、尺骨分离

③合适的髓内针固定

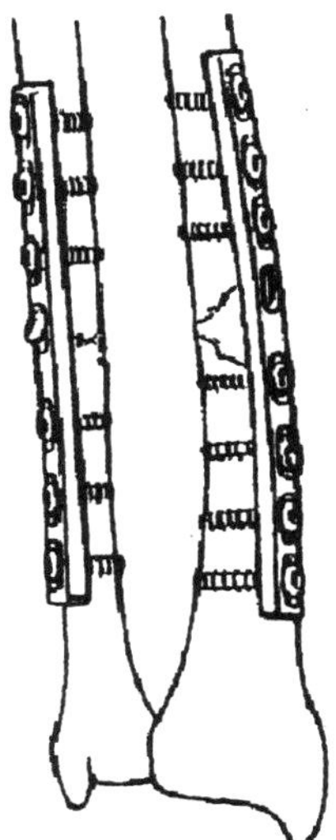
④钢板内固定

图 30－15－5①②③④　尺桡骨干双骨折钢板及髓内针内固定

（1）内固定材料：根据骨折固定原则选用内固定材料，选用接骨板的长度应大于骨干直径的5倍，髓内针长度需超过骨折端8～10cm，才能达到牢固的固定。

（2）内固定方法：因尺、桡骨髓腔不同的解剖特点，髓内针固定对尺骨骨折是适宜的，但对桡骨骨折则有一定难度。这是因桡骨存在旋转弓的解剖特点，当使用髓内针时常导致尺骨骨折端分离造成不良后果。桡骨远端针尾也将影响腕关节的活动。也有人主张桡骨用接骨板，尺骨用髓内针固定。目前临床上多数采用接骨板固定。

【并发症】

1. 骨折不愈合

（1）尺桡骨解剖关系复杂，尺桡骨下1/3段以肌腱包绕为主，周围软组织血供差。

（2）尺桡骨上下端均构成关节，做旋前旋后动作时，骨折两断端以尺骨为轴心作一致的摆动，不承受旋转力，而尺骨的断端可相互扭转，造成骨折端的不稳定，影响骨折愈合。

（3）粉碎型骨折骨质缺损，周围软组织损伤严重，骨膜微小血管栓塞以及骨膜坏死影响并骨折愈合。

（4）内固定使用方法和材料选用不当影响骨折愈合的原因。

2. 感染　主要与受伤后创口暴露时间长，清创不彻底及软组织损伤严重程度有关。

3. 前臂骨间隔综合征　多因为原发软组织损伤严重，手法复位时手法不当，切开复位时手术粗暴，外固定时夹板、石膏外固定因肿胀压力加大消肿止血措施不及时等所致，可因肌间隔内压力的不断升高，最终导致发生前臂缺血性肌挛缩的严重后果。

4. 前臂旋转功能受限　多发于闭合整复，因骨折端未能达到解剖复位，而发生交叉愈合或两骨之间桥连接。其次，骨间膜挛缩、软组织瘢痕粘连以及上下关节囊挛缩也为重要原因。

5. 压疮　多发生于闭合整复骨折后外固定时，石膏塑形或分骨垫压迫所致。局部水肿、皮肤血供差也为重要原因。

第十六节　尺骨干骨折

单独尺骨干骨折，多系直接打击所引起。骨折线多为横形、蝶形或粉碎性。骨折可为裂纹骨折，无移位。也可发生侧方移位或成角，因有桡骨的支撑，无明显短缩重叠。

尺骨全长处于皮下，表浅，闭合复位多能成功。不稳定性骨折，经皮穿入克氏针是个简便有效的办法，但仍需应用石膏外固定。使用钢板固定可免去应用外固定，且有利于愈合和功能恢复。

尺骨下1/4移位骨折，因旋前方肌的牵拉，可造成远骨折段的旋后畸形。整复时将前臂旋前，通过放松旋前方肌，可以纠正远折段的旋后畸形，以利复位。

尺骨的旋转畸形或成角畸形对前臂旋转运动的影响，远大于桡骨的相应畸形对前臂旋转运动的影响，这与通常的看法恰恰相反。对此，应该明确尺骨骨折成角畸形≤10°，旋转畸形≤10°，否则不能接受。

【治疗】

以保守治疗为首选，闭合复位失败的成年人，可行手术复位内固定术，钉尾留置鹰嘴处的皮下或皮外4～8周后拔除。整个治疗过程中，可通过观察尺骨嵴的径线来纠正成角及旋转畸形，少儿≤15°，成年人≥10°。

第十七节　桡骨干骨折

桡骨干骨折比较少见。患者多为青少年。桡骨干骨折，因有尺骨支持，骨折端重迭移位不多，而主要是肌力造成的旋转移位。在幼儿多为不全或青枝骨折，成人桡骨干上1/3骨折时，附着于桡骨粗隆的肱二头肌，及附着于桡骨上1/3的旋后肌，使骨折近段向后旋转移位。而附着于桡骨中部及下部的旋前圆肌和旋前方肌，将骨折远段向前旋转移位。桡骨干中1/3或中下1/3骨折时，骨折线位于旋前圆肌抵止点以下，因肱二头肌和旋后肌的旋后倾向，被旋前圆肌的旋前力量相抵消，骨折近段就处于中立位。而远折段受附着于桡骨下端的旋前方肌的影响，呈旋前移位。

查体局部肿胀，骨折端部压痛，旋转功能障碍，可闻骨擦音。X线摄片时应包括腕关节，注意有无下桡尺关节脱位。

【治疗】

1. 手法复位　平卧位，麻醉下患肩外展，肘屈，两助手行对抗牵引。骨折在中或下1/3时，前臂置中立位；在上1/3置稍旋后位。牵引3～5分钟，待骨折端重叠拉开后，进行夹挤分骨。在牵引分骨下，术者一手固定近侧断端，另一手的拇及示、中、环三指，捏住向尺侧倾斜移位的远侧断端，向桡侧提拉，矫正向尺侧移位。掌背侧移位可用折顶法，一般都可复位成功。但在桡骨干上1/3骨折时，桡骨近段桡倾、旋后，而远段尺倾、旋前，给复位造成困难。此时，应改为旋后位牵引，另一助手在两手分骨下，固定远段，并用力将远段推向桡、背侧，术者用拇指向尺掌侧挤按近段。骨折整复后，术者两手捏住骨折部，嘱牵引助手将前臂由旋后位回旋到中立位。经X线透视检查，如对位满意，则可固定。如移位严重，不能复位者可考虑切开整复内固定。

2. 固定方法　同桡、尺骨干双骨折，但尺侧夹板改为与桡侧等长，不超过腕关节。

3. 术后护理和功能锻炼　同桡、尺骨干双骨折。

第十八节　孟氏骨折

孟氏骨折（Monteggia骨折）是指尺骨上1/3骨折合并桡骨头脱位的一种联合损伤，由Monteggia于1914年首先报道此病而得名。后来许多学者对此做了观察并对损伤机制进一步研究,使该损伤概念的范围逐渐扩大,将桡骨头各方面脱位合并不同水平的尺骨骨折或尺、桡骨双骨折都列入其内。以儿童和少年多见,故必须充分了解小儿肘部的解剖和临床特点。

【损伤机制】

孟氏骨折的损伤机制较为复杂,发生机制也不尽相同。直接暴力和间接暴力均可致伤,而以间接暴力为多见。

【分型】

通常以损伤机制和X线表现,即尺骨骨折成角与桡骨头移位作为分类依据,临床上可分为4型(图30-18-1①②③④)。

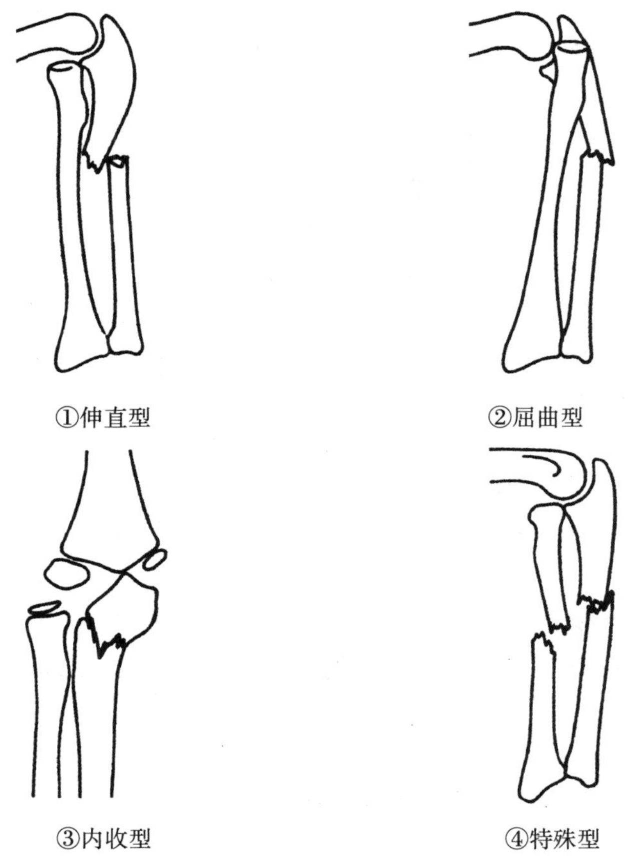

图30-18-1①②③④ 孟氏骨折分型

(一) 伸直型

约占60%,为尺骨任何水平的骨折,向前侧成角,合并桡骨头前脱位。此类骨折多见于儿童,跌倒时,肘关节伸展或过度伸展,前臂旋后位。外力自肱骨向下传导,地面的反作用力通过掌心向上传导所致,尺骨上端可发生骨折。暴力转移至桡骨上端,可使桡骨向掌及桡侧成角移位。直接暴力作用于尺骨侧也可引起此类骨折。

(二) 屈曲型

约占15%,为尺骨骨折,向后、背侧成角,合并桡骨头后脱位,此类多见于成年人。当暴力作用时,肘关节微屈状态及前臂旋前位置,外力通过肱骨干向下后方向传导,地面反作用力自手掌向上传导,尺骨近端可先发生骨折,桡骨头在肘关节屈曲和向后的外力作用下而造成脱位,骨折端随之向背侧,桡侧成角移位。

(三) 内收型

约占20%,为尺骨近侧干骺端骨折,合并桡骨头向外侧或前侧脱位,此型仅见于幼儿和年龄较小的儿童。在暴力作用瞬间,肘关节呈伸展位,前臂旋前位,由于上、下外力传导至肘部,在肘内侧向外侧作用,致尺骨发生骨折并向桡侧成角移位,同时引起桡骨头向外侧脱位。此类尺骨骨折多呈纵形劈裂折皱或横行劈裂,因存在移位不明显,容易被漏诊。

约占5%,为桡骨近1/3骨折、桡骨头前脱位及尺骨任何水平骨折。此类骨折成人及儿童均可发生,通常认为在外力作用下肘关节伸展位时引起尺、桡骨双骨折,同时造成桡骨头向前脱位。

【临床表现】

外伤后肘关节及前臂均有明显肿胀、疼痛、压痛,肘关节及前臂旋转活动受限。桡神经深支损伤是常见合并症,故须作相应神经功能检查。

1. 伸直型　于肘前窝触到桡骨头,前臂短缩,尺骨向前成角。
2. 屈曲型　肘后可触及桡骨头,尺骨向前成角。
3. 内收型　于肘外侧触及桡骨头和尺骨近端向外侧成角。
4. 特殊型　桡骨头处于肘前,尺桡骨骨折处有畸形及异常活动。

【诊断】

尺骨骨折及桡骨头脱位的X线判断较易,但孟氏骨折的漏诊发生率很高,主要原因有:

(1) X线片未包括肘关节。

(2) X线机球管末以肘关节为中心进行投影,以致桡骨头脱位征象不明显。

(3) 体检时忽略了桡骨头脱位的存在,以致读片时漏诊。

(4) 伤后做过牵引制动且桡骨头已复位,就诊时未发现脱位,但在固定中可复发脱位。

因此,X线照片必须包括肘关节,充分注意肱桡关节的解剖关系。正常桡骨头与肱骨小头相对,桡骨干纵轴向上延长,一定通过肱骨小头中心。因此,对1岁以内的患儿,必要时可摄健侧X线片相对照。

【治疗】

应用手法整复治疗新鲜孟氏骨折是一种有效而简便的治疗措施。尤其小儿肌肉组织较纤弱,韧带和关节弹性较大,整复时容易牵引分开,桡骨头也易还纳。尺骨近端无移位或轻度移位者,复位更加容易。但对于尺骨粉碎性骨折或多段型骨折及桡骨头脱位经多次反复整复失败者,应及时手术复位内固定。

(一) 保守治疗

1. 手法复位

(1) 伸直型骨折:将肘关节屈曲90°,前臂旋后,术者拇指自前向后按压桡骨头,同时将前臂作旋转,可见到桡骨头滑动或复位感。由于牵引和尺骨的支撑作用,尺骨骨折成角移位可同时获得复位。如骨折未能整复,可将肘关节屈曲略<90°,在维持桡骨头复位的情况下,将尺骨骨折行折屈复位(图30-18-2①②)。

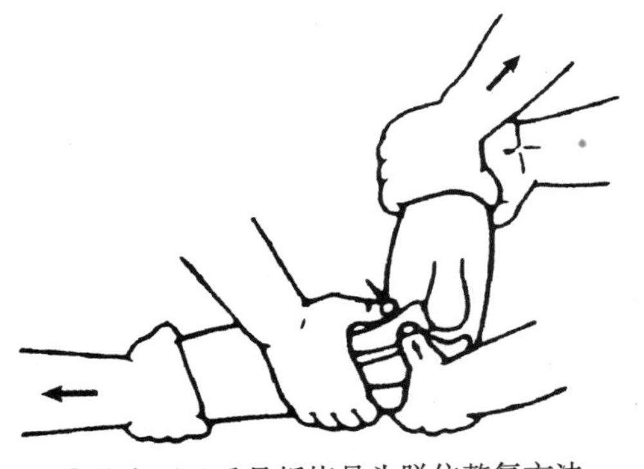

①伸直型孟氏骨折桡骨头脱位整复方法

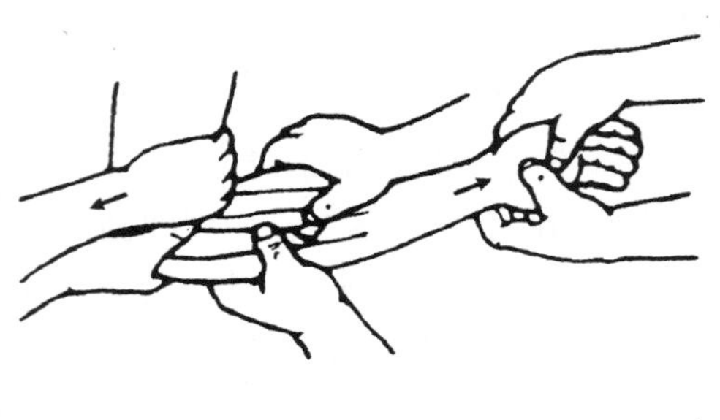

②孟氏骨折尺骨骨折整复方法

图 30－18－2①② 伸直型骨折的整复方法

（2）屈曲型骨折：患者仰卧位，肩外展 70°～90°，轻屈肘 60°，前臂置于旋前位。两助手分别把持上臂下段和前臂下段，持续拔伸牵引 2～3 分钟，以纠正重叠移位（图 30－18－3）。

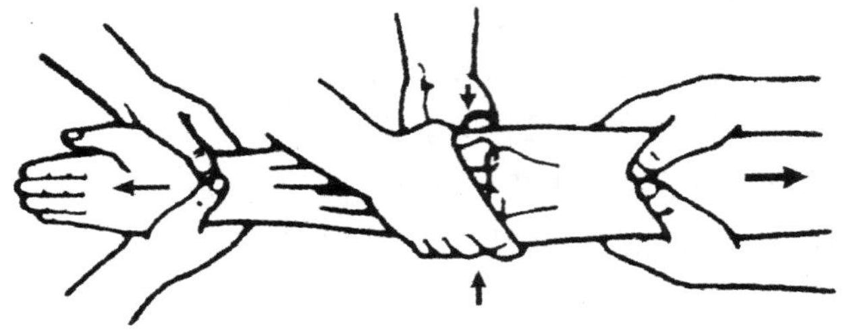

图 30－18－3 屈曲型孟氏骨折桡骨头脱位整复方法

（3）内收型骨折：助手固定患肢上臂，使肘关节伸直或轻屈，前臂旋后，术者拇指自桡骨侧按压脱位的桡骨头向内侧，用力外展使肘关节使桡骨头复位，并借助桡骨头的推顶，纠正尺骨的桡侧成角畸形。

（4）特殊型骨折：重点是桡骨头脱位的整复，先做桡骨头脱位整复，然后用手按住复位的桡骨头作固定，再分别利用牵引、分骨、反折、按捺等手法处理尺桡骨骨折。

（5）桡骨头复位不稳定：桡骨头复位后时有轻度再脱出，原因可能是撕裂的环状韧带嵌顿，无损伤的环状韧带滑过桡骨头嵌入关节腔或骨碎片的阻碍作用所致。此时可耐心用轻柔手法或重复手法操作，并将肘关节屈曲 90°以内即可获稳定，不应轻易放弃手法处理而作开放复位。

（6）尺骨骨折复位不稳定：尺骨骨折复位后，常由于前臂伸肌牵拉作用导致骨折向桡背侧成弓状畸形。可将前臂固定在中立位或轻度旋前位以减少肌张力，并在骨折端桡背侧的小夹板加压垫或石膏上加压塑形。如尺骨骨折轻度成角或侧方移位，不宜反复整复，以免增加局部软组织损伤，因为在生长过程中可自行塑形纠正。

（7）开放性损伤：软组织损伤轻，骨折端末直接暴露于外，可在清创缝合后，采用闭合手法复位。如骨折端已外露，则应在清创的同时行直视下骨折复位内固定。

2. 固定方法 在维持牵引并分骨下，稳定桡骨头。尺骨骨折位置较低的，在骨折部的掌、背侧各放一个分骨垫，分骨垫在骨折线上、下各占一半。在分骨垫外面骨折部的掌或背侧放小纸压垫，伸直型骨折放于掌侧，屈曲型骨折放于背侧，以避免骨折再成角移位。然后制成芦形纸垫，伸直型骨折放在桡骨头的前外侧，屈曲型骨折放在后外侧。内收型骨折放小平垫于外侧，这样形成环抱桡骨头。最后在尺骨干的尺侧上、下两侧，各放一平纸压垫。纸垫先用胶布固定，先放置掌、背侧夹板，后放置桡、尺侧夹板。然后用4条布带固定。伸直型和内收型骨折，作前臂中立位，屈肘90°固定4～6周；屈曲型骨折作肘关节伸直位固定2～3周，待骨折初步稳定后，改为屈肘90°，继续固定2～3周（图30－18－4①②）。

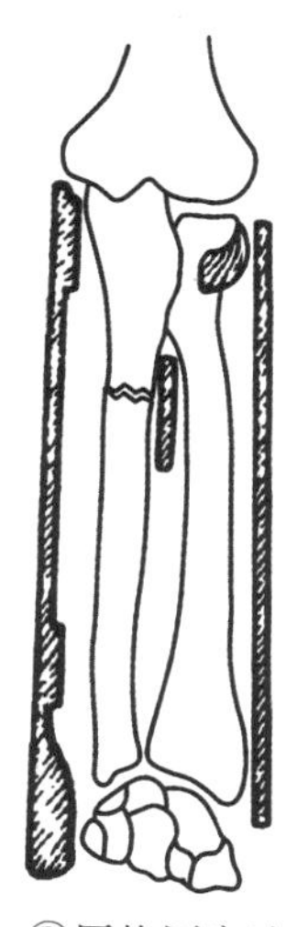

①压垫固定法

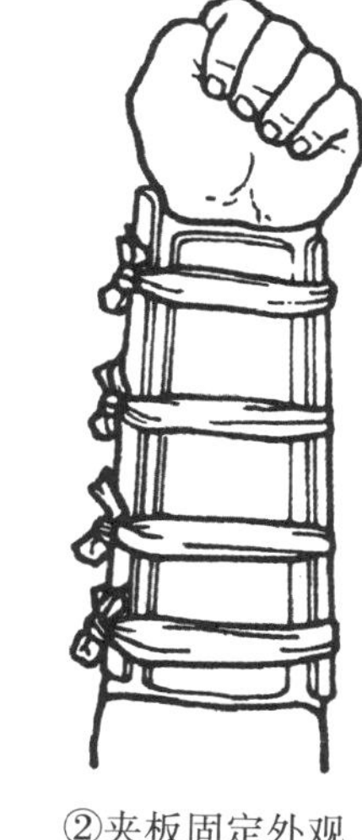

②夹板固定外观

图30－18－4①②　孟氏骨折固定方法

（二）手术治疗

（1）适应于新鲜骨折手法复位失败者。

（2）特殊类型骨折作尺骨切开复位，钢板或髓内针固定，同时另作切口行肱桡关节探查，必要时修复环状韧带。

（3）采用单针固定肱桡关节是治疗儿童孟氏骨折的一种安全而有效的方法，不须修复环状韧带及尺骨固定。术后长臂石膏固定肘关节于功能位。如术前有桡神经深支损伤症状，当桡骨头复位后，一般可获自行恢复。

（4）成人陈旧性骨折，尺骨严重畸形愈合，肘关节功能障碍者，应行尺骨矫正、桡骨头复位及环状韧带重建术。

（5）小儿陈旧性孟氏骨折需要手术治疗，根据小儿孟氏骨折多发生在喙突附近的特点，手术时在成角的对侧切断尺骨周径的2/3，人为折断后形成类似青枝骨折，既可达到纠正尺骨成角和延长的作用，又可使尺骨不全折断，对骨折稳定和愈合有利。然后用1枚克氏针作顺行髓内固定。这种方法比使用钢板固定简便、安全和有效。

【并发症】

（一）神经损伤

常见于Ⅲ型损伤病例，预后较好。多数桡神经损伤或骨间背侧神经损伤，一般能在6～8周后得到恢复。如此时限内仍无恢复迹象，则须行神经探查。若因陈旧桡骨头脱位、外翻畸形而产生神经麻痹时，应行神经探查，切除桡骨头，可获较好效果。尺神经损伤可能是外翻畸形、复位不完全或尺神经在肘管内受压迫造成的压迫性尺神经炎，手术松解可获得良好的效果。

（二）骨折不愈合

可因感染或内固定不正确、不牢固所致。可行再次手术复位，钢板坚强内固定并植骨。

（三）畸形愈合

多见因桡骨头脱位漏诊、尺骨骨折复位不佳及内固定不牢固所致。可考虑行尺骨截骨矫正及钢板内固定。如是长时间的畸形愈合，则应考虑桡骨头切除。

（四）异位骨化

常见于桡骨头骨折、肘关节脱位、陈旧性桡骨头脱位或整复过程的过度治疗所致。

【预后】

孟氏骨折治疗有一定难度。容易发生骨折不愈合或畸形愈合,前臂旋转功能障碍,骨化性肌炎等。患儿伤臂可影响发育过程,造成肢体短小、肘关节屈曲受限及肘外翻畸形等。如合并桡骨头或颈骨折者,可能导致丧失部分功能。

第十九节 盖氏骨折

盖氏骨折是指桡骨下1/3骨折合并下尺桡关节脱位,是一种极不稳定的骨折。1934年,Galeazzi首先报道此病而得名。盖氏骨折发病率是孟氏骨折的6倍,多发生于成年人,其中以20~40岁者多见。

【损伤机制】

桡骨干由中段移行至下1/3处后,骨干逐渐由细变粗,该处向桡、背侧呈较大弯曲,形成解剖旋转弓,是应力上的集中点,容易发生骨折。桡骨下端较大,近似方形,内侧有桡骨尺切迹,与尺骨小头构成下桡尺关节。前臂旋转活动时,桡骨尺切迹围绕尺骨小头旋转。发生外力作用时,三角纤维软骨、尺侧腕韧带或尺骨茎突撕裂,易导致下尺桡关节脱位。

直接暴力和间接暴力均可造成盖氏骨折,且移位特点基本类同。

(一) 直接暴力

多因前臂被机器的轮带卷伤所致,少数合并尺骨下1/3骨折及尺骨向背尺侧弯曲畸形。骨折线多为横形或粉碎形。在儿童尺骨远端骨骺分离代替了下桡尺关节脱位,分离的骨骺随桡骨远端骨折段移位。

(二) 间接暴力

较为多见。多为向前跌倒,手掌触地后所产生的对抗力所致。骨折发生时前臂在旋前位,桡骨远段向掌侧移位占多数。骨折线多为横形,螺旋形及斜形较少。

【类型】

桡骨下1/3骨折合并下尺桡关节脱位的病理变化较复杂,为了适应临床治疗需要,可分为3型(图30-19-1)。

Ⅰ型 桡骨干下1/3骨折,合并尺骨下端骨骺分离,一般多为儿童青枝骨折。

Ⅱ型 桡骨干下1/3横断、螺旋或斜形骨折,骨折部位多较低,下尺桡关节脱位不明显或为半脱位,多由间接暴力造成骨折较稳定。

Ⅲ型 桡骨干下1/3骨折,多为短斜型、螺旋形成粉碎型。多由直接暴力或机器绞伤所致,常见成年人。

【临床表现与诊断】

有明显外伤史。伤后前臂及腕部肿胀、疼痛、活动受限。桡骨下段向掌侧或背侧成角畸形,腕关节也呈桡偏畸形,尺骨小头向尺背侧突起。前臂下1/3桡侧及腕部压痛明显,有异常活动及骨擦音,下尺桡关节松弛并有挤压痛,前臂旋转功能受限。

X线正侧位片可显示骨折类型和移位情况。注意摄片范围须包括腕关节。

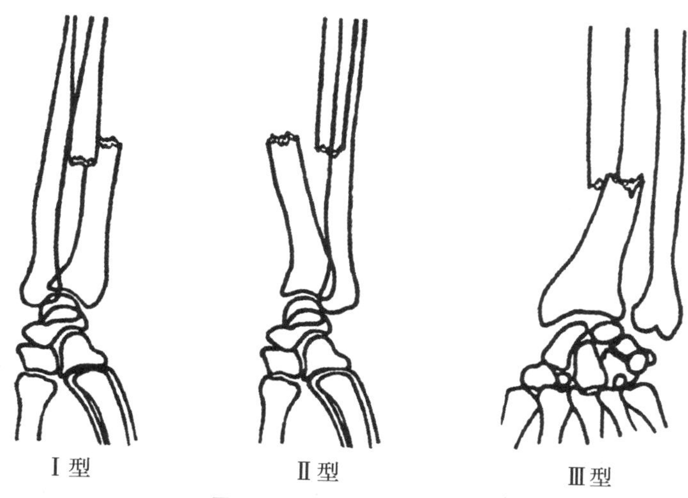

图 30－19－1　盖氏骨折类型

【治疗】

治疗要求达到解剖复位,特别是旋转和成角移位必须矫正,以免发生前臂旋转功能障碍。

（一）治疗原则

Ⅰ型骨折　按桡骨下端骨折处理。

Ⅱ型骨折　先整复下尺桡关节,然后整复骨折。

Ⅲ型骨折　必须先矫正尺骨弯曲或骨折畸形,桡骨骨折及下尺桡关节脱位才能同时复位。如尺骨弯曲畸形不能矫正或手法复位失败应行手术治疗。

（二）保守治疗

1. 手法复位(图 30－19－2①②③)

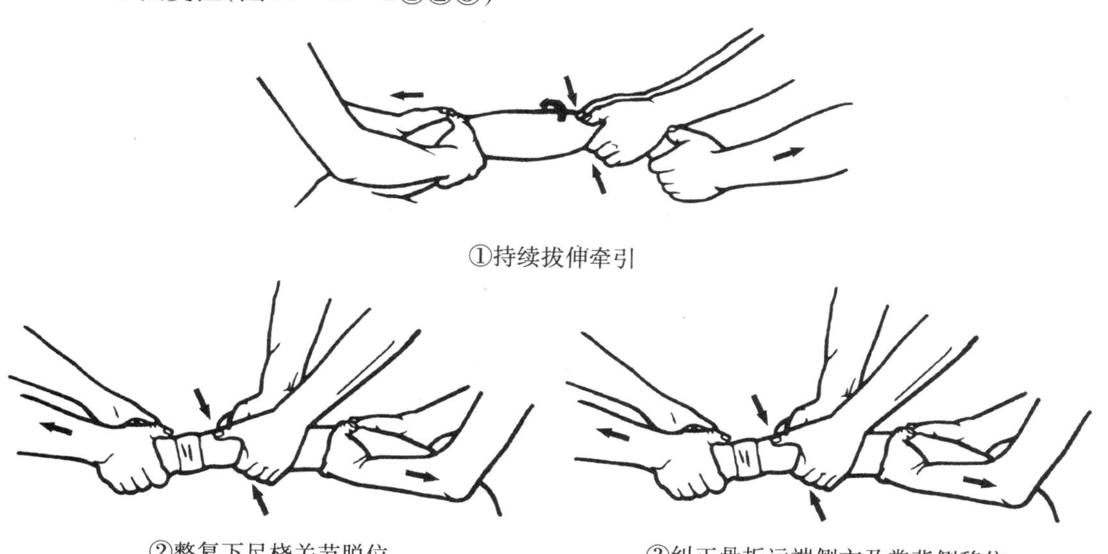

图 30－19－2①②③　盖氏骨折手法整复方法

(1) 纠正重叠移位:患者平卧,肩外展 60°～90°,肘屈曲 90°,前臂中立位。两助手分别握持患肢上臂和手部,持续拔伸牵引 3～5 分钟,纠正骨折端重叠移位。

（2）整复下尺桡关节脱位：术者推挤尺骨小头向掌侧，远端助手将前臂稍旋后，可整复尺骨小头背侧移位。整复尺骨小头掌侧移位时，术者推挤尺骨小头向背侧，远端助手前臂旋前，此时可达复位。术者叩挤下尺桡关节，用合骨垫半环状包扎固定尺桡骨远端，并由助手继续双手环抱腕部维持固定，并持续牵引。

（3）纠正骨折远端侧方及掌背侧移位：术者以分骨挤捏手法推挤骨折远、近端，分别纠正骨折远端向尺侧或桡侧移位。在维持夹指分骨状态下，应用提按手法纠正掌背侧移位。

2. 固定方法　整复成功后，夹板固定方法与前臂骨折基本相同。桡骨骨折远端向尺侧移位者，分骨垫应放在骨折线远侧占 2/3，近侧占 1/3；尺侧夹板不超腕关节，桡侧夹板下端应超过腕关节。桡骨骨折远端向桡侧移位者，分骨垫放在骨折线近侧；尺侧夹板长度应自尺骨鹰嘴至第 5 掌骨颈部。最后加用肘部直角托板固定，以防止前臂旋转移位（图 30－19－3①②③）。

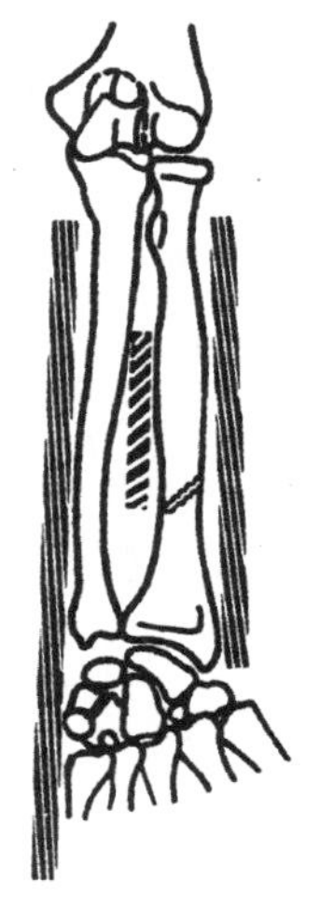

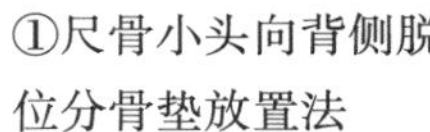

①尺骨小头向背侧脱位分骨垫放置法

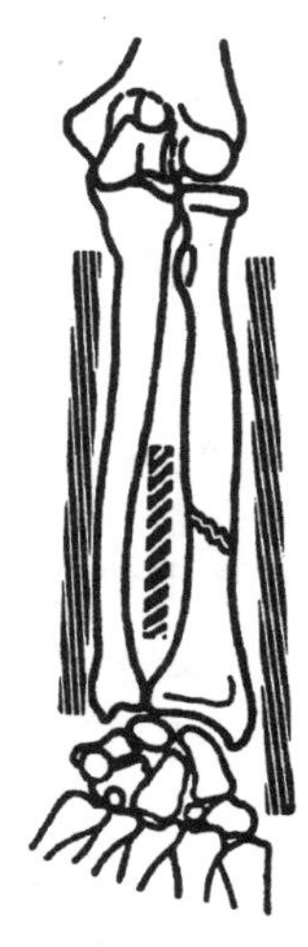

②桡骨骨折远端向尺侧移位分骨垫放置

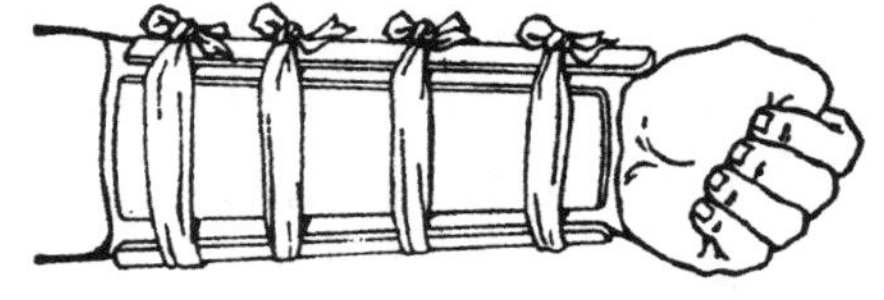

③小夹板固定

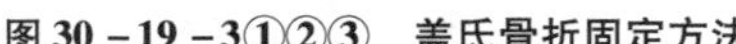

图 30－19－3①②③　盖氏骨折固定方法

图 30－19－4　盖氏骨折钢板内固定

（三）手术治疗

特殊类型的尺桡骨双骨折合并下尺桡关节脱位、开放性骨折、骨折端嵌入软组织及手法复位失败等，均应行切开复位，钢板内固定（图 30－19－4）。畸形愈合的陈旧性骨折、前臂旋转功能明显障碍，可作桡骨截骨矫正、钢板内固定，并酌情考虑是否同时切除尺骨小头。

【预后】

盖氏骨折的预后与骨折类型有较大关系，一般稳定性好的青枝型骨折功能恢复良好，不稳定型骨折勉强采用保守治疗者，常遗留有下尺桡关节松弛。特殊类型的开放骨折，多合并有软组织损伤或多发骨折，骨折性质不稳定，且有伤口感染可能，故功能恢复可能较差。

第二十节　科氏骨折

科氏骨折（Colles 骨折）指桡骨远端 3cm 范围内的骨折，也称伸直型桡骨远端骨折。临床比较常见，多见于有骨质疏松基础的老年人及青壮年。女性多于男性，青少年因骨骺未闭合易发生骨骺分离性骨折。

【损伤机制】

直接暴力和间接暴力均可造成骨折，多数因间接暴力引起。骨折多发生在松质骨与密质骨交界处；常见于中老年人，尤其骨质疏松患者。跌倒时，前臂旋前，腕背伸位，手掌着地（图 30－20－1）。躯干向下的重力与地面向上的反作用力交集在桡骨远端而发生骨折（图 30－20－2），如暴力较轻，骨折可嵌插而无明显移位；如暴力持续作用，则腕关节的正常关系改变，骨折远端向桡侧和背侧移位，移位明显时骨折远、近端可重叠，腕及手部形成"餐叉状"畸形（图 30－20－3），也可合并下尺桡关节脱位或尺骨茎突骨折。

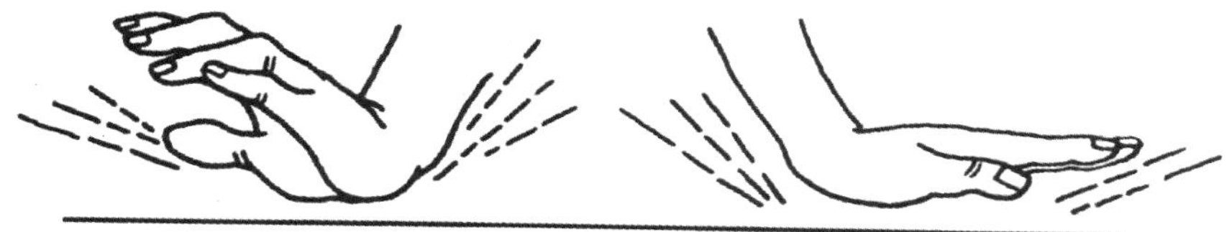

图 30－20－1　跌倒时前臂旋前，腕背伸位，手掌着地

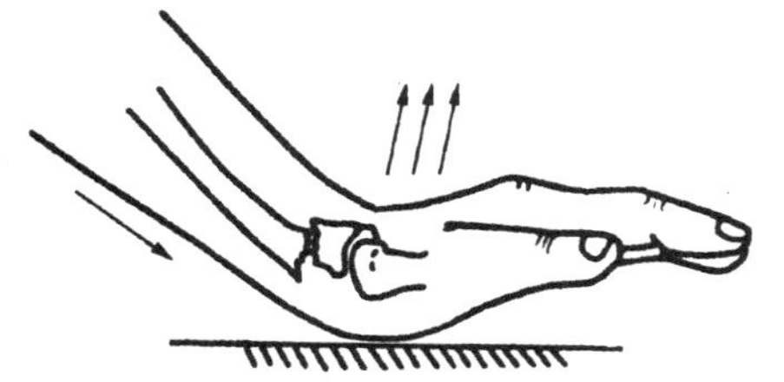

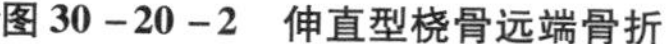

图 30－20－2　伸直型桡骨远端骨折

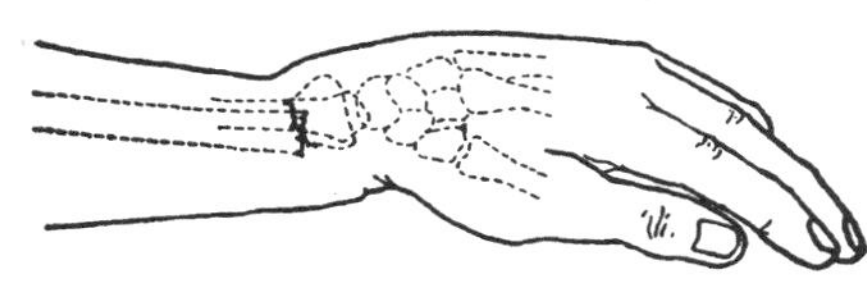

图 30－20－3　"餐叉状"畸形

根据国内外对这类骨折病因和临床研究结果，这种骨折多发生于具有骨质疏松病理基础的绝经后女性，而且 50～65 岁是明显的发病高峰期，因此认为这类骨折可能存在内分泌的病因基础。

【类型】

伸直型桡骨远端骨折有多种分型方法，1990 年 Eoenny 提出了桡骨远端骨折的国际分类法，这种分类法使分类与病因机制和治疗方法选择形成较完整的挂钩，具有实际应用价值（表 30－20－1）。

表 30-20-1　桡骨远端骨折的国际分类法

骨折类型	病因机制	治疗选择
Ⅰ型	关节外无移位	夹板固定或石膏
Ⅱ型	关节外有移位	
A	可复性,较稳定	夹板固定或石膏
B	可复性,不稳定	经皮穿针内固定
C	不可复性	开放复位外固定
Ⅲ型	经关节骨折,无移位	经皮穿针外固定
Ⅳ型	关节内骨折,有移位	闭合复位,经皮穿针
A	复位,较稳定	闭合复位,外固定或经皮穿针
B	可复位,不稳定	开放复位,外固定或经皮穿针
C	不可复位	开放复位,外固定,钢板固定,骨移植

【临床表现】

伤后腕部肿胀、疼痛,有"餐叉状"畸形。桡骨远端压痛明显,可触及骨擦音,腕关节活动受限。

【诊断】

腕关节正侧位片可显示骨折移位方向,是否涉及关节面,或合并下尺桡关节脱位及尺骨茎突骨折。

【治疗】

对无移位骨折及不完全性骨折,用夹板或石膏固定 3~4 周即可。

1. 手法复位(图 30-20-4①②③④)　患者取坐或卧位,可在局部血肿内麻醉或臂丛神经阻滞下进行。肩外展 90°,肘屈曲 90°,前臂中立位。

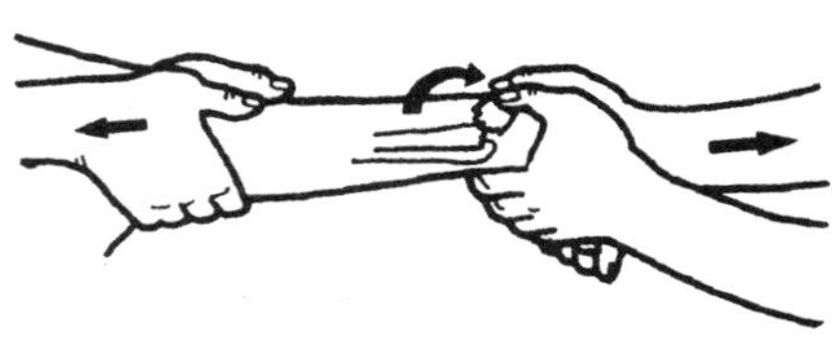

①牵引及反向旋转纠正骨折向桡侧移位

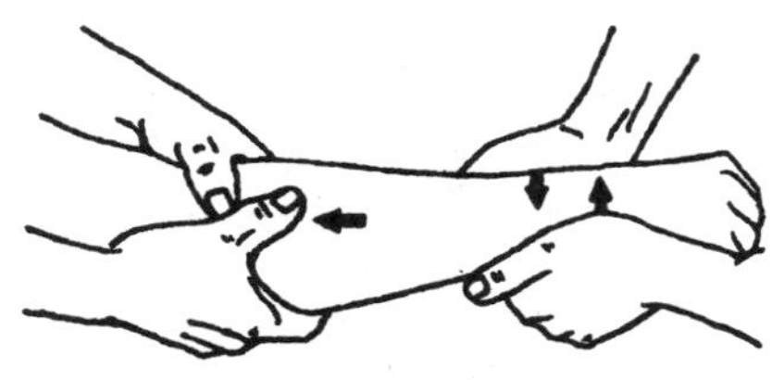

②横挤手法纠正重叠及旋转移位

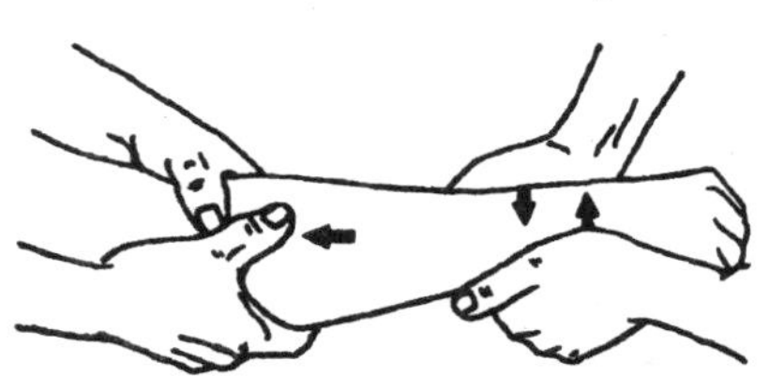

③端提并屈腕纠正骨折向背侧移位

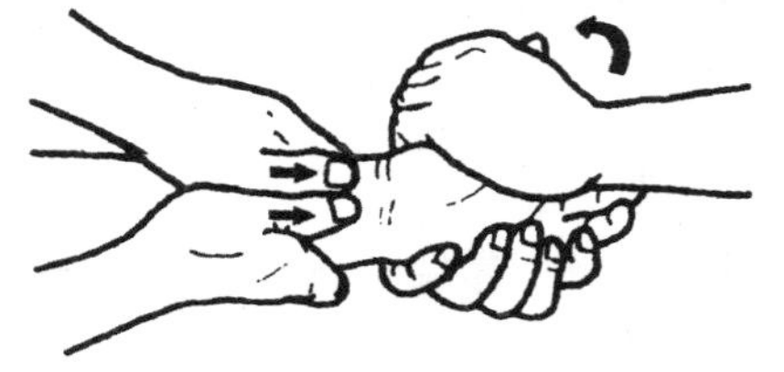

④端提并伸腕纠正骨折向掌侧移位

图 30-20-4①②③④　伸直型桡骨远端骨折复位方法

（1）纠正重叠移位：近端助手握住患肢前臂上端，远端助手双手握住患肢手掌部，先沿畸形方向，再沿前臂纵轴方向进行拔伸牵引。

（2）纠正侧方移位：术者一手置于骨折远端的桡侧，另一手置于骨折近端的尺侧，进行相对横挤，远端助手将腕关节极度尺偏，以纠正桡偏移位，恢复尺偏角。保持腕部在旋前及轻度掌屈尺偏位，直至进行外固定。

2. 固定方法　维持牵引下用超腕关节夹板固定。在骨折远端背侧和近端掌侧各放一平垫，其桡侧及背侧夹板应超过腕关节，置腕关节于轻度屈曲作腕尺偏围固定。最后将前臂放在带柱托板上（图 30－20－5①②）。一般 4～5 周去除外固定，固定早期作握拳及伸屈掌指关节活动，有利消肿。

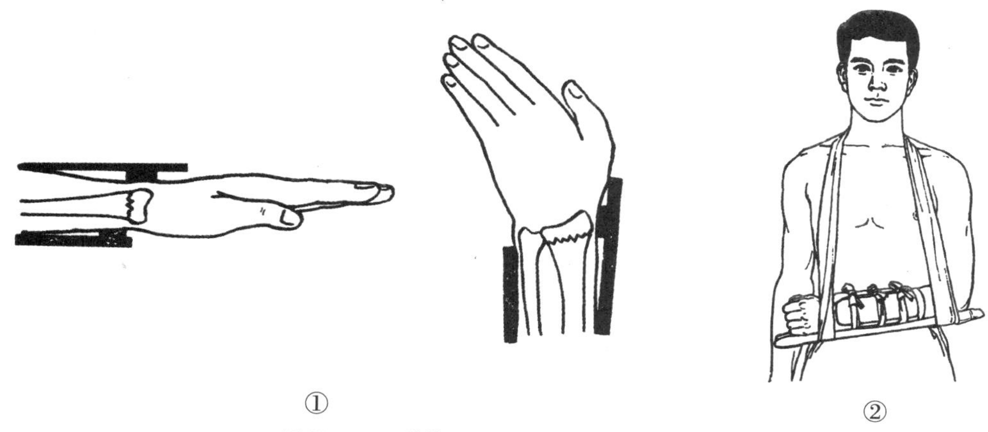

图 30－20－5①②　伸直型桡骨远端骨折固定方法

【并发症】

（一）早期并发症

正中神经受压症状的发生率为 3.5%，当整复完成后，神经受压症状仍存在时应密切观察，如因夹板或石膏固定紧压所致应及时调整。

（二）晚期并发症

1. 骨折畸形愈合　较常见，因各种原因造成的复位及固定失败所致。如畸形较轻，前臂旋转和腕部功能受限不明显及无疼痛者，可不特殊处理。如畸形严重，前臂旋转障碍及腕部活动痛者，可行楔形截骨纠正畸形。需要同时切除尺骨小头时，应注意切除不超过 2cm，并作为植骨用；尺骨茎突及三角纤维软骨盘应予保留。

2. 肩手综合征　因早期缺乏活动锻炼引起的肩关节僵硬，一旦发生，治疗有一定困难。合适的理疗和体疗，对功能恢复有一定的效果。

3. Sudeck 骨萎缩　也称创伤后骨萎缩、反射性交感性骨萎缩。常因固定时间过长及缺乏早期活动所致，可有疼痛、腕及手指肿胀僵硬、皮肤薄而发红，症状可持续数月之久，骨质普遍脱钙疏松。

4. 伸拇长肌腱断裂　通常在骨折后 4 周发生，发生率约为 1.1%。有学者认为，发生原因可能与原始损伤、肌腱血运欠佳以及骨折波及 Lister 结节，导致伸拇长肌腱在粗糙的骨沟上方摩擦受损所致。

【预后】

由于骨折部位血供情况良好,故只要早期处理恰当,骨愈合及功能恢复均满意。老年人骨质疏松发生的骨折常呈粉碎型,并多数涉及关节面。此类骨折如发生畸形愈合可造成腕关节功能障碍。陈旧畸形愈合,出现功能障碍及疼痛症状时,应作手术治疗纠正。

第二十一节　史密斯骨折

史密斯骨折(Smith 骨折)即屈曲型桡骨远端骨折,也称相反的科氏骨折。是发生在桡骨远端 3cm 范围内的横形骨折,其骨折段向掌侧移位。较少见,均占全身骨折的 0.11%,多发生于老年女性。

【损伤机制】

多由间接暴力引起,跌倒时前臂旋前,腕关节呈掌屈位,手背先着地,身体重力沿桡骨向下冲击,地面的反作用力向上作用于桡骨下端造成骨折。少数可因直接暴力,如外力直接撞击所致(图 30－21－1①②③)。

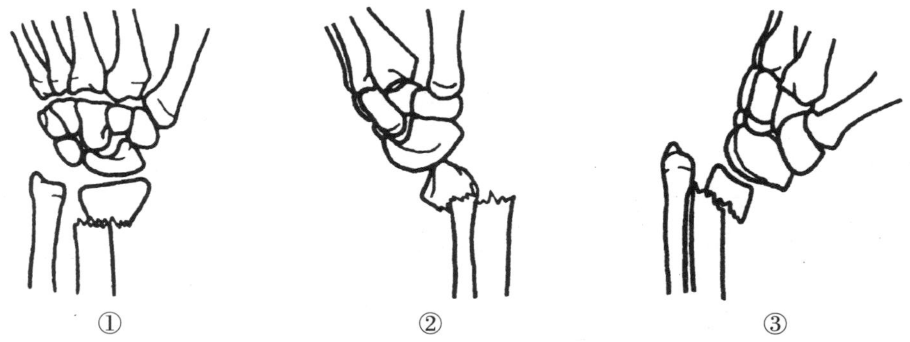

图 30－21－1①②③　屈曲型桡骨远端骨折

【分型】

Thomas 将史密斯骨折分为 3 型(图 30－21－2)。

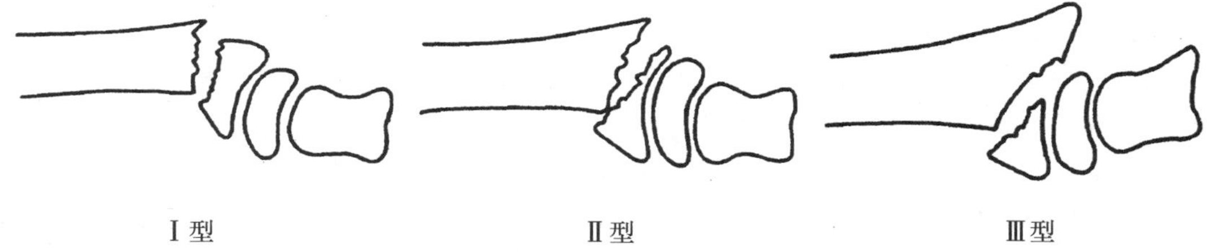

图 30－21－2　屈曲型桡骨远端骨折分型

Ⅰ型　为横形骨折。骨折线未波及关节面,远折段连同腕骨向掌背侧成角移位。

Ⅱ型　为斜型骨折。骨折线自背侧关节面边缘斜向近端掌侧,远折段连同腕一起向掌侧及近端移位。

Ⅲ型　为桡骨下端掌侧缘骨折，骨折线呈斜形，涉及关节面。骨折远端常呈三角形，连同腕骨向掌侧及近侧移位，腕关节呈脱位状。

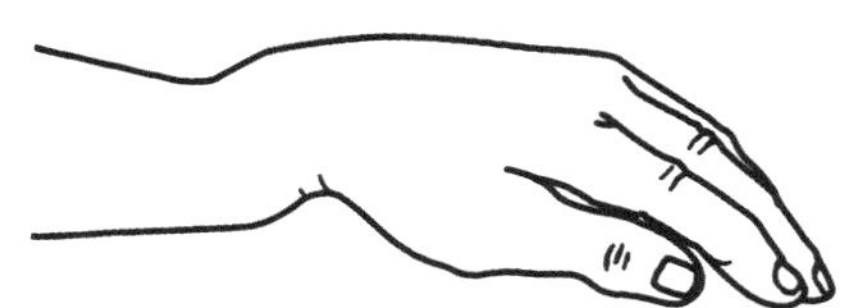

图 30－21－3　屈曲型桡骨远端骨折“锅铲样”畸形

【临床表现与诊断】

伤后腕部肿胀、疼痛，出现于 Colles 骨折典型相反的“锅铲样”畸形，也称“枪刺”畸形（图 30－21－3）。桡骨远端压痛明显，可能及骨擦音，尺桡骨茎突关系异常，腕关节活动受限。腕关节正侧位片可明确骨折移位方向，是否涉及关节面及合并尺骨茎突骨折等。

【治疗】

（一）手法复位

1. 复位方法　麻醉下，取坐位，肘屈曲 90°，前臂中立位或旋后位。一助手握住患肢手指，另一助手握住前臂上段，持续对抗牵引，矫正骨折嵌插或重叠移位。然后术者用两手拇指由掌侧将骨折远端向背侧推挤，用示、中及环指将骨折近端由背侧向掌侧按压。牵引手部的助手缓慢将腕关节背伸、尺偏，骨折即可复位。

2. 固定方法　复位后用小夹板固定。在骨折远端的掌侧和近端的背侧，各放置一平垫。桡侧和掌侧夹板下端应超过腕关节，以限制手腕桡偏和掌屈活动（图 30－21－4①②③④）。尺侧和桡侧夹板不必超过腕关节，以保持骨折对位。也可采用短臂石膏托固定于轻度腕背伸位，前臂取旋转中立位。如属Ⅲ型骨折，可固定于腕关节掌屈位，更为稳固（图 30－21－5①②③④）。一般固定 6 周，固定早期作握拳及伸屈掌指关节活动有利消肿消退。

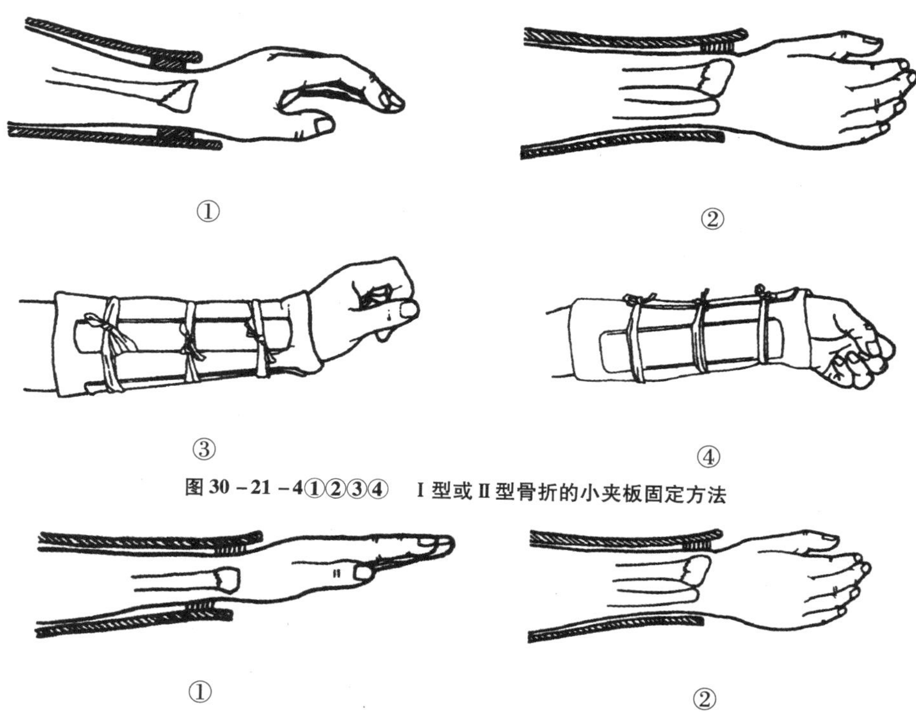

①　②　③　④

图 30－21－4①②③④　Ⅰ型或Ⅱ型骨折的小夹板固定方法

①　②

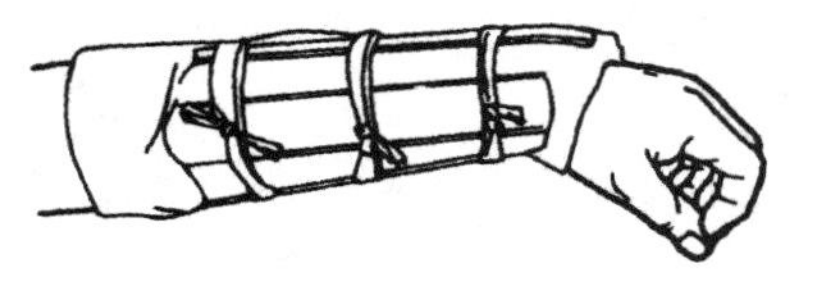

③

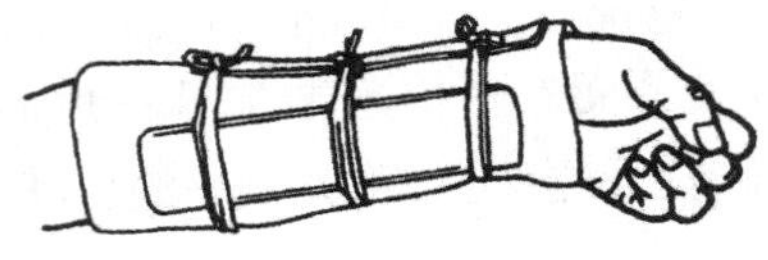

④

图 30－21－5①②③④ Ⅲ型骨折的小夹板固定方法

（二）手术治疗

对不稳定型骨折或整复失败者，可行切开复位内固定。一般应用“T”形钢板固定（图 30－21－6）。固定可靠则不需外固定，可早期活动腕关节，有利于腕关节功能恢复。

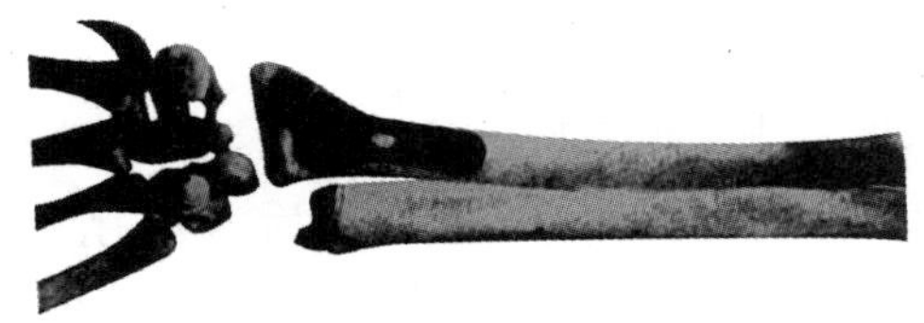

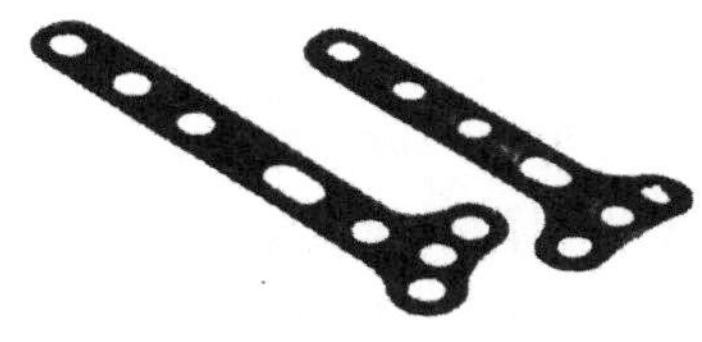

图 30－21－6 屈曲型桡骨远端骨折“T”形钢板内固定

第二十二节 巴 顿 骨 折

巴顿骨折是由 Barton（1838 年）报道的一种桡骨下端涉及桡骨关节面的骨折，同时伴有桡腕关节脱位。

【损伤机制与类型】

桡骨远端骨折命名各持己见，如美国学者主张将桡骨远端背侧缘骨折伴桡腕关节背侧半脱位称为 Barton 骨折。欧洲学者对此类骨折的命名方法与上述恰好相反，为了取得命名的统一，Eautill（1987 年）提出恢复 Barton 骨折的原意，不提倡反 Barton 骨折的提法，建议将桡骨远端的所有类型骨折及脱位均统称为 Barton 骨折，根据这种提法，可将 Barton 骨折分为背侧缘和掌侧缘骨折 2 种类型。

在我国一般称为 Barton 掌侧缘骨折和 Barton 背侧缘骨折两类（图 30－22－1①②）。

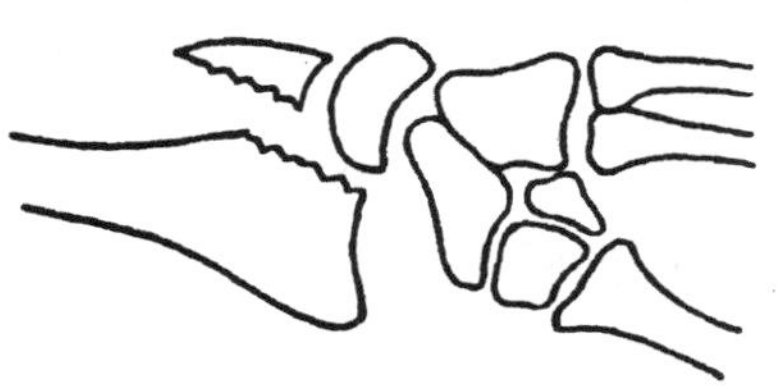

①背侧缘骨折

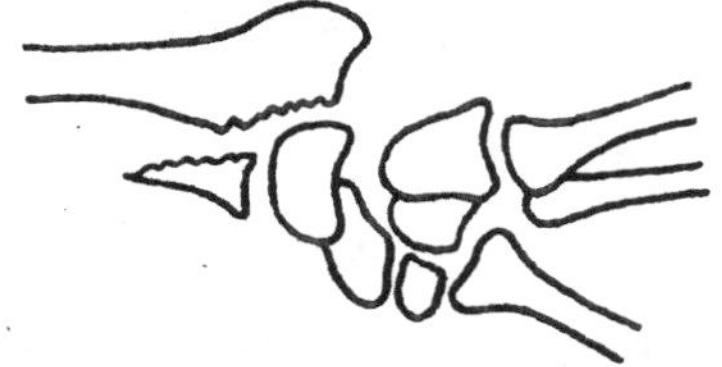

②掌侧缘骨折

图 30－22－1①② Barton 骨折类型

1. Barton 背侧缘骨折　多为间接暴力所致，常见于跌倒时腕背伸而前臂旋前，腕骨冲击桡骨远端关节面的背侧缘而造成骨折。

2．Barton 掌侧缘骨　多为跌倒时手背着地，应力沿腕骨冲击桡骨远端的掌侧缘造成骨折。其骨折块较背侧缘骨折为小，向近侧及掌侧移位，腕骨随之半脱位。

【临床表现与诊断】

根据损伤病史，临床表现和 X 线检查结果较易诊断。

【治疗】

（一）手法复位

1．Barton 背侧缘骨折

（1）复位方法：患者取坐位，前臂取中立位，助手握住前臂上段，术者两手紧握患腕并前后紧扣，与助手做对抗牵引，并将腕部轻度掌屈。然后，两手向中轴线相对挤压，在患腕背的手用拇指推按背侧缘骨块，使之复位（图 30－22－2①②）。

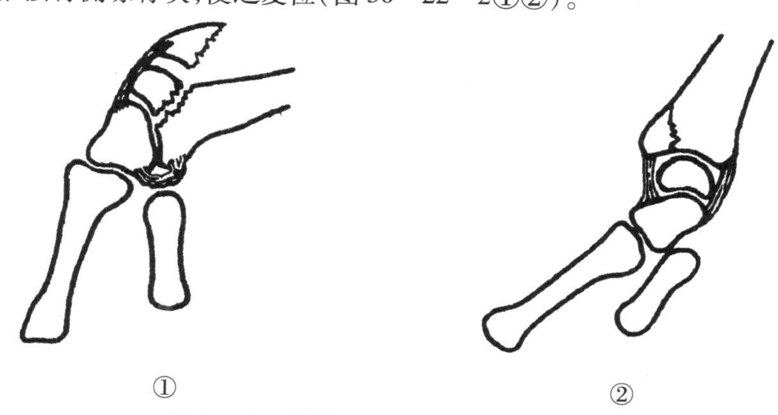

①　②

图 30－22－2①②　Barton 背侧缘骨折手法复位

（2）固定方法：以患肢短臂石膏托将腕关节固定于中立位 5～6 周，使腕掌韧带处于紧张状态，可防止骨折再移位。也可用小夹板固定，在骨折远端的掌侧和背侧各放置一平垫，背侧夹板下端应超过腕关节，以限制腕关节活动，并将腕关节固定于轻度掌屈位。

2．Barton 掌侧缘骨折

（1）复位方法：整复方法与 Smith 骨折类似。助手握住前臂上段，另一助手握住手指，两助手对抗拔伸牵引，并将腕部轻度背伸。术者两手掌基底部置于骨折处的掌侧、背侧相对挤压，即可复位（图 30－22－3①②）。

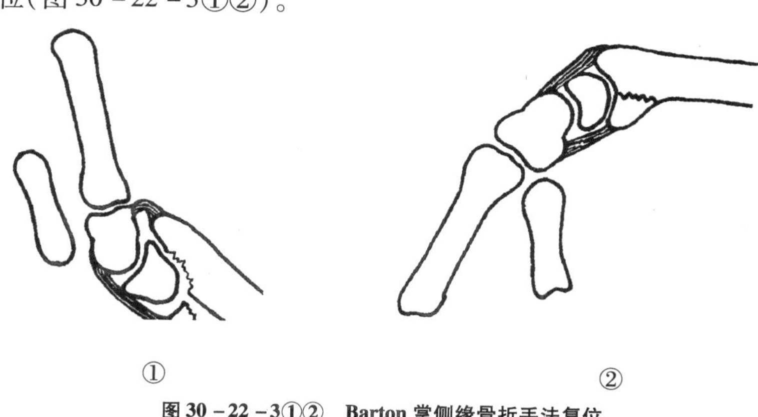

①　②

图 30－22－3①②　Barton 掌侧缘骨折手法复位

（2）固定方法：可采用患肢短臂石膏托固定5～6周。也可用小夹板固定：在骨折远端的掌侧和背侧各放置一平垫，掌侧夹板下端应超过腕关节，以限制腕掌屈活动，并将腕关节固定于轻度背伸为。最后将前臂置中立位，屈肘90°，悬吊于胸前。

（二）手术治疗

1. 切开复位内固定　对不稳定型骨折及整复失败者，可行切开复位内固定，采用“T”形支撑钢板内固定（图30－22－4）。Barton背侧缘骨折选用背侧切口；Barton掌侧缘骨折选用掌侧切口。骨折多呈斜型，复位后固定较差，一般需要较坚强内固定物。因局部有较多肌腱通过，内固定物不允许外露太多，以免影响肌腱活动。故主要使用短螺丝钉或Rush钉固定，3周后拔除。

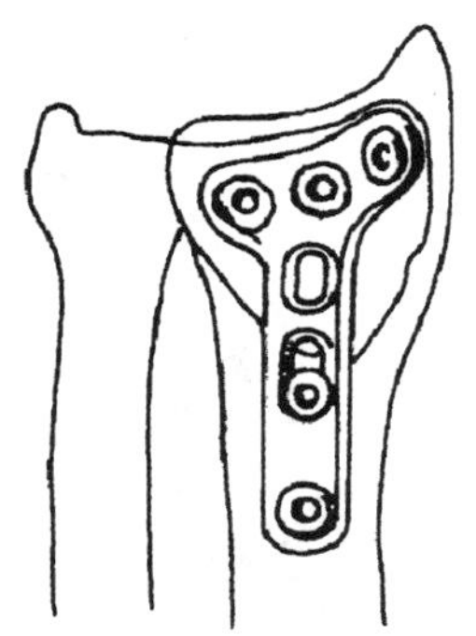

图30－22－4　Barton骨折“T”形支撑钢板固定

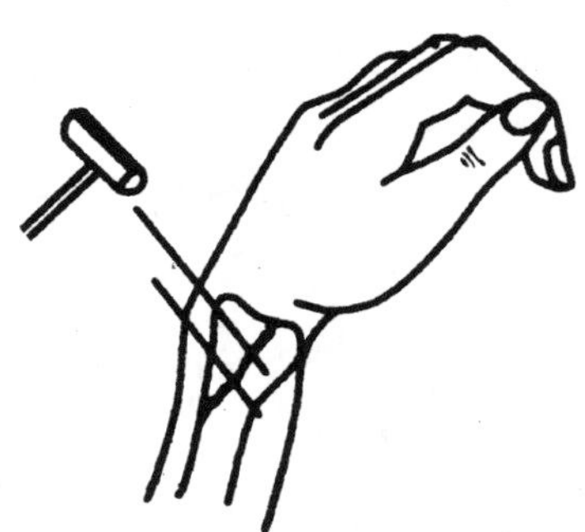

图30－22－5　经皮穿针内固定

关于切开复位内固定的位置，一般认为，对无移位的关节外骨折，其固定位置与再移位发生无明显关系，而对关节内或关节外的粉碎骨折，最好的固定位置是背伸位。如内固定牢固，则不需外固定，可早期活动，有利于关节功能恢复。

2. 经皮穿针内固定　见图30－22－5。

第二十三节　桡骨及尺骨茎突骨折

一、桡骨茎突骨折

临床较少见。多因跌倒时手掌着地，暴力通过舟骨、月骨传递所致。骨折线多为横形或微斜形，从外斜向关节面（图30－23－1）。一般移位不明显，少数可向远端及桡侧移位。此外，当腕部过度尺偏时，桡侧副韧带的突然牵拉，也可引起类似的撕脱骨折。

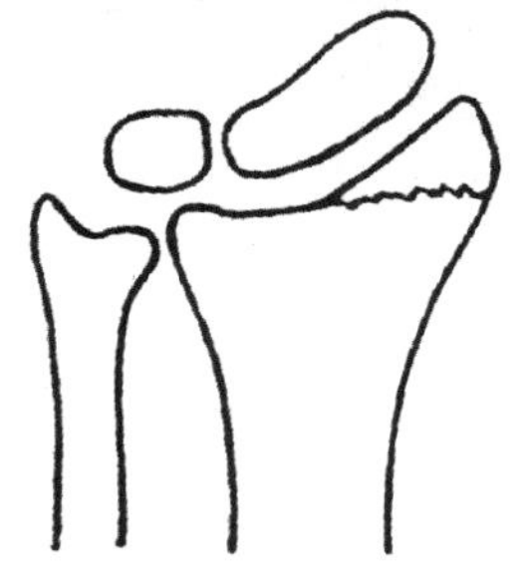

图30－23－1　桡骨茎突骨折

此种骨折位置表浅，结合外伤病史，局部体征及X线检查，易于诊断。

由于产生的骨折线涉及关节面，故属关节内骨折，治疗原则要求骨折达到解剖复位。应首先采用手法复位，在拔伸牵引下使手掌略向尺侧偏斜，术者用拇指由桡侧向尺侧推骨折片复位。当触及骨折处并显示裂缝消失时，可将患手放归原位，一般即可复位。

手法复位失败者，应作切开复位，以螺丝钉或克氏针固定。术后用患肢短臂石膏托尺偏位固定4周。

二、尺骨茎突骨折

单独发生较少，常同时发生在科氏骨折，多因腕关节过度桡偏所致。常伴有三角软骨损伤，后期以发生腕部无力及腕活动痛等后遗症。

诊断较容易。治疗可用患肢短臂石膏托尺偏位固定4～5周。去除石膏固定后改用护腕保护4～6周。治疗后如长期有腕关节疼痛及活动受限者，可切除骨折片。如经确诊为三角软骨损伤，则可单独切除三角软骨。

第二十四节　肖佛骨折

桡骨远侧关节面的桡侧或尺侧斜型骨折，并伴有下尺桡关节分离者称为肖佛骨折(enauffeur)。

多由跌倒时掌部着地，暴力沿腕骨传导所致。根据骨折部位不同分为尺偏型及桡偏型，诊断较易。

治疗首先采用手法复位：牵引下术者用双手掌对伤腕的尺侧与桡侧同时加压，即可获得复位。复位后用前臂石膏托固定4～5周，去除外固定后继续作护腕保护。

手术复位失败者，可行切开复位，克氏针内固定。

第二十五节　下尺桡关节脱位

下尺桡关节的主要功能是稳定桡骨在尺骨远端的正常旋转。解剖上保持关节稳定的因素包括尺侧副韧带、三角软骨盘、尺侧与后侧的尺桡韧带、旋前方肌；桡骨远端的部分表面、尺骨及骨间膜等。

单独发生下尺桡关节脱位较少，常见同时有科氏骨折、史密斯骨折及盖氏骨折。有时可合并桡骨头骨折，即Essex－Lopresti骨折。

【损伤机制】

多见于摔倒或提携重物时扭伤，前臂发生剧烈旋前活动所致。如下尺桡背侧韧带伸展断裂时，可发生尺骨小头向背侧脱位；如发生前臂强制性外旋时，尺骨小头可向掌侧脱位，并且常伴有尺骨基突骨折。由于桡骨干或桡骨下段骨折，桡骨短缩移位后，可发生下尺桡关节纵轴脱位，尺骨小头向背侧脱出。

【临床表现与诊断】

伤后腕部肿痛，腕关节旋转及尺偏时疼痛加剧。可触及向背侧或掌侧突出的尺骨小头，按压该处有弹性反弹现象，腕关节活动受限。

X 线片可明确脱位方向及程度，了解是否有其他骨折存在，必要时可作健侧拍片以对比。

【治疗】

（一）手法复位

手法复位可获得满意效果。如是向掌侧脱位，复位时前臂旋前；如是向背侧脱位，则前臂旋后。复位后以前臂管型石膏固定 4～6 周。

（二）手术治疗

新鲜下尺桡关节脱位手法复位困难或陈旧性下尺桡关节脱位，可行切开复位内固定。脱位复位后，用克氏针从尺骨基部固定到桡骨干，以维持稳定。同时修复三角软骨及尺侧副韧带，然后将腕关节置中立位，屈肘 90°，用长臂石膏固定 4 周。如脱位时间超过 2 个月，一般需同时作尺骨小头切除并重建远侧韧带。也有人认为，时间超过 2 个月的下尺桡关节脱位，必须作腕关节成形术。

第二十六节　肱骨外上髁炎

肱骨外上髁炎，俗称“网球肘”，是临床常见病、多发病之一。轻者不能持物，重者做扭毛巾、扫地等细小的生活动作也感困难，故可严重影响患者的生活和工作，必须做到早发现、早预防、早治疗，治疗越早效果越好。

【病因机制】

网球肘为肱骨外上髁处，伸肌总腱起点处的慢性损伤性炎症。

【临床表现与诊断】

1. 病史　起病缓慢，多数无明显急性损伤史。

2. 症状　肘关节外侧疼痛，可向前臂外侧放射。轻者不能持物，重者作扭毛巾、扫地等细小的生活动作均感困难，严重影响了患者的生活和工作，握物无力，容易掉落。

3. 体征　肘的活动正常，不红不肿。在肱骨外上髁到桡骨颈的范围内，有一局限而敏感的压痛点。伸肌腱牵拉试验（Mills 试验）阳性，方法：肘伸直、握拳、屈腕，然后将前臂旋前，即发生肘外侧部剧痛。

【治疗】

（一）保守治疗

症状轻微者，给予适当休息，避免有害活动，配合理疗和药物治疗可以缓解。

1. 局部制动

(1) 早期局部停止活动，用石膏固定，部分患者经休息可自行缓解。

（2）采用前臂远端肌腹处缠绕弹性绷带，可减轻疼痛。

2. 物理治疗

（1）急性期可采用冰敷，每次15～30分钟，每次间隔至少30分钟，以防冻伤，一日可数次。

（2）应用TDP、短波、超短波等理疗，可消炎止痛，改善血液循环而消除粘连。

（3）可采用温热水浸泡，蜡垫疗法及热水袋热敷疗法等。

（4）治疗用的磁石肘带，有加速患部的血液循环，达到减轻疼痛的效果。

3. 封闭疗法 2%利多卡因5ml，醋酸曲安奈德注射液10mg，甲钴胺注射液0.5mg，痛点直接注射，每周1次。

4. 药物治疗 症状严重者，可加口服非类固醇的消炎止痛药物。

5. 小针刀疗法 病程较长、症状顽固者，可以施行小针刀剥离松解术，一般1或2次可治愈。

（二）手术治疗

少数经过封闭，小针刀连续治疗3次，显效不佳者，可考虑行手术松解治疗。如病变筋腱已失去补充血液的微血管，变成半坏死的组织，则需要做保留肌止筋膜的移除手术。

【功能锻炼】

以下动作可根据个人的具体情况，选择采用、交替锻炼，每个动作做30次左右，每日3～5次，持之以恒，同时对颈肩疾患的防治很有有益处。

1. 体后拉手 患者自然站立，在患侧上肢内旋并向后伸的姿势下，健侧手拉患侧手或腕部，逐步拉向健侧并向上牵拉。

2. 梳头擦汗 患者站立或仰卧，患侧肘屈曲，前臂向前向上并旋前（掌心向上），尽量用肘部擦额部，即类似擦汗动作。

3. 双手头枕 患者仰卧位，两手十指交叉，掌心向上，放在枕部，先使两肘尽量内收，然后再尽量外展，反复做动作。

4. 旋肩后划 患者站立，患肢自然下垂，肘部伸直，患臂由前向上向后划圈，幅度由小到大，反复数遍。

5. 屈肘甩手 患者背部靠墙站立，或仰卧在床上，上臂贴身、屈肘，以肘点作为支点，进行外旋活动。

6. 手指爬墙 患者面对墙壁站立，用患侧手指沿墙缓缓向上爬动，使上肢尽量高举，到最大限度，在墙上作一记号，然后再徐徐向下回原处，反复进行，逐渐增加高度。

7. 展臂站立 患者上肢自然下垂，双臂伸直，手心向下缓缓外展，向上用力抬起，到最大限度后停10分钟，然后回原处，反复进行。

8. 后伸摸棘 患者自然站立，在患侧上肢内旋并向后伸的姿势下，屈肘、屈腕，中指指腹触摸脊柱棘突，由下逐渐向上至最大限度后呆住不动，2分钟后再缓缓向下回原处，反复进行，逐渐增加高度。

【预防】

（1）纠正不良姿势，避免致伤动作，锻炼、增强肌力，让伸肌与屈肌更有弹力，维持关节的平衡活动和定时改变姿势，使肘关节应力分散，是预防的关键。

（2）挥拍，尤其是反拍动作，是导致本病的主要原因。急骤、强烈、反复的肌肉收缩，或者因肌腱的伸展超出弹性限度等，均可造成肌肉的微小撕裂，微小撕裂通常可以自行痊愈，但如果没有让局部得到足够的休息，可能会因反复损伤而造成慢性疼痛。由此可见，休息与制动是早期治疗关键。在活动过程中，当出现局部疼痛时，必须及时休息，不可因手臂一觉得稍为舒服，就急于恢复活动，否则，可能导致症状进一步加剧。

（3）运动员在上场之前，特别是冬季天冷时，应充分做好关节活动准备，例如打球之前先挥空拍数分钟，刚开始打球时要逐渐加力。

（4）球拍越长杠杆越长，手柄越小所需的抓持握力越大，弦的张力越大需更强的力量，正确的运动指导和合适选择运动器材，可有效预防本病。

（5）运动时可戴护肘保护，也可戴上防护绷带或其他可以消除手肘压力的紧压装置。

第三十一章　手部损伤

第一节　腕掌关节脱位

【应用解剖】

腕关节包括桡腕关节、腕骨中间关节和下尺桡关节，所以腕关节是人体关节中结构最复杂的关节，这种复杂的结构，有利于手部功能的发挥，也是上肢承受力量的一个缓冲区域。腕部8块腕骨分为远、近2排，各有4块。两排腕骨间的关节称为腕中关节。大多角骨为拇指的座骨，豆状骨是尺侧腕屈肌的子骨，不参加腕关节的活动，但可增加尺侧屈腕的功能。舟状骨、月状骨和三角骨相连的弧状关节面与桡骨远端关节面构成桡腕关节（图31-1-1①②）。舟状骨是远、近排腕骨的桥接骨，起稳定腕中关节的作用。一旦骨折，就影响到腕骨的稳定性。腕骨主要依赖附丽在掌侧和背侧韧带中的血管供给营养。

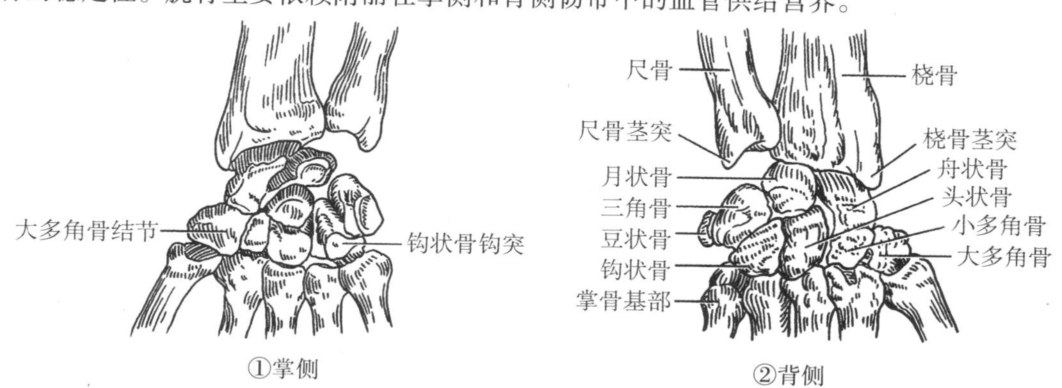

图31-1-1①②　腕部骨骼及关节

（一）腕管

腕管是由腕骨及覆盖的腕掌侧与坚韧的屈肌支持带构成，其底部呈槽状。屈肌支持带内有桡侧腕屈肌通过。屈肌支持带亦称腕横韧带，尺侧附着于腕尺侧隆起的豆状骨和钩骨上，正中神经和钩骨上，在桡侧分为两层，浅层附着大多角骨内唇。浅深两层与大多角骨沟形成一骨纤维性管，内有桡侧腕屈肌通过。腕管内有正中神经、指浅屈肌腱、指深屈肌腱及拇长屈肌腱通过。正中神经在腕管内行于指浅屈肌腱和腕横韧带之间。因其所处间隙小，容易被抵在韧带上受压损伤，产生分布区感觉、动运动障碍，称为腕管综合征。

（二）腕尺管

也称 Guyon 管。其侧壁由豆状骨及钩骨构成，底部由屈肌支持带和豆钩韧带及小鱼肌腱弓构成，尺神经在该部位受压产生分布区感觉、运动感觉，称为尺管综合征。

（三）伸肌支持带深面的骨纤维管

伸肌支持带也称腕背侧韧带。外侧附着于桡骨前缘，内侧附着于三角骨和豌豆骨，并越过骨头与屈肌支持带延续。伸肌支持带深面与桡、尺骨背面形成 6 个骨纤维性管，供伸肌腱通过。由桡侧向尺侧计，第 1 格位于桡骨远端外面，其中有拇长展肌及拇短伸肌腱；第 2 格中有桡侧腕长、短伸肌腱；第 3 格中有拇长伸肌腱；第 4 格较宽，在桡骨背面尺侧形成一浅槽，其中有指总伸肌腱及示指伸肌腱，肌腱深面有骨间后神经及骨间前动脉的后终支；第 5 格位于桡骨与尺骨下端之间的间隙中，其中有小指伸肌腱；第 6 格位于最尺侧，在尺骨远端背面形成一沟，其中有尺侧腕伸肌腱。了解上述区格的划分对腱鞘炎的诊治有一定意义。

远侧桡尺关节为尺骨头的环状关节面和桡骨的尺骨切迹组成的车轴关节。其结构特点是关节盘的存在。关节盘为一块较厚的三角形纤维软骨板，构成远侧桡关节的底，封闭了关节腔。尺骨头远端关节面在盘上活动。关节盘除将桡腕关节与远端桡尺关节隔开外，也是连接桡尺骨下段重要结构。关节盘前后缘与关节的滑膜和韧带相连，因此，在前臂任何方向的旋转都使其处于紧张状态。如掌部固定，前臂剧烈旋转至桡尺远端距离增大，关节盘在掌侧和背侧与关节囊的附丽处紧张，造成关节盘的撕裂。另外，当桡腕关节固定、尺偏并伴有前臂旋前时，关节盘介于三角骨和尺骨头之前，此时关节盘即受到二骨的纵向受力，又受到旋转力的作用而容易致使关节盘撕裂。

【运动功能】

桡腕关节成椭圆形是变异的球窝关节。桡腕关节和腕关节是铰链式的活动系统，因手部不同方式的活动，腕骨以桡骨下端关节面为基础分为 3 个运动链。中央链包括月状骨、头状骨及桡骨，完成伸屈腕活动；外侧链主要为舟状骨，起腕骨的稳定作用；内侧链主宰手部的旋转，包括三角纤维软骨盘、三角骨和钩状骨。三个运动链以中央链为最重要，中央链中每个腕骨间关节可完成手部整个伸屈运动幅度的一半。三角骨为手及腕部旋转轴部，头状骨头部为腕伸、屈运动的轴心，舟状骨为稳定远排腕骨的支撑骨，当手部受外力伸屈时，由于舟状骨的支撑作用，仍能保持头—月—桡骨的轴线在一条直线上。因此，舟、头、月及三角骨为腕部运动中的关键性腕骨。

（一）伸屈运动

为腕中间关节与桡关节的活动。而侧屈时主要为腕中间关节的活动，尺侧屈时，近排腕骨向桡侧及背侧移动，远排腕骨按顺时针方向沿头状骨转动；桡侧屈时，近排腕骨的运动方向与尺侧屈时相反。腕中间关节的活动，为各个关节面的积累活动，从而增加腕关节的各项活动。

（二）稳定功能

除靠本身的各种韧带外，手外在肌也是一个重要的因素，主要是 3 条腕伸肌和 3 条腕屈肌，指屈肌只有在握大的物体时才有稳定腕关节功能。

（三）活动范围

关节活动范围为 150°～170°，其中掌屈为 90°，背伸为 80°。在整个腕关节活动中一半为桡腕关节完成，另一半由腕骨间关节完成。腕关节掌屈时，桡腕关节活动约占 66%，腕骨间关节约占 60%，桡腕关节约占 40%，腕关节桡尺偏活动范围是 50°。其中桡偏 20°，尺偏 30°。60% 由腕骨间关节完成，40% 由腕关节完成。

在腕部活动中，桡腕关节不仅是所占活动比例不同，而在运动方向上也有偏差。当腕关节从桡侧偏向尺侧时，近排腕骨从屈曲位旋转到伸直位。而当腕关节从尺侧偏向桡侧时，近排腕骨又从伸直位旋转回到屈曲位。在近、远两排腕骨之间同样存在同步运动。在整个腕关节的活动中，头状骨、大多角骨与钩骨之间的活动 <9°，当腕关节从桡到尺偏位时，舟状骨、月状骨之间的活动为 10°±3°，三角骨与月状骨之间的活动度 14°±6°，当腕关节从完全伸直位到完全屈曲位时，舟状骨和月状骨间活动度为 18°±2°。

【损伤机制】

常见于手部开放性损伤中，多数并发腕骨骨折或掌骨基底部骨折。

【临床表现与诊断】

这种损伤临床上较少见，早期诊断并不复杂，但常因局部肿胀明显，加之常有开放伤口，故容易被忽略。如未及时作 X 线检查，则有可能漏诊。

【治疗】

治疗以闭合复位为主，麻醉下作手指牵引即可复位。复位后用石膏托固定在腕功能位，如稳定较差，可加用铁丝夹板固定或在铁丝夹板上另加牵引维持。晚期病例需切开复位，用交叉克氏针固定。已继发创伤性关节炎者，则需选择行关节融合术、关节成形术或人工关节置换术。

第二节　腕舟骨骨折

腕舟骨骨折在上肢骨折的发生率仅次于桡骨，约占全身骨折 2%。多发生于青壮年，男女比例为 6∶1。据统计有 1/6 的腕舟骨骨折发生骨折不愈合，后期缺血性坏死和创伤性关节炎发生率也较高。

【应用解剖】

腕舟骨位于近排腕骨，其远端有 2 个关节面，分别与大多角骨和小多角骨相连。其凹面与头状骨相接，凸面与桡骨远端构成关节。因此，腕舟骨的表面基本上为软骨所覆盖，仅于背侧有一狭窄无关节面的隆起粗糙区，此处有营养血管进入腕舟骨。腕舟骨的掌侧也为无关节面的粗糙面，其中部，即腰部的凹陷区为较大的滋养血管孔，在凹陷的远端有一突起，称

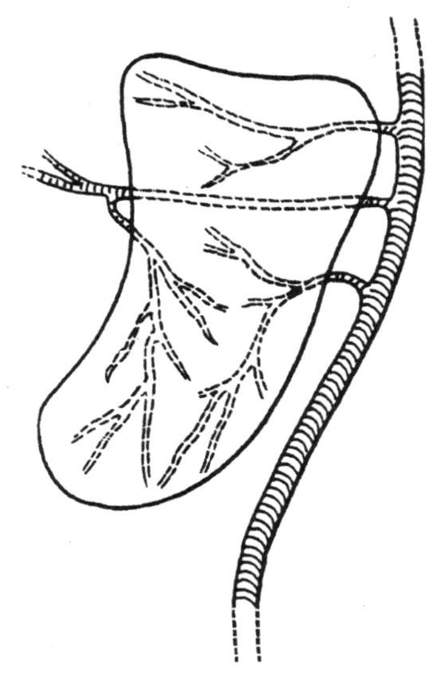
图 31－2－1 腕舟骨的血液供应

为舟骨结节。该结节处有桡侧腕屈肌腱及掌侧桡腕韧带附着，也有滋养血管进入腕舟骨（图 31－2－1）。从腕舟骨的血液供应情况可以看出，骨折如发生在腰部或近端，近侧骨折段将失去血液供应，容易发生骨折不愈合或缺血性坏死。由此可见，骨折线越靠近近端，骨折不愈合或近侧段发生缺血性坏死的机会就越多。相反，骨折发生在远端，特别是结节部，骨折的愈合率则显著增高。

【损伤机制】

腕舟骨骨折多由于间接暴力所致。常因跌倒时，手在桡偏背伸位，手掌支撑着地。腕舟骨在此体位下，受到锐利的桡骨茎突背侧缘挤压，加之近侧端固定在桡骨关节面凹内，掌侧受紧张的桡腕韧带压迫。当暴力经掌背伸处向上传递，外力作用在腕舟骨远端而产生腰部骨折。发生骨折时，与腕背伸及桡偏的程度有关，腕骨桡偏易发生腕舟骨近端骨折。在过度尺偏时，容易发生结节部骨折。严重的腕关节过度过伸及尺偏时，可使腕舟骨旋转移动，以致舟、月韧带撕裂，腰部远端骨折块可因此失去韧带固定而移动。在一般情况下，腕舟状骨骨折块因周围骨块阻挡和韧带保护，很少发生明显移位（图 31－2－2）。

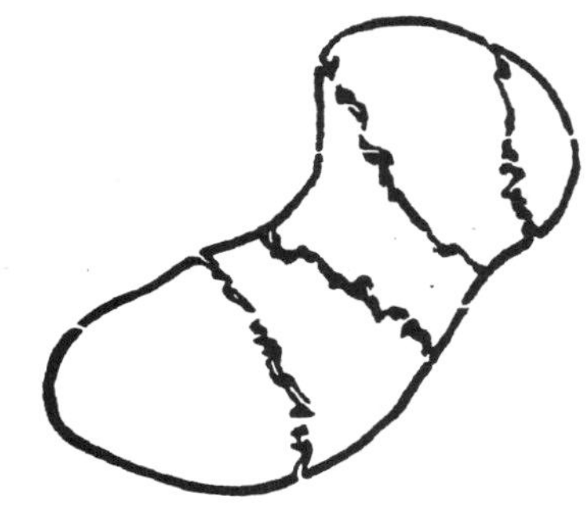
图 31－2－2 腕舟骨骨折

【类型】

根据骨折的位置、骨折线方向及稳定性的分型方法有：Herbert 分型、Russe 分型以及 AO 分型。考虑分型有利于指导治疗和对预后的判断，可分为以下 4 种类型（图 31－2－3①②③④）。

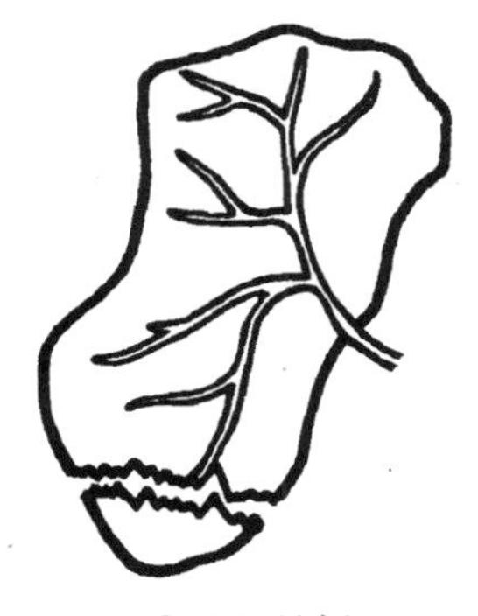
①结节骨折

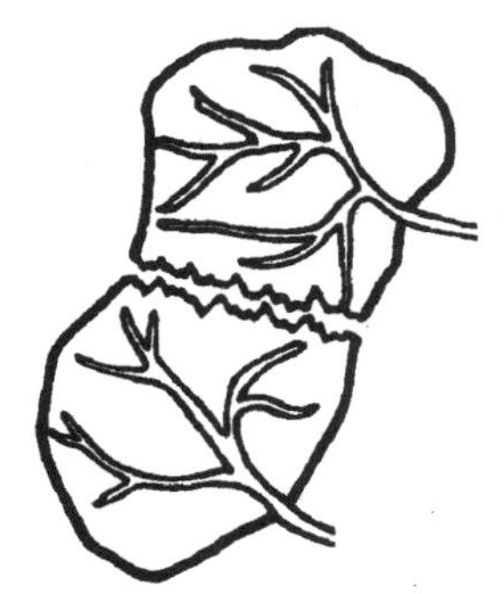
②远端骨折

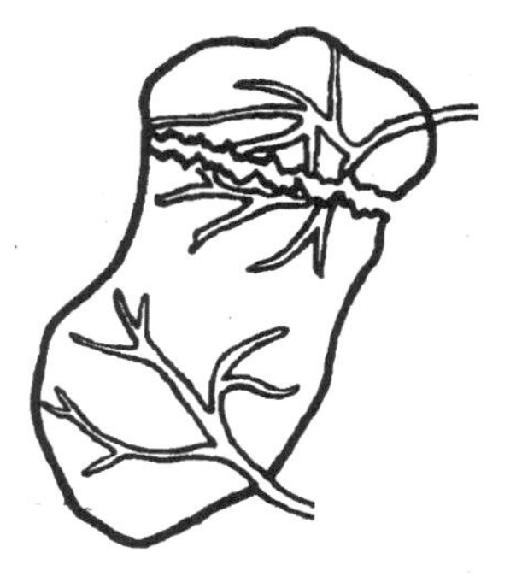

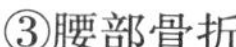

③腰部骨折

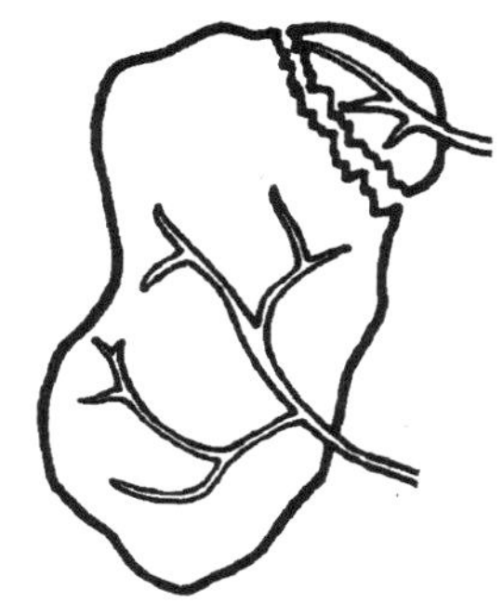

④近端骨折

图 31－2－3①②③④　腕舟骨骨折分型

1. 结节骨折　多为关节囊和韧带附着处撕脱骨折。
2. 远端骨折　此处骨折血液血供应较好，较长时间后一般可愈合。
3. 腰部骨折　最常见的一种，骨折断端承受剪力较大，血液供应状况也较差。
4. 近端骨折　骨折部紧靠月骨，表面基本为关节面，无血管进入，血供最差。

【临床表现与诊断】

跌倒时手在桡偏背伸位，手掌支撑着地的外伤史。伤后出现腕桡侧肿痛，"鼻烟窝"因肿胀变浅或消失，伴有典型局部压痛（图 31－2－4），腕关节活动受限，腕桡偏或叩击第 2、第 3 掌骨头时，腕部疼痛加剧。当出现上述症状和体征时，应考虑有腕舟骨骨折。

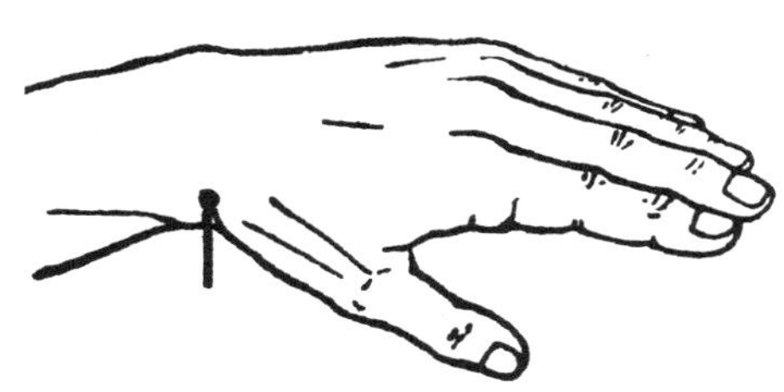

图 31－2－4　鼻烟窝

X 线片或 CT 扫描可确诊，并根据骨折的部位来评估骨折的预后和确定治疗方案。不少裂纹型腕舟骨骨折在早期 X 线片中不能显示，故存在高度怀疑的情况下，需用石膏托制动患处，观察 2 周后，复查 X 线片以确诊。如因过度依赖初期 X 线检查，而忽略随诊，则可能因漏诊延误治疗，可导致发生骨折不愈合，骨折近端缺血性坏死，甚至晚期出现创伤性关节炎等严重后果。

【治疗】

腕舟骨骨折的治疗目的是争取在最短时间内达到解剖复位，尽快使腕关节功能恢复正常，避免长时间影响生活和工作。关于急性骨折的治疗，从具体的固定体位、时限以至固定范围等，至今仍存在分歧。基本上认为，对新鲜无移位骨折及已获得复位者，多采用外固定治疗。对 3 个月以上的陈旧骨折，可采用外固定 4～5 个月，加强握拳锻炼，也可取好治愈效果。

（一）保守治疗

1. 手法复位　患者坐位或卧位。肩外展，屈肘 90°，两助手分别握住患肢上臂和手指做适当牵引，并使前臂置中立位或稍旋前位。术者两拇指置于骨折远端的桡背侧，余手指托住腕关节掌侧和尺侧。握持腕部助手背伸，桡偏腕关节，然后做掌屈、尺偏。术者两拇指将骨折端向掌侧、尺侧按压，即可复位（图 31－2－5）。

2. 固定方法　用短臂石膏管型做外固定，将腕关节和拇指置于功能位。管型石膏自肘下起，远端至掌横纹和拇指近节，允许拇指末节和其他手指做适当的伸屈活动(图 31 -2 -6)。一般结节部骨折需固定 6 ~8 周，腰部骨折和近端骨折需固定 8 ~12 周。如在治疗过程发现石膏松动或变软，应及时更换。按期拆除外固定后，X 线片复查证实骨折已获得骨性愈合后，即可开始腕关节的功能锻炼。如骨折仍未愈合，需重新行管型石膏固定。经数月外固定后骨折仍不能愈合，X 线片显示骨折线硬化、骨折端出现囊性变或近段已发生缺血性坏死，此时应拆除石膏固定，指导其腕关节功能锻炼，待腕关节活动范围获得改善并已稳定后，再考虑行手术治疗。

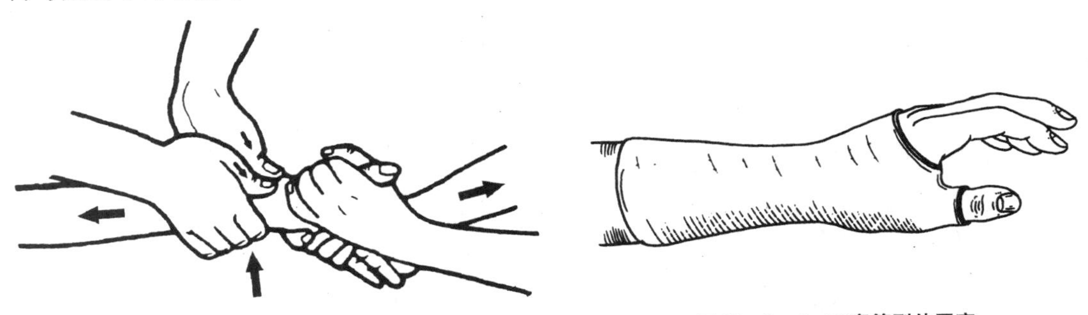

图 31 -2 -5 腕舟骨骨折手法复位

图 31 -2 -6 石膏管型外固定

必须强调腕舟骨骨折不能采用夹板或石膏托固定，因其未完全达到限制腕舟骨活动而影响骨愈合。

（二）手术治疗

1. 新鲜腕舟骨骨折 手术治疗目前仍有争议。有学者认为手术治疗只适用于骨折不愈合、缺血性坏死及创伤性关节炎等。但多数认为，对于新鲜不稳定骨折，包括移位 1mm 以上，或伴有腕关节不稳定的腕舟骨骨折，应首选手术治疗。一般采用 Herbert 螺钉或克氏针内固定。在新鲜的腕舟骨骨折切开复位时，桡骨茎突切除可消除其与舟骨骨折区的接触，降低创伤性关节炎发生率(图 31 -2 -7)，须注意舟骨近侧 1/3 骨折不适合做桡骨茎突切除。术后患肢长臂石膏外固定 6 周后改为短臂石膏直至骨折愈合，X 线片显示有骨小梁桥接时方可取出内固定。

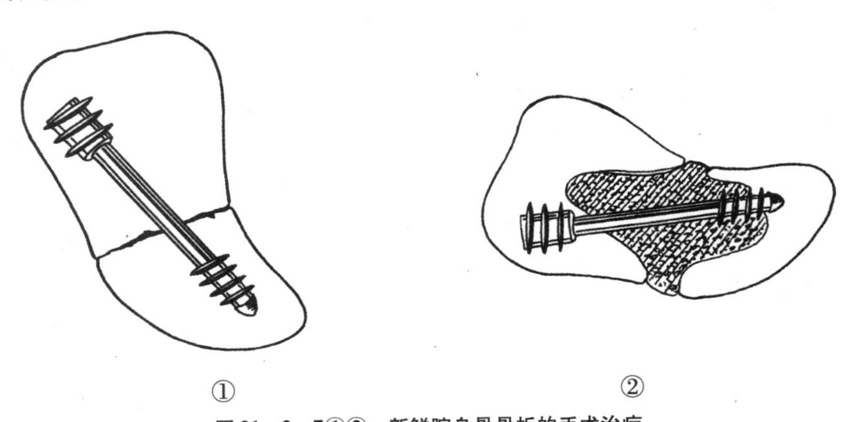

图 31 -2 -7①② 新鲜腕舟骨骨折的手术治疗

2. 腕舟骨骨折不愈合

(1) 植骨术：陈旧性腕舟骨骨折不愈合，骨折端出现囊性变及缺血性坏死，应考虑行切开复位植骨克氏针内固定。术后先用包括拇指近节的长臂前后石膏托固定,2 周后改用包括拇指近节短臂管型石膏固定至 8 ~ 12 周。解除管型石膏后复查 X 线片,确认骨折愈合后,即可开始腕关节主动功能锻炼,并配合物理治疗。内固定克氏针一般在术后 3 ~ 4 月骨折愈合后拔除。

(2) 桡骨茎突切除术:腕舟骨骨折不愈合,出现桡骨茎突骨质增生,形成桡舟关节炎,可在行舟骨骨折切开复位植骨内固定的同时,切除桡骨茎突,以改善腕关节的侧方活动和减轻疼痛。单纯的桡骨茎突切除,也适用于舟骨骨折已愈合,但并发有桡骨茎突骨质增生,同样须注意,舟骨近侧 1/3 骨折不适合行桡骨茎突切除(图 31 -2 -8)。

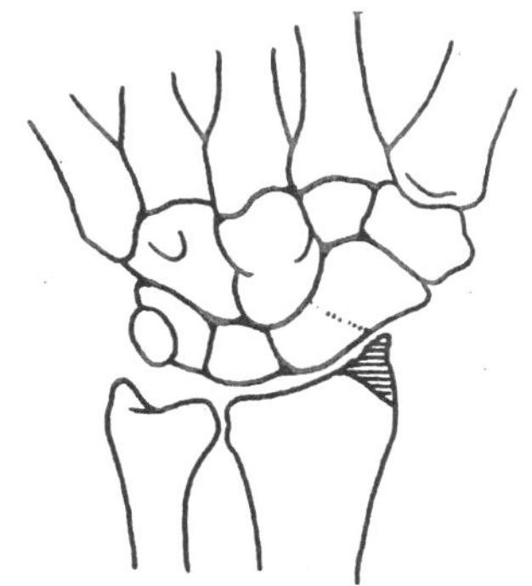

图 31 -2 -8 桡骨茎突切除术

术后处理:用掌侧前臂石膏托固定,2 周拆线并去除石膏固定,即可进行腕关节功能锻炼。

(3) 腕舟骨切除术:腕舟骨切除术适用于腕舟骨粉碎骨折发生不愈合,骨折端广泛囊性变及缺血性坏死塌陷,但未出现明显的创伤性关节炎,可施行整个舟骨切除。为避免腕舟骨切除后晚期发生腕骨塌陷和腕关节不稳定,可考虑切除舟骨的同时,用肌腱或人工舟骨假体植入术。如舟骨骨折不愈合,出现近段坏死塌陷,也可施行舟骨近段切除术。

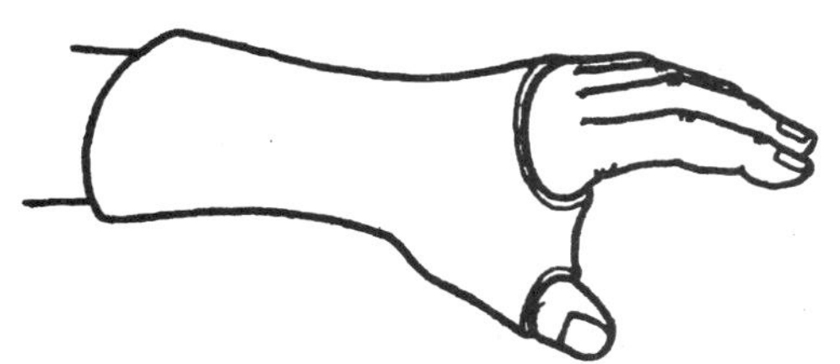

图 31 -2 -9 虎口 U 形石膏固定

术后处理:用虎口"U"形石膏托或前臂掌侧石膏托固定,于腕关节功能位,拇指外展位(图 31 -2 -9)。如是单纯舟骨切除,术后 4 周解除石膏固定,逐渐开始腕关节主动功能锻炼。如施行肌腱植入或 Swanson 人工舟骨置换,需制动 6 周。

(4) 腕关节融合术:如腕舟骨骨折长期不愈合,同时并发有创伤性关节炎,腕关节长期疼痛,活动受限,严重影响关节功能者,可考虑行腕关节融合术(图 31 -2 -10①②③)。①截除舟状骨、月状骨、三角骨及桡骨下端骨折面。②桡骨背侧取 1mm × 4cm 骨栓并植入骨槽内。③骨栓克氏针经第 2 掌骨基底部穿腕部至桡骨下端,维持腕背侧 10° ~ 15°位置。

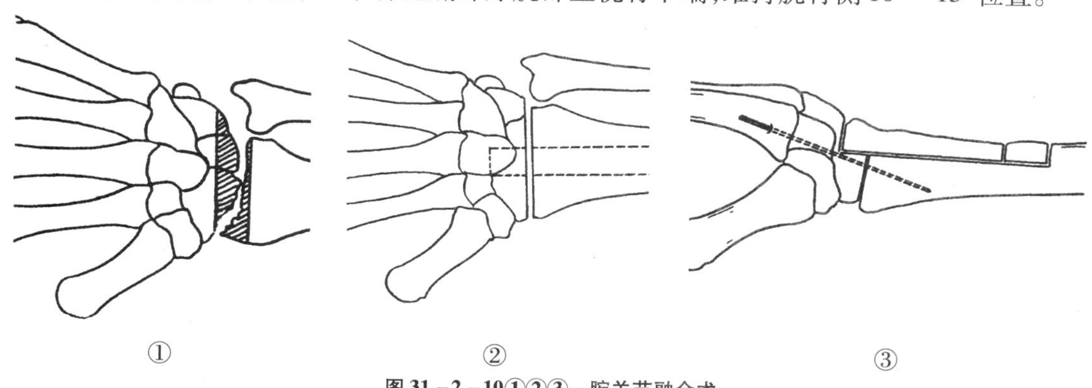

图 31 -2 -10①②③ 腕关节融合术

【预后】

新鲜腕舟骨骨折的预后与骨折类型有很大关系。结节部骨折血液丰富,一般4周可愈合,远端骨折血液也较好,愈合时间稍长。腰部骨折血供较差,且骨折端接收剪力大,愈合时间较长,有30%发生骨折不愈合。近端骨折血供最差,骨折不愈合或缺血性坏死发生率极高。

第三节 月骨脱位

月骨脱位是指月骨相对于周围的腕骨和桡骨远端的掌侧和背侧移位,后者较少见,据统计,月骨脱位约占腕关节脱位的15%。

【应用解剖】

月骨的形态是腕骨中唯一掌侧宽而背侧窄的骨。月骨居近侧腕骨的中线,以桡骨、尺骨、舟骨、钩骨及三角骨相邻。月骨外形较规则,掌面观为四方形,侧面观为半月形,近侧凸面与桡骨下关节面构成关节,远侧凹面与舟骨共同拥抱头状骨,并有小部分与钩骨形成关节。月骨桡侧与舟骨的前上及后下两关节面相接触,月骨与舟骨、桡骨之间有坚强的腕骨间韧带相连,在尺侧月骨与三角骨形成关节,其内有三角骨与月骨腕骨间韧带相连。在月骨的掌侧与背侧各有腕骨间掌侧和背侧韧带连接于近侧及远侧的腕骨。

【损伤机制】

在背伸及旋转暴力的作用下,月骨周围的韧带相继撕裂或断裂,周围腕骨背侧发生脱位并与桡骨远端一起挤压月骨,最终使其脱离背侧桡腕韧带束缚而发生掌侧脱位(图31-3-1)。

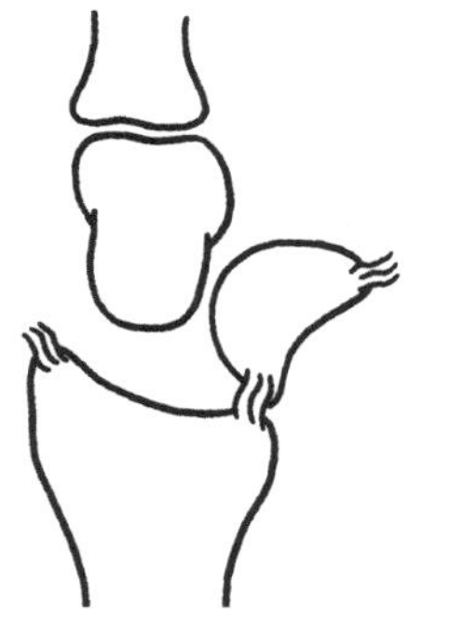

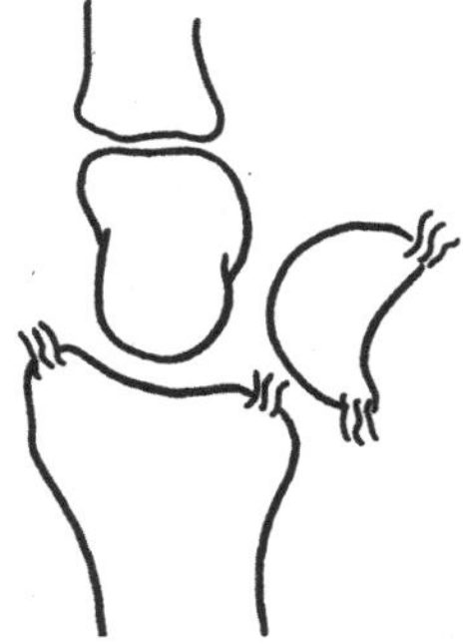

图31-3-1 月骨脱位

【临床表现与诊断】

患者有摔倒时手背伸,尺偏,旋前位着地受伤史。伤后腕关节肿胀、疼痛、活动明显受限。腕关节掌侧饱满,压痛明显,可触及隆起骨块。被动屈伸手指时疼痛加剧,合并有正中神经嵌压时,可伴有桡侧3个半手指感觉异常。陈旧性损伤时,可因指屈肌腱长期磨损而出现断裂。

X线正位片可见月骨轮廓由梯形变为三角形,周围的关节间隙不平行或宽度不等,侧位片见月骨掌侧脱位或掌屈角度增大。

【治疗】

月骨即使发生旋转180°脱位，由于位于掌侧韧带内滋养血管较多，仍保持连续性，故月骨仍可由此得到血运供应。因此，及时复位是治疗月骨脱位的首要步骤。

（一）闭合复位外固定

新鲜的月骨脱位，应及时行手法复位。在臂丛麻醉下，持续牵引，增加头状骨与桡骨之间距离，用双手握持腕关节并稳定月骨，然后腕先背伸关节，后掌屈，背向推挤月骨，掌向推挤周围腕骨。

完成复位后，用长臂石膏托将腕关节固定在30°屈曲位，前臂和手旋前位。4～6周去除固定，开始功能锻炼。

（二）闭合复位经皮穿针内固定

经皮穿针应在X线监视下进行，穿针固定后，需用长臂石膏托将腕关节固定于30°屈曲位，以利韧带愈合。6～8周拔针并开始功能活动。

（三）切开复位克氏针内固定

适用于月骨掌侧脱位手法复位失败，陈旧性脱位及伴有正中神经嵌压或肌腱断裂者。

1. 手术步骤

（1）切口：采用掌侧弧形切口，对复位有困难的陈旧性脱位，可于背侧作辅助切口清除肉芽组织并松解挛缩的软组织。

（2）显露：切开皮肤及皮下，于掌长肌腱和桡侧腕屈肌间切开深筋膜，切开腕横韧带，解剖、保护正中神经。将神经和肌腱分别向两侧拉开，即可显露脱位的月骨和关节囊。

（3）复位：切开关节囊，注意保护月骨的掌侧韧带。清理腕关节间隙内的血肿及肉芽组织，切除周围瘢痕组织。牵引并背伸腕关节，然后向背侧推挤，同时屈曲腕关节即可使月骨复位。

（4）固定：用克氏针固定舟、月骨并经桡骨茎突固定舟头关节。

（5）修复：修复关节囊和损伤韧带。

2. 术后处理　用长臂石膏托将腕关节固定于屈曲位或中立位，6～8周拔针并开始功能锻炼。

（四）月骨切除术

对于掌、背侧韧带均断裂，与周围骨骼完全失去连接的月骨脱位，以及切开也无法复位的月骨脱位，如果关节软骨无明显损伤，则适合行单纯的月骨切除术。切除后可用桡侧伸腕短肌腱的一半填塞遗留空腔。如关节存在不稳定，应同时做舟骨及大、小多角骨融合，以矫正舟骨旋转半脱位，恢复正常的负荷传导及运动功能。

月骨切除的手术步骤与月骨脱位切开复位术基本相同。术中应注意保护关节囊及韧带。术后用长臂石膏托将腕关节固定于中立位或掌屈位，6～8周去除固定开始功能锻炼。

（五）近排腕骨切除、腕关节融合

适用于关节软骨损伤严重的脱位，近排腕骨切除后虽可保留部分运动度，但关节高度会有所减小。腕关节融合术可消除疼痛症状，但同时需付出牺牲腕关节活动度消失的代价。

第四节 经舟骨月骨周围脱位

经舟骨月骨周围脱位是月骨脱位同时并发舟骨骨折，常为月骨周围背侧脱位，临床上较少见。

【损伤机制】

多因前伏摔倒，前臂旋前位，手掌着地，腕关节极度背伸，导致发生舟骨骨折。舟骨骨折近侧段与月骨、桡骨远端的解剖结构不变，而舟骨远侧段与其他腕骨一起向背侧脱位。

【临床表现与诊断】

腕关节外伤后，出现腕关节肿胀、畸形，“鼻烟窝”处压痛，伴有不同程度的拇、示、中指麻木及疼痛，腕部 Tinel 征阳性。

主要依据腕部 X 线检查。正位片显示正常平行的腕骨间隙消失或增宽，相应腕骨重叠或分离，可见舟骨骨折线，必要时行腕关节侧位片检查。

【治疗】

新鲜的舟骨脱位，尤其是在局部肿胀未明显之前，应首先考虑手法复位。

（一）保守治疗

1. 手法复位 在臂丛麻醉下，一助手持握患手，另一助手持握患臂作持续对抗牵引。术者用双手握持患腕，并手指挤压月骨的掌侧使其稳定，然后背伸腕关节，缓慢掌屈。与此同时，置于腕关节背侧的拇指向掌侧推压脱位的腕骨，直至有提示头状骨回位到月骨远端凹内的弹响感出现。X 线摄片或透视下确认腕骨脱位和舟骨骨折均已复位。

2. 固定方法 复位后用长臂石膏固定在屈腕 30°位，2 周后改为中立位，再继续固定 2 周。去除固定后开始功能锻炼。

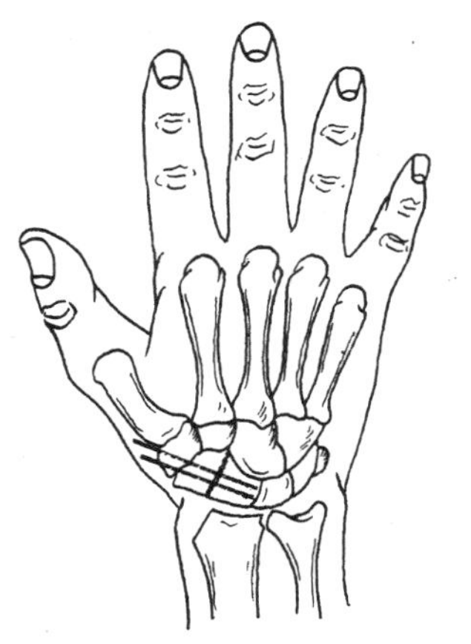

图 31－4－1 凿除桡骨茎突克氏针平行固定

（二）手术治疗

1. 经皮穿针内固定 适用于部分舟骨骨折，手法复位后不稳定，估计有发生舟骨、月骨分离及骨折移位的可能。在复位成功后，可行经皮穿针固定腕骨，然后用石膏外固定以加强稳定性。

2. 经舟骨月骨周围背侧脱位切开复位 适用于闭合复位失败及陈旧性脱位。手术凿除桡骨茎突，克氏针平行固定（图 31－4－1）。

3. 术后处理 用石膏托将腕关节固定于背伸 20°位，术后 2 周改为中立位，再继续固定 2 周，解除固定后开始功能锻炼。

第五节 月骨无菌性坏死

月骨无菌性坏死又称 Kienbock 症或月骨缺血性坏死。是一种以月骨碎裂,进行性塌陷为主要表现的腕关节疾患。

【损伤机制】

腕月骨遭受外伤而损伤其血运供应,本身血管发生栓塞或腕关节因长期重体力活动下反复受到撞击等原因,均可造成月骨发生囊性变,缺血骨质疏松、变形及塌陷等一系列病变,如治疗不当,碎裂的月骨可在腕关节内腐损关节,引起创伤性关节炎。

【治疗】

月骨无菌性坏死的治疗,可根据月骨发生后的病理程度和症状而定。

(一) 保守治疗

腕部疼痛较轻微,X 线片显示月骨轮廓无明显改变,仅有骨密度增高或轻度囊性变,可考虑保守治疗。采用护腕制动腕关节及适当减轻运动强度,定期随诊。

(二) 手术治疗

1. 月骨切除 腕部疼痛较明显,影响工作生活。X 线片显示月骨变形,有广泛囊性变,但未出现创伤性关节炎,可考虑行月骨切除术(图 31 –5 –1)。切除月骨后,行肌腱移植填塞月骨切除后缺损或 Swanson 钛钢月骨置换,可有效预防或减轻由于切除月骨后腕骨发生塌陷和腕关节不稳定。

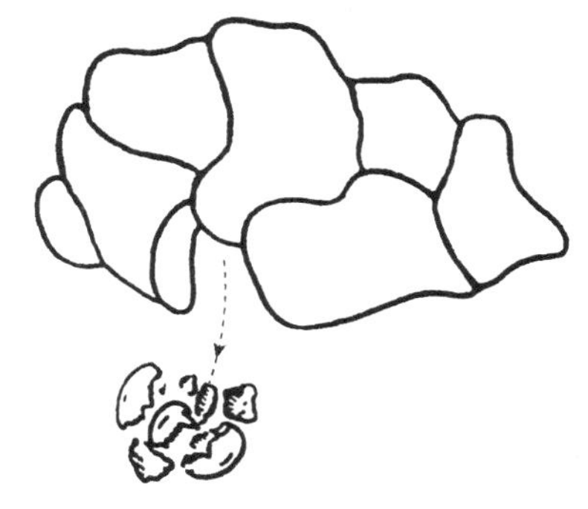

图 31 –5 –1 月骨切除术

2. 腕关节融合 月骨无菌性坏死出现碎裂,并发腕关节创伤性关节炎,腕关节发生严重的疼痛症状和功能障碍,应考虑行腕关节融合术。其结果是以失去腕关节活动度来换取减轻腕关节疼痛症状。

3. 术后处理 用前臂掌侧石膏托将腕关节固定于功能位。如为单纯月骨切除,术后 4 周解除石膏托,开始腕关节功能锻炼。如施行肌腱植入或 Swanson 人工月骨置换,需石膏固定 6 周。

第六节 其他腕骨骨折

除三角骨外,其他发生率均较低,约占腕部骨折的 10%。发生率依次顺序为三角骨、大多角骨、豌豆骨、钩头状骨及小多角骨。

主要依据临床表现及正侧位X线摄片，一部分病例需作斜位片及切线位片。必要时CT扫描可帮助诊断。

本组病例治疗方法大致相同。

一、三角骨骨折

三角骨骨折仅次于腕舟骨骨折，占腕骨骨折的20.4%，有时与腕舟骨骨折同时存在。

【损伤机制】

骨折的损伤机制常因间接暴力所致，多发生于腕关节过度强力尺偏屈曲。

【临床表现】

腕尺侧肿胀，疼痛及压痛，腕关节活动受限。

【诊断】

X线斜位片可显示骨折线。

【治疗】

作前臂石膏固定4～6周。如发生骨折不愈合，则需切除骨碎片，同时修复损伤韧带。

二、豌豆骨骨折

【损伤机制】

常常因直接暴力引起，少数为间接暴力所致，多数因尺侧屈腕肌腱强力牵拉而引起撕脱骨折。

【临床表现】

局部肿胀压痛，用力屈腕疼痛加重。

【诊断】

X线斜位片可显示骨折线。

【治疗】

作前臂石膏固定4～6周，如拆除石膏后3个月仍有疼痛，则可能为豌豆骨及三角骨关节有病变，必要时可切除豌豆骨。

三、钩状骨骨折

较少见。

【临床表现】

腕尺侧手掌侧肿胀、疼痛，握拳时加重等。

【诊断】

X线斜位片可显示骨折线。

【治疗】

以前臂石膏固定腕关节于背伸位4周。如因同时有尺侧位嵌压症状，可行手术处理，必要时切开复位，清除嵌压骨碎片，用克氏针内固定。

四、其他

头状骨颈部骨折需延长外固定时间为 10 ~ 12 周；发生腕关节不稳定的多发骨折，可切开复位后，采用多枚克氏针内固定。如陈旧损伤，已出现创伤性关节炎，则可考虑行关节融合术。

第七节　腕管综合征

腕管综合征是正中神经在腕管内受压而产生的一系列症候群，是一种以手部夜间疼痛、正中神经支配区手指麻木和鱼际肌萎缩为特点的慢性疾病。1854 年 James Paget 首先描述了创伤后腕部正中神经受压症。1938 年 Moersh 才将正中神经在腕管处受压命名为腕管综合征。

腕管内屈肌腱滑膜肿胀、增厚或纤维化是引起腕骨综合征最常见的原因。腕管综合征的患者多为家庭妇女、炊事员、铁匠、洗衣工及挤奶工等手工劳动者，故可能与慢性损伤性滑膜炎有关。

【应用解剖】

腕管为一骨纤维管道，位于手掌基部。它由腕骨和覆盖其上的腕横韧带构成，腕部 8 块腕骨连接成一个整体，其掌面形成一沟状凹面，称为腕骨沟。腕骨沟之桡侧由腕舟状骨结节和大多角骨嵴构成桡侧隆起，尺侧为豆骨和钩骨钩构成尺侧隆起，分别组成腕管的两个侧壁，腕横韧带横跨并附着于桡、尺侧隆起，形成腕管的顶部。腕管底部为舟状骨、头状骨和小多角骨等。

腕横韧带坚韧而无弹性，宽 1.5 ~ 2.0cm，长 2.5 ~ 3.0cm。近侧 1/3 平均厚度为 2.5mm，中、远 1/3 交界处突然增厚达 3.6mm，此处相当于头状骨远端 2/3 及第 3 掌骨基底部。腕横韧带近侧与前臂筋膜，远侧与掌腱膜相连。

腕管的长度自远侧腕横纹向远端延伸 3 ~ 4cm，横断面呈椭圆形，其内有拇长屈肌腱，指浅屈肌腱、指深屈肌腱和正中神经通过（图 31 – 7 – 1）。所有的屈肌腱均有滑膜包绕，正中神经在腕横纹近侧发出第 1 掌皮支支配手掌桡侧的皮肤感觉，然后进入腕管，位于腕管的最浅层偏桡侧，行走在腕横带与指浅屈肌腱之间。正中神经自腕横韧带远侧分为感觉支和运动支，分别支配桡侧 3 个半手指的皮肤感觉和鱼际肌群的拇短展肌，拇指对掌肌，拇短屈肌浅头及第 1、第 2 蚯蚓状。

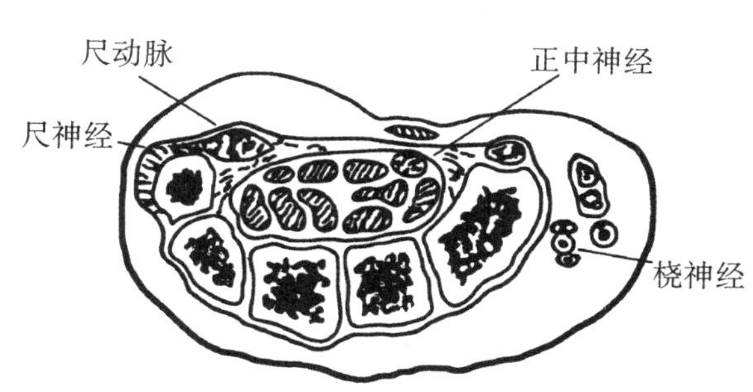

图 31 – 7 – 1　腕管解剖

【病因病理】

腕管是一个缺乏伸展性的骨纤维管道，被肌腱和滑膜组织所填满，任何使腕管容量减小或内容物增多、体积增大的因素都会引起腕管内压力增加，导致正中神经受压而产生症状。

正常情况下，腕关节中立位时，腕管最宽松。腕关节背伸和掌屈时，腕管内的压力比腕关节中立位时大3倍。Tanzer认为腕管内压力增加是在腕管的近侧部分，并且用力屈曲腕关节时，正中神经在屈肌腱与掌横韧带之间，被腕横韧带近侧缘压迫，腕掌屈角度越大，压迫就越严重。腕管综合征神经损害的病理基础是局部暂时性或永久性的压迫缺血，最早的病理表现是神经水肿充血，常在腕横韧带近端，可见神经有1～2cm长度明显肿胀，神经受损可发生部分神经纤维传导阻滞。如果压迫不解除，受损的神经纤维数目增加受损的程度加重，导致腕管内受损神经纤维变性，局部神经变细，近端膨大。更严重者，受损的一段神经纤维化，神经干变扁、变薄，可有深凹陷。此时即使解除压迫，神经功能已不能恢复。

因此，腕关节掌屈位可以诱发或加重正中神经受压的症状。

（一）腕管内容物增加

1. 腕管内占位性病变　如脂肪瘤、硬化性血管瘤、滑膜囊肿、腱鞘囊肿、正中神经脂肪浸润、神经瘤、正中神经内血管瘤、痛风石及钙质沉着等，可造成腕管内容物增加而压迫正中神经。

2. 腕管内的先天性畸形　如指浅屈肌肌腹向远端延伸至腕管内，腕管内异常的指浅屈肌肌腹及异常的蚓状肌等。

3. 腱滑膜病变　类风湿腱滑膜炎、结核性腱滑膜炎及淀粉样腱滑膜等，可引起的滑膜增厚，也可压迫正中神经引起症状。

4. 炎症　严重烧伤、腕管内血肿、猛烈的手部活动及腕管内急性化脓性炎症等会引起正中神经急性症状。

（二）腕管的容积减少

1. 腕部骨质病变　腕骨的骨赘突入腕管内，月骨脱位，腕骨骨折，桡骨远端骨折，掌骨基底部骨折移位，过多的骨痂形成及进行性肥大性腕关节炎等，均可引起腕管变形或腕管容积减小。临床上一些用于腕部极度掌屈和尺偏位固定治疗科累骨折的固定方法应非常注意，因为有压迫正中神经的危险。

2. 腕横韧带增厚　某些全身性疾病，如肢端肥大症、过度骨化及黏液水肿等可导致腕横韧带增厚压迫正中神经。

（三）内分泌因素

腕管综合征大多数患者是绝经者或接近绝经期的妇女，有的患者给予雌激素治疗可暂时缓解症状，妊娠期症状发生或加重。腕部周围软组织变化也可受到体内激素的某种方式影响。

【临床表现】

腕管综合征是中年人的一种疾病，以40～60岁最多，女性为男性的2倍，右手多于左手，约半数病例为双侧。本病开始时常不被注意，病情发展也较缓慢。

1. 正中神经支配的手指麻木和刺痛　感觉症状在大多数患者是最早和最主要的主诉，

中指尖的麻木和刺痛是最早的表现，逐渐发展到示、环指指尖和拇指，有时疼痛向肘部放射。常伴有手部进行性无力和动作不灵活，较轻的症状可持续多年，而在重体力劳动或手部过度活动后症状加重。

2. 夜间疼痛　为本病的特点。拇、示、中指的烧灼痛可严重影响睡眠，常从熟睡中痛醒，将手置于床外，活动手指或用力摇动手可使疼痛症状缓解。因为静脉淤血是产生症状的重要因素，睡眠时手部活动减少，屈肌腱滑膜血管扩张，静脉淤血，增加了腕管内容物的体积，压迫正中神经而引起疼痛。屈伸手指或活动手可使腕管内静脉瘀血减轻，从而缓解症状。早上起床时感到手指僵硬和肿胀，手主动活动恢复后症状可获缓解。

3. 腕关节远侧正中神经支配区皮肤感觉障碍　腕关节远侧正中神经支配区皮肤感觉减退或消失，也有感觉异常和过敏者。有时患者感觉夜间手部麻木和刺痛，但检查时却完全正常。

4. 拇短屈肌和拇指对掌肌萎缩　拇短屈肌和拇指对掌肌萎缩，使鱼际部变得扁平，早期很多患者只注意拇指活动无力和不灵活，而不理会鱼际肌萎缩。检查时从手掌面观不易观察到，如将双手从鱼际部侧面作比较，则较易发现鱼际肌萎缩（图 31－7－2）。拇指与示指的联合动作无力和笨拙，当进行简单的动作如缝衣或上纽扣时，这种运动残疾就会显露出来。

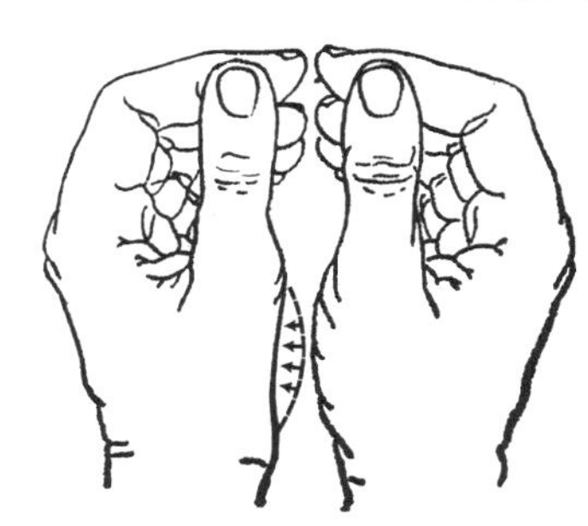

图 31－7－2　鱼际肌萎缩

5. 腕部近端前臂掌面肿胀　为屈肌滑膜增厚所致，特别多见于由类风湿关节炎所起的腕管综合征病例。

【诊断】

正中神经的手部支配区皮肤感觉迟钝、异常，拇短展肌和拇指对掌肌无力或麻痹，均应考虑为腕管综合征。下列检查可以帮助诊断。

1. Tinel 征　用手指轻轻叩击腕部正中神经，有刺痛感放射到手部正中神经支配区为阳性（图 31－7－3），是诊断腕管综合征有价值的体征。

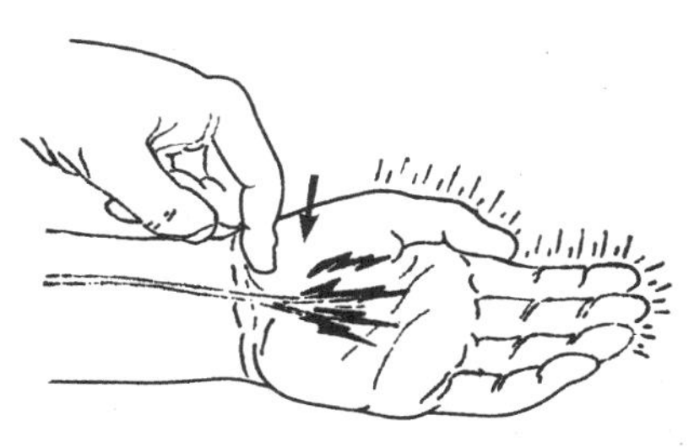

图 31－7－3　Tinel 征阳性

2. 屈腕试验（phalen test）　令患者将双肘置于桌面上，前臂与桌面垂直，两侧腕关节掌屈。在这个位置，正中神经压迫于腕横韧带近侧缘与屈肌腱和桡骨之间，保持时间较长也会引起手部正中神经支配区麻木和刺痛。当正中神经受压时，1 分钟即可出现手指麻痛或加重，其性质与夜间疼痛完全一样（图 31－7－4）。如果原已有严重的手部感觉丧失，这种试验是阴性。

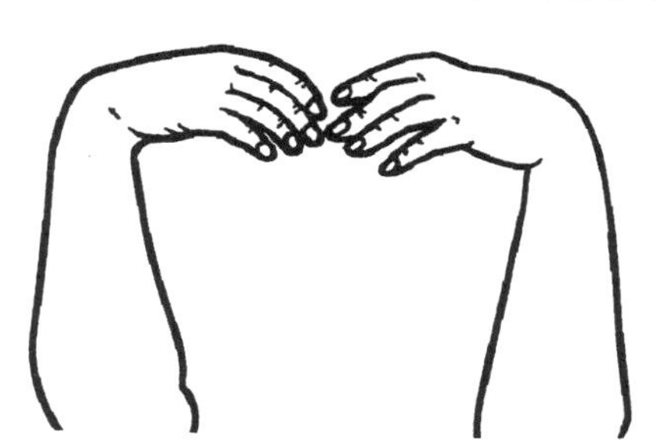

图 31－7－4　屈腕试验

3. 指压试验　检查者将拇指用力按压在腕部正中神经上，可增加手部正中神经支配区的麻木和刺痛。这个试验很少阳性，一旦出现阳性,即可作出诊断。

4. **血压表试验** 将血压表袖带置于上臂,充气使压力超过收缩压20～25mmHg,1～2分钟后产生手部正中神经支配区感觉异常或疼痛加重为阳性。因为腕管受刺激和正中神经受压的部分比正常的正中神经对缺血更敏感。

5. **运动神经纤维传导时间测定** 在诊断可疑时,或腕管综合征需与第6、第7颈神经根受压和前臂正中神经受压进行鉴别时,电诊断是有价值的,用双极电极刺激近侧腕横纹处正中神经,记录拇指对掌肌和拇短展肌肌肉活动出现所需的时间,即神经传导潜伏期,正常短于5毫秒,腕管综合征者可长达20毫秒。

6. **X线检查** 特别是有创伤病史者,X线摄片可以了解腕管周围骨质病变情况,除一般腕关节正侧位拍片外,腕管轴位X线片或CT检查可以发现突入腕管内的腕骨骨赘等。

综上所述,如屈腕试验阳性,腕部正中神经Tinel征阳性和腕部远侧正中神经支配区感觉障碍,即可诊断腕管综合征。以上3项体征中,必须至少要有其中2项才能做出诊断。另外,大约半数的患者合并有鱼际肌部分萎缩,也是一个很重要的体征。

【鉴别诊断】

腕管综合征须与下列疾病鉴别。

1. **胸廓出口综合征** 手部可有麻木和疼痛,但不局限于正中神经支配区,症状多发生在尺侧。患者常有血管症状,如肢体发凉、发绀、患侧桡动脉搏动减弱等,X线检查可有颈肋或第7颈横突过长、第1肋畸形等。

2. **颈椎间盘疾病或颈椎肥大性关节炎** 除引起手部神经症状外,伴有颈、肩疼痛,并随咳嗽而加剧。神经症状多局限于一个神经根,并有相应的腱反射减弱等。

3. **多发性神经炎** 症状为双侧性,不局限于正中神经支配区,呈手套状感觉麻木区。

4. **其他** 如旋前圆肌综合征、糖尿病性神经炎及骨髓空洞症等均应与本症鉴别。在这些可疑的病例,神经传导速度测定对确定神经是否受压特别有帮助。

【治疗】

(一) 保守治疗

症状轻且为暂时性者,不需特殊治疗。如与职业有关,劳动后发生症状的早期病例,可以调换工种并适当休息,用石膏托将腕部固定在轻度背伸位1～2周,以保证腕部得到必要的休息。

对早期病例可行腕管内类固醇激素注射,它能减轻屈肌腱滑膜肿胀,缓解正中神经所受的压迫。同时经注射类固醇激素后若症状迅速减轻,可进一步证实腕管综合征的诊断。方法是在远侧腕横纹近端,掌长肌腱和桡侧腕屈肌腱之间进针,针头方向与前臂成45°角斜向远侧,进入腕管深约3cm,注入醋酸氢化可的松0.5～1.0ml、泼尼松龙12.5～25mg或曲胺奈德40mg加2%利多卡因1ml。必要时可重复使用,注意不要将药液直接注入正中神经干内,以免引起药物性神经炎,最好能使药液弥散在屈肌腱周围,同时还可以辅以局部理疗和中药熏洗。

(二) 手术治疗

适用于有鱼际肌萎缩,进行性手指和拇指麻木及感觉异常,非手术治疗症状不改善或病程较长的病例。腕横韧带切断减压对手部感觉和运动功能的恢复有显著效果，即使鱼际肌已有明显萎缩，手术仍有一定疗效。

若腕管内压力大，腱滑膜明显增厚应切除部分腱滑膜，正中神经一般不予处理。仅在正中神经与周围粘连、神经外膜增厚或变窄时，行神经粘连分离，并在手术显微镜下仔细地作神经外膜切开。单纯缝合皮肤，术后腕关节石膏固定在中立位10～14日，配合局部理疗，促进功能恢复。

【并发症】

1．腕部无力　通常在术后6周内明显，以后逐渐好转，应尽量避免从事重体力劳动。

2．痛性瘢痕　大约有6%的病例可以发生，一般多能自行消失。

3．正中神经掌皮支损伤　正中神经掌皮支由于解剖变异，手术时可能受到损伤而产生手掌中部血管舒缩改变、持续性疼痛，并有瘢痕样的触痛。可在触痛部位和沿手术瘢痕注射氟羟泼尼松龙10mg加0.5普鲁卡因2ml，每月1次，每次间隔3个月，多能治愈。

4．鱼际支损伤　正中神经鱼际支亦有变异，盲目性腕横韧带切断时易造成损伤，应完全暴露整个腕横韧带并在直视下予以切断。

5．症状残留和复发　腕横韧带切断后症状不缓解或短时间后症状复发，经再次手术，可发现以下3种情况。

（1）腕横韧带未完全切断。

（2）屈肌腱滑膜炎。

（3）腕管内瘢痕增生。最常见的原因是腕横韧带未完全切断，常因为通过一小的腕部横切口盲目行腕横韧带切开所致。

第八节　腕尺管综合征

腕尺管综合征是指尺神经在腕部受压产生的症候群。1861年Guyon首先描述了前臂尺神经在腕部通过一狭窄的骨纤维管道，即腕尺管（又称Guyon管）进入手部，直至1965年Dupout等始将该处尺神经受压引起的神经损害表现称为腕尺管综合征。

【应用解剖】

腕尺管位于腕部掌面尺侧，为一斜形狭窄的骨纤维管。它的近端尺侧为豌豆骨，远端桡侧为钩骨钩，顶部为腕掌侧韧带（增厚的前臂深筋膜延续）和尺侧腕屈肌腱的横张部。其底部为腕横韧带内侧附着处，覆盖在豌豆骨和三角骨的关节上，管内除尺神经和尺动脉通过外，仅含有少量脂肪组织，尺管近端横断面呈扁三角形，三角形的尖指向桡侧，尺神经位于尺动脉与豌豆骨之间。尺神经在腕尺管内分成深浅两支，浅支通过脂肪垫至掌短肌深面，发出分支支配该肌和小鱼际部的手掌皮肤，神经继续向远端在皮下行走，分支支配尺侧一个半手指掌面的皮肤。深支与尺动脉伴行，在钩骨处转弯进入小指外展肌和小指短屈肌起点之间的狭窄间隙，然后穿经小指对掌肌，伴掌深动脉弓，在指屈肌腱背侧横过骨间肌，终止于拇短屈肌和第1背侧骨间肌。尺神经手背皮支,则在腕关节近端6~8cm处从尺神经尺侧分出。

【病因机制】

腕尺管综合征发病原因和病理机制与腕管综合征类似,由于腕尺管内无肌腱,不受肌腱及腱鞘疾患的影响,尺管内有脂肪组织,加之顶部的腕掌侧韧带不如腕横韧带坚硬,因此有一定的缓冲作用,临床发病远较腕管综合征少。

1. **职业性因素** 机械工人、补鞋工、摩托车驾驶员等多见,反复慢性劳损,使腕掌侧韧带增厚,压迫尺神经。

2. **占位性病变** 最多见为起于腕关节的腱鞘囊肿,其他如血管瘤、神经瘤、脂肪瘤等,偶有异常肌肉进腕入尺管。

3. **尺动脉炎** 尺动脉与尺神经伴行,尺动脉炎所致血管栓塞是引起腕尺管综合征较多的原因之一。

4. **其他原因** 如腕部周围软组织损伤,腕骨、掌骨、桡骨骨折及尺骨远端脱位等。

【临床表现】

腕尺管综合征大多发生在40岁以上人群,起病缓慢,常有的症状是腕部疼痛放射到环、小指及前臂,疼痛可在夜间或活动和屈腕时加重,环、小指也有麻木、刺痛和烧灼感,可有某些指神经支配的手部肌肉无力和萎缩。由于正中神经支配的拇指功能正常,如果患者不是精细的手工操作,可能察觉不出这种运动障碍,手部感觉减退也仅限于手掌尺侧缘和环、小指掌侧。

【类型】

根据受压部位和临床表现不同,腕尺管综合征分为3种类型。

Ⅰ型 尺神经受压部位在Cuyon近端或管内,损伤尺神经深、浅支,出现感觉和运动障碍。

Ⅱ型 尺神经受压部位在Cuyon管内或钩骨钩、小指外展肌和小指短屈肌点之间或小指对掌肌内,损伤尺神经深支,出现单纯运动障碍。

Ⅲ型 尺神经受压部位在Cuyon管内、钩骨钩或掌短肌内,损伤尺神经浅支,出现单纯感觉障碍。

【诊断与鉴别诊断】

腕尺管综合征可与同侧腕管综合征同时发生。诊断还须排除周围和中枢神经系统疾病,如胸廓出口综合征、颈椎间盘突出症、脊髓肿瘤、脊髓空洞症和多发性神经炎等。

【治疗】

有职业创伤病史者,去除损伤原因,症状可得到改善。治疗原则同腕管综合征。

(一) 保守治疗

早期症状轻者,可行局部固定和醋酸可的松封闭治疗。

(二) 手术治疗

保守治疗无效或症状较重者,作腕掌侧韧带切断术,可改善感觉及运动功能。手术切口从近侧掌横纹开始,向近端在大、小鱼际之间,然后弯向尺侧围绕小鱼际基部,必要时可在前臂尺侧向近侧延长，切断腕掌侧韧带，清除占位性病变，探查从腕尺管入口到小鱼际肌的尺神经，松解可能存在的压迫因素。

第九节 掌骨骨折

临床上较常见，日常生活运动及工作事故可均可发生。第 1 掌骨粗而短，活动性较大，能完成 50% 手部功能，骨折常发生在基底部，且可合并腕掌关节脱位，具有治疗上的重要性和特点。第 2、第 3 掌骨细长，握拳击物时，力线点常落在第 2、第 3 掌骨上，故容易发生骨折。第 4、第 5 掌骨短而细，其中以第 5 掌骨容易受直接暴力而引起掌骨颈骨折。

直接暴力和间接暴力均可引起掌骨骨折，临床上第 1 掌骨与第 2 ~ 第 5 掌骨骨折的损伤机制与移位特点存在显著差异。同一掌骨由于骨折部位不同，其移位特别点及治疗也有较大区别。基于治疗，掌骨骨折一般分为拇指的第 1 掌骨骨折和其他手指的第 2 ~ 第 5 掌骨骨折。

可分为掌骨干骨折、不通关节的掌骨基底部骨折和掌骨基底部骨折脱位 3 种类型。

一、第1掌骨干骨折

【损伤机制】

（一）直接暴力

直接暴力造成，多为横形或粉碎性骨折。

（二）间接暴力

由扭转或传达暴力引起，多为螺旋形或斜形骨折。第 1 掌骨远端因受到拇长屈肌、大鱼际肌和拇内收肌的牵拉；近端受到拇长伸肌的牵拉，使骨折处向背侧成角（图 31 -9 -1）。

【临床表现与诊断】

骨折局部有肿胀、隆起和压痛。X 线检查可明确骨折部位及类型。因第 1 掌骨与其他掌骨不在同一平面，故第 1 掌骨的正确拍摄体位是将患肘前臂轻度旋后。

【治疗】

横断或粉碎的掌骨干骨折，手法复位多无困难。复位后可用第 1 指蹼间隙的“U”形短臂石膏托固定拇指于外展位 4 ~6 周。如为斜形骨折，手法复位后较难维持整复后位置，可使用骨牵引法（图 31 -9 -2）。

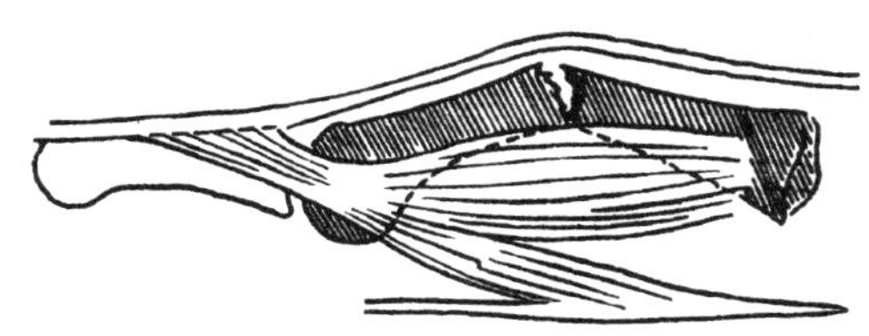

图 31 -9 -1 第 1 掌掌骨干骨折

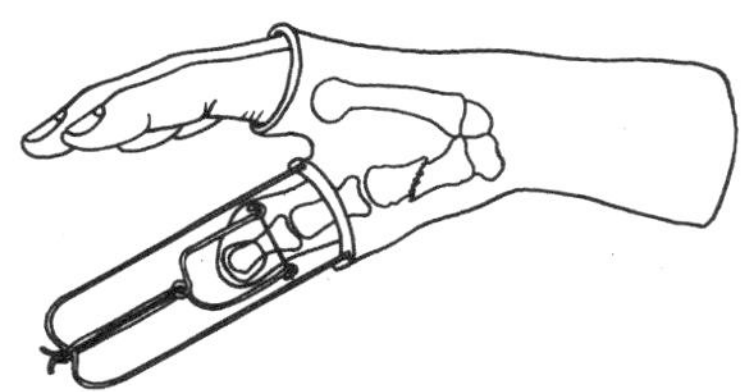

图 31 -9 -2 骨牵引法

二、不通关节的掌骨基底骨折

【损伤机制】

(一) 直接暴力

如跌倒时拇指触地或直接暴力打击引起。

(二) 间接暴力

通常由沿拇指纵轴传导的间接暴力所致,骨折多发生在第1掌骨基底离关节面1cm左右,以横形多见。骨折远端受拇长、短屈肌及拇内收肌的牵拉,使其向掌侧及尺侧移位;骨折近端受拇长伸肌仍牵拉而使其向背、桡侧移位(图31-9-3①②)。

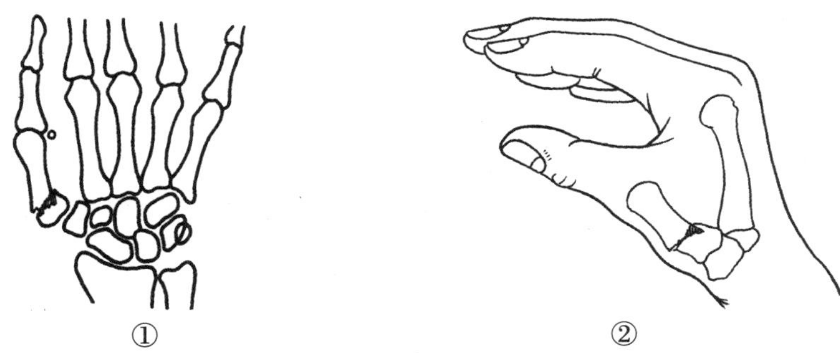

图31-9-3①② 不通关节的掌骨基底骨折

【治疗】

由于骨折端在尺侧常发生嵌入,手法复位难度较大,故如果骨折成角不大,且较稳定,可以不作复位,因为在此位置下的骨折不仅可获早期愈合,而且不会引起拇指的功能障碍。可采用第1指蹼间隙的"U"形短臂石膏托固定拇指于外展位4周。去除石膏托后,即可进行拇指外展、内收和对掌功能锻炼。

(一) 手法复位

麻醉下,术者一手牵引拇指并将掌骨头扳向桡背侧,顺掌骨头外展背伸,另一手拇指从基底部外侧突起部用力向掌尺侧推接,即可完成复位。在持续牵引下同时摇动整个拇指,使骨折端更好对位和关节面平整(图31-9-4)。

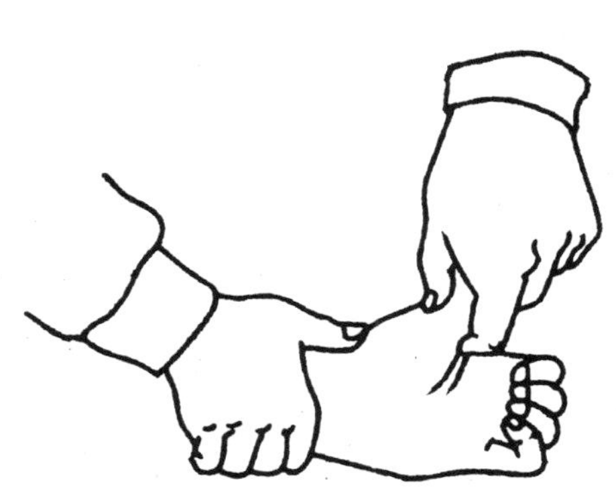

图31-9-4 不通关节的掌骨基底骨折手法复位

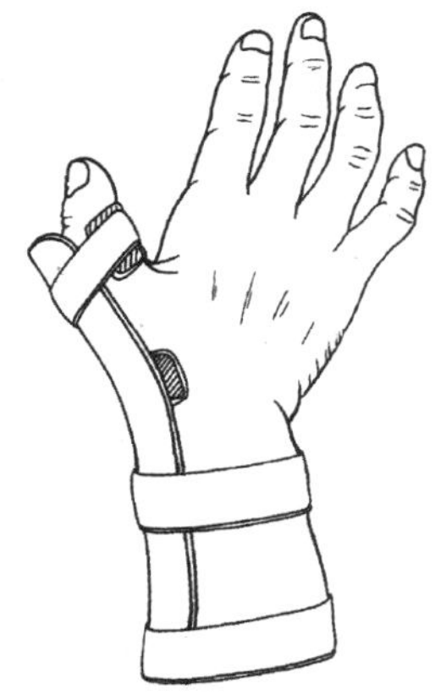

图31-9-5 不通关节的掌骨基底骨折固定方法

（二）固定方法

复位完成后，先在基底部骨折远端桡、背侧及掌骨头的掌侧各放置一小块平垫，分别用胶布固定。然后用一约30°的弧形夹板置于第1掌骨及前臂的背、桡侧，使弧形夹板的成角处对准腕关节。用胶布固定夹板，最后将置于掌骨头的平垫固定在弧形夹板的远侧，并维持第1掌骨在外展30°位、轻度背伸及拇指屈曲位（图31－9－5）。由于弧形夹板的弹性具有维持骨折对位作用，故可允许掌指关节和指间关节有一定活动度。固定时间以骨折愈合标准为准，一般为4～6周。

三、通关节的掌骨基底部骨折脱位

又称为Bennett骨折。

【损伤机制】

通常为间接暴力致伤，骨折线自掌骨基底内上方斜向外下方并进入腕掌关节。掌骨基底内侧的三角形骨块由于有掌侧韧带相连而无移位，背侧骨块因受拇长展肌牵拉和拇长屈肌、拇内收肌收缩的影响而向背侧、外侧移位，造成背侧骨折块从大多角骨的鞍状关节上脱出，形成脱位（图31－9－6）。

【临床表现与诊断】

第1腕掌关节向桡背侧突出，并有明显压痛。拇指外展、内收和对掌活动受限。前臂旋后位X线片可确诊。

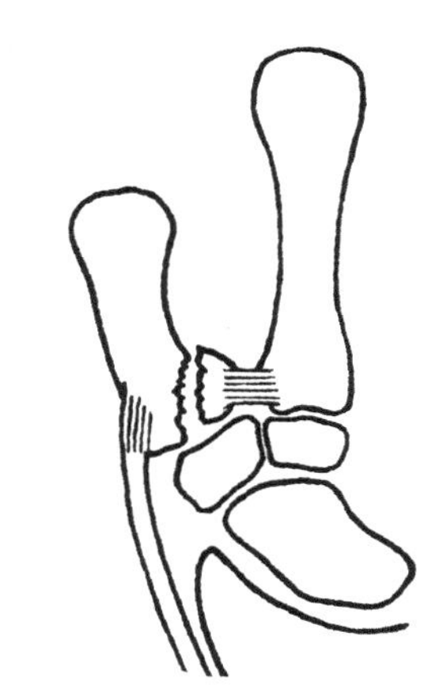

图31－9－6　Bennett骨折移位

【治疗】

至今对这种损伤的复位要求看法仍不一致。有学者认为关节面3mm以内的台阶不影响关节稳定性；也有人研究认这种骨折脱位即使复位不良，畸形愈合后拇指功能影响并不严重。但是，从减少发生创伤性关节炎和有利关节功能恢复的目的，应尽可能以达到解剖复位作为治疗标准。

（一）保守治疗

1．手法复位与固定

（1）手法复位：拇指于外展位下进行牵引，同时在掌骨基底处向尺侧加压（图31－9－7）。

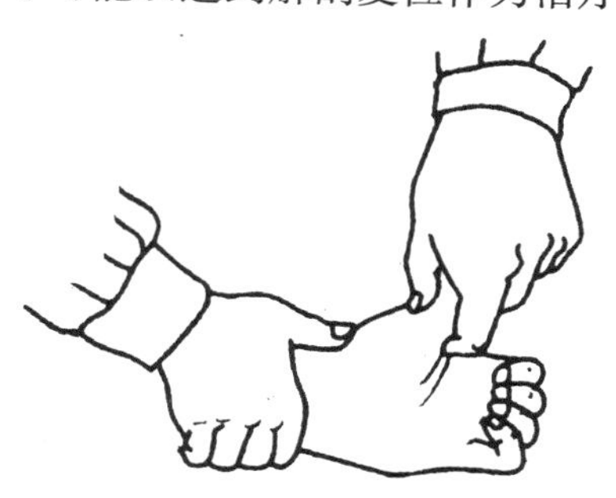

图31－9－7　Bennett骨折手法复位

（2）固定方法：掌骨骨折复位标准要求较高，整复容易，而维持复位后稳定难度较大。

骨折复位良好，可在第1腕掌关节桡侧放一压垫，然后用弓形平板或鸭形铁架固定。弓形平板弧形的远端抵着压垫和第1腕掌关节桡侧，利用弓形平板自然的弹性达到维持骨折稳定的位置（图31－9－8①②）。还有作石膏管型加骨牵引的固定方法，较为少用。

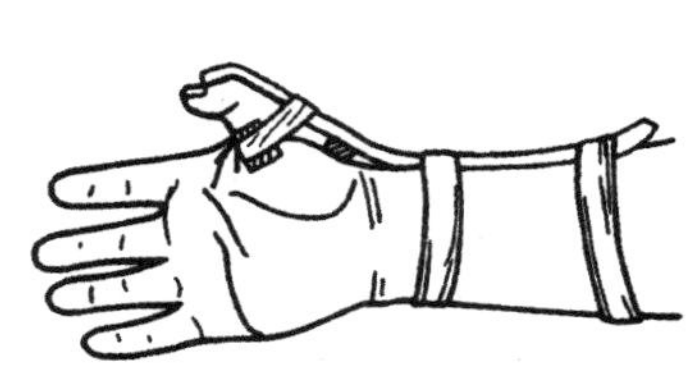
①鸭形铁架固定方法

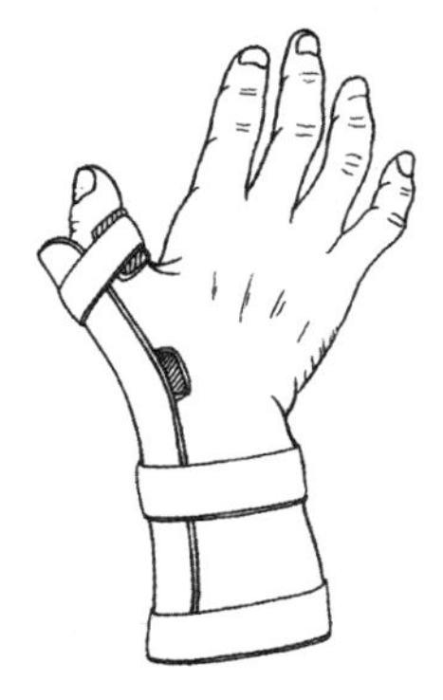
②弓形平板固定方法

图31-9-8①② 固 定 方 法

(3) 术后处理:6周后去除外固定,X线片复查。骨折一般可达愈合。如在固定过程发现骨折脱位再度移位,应在X线透视下再进行手法整复,必要时作经皮克氏针内固定。

(二) 手术治疗

可行切开复位克氏针内固定(图31-9-9①②),其他还有微型"T"型钢板固定。经皮穿针克氏针内固定仅适用于手法整复后发生不稳定者。

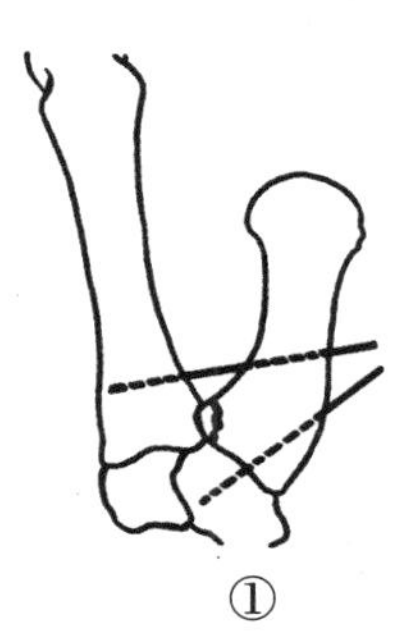
①

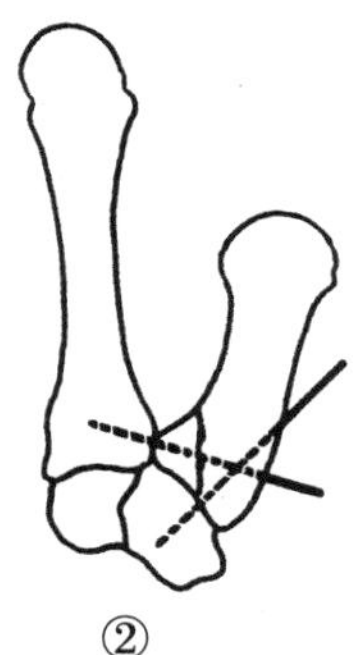
②

图31-9-9①② 切开复位克氏针内固定

四、其他掌骨的掌骨颈骨折

【损伤机制】

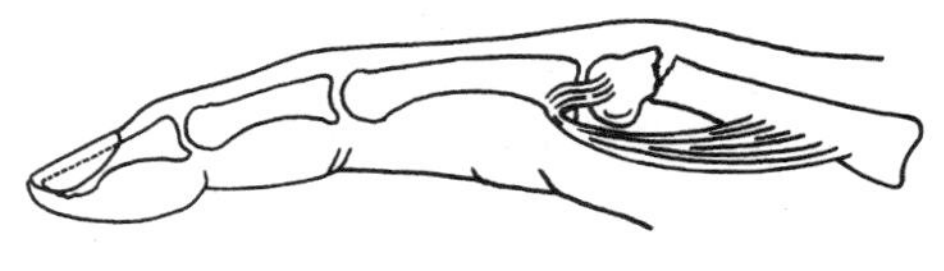
图31-9-10 掌骨颈骨折

掌骨颈骨折又称为"拳击者骨折"。通常由传达暴力引起,多数是横断骨折,其中以第2、第5掌骨颈骨折最多见。骨折发生后,由于骨折端受骨间肌及蚓状肌的牵拉作用,骨折移位出现掌骨头向掌侧倾斜,骨折端多向背侧成角及侧方移位(图31-9-10)。

【治疗】

(一) 保守治疗

1. 手法复位与固定

(1) 手法复位:将掌指关节及近侧指间关节屈曲至90°,充分放松骨间肌,使掌指关节侧副韧带处于紧张状态，同时使近节指骨基底顶着掌骨头。术者从掌骨颈骨折处向下挤压，即可矫正骨折向背侧成角畸形。

（2）固定方法：整复后用短臂石膏托固定掌指关节及近侧指间关节在屈曲90°位。石膏固定过程，仍须加压掌骨颈骨折处，直至石膏凝固，一般固定4～6周（图31－9－11①②）。

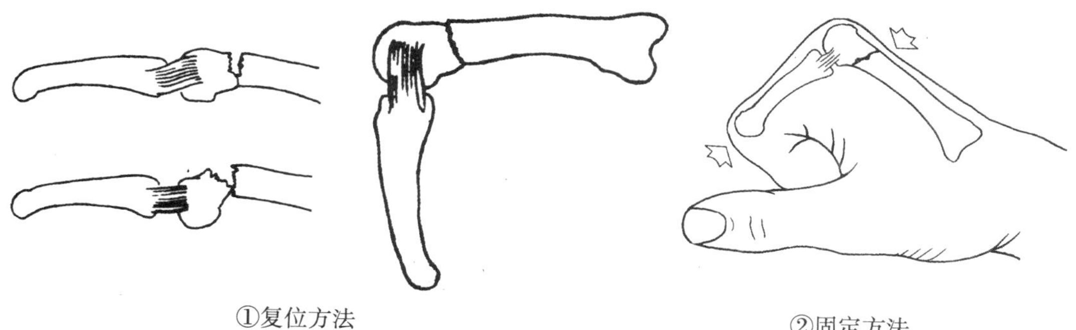

①复位方法　②固定方法

图31－9－11①②　掌骨颈骨折的复位和固定

（二）手术治疗

1．经皮克氏针内固定　如整复后不能维持位置或为减少近侧指间关节屈曲畸形的发生，可在X线透视下进行手法复位，然后用一枚克氏针从皮肤进入掌骨头处，穿过骨折线固定（图31－9－12）。术后加用前臂石膏托外固定4～6周，骨折愈合后可拔除克氏针及去除外固定，开始功能锻炼。

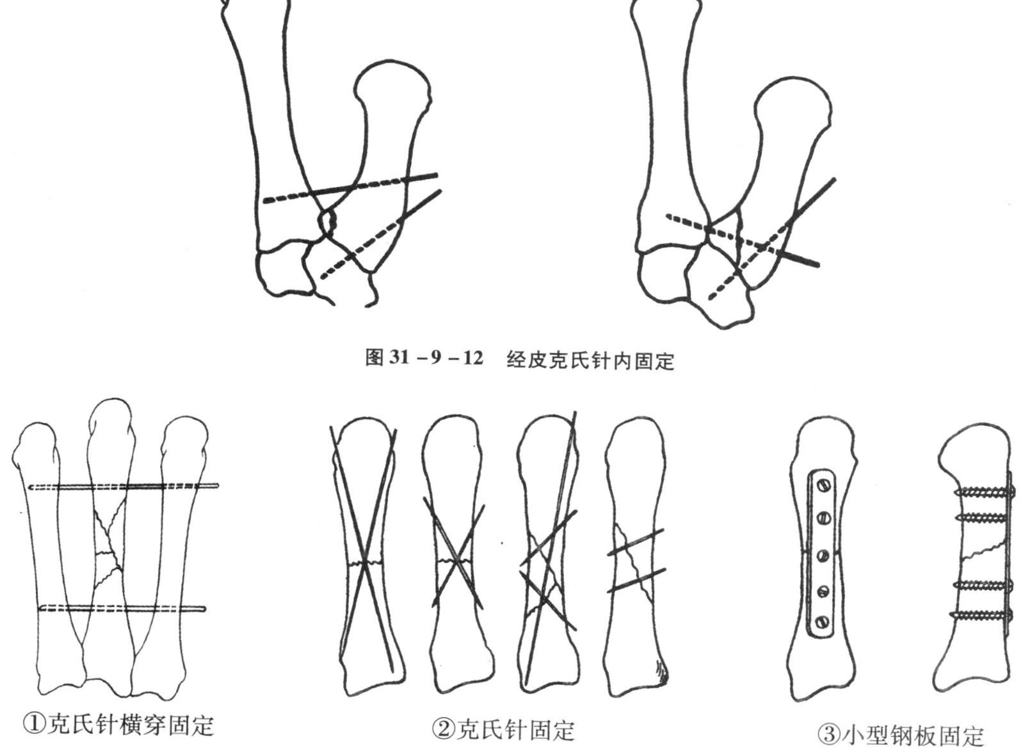

图31－9－12　经皮克氏针内固定

①克氏针横穿固定　②克氏针固定　③小型钢板固定

图31－9－13①②③　掌骨颈骨折克氏针或小型钢板固定

2. 切开复位内固定　适用于不稳定性骨折及多个掌骨颈骨折，可采用切开复位，克氏针或微型钢板固定(图31－9－13①②③)。

五、其他掌骨的掌骨干骨折

【损伤机制】

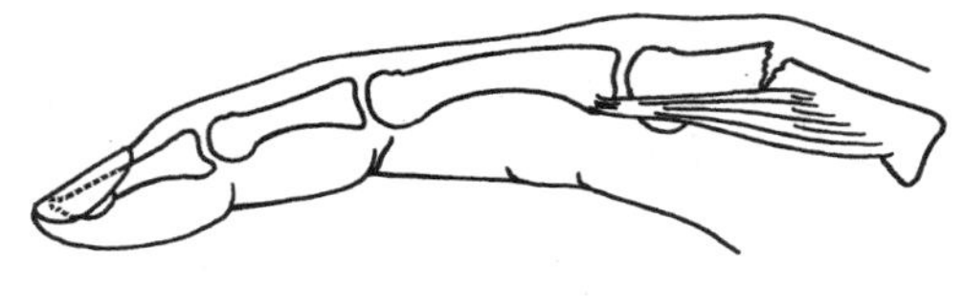

图31－9－14　掌骨干骨折

多由直接暴力造成，骨折可发生于单个或多个掌骨，多为横形或粉碎性骨折。扭转或传达暴力引起，则多为螺旋形或斜形骨折。由于受骨间肌、蚓状肌和屈指肌的牵拉，骨折一般向背侧成角畸形(图31－9－14)。

【治疗】

(一) 保守治疗

1. 手法复位与固定　适用于横断型或粉碎型骨折。

(1) 手法复位：助手握持前臂下段，术者一手牵引患指，另一手拇指向背侧、掌侧按压骨折端，及示、中指分别置于骨折处两边间隙的掌、背侧，用力作平挤分骨，以矫正方移位，骨折即可复位(图31－9－15)。

(2) 固定方法：先在骨折部背侧的两侧骨间隙各放置一分骨垫，并以胶布固定。如骨折向掌侧成角，则在掌侧放一平垫，然后在掌、背侧各放置一块长度略短于掌骨干、宽向两指骨、厚为2～3mm的平板并包扎固定，时间6～8周。对不稳定型骨折，还需加用“T”形铝板并作末节指骨牵引或皮肤牵引，以维持骨折功能位愈合(图31－9－16)。

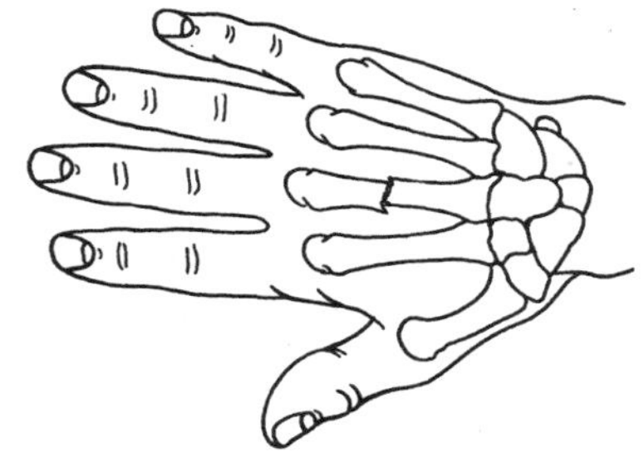

图31－9－15　掌骨干骨折手法复位

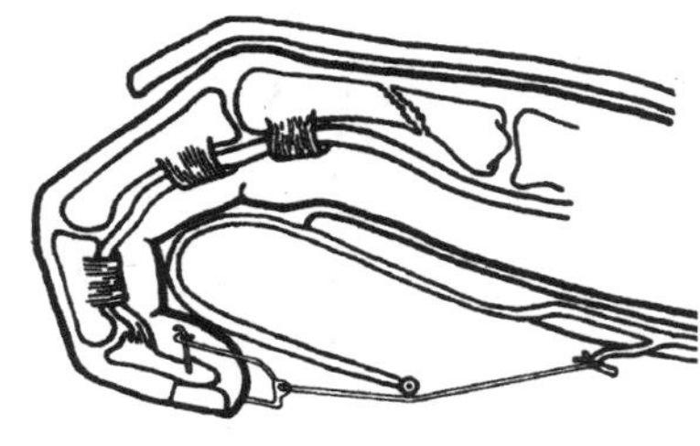

图31－9－16　掌骨干骨折固定方法

(二) 手术治疗

1. 经皮穿针克氏针内固定　适用于手法复位失败或整复后难以维持位置的横形或短斜形骨折，可在X线透视下经皮肤行克氏针内固定(图31－9－17)。同时加用前臂石膏托制动，骨折愈合即拔除克氏针和去除外固定，早期进行功能锻炼。

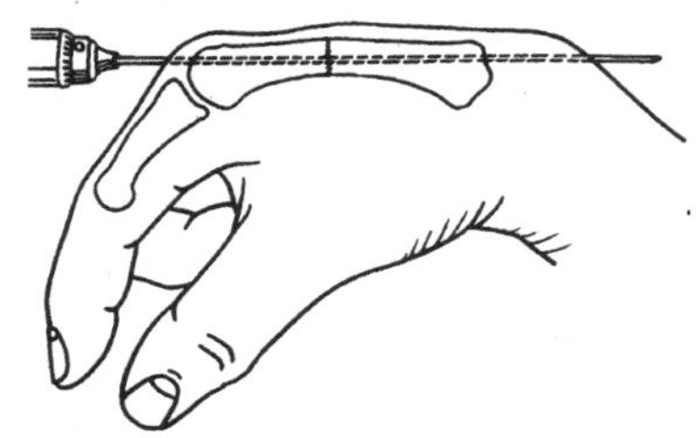

图31－9－17　经皮穿针克氏针内固定

2. 切开复位内固定　适用于多发掌骨骨折、螺旋形或长斜形骨折，手部肿胀严重，不能采取手法复位可采用切开复位，克氏针或微型钢板固定(图 31 -9 -18①②)。术后前臂石膏托制动,骨折愈合后,可早期适当进行主动功能锻炼。

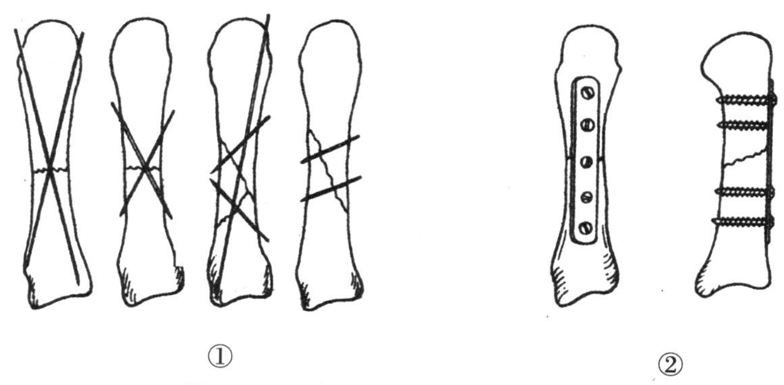

图 31 -9 -18①②　克氏针及微型钢板固定

【预后】

掌骨骨折多发生于青壮年,手部功能恢复要求较高,因此,治疗须尽可能达到解剖复位,并保持良好的固定。目前国内外研究重点都放在固定方面,并取得较大进展。出现了微型外固定支架,克氏针张力带钢丝,弹性髓内针,记忆性钛钉及微型钢板固定等固定方法。由于固定牢固,有利于早期功能锻炼、减少并发症,已在临床上广泛采用。

第十节　掌指关节脱位

掌指关节脱位,是指近节指骨基底部脱离掌指关节向背侧或掌侧移位。

【应用解剖】

掌指关节由各掌骨头与相应近节指骨基底构成,拇掌指关节为特殊的屈伸型关节,可作屈伸活动。其余四指的掌指关节为球窝关节,除了不能做回旋活动,能完成屈、伸、内收、外展及外旋等活动。掌指关节的背侧、两侧及掌侧都有韧带附着,以维持关节的稳定性。临床上拇掌指关节脱位最多见,其次为示指掌关节脱位。

【损伤机制】

常因掌指关节遭受强度过伸暴力所致。如摔倒时拇掌指关节处于伸直位触地,外力使拇指过度背伸,造成掌指关节掌侧关节囊紧张而发生破裂,掌骨头由破裂处脱向掌侧,近节拇指移向背侧形成掌指关节过伸位畸形(图 31 -10 -1①②)。第 2 ~ 第 5 掌骨指关节脱位临床较少见,也以背侧脱位为主,侧方和前方脱位均少见。

【临床表现】

多发生在进行球类运动传、接球或劳作时,掌指关节受外力作用后过度背伸所致。伤后局部肿胀、疼痛,功能丧失。掌指关节呈过伸弹性固定、短缩、指间关节屈曲,可触及手指掌侧面隆起可触及掌骨头。如是向侧方脱位,可有侧屈畸形,掌指关节前、侧方可触及到掌骨头。

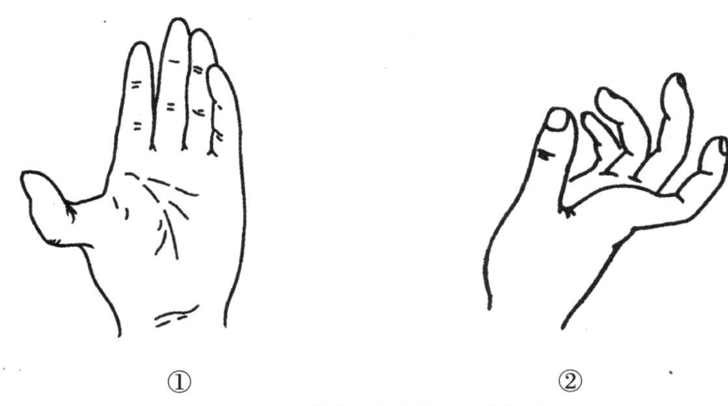

图31－10－1①② 掌指关节过伸位畸形

【诊断】

根据外伤史，临床表现和X线检查，可确定诊断。X线正位片可显示关节间隙消失；侧位片或斜位片可见指骨呈过伸位向上、向背侧移位，指骨基底部位于掌骨头的后上方。

【治疗】

一般采用手法复位即可获成功。如反复多次整复失败，则应考虑因掌骨头被关节囊或肌腱阻挡所致，须及时改为切开复位处理。

（一）拇指掌指关节脱位

拇指掌指关节脱位最为常见，通常为近节指骨向背侧脱位。部分患者就诊时就已经将其复位。

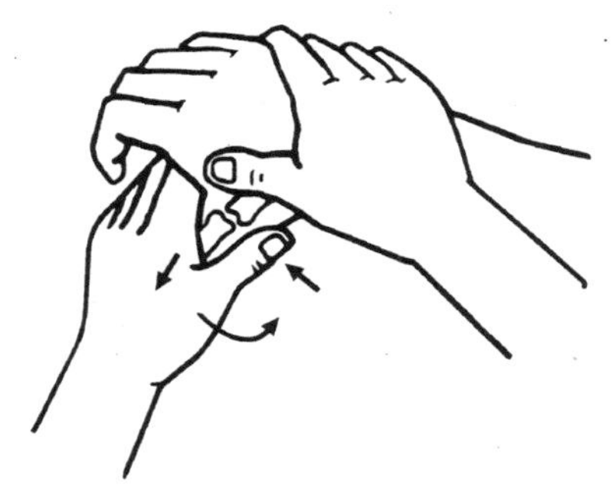

图31－10－2 拇指掌指关节脱位复位方法

1. 手法复位与固定 患者坐位，一助手固定前臂，术者一手持牵患指，另一手拇指握持患指掌骨，先顺势牵拉，扩大背伸畸形，然后在维持牵拉下，推压指骨基底部向掌侧，即可获复位（图31－10－2）。

复位后将掌指关节置于轻度屈曲，对掌功能位。然后用铝板或塑型夹板固定2周。去除制动后进行主动屈伸关节功能活动。注意必须维持屈曲位，才能保持侧副韧带的紧张和关节的稳定性，避免发生侧方移位。

2. 手术治疗 在多次复位不能成功时，应考虑存在嵌卡性脱位可能，于手法复位失败者，均应行切开复位术。一般与以下因素有关。

（1）最为多见是第1掌骨头被嵌卡于两籽骨、掌板、拇长屈肌与近节指骨基底之间。

（2）掌骨头卡于破裂的关节囊和拇短屈肌腱的两个头之间。

（3）籽骨卡于关节内，也可因掌指关节两侧与籽骨之前的韧带将掌骨卡住。

术后将拇指掌指关节固定于轻度屈曲位。制动范围不包括指间关节，鼓励患者早期活动指间关节，以避免屈肌腱粘连。3～4周后去除固定后开始关节屈伸功能锻炼。

（二）示指掌指关节脱位

示指掌关节脱位常由于过伸暴力所致。掌板从掌骨颈部撕裂，近节指骨基底向掌骨头背侧移位，掌指关节过伸，近侧指间关节轻度屈曲，整个手指向尺侧偏斜。根据近节指骨基底与掌骨头相对的程度可分为半脱位和复杂性脱位。

1. 手法复位　屈曲腕关节和近侧指间关节，松弛指屈肌腱，然后由背侧向远侧、掌侧推挤近节指骨基底，通常可获复位。禁忌暴力和背向牵拉手指，以免使掌板滑到掌骨头背侧而加重卡压。

2. 手术复位　凡是手法复位失败者，均应行切开复位。术后将掌指关节固定于功能位，制动范围不包括指间关节。鼓励患者早期活动指间关节以避免屈肌腱粘连。3～4 周去除制动后开始屈伸功能锻炼。

第十一节　指骨骨折

指骨骨折是手部最常见的骨折，发生率居四肢骨折首位，临床多见于成年人。手是非常精细的运动器官，必须充分认真对待，如果处理不当，容易发生骨折畸形愈合、关节囊挛缩及肌腱粘连等并发症，影响关节功能，甚至引起关节僵硬，严重影响工作和生活。

指骨骨折多因直接暴力引起，且常为开放性骨折。骨折多见于近节指骨骨干，也可发生在中节或末节指骨，部分为多发性骨折。除末节指骨外，指骨周围被屈、伸肌腱及皮肤包裹，发生骨折后，骨折两端常受肌腱的牵拉造成移位畸形。直接外力多造成横形或粉碎骨折；扭转外力多造成螺旋形或斜形骨折。骨折的移位及成角畸形方向，则取决于损伤机制及肌腱牵拉的作用程度。

发生骨折后，局部肿胀、疼痛，末节指骨因周围组织致密，受伤后压力增大，故疼痛尤其显著。近节及中节指骨骨折有明显移位者，局部有成角畸形，可触及骨擦音及异节活动。末节指骨骨折后伸直功能障碍，可呈典型“锤状指”畸形。

X 线正、侧、斜位片检查，可明确骨折的部位、类型及移位特点。

一、近节指骨骨折

【损伤机制】

直接、间接或扭转暴力均可造成近节指骨骨折。由于骨间肌、蚓状肌及伸肌腱的牵拉作用，骨折端多向掌侧成角畸形如骨折发生在近节指骨颈，有时骨折端刺入屈肌腱鞘内，可引起后期腱鞘和肌腱粘连（图 31－11－1）。

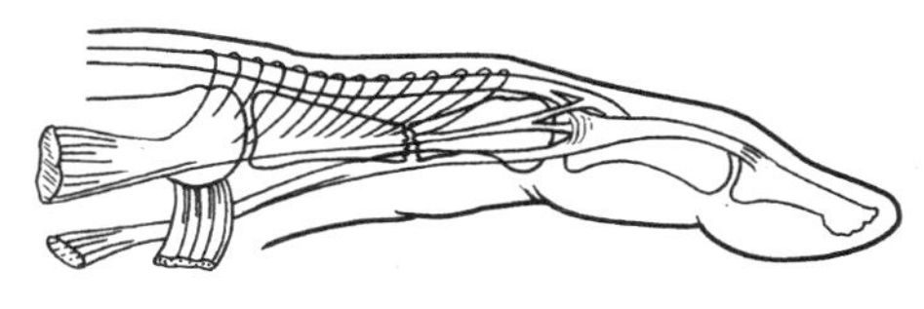

图 31－11－1　指骨骨折

【治疗】

指骨骨折较其他手部骨折多见，在治疗过程中，如果发生畸形愈合或关节僵直，对手的功能影响较大。

1．手法复位与固定　须掌握远端对近端的原则，如骨折向掌侧成角，整复后手指应置于屈曲位制动；若骨折成角向背侧，虽然手指制动在伸直位较稳定，但固定时间过长，可造成关节侧副韧带挛缩及关节僵直，必要时应采用内固定后，再将手指制动于屈曲位。

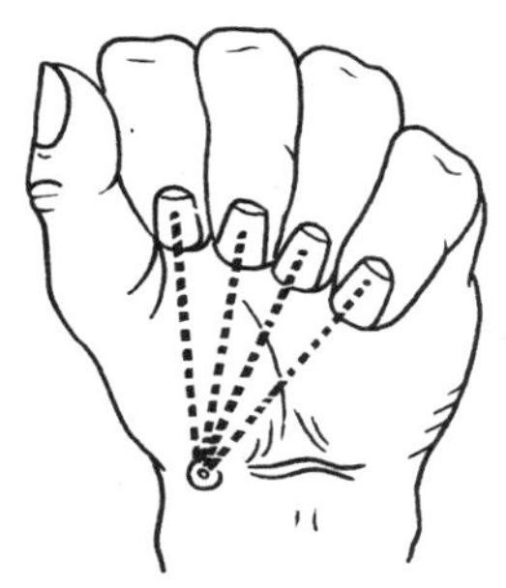

图 31－11－2　指端的延长线是指向腕舟骨结节处

（1）手法复位：应争取达到解剖复位，不能存在成角或旋转畸形。除拇指外，正常手指在屈曲时各指端的延长线均指向腕舟骨结节处，而不能集中到前臂掌侧的中线上（图 31－11－2）。横形或短斜形的近节指骨骨折，采用骨折远端对近端手法整复方法，先牵拉成角处，用拇指指腹按压骨折远端，同时屈曲近侧指间关节使骨折复位。骨折复位后，可用小夹板、绷带卷固定，或石膏固定 3～4 周。注意夹板的长度应与近节指骨等长，以不妨碍指间关节活动而又能稳定骨折为准。

（2）固定方法：手指制动应尽量采取功能位，如拇指和对掌位，其余手指半屈曲位。采用相邻健指固定患指，同样可避免侧方成角或旋转畸形。

（3）早期活动：在不影响患指前提下，其余正常手指应尽可能早期活动。患指骨折一旦达到临床愈合，也应尽量早期功能锻炼，防止造成关节僵直。

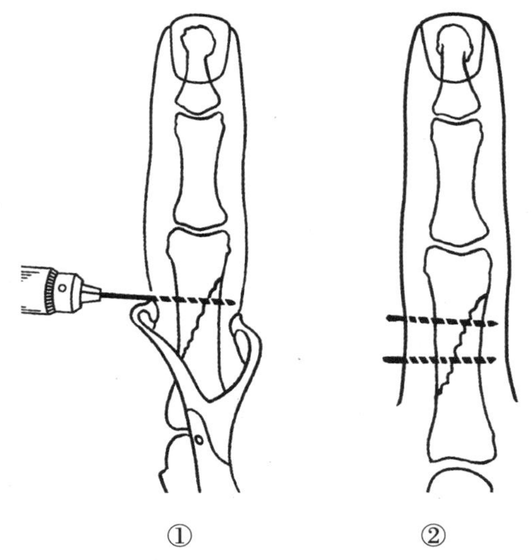

图 31－11－3①②　经皮作克氏针横穿骨折两端进行固定

2．手术治疗　手法整复失败或不稳定型骨折，如斜形骨折，可采用切开复位内固定，更有利骨折愈合和早期功能锻炼。可行切开复位克氏针，钢丝、螺丝钉或微型钢板内固定。部分长斜形骨折，如允许在侧方穿针，也可在 X 线透视下行经皮克氏针横穿骨折两端进行固定（图 31－11－3①②）。

二、中节指骨骨折

【损伤机制】

直接暴力打击可引起横断骨折，间接暴力可引起斜形或螺旋形骨折。根据骨折发生于指浅屈肌腱止点的近端或远端的不同部位，可以形成不同的畸形。手法整复及固定的方法和位置也有所不同，如骨折发生在指浅屈肌腱的近端，因骨折远端受浅肌腱的牵拉呈屈曲位，骨折近端受中央腱束的牵拉，骨折向背侧成角（图 31－11－4）。如骨折发生于指浅屈肌腱的远端，骨折近端受浅肌腱牵拉呈屈曲位，骨折向掌侧成角（图 31－11－5）。中节指骨中段骨折的移位，其成角畸形无明显规律，应视具体情况而定。

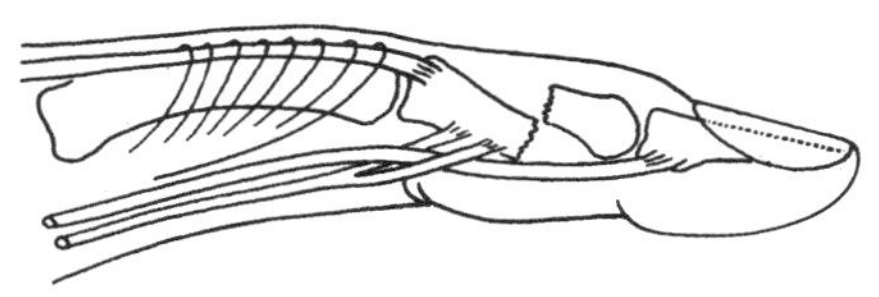

图 30－11－4　中节指骨骨折向背侧成角

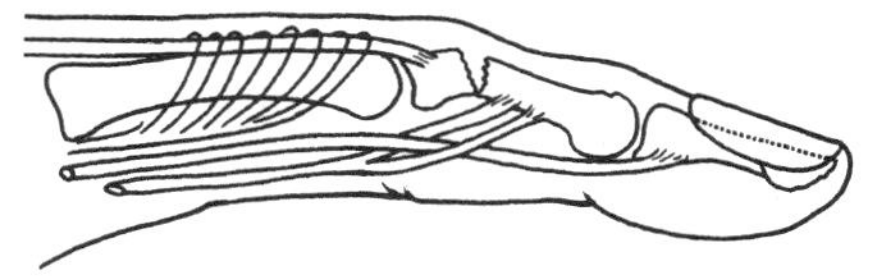

图 31－11－5　中节指骨骨折向掌侧成角

【治疗】

1. 手法复位与固定

（1）手法复位：中节指骨骨折如向掌侧成角畸形，其整复方法与近节指骨干骨折基本相同。如向背侧成角畸形，则术者一手拇指和示指捏住骨折近段以固定患指，另手拇、示指扣住末节，在对抗牵引下，近指关节过伸，拇指按在骨折部背侧畸形突起处作为支点，轻轻按压使之复位。如有侧方移位，拇、示指改为对捏骨折端，以纠正侧方及背侧成角移位（图 31－11－6）。

（2）固定方法：骨折整复后，可用石膏托、小夹板或铝夹板将患指固定于伸直位 3～4 周（图 31－11－7）。骨折向掌侧成角者，则将患指固定于屈曲位。必要时，可在骨折向背侧或掌侧成角处加用小压垫予以控制。

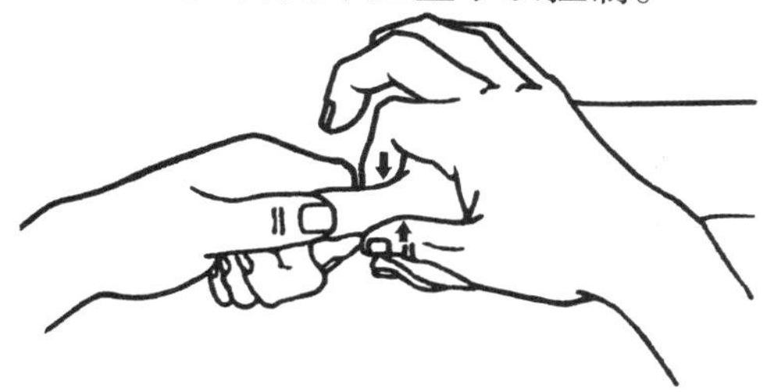

图 30－11－6　中节指骨中段骨折手法整复

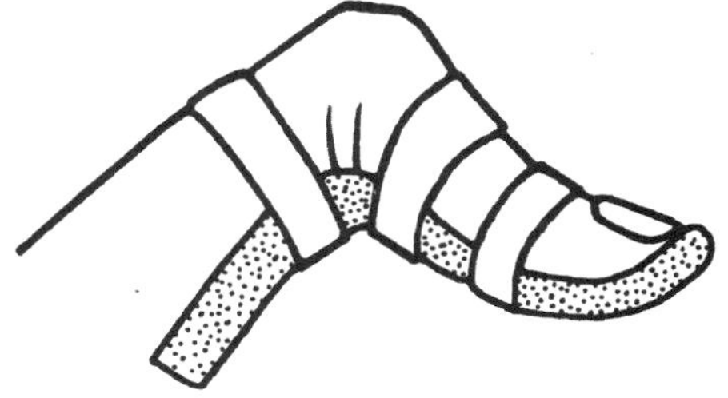

图 30－11－7　中节指骨中段骨折外固定

2. 手术治疗　对于手法整复失败或长斜形骨折，可在 X 线透视下行经皮肤克氏针固定或作切开复位，或钢丝、螺丝钉、小型外固定器固定（图 31－11－8①②）。

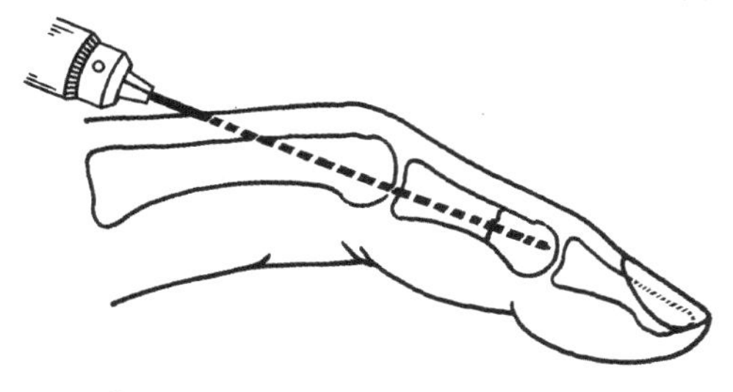

①X 线透视下经皮肤用克氏针固定

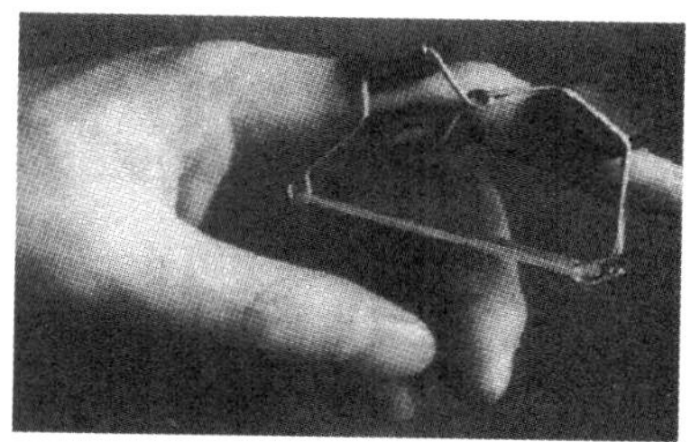

②小型外固定器固定

图 31－11－8①②　中节指骨经皮肤克氏针及小型外固定器固定

三、末节指骨骨折

末节指骨骨折包括粗隆部和末节指骨干骨折。

由于末节指骨位于手的最末端，与外界接触多，因此损伤的机会也较多，且常发生开放损伤。

【损伤机制】

常见为挤压及砸伤等直接暴力所致,多发生裂纹或粉碎骨折。由于末节指骨的远段背侧有指甲和甲床,掌侧有指腹的纤维间隔保护,骨折一般移位都不明显,近末节的指骨基底横形骨折则常有成角畸形。手指伸直时,指端受暴力撞击发生骤然弯曲而戳伤,可导致末节指骨基底背侧缘撕脱骨折,如撕脱骨折块很小,只发生杵状指,骨折远侧段无明显移位。如撕脱骨块较大,超过关节面 1/3 以上,则末节指骨基底多向掌侧移位。

【治疗】

无移位的骨折,不需制动,一般作对症处理则可。

1. 手法复位与固定 整复末节指骨基底背侧撕脱骨折时,屈曲近节指间关节,过伸远侧指间关节,使撕脱骨块向骨折远端靠拢而获得复位。整复完成后,可用铝夹板或铝制的指托固定 5~6 周(图 30-11-9①②③)。

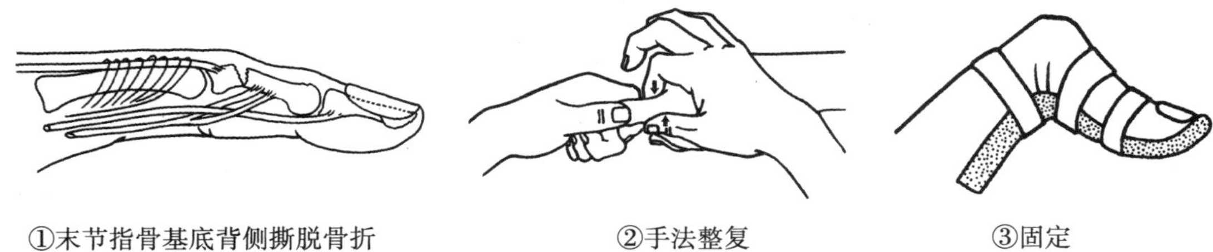

①末节指骨基底背侧撕脱骨折 ②手法整复 ③固定

图 31-11-9①②③ 末节指骨基底背侧撕脱骨折手法整复固定

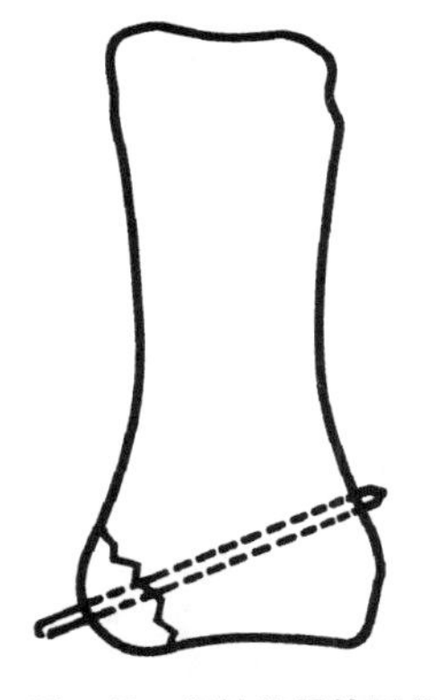

图 31-11-10 细针将骨块原位固定

2. 手术治疗

(1) 骨折片超过关节面的 1/3 或伴有移位,或损伤时间较长及手法整复失败者,可行切开复位内固定。如撕脱骨块较大,可用细针将骨块原位固定(图 31-11-10)。

(2) 撕脱骨块较小,难以用钢针固定,可用不锈钢丝固定或用丝线缝合周围软组织,以控制骨折块的位置。

(3) 撕脱骨折块过小,可将其切除,然后将伸肌腱止点固定在末节指骨背侧。

(4) 伴有甲床损伤者,如因甲床下血肿严重引起疼痛,可作指甲穿孔减压止痛。如骨折错位明显,应将指甲拔除,固定复位骨折并修复甲床。

(5) 对整复失败的末节指骨基底部撕脱骨折引起的棰状指畸形,明显错位的关节内骨折,如经手法整复不能成功,也需作切开复位内固定。

第十二节 指间关节脱位

临床上较为多见,指间关节由近节指骨滑车与远节指骨基底部构成。该关节为屈、伸关节，只能做屈，伸活动。关节囊的两侧有副韧带加强。

【损伤机制】

指间关节脱位多因外力使关节极度过伸或侧方挤压，造成关节囊破裂及侧副韧带撕裂而引起。严重时，可伴有指骨基底部撕脱骨折。脱位的方向多数为远节指骨向背侧移位，同时向内侧方偏移，向掌侧移位极少见。

【临床表现与诊断】

伤后关节局部疼痛，活动受限。可见伤处肿胀、畸形，压痛明显，被动活动时疼痛加剧，可有明显关节弹性固定感。

根据外伤史、临床表现和 X 线检查，可作出诊断。注意 X 线片显示有无并发骨折。

【治疗】

1. 手法复位与固定

（1）手法复位：术者一助手固定前臂。另一手握住伤指做顺势牵引扩大畸形。用拇指将脱位的指骨基底部推向前方，同时示指托顶指骨头向背侧。逐渐屈曲指间关节，即可获复位（图 31－12－1）。

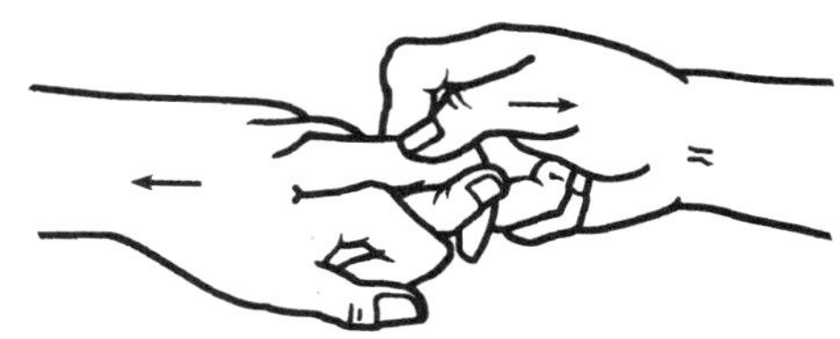

图 31－12－1 指间关节脱位手术复位

（2）固定方法：在手指掌侧置塑形铝板或竹片，固定患指于轻度对掌位 1～2 周。也可用绷带卷置于掌心，将手指固定于屈曲位。

2. 手术治疗 有合并其他有移位骨折，骨折片旋转或嵌入关节间隙，导致手法复位失败或复位后不能维持对位者，应行切开复位，细钢针固定，必要时修补侧副韧带。

第十三节 手部腱鞘炎

腱鞘是指包着肌腱外面的一层纤维组织，它的作用是便于肌腱的滑动和使手指正常的屈伸。手指在屈伸活动时，肌腱可在腱鞘内自由滑动，部分腱鞘即因为这种摩擦而产生逐渐增厚、狭窄，结果使该肌腱运动发生障碍，局部也出现疼痛，临床上称为腱鞘炎或狭窄性腱鞘炎。

一、屈肌腱腱鞘炎

【病因病理】

手部屈肌腱腱鞘炎，最常见发生在拇、示、中三指的屈肌腱腱鞘，环指及小指较少见。病变好发部位是拇、示、中三指的屈肌腱腱鞘的起端，其病理改变原因为腱鞘增厚和狭窄所致。

【临床表现】

1. 疼痛 远侧掌纹处有疼痛，有时向腕部周围放射，尤其睡醒时特别明显，活动后疼痛能减轻或消失。

2. **活动障碍** 手指屈伸活动受限,当患指屈曲时,突然固定在半屈曲位,此时手指伸直和屈曲均受限制,如被骤然卡住一样,局部疼痛难忍,经用另一手协助扳动后,手指又能恢复活动。这种产生像扳机样的动作及弹响,也有称之为"扳机指"或"弹响指"(图 31 – 13 – 1①②③④)。

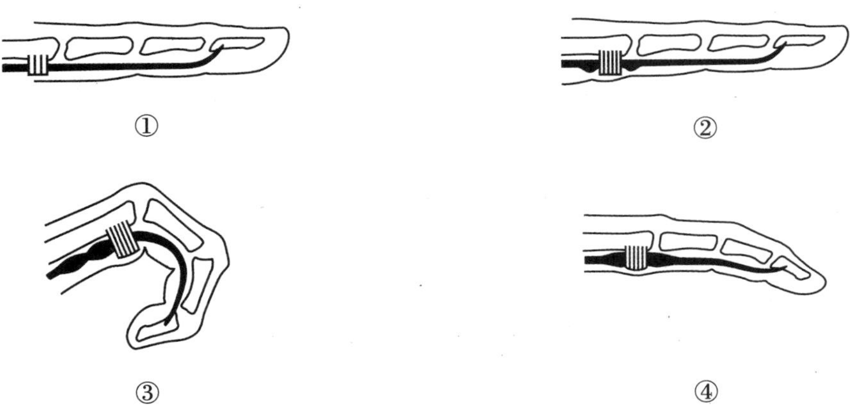

图 31 – 13 – 1①②③④ "弹响指"发生机制

3. **局部压痛和硬结** 按压患指的掌指关节屈面时,可产生压痛,并可触及腱鞘增厚部分形状如豌豆的硬结。

【治疗】

(1) 早期主要减轻手指的活动,使局部得到休息。

(2) 推拿及针灸有一定疗效。

(3) 经制动后疼痛无缓解时,可用氢化可的松、曲安奈德、泼尼松钠(泼尼松龙)作腱鞘内注入局部封闭,对缓解疼痛有较好疗效。

(4) 对病程较长、反复发作者,可采用小针刀腱鞘松解术。

(5) 如上述疗法仍无效,可考虑手术切除狭窄部分腱鞘,范围包括完整的腱鞘结节。解除肌腱挤压因素之后,一般都能达到根治的目的。

二、桡骨茎突狭窄性腱鞘炎

通常是由于腕部或拇指活动过度频繁,拇短伸肌和拇长展肌腱在桡骨茎突表面长期相互反复摩擦所致。该处肌腱与腱鞘之间出现无菌性炎症反应,局部渗出、水肿及纤维化。肌腱局部变粗,鞘管壁增厚,造成肌腱在腱鞘内的滑动受阻而引起临床症状。

【病因病理】

(1) 早期因肌腱滑动受限发生水肿,后期肌腱因长期受到挤压而变细,甚至有导致断裂可能。

(2) 局部腱鞘水肿肥厚,呈浆液状滑囊炎改变,部分可伴有钙质沉着。

(3) 腕部韧带组织可出现充血及细胞浸润的无菌性炎症反应。

(4) 可伴有桡骨茎突骨膜炎。

【临床表现】

（1）桡骨茎突部稍隆起、局部疼痛、压痛，有时可触及硬结节。活动腕部及拇指时疼痛加剧，可有向前臂及拇指放射痛。腕部及拇指活动受限，不能握提重物。

（2）握拳尺偏试验（Finkelstein 征）阳性。

【诊断】

（1）腕部桡侧及拇指疼痛无力。

（2）桡骨茎突处肿胀并压痛，拇指及腕部活动障碍。

（3）Finkelstein 征阳性。

（4）彩色 B 超检查可发现腱鞘水肿肥厚。

【治疗】

1. 早期制动　尽量避免手部活动，如拧毛巾、提物或洗衣等。必要时可用石膏固定 2～4 周。

2. 局部封闭　经制动处理后症状仍无改善者，可用氢化可的松或泼尼松龙加 1% 普鲁卡因 2ml 作局部鞘管内注射。药物应准确注入鞘管内，每周 1 次，连续 3 或 4 次为 1 个疗程。

3. 理疗　理疗或局部热敷。

4. 手术　可行手术切开狭窄部分的腱鞘或采用小针刀松解术，达到松解粘连，术后注意早期功能锻炼。

第三十二章　髋部损伤

第一节　股骨头骨折

单纯股骨头骨折比较少见，常是髋关节严重复合损伤的一部分。比较常见是股骨头骨折合并股骨颈骨折、髋臼骨折或髋关节脱位。

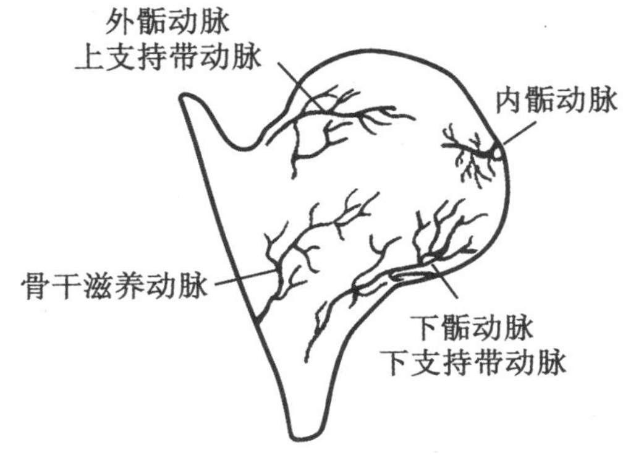

图 32-1-1　股骨头的血液供应

【应用解剖】

股骨头的血液供应来自旋股内动脉主干之终末支外骺动脉（上支持动脉），此动脉 2~6 小支由股骨头颈交界处之外上部进入股骨头，供给股骨头外侧 2/3~3/4 的血运；其次是旋股外动脉发出的下骺动脉（下支持动脉），此动脉有 1~2 小支在股骨头软骨内下缘处进入头部，供给股骨头内下 1/4~1/2 的血供；圆韧带动脉（内骺动脉）发自闭孔内动脉，供给股骨头凹窝部分，来自股骨上端的骨髓内动脉无独立分支到达头部。以上动脉在股骨头内形成互相吻合（图 32-1-1）。

【损伤机制】

造成股骨头骨折需要较强大暴力。如机动车碰撞冲击时，髋关节屈曲，股骨头碰撞髋臼后上方坚强的骨质，可引起股骨头及髋臼骨折。再如摔跌时髋关节处于屈曲内收位，膝部着地，外力沿股骨干传导至股骨头，在发生股骨头骨折的同时，可冲破后侧关节囊并向后脱位。如膝部直接着地时，股骨处于外展外旋位，股骨上端的杠杆作用，将股骨头向前撬出髋臼窝，并可发生股骨头及髋臼骨折。

【类型】

较常用是 Pipkin 分类法,可分为 4 型(图 32－1－2①②③④)。

Ⅰ型 圆韧带止点下内侧的骨折。

Ⅱ型 圆韧带止点上外侧的骨折。

Ⅲ型 Ⅰ型或Ⅱ型合并股骨颈骨折。

Ⅳ型 Ⅰ型或Ⅱ合并髋臼骨折。

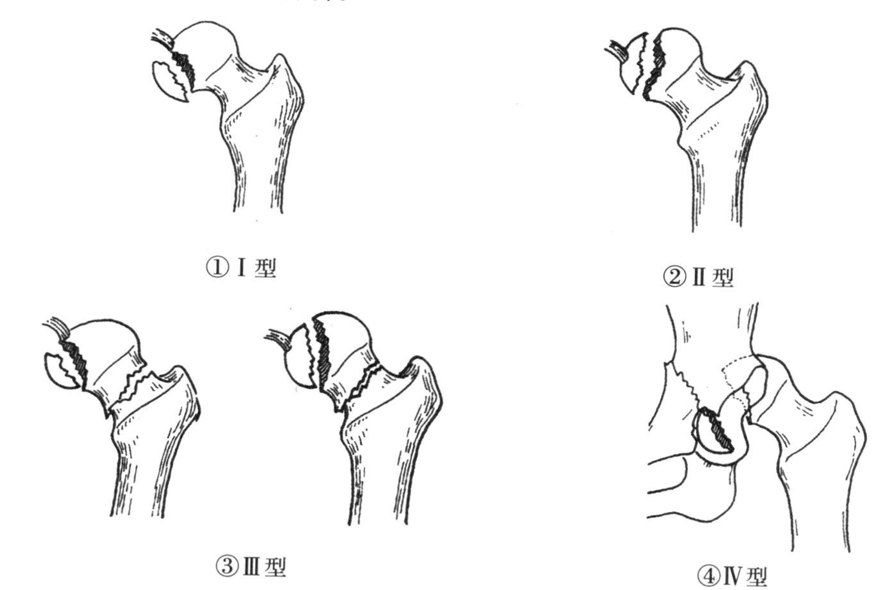

图 32－1－2①②③④ 股骨头骨折 Pipkin 分类法

【临床表现】

损伤后首先表现髋关节脱位征象,如弹性固定、疼痛、畸形及活动障碍等。

【诊断】

外伤暴力大和典型的受伤姿势有助诊断。所有髋关节脱位的患者,均应考虑到合并股骨头骨折可能。在进行股骨头进一步检查之前,应先整复髋关节脱位。复位后摄 X 线片,正位片可观察股骨头外形或发现颈部骨折;侧位片能较好显示股骨头和髋臼的前、后缘。对合并髋关节后脱位的股骨头前侧或后侧骨折或剪力骨折,则需通过 MRI 确诊,并排除关节间隙是否有骨块、卷曲的圆韧带或髋臼盂唇等。

【治疗】

(一)保守治疗

1. 不伴有髋关节脱位 骨折无明显移位或压缩,如圆韧带撕脱骨折或圆韧带下方小块剪力骨折,可作保守治疗处理。卧床休息 3 周后,伤肢不负重扶双拐下地。有学者认为长期牵引易导致关节软骨的缺血性坏死和关节僵硬。

2. 合并髋关节脱位的骨折 应先在充分麻醉下复位,并争取一次成功。如连续 2 次复位失败,应考虑手术治疗。

复位后摄 X 线片了解复位情况,CT 检查可更为明确骨折的位置、大小和对位情况。

（二）手术治疗

1. 手术指征

（1）手术复位失败。

（2）骨折块明显移位、塌陷、嵌入关节间隙，且合并脱位。

（3）合并神经损伤。

2. 手术方法　根据骨折块位置选择前外侧或后外侧入路。显露髋关节并使股骨头脱出髋臼，如骨折片较小，可予切除。较大的骨折片，应予复位并作螺丝钉固定。较大、较厚的骨折块可经股骨头的关节外部分逆行置入松质骨螺钉，注意螺纹需进入骨折块内（图 32－1－3）。如有困难则只能顺行钻入可吸收螺钉，并将螺钉头低于软骨面（图 32－1－4）。骨折部塌陷，应将其撬起，并以自体松质骨填充、衬垫。如骨折塌陷范围超过关节负重面一半，骨折粉碎程度无法固定或合并股骨颈骨折，应考虑行人工关节置。

术毕伤口应彻底清洗，避免骨碎片和软骨碎片遗留，留置负压引流 24 ~48 小时。

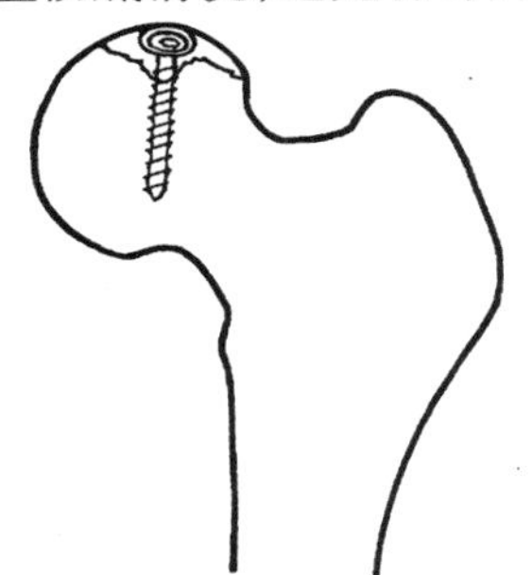

图 32－1－3　关节外逆行松质骨螺钉固定

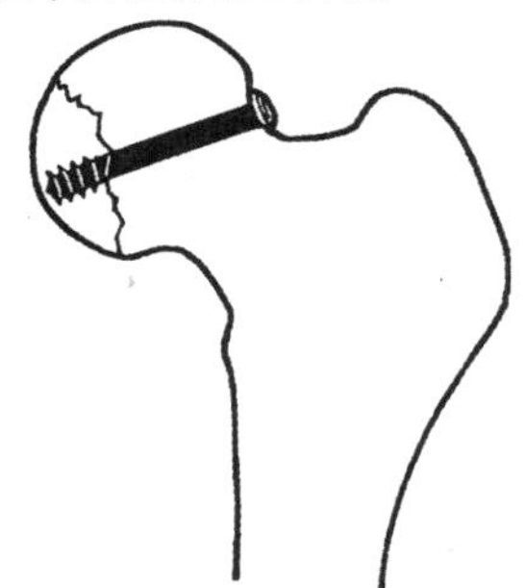

图 32－1－4　顺行可吸收螺钉固定

【并发症】

主要有股骨头或骨折块缺血性坏死以及继发性骨关节炎，可作相应对症处理。如导致明显疼痛和功能障碍，可考虑行人工关节置换术。

第二节　股骨颈骨折

股骨颈骨折指股骨头下至股骨颈基底部之间骨折。由于股骨颈只有外侧局部露于关节囊外，绝大多数骨折线都在关节囊内，故又称为股骨颈囊内骨折。1823 年，Astley Cooper 首次将它区别于髋部骨折。

股骨颈骨折为临床常见损伤，约占全身骨折 3.6%。患者平均年龄在 60 岁以上，随着平均寿命的延长，发病率有呈增高趋势。一般认为与老年人骨质疏松，自身平衡能力差，反应迟缓而容易跌伤有关。由于这类患者年老体弱，伤前大多患有心、肺、高血压或糖尿病等内科疾病，为治疗带来一定困难。资料统计，其病死率达 15% ~20%。

由于保守治疗效果欠佳，手术方法已被认为是首选的治疗方法。目前常用的有 AO 空心螺纹钉、加压螺纹钉、Knowels 钉、Richard 钉、多根斯氏针以及内固定加植骨等技术。但由于发病特殊群体和骨折部位特殊的功能解剖和血供特点，骨折不愈合率仍较一般骨折高,约占 15%。股骨头缺血性坏死发生率也达 20%～40%。为了避免内固定术后长期卧床的并发症和二次手术的创伤,有利于功能恢复,目前趋向于应用人工关节置换。

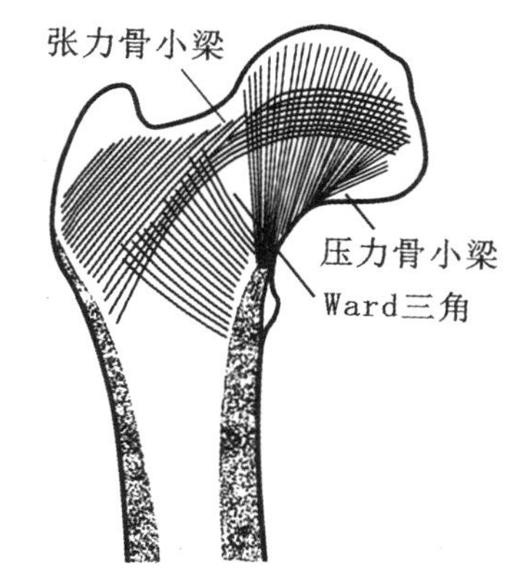

图 32－2－1 股骨上端骨梁结构特点

【应用解剖】

(一) 股骨上端骨结构特点(图 32－2－1)

从股骨颈冠状面可见两种排列不同的骨小梁系统。

1. 压力骨小梁 自股骨干上端内侧骨皮质,向股骨颈上侧呈放射状分布,止于股骨头外上 1/4 的软骨下方。

2. 张力骨小梁 起自股骨颈外侧皮质,沿股骨颈外侧上行与内侧的压力骨梁交叉,止于股骨头内下方 1/4 处软骨下方。

(1) Ward 氏三角区:指压力骨小梁和张力骨小梁在股骨颈交叉的中心区形成的三角形骨梁薄弱区域。在老年人骨质疏松时,该处为脂肪所填充,尤其脆弱。

(2) 股骨距:有称为“真性股骨颈”。指从股骨干后面粗线上端内侧的骨密质起,由大量骨小梁结合成致密的一片骨板结构。向上通过小粗隆部前方,向外扩展至大粗隆部,向上与股骨颈后方皮质融合,向内侧与股骨头后内方骨质融合,是干颈间主要的联接和支持力。

(3) 内固定物位置与固定强度的关系:大粗隆下方股骨干的皮质较薄,向下则逐渐增厚,故在治疗股骨颈骨折时,内固定物的位置与固定强度有密切关系。

1) 如内固定从大粗隆下方骨皮质较薄处进入,经 Ward 三角区作固定,就不能起到很好固定作用。

2) 如内固定物从大粗隆下方骨皮质较厚处进入,沿股骨干成 30°左右的方向,紧贴股骨距进入,此内固定物尾端嵌在较厚的骨皮质中,经过牢固致密的内侧骨小梁系统,并与髋关节负重力线相平行,所受剪力较小。

(二) 股骨头颈部的血供特点

1. 外骺动脉(上支持带动脉) 来自旋股内动脉主干的终末支,2～6 小支由股骨头颈交界处上部进入股骨头,供给股骨头外侧 2/3～3/4 血运。

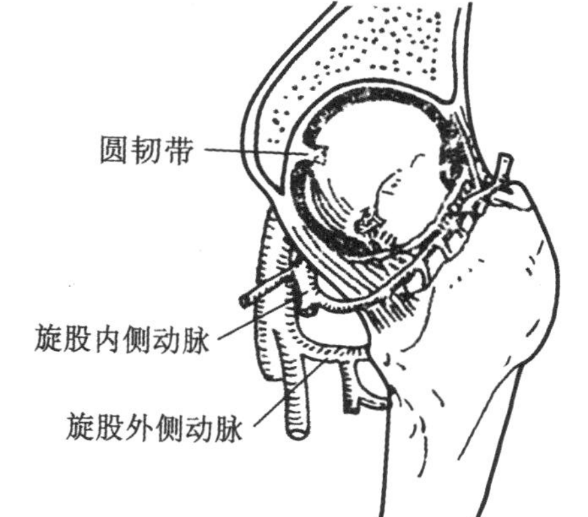

图 32－2－2 股骨头颈的血液供应

2. 下骺动脉(下支持动脉) 来自旋股外动脉,有 1 或 2 支在股骨头软骨内下缘处进入头部,供给股骨头内下 1/4～1/2 血运。

3. 圆韧带动脉(内骺动脉) 供给股骨凹窝部分。

4. 骨髓内动脉 来自股骨上端骨髓,无独立支到达头部。

以上各动脉在股骨头内互相吻合(图 32－2－2)。

据动物实验资料，股骨颈头下骨折后，血供减少83%；颈中骨折则减少52%。股骨头是否发生坏死，认为与残存血供及代偿能力有关。因而，股骨颈骨折早期处理中，骨牵引或内固定有利于残存扭曲或受压血管的恢复。

【损伤机制】

（一）老年人骨折

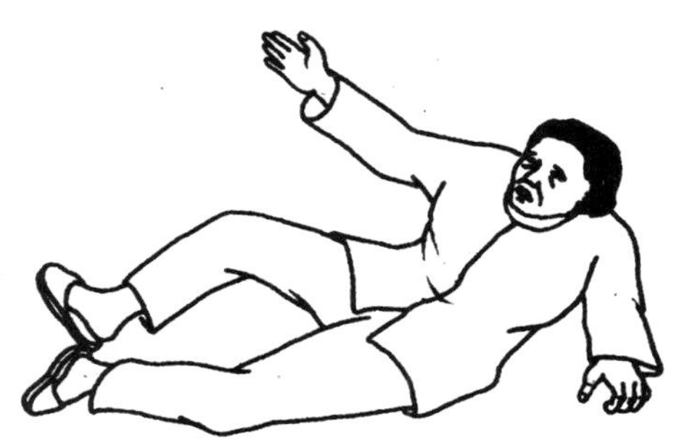

图32－2－3 老年人股骨颈骨折的受伤姿势

多数老年人常伴有骨质疏松，故有认为是在骨质疏松基础上的病理性骨折。老年人骨质疏松，尤其股骨颈部张力骨小梁数量减少甚至基本消失，最后压力骨小梁数目也减少，加之股骨颈上区滋养血管孔密布，均可削弱股骨颈生物力学结构强度，使股骨颈脆弱。另外髋部受到的应力为体重2～6倍，老年人髋骨肌群退化，肌肉平衡能力下降，反应迟钝，不能有效抵消髋部的损伤应力。因此，仅是平地滑倒，由床上跌下，下肢骤然扭转，甚至在无明显外伤的情况下都可发生骨折（图32－2－3）。

（二）青壮年骨折

青壮年股骨近端骨结构比较坚强，一般不存在骨质疏松，需较大能量暴力才能发生股骨颈骨折，一旦发生，骨折移位和血管损伤也较严重。

（三）疲劳骨折

指多次重复轻微的外伤，逐渐积累而发生的骨折。多见于青、壮年，如长途行军、长跑等。其特点是慢性过程，症状轻，X线表现骨折线与骨痂同时存在，容易被误诊为一般髋部损伤。

【类型】

股骨颈骨折的分类目的，主要是指导正确选择治疗方法及估计预后。

（一）按骨折移位程度分型

由Garden于1961年提出这一分型方法，可分为4型（图32－2－4）。

Ⅰ型 骨折为不完全性骨折，股骨头斜向后外，近折端保持一定血运，预后较好。

Ⅱ型 为完全骨折，无明显移位。股骨颈虽然完全断裂，但下缘皮质骨破坏较轻，故预后较好。

Ⅲ型 为完全骨折，并有部分移位。多见远折端向上移位或下角嵌插在近折端的断面内，形成股骨头向内旋转移位，颈干角变小，预后较差。

Ⅳ型 股骨颈骨折完全移位，骨折端完全分离。远折端多向后上移位，近折端可产生旋转移位，伴有关节囊及关节滑膜损伤，股骨头血运容易受到损伤，预后最差。

这种分类法临床应用最为广泛，并列入2009年卫生部6个病种治疗路径标准。Nieminen比较各种分类法，认为Garden法对估计预后较为合理。

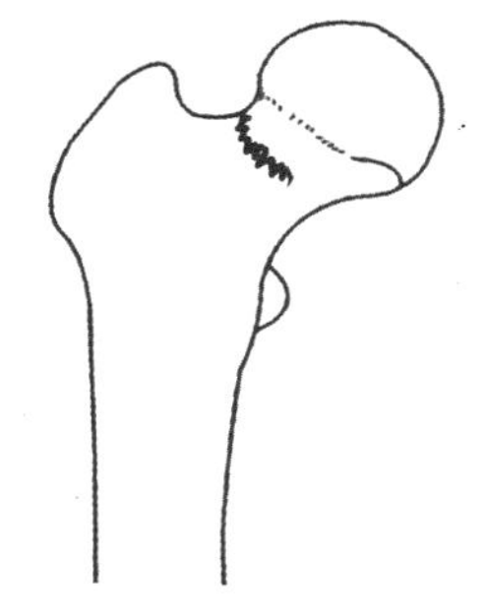

Ⅰ型　不完全性骨折

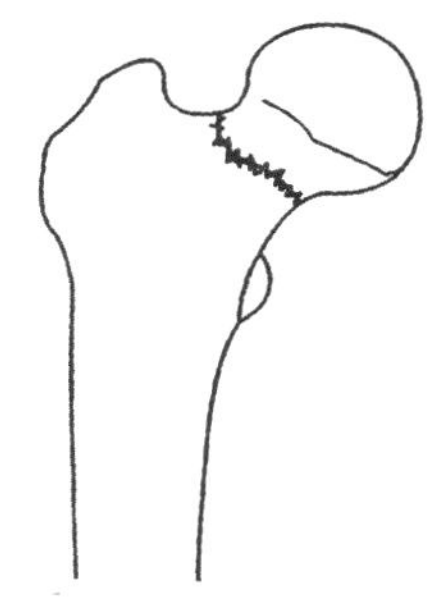

Ⅱ型　完全骨折无明显移

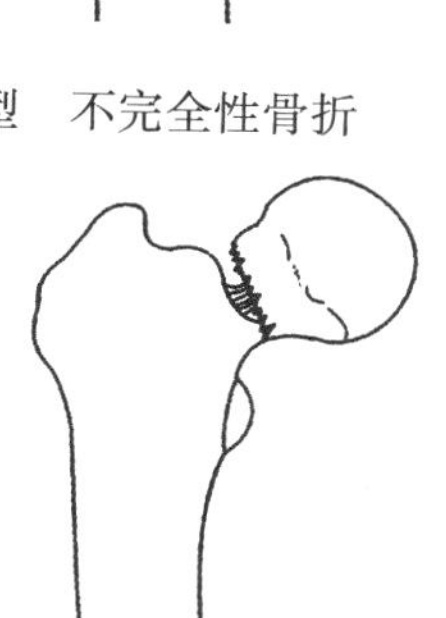

Ⅲ型　完全骨折有部分移位

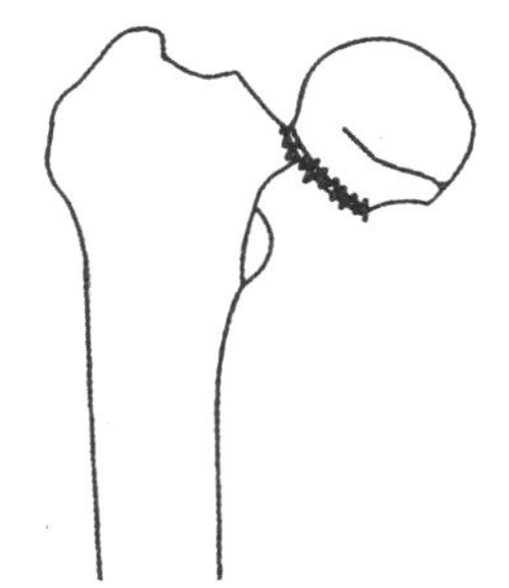

Ⅳ型　股骨颈骨折完全移位

图 32－2－4　股骨颈骨折 Genden 分型

（二）按骨折部位分型

是临床上较常用的分型方法(图 32－2－5)。

1. 头下型　骨折线位于股骨头颈的交界处。由于股骨头完全游离,可在髋臼和关节囊内旋转移动,股骨头的血供大部分已中断,即使小凹动脉存在,也仅能供应圆韧带凹周围股骨头的局部血运。此类骨折股骨头容易发生缺血坏死,骨折愈合也较为困难。

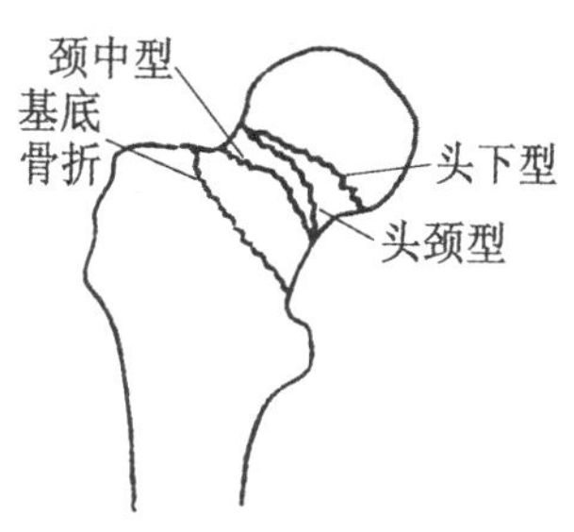

图 32－2－5　按骨折部位分型

2. 头颈型　骨折线由股骨头下斜向颈中部。常为外上斜向内下,远折端向上移位。骨折线与股骨纵轴线的交角很小,甚至消失。这类骨折剪力大,骨折不稳定,骨折移位和关节囊及滑膜损伤,导致股骨头血管的损伤,使骨折不易愈合且易造成股骨头缺血坏死。

3. 经颈型　此类型少见,尤其是老年人。骨折线通过股骨颈中段,骨折线较低,关节囊动脉的分支如旋股内动脉、骺外侧动脉、干骺端上及下侧动脉等通过滑膜进入股骨头,故骨折多能愈合,股骨头坏死率较低。

4. 基底型　骨折线位于股骨颈与大转子之间,有时难以与顺粗隆间骨折区别。由于骨折断端接触面长,两端血液循环均较好,骨折容易愈合,股骨头一般不发生坏死。

（三）按 X 线片骨折线倾斜度分型

Pauwel's 于 1935 年提出这一分型方法。主要根据骨折线的倾斜度评估剪应力的大小,依骨折线与股骨干垂直线所成的角度即 Linton's 角可分为外展型和内收型(图 32－2－6①②③)。

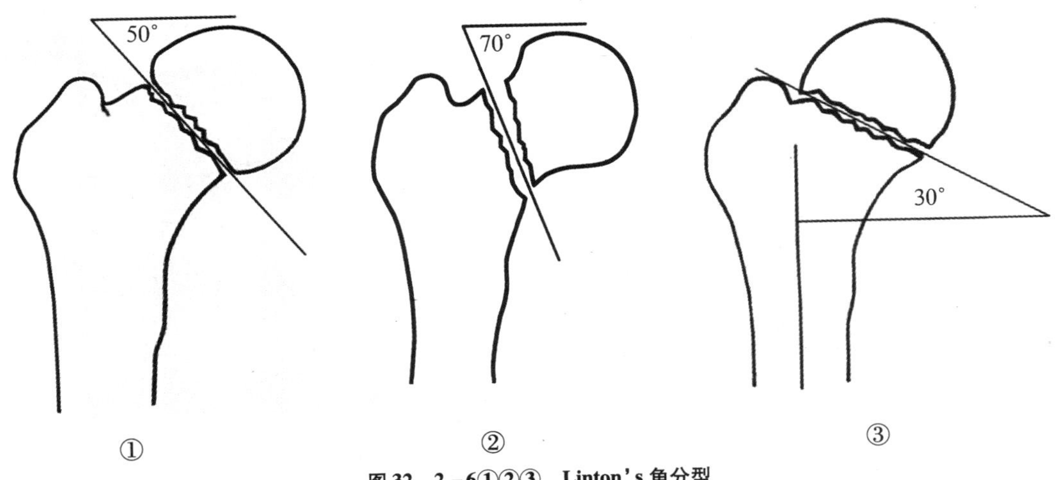

图 32－2－6①②③ Linton's 角分型

1. **外展型** 两骨折端呈外展关系，压力骨小梁向内成角，股骨头向外翻，外侧皮质有嵌插，颈干角增大，Pauwel's 角＜30°。这种骨折的剪力较小，同时由于髋周围肌肉的收缩力，对骨折端施以一定压力使其靠拢，骨折相对稳定。

2. **内收型** 骨折线的 Pauwel's 角＞30°而＜50°，有移位的完全骨折多数属于此型。多见股骨头呈内收，骨折远端向上移位。这种骨折端的剪力较大，多有明显移位，骨折不稳定。骨折远端因肌肉牵拉而上移，又因下肢重力外旋，造成关节囊破坏较严重，治疗效果较差。

3. **极不稳定型** Pauwel's 角＞50°。由于股骨颈骨折移位和股骨头旋转，准确的角度在复位前难以判断，而复位后的测量已失去指导治疗意义。

【临床表现】

（一）症状

老年人跌倒后，有髋部疼痛，不敢站立走路，应考虑有股骨颈骨折可能。儿童及青壮年骨折则多为较强大暴力所致。

（二）体征

患肢呈内收、外旋和短缩畸形，大粗隆上移。股三角区压痛，纵轴叩击痛，关节活动障碍。

【诊断】

一些无移位或嵌插骨折，伤后仍能行路，甚至骑单车和上楼梯，容易漏诊而使原来无移位稳定型骨折变为移位不稳定型骨折，最终导致骨折不愈合或股骨头坏死。因此，对怀疑病例应作 X 线片检查，并先制动处理。必要时伤后 2～3 周照片复查显示骨折线可确诊。

【治疗】

主要依据骨折部位、年龄以及骨折的稳定性选择适当的治疗方法。

（一）治疗原则

1. **新鲜无移位骨折** 不完全骨折或外展嵌插的稳定骨折，一般不需要特殊治疗。简单方法可卧床休息，皮肤或骨牵引 6～8 周，配合“丁”字形鞋（图 32－2－7），维持患肢于外展中立位，避免外旋。去除制动后可扶拐下床活动，仍需避免盘腿、侧卧及负重。以后1～2个月复查X线片，直至骨折愈合，股骨头无坏死改变始能弃拐负重行走，一般需4～6个月。

2．**新鲜有移位骨折** 股骨颈骨折中大部分是有移位的不稳定骨折，除了有手术禁忌证，复位内固定是治疗基本原则。

图32－2－7 “丁”字形鞋

（二）牵引复位

1．牵引逐渐复位法

（1）操作步骤：患肢作胫骨结节牵引，重量4～8kg。牵引方向应与股骨头移位的方向一致，即股骨头内收，则作内收位牵引；股骨头外展，则作外展位牵引；股骨头中立位，则作中立位牵引。2～3日后复查X线片，如骨折远端已牵下，即将内收位牵引改为中立位或外展位，并内旋以纠正骨折的向前成角。如骨折远端尚未牵下，则需调整牵引角度及调整牵引重量，直至达到满意复位为止，一般在1周内完成，然后行内固定手术。

（2）限制：①推迟手术时间。②使关节内压力增高，增加股骨头缺血性坏死可能。③牵引过程可能出现并发症。

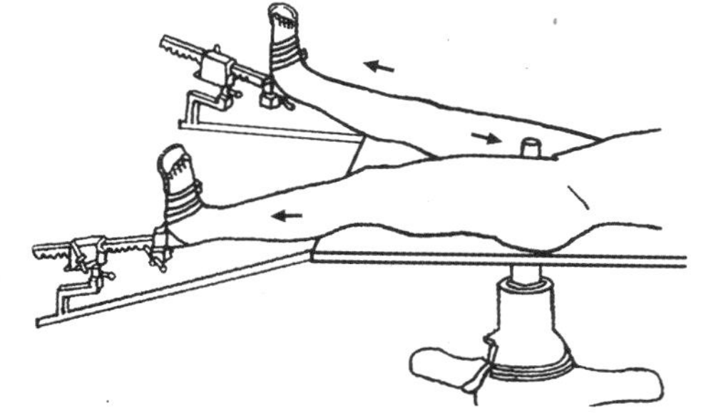

图32－2－8 Mc Elvenng快速牵引法牵引法

2．Mc Elvenng法 是一种快速牵引法。患者仰卧于牵引台，保持骨盆两侧对称，双足固定于牵引架上，将木棒顶住会阴部，双下肢伸直、对称外展30°。X线透视下，施行牵引至双下肢等长，双侧下肢内旋20°，然后患肢内收至中立位或稍外展，最后叩击大粗隆部使骨折端嵌紧（图32－2－8）。多数骨折可用这种方法达到满意复位，是首选的复位方法。

（三）手法复位

麻醉下，患者仰卧，助手按住两侧髂嵴，术者站于患侧，用肘弯套住患肢腘窝部，另手握患肢踝部，屈髋屈膝90°，向上拔伸牵引。牵引方向应根据股骨头方向再伸髋130°，内旋患肢，最后适当外展并伸直患肢（图32－2－9①②③④）。

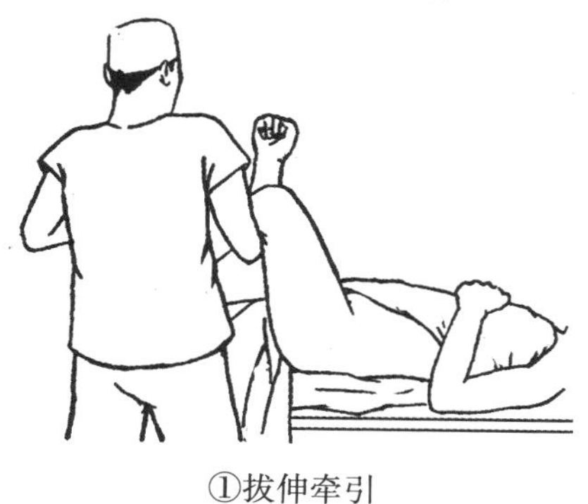

①拔伸牵引

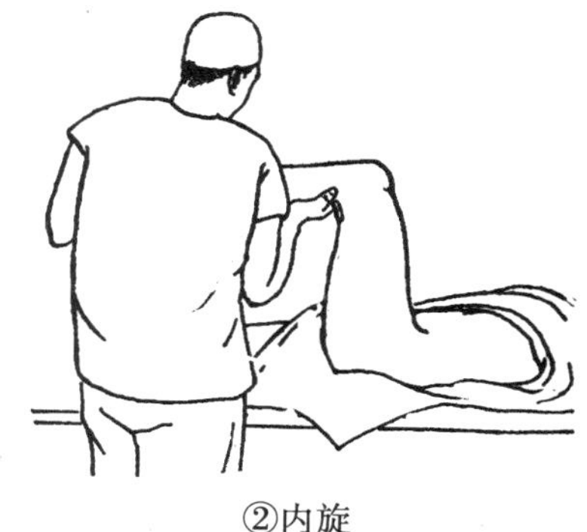

②内旋

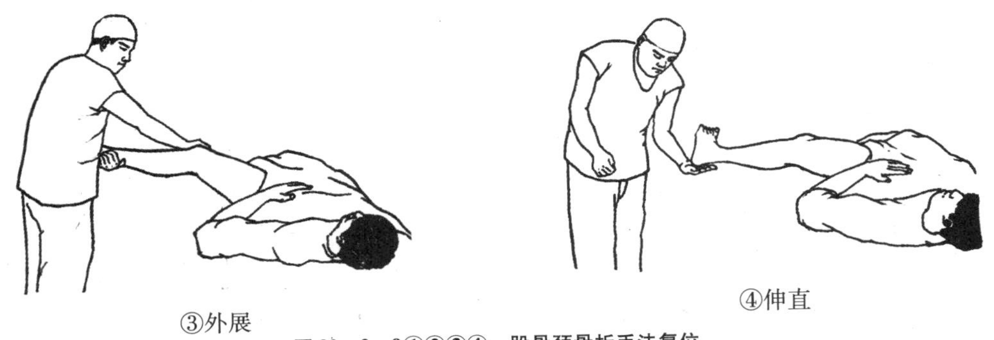

③外展　　④伸直

图 32－2－9①②③④　股骨颈骨折手法复位

反复采用以上手法仍不能复位,应考虑骨折端有关节囊或骨碎片阻碍复位。整复后 X 线透视正位片对位好,侧位片有前后移位或向前成角时可作以下处理(图 32－2－10①②)。

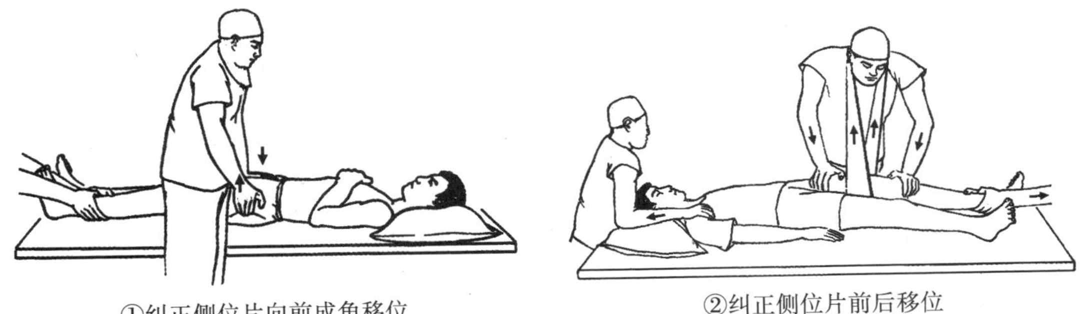

①纠正侧位片向前成角移位　　②纠正侧位片前后移位

图 32－2－10①②　纠正侧位片前后或向前成角移位

1. **纠正前后移位**　助手固定骨盆,另一助手向下牵引患肢,并稍外旋。术者用一宽布带绕过自己颈上和患肢大腿根部。按压股骨头和股骨下端,同时挺腰伸颈,利用杠杆作用纠正前后移位,然后再内旋患肢。

2. **纠正向前成角**　一助手向下牵引患肢,术者一手用力按压股骨颈前方,另一手扣住大粗隆部后侧,向前端提,两手同时用力,助手在牵引下将患肢强力内旋,向前成角即可纠正。

(四) 复位标准

多采用 Garden 对线指数判断复位标准。根据 X 线正侧位片,将复位结果分为 4 级(图 32－2－11①②)。

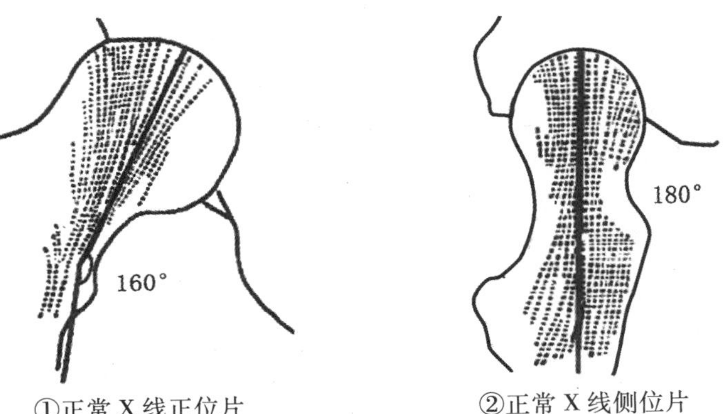

①正常 X 线正位片　　②正常 X 线侧位片

图 32－2－11①②　Garden 对线指数判断复位标准

Ⅰ级复位　正位160°，侧位180°。

Ⅱ级复位　正位155°，侧位180°。

Ⅲ级复位　正位＜150°，或侧位＞180°。

Ⅳ级复位　正位150°，侧位＞180°。

根据Garden复位标准达Ⅰ或Ⅱ级者，股骨头塌陷发生率为66%；Ⅲ级者为65.4%；Ⅳ级者100%发生股骨头塌陷。

（五）内固定

1. **闭合空心松质骨螺钉固定**　适用于年轻、松质骨密度较高患者。其优点是采用多钉式平行拧入或交叉置入方式，使骨折端得到均匀加压并紧密贴合，有利于骨愈合。注意钉的螺纹需进入股骨头内，才能起到加压效果。这种方法固定作用稳定、抗扭、抗弯强度及骨折面加压作用和控制股骨头轴向旋转效果均较好，是目前常用的内固定方法（图32－2－12①②③）。

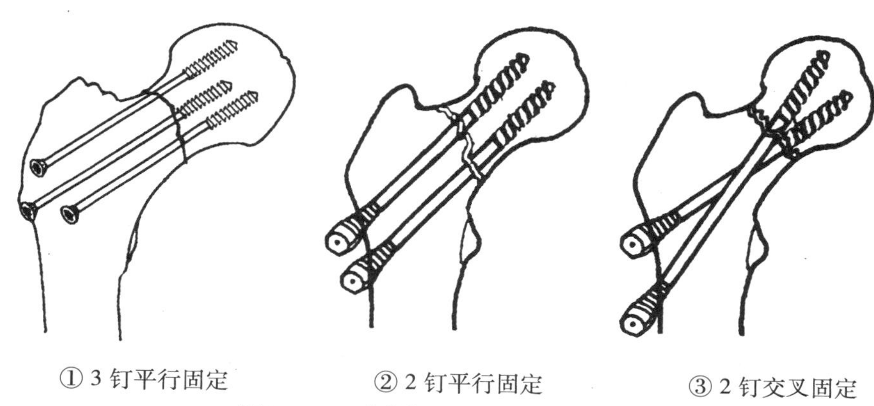

①3钉平行固定　②2钉平行固定　③2钉交叉固定

图32－2－12①②③　空心松质骨螺钉固定

2. **普通松质骨拉力螺钉固定**　在不具备空心松质骨螺钉的情况下，也可在X线透视或照片下，应用实心松质骨螺钉固定。

3. **多针固定**　根据胥少汀的经验总结，在X线透视下，采用4根直径3.5mm的斯氏针，在不同角度和平面固定股骨颈骨折的方法，适应于各个年龄组和各种类型的股骨颈骨折。其优点是：操作简单，抗旋转剪切力强，生物相容性好，损伤感染率低。尤其对青少年骨折，使用直径2mm的克氏针固定，几乎不会造成对骨骺的二次损伤。不少人认为多针内固定比其他任何形式的内固定坚强。

胥少汀等设计的多根内固定针的穿针方法可分为两组，其中1、2针经压力骨梁和股骨距；3、4针经张力骨梁和股骨头，针尾埋于阔筋膜下（图32－2－13①②）。

术后处理：术后患足穿防旋鞋。第2日开始屈髋活动，2周后扶拐下地，允许患肢外展位和足内侧缘部负重。按以上标准固定，骨愈合率达92%，但固定针位置欠佳，则易发生退针及骨不愈合。

4. **单针或多针固定加植骨**　适用于50岁以下，尤其青壮年的股骨颈头下型或头颈不稳定骨折，术前复位不满意者，骨折不易愈合并有股骨头坏死可能。可采用切开复位多根针或加压钉固定，同时行股骨颈植骨术。植骨方法可采用带血管带骨瓣或带肌蒂骨瓣，常用有

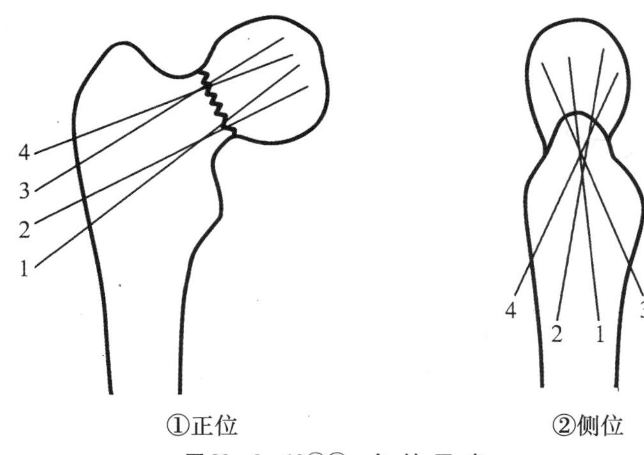

①正位　　②侧位

图 32－2－13①② 多 针 固 定

切取 1.5cm×6cm 股方肌骨瓣或带旋髂血管的髂骨瓣移植(图 32－2－14①②③)。1967 年 Meyers 首先应用股方肌骨瓣植骨治疗股骨颈骨折合并颈后侧粉碎塌陷,同时用松质骨填充塌陷缺损,使新鲜股骨颈骨折的治愈率提高至 97%。

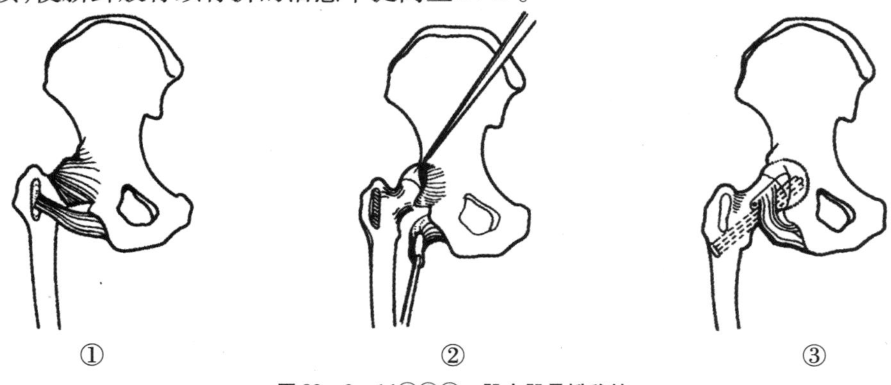

①　　②　　③

图 32－2－14①②③ 股方股骨瓣移植

5. 动力髋螺钉(DHS)固定　也称 Richards 钉固定(图 32－2－15①②)。其特点是通过侧钢板与股骨颈内拉力螺钉的滑动加压作用,使股骨头颈段与股骨干固定为一体,有效防止髋内翻。适用于股骨颈基底部骨折及严重的粉碎骨折,骨质疏松及外侧皮质粉碎的骨折。为增强稳定性和防止旋转,可在动力髋螺钉的近端加用一枚螺丝钉,使用 TSP 钢板固定(图 32－2－16)。

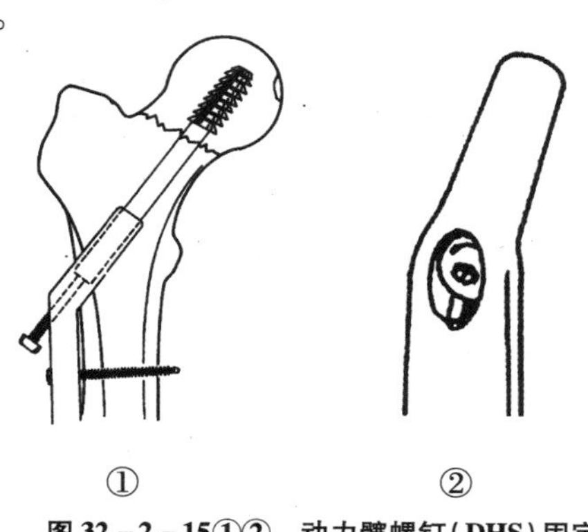

①　　②

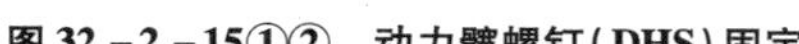

图 32－2－15①② 动力髋螺钉(DHS)固定

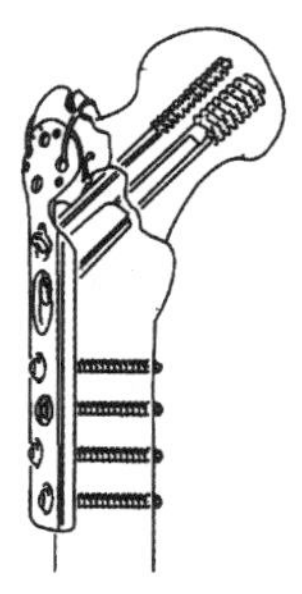

图 32－2－16 TSP 钢板固定

术后处理:根据对 Richards 钉内固定的研究表明,骨折固定后,大部分负荷由 Richards 钉承担,而骨折部位承受负荷很小。合格的内固定应能容许患者早期活动,包括在床上坐起及扶拐下地活动,一般术后 1 ~2 周可扶拐下地,如患肢负重时无疼痛,则可逐步扶拐练习行走,直至骨愈合。

术后随诊:术后摄 X 线片证实内固定效果,然后每 2 ~3 个月复查摄片。一般愈合时间 4 ~6 个月,骨折愈合后仍需坚持随诊,每 6 ~12 个月复查 1 次,直至术后 5 年,以便早期发现股骨头缺血性坏死。

(五) 人工关节置换

人工关节置换治疗老年性股骨颈骨折有上升趋势,尤其是有移位的头下型骨折。

1. 适应证 65 岁以上,因下列某种疾病,导致有明显疼痛、功能障碍以及影响生活质量者。

(1) 有移位的老年性头下型或 Garden Ⅲ、Ⅳ型骨折。

(2) 股骨颈骨折术后数周,骨折不能得到满意复位或内固定丧失。

(3) 无法保持配合内固定治疗。

(4) 包括原发与继发原因的晚期骨关节炎。

(5) 伴有股骨头完全脱位的股骨颈骨折。

(6) 股骨颈骨折不愈合。

(7) 股骨头缺血性坏死 Fieat Ⅲ、Ⅳ期。

(8) 髋臼或股骨近端肿瘤。

(9) 类风湿关节炎或强直性脊柱炎。

(10) 结核性或化脓性髋关节炎静止期。

(11) 先天性髋关节脱位或髋臼发育不良。

(12) 髋关节非功能位强直或髋关节融合术失败。

2. 禁忌证

(1) 绝对禁忌证

1) 有严重伴发疾病,全身情况差,不能耐受手术。

2) 髋关节结核或化脓性感染,无明确随访资料证实病变静止状态 1 年以上。

3) 存在髋关节或其他部位活动性感染。

(2) 相对禁忌证

1) 65 岁以下。

2) 全身或局部严重骨质疏松。

3) 髋外展肌力丧失或不足。

4) 神经营养性关节病(Charcot 关节病)、帕金森病、脑瘫、智力障碍等。

5) 股骨上段髓腔硬化性疾病,骨干严重畸形。

【并发症】

(一) 股骨颈骨折术后不愈合

股骨颈骨折愈合时间较慢,平均为 5 ~6 个月,因此判断愈合与否不得少于 1 年。有移位的股骨颈骨折,不愈合发生率 20% ~30%。

1. 影响骨折愈合因素

（1）年龄：多数学者认为，高龄是影响骨折愈合的一个因素，国外资料75岁以上不愈合率为32%～41%；75岁以下为18%。

（2）骨折错位程度：骨折错位程度是影响骨折愈合的重要因素，资料显示内收型或外展型骨折，轻度错位愈合率为96%；中度错位为85%；严重错位为59%。

（3）骨折部位：除股骨颈基底部骨折外，均认为属囊内骨折。骨折部位对愈合无明显影响，但高位骨折的股骨头坏死率较高。有学者认为，骨折线的倾斜度对于Paunwel's角和Linton's角测量作为单独因素判断骨折愈合的根据不足，骨折倾斜度对骨折愈合无明显临床意义。

（4）骨折部位缺损：粉碎骨折及缺损多发生在股骨颈后侧，复位前X线片不易发现，复位后的侧位片可见典型的蛇形骨片。根据对颈后骨折缺损的发生机制及临床研究结果，确认后侧骨缺损影响内固定坚固性，是影响骨折愈合的一个重要因素。在GardenⅢ、Ⅳ型骨折中，轻度粉碎的不愈合率为5%；中度粉碎为21%；严重粉碎为75%。

（5）骨折复位程度：准确复位是内固定效果的前提，也是提高骨折愈合的重要条件。复位不良的不愈合率为55%；而复位满意的不愈合率为35%。

（6）内固定类型：资料报道，多钉类固定的不愈合率在15%以下，采用其他固定方法的不愈合率为20%～30%。

（7）开始负重时间：确定负重时间仍存在分歧，20世纪60年代以前主张晚期负重为主，1968年Garden报道了内固定术后随访3年的临床总结，认为早期负重不增加内固定效果及骨折愈合率。

2. 临床表现与诊断

（1）症状：患肢短缩无力，不敢负重，旋转受限，髋部疼痛不严重。

（2）X线征：骨折线清晰可见，骨折端囊性改变，股骨颈吸收变短，以致内固定物退出，股骨头逐渐移位，股骨颈内倾角增加，颈干角变小。

3. 治疗

（1）骨折超过3周为陈旧性骨折。股骨颈无明显吸收及短缩者，可按新鲜骨折处理，作牵引复位后，行内固定加植骨术。

（2）对年龄较轻，股骨颈有吸收，但无明显短缩或内固定后不愈合者，可行多钉内固定加植骨术。

（3）经治疗无效的陈旧性股骨颈骨折，应考虑行人工关节置换术。

（4）此外还有股骨颈“U”型截骨、头颈嵌插等多种截骨术，目前已较少使用。

（二）股骨颈骨折术后股骨头缺血性坏死

股骨头缺血性坏死是股骨颈骨折常见并发症，迄今治疗效果无明显进展，成为股骨颈骨折治疗预后的主要问题。

1. 病因病理

（1）发生率：关于股骨颈骨折后股骨头坏死的发生率，因为与年龄、骨折类型、诊断标准、治疗方法、随诊例数和年限有关，故各人报道结果差异较大。据胥少汀报道，收集文献3000余例。发生率约为23%。其中在无移位骨折为10%～20%，移位骨折为15%～35%。在GardenⅠ型骨折为16%，Ⅲ、Ⅳ型为27%。

（2）发生时间：股骨颈骨折术后，发生股骨头坏死的诊断依据主要是X线表现。发生时间最早为伤后6周，最晚为伤后17年，其中80%～90%发生于伤后3年以内。文献报道，发生于1年以内占19.6%；2年以内占39.2%；3年以内占23.5%；4年以内占8%，即98%发生在5年以内。因此，股骨头坏死随访观察时间，应在伤后2～3年严密观察，并须随访至伤后5年。

（3）其他因素

1）年龄：儿童和青壮年股骨颈骨折后股骨头缺血性坏死率比老年人发生率高，约为40%。儿童和青壮年发生股骨颈骨折，常因较强能量暴力所致，骨折的错位和血管损伤均较严重，是造成股骨头坏死的重要原因。儿童和青壮年股骨颈骨折复位内固定较老年人困难，骨折端较难嵌插，且易分离，因而影响股骨头血运。儿童期髋软骨板形成的血运屏障，加上圆韧带动脉供血不足，缺乏交通支，降低了损伤后血运的代偿能力。

2）骨折部位：骨折部位越高，错位越严重，股骨头缺血坏死发生率就越高。

3）复位质量：复位质量与骨折愈合有关，也与股骨头缺血性坏死的发生关系密切。其中股骨头发生旋转是重要原因。判断方法可以Garden氏的对线指数为标准。据报道，对线指数正常者无发生股骨缺血性坏死。正、侧位X线片角度均在155°～180°者，股骨头缺血性坏死率几乎为100%。

4）内固定方法：股骨颈骨折各种内固定方法对股骨头缺血性坏死的影响，至今尚无统一结论。一般认为多针内固定比其他固定方法所发生的股骨头缺血性坏死率低。

2. 病理表现（图32-2-17）

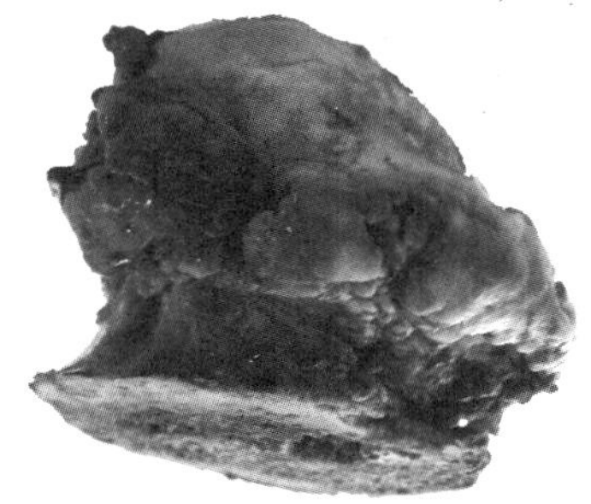

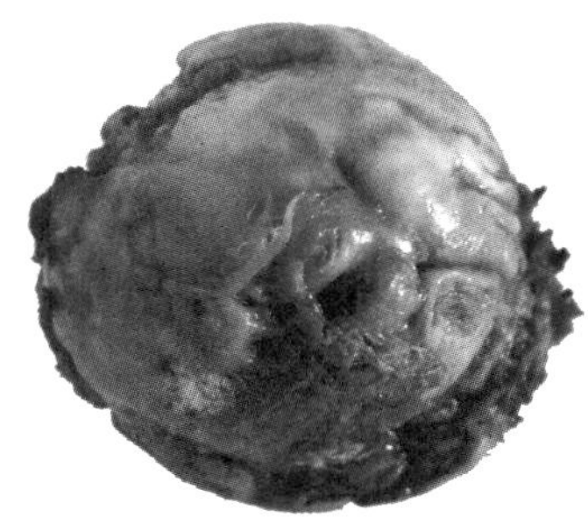

图32-2-17 股骨头缺血性坏死病理改变

（1）坏死期：股骨头发生缺血12～24小时，除软骨外，股骨头缺血范围内骨细胞均死亡；1～2日后，骨髓细胞、毛细血管内皮细胞及骨细胞相继发生萎缩、变形或溶解，陷窝内空虚，4日后约60%骨细胞陷窝空虚。

（2）恢复期：伤后2周开始，修复与坏死过程交错进行。最早表现是骨梁之间的原始间叶细胞和毛细血管的增生并逐渐扩展，8～12周可扩大至大部分坏死区，在坏死骨表面分化为成骨细胞，经过漫长的“爬行替代”合成新骨。

关节软骨受到致密骨修复组织的直接侵犯和滑膜反应所产生的血管翳样物由边缘向中心侵犯，逐渐破坏关节软骨。髋臼软骨的变化，主要继发于股骨头形态和机械性能改变所引起的力学和应力改变所致，与血管侵入无关。

（3）塌陷期：是在“爬行替代”过程中，新生血管已长入，尚未骨化之前，形成的一个软化区，在受到髋臼压力时发生塌陷，在整个修复过程中均可发生。临床上，青壮年的股骨头坏死塌陷比老年人多见，如果股骨头没有修复活动，则无塌陷现象出现。

3. **临床表现与诊断** 早期可无明显症状。

（1）疼痛：骨折愈合后，逐渐出现间歇或持续性髋痛，行走活动加重，可向腹股沟、臀后侧或外侧及膝内侧放射。

（2）活动障碍：早期出现外展及内、外旋活动明显受限，例如不能盘腿和骑单车。

（3）跛行：早期为间歇性跛行，继而呈进行性缩短性跛行。儿童由于髋痛及股骨头塌陷或晚期发生髋关节半脱位，症状更为明显。

（4）体征：早期有腹股沟区及内收肌起点髋关节伸直及屈曲 90°位障碍，髋内旋受限。"4"字试验阳性、托马（Thomas）征阳性、艾利期（Allis）征阳性、托化德兰堡（Trende Lenbury）试验阳性。晚期患肢可短缩、肌肉萎缩，甚至髋关节半脱位，髋外展、外旋均障碍，纵向叩痛可阳性。

（5）X 线表现：结合临床与 X 线表现，Marous 将本病分为 6 期（图 32 –2 –18①②）。

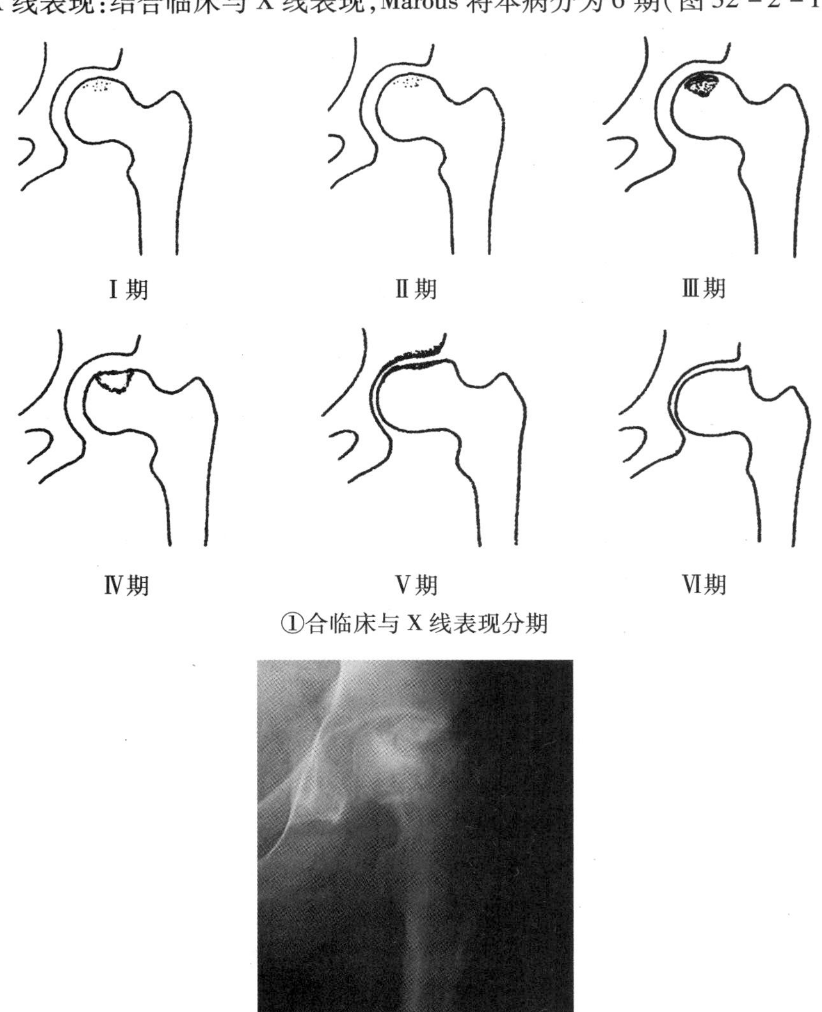

①合临床与 X 线表现分期

②Ⅵ期股骨头缺血性坏死 X 线征

图 32 –2 –18①②　股骨头缺血性坏死临床与 X 线表现

Ⅰ期：髋部无症状，X线表现有轻度点状密度增高。

Ⅱ期：症状无或轻，X线表现密度增高，头无塌陷。

Ⅲ期：症状轻微，有软骨下“扇形骨折”少数有“新月征”（Gresent sign）。

Ⅳ期：有髋痛，跛行及功能障碍。X线表现股骨头扁平或死骨区塌陷。

Ⅴ期：髋痛明显，X线表现死骨破裂，关节间隙狭窄，骨质密度更加硬化。

Ⅵ期：髋痛严重，X线表现股骨头肥大变形、半脱位、髋臼不光滑或硬化增生等。

4. 治疗 关键是早期诊断，早期处理。在骨折愈合后出现髋痛及X线征改变，即应考虑到股骨头缺血性坏死的诊断，并在股骨头塌陷前进行治疗。坏死的股骨头一旦发生塌陷，无论哪种治疗方法，都难以恢复髋关节的功能。根据股骨头塌陷的程度和年龄，采用限制负重、中西药物、电磁刺激、体外震波及高压氧等治疗。符合人工关节置换术适应证者，效果较好。

（1）保守治疗：长期用双拐，不负重，期望股骨头修复及防止股骨头塌陷。但发生缺血坏死的股骨头，即使不负重，在髋部肌肉的压力下，仍可致股骨头塌陷，失去手术时机。

1）药物治疗：降脂药、抗凝药、扩血管药等对症治疗。

2）中医治疗：包括温补法、温通法、活血化瘀、补肾壮骨、渗湿化痰、通气行痹。

（2）手术治疗：在股骨头发生塌陷之前，果断采取手术治疗，有利于股骨头坏死的修复。

1）钻孔术：最好在X线透视下用4mm直径空心环锯，钻入股骨头坏死区，达到坏死区域减压和使血运进入，同时作病理检查。也可在粗隆部用长钻头向股骨头内钻多个孔道。

2）血管束植入术：20世纪60年代有研究用血管移植促进骨生长和修复，但因发现无静脉回流，效果不佳。且未能证实植入血管仍供血存在，故未得到推广。

3）带股方肌蒂骨瓣植骨：Meyers1967开始用于治疗股骨颈骨折，骨愈合率达90%以上，经观察股骨头缺血性坏死发生率也有所降低，故用于治疗早期股骨头缺血性坏死，可取得较好效果。

4）游离植骨术：由大粗隆下向股骨头内坏死区打通隧道，取2条胫骨或髂骨条植入。有文献报道，治疗成功率达80%左右。

5）吻合血管的骨瓣移植术：包括带血管蒂游离腓骨移植、带旋髂深血管髂骨瓣移植、带血管蒂大转子骨瓣移植、带旋髂深血管蒂髂骨膜移植。资料报道，40岁以下者成功率达80%以上；40～50岁者成功率为57%；50岁以上者为50%。

6）全髋置换术：符合人工关节置换术适应证者，效果较好（图32－2－19①②③）。

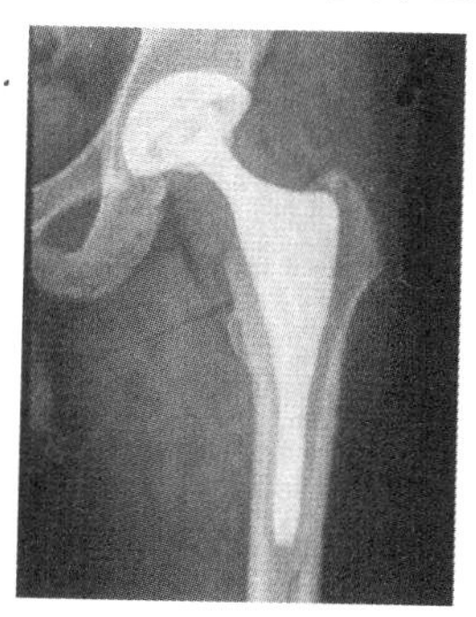
正位

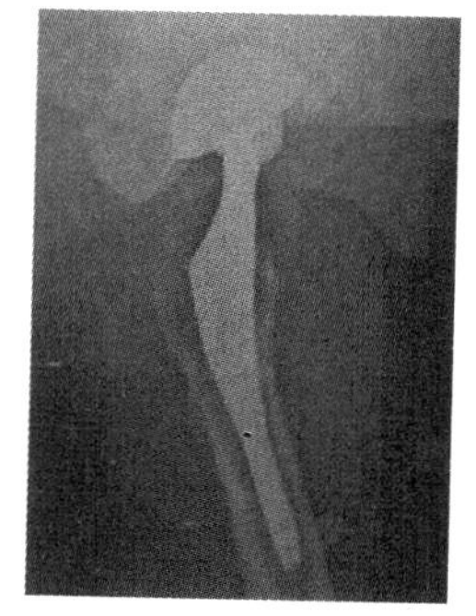
侧位

①陶瓷头生物型全髋置换术

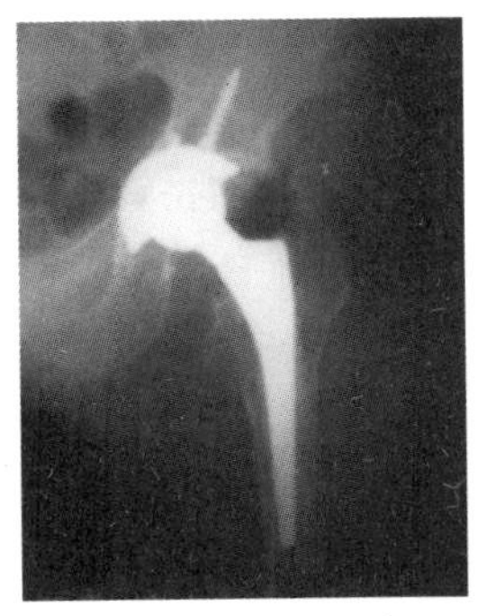

②生物型全髋置换术

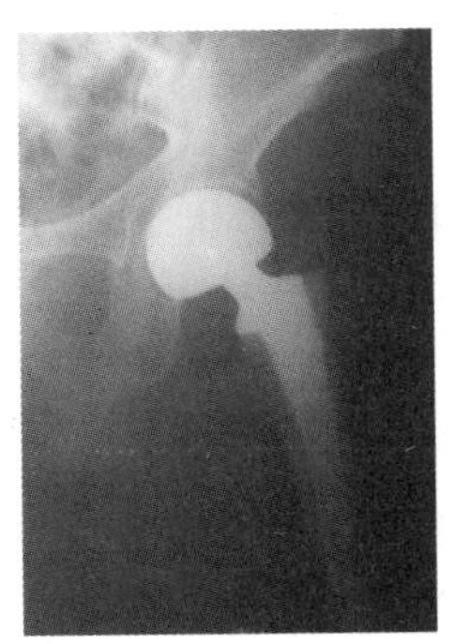

③骨水泥型全髋

图 32－2－19①②③　全髋置换术

7）表面关节置换术：运用在年轻患者不伴或伴有髋臼软骨的轻度退变，表现为新月征或股骨头塌陷；年轻患者坏死范围大而没有股骨头塌陷（图 32－2－20）。

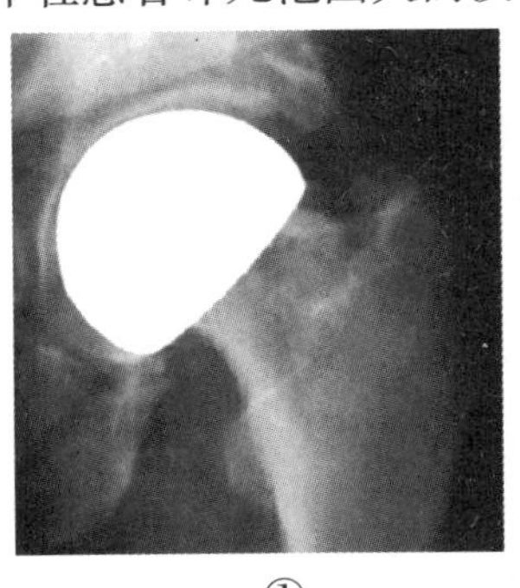

①　②

图 32－2－20①②　人工表面关节置换术

优点：有效解除患者疼痛；最大限度地恢复关节的功能；去除受损的软骨面；股骨头、颈骨量得以最大限量保存；不影响以后的全髋关节置换手术。

限制：表面人工关节假体寿命有限，缺乏长期随访资料。

第三节　儿童股骨颈骨折

儿童股骨颈的血供主要来自髓内动脉，股骨颈骨折移位使来自干骺端的血供中断，颈与头骺之间为骺板，无血运交通，因而骨折远端的股骨颈缺血、股骨头坏死发生率可达 40% 以上。疗效多不满意，容易发生髋内翻和骨骺早期闭合等并发症。

【损伤机制】

儿童股骨颈骨折，多需较大暴力所致。发生骨折后移位多较严重，复位较困难，血供损伤也较明显。

【治疗】

（一）保守治疗

对无移位外展型嵌入骨折，可作双髋“人”字石膏或支具固定 12 周，也可行股骨下移骨牵引4周。但由于儿童配合治疗难度大，骨折位置难以维持，故多数人主张内固定，以减少骨折移位和发生骨折不愈合或畸形愈合。

（二）手术治疗

对有移位儿童股骨颈骨折应行内固定。在X线监视下作骨折闭合复位，力求达到解剖复位。

1. **经皮克氏针内固定**　是首选治疗方法。对无移位骨折，患肢置于外展15°，内旋10°~15°。于股骨大粗隆下，经皮斜向上经过股骨颈骨折线向股骨头方向穿入3或4枚直径2mm克氏针，针尾包埋于皮下。术后髋人字石膏或支具固定12周。

2. **空心螺纹钉内固定**　X线透视下复位后，用2枚空心螺纹钉固定。优点是手术时间短，损伤小。术后卧床2~3周。

3. **腓骨骨栓移植固定**　优点是植入腓骨与股骨颈融为一体，内固定坚强；无金属内固定物不良反应。限制是需切取腓骨，手术较复杂。儿童切取腓骨后，远期有发生距小腿关节不稳定可能。术后髋“人”字石膏或支具固定3周。

4. **可吸收拉力螺钉内固定**　优点是手术较简便，避免金属内固定物引起应力遮挡及骨质疏松，内固定后骨折端微小活动有利骨愈合及不会造成距小腿关节不稳定。限制是内固定强度丧失较快，造成有些内固定失败，影响骨折愈合。术后髋“人”字石膏或支具固定3周。

第四节　小儿股骨头缺血性坏死

小儿股骨头缺血性坏死，又称股骨头骨骺骨软骨病（Legg - Calve - Perths病），是最常见的骨软骨病。

【病因病理】

本病好发于4~12岁的儿童，其中以4~9岁发病率最高。男性为女性的4~5倍，大多为单侧性，双侧发病率约为15%，可能与家族史有关。

（一）发病原因

尚无确切的说法，现今大多数学者认为发病与外伤有关。Tructa指出，儿童4~9岁时，经过骨骺板的血运差不多完全消失，此时圆韧带的血运又未穿至整个股骨头的深部，故整个股骨头骨骺的血运。完全靠旋股内侧动脉的外骺支及旋股外侧动脉前骺支的少量血供给。Tucker用注射的方法，显示股骨头血运在后半部较前半部多，其缺血性坏死常常仅涉及头的前半部，很少使整个股骨头坏死。Legg及Caffey等均认为外伤是造成此病的主要原因。

（二）病理改变

股骨头缺血性坏死在病理上可分为4期，这种病理分期与X线诊断相吻合。

1. **缺血坏死早期**　股骨头缺血性坏死的早期病理改变以骨质坏死为主，此期骨化核停止生长，X线片上显示股骨头骨骺完整，较健侧小。由于骨质废用性萎缩，在干骺端出现骨质疏松，X 线片上出现骨骺密度均匀性增高。

2. 重建血循环活动期　特点为坏死与修复同时进行，而以修复为主。此期由于新骨在骨骺处沉积，使 X 线片上显示股骨头骨骺密度增加，在骨骺前半部软骨下出现骨质疏松。Salter 称此现象为病理性骨折，此时临床上出现髋关节酸痛及活动受限。由于破骨细胞活跃而使骨质碎裂，成骨细胞活跃，使结缔组织及血管进入骨质稀疏区，此时即可在 X 线片上显示股骨头骨骺呈斑点状密度增加及节裂形成。骨骺由于缺血出现畸形，干骺端增宽。股骨大粗隆骨骺未受侵犯，发育正常，因此股骨头骨骺缺血性坏死的患儿，包括那些采用不负重的方法治疗的患儿，愈合后仍出现有畸形。

3. 骨愈合期　此期股骨头骺部坏死骨质吸收，节裂消失，新骨重新形成，骨结构完全恢复正常。

4. 后遗期　此期股骨头骨骺最后的形状已定，常呈现圆帽状畸形。

(三) X 线表现(图 32－4－1)

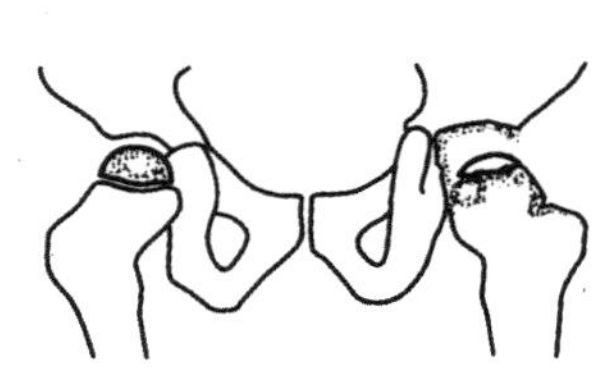

①缺血坏死期

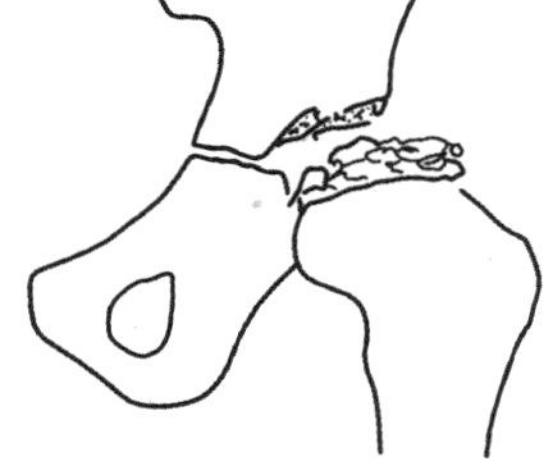

②重建血循环活动期

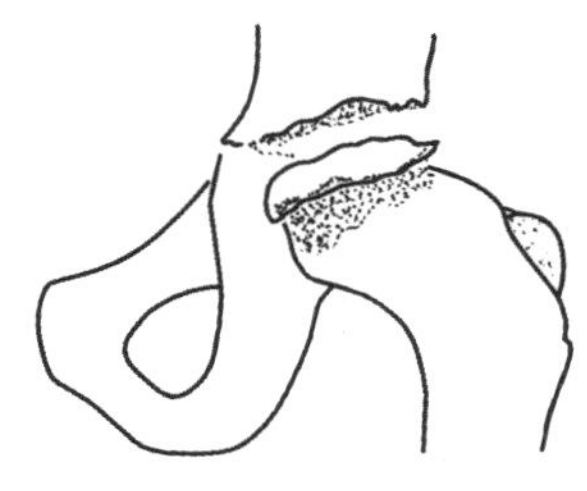

③骨愈合期

图 32－4－1①②③　儿童股骨头缺血性坏死 X 线表现

本病最早期 X 线检查可无任何发现。因此如临床疑及本病时，切不可因早期 X 线检查阴性而完全排除它的存在，须再隔 3～4 周后拍片复查，必要时行 MR 检查。

1. 早期　相当于缺血坏死期，X 线显示以骨质坏死为主。

(1) 股骨头骨骺密度均匀性增高，骨纹消失，少数骨密度不匀，股骨头外上部有轻度扁平。

(2) 股骨颈变短，骨质疏松，干骺板由于血营养障碍而显示不规则性增宽，附近骨质可有囊样缺损区。

(3) 髋关节间隙轻度增宽，关节囊因滑膜增厚及积液而肿胀。

(4) 泪滴与颈唇距增大(Waldenstrom 征)。

(5) 两侧闭孔不对称，患侧闭孔变小。

2. 进展期　相当于重建血循环活动期，骨骺坏死与修复同时进行，而以修复为主。

(1) 股骨头坏死加重，骺核受压变扁，碎裂成几个致密骨块或压缩成一线状。

(2) 股骨颈由于骨骺内生软骨生长障碍而变短，由于骨膜反应而更粗，局部骨质疏松及囊样区亦更明显。

(3) 干骺板增宽且不规则，有时可见早期愈合。

(4) 髋关节间隙稍宽或正常。

3. 晚期　相当于骨愈合期。

(1) 股骨头坏死骨质吸收，节裂消失，新骨重新形成，骨结构完全恢复正常，骨骺逐渐恢复其光滑和整齐的外形。如因未及时适当治疗,则常可呈现圆帽状畸形。

(2) 股骨颈短而粗,头部缩入颈内。也可偏斜于前下方,大粗隆升高,颈干角变小,形成髋内翻。

(3) 髋臼由于适应扁而宽的股骨头而增大变扁及变浅,外形不规则,有时不能包含整个股骨头,使其外侧部分位于之外,形成半脱位。

【临床表现】

(一) 早期

患儿一般健康,发育正常,发病比较缓慢,可无明显外伤史及感染情况,有的发病与外伤如跌伤或挫伤密切有关。

患儿有跛行,主诉髋关节或膝关节处疼痛、乏力,尤以在活动后较明显。检查患侧髋关节外展、外旋功能受限。

(二) 晚期

可出现臀部及大腿肌肉萎缩,髋关节创伤性关节炎,疼痛和跛行均加剧,活动功能受限,但不发生关节强直。

【诊断】

根据临床表现,结合 X 线特殊变化可作出诊断。

【鉴别诊断】

早期髋关节结核与本病鉴别较为困难。

(一) 股骨头缺血性坏死

1. 股骨头骨骺　外伤后软骨下骨质坏死,全骨骺坏死早期骨密度均匀增高,逐渐成碎片,外形扁平,晚期呈圆帽状。

2. 干骺板　不规则形增宽致密或早期愈合。

3. 股骨颈　增粗变短、颈干角度小及髋内翻。

4. 骨质疏松　局限。

5. 死骨形成　无。

6. 髋臼　早期无改变,晚期变宽而浅。

7. 髋关节　关节间隙正常或稍宽,不发生关节强直,晚期可见肥大性骨关节病。

(二) 髋关节结核

1. 股骨头骨骺　局限性进行性骨质破坏,甚至骨骺完全消失。

2. 干骺板　模糊,密度减低。

3. 股骨颈　外形无改变。

4. 骨质疏松　广泛。

5. 死骨形成　可见。

6. 髋臼　可见骨质破坏。

7. 髋关节　早期关节间隙狭窄,以至消失,晚期可见纤维性强直。

【治疗】

对股骨头缺血性坏死曾采用多种不同的治疗方法,如一般对症治疗,用支架使患肢不负重，长期卧床不负重还可改善股骨头的血液循环，如钻孔术、植骨术或用截骨术改进股骨颈干角等。

（一）保守治疗

1. 早期制动 股骨头骨骺的外形及股骨颈的横径没有变化的早期患儿，可采用患肢外展位作小腿皮肤牵引或作髋外展支具或石膏固定。

2. 髋外展石膏负重 Gordon Petrie 在总结中发现，股骨头的外侧和前侧被侵犯，而最后发生畸形者比内、后侧多。因此提出若能将整个股骨头骨骺置于髋臼内，使患肢在外展45°位负重，关节内的压力则可帮助股骨头重新回复正常形态。提出让患儿卧床制动或作牵引治疗，直至解除肌肉痉挛或患肢能外展45°为止。必要时可作内收肌切断，术后两髋外展45°，内旋5°~10°，作髋“人”字形石膏固定后可允许小孩扶双拐行走。3~4个月后去除石膏，活动膝、踝关节，待其关节活动恢复正常后，再作同样髋外展固定，平均固定约需19个月。

3. 髋外展支具负重治疗方法 Gordon Petrie 从1957年开始应用髋外展支架负重方法治疗，并取得良好效果。

这种治疗方法不影响骨骺生长发育，小儿可带着支架活动。

这种治疗方法的目的是：

（1）使整个股骨头位于髋臼内。

（2）避免股骨头受髋臼边缘的压力。

（3）使整个股骨头关节软骨面所承受的压力均等。

（4）当走路时可以减少髋臼软骨的平均压力。

（5）保留关节一定的活动度。

（6）尽可能使股骨头在正常髋臼下保留原形。

（7）早期活动有助于股骨头塑形，关节间歇性的活动，对关节软骨面产生交替压力和减除压力作用，有利于关节软骨面营养的吸收。

固定最初中心边角平均为19°，后期角度增加至25°，而健侧则由27°增加至29°。

（二）手术治疗

Sater 氏认为截骨术可以使髂腰肌松弛，股骨头全部纳入髋臼内。Garceau 曾对因股骨头畸形而有疼痛与跛行的11岁患儿，用切除突出于髋臼外之部分股骨头的方法治疗，经随访6年无疼痛症状出现。

1. 适应证

（1）早期坏死期：股骨头骨骺仅有密度均匀性增高，可先采用保守治疗3个月，治疗无效时再考虑手术。

（2）进展期或重建血循环活动期：股骨头变扁、碎裂，股骨颈变宽者，可作为手术绝对适应证。

（3）年龄：12岁以下可考虑手术治疗，12岁以上手术效果不佳，应不考虑手术。

2. 手术方法 采用髋关节滑膜亚全切除术治疗股骨头骨骺缺血性坏死，已取得满意的疗效。根据在手术中均见关节囊及滑膜增厚，切片检查见纤维结缔组织增生，认为采用髋关节滑膜亚全切除术后，可使股骨头周围有大量新生结缔组织及血管增生，有利于改善股骨头的血液循环。

3. 术后处理　术后患肢作髋外展45°，内旋5°～10°位石膏固定，可将整个股骨头纳入髋臼内，减少股骨头骨骺外上方受到髋臼边缘及关节囊的压力，从而使股骨头在生长过程中得到逐步塑形。

3个月后拆除石膏开始在床上练习髋关节活动，3个月后再拍片复查，如股骨头密度恢复正常，才能弃拐负重。

（三）疗效评定标准

Gordon Petrie对治疗结果提出以下3项评定指标。

1. 愈合初期X线片上显示股骨头的形状　用一刻有多个同园心而半径相差2mm的圆圈的透明板来测定正、侧位X线片上的头形。如正、侧位X线片上所量圆形的半径相等，则疗效好，如2个半径相差2mm以上，则表示头不规则，疗效差。

2. 愈合初期股骨头的大小　Sjovall用骨骺商数来确定治疗效果，疗效优良者，骨骺商应超过60%。

3. 愈合后期股骨头是否全部在髋臼内　用测中心边角的方法可以测出股骨头是否完全在髋臼内，从股骨头之中作两条直线，一条垂直线，一条与髋臼边缘的连线，此夹角如果<20°则疗效差，>20°则疗效好。

第五节　股骨粗隆间骨折

股骨粗隆间骨折是指股骨颈基底至小粗隆水平以上的骨折。股骨粗隆间骨折发生率约占全身骨折1.4%。多为老年人，其平均年龄比股骨颈骨折大5～6岁。由于股骨粗隆部血运丰富，无论哪种类型骨折，均极少发生不愈合，即使不予处理依然能够愈合。骨折中，很少并发股骨头坏死，Mann报道1600例粗隆间骨折中，发生股骨头坏死仅5例。主要的并发症是髋内翻，下肢外旋和短缩畸形。

【损伤机制】

老年人骨质疏松，肢体灵活度差，可因直接或间接暴力致伤，也可由两种外力同时引起，由于粗隆部骨质松脆，故骨折常为粉碎型。

（一）直接暴力

跌倒或直接外力作用于粗隆部，或下肢突然扭转，股骨干长轴作用于粗隆部易致骨折。

（二）间接暴力

粗隆部受到内翻及向前成角的复合应力，引起髋内翻畸形和以小粗隆为支点，嵌插受压形成小粗隆蝶形骨折。小粗隆骨折可因髂腰肌强烈收缩牵引所致。

【类型】

将粗隆间骨折先分为顺粗隆间和逆粗隆间骨折2种大类型（图32－5－1①②），再将顺粗隆间骨折按Evan's分型分为4种亚型。

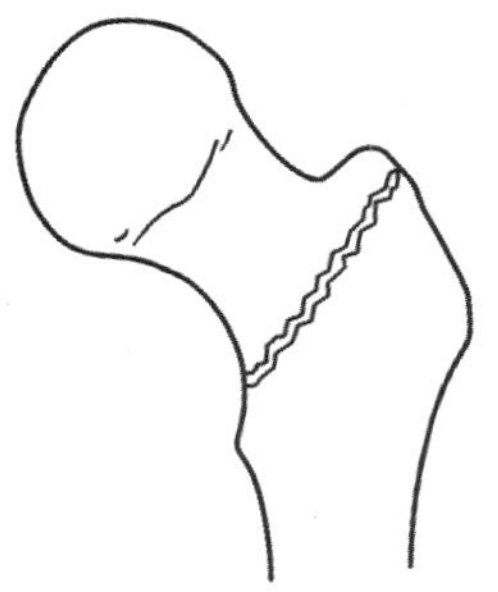

①顺粗隆间骨折

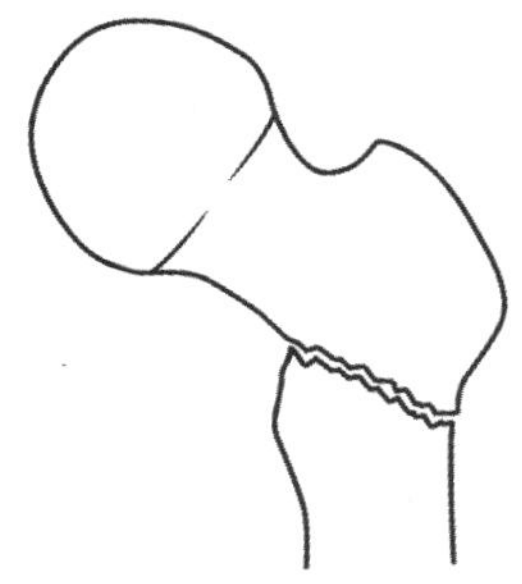

②逆粗隆间骨折

图 32－5－1①② 粗隆间骨折两种大类型

（一） 顺粗隆间骨折

约占 80% 骨折线自大粗隆顶点的上方或稍下方开始，斜向内下，到达小粗隆的上方或稍下方，基本与粗隆间线平行。按照 Evan's 标准分为 4 型（图 32－5－2）。

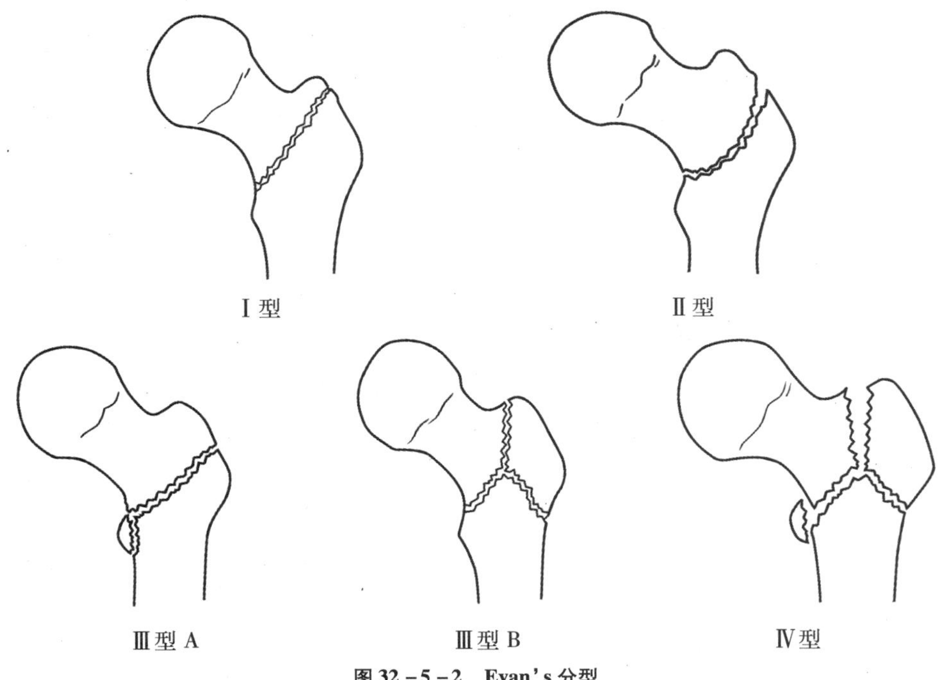

Ⅰ型　Ⅱ型

Ⅲ型 A　Ⅲ型 B　Ⅳ型

图 32－5－2 Evan's 分型

Ⅰ型 骨折线平于粗隆间线，无明显移位，为稳定骨折。

Ⅱ型 骨折线至小粗隆上缘，该处皮质可有压陷，骨折有移位，呈内翻变形，但大、小粗隆完整。

Ⅲ型 A：粗隆间骨折有移位及内翻畸形，小粗隆骨折为游离骨片。

Ⅲ型 B：粗隆间骨折和大粗隆骨折，并有移位。

Ⅳ型 粗隆间骨折移位，同时有大、小粗隆骨折移位。

（二） 逆粗隆间骨折

约占 20% 骨折自大粗隆下方斜向内上，到达小粗隆上方，小粗隆也可成为游离骨块。

【临床表现】

伤后髋部疼痛,不能站立行走,有明显下肢短缩及外旋畸形。检查有患侧大粗隆升高,局部可见肿胀及皮下瘀斑,压痛明显,叩击患肢足跟常可引起患处剧烈疼痛(图 32－5－3)。

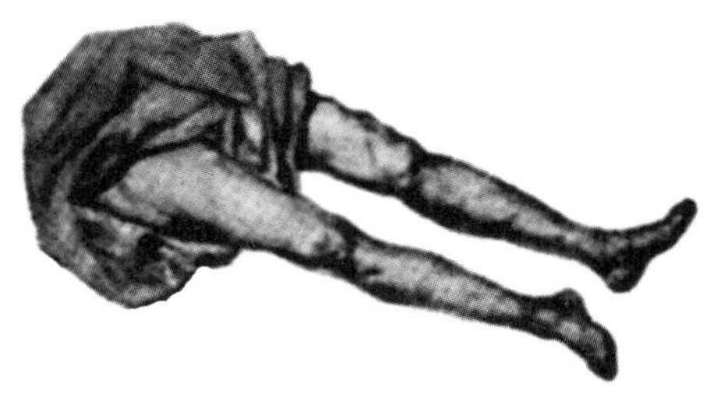

图 32－5－3　粗隆间骨折体位

【诊断】

X 线片检查可确诊及分型。

【鉴别诊断】

股骨粗隆部骨折与股骨颈骨折的主要临床鉴别见表 32－5－1。

表 32－5－1　股骨颈骨折与粗隆间骨折鉴别

鉴别点	股骨颈骨折	股骨粗隆间骨折
局部肿胀	不明显	明显
皮下瘀斑	少有	常有
外旋畸形	轻度	明显
压痛点	腹股沟韧带中点外下	大粗隆部
大粗隆上移	轻度	明显

【治疗】

因为患者多为老年人,伤后因长期卧床,容易发生较多的并发症,病死率也较高。国外资料显示,65 岁以上髋部骨折保守治疗结果,能恢复独立生活仅占 1/2。基本恢复至伤前水平仅占 1/4,而手术治疗后 80% 功能恢复满意。应根据患者的年龄,全身情况及骨折局部情况,选择合适的治疗方法。随着内固定器械的不断改进和手术技术的提高,较多学者主张通过手术治疗,以达到降低并发症和病死率,减少髋内翻发生率,挽救肢体功能。

(一) 保守治疗

1. 适应证　适用于所有类型的股骨粗隆间骨折和全身情况不适合手术者。

2. 牵引要求

(1) 重量须足够,占体重 1/8～1/7,以纠正髋内翻畸形。

(2) 髋内翻纠正后,须以体重 1/10～1/7 维持。

(3) 牵引时间不能少于 8～12 周　膝关节由于处于伸直位时间较长而易发生僵硬,去除牵引后应重点练习膝关节活动,恢复至一定程度后才扶拐下地,一般须 16 周后,足背能对抗 1.5kg 重量时方可负重行走。

3. 应用

(1) 不全或无移位稳定骨折:卧床休息,用合力皮肤牵引重量 4kg 及“丁”字鞋(图 32－5－4①②),维持患肢中立位,6 周后可扶双拐下地活动。

(2) 轻度移位的稳定骨折:可用合力皮牵引或胫骨结节牵引,维持患肢外展,中立位,6～8 周后带外展夹板扶双拐下地活动,12 周骨性愈合坚实以后,患肢才能负重,避免髋内翻畸形(图 32－5－5)。

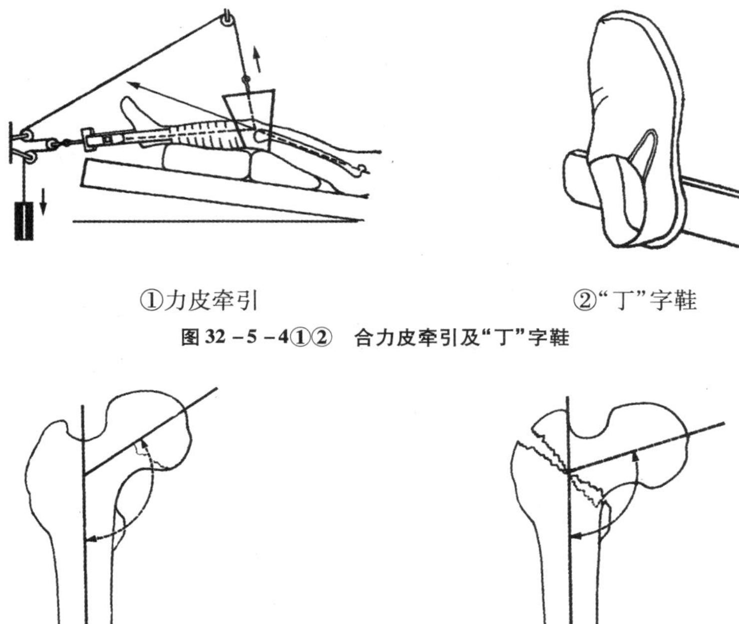

①力皮牵引　　②“丁”字鞋

图 32－5－4①②　合力皮牵引及“丁”字鞋

图 32－5－5　股骨粗隆间骨折后髋内翻畸形

（3）移位的不稳定骨折：如全身情况允许，配合适当手法复位，并作胫骨结节牵引 8～12 周。

（4）其他：高龄患者或其他原因不能长期卧床，可采用力臂或其他类型外固定器治疗。确实无法耐受骨牵引者，可作皮肤牵引，并尽早取半卧位，争取骨折愈合，即使残留部分畸形，也不影响生理自理。

（二）手术治疗

临床以内固定治疗常用。内固定物包括钉板类和髓内钉。常用的钉板类是 Richard 钉（DHS）、DCS、AO 角钢板等。髓内固定系统包括带锁髓内钉、Gamma 钉、股骨近端 PFN 钉等。这类骨折内固定，必须强调内侧支撑的重要性，否则即使强大的钉板，也易产生疲劳折断。

3．钉板类内固定

（1）动力髋螺钉（DHS）或 TSP 钢板（图 32－5－6①②）：也称 Richard 钉。20 世纪 50 年代开始应用在股骨粗隆部骨折治疗，基本适用于各种类型的股骨粗隆骨折，是目前标准的内固定法之一。其设计的特点是通过股骨颈内拉力螺钉的滑动加压作用和有侧方套筒的钢板，使股骨头颈与股骨干连为一体，起到防止髋内翻效果，具有较好的生物力学性能。研究资料表明，骨折固定后，大部分负荷由 Richard 钉承载，而骨折部位承受负荷很小，此外也甚少发生螺钉穿破或切割股骨头。20 世纪 70 年代开始，这种方法成为股骨粗隆部骨折治疗“经典”，成为各种内固定物效果比较的“金标准”。DHS 的应用限制主要是老年人骨质疏松可发生内置物松动，拉力螺钉退出及股骨头切割。导致骨折不愈合或髋内翻畸形愈合和股骨头坏死等。这类患者术后应延迟负重。

（2）Gamma 钉（图 32－5－7）：Gamma 钉是由 Liekel 钉改进而得，主要结构由一根近侧粗，远侧细的髓内钉和一枚通过髓内针插入股骨颈部的拉力螺钉组成。根据髓内钉远端有无交锁螺钉，可分为动力型和静力型。

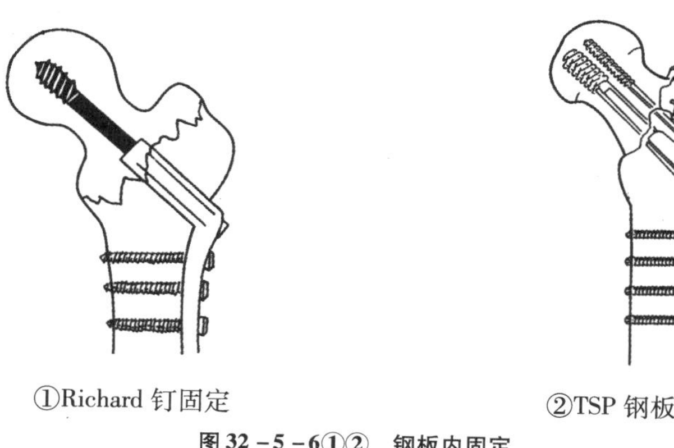
①Richard 钉固定　　②TSP 钢板固定

图 32－5－6①② 钢板内固定

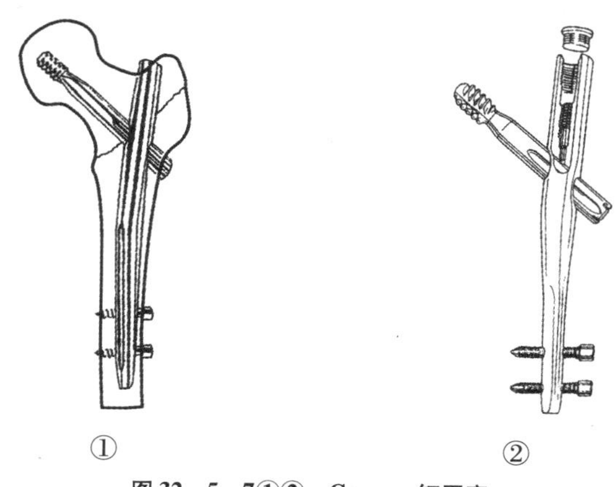
①　　②

图 32－5－7①② Gamma 钉固定

Gamma 钉的主要优点是将股骨头颈与股骨干牢固嵌插固定。从生物力学角度，其缩短力臂，减少弯矩，控制旋转的能力较强。

（3）股骨近端 PFN、PFNA 钉（图 32－5－8①②）：是近年来 AO 组织对 Gamma 钉基础上的改进。主要改进是：①增长主钉长度为 240mm，远侧锁钉远端为 58mm 的可屈性设计，减少了针尾应力集中现象，避免发生股骨干骨折。②在股骨近端的拉力螺钉上方增加了 3 枚直径 6.5mm 的螺钉，达到较好抗旋转能力。这些改进是与 Gamma 钉和重建钉的主要区别。

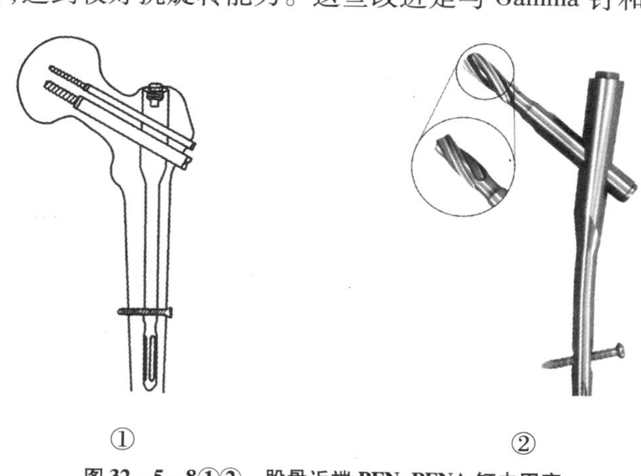
①　　②

图 32－5－8①② 股骨近端 PFN、PFNA 钉内固定

(4) 股骨重建钉(图 32－5－9):近端2枚6.5mm的拉力螺钉的结构与PFN相似,有较好抗旋转能力。主要不同在髓钉结构,没有PFN钉尾的可屈性设计。

(5) 角钢板(图 32－5－10):20世纪50年代末正式开始使用,其设计在"凹"形刃板与钢板之间有95°和135°固定角度,具有固定角度下增强钢板抗折断强度。限制是操作较复杂和有明显应力集中现象,目前已较少使用。

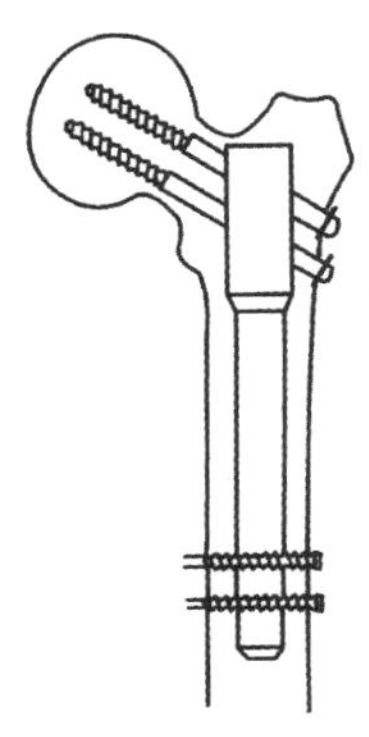

图 32－5－9 股骨重建钉固定

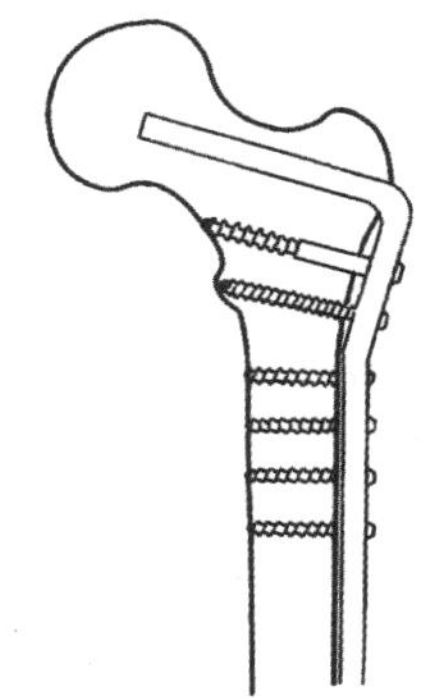

图 32－5－10 角钢板固定

(6) Ender钉(图 32－5－11①②):Ender钉在20世纪60年代末使用的一种弹性多针内固定方法,有千余例临床资料显示具有良好疗效。在X线透视下,将3或4枚直径4.5mm可屈性钢针从股骨内髓打入髓腔,穿过骨折线到达股骨头部。优点是符合承重力线,减少成角应力,不切开暴露骨折部,损伤小,操作简单。但由于存在控制旋转能力较差和针尾易向外滑脱限制,目前临床上已少用。

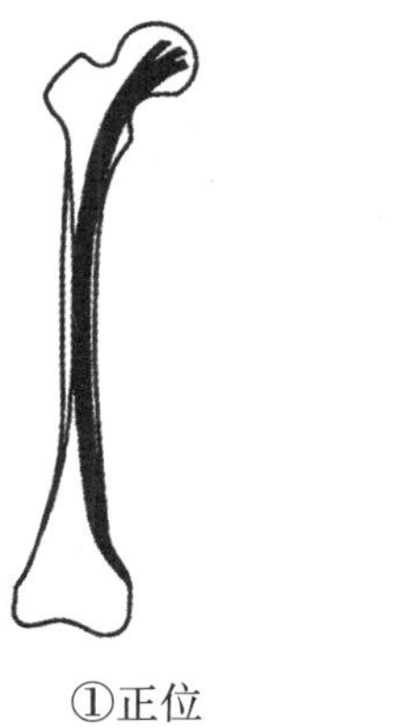

①正位

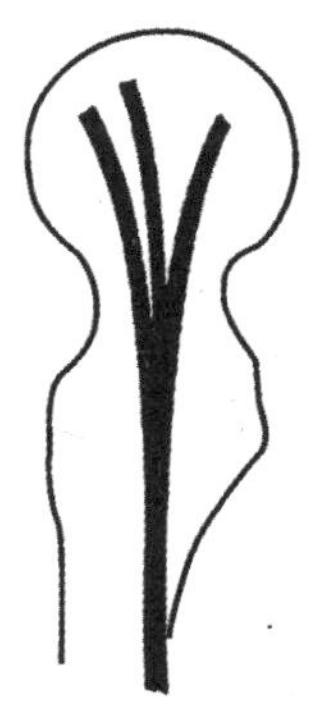

②侧位

图 32－5－11①② Ender钉固定

2. **力臂式外固定架器**(图 32－5－12) 具有操作简单,创伤小,固定可靠的优点。固定期间不负重、不侧卧、不盘腿。每2～3周复查X线片。

3. **人工关节置换术** 随着社会人口老龄化趋势,高龄骨质疏松合并股骨粗隆部有移位型骨折已成为老年人多发性常见病,据统计,发生率占髋部骨折31%～51%,平均年龄比股骨颈骨折高出5～6岁。

高龄骨质疏松患者发生粗隆部骨折,多呈粉碎及有移位类型。目前使用的钉、板类内固定方法,效果均不尽满意。术后负重仍较易引起骨结构破坏,骨折不愈合发生率可达36%～

54%；髋内翻畸形发生率可达16%～21%。并且在内固定术后，依照骨折愈合前不能完全负重的原则，卧床时间较长，容易发生坠积性肺炎，尿路感染，褥疮等并发症，甚至威胁患者生命。资料统计，一年内病死率可达12%～36%。

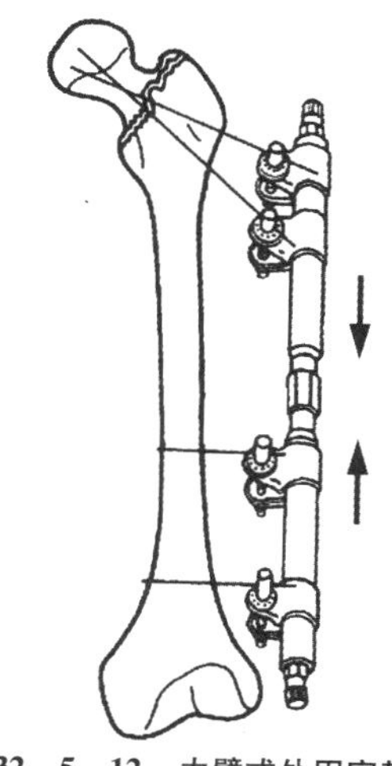

图32－5－12　力臂式外固定架器

随着对高龄骨质疏松骨折治疗研究的进展和假体置换材料及技术的提高，高龄骨质疏松合并股骨粗隆部有移位型骨折的人工关节置换术治疗，术后可尽快下地负重行走，避免了骨折不愈合、髋内翻畸形等术后并发症。

笔者自2005年以来，应用这种治疗方法，对高龄、有骨质疏松和骨关节炎病变基础的有移位型股骨粗隆部骨折，施行人工半髋或全髋关节置换术，手术最大年龄为96岁，骨折部位先作复位后用钢丝捆绑，假体使用水泥型全髋或混合髋，全部病例均获成功，术后患者恢复情况良好。我们认为只要能严格控制病例选择标准，熟练掌握手术技术，手术创伤可比内固定手术少，手术时间比内固定手术短，髋关节可以尽快恢复到损伤前状态，同时消除了原有的骨关节病症状，尤其对合并复杂内科合并症而不宜长期卧床的病例，不失为一种“挽救生命的手术方法”（图32－5－13①②③④）。

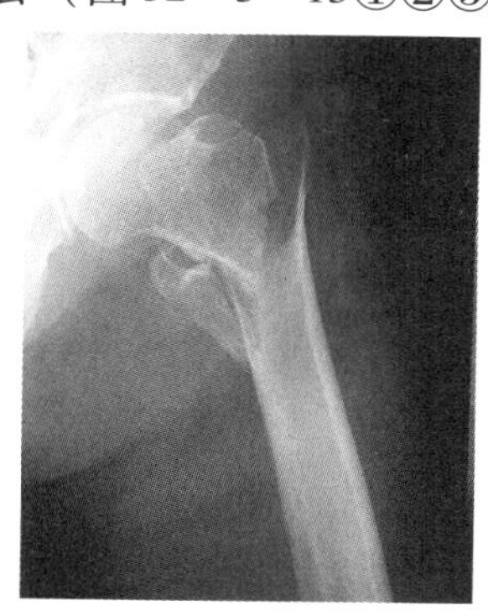

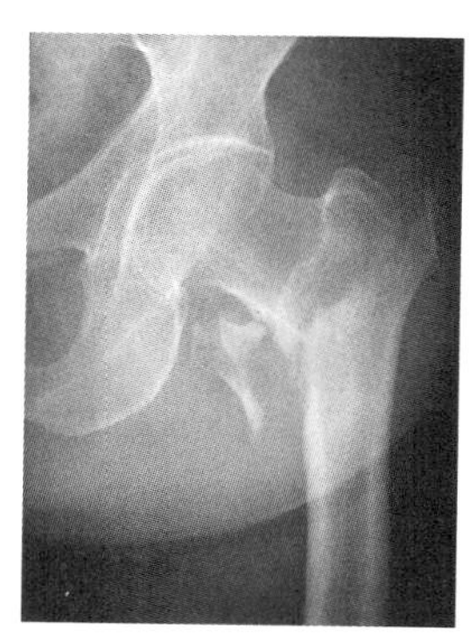

①术前X线片

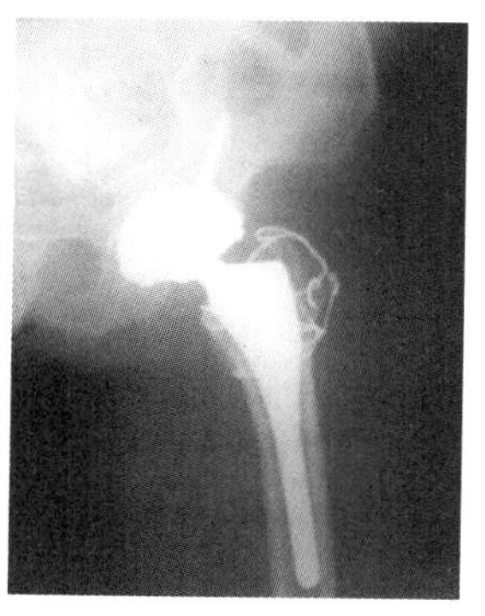

②非骨水泥全髋

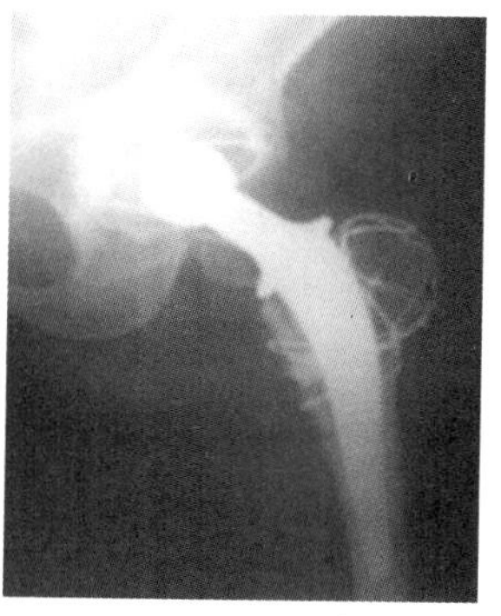

③骨水泥全髋

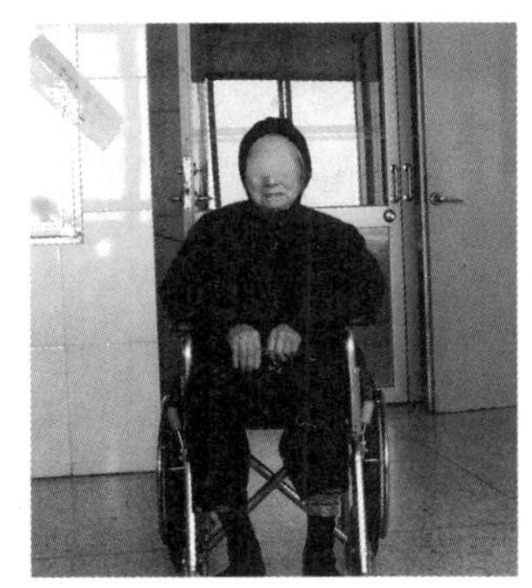

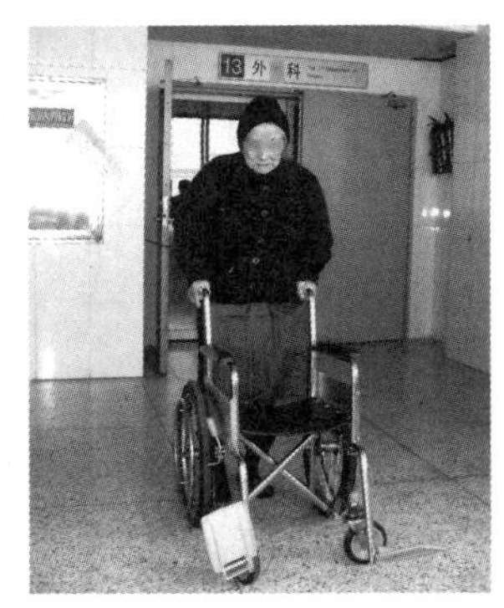

④96 岁患者术后 3 周出院

图 32-5-13①②③④ 粗隆部粉碎骨折全髋置换术

第六节 股骨大、小粗隆骨折

一、股骨大粗隆骨折

单独的大粗隆部骨折较少见，一般预后较好。

【损伤机制】

(一) 直接暴力

大粗隆受到直接撞击或砸伤所致，骨折多呈粉碎性。由于大粗隆部附着的软组织尚保持完整，故骨折无明显移位。

(二) 间接暴力

大粗隆为臀中肌附着点，可因下肢极度内收或臀中肌强烈收缩，发生大粗隆撕脱骨折。

【临床表现与诊断】

伤后局部疼痛，肿胀及皮下淤血斑，压痛表浅而明显，可触及骨擦音，髋部活动可有轻度障碍。X 线片检查可明确诊断。

【治疗】

(一) 无移位骨折

卧床休息 2～3 周，不需特殊处理，不影响功能。

(二) 有移位的撕脱骨折

1. 骨折块较小　卧床休息 2～3 周，保持患肢外展位则可。
2. 骨折块较大　移位明显，可切开复位后螺丝钉固定。

二、股骨小粗隆骨折

单独小粗隆骨折较罕见，股骨小粗隆是髂腰肌的附着点，如运动员做剧烈运动时，可因髂腰肌猛烈收缩发生撕脱骨折。

【临床表现与诊断】

伤后髋内侧有疼痛及压痛，髋关节活动无明显障碍。X 线片检查可确诊。

【治疗】

不需要特殊处理,卧床休息数日,适当作患肢内收位则可。

第七节 股骨粗隆下骨折

股骨粗隆下骨折是指小粗隆下缘以下5cm范围内的骨折。发生率约占股骨上段骨折的5%~11%,占粗隆部周围骨折27%。可单独发生,也可并发于粗隆间骨折。

【损伤机制】

股骨粗隆下骨质坚硬,单纯股骨粗隆下骨折多见于青壮年,多为较大直接暴力引起,常见为粉碎性骨折。股骨粗隆下合并粗隆间骨折,多见于骨质疏松的老年人,可因平地摔跌等较轻外伤引起。由于骨折近端受臀肌,髂腰肌和外旋肌群的牵拉力作用,加之内收肌的强大拉力,特别是内侧骨皮质有缺损的粉碎性骨折,易发生骨折端向前、向外成角移位。

【类型】

Seinsheimer按照骨折块数目、骨折线部位和形状分为5型(图32-7-1)。

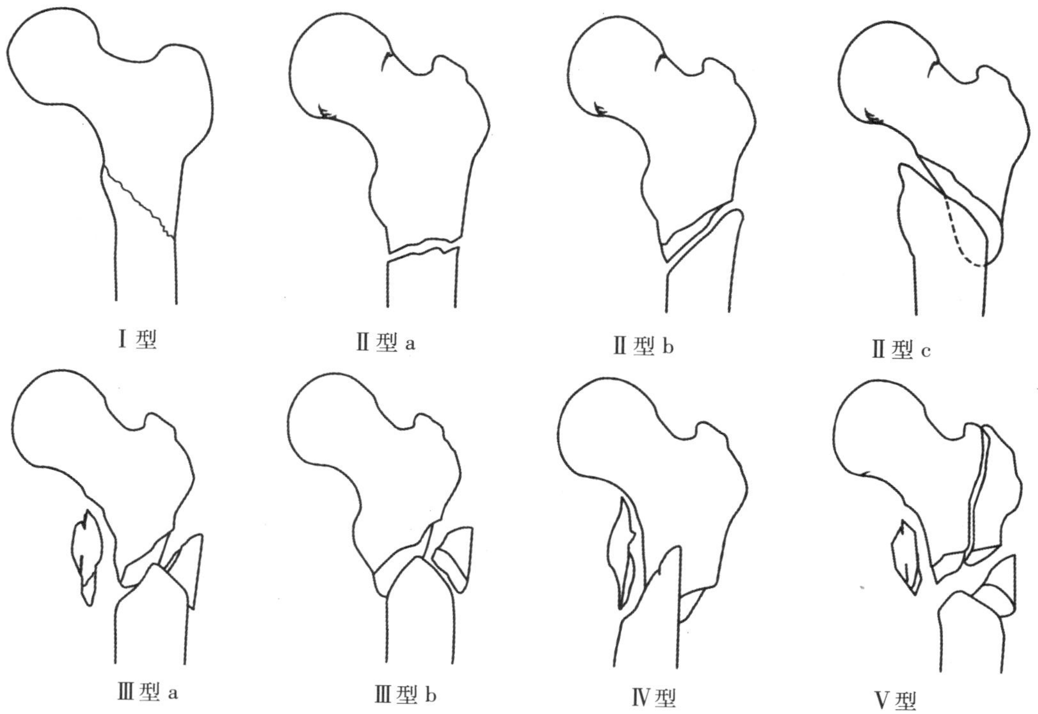

图32-7-1 股骨粗隆下骨折Seinsheimer分型

Ⅰ型 骨折无移位或移位不超过2mm。

Ⅱ型 二骨折块型,又分为a、b、c亚型。

Ⅲ型 三骨折块型又分为a、b、亚型。

Ⅳ型 骨折块4块或以上的粉碎骨折。

Ⅴ型 粗隆下及粗隆间均有骨折。

【治疗】

股骨粗隆下骨折的治疗有一定难度,骨牵引法容易发生移位,复位效果不理想。选择合适的手术治疗方法,能使骨折得到有效固定,尽早作关节活动,避免长期卧床的并发症。对Ⅲ型以上骨折,因小粗隆部下方内侧和后侧的骨皮质有缺损,内固定往往难以保证效果。

(一) 保守治疗

可采用屈髋90°、屈膝90°行骨牵引,过度牵引容易致骨折不愈合,效果不甚满意,故少用。

(二) 手术治疗

可采用钉板类或髓内钉类固定。钉板包括:动力髋螺钉(DCS),转子稳定钢板(TSP),AO角钢板等(图32-7-2①②③)。髓内钉类包括:股骨近端钉(PFN),股骨重建钉,带锁髓内钉等(图32-7-3①②③)。动力髋螺钉属于张力侧固定,承受的折弯力大,容易发生螺钉退出及钢板断裂,尤其老年人骨质疏松者要慎用。髓内固定有折弯力小、髓腔中央固定牢固、术后取出固定后再骨折较少的优点,是经常采用的内固定方法。

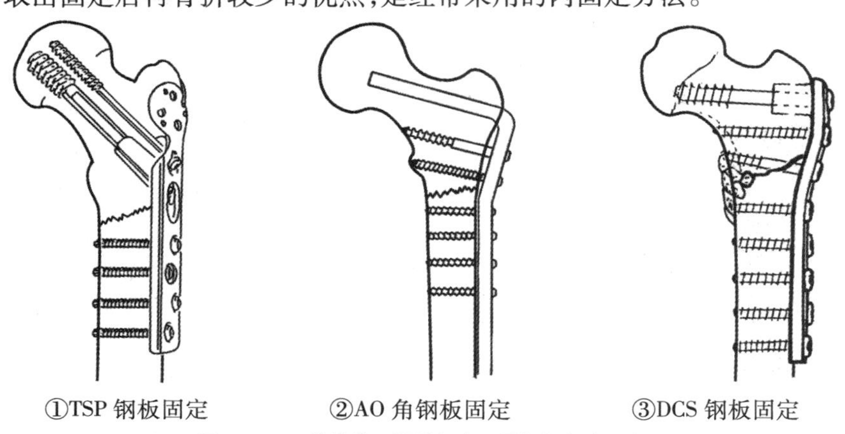

①TSP钢板固定 ②AO角钢板固定 ③DCS钢板固定

图32-7-2①②③ 股骨粗隆下骨折钉板类固定

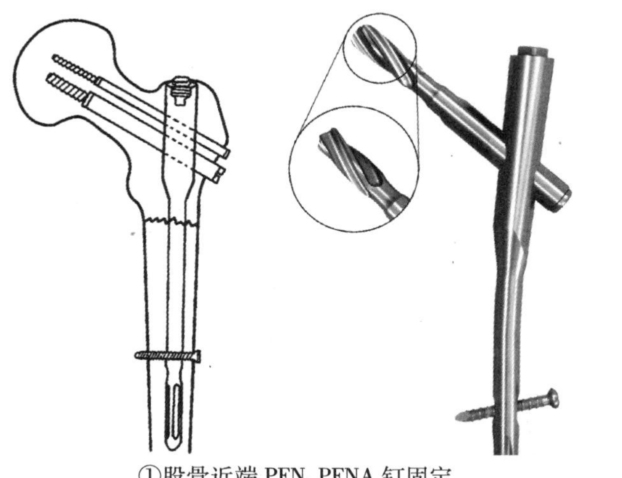

①股骨近端PFN、PFNA钉固定 ②股骨重建钉固定

图32-7-3①② 股骨粗隆下骨折髓内固定

【并发症】

粗隆下骨折的骨折片为坚硬皮质骨，愈合较为缓慢，且容易发生骨折延迟愈合或不愈合。钉板类固定由于承受循环弯曲载荷而容易发生疲劳折断。另外，坚强的钉板固定后容易产生钢板下骨质疏松，去除内固定后应防止发生再骨折。

第八节　髋关节脱位

髋关节脱位占全身大关节脱位的第 3 位，髋关节周围肌肉丰厚，结构比较稳固，只有在强大的暴力打击下才会发生脱位。因此，伤者常为青壮年，且多在劳动或运动中受伤，临床上根据脱位后股骨头处于髂坐线（Nelaton）的位置分为 3 种类型。股骨头处于 Nelaton 线前方为前脱位；处于后方为后脱位；股骨头向中线冲破髋臼底或穿过髋臼底进入盆腔者，为中心型脱位，髋关节脱位有可能影响股骨头血运，后期发生股骨头缺血性坏死约 10%。

一、髋关节后脱位

最为常见，发生率占全部髋关节脱位的 85% 以上。

【损伤机制】

髋关节后脱位多由间接暴力引起。当髋关节屈曲 90°位，过度的内收并内旋股骨干，使股骨颈前缘与髋臼前缘处为支点形成的杠杆，当股骨干继续内旋并内收时，股骨头因受杠杆作用而离开髋臼，造成后脱位。当髋关节屈曲 90°，外力作用于膝部沿股骨干方向向后或外力作用于骨盆由后向前，也可使股骨头向后脱位。有时可合并髋臼后缘或股骨头骨折，偶可合并坐骨神被牵拉或撞击而损伤。

髋关节后脱位的主要病理变化是关节囊后下部破裂和股骨头的向后移位，而前侧的髂股韧带多保持完整。

【临床表现与诊断】

有明显外伤史，患部疼痛，关节功能障碍。患肢缩短，髋关节呈屈曲、内收、内旋畸形（图 32－8－1）正侧位 X 线照片可见股骨头位于髋臼的外上方，应观察髋臼后缘是否有骨折（图 32－8－2）。有弹性固定，臀部可摸到上移的股骨头及有大转子上移征。

【治疗】

新鲜的髋关节脱位，即使有合并髋臼或股骨头骨折，也应立即施行复位。

（一）手法复位

须在麻醉下进行。

1. 屈髋拔伸法（Allis 法）　患者仰卧于低平板床上，术者站在患髋侧旁，助手按住双侧髂前上棘固定骨盆。术者双手套住患肢腘窝部，使髋、膝关节各屈 90°，用力提位及外旋，使股骨头滑入髋臼内。如肌肉松弛不够，复位困难，另一助手可用手将大粗隆向前下推压，协助复位。听到或感到明显弹响，患肢伸直后畸形消失，弹性固定消失，并可做内收、外展、旋转等被动活动即表示复位成功。此法简便、常用（图 32－8－3①②）。

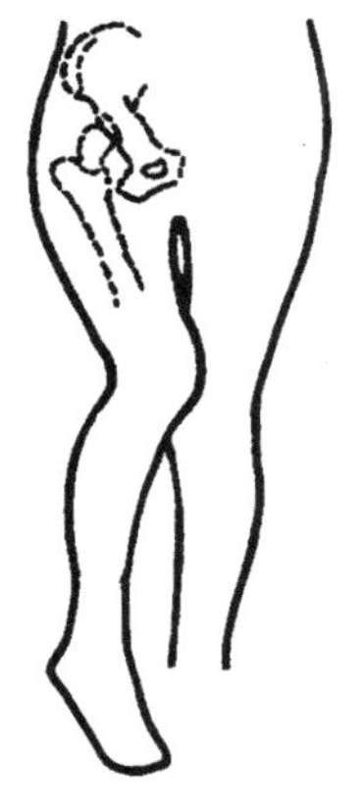

图 32-8-1 髋关节后脱位外观畸形

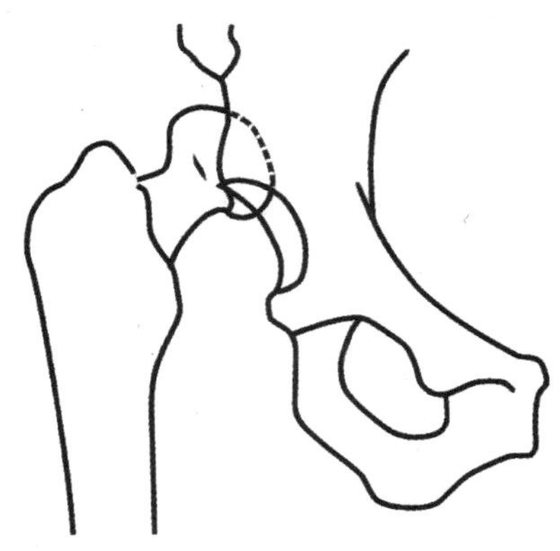

图 32-8-2 髋关节后脱位 X 线表现

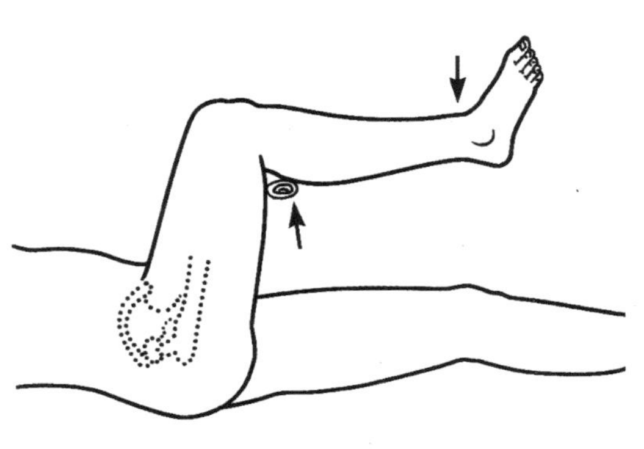

①提位及外旋

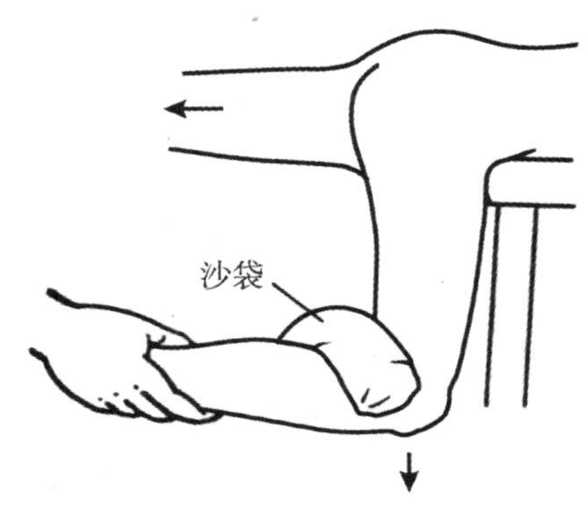

②向前下推压

图 32-8-3①② 屈髋拔伸法(Allis 法)复位

2. 回旋法(Bigelow 法) 也称问号法。术者一手握患肢踝部,另一手托腘窝部,在牵引下缓慢屈髋、屈膝、并内收、内旋髋关节,使膝部接近对侧髂前上棘和腹壁。再在继续牵引下,使髋外展、外旋、伸直,其动作在左髋像一个问号"?"(图 32-8-4①②③④⑤),在右髋为反问号。股骨头滑入髋臼时可听到或感到弹响。由于回旋法的杠杆作用较大,施行手法动作要慎重,不可使用暴力,以免导致骨折或加重软组织损伤,此法临床也较常用。

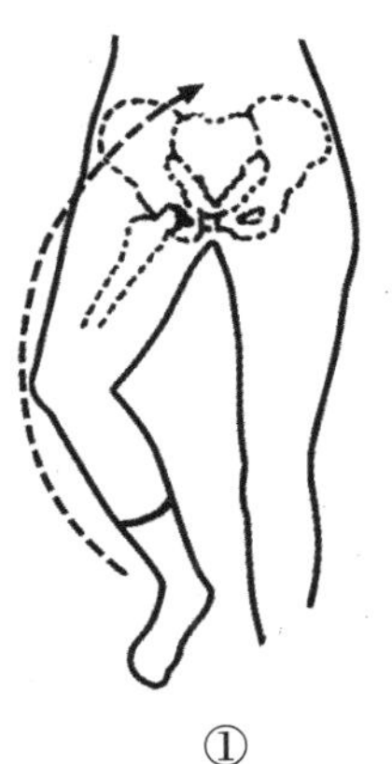

①

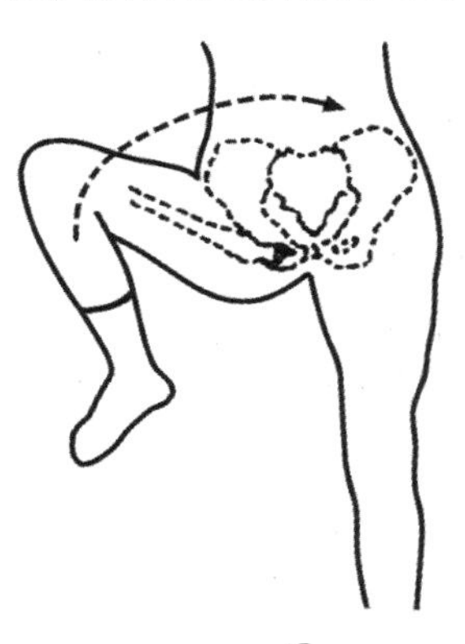

②

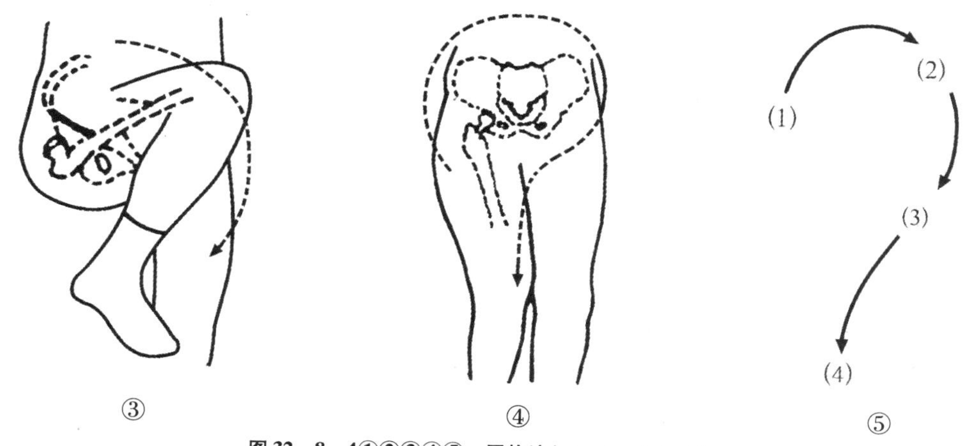

图 32-8-4①②③④⑤　回旋法(Bigelow 法)复位

3. 术后处理　复位后用皮肤牵引固定轻度外展位 3~4 周后可开始扶拐下地活动。为防止发生股骨头缺血性坏死,术后 12 周内患肢不负重。每 8 周复查 1 次,证实股骨头血供情况正常才能完全恢复正常活动。

(二) 手术复位

适用于手法复位失败、怀疑有软组织或骨折块嵌入者,合并轻度髋臼缘骨折,如骨折片小,可延长皮肤牵引时间至 4~6 周,也可以石膏裤固定。如骨折片较大应复位后固定 4~6 周,切开复位应采用后侧切口。合并股骨头骨折时,由于骨折常位于股骨头的前下方,手法复位不成功需切开复位时,应采用髋关节前切口。骨折块应保留,大骨折片应复位固定。

二、髋关节前脱位

髋关节前脱位较为少见,约占髋关节脱位中的 8%。

【损伤机制】

间接暴力产生的杠杆作用是导致髋关节脱位的主要原因,当患髋因外力作用强度外展时,股骨大粗隆顶端可与髋臼上缘相接触,患肢再稍发生外旋,股骨头就可于关节囊前下方较为薄弱区穿破并脱出,造成髋关节前脱位。

【类型】

股骨头脱出造成关节囊前下方撕裂,髂股韧带一般保持完整。股骨头可向前下移位,停留在闭孔;向上、向前移位,停留于耻骨上支平面,也可因此压迫股血管和神经。根据股骨头脱位后的位置,临床上可分为耻骨型、闭孔型和会阴型。

【临床表现与诊断】

有明确外伤史。患肢长于健侧,呈弹性固定于外展、外旋及屈曲畸形位置(图 32-8-5)。于闭孔或腹股沟附近可触摸到股骨头,髋关节活动完全丧失,被动活动时疼痛剧烈并有明显肌痉挛。X 线片可见股骨头位于闭孔内或耻骨上支附近(图 32-8-6),较少合并有髋臼或股骨头骨折。

【治疗】

新鲜的髋关节前脱位,应尽快手法复位。

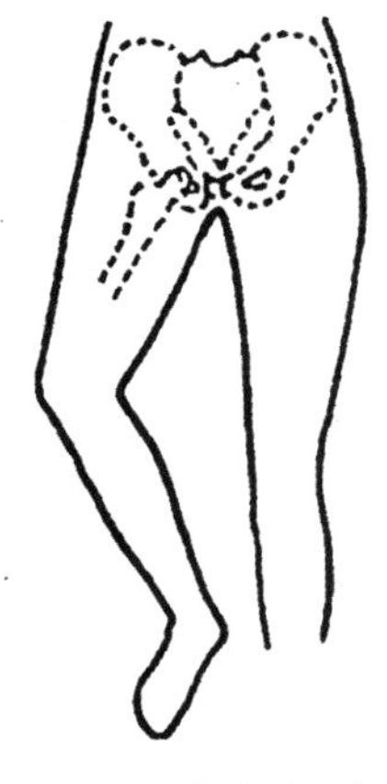

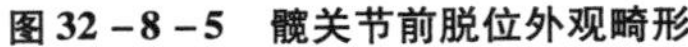

图 32-8-5 髋关节前脱位外观畸形

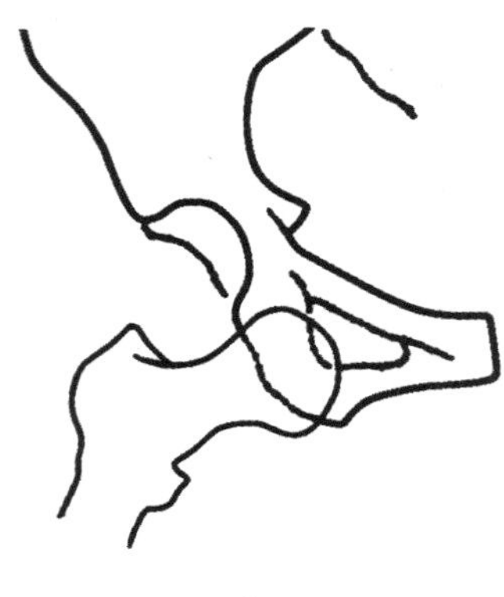

图 32-8-6 髋关节前脱位 X 线表现

1. **屈髋拔伸法（ALLIS 法）** 患者仰卧于床上，近端助手按压双侧髂嵴部，远端助手双手托小腿上部，屈膝 90°以便腘绳肌松弛。慢慢增加髋部外展、外旋及屈曲，并持续向外方牵引，使股骨头离开闭孔或耻骨支附近。然后术者双手环抱大腿根部向后外上方牵引，远端助手将患肢内收、内旋，使股骨头滑入髋臼。当闻及响声后，慢慢伸直大腿（图 32-8-7①②）。

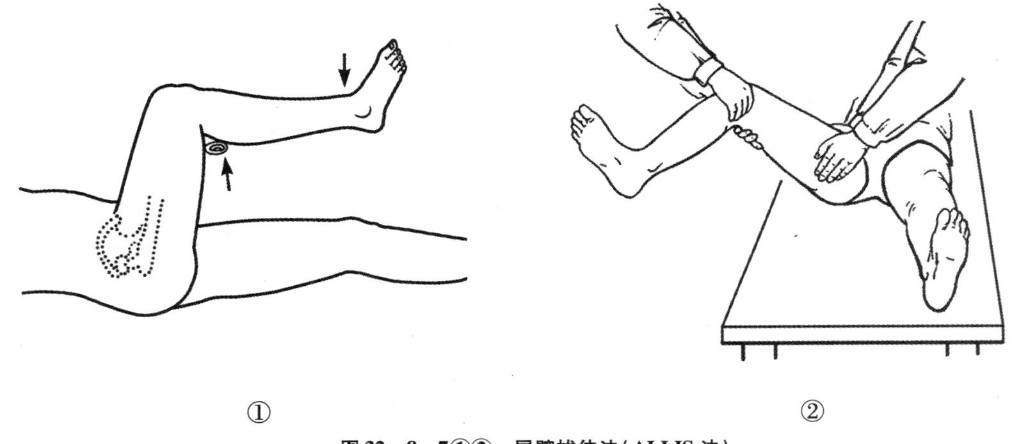

图 32-8-7①② 屈髋拔伸法（ALLIS 法）

2. **反回旋法** 手法复位步骤与髋关节后脱位复位相反。即先将髋关节外展、外旋，然后屈髋、屈膝，再内收、内旋，复位完成后伸直髋和膝（图 32-8-8①②③④⑤）。

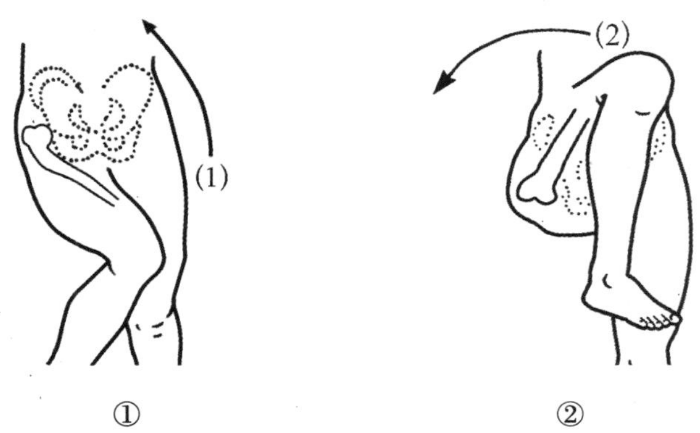

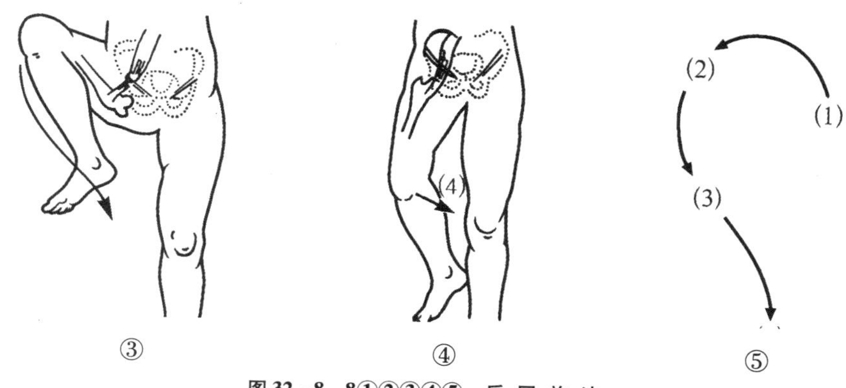

图 32－8－8①②③④⑤　反回旋法

3. 术后处理　术后使用石膏裤或皮肤牵引固定时，须避免患肢外展。其余处理与髋关节后脱位相同。

三、髋关节中心型脱位

髋关节中心型脱位比较少见。

【损伤机制】

多由撞车、砸伤或侧方挤压等传导暴力撞击大粗隆外侧所致，也可因髋关节轻度外展，外旋位时，膝前方受暴力作用，向上传导引起股骨头撞击髋臼底造成髋臼骨折。如暴力增大，股骨头可连同髋臼部分或全部骨折片进入盆腔，引起髋关节中心型脱位。部分病例可并发骨盆、股骨颈、股骨干等处骨折。

【类型】

髋关节中心型脱位可分为 3 度。

Ⅰ度脱位　股骨头向中心轻微脱位，头顶部仍在臼顶负重区之下，不论复位完全与否，髋关节活动功能可基本保持。

Ⅱ度脱位　股骨头突入骨盆内壁，头顶部离开臼顶负重区，在内壁与臼顶之间的骨折线内，如不复位，髋关节功能受到严重破坏。

Ⅲ度脱位　股骨头大部或全部突入骨盆壁之内，如不复位，则髋关节功能完全丧失（图 32－8－9）。

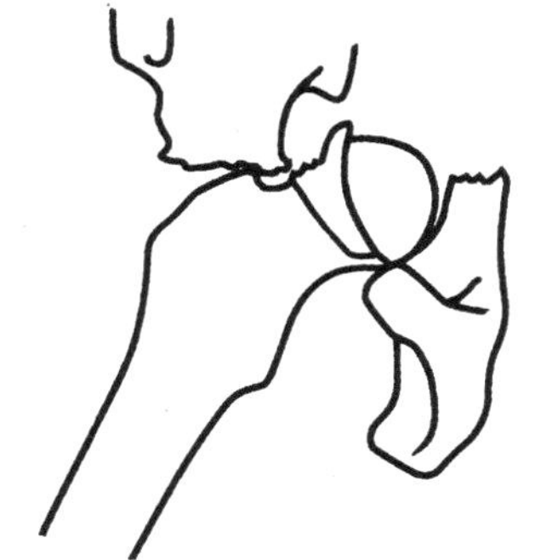

图 32－8－9　髋关节中心型脱位 X 线表现

【临床表现与诊断】

股骨头轻度移位时，只有局部疼痛、肿胀和轻度活动障碍，体位畸形不明显。脱位程度严重时，除以上体征外，髋及臀部可有广泛血肿，肿胀较明显，患肢缩短，大粗隆因内移而不易摸到。正侧位 X 线检查可明确诊断。

【治疗】

新鲜的髋关节中心型脱位，在全身情况允许下，应即在麻醉下行手法复位，多可获得复位。由于髋关节中心型脱位的实质是脱位和骨折，不但有股骨头脱位，更重要的是髋臼底的粉碎骨折及骨折片向盆腔内移位，少数还可出现髋臼骨折夹住股骨颈。在整复股骨头的同时，应尽量达到将移位的骨折片同时复位，故使用骨牵引逐渐牵引复位的方法，比人力快速复位更安全，效果也更好。

（一）骨牵引复位

健侧作石膏裤，患侧作股骨髁上骨牵引，维持外展30°，重量在6~12kg之间调整。一般2~3日后可达复位，X线证实完全复位后应立即减轻重量，一般以4~6kg维持8~12周后可去除牵引。开始不负重活动及扶拐行走，应尽量延迟负重活动，以防止创伤性关节炎。

（二）手术复位

股骨颈及髋臼底移位的骨折，可用螺钉或钢板内固定。适用于手法复位失败；合并有股骨颈骨折块嵌入髋臼内或软组织交锁；股骨头复位后，髋臼底移位的骨折片不能获得复位；同侧肢体多发骨折等。

术后患肢皮肤牵引或骨牵引4~6周，去除牵引后练习关节活动，12周后逐渐负重。

四、陈旧性髋关节脱位

髋关节脱位时间超过3周则为陈旧性脱位。

【病理机制】

此时髋部软组织损伤已经在畸形位置下愈合，关节囊破裂口也已经愈合，髋臼内的血肿机化成为硬实的纤维组织，脱位的股骨头被大量瘢痕组织粘连并固定于脱臼的位置。

【临床表现与诊断】

髋部周围肌肉可发生挛缩，患肢弹性固定明显，可发生废用性骨质疏松。根据病史及X线摄片可确诊。

【治疗】

治疗较为复杂，应根据脱位的时间、类型，结合患者的年龄、全身情况、主要症状、职业和要求等，进行细致的分析评估，然后制订相应的治疗方案。陈旧性髋关节脱位多主张手术切开复位，术前须作患肢胫骨结节牵引1~2周。

1. 脱位时间8周以内　脱位时间在8周以内，无合并骨折者，加大重量牵引，可使原来内收、内旋和屈髋位置逐渐恢复至伸直和外展位，股骨头下降或稍低于髋臼水平。可在麻醉下试行手法复位，用力从轻到重，活动范围从小到大，逐步松解股骨头周围粘连，然后按新鲜脱位方法予以手法复位，须注意勿因暴力导致股骨头塌陷或股骨颈骨折。如手法复位困难，应改为切开复位或其他手术治疗。8周内合并骨折的脱位，即使达到复位，日后关节功能仍有影响。

2. 脱位时间3~6个月　脱位时间3~6个月者，需行手术切开复位。采用髋关节外侧切口，术中须完全切除股骨头及髋臼周围瘢痕组织，剥离髋臼底骨折块并予复位，必要时作螺钉固定。然后显露检查关节软骨，如大部分破坏，应改行其他手术方法，如人工关节置换术等。

术后患肢外展位骨牵引，维持重量5~10kg，4~6周去除牵引，作CPM练习并扶双拐逐步负重活动。

3. 脱位时间6个月以上　脱位时间6个月以上，如年龄偏高，症状不严重，仍要参加劳动，可不作处理。症状严重者，可采用截骨术恢复重力线，改进功能目的，效果较满意。后脱位可行粗隆下外展截骨，前脱位可行沿股骨颈基底部截骨，也可考虑行人工关节置换或关节成形术。

五、髋关节习惯性脱位

较为罕见，通常长期形成假臼的假性关节腔与原来关节腔相连，手术切除假性关节腔及假性关节囊。

【并发症】

（一）早期并发损伤

1. 髋关节脱位合并同侧股骨干骨折　多见于后脱位，一般致伤外力强大，多为撞击伤或塌方砸伤。

（1）合并股骨干骨折而漏诊髋脱位：资料统计漏诊率可达67%，发生漏诊的主要原因是髋关节后脱位的典型体征被股骨干骨折所掩盖。另一方面，因股骨干骨折的症状及体征均甚明显，吸引了医生的注意力，致使发生髋脱位漏诊，有的甚至数月之后始发现。

（2）预防髋脱位漏诊

1）了解受伤机制，对外力较大而有股骨干骨折的患者，应考虑到髋脱位的可能性，注意检查有无大粗隆上移，臀部能否扪及股骨头突出和局部有无淤血斑等。

2）在股骨干骨折的X线片上，如发现股骨近段的典型移位（向外成角）消失，而代之以向内、向前移位，则应考虑到髋关节脱位的可能性，应复查X线片证实。

3）股骨干骨折同时出现坐骨神经损伤的体征，应注意排除髋关节后脱位。

4）对中1/3以上的股骨干骨折，在拍X线片时，应常规包括髋关节。

（3）治疗：两处损伤的处理顺序，应视具体情况而定，在多数情况下，应先处理髋关节脱位。复位方法可用一斯氏针穿过股骨粗隆部，进行牵引复位；也可用一螺丝装置拧入股骨近端，用以牵拉复位。临床经验证明，即使同侧股骨干骨折，在充分麻醉下，仍有可能通过徒手牵引，同时推挤股骨头而获得复位，并非必须使用辅助牵引装置，但复位时不宜采用Bigelow法。对股骨干骨折，多主张切开复位内固定。陈旧性脱位，一般应行手术治疗。

2. 神经损伤　常发生为坐骨神经损伤，股神经损伤少见。髋关节后脱位，特别在髋臼后上缘有骨折时，合并坐骨神经损伤较为常见，发生率约10%，损伤后可有腓神经损伤表现，出现足下垂，足趾背伸无力和足背外侧感觉障碍。这类损伤多受牵拉或受到股骨头、髋臼骨折块的压迫、捻挫所致，大多数可逐渐恢复，一般在3～20个月内恢复正常。因此如骨折脱位本身不需手术者，就不急于单为神经损伤而施行控查手术。可暂行观察，经2～3个月仍无恢复迹象，再考虑手术探查。

探查坐骨神经时，如缺损过多，不能直接吻合，可行神经移植术，但实际效果不够理想。因此，也有人主张于晚期行三关节融合术。

髋关节前脱位合并股神经损伤者罕见，表现为不同程度的股四头肌麻痹。当关节复位后，多可自行恢复，极少需要手术治疗。

(二) 晚期并发症

1. **创伤性关节炎** 单纯髋关节脱位复位后，很少发生创伤性关节炎，但如为骨折脱位，则发生率可在25%以上。可因关节内骨折复位不良而直接发生，也可因股骨头缺血坏死后继发创伤性关节炎。

(1) 病理改变

1) 关节软骨发生退行性改变，失去光泽和弹性，逐渐变薄、变硬，可脱落成为关节内游离体。

2) 关节周缘发生骨与软骨的代偿性增生，软骨下骨质可有囊性变。

3) 关节滑膜呈现水肿、渗液和肥厚。

(2) 临床表现：主要症状是进行性疼痛、肌痉挛和关节活动限制。X线显示关节周缘骨增生、关节腔狭窄、关节面不平整、软骨下骨质硬化和囊性变等，有时可发生游离体。

(3) 治疗：多数先采取保守措施，适当减轻关节负担，在急性发作期间，可进行理疗。对于晚期症状严重者，可采取手术治疗；高龄患者，可作全髋置换术；青壮年患者，可行关节清理。

2. **股骨头缺血性坏死** 髋关节脱位及骨折脱位后，股骨头缺血坏死率10%～20%，根据损伤的具体情况，可有较大的差异。一般单纯脱位而又及时复位者，其缺血坏死率均在10%以下；而合并骨折，损伤严重者，则坏死率增高。对髋关节脱位，特别是骨折脱位的患者，应进行较长时间的随诊观察。

3. **骨化性肌炎(髋关节周围钙化)** 髋关节损伤后，少数可在关节周围发生钙化，发生原因不明。一般钙化范围较小不影响功能则无明显症状，如钙化范围广泛并影响关节功能，可待钙化成熟，界限清楚后行手术切除。手术切除应细致，并彻底止血，避免复发。

第九节 注射性臀肌挛缩

胥少汀于1978年报道了注射性臀肌挛缩症，经过20多年的病例积累及临床治疗经验研究，认为注射后发生缩挛的肌肉，不只限于臀大肌，其中有部分累及臀中肌及臀小肌。近年来，随着临床用药途径的改善，该病发生率已明显降低。

【病因】

注射性臀肌挛缩症是一种医源性疾病，多发于儿童期，是因为反复多次臀部肌内注射药物引起的。常因患儿家长发现其步态特殊，坐位双膝不能靠近而来就诊。病儿多因患上呼吸道感染、支气管炎、急性扁桃体炎、肺炎等而接受臀部肌内注射抗生素，是本病的主要原因。接受臀部肌内注射患儿频率最高年龄为出生至5岁，平均为1.5岁，而发现臀肌缩挛症的年龄为1～11岁，平均为4.9岁。注射的药物68.3%为青霉素，其中多数采用苯甲醇作为溶剂。有52%的患儿同时接受两种或两种以上抗生素肌内注射。其臀肌注射次数与臀肌挛缩的发生成正比关系。

【发病机制】

任何注射用药剂都有刺激性，但由于药物分子结构及分子团大小不同，对人体组织的刺激程度也不同。青霉素类药物，特别是苯甲醇作为溶剂，虽然它有暂时局部镇痛作用，但该溶剂对肌肉组织具有很强的刺激作用。反复多次注射，可引起局部化学性炎症，相继发生机化，纤维组织增生，最后形成纤维瘢痕缩挛束带。由于双侧臀部接受肌内注射的机会较多，故发病多为双侧。

【临床表现】

1. 步态异常 特别是跑步时，双下股呈轻度外旋、外展状，由于屈髋受限，步幅较小，犹如跳跃前进，称此为“跳步征”。

2. 站立 站立时双下肢轻度外旋，不能完全靠拢，由于臀肌上部肌肉挛缩而容积缩小，显现臀部尖削的外形，称此为“尖臀征”。

3. 坐位 坐位时双膝分开，不能靠拢，不能盘“二郎腿”。

4. 蹲位 蹲位时，由于病变程度及范围差异可有不同表现。一部分患者表现为下蹲时双髋呈外展、外旋位，双膝分开，如蛙屈曲之后肢，称为“蛙腿征”。此类患儿病变程度及范围较轻。另一部分表现为在下蹲过程中，当髋关节屈曲近90°时，屈髋受限，不能完全蹲下，此时双膝稍向外闪动，画一弧形后，双膝才能靠拢，完全蹲下，称为“画圈征”，此类病儿病变程度及范围常较严重且广泛。

5. 髋部弹响 屈伸髋关节时，在股骨大粗隆表面有索带滑过并产生弹响。

6. 臀部挛缩束带 臀部可触及一条宽度为2～7cm、与臀大肌纤维走行方向一致的挛缩束带，当髋关节内旋、内收时更为明显。

7. X线检查 骨盆X线片检查可见“假性双髋外翻”，可明显见到股骨小粗隆，股骨颈干角常大 >130°。

【治疗】

（一）保守治疗

早期发现而症状较轻，可停止肌注治疗，局部理疗、按摩等对症处理。

（二）手术治疗

1. 臀大肌挛缩带部分切除、止点松解术 如臀肌已形成挛缩，可采用臀大肌挛缩带部分切除、止点松解术。

（1）手术方法：患者取侧卧位、麻醉下，沿臀大肌走行方向做斜切口至股骨大粗隆顶端，然后切口转向与股骨上端一致。显露挛缩束带及股骨大粗隆下方一段髂胫束，分离挛缩束带，在靠近髂胫束处切断一段2～3cm挛缩束带。松解臀大肌上半部与髂胫束相联结的腱膜部分，达到部分延长臀大肌止点的目的。手术结束前，在手术台上，被动活动患肢，证明屈髋自如、无弹响后，即结束手术。如切除、松解效果不满意，可考虑行臀大肌骨性附着点处肌腱“Z”形延长术。手术中，应注意不可完全切断臀大肌肌腱和不能在臀大肌中间部分切断肌肉，以免导致大量出血及损伤坐骨神经。如发现臀大肌挛缩范围较广泛，可在松解手术之前，先暴露坐骨神经。一般可在一次麻醉下完成双侧手术。

（2）术后处理：术后双下肢并拢固定2周，即可开始功能活动。一般术后半年至1年可获恢复。

2. 关节镜下等离子刀松解术 近年来,国内开展了关节镜下应用等离子刀施行臀肌挛缩松解术,并取得满意疗效。该手术具有创伤小、出血少、术后恢复快的优点,是值得赞同和推广的方法。但也应考虑到在关节镜下比较局限的视区范围内操作,较难充分显露臀肌挛缩束带的全貌及很精确判定坐骨神经由于臀肌粘连造成的位置改变。故在确定手术方法时,应针对具体病变程度和范围选择不同的手术途径。

第十节 弹 响 髋

髋关节在活动中出现弹响,常见为阔筋膜张肌紧张所致,其次是髋前髂腰肌腱膜在耻骨上支上滑移而发生。

【病因机制】

1. 大粗隆部弹响 弹响部位在大粗隆处,正常走步时,阔筋膜张肌的腱膜向下为髂胫束,当下肢向前迈步到支撑期,该肌腱膜在大粗隆外有向前向后滑动。当阔筋膜张肌紧张时,在向前迈步摆动期中,阔筋膜张肌筋膜移向前至大粗隆前方,至站地支撑期时,则向大粗隆后方滑动,由于该肌紧张度增高,使其腱膜在大粗隆表面滑动时出现响声及弹动,即为弹响髋。

2. 耻骨上支部弹响 系髋前髂腰肌腱膜在耻骨上支上滑移所致。当屈髋外展、外旋时,髂腰肌向外移动,在此位伸髋并内收时,髂腰肌由外向内沿耻骨上支内移而可出现滑动响声。多数无明显症状,且不在走步中出现,故临床意义不重要。

【临床表现】

(一) 症状

典型的弹响髋出现在走步中,每走一步该髋即弹响一次,伴有局部酸痛,以致不能快走,也有走数步才出现一次弹响。

(二) 体征

(1) 如检查者将手置于大粗隆处,令患者正常走步,可触及阔筋膜张肌在该处弹跳并发出响声。

(2) Ober 征:患者侧卧,患髋在上。检查者以右手握住患者小腿近膝部,先屈髋,后外展并稍后伸,再将该肢放下、内收,此时阔筋膜张肌因紧张度增高而不能内收,为 Ober 征阳性。需检查双侧下肢。

【治疗】

(一) 保守治疗

先行保守治疗,如局部理疗、热疗等。

(二) 手术治疗

保守治疗无效时,可考虑行阔筋膜张肌腱膜松解手术。

手术方法:侧卧位,患肢在上,硬膜外或局部麻醉下,患肢需完全消毒包扎,以便术中做 Ober 试验。在大粗隆外侧作横切口,显露阔筋膜张肌。先将前方腱膜做横切口至前后两侧使筋膜裂开,试行髋后伸内收,如内收仍不满意,则可分离阔筋膜张肌后缘筋膜,将紧张处横断,直至髋内收满意为止。缝合伤口,压迫包扎。

(三) 术后处理

术后患肢皮牵引 1 周,拆线后下地活动。

第三十三章　大腿部损伤

第一节　股骨干骨折

股骨干骨折是指股骨粗隆下 2 ~5cm 至股骨髁上 2 ~6cm 的骨干骨折。股骨干骨折约占全身骨折的 6% ,多见于青壮年和儿童。

【应用解剖】

股骨是人体中最长的管状骨。形状不规则,上端呈圆柱形,向下延行呈椭圆形,至髁上呈三角形。髓腔略呈圆形,上、中 1/3 段的内径大体一致,中上 1/3 处较狭窄。股骨干由紧密皮质骨构成,表面光滑,后方有一肌肉附着处的“粗线”,具有加强股骨干坚固性作用,此骨嵴是骨折复位的标志。股骨外观呈向前、向外的弧度,于中 1/3 最明显,这种弧度有助于股四头肌的伸膝作用,故在骨折复位时,应尽量保护此弧线解剖。股骨的解剖轴是指粗隆间中点至膝关节中点的连线;机械轴是指股骨头的中心至两髁间的中点的连线,解剖轴和机械轴之间有 5° ~7°的夹角,解剖轴和股骨颈轴线之间构成约 127°的颈干角。

内收肌群收缩可发生较大的杠杆作用,故股骨干骨折后常有内收移位倾向,已对位的骨折,也常有向外弓的倾向,故在治疗过程需注意这种移位和成角倾向,甚至在内固定后仍需加用外固定,以防止内固定被折弯、折断及螺钉拔出。

股动、静脉自腹股沟韧带下方出来以后,先在股鞘中,然后在内收肌管中下行,与股骨干相距较远。因此在股骨干上、中 1/3 骨折时,不易损伤股动、静脉。股动、静脉穿过内收大肌孔,转至腘部时,即行走在股骨干的后方。因此当股骨干下 1/3 骨折端向后成角时,易刺伤该处的动、静脉。

【损伤机制】

直接暴力打击、挤压或间接暴力的杠杆扭转作用均可引起股骨干骨折。股骨干有丰富的肌肉包裹,健康成人的股骨干骨折通常由高能量的直接暴力所致,发生时软组织损伤及骨折移位也较明显，内出血可达 500～1000ml，在骨折数小时内出现休克。挤压伤导致股骨干骨折可引起挤压综合征。

（一）直接暴力

机动车辆的直接碾压、机械挤压、生物打击及机器伤等均可引起骨折为横断或粉碎骨折。儿童股骨干骨折通常为直接暴力引起，多为闭合性损伤。产伤则多见为不完全或青枝骨折。

（二）间接暴力

高处坠落到不平地面产生的杠杆及扭曲传导暴力引起，骨折多为斜形或螺旋形。暴力不大发生的股骨干骨折，除注意老年骨质疏松外，应警惕病理性骨折可能。

（三）骨折移位特点（图 33－1－1①②③）

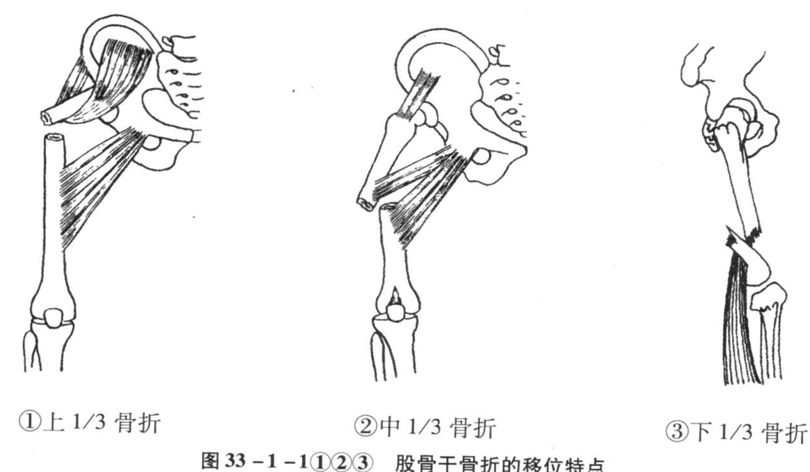

①上 1/3 骨折　②中 1/3 骨折　③下 1/3 骨折

图 33－1－1①②③　股骨干骨折的移位特点

1. 股骨干上 1/3 骨折　骨折近端因受髂腰肌的收缩向前屈曲，同时受到附着于股骨大粗隆的肌肉，如阔筋膜张肌及臀中、小肌的作用，产生外旋及外展移位，骨折远端则向后上、内移位。

2. 股骨干中 1/3 骨折　较常见，骨折端移位无明显规律，视暴力情况而异。部分骨折移位情况与股骨上 1/3 骨折相似，骨折端有接触而无重叠时，远侧断端受内收肌及股后肌收缩的作用向上向后移位。骨折端无接触时，由于起始髋部止于小腿的长肌作用，将股骨远断端和小腿一起牵向上方，导致患肢短缩。

3. 股骨干下 1/3 骨折　由于膝后方关节囊及腓肠肌牵拉，骨折远端向后移位，锐利的骨折端可能压迫成刺伤腘动、静脉和胫、腓神经。

【类型】

（一）一般分类

传统的分类包括开放或闭合骨折、稳定与不稳定骨折，多数人认为股骨干骨折均为不稳定骨折。

（二）根据骨折的形状分类（图 33－1－2①②③④⑤⑥）

1. 横形骨折　多数由直接暴力引起。
2. 斜形骨折　多由间接暴力引起。
3. 螺旋形骨折　多由强大的扭转暴力所致。

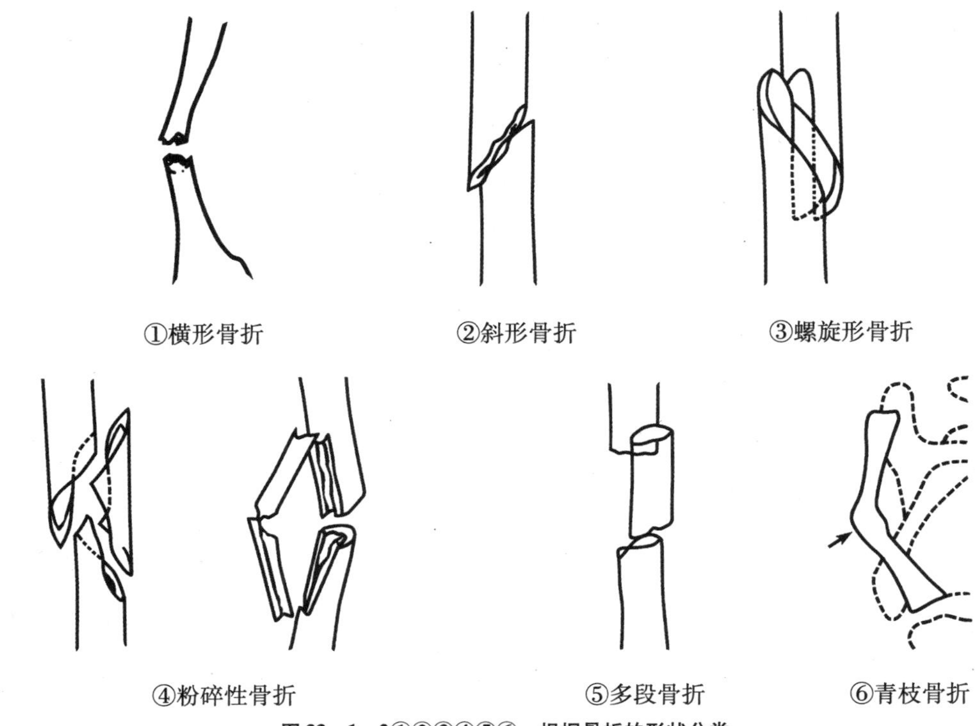

①横形骨折 ②斜形骨折 ③螺旋形骨折

④粉碎性骨折 ⑤多段骨折 ⑥青枝骨折

图 33－1－2①②③④⑤⑥ 根据骨折的形状分类

4. 粉碎性骨折 多由直接砸、压伤引起，骨折片在 3 块以上，包括蝶形骨折。

5. 多段骨折 多由强大直接暴力所致，骨折端呈节段骨折。

6. 青枝骨折 由直接暴力引起，多见于儿童及产伤，因骨膜厚，骨质韧性较大，发生不完全骨折。

（三）AO 分类

这种分类法以代码表示，借以表示骨骼损伤的严重程度并作为治疗及疗效评价的基础。AO 代码分类以解剖部位和骨折类型为基础，用阿拉伯数字表示解剖部位，如股骨为 3，骨干部位为 2，故股骨干即为 3.2。骨干骨折类型分为“简单”即 A 型及“多段”，多段骨折包括“楔形”骨折（B 型）和复杂骨折（B 型），再进一步分组和亚组。英文字母序列数及阿拉伯数字越大，则代表骨折程度复杂，治疗上的难度也越大（图 33－1－3）。

【临床表现与诊断】

有外伤史。伤后患肢剧痛、短缩、外旋畸形，局部肿胀及压痛，有异常活动，有纵向叩击痛及骨擦音、活动障碍等。闭合骨折常见出血量为 500～1000ml，可在伤后数小时内发生休克，患肢局部周长增加 1cm，一般估计内出血量约 500ml。

X 线摄片检查可明确诊断，应同时排除髋部及膝部损伤，对轻度外力引起骨折，应考虑到病理性骨折可能。

【治疗】

股骨干骨折的治疗方法很多，随着生物学和生物力学研究的进展，为股骨干骨折的治疗提供了更多的方法和选择。临床上必须全面考虑骨折的部位、类型、程度以及患者的年龄、

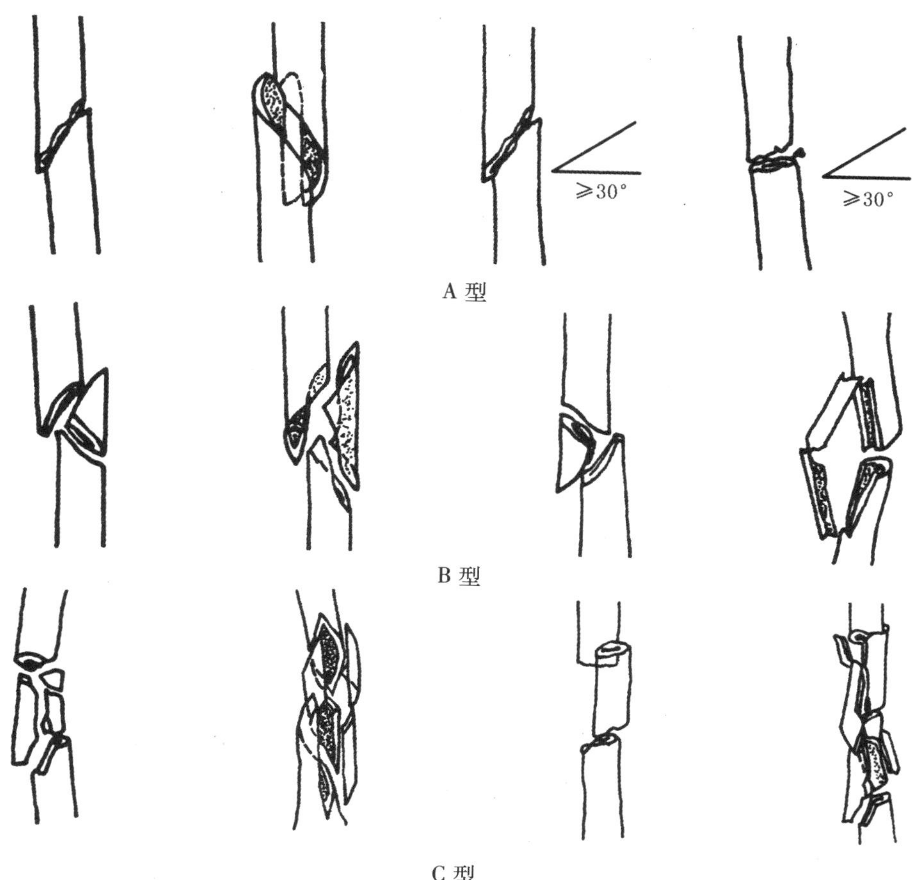

图 33－1－3　(AO/ASIF)分类

职业和活动度要求等因素之后，再酌情选择最佳治疗方案。可供选择的治疗方法包括牵引疗法、内固定法和外固定法。髓内固定认为是首选的内固定方法，欧美国家的使用率达90%以上。

一、急救处理

应就地固定患肢，如无合适的固定材料，可将患肢与健肢捆绑在一起。也可在患肢的内、外侧各放呈一块木板，外侧超过骨盆平面，内侧达会阴部，作暂时捆绑固定。在捆绑同时作适当牵引，达到复位和减轻疼痛。

二、保守治疗

（一）骨牵引

适用于成人横形骨折，配合手法整复及外固定，中西医结合临床实践证明疗效满意。但也有学者认为维持对线较容易，而维持对位较为困难，多数股骨干骨折采用单纯骨牵引很难达到良好复位，而且存在治疗周期长及长期卧床致并发症可能，故不主张作为首选的治疗方法。

1．**股骨髁上牵引**　适用于股骨中 1/3 骨折及远侧骨折端向后移位的下 1/3 骨折。

2．**股骨髁间牵引**　适用于骨折位置低，且远侧骨折端向后移位的下 1/3 骨折。这种骨折采用股骨髁上牵引将距离骨折端太近,如采用胫骨结节牵引,骨折远端由于腓肠肌和后侧关节囊的牵拉更加向后移位。

3. 胫骨结节牵引　适用于股骨上 1/3 骨折及骨折端向前移位的下 1/3 骨折。

(二) 手法复位与固定

牵引完成后,即开始进行复位。

1. 股骨上 1/3 骨折　为了适应骨折端的屈曲、外展及外旋移位,应抬高患肢,外展并略加外旋,转动牵引螺旋器进行牵引。骨折重叠移位纠正后,术者一前臂放在近侧骨折端的外前方,另一前臂放在远侧骨折端的内后方,两臂同时交叉用力,在两臂之间形成一种钳式剪力,使骨折复位。

复位后用棉垫绷带包扎大腿,在骨折近端前、外侧加纸垫,用股骨干夹板固定,将患肢置于屈曲、外展位牵引。牵引重量 4 ~ 8kg,牵引时间为 4 ~ 6 周。

2. 股骨中 1/3 骨折复位　因受内收肌牵拉,骨折端多向外成角。患肢在外展位进行牵引,听到骨折端有响声时停止。术者用两前臂左右夹挤,直到骨擦音消失,断端稳定为止。

骨折复位后,用绑带包扎大腿,于骨折端外侧加入一平纸垫,以夹板固定。将患肢放于托马斯架上维持牵引,轻度外展,牵引重量 4 ~ 8kg,时间 4 ~ 6 周。

3. 股骨下 1/3 骨折　骨折远端因受后侧关节囊及腓肠肌的牵拉,多向后旋转移位。复位应屈曲牵引膝关节,松弛膝后组织,向后旋转移位的骨折远端可获复位。如骨折端矫正不满意,可用两臂上下夹挤,即挤压远折端向前,按压近折端向后,直到骨擦音消失、断端稳定为止。

复位后用绑带包扎大腿,骨折近侧端加一纸垫。用股骨干远端叉状板固定,中立位进行牵引。如采用股骨髁上牵引,膝关节应伸直位;而骨结节牵引,膝关节应屈曲位。牵引重量 4 ~ 6kg,时间 4 ~ 6 周。

轻度移位的股骨下 1/3 骨折,多数可通过牵引就可获得复位,不必整复。

4. 斜形、螺旋形及粉碎骨折　一般不需整复,通过骨牵引复位和夹板固定即可。牵引早期应适当加大重量,骨折复位后需及时逐渐减轻重量以防止过牵。

5. 复位后处理　3 ~ 4 日后需复查 X 线片,并做必要调整。骨折应在 2 周后纠正并取得稳定,否则应考虑手术复位。

(三) 功能锻炼

第 2 日起练习股四头肌等速收缩及踝关节背伸、跖屈活动。第 2 周开始端坐、练习足部蹬床和抬臀。第 3 周起健足踩在床上支撑,两手提吊杆,收腹及抬臀,使臀部完全离床,保持大、小腿成一直线,以加大髋、膝部活动范围。第 4 周起开始助行器练习站立。

去除牵引后 1 周可扶双拐下地行走,股骨上 1/3 骨折须加用外展夹板。扶双拐 2 周后如无异常可改健侧单拐,再过 1 ~ 2 周可弃拐行走。

三、手术治疗

现代骨科对股骨干骨折的治疗,具有住院时间缩短、患肢可早期活动锻炼、功能恢复快的优点。除非存在手术禁忌,原则上主张手术治疗,常用的手术方法有钢板和髓内固定。

(一) 手术时机

一般认为闭合性髓内钉固定应在伤后 2 周内进行,避免因骨折端血肿机化,纤维组织增生,造成闭合复位困难,伤后24小时内行闭合髓内钉固定的并发症和操作难度均比延迟手术降低。

(二) 手术体位

常有体位有仰卧位和侧卧位。

1. 仰卧位 仰卧于骨科手术牵引床上,采取垫高患侧30°可方便麻醉、护理及X线透视操作,并有利于对股骨干中下段骨折复位对线的掌握。仰卧位的限制是股骨近端入口较困难,尤其是肥胖患者,可通过健肢尽量外展和患肢内收使大粗隆突出于显露。

2. 侧卧位 患侧上肢固定在托手架,健侧在下,患侧在上。作患侧髋关节轻度内收,屈20°~30°伸直位牵引。其优点是容易取得手术入路,对肥胖及髋关节屈曲畸形较为适用。限制是对麻醉,护理及X线透视较不方便,放置体位较困难,术中骨折对线不易掌握,远端髓钉置入也较难。

(三) 适应证

对于股骨髓腔狭窄部位的横形、短斜形骨折或短螺旋形骨折,均可应用髓内钉治疗。

(1) 股骨干小粗隆以下至距膝关节间隙9cm以上的各种类型骨折。

(2) 同侧肢体多段或多处骨折。

(3) 全身情况稳定的多发损伤。

(4) 病理性骨折。

(5) 骨折不愈合。

(6) 骨折延迟愈合矫形及股骨延长。

(四) 禁忌证

(1) 股骨干近、远侧1/3范围内骨折及严重的粉碎性骨折,均不适合髓内钉固定。

(2) 16岁以下儿童不适合髓内钉固定,但有人认为,在不影响远端骨骺前提下,可以慎重使用。

(五) 髓内钉固定

目前常用的钛合金空心AM(ace medieal)股骨钉、实心不扩髓股骨钉及AO钉。

1. 带锁髓内钉 带锁髓内钉可分为静态型和动态型两种类型(图33-1-4①②)。

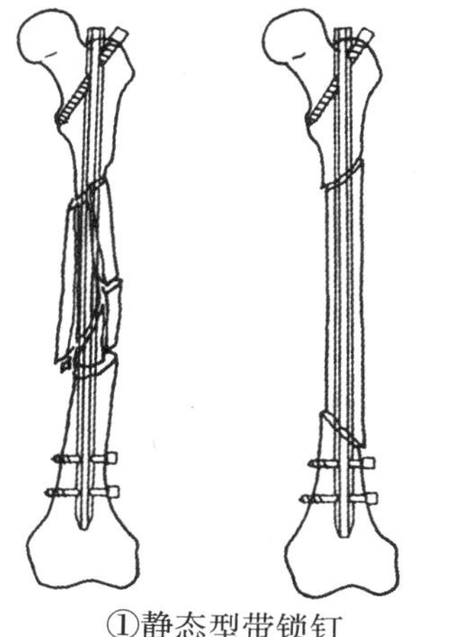

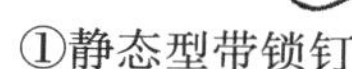

①静态型带锁钉

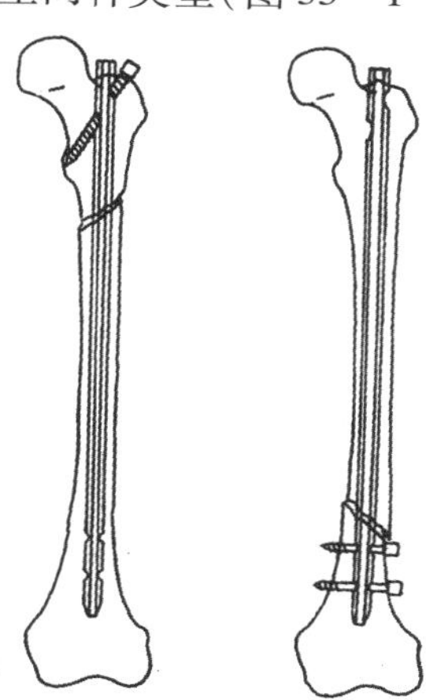

②动态型带锁钉

图33-1-4①② 带锁髓内钉固定

（1）静态型带锁钉：静态型带锁钉在髓内钉近、远端均安置螺丝锁钉，于术后2～3个月，骨折端有明显骨痂形成后，须取出骨折远侧的螺丝锁钉使之转变为动力型固定。优点是骨折可得到良好固定；限制是对骨折端可产生一定的应力遮挡效应。静态型带锁髓内钉虽然限制了骨折端的嵌压，但表现的弹性固定方式，不影响骨折愈合。

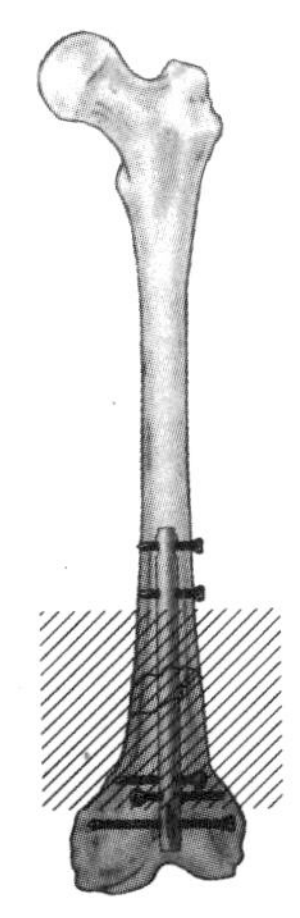

图33－1－5 逆行带锁钉（GSH）固定

（2）动态型带锁钉：动态型带锁钉只在髓内钉近侧的一端安置螺丝锁钉，达到固定一侧骨折端并控制旋转，未作螺丝锁钉的一侧骨段，在肌肉收缩或重力作用下，可产生轴向滑移而使骨折端嵌压。

（3）应用：静态型带锁钉适用于包括螺旋形、长斜形、粉碎性骨折、骨缺损及多段骨折等不稳定骨折。动态型带锁钉适用于横形或短斜形稳定性骨折。

2. 逆行带锁钉（GSH） 适用于股骨髁上及髁间的骨折内固定。由于髓钉需从股骨髁间插入，在闭合骨折应用要慎重（图33－1－5）。

3. 自锁髓内钉（IESN） 见图33－1－6①②③。

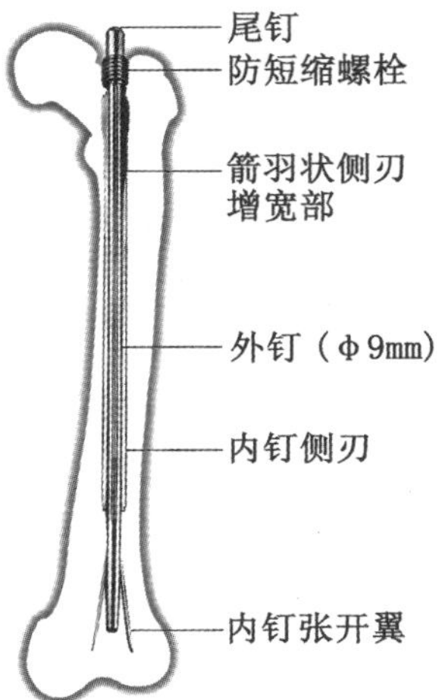

①骨自锁髓内钉示意图

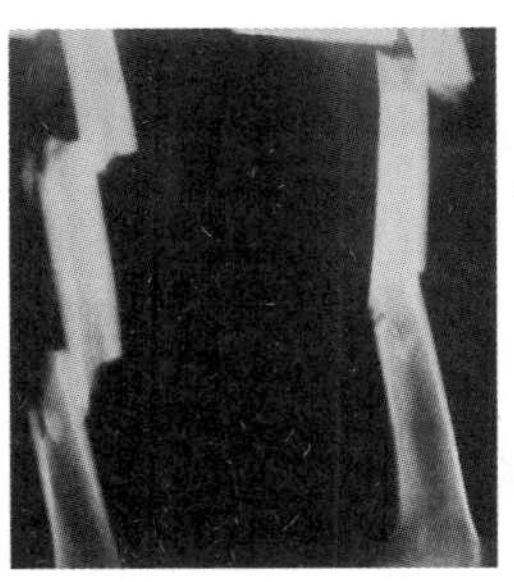

a. 术前

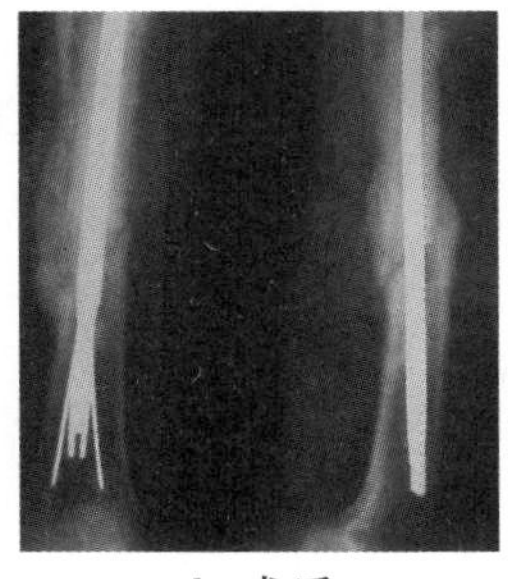

b. 术后

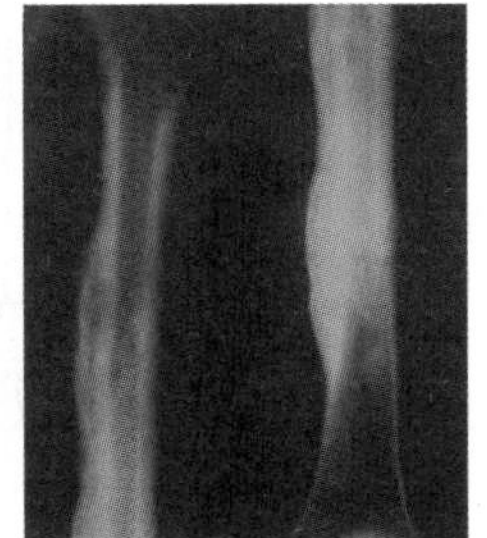

c. 拔钉后

②骨多段骨折IESN内固定

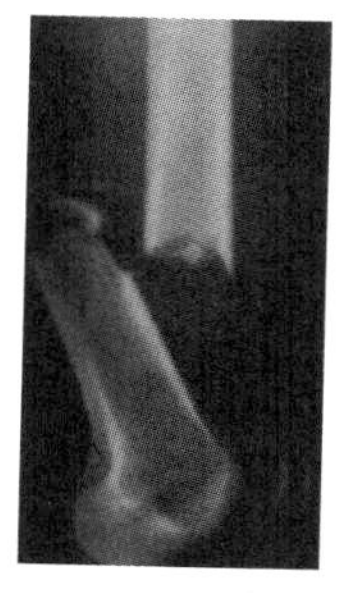
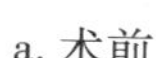
a. 术前

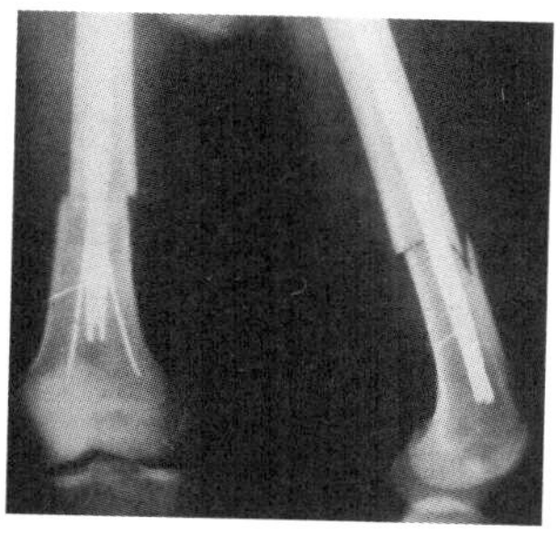
b. 术后

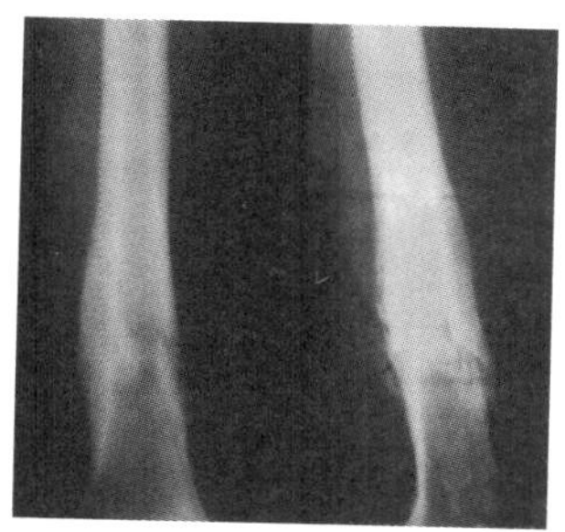
c. 拔钉后

③股骨下段骨折 IESN 内固定

图 33－1－6①②③　股骨干骨折 IESN 内固定

4. **标准髓内钉**　标准髓内钉适用于股骨中上 1/3 横形、短斜形、短螺旋形及蝶形骨折，其中对较长斜形成螺旋形骨折可加用环扎钢丝固定，但其固定强度较差，现已较少使用。

5. **弹性髓内钉**　如 Inder 钉及 Rush 钉。这类可屈性设计的髓内钉，插入髓腔后可取得三点支撑作用，达到固定骨折效果。优点是不扩髓及损伤小，可用于股骨中上段横形或断斜形骨折。限制是固定强度较差，术后仍须外固定。

6. **术后处理**　股骨干中段骨折，如固定牢固，不需再用外固定，患肢可开始做股四头肌肌力训练，配合物理治疗和体疗，只要患者的主动肌肉力量能控制下肢和膝关节时即可下床活动。如骨折是解剖复位，髓内钉固定稳定，通常在 2 个月内可完全负重。在 3 个月内可作非接触性的运动，4～8 个月可作非职业性的体育活动。

（六）钢板固定

20 世纪 60 年代开始，瑞士内固定学会 AO/ASIF 就主张用钢板螺丝钉固定股骨干骨折，一般采用加压钢板和有限接触动力加压钢板，并认为钢板最后一孔螺钉只穿过一侧皮质，可减少应力集中。临床实践中，发现钢板螺丝钉固定带来一系列并发症，如钢板螺丝钉强度不足，不允许早期活动；钢板螺丝钉产生的疲劳折断及骨折延迟愈合或不愈合；钢板的应力遮挡导致的骨质疏松；拆除内固定物后容易发生再骨折等。当前，由于闭合髓内钉技术的发展和普及，对钢板的使用已尤为慎重。应选择足够长度的宽钢板，骨折近远端至少应各置入 5 枚螺丝钉。

1. **钢板的类型**　包括有限接触钢板、桥接钢板、点状接触钢板（Pc－Fix）、宽带锁—动力加压钢板（TCP）。

2. **钢板的应用**（图 33－1－7①②③）

（1）短斜形骨折：可用宽带锁—动力加压钢板固定，骨折端用 4.5mm 拉力螺钉，能起到增强固定稳定性效果。

（2）蝶形骨折：先将骨折块整复后，于近侧骨折端用 4.5mm 拉力螺丝钉固定，再与远侧骨折端整复，在骨折片作远位骨折钻孔并拧入 4.5mm 拉力螺钉，再完成钢板其他螺钉固定。

（3）粉碎性骨折：骨折块较大，钢板对侧无缺损时，复位和固定方法与蝶形骨折相同。如骨折粉碎程度严重伴有骨缺损，应考虑行髂骨或腓骨植骨，植入骨块在骨折两端应作螺钉固定，可选用桥接钢板固定（图 33－1－8①②）。

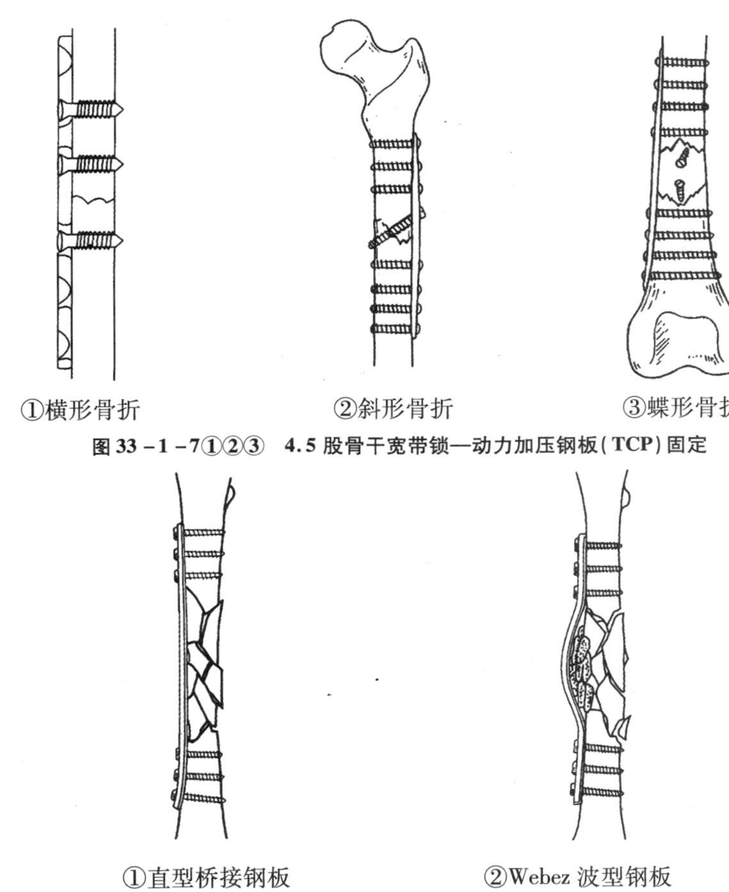

图 33-1-7①②③ 4.5 股骨干宽带锁—动力加压钢板(TCP)固定

图 33-1-8①② 桥接钢板固定

3. **微创接骨板固定** 微创固定系统(LISS)是一种治疗股骨干骺端骨折内固定物和手术器械的新进展。适用于股骨折干远端骨折、股骨髁上骨折(详细内容见第 22 章第 4 节)。

术后第 1 日,即可进行物理康复治疗,包括主动股四头肌收缩练习和 CPM 练习屈伸膝关节。

(七) 骨外固定器

骨外固定器采用经皮穿针,具有创伤小、骨折固定效果好的优点,可早期负重及活动邻近关节等优点。对粉碎骨折是较为安全的治疗方式,尤其适用于伤口污染较严重的Ⅱ型股骨干开放性骨折、骨髓炎和不适合采用内固定治疗的老年人股骨干骨折。也适应于复合性损伤合并股骨干骨折、火器伤致股骨干骨折以及 4~12 岁的儿童股骨干骨折。

由于外固定针的穿入须经过股骨前外侧肌群,尤其是在节段性粉碎骨折穿针部位较低,常影响肌肉力量和妨碍膝关节功能锻炼。

(八) 并发症

1. **术中并发症** 术中并发症均与操作不当有关。例如术中发生新的骨折,髓内钉固定时造成新的骨折与髓内钉规格尺寸选择不当,进针点太偏外或偏内,髓腔扩大过度致使皮质偏薄等。发生髓内钉打入一部分后处于不能进退的嵌顿状态,与术前估计不足及术中粗暴强行打入有关。

2. 术后并发症

（1）延迟愈合和不愈合：延迟愈合多发生在开放性骨折及粉碎性骨折，原因大多与处理措施有关，可通过改进处理、延迟固定时间、局部确实制动和电磁场刺激等辅助手段，大部分能取得完全愈合。不愈合通常由于感染、严重骨缺损等引起，采用带锁髓内钉辅以自体植骨，可以在取得骨愈合的同时照顾到膝关节功能的恢复。

（2）畸形愈合：畸形愈合和内固定不当及活动过早有关。股骨干骨折成角畸形大于15°，旋转畸形大于20°或短缩畸形超过2.0cm，均应手术矫正，小儿及老年病例可放宽标准。一般采用骨折矫正及重新固定的方法，固定时除矫正旋转成角外，应注意维持肢体长度，必要时可考虑植骨。

（3）再骨折：再骨折一般多发生于钢板固定拆除后。由于钢板的应力遮挡，局部骨质疏松，拆除钢板后应暂缓负重，必要时加用外固定一段时间，逐步增加负重，预防应力损伤。对于已发生再骨折，可采用带锁髓内钉等较牢固的方法固定。

（4）内植物折断：内固定植入物的断裂并不少见，其原因与材料的质量、固定方法不当和过早负重有关。发生在骨折愈合前的折断应视骨折对位对线情况及愈合趋势酌情处理，原则上应予去除并重新固定。

（5）膝关节功能障碍：大多因长期固定引起股中间肌粘连，股中间肌本身的损伤与瘢痕化，以及膝关节内和髌骨两侧关节囊病变所引起。做到在牢靠固定的基础上早期活动，是预防膝关节功能障碍的关键。症状轻者可通过理疗、加强功能锻炼得以恢复，严重者行股四头肌成形术，手术松解膝关节及髌韧带下方的粘连，切除已瘢痕化的股中间肌，并酌情行股四头肌延长术等。术后早期行CPM锻炼，疗效多较满意。

四、开放性股骨骨折

股骨不同于胫骨，因股骨有丰富的血运和丰厚的肌肉，软组织闭合和骨折块的固定均较为容易。

1. 骨折类型与固定

（1）Ⅰ度开放骨折：扩创后可按闭合骨折处理。骨折的固定方式则取决于骨折的类型和开放损伤的类型。

（2）Ⅱ度开放骨折：如在8小时以内，可在处理伤口同时作内固定，并一期闭合伤口。固定方式取决于骨折的类型，在完整无骨缺损的情况下，可用钢板或不扩髓腔的实心钉固定，粉碎骨折应用带锁髓内钉，易于控制旋转和维持长度。钢板固定剥离面较大，影响血运严重，更易发生感染。采用外固定器固定是更为安全可靠的固定方式，而且便于观察伤口。尽早使用抗生素和局部灌洗可预防伤口感染。

（3）Ⅲ度开放骨折：不应一期闭合伤口，在扩创后骨折端用软组织敷盖，可用外固定器固定，在确认无感染的情况下再Ⅱ期闭合伤口，并替换合适的内固定。

2. 关于早期植骨　开放性粉碎骨折能否早期植骨，至今仍有争议。常顾虑发生感染导致手术失败。王亦聪治疗感染性骨折不愈合的经验表明，粉碎性骨干骨折早期植骨，如在灌注或开放伤口等有效措施控制下，植骨可利于骨的愈合，即使发生感染也影响不大。

五、双侧股骨干骨折

1. 双侧骨牵引的弊端

(1) 患者不能坐起,不能翻身和抬臀,长期卧床可致并发症,尤其是老年人。

(2) 双侧托马斯架使大、小便护理困难。

(3) 妨碍早期功能锻炼。

(4) 容易发生双下肢长度不等长。

2. 治疗原则

(1) 成年人双侧股骨干骨折,特别是老年人,应选择不稳定的一侧作内固定或分期施行双侧内固定,对无条件作内固定者,可作外固定器治疗。

(2) 儿童双侧股骨干骨折,适合应用骨牵引治疗。

六、股骨干骨折合并髋部骨折

股骨干骨折合并股骨颈或粗隆间骨折近年来由于高速运动中损伤日趋多见,常由于缺乏典型畸形体征及X线片未包括髋关节而容易漏诊,治疗以股骨颈骨折处理更为重要。

1. **股骨干合并股骨颈基底部稳定的骨折** 可用髓内钉固定股骨干骨折,而用2或3枚中空松质骨螺钉经髓内钉的腹背侧插入股骨头固定股骨颈骨折。

2. **股骨中段或远段骨折合并粗隆间骨折** 可选用PFNA钉,经该钉近端的内锁栓可达股骨头已固定粗隆间骨折,该钉的远端同样也应内锁,这样能较好地控制旋转。如不适合作髓内钉固定,也可用长DHS或TSP钢板固定(图33-1-9①②)。股骨干骨折则选用钢板固定,但此手术需较大的切口显露,创伤较大。如在股骨干骨折的同时发现合并有坐骨神经损伤,应注意是否因合并髋关节后脱位压迫所致,需注意髋部检查。

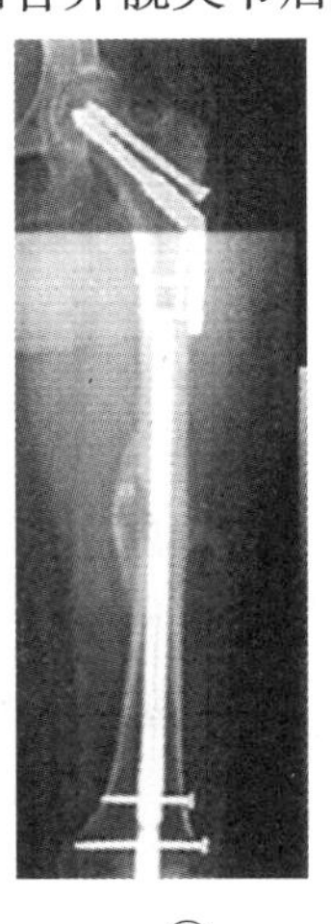

①

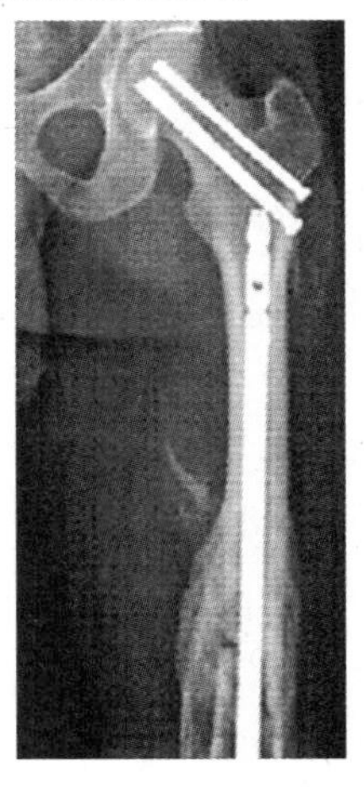

②

图33-1-9①② 股骨干骨折合并髋部骨折的内固定

七、股骨干骨折合并髋关节脱位

新鲜股骨干骨折合并髋关节脱位的治疗方法是先整复髋关节脱位。有人建议用斯氏针穿过股骨粗隆部进行牵引，也有人建议在股骨颈拧入一枚牵引螺钉，还有人在股骨干骨折作内固定后再作髋关节脱位闭合复位。我们提倡新鲜的同侧股骨干骨折合并髋关节脱位，应先行整复髋关节脱位，且多数可获得成功。在良好的麻醉下，使髋关节肌肉放松，助手固定骨盆，不强调过大牵引力，术者顶压脱位的股骨头即可复位。

八、截瘫合并股骨骨干骨折

截瘫患者必须勤翻身，故对合并有下肢骨干骨折不宜作牵引治疗。如使用石膏夹板固定，可因下肢感觉和运动麻痹而引起压疮。保守治疗均易导致并发症，应积极早期采取内固定治疗。

第二节　儿童股骨干骨折

儿童股骨干骨折由于愈合迅速，自行塑形能力较强，牵引和外固定治疗常不易引起关节僵硬。因而治疗方法与成人略有不同，多数主张采取保守治疗方法。治疗过程主要应防止成角和旋转两种畸形。

【病理生理】

儿童股骨干骨折后的塑形能力，如儿童年龄越小，骨折部位越近于干骺端，并且其畸形方向与关节轴活动一致，塑形能力为最强，而旋转畸形因难以塑形应尽力避免。儿童股骨干骨折的另一个重要特点是常因骨折的刺激可引起肢体生长过速，其可能的原因是由于在骨折后邻近骨骺的血液供应增加之故。至伤后 2 年，骨折愈合，骨痂重新吸收，血管刺激停止，生长即恢复正常。

Shapiro 观察 74 例 13 岁以下儿童股骨干骨折，从伤后 3 个月骨愈合时至骨发育成熟阶段，作了临床及 X 线测量，发现股骨平均过度生长是 0. 92cm(0. 4 ~2. 7cm)，并且 82% 的患儿有胫骨过度生长，平均是 0. 29cm(0. 1 ~0. 5cm)。78% 患儿过度生长发生在伤后 18 个月，85% 的患儿在 3 年 6 个月终止，但仍有 9% 过度生长可持续至骨生长期终止，一般在骨折 18 个月后，过度生长较为缓慢。根据以上儿童股骨干骨折的特点，骨折在维持对线情况下，短缩不超过 2cm，无旋转畸形，均可被认为达到功能要求，避免采用手术治疗。

【治疗】

儿童股骨干骨折的治疗方式，应根据其年龄、骨折部位和类型作出选择。

（一）保守治疗

1. 竹帘固定法　对无移位或移位不多的新生儿产伤骨折，仅将患肢用竹帘固定 2 周即可。如无竹帘可用软纸板或木片代用。因新生儿的生骨及矫正畸形的能力都很强，骨折愈合甚速，有些移位或成角旋转都能自行矫正。对移位较多或成角较大的骨折，也可略加牵引复位后，再梆竹帘固定。

2. 悬吊皮牵引法　适用于 3 岁以下的患儿。先用 4 条黏膏贴在双下肢内、外侧，长度

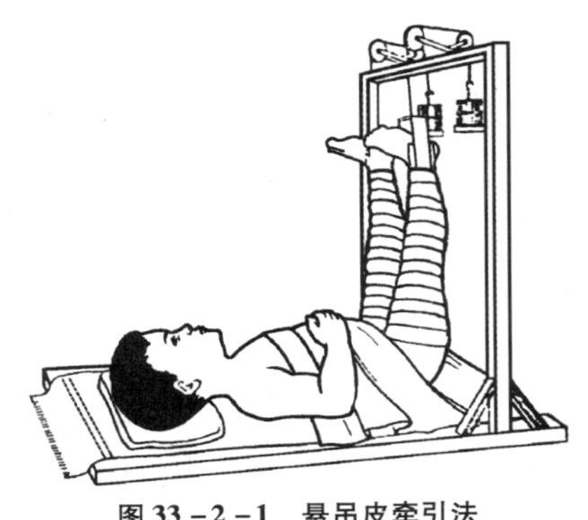
图 33-2-1 悬吊皮牵引法

应达大腿根部。患、健两侧同时牵引，两腿同时垂直向上悬吊。所用重量，以患儿臀部稍离床为度，健侧重量应稍轻于患侧。为了防止发生向外成角畸形，可同时加梆木板固定。牵引数日后患部疼痛消失，患儿开始在床上转动，为了预防骨折向外成角，可使患儿面向健侧躺卧。此种悬吊牵引架很轻便（图 33-2-1），牵引 3 周可去除，继续外固定 2～3 周。

3. 水平皮牵引法 适用于 4～8 岁的患儿。用黏膏贴于患肢内、外两侧，再用螺旋绷带裹住。将患肢放在牵引架（托马斯架）上，牵引重量为 2～3kg。在股骨上 1/3 骨折，患肢应在充分屈髋、外展、外旋位，促使骨折远端接近近端。股骨下 1/3 骨折，须尽量屈膝，以松弛膝后方的关节囊及腓肠肌，减少远端向后移位的倾向。牵引后应绑上夹板，防止成角畸形。用皮牵引时，应经常检查，以防黏膏条滑落，而失去牵引作用。4～6 周后去除牵引，继续用外固定 2～3 周。

4. 骨牵引法 适用于 8～12 岁的患儿。为了避免损伤胫骨结节骨骺，牵引针可穿过胫骨结节下 2～3 横指处的胫骨骨皮质，牵引重量可用 3～4kg。牵引后患肢托板制动，一般不需要手法复位，注意保持患侧股骨与健侧等长及外观上无成角畸形即可。牵引时患肢位置与皮牵引相同。

（二）手术治疗

适应证应严格限制在下列范围。

（1）有明显移位和软组织损伤的开放骨折。

（2）合并同侧股骨颈骨折或髋关节脱位。

（3）骨折端有软组织嵌入。

（4）伴有全身其他疾病，如痉挛性偏瘫或全身性骨疾病。

（5）多发性损伤，为便于护理。

第三十四章　膝部损伤

第一节　股骨下端骨折

股骨下端骨折包括髁上骨折、单髁骨折、髁间骨折和股骨下端骨骺分离。

一、股骨髁上骨折

指发生在腓肠肌起始点 2～4cm 范围内的骨折。此部位即为股骨髁至股骨干骺端的联接部。多发生于青壮年(图 34－1－1)。

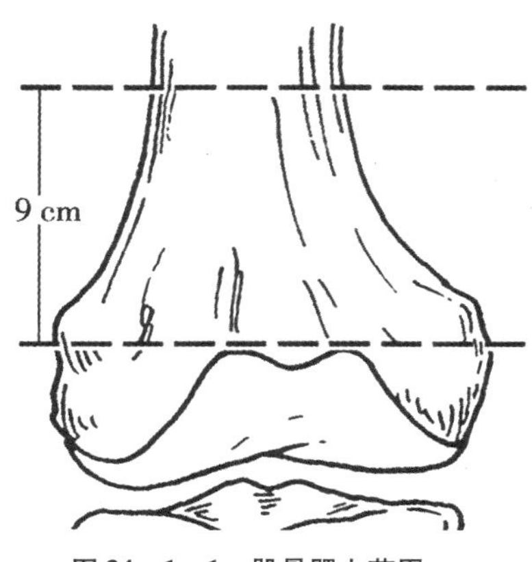

图 34－1－1　股骨髁上范围

【损伤机制】

(一) 直接暴力

直接暴力打击可导致骨折。

(二) 间接暴力

如从高处坠落,足部或膝部着地产生的传导暴力导致骨折。膝关节强直且骨质疏松,由于膝部的杠杆作用增加,猛烈扭伤或屈曲位跌倒时,也容易发生骨折。

【类型】

(一) 按骨折移位分型(图 34－1－2①②③)

1. **屈曲型**　为膝关节处于屈曲位受伤所致。骨折线自后上斜向前下,多呈横形或短斜形。由于腓肠肌和关节囊的牵拉作用,骨折远端向后移位,有可能刺伤或压迫腘动、静脉及胫神经,骨折近端可刺破髌上囊或皮肤。

2. **伸直型**　因后方遭受暴力或膝关节处于伸直位受伤所致。骨折线有横形或斜形。斜形骨折线与屈曲型相反,即自后下至前止,骨折远端在前,近端在后,形成重叠移位。此类骨折应注意腘动脉损伤。

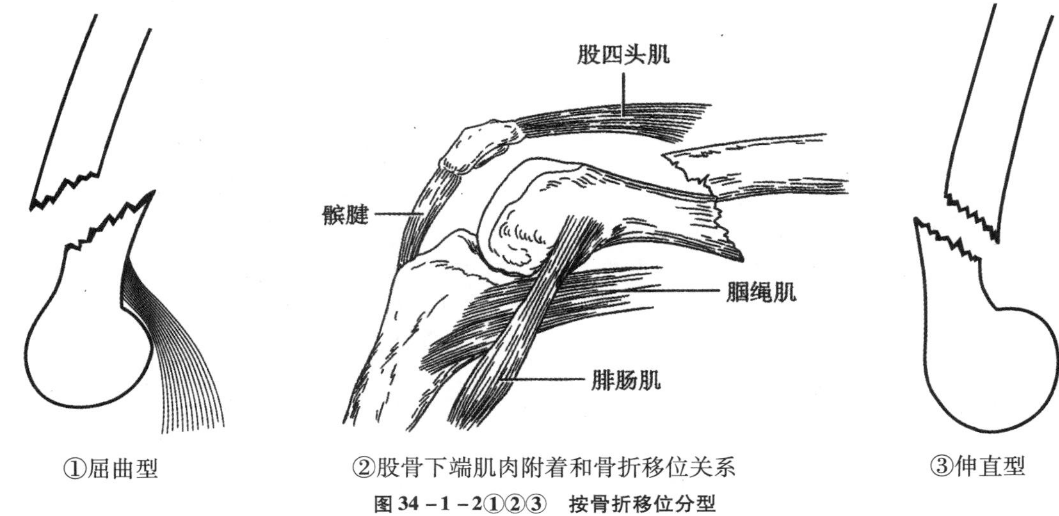

①屈曲型　　②股骨下端肌肉附着和骨折移位关系　　③伸直型

图 34－1－2①②③　按骨折移位分型

（二）AO 分型

按 AO/ASIF 分型，股骨下端骨折属于股骨远端骨折的 A 类，又再分为 3 个亚型（图 34－1－3）。

A1 型　无明显移位骨折。

A2 型　有移位的单纯骨折。

A3 型　髁上粉碎骨折。

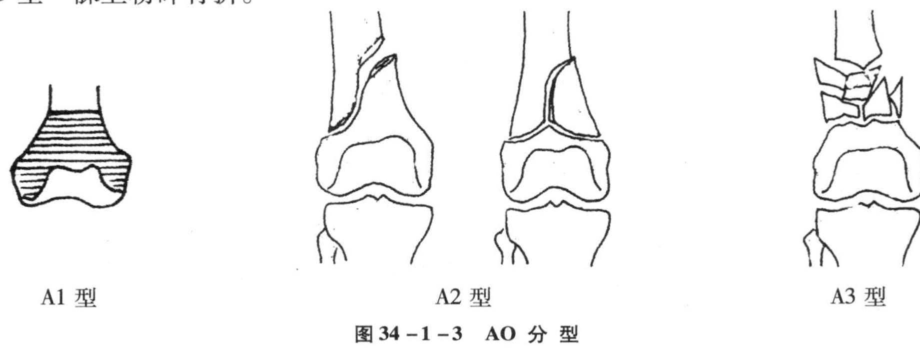

A1 型　　A2 型　　A3 型

图 34－1－3　AO 分 型

【临床表现】

伤后大腿及膝部明显肿胀及疼痛。患肢短缩畸形，活动受限，有异常活动，可触及骨擦音等。屈曲型骨折可触及骨折近端向膝前外上方突起，伸直型不易触及骨折端，可有局部前后径明显增大。检查时应防止膝关节过伸造成腘部血管、神经损伤。

【诊断】

膝关节正、侧位 X 线片，可了解骨折类型及移位情况。由于该处是骨肿瘤好发部位，故需排除病理性骨折，CT 扫描可为诊断和治疗计划提供更好参考。

【治疗】

（一）保守治疗

一般认为只适用于无移位的 A1 型骨折。而有经验的中西医结合学者认为，股骨髁上骨折，除非移位程度严重，手法不能整复或有血管神经合并伤，多数手法复位有效。

单纯超关节夹板或石膏固定，适用于儿童青枝骨折及成年人无移位的稳定骨折，膝关节内如有积血应先抽除。

1. 超关节夹板固定　用4块夹板，前侧板下端至髌骨上缘；后侧板下端至腘窝中部；两侧以带轴活动夹板作超关节在小腿上端固定。固定期间应坚持股四头肌收缩练习，6～8周后可去除外固定，练习关节活动。一般骨折愈合时间3～4个月（图34－1－4）。

2. 长腿管型石膏固定　见图34－1－5。

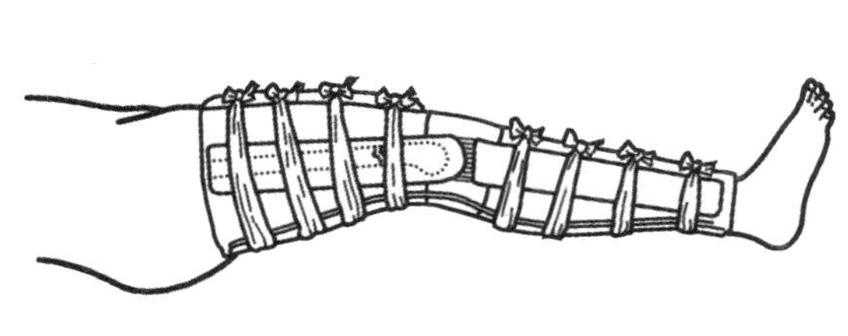

图34－1－4　超关节夹板固定

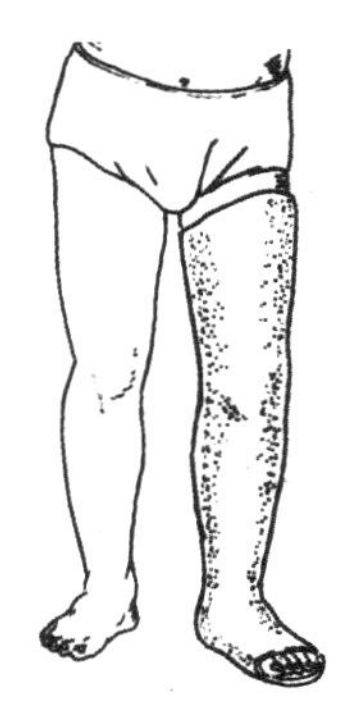

图34－1－5　长腿管型石膏固定

3. 骨牵引复位　适用于有移位的A2、A3型骨折。屈曲型骨折可用股骨髁冰钳或克氏针牵引法（图34－1－6），伸直型骨折可用胫骨结节牵引法（图34－1－7）。

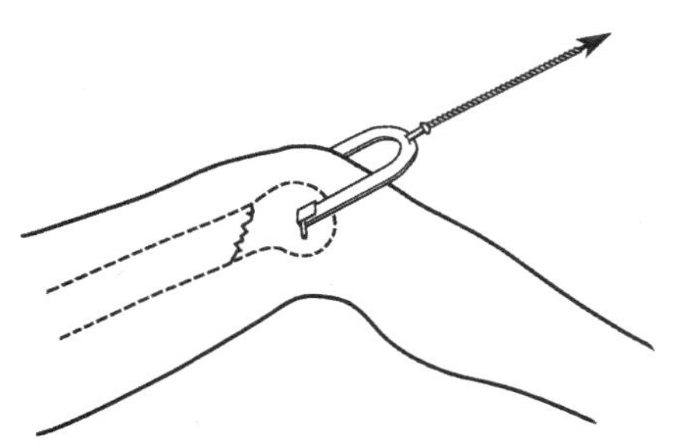

图34－1－6　屈曲型骨折冰钳或克氏针牵引法

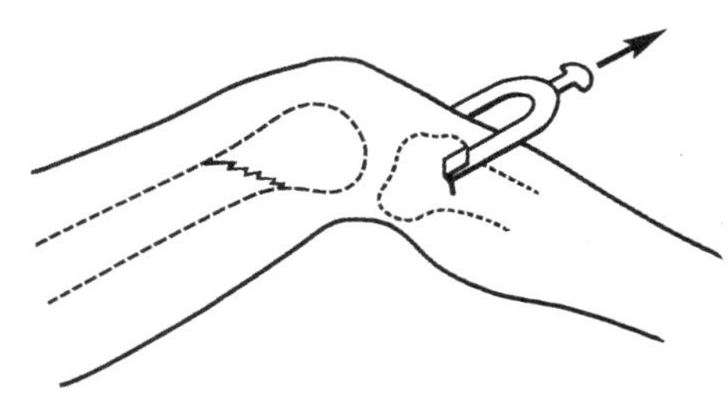

图34－1－7　伸直型骨折胫骨结节牵引法

如经牵引不能取得自动复位，可在牵引下加用手法复位。屈曲型骨折术者向上端提骨折远端，且手向下挤按骨折近端。伸直型骨折的整复手术则相反。整复成功后，作夹板固定，进行功能锻炼。4～6周去除牵引，改为超关节夹板固定，直至骨愈合。

（二）手术治疗

目前常用的有95°角钢板，动力髁螺钉（DCS）及股骨髁支持钢板（CBP）等（图34－1－8①②③④）。近年来，逆行髁上带锁钉因具有手术不需显露骨折端、损伤小、内固定坚实等优点，临床上也较常用。有人认为，开放性骨折及手术途径方便置入髓钉时可应用，而为了置入髓钉而另需开放膝关节时应慎重。

二、股骨髁间骨折

股骨远端膨大部分，通过内外上髁的连线与股骨干骺端相连。股骨髁间骨折属关节内骨折，发生率约占全身骨折的4%，在股骨骨折中占4%～7%。

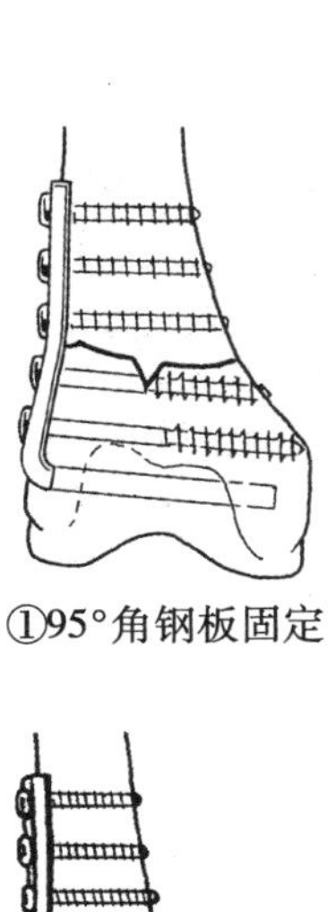

①95°角钢板固定

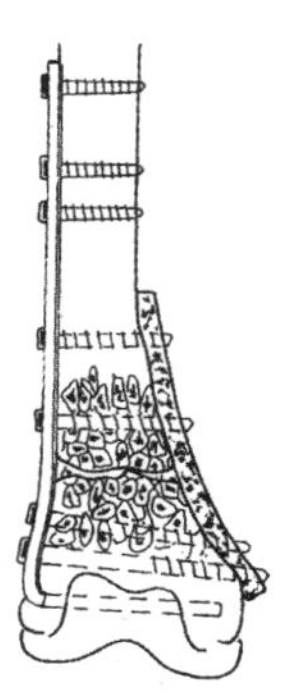

②股骨髁支持钢板(CBP)植骨

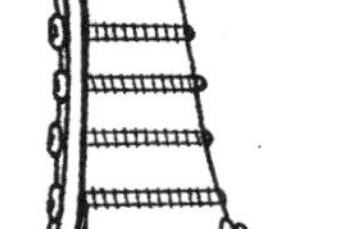

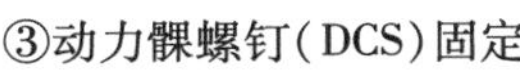

③动力髁螺钉(DCS)固定

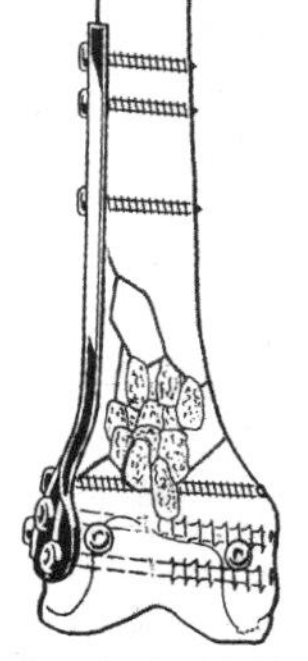

④双钢板植骨

图 34-1-8①②③④ 股骨髁上骨折钢板内固定

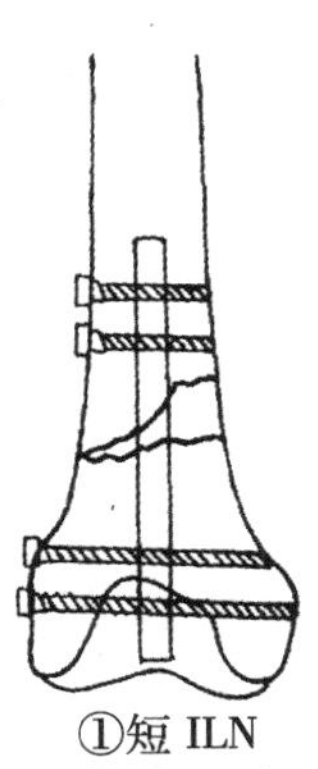

①短 ILN

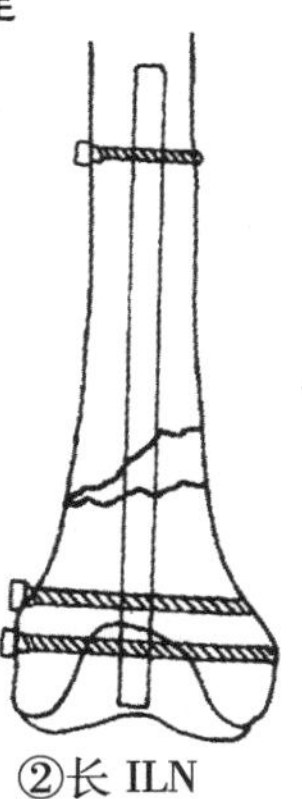

②长 ILN

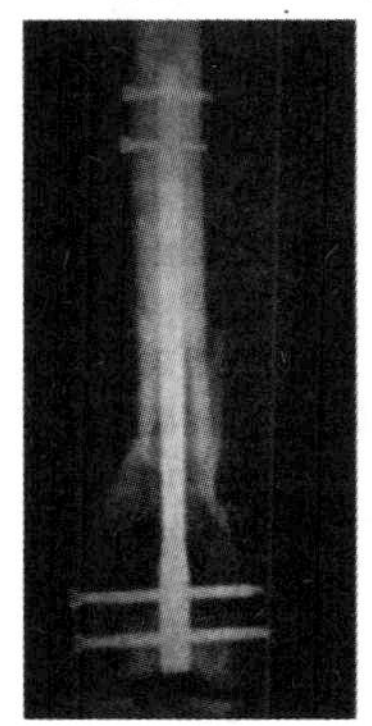

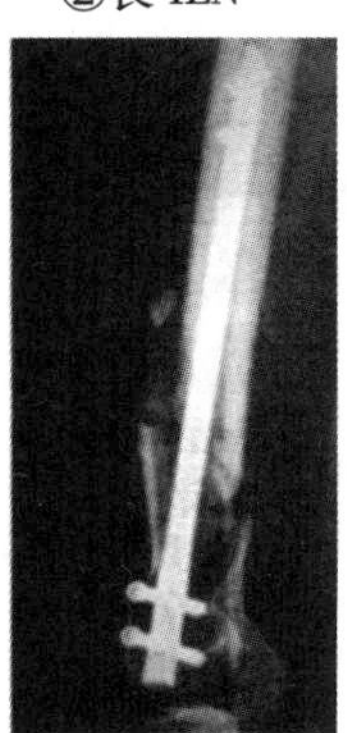

③术后 X 线照片

图 34-1-9①②③ 逆行髁上带锁钉(ILN)固定

【损伤机制】

（一）直接暴力

暴力直接作用于股骨髁部前方可导致骨折。暴力经髌骨，产生撞击股骨髁的楔形力，多为开放性或粉碎性骨折，常发生于青壮年。

（二）间接暴力

多由高处跌落，足跟触地，先发生股骨髁上骨折，暴力继续经近折端向下传达，并嵌插于股骨二髁之间，将股骨髁劈开为内、外2块，成为"T"或"Y"形骨折。此外，股胫骨纵轴方向的间接暴力，在伸膝状态下可产生股骨髁间劈裂骨折。在屈膝状态下可导致后髁骨折，此时伴有膝关节内翻或外翻应力导致的内髁或髁上骨折。股胫间纵轴方向的间接旋转暴力，还可产生不同部位股骨髁骨软骨骨折。

高龄伤者多数有骨质疏松基础，在较轻微外伤即导致骨折，且多数伴有脊柱、髋部或桡骨远端多部位骨折。

【分型】

传统分型有伸直型和屈曲型，屈曲型包括"T"和"Y"形骨折（图34－1－10①②）。在AO分型中，属"C"形骨折（图34－1－11）。

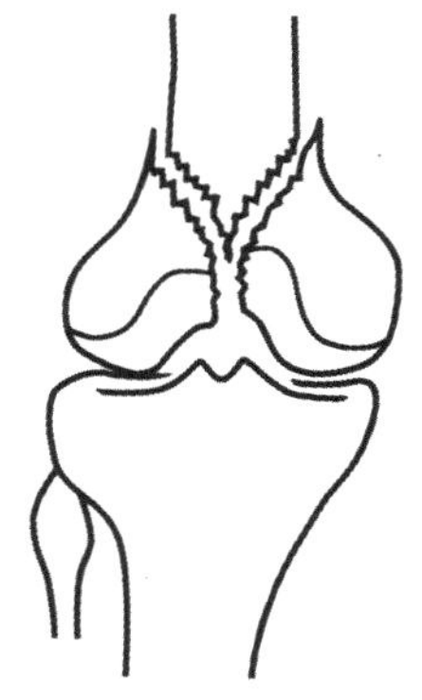

①伸直型

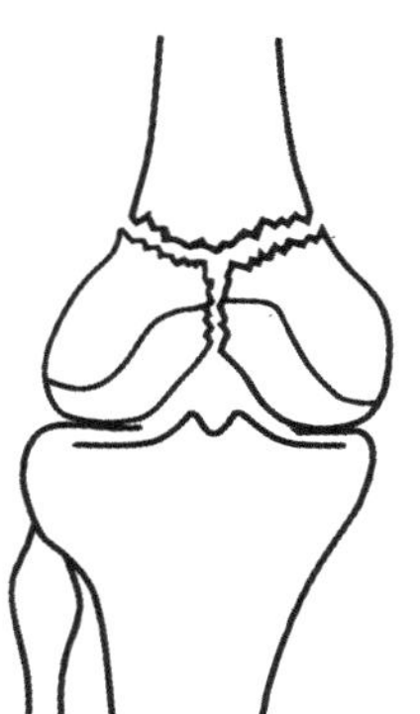

②屈曲型"T"或"Y"形

图34－1－10①②　伸直型和屈曲型骨折

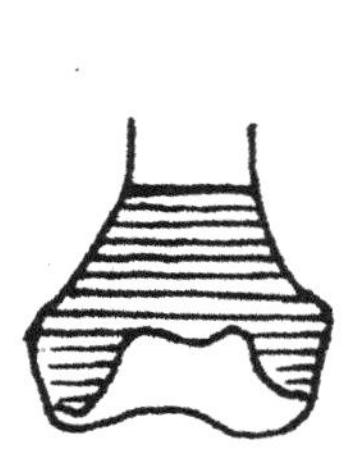

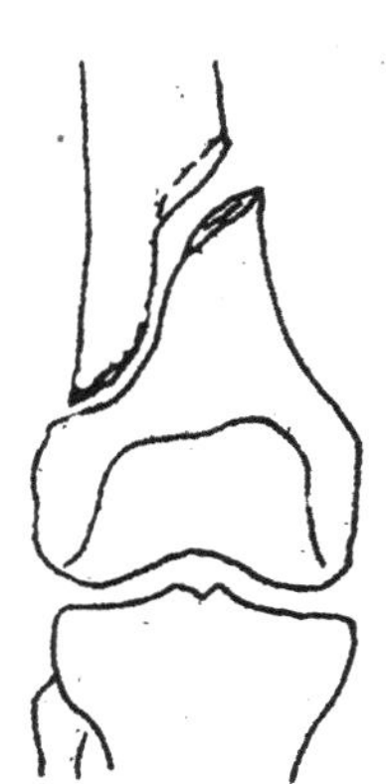

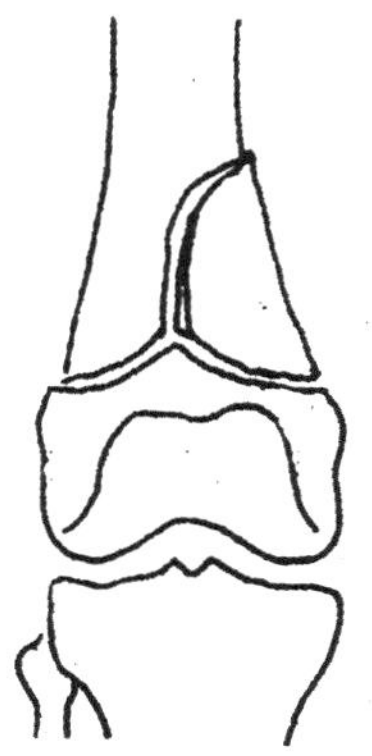

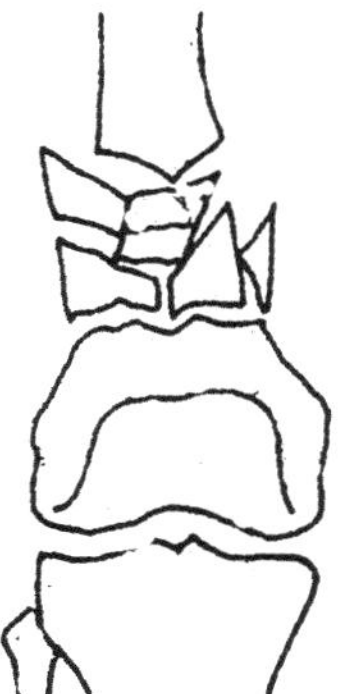

图34－1－11　AO分型属"C"形骨折

C 型 双髁骨折，分为 3 个亚型。

C1 型 双髁骨折伴髁上非粉碎性骨折（“T”或“Y”形骨折）。

C2 型 双髁骨折伴髁上粉碎性骨折。

C3 型 双髁骨折伴髁上粉碎性骨折及髁间粉碎性骨折。

【临床表现与诊断】

患膝明显肿胀、疼痛、活动受限，无法站立。检查膝部明显肿胀，有皮下淤斑，股骨远端明显压痛、纵轴叩击痛，腘窝处可触及骨折远端成角移位及异常活动，可有骨擦音或骨擦感。有重叠移位者，患肢短缩，或出现膝内、外翻畸形。膝关节内出血者，浮髌试验阳性。挤压研磨试验及 McMurray 试验阳性。要注意检查腘窝部是否有血肿、足背动脉的搏动、末梢血运及足踝部的活动情况，以便确定是否有血管、神经损伤。

【治疗】

（一）保守治疗

可采用手法复位、骨牵引和超关节夹板固定

1. **适应证** 适用于骨折轻度移位，关节面骨折移位 2mm 以内或仅有内、外髁轻度分离的骨折。

2. **操作方法** 先抽出关节内积血，局部用棉垫或弹力绷带加压包扎。无明显移位可行胫骨结节牵引，两髁分离可用股骨髁冰钳牵引，在牵引下用双手掌压迫股骨内外髁，使骨块复位。然后用两侧带轴可活动超关节夹板固定，固定期间加强股四头肌收缩练习，通过夹板与肌肉收缩作用，使骨折自行逐渐复位。6～8 周解除牵引，保留夹板固定，扶双拐下地进行不负重锻炼，复查 X 线片显示已骨性愈合，才能逐步负重下地行走。

（二）手术治疗

股骨髁间骨折手术治疗的目的是恢复关节面解剖复位、纠正旋转移位、恢复负重力线和早期活动。

临床常用的内固定有动力髁螺钉（DCS）（图 34－1－12①②③）、股骨髁支持钢板（CBP）、AO 角钢板及股骨髁双头加压螺钉等（图 34－1－13①②）。对于关节面粉碎、移位严重的股骨髁部 C3 型骨折，使用股骨髁支持钢板（CBP）效果更好。股骨髁带锁钉（GSH），适用于 A 型、C1 型、C2 型骨折，但不适用于 C3 型骨折。

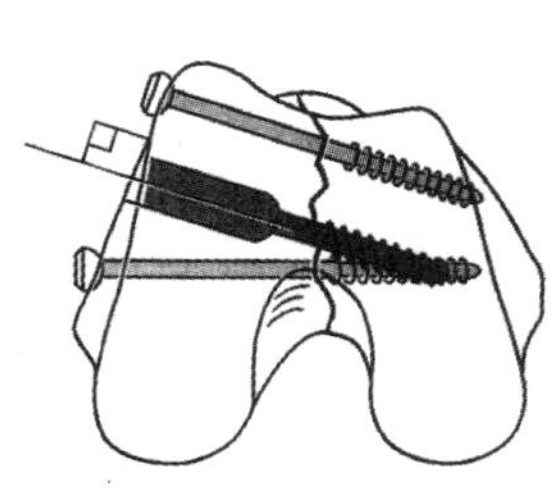

①髁加压螺钉置入正确位置

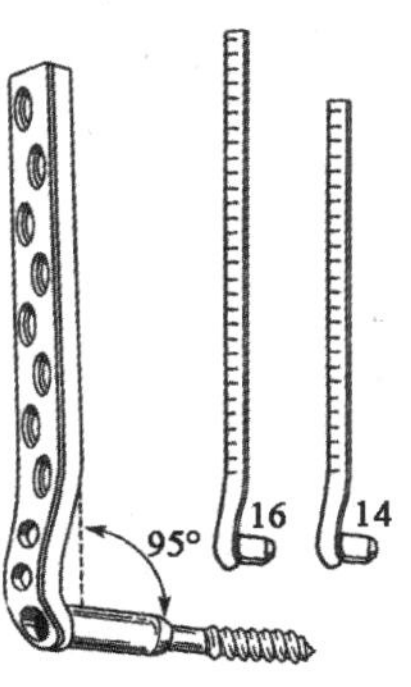

②95°髁加压螺钉

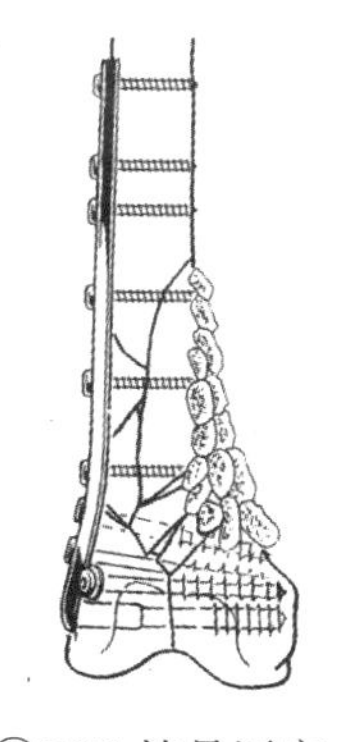

③DCS 植骨固定

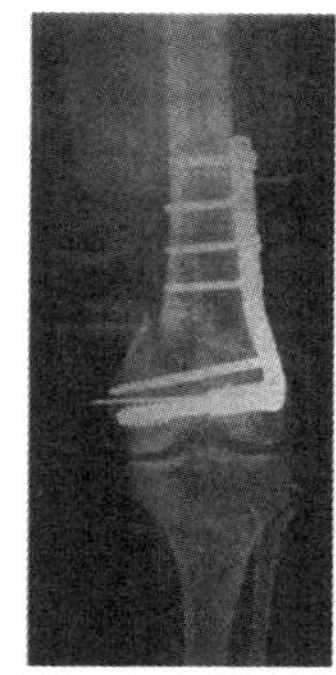

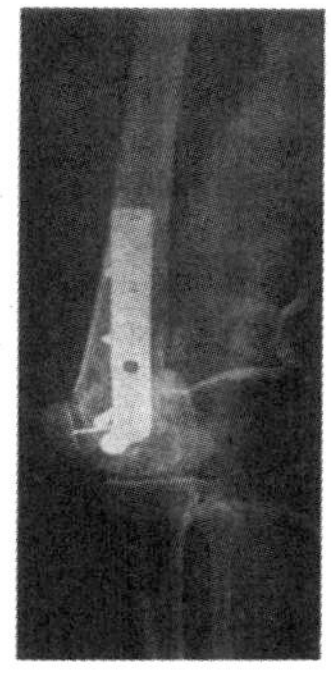

④术后 X 线照片

图 34－1－12①②③④　股骨髁间骨折 DCS 固定

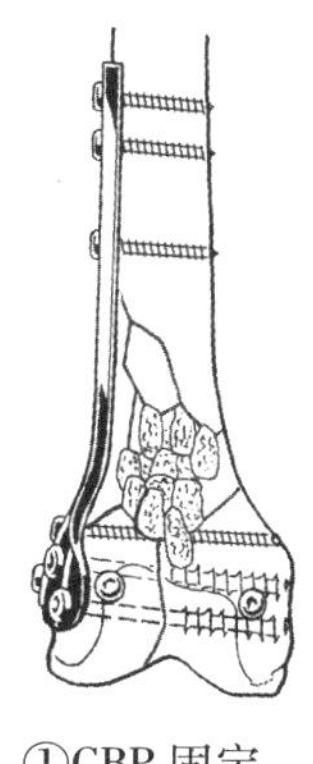

①CBP 固定

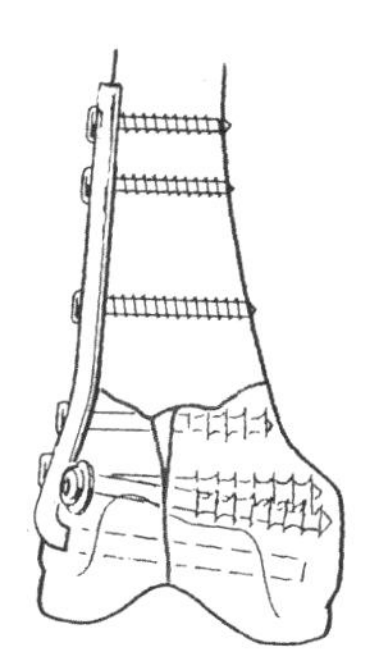

②AO 角钢板固定

图 34－1－13①②　股骨髁骨折钢板固定

（三）影响骨折治疗效果的原因

（1）行牵引治疗闭合复位者，较难以达到解剖复位，从而遗留发生创伤性关节炎的解剖基础。

（2）骨折错位及出血，发生在膝关节内髌上囊或股四头肌与股骨之间的滑动装置，经牵引或石膏固定治疗者，易发生关节内外粘连，致关节活动障碍，甚至僵硬。

（3）行切开复位者，如无坚强内固定，则仍需外固定，膝关节如果不能得到早期锻炼活动，可发生术后膝关节粘连。

未达到解剖复位与关节内外粘连是影响疗效的主要原因。因此，对有移位的股骨髁部骨折，应早期采用手术解剖复位，清除关节内积血及碎骨片，作坚强内固定，恢复完整的关节面及正常关节关系。术后负压吸引，防止关节内积血，早期开始关节活动练习，预防关节粘连及僵硬。

【并发症】

股骨髁间骨折复位内固定有一定难度，固定不牢固可出现骨折不愈合、膝内翻畸形以及膝关节功能障碍等并发症。

（1）髁部如果插入主钉或刃的位置偏后，容易使股骨髁向内侧移位，产生旋转畸形。将动力髋螺钉（DCS）的进钉点置于股骨髁侧前方 1/4 点上，使之与侧方髁面方向垂直，这样可增强控制旋转的稳定性。

(2) 使用股骨髁支持钢板(CBP)时,由于螺钉和钢板固定的角度,能较好控制骨折内翻畸形。如内侧皮质缺损则效果较差。

(3) 对于C3型骨折,钉板类固定后仍容易存在不稳定。在骨折处内侧再放置6~8孔普通钢板,这种双侧钢板固定,虽然造成一定创伤,但能起到钢板夹板的稳定作用,可明显提高骨折端的稳定性。

(4) 骨折松质骨出现的压缩性骨缺损及复位内固定操作,均有影响术后骨愈合。采用自体髂骨或异体骨移植,填补局部骨缺损,促使诱导成骨,有利骨愈合,增强内固定效果。

(5) 术后严格掌握负重时间,可预防钢板疲劳折断、骨折不愈合和膝内翻畸形。

三、股骨单髁骨折

是指股骨的另一半髁与股骨的解剖位置没有改变,内髁或外髁发生的骨折。内踝骨折,游离的骨折块一般较完整,常受肌肉牵拉向后上移位。股骨单髁骨折的发生率较低,约30%伴有同侧肢体其他合并伤。

【损伤机制】

(一) 直接暴力

常因直接外力冲击股骨内或外髁导致骨折。

(二) 间接暴力

常因膝伸直位时从高处坠落,足跟着地,暴力向上传达至髁部,因为膝关节存在正常外翻角而形成外翻暴力,导致外髁骨折。膝内翻暴力引起的内髁骨折较为少见。

【分型】

股骨单髁骨折属于AO分型的"B"形(图34-1-14)。

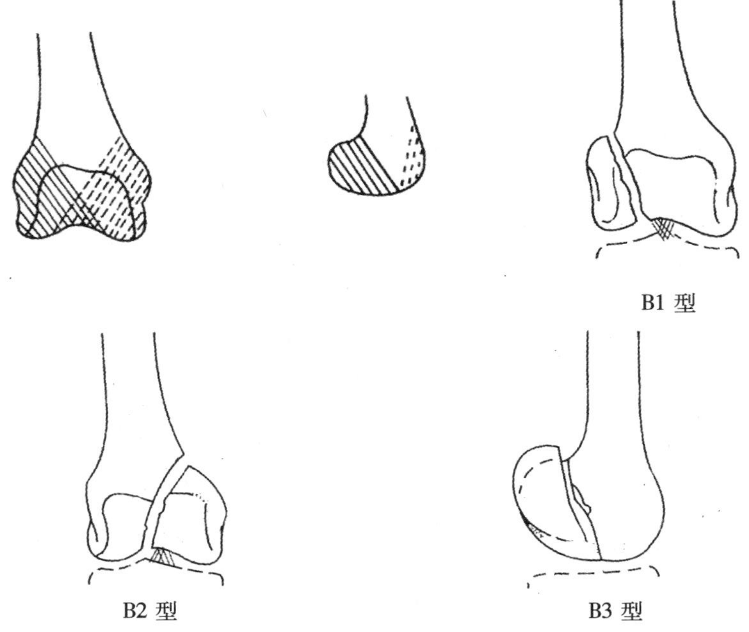

图34-1-14 AO分型属"B"形骨折

【临床表现与诊断】

伤后膝部肿胀、疼痛，关节内积血，可触及骨擦音，关节活动受限。

X 线摄片包括轴位、前后位、侧位及髌骨切线位，可明确诊断并发现是否合并有后髁冠状骨折或其他膝关节损伤。CT 扫描可更准确了解骨折及移位情况。

【治疗】

（一）保守治疗

无移位骨折，可采用外固定治疗，但需定期复查，防止骨折再移位。

（二）手术治疗

1. 手术方法　有移位的股骨单髁骨折需手术复位内固定。对青壮年骨质较好的有移位骨折，可采用经皮复位，松质骨拉力螺丝钉、髁锁定螺钉（图 34－1－15①②③）或双头加压锁定螺钉固定（图 34－1－16①②③），对老年人骨质疏松、骨折程度较严重，伴有明显压缩性骨质缺损者，可用动力髋螺钉固定及植骨。

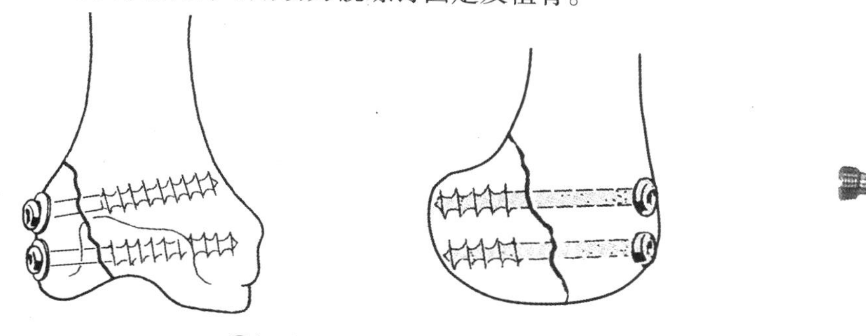

①松质骨拉力螺丝钉固定

②2～5mm 髁锁定螺钉

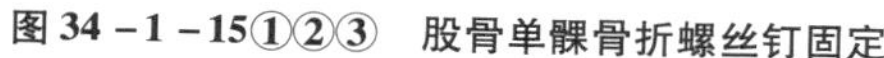

图 34－1－15①②③　股骨单髁骨折螺丝钉固定

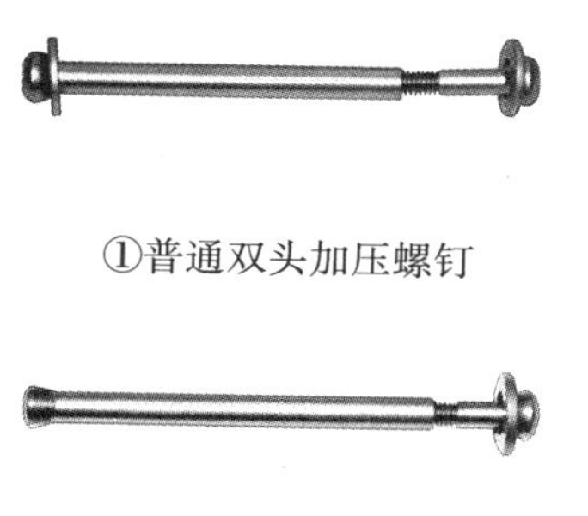

①普通双头加压螺钉

②双头加压锁定螺钉

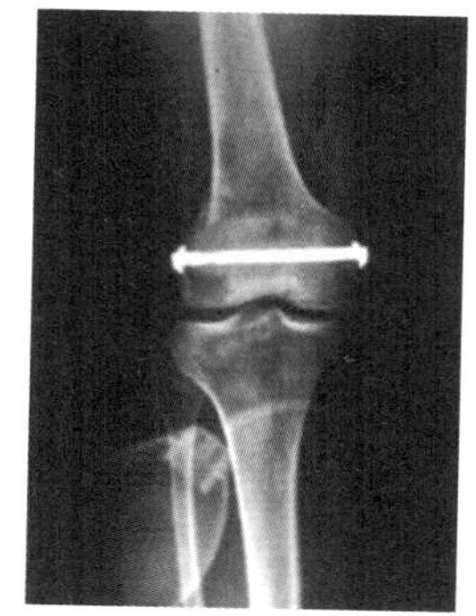

③双头加压螺钉固定

图 34－1－16①②③　股骨单髁骨折螺钉固定

2. 术后处理　拔除引流管即可活动膝关节，2～3 周扶双拐下地，一般 8～12 周骨折可愈合并完全负重。

四、股骨下端骨骺分离

多发生在 8～14 岁的青少年。

【损伤机制】

常因膝关节受到过度伸直性外伤,导致股骨下端骨骺分离,分离骨骺向前移位至股骨干骺端前侧。因直接暴力冲击膝关节前部或侧面,可导致骨骺分离并向后或侧方移位。

【分型】

股骨下端骨骺分离包括单纯骨骺分离和带有三角形干骺端骨片的骨骺骨折与分离。

【治疗】

(一) 保守治疗

可采用手法复位、石膏托固定。

操作方法:麻醉下平卧,用支柱顶住会阴部。患肢屈膝 90°,助手作对抗牵引。术者用 4 指将股骨干骺端向前提位,两拇指置于分离骨骺的前侧向后挤按,将分离的骨骺推回原位。然后作膝关节前面长石膏托固定膝关节于 90°屈曲位,注意不能过屈,以免影响血运。4 ~6 周去除外固定,开始练习活动。膝关节恢复活动度后可扶拐并逐渐负重行走。

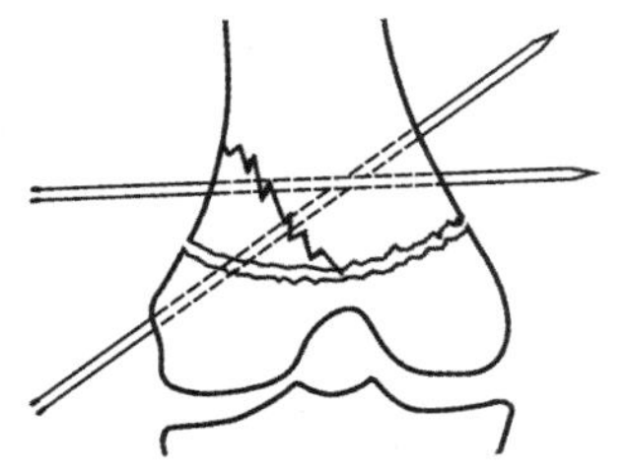

图 34 -1 -17 克氏针交叉固定

(二) 手术治疗

1. **单纯骨骺分离** 手术切开显露,使骨骺复位后可采用 2 枚 2.4mm 克氏针作交叉固定(图 34 -1 -17),将针尾留于皮下,3 ~4 周拔除。

2. **带三角形干骺端片的骨骺骨折与分离** 此类型干骺端的骨折片较大,需充分复位,并用 2 枚松质骨拉力螺钉行加压固定,注意螺钉不能穿过骺板,在成人的股骨内髁骨折切开复位后可用空心钉内固定(图 34 -1 -18①②③)。

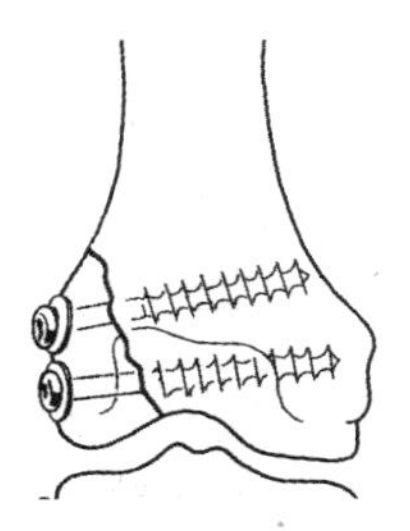

①松质骨拉力螺钉固定

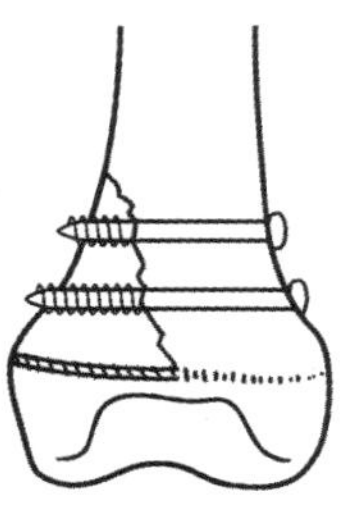

②双螺钉固定

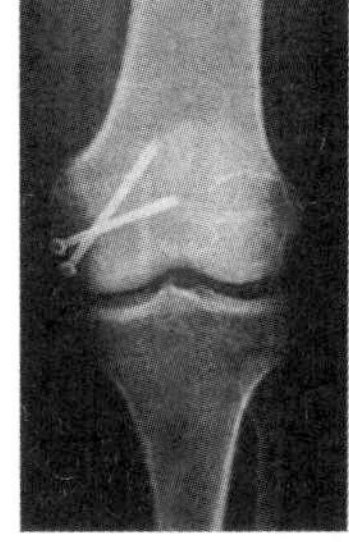

③空心钉固定

图 34 -1 -18①②③ 股骨外髁螺钉固定

3. **术后处理** 膝关节屈曲 30°,背侧石膏托固定,拔除引流即开始膝关节伸屈活动。2 ~3 周去除外固定,3 ~4 周拔除克氏针,4 ~6 周可持拐杖行走,6 ~8 周逐步负重行走。

4. **微创固定系统(MIPO)** 20 世纪 90 年代开始,由 Krettek 发明的微创接骨板固定技术(MIPO)。MIPO 技术包括关节内骨折经关节经皮和关节外骨折经皮接骨板技术。由 AO/ASIF 设计的新型微创固定系统(LISS),适用于治疗干骺端和骺部骨折,具有能闭合插入接骨板而更好保护局部血液供应的优点(图 34 -1 -19①②)。

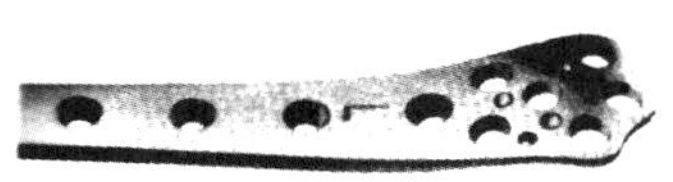
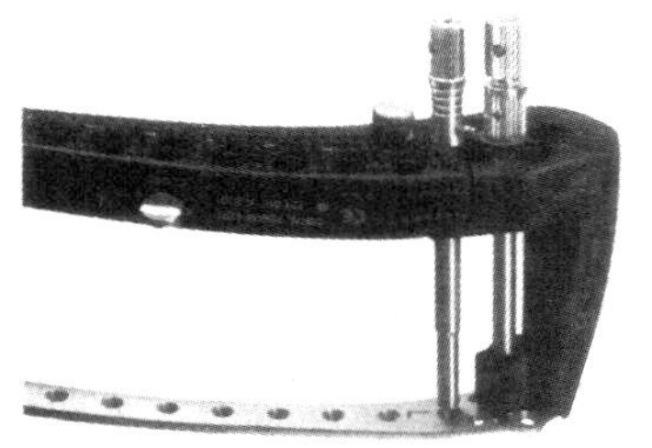

①LISS

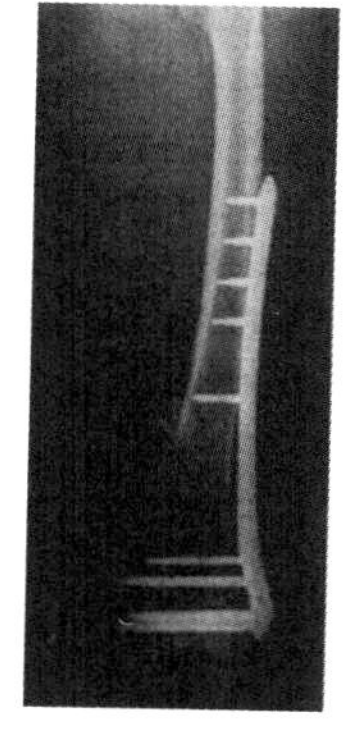
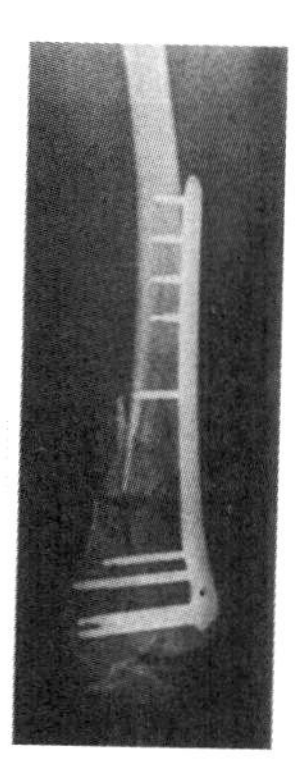

②术后 X 线照片

图 34－1－19①② 微创固定系统

LISS 基本结构是由接骨板和锁定螺钉构成的内固定器，由于固定后，应力从骨经螺丝钉颈部传递至内固定器，所以接骨板很少甚至没有与骨面接触，从而保护了局部血运。骨折得到充分复位后，用特殊的器械和插入导向手柄能够使接骨板作小切口从肌肉下插入，通过小切口经皮拧入螺丝钉。

第二节 膝关节脱位

膝关节脱位一般指外伤性脱位。膝关节为人体中最大的关节，也是构造复杂、坚固、负重较多的屈戌关节。受坚强有力的韧带、关节囊和其附近肌肉的保护，故膝关节脱位较为少见。但因其需较高能量的外伤导致，一旦发生，损伤程度和涉及软组织范围均较严重，且多合并有严重的血管损伤。

【损伤机制】

受伤原因多因直接暴力冲击胫骨上端或间接暴力使膝关节受旋转或过伸性损伤，致使胫骨上端向后、向前或向两侧脱位。受伤后不但膝关节内外侧副韧带和十字韧带断裂，而且关节囊广泛撕裂及半月板撕破脱位，甚至合并胫骨棘、胫骨结节撕脱性骨折或股骨髁骨折。内侧脱位严重者可发生腓总神经牵拉性损伤，后侧脱位严重者可合并腘动、静脉栓塞或破裂，引起肢体坏死或缺血性挛缩。脱位后撕破的关节囊有时随着脱位嵌入关节，从而影响整复。

膝关节在伸直位时,周围韧带、肌肉均处于紧张状态,故稳定性较好。而在屈曲位时,稳定性较差,故处于屈曲位时,在较大暴力作用下可发生外伤性膝关节脱位。当发生完全性脱位时,常伴有广泛的关节囊及韧带撕裂,或关节内骨折,甚至腘部血管、神经或腓总神经损伤等。

【临床表现与分类】

临床上根据膝关节脱位方向进行分类,也有根据脱位程度分为完全性及不完全性脱位。

(一) 膝关节前脱位

较多见,约占膝关节脱位的23%。

1. **损伤机制** 屈膝位,暴力由前向后作用于股骨下端,股骨髁向后急骤移位,突破后侧关节囊,使胫骨上端移位于股骨下端前方,可致膝关节前脱位(图34-2-1)。

2. **临床表现** 伤后膝关节明显肿胀畸形,疼痛剧烈,压痛明显,功能丧失。膝关节微屈,前后径增大,呈弹性固定。触摸髌骨处空虚,皮肤形成横形皱裂,腘窝部饱满,可扪及移位于后方的股骨髁,髌腱两侧可触及向前移位的胫骨平台前缘。

3. **合并伤** 常见有双侧或前侧交叉韧带、内侧及外侧副韧带或髌韧带损伤,也可能发生腘部血管或神经损伤。

(二) 膝关节后脱位

较常见,约占膝关节脱位的21%。畸形明显,呈弹性固定。膝关节呈过伸位,前后径增大,胫骨上端下陷;皮肤有皱裂,髂骨下空虚,腘窝饱满,可扪及突向后方的股骨髁及在髌腱两侧可扪及向前突起的股骨髁(图34-2-2)。

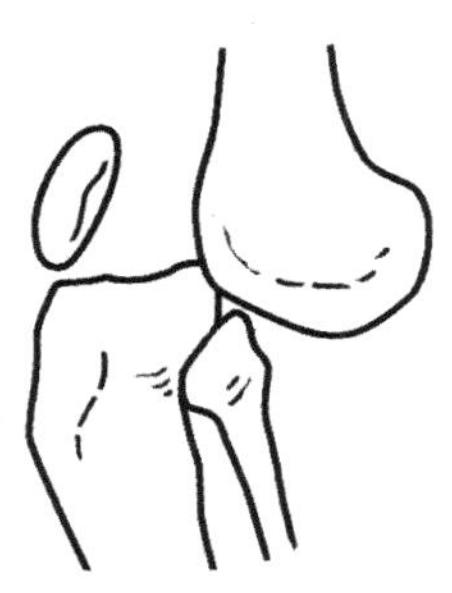

图34-2-1 膝关节前脱位

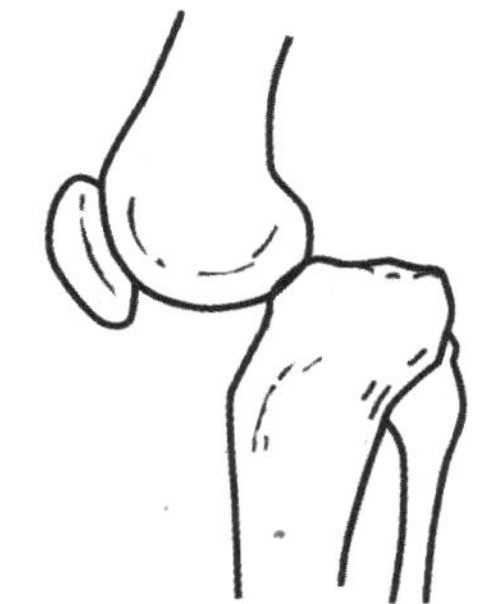

图34-2-2 膝关节后脱位

1. **损伤机制** 暴力从前方向后方,作用于胫骨上端,使胫骨平台向后方移位。

2. **合并伤** 由于膝关节内侧关节囊与内侧副韧带和股骨、胫骨内侧相连较为紧密,加上伸膝装置的限制作用,对后脱位有保护和限制作用。故在发生后脱位时,必然合并较严重的两侧或后交叉韧带,内侧及外侧侧副韧带,内侧关节囊,髌韧带以及腘部血管、神经损伤。临床上常有腓总神经损伤。

(三) 膝关节侧方脱位

多见为外侧方脱位,约占膝关节脱位的28%。

1. **损伤机制** 由侧方暴力直接打击或间接传达至膝关节,引起膝关节过度内翻或外翻,造成侧方关节囊及韧带撕裂,导致膝关节侧方移位(图34-2-3①②)。

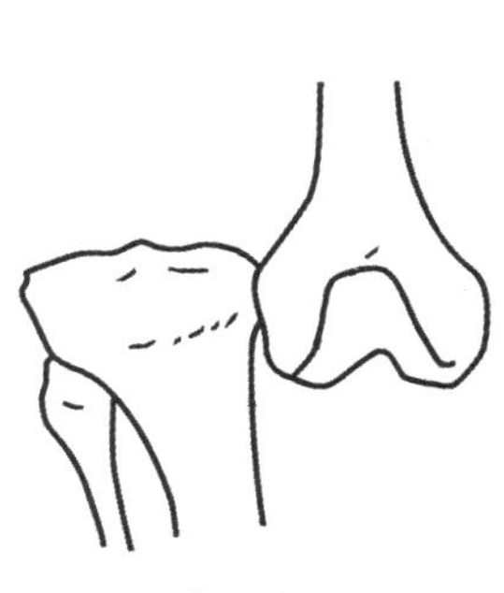

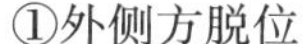
①外侧方脱位

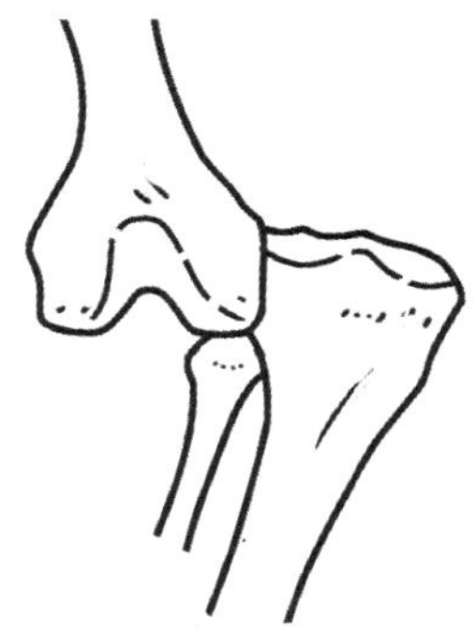
②内侧方脱位

图 34－2－3①②　膝关节侧方脱位

2. 临床表现　膝关节有明显侧方异常活动，于膝关节侧方可扪及穿越的胫骨平台边缘。

3. 合并伤　单纯的膝关节侧方移位，常合并对侧胫骨平台骨折。外侧脱位时，可合并腓总神经损伤。由于内侧关节囊及韧带撕裂后嵌入关节内，可导致复位困难。

（四）膝关节旋转脱位

1. 损伤机制　常为旋转暴力引起。多发生在膝关节微屈，小腿相对固定，股骨发生旋转，导致膝关节承受扭转应力而发生脱位。这类脱位中，除了后外旋转脱位有较显著特点，其他 3 种类型均可归入前、后脱位。典型后外侧旋转脱位的发生机制：膝关节轻度屈曲，小腿处于内旋位，受到强大外翻暴力，使股骨内髁冲破关节囊，移位于股四头肌扩张部。如小腿处于外旋位，受到强大外翻暴力，使股骨内髁冲破关节囊，又穿出股内侧肌，并被形成纽扣状裂口卡住，可造成复位困难（图 34－2－4①②）。

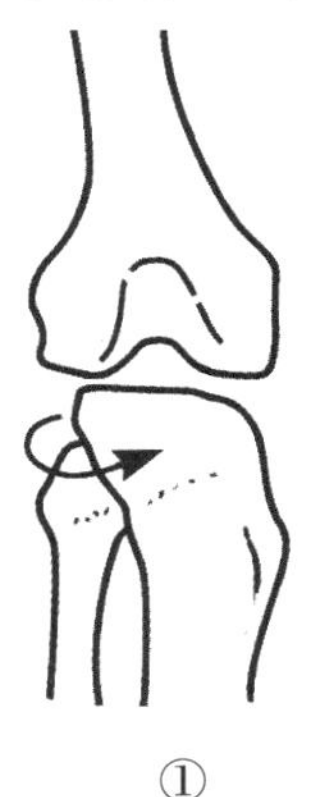
①

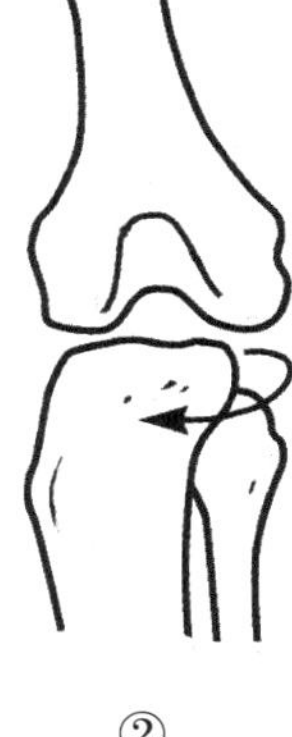
②

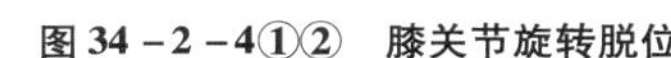
图 34－2－4①②　膝关节旋转脱位

2. 临床表现　膝部有明显畸形，患侧小腿呈内旋或外旋畸形，膝内侧处有皮肤凹陷及皱裂，腘窝部后外侧可触及骨性突起。

3. 合并伤　多数可发生股骨髁突出关节囊及股内侧肌，形成“扣孔交锁”。此时，可有两侧或前交叉韧带及腘神经、血管损伤。

【诊断】

主要根据受伤史、临床表现及 X 线检查。必须注意合并有骨折，膝部血管、神经、韧带或半月软骨损伤等。

【治疗】

诊断基本明确后,即应对治疗全面衡量。既要考虑治疗的步骤、主次,也要权衡手术的必要性和时机。

(一) 复位原则

闭合复位是治疗的首要步骤,应尽快施行,即使是在肢体有明显血运障碍时,也需先行闭合复位。

(1) 充分麻醉,使肌肉松弛,同时有利于血运的改善。

(2) 纵向牵引是复位的基本手法,单纯性脱位多顺利复位,整复时严禁膝部强行挤压。

(3) 脱位的两端间有软组织嵌夹,是妨碍复位的重要原因,在复位有困难时,切忌采用暴力一再整复,以免造成更为严重的合并伤。

(4) 有扣孔交锁的脱位,其体征十分明显,外观显示典型体位固定且难以改变。X 线片证实为后外旋转脱位,不应勉强进行闭合复位,应作手术复位处理,沿其穿出之扣孔纵向延长使股骨内髁还纳。

(二) 手法复位

患者仰卧位,近端助手双手握住患侧大腿下方,远端助手握住踝部作对抗牵引。

1. 前脱位 于膝关节轻度屈曲位,沿肢体纵轴做对抗牵引。术者一手托股骨下端向前,另一手推按胫骨上端向后,如闻及弹响音则提示已复位(图 34－2－5)。

2. 后脱位 术者一手托胫骨上端向前,一手推按股骨下端向后,听到响声即提示复位成功(图 34－2－6)。

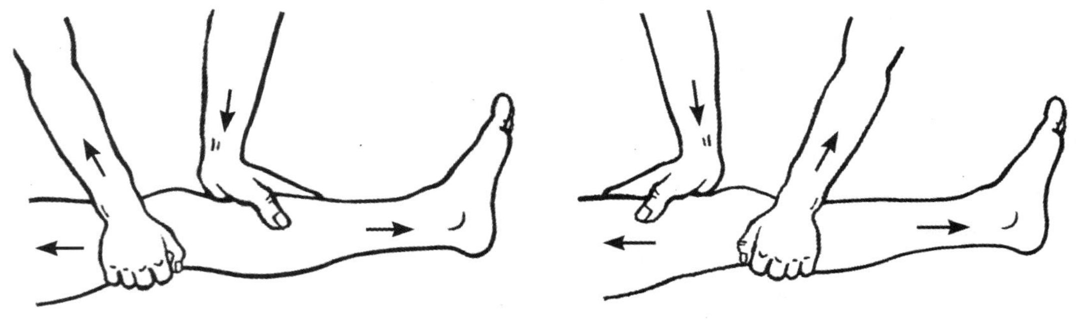

图 34－2－5 前脱位手法复位　　**图 34－2－6 后脱位手法复位**

3. 侧方脱位 以外侧脱位为例,术者一手将股骨内髁向外侧扳拉,另一手将胫骨外髁向内侧推挤,同时,使膝位呈外翻位,感觉到响声即已复位(图 34－2－7①②)。

4. 旋转脱位 术者一手用手掌将胫骨上端向脱位相反方向推挤,助手将小腿向畸形相反方向扭转,同时术者用另一手用力扳拉股骨髁部,感觉到响声即已复位。

5. 固定方法 前、后及旋转脱位复位后,用长腿石膏,屈膝 20°～30°位固定,腘窝部加软垫。侧方脱位复位后用内、外侧夹板或石膏固定,须保持三点加压,将患膝固定于内翻或外翻位,时间 4～8 周。

(三) 手术治疗

复位困难者,如为外侧脱位,可能系破裂的关节囊或内侧副韧带嵌入关节内所致;旋转

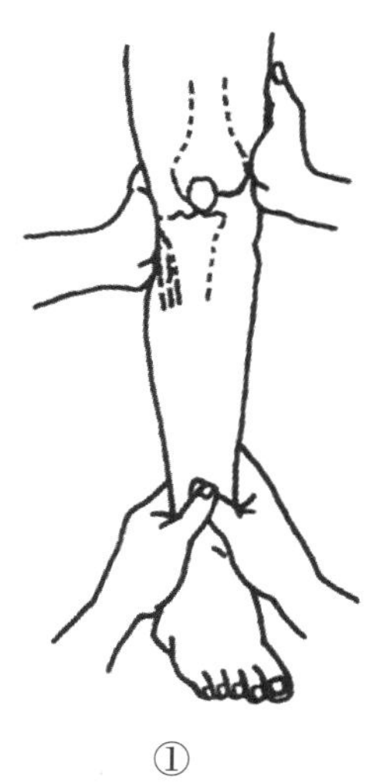
①

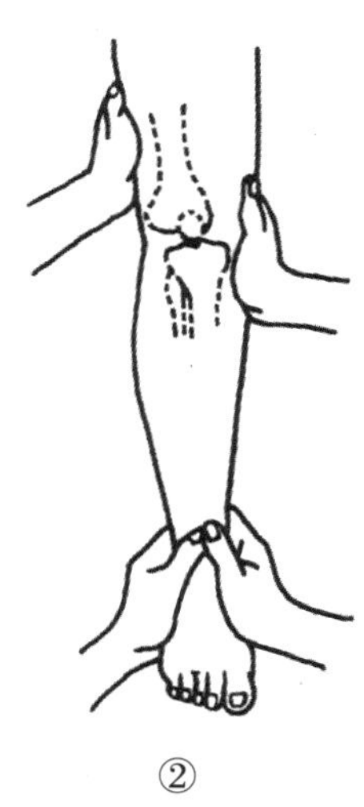
②

图34-2-7①② 侧方脱位手法复位

脱位则大多系股骨内髁的嵌入引起。对不能闭合复位者，应及时手术复位。必要时可同时修复韧带损伤，以恢复关节的稳定性。此外，外侧脱位合并胫骨内侧平台骨折者，应同时行骨折内固定。

（四）并发症及处理

1. 血管损伤　膝关节全脱位导致的腘部血管损伤后果较为严重，因误诊导致的截肢率也较高，须引起高度重视。

（1）发生率：膝关节全脱位中，合并不同程度的腘动脉损伤有1/5，可导致不可逆的腘动脉损伤有1/16。

（2）症状：肢端缺血、麻木、疼痛，足背动脉无搏动，足部温度降低，足趾感觉减退和腘部进行性肿胀等。

（3）检查：当存在任何可疑情况时，均须及时作Doppler测定或动脉造影检查，可更确切地反映供血状态和血管损伤程度。

（4）手术时机：在充分麻醉下行关节脱位闭合复位后，须密切观察肢体血运情况，大部分病例术后即可恢复肢体血循环。一旦怀疑有血供障碍存在时，必须立即进行Doppler测定或动脉造影检查，同时做好探查手术准备，积极挽救肢体。

（5）手术方法：单纯行腘动脉取血栓基本没有治疗效果，利用隐静脉倒置移植修复腘动脉，同时修复损伤的腘静脉，大多数受伤肢体可得以挽救。行腘动脉修复后，必须同时行深筋膜切开减压。动脉结扎虽有极少数病例得以保存肢体，但造成截肢的概率更高，腘动脉有5条穿支与胫前回返动脉相吻合，但不能供应足够的血运维持小腿及其下部存活，而且这些交通支也可能均有损伤，因此不应作腘动脉结扎术。

（6）预后：确定有血管探查指征，手术必须在6小时内进行，可获得较好治疗效果，肢体保存率达80%，而6～8小时后手术，截肢率可达80%，12～24小时后已基本失去手术机会。由于不恰当的观察手段而贻误病情，可因错失手术机会而导致严重后果。

2. 神经损伤　膝关节全脱位并发神经损伤的发生率较高，可达28%。感觉或运动障碍的原因是由神经本身损伤或因缺血所致，在急性期较难区别。

（1）并发神经障碍多发生于后脱位，前、外、后外及骨折脱位组均有之。在后脱位组中，并发腘部神经损伤者也占较大比例。

（2）当肢体无血运障碍而仅神经障碍时，可明确为神经本身的损伤。

（3）存在神经障碍并不急于探查，可在复位后观察其转归。

3. 韧带损伤

（1）合并有血管损伤或血运障碍，即使在闭合复位后血运有所改善，也不可在急性期进行韧带修复，可先行制动及对症处理，2～3周后病情稳定再作修复。

（2）急性期修复必须在肯定无血管合并伤的情况下才可进行。修复手术范围需有限度，不应采用增强而复杂术式，以防发生关节粘连。

（3）早期修复韧带，术后3周可以在限制支具的保护之下，进行30°～60°的小范围内活动。

（4）膝关节全脱位的韧带损伤范围广泛且程度均较严重，必须予以修复或重建，但对修复的时机和范围仍存在不同认识。临床总结显示，手术修复治愈率明显高于保守治疗，采用人工韧带重建可获得较好的治疗效果。

第三节 髌骨骨折

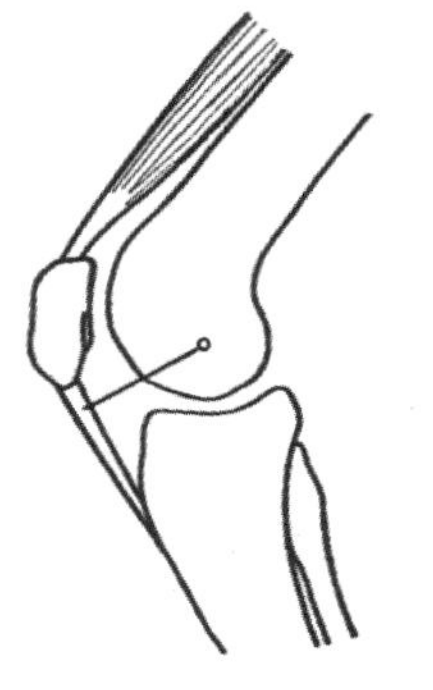

图34－3－1 股四头肌力臂示意图

髌骨是人体中最大的籽骨，也是膝关节的重要组成部分。主要作用是屏障性保护膝关节，增强股四头肌的力量和膝关节伸直最后10°～15°的滑车功能（图34－3－1）。髌骨后面是完整关节面，其内、外侧分别与股骨内、外髁构成髌股关节，治疗中应尽量恢复关节面平整，并尽量保护髌骨。

髌骨骨折伤占全身骨折1.5%，多见于30～50岁的中壮年，约占58%；50岁以上占35%；青少年较少见。

【损伤机制】

（一）直接暴力

外力直接打击在髌骨上，如撞伤、踢伤、跑步或行走时跌倒跪姿着地时髌骨前直接碰撞地面或较硬物体等。骨折多呈粉碎性或“星状”，也可为横形。骨折移位程度与髌前腱膜，股四头肌及髌两侧腱膜和关节囊等的损伤情况有关。此类骨折约占髌骨骨折的1/3。

（二）间接暴力

多因暴力使股四头肌骤然发生猛烈收缩、牵拉所致，常发生撕脱性骨折。如突然滑倒，膝关节呈半屈曲位，使股四头肌骤然收缩。此时髌骨强力向上牵拉，髌骨下部受髌韧带固定，而股骨髁部向前顶压髌骨，上述三种力量的同时作用导致髌骨骨折。骨折多为上下极撕脱骨折，也可呈横型，移位程度较明显，常伴有较明显的髌前筋膜及两侧扩张部撕裂。

【类型】

髌骨骨折可分为横断、粉碎、纵形和撕脱 4 种类型(图 34－3－2①②③④)。

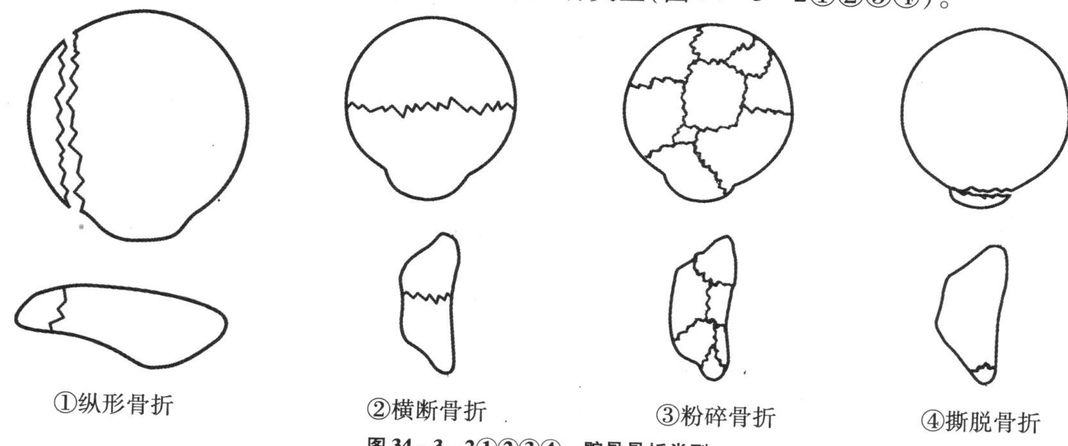

图 34－3－2①②③④　髌骨骨折类型

1. 横断骨折　约占髌骨骨折的 2/3。骨折线为横形,包括部分短斜形骨折。有些在发生横断骨折后跌倒,其远侧骨折块撞击地面而形成粉碎骨块,但移位不明显。

2. 粉碎骨折　约占髌骨骨折的 1/3,包括“星形”骨折。此类型骨折股四头肌两侧扩张部分损伤较轻,骨折移位及上下分离多不严重,开放性骨折发生率较高。

3. 纵形骨折　发生率较少,常见于外侧。由于髌骨的纵向骨嵴外侧比较薄弱,受伤时屈膝位同时有外翻动作使股外侧肌收缩牵拉产生的外向应力,容易在此处发生纵行骨折,骨块向外侧分离移位。

4. 撕脱骨折　多发生在下极,上极少见,撕脱骨块一般不涉及关节面。

【临床表现与诊断】

有明显外伤史,伤后局部肿胀、疼痛,活动受限。髌前及下缘淤血斑,可触及骨折端,有移位骨折可触及双侧骨折线空隙。

X 线摄片应包括膝关节正、侧位,常需加摄轴位和髌骨切线位。边缘骨折须与副髌骨相鉴别。“二分”髌骨 75% 位于外上角,形状整齐圆滑,与髌骨界限清晰,且多为双侧性。

【治疗】

髌骨骨折的治疗目的,是保持关节面平整,恢复股四头肌传导作用力的正常伸膝装置功能和防止创伤性关节炎,通过有效内固定、早期股四头肌活动,恢复膝关节功能及避免发生膝关节粘连僵硬。

(一) 保守治疗

骨折块不超过 2 或 3 块,骨折分离不超过 1cm,关节面错位在 2mm 以内者,可选择保守治疗。

1. 伸直位石膏托固定　无移位髌骨骨折,后侧关节面平整,可用后侧屈膝 10°石膏托板外固定 4 周。

2. 手法复位　先抽出关节腔内积血,注入 1% 普鲁卡因 5～10ml 作局麻,伸直伤肢,术者一手推挤髌骨下缘,另一手拇、示指用力将髌骨近折端向下推挤,靠拢骨折端即可复位。

助手轻微屈伸膝关节，术者一手固定髌骨，一手触摸髌骨边缘，检查复位情况。

3. 固定方法 可采用棉圈抱膝固定：按骨轮廓大小，用胶皮电线制成一略大于髌骨边缘的圆圈，外周用纱布及棉花包缠，平分四点，在圈上固定10cm长布带。用长13cm、厚1cm托板固定于膝后方，再将抱膝器于髌骨周边分节捆扎在后托板上（图34－3－3①②③），用绷带固定于托板的远、近侧。固定后抬高患肢，须注意防止发生腓总神经压迫。

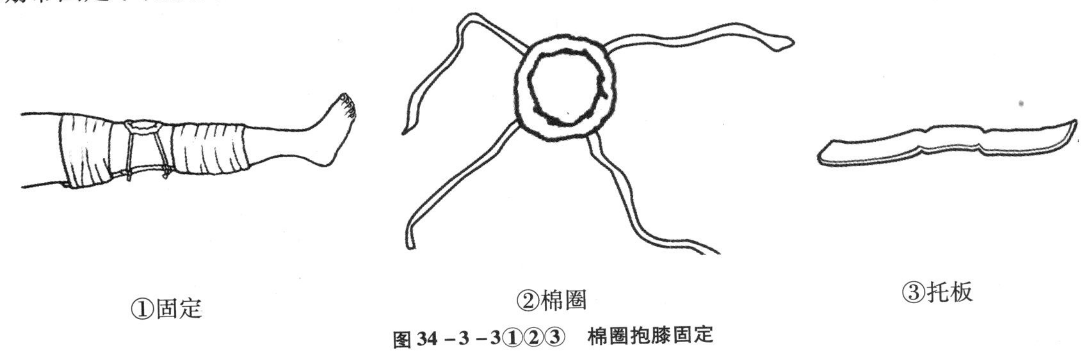

图34－3－3①②③ 棉圈抱膝固定

4. 术后处理 1周内摄片复查，2周后开始练习股四头肌收缩活动，3周后扶拐练习行走，骨折愈合才能去除外固定及完全负重行走。

（二）手术治疗

1. 抓髌器复位固定 抓髌器是应用机械加压力和金属弹性应变力使骨折得以内合复位，适用于有分离移位的新鲜髌骨骨折。

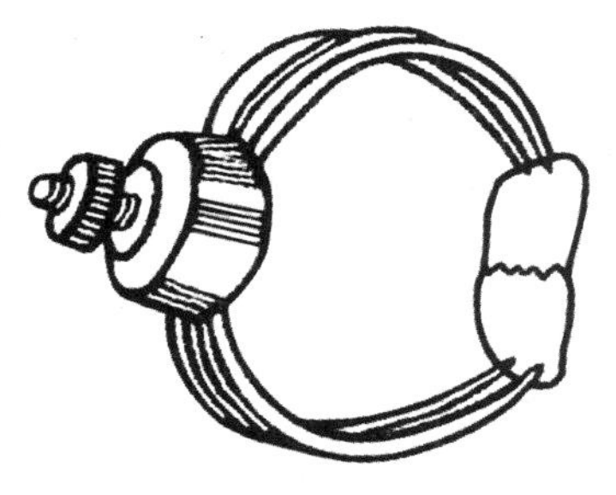

图34－3－4 抓髌器复位固定

（1）操作方法：麻醉下，抽净关节腔内积血，将间距宽的双钩抓住髌骨上极前缘，间距窄的双钩抓住髌骨下极前缘，拧紧加压螺丝，骨折可自行复位并保持固定（图34－3－4）。

（2）术后处理：术后2日可不扶拐行走，3周作屈膝活动，一般6周可达骨折愈合。

2. AO张力带缝合固定 适用于髌骨横形骨折及部分粉碎骨折。

（1）原理与改良：AO学派开创并推行的张力带缝合法，在原有基础上又进行了若干改进，目前常用双克氏针钢丝环线法，用两根克氏针各自作钢丝固定（图34－3－5①②③④⑤⑥⑦），其力学原理是使缝合固定的钢丝在髌骨前方形成的拉力，抵消骨折前方的分离，固定后两钢丝之间不产生扭矩的影响，当负载后即使骨折前面间隙达0.8mm，也不会发生骨折移位，术后不需外固定。由于膝关节伸屈运动时，髌骨的前侧成为张力侧，产生分离趋势，因此，应将纵行通过骨折线的钢丝靠髌骨前方固定，才能使张力改变为压力，如果固定的钢丝偏向侧方，将失去张力带固定作用。

（2）横断骨折：一般采用逆行进针法，在骨折端中外及中内1/3且近关节面处，分别穿入直径1.5～2.0mm克氏针并穿出上极，伸膝位使骨折复位，用中钳固定，经髌侧裂口检查骨折对位情况。分别将两根克氏针经骨折面固定远侧骨端，至髌韧带前穿出，用直径为1～1.2mm钢丝紧贴髌骨分别绕过两克氏针作“8”字缠绕固定。改良型是用一条钢丝环绕2枚

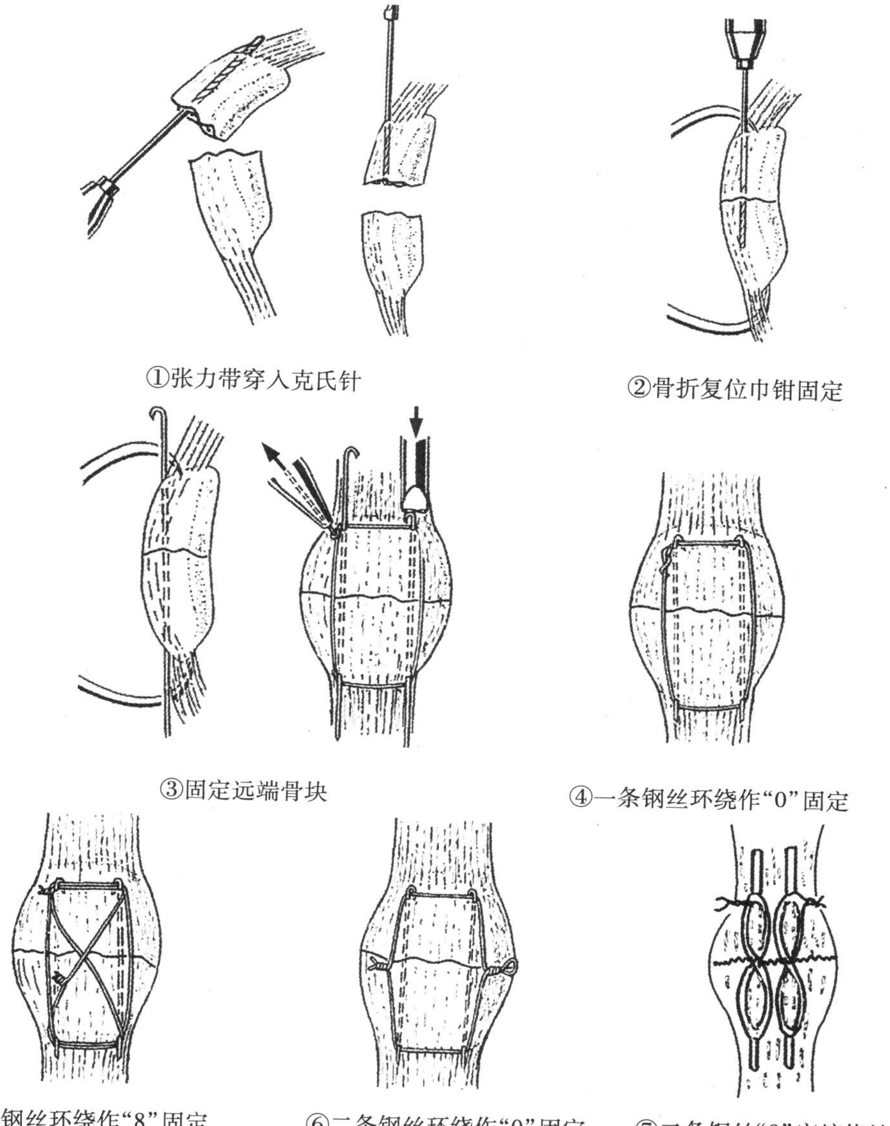

图 34-3-5①②③④⑤⑥⑦ AO 张力带原理与改良的固定方法

克氏针作“0”或“8”字型固定，在近端内外侧拉紧钢丝并分别拧紧。将 2 枚克氏针上端剪短弯成钩状，旋转 180°锤入骨质内。下端克氏针留 5mm 后剪断，并向关节面微弯。轻微屈伸膝关节观察牢固效果，必要时可行 X 线透视。修复髌内外侧支持带，间断缝合髌前腱膜。

（3）上、下极撕脱骨折：对髌骨中央区粉碎较严重，上、下极骨折块较大，可去除中央区骨碎块，修复成为两大骨块，再作张力带钢丝固定。

（4）粉碎性骨折：对移位不明显的粉碎性骨折，可先行髌骨周缘钢丝环扎固定，然后顺行穿针作张力带钢丝固定。对骨折块较大的粉碎骨折，可将骨块用克氏针或螺丝钉与近折端固定，形成类似横断骨折，然后再顺行穿针张力带固定。临床上往往因骨折粉碎严重，难以获得充分复位和满意内固定，但髌骨整体无上下移位，大部分髌股关节面在运动中是吻合的。另外，关节面缺损在 2mm 以内即使没有纤维软骨覆差，也不致发生明显机械损伤或剪

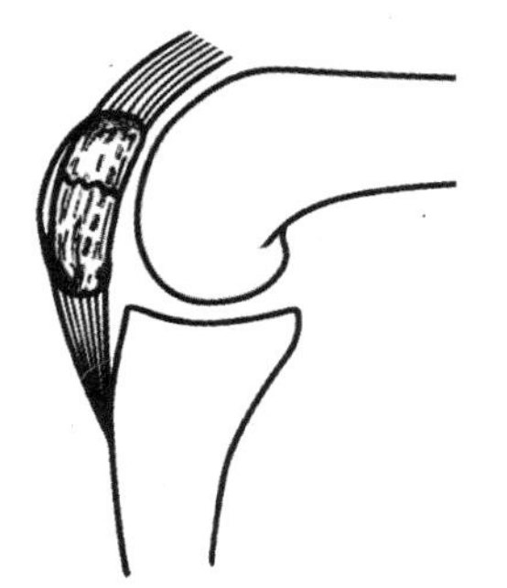

图 34－3－6 术后屈膝屈膝 90°检查固定效果

切应力。

固定完毕后，屈膝 90°，检查固定效果（图 34－3－6）。

（5）术后处理：术后不需外固定，即可进行股四头肌收缩训练。横断下极骨折术后 2～3 日、粉碎骨折术后 1～2 周可作 CPM 练习。2～3 周可带膝关节支具逐渐负重行走，不稳定的粉碎骨折应适当延长练习和负重时间。

3. 镍钛记忆合金聚髌器固定 镍钛记忆合金聚髌器，由于材料本身的记忆效应性能，以及腰部和爪支的设计特征，具有多方向、向心性持续自动向骨折端施加聚合加压的特性。其腰部置于髌骨前方，爪状固定在上、下极，完全符合张力带固定原则，是应用较为广泛的治疗方法。

有人应用这种治疗方法，取得满意治疗效果。自从引进这种治疗方法，已基本杜绝髌骨切除，少数严重“星状”粉碎病例，术后随访有“大髌骨”现象。同时认为，其聚合加压力仍以纵向加压为主，对一些纵形及斜形骨折，需要根据实际情况加强固定效果（图 34－3－7①②③④）。

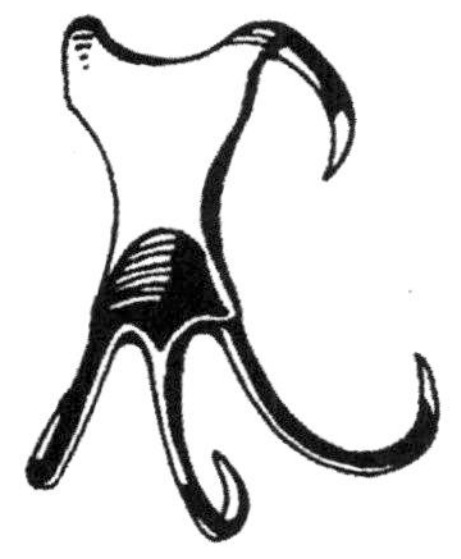

①镍钛记忆合金聚髌器

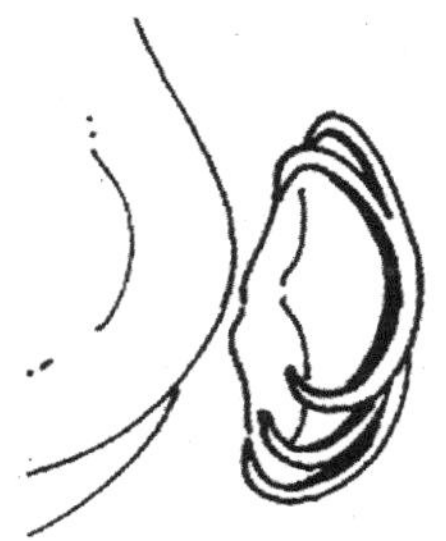

②固定示意图

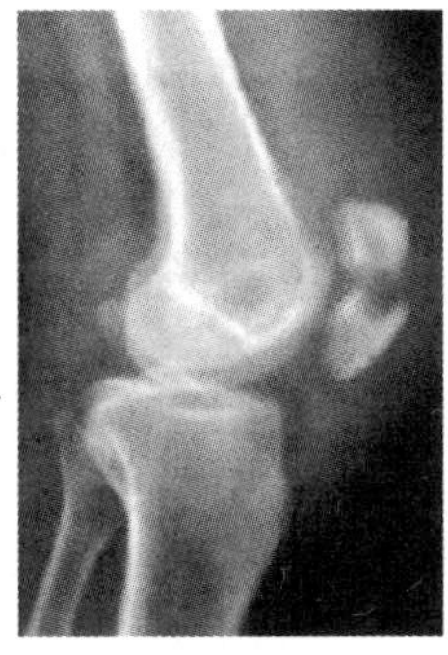

③术前

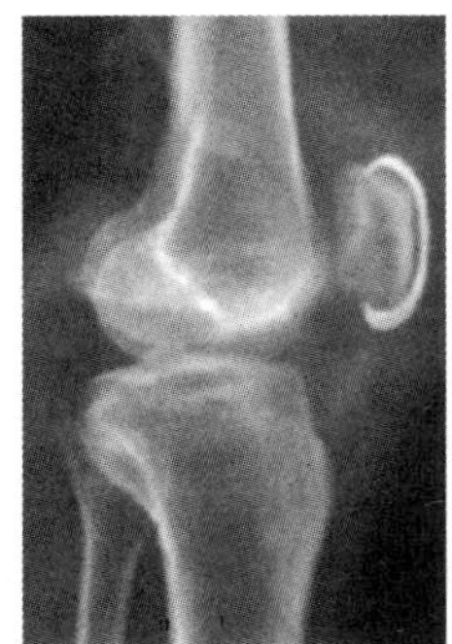

④术后

图 34－3－7①②③④ 镍钛记忆合金聚髌器固定

4. 螺丝钉固定 适用于纵形或斜形骨折。骨折复位临时固定后，用 4mm 拉力螺钉或空心钉固定，术后仍需外固定，因容易造成固定过程再骨折，临床上较少应用。

5. 髌骨部分切除术 多应用于髌骨下极骨折，髌骨上极骨折较少。髌骨下极虽然不形成关节，当切除髌骨下极，髌韧带与保留的近端骨块缝合后，髌骨必须逐渐发生下移。髌骨下移发生关节面“错格”现象后，关节接触面并不随关节屈曲度的增加而增加，反而减少。资料显示，其接触面仅为正常侧的55%左右，接触面减少将造成该处的压应力集中，压强也随之增大。这种由于髌骨下移，导致髌内滑动与股骨髁关节面不相吻合的“错格”，最终使膝关节的载荷传导装置失常，是造成骨性关节炎的原因。

髌骨下板切除后，1 年内伸膝力量减弱，而保留髌骨行张力带钢丝固定的效果明显占优，故应尽量避免切除。

（1）手术方法：显露骨折端，去除髌骨下极骨碎块，可保留髌健内的微细骨块，修整近端骨面在贴近软骨面处，用直径 2mm 克氏针或 2.5mm 钻头向近端髌骨前面平行钻 3 个孔，用 2 根 7 号丝线分别全层缝合髌健的内、外侧。线尾通过缝线导针，分别穿入骨折近端的内、外侧孔，中央孔穿入 2 根，此时略伸膝关节，拉紧缝线并分别结扎，褥式重叠结合股四头肌腱膜及其两侧扩张部分，如需继续增强固定效果，可胫骨结节与髌骨间作“8”字缝合加固（图 34－3－8①②③④）。

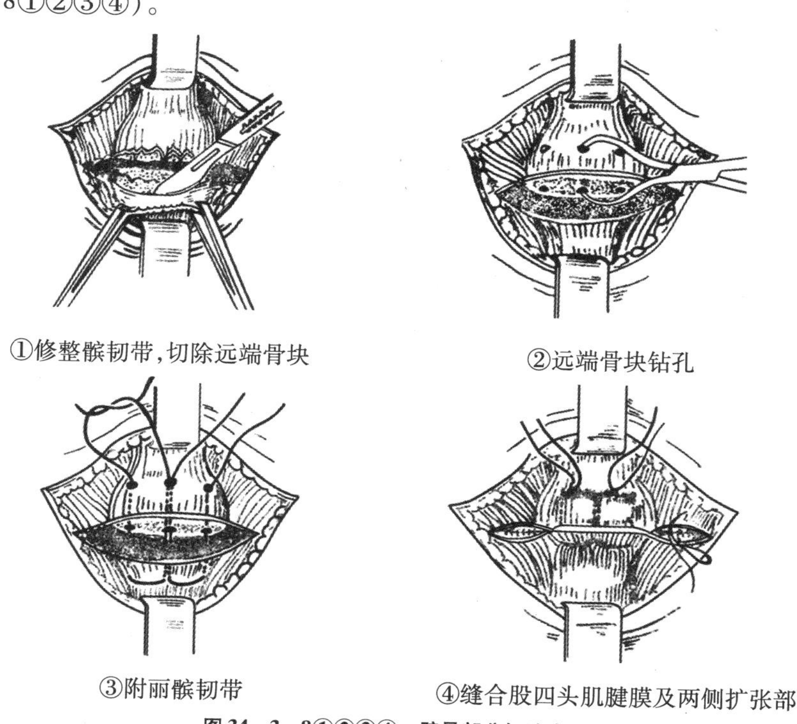

①修整髌韧带，切除远端骨块　②远端骨块钻孔

③附丽髌韧带　④缝合股四头肌腱膜及两侧扩张部

图 34－3－8①②③④　髌骨部分切除术

（2）术后处理：长腿石膏托伸直位固定 3 周，去除石膏后可作 CPM 练习，6 周后加强股四头肌和关节活动度并逐步负重行走。

6. 全髌骨切除　适用于严重髌骨粉碎骨折，软骨面广泛破坏缺损，没有较大骨块可以保留作髌骨部分切除。

全髌骨切除后，股四头肌伸膝力量及控制膝关节的稳定性明显影响，在膝关节屈膝，如下楼梯时表现明显。由于髌骨全切除后，形成股骨关节软骨与肌腱和致密胶原组织之间的摩擦，增加了对股骨髁关节软骨的磨损程度，是造成骨关节炎的原因。另外重建的肌腱不能适应股骨滑车的外形，滑动时失去正常形式，不能维持稳定，是造成膝关节不稳定的原因。

切除髌骨时，应尽量保留骨膜、股四头肌肌腱和髌腱，完整切除后，维持正常松紧度状态下，结合关节囊和撕裂的股四头肌扩张部。如张力不大，可用粗丝线荷包缝合包括股四头肌腱、髌腱和内外关节囊的扩张部及关节囊，也可用粗丝线双重直接“8”字或褥式缝合股四头肌腱与髌腱。直接缝合困难时，可在股四头肌腱上作“V”形切口，把切下的腱瓣下翻，修补切除髌骨后形成的缺损，必要时也可用股四头肌或股外侧部的腱膜瓣向下翻转修补髌骨处的缺损（图 34－3－9）。术后长腿石膏托伸膝位固定 4 周，以后逐步练习膝关节活动。

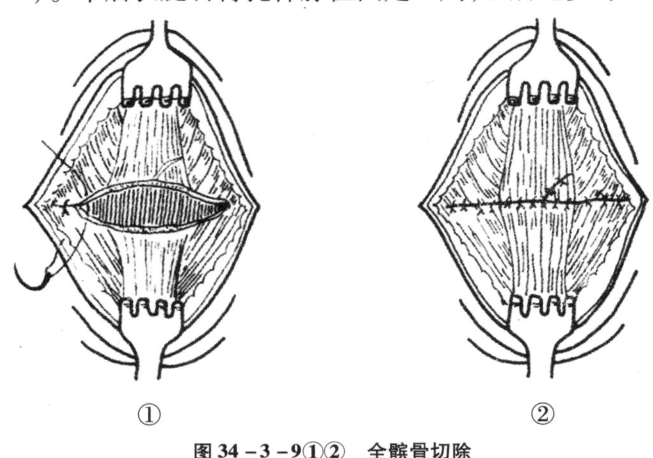

图 34－3－9①② 全髌骨切除

7. **髌骨骨折合并股骨干骨折** 由于髌骨骨折需要解剖复位和早期膝关节活动，而股骨干愈合时间较长，故应同时作切开复位内固定。

第四节 髌 骨 脱 位

髌骨脱位是指髌骨完全脱出股骨髁间沟之外，髌骨体多数滑移至股骨外髁的外侧。半脱位的髌骨没有完全脱离髁间沟，髌骨嵴脱离间沟底部向外移。髌骨脱位临床上比较少见，包括外伤性脱位和习惯性脱位。

（1）髌骨有两个斜形关节面，其中央部呈纵形隆起，该嵴与股骨下端凹形的滑车关节面相对，起到防止髌骨左右滑动的稳定作用。

（2）股四头肌之中最有力的股内侧肌，附着于髂骨的内上缘，向内上牵拉髌骨，可防止髌骨向外侧滑脱。

（3）关节囊的紧张度和股四头肌的收缩作用，使髌骨紧贴于滑车关节面上，控制髌骨左右滑动。

一、外伤性髌骨脱位

【损伤机制】

多由直接暴力引起，如膝屈曲位跌倒时，髌骨内侧直接受到外力撞伤，引起髌骨向外翻转移位。间接暴力引起者较少见，膝关节屈曲外展位跌倒，内侧支持带受膝外翻暴力作用撕裂，造成髌骨向外侧脱位。这些损伤的结果，造成股四头肌内侧扩张部和股内侧肌的撕裂，使髌骨内外侧张力失衡是导致髌骨脱位的主要原因。少数可因股四头肌外侧部分撕裂，导致髌骨向内侧移动，股四头肌断裂引起髌骨向下脱位。

【类型】

临床上根据髌骨脱出的程度分为全脱位和半脱位（图 34 –4 –1①②③）。

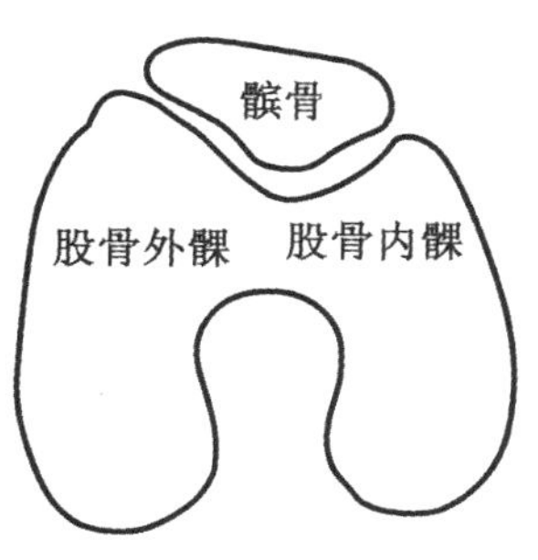

①髌骨正常位置

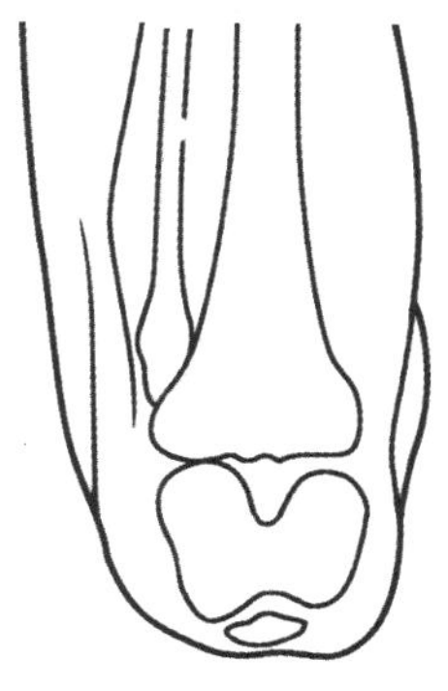

②正常屈膝髌骨在滑车内

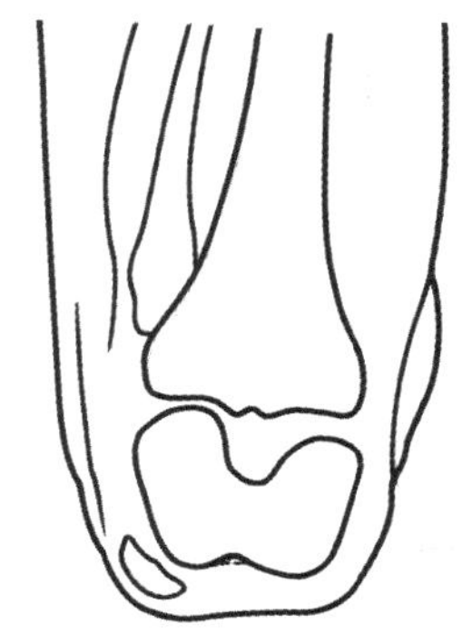

③脱位髌骨屈膝向外脱出

图 34 –4 –1①②③　髌骨全脱位和半脱位

【临床表现】

有明显外伤史，伤后患膝明显肿胀、疼痛，活动受限。检查膝内侧有淤斑及压痛，膝关节呈轻度屈曲位，不能伸直，膝前较平坦，髌骨向外侧倾斜。

【诊断】

X 线正侧位片可显示脱位程度及类型。

【治疗】

1. 手法复位外固定　患者平卧，患肢伸直中立位，膝关节稍过伸，在髌骨外侧边缘向内推挤即能复位。复位后作患肢长腿石膏固定 4 ~6 周。

2. 手术治疗　保守治疗后，可因膝内侧结构松弛，后期发生习惯性半脱位。故一般主张对膝内侧撕裂的软组织包括股四头肌内侧的扩张部进行修复，同时清除遗留于关节内的软骨碎片，以免形成关节内游离体。

二、习惯性髌骨脱位

【病因病理】

习惯性髌骨脱位可为外伤性脱位后的晚期并发症，也可因膝关节先天发育不良造成。

1. 继发性因素　多因外伤性髌骨脱位，经保守治疗处理后，遗留膝内侧支持带松弛，内外侧张力不平衡所致。

2. 先天性因素　有家族性倾向，常为双侧。由于膝关节发育不良，骨性畸形原因有股骨远端发育不良、股骨外侧髁低平滑车部变浅、膝外翻、胫骨外旋及股骨下端内旋。

3. 软组织原因　膝关节内侧软组织松弛或外侧软组织挛缩，产生双侧张力失衡，造成髌骨向外侧脱位。少数可因股外侧肌止点在髌骨外上方,造成髌骨向外侧脱位。

【临床表现】

继发性髌骨脱位有明确外伤和反复发作病史。先天性髌骨脱位须了解家族史,并有其他部位的相关畸形。检查可有明显膝外翻,屈膝时髌骨脱位,伸膝时自动复位。

【诊断】

根据病史及体征。X 线片可发现股骨外髁低平及滑车凹部变浅。MRI 检查可了解软组织情况。

【治疗】

髌骨反复发生脱位,必将导致关节滑膜增厚、软骨退变、关节内游离体形成等一系列创伤性关节炎的并发症。保守治疗容易复发,远期效果不好,故一经确诊,应及早采用手术治疗。

可达到恢复髌骨两侧软组织的张力平衡、恢复髌骨的正常位置和纠正下肢力线异常,防止髌骨再脱位。

1. 恢复膝关节内,外侧张力均衡的手术

(1)膝关节外侧软组织松解术

1) 适应证:适应于移位程度较轻的髌骨反复脱位,是髌骨脱位的基础术式。也可通过膝关节镜完成以上手术。

2) 手术方法:术前须练习股四头肌。采用髌骨外侧纵切口,松解髌外侧支持带及挛缩的关节囊,分离股外侧肌下部纤维组织,直至髌骨在无张力下复位。可保持滑膜完整,如需探查关节软骨面内可切开滑膜,必要时修平破损关节、破裂半月板切除或关节内游离体摘除。缝合时不缝合外侧膝关节囊,只修复滑膜。

3) 术后处理:早期作股四头肌练习,配合 CPM 作膝关节活动锻炼。

(2) 髌骨外侧松解内侧紧缩术

1) 适应证:适应于髌骨内侧软组织松弛,移位较轻的髌骨反复脱位。

2) 手术方法:采用髌内侧切口,皮下分离至髌骨内外侧,纵行切开关节囊,保留完整滑膜。沿髌腱外侧切开,松解髌外侧支持带和挛缩关节囊。切除松弛部分的内侧关节囊和滑膜,作重叠紧缩缝合,可用切除的内侧关节囊翻转修补外侧关节囊缺损。

3) 术后处理:患肢石膏托固定 2 周,早期行股四头肌练习及 CPM 膝关节锻炼。

(3) 带蒂肌腱成形术

1) 适应证:适应证于成年人、髌骨脱位和关节软骨病变程度均较轻者。

2) 手术方法:采用膝前内侧切口,在内侧关节囊上切取宽 2cm 的关节囊条带,切断远端。摘除关节内游离体,切除游离半月板,用手术刀修整破损的关节面,然后缝闭滑膜,拉紧缝合关节囊。在髌骨上方的股四头肌作一隧道,将关节囊条带自内向外穿出后,从前方返折向内下方,拉紧至适当张力下,缝合于内收肌止点处。

3) 术后处理:患肢石膏托伸膝位固定 2 周,早期进行股四头肌收缩锻炼,去除外固定后开始 CPM 膝关节练习,3 ~4 周可扶拐负重活动。

(4) 胫骨结节内移及内侧关节囊紧缩术

1）适应证：适应于股四头肌X线与髌腱X线不在一条直线上，有向内侧成角畸形，同时有内侧关节囊松弛。如有严重膝外翻畸形应先纠正，儿童胫骨结节骨骺未愈合属禁忌证。

2）手术方法：采用髌骨内缘至胫骨结节以远2.5cm作纵切口，向远端至胫骨结节处，凿下韧带止点连带1.5cm×1.5cm骨块；摘除关节内游离体，切除游离半月板及修整破损关节面；使胫骨恢复正常位置并与股骨长轴方向保持一致。再根据股四头肌的张力情况，确定胫骨结节内移的位置后，在该处凿下形状相同的骨块，填补髌韧带在胫骨结节切取处的缺损。髌腱止点的骨块置入胫骨结节内移骨孔，并以螺丝钉固定。然后紧缩内侧关节囊。

3）术后处理：患肢长腿管型石膏6周，早期作股四头肌锻炼。6周后去除外固定进行胫关节CPM练习，并逐渐开始扶拐负重活动。

（5）骨骺未闭合的青少年，髌骨反复脱位，也可采用股内侧肌止点移位术、半侧髌韧带移位术或半腱肌移位术。

2. 先天性髌骨脱位　髌骨切除与股四头肌腱成形术。

1）适应证：适应于髌骨与股骨外髁严重畸形，关节内病变程度严重，有明显膝关节功能障碍。

2）手术方法：采用髌骨下方“U”形切口；切除髌骨及清除关节内病变组织；将外侧关节囊和股四头肌腱拉向内下方与髌骨和内侧关节囊重叠缝合，用股内侧肌和膝外下方软组织缝合修复外侧缺损区，然后缝合外侧滑膜，不缝合关节囊，缝合后膝关节应在适当张力下可屈至90°。

3）术后早期：开始股四头肌锻炼，患肢管型石膏固定6周，去除外固定后作膝关节CPM训练并逐渐扶拐负重活动。

第五节　髌骨软骨化症

髌骨的后侧面大部分由软骨覆盖，表面光滑，呈“V”形，与股骨髁间切迹关节面相对应，形成髌股关节。髌骨软骨软化症又称髌骨软骨病、髌骨劳损，是髌股关节软骨由于损伤而引起的退行性病变。

【病因病理】

髌骨软骨软化症好发于膝部活动较多的运动员，如田径、登山运动员、舞蹈演员等。反复扭伤、积累劳损，高位、低位髌骨，膝内、外翻畸形或长期感受风寒湿邪等均是本病的致病因素。当膝关节伸直时，股四头肌松弛，髌骨下部与股骨髁间窝轻轻接触；当膝关节屈曲至90°时，髌骨上部与髁间窝接触；当膝关节完全屈曲时，整个髌骨关节面紧贴髁间窝。Huberti等发现髌股骨接触压于屈膝60°～90°位置时最高，而髌骨软骨软化的好发部位正好相当于屈膝40°～80°时髌骨和股骨的接触区。

膝关节在长期过度伸屈活动中，髌股之间的经常磨擦、互相撞击，常致使软骨面被磨损，产生退行性变，软骨表面无光泽、粗糙、软化、纤维化、弹性减弱、碎裂和脱落。髌骨软骨损伤面积可逐渐扩大，股骨髁的髌面也发生同样的病变，同时还可以累及关节滑膜、脂肪垫及髌韧带而产生充血、渗出和肥厚等变化。

【临床表现与诊断】

有膝部劳损或扭伤史,起病缓慢,最初感膝部隐痛或酸痛、乏力,继则疼痛加重,髌后疼痛,劳累后加重,上下楼梯困难,休息后减轻或消失。

检查膝部无明显肿胀,髌骨压痛,髌周挤压痛,活动髌骨时有粗糙的摩擦音,关节内有时可有积液,股四头肌有轻度萎缩。髌骨研磨试验阳性(患膝伸直,检查者用手掌将髌骨推向股骨髁并作研磨动作,有粗糙摩擦感且疼痛加剧),挺髌试验阳性(患膝伸直,检查者用拇、示两指将髌骨向远端下方推压,嘱患者用力收缩股四头肌,引起髌骨部剧烈疼痛),下蹲试验阳性(健足提起,患膝逐渐下蹲,患膝产生剧烈疼痛)。

X 线摄片检查,早期无明显的改变,中后期的侧位及切线位片可见到髌骨边缘骨质增生,髌骨关节面粗糙不平,软骨下骨硬化、囊样变,髌股关节间隙变窄等改变。

【治疗】

一般先采用保守疗法,避免能引起疼痛的各种活动,如剧烈运动、过度屈膝、下跪和下蹲。

(一) 保守治疗

1. 固定　疼痛较轻时,可将膝关节固定于伸直位制动,卧床休息,以减轻症状。

2. 理筋手法　患者仰卧,患肢伸直,股四头肌放松。术者用手掌轻轻按压髌骨体作研磨动作,以不痛为度,每次 5~10 分钟。然后用拇、示指扣住髌骨的两侧,做上下捋顺动作,以松解髌骨周围组织,减轻髌股之间的压力和刺激。再以膝关节周围施以按法、揉捻祛、捋顺法、散法等舒筋手法。

3. 药物治疗

(1) 内服药:中药可补肝肾、温经通络止痛,选用补肾壮筋汤。非激素类抗炎止痛药,如阿司匹林、吲哚美辛等减轻滑膜炎及缓解疼痛。

(2) 外用药:可用海桐皮汤熏洗膝部。

4. 功能活动　加强股四头肌舒缩锻炼和髌周按揉活动。

(二) 手术治疗

经 3~6 个月保守治疗无效,症状较重可做膝关节镜检查,确诊为髌软骨软化,应考虑手术治疗。髌软骨软化症的手术活疗包括关节外及关节内手术。

1. 关节外手术

(1) 主要是调整髌骨的位置,使半脱位的髌骨回到正常位置。手术方法有外侧松解术、髌韧带转位术和胫骨结节前移术。

(2) 胫骨结节前移术可减轻髌股骨接触压力。

2. 关节内手术　可在膝关节镜检查获得诊断的同时进行治疗。

第六节　胫骨平台骨折

胫骨平台骨折又称胫骨髁骨折,约占全身骨折 4%。多发于青壮年,男性居多。胫骨髁部为海绵骨结构，当接受高能量暴力，股骨髁与胫骨髁产生碰撞而引起胫骨髁骨折。胫骨内髁骨小梁密度较高，骨皮质较坚硬，加之有对侧肢保护，不易受到内翻应力撞击。胫骨外髁的骨小梁密度较低，膝关节有3°～5°外翻角，受伤时多为膝外翻位，故在受到外侧暴力打击时易发生外髁受压，产生塌陷骨折。临床上以外髁骨折为多见。

胫骨平台骨折为关节内骨折，除损伤胫骨髁关节面外，还可合并半月板，前、后交叉韧带及侧副韧带损伤，是导致膝关节不稳定、疼痛、僵硬或畸形的主要原因。

【应用解剖】

胫骨上端宽厚，横面呈三角形，其扩大部分为内髁和外髁，与股骨下端的内、外髁相连接，平坦的关节面称为胫骨平台，胫骨的骨性关节面从前向后有约10°的倾斜面。在两侧平台之间位于髁面隆起的部分为胫骨骨嵴，是半月板和前交叉韧带的附着点。胫骨结节位于胫前嵴，关节面下2.5～3cm，外侧厚约4mm。内侧平台较大，从前缘向后缘呈凹状；外侧平台较小，从前缘到后呈凸状。由于成人胫骨扩大的近侧端松质骨罩于骨干上，支持它的骨皮质不够坚强，与股骨髁比较则股骨髁支持的骨皮质较厚，结构较坚强，胫骨髁显得相对较薄弱。虽然两者损伤机制相同，但胫骨平台骨折则较多见。

【损伤机制】

多为严重暴力所致，据统计，生活及交通伤占52%；高处坠落伤占17%。根据暴力作用的不同方向、致伤力量的强弱、暴力作用时间长短及受伤局部骨皮质条件，可发生不同形态的骨折。

1. **外翻应力** 常因站立时膝外侧直接或间接受力所致。如坠落伤时足先着地而膝呈外翻位，股骨外髁外侧缘切入胫骨外髁，引起胫骨平台外侧骨折，常合并内侧副韧带损伤。外髁塌陷多合并腓骨小头骨折及外侧副韧带断裂，但交叉韧带多保持完整。胫骨平台外侧劈裂粉碎型骨折，常同时有外侧副韧带及前交叉韧带断裂，整复较困难，易发生创伤性关节炎。

2. **垂直应力** 外力沿股骨及胫骨直线传导，即股骨两髁向下冲压胫骨平台，可引起胫骨内外髁同时骨折，形成“Y”形或倒“Y”形骨折，同时有塌陷移位，常合并有交叉韧带及半月板损伤。此类骨折移位严重。

3. **内翻应力** 因外力致使股骨内髁冲压胫骨平台内侧引起胫骨内髁骨折，骨折块向下方移位、塌陷，常合并外侧副韧带损伤。

【类型】

胫骨平台骨折中，无移位骨折约占24%，在有移位骨折中，全压缩及局部塌陷骨折占11%；劈裂骨折占3%；粉碎骨折占10%；向中心塌陷骨折及劈裂骨折约各占26%。

Schatzker分型简明，临床实用意义较大，为目前临床常用。

（一）Schatzker分型（图34－6－1）

Ⅰ型 为胫骨外侧平台楔形骨折，好发于骨质较好的年轻人。骨折移位时，可伤及破裂或分离的半月板并嵌入骨折端。

Ⅱ型 胫骨外侧平台楔形骨折合并前侧、中部、后侧或全部不同程度的压缩骨折，好发于40岁以上软骨下骨质薄弱者。

Ⅲ型 胫骨外侧平台关节面中心部或整个平台范围的压缩骨折。

Ⅳ型 为胫骨内侧平台骨折,多由较大力量的内翻和轴向压力共同造成。常见于高龄骨质疏松者,可伴有韧带及腘部血管、神经损伤。

Ⅴ型 双侧胫骨平台楔形骨折,多由较大的轴向压应力造成。

Ⅵ型 属复杂骨折,多见于高能量损伤,常合并有同侧肢体或膝部软组织及血管、神经损伤。内侧胫骨平台合并干骺端骨折,胫骨髁与骨干不连接,牵引可致分离加大。

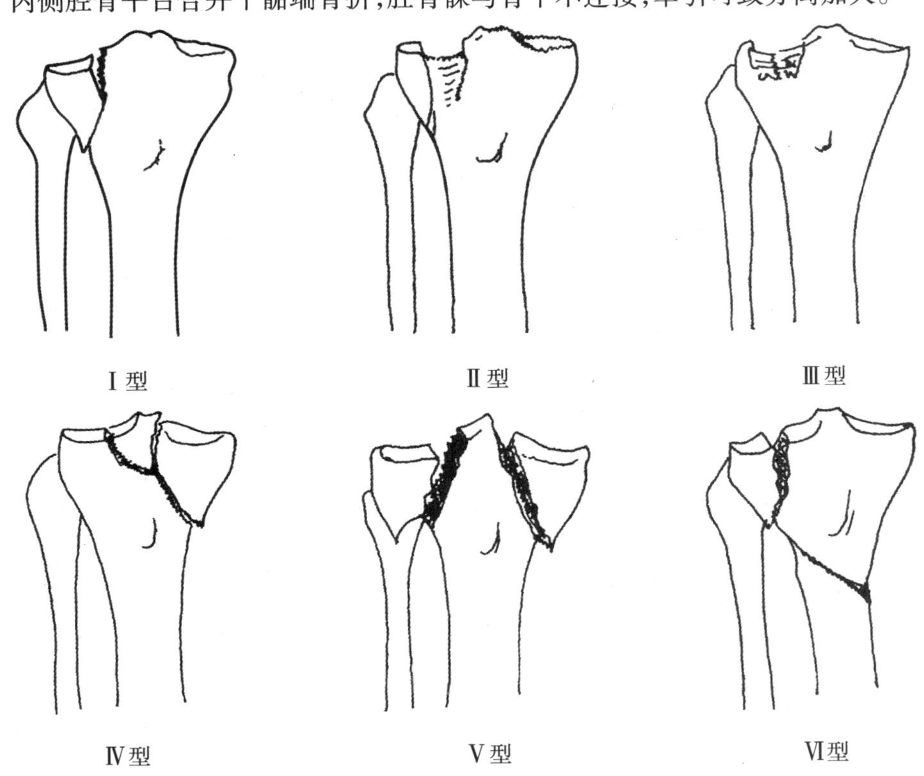

图34-6-1 胫骨平台骨折 Schatzker 分型

【临床表现】

伤后患膝剧痛,局部皮肤淤血斑,可有膝内或外翻畸形,膝部有明显压痛及纵轴叩击痛,有骨擦音及异常活动,膝关节活动受限。单髁骨折时,侧副韧带损伤在对侧,该韧带的压痛点即为损伤部位。侧副韧带断裂时,侧向试验阳性;交叉韧带损伤时抽屉试验阳性;腓总神经损伤时,可有支配区神经功能障碍。须注意排除腘窝部血管、神经损伤。

(二)辅助检查

1. X线检查 应包括股骨下1/3至胫骨上1/3的膝部正、侧位及内、外斜位片。

2. MRI检查 MRI能随意取得横断面较好显示前后交叉韧带及侧副韧带损伤。限制是难以辨认无移位的撕脱伤和不完全断裂损伤,对半月板的显示较差。主要用于X线、CT和B超难以确诊的关节内损伤及膝关节韧带损伤。

3. CT检查 能够显示较小的骨碎片,对半月板破裂、前后交叉韧带损伤的诊断有一定价值。

4. 超声波检查 彩色多普勒可检查血管是否有断裂或狭窄损伤。

【诊断】

根据受伤史、症状、体征及相关辅助检查可作出诊断。对胫骨平台的隐性骨折需作 MRI 检查,怀疑有韧带、血管损伤可作 MRI、CT、彩色多普勒等检查。膝关节镜可对交叉韧带和半月板损伤作出准确诊断和治疗。

【治疗】

胫骨平台的治疗原则是使劈裂和塌陷的骨折得到复位,恢复关节面平整,纠正膝内或外翻畸形,减少及预防创伤性关节炎。早期活动,避免关节粘连。多数主张牢固固定,早期活动和延迟负重。

(一) 保守治疗

1. 无移位骨折 先抽净关节腔内积血,加压包扎。

(1) 石膏固定:用长腿石膏固定,然后行下肢等速肌力练习,3~4 周后去除石膏固定,练习膝关节伸屈活动,直至骨性愈合才能负重行走。此方法也适用于老年、有严重骨关节炎、骨质疏松症或不具备手术治疗条件者。

(2) 牵引疗法:可作跟骨牵引 4~6 周,牵引过程练习膝关节活动,能较好防止发生膝关节粘连。

2. 有移位骨折 劈裂骨折移位在 5mm 以内或关节面塌陷 2mm 以内,可在局麻下行手法挤压复位,然后在跟骨牵引维持下,练习膝关节活动。6~8 周后去除牵引,骨折愈合后才能完全负重。

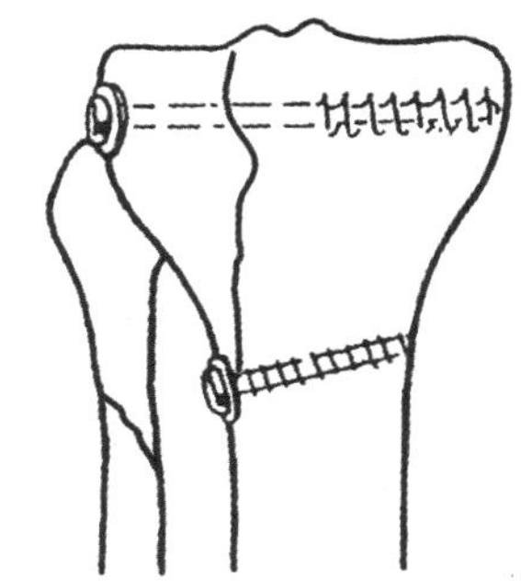

图 34-6-2 带圈垫皮质骨、拉力螺钉固定

(二) 手术治疗

膝关节面塌陷在 2~10mm,移位大于 5mm 的单髁或双髁骨折,手法复位不易成功,应行手术复位固定。

1. 皮质骨、拉力螺钉固定 适用于有移位单髁骨折的内固定。

手术方法:在关节面下方 5mm 稍向内后用 1 枚松质骨螺钉固定,在骨块下端用 1 枚带圈垫的皮质骨拉力螺钉固定(图 34-6-2),也可用胫骨髁双头加压锁定螺钉固定(图 34-6-3①②)。

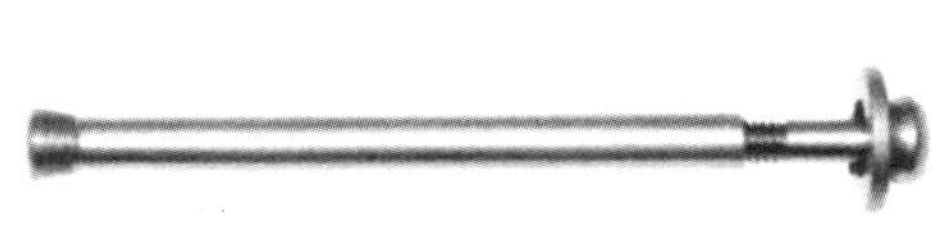

①双头加压锁定螺钉

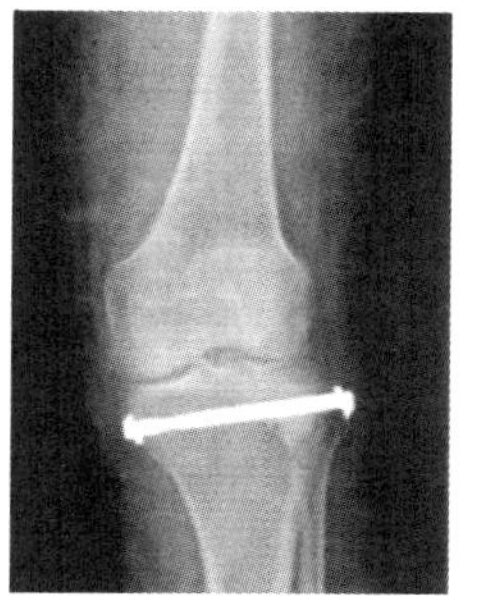

②胫骨外髁骨折内固定

图 34-6-3①② 双头加压锁定螺钉固定

2. 撬拔复位、植骨内固定 适用于有移位的双髁、粉碎及关节面塌陷骨折的内固定。

手术方法：从骨折线处用撬拔方法抬起塌陷骨折，如为单纯塌陷可在胫骨外髁处开窗，撬起中央或用专门打击器使骨折块复位，恢复关节面平整，骨空腔用皮质骨植骨填实。然后在距关节面下 5mm 用 1 枚松质骨螺钉固定，植骨部位下方用 1 枚加垫圈的皮质骨螺钉固定(图 34－6－4①②③)。注意上端螺钉不需拧太紧，以免发生移位。

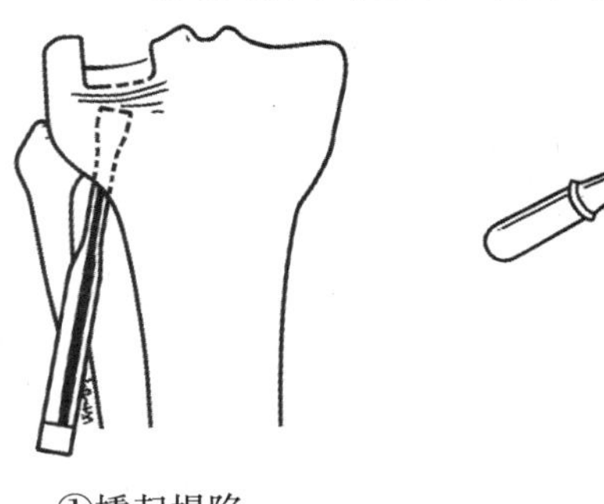

①撬起塌陷

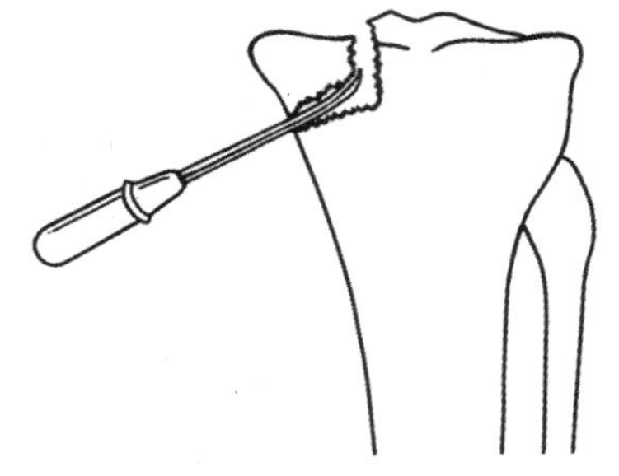

②恢复凹陷部分

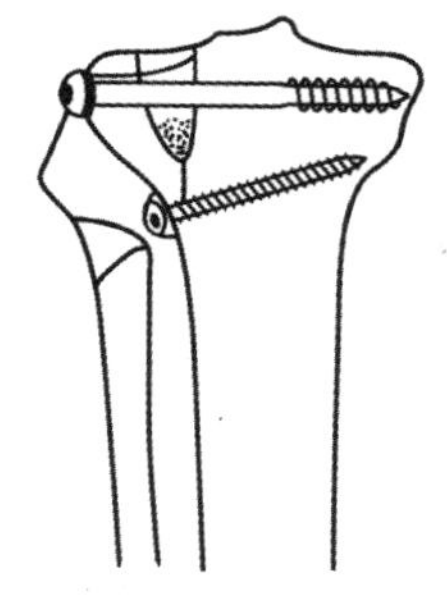

③植骨填实及螺钉固定

图 34－6－4①②③ 膝关节面塌陷螺钉固定植骨

也可用胫骨髁支撑钢板固定，尤其是老年人。

3. 单侧或双侧钢板固定 切开复位后，用克氏针临时固定后作双侧钢板固定，一般长钢板置于骨折线位置较低一侧(图 34－6－5①②)。

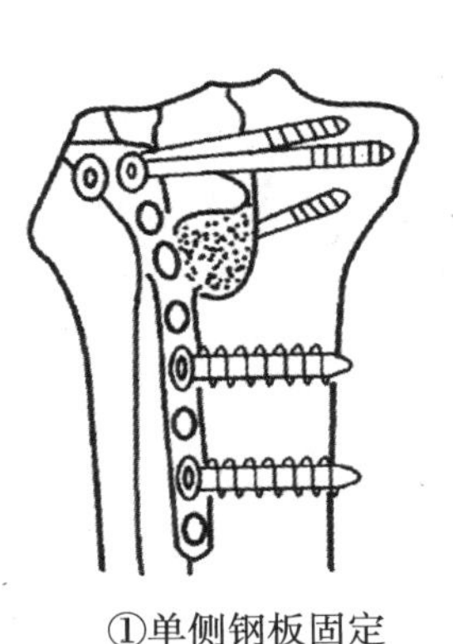

①单侧钢板固定

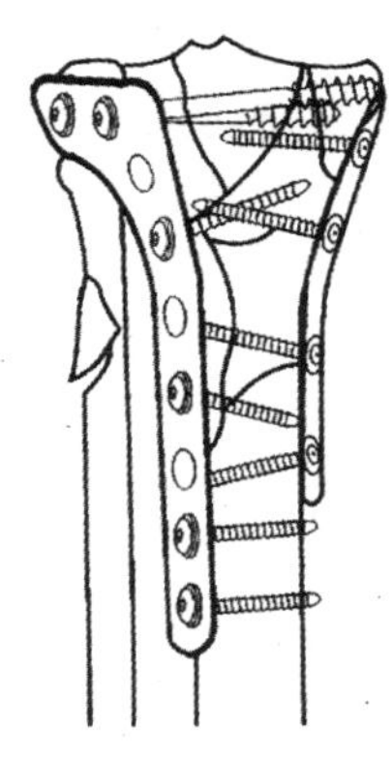

②双侧钢板固定

图 34－6－5①② 单、双侧钢板固定

4. 胫骨平台三柱固定系统 适用于胫骨平台严重的粉碎性骨折。采用外侧柱、内侧柱和后侧柱三柱固定的理念，可对胫骨平台复杂的粉碎性骨折进行有效内固定。作内侧“L”形切口，可同时完成内侧柱和后侧柱的内固定。其解剖型后侧板设计，使用直径 3.5mm 锁定螺钉，可对后柱塌陷骨折作有力支撑复位。特殊韧带缝合孔设计，便于术中对复杂交叉韧带修复的固定(图 36－6－6①②③④⑤)。

5. LISS 技术固定 通过 X 线透视闭合复位后，经膝外侧切口，使用专用器械将钢板经皮及肌肉下插入，通过瞄准器定位进行螺钉固定。LISS 技术具有微创固定优点，由于使用锁定螺钉，保证了螺钉充分维持轴向和成角方向的稳定性。

6. 术后处理 伤口肿胀消退后，应尽早活动膝关节，防止关节粘连，根据骨折愈合情况，6～8 周后逐渐负重，一般需 12～16 周后完全负重。

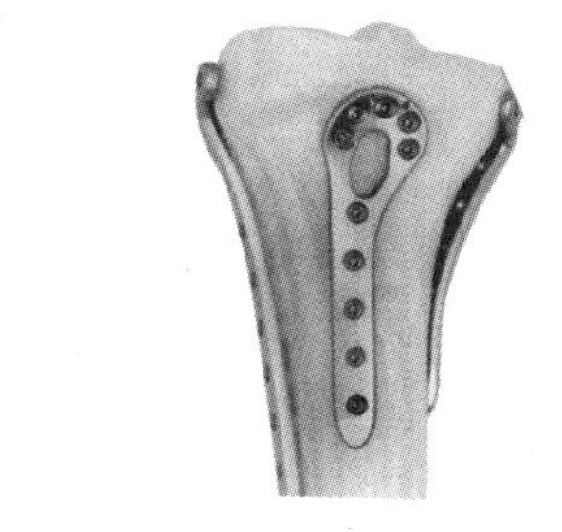

①平台粉碎骨折三柱固定系统

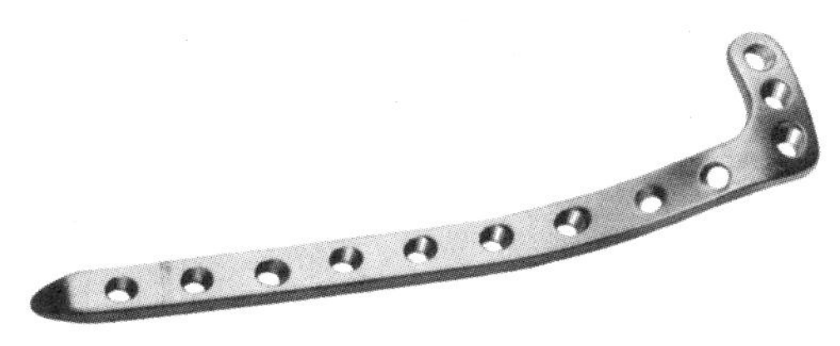

②钢板－外侧柱

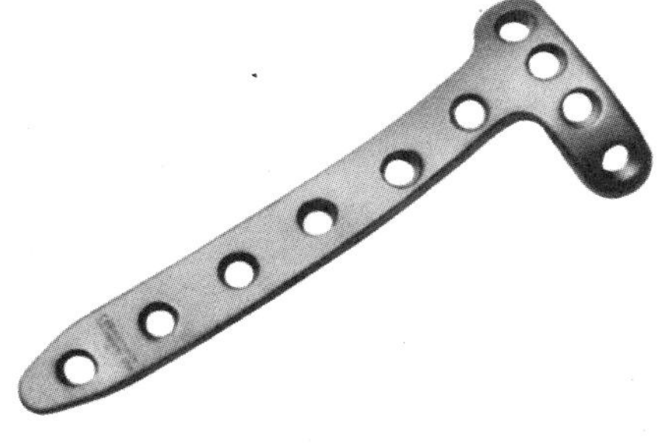

③钢板－内侧柱

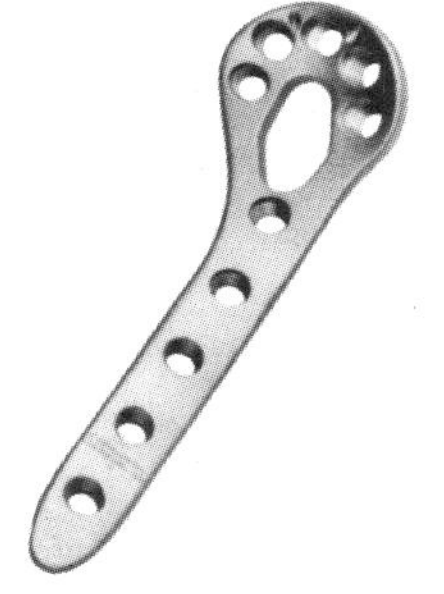

④钢板－后侧柱

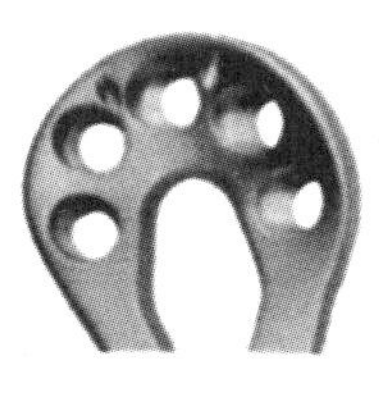

⑤后侧板后交叉韧带固定孔

图 34－6－6①②③④⑤　胫骨平台三柱固定系统

第七节　膝关节半月板损伤

半月板系位于股骨髁和胫骨髁之间的纤维软骨垫，切面为三角形，外侧缘较厚，附着在关节囊的内侧面，借冠状韧带疏松附着于胫骨平台的边缘，内缘锐利，游离于关节腔内。

【应用解剖】(图 34－7－1)

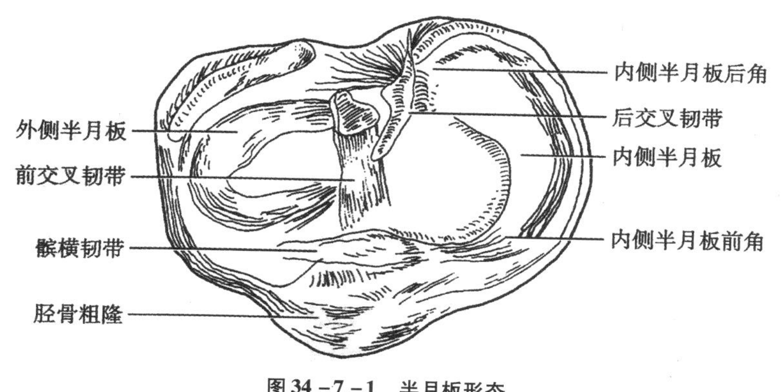

图 34－7－1　半月板形态

1. 内侧半月板　内侧半月板的环大而窄，呈"C"形。前角薄而尖，附着于胫骨髁间隆起前区，位于前交叉韧带和外侧半月板前角之前方；后角宽，附着胫骨髁间隆起后区，位于外侧半月板后角与后交叉韧带之间，两角相距较远。整个半月板的周围附着在内侧关节囊，并通过冠状韧带止于胫骨的上缘。其前半部松弛，活动度大，容易破裂，后半部比较稳定，中间部易受扭转外力而横行破裂。

2. 外侧半月板 外侧半月板较内侧半月板环小而略厚，几乎为“O”形。前角附着于胫骨髁间隆起与前交叉韧带之间；后角处于胫骨髁间隆起与后交叉韧带之间，两角附着处相距较近。外侧半月板内侧边缘薄而游离，外侧缘与关节囊之间被腘肌腱隔开，并在外侧半月板的外侧缘形成一个斜槽。

3. 功能 半月板对膝关节的正常功能有着重要作用，可以作为关节的填充物，使股骨髁和胫骨髁的外形相适应。两半月板约遮盖胫骨上端关节面的2/3，因此减少了股骨和胫骨的直接相撞，防止关节囊和滑膜在屈伸运动时撞击。滑膜分泌液有润滑关节和营养关节软骨的作用。当膝关节从屈曲到伸直位时，能平滑地传递铰链运动到旋转运动过程。保持正常膝关节的稳定性。

4. 血运 半月板周缘有较丰富的血供，体部无血管，主要从关节液吸取营养。半月板的无血管区随年龄增长而扩大，故成人半月板体部撕裂不能修复，只有边缘撕裂伤才有可能愈合。

5. 盘状软骨 盘状软骨是半月板发育异常，多见于外侧，因其较肥厚，易发生磨损变性或水平撕裂。

膝关节在全身所有关节损伤的发生率最高，在处理过程中应最大限度地保护和修复稳定膝关节的侧副韧带、交叉韧带和半月板。任何膝关节手术，都不应轻易地破坏这些结构。股四头肌是膝关节伸直装置中强大有力的动力部分，对维持关节伸直时的稳定起重要作用。膝关节受伤后，可导致股四头肌萎缩，造成膝关节功能失调，影响关节功能的恢复，故此，在膝部疾病的治疗期间，都应按正确的方法锻炼股四头肌。

【病因病理】

间接暴力和慢性劳损是半月板损伤的主要原因。膝关节在半屈位作强力的内翻或外翻时，半月板处于股骨髁部与下面胫骨平台之间形成旋转磨擦研力。如骤然暴力很大，关节面之间对半月板的压力也很大，在旋转碾锉力超过半月板所能允许的缓冲力量时，即可引起各种类型的损伤，如前角、后角和体部撕裂。也可发生于无明显外伤史，如部分中老人和长年的蹲位或半蹲位工作者，长年累月的磨损也可造成半月板变性撕裂，其发生部位多位于后角或后1/3，膝关节的屈曲、旋转和伸直动作的慢性劳损与暴力致伤的机制相似。

【临床表现】

局限性膝关节内、外侧疼痛，影响膝关节屈伸运动，伤后数小时内关节肿胀显著，损伤当时可出现“清脆”的关节弹响声，如指弹墙壁声；慢性损伤，膝关节伸屈时出现弹响声，患者常自己做出。

患者走路时，膝关节忽然被“卡住”于某一体位，既不能伸又不能屈，谓之交锁现象，同时有关节酸痛感，关节“打软”而欲跪感；膝关节内侧或外侧间隙有明显压痛，如有关节积液可出现浮髌试验阳性；如为慢性损伤，可出现股四头肌萎缩，常用的临床检查方法有麦氏试验、研磨试验和重力试验阳性。

【诊断】

典型的病例依据病史，临床症状及体征可以确诊。膝关节交锁具有重要的诊断意义，但仅有关节打软感并非是半月板损伤的特有症状，需结合其他症状加以鉴别。体征不明确，诊断有困难的需用各种辅助检查手段。膝关节平片不能显示半月板损伤，但摄平片可排除膝关节内的骨性病变或其他疾患，可作 MR 或 CT 检查（图 34－7－2①②）。膝关节镜检查是目前最精确的诊断手段，确诊率超过 90% 以上，关节镜可直接观察半月板损伤的确实部位、类型（图 34－7－3），并发现单独或并存的其他关节内病变。

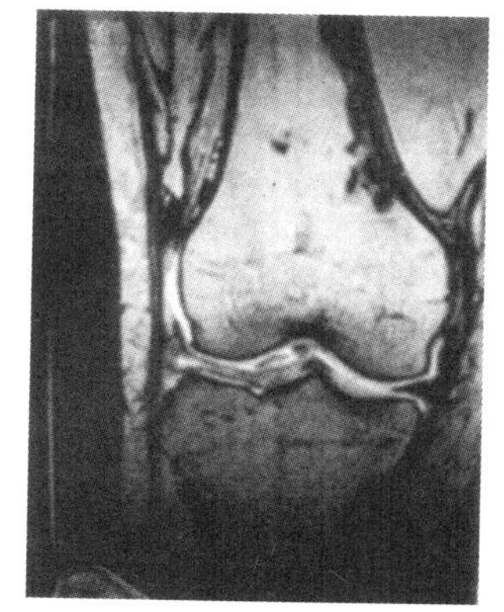

①外侧半月板损伤

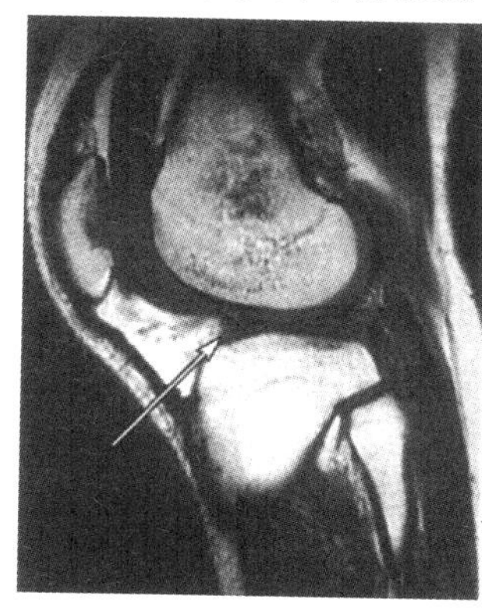

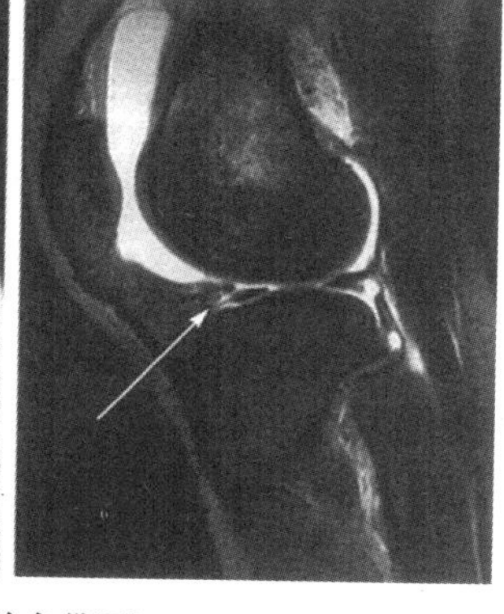

②右外侧前角撕裂

图 34－7－2①② 外侧半月板损伤

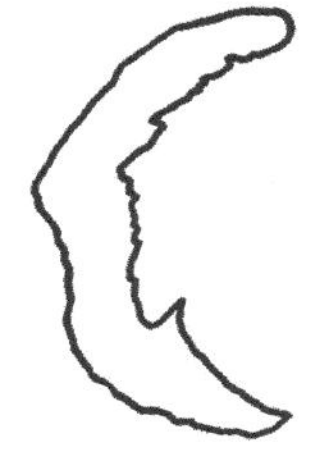

A 型 退变型

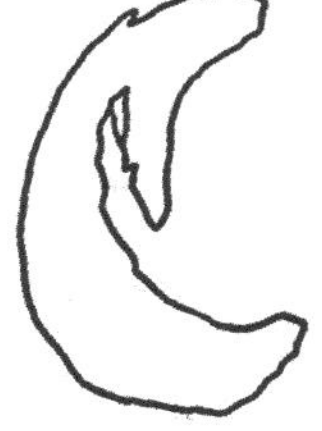

B 型 放射型（斜型）

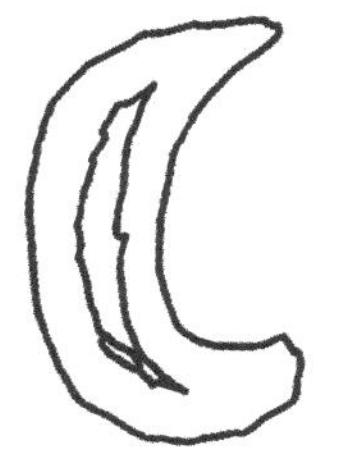

C 型 纵型（柄型）

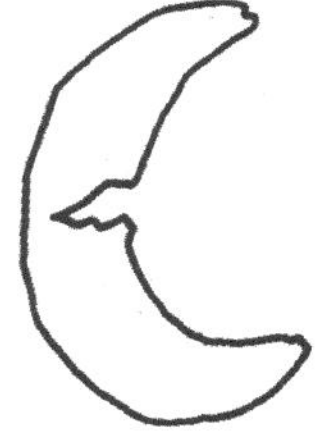

D 型 横型

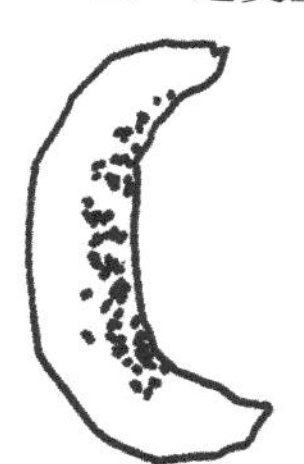

E 型 水平型

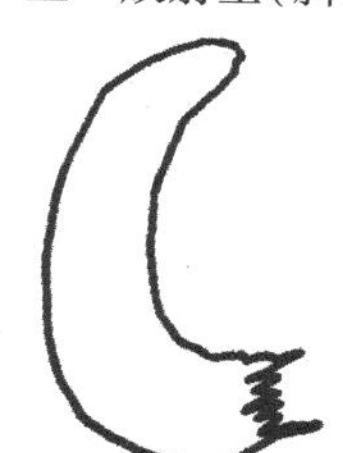

F 型 前或后角撕裂型

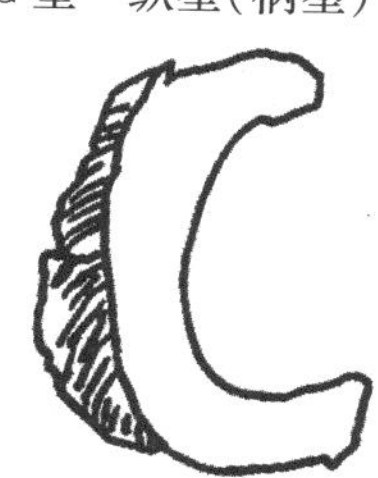

G 型 边缘型

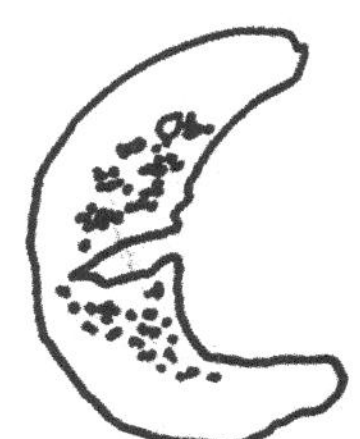

H 型 混合型

图 34－7－3 半月板损伤的类型

【治疗】

从解剖学证明，半月板本身无血管，只有外周 1/3 部分有血管分布。因此，除少数周边部损伤可以治愈外，一般不能愈合。但对半月板损伤的边缘型和有人主张无交锁、症状轻的病例不急于手术，对有变性的关节炎，或退变型半月板撕裂的中老年患者的手术问题宜慎重。

（一）手法治疗

主要在发生膝关节交锁，不能自行解除交锁时。患者坐于床边，术者先将膝关节牵引，以扩大关节间隙，同时进行小腿轻度的旋转即可解脱。

（二）手术治疗

半月板损伤一经确诊，经保守治疗无法自行修复，疼痛和交锁症状尚无改善者，应尽早行患侧半月板次全切除修复术（图 34－7－4①②③④），如损伤早期，关节腔内积血较多，肿胀明显时，宜采取保守治疗，应将积血抽出。

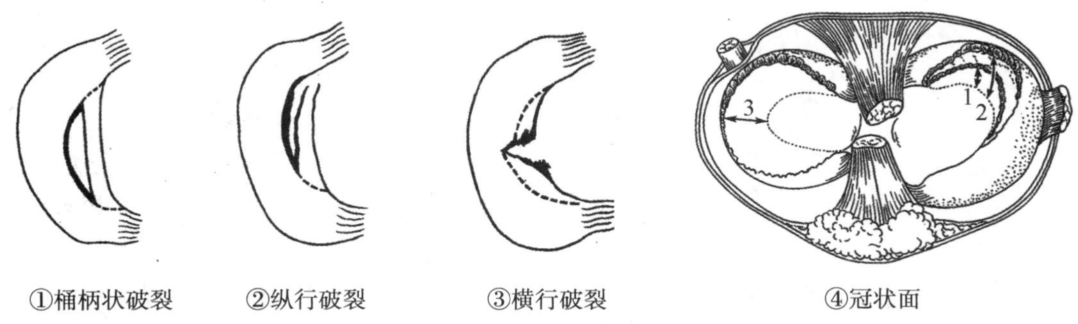

①桶柄状破裂　②纵行破裂　③横行破裂　④冠状面

图 34－7－4①②③④　关节镜部分半月板切除术的范围（虚线内）

（三）中医治疗

1. 内服药　急性损伤早期治宜活血祛瘀、和营止痛，方选桃红四物汤、舒筋活血汤等；中后期和慢性损伤治宜补益肝肾、温经通络，方选补肾壮筋汤、六味地黄丸。

2. 外用药　早期外敷消肿止痛膏、双柏膏、洗伤Ⅰ号；中后期应用洗伤Ⅲ号、海桐皮汤、下肢损伤洗方等。

（四）功能锻炼

先用石膏或夹板固定膝关节于 170°位，休息 4～5 周，同时作下肢肌群主动收缩锻炼。手术后患者固定第 2 日开始可作股四头肌收缩锻炼，检查膝关节无积液，也无压痛及异常活动，2～3 周后可解除固定，扶拐逐渐负重活动，如发现伤膝关节有积液反应时，应立即停止活动，卧床休息，给予相应的处理。

第八节　膝盘状软骨

膝关节盘状软骨在我国相当常见，其发生率在切除的半月板中占 25%～46%。

【病因病理】

盘状软骨的存在，不利于膝关节载荷的传导，压力往往集中于较小的面积上，在行外侧盘状软骨切除时，有时可见到股骨外髁偏后部的软骨有磨损。盘状软骨的形成原因迄今仍不清楚，对其解释有先天或后天获得。

（一）先天获得

半月板在胚胎早期均为盘状，发育过程中其中央部分因受股骨髁压迫而逐渐吸收成为半月形。如其中央部分由于某种原因而未吸收或吸收不全，则会出现不同程度的盘状。另一种论点则认为是先天性畸形。

（二）后天获得

认为是半月板长期受到异常运动和研磨的影响而增生肥厚，成为盘状。外侧盘状软骨无后角附着点，而是由半月板股骨韧带所固定，当伸膝时，盘状软骨被拉向内至髁间窝后部；屈膝时，则又因附着在其后缘的腘肌和前方的冠状韧带将其拉向外侧。

【分型】（图 34－8－1）

盘状软骨形状可有圆形、方形、盘形及肾形。

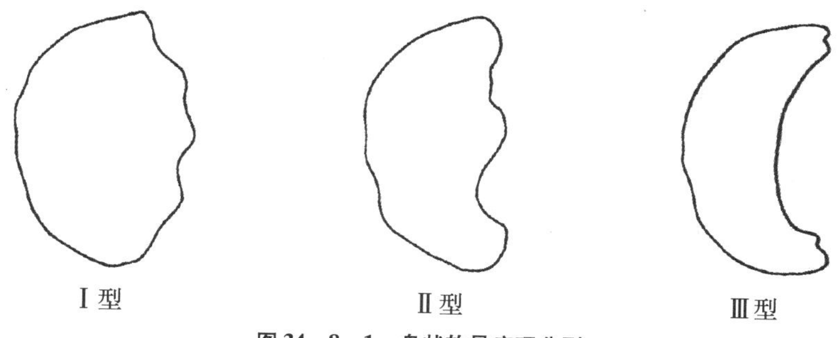

图 34－8－1 盘状软骨病理分型

Ⅰ型 完全为圆盘状或方形，厚而大，内侧部分存在，有时厚达 8mm，盘的外缘和内侧厚度相差很少，受整个股骨和胫骨平台相隔开。

Ⅱ型 也呈盘状，半月板的边缘肥厚，内侧较薄。内侧游离缘有双凹陷的切迹，两凹陷之间有一凸出朝向关节中心。

Ⅲ型 在结构方面前后宽窄，与正常半月板相接近，仅中央部分较薄。

【临床表现】

盘状软骨的存在很不适应膝关节的运动要求，即使无损伤，也常引起某些症状。因此，应在青少年阶段就诊。

（一）症状

主诉关节弹响、弹跳、伸直障碍、疼痛或关节内不适等，但不一定有外伤史，而且一旦外伤后其症状可能有所改变，例如弹响消失。年龄较大出现类似症状，往往已有撕裂。

（二）体征

1. 弹响及弹跳 患者平卧或坐位自主伸屈膝关节过程中，在某一位置，膝关节出现明显的弹响和弹跳。如注意观察，可发现弹跳时小腿向侧方摆动，同时轻度旋转。盘状软骨绝大多数发生在外侧，因此弹响也多发生在外侧。摆动的方向为外展，自屈而伸时伴随弹响出现的旋转为外旋，自伸而屈时则相反。膝关节运动过程中，伸膝伴有小腿外旋，屈时内旋。盘状软骨的存在使膝关节运动过程失去平滑，盘状软骨中部较厚，当股骨外髁自其后方的凹面滑过中央隆起部而达到前方的小凹面时，首先出现膝关节内翻，以加大外侧间隙，使其易于滑过最厚的中央部分，刚一滑过即突然外翻回到正常位置，故表现为带有外展和旋转的弹跳。

弹响和弹跳出现的位置，伸屈时并不一致。伸膝时多发生在约 20°位；屈膝时则常在约

120°位出现。这是由于盘状软骨也如同半月板一样,随膝关节的伸屈而向前及向后移动之故,当盘状软骨撕裂后,此规律往往改变。

2. 伸屈受限 当盘状软骨很厚时,体征也可能表现为伸直受限,而不出现弹响和弹跳,屈曲受限者较少。有时在被动内收膝关节的条件下伸膝,仍可出现弹响及弹跳。

3. 侧卧重力试验 患者先后取健侧卧(同时患肢髋外展)和患侧卧(同时垫起骨盆)位,主动伸屈膝关节,根据在不同体位,在伸屈过程中出现弹响弹跳的强弱显隐,来判断是否为盘状软骨以及在何侧。由于小腿重力的关系而使膝关节被动内翻或外翻,加大或减小一侧股胫关节间隙。如为盘状软骨,则其所受的压力也随之减少或增加,减少时弹响弹跳征则减弱或消失,反之则加强。例如右膝外侧盘状软骨,患者左侧卧伸屈膝关节时体征减弱或消失,反之加强。但如盘状软骨很厚,则也可以出现相反的体征,即当健侧卧间隙加大时出现弹响弹跳,而患侧卧间隙减小时体征不出现,但此时必然有伸直障碍。因此,判断外侧或内侧病变时,不能只根据体位和体征的相互关系,而仍需依靠何侧出现弹响弹跳或疼痛而定。

4. 其他体征 当盘状软骨有撕裂时,可出现和半月板损伤相类似的症状和体征。

【诊断】

根据病史及体征诊断盘状软骨及其损伤并不困难,少数病例须借助 X 线检查。膝关节前后位 X 线片上的表现主要有关节间隙较宽,胫骨内髁关节缘较股骨宽,且关节面骨质密度较外侧为高,胫骨髁间隆突内侧增高,骨质密度也高,且常呈骨刺样,腓骨头较正常位置高。关节造影在前后位 X 线片上可见到深入中央部的宽厚的阴影,而不呈楔形,但半月板撕裂也有个别呈类似表现而造成混淆者,则需结合临床加以区别,必要时可行 MRI 检查(图 34－8－2①②)。

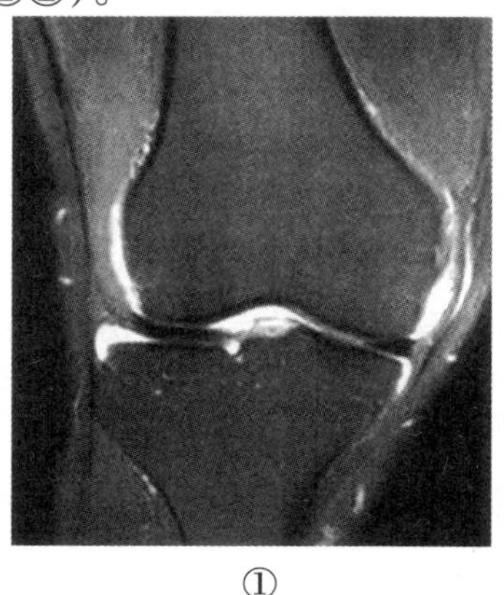
①

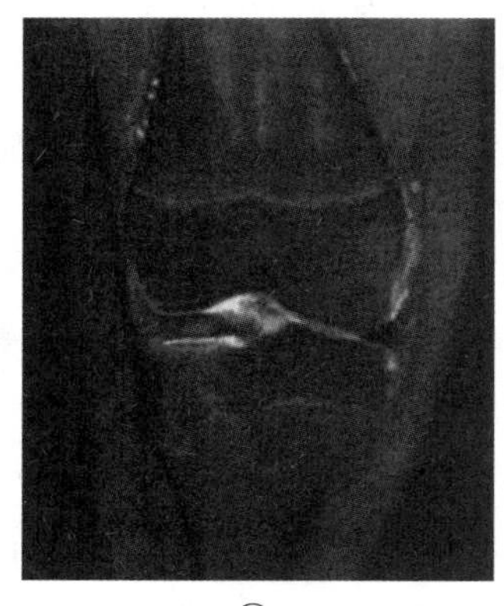
②

图 34－8－2①② 右外侧盘状软骨的 MRI 表现

【鉴别诊断】

1. 关节外弹响膝 因腘绳肌在胫骨髁一侧的异常滑动,可引起弹响,但无弹跳,更无关节内症状,滑动的肌腱也可以触及。

2. 膝关节前外侧旋转不稳定 因前交叉韧带断裂所引起的前外侧旋转不稳定,其轴移现象,也表现为弹响弹跳,但无论自屈而伸或反之,所引起之体征均在 20°～30°位出现,同时侧卧重力试验阴性。

3. 半月板撕裂 与盘状软骨损伤有时可相互混淆，甚至须通过造影或在关节镜检下才能区别，但其治疗原则相同。

【治疗】

有症状的盘状软骨应手术处理。既往一直采用全切除术，术后症状完全消除，近期疗效多很满意。但因切除后间隙增大，比原半月板切除后可能引起的不稳定更为明显，以及对正常生理载荷传导的影响。近年来开始采用可在关节镜下盘状软骨成形术，即将其修整成近似正常半月板的外形。术后症状和体征在很短时间内即消失或减轻，随诊在10年以上的病例仍可保持良好状态。

第九节 内外侧副韧带损伤

内侧副韧带浅层起于股骨内上髁的内收肌结节附近，呈扇形止于胫骨内髁及胫骨体的内侧面；其深层纤维与内侧半月板紧密相连，可防止膝关节过度外翻活动。外侧副韧带起于股骨外上髁，呈绳状止于腓骨小头外侧中部，防止膝关节过度内翻活动。膝关节内、外侧副韧带损伤，常见于内侧，外侧较少见。

【病因病理】

多由膝关节内、外翻和旋转暴力所致。内侧副韧带损伤如某种姿势使小腿外展、外旋，或外侧遭受暴力打击和重物压砸，迫使膝关节过度外翻外旋所致。外侧副韧带损伤常因某种外力使膝关节过度内翻所致。

【临床症状】

内、外侧副韧带损伤后，膝关节活动功能障碍，膝部内、外侧肿胀及膝内侧和外侧腓骨头处压痛明显。疼痛严重者，患肢不能负重，多可见皮下淤斑。

内侧副韧带断裂合并内侧半月板撕裂时，可出现膝关节交锁，有时合并腓总神经损伤。膝外翻试验内侧疼痛者，为内侧副韧带损伤的特征；膝内翻试验外侧疼痛者，为外侧副韧带损伤之特征。

【诊断】

根据小腿外翻或内翻受伤史，结合临床症状和体征可作出诊断。X线摄片检查对诊断内、外侧副韧带断裂有重要价值，双膝外侧加压下双小腿外展位摄X线正位相，如见膝关节内侧间隙增宽，为内侧副韧带撕裂；在双膝内侧加压下双小腿内收摄X线正位片，如见膝关节外侧间隙增宽，为外侧副韧带损伤，并可见撕脱的腓骨头骨折块。

【治疗】

部分撕裂损伤可行保守治疗，完全断裂或合并半月板损伤须作手术治疗。

（一）保守治疗

1. 手法治疗 早期用手法使韧带平顺，散瘀消肿，晚期松解粘连，恢复关节功能。

2. 局部封闭 中后期可用醋酸泼尼松龙 12.5mg 加 1% 普鲁卡因 5ml,作痛点注射封闭,5～7 日 1 次,3～5 次为 1 个疗程。

(二) 手术治疗

对断裂的韧带及破裂的关节囊进行修补,如半月板损伤破裂可同时将其切除。对腓骨小头撕脱性骨折,要注意保持骨折片与外侧副韧带的联系,并将骨折片复位,用一枚螺丝钉或克氏针固定,若合并腓总神经损伤须进行探查(图 34－9－1①②)。

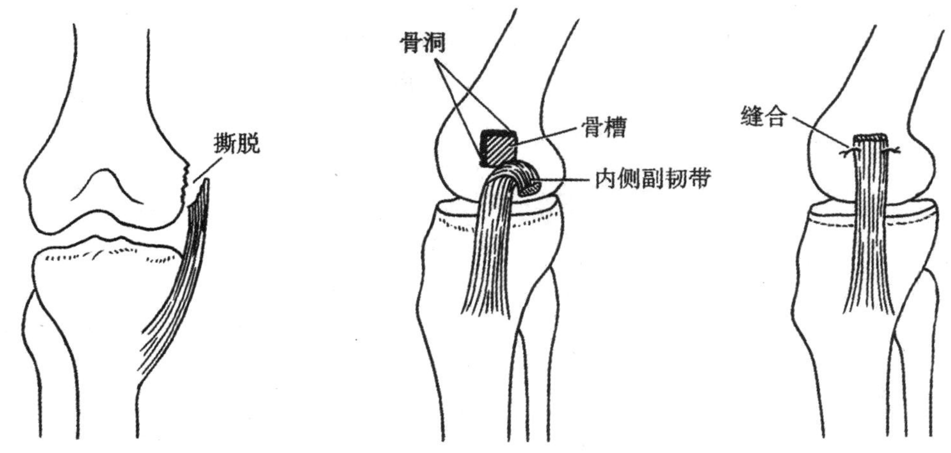

①内侧副韧带股骨起点撕脱　　②修复固定

图 34－9－1①② 内侧副韧带股骨起点撕脱身修复方法

(三) 中医治疗

1. 内服药 早期治疗宜活血祛瘀、消肿止痛,方选活血止痛汤、桃红四物汤;中后期治疗宜舒筋活络、活血壮筋,方选舒筋活血汤、独活寄生汤等。

2. 外用药 早期外敷双柏膏、消肿止痛膏;中后期应用海桐皮汤、洗伤Ⅲ号或洗伤Ⅱ号等。

(四) 功能锻炼

内、外侧副韧带部分撕裂,关节轻度不稳的保守治疗或手术后均分别采用弹力绷带包扎或长腿石膏固定于功能位,固定后即可作股四头肌收缩练功,4～6 周后解除弹力绷带和拆除石膏固定,进行膝关节屈伸功能锻炼。

第十节 前后交叉韧带损伤

一、前交叉韧带损伤

前交叉韧带起于胫骨髁间前窝内侧,止于股骨外髁后内面上部。其作用可防止胫骨向前移动,限制小腿外翻内旋,稳定膝关节。过伸和强力外展,可致此韧带与膝关节内侧副韧带联合损伤,联合损伤比前交叉韧带损伤多见,损伤部位在胫骨附着部尤其合并胫骨棘撕脱性骨折者最常见。

【损伤机制】

直接暴力或扭转暴力均可造成前交叉韧带损伤。当膝关节处于伸直位，暴力使胫骨向前滑脱和股骨向后滑脱损伤，或足固定于地面不动，身躯急剧向一侧强力扭转时，均可引起前交叉韧带断裂。

【临床表现】

伤后关节即有错动感和撕裂感，随即膝关节软弱无力，膝前压痛，局部疼痛肿胀，关节内积血，活动功能障碍。膝关节呈半屈曲状态，膝关节前抽屉试验阳性。

【诊断】

有明显的外伤史，结合膝关节的症状和体征，一般可作出诊断。少数患者因急性损伤剧痛，股四头肌保护性痉挛，不接受抽屉试验检查时，可在麻醉下进行，或在肿胀消退、疼痛减轻后进行，患者自觉关节不稳、无力，有错落感，前抽屉试验阳性，表示前交叉韧带断裂。X线侧位片必须在膝屈曲90°、用手推拉下进行摄片，并与健侧对照；膝正位相，常发现胫骨棘撕脱骨折，侧位由于前交叉韧带松弛而胫骨移位较多。可作MRI或CT检查（图34－10－1）。可行膝关节镜检查，冲净关节腔内积血，可见前交叉韧带裂端出血或血小块凝集，滑膜下韧带损伤，其长度及张力异常，可提示本类损伤的可能性。

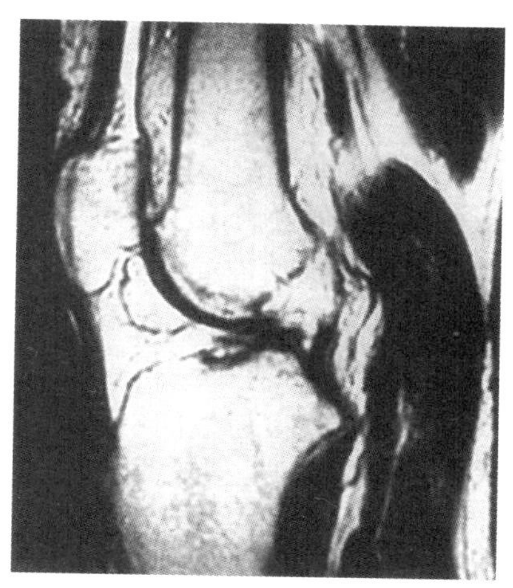

图34－10－1 交叉韧带损伤MRI图像

【治疗】

（一）保守治疗

疑有新鲜前交叉韧带损伤的部分断裂，合并胫骨棘撕脱无移位者，可先进行保守治疗，用前后石膏夹板固定于功能位4～6周。

（二）手术治疗

前交叉韧带完全断裂并胫骨棘撕脱骨折移位明显，陈旧性断裂，关节严重不稳定，影响生活、工作或合并内侧副韧带联合损伤，可考虑行韧带修补和骨折缝合固定术（图34－10－2①②）。

（三）外固定

手术与保守者均须以作膝关节于屈曲20°～30°位长腿石膏固定，保守治疗固定4～6周；手术作韧带修补或撕脱骨折内固定术后须固定6～8周。

（四）中医治疗

1. 内服药　损伤早期，治疗宜活血祛瘀，消肿止痛，方选桃红四物汤、祛瘀止痛汤；中后期宜补益肝肾，强壮筋骨，选独活寄生汤等。

2. 外用药　损伤早期，外敷双柏膏，消肿止痛膏；中后期应用海桐皮汤、下肢损伤洗方熏洗及药物热敷等。

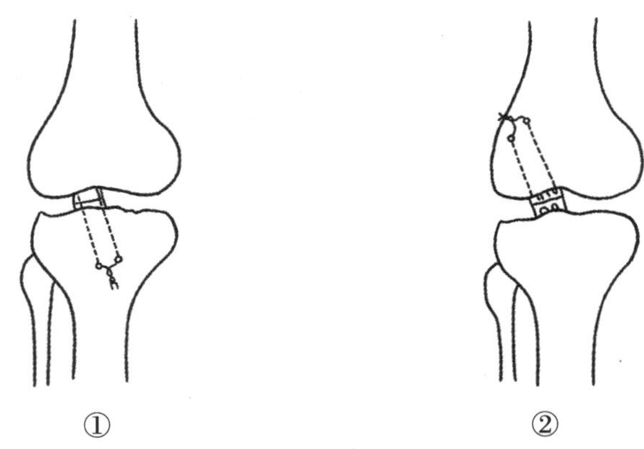

①　　　　　　②

图 34－10－2①② 前交叉韧带断裂修复方法

（五）功能锻炼

保守治疗或手术治疗，早期都应在膝功能位固定下作股四头肌收缩锻炼，去除石膏固定后进行膝关节屈伸功能锻炼。

二、后交叉韧带损伤

后交叉韧带起于胫骨髁间后窝外侧，止于股骨内髁前外面。其作用可防止胫骨向后移动及限制小腿内翻外旋，是膝关节屈伸及旋转活动的主要稳定结构。后交叉韧带损伤后，可造成关节直向不稳、旋转不稳和侧方不稳。

【病因病理】

膝过伸暴力、旋后暴力和膝关节屈曲的前后暴力所致。当暴力迫使膝关节过伸位，首先导致后交叉韧带断裂，若暴力继续使膝过伸，继而前交叉韧带也遭损伤。若足部固定，胫骨上端受到来自前方的暴力并同时旋转，这种损伤常合并有侧方结构的损伤，胫骨向后半脱位。如屈膝位胫骨上端受到由前向后的暴力，使小腿上段突然后移，引起后交叉韧带断裂。

【临床表现】

与前交叉韧带损伤基本相同。伤后立即感觉关节错动感和撕裂感，局部疼痛、肿胀，甚者压迫腘动脉，导致足背动脉搏动变弱及小腿与足部静脉回流受阻而出现凹陷性水肿。膝关节呈半屈曲状态，作膝关节后抽屉试验阳性。

【诊断】

1. 外伤史　可从问诊中得知。

2. 症状　有以上临床表现。

3. 体征

（1）抽屉试验：少数因急性损伤剧痛，不接受抽屉试验检查，可在麻醉下，或待肿胀消退、疼痛减轻后进行，患者自觉关节不稳、无力，有错落感，后抽屉试验阳性者表示后交叉韧带断裂。

（2）屈膝后掉征：双下肢上举，屈膝至 90°，后交叉韧带断裂时，可出现患侧小腿后掉（图 34－10－3）。

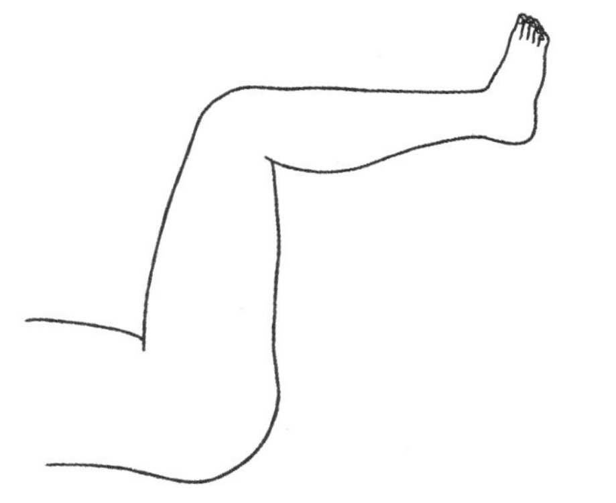

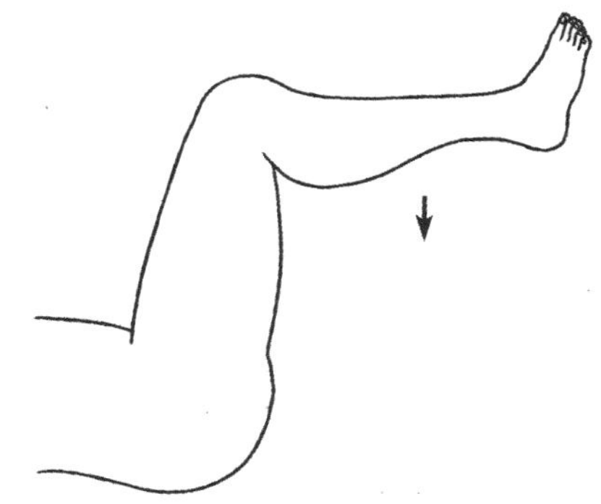

图 34－10－3　屈膝后掉征

（3）胫骨外旋试验（Dial test 征）：可检查受伤膝关节的后外侧不稳，在屈膝 30°和 90°时测定胫骨在股骨上的外旋。可取仰卧或俯卧位，屈膝 30°时与对侧比较，外旋增加 > 10°，且有疼痛，但 90°时无此表现。单纯后外角损伤时，在屈膝 30°和 90°时外旋均超过 10°，则提示后交叉韧带和半月板后外侧角均受损伤（图 34－10－4）。

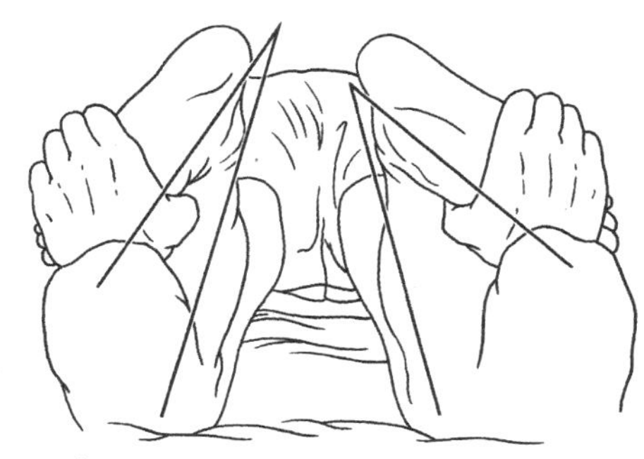

图 34－10－4　胫骨外旋试验

4．影像学检查

（1）X 线检查：X 线检查提示关节间隙增宽，后交叉韧带胫骨附着点撕脱骨折时，可见胫骨髁后部有撕脱骨折块。屈膝 90°做抽屉试验，侧位 X 线片可见胫骨前移或后移（图 34－10－5①②③）。

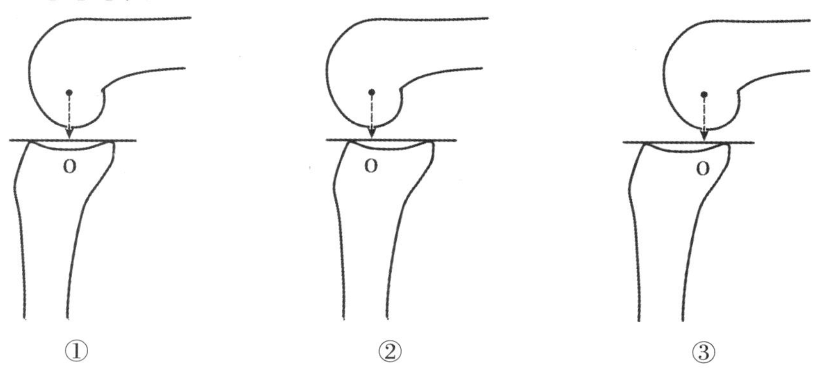

图 34－10－5①②③　屈膝 90°抽屉试验侧位 X 线片表现

（2）MRI 或 CT 检查：见图 34－10－6。

5．膝关节镜检查　可见损伤的后交叉韧带或撕脱骨折块，同时观察到半月板及前交叉韧带损伤。

【治疗】

（一）保守治疗

同“前交叉韧带损伤”。

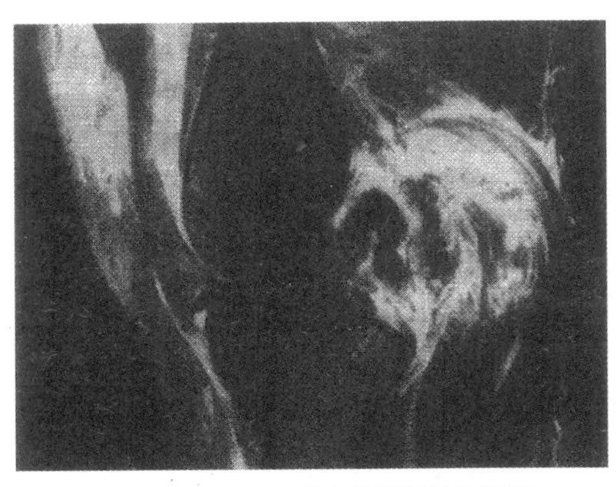

图 34－10－6 后交叉韧带损伤 MRI

（二）手术修复适应证

（1）后交叉韧带断裂合并内侧副韧带、前交叉韧带断裂，内、外侧副韧带损伤，膝关节明显内、外、后旋转不稳。

（2）胫骨止点撕裂骨折明显移位者。

（3）合并有半月板损伤。

（4）陈旧性损伤膝关节不稳定。

（三）中医治疗

辨证治疗、固定方法与功能锻炼同“前交叉韧带损伤”。

第十一节 胫骨结节骨骺炎及骨骺分离

胫骨结节骨骺炎也称胫骨结节骨软骨炎（Osgood Schlatter 病）。致病原因可因胫骨结节骨化失常或股四头肌牵拉造成的急性撕脱损伤。多见于 10～15 岁男孩，一侧多见，双侧约 30%。患者多有剧烈运动史，如踢足球及跳跃等。

【损伤机制】

（一）慢性骨软骨炎

胫骨结节骨骺是股四头肌通过髌骨和髌韧带附着的骨骺，也是髌腱抵止部的弱点，由于胫骨结节有时可成为一单独化骨中心，至 20 岁才完全闭合。而此年龄段股四头肌发育较快，肌肉的收缩力可使胫骨结节骨骺撕脱拉开，致使骨骺部位血液循环障碍，以至发生缺血性坏死。病情常持续 2～3 年或更长，至骨骺完全化骨后病理过程停止，一般可自行修复。持续损伤而未经治疗，可导致骨骺永久性分离。

（二）急性损伤

骤然强力或持续的股四头肌牵拉损伤，可造成胫骨结节撕脱。

【类型】

根据撕脱程度可分为 3 型（图 34－11－1）。

Ⅰ型 胫骨结节骨骺前部小部分撕脱，有分离移位。

Ⅱ型 胫骨近端骨骺前部撕脱分离，髌腱与骨骺连接。

Ⅲ型 胫骨近端骨骺前部撕脱骨折，骨折块累及关节面，并有移位。

【临床表现】

有剧烈运动史。主诉患膝疼痛，行走时明显，上下楼梯可加重，体检患侧胫骨结节前方局限性肿胀，压痛明显，晚期胫骨结节肥大突起，股四头肌抗阻力运动试验阳性。

【诊断】

X 线位显示胫骨结节骨骺呈舌状，骨骺致密，边缘不整齐，附近软组织肥厚，骨骺碎裂与骨干分离，有坏死与新生骨交替征象。

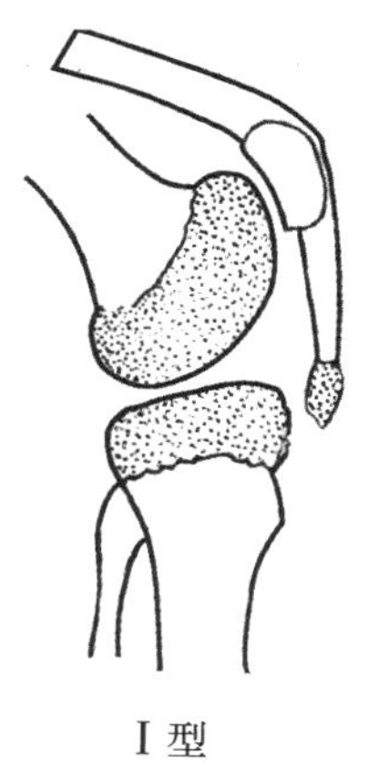

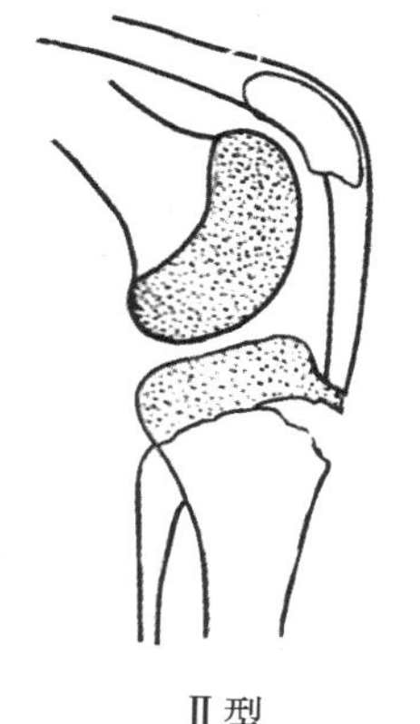

Ⅲ型

图 34－11－1 胫骨结节撕脱分型

【治疗】

（一）保守治疗

原则上应减少运动量，避免剧烈运动，一般有自愈倾向。急性期应作膝部伸直位制动4～6周，可带支具行走。如症状严重，应卧床休息，至疼痛缓解为止。疼痛剧烈可作局部封闭治疗，每周1次，连续3次。可配合热敷、按摩等理疗。

（二）钻孔减压术（图 34－11－2）

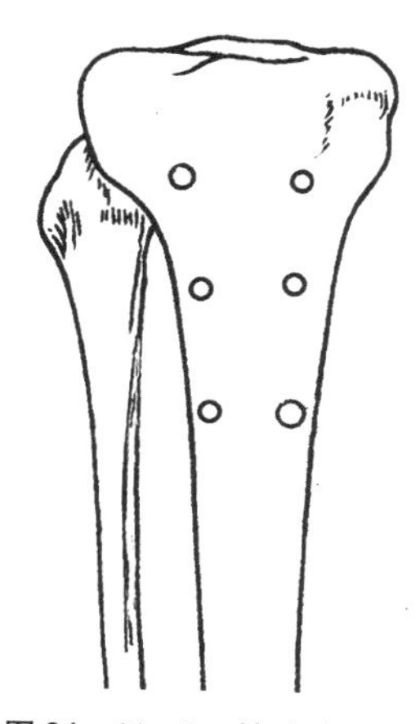

图 34－11－2 钻孔减压术

用克氏针经皮在胫骨结节骨骺钻孔，直达髓内，一般一次钻孔疼痛即可消失，必要时1周后可行第2次钻孔，现时已较少应用。骨骺完全闭合后，如胫骨结节膨大畸形，可考虑作切除矫正。有伸膝生理后遗症，可行胫骨结节移位手术。

（三）胫骨结节撕脱骨折的治疗

Ⅰ型　可行骨折切开复位，缝合固定。

Ⅱ型　采用手法整复外固定，可免手术治疗。

Ⅲ型　可试行手法整复，如不成功，应切开复位缝合固定。

术后患肢石膏托伸直位固定6周，练习股四头肌活动。

第十二节　膝关节僵硬

膝关节僵硬是多种原因所致的膝关节功能障碍的表现，由于膝关节可能僵硬于屈曲或屈曲、外旋和外翻位，也可能处于完全伸直位，故又分为屈曲性强硬和伸直性僵硬。

一、膝关节屈曲性僵硬

【病因】

膝部外伤、炎症、脊髓灰质炎后遗症、截瘫、类风湿关节炎、膝关节结核、伸屈膝肌力不平衡或长期卧床,是造成膝屈曲性僵硬的常见原因。

【病理机制】

膝关节长期处于屈曲位,腘窝内的软组织收缩,腘绳肌向后牵拉胫骨、股二头肌和髂胫束又使胫骨外旋,常并发胫骨在股骨上的半脱位和胫骨外旋畸形。组织学表现为关节内肉芽增生,结缔组织退变甚至坏死,增生性闭塞性脉管炎及巨细胞反应;滑膜结缔组织增生,软骨退行性变、软化、骨化;关节周围钙化新生骨形成,周围肌腱及韧带支持带退行性变。

【临床表现】

膝关节屈曲性僵硬表现为膝关节屈曲畸形及伸直功能障碍。皮肤挛缩,周围组织硬韧,无弹性,髌骨活动度变小。

【治疗】

(一) 保守治疗

膝关节屈曲性畸形持续时期较短、症状较轻者,通过牵引、矫形夹板或设计的支架逐渐矫正,辅助体育功能锻炼及推拿按摩,多数可获得满意效果。这些措施也可作为术前准备,能减少手术范围和增加手术矫正程度。

(二) 手术治疗

保守治疗效果不好,病期长,膝关节屈曲严重者,应考虑手术治疗,可根据病情选择以下手术方法。

1. 前交叉韧带切断术 患者仰卧位,作膝前内侧小切口,进入内侧关节腔,用小尖刀或小钩钩住前交叉韧带将其切断,于膝屈曲位90°位,将胫骨向前拉使之复位。

2. 后关节囊切开术 主要手术方式有以下两种。

(1) 患者俯卧位,在腘窝内作一长约15cm弧形切口,显露关节囊后面部分的内侧和外侧面,分离进入深层结构,解剖皮下组织和深筋膜之间到腘间隙的外侧面,并纵行切断深筋膜,显露股二头肌腱和腓总神经和腓肠肌外侧头,在正中间向内牵腘血管和神经。在直视下切开腓肠肌外侧头、后关节囊的外侧半和后交叉韧带的附着。在皮下组织和深筋膜之间解剖腘间隙的内侧面,切开深筋膜显露内侧面的半腱肌和半膜肌并向内牵开,将腘血管和神经向外牵开,切开腓肠肌内侧头和后关节囊的内侧半,此时轻柔手法试行将膝关节伸直,如有股二头肌、半膜肌、半腱肌和髂胫束严重挛缩时,可行"Z"形延长,切开髂胫束和外侧肌间隔。

(2) 在腘窝内、外侧缘各做一纵向切口。在外侧切口中,关节线上方约5cm处切断髂胫束。游离和保护腓总神经。"Z"形切断股二头肌腱,待手术后期延长。显露后关节囊,将其分开。用骨膜剥离器将后关节囊自股骨后面向下剥离。向上延长关节囊切口至股骨外髁,分离腓肠肌外侧头。沿股骨向上作骨膜上剥离,直至关节线上7~8cm,内达股骨后中线。继而作内侧切口,切开关节囊后内缘,按处理外侧的同样方法进行剥离。用纱布条将关节后方的所有结构牵开,膝关节屈至锐角,骨膜下解剖游离髁间切迹区域紧缩的关节囊结构和腓肠肌内侧头。有些挛缩组织必要时可以切断或延长。施加手法使膝关节伸直。此时如腓总神经张力增大,可向上及向下游离,设法减轻张力以保护神经,尤其在腓骨颈部。

(3) 术后处理:屈曲挛缩程度较轻,足趾检查表明远端血液循环良好,可用衬垫管型石膏或夹板固定于伸膝位。2周后开始股四头肌锻炼及理疗。术后5~6周配用带膝关节支具,以保持走路时膝关节伸直,坐时可以屈膝。睡眠时可用夹板适当制动,需坚持6个月,以避免复发。对挛缩严重的病例,即使术中获得充分矫正,术后仍不宜立即固定于完全伸直位。一般可先固定于30°~45°屈膝位,然后酌情逐步伸展,以避免神经或血管损伤,完全伸直后可按前法以石膏管型固定。

3. 股骨髁上截骨矫形术 股骨髁上截骨可以矫正膝关节屈曲畸形,但不能纠正软组织挛缩,不能增大膝关节的活动幅度。

(1) 适应证:适用于软组织手术不能充分矫正畸形,膝关节内部无明显病变,并有相当活动功能者。

(2) 手术方法:采用改良的Osgood法,作膝关节外侧纵切口,长约10cm。显露股骨外髁,切除一四边形骨块,调整好截面后作内固定。

(3) 术后处理:术后用石膏绷带固定于膝伸直位4周。

二、膝关节伸直性僵硬

【病因】

伸直性膝关节僵硬,多由于股骨骨折或股骨前面广泛的软组织损伤后,股四头肌部分或全部瘢痕形成或纤维变性所致。这种畸形可由以下单一因素或综合作用造成。

(1) 股中间肌的纤维变性。

(2) 髌骨和股骨髁之间发生粘连。

(3) 股直肌短缩,股外侧肌扩张部纤维变性和短缩,并与胫骨髁发生粘连。

【治疗】

对伸直性膝关节僵硬,应针对不同病因、发生功能障碍时间和程度,选择合适的治疗方案。

(1) 病程不超过3个月,症状较轻者,采用理疗、推拿、按摩,多能获得恢复。

(2) 病程3~6个月,可在麻醉下施行轻柔手法推拿,配合理疗。

(3) 病程在半年以上,症状较严重,可考虑行手术松解,首选膝关节镜下松解,或切开粘连松解术、股四头肌成形术等。松解后术中膝关节屈曲应达到120°以上。术后尽早做屈、伸功能练习,以保持较好的活动范围,防止再粘连。

第十三节 膝关节游离体

【病因病理】

膝关节内游离体主要来源于剥脱性骨软骨炎、滑膜骨软骨瘤病、骨赘、关节面骨折、损伤的半月板。游离体可为纤维蛋白性、纤维性或骨软骨性。纤维蛋白性游离体可继发于关节内出血,血凝块极化构成;纤维性游离体常为自身脱落的肥大滑膜绒毛;软骨性游离体主要来自创伤或各种病变,如滑膜骨软骨瘤病、剥脱性骨软骨炎、神经性关节炎。

【临床表现】

(1) 活动时突然出现膝关节剧痛,有时可因此跌倒。膝关节可突然锁住,即软腿征,出现完全不能屈伸。

(2) 关节肿胀,常在发作之后,早期为积液,逐渐发展慢性滑膜炎。

(3) 可在皮肤下摸到肿块,甚至自觉关节鼠游离体在关节内活动。

(4) X 线片可显示骨软骨性游离体及其他性质的游离体,需经关节造影或关节镜检查才能做出诊断。

【治疗】

主要措施是摘除关节内游离,首选为关节镜下手术,对带关节面的骨软骨碎片尽可能复位固定,也可切开关节取出。

第十四节　膝关节创伤性滑膜炎

膝关节的滑膜囊上起自股骨髁关节软骨边缘,上方与髌上囊相延续,向上约 4 横指处再反折,向下止于髌骨关节面的上缘。两侧由股骨髁内外侧软骨缘向右延展,形成股骨髁两侧的滑液囊间隙,再返回向下覆盖脂肪垫。翼状韧带止于胫骨平台前缘稍下,后侧起自股骨后髁关节软骨缘,向下止于胫骨平台的下缘。滑液囊形成一个封闭的囊腔。滑膜表层细胞分泌淡黄色黏稠滑液,对关节有滑润、营养关节软骨及关节活动时散热的作用,滑膜血供丰富,容易受伤出血,形成创伤性滑膜炎。

一、急性创伤性滑膜炎

【临床表现】

1. 病史　有膝关节外伤病史。

2. 症状　关节受伤出现膝关节部位肿痛,逐渐加重,膝关节周围的肌肉呈保护性痉挛,伸屈活动受限。

3. 体征　关节肿胀,局部有压痛,皮肤温度增高,可有低热,浮髌试验阳性。应注意与骨折、韧带及半月板损伤相鉴别。

【治疗】

(1) 关节肿胀明显,滑膜水肿、充血,伴出血、积液。应及时抽出积血,再用生理盐水反复冲净关节内的积血。然后关节腔内注入醋酸泼尼松龙 25mg,加压包扎,适当制动,避免继发血肿机化粘连、滑膜增生肥厚、关节软骨破坏等。

(2) 对单纯急性创伤性滑膜炎,早期应冷敷并加压包扎,膝关节固定伸直位 2 周。48

小时后应用理疗,一般可较快获得恢复。

（3）可口服阿司匹林1g,每日3次。

二、慢性创伤性滑膜炎

【病因】

（1）急性创伤性滑膜炎治疗不彻底遗留。

（2）由于膝关节受反复微创伤劳损所致。

【临床表现与诊断】

膝关节反复肿胀、酸痛,局部有轻压痛,膝关节活动受限,浮髌试验阳性,可触知因滑膜肥厚产生的摩擦音。病程较长可出现关节韧带松弛、关节软骨软化等。

【治疗】

（1）症状明显时应适当限制活动,症状减轻后再逐渐恢复。

（2）理疗,如超短波、微波。

（3）中药外敷。

（4）醋酸泼尼松龙关节内注射,每周1次,使用不超过3次。

第三十五章　小腿部损伤

第一节　胫腓骨干骨折

胫腓骨干骨折在长管状骨折中最常见，约占全身骨折12%，绝大多数因直接暴力造成。由于胫骨全长的内侧面超过1/3位于皮下，故开放性骨折的发生率很高，且较容易污染，小腿开放性骨折发生率居全身各部位骨折之首。儿童的腓骨弹性较好，轻度的外力即可造成胫骨干骨折，而导致腓骨弯曲变形。如暴力加强，也可发生双骨折。因胫骨与小腿肌肉形成骨筋膜室的解剖特点，故骨折后并发骨筋膜间隙综合征也较常见。

【应用解剖】

（一）骨结构

胫骨干为三棱形管状皮质骨，由前、内、外三嵴将胫骨干分成内、外、后三面。内外侧两面被前嵴分隔，此嵴的上端为胫骨结节。胫骨嵴前突并向外弯曲，下行至下1/3处，渐失去其陡嵴的外形与胫骨干混合，故胫骨下1/3略呈四方形。胫骨干并非完全垂直，在上端，它的凸度向内，在中下部凸度向外，形成向前外侧10°左右的胫骨的生理弧度。胫骨嵴是良好的骨性标志。在整复骨折时，应注意骨性标志，并保持其生理弧度。胫骨干的中下1/3交界处，是三棱形和四方形骨干的移行部，比较细弱，为骨折的好发部位（图35－1－1）。

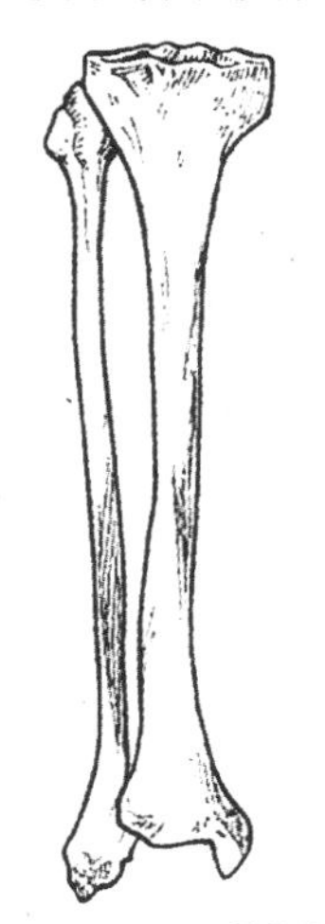

图35－1－1　胫骨骨结构

（二）肌肉结构

胫骨上端有股四头肌及腘绳肌附着并有

使近侧骨折端向前、向内移位的倾向，小腿肌肉主要附着在胫骨后外侧，故受伤肿胀消退后，易发生骨折端移位。胫骨中下1/3无肌肉附着，仅有肌腱通过，骨折时易向前内侧成角，常穿破皮肤造成开放性骨折。

腓骨四周有肌肉保护，有支持胫骨和增强距小腿关节稳定性的作用，骨折后移位多不大，也容易愈合。腓骨头后有腓总神经通过，故骨折易引起神经损伤。

腓骨上3/4因被肌肉包裹故不易触及，腓骨下1/4以至外踝均位于皮下，易于暴露。须用坚质骨植骨时，常取材于腓骨下部，在外踝上5cm切取腓骨不会影响踝关节功能。儿童腓骨富有弹性，故胫骨发生骨折时，腓骨可以弯曲变形，不至骨折。

（三）血液供应

胫骨的血液供应由滋养动脉和骨膜血管两个来源提供。滋养动脉由胫后动脉在比目鱼肌起始处，胫骨后侧斜行向下，经中上1/3交界处的滋养孔进入后外侧骨膜，此动脉发出3个上行支与1个下行支。胫前动脉沿骨间膜而向下发出很多分支供应骨膜。在骨折的愈合中通常认为是滋养动脉起主要作用，骨膜血液供应只有在当胫骨骨折后滋养动脉的髓内供应受到破坏时，才起主要作用(图35－1－2)。

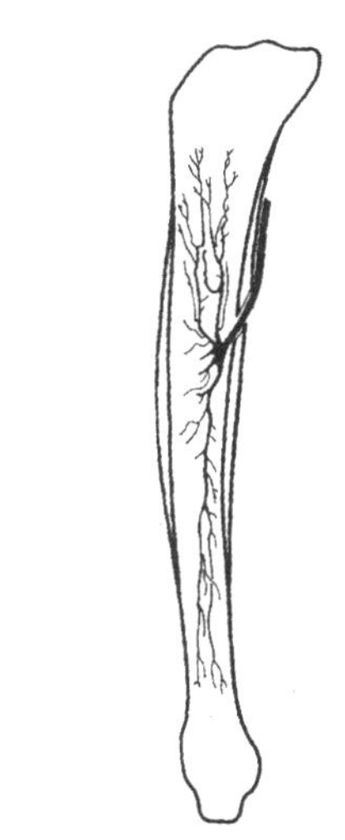

图35－1－2　胫骨的血液供应

腓骨的血液供应由胫后动脉发出的腓动脉提供，腓动脉经胫骨后肌浅面斜向下处，沿屈肌与腓骨内侧之间下行至外踝后方，止于外踝支。腓动脉在其行程中沿途发出分支营养腓骨。

（四）骨筋膜室

小腿可分为前、外、后浅骨筋膜室及后深骨筋膜室(图35－1－3)。

1. 前骨筋膜室　小腿前骨筋膜室包括胫前肌、伸趾长肌、伸拇长肌和第3腓骨肌。这些肌肉被包绕在相当坚实的间隔内，外侧为腓骨，内侧为胫骨，后方为骨间膜，在胫骨与腓骨前方有结实的筋膜相连。前间隔还包括有胫前动脉和腓深神经，胫前动脉和腓深神经均在肌肉的深层走行，在正常情况下受外力时由于肌肉的保护可免受损伤。在接近踝关节的部位，胫前肌肌腱、伸拇长肌肌腱、伸趾长肌肌腱的走行逐渐靠近胫骨，因此在此部位骨折形成的骨痂会影响这些肌腱的滑行。因为骨筋膜室的四壁很坚硬，如果骨筋膜室内压力增加会产生肌肉缺血性变化，称为胫骨前筋膜室综合征。

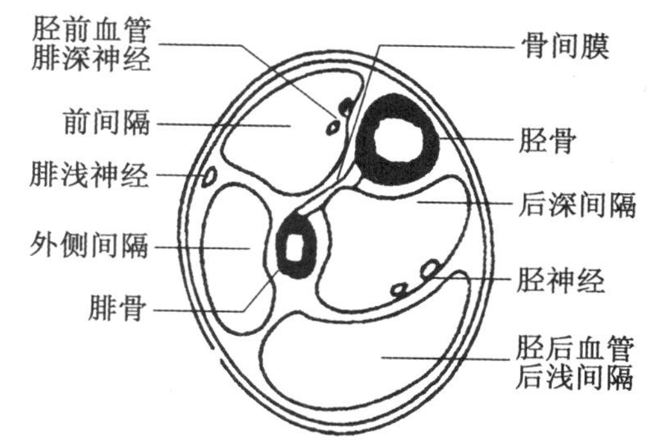

图35－1－3　小腿骨筋膜室

2. 外侧骨筋膜室　外侧骨筋膜室由腓骨长短肌占据整个外侧间隙，该两个肌肉的肌腹保护了除踝关节附近以外的腓骨骨干。腓浅神经在腓骨肌和伸趾长肌的肌间隙内经过，除了腓骨颈骨折外，腓神经很少因为腓骨干骨折致伤，而腓骨颈骨折合并腓神经损伤的比例较高。

3. 后深骨筋膜室　后深骨筋膜室的前壁为胫骨后面及胫腓骨间隙，骨筋膜室最小，但有重要组织穿行。胫后神经、胫后动脉及其主要分支腓动脉走行于胫后肌和屈伛、屈趾肌之间并受其保护。

4. 后浅骨筋膜室　后浅骨筋膜室最大，包括腓肠肌、比目鱼肌、跖肌和紧贴于胫骨内后壁的腘肌。此区张力较小。

【损伤机制】

直接或间接暴力，均可造成两骨折段重叠、成角或旋转畸形，暴力的方向及小腿本身的重力是造成畸形的主要原因。因小腿外侧受暴力的机会较多，使骨折段向内成角，而小腿重力使骨折段向后侧倾斜成角，足的重力可使骨折远段向外旋转。肌肉的收缩可使两骨折端重叠。

（一）直接暴力

由重物打击，踢伤、挫伤或挤压伤等所造成。暴力多来自小腿前侧，以横形、短斜面形骨折最多，也可造成粉碎性骨折。两骨骨折线多在同一平面，且常在暴力作用侧有一三角形碎骨片。因胫骨位于皮下，骨折端容易穿破皮肤，肌肉被挫伤的机会也较多。

胫骨上 1/3 骨折，临床上可合并血管或神经损伤。

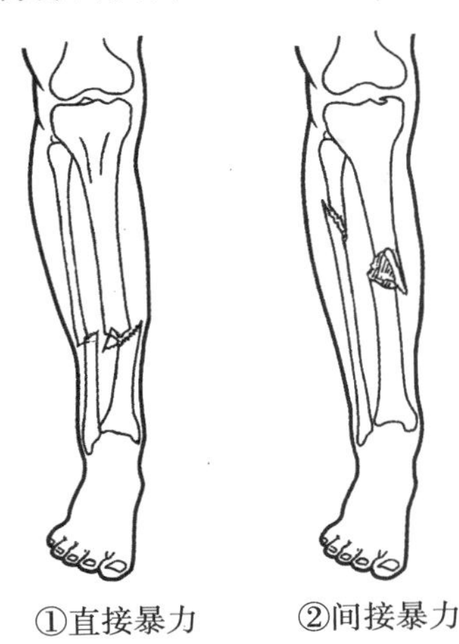
①直接暴力　②间接暴力

图 35－1－4①②　损伤机制

（二）间接暴力

由高处落下、扭伤或滑倒所致，多为斜形或螺旋形骨折。特点为腓骨骨折线较胫骨的骨折线为高，软组织损伤少，偶尔因骨折移位，骨尖穿破皮肤。在儿童胫腓骨双骨折，可同时为青枝骨折（图 35－1－4①②）。

【类型】

胫腓骨干骨折的分型有多种：Wruhs 和 Johner 将胫骨干骨折分为简单型、蝶型和粉碎型（图 35－1－5①②③）。胥少汀、赵定麟等则将胫腓骨干骨折分为稳定型骨折和不稳定型骨折，这两种分类简单扼要，对治疗方法选择和预后估计有直接临床意见。AO 学派又将胫骨骨折分为 A、B、C 三大类型，每种类型又分为 3 种亚型。

【临床表现】

受伤后患侧小腿剧烈疼痛、肿胀、压痛、活动障碍，可触及骨擦音，有异常活动和纵轴叩击痛。

有移位骨折者呈肢短缩、成角或足部外旋畸形。软组织损伤严重，发生骨筋膜室综合征时，在小腿前、外、后侧间隙单独或同时出现局部高度肿胀，皮肤张力大，甚至有水泡，肌肉紧张而乏力，有牵拉或冲击痛，胫神经或腓总神经支配区神经感觉减弱，甚至消失。应对各间隙的肌肉做被动牵拉试验或压力测定，及时作出诊断。

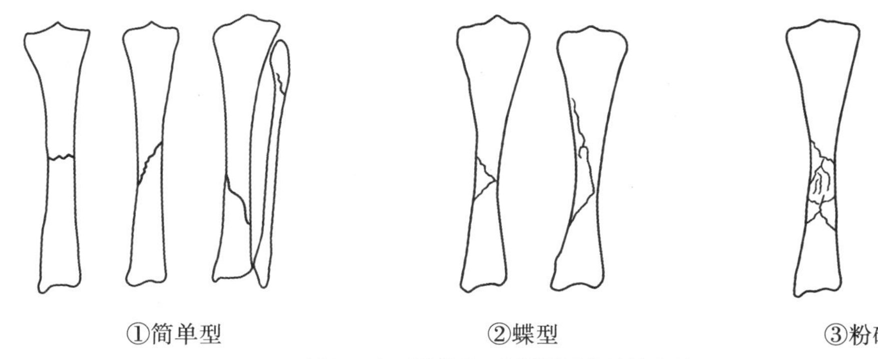

图 35-1-5①②③　胫腓骨干骨折的分型

小儿胫骨骨折临床体征常不明显，由于胫骨骨膜较厚，腓骨弹性较好，骨折后移位多不严重，局部肿胀可不明显，有些仍能站立，卧位时膝关节也能活动。故小儿受伤后，小腿局部有明显压痛时，应拍摄 X 线位，防止漏诊。

【诊断】

胫骨浅表，局部症状明显，诊断难度不大，但必须对并发伤给予全面的考虑，包括胫前、胫后动脉损伤，胫、腓总神经损伤，骨筋膜室综合征，挤压综合征，伤口污染和损伤程度的估计等。

X 线摄片须包括膝、踝关节及胫腓骨全长，可做出诊断。应及时检查血肌酸磷酸激酶和尿肌红蛋白，以防挤压综合征。

【治疗】

胫腓骨干骨折的治疗目的：恢复小腿的负重和行走功能；骨折端的成角畸形和旋转移位必须完全纠正；保持胫骨的长度与正常应力线及恢复膝、踝关节轴平等关系。临床上多参照 Trafton 治疗标准，即内外翻成角 <5°；前后位成角 <10°；旋转移位 <10°；短缩 <1.5cm；两骨折端对位在 2/3 以上。

胫腓骨干骨折的治疗原则变化不大，而治疗方法却有逐渐改进。20 世纪 30～40 年代主张闭合复位固定；50～60 年度又趋向于手术治疗，同时中西医结合疗法占据了一定位置。随着 AO 技术的出现和几经改革，目前临床上手术治疗的主要方法是带锁髓内钉、接骨板及骨外固定器。

（一）保守治疗

保守治疗包括手法整复、小夹板或石膏固定等。

1．治疗原则　胫腓骨干骨折的类型较多，愈合时间也不一致，治疗方法多种，对绝大多数病例，采用手法整复和夹板外固定都可取得满意疗效。

（1）有移位的稳定性骨折：如横断形、锯齿形。可用手法复位，木板、石膏固定。

（2）长螺旋形及长斜面形骨折：采用手法复位，夹板、纸压垫、石膏固定，但较难达到解剖对位。

（3）其他不稳定性骨折：如粉碎形、短斜面形、阶梯形、碟形及多段骨折，可用手法复位，夹板、石膏固定，并结合跟骨牵引或在上下骨折段各穿一根粗克氏钢针，利用夹板固定牵引。夹板可制止骨折成角侧移位，牵引可防止肢体短缩。

(4) 开放性骨折:应着重处理伤口,扩创缝合植皮时,即将骨折整复,利用跟骨牵引维持骨折对位,伤口愈合后,再用夹板或石膏固定。

2. 手法复位(图 35 -1 -6①②③)

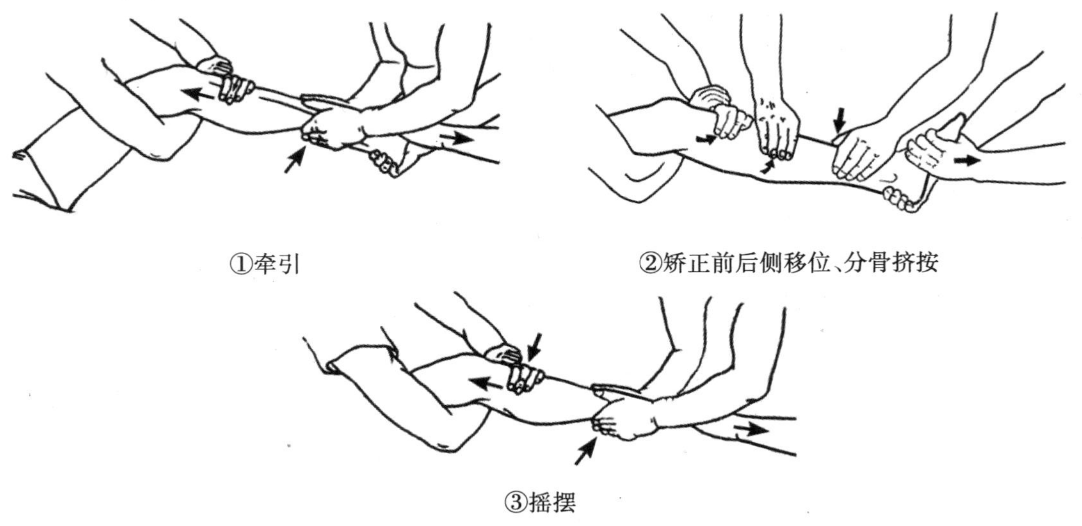

①牵引 ②矫正前后侧移位、分骨挤按

③摇摆

图 35 -1 -6①②③ 胫腓骨干骨折的手法复位

(1) 牵引:患者平卧位,膝关节屈曲呈 150° ~160°,一助手站于患肢外上侧,用肘关节套住患膝腘窝部。另一助手站在患肢足部,一手握住前足,一手把握足跟部,沿胫骨长轴作对抗牵引 3 ~5 分钟,矫正重叠及成角畸形。

(2) 端提:主要矫正骨折端前后侧移位。以中 1/3 骨折为例,一般骨折近端易向前内移位。术者两手拇指放在远段前侧,其余四指环抱小腿后侧。在维持牵引下,近端牵引之助手将近端向后按压,术者两手四指端提远段向前,使之对位,如仍有左右侧移位,可同时推近端向外拉远端向内,一般即可复位。

(3) 分骨挤压:经过上述方法,一般骨折即可达到满意对位。有些类型骨折,如螺旋形、斜面形,远段易向外侧残余移位,可用此法整复。以左侧为例:术者站于患者外侧,右手拇指(与左手拇指协同)置于远段前外方,挤压骨间隙,将远段向内侧推挤,右手四指置于近段的内侧,向外用力提拉,并嘱把持足部牵引的助手,将远端稍稍内旋,可使完全复位。

(4) 摇摆:术者两手握住骨折端,在维持牵引下,助手牵引足部,缓慢向前、后摇摆骨折远段,或术者向内外作轻轻摇摆,使骨折端紧密相接。然后以拇指及示指沿胫骨前嵴及内侧面来回触摸,以了解骨折端是否平整。

3. 小夹板固定

(1) 优点:固定范畴不超关节,膝踝关节功能不受影响,如能保持良好的固定,注意功能锻炼,骨折愈合常较快,因此小夹板固定的愈合期较石膏固定者为短。

(2) 限制:固定的部位局限,压力不均匀,压垫处皮肤可发生坏死。应注意避免小夹板包扎过紧造成小腿组织坏死。

(3) 放置骨垫:横断骨折达到解剖对位者,不用分骨垫。如未达到解剖复位,可将内侧的纸压垫置于向内移位的骨折断端,分骨垫置于远段断端的前外侧促使骨折复位。斜面骨折在骨折远端的前外侧，胫腓骨之间放分骨垫，分骨垫的上缘平骨折线，然后在骨折部位的内侧及小腿外侧的上下两端各置一纸垫（图35－1－7①②③）。

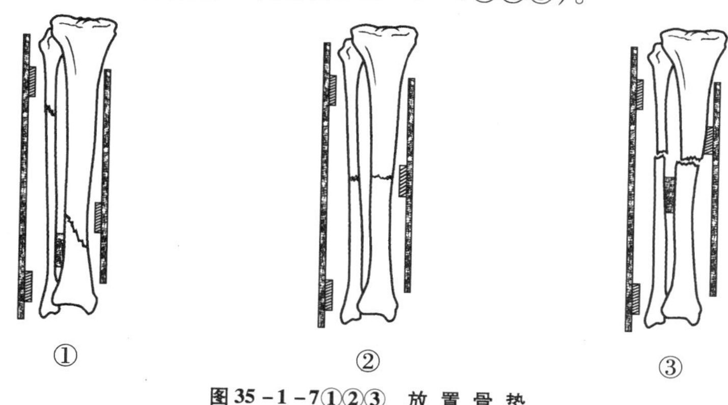

图35－1－7①②③　放置骨垫

（4）夹板固定（图35－1－8①②③）：根据骨折部位的不同，放置5块夹板。前侧2块，内、外及后侧各1块。

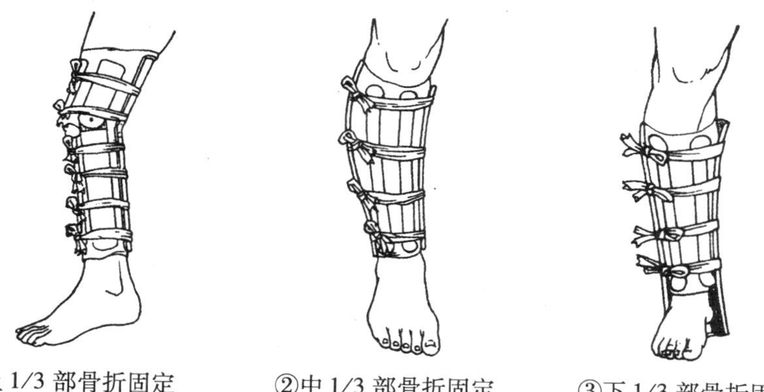

①上1/3部骨折固定　②中1/3部骨折固定　③下1/3部骨折固定

图35－1－8①②③　夹板固定

1）上1/3部骨折：膝关节100°～140°屈曲位，内外侧板下端达内、外踝上4cm，上端超过膝关节10cm。胫骨前嵴两侧各放置前侧板，靠外面的前侧板压在分骨垫上。前侧板上端平胫骨内、外两髁，下达踝上4cm。后侧板的上端超过腘窝部。在股骨下端作超膝关节固定。

2）中1/3部骨折：外侧板下端平外踝，上端达胫骨外髁上缘。内侧板下端平内踝，上端达胫骨内髁上缘。后侧板下端抵于跟骨结节上缘，上端达腘窝下2cm，以不妨碍膝关节屈曲90°为宜。两前侧板下端达踝上，上端平胫骨结节。

3）下1/3部骨折：内、外侧板上端达胫骨内、外髁平面，下端平齐足底，后侧板上端达腘窝下2cm下端跟骨结节上缘，两前侧板与中1/3骨折同。

将夹板按部位放置后，中间先捆2道布带，后捆两端。胫骨上1/3骨折内、外侧板，在股骨下端作超膝关节固定。胫骨下1/3骨折的内、外侧板，在足跟下方作超踝关节固定。在夹板固定时，应注意保护腓骨小头。

4. 石膏固定

（1）优点：可按肢体的轮廓进行塑形，固定确实。

（2）限制：包扎过紧可造成肢体缺血甚至发生坏死；包扎过松或肿胀消退，肌肉萎缩可使石膏松动,骨折发生移位。因此固定期中要随时观察,发现压迫应及时剖开石膏;发生松动应及时更换。一般胫腓骨骨折急诊固定后,常3周左右更换1次石膏,更换后包扎良好的石膏不再随意更换,以免影响骨折愈合。但仍应定期随访,观察石膏有无松动及指导患者进行功能锻炼。

(3) 固定方法:复位后作长腿管型石膏固定,以维持对位效果,防止短缩及旋转移位。可先用长腿前、后石膏托固定,待肿胀消退,再改为管型石膏固定。作屈膝20°~30°固定,有利于控制旋转移位,但屈曲过多则可能造成骨折向前成角。踝关节应置于功能位。长腿石膏固定:固定范围超越关节,胫骨骨折愈合时间长,常可影响膝、踝关节活动功能。为此,可在石膏固定6~8周已有骨痂形成时,改用小夹板固定,开始关节活动。胫腓骨骨折下肢石膏固定4~8周后,改用膝下管形石膏,即在包扎时注意做好胫骨髁及髌骨的塑形,以减少胫骨旋转活动。其外形略似髌腱承重假体,使承重力线通过胫骨髁沿骨干达到足跟。这种方法可以减低延迟愈合及不愈合的发生率,并使膝关节及早恢复,骨折端虽可略有缩短,但不会发生成角畸形。

对胫骨下1/3新鲜骨折或中1/3部位愈合后期的骨折,在有连接性骨痂形成后,更换为前内和后外对夹的“U”形石膏,对控制旋转移位十分可靠(图35-1-9)。

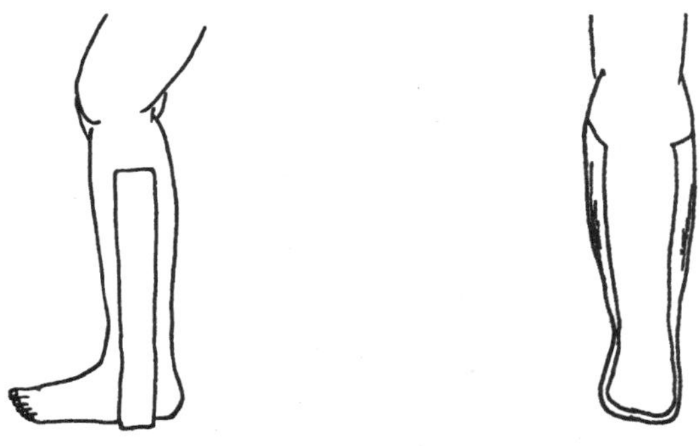

图35-1-9 胫骨下1/3骨折“U”形石膏固定

(4) 固定后处理:完成固定后,抬高患肢,维持小腿中立位,观察固定位置及松紧度,行下肢功能锻炼。

(5) 股四头肌收缩和踝关节背屈训练:骨牵引者,用健肢蹬于床面,两手支撑体重抬起臀部,要避免单独用力伸膝,以免造成骨折段向前成角(图35-1-10①②)。

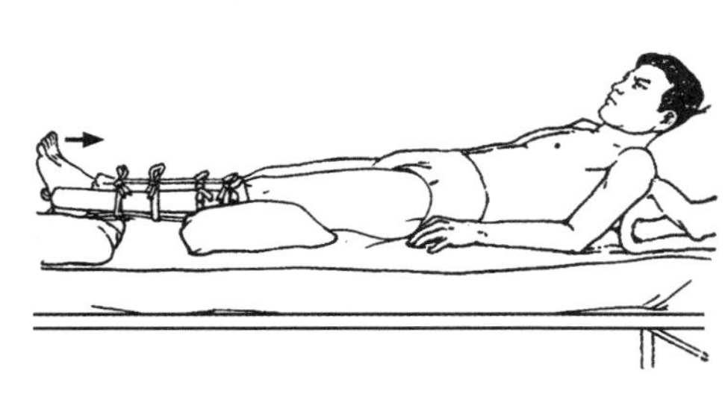

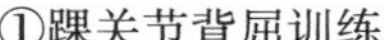

①踝关节背屈训练

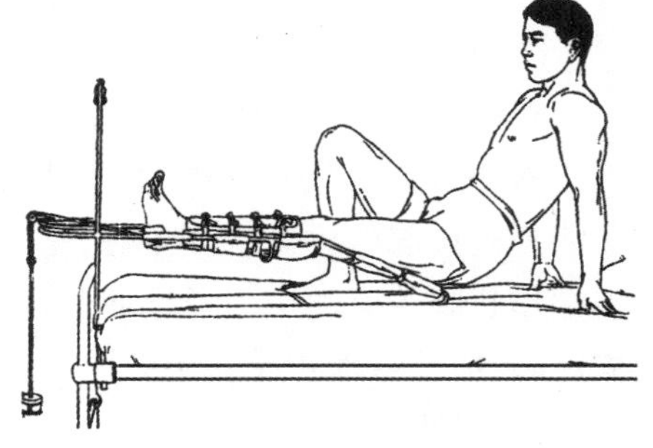

②股四头肌收缩

图35-1-10①② 股四头肌收缩和踝关节背屈训练

（6）屈膝及抬腿训练：稳定性骨折固定 2 周后，开始行屈膝和抬腿训练（图 34－1－11①②）。3 周后可扶双拐不负重行走。对不稳定骨折，根据骨痂生长情况，一般 3～4 周去除牵引，在床上作屈膝及抬腿训练 1 周后，在放平足底，不悬空、足尖不着地情况下，可扶双拐不负重行走。患者自觉下肢有力，无疼痛即可改用单拐，逐渐负重行走。至 4～5 周，平卧时，可应用两枕法，以避免骨折向前成角并维持小腿的正常生理弧度（图 35－1－12）。对去除骨牵引后，出现轻度向内成角或生理弧度减少或消失，可采用屈髋外旋，屈膝 90°呈盘腿姿势，有助于矫正（图 35－1－13）。复查骨折达到临床愈合后，才能去除外固定，时间一般需 8 周。

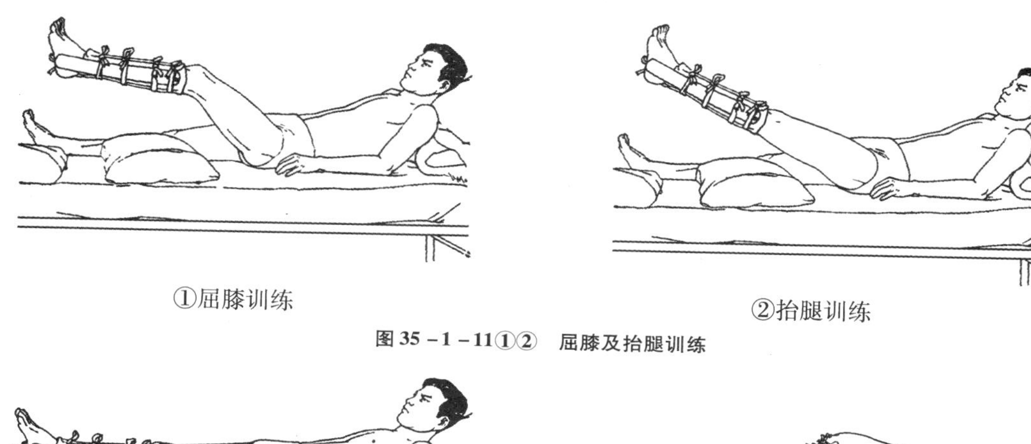

①屈膝训练　　②抬腿训练

图 35－1－11①②　屈膝及抬腿训练

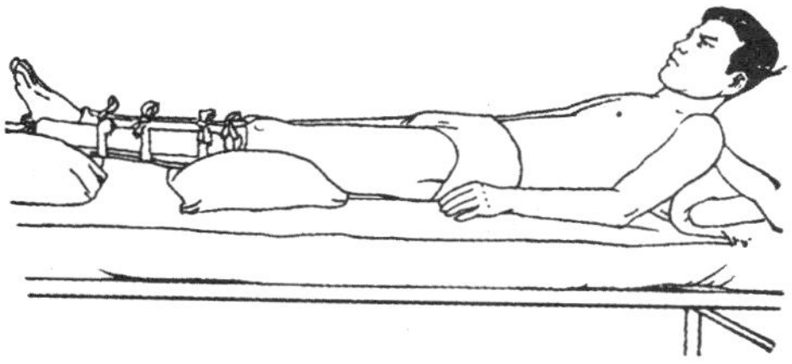

图 35－1－12　两枕法

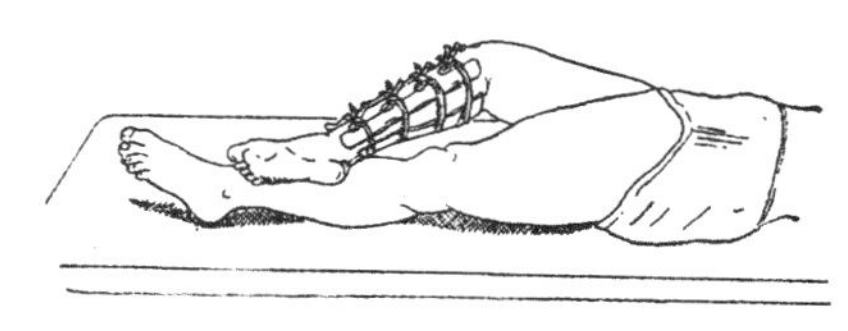

图 35－1－13　盘腿法

5．骨牵引　对于患肢严重肿胀或有皮肤挫伤，不适合立即行夹板固定的不稳定性骨折，手法复位不能达到满意效果者，可施行跟骨牵引。牵引针外侧要比内侧高 1cm，形成约有 15°斜角，当垂直牵引时，克氏针的 15°斜角变为平行。使足跟轻度内翻的力量向上传导集中在骨折部，骨折线对位更稳定，并可恢复小腿的生理弧度。牵引重量一般需 3～5kg，牵引后 8～24 小时内摄 X 线片复查，一般能达到复位，必要时调整牵引重量或方向，然后维持牵引 3～4 周。3 周后复查，骨折端有纤维连接，骨折趋稳定，可保留牵引针，改为长腿管型石膏固定。此类患者骨折程度均较严重，故不宜过早负重。由于长时间的骨牵引会妨碍患者离床活动，尤其对老年人，容易发生并发症，故已很少应用骨牵引治疗老年人小腿骨折。

（二）手术治疗

胫腓骨骨折，一般骨性愈合期较长，长时间的石膏外固定或骨牵引，对膝、踝关节的功能必然造成影响。另外，由于肌肉萎缩和患肢负重等因素，固定期可能发生骨折移位。随着内固定技术的发展和人们对生活质量要求的不断提高，对不稳定骨折多数采用切开复位内固定治疗。

1．内固定方式　临床上用于胫骨干骨折内固定的形式包括髓内钉和接骨板两大类。接骨板主要用在胫骨近、远端 1/3，尤其累及关节面的骨折和不适合使用髓内固定的病例。

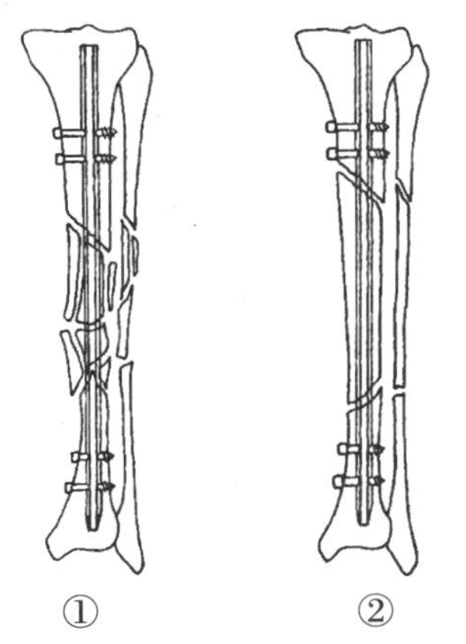

图 35－1－14①② 带锁髓内钉内固定

一般情况下，胫骨干骨折多数选用髓内钉治疗。在生物接骨术观念的促进下，不强求骨折解剖复位，尽可能保护局部生物环境，采用闭合复位或有限切开进行内固定的微创经皮接骨术（MIPPO）及微创稳定固定系统接骨板（LISS）已逐渐应用于临床。

（1）髓内钉固定：适用于膝下 7cm 至踝上 4cm 的胫骨干骨折内固定。带锁髓内钉是目前临床上用于治疗胫骨干骨折首选的方法和普及技术（图 35－1－14①②）。其优点是能有效控制骨折端旋转及短缩旋转，有很好的中心固定稳定性。有资料显示，在治疗开放性胫骨骨折中，使用不扩髓髓内钉内固定，并不提高术后感染率。对于髓内固定中，扩髓或不扩髓的认识目前尚无统一，但多数人认为，开放性骨折应慎用扩髓内固定。对胫腓骨双骨折中，腓骨远端 5cm 以上的骨折是否需要内固定的意见仍无一致，腓骨下段骨折多数应用钢板内固定。

笔者自 1996 年开始使用髓内扩张自锁钉（IESN）治疗胫骨干骨折，取得满意效果（图 35－1－15①②③④）。

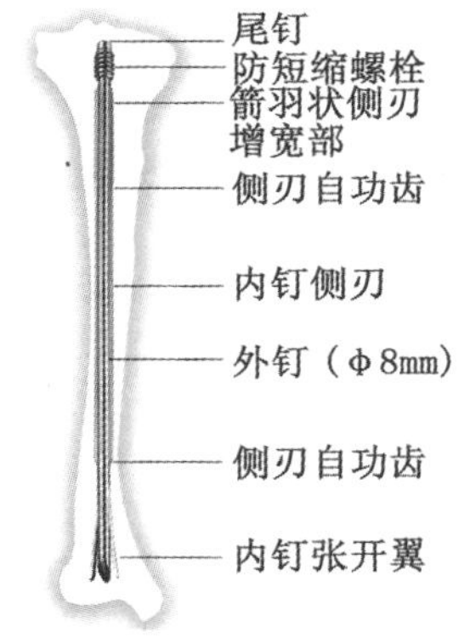

①胫骨型 IESN

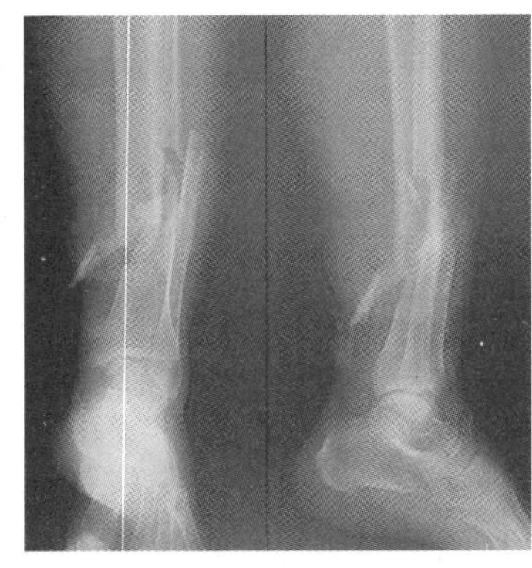

②术前

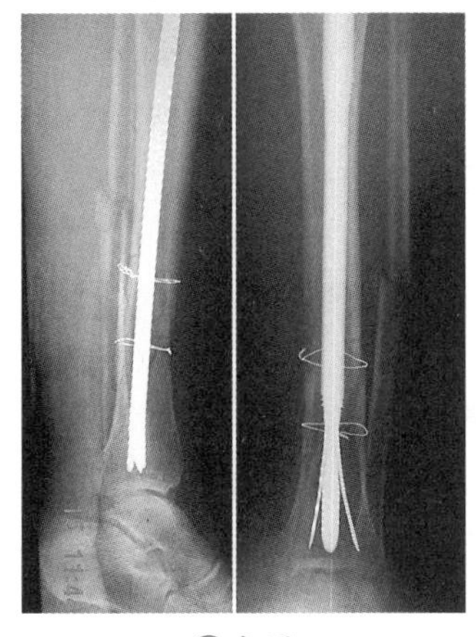

③术后

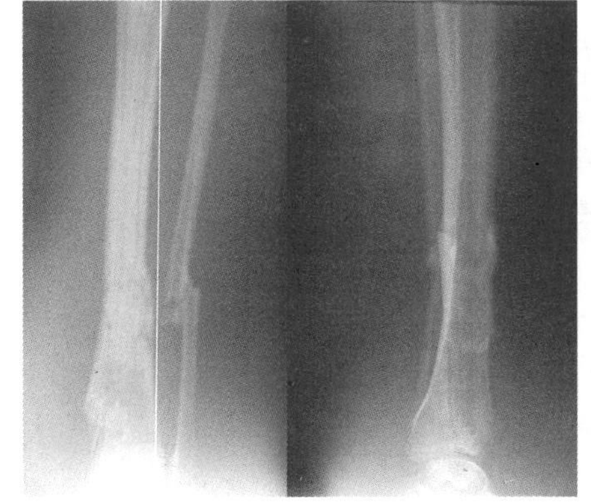

④拔钉后

图 35－1－15①②③④ 髓内扩张自锁钉（IESN）治疗胫骨下段骨折

（2）钢板固定

1）钢板的安放位置：AO学派认为钢板应放置于骨干的张力侧，并且对内、外侧钢板的手术和放置均有明确的描述。从步态力学分析，胫骨无固定的张力侧。胫骨内侧仅有一层皮肤保护，没有肌肉覆盖，故习惯上将钢板放置于胫骨折前外侧。生物力学的概念，也未强调钢板应置于胫骨的哪一侧。依据骨折损伤机制和肌肉收缩的继发作用而言，张力侧应在其内侧，外侧有完整的软组织及骨膜铰链。因此，钢板置于胫骨内侧，即可使内侧的张应力转为压应力，又可利用其外侧的软组织铰链增强骨折复位后的紧密接触。另一方面，胫骨张力侧的骨膜严重破损，意味着局部血运的破坏，保护对侧完整的骨膜以保障其尚存的血供显然极其重要。如按照旧习，将钢板置于外侧，则不仅将仅存的来自骨膜的血运完全破坏，也必须同时将滋养动脉破坏，危及髓内血供。可见，就大多数胫腓骨双骨折而言，钢板置于胫骨内侧可达到使骨折稳定的要求，也符合保护局部血运的原则。

2）钢板内固定（图35－1－16①②③④⑤⑥）：胫骨干骨折钢板内固定，应根据骨折的类型、伤口条件和患者全身情况作出选择，可供使用的钢板类型有有限接触及窄型接骨板（LE－PCP）。桥接式接骨板被称为生物固定形式，不同于加压固定模式，具有更大的弹性，并使其固定作用类似髓内钉，使骨膜得到保护，这种器材目前仍未在国内普及应用。

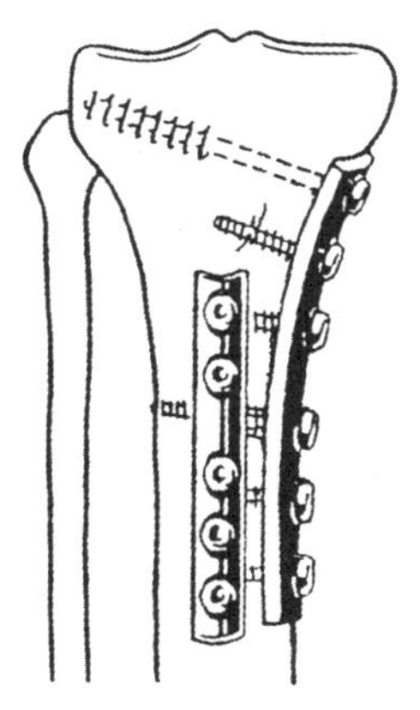
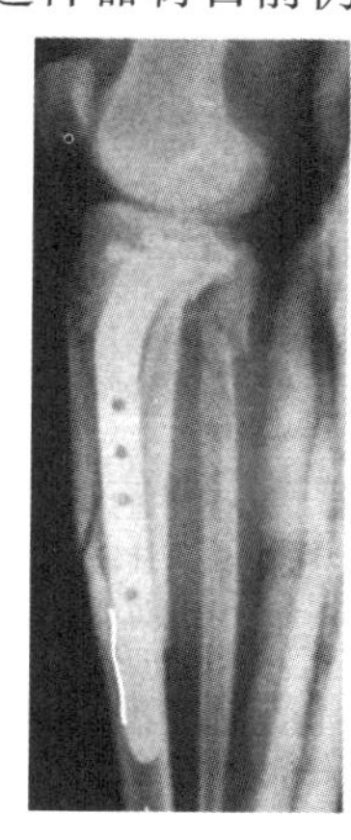
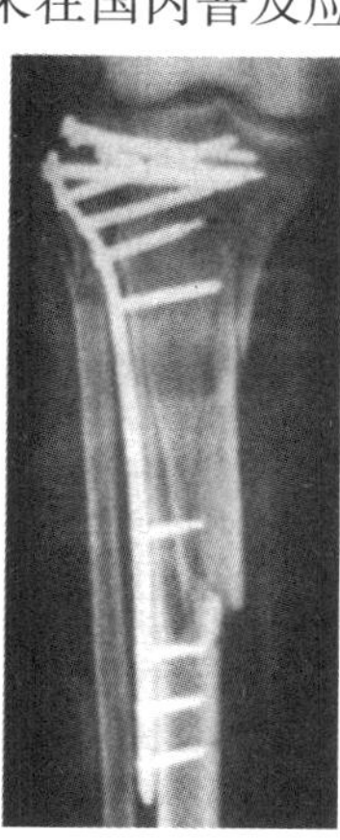

①上段斜形骨折

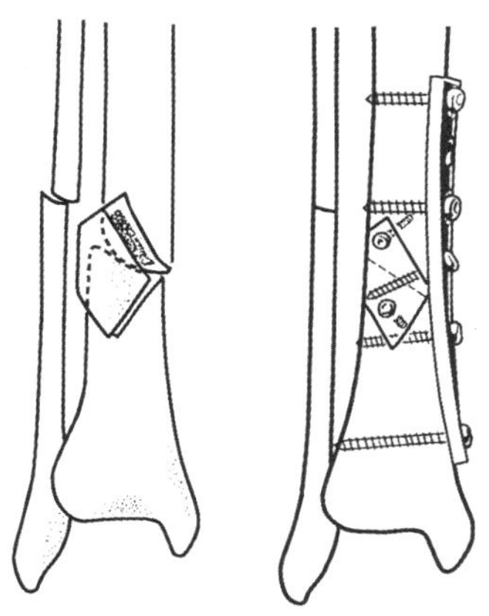

②下段蝶形骨折

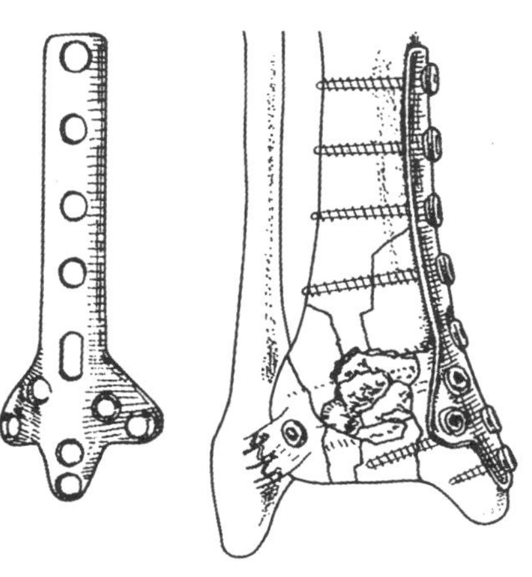

③胫骨下段蓿叶形钢板植骨胫骨下段

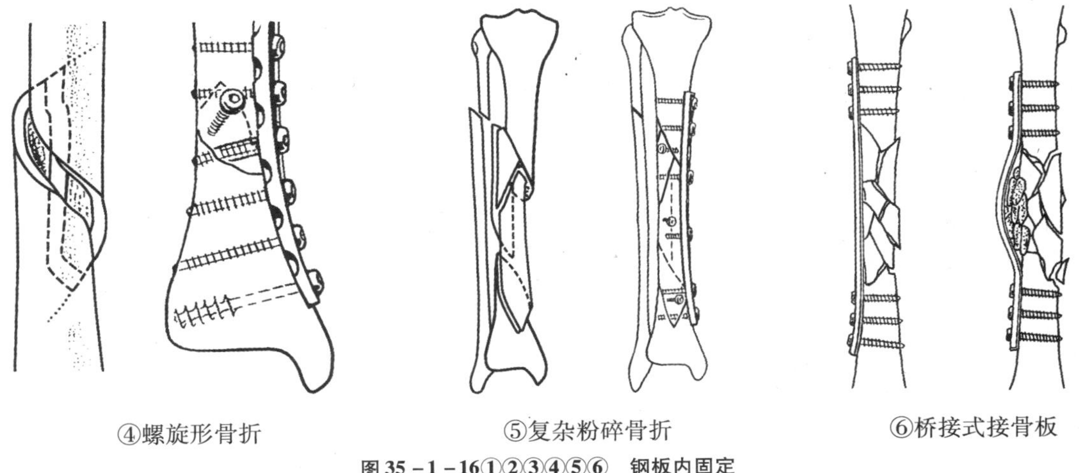

④螺旋形骨折　　⑤复杂粉碎骨折　　⑥桥接式接骨板

图 35－1－16①②③④⑤⑥　钢板内固定

（3）经皮微创接骨术（MIPPO）：适用于胫骨近端和远端 1/3 的不稳定性骨折，对软组织严重挫伤或有污染的开放性骨折应谨慎采用。

术后即可早期行 CPM 练习和膝、踝关节活动，一般 4～6 周可扶双拐部分负重，骨折完全愈合后及完全负重时间约需 12 周。

（4）外固定器

1）适应证：对于软组织严重损伤的胫腓骨干骨折，外固定器可使骨折得到确实固定，便于观察和处理软组织损伤，尤其适用于肢体有烧伤或脱套伤的创面处理。对伴有骨缺损粉碎性骨折，外固定器作为早期处理，可以维持肢体的长度，有利于晚期植骨。

2）优点：膝、踝关节运动不受影响，可带支架起床行走。

3）限制：钢针固定夹与连杆易发生松动；在骨质处钢针易松动，结构和装卸稍复杂及针孔有感染可能。

临床上常采用 Bastian，单侧、单平面半针外固定器治疗小腿部骨折（图 35－1－17①②）。

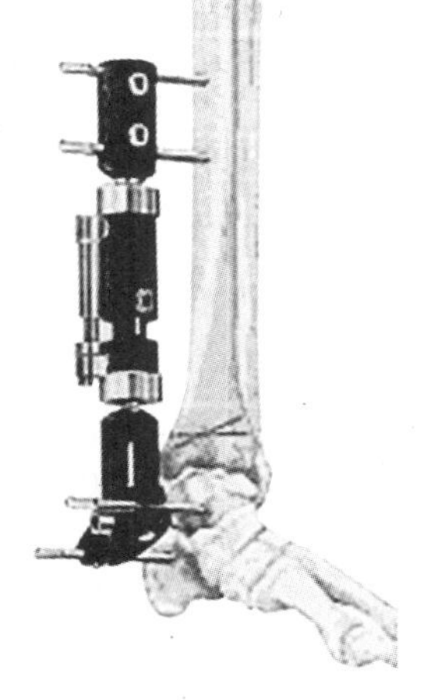

①

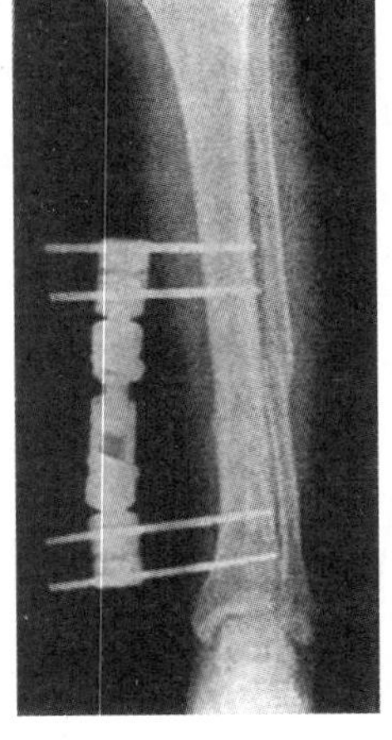

②

图 35－1－17①②　外固定器固定

（三）开放性胫腓骨骨折

小腿开放性骨折的软组织损轻重程度不等，可发生大面积皮肤剥脱伤，组织缺损，肌肉绞轧挫灭伤和严重污染等。早期处理时，必须根据不同损伤程度采用合适的内固定方法。小腿的特点是前侧皮肤紧贴胫骨，清创后勉强缝合常因张力大造成皮肤缺血、坏死或感染。因此，对 Gustilo Ⅰ型或Ⅱ型伤口，预计清创后无明显张力者，可行一期缝合。对污染严重，皮肤缺损或缝合后张力较大者，不应作一期缝合。如骨折需要内固定，可在内固定后用健康肌肉覆盖骨折部，皮肤创口开放，待炎症局限后，延迟一期闭合创面或二期处理。临床资料证实，延迟一期闭合创口较一期缝合的成功率高。对于污染严重或失去清创时机，感染可能性大者，单纯外固定不能维持骨折对位时，可行跟骨牵引或用外固定器固定，一般不应内固定。

（四）胫腓骨干骨折合并膝关节脱位

可在牵引下，同时对骨折和脱位进行闭合复位。复位后，可作患肢长腿石膏固定或骨牵引。复位困难者，应行切开复位及内固定。

（五）单纯腓骨干骨折

单纯腓骨干骨折较少见。多由直接暴力打击小腿外侧所致，在骨折外力作用的部位，骨折线呈横形或粉碎。因有完整的胫骨作为支柱，骨折很少移位，但腓骨头下骨折时，应注意有无腓总神经伤，一般腓骨骨折如不影响踝关节的稳定性，均不需复位，用石膏托或夹板固定 4 ~ 6 周即可。

（六）胫腓骨干疲劳性骨折

1. 损伤机制 胫骨或腓骨疲劳性骨折，也称应力性骨折。多见于运动员、战士或长途行走者，胫骨发生率较腓骨高。新兵训练所致的应力性骨折，多发生在胫骨中下 1/3，腓骨应力性骨折多位于外踝关节上部。

发病原因为多次重复的较小暴力作用于骨折部位，使骨小梁不断发生断裂，局部修复作用速度较慢，最终导致骨折。

2. 临床表现与诊断 运动或长途行走之后，局部出现酸痛感，休息后好转，再次运动、长途行走或工作后则加剧。局部可有肿胀、压痛，可出现硬性隆起。

X 线片上的改变出现较晚，一般在 2 周后可出现不太清晰的骨折线，呈一骨质疏松带或骨质致密带，继而陆续出现骨膜性反应和骨痂生长。

3. 治疗 应力性骨折多无移位，确诊后应停止运动，患肢休息即可。症状明显时，可用石膏托固定及对症处理。

【并发症】

（一）皮肤缺损的修复

1. 胫前内、中及上 1/3 皮肤缺损 可选用腓肠肌内侧头肌皮瓣向前转位覆盖胫前，此方法不但可修复皮肤缺损，且为骨缺损部植骨提供肌肉覆盖、增加血运，利于植骨愈合。

2. 胫骨中下部皮肤缺损 可用比目鱼肌肌皮瓣向前转位覆盖植骨，肌面作游离植皮，也可用腓肠肌内侧头延伸肌皮瓣或双蒂皮瓣转位修复。

3. 带旋髂血管的皮瓣游离移植 可同时修复胫骨缺损与皮肤缺损。

4. 留置胫前瘢痕后路植骨 胫前皮肤瘢痕广泛而缺少局部肌皮瓣可转位修复，可选用胫腓骨后路植骨术而留置胫前瘢痕。

（二）骨缺损的修复

1. 植骨　对于缺损在 5 ~ 7cm 以内，可取同侧大块髂骨行嵌入植骨。如果骨缺损偏中下 1/3，可行胫骨上段的滑槽植骨，以后者植骨量大，愈合较快，应同时修复皮肤缺损。

2. 腓骨带肌蒂移位胫腓融合　骨缺损在 5 ~ cm 以上者，可选同侧腓骨带肌蒂移位胫腓融合，具体步骤如下。

（1）切除瘢痕：胫前外切口，切除瘢痕，显露胫骨两断端，切除断端间的瘢痕，显露骨折面，显出较健康组织。打通两端骨髓腔，测量缺损长度。

（2）截断腓骨：取外侧腓骨上下切口，各长 5 ~ 6cm，由外侧肌间隔（腓骨肌与比目鱼肌之间）显露腓骨。截取腓骨的长度以胫骨断端缺损长度为准，每端腓骨与胫骨重叠至少为 4cm，以能上 2 枚螺钉为限，腓骨远端至少需留下 6cm（外踝）。如远端仅能重叠 3cm，则近端必须重叠 5cm 以上，移位后向下移 1cm 与胫骨固定，骨膜下显露腓骨上下段，以气锯或线锯锯断。如锯断为斜面，则该斜面不能阻挡中段腓骨向胫骨移位。

（3）腓骨移位：腓骨两端截断后，中段腓骨带着其周围的肌肉与腓血管供养，向胫骨移位。操作方法是在胫前作切口，沿胫骨外侧面骨膜分离至骨间膜，向外分离，将胫前间隔区的内容物向前外牵开，在骨间膜腓侧触及腓骨截断处，于此处切开骨膜，将腓骨断端牵至胫前间区内，上下端同样处理。

（4）胫腓融合：将胫骨上下段外侧面与移位腓骨相接触处的骨皮质凿去一薄层，做出粗面。将腓骨上端与胫骨外面向后部靠拢，重叠 4cm 以上，以持骨钳夹住，再将腓骨下端与胫骨靠拢，牵引踝部使胫骨恢复原长度，腓胫重叠应在 4cm，以持骨钳夹住，观察并测量下肢轴线，使胫骨、膝、踝关节在正常轴线且无旋转改变，在胫骨上下端与腓骨重叠部，由内向外，各以 2 或 3 枚螺钉固定（图 35 - 1 - 18①②）。

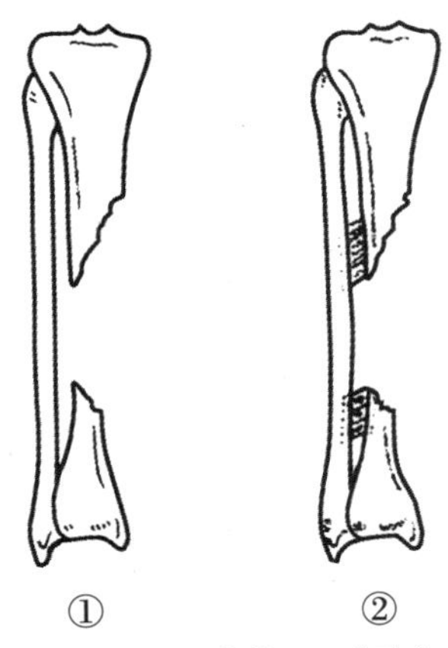

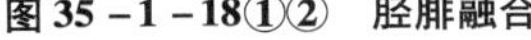

图 35 - 1 - 18①②　胫腓融合

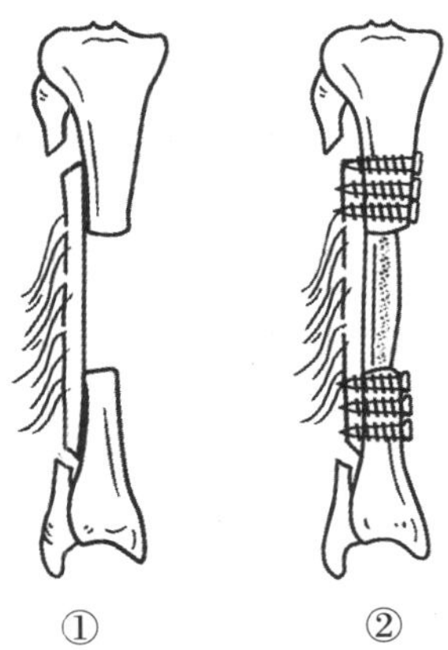

图 35 - 1 - 19①②　带血管腓骨游离移植

（5）植骨：胫骨缺损处植骨，再取髂骨条或肋骨，后者劈开成两半或 4 条长条，插入胫骨两端髓腔中及填充内侧空腔。胫骨缺损处与移位腓骨之间植骨，为胫前间隙肌肉及腓骨本身周围肌肉所分隔。

（6）缝合切口：腓骨移至胫前间隙基底，使胫前筋膜间区容积减小，为减轻缝合小腿筋膜对胫前间区的压力，将腓侧皮缘于深筋膜外向腓侧分离 2 ~ 3cm，于此处切开筋膜，使胫前肌肉于此处膨出，然后再缝合胫前筋膜，覆盖植骨，如已无筋膜可缝合皮肤缺损，则如上述做腓肠肌内侧头肌皮瓣向前移位，覆盖伤口。放置负压引流。

（7）术后处理：以长腿石膏托固定，抬高患肢，48 小时拔除引流，2 周拆线，完全消肿后，约 3 周后更换长腿石膏。12 ~16 周去除石膏，练习膝、踝关节活动。5 ~6 个月后扶拐负重行走。

3. 带血管腓骨游离移植　取对侧带血管腓骨移植于胫骨缺损处，适于胫骨缺损 7cm 以上者，胫骨处理同上述，移植的腓骨两端插入胫骨两端中，每端至少重叠 3cm，以便各用 2 枚螺丝固定。如果同时有皮肤缺损，可取腓骨外侧皮瓣与带血管腓骨一并移植（图 35 - 1 - 19①②）。

术后处理同上。

4. 胫腓后融合　对无条件修复胫前瘢痕的胫骨缺损，可行胫腓后融合术。

（1）体位：仰卧位屈膝，小腿外旋或侧卧位，患肢在下靠前，健肢在后。

（2）切口：胫骨内缘后切口，保护大隐静脉及伴行神经，沿胫骨内缘切开骨膜并拉开胫骨后面，至胫骨外侧缘时，切开骨膜，继续沿骨间膜后面向腓骨推进，至腓骨胫侧缘沿腓骨后面向外推开至腓骨外侧缘缺损的上端及下端，同样推开显露胫骨与腓骨后面，中间缺损区可不必推开，因其为瘢痕粘连，易误伤邻近组织。

（3）取髂骨：取薄骨片适量，植于胫骨与腓骨背面，植骨区厚度约 3mm 即可，防止压迫胫后血管或神经，缺损上下端均同样植骨。无需内固定。

（4）缝合切口：放置负压引流。

（5）术后处理：长腿石膏固定 3 ~4 个月。上下端植骨与胫腓骨愈合后，去除外固定，练习膝、踝关节活动，并扶拐部分负重，待腓骨逐渐增粗，逐步代替胫骨功能才可完全负重。在较长时间内，应避免摔倒或扭伤，以防融合处的腓骨骨折。

胫骨上 1/3 处，因比目鱼肌弓处有血管穿过，有损伤或压迫血管的可能，不适用此手术方法。

（三）小腿骨筋膜室综合征

1. 病理机制　小腿部由胫、腓骨，骨间膜，肌间隔及深筋膜组成骨筋膜管，内有肌肉、血管及神经通过。任何原因导致骨筋膜室内压力增加、组织体积增大或因肢体外部受压使骨筋膜室空间变小，均可发生骨筋膜室综合征。其中以胫前间隙综合征的发生率最高，症状也最为典型。

2. 临床表现

（1）前侧骨筋膜室：当间隔区内压力升高时，除小腿前侧有组织紧张、红肿及压痛外，可有腓神经深支分布区域的皮肤感觉丧失，胫前肌及伸趾肌无力，被动屈趾引起疼痛。

（2）小腿后浅骨筋膜室：多见于股动、静脉或腘动、静脉损伤而仅修复动脉者。表现为强直性马蹄足畸形，小腿后方有肿胀及压痛，背屈踝关节时引起肌肉疼痛。

（3）外侧骨筋膜室：足不能外翻，小腿外侧腓骨处局部皮肤紧张及压痛，足背皮肤感觉消失，足内翻时引起疼痛。

（4）小腿后深骨筋膜室：小腿远端内侧，跟腱与胫骨之间组织紧张，并有压痛。屈趾肌及胫后肌无力，伸趾时引起疼痛。胫后神经分布的皮肤感觉丧失。同时可能体温升高，白细胞计数增加，血沉增快等。

3. 治疗 关键在早期减压，要达到减压的目的，就要把覆盖小腿骨筋膜室的筋膜彻底打开。因组织和液体结构不同，只在组织切开一个小口往往不能达到减压目的。早期彻底切开受累骨筋膜室的筋膜，是防止肌肉和神经组织发生坏死甚至永久性功能损害的唯一有效方法（图 35 - 1 - 20①②）。

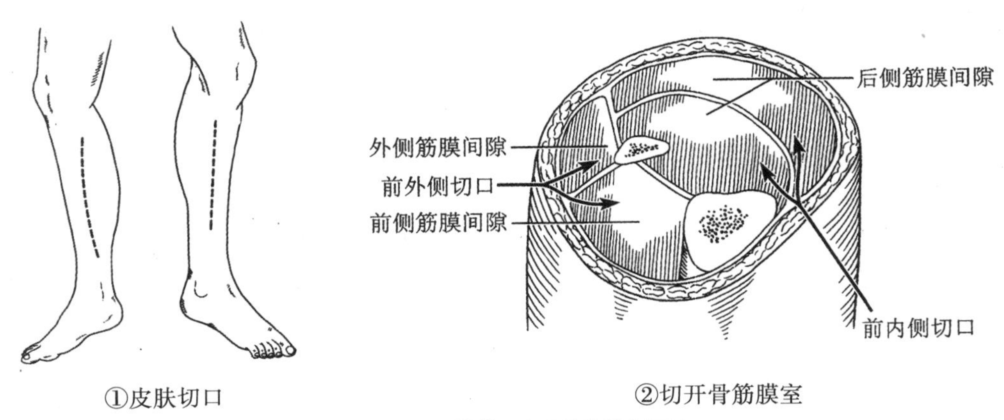

①皮肤切口　　②切开骨筋膜室

图 35 - 1 - 20①② 小腿骨筋膜室切开

出现骨筋膜室综合征时，抬高患肢是一种错误的做法，相反会加重已有的病变。因为抬高患肢后，会降低肢体内动脉的血压，在组织压力增大的情况下，动脉压的下降会导致小动脉的关闭，加重组织的缺血。任何抬高肢体、用冰袋降温以及外面加压和被动观察等待，只能加重肌肉坏死。

减张创面约 5 日，在肿胀消退后闭合，必要时予以植皮。

（四）骨折延迟愈合、不愈合及畸形愈合

构成胫骨延迟愈合、不愈合及畸形愈合的原因，主要是骨折本身因素和处理不当所致。其相关因素往往很多，常有数种原因同时存在。处理时须针对不同原因，及时采取相应措施，才能达到预防和治疗目的。

1. 骨折延迟愈合 骨折延迟愈合是胫骨骨折常见的合并症，一般成人胫骨骨折 20 周尚未愈合者，即属延迟愈合，据不同资料统计占 1% ~17% 。虽然大部分病例继续固定骨折仍可愈合，但延长固定时间，可以加重肌肉萎缩和关节僵直，处理不当便可形成不愈合。因此，在骨折治疗中，必须定期观察，做好确实的外固定，指导伤员进行患肢功能锻炼，以促进骨愈合。

胫骨骨折在 20 周内仍有愈合之可能，不一定手术治疗。对骨折后 12 周有愈合不良者，应及时加强患肢功能锻炼，在石膏固定下，进行患肢负重行走，以促进骨愈合。也有主张 12 周以上骨折有不愈合趋势者，可将腓骨骨折端截除 2. 5cm 左右，以增加患肢负重时胫骨骨折端的纵向嵌插压力，促进骨痂生长。如果 20 周左右骨折端仍有间隙存在，则不愈合的可能性极大，应及时手术植入松质骨。

此外，对延迟愈合的病例，采用电刺激疗法，用电磁场脉冲或直流电，利用电流的不同频率及波形，改变骨折部电位差，也可达到促进骨折愈合的目的。

2. 骨折不愈合 胫骨不愈合，即 X 线可见骨折端有明显的硬化现象，两骨折端虽有骨痂存在，但无骨性连接。临床体征有局部压痛、负重痛或异常活动等，不少不愈合病例多有其内在因素，如骨折过度粉碎、严重移位、开放伤或皮肤缺损等。开放伤合并感染更是不愈合的重要原因。此外，处理不当，如过度牵引、外固定不确实或固定应用不当，也可造成不愈合。

胫骨延迟愈合与不愈合的界限不很明确，延迟愈合的病例，患肢负重可以促进骨愈合，但如已经构成不愈合，过多活动反而可使骨折端形成假关节，因此应采取积极的手术治疗。

一般胫骨不愈合，如果对位良好，骨折端已有纤维连接。手术时只要注意保护骨折部位血循环良好的软组织，骨折部不广泛剥离，在骨折缺损处植入多量松质骨，多半可以愈合。

在不愈合的早期或延期愈合阶段，Brown、Sorenson 等认为腓骨截骨术可以增加胫骨骨折端的生理压力，促进骨折愈合，而不需植骨。但如骨折端已有假关节形成，腓骨愈合后胫骨骨折端间隙存在，则应在截骨的同时行植骨手术。Miillen 等认为骨不连的病例，单纯采用加压钢板固定和早期患肢负重，加强功能锻炼，不需植骨也可达到骨愈合。但如骨折对位不良，骨折端纤维组织愈合较差者，采用坚强内固定的同时，植入松质骨，仍属必要，Lottes 等认为行髓腔扩大，髓内钉固定术，同时截断腓骨，术后患肢早期负重，也不一定同时植骨。但根据资料统计，在手术内固定的同时，植入松质骨的效果较单纯内固定者为好（图 35－1－21）。

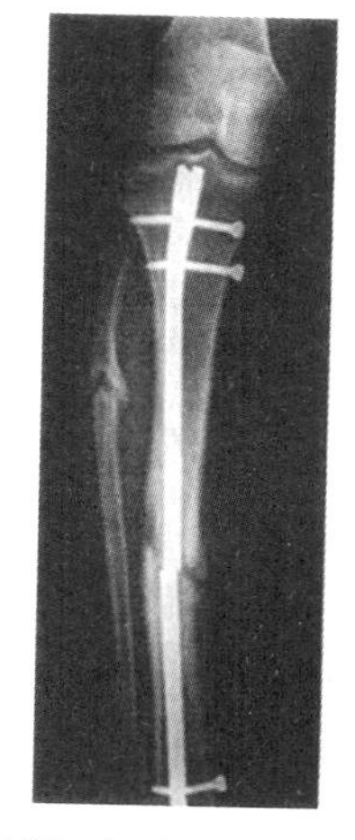
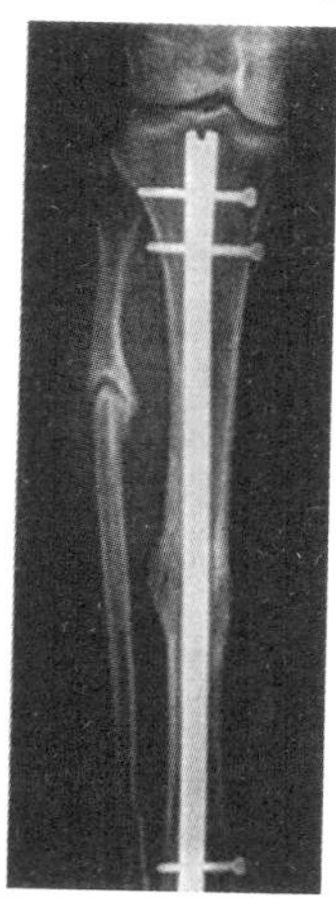

图 35－1－21　胫骨不愈合带锁髓内钉固定

3. 骨折畸形愈合　胫骨骨折复位后如内翻、外翻或前后成角超过 5°以上者，应及时更换石膏或将石膏楔形切开，进行矫正。如果已有骨性愈合，则应以患肢功能是否受到影响或外观畸形是否明显来决定是否截骨矫形，不应单纯以 X 线表现作为手术依据。旋转畸形中，内旋畸形的影响较大，一般内旋 5°以上，即可出现步态不正常，外旋畸形大于 20°也可无明显影响。

胫骨骨折的畸形容易发现，便于及时纠正，因此发生率低。但粉碎骨折，有软组织缺损及移位严重者，容易发生畸形愈合，早期处理时应注意。

第二节　跟 腱 断 裂

跟腱是人体中最为强大的肌腱，能承受很大张力。

【应用解剖】

跟腱长约 15cm，起始于小腿中部，止于跟骨结节后方，自上而下逐渐变窄增厚，以跟骨结节上方 3～6cm 为最窄。根据血管造影结果，跟腱邻近止点及肌肉侧有较好的血供，在腱中间血供少。跟腱附着于跟骨结节后端，当踝关节背屈时，跟腱在杠杆的顶端，受压力应力最大。在起跳时虽然胫后肌、腓骨肌、屈趾肌都收缩，但这些肌肉都是通过踝部，在跟腱之前，所受张力较小，只有跟腱在起踏地时，可承担 3～4 倍体重的力量，跟腱断裂多发生止点上 3 ~4cm 处,即肌腱结合部。

【损伤机制】

(一) 直接暴力

为锐器切割伤,如铁锹、铁板切割所致。铁锹从背后溜下,直接落于将迈步的小腿后面,正好切伤跟腱,为跟腱断裂最常见的原因。皮肤与跟腱多呈斜形断裂,可合并其他血管、神经损伤。

(二) 间接暴力

多见于运动员和演员,在跳跃、空翻等弹跳动作时,跟腱处于紧张状态,翻滚中足尖着地,足部突然强力背伸,即可导致跟腱完全或不完全断裂。完全断裂多发生于跟腱的狭部,相当于跟腱抵止部以上 3 ~4cm 处,断面有时整齐,胜似刀切,有时参差不齐,状若马尾,断腱上段向上退缩。如腱膜未破裂,则膜内被血块充填,膜壁肿胀。不完全断裂者少见,多发生于肌与腱的移行部,腱膜多保持完整,膜内血块机化后可自行恢复。

【类型】

根据跟腱损伤的病理解剖改变,可分为 3 种类型(图 35 -2 -1)。

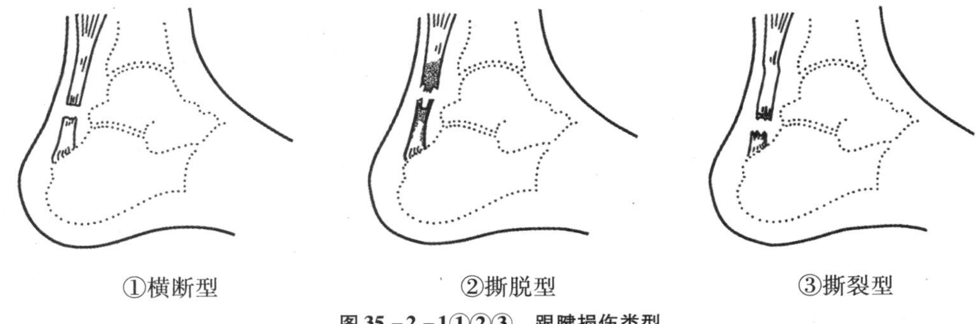

①横断型 ②撕脱型 ③撕裂型

图 35 -2 -1①②③ 跟腱损伤类型

1. 横断型 系割伤或砍断所致的开放损伤,跟腱横行断裂部位多在止点上 3 ~5cm。

2. 撕脱型 系因跟腱部直接遭受砸、碰伤所致,跟腱的止点撕脱或于止点上 1.5cm 处完全断裂,断面呈斜行,尚整齐,近侧腱端有少量腱纤维撕脱,近端回缩均大于 5cm。

3. 撕裂型 多为演员及体育运动者。跟腱在止点上 3 ~4cm 处完全断裂,断端呈马尾状,粗细不等,长度参差不齐。此型损伤的解剖基础是跟腱退行性变,病理检查可见肌腱有玻璃样变性,纤维性变,腱纤维间有脂肪组织,小圆细胞浸润及血管增生等退行变性。

【临床表现】

新鲜损伤表现为跟部疼痛,不能作足踝运动、站立及行走。检查有局部肿胀、触痛,并能触及跟腱连接性中断及凹陷,跖屈力弱,Thomposon 征阳性(俯卧位,捏患者小腿三头肌时,踝不动)。陈旧损伤多为跛行,平足行走,可触及跟腱有凹陷,小腿肌肉萎缩,但因瘢痕粘连连续而 Thomposon 征常为阴性,踝背屈角度比对侧小,足跟较为突出。

【诊断】

(一) 开放性断裂

有明显的外伤史,直接外力造成开放性断裂,仔细检查伤口,即可诊断。

（二）闭合性断裂

（1）背伸踝关节，跟腱部裂隙增大。

（2）小腿后部肌肉较腱侧显著隆起，肌腹上移。

（3）足背伸屈活动范围较小，腱腓骨长肌和屈拇、屈趾肌代替，跖屈力量也甚弱。X线侧位片可显示断裂后的裂痕。

临床上要避免误诊。小腿三头肌是踝关节跖屈作用的主要肌肉，但不是唯一屈肌，胫后肌、腓骨肌、屈趾、屈拇肌也有协同作用。故跟腱断裂后，仍可做30°跖屈活动，所以跟腱断裂后不是跖屈活动消失，而是跖屈力量减弱。认为跟腱断裂后足跖屈活动必然丧失的观点，是造成误诊的主要原因。也不能因有轻度跖屈运动认为系跟腱部分损伤，手术探查闭合损伤时多可见完全性断裂。

【治疗】

（一）不完全性断裂

可作膝关节屈曲位，踝关节跖屈位管形石膏固定，3周后将踝关节改换为直角位，继续固定2～4周，然后功能锻炼，可以得到恢复。

（二）完全性断裂伤

新鲜完全性断裂伤，应立即施行跟腱修复术。

（三）开放性跟腱断裂伤

应彻底清创，防止伤口感染，避免跟腱坏死，伤口长期不愈合。

（四）陈旧性跟腱断裂

陈旧跟腱断裂伤断端间瘢痕一般长3～4cm，长者可达6cm，伴有肌肉挛缩。为改进其功能需行手术修复，方法有以下3种。

1. Bosworth缝合法　由腓肠肌中间纵行取一条长13～15cm腱膜，向下翻转在远端盘绕后固定（图35－2－2①②）。

2. Lindholm缝合法　由腓肠肌两侧边各翻一条腱膜与跟腱远端缝合（图35－2－3①②）。

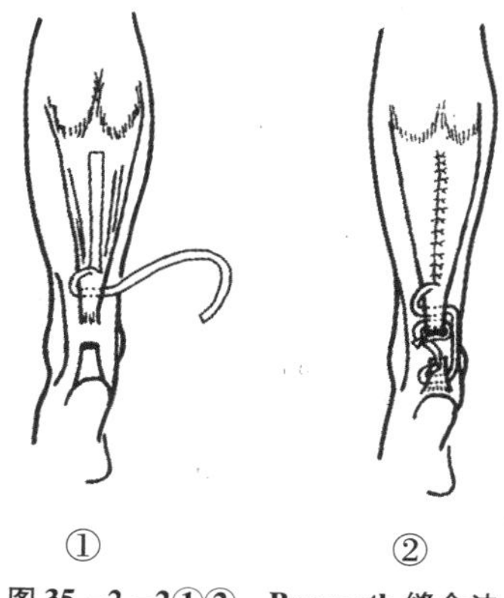

①　②

图35－2－2①②　Bosworth缝合法

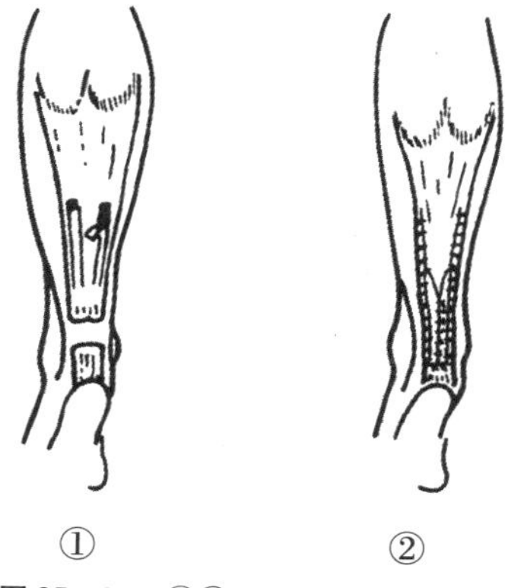

①　②

图35－2－3①②　Lindholm缝合法

3. Abraham倒"V－Y"腱成形术　切除或切开断端间瘢痕，在腓肠肌的肌肉－腱移行部下方1cm向下，做腱组织的"V"形切开，"V"形的长度约为缺损段的1.5倍。将切开"V"

形部分腱组织向下拉，与远端接触，在无张力下直接缝合，然后缝合倒“V”部。跟腱远端末形成瘢痕及需切除时，可将远端肌腱劈开，作“鱼嘴状”插入缝合（图 35-2-4①②③）。

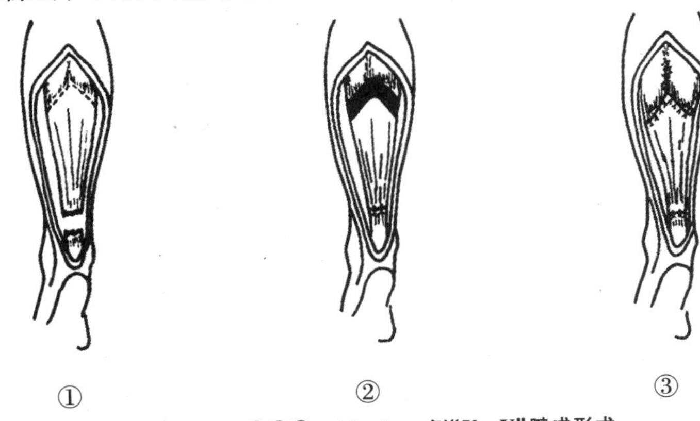

①　②　③

图 35-2-4①②③　Abraham 倒“V-Y”腱成形术

第三十六章　踝部损伤

第一节　踝关节韧带损伤

胫腓骨下端、距骨及其周围韧带、关节囊等所构成的踝关节，对人体的站立、活动起着重要作用。韧带损伤的机会比骨骼损伤更多，其中最多为外踝韧带损伤。

1. 损伤机制与骨折特点　见图 36－1－1①②③④。

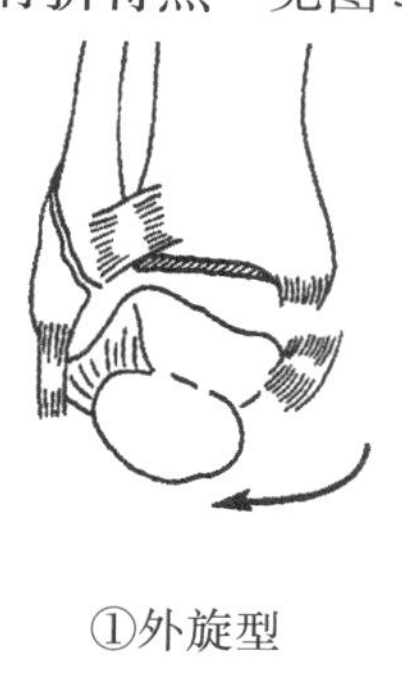

①外旋型

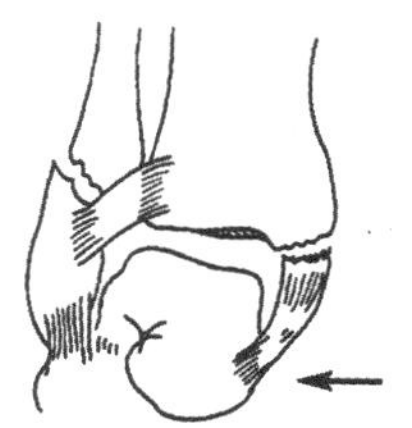

②外展型

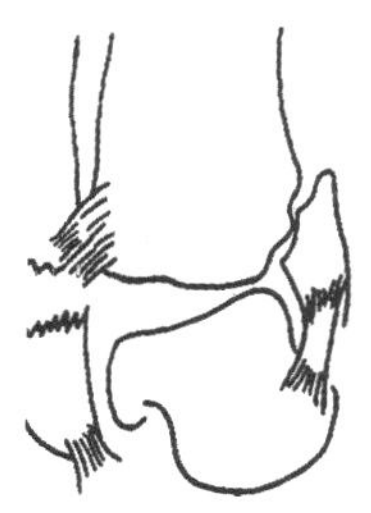

③内收型

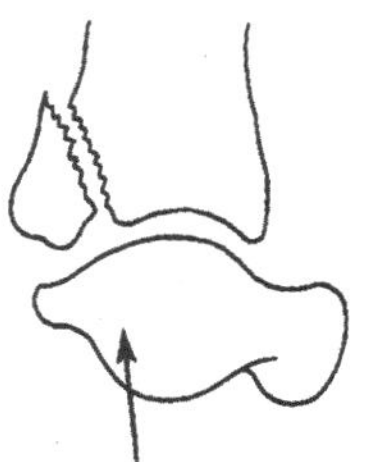

④垂直型

图 36－1－1①②③④　踝部骨折损伤机制和移位特点

2. 踝部韧带　见图 36－1－2①②。

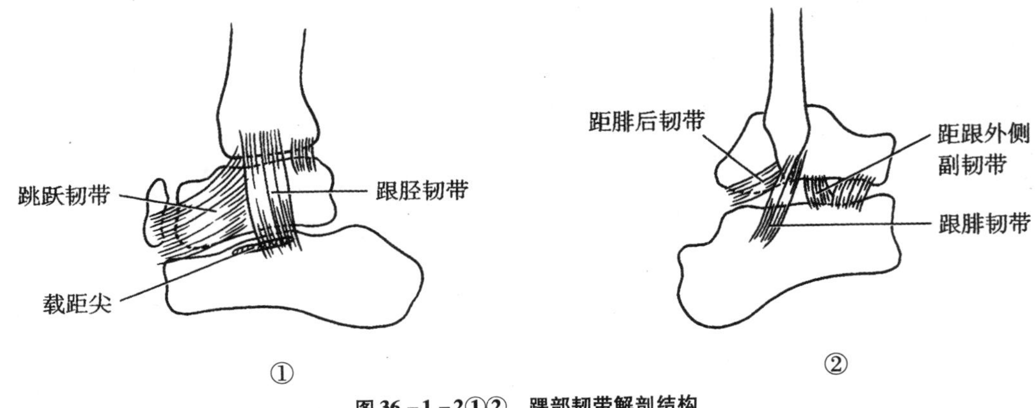

图 36 - 1 - 2①② 踝部韧带解剖结构

一、外踝韧带损伤

【应用解剖】

自前向后可将外踝韧带分为腓距前韧带、腓跟韧带及腓距后韧带。

1. 腓距前韧带 较为薄弱，在踝关节中立位时具有阻止距骨前移之作用，跖屈位时则限制足内翻。该韧带如完全断裂，可出现踝关节抽屉试验阳性。

2. 腓跟韧带 为外踝韧带中的主要结构，当踝功能位 90°时，起限制足内翻的作用，较坚韧，极少单独损伤，仅于踝关节极度背伸而又受到内翻应力时始发生损伤。一旦断裂，则踝关节外侧间隙增宽。

3. 腓距后韧带 为外踝韧带中最强的一束，主要限制踝关节的过度背伸。

【损伤机制】

多数因足内翻扭伤所致。由于外踝腓骨头较内踝为长，从而限制了踝关节的外翻活动。在一般情况下如踝部扭伤，很自然地形成内翻，加之外侧韧带相对较为薄弱，易引起损伤，甚至完全断裂。在外伤时的瞬间，根据足的屈伸位置不同，三组韧带的受累顺序及程度也不相同。跖屈时以腓距前韧带为多，背伸则为腓距后韧带，而 90°中间位时，则腓跟韧带多先受损。

【诊断】

1. 病史 有明确外伤史。

2. 症状 伤后外踝处肿胀、压痛，以外踝下方韧带处最为明显，多较局限，完全断裂时可触及凹陷；关节活动受限尤以作内翻时，常因局部剧痛而中止，外翻无明显受限，此点与外踝骨折相鉴别。

3. X 线检查 常规 X 线片上无骨折征，如局麻后作内翻位拍片时，可显示踝关节外侧间隙增宽，并可与外踝骨折相鉴别。

【治疗】

（一）不完全性断裂

除一般性治疗外，患足应予以严格制动，以有利于韧带的修复。

1. 前距腓韧带不完全性断裂 用小腿石膏固定于外翻、背屈位 3 ~ 4 周，去除石膏后以护踝制动及功能锻炼。

2. **跟腓韧带不完全性断裂** 新鲜跟腓韧带部分断裂，可用胶布将足外翻位固定10～12日，去除固定后，可用弹力绷带或护踝2周。也可用"U"形石膏将踝关节于中立位固定4～6周，去除石膏后以护踝制动及功能锻炼。

3. **后距腓韧带不完全性损伤** 用小腿石膏外翻、跖屈位固定4～5周，拆石膏后以护踝制动及功能锻炼。

（二）完全性断裂

1. **保守治疗** 如需作外固定，则应将踝关节置于90°，足外翻位以"U"形石膏或短腿石膏托固定4～6周，去除石膏后以护踝制动及功能锻炼。

2. **手术治疗** 对于完全性断裂的原则上均应行韧带修复术。对修复困难的晚期病例，也可用附近的部分腓骨短肌，大部或全部重建受损之韧带。术后以石膏固定6周，解除固定后应加强足外翻肌的功能锻炼，行走时可将鞋后跟外侧垫高0.5cm左右，以保持踝关节处于轻度外翻位，防止再次损伤。

二、内踝韧带损伤

【应用解剖】

内踝韧带又称三角韧带，分为3束。前方为胫距前韧带，中为胫跟韧带和后方的胫距后韧带。此韧带分为深浅两层，十分坚韧，不易断裂。主要功能是限制踝关节外翻及过度外旋。

【损伤机制】

多数因外翻或外旋暴力所致，外力作用先引起内踝或外踝骨折，如暴力骤然，也可引起三角韧带及胫腓联合韧带断裂，踝穴增宽。其中单纯韧带断裂者少见，多合并有外踝骨折或下胫腓关节分离（图36－1－3）。

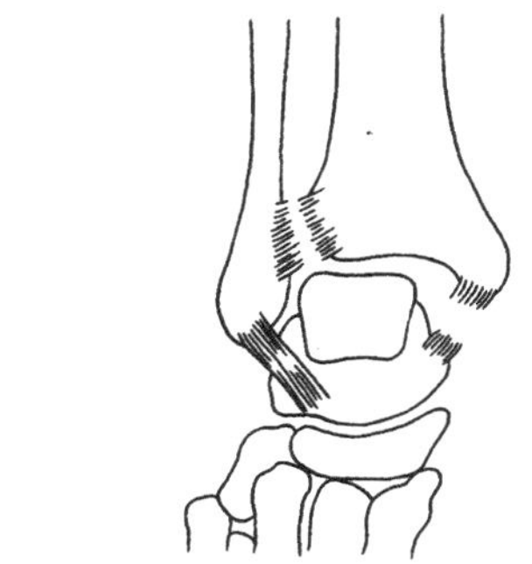

图36－1－3 三角韧带及胫腓联合韧带断裂，踝穴增宽

【临床表现与诊断】

1. **单纯三角韧带损伤** 较少见，诊断要点部位与外踝副韧带损伤相反，症状相似，X线片无骨折征。

2. **合并骨折的三角韧带损伤** 以合并外踝骨折为多见，故临床上表现为双踝症状的特点。

（1）内踝骨性突起下方有明显压痛及张力痛，此处有明显的肿胀及皮下淤血，但于内踝骨质处则无压痛。

（2）外踝骨性部分有明显的压痛，轻度肿胀尚可触及骨折线。踝关节向任何方向活动均可引起局部疼痛加剧。

（3）合并胫腓下关节分离者，于踝关节的前方，相当于该关节处有压痛，从侧方挤压内、外踝上方，可有弹性感。

（4）X线平片显示外踝骨折或伴有胫腓下关节分离。

【治疗】

1. **单纯性三角韧带不全性损伤** 以小腿石膏内翻位固定4～5周，轻度者也可用宽胶布内翻位固定3周,去除固定后佩戴护踝及理疗处理。

2. **合并骨折的三角韧带完全断裂** 应手术修复断裂韧带,对有移位的骨折可行复位固定,多采用张力带或螺丝钉内固定。术后用小腿石膏制动4~5周。去除石膏后仍须护踝保护下行功能锻炼。

3. **合并有下胫腓关节分离的三角韧带断裂** 在手术修复断裂韧带的同时,用长螺丝钉将胫腓下关节固定。

三、下胫腓韧带损伤

【应用解剖】

下胫腓韧带位于下胫腓关节处,该韧带分为3束。

1. **前胫腓韧带** 起自胫骨,斜向外上方,于腓骨前方为止。

2. **胫腓骨间韧带** 自胫骨下端外侧至腓骨下端内侧,实际上为骨间膜的延续,此束最为坚强。

3. **后胫腓韧带** 从胫骨下端后内侧至腓骨下端后内侧。

【损伤机制】

1. **单纯下胫腓韧带损伤** 因外翻及外旋暴力直接造成该韧带断裂,易漏诊。

2. **合并三角韧带断裂或伴外踝骨折的下胫腓韧带** 一般是三角韧带先断裂,以致下胫腓韧带的张力突然增加,引起断裂。

【诊断】

1. **临床症状** 结合临床症状如局部压痛,挤压弹性试验阳性。

2. X线片检查

(1) 双踝摄X线片对比:以观测下胫腓关节之间距。

(2) 麻醉后加压拍片:即将下胫腓关节局麻后,将踝关节分别作正常位,外翻、外旋、内翻位拍片,如显示胫腓骨分离,无论腓骨有无骨折,则表示3束韧带全部断裂。如腓骨下端在外展位时不外展,仅显示旋转,则表示后胫腓韧带未断裂。

【治疗】

1. **单纯性下胫腓韧带损伤** 采用小腿石膏固定,并于踝关节上方用双侧手掌部塑形加压,促使其复位。4~6周后拆除石膏,以护踝制动及功能锻炼。

2. **合并有移位骨折的下胫腓韧带损伤** 应手术切开复位及螺丝钉内固定,术后石膏制动6~8周,并根据骨折愈合情况决定外固定时间。

第二节 内外踝骨折

踝部骨折是最常见的关节内骨折,约占全身骨折的3.9%。因踝关节负重最大,当跌倒、扭伤、暴力打击或高处坠落伤时,易引起踝部骨折或脱位,尤其以青壮年发生为多。

【应用解剖】

踝是屈戌关节，其关节面小，但对其负重要求却比较高。距骨位于踝穴内，被内、外、后三踝包围。

当距骨背伸跖屈活动时，需要胫骨下端的凹形关节面和距骨的鞍形关节面一致，并且要保持内、外两踝正常生理斜度，以适合距骨后上窄、前下宽的体形。踝部发生骨折，距骨一般发生脱位，踝穴就失掉其解剖生理关系。

【损伤机制与类型】

（一） 内踝骨折

1. 内翻型骨折　由于足部受伤时强烈内翻所致，如在坠落伤，足外侧缘先着地，或小腿内下方受暴力直接冲击，或行在不平坦路上，足突然内翻，此时距骨向内侧撞击内踝，引起单纯内踝骨折，骨折线由胫骨下关节面斜向内收，接近垂直方向。

2. 外翻型骨折　较为常见，由于足部受伤时强烈外翻所致。如坠落伤时，足内侧先着地或小腿下部外侧受到暴力直接冲击使足骤然外翻或足踏入凹地，身体重心向外侧倾斜。当足外翻时，暴力先作用于内侧韧带，内踝三角韧带较坚强不易断裂，而引起单纯内踝撕脱骨折，骨折线呈横形或斜形，骨折面呈冠状，多数只有轻度移位。

3. 外旋型骨折　如受伤时暴力继续使足强力外旋，可将内踝从其中部撕脱，引起内踝撕脱骨折。

（二） 外踝骨折

1. 内翻型骨折　发生在足强烈内翻。如坠落伤时足外缘首先着地，小腿内下方受暴力直接打击；步行在不平路面时，足底内侧踩在凹处，使足突然内翻。此时外侧韧带可部分断裂，发生外踝尖端小骨块撕脱骨折，少数甚至整个外踝在平关节面被横形拉断。

2. 外翻型骨折　如受伤时暴力强烈外翻，距骨体内外撞击外踝内侧面，可引起外踝在下胫腓联合上方或下方发生横形或斜形骨折，骨折面呈矢状。此时常发生下胫腓联合韧带或韧带的胫骨附着部发生撕脱，下胫腓联合分离，距骨有不同程度向外侧脱位。

3. 外旋型骨折　由于受伤发生在小腿时，足强烈外翻外旋，致使距骨体的前外侧撞击外踝的前内侧，逼使外踝向外旋转、向后移位，因此可引起腓骨下方斜形或螺旋形骨折。如暴力不大，由于下胫腓联合韧带没有断裂，骨折线一般是由下胫腓关节面前侧开始，向上向后呈斜形，骨折面呈冠状，骨折移位不多或前后重叠移位。如暴力较大导致下胫腓联合韧带断裂，则骨折发生在下胫腓联合以上，并常有外踝骨块向外向后移位及向外旋转。

4. 直接暴力骨折　受伤时，暴力直接冲击外踝发生骨折。暴力强大时，骨折呈粉碎性，常合并软组织开放性损伤和足部其他损伤。

5. 外踝骨折和三角韧带撕裂　损伤机制与外旋骨折相同。内踝未发生骨折，但因三角韧带撕裂造成距骨向外移位，冲击外踝导致骨折，此时踝关节的前关节囊也通常被撕裂。

（三） 双踝骨折

1. 内翻型骨折　发生在足强烈内翻损伤，如坠落伤时足外缘首先着地，小腿内下方受暴力直接打击；在不平道路上行走，足底内侧踩在凹处，使足突然内翻，发生外踝尖端小骨块撕脱骨折或关节面横行骨折。由于距骨与强力向内侧撞击，使内踝骨折，从而发生双踝骨折。

2. **外翻型骨折** 由于足强烈外翻所致。受伤时,足外翻位着地,小腿外侧下方受暴力直接冲击,此时暴力先作用于内侧韧带,发生内踝撕脱骨折。由于暴力的继续作用,距骨体撞击外踝的前内侧,导致外踝骨折并向外旋转、向后移位。此时如暴力持续加强,则可发生内侧韧带断裂,内踝从其中部撕脱,发生双踝骨折。

【治疗】

1. **闭合性的外旋、内外翻、侧方挤压的Ⅰ或Ⅱ度骨折** 均可采用手法复位,夹板或石膏超关节固定。

2. **内翻型双骨折** 一般后踝骨折块小,内外侧韧带完整,内、外踝与距骨的关系保持正常,与距骨一起向内移位,只要将距骨脱位整复,骨折亦随之复位,应用夹板固定效果最好。

3. **外旋型骨折** 内踝骨折若从中部撕脱时,可能有软组织夹于骨折线之间,会造成纤维愈合或骨折不愈合,对关节功能虽影响不大,但可发生疼痛。如内踝骨折不能正确对位,在有条件时,可以早期切开内固定,在操作时应注意正确对位,不要将骨折块游离,固定时将内踝骨折块挤碎或下陷于关节内,会影响关节活动。

4. **纵向压挤骨折** 关节面紊乱经手法整复后,应用纸压垫、夹板固定,制止侧方移位,结合跟骨牵引,防止远、近段重叠移位,利用距骨的模造作用,使关节面恢复平整。

5. **侧方压挤的内、外踝骨折** 虽移位不明显,但多呈粉碎,局部外固定后,应尽早活动。

6. **开放性骨折** 清创后伤口如能够一期缝合,骨折可做内固定。

7. **儿童骨折** 须注意骨骺有无挤压,如骨骺遭受破坏则可能在发育中形成畸形。

【临床表现与诊断】

应根据外伤史、临床症状和X线显示的骨折类型,分析造成损伤的机制,才能施行适当的处理。因为不同的损伤机制,在X线上有时可显示同样的骨折,其整复和固定的处理方法完全不同。可以从X线片的结果,分别骨折的类型和程度,从病史中可以了解骨折的外力方向。如暴力发生在一侧时,同侧软组织肿胀,局部疼痛症状明显,韧带一般有撕裂,而此时骨折发生在对侧,侧方应力试验阳性。例如外翻所致的撕脱骨折,肿胀、疼痛、压痛均局限于内踝骨折部位,外踝及外侧副韧带一般无症状。足外翻时,内踝疼痛加重,内翻时外踝无疼痛。内翻的内踝骨折则不同,由于外侧韧带有严重撕裂,韧带断裂部位有明显肿胀和压痛,内翻时疼痛明显,外翻时无显著症状,内踝骨折多呈斜形。

【治疗】

(一)治疗原则

踝关节在下肢关节中,承受体重最大,而且踝关节接近地面,作用于踝关节的承重应力无法得到缓冲。

(1)胫骨下端凹形关节与距骨体的鞍状关节面吻合一致。

(2)内、外踝恢复正常生理斜度,以适应距骨后上窄、前下宽的形态。即使见到的是单踝骨折,只要有轻度旋转移位,就不可避免地发生距骨脱位和创伤性关节炎。

(3)保持关节一定范围的活动,以达到骨折愈合是在距骨的塑形模造下完成。

（二）手法复位与固定

确定以闭合复位和固定的治疗方法，对骨折的类型和造成骨折的力学机制分析特别重要。一般认为，造成骨折的力学机制的相反进行的过程，就是闭合复位的过程。

1. **外旋、外翻、内翻、侧方挤压的单踝或双踝骨折** 均可采用手法整复，夹板、纸压垫超关节固定，也可小腿石膏固定踝关节于背伸90°中立位。1～2周肿胀消退石膏松动时，再更换1次，并在铁足蹬保护下，锻炼行走，固定时间一般为6～8周。

2. **外旋型双踝骨折** 采取内翻位，足部保持在90°背伸位，同时用两手挤压两踝使之复位。如内踝骨折从中部撕脱时，骨折线之间可夹有软组织，最后导致纤维愈合或骨折不愈合，此时可有疼痛症状，但对关节活动功能影响不大。

3. **内翻型双踝骨折** 一般内、外侧副韧带完整，内、外踝和距骨位置正常，骨折远端与距骨一起向内移位。只要将距骨脱位整复，骨折也随之复位，应用夹板固定效果最好。

4. **直接暴力骨折** 关节结构破坏较严重，经手法整复后，应用纸压垫、夹板固定结合跟骨牵引，防止侧方及重叠移位，利用距骨的塑造作用，使关节面恢复平整。侧方挤压所致内、外踝骨折，虽移位不严重，但多呈粉碎性，局部外固定后，宜尽早活动。胫骨下关节面的崩裂骨折，骨折与距骨一同向上移位，整复极困难，不易外固定。下胫腓联合分离的骨折，复位小夹板或石膏固定后，患肢负重应在8周后。负重过早，会导致再度分离。

（三）手术治疗

1. **内踝骨折** 如骨折间隙大，应清除嵌入软组织，用螺丝钉或钢丝作“8”字张力带加压固定。如踝穴内上角骨质塌陷，整复后取邻近胫骨松质骨充填，防止术后踝穴内倾发生创伤性关节炎（图36－2－1①②）。

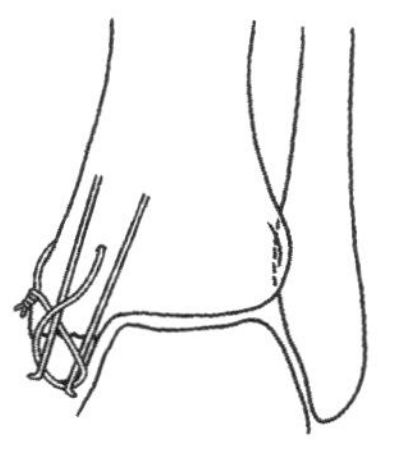

①正位观

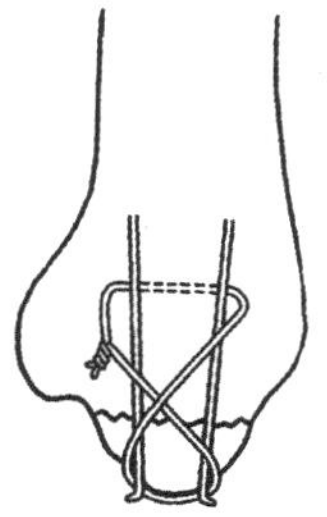

②侧位观

图36－2－1①② 内踝骨折“8”张力带固定

2. **外踝骨折** 横断骨折可用螺丝钉固定，如果腓骨骨折面高于胫腓联合平面或斜形骨折应纠正骨折端重叠缩短，防止外踝上移使踝穴增宽和因距骨在踝穴中失去稳定性而发生创伤性关节炎。这类骨折可用钢板或骨栓钉横行固定下胫腓关节固定（图36－2－2①②）。

3. **双踝骨折** 胫腓下韧带断裂，胫腓下关节分离，距骨向外移位，手法复位较困难，可用骨栓横行固定下胫腓关节，并同时修补三角韧带。

4. **开放性踝关节骨折** 踝关节接近地面，开放伤口污染机会多，踝部软组织覆盖少，血运差，皮肤张力大，彻底清创后，对复位后不能维持外固定的骨折可作内固定。如骨折粉碎，不能用螺丝钉时，可用克氏针内固定。术后维持石膏外固定并及时更换，以保持最大限度的功能复位。

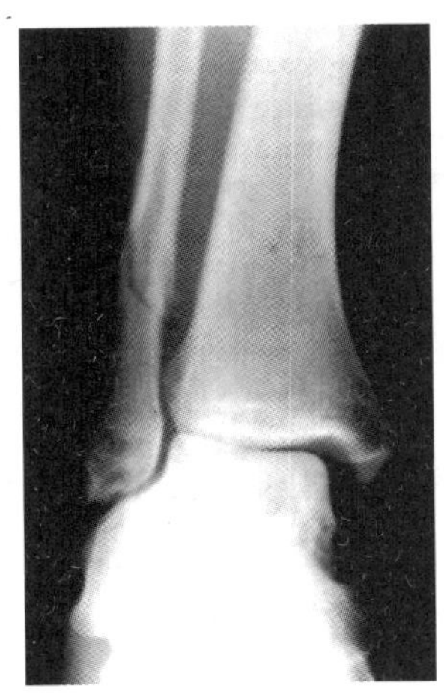

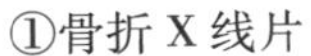

①骨折 X 线片

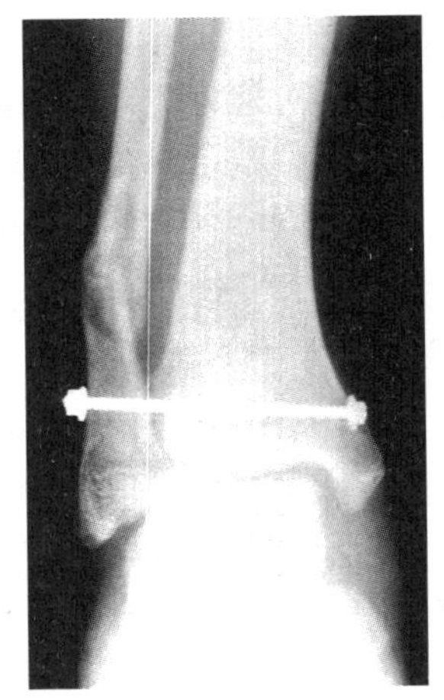

②骨栓钉固定

图 36－2－2①②　外踝骨折骨栓钉横行固定下胫腓关节

5. **陈旧性骨折**　对有内、外踝畸形愈合或下胫腓关节分离，可采用踝关节调整术，作内踝截骨矫正，清理增生骨质及瘢痕组织，将距骨向内推移，使距骨与胫骨下关节面贴合，用螺丝钉固定内踝，从外踝用螺栓固定下胫腓关节，术后石膏托固定。对单纯内踝骨不连，可用"8"字张力带钢丝内固定。

6. **创伤性关节炎**　如关节功能已基本丧失，可行踝关节融合术，将外踝固定在胫骨下端及距骨体上，术后用石膏靴固定踝关节。

第三节　三 踝 骨 折

内、外踝接受较大暴力发生双踝骨折的同时，距骨向后直接撞击或外旋移位时撞击胫骨后缘而致后踝骨折，引起三踝骨折。此类骨折踝关节完全失去稳定性并发生显著脱位，有时伴有神经、血管、肌腱韧带和关节囊损伤，也称为 Pott's 骨折。

【损伤机制】

1. **外旋骨折**　发生在小腿不动，足强度外旋，致距骨向外旋转移位发生骨折。

2. **外翻骨折**　发生在足强烈外翻，如坠落伤或小腿强烈外翻时，距骨向外、向后移位发生骨折。

3. **内翻骨折**　受伤时足强烈内翻所致。如坠落伤时，足外缘先着地；小腿下方受暴力直接撞击；步行时足底内侧踩在凸处突然内翻，距骨向内、向后移位发生骨折。

4. **直接暴力骨折**　损伤由暴力直接作用所致，如车辆碾伤、枪击伤、重物压伤。多数呈粉碎性骨折，常伴有软组织开放性损伤或足部其他损伤。

【临床表现与诊断】

询问患者的受伤经过，了解造成骨折的外力机制，结合局部体征及临床检查情况，根据

X线检查发现踝部损伤后的解剖变化对骨折和类型作出诊断。

【治疗】

由于距骨被内、外、后踝包围，只要骨折移位，距骨必然发生脱位，踝穴就失掉了解剖生理关系。因此，骨折必须要求正确复位和稳妥的固定，保持骨折在整复后的位置不变，还必须保持关节在一定范围内的活动，以达到骨折愈合在距骨的塑形下完成的目的。

（一）保守治疗

闭合性三踝骨折及后踝骨折块不超过胫骨下关节面的1/3时，均可用手法整复。

1. 手法复位与固定

（1）复位步骤：先整复内、外踝，然后再整复后踝。助手用力挤压两侧木板，术者一手握胫骨下端向后推，一手握足向前拉，慢慢背屈，使向后脱位的距骨回到正常位置。同时在背屈踝关节时，可利用紧张的后关节囊，将后踝拉下，直到与胫骨下端关节面相平。

如后踝骨折块较大，超过胫骨下关节面的1/3时，一般不易达到解剖复位，可先按上述方法整复两踝。

（2）固定方法：采用“袜套悬吊牵引法”。将患肢用长袜套套上，上达大腿根部，用宽8cm的胶布固定。袜套下端超过踝尖20cm，用细绳结扎，袜套外面，根据骨折类型放好压垫，木板超关节固定。将膝关节置于屈曲位作悬吊牵引，使后踝复位。整复完成，经透视证实骨折复位后，先在内、外踝的上方各放一塔形垫，下方各放一梯形垫或放置一个空心垫。放置夹板直接压在两踝骨突处，用5块夹板进行固定，其中内、外、后板上自小腿上1/3，下平足跟，前内侧及前外侧夹板较窄，其长度上起胫骨结合，下至踝关节上方。夹板必须塑形，使内翻骨折固定在外翻位，外翻骨折固定在内翻位。最后可加用踝关节活动夹板，将踝关节固定于90°位置4~6周。合并胫骨后唇骨折者，还应固定踝关节于稍背伸位，胫骨前唇骨折者，则固定在跖屈位，并抬高患肢，以利消肿。

整复固定后，鼓励患者主动背伸踝部和足趾，第2周起可在保持夹板固定的情况下加大踝关节的主动活动范围。被动活动时，只作背伸和跖屈，但不做旋转或翻转活动。3个月可去除外固定。

2. 中药治疗　对踝关节周围的软组织进行按摩和理疗，配合中药熏洗。药物治疗按骨折三期原则辨证施治。如肿胀消退缓慢，初、中期加用活血祛瘀汤；后期可用麻桂温经汤。功能受限或踝周有纤维硬结者，可用散瘀和伤汤熏洗，以利关节活动，舒散筋络，促进关节功能恢复。

（二）手术治疗

对于闭合性骨折，一旦决定手术，应尽早施行切开复位内固定，因为踝部皮肤紧张且缺乏皮下组织，过度肿胀容易发生张力水泡而妨碍手术进行。骨折要求直视下准确复位，并注意保护骨折部位的韧带联系，如发生骨折块游离，会引起骨折不愈合或缺血坏死。

内踝骨折复位后，可用克氏针或螺丝钉固定；外踝骨折复位后用钢板或螺丝钉固定；后踝骨折复位后用加压螺丝钉固定，合并胫腓联合分离须先修复固定后再处理后踝。术后用石膏托固定，伤口愈合后，更换石膏靴固定4~6周（图36-3-1）。

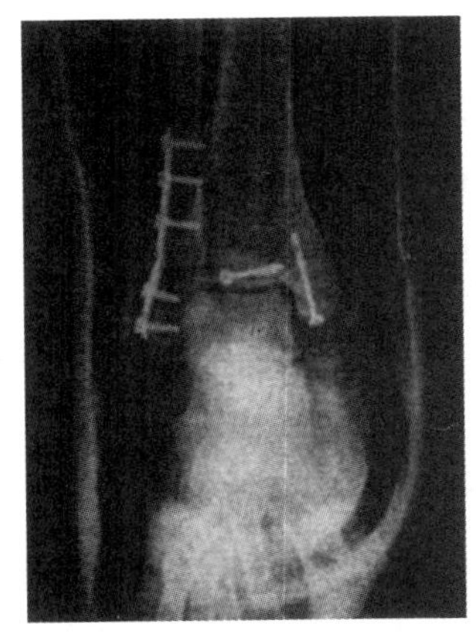
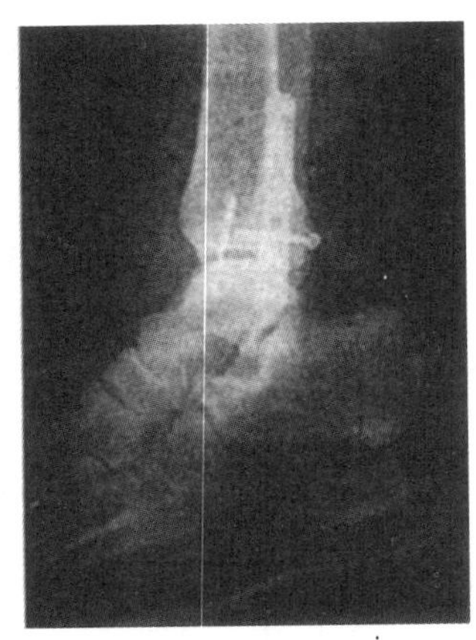

图 36-3-1 三踝骨折钢板及加压螺钉固定

第四节 踝关节爆裂性骨折(Pilon 骨折)

踝关节爆裂性骨折又称 Pilon 骨折,约有 80% 伴有腓骨骨折,且多为横形骨折,极少数为粉碎性骨折。但完全踝关节爆裂性骨折较少见,多因高能损伤,如坠落伤、车祸、滑雪事故等引起腓骨远端关节面嵌压和胫骨下 1/3 粉碎性骨折。Destot(1991 年)曾用 pilon(锤子)骨折这个名词来描述这种严重损伤。此类骨折治疗有一定难度,以往保守治疗优良率只有 43% ~55%。随着骨折治疗概念的更新,采用开放重建解剖、坚强内固定和功能康复,使临床治疗效果得到提高至 74% ~90%。

【损伤机制】

Pilon 骨折多发生于高处坠落伤,机动车突然停车和滑雪时足跌下凹地。强大的暴力,从远至近通过距骨拱顶轴向上撞击于胫骨远侧关节面,使之粉碎压缩。距骨将劈裂胫骨下端,撞击成为大小不等的许多骨块,嵌入踝上区松质骨内。腓骨下端常常同时受累,造成踝关节畸形、软组织严重损伤。作用力中垂直压缩、轴向压力和旋转力均同时存在。

【类型】

1. 根据 X 线所见骨折粉碎和移位程度分型(图 36-4-1) 可分为 3 型。这种分型对指导治疗和评价疗效很有帮助,也被较广泛采用。

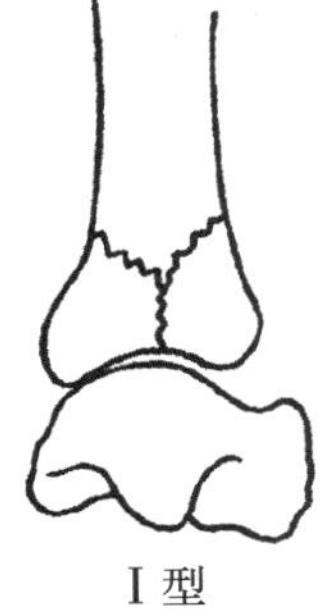

Ⅰ型

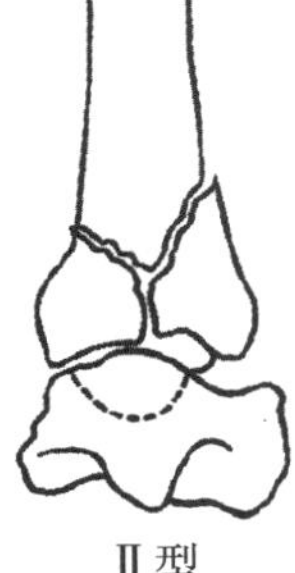

Ⅱ型

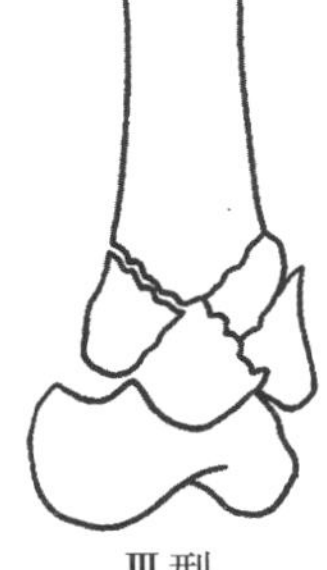

Ⅲ型

图 36-4-1 根据 X 线所见骨折粉碎和移位程度分型

（1） Ⅰ型：劈裂骨折无明显关节面移位。

（2） Ⅱ型：关节面严重骨折移位无粉碎。

（3） Ⅲ型：胫骨远侧压缩和粉碎性骨折。

2. 根据旋转力和轴向压力作用致胫骨远关节面骨折分为2型

（1） Ⅰ型：旋转型。

（2） Ⅱ型：压缩型；描述为胫骨前侧皮质粉碎，距骨上移，踝关节狭窄。

【临床症状】

局部肿胀和明显压痛，皮下淤血，有骨擦音，关节活动受限，伴有明显踝内、外翻和缩短畸形。

【诊断】

损伤机制为轴向负荷力所致时，包括踝、胫骨下端出现严重畸形，应考虑是 Pilon 骨折。正、侧、斜位 X 线片可帮助确诊。对伴有关节内及干骺端的严重粉碎性骨折，CT 检查可以弥补 X 线片的不足，并为手术设计提供依据。必要时拍摄健侧踝关节 X 线片，作为手术复位后对照。

此类骨折常合并严重的软组织创伤、血管神经损伤、跟骨骨折、胫骨平台骨折、腓骨近端骨折、骨盆和脊柱骨折。

【治疗】

Pilon 骨折治疗方法的选择，必须考虑到骨折的特点。手术复位内固定是 AO 推荐的疗效较好的处理方法。

（一） 保守治疗

1. 石膏固定　可用于无移位骨折或无法手术复位的严重骨折，缺点是不能使关节骨片确切复位，不能恢复胫骨长度，不能作干骺端缺损植骨等。

2. 跟骨牵引　可以减少关节面骨质吸收，有助于软组织生长，可望早期活动。缺点是卧床时间延长，干骺端缺损也不能植骨。

3. 外固定器　适用于严重开放粉碎性骨折，软组织不能覆盖或内固定困难者，可用外固定器作早期关节固定，达到维持胫骨的长度，同时可早期活动。在6～8周后，粉碎性骨折较稳定，软组织愈合后，再改为石膏外固定或手术内固定。

（二） 手术治疗

1. 双边外固定器撑开复位、跨踝关节固定

（1） 首先在布朗架上进行跟骨牵引2～7日，以有利于消除肢体肿胀及塌陷的骨折复位，部分经单纯跟骨牵引后关节面骨折能获得良好复位。

（2） 经牵引骨折未能得到很好复位，应在硬膜外麻醉下，利用骨科牵引床进行牵引复位，有内外后踝分离移位时，可在牵引下用跟骨夹从肢体两侧及肢体前后进行钳夹复位；关节面有明显塌陷不平，则可在牵引下上下推移活动关节，使关节面磨合复位。

（3） 骨折复位满意后，用慢速电钻在骨折线上方以50mm间隔分别钻入两枚固定针，在较大的骨折片上钻1或2枚固定针进行固定。将上述固定针向肢体近侧撑开，将跟骨牵引针向肢体远侧撑开，然后在肢体两侧分别装上钩槽式外固定器。

（4）术后患肢置于布朗架上1～2周，以利肢体消肿，术后第2日即可开始进行踝关节背伸和跖屈活动，并逐渐加大活动范围，以使关节早期进行磨合。1～2个月后复查X线片，骨折愈合后去除外固定器进行踝关节功能锻炼。

2. 手术复位内固定　Pilon骨折常伴有严重软组织损伤，开放伤口污染，严重骨缺损及关节面压缩等，急诊处理较为困难。最好能在6～8小时内，皮肤尚无明显肿胀及水泡前作紧急清创，如皮肤能闭合可行钢板固定。软组织条件差则采用外固定器，伤后时间超过12小时，最好采用跟骨牵引7～10日后再处理。

（1）手术治疗原则：恢复腓骨长度；重建胫骨关节面解剖；干骺端骨缺损植骨；胫骨内固定及胫腓韧带修复。

（2）恢复腓骨长度：在腓骨后外侧作切口，显露骨折端使之解剖复位，若粉碎缺损严复者，可参照健侧解剖标志，当腓骨长度恢复后，可用小钢板固定。

（3）骨折复位内固定：作胫骨前内侧切口，显露关节前方和内踝，观察胫距关节面状况，分离嵌入远侧干骺端的关节面，使关节面达到解剖复位，关节骨片用克氏针临时固定。获得满意解剖复位后，选择适当的钢板螺钉固定胫骨。对胫骨远端关节范围内的螺旋骨折，用窄动力加压钢板和拉力螺钉固定。当骨折在矢状面时，可用"T"形或叶形钢板在内侧固定。如骨折线偏向冠状面，将匙型钢板放在胫骨前侧。适当的植骨可支持关节软骨面和螺钉固定，也可预防关节面的外翻倾斜（图36－4－2）。

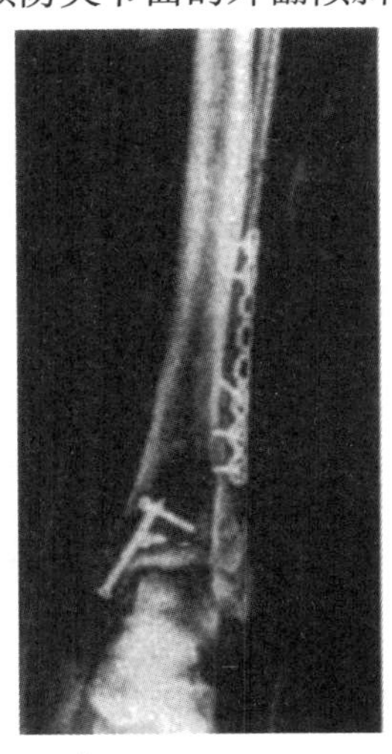

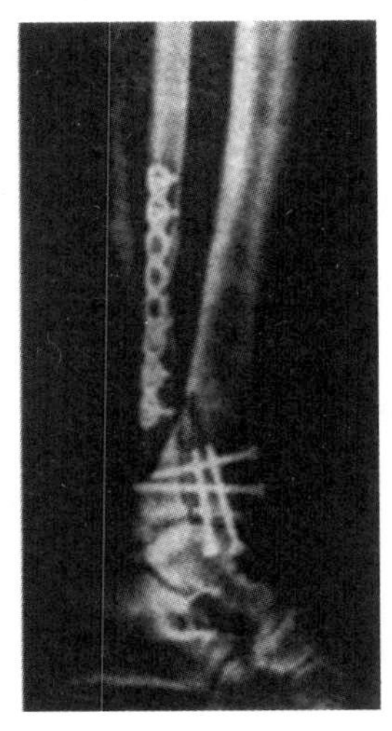

图36－4－2　Pilon骨折内固定

（4）术后处理：用"U"形夹板维持足背屈中立位，抬高下肢，制动至手术反应减轻，约2周后解除夹板，开始主动功能锻炼，当肿胀消退，可穿弹力袜扶拐不负重行走。如内固定牢固，2周后可不用外固定，选择合适承重支具，达到早期活动、晚期负重。术后6～12周拍摄X线片骨折明显愈合，可以逐渐负重，1年后取出内固定物。

3. 并发症　Pilon骨折的并发症很多，早期可有浅表感染，皮肤坏死。晚期可有内固定物外露、骨髓炎、骨不连、骨缺血坏死、骨关节病，严重者导致截肢。关节强直、关节肿胀疼痛发生率极高。

不合适的固定常可导致后遗创伤性关节炎，严重粉碎骨折，内固定效果往往不可能牢靠,术后必须加用石膏固定。由于这种类型的骨折和关节损伤严重,早期重建手术很困难,处理后的踝关节存在不协调的内翻或外翻畸形,就无法避免踝关节炎发生。急诊处理应采用保守治疗,正确清创、术中及术后及时使用抗菌素对于预防关节感染极为重要。关节强直是这种损伤的常见并发症,严重的关节内粉碎骨折治疗后很难避免发生关节强直,尤其是中、老年患者。如能达到牢固的骨折内固定,则可以使关节早期活动,术后理疗有利于软组织消肿和关节功能恢复,减少关节强直发生。由于骨折粉碎和缺损,可发生骨不连,手术足量植骨是预防的有效方法。

第五节 踝关节脱位

单纯性踝关节脱位较为少见,多合并有骨折。由于踝关节周围软组织少,又处于皮下的缘故,踝脱位畸形严重,常伴有皮肤裂开,容易发生伤口感染。

踝关节由胫、腓、距三骨构成,距骨被内、外、后三踝包围,由韧带牢固固定在踝穴中,内侧的三角韧带起于内踝下端,呈扇形展开,附着于跟骨、距骨、舟骨等处,主要作用是避免足过度外翻。

由于三角韧带坚强有力,常可因足过度外翻时,牵拉内踝造成内踝撕脱性骨折。外侧韧带起于外踝尖端,止于距骨和跟骨,分前、中、后三束,主要作用是避免足过度内翻。此韧带较薄弱,当足过度内翻时,常可导致此韧带损伤或断裂,也可以造成外踝撕脱骨折。下胫腓韧带紧密联系胫骨腓骨下端之间,把距骨牢固控制在踝穴内,此韧带常在足极度外翻时断裂,造成下胫腓联合分离,踝距变宽,失去生理的稳定性。

一、踝关节内翻型脱位

【损伤机制】

(一) 间接暴力

最为多见。如高处坠落或足踝误入坑道内,此时踝关节处于内翻位,常常首先发生内踝骨折。

如果暴力继续延续,可导致外踝骨折,距骨连同双踝骨折一起向内侧移位。

(二) 外翻、外旋暴力

如跌伤时以足内侧先着地,内侧三角韧带未断裂,而内踝发生骨折,外翻应力继续作用,距骨连同内踝骨块一起向内侧移位,不合并踝部骨折的单纯内侧脱位较少见(图 36-5-1①②)。

【临床表现】

患踝剧痛、明显肿胀、皮下淤血、皮肤紧张发亮甚至有水泡。足呈外翻外旋,内踝下高突,外踝下凹陷,踝关节屈曲活动丧失。有合并骨折时,可触及骨擦音,并有内或外踝部压痛(图 36-5-2)。

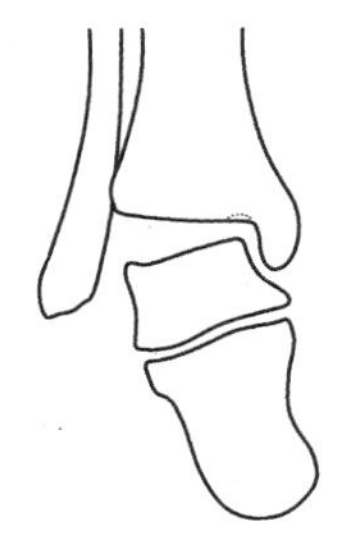

①脱位合并踝穴内上方斜形骨折

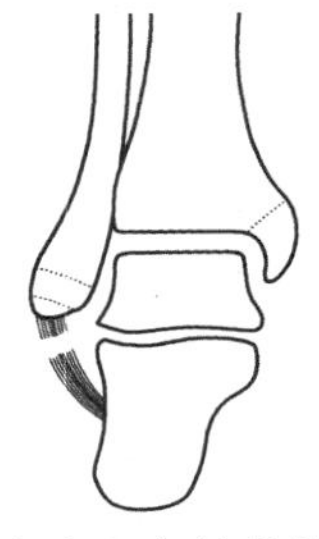

②合并踝穴内上方关节软骨压缩损伤

图 36－5－1①② 踝关节内翻型脱位

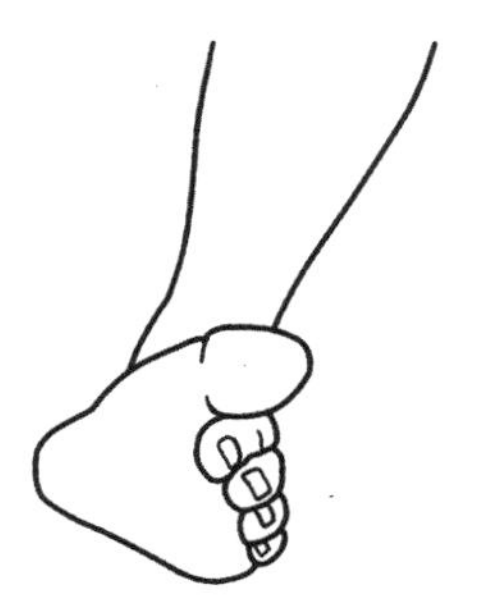

图 36－5－2 踝关节内翻型脱位畸形

【诊断】

依据外伤史，以及足外翻、内踝下突起等典型畸形即可确诊。

结合 X 线片，可明确脱位类型并了解是否合并骨折。

【治疗】

（一）手法复位

仰卧位，稍屈膝。一助手固定小腿，将小腿抬起，术者一手握足跖部，一手握住足跟部，术者与助手做相对拔伸牵引，此时畸形容易矫正，如仍有内踝部及内踝下方突起，则在保持牵引下，用双手拇指按压高突区向外，其余各指握足做内翻动作，内外踝部恢复形状后，足踝部可背屈及跖屈活动数次（图 36－5－3①②③④⑤）。

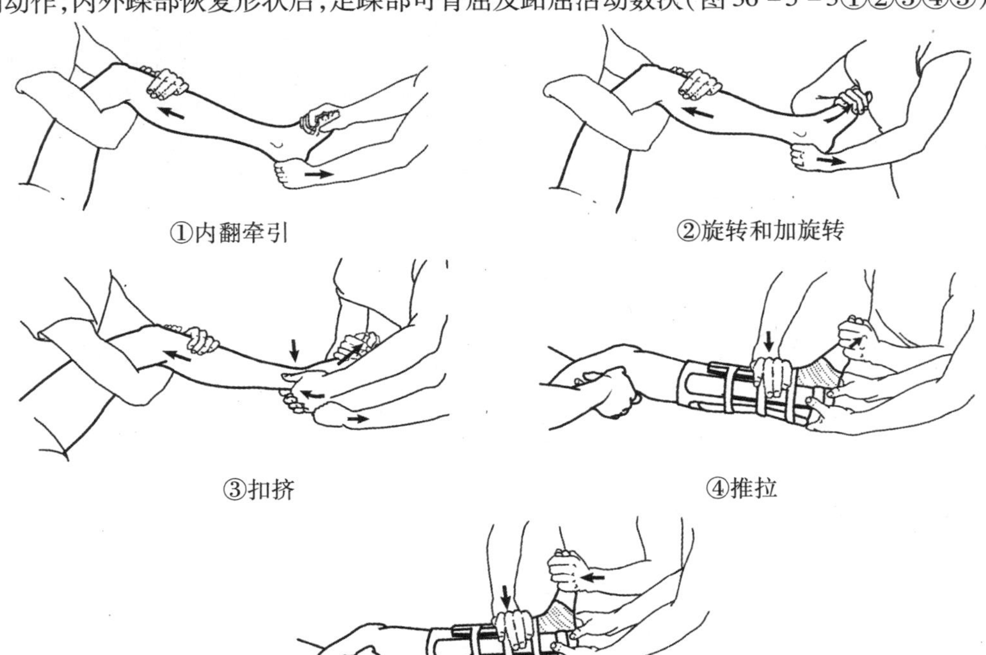

①内翻牵引　②旋转和加旋转　③扣挤　④推拉　⑤背屈

图 36－5－3①②③④⑤ 手法复位

（二）固定方法

将踝部置于内翻位，用踝塑形夹板加垫固定（图 36－5－4①②），肿胀轻者可用“U”形石膏固定。单纯脱位固定 3～4 周，合并骨折需 5～6 周。

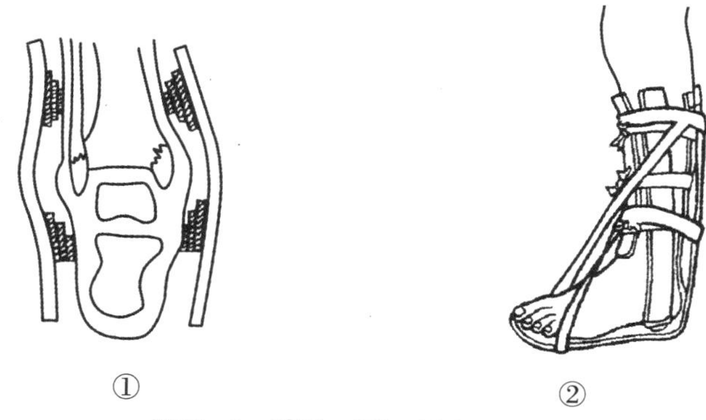

图 36－5－4①②　踝塑形夹板加垫固定

二、踝关节外翻型脱位

【损伤机制】

常因间接暴力引起。当高处坠落或扭伤时，足内缘着地，足踝呈过度外翻，内侧三角韧带断裂。外翻应力继续作用，继而发生外踝骨折，距骨连同外踝骨折远端骨块一起向外脱位。内侧三角韧带无断裂也可发生内踝骨折，同样在外翻应力继续作用下，可使外踝发生骨折。距骨连同内、外踝骨折块一起向外脱位（图 36－5－5①②）。

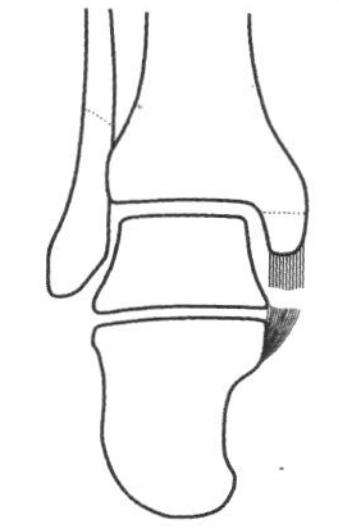

①脱位合并内踝或外踝骨折、三角韧带断裂

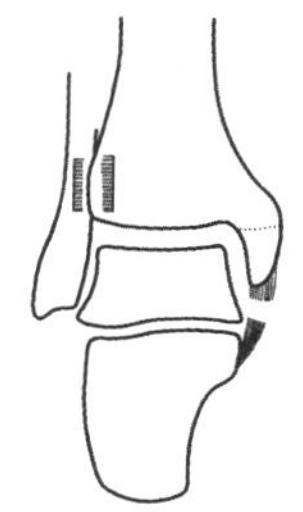

②脱位合并外踝蝶形，内踝、后踝或胫骨前结节骨折，下胫腓韧带损伤

图 36－5－5①②　踝关节外翻型脱位

【临床表现】

伤后踝部肿胀，有明显的外踝高起，皮肤紧张光亮，甚至有水泡，压痛明显，内踝下方空虚，合并骨折时可触及骨擦音，踝关节功能丧失。严重的损伤，常有内踝部开放伤口及骨外露（图 36－5－6）。

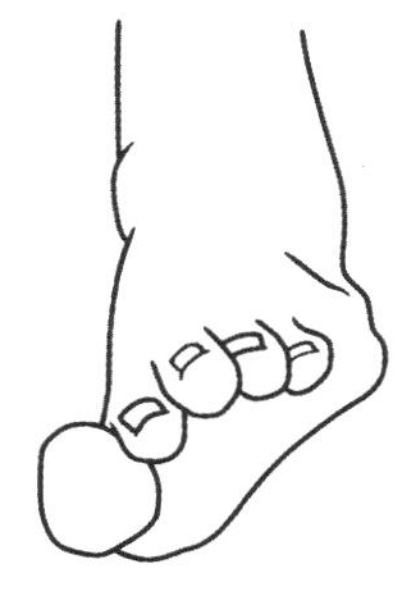

图 36－5－6　踝关节外翻型脱位畸形

【诊断】

依据外伤史和临床表现，以及足内翻、外踝下高突等典型畸形，即可确诊。结合 X 线片，可判定

是否合并骨折。

【治疗】

（一）手法复位

患者侧卧位，患肢在下，助手握住小腿，术者两手握住踝部，加以牵引。此时术者两拇指按压内踝部向下，余指扣扳外踝，将足内翻。检查内外踝恢复形态后，使踝关节背伸和跖屈略加活动后，予以固定。

（二）固定方法

将踝关节置于外翻位，用踝塑形夹板加垫固定。肿胀较明显者可用“U”形石膏固定（图36－5－7）。单纯脱位固定3～4周，合并骨折需5～6周。

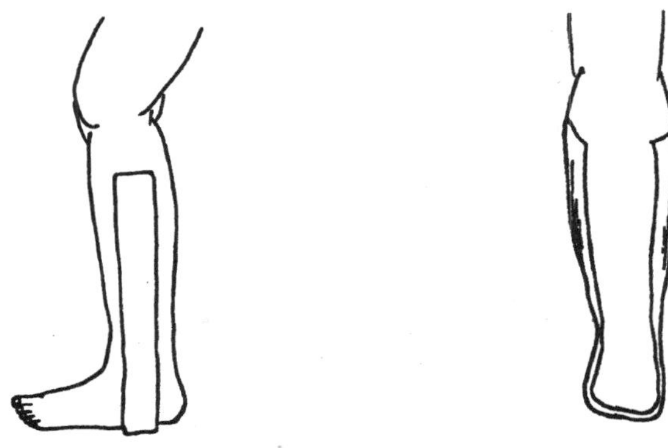

图36－5－7　“U”形石膏固定

三、踝关节旋前外翻型脱位

【损伤机制】

常因直接或间接暴力引起。如由高处坠落，足跟着地，踝关节处于背伸位或由于足踝在跖屈位，暴力来自跟后侧，胫骨下端向后移动，造成踝关节前脱位。前脱位时常合并胫骨下端前缘骨折；而踝跖屈时，距骨后部狭窄区属于踝穴内，且两侧韧带处于松弛状态，故这种姿势易造成的前脱位，较少合并骨折（图36－5－8①②）。

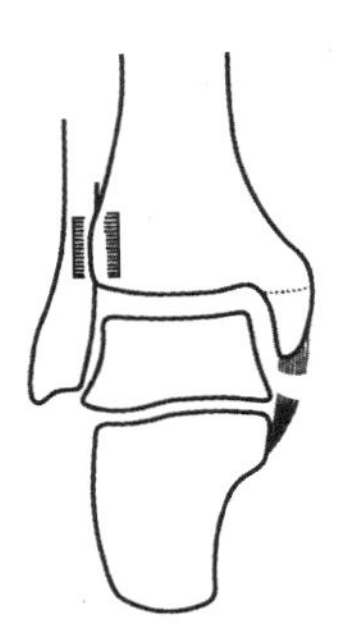

①内踝或后踝骨折下胫腓联合分离

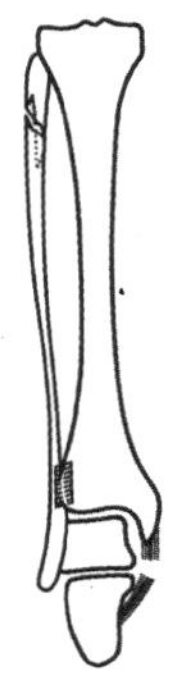

②腓骨上1/4螺旋骨折、下胫腓联合完全分离

图36－5－8①②　踝关节旋前外翻型脱位

【临床表现】

踝关节明显肿胀、剧痛，皮下淤血，皮肤紧张光亮，甚至有水泡。踝关节呈极度背伸位、弹性固定，跟腱区紧张，后踝部原有的弧度消失而饱满，踝关节前方皮肤皱起，纹沟加深，关节活动受限。

【诊断】

依据外伤史，临床表现以及典型的畸形，如足背伸、跟骨前移、跟腱紧张、跟腱两侧可触到胫腓骨下端向后突等，即可确诊。

拍摄踝关节 X 线正、侧位片可以明确诊断，胫骨下端前缘常合并骨折。

【治疗】

（一）手法复位

仰卧位，膝关节屈曲，助手固定小腿，术者一手握住足背，另一手握后踝近侧，两人做相对牵引，牵引同时术者一手将后踝上提，一手将足背下按，使之跖屈，即可复位。必要时再于前踝区向后推按，以巩固复位效果。

（二）固定方法

将踝部置于稍跖屈中立位，单纯脱位固定 3 ~4 周，合并骨折需 5 ~6 周。

四、踝关节后脱位

【损伤机制】

常由直接或间接暴力引起。当高处坠落或误踩入坑道时，足踝部处于跖屈位，身体后倾，胫骨下端向前方掘起，而距骨向后上方冲击胫骨后踝，造成后踝骨折。骨折后暴力继续作用，致使距骨向后移位。也可由于直接暴力作用于胫腓下端后侧，足前端受向后的暴力，两者剪力作用，造成距骨在踝穴内向后脱出。如足踝部处于跖屈位，遭受外旋、外翻应力时，在发生三踝骨折的同时，距骨也可向后脱位（图 36 –5 –9）。

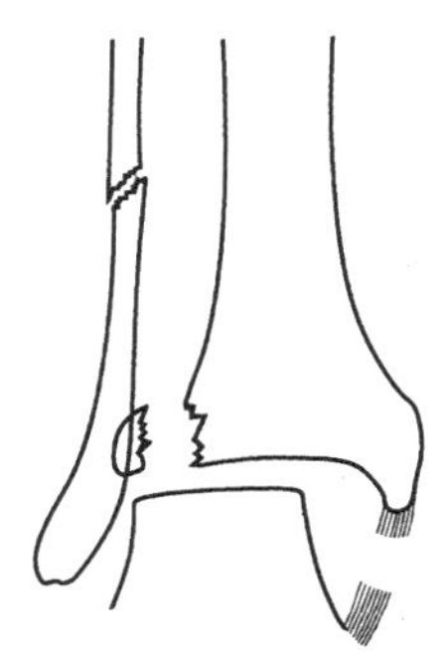

外踝斜形骨折或后踝骨折、下胫腓联合完全分离

图 36 –5 –9　踝关节后脱位

【临床表现】

伤后踝关节肿胀、剧痛，关节功能丧失。踝关节前方高起，可触及胫骨下端前方。足踝呈跖屈位或伴有外旋、外翻畸形。后踝区前凸、后踝部皮纹增多、纹沟加深，跟腱前方空虚。也可触及内、外踝骨擦音。

【诊断】

依据外伤史和临床表现，以及典型畸形如足跖屈、踝前能触到翘起的胫骨下端等，即可诊断。

踝关节 X 线正、侧位片可确诊。常合并有三踝骨折。

【治疗】

（一）手法复位

仰卧位，膝关节屈曲90°，以放松跟腱。第1助手握住小腿，第2助手握住跖部和足跟部，两助手先行扩大畸形的牵引，在牵引同时术者以两拇指下压踝前高起的胫腓骨下端，其余手指持足跟部上提，助手改变牵引方向，逐渐背伸，直至畸形消失，即可复位。

（二）固定方法

将踝部置于稍背屈中立位，单纯脱位固定3～4周，合并骨折需5～6周。

五、踝关节分离旋转脱位

【损伤机制】

常因直接暴力引起。从高处垂直方向坠落，踝关节处于外翻、外旋位，踝关节下胫腓韧带完全断裂，内踝三角韧带断裂，距骨被夹于分离的下胫腓之间，常有旋转，可发生距骨体嵌压性骨折，也常合并胫骨下端外缘粉碎性骨折或腓骨下端骨折。

【临床表现】

伤后踝关节明显肿胀、剧痛，皮肤可以出现张力性水泡，关节功能丧失，呈弹性固定，踝关节内、外踝距离增宽，内踝下方空虚，足有外旋或轻度外翻畸形。

【诊断】

依据外伤史和临床表现，以及典型畸形如踝关节内、外踝距离增宽，内踝下方空虚，足外旋或轻度外翻等，即可诊断。

踝关节X线正、侧位片可确诊。可合并胫骨下端外缘或腓骨下端骨折。

【治疗】

仰卧位，一助手握住小腿，另一助手握住足跖部，两助手作相对拔伸牵引。术者以双手掌置于内、外踝侧，在助手保持牵引下，两手掌做向中央挤压动作，助手作轻度内旋和内翻，畸形矫正后，术者两手掌保持挤压下，作背伸和跖屈活动，即可复位。

六、踝关节复发性脱位或半脱位

【损伤机制】

跟腓韧带完全断裂在早期未经适当的治疗，造成跟腓韧带松弛，在日常活动或体育运动中极易内翻位扭伤，反复多次的损伤系由于踝关节外侧失去稳定性，距骨在踝穴内经常发生向内侧倾斜的半脱位所致，临床上称之为复发性踝关节半脱位。

【临床表现】

患者有踝关节急性损伤史及多次复发病史。主诉走路时觉踝部不稳，尤当走不平整道路时，易发生突发性内翻扭伤。扭伤踝关节后出现肿胀、疼痛，以外踝下方和前外侧明显，局部压痛，并有明显的沟状凹陷。检查时，用一手握住患足，另一手握住小腿，将踝内翻，足前部内收时，出现踝部不稳征象。

【诊断】

依据踝关节反复扭伤史、踝部不稳、局部明显沟状凹陷等，即可诊断。

踝关节 X 线正、侧位片不能有异常发现。但作内翻、前足内收动应力试验时，摄踝关节正位片，可发现距骨在踝穴内倾斜度超过 20°～25°，即可诊断为外侧或内侧韧带陈旧性断裂伤。

【治疗】

（一）保守治疗

1. 牵引疗法　可用跟骨牵引或悬吊牵引 3～4 周。

2. 固定方法　踝关节内侧脱位整复后以超关节夹板固定，保持踝关节外翻位 4～5 周；外侧脱位整复后以超关节夹板固定，踝关节中立位或略内翻位固定 4～5 周；前侧脱位整复后以石膏托板固定，踝关节保持跖屈中立位 4～5 周；后脱位用石膏托固定，保持膝关节屈曲及踝关节背伸中立位 4～6 周；分离旋转脱位用超踝夹板固定踝中立位 4～5 周。

3. 中药治疗　足踝受伤后，瘀血易下注内结，多肿胀严重或起水泡。故应服用活血化瘀、利湿通经之剂，方用活血舒肝汤或血肿解、活血灵合煎。待肿胀消退后，内服通经利节、壮筋骨之药，方为养血止痛丸。解除固定后，内服补气血、壮筋骨、强腰膝、通经活络之品，方用加味益气丸等。

4. 康复治疗　去除固定后，应以中药活血止痛汤熏洗、局部保暖、手法按摩等，积极恢复踝关节功能，尤其要练习下蹲活动。

（二）手术治疗

1. 适应证

（1）闭合整复失败。

（2）合并不稳定性踝部骨折。

（3）踝关节内有游离骨碎片。

（4）开放性脱位或骨折脱位，行清创术后可一期闭合伤口。

（5）合并韧带损伤需修补或重建。

（6）合并踝部骨折畸形愈合，后遗严重创伤性关节炎，需行踝关节融合术。

（7）合并腓骨肌腱滑脱。

（三）手术方法

合并踝部骨折手术内固定，一般可选用克氏针、螺丝钉内固定。踝部骨折分离较大，可用克氏针及钢丝张力带固定；如下胫腓韧带损伤，下胫腓关节分离或外踝骨折不稳定，可行骨栓内固定。

【并发症】

（一）创伤性关节炎

多因关节内骨折对位不良畸形愈合所致，外踝和腓骨的完整对踝关节的稳定起着重要作用，腓骨骨折后的缩短和外侧移位，是发生骨关节炎最常见的原因。早期可用中药煎汤熏洗，症状严重可行踝关节融合术或人工踝关节置换术。

（二）腓骨肌腱滑脱

复位后应固定筋膜或修整腓骨，防止复位后的腓骨肌发生滑脱。

（三）踝关节僵硬

多因外固定时间过长或功能锻炼不当所致。因此，应合适掌握固定时间，并提倡早期功能锻炼。

第六节 外伤性腓骨肌腱滑脱

任何踝关节损伤都可发生腓骨肌腱滑脱。急性损伤期很易被误诊为一般的踝部软组织扭伤而未行适当的治疗，以至晚期每当踝关节背伸活动时，腓骨肌腱即滑向外踝前方，形成所谓习惯性腓骨肌腱滑脱，滑脱后踝部疼痛、无力和不稳定。

【应用解剖】

腓骨长短肌起自腓骨外侧、小腿外侧肌间隔和小腿筋膜，肌腹延续斜行向下成为肌腱，两肌腱向下共同通过外踝后方的骨性浅沟而止于足部各自的止点，自外踝后方的前唇至跟骨侧面有一腱鞘组织横过腓骨长短肌腱，于外踝顶端上方约1cm处的腱鞘增厚部分称之为腓骨肌上支持带。因此，实际上腓骨长短肌腱在外踝后方被包在一个纤维骨管内，管的内侧壁为后距腓韧带与跟腓韧带，前壁由外踝的前唇和起自唇的支持带构成，支持带和止于跟骨的跟腓韧带形成管的后壁。

腓骨远端与腓骨肌上支持带时常有解剖变异，如外踝后方骨性浅沟缺如，或呈突起。腓骨肌上支持带也可以先天性缺如，也可后天由于小儿麻痹后遗症、姿势性、慢性扭伤而导致松弛。无论是先天的或后天的因素都是腓骨肌腱易于滑脱的内在因素，但并不是创伤性腓骨肌滑脱的必要条件。

【损伤机制】

多数为运动损伤，当足处于轻度内翻位时，受到突然被动背伸的外力，引起腓骨肌强烈地反射性收缩，由于腓骨肌腱强力向前顶压腓骨肌上支持带，从而使其断裂，腓骨肌腱冲破上支持带的束缚以后即滑向外踝前方。有时上支持带相对比较坚固，则发生外踝前唇起始处发生撕脱骨折，腓骨肌腱从骨折处滑向前方。

【临床表现】

（一）早期

症状为外踝后方软组织肿胀，皮下有淤血斑。触诊时外踝后缘和外踝后沟处均有明显压痛，主动外翻足部或抗阻力外翻时上述部位疼痛明显加重。典型的体征是当背伸、外翻踝与足部时，腓骨肌腱滑向外踝前方，并可伴有弹响及疼痛。而当跖屈踝关节时可自行复位。但有时急性损伤后因局部组织的出血和肿胀，不一定都能使肌腱滑脱重复出现，故不能仅凭没有肌腱滑脱出现而否定诊断。腓骨肌腱滑脱在X线片上往往没有异常发现，有时可见外踝后缘有一小骨片。

（二）晚期

成为习惯性腓骨肌腱滑脱。

【诊断】

典型体征是踝关节背伸时，肌腱滑向外踝前方，伴有弹响及疼痛，当踝跖屈时自行复位。

【治疗】

（一）保守治疗

1. 早期　可将踝及足置于轻度跖屈、内翻位，使腓骨肌腱纳回至外踝后沟内，以短腿石膏制动 4～6 周或以小块布毡压住外踝后方，再以胶布贴紧将足固定于跖屈内翻位 4～6 周。

2. 晚期　保守治疗多属无效而需手术修复。手术方法可采用加深外踝后沟，重建腓骨肌上支持带，或骨性阻挡，阻止肌腱的再滑脱等。

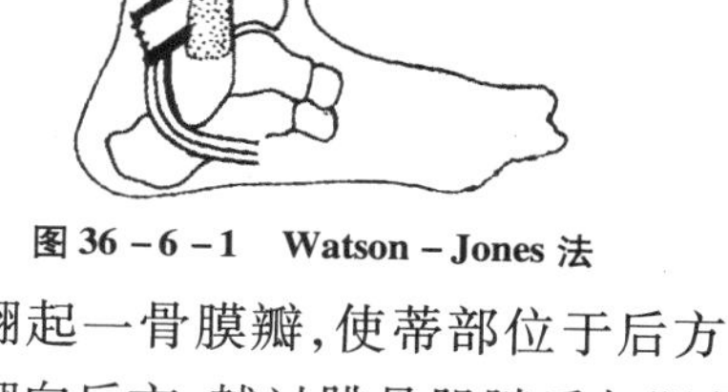

图 36－6－1　Watson－Jones 法

（二）手术治疗

1. Watson－Jones 法(图 36－6－1)　于外踝侧面翻起一骨膜瓣，使蒂部位于后方，将骨膜瓣翻向后方，越过腓骨肌腱后与跟骨外侧的软组织缝合，术后将踝关节置于中立位短腿石膏固定 4 周。

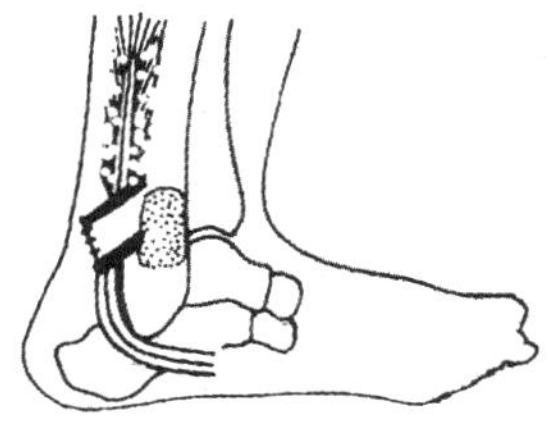

图 36－6－2　Jones 法

2. Jones 法(图 36－6－2)　显露跟腱外侧，切取其外缘长 6～7cm、宽 6～7mm 的跟腱条，保留其跟骨的附着处，于外踝处作前后方钻孔，将腓骨肌腱复位后，再将跟腱条的游离端穿过外踝骨孔后拉紧缝合固定。术后以短腿石膏固定 4～6 周。

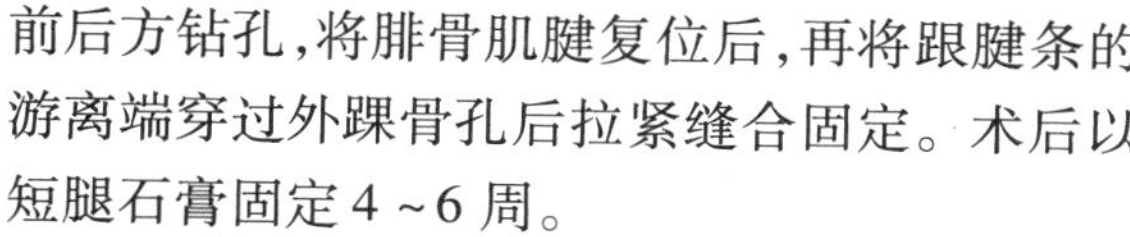

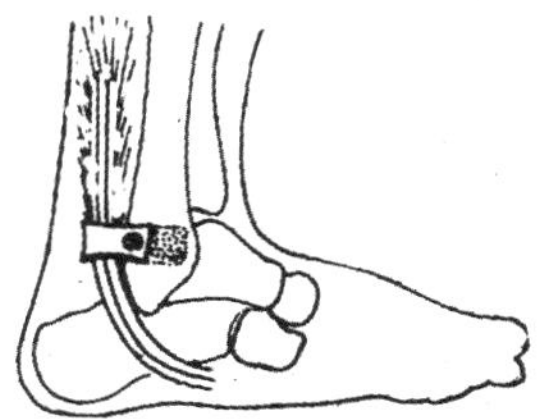

图 36－6－3　Du Vrie 法

3. Du Vrie 法(图 36－6－3)　自外踝切取长 3cm、宽 2cm、厚 0.3cm 之骨片，将其后移 0.5cm 后用螺丝钉固定，构成一骨性阻挡。术后短腿石膏固定 6 周。

第三十七章　足部损伤

第一节　概　　述

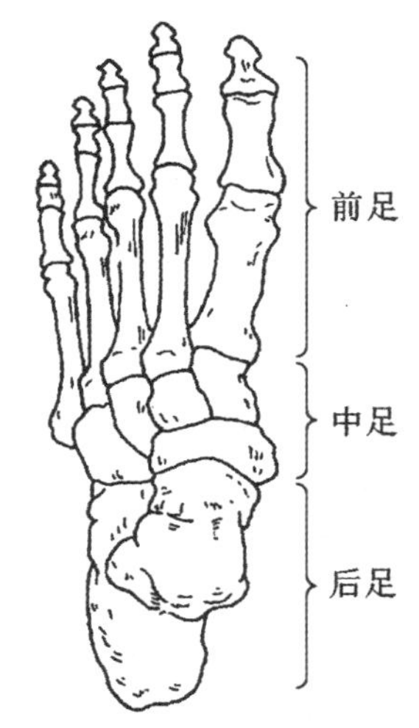

图 37－1－1　足部骨结构功能解剖分区

足部是人体担负体重、站立和行走的重要结构。足部诸骨由坚强的韧带紧密相连，并构成具有弹性的足弓，能缓冲在行走、跳跃和跑步时产生的震荡，起到类似“弹簧”作用，以保持步态的稳定。

【应用解剖】

（一）足部骨的组成

足部由 7 块跗骨、5 块跖骨、14 块趾骨和 2 块子骨组成（图 37－1－1）。跗骨中跟、距两骨特别增大，站立时能负担 50% 的体重。为了缓冲震荡和稳定步态，跗骨之间由韧带紧密相连，形成内、外两个纵弓和一个横弓（图 37－1－2①②）。内纵弓较高，由跟骨、距骨、舟骨和第 1～

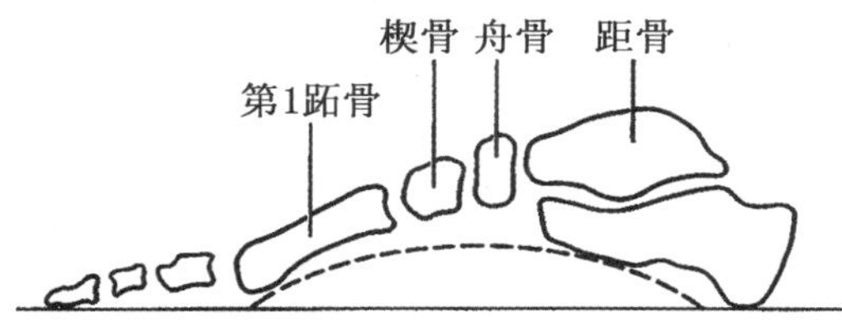

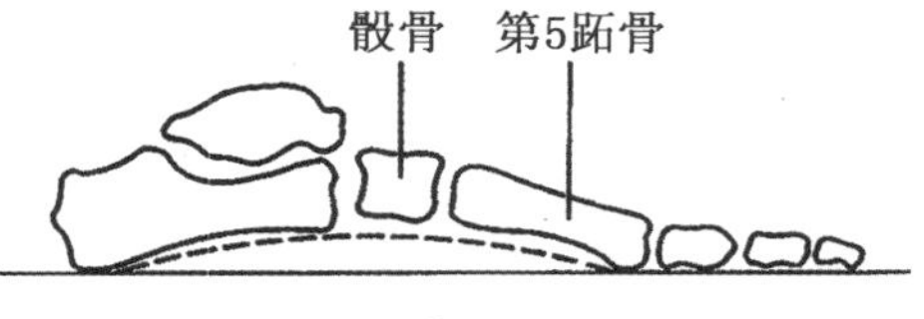

图 37－1－2①②　足弓的结构

第3跖骨组成，有较大弹性作用，也称为弹性足弓。通过跟、距关节，可使足内收、外展，内翻或外翻，以适应在凹凸不平路面行走。外纵弓较低，由跟骨、骰骨和第4、第5跖骨组成，是足部负重的支撑部分，也称支撑足弓。足中、前部的3个楔骨、骰骨和5个跖骨基底部背宽跖窄，组成棋形状的横弓。支持足弓稳定的肌肉有足内在肌、胫前肌、胫后肌和伸、屈趾肌。

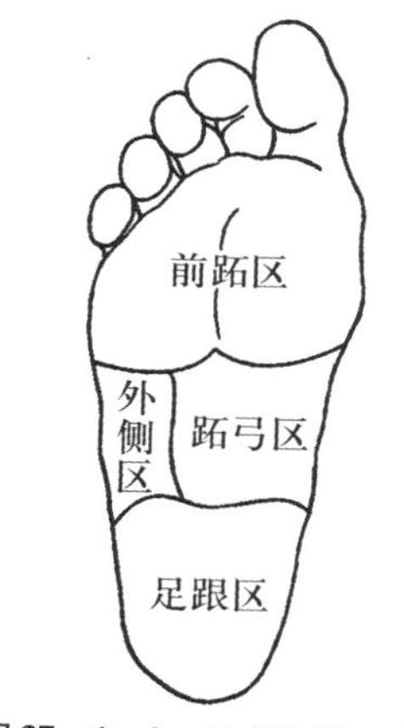

图37－1－3 足底负重区分布

（二）足底三点负重

足站立时足底呈三点负重，其中足跟负重约50%；踇趾和小趾球部合并负重约50%，由于第1跖骨比其他跖骨长，而且头下有2个子骨，因而踇趾球部负重较多（图37－1－3）。

（三）跟、距解剖关系的重要标志

1．跟骨结节关节角　也称Bohler's角（图37－1－4）。由跟骨后关节面最高点分别向跟骨结节和前结节最高点连线所形成的夹角，正常为25°～40°，是足跟距解剖关系的重要标志。发生骨折时，此角可减少、消失或成负角，影响足弓后臂，减弱腓肠肌肌力和弹簧作用。

2．跟骨交叉角　也称Gissane's角。由跟骨外侧沟底向前结节最高点连线与后关节面线的夹角，正常为120°～145°（图37－1－5）。

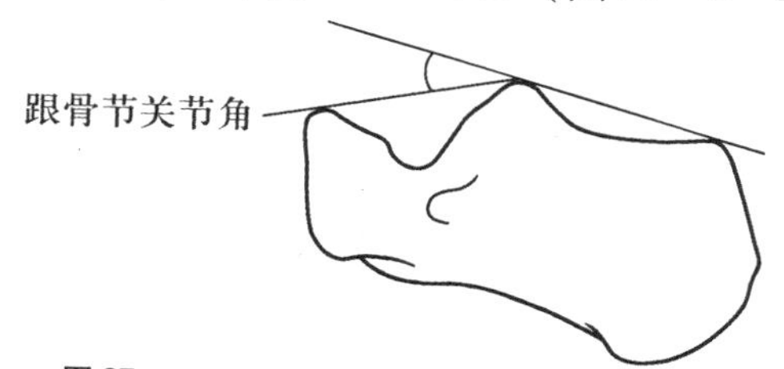

图37－1－4 跟骨结节关节角（Bohler's角）

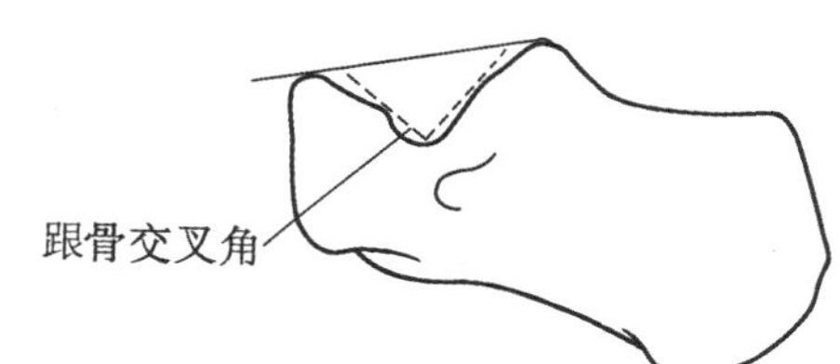

图37－1－5 跟骨交叉角（Gissane's角）

【损伤机制】

最常见由强力跖屈或外部直接暴力打击所致，外力的程度、作用力和打击部位与损伤有关。其中开放性损伤、多发性骨折及骨折合并脱位发生率很高，软组织损伤多较严重，骨折复位难度也较大。早期处理不当，可容易发生伤口感染，并导致骨折畸形愈合、足弓消失及足部僵硬等后遗症。

闭合性损伤骨折可因足背软组织严重损伤，由于足背横韧带和深筋膜的限制，常影响足背静脉回流，产生肿胀，严重时可影响患肢血供循环。持续肿胀可引起组织纤维化、足底僵硬，出现行走足底疼痛。

第二节　跟骨骨折

跟骨骨折约占全身骨折1.5%，在跗骨骨折中最常见，占全部跗骨骨折的60%。发生率以青壮年居多,老年人损伤常与骨质疏松有关。

【应用解剖】

跟骨是足部最大一块跗骨,由一薄层骨皮质包绕的松质骨组成不规则长方形结构。

跟骨形态不规则,有6个面和4个关节面,其上方有前距、中距、后距3个关节面分别与距骨的前跟、中跟和后跟关节面组成距下关节。中与后距下关节间有一向外侧开口较宽的沟,称跗骨窦。

跟骨前方有一突起为跟骨前结节,分歧韧带起于该结节,止于骰骨和舟骨。跟骨前关节面呈鞍状与骰骨相关节。

跟骨外侧皮下组织薄,骨面宽广平坦。前面有一结节为腓骨滑车,其后下方和前上方各有一斜沟分别为腓骨长、短肌腱通过。

跟骨内侧面皮下软组织厚,骨面呈弧形凹陷,中1/3有一扁平突起,为载距突,其骨皮质厚而坚硬。载距突上有三角韧带、跟舟足底韧带(弹簧韧带)等附着。跟骨内侧有血管神经束通过。

跟骨后部宽大,向下移行于跟骨结节,跟腱附着于跟骨结节。其跖侧面有两个突起,分别为内侧突和上侧突,是跖筋膜和足底小肌肉起点。

跟骨骨小梁按所承受压力和张力方向排列为固定的两组,即压力骨小梁和张力骨小梁。两组骨小梁之间形成一骨质疏松的区域,在侧位X线片呈三角形,称为跟骨中央三角。跟骨骨折后常可在跟骨侧位X线片上看到跟骨结节关节角和跟骨交叉角的改变。

【损伤机制】

常见于高处跌下,足跟着地,跟骨被背侧的距骨和跖侧的地面相互挤压,也可因合力扭转暴力作用,发生不同类型的骨折,双侧跟骨骨折或其他部位的骨折。足踝在跖屈位时,腓肠肌处于紧张状态,如受到使足踝部突然背伸的暴力打击,导致腓肠肌急骤收缩,跟腱骤然牵拉跟骨结节,可发生“鸟嘴”形骨折。

【临床分类与治疗】

(一)治疗原则

近10年来,在治疗跟骨骨折的主要进展之一是采用了CT分类骨折,以及在手术方法上的改进。CT分类使我们对关节内骨折的病理变化更加清楚,使用标准入路和术中透视可明显减少手术并发症。各种专用钢板的出现,使内固定更加稳定,患者可早期活动。大量病例已证明跟骨关节内骨折如要获得好的功能,应该解剖复位跟骨关节面及跟骨外形。跟骨骨折复杂多样,在选择治疗方案时,应对以下几点作全面考虑。

1. 年龄　老年患者骨折后关节易僵硬,且骨质疏松,内固定具有一定难度及不稳,一般50岁以上,以保守治疗为宜。

2. 全身情况　如合并较严重糖尿病、周围血管疾病,身体极度虚弱,或合并全身其他部位损伤不宜手术时,应考虑保守治疗。

3. 局部情况　足部严重肿胀、皮肤水泡,不应早期手术,应在1~2周肿胀消退后方可手术。开放损伤时,如软组织损伤较重,可用外固定器固定。

4. 损伤后时间　手术应在伤后3周内完成。如果肿胀、水泡或其他合并损伤而不能及时手术时,则采用保守治疗或外固定器固定。

5. 骨折类型　无移位或移位<2mm 以及疲劳性骨折，可采用保守治疗。Sanders Ⅱ、Ⅲ型骨折应选用切开复位（图 37－2－1①②）。虽然关节面骨折块无明显移位，但跟骨体骨折移位较大，为减少晚期并发症，也应切开复位内固定。关节面严重粉碎骨折，恢复关节面形态已不可能，可选用保守治疗。如有条件，也可在恢复跟骨外形后一期融合距下关节。

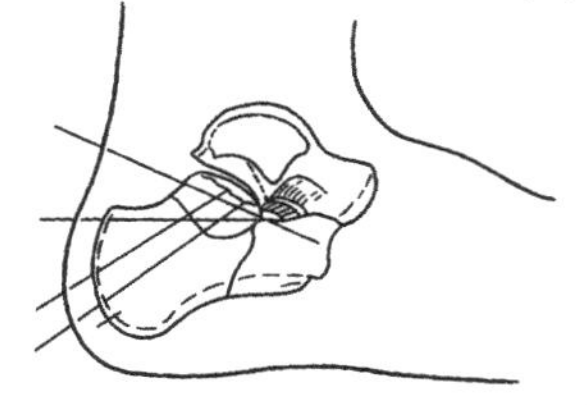

①克氏针交叉固定

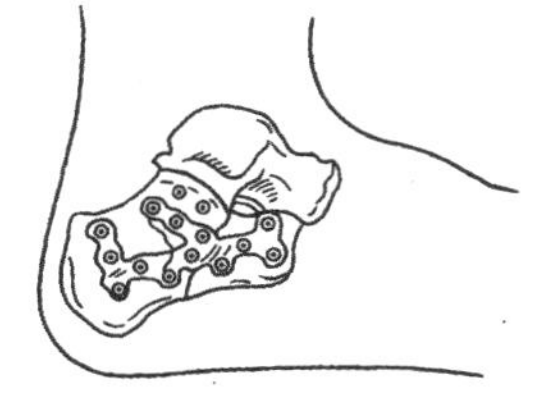

②钢板固定

图 37－2－1①②③　跟骨切开复位内固定

6. 功能恢复　适用于无移位或少量移位骨折，年龄较大、功能要求不高或有全身并发症不适合手术治疗的患者。

（二）不波及跟距关节的跟骨骨折

1. 跟骨结节纵形骨折（图 37－2－2）

（1）损伤机制：多为高处跌下时，足跟外翻位结节底部着地，结节的内侧隆起部受剪切外力作用所致。

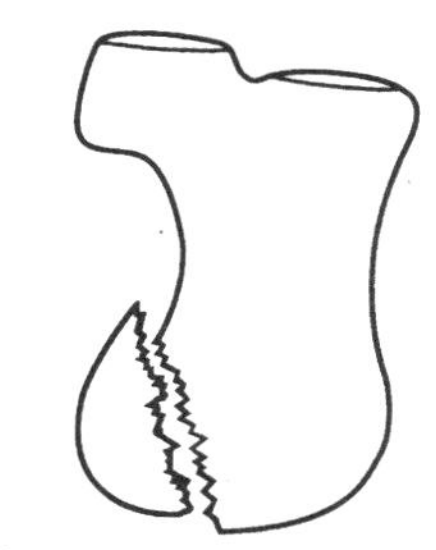

图 37－2－2　跟骨结节纵形骨折

（2）治疗：可作一般制动处理。开放性骨折可作螺丝钉内固定。

2. 跟骨结节骨骺分离

（1）损伤机制：系骨骺未闭合前遭受上述暴力所致。骨折片可有明显的向上移位，如不整复则跟骨底不平，影响步行或出现疼痛症状。

（2）治疗：可在腰麻下，膝关节屈曲位作跟骨结节牵引，助手固定足部，方向为先向后牵拉，骨片分开后，再向下牵拉，使骨折复位。骨片复位后，用长腿石膏固定患足于跖屈，膝略屈位 4 周。必要时可将克氏针封在石膏内，4 周后拔去钢针，改短腿石膏再固定 4 周。

3. 跟骨结节水平（鸟嘴形）骨折（图 37－2－3①②）

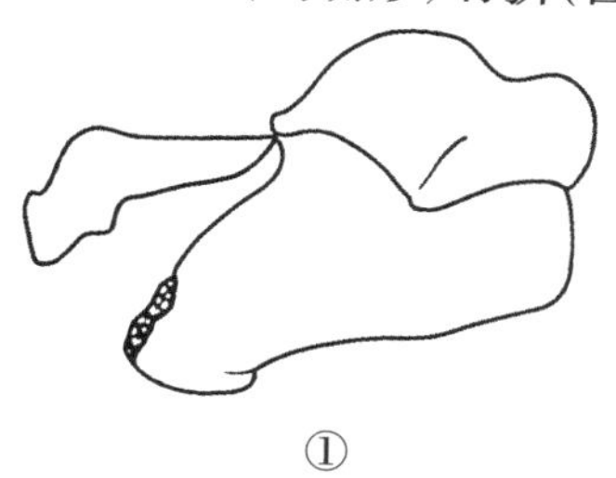

①

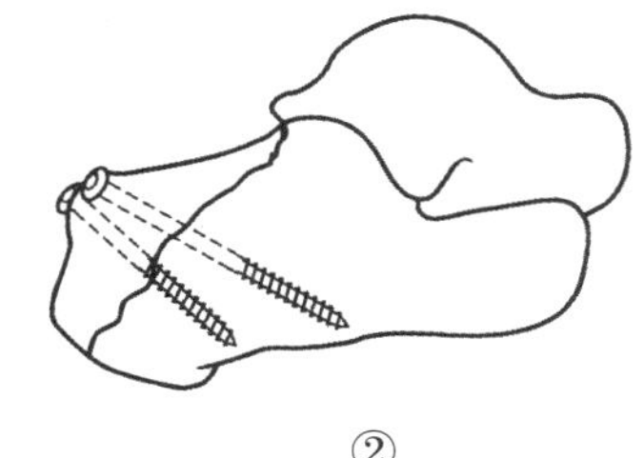

②

图 37－2－3①②　跟骨结节水平（鸟嘴形）骨折及内固定

（1）损伤机制：为跟腱撕脱骨折的一种类型。

（2）治疗：如骨折片超过结节的1/3，且有旋转、严重倾斜或向上牵拉严重者，可手术复位，螺丝钉固定。手术可行跟腱外侧直切口，以免手术瘢痕与鞋摩擦。术后用长腿石膏固定于屈膝 30°跖屈位。

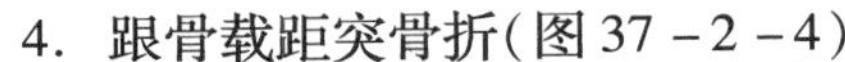
4. 跟骨载距突骨折(图 37-2-4)

(1) 损伤机制:因足内翻位时,载距突受到距骨内下方冲击而引起。

(2) 治疗:一般无明显移位,如有移位可用拇指将其推归原位,用短腿石膏固定 4~6 周。

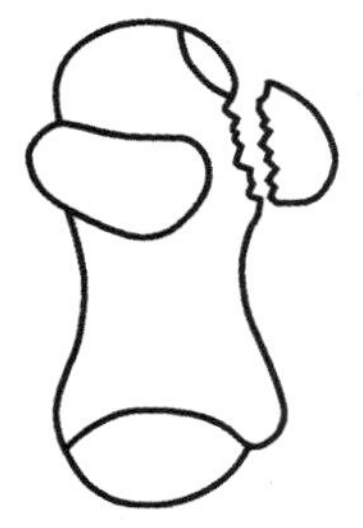

图 37-2-4 跟骨载距突骨折

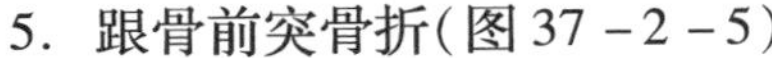
5. 跟骨前突骨折(图 37-2-5)

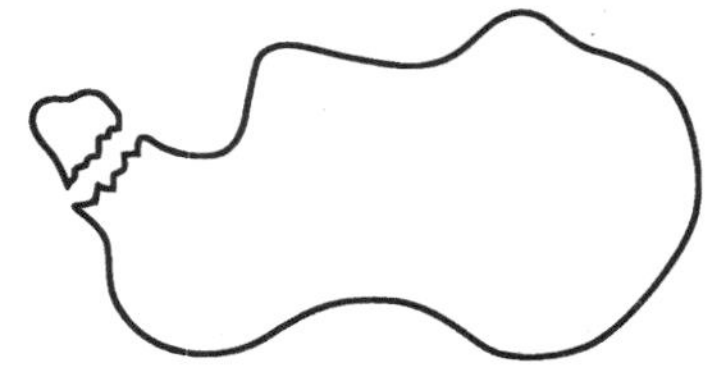

图 37-2-5 跟骨前突骨折

(1) 损伤机制:常因前足强烈内收跖屈所致。其中分叉状的跟舟-跟骰韧带,在跟骨前上突损伤中,可能起到撕脱骨折的作用。故足的跗中关节扭伤后出现位于跟骰区的疼痛应拍 X 线斜位片,以排除跟骨前上突撕脱骨折。

(2) 治疗:此类骨折极少移位,短腿石膏固定 4~8 周即可。

6. 跟骨体骨折(图 37-2-6①②)

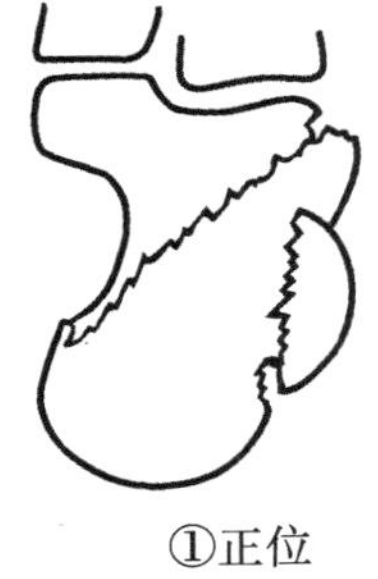

①正位

②侧位

图 37-2-6①② 跟骨体骨折

(1) 损伤机制:常因从高处跌下跟骨着地或足跟受到从下面向上的反冲击力量而引起。骨折线为斜形,X 线正位片可见骨折线由内后斜向前外,但不通过跟距关节面。因跟骨为松质骨,轴线位见跟骨体两侧增宽。侧位像片见跟骨体后一半连同跟骨结节向后上移位,使跟骨腹部向足心凸出成摇椅状。跟骨结节向上移位,减弱了腓肠肌的张力,直接影响跟腱的作用,跟骨结节关节角可以变小、消失或成负角。

(2) 治疗

1) 手法复位:麻醉下,用双手掌鱼际部扣挤跟骨两侧。纠正跟骨体向两侧的增宽移位,同时在跖屈位,用力向下牵拉跟骨结节,以恢复结节关节角。复位后用小腿石膏固定 4~8 周。

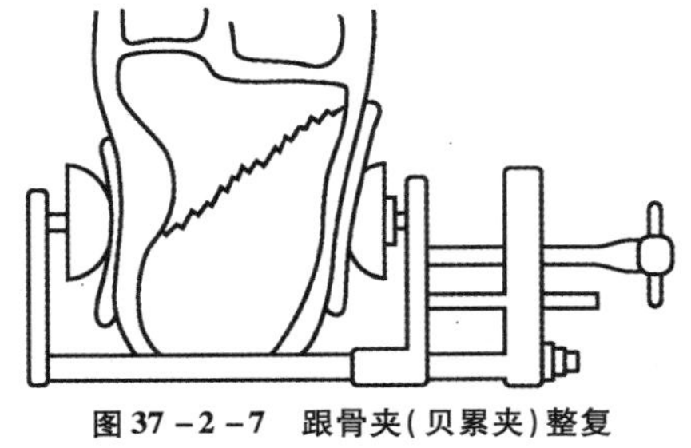

图 37-2-7 跟骨夹(贝累夹)整复

2) 牵引、跟骨夹挤压复位:单纯手法整复不满意时,可行牵引、跟骨夹挤压复位。患肢置 Bohler 复位架上,透视下跟骨结节部横行穿过斯氏针,先沿跟骨纵轴牵引,待骨折线分离后再向下牵引待 Bohler 角恢复后,用跟骨夹(贝累夹)挤压跟骨两侧(图 37-2-7),以恢复跟骨的正常宽度。但不少学者认为,Bohler 架牵引复位虽然 Bohler 角及宽度恢复较好，由于复位暴力较大，术后有遗留跟骨痛可能。

（三）波及跟距关节的跟骨骨折

1. 全部跟距关节塌陷骨折（图 37－2－8①②）

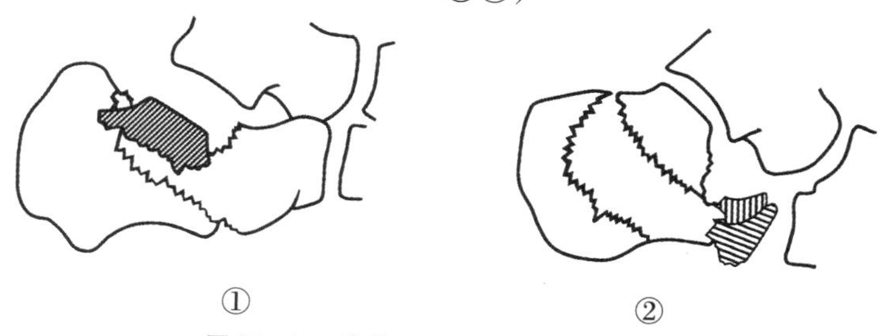

图 37－2－8①②　全部跟距关节塌陷骨折

（1）损伤机制：跟骨体因受挤压后完全粉碎下陷，严重者可累及跟骰关节。

（2）治疗：容易遗留创伤性关节炎。

2. 外侧跟距关节塌陷骨折（图 37－2－9①②）

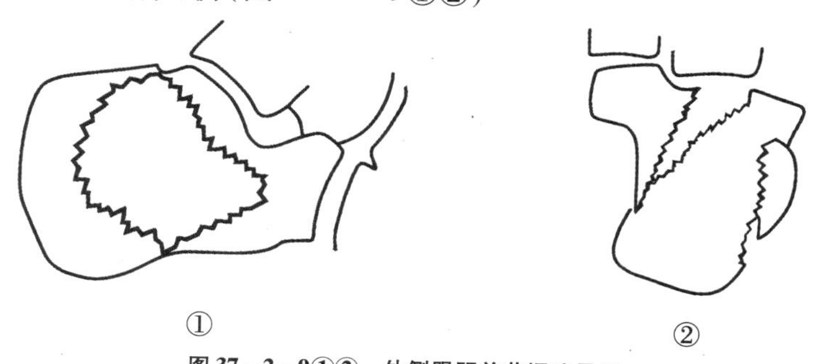

图 37－2－9①②　外侧跟距关节塌陷骨折

（1）损伤机制：多为高处跌下，跟骨着地所致。骨折线自后内侧斜向前外侧，进入距下关节。由于重力压缩，常伴有外侧断端变位，带有大块距下关节面，跟骨中央的骨质也被压缩，易发生严重创伤性关节炎。

（2）治疗：纠正跟骨体两侧增宽，可用跟骨夹（贝累夹）整复。须注意保护两侧加压处皮肤，纠正结节关节角有困难时，可作撬拔复位（图 37－2－10①②③）。

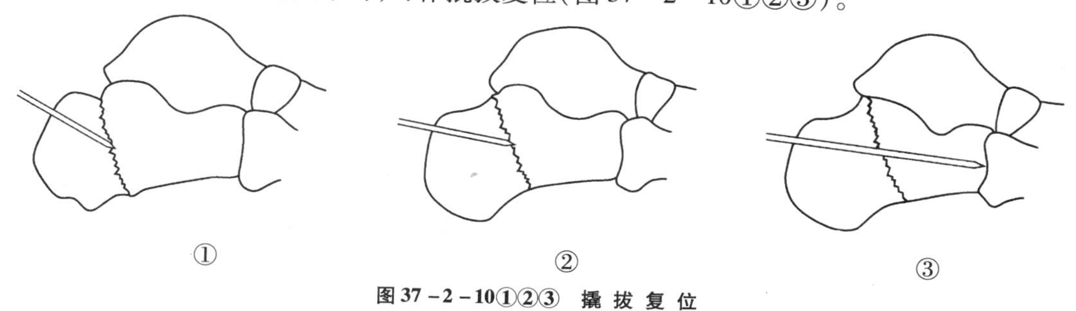

图 37－2－10①②③　撬 拔 复 位

3. 波及距下关节的跟骨压缩粉碎骨折

（1）不作整复的运动疗法：伤足可用弹力绷带包扎或夹板固定（图 37－2－11①②），抬高患肢，鼓励早期功能运动及架拐负重。较多人认为这种固定疗法功能恢复快，效果好，一般在半年内可恢复正常活动。

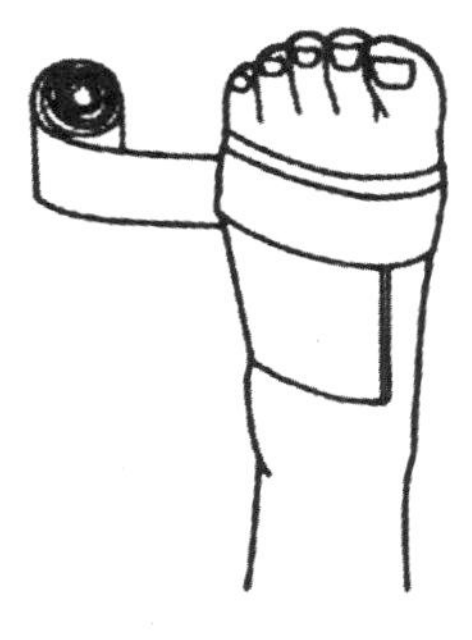

①硬纸板固定

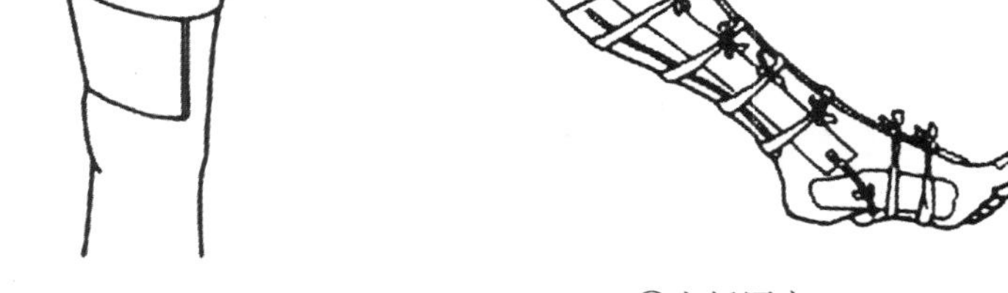

②夹板固定

图 37－2－11①② 硬壳纸及夹板固定

（2）骨牵引：在跟骨结节持续牵引下，早期活动可得到较好的功能恢复。

（3）手术复位：适用于青年人，距下面外侧塌陷骨折。可先矫正距骨结节关节角及跟骨体的宽度，再手术矫正关节面。作跟骨外侧切口，将塌陷的关节面撬起至正常位置后，用松质骨填充空腔保持复位。术后用管型石膏固定 8 周。

（4）早期关节固定术：累及关节的粉碎骨折，必将引起不可恢复的损害，如于伤后 2～3 周内行三关节或跟距关节融合术，疗效较好。

【并发症】

跟骨骨折主要后遗症为畸形愈合及负重痛，因此不少人主张负重时间至少在 8～12 周以后，Lindsay 及 Dewar 认为至少需 18 个月，症状始能稳定，有的患者恢复原工作 4～6 个月后仍有残余症状，有的患者随访 10 年，其症状仍在逐步改善。因此对残留症状的手术治疗，应在自觉症状无改善后，始可考虑。

（一）伤口皮肤坏死、感染

外侧入路“L”形切口时，皮瓣角部边缘有可能发生坏死，所以手术时应仔细操作，避免过度牵拉。一旦出现坏死，应停止活动。如伤口感染，浅部感染可保留内植物，伤口换药有时要皮瓣转移；深部感染，需取出内植物。

（二）距下关节及跟骰关节创伤性关节炎

由于关节面骨折复位不良或关节软骨的损伤，距下关节和跟骰关节退变产生创伤性关节炎，关节出现疼痛及活动障碍。可使用消炎止痛药物、理疗和支具等治疗。如症状不缓解，应做距下关节或三关节融合术。

（三）腓骨肌腱脱位、肌腱炎

骨折后由于跟骨外侧壁突出，缩小了跟骨和腓骨间隙，挤压腓骨长短肌腱引起肌腱脱位或嵌压。手术时切开腱鞘使肌腱直接接触距下关节或螺钉、钢板的摩擦及手术后瘢痕也是引起肌腱炎的原因。腓骨肌腱脱位、嵌压后，如患者有症状，可手术切除突出的跟骨外侧壁，扩大跟骨和腓骨间隙。同时紧缩腓骨肌上支持带，加深外踝后侧沟。

（四）骨刺

足跟骨刺为疼痛的重要原因，骨刺的形成多为骨折畸形愈合或跟部脂肪垫破裂，失去对足跟的保护功能，骨质直接负重引起，骨突部分骨折在任何部位均可形成痛性骨痂，如用鞋垫保护无治疗效果时，亦可手术切除骨刺。

（五）神经卡压

胫后神经之跖内或外侧支以及腓肠神经外侧支，可受骨折部之软组织瘢痕卡压发生症状，必要时应手术松解。

（六）神经炎、神经瘤

手术时可能会损伤腓肠神经造成局部麻木或形成神经瘤后引起疼痛。如疼痛不能缓解，可切除神经瘤后，将神经残端埋入腓骨短肌中。在非手术治疗时，由于跟骨畸形愈合后内侧挤压刺激胫后神经分支引起足跟内侧疼痛，非手术治疗无效时，可手术松解。

（七）跟痛

可由于外伤时损伤跟下脂肪垫或因跟骨结节跖侧骨突出所致，可用足跟垫减轻症状。如无效可手术切除骨突出。

第三节　距骨骨折与脱位

距骨是全身唯一无肌肉起止点的骨骼，只有关节囊、韧带和滑膜相连，因此血运较差，容易发生骨折不愈合及无菌性坏死等并发症。

一、距骨骨折

（一）应用解剖

1. 骨结构　距骨分为头部、颈部及体部；头部与舟骨构成距舟关节，后方为较窄的距骨颈。距骨体位于后方，体积最大，上端以滑车状与胫骨下端构成踝关节，此处为力量传导的应力点，容易引起损伤。距骨表面约3/5为关节软骨，发生骨折时多波及关节软骨面（图37－3－1①②）。

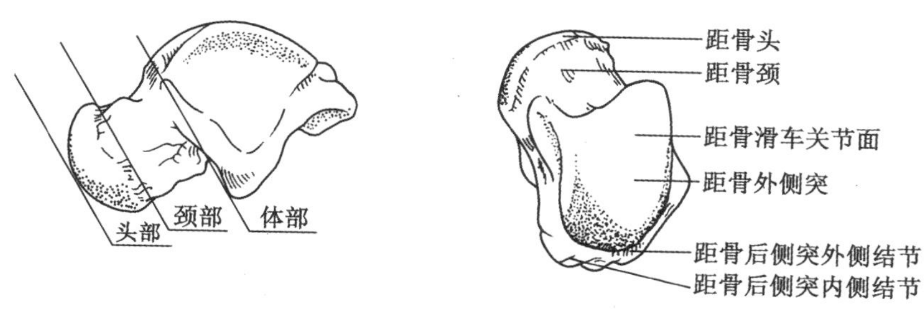

①后面观　②正面观

图37－3－1①②　距骨的解剖结构

2. 血供特点　距骨血供的主要来源是通过跗骨窦内的动脉和从距骨颈背侧进入的足背动脉关节支，从其他骨间韧带供应的血运很少，因此发生颈部骨折时，容易发生缺血性坏死（图37－3－2）。

（二）损伤机制

常因高处坠落时的压缩或挤压暴力所致，尤其在足背伸位容易引起。此时常见的骨折部位为距骨颈部,其次距骨体。足位于中间位多导致距骨体骨折;足强力跖屈时多发生距骨后突骨折(图 37 -3 -3)。

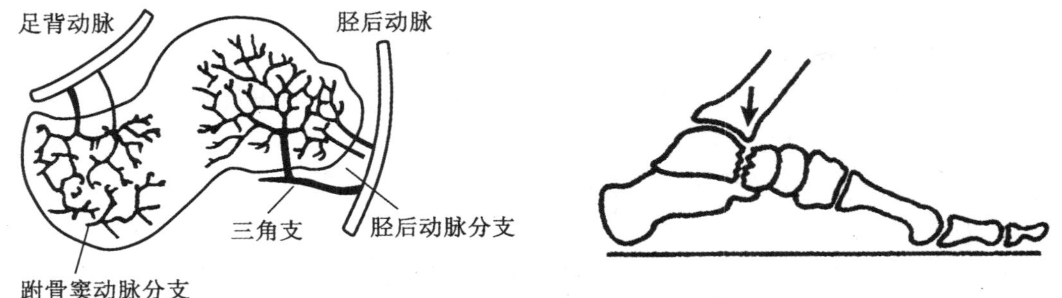

图 37 -3 -2 距骨血供特点

图 37 -3 -3 距骨骨折损伤机制

(三) 类型

根据骨折部位,可分为 5 型(图 37 -3 -4①②③④)。

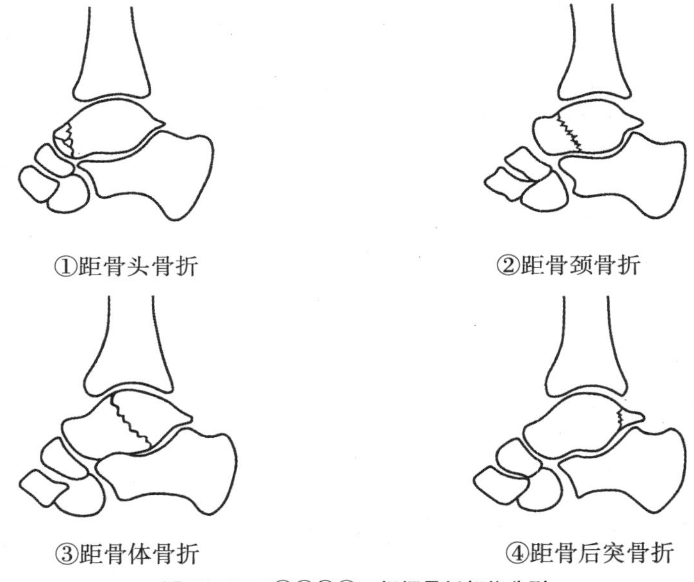

图 37 -3 -4①②③④ 根据骨折部位分型

1. 距骨头骨折 多呈粉碎性。

2. 距骨颈骨折 可分为单纯距骨颈骨折和伴距骨体后脱位的距骨颈骨折。此型缺血性坏死发生率为 21% ~58% 。

3. 距骨体骨折 又可分为有移位、无移位和粉碎性 3 种类型。

4. 距骨后突骨折 需与三角骨块鉴别。

5. 距骨软骨骨折 多由扭曲或撞击暴力所致。

(四) 临床表现与诊断

有外伤史。伤后踝关节肿胀、疼痛及负重后活动受限,压痛点多局限于踝关节下方,一般与骨折类型产生的骨折线一致。距骨后突骨折可不影响负重。结合 X 线检查可确诊,三维 CT 重建有助诊断。

（五）治疗

1．距骨头骨折　微小骨块可切除。骨折占距骨头关节面的5%～10%，移位不明显，可用不负重小腿石膏固定6周。移位骨折块大于距骨头关节面50%时，可导致距舟关节不稳定，需内固定，无法固定应考虑距舟关节融合。

2．距骨颈骨折

（1）无移位骨折：采用小腿功能位石膏固定10～12周，4～6周内禁止负重，去除固定后功能锻炼。

（2）轻度移位骨折：可用手法复位，必须完全纠正骨折体侧段与跟骨发生的半脱位。

3．距骨颈骨折伴距骨体后脱位

（1）手法复与固定位：助手以较大力量牵引，必要时借助跟骨牵引，使足背伸及外翻，增宽胫、距关节间隙及松解跟骨载距突与距骨之间的交锁，有利于脱位距骨体的复位。术者同时强力用拇指将距骨向前推移，有复位感觉时，逐渐足跖屈。用小腿石膏固定踝关节及足部跖屈、轻度外翻位6～8周，再更换石膏于功能位直至骨性愈合，功能位石膏固定时不能使足骤然背伸，以免引起再移位。

（2）手术治疗：手法复位失败或位置不稳定，应行手术复位螺丝钉固定（图37－3－5①②③④）。

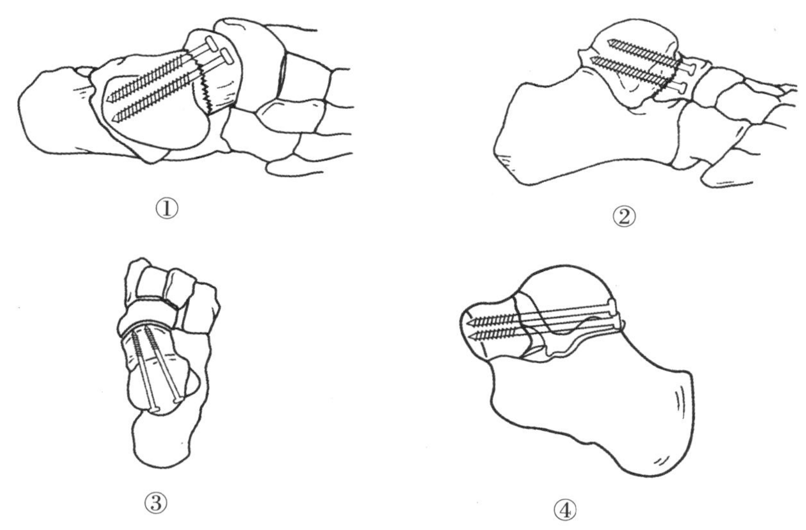

图37－3－5①②③④　距骨颈骨折内固定

4．距骨体骨折

（1）无移位骨折：作小腿石膏固定至骨性愈合。

（2）距骨体轻度压缩性骨折

1）牵引复位：持续牵引3～5分钟，然后用小腿石膏功能位固定。也可以作跟骨牵引复位。

2）手法复位：持续牵引下，足跖屈不超过120°，稍内翻再向后推进使骨折复位。术后小腿石膏维持跖屈位固定2～3周，更换为小腿功能位石膏固定6～8周。

（3）有移位骨折：手术复位螺丝钉内固定（图37－3－6）。骨折获得复位和愈合后，仍可能遗留运动性疼痛，故在粉碎性骨折，踝关节及距关节面均破坏，或有进行性缺血性坏死征象时，可抬高患肢3~4周，肿胀消退后，早期行距骨体切除，胫距关节融合术。

5. 距骨后突骨折

(1) 轻度移位骨折：用小腿石膏固定踝关节于90°背伸位4~6周。

(2) 有移位骨折：须作手术复位、螺丝钉固定(图37-3-7)。

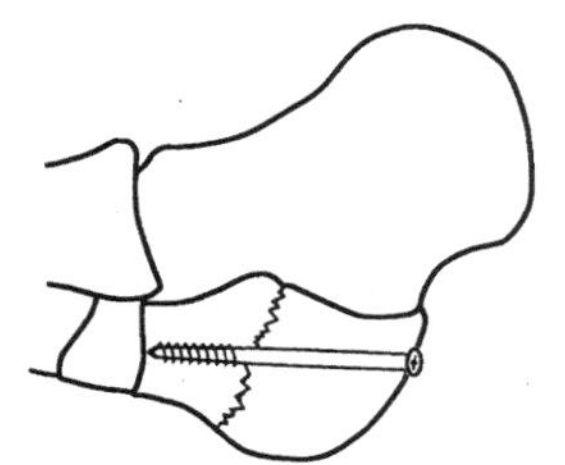

图37-3-6 距骨体骨折螺丝钉内固定

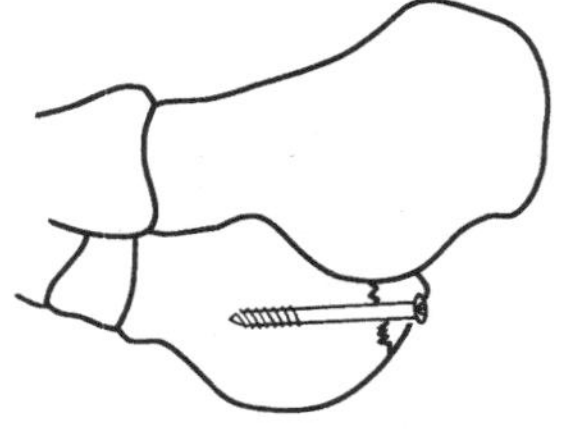

图37-3-7 距骨后突骨折螺丝钉固定

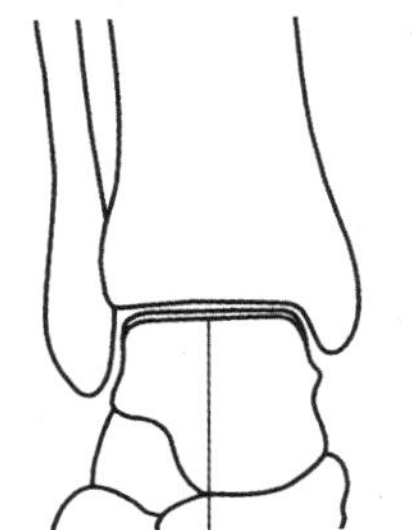

图37-3-8 Hawkins征软骨面下的X线透亮区

6. 距骨颈骨折不愈合及距骨体缺血性坏死

(1) 距骨颈骨折不愈合：如骨折未损及胫、距关节，可行三关节融合术。术后小腿管型石膏固定3个月，不应采用植骨手术。

(2) 距骨体缺血性坏死：距骨骨折6~8周后，可在X线片上出现距骨体软骨面下的X线透亮区，说明距骨仍有部分血供存在，较少发生距骨体缺血性坏死。距骨骨折12周后未出现这种X线征，约75%有缺血性坏死可能(图37-3-8)。

在治疗过程发现有距骨体缺血性坏死趋向，应继续固定直至替代化骨过程完成。去除石膏固定后，用小腿支具保护3~4个月。如由于距骨体不愈合或缺血性坏死，导致严重的踝关节及距下关节创伤性关节炎，如无条件作三关节融合术，可直接行胫-跟关节融合术，术后小腿管型石膏固定3个月。Blair融合术是胫-距-跟融合术的一种(图37-3-9①②)，优点是能基本保留足部外形，肢体无明显缩短，并保留足部分屈伸和内、外翻功能。限制是不愈合并发症发生率较高。通过用松质骨螺钉从胫骨向距骨头颈部作固定，可减少发生假关节。

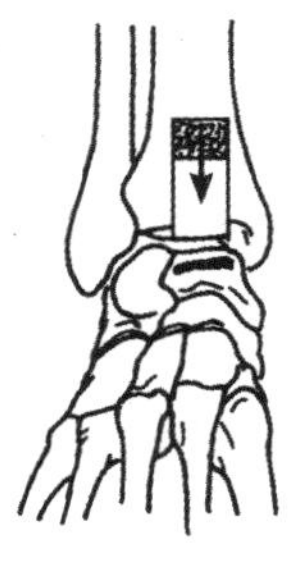

①正面

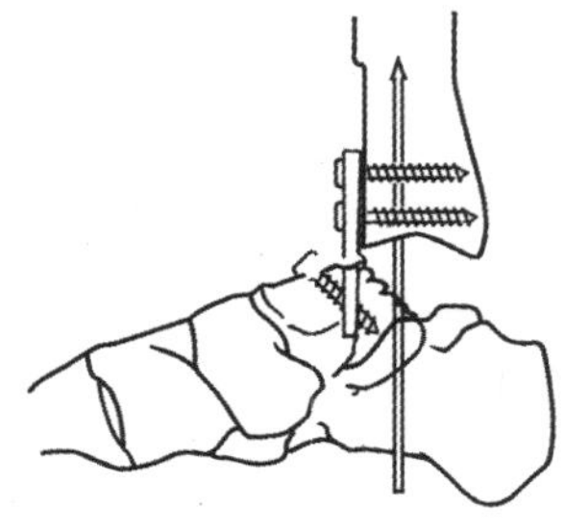

②侧位

图37-3-9①② Blair融合术

（3）有感染史的陈旧性距骨粉碎性骨折：应行距骨全切除。单纯切除距骨后会引起足踝部疼痛，需同时行胫－跟关节融合术（图37－3－10）。

二、距骨脱位

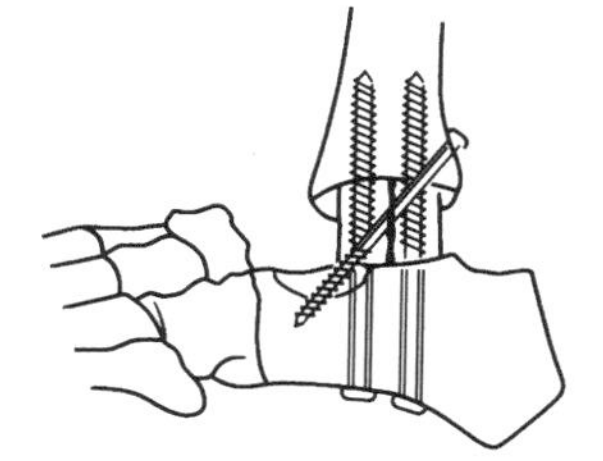

图37－3－10　胫－跟关节融合术

距骨脱位比距骨骨折多见，由于容易导致缺血性坏死，是目前治疗上的一个难题。

（一）损伤机制与类型

多由足部跖屈位，强力内翻所致。

1. 距骨下脱位　也称距、跟、舟状骨脱位。多见于足部在跖屈位受伤时，距骨下关节的骨间韧带撕裂，跗骨向内脱位，而距骨仍保留在踝穴内，胫距关节关系保持正常（图37－3－11①②）。

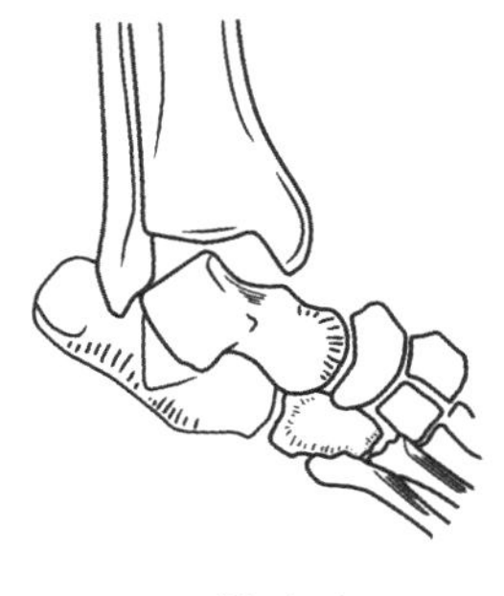

①正面

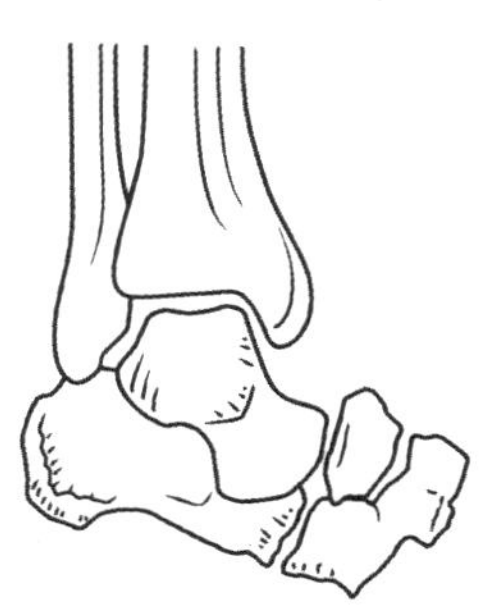

②侧位

图37－3－11①②　距骨下脱位

2. 距骨全脱位　多见在足部强度内旋、内收位，距骨内侧承受强大的压应力而挤向外侧，导致距下关节的骨间韧带撕裂，距骨与跗骨分离并向内侧移位。如压力继续增大，距骨可脱出踝穴，移位至踝关节前外方以下，严重可压迫皮肤致皮肤坏死或直接穿破皮肤（图37－3－12①②）。

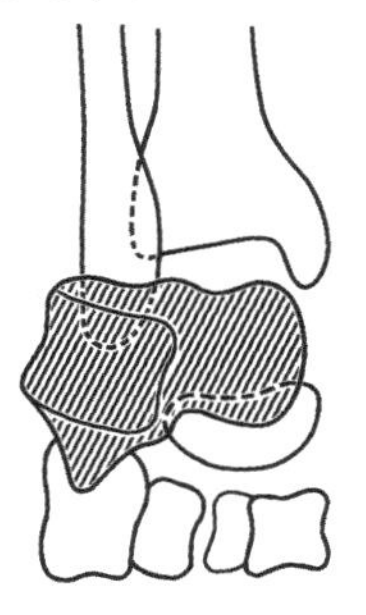

①正面

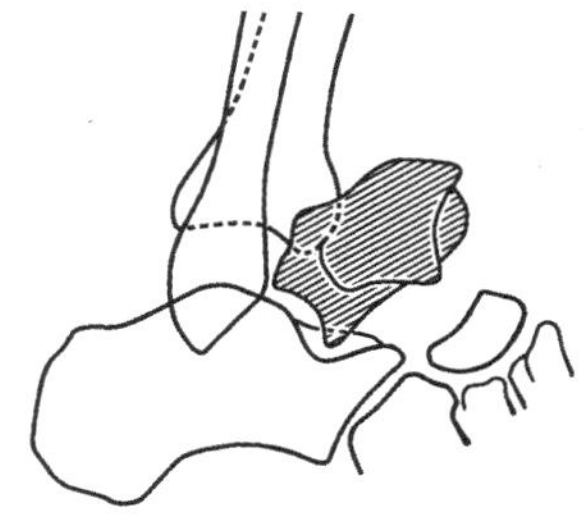

②侧位

图37－3－12①②　距骨全脱位

（二）临床表现

伤后有明显足内翻畸形，有时因软组织肿胀严重而掩盖畸形，少数可合并神经、血管损伤，应注意检查足部感觉和血运情况。

1. 距下关节脱位　由于距骨仍在踝穴内，保留了踝关节前关节囊进入距骨体的血管和踝内侧下方的血管,较少发生距骨缺血性坏死。但在外侧脱位、合并关节内骨折或开放损伤时,治疗效果较差。

2. 距骨全脱位　距骨全脱位是一种严重损伤,多数为开放性损伤,容易合并感染,预后较差。

(三) 诊断

有明显外伤史。全足X线正侧和斜位,必要时可作CT三维重建,可明确诊断。CT检查可早期诊断,其优点是敏感性高,限制是特异性较差。MRI检查在骨折3周后即可较准确显示距骨坏死征象,但对预后判断意义不大,但MRI检查阴性可排除诊断,而MRI阳性不能作为距骨坏死转归的依据。

(四) 治疗

1. 胫-距关节脱位　多并发于踝部骨折或踝部韧带撕裂伤。在整复骨折时,胫距关节脱位常可一并整复,但当胫后肌腱、血管、神经或腓骨长、短肌腱移位,或发生交锁,手法不能复位时,应手术切开整复。

2. 距骨下脱位(距-跟-舟状骨脱位)　距骨下脱位时,距骨由于其他跗骨的支持而呈下垂畸形。整复由助手把持小腿,术者一手握住足跟,一手握前足,先将足向距侧强度屈曲牵引,然后将足外翻、外展即可整复。整复后用管型石膏将患足固定于背伸90°中立位。如脱位时距骨头的内侧或舟状骨的外侧为撞击面的,整复后固定不稳定时,可将固定置于外翻位。

3. 距骨全脱位　距骨全脱位发生于足部最大内翻位,距骨可从其垂直轴心上旋转90°,以至距骨头指向内侧,并可沿长轴再旋转90°,使其下关节指向后侧,因此距骨体处于外踝之前。距骨颈在内侧时,与跟骨相接触的关节面指向后侧,与胫骨相接触的关节面位于皮下,手法复位有一定难度,须在牵引下,膝部屈曲位,助手行对抗牵引。另一助手一手握足跟,一手握前足,跖屈位牵引,增大胫跟间隙,在将足强力内翻的同时,术者用两拇指向内,后推挤距骨后部,同时沿其纵轴推挤,矫正旋转移位。如有困难可用跟骨牵引以增宽胫、跟间隙进行整复,复位后用下肢石膏固定。

4. 陈旧性距骨全脱位　可行距骨切除、踝关节融合术。距骨脱位后,严重损伤了距骨血运,为了血管再生和防止缺血坏死,石膏固定时间一般不应少于3个月。

对手法复位失败或开放性损伤,应及时手术复位,以免发生皮肤坏死。一般采用踝部前外侧横切口,术中须注意保护附着于距骨上的软组织,以预防发生坏死。术后石膏固定时间与手法整复后相同。

(五) 并发症

1. 距骨缺血性坏死　距骨缺血性坏死是常见的并发症,其发生率与脱位程度有关。对于距骨发生缺血性坏死是否为足功能障碍的原因,目前看法尚不一致。

(1) 早期:如怀疑有距骨缺血性坏死,以保守治疗为主,应延长固定时间,避免负重,防止距骨塌陷,配合活血药物治疗。有报道采用距骨钻孔术,认为可导入血供途径,改善血循环,但至今仍缺乏证据表明这种手术可以改善距骨血运。

(2) 后期:距骨修复重建需要2~4年,接受如此长时间固定,可采用负荷石膏或支具。晚期发生明显距骨体缺血坏死塌陷,需行手术治疗。可采用Blaiy手术或植入人工距骨。

2. 创伤性关节炎 较为常见,与复位不佳有关。

(1) 早期:踝关节不负重或尽量减轻负重,可采用护踝支具制动或弹力绷带保护。

(2) 后期:保守治疗无效,症状明显,可根据发生缺血性坏死部位,采用跟 - 距关节、三关节(Blair)或四关节融合术。

3. 距骨骨折不愈合 多发生于距骨体骨折后,此时如胫 - 距关节位置正常,可行跟 - 胫关节或三关节融合术。对伴有胫 - 距关节明显损伤病变,应行四关节融合术。

第四节 足舟状骨骨折与脱位

【损伤机制】

常在踝极度背伸时致伤。在此种位置时踝关节的极度背伸使距骨牢固地固定在踝穴内,前足再继续背伸则使距 - 舟 - 楔关节跖侧之关节囊及韧带张力加大,继而发生断裂。因此可使距舟及舟楔两关节在跖侧裂开。在背侧则是距骨头和楔骨同时对舟骨施以同侧挤压。因为踝关节的背伸总是合并有足内翻,故距 - 舟关节在外侧同时对舟骨施以向内的挤压应力,最终使舟状骨脱向跖内侧。

【诊断】

有足部严重外伤病史,特别是在跖极度背伸位受伤。临床检查在足内偏跖侧有骨性突起,且有一定的活动度。足部正侧位 X 线片,尤以侧位片显示最为清楚。尚须注意排除足踝部的其他合并损伤。

【治疗】

足舟骨脱位或骨折脱位多为闭合性损伤,在诊断明确后,应在充分麻醉后试行闭合复位,牵引及外翻前足可以加大距舟楔关节间隙,有利于脱位舟骨回复。如脱位的舟状骨无明显旋转,闭合复位可获成功,但即使复位成功,维持其稳定性的难度较大。因舟状骨已无软组织附着,当其受到距骨和楔骨的挤压时极易再脱位。多数病例须开放复位,取足内侧切口,可见舟状骨多数已呈游离状态,复位后须用内固定才能维持其稳定,术后制动 8 ~ 10 周开始练习活动及逐渐负重。

【预后】

足舟状骨处于纵弓最高点,是构成足纵弓的关键部位,当舟状骨脱位后,足纵弓的内缘发生破裂,将舟状骨复位后,其和邻近诸骨的连接只能以瘢痕形式来修复,而过早负重导致舟状骨与其相邻骨连结松弛,在行走时会引起距舟楔关节的异常活动,这可能是晚期遗留晚期症状的一个原因。因此,复位后晚负重是必要的,以利其在原位牢固愈合而使其能发挥出关键结构的作用。此外,舟状骨脱位后是否发生缺血坏死,根据资料,分别在伤后 19 年、6 年及 2 年照片检查,并未发现有异常,说明舟状骨复位后是可以重新建立血循环的,像其他足部严重损伤一样,舟状骨脱位复位后,康复时间较长,恢复正常至少须 1 年。

第五节 骰骨骨折与脱位

【损伤机制】

骰骨脱位常由直接外力或间接外力引起，在外力作用下足部的外侧部分保留相对较为稳定。在足趾固定时，身体应力可经跟骨传导到骰骨，两端挤压骰骨发生压缩骨折。严重外伤可产生中跗关节脱位，引起不稳定。

【类型】

1. **撕脱骨折** 较常见。

2. **压缩骨折** 骨折程度较严重。

3. **单纯脱位** 骰骨通常向背内侧脱出。足部斜位X线摄片可很好地显示骰骨脱位形态。

【诊断】

X线片可诊断，足部斜位能显示骰骨脱位形态。

【治疗】

1. **无移位撕脱骨折及轻度压缩骨折** 可用小腿石膏固定4～6周。

2. **严重压缩骨折** 可引起外侧柱短缩、塌陷，中附关节不稳定。须手术恢复骰骨外形，采取从骰骨中间撑开后植骨，用外固定器或钢板固定。

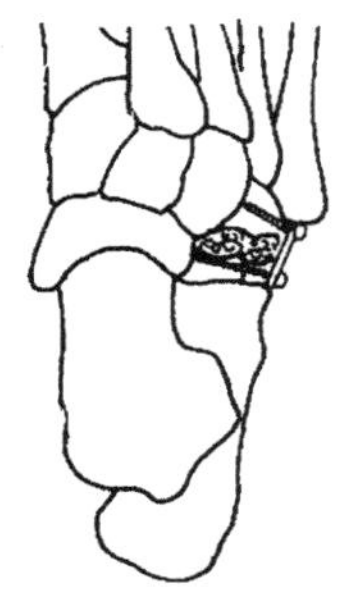

图37－5－1 骰骨植骨钢板固定

3. **骨折粉碎严重** 需行关节融合术。

4. **完全脱位** 应尽早复位，以解除对皮肤的压迫。手法复位时可在牵引足趾同时，足旋后、内收，并用手指从足的背内侧推挤骰骨。如复整失败应切开复位，并用克氏针或微型钢板固定。术后用石膏托固定6周，拔除克氏针后练习活动（图37－5－1）。

第六节 楔状骨骨折与脱位

楔状骨骨折较少见，多数由直接外力引起，由于骨间韧带坚强，骨折后常无移位；间接外力致韧带牵拉也可产生撕脱骨折。如骨折移位，应注意是否为Lisfanc损伤，无移位骨折及撕脱骨折用小腿石膏固定4～6周；如移位明显，应切开复位内固定，术后石膏固定6～8周。

楔状骨脱位常为Lisfanc损伤的一部分，偶尔也可见到单纯楔状骨脱位。由于其拱形结构,足跖侧又有丰富的软组织稳定,内侧楔状骨脱位需要较大暴力作用,直接暴力常使其脱向内侧,而当跖跗关节跖屈、前足外翻时,由于舟状骨挤压,可使内侧楔状骨脱向外侧(图 37-6-1①②)。治疗应尽早复位以解除对皮肤的压迫,可行切开复位克氏针或螺钉内固定。

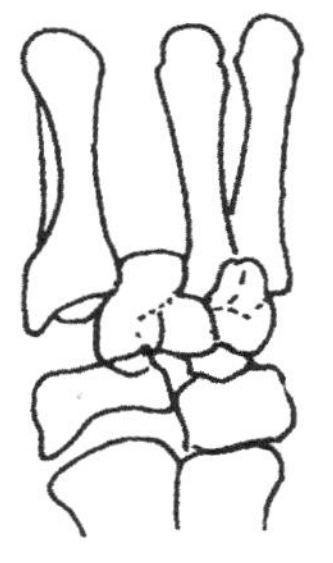

①向内脱位

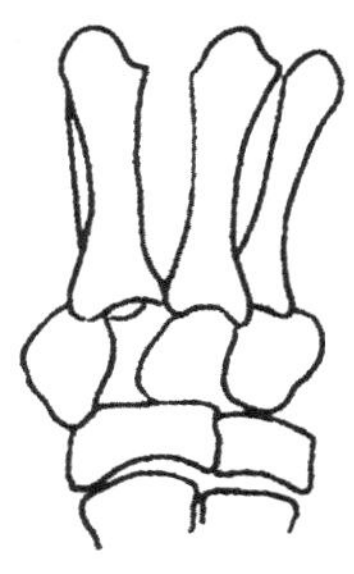

②向外脱位

图 37-6-1①② 楔状骨脱位

第七节 跖 骨 骨 折

足有内侧纵弓、外侧纵弓、前足横弓三个主要足弓,其间由韧带连结,受小腿肌及内在肌驱动而完成负重,行走、跑、跳及吸收震荡三大功能。跖骨参与三个足弓的组成,其发生骨折对足弓的完整及功能有很大影响。

【损伤机制】

跖骨骨折在足部损伤中常见,发生原因有重物压、砸伤,肌肉牵拉,严重扭伤及过度疲劳损伤等。

(一) 直接暴力

重物直接砸压足背,可以造成跖骨任何部位骨折或多发性骨折。

(二) 间接暴力

多为足趾固定、足部扭转外力造成,以跖骨干螺旋形骨折或第 5 跖骨基底撕脱骨折多见,此外,第 2、第 3 跖骨头、颈部及第 5 跖骨近端容易发生应力性骨折。

【类型】

根据骨折损伤部位,可分为 5 种类型。

(1) 跖骨干骨折。

(2) 跖骨颈骨折。

(3) 第 5 跖骨基底撕脱骨折和 Jones 骨折。

(4) 跖骨颈疲劳骨折。

(5) FreIberg 不全骨折。

【治疗】

(一) 保守治疗

1. 手法复位 麻醉下一助手牵引小腿,术者一手四指置于足背,拇指置足心,另手握住足趾,也可用绷带套住足趾帮助牵引,持续牵引2~3分钟。开始时足趾向足背牵引,与跖骨纵轴成角度,待远近骨折断端间牵开,断端接触后再翻转跖屈。同时置足心拇指推挤远侧断端向背侧对位;置足心、足背的手固定断端,牵引下另手轻轻摆动,矫正残余移位。如严重肿胀,在维持牵引下敷消肿膏,顺跖骨间隙放置分骨垫,足背放毡垫及绷带固定,复位后穿木板鞋或石膏靴固定。

2. **钢针撬拨复位** 牵引方式同上,电视X光透视下,于骨折断端处插入克氏针,进行撬拨整复骨折,然后用石膏固定骨折。

(二)手术治疗

对手法整复及撬拨复位失败的可行切开复位。跖骨骨折足部肿胀严重,影响血液循环,单纯抬高患肢不能缓解症状,必要时进行足背韧带及深筋膜切开减压,切开后可将皮肤缝合,减少感染机会。

如骨折位于跖骨干中段,可用微型接骨板、螺丝钉固定;近跖骨头部骨折,用克氏针髓腔内固定,克氏针末端留在皮外,3~4周后拔除,注意克氏针进入关节面时宜在保持骨折复位的情况下近似斜行方向进入,尽量避开关节面。同时有多根跖骨干骨折,可作第1、第5跖骨内固定,其他行手法整复则可,术后足部用小腿石膏固定。

1. **跖骨干及基底部无移位骨折** 因相邻跖骨及筋膜的支持,发生再移位的可能性不大。可对症治疗,外敷消肿膏药并包扎固定,3~4周后开始行走,疼痛较重者可用行走石膏固定。有移位骨折须行手法复位,可在X线透视下行钢针撬拨复位,获得满意的复位效果。对不稳定骨折,可手术复位内固定;对多发性跖骨干骨折,外侧4个跖骨多向外侧移位且不移定,须行切开复位内固定,克氏针固定第2跖骨骨折即可。

2. **跖骨颈骨折** 常见于多发性骨折,对无移位骨折以小腿管形石膏固定,须注意在足底塑出弓形,4周后开始行走。有移位的跖骨颈骨折,手法复位后难以维持稳定性,仍以开放复位,克氏针髓腔内固定为佳。对跖骨颈骨折畸形愈合造成跖骨头向足底突出者,可以行跖骨头切除或截骨矫形。

3. **第5跖骨基底撕脱骨折和Jone骨折**

(1)第5跖骨基底撕脱骨折:为足突然内翻,腓骨短肌猛力收缩致使其附丽部撕脱,压痛部位明显局限于骨折处,诊断较易。X线片上骨折线与跖骨轴线成直角,多数波及关节,小的骨折块只是影响跖骰关节,大的骨折块则影响第4~第5跖骨间关节,前一种情况骨折块可发生分离。须注意的是不要把第5跖骨基部的籽骨及儿童骨骺当成骨折。治疗上用可宽胶布将足固定外翻位或行走石膏固定3周。

(2)Jones骨折:Jones骨折位于第5跖骨基底,第4~第5跖骨间关节远侧,此类骨折不属内翻损伤,多为运动员在大运动量训练时容易发生,类似于应力骨折。可用AO松质骨螺丝钉固定,并在骨折处植骨处理。

4. **跖骨颈疲劳骨折** 好发于第2跖骨的颈部。原因是足肌过度疲劳,足弓塌陷,平常负重较少的第2跖骨负重增加,超过骨皮质及骨小梁的负荷能力而发生骨折,骨膜同时产生新骨,骨折断端不致完全分离。临床表现最初为前足痛,劳累后加重,休息后减轻,在2~3周后可摸到骨折处隆起。X线检查初期可为阴性,3周后可见骨折线及骨痂。治疗以休息、避免负重为主,鞋底前部适当垫高,使足重点后移。

5. Freiberg 不全骨折

（1）病因：多见于第 2 跖骨头，又称第 2 跖骨头不全骨折，常继发于外伤。因第 2 足趾最长，其活动度又最小，负重时跖骨头的过度压力引起反复的微骨折，软骨下骨的血供应丧失，松质骨塌陷、软骨开裂。后期继发滑膜炎，病程拖延，加重后活动受限制，跖趾关节的伸直功能消失，导致跖骨干承受异常应力，骨干增宽，皮质骨增厚，跖骨头发生碎裂。

（2）症状：表现为负重时跖趾关节疼痛，局部压痛和运动受限，如有滑膜炎，局部出现肿胀。治疗首先可用保守疗法治疗，如改变活动方式，用支具保护，若无效可用短腿行走石膏保持足趾于伸直位，也可用拐杖使病员完全休息。

（3）保守治疗无效的手术方法

1）跖骨头切除。

2）抬高跖骨头的塌陷碎片和缺陷内植骨。

3）近侧趾骨基底切除和第 2、第 3 趾合并。

4）跖骨头的背侧合拢楔形截骨术。

5）常用跖骨头再塑形或关节清创术。

术后可用跖垫 3 ~ 6 个月。

（三）中药治疗

按骨折三期辨证用药，疲劳骨折则加强补肝肾、壮筋骨药物。解除固定后，加强药物熏洗，如宽筋散等。

第八节　跖趾关节脱位

跖趾关节脱位，是指跖骨头与近节趾骨构成的关节发生分离。临床上常见以第 1 跖趾关节向背侧脱位。近节趾骨与远节趾间关节发生分离者，称趾关节间关节脱位，好发于第 1 趾与第 5 趾。

【应用解剖】

跖趾关节由跖骨小头和第 1 节趾骨近节构成。其结构及功能与掌指关节相似，可做屈、伸、收、展活动，但活动范围较掌指关节小，其中背伸又比跖屈小，以第 1 趾最为显著。当全足着地时，跖骨参与形成纵弓，跖趾关节处于伸展状态，跖趾关节囊薄弱，囊的两侧有侧副韧带加强，在 5 个跖骨小头之间，有足底深横韧带相连。趾间关节为滑车关节，可屈伸活动。

【损伤机制】

跖趾关节与趾间关节脱位，多因急迫奔走，足趾踢碰硬物或受到砸压而引起。其他使足趾过伸的暴力，如由高处坠下、跳高、跳远时足趾先着地也时有发生。由于第 1 跖骨较长，前足踢碰时常先着力，外力直接砸压亦易损及，故第 1 跖趾关节脱位较常见。脱位的机制多因外力迫使跖趾关节过伸，近节趾骨基底脱向跖骨头的背侧所致。趾间脱位的方向也多见远节趾骨向背侧移位，如侧副韧带撕断，则可向侧方移位。

【临床表现】

1. 跖趾关节脱位 有暴力损伤史。跖趾关节局部肿胀、疼痛，活动功能丧失。趾背伸，末节屈曲、短缩，跖骨头在跖面突起，关节呈弹性固定。局部皮肤淤斑或有伤口。

2. 趾间关节脱位 有暴力损伤史。足趾肿胀、疼痛、畸形缩短，趾间关节前后径加大。有时合并趾甲脱落伤或趾甲下血肿。

【诊断】

局部肿胀，疼痛较剧，患足不敢触地，跖趾关节脱位第1趾背伸过度、短缩，关节屈曲。第1跖骨头在足底突出，第1趾近节趾骨基底部向背侧突出，关节呈弹性固定。趾间关节脱位之趾缩短，前后径增大，局部肿胀、疼痛，活动时疼痛加剧，呈弹性固定。

足部正、侧位X线摄片可明确诊断并了解是否合并骨折。

【治疗】

一般以手法复位为主，开放性脱位可在复位后对创口清创缝合，单纯脱位一般不需要麻醉或仅用局麻。

（一）保守治疗

1. 手法复位

（1）跖趾关节脱位：一助手固定踝部，术者一手持第1趾或用绷带提拉第1趾用力牵引，一手握前足，先向背侧牵引，加大畸形；然后握足背的第1趾用力将脱出的趾骨基底向远端推出，当滑到跖骨头处，在维持牵引下，将第1趾迅速跖屈，即可复位。

（2）趾间关节脱位：术者一手握踝部或前足，一手按紧足趾远端，水平拔伸牵引即可复位。

2. 固定方法 跖趾关节脱位整复后，用绷带包扎患处数圈，再以夹板或压舌板固定跖趾关节伸直位2～3周。趾间关节复位后可外敷消肿膏，以邻趾固定法固定。

（二）手术治疗

陈旧性损伤未复位者可发生爪状趾畸形或创伤性关节炎，必须手术纠正畸形以利于负重及解除症状。跖趾关节脱位偶有闭合复位不成功者，可能是籽骨嵌入关节，应及时做切开复位术。

（三）药物治疗

早期肿胀疼痛，内服舒筋活血汤；中后期内服补肾壮筋汤等。外治药物早期可用消肿散外敷；后期患足以海桐皮汤熏洗。

（四）康复治疗

早期即可做踝关节屈伸活动，1周后肿胀消退，可扶拐以足跟负重行走，4周后可去除外固定逐步练习负重行走。

第九节 跖跗关节脱位

跖跗关节是由第1～第3跖骨与第1～第3楔骨及第4、第5跖骨与骰骨组成的关节。

其中第 1 跖骨与第 1 楔骨所组成的关节，其关节腔独立，活动性较大。其余部分相互连通，仅可作轻微滑动。除第 1、第 2 跖骨外，跖骨之间均有横韧带（骨间韧带）相连，在第 1 楔骨及第 2 跖骨之间的楔跖内侧韧带是跖跗关节最主要的韧带之一。

跖跗关节是足横弓的重要组成部分。其位置相当于足内、外侧缘中点画一连线，即足背的中部横断面。损伤后如恢复不完全，必然影响足部功能。临床中以第 1 跖骨的内侧脱位，第 2～第 5 跖骨向外、向背侧脱出较多见，可两者单独发生或同时发生。直接暴力打击、碾压等则多为开放性骨折脱位。

【损伤机制】

跖跗关节脱位多因急剧暴力引起，如高处坠下、前足着地，遭受暴力扭转，5 个跖骨可以连同一体向外、上或下方脱位。也可发生第 1 跖骨向内侧脱位，余 4 个跖骨向外侧脱位。由于足背动脉终支自第 1、第 2 跖骨间穿至足底，故在跖跗关节脱位时足背动脉易受损伤。如因牵引又引起胫后血管痉挛和主要跖血管的血栓形成，此时前足血运受阻，如不及时复位，将引起前足缺血坏死。开放性骨折多由重物直接砸压于足前部或车轮碾压前足时发生。在造成脱位的同时，可伴有严重的足背软组织损伤及其他跗骨与跖骨骨折，关节多为半脱位（图 37－9－1①②③）。

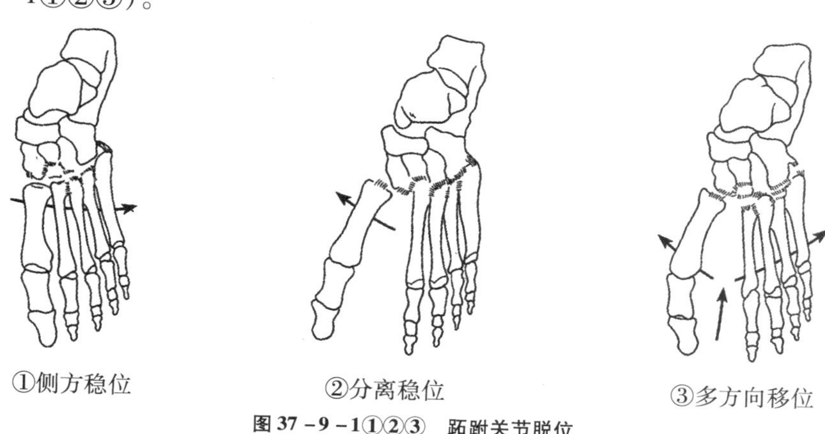

图 37－9－1①②③　跖跗关节脱位

【临床表现】

伤后足前部肿胀、疼痛，不能负重，挤压痛明显。前足部向内或外突出，足弓呈塌陷扁平及足部变宽畸形。触诊时，常可在足内侧或外侧触及突出的骨端。直接暴力所致者，常伴有较严重的软组织挫裂伤，甚至波及足背动脉，导致前足部分血供障碍，故在诊断时应注意足背动脉血液循环是否正常。X 线摄片可明确脱位的方向、程度及类型，并可了解是否伴有骨折。

【诊断】

有前足部明显的压砸或旋外扭伤史，分离性脱位者，足呈外旋、外展畸形，足宽度增大，足弓塌陷。开放性骨折脱位者软组织损伤严重，可有骨端外露或骨擦音。有血管损伤时前足变冷、苍白。足部正、侧位 X 线片检查，可明确脱位类型、跖骨移位方向及是否伴有骨折。

【治疗】

跖跗关节脱位，可包括一个或多个跖骨脱出。由于各跖骨基底参差不齐，脱位后须及时准确复位，以免肿胀加剧而加大复位难度，并可防止发生血循环障碍。

（一）保守治疗

1. 手法复位　手法复位应在腰麻或硬膜外麻醉下进行。患者仰卧，膝屈曲 90°，一助手握踝部，另一助手握前足作对抗牵引，术者站于患侧，按脱位类型作相反方向，用手直接推压跖骨基底部使之回复。如第 1 跖骨向内，第 2～第 5 跖骨向外，则用两手掌对向夹挤，将脱出分离的跖骨推回原位。通常受伤时间较短，肿胀不重及足部软组织张力不大时，可试行闭合复位。

2. 固定　距跗关节脱位整复后容易再脱位，因此，必须做有效的外固定。采用一直角足底后腿托板，固定踝关节背伸 90°中立位。足弓处加厚棉垫托顶，以维持足弓。在足背处或足两侧脱出跖骨头处加压力垫，然后上面加一大小与足背相等的弧形纸板，用绷带加压将纸板连足底托板一齐包扎固定 3～4 周。用小腿管型石膏固定时，足背及足外侧缘应仔细塑形加压。1 周后更换石膏，注意出现松动时应再次更换以维持复位的稳定，8～10 周后去除。如手法复位石膏外固定无效时，可行经皮克氏针交叉内固定，6～8 周后拔除。

（二）手术治疗

手法整复未成功或开放性脱位可行切开复位，复位后用细钢针经第 1、第 5 跖骨穿入第 1 楔骨及骰骨固定。如合并跖骨骨折，亦可行钢针内固定。陈旧性跖跗关节损伤多遗留有明显的外翻平足畸形，足内侧有明显的骨性突起，前足关节僵硬并伴有疼痛症状，可考虑跖跗关节融合术、足内侧骨性突起切除术。

（三）康复治疗

跖跗关节脱位复位后多不稳定，须经常检查复位和固定情况，加以调整以免松动，造成再脱位。不论是否合并骨折，固定后即需做足趾的屈伸活动。第 2 周开始在固定下做不负重活动锻炼。4 周后解除固定练习负重行走，并配合进行关节的按摩舒筋治疗。

第十节　趾骨骨折

趾骨骨折发生率占足部骨折的第 2 位，多因重物砸伤或踢碰硬物所致。前者多为粉碎或纵裂骨折，后者多为横断或斜骨折，常合并皮肤或甲床损伤。第 5 趾骨由于踢碰外伤的机会多，因此骨折也较常见，第 2、第 3、第 4 趾骨骨折发生较少。第 1 趾骨较粗大，其功能上的重要性相当于其他四趾的总和。第 1 趾近端骨折较常见，远端骨折多为粉碎型。

【损伤机制】

多因重物砸击或急迫奔走踢撞硬物受伤。砸击伤多为粉碎或纵裂骨折，踢碰则多为横形或斜形骨折。常合并趾甲下血肿或为开放性骨折，趾甲部分或完全脱落。近侧趾骨骨折，由于足的蚓状肌和骨间肌的牵拉，使足趾呈爪状畸形，在跖面形成结节，给行走带来困难。远侧趾骨骨折多为粉碎性骨折，移位不明显。

【临床表现】

伤后患趾疼痛剧烈、肿胀淤斑、活动受限，下地行走困难。严重者出现局部畸形、压痛及纵向冲击痛,触诊时可扪及骨擦音。可有趾甲下血肿,开放性骨折常有趾甲撕脱。X 线检查可摄正斜位片,以明确骨折的类型及移位情况。

【诊断】

有明显的外伤史,根据典型的症状、体征及 X 线表现可明确诊断。

【治疗】

无明显移位的远侧趾骨骨折,可行简单的手法复位,用胶布邻趾粘贴固定 4 ~6 周。

趾骨骨折常合并皮肤或趾甲损伤,故易引起感染。伤后如有皮肤破损者,应进行清创处理,甲下血肿严重者,应将血肿引出或拔甲。如为开放性骨折,可在清创下复位。如末节趾骨骨折块较小,可予切除,并将断端修整齐。

整复骨折时,患者仰卧,足部垫高,患趾以纱布包裹保护,术者两手拇、示指分别握住骨折远近端,先行拔伸牵引,然后将骨折远端屈曲以矫正向跖侧成角畸形。对侧方移位,可用挤捏法予以纠正。

整复后以两块小夹板分别置于趾骨的背侧和跖侧进行固定或采用邻趾固定法,固定后应抬高患肢并进行足趾的屈伸活动,3 ~4 周拆除固定后即可下地行走。末节趾骨骨折时,可挫伤神经,常有持久的疼痛症状,可用舒筋汤熏洗患足,内服透骨丹,外搽紫金酒。

移位较大,手法复位不满意者,必要时可切开复位,克氏针内固定。

附:籽骨骨折

第 1 跖骨头的下方,屈趾短肌腱膜内有两个小籽骨,表面光滑,与跖骨头间有关节,跳跃或重物打击可致籽骨骨折。诊断应与先天性双分籽骨或三分籽骨相鉴别。双分籽骨或三分籽骨为双侧性,边缘整齐清晰,而籽骨骨折多为粉碎性,边缘不整。临床表现为第 1 跖趾关节跖侧肿痛,治疗用小腿石膏固定 3 ~4 周。如延误治疗,持续疼痛,应做籽骨切除。

第十一节 疲劳骨折

80% 的疲劳性骨折发生于足部,其中 50% 发生在跖骨。因为这类骨折多发生于长途行军之后,故又称行军骨折。

【损伤机制】

由于长途行军,足肌过度疲劳,足弓塌陷,正常状态下负重较小的第 2、第 3、第 4 跖骨头负重增加,超过骨皮质及骨小梁的负荷能力,逐渐发生骨折。骨折时骨膜产生新骨,因此骨折段不至完全分离,其中以第 2 跖骨最长,遭受应力较大,所以第 2 跖骨最常见,其次为第 3、第 4 跖骨,第 1、第 5 跖骨骨折者较少见。也有跟骨疲劳骨折的报道,但更少见,近年来青

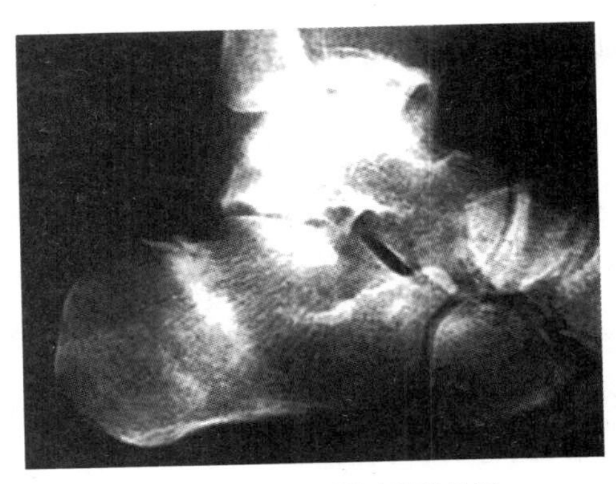
图 37－11－1 跟骨疲劳性骨折

年运动员舟状骨应力骨折时有发生，但早期不易诊断。骨折线多位于舟状骨中腰，呈纵形，一经确诊，应早期石膏固定 6～8 周。延迟治疗可以发生无菌性坏死（图 37－11－1）。

【临床表现与诊断】

应力骨折患者多有足部长期接受应力如长途行军的病史。早期为前足痛，休息可减轻，骨折部可有局限压痛、局部温度增高等。早期 X 线检查为阴性，2～3 周后可见骨折线及骨痂形成。

【治疗】

以休息为主，避免多走路，并可用鞋垫垫高足横弓，使负重点后移。

第十二节 足部多发损伤

足部严重打击伤，可造成跖骨多发性骨折，跖跗关节或跗中关节压缩骨折及楔状骨骨折等，很少为单一骨折。开放伤的发生率较高，其损伤程度常较临床表现严重得多，因污染物可随暴力进入深部组织，故严重挫伤可以造成广泛的组织坏死。

【损伤机制】

常因强大暴力作用于足部，如高处跌下、重物压伤、交通事故及枪伤等，均可造成足部多发性骨折、开放伤及广泛的软组织伤。其损伤范围常较严重，有时可有足部以外的合并伤，例如腰椎骨折等。

【治疗】

（一）骨折的处理原则

这类严重的骨折、脱位和开放伤同时存在的多发性损伤，骨折处理比较困难。

（1）保持血循环。

（2）控制感染。

（3）保持足部感觉，尤其是跖部感觉。

（4）保护跖底皮肤及脂肪垫。

（5）维持足跖部良好的功能位置。

（6）保持足部的主要运动功能（背伸、跖屈、内翻、外翻等主动和被动运动）：一般情况下，在处理软组织伤的同时，骨折、脱位多可得到整复。如果不稳定，可用克氏针行内固定。早期可采用外固定器，至软组织愈合骨折稳定后再改石膏固定。其优点是：可以使骨折、脱位得到固定；当有骨缺损时可维持足的形状和长度；防止软组织挛缩；关节粉碎骨折时可控制关节面位置；便于对软组织伤的治疗。

（二） 软组织损伤的处理

对多发伤中的软组织损伤的处理比骨折的治疗更为重要。因为软组织缺损的修复和功能重建均较骨组织要困难得多，因此早期处理时应以保护软组织功能为治疗重点。

Omer 及 Pomerantx 认为，闭合性足部严重挤压伤，出血、水肿形成的间隔综合征和前臂、小腿间隔症同样重要，应早期切开足背筋膜减压。Loeffer 及 Ballard 介绍采用跖部自内踝后方向外前方至第 1、第 2 跖骨头间的切口，可以打开跖部所有的间隙，是可采用的方法之一。

（三） 严重开放创面的处理

（1） 通过必要的影像学检查，确定骨折情况。

（2） 准确判断血循环情况。

（3） 彻底清创后 3 ~5 日，炎症局限后再闭合创口。

（4） 清创后应抬高患肢，利于软组织消肿。

（5） 不稳定骨折在闭合创口时可行内固定。

（6） 用石膏或夹板外固定，防止足下垂畸形。

（7） 应早期开始不负重的功能运动。

严重足外伤的治疗非常繁琐，但仍较截肢后安装假肢的效果好，因此应根据不同伤情，采用多种治疗措施，使之达到功能重建的目的。

第十三节　足部外伤性皮肤缺损

【应用解剖】

足部皮肤软组织是足的重要组成部分，足的许多功能都与皮肤软组织结构特点有密切关系。

（一） 形态结构

跟腱长约 15cm，起自小腿中 1/3，止于跟骨结节，附着点位于皮下，稍上有两个滑液囊衬垫。皮下滑液囊位于皮肤和跟腱之间，跟腱囊将跟腱与其前方的脂肪垫分开。观察发现跟腱囊囊壁血管丰富，囊内有滑液和 1 ~3 个脂肪滑膜袋，可减少止点近侧的跟腱与跟骨的摩擦，以利跟腱的活动。在附着点上 4cm 处，跟腱最窄最厚，然后逐渐展宽直达附着点。

（二） 血供来源

跟腱血供来自胫后动脉及腓动脉下段主干。营养跟腱的途径包括跟腱近端来源于肌 - 腱连接处的肌支；跟腱的远端来源于跟骨骨膜血管；跟腱中段来源于腱周组织血管。

跟腱外膜内疏松结缔组织内，由跟腱深部的跟腱动脉发出分支下行，并于跟腱中下段与跟腱动脉内、外侧支吻合形成相互平行的膜内动脉干，并向腱束纵、横行发出爪状终末结构，分布于跟腱腱束。跟腱内血管为束间纵行吻合血管和梯形吻合血管，相互吻合形成腱内血管丛。

【临床应用】

（一） 基本要求

足有其独特的解剖学结构，具有负重、行走、吸收震荡等多种功能。损伤后修复与重建必须达到下述要求。

（1）移植的皮肤应有一定厚度，能抗压耐磨，并有感觉。

（2）移植的皮肤必须有一定的硬度，不致受压而变形。

（3）在骨与皮肤之间应有一定厚度的组织衬垫，以重建缓冲层。

（4）所有的移植组织都必须有良好的血供。

（二）较小范围缺损的修复

虽然足跟部的皮肤软组织缺损有许多皮瓣可供利用，临床上从厚度、耐磨、耐压、恢复感觉和稳定性而言，认为最理想是足底内侧皮瓣和足底外侧皮瓣。

1. **足底内侧皮瓣修复足跟皮肤及软组织缺损** 足底内侧皮瓣是以足底内侧动、静脉为血管蒂，一般常需解剖出胫后动、静脉远端和足底内侧神经的皮支。如切取的皮瓣面积较小，应将足跟创面和皮瓣供区创面之间的皮肤切开，将皮肤转移到足跟部创面后，再将切开的皮肤缝合，不宜做皮下隧道。足跟部创面较大时，也可将皮瓣扩大，使其后缘和创面的前缘相接，将皮瓣直接后移转位到创面缝合修复。

足底内侧皮瓣区为足底中部非负重区，其中有与足跟负重部位相同的结构，皮肤坚韧而耐磨，皮下组织致密而有弹性，皮瓣深面的跖筋膜可与跟骨表面粘着而减少皮瓣的滑动，保持足跟的稳定。由于皮神经是直接转位，移植后皮瓣的感觉不会受到影响。皮瓣的厚度虽没有正常足跟部的厚度，但基本上可满足要求，其耐磨和耐压性能认为是修复足跟部皮肤及软组织缺损的理想皮瓣。

2. **足底外侧皮瓣修复足跟皮肤及软组织缺损** 足底外侧皮瓣位于足心，以足底外侧动、静脉及足底外侧神经皮支为血管神经蒂，皮瓣设计时，在内踝前缘延长线与足底内侧缘交点，向第4、第5跖骨头间引一直线，在该线两侧设计皮瓣，如为推进皮瓣，皮瓣内侧缘应与创面相连，宽度应使其向近侧推进后能较好地覆盖创面。如为旋转皮瓣，旋转轴点应是内踝前缘延长线与足底内侧缘的交点，从该旋转轴点至皮瓣最远端的距离应稍大于该点至创面最远端的距离，以使皮瓣旋转后能顺利覆盖创面。切取时先切开前外侧，分开跖筋膜，在小趾展肌和屈趾短肌之间寻找至小趾的趾动脉，将其切断结扎，从该血管向近侧解剖即可找到足底外侧动脉，在足底动脉深面由远向近，由外向内逆行切取皮瓣，直至足底外侧动脉在胫后动脉起始处。保护进入皮瓣的足底外侧神经并与血管蒂一同转位移植。

（三）较大范围缺损的修复

如果足跟皮肤及软组织缺损范围较大，足底内侧皮瓣切取范围不能满足修复的要求，特别是踝内侧合并损伤，足底内侧动、静脉无法利用，有3种皮瓣可供选择。

1. **腓肠神经营养血管蒂逆行岛状皮瓣修复** 主要有以下优点。

1）不牺牲下肢知名血管，以腓肠神经营养血管及其周围筋膜为蒂，不牺牲胫后、胫前、腓动脉三支主要血管中的任何一支，对足部血循环不产生影响。

2）皮瓣可以携带感觉神经，恢复皮肤感觉，重建足底感觉功能。

3）腓肠神经营养血管皮瓣切取部位主要位于小腿中部，成年人切取皮瓣宽度不超过8cm可以直接缝合，不需植皮。

4）皮瓣切取时，在深筋膜下游离、掀起皮瓣，不进入肌间隙，也不结扎重要的血管分支，创伤小，效果好。

2. 小腿外侧皮瓣逆行移植修复

（1） 优点

1） 因为有腓动、静脉供应，血供良好。

2） 小腿外侧皮瓣切取范围及大小形状可任意设计。

3） 阻断腓动脉后不会对足部的血供产生明显影响。

4） 携带小腿腓肠外侧皮神经，重建足底的感觉功能。

5） 可携带部分比目鱼肌及踇长屈肌充填缺损。

（2） 限制：足跟处腓血管位置较深，在腓骨内侧分离时比较困难。在作腓骨游离移植或腓骨皮瓣移植时可将骨先锯断，从前间隙分离解剖血管；而单纯切取小腿外侧皮瓣时，只能从小腿后侧分离，特别是接近踝关节时，常需切开骨间膜结扎腓动、静脉前侧的分支，有时手术不是那么顺畅，因分离腓血管必须分离损伤踇长屈肌，术后多有踇趾屈曲畸形。

3. 小腿内侧皮瓣逆行移植修复小腿内侧　由于皮瓣切取简便，血供可靠，是急诊修复足跟皮肤及软组织缺损最常用的一种。术前需检查足背动脉搏动情况，足背动脉搏动正常应用胫后动脉作血管蒂是安全的。手术时旋转点可设计在内踝后方，从小腿内侧上 1/3 的中部向下至踝上，前后正中线之间的范围内均可设计皮瓣。按足跟部皮肤及软组织缺损范围，在小腿内侧设计相应大小及形状的皮瓣，为了保证血管蒂逆转后的隧道宽度，可在皮瓣的远侧附加设计一个三角形或梯形瓣。

（1） 优点

1） 手术简便，血管变异小，皮瓣血供可靠，术前无需作特殊检查。

2） 携带隐神经可重建足跟的感觉功能。

3） 可应用在合并踝部皮肤软组织损伤。

（2） 限制

1） 需要牺牲下肢一支主要动脉。

2） 在足背动脉外伤或有先天缺如的条件下不能应用。

（四） 足跟合并内、外踝皮肤及软组织缺损的修复

1. 小腿内侧与膝内侧联合皮瓣　在修复足跟皮肤及软组织缺损时，内、外踝部皮肤及软组织也必须同时修复。踝部皮肤软组织缺损必须用皮瓣移植修复。如果小腿外侧或腓肠神经营养血管皮瓣不合适时，因胫后动脉的皮肤支主要分布在小腿中 1/3 的中部和下部以及下 1/3，小腿内侧上 1/3 及膝内侧血供主要依赖于膝最上动脉，把小腿内侧与膝内侧皮瓣联合起来，制成膝与小腿内侧双蒂皮瓣，就可以满足此类伤口一期封闭创面并修复足跟、外踝、内踝皮肤软组织缺损与重建足跟功能的要求。

2. 临床优点

（1） 切取范围大，最大为 46cm × 11cm，下至内踝，上部可达大腿下部。

（2） 手术简便。因为是同属一条回流静脉和感觉神经的大大皮瓣，比较同时移植两块皮瓣简便。

（3） 用作岛状皮瓣时，因大隐静脉回流存在，术后足部肿胀反应轻。

（4） 皮瓣质地好，可恢复感觉。

(五) 前足底小面积缺损修复

1. 踇内侧岛状皮瓣修复

(1) 优点:踇内侧皮瓣是修复前足底小面积皮肤软组织缺损较为理想的皮瓣,皮瓣由踇内侧动脉及伴行静脉供应,血供良好。皮肤的结构与足底相近,其厚度也能基本满足前足底修复的要求,同时能携带踇内侧趾神经重建前足底感觉功能。

(2) 限制:切取及转位范围非常有限,有时需切除趾骨,制作足底皮瓣向跖侧、背侧或侧方转位修复一定范围的前足皮肤及软组织缺损。

2. 足底内侧或足底外侧皮瓣修复　切取方法基本与足跟皮肤软组织缺损的切取移植修复方法相同,其不同之处是皮瓣以足底内侧或足底外侧血管远端为血管蒂,切断其近端血管,将皮瓣向前足底移位,成为带血管蒂的逆行岛状皮瓣。为了旋转方便,一般用带血管蒂足底外侧皮瓣逆行修复前足底内侧创面,以足底内侧皮瓣逆行转位修复前足底外侧创面。逆行足底皮瓣的血供均来源于足底弓与足底内、外侧动脉之间的交通支,故前足损伤创面很深而影响到足底动脉弓及其交通支者,不宜选用这种逆行岛状皮瓣。为了安全起见,在切断足底内侧动脉或外侧动脉近端准备移位之前,先用血管夹阻断其近端,观察皮肤血液循环情况,如皮瓣血供良好即可切断近端血管,并以远端血管蒂为轴旋转移植修复前足底创面。另外远端血管周围软组织不宜剥离太多,最好能保留部分深筋膜,使之形成筋膜血管蒂皮瓣。在不影响旋转的前提下,最大限度保留筋膜蒂宽度,有利于皮瓣血供。此外,足底动脉弓的血供主要来源于足背动脉,术前应仔细检查足背动脉,合并足背动脉损伤者应慎重选用这种皮瓣。前足底的感觉功能十分重要,足底逆行皮瓣转位时常需切断足底内侧或外侧皮神经,手术时应将这些皮神经支尽量向近侧分离,逆转后将足底内侧或外侧皮神经与趾神经缝合,以重建前足底感觉功能。如皮瓣直径 <2cm 者也可不修复神经。

(六) 前足底较大面积缺损修复

前足底较大面积的皮肤及软组织缺损,用足趾或足底皮瓣转位常不能满足修复创面的需要,小腿外侧及腓肠神经营养皮瓣血管蒂或血管筋膜蒂的长度也不够。将旋转点降低,蒂宽增加到 5cm,皮瓣近端可切到窝处,腓肠神经营养血管蒂皮瓣逆行移植修复足底最远可达距趾关节 2crn 处,以腔后血管为蒂转位皮瓣,将血管旋转达轴点下移可顺利抵达,选择余地较小,而且小腿内侧皮瓣血管蒂游离的距离较长,创伤也较重,在合并有腔前或足背动脉损伤情况下尚须谨慎,大多数选用游离皮瓣吻合血管移植修复。

1. 小腿内侧皮瓣修复　修复方法、皮瓣切取、血管蒂解剖游离方法基本同小腿内侧皮瓣带蒂逆行移植修复足跟,不同处是胫后血管旋转轴点常选在内踝后或内踝下,因轴点每向远侧延伸 1cm,皮瓣设计的位置可下降 2cm。

2. 吻合血管的游离皮瓣移植修复　用游离皮瓣吻合血管移植修复前足缺损,技术要求较高,但选择余地较大,可缝接感觉神经的皮瓣均可选用。因不需长距离、大范围的解剖分离,其创伤比带蒂小腿内侧皮瓣相对要小,是临床上多选用的方法,有时小腿内侧皮瓣移植修复也采用吻合血管游离移植修复的方法,受区血管动脉可选用胫前动脉、足背动脉或胫后动脉,静脉一般多选用大隐静脉。受区的足背内侧、中间或外侧神经均可选用。

(七) 足背皮肤缺损的修复

足背皮肤较薄,皮下组织疏松,深部有足背动脉,趾伸及踇长、踇短伸肌腱等结构通过。

由于足背皮肤及深部组织之间的联系不甚紧密，故在外伤时容易撕脱，造成足背肌腱、血管及骨关节暴露，如处理不及时，很容易导致肌腱因感染、缺血而发生坏死。另足背一旦发生瘢痕挛缩，将引起仰趾、跟行足等畸形，对行走功能影响较大，故足背部的皮肤缺损应争取一期修复。

足背皮肤撕脱伤如面积不大，深部组织表面血供好者，可用中厚皮片移植修复。损伤较严重的骨、关节裸露者常须用带血管皮瓣修复。

1. **踝前皮瓣逆行转位移植修复** 踝前皮瓣是以足背动脉为血供的轴型皮瓣，切取范围自足背近侧至踝关节前侧，两侧可达内外踝尖部，游离皮瓣方法同足背皮瓣，在切开踝横韧带时，要保护皮动脉穿支以及切开的踝横韧带必须妥善修复。此皮瓣一般仅用于前足背皮肤缺损的修复，而且足背动脉及其穿支必须健全无损。供区用中厚皮片游离植皮覆盖创面。

2. **腓肠神经营养血管皮瓣修复** 如果足背及踝前皮肤软组织缺损同时有胫前及足背动脉损伤，则不允许利用胫后动脉。腓肠神经营养血管皮瓣不牺牲下肢主要血管，皮瓣切取方法和移植同修复足跟缺损，如果踝前及足背缺损范围较大，所需移植皮瓣超过此皮瓣的通常切取范围，为防止供血和静脉回流不足，皮瓣蒂不仅包括腓肠神经及其营养血管，筋膜蒂要包括深筋膜并适当加宽，用这种皮瓣修复踝前及足背大面积皮肤及软组织缺损比较可靠，为目前修复足背皮肤缺损常用的皮瓣。

3. **外踝上皮瓣转位修复**

（1）优点

1）手术操作简单，修复足背部创面时不需吻合血管，安全可靠，成活率高。

2）皮瓣切取面积大，可达 18cm×9cm，满足创面的修复。

3）皮瓣血管蒂长，逆行岛状皮瓣远端血管蒂可游离至附骨窦处，远端可修复第 5 跖骨处创面。

4）不牺牲下肢主要动脉。

5）供区外观和功能均无明显影响。

（2）限制

1）但供区需植皮。

2）切断腓浅神经后可有足背感觉障碍。

3）受区稍显臃肿。

4. **吻合血管游离皮瓣修复** 应用游离皮瓣修复足背皮肤缺损，供瓣选择余地较大，一般选用皮下组织较薄，取后对供区影响不大，创面能直接缝合不需植皮的皮瓣，如股前外侧皮瓣、肩胛部皮瓣等。皮瓣血管蒂可直接与足背动脉或胫前动脉下端吻合，静脉可与大隐静脉或伴行的大隐静脉吻合。

（八）足底全部或大部皮肤织组织缺损的修复

足底全部或大部皮肤软组织缺损，如果足底动脉尚好，可以应用小腿内侧皮瓣移植修复。但多数情况下，足底缺损多合并足底动脉及足弓状动脉的损伤，无法应用小腿内侧逆行移植的方法修复，如果小腿内侧和外侧、后侧皮瓣都没有条件应用，就只能应用吻合血管的游离皮瓣移植修复。常用的皮瓣有对侧小腿内侧皮瓣和股前外侧皮瓣等，这类皮瓣切取面积较大,还可恢复足背感觉及足底厚度,修复后的足底能较好地恢复功能。如果除足底外还合并足跟周围及足侧方皮肤软组织缺损,上述皮瓣在切取面积上满足不了要求,则需切取更大面积的侧胸皮瓣或背阔肌皮瓣修复。

(九) 前足套状及全足皮肤软组织缺损的修复

前足套状皮肤及软组织缺损或全足皮肤及软组织缺损,修复原则与上述情况相同,如足趾皮肤已撕脱,足趾骨关节严重损伤者,可将足趾切除。

(1) 足底部分用带血管小腿内侧皮瓣修复,足背部分则一般可用游离皮片修复。这种方法的优点是可选用能缝接皮肤感觉神经的皮瓣,恢复足底感觉,限制是足背部会受到限制,特别是同时合并足背部肌腱、骨骼裸露时,游离皮片不易成活,另外术后皮肤瘢痕挛缩可能影响到足功能的恢复。

(2) 用吻合血管的侧胸或脐旁大型皮瓣包绕足部创面修复。这种方法的优点是可一期消灭创面,足的骨关节、肌腱均得到很好的保护,有利足功能恢复。限制是这类大型皮瓣均无可缝接的皮肤感觉神经,术后感觉功能恢复不佳,也影响到足功能的恢复。

(十) 踝部皮肤缺损的修复

踝关节皮肤及软组织缺损,多选择小腿皮瓣移植修复或足部皮瓣转位修复。

1. 小腿皮瓣逆行移植修复 小腿皮瓣中的小腿外侧皮瓣、小腿内侧皮瓣、腓肠神经血管营养皮瓣、外踝上皮瓣及内踝上皮瓣等均可采用。其中小腿内侧皮瓣虽然质量较好,但要牺牲一条主要动脉,小腿外侧皮瓣也要牺牲腓动脉,而且位置较深,切取比较困难。腓肠神经营养血管皮瓣移植是首选方法,其次是外踝上皮瓣。

2. 足部皮瓣转位移植修复 足部皮瓣中的足背皮瓣及足底内侧皮瓣均可转位移植至踝部。因足背皮瓣切取后需游离植皮,愈合后足背的耐磨、耐压性稍差,故对足背部经常受压、受磨及易损者,应慎重选用。足底外侧皮瓣也可选用,但皮瓣的切取范围有限,如果踝部皮肤缺损面积较大则无法应用。

3. 合并跟腱缺损修复 可采用带趾伸肌腱足背转位、带腹直肌前鞘的腹部皮瓣、带髂胫束的股外侧皮瓣及带股内收肌的股内侧皮瓣行吻合血管游离移植修复。

(十一) 足与小腿血管损伤的修复

可借助于对侧肢体的血管做成血管蒂皮瓣交腿移植修复或对侧肢体的血管做成血管桥蒂,再根据情况选择相应的带血管蒂皮瓣游离,将皮瓣血管蒂和桥蒂血管吻合,通过桥式皮瓣来修复足与小腿血管都不好的足部皮肤软组织缺损。如是儿童足皮肤软组织缺损,主要缺损部位是在足跟、足底,可利用吻合神经的臀部带蒂皮瓣移植修复。

1. 吻合神经的臀部带蒂皮瓣修复 以臀部皮瓣修复足及踝部皮肤缺损其优点是:臀部皮肤具有耐磨的特点,显示了其修复足跟的优越性;可在第 2 次手术断蒂时,以皮瓣的臀上皮神经与足部皮神经缝合,为恢复足跟感觉创造条件;供区能直接缝合。限制是:由于皮瓣带蒂转移后患者需屈膝固定 3 周,给患者造成了较大痛苦;断蒂后需逐渐锻炼膝关节才能恢复正常的活动度。

2. 带血管皮瓣交腿移植修复 用对侧带血管皮瓣修复患足皮肤软组织缺损,最好是采用带胫后动、静脉的小腿内侧皮瓣或带胫前动、静脉的足背皮瓣,因有较长血管蒂,使用比较方便。这类皮瓣的切取及供区创面的修复方法与同侧转位移植基本类似。

（1）皮瓣血管蒂的保护：交腿皮瓣移植健侧血管蒂要越过一个空间到达伤足，血管蒂必须有皮管保护，不能裸露。如是血管蒂设计在踝部小腿内侧皮瓣，其切取的皮瓣宽度就无法设计成皮管，此时可尽量把皮下脂肪剥薄，以利使两侧皮缘缝拢后不会对血管蒂形成压迫。再则是受区如具有做皮管瓣的条件，可在受区设计一舌形瓣与蒂部皮瓣对合，形成一个皮瓣管，这种皮瓣管可达到比较适宜的松紧度。

（2）两下肢并拢后的固定：皮瓣交腿移植后两下肢必须牢靠固定，既往多采用石膏固定，石膏固定范围较大，换药极不方便，而且很容易潮解柔软，引起固定松动，导致血管蒂扭曲或张力过大，直接影响皮瓣的成活。后来有人应用斯氏针贯穿两侧胫骨再在外面以石膏固定增加稳定性，临床实践这种固定仍有许多不便之处。采用单侧外固定架经胫骨固定，因为远离皮瓣及血管蒂，具有观察、换药方便，牢固稳定的优点。

3. **桥式交叉吻合血管游离皮瓣移植修复** 系我国著名的显微外科专家于仲嘉发明的术式，需要两个供区，而且手术至少累及身体3个部位，操作比较复杂，故此对适应证的选择、术前设计及术中操作都必须充分谨慎。

4. **带血管蒂组织瓣转位修复** 跟腱损伤常伴有跟骨及皮肤缺损，修复难度很大，应用带血管蒂组织瓣转位修复是一种有效的治疗手段。

（1）临床优点：带血管蒂转位较吻合血管组织瓣游离移植具有手术操作容易掌握，成功率高，组织抗感染能力强，跟腱及皮肤缺损多数可以一期修复及顺行组织瓣具有良好的感觉功能等优点。

（2）主要术式：包括带腓肠肌血管神经蒂腓肠肌（腱）皮瓣转位术，带胫前血管神经蒂的足背肌腱皮瓣转位术及带血管蒂的腓骨长肌腱皮瓣转位术等。

第十四节 跟 痛 症

跟痛症主要是指跟骨底面由于慢性损伤所引起的疼痛、行走困难为主的病症，常伴有跟骨结节部的前缘骨质增生。好发于40～60岁的中老年人。

【应用解剖】

足跟部的解剖特点：

（1）足跟皮下有脂肪致密且发达的脂肪垫，脂肪垫与跟骨之间有滑膜囊存在。

（2）足底腱膜及趾短屈肌附着于跟骨内侧结节前方，跟腱呈扇形附着在跟骨结节的后上方。

（3）维持足底纵弓的足底腱膜起自跟骨结节，向前伸展沿跖骨底面附着于5个足趾脂肪垫，止于趾骨骨膜上，在正常的步态中要承受跖趾关节背伸、趾短屈肌收缩及体重下压之力，且均将集中于跟骨结节。

【病因机制】

上述各种结构随着人体素质的下降而产生慢性劳损，再加上持久的站立、行走等刺激，均可发生跟痛症。

跟痛症临床上分为3类：

1. 跟后痛 跟腱滑膜囊炎，跟腱止点撕裂伤，痹病性跟痛症。

2. 跟下痛 足底腱膜炎，跟骨下滑膜囊炎，跟骨下脂肪垫炎，肾虚性跟痛症。

3. 跟骨痛 跟骨骨骺炎，跟骨骨髓炎，跟骨结核，跟骨良性或恶性肿瘤等。

一、跟腱止点撕裂伤

（一）解剖特点

跟腱即小腿三头肌腱，起于小腿中下1/3部，呈扇形止于跟骨结节的后上方。小腿三头肌收缩时可使足跖屈，是人体行走、跑跳的主要肌力传导结构。

（二）病理改变

由于小腿三头肌反复收缩，造成跟腱附着处过度疲劳而发生部分纤维撕裂，使局部产生充血、水肿、变性、组织增生等病理改变。

（三）临床表现与诊断

本病有反复跟部损伤的病史，临床表现为足后跟部疼痛、肿胀、压痛，足尖着地无力，足跖屈抗阻力减弱。X线片无异常表现。

（四）治疗方法

1. 手法治疗 早期可采用理顺肌筋的手法以利于撕裂的跟腱修复。患者俯卧位，用㨰法和按揉法治疗小腿后侧肌群向下至跟腱，放松小腿肌群及跟腱。用拇、示、中三指联动对跟腱从上而下作推与拿复合手法，再反复自上而下按压跟腱两侧。同时配合踝关节被动背伸，拉松跟腱，减轻痉挛及松解粘连。最后用平推法温透肌里、舒筋活血。中、后期可采用按、捻、拍等手法，以解除粘连，恢复功能。

2. 固定治疗 早期为利于损伤的修复可适当制动，如在手法理顺肌筋后采用外固定1～2周，或避免负重。后期可逐步加大活动量，以恢复肢体功能。

3. 中药治疗

（1）内服：早期治疗宜化瘀消肿止痛，服用桃红四物汤；中后期治宜舒筋活络、行气止痛，服用加减补筋丸、舒筋活血汤等。

（2）外用：早期外敷消肿膏、定痛膏，中后期外敷狗皮膏、舒筋散、伤湿止痛膏，并配合下肢损伤洗方、海桐皮汤外洗。

4. 其他疗法

（1）局部封闭疗法：可用2%利多卡因3ml加曲安奈德40mg做局部压痛点注射。

（2）针灸疗法：俯卧位，取穴阿是穴、委中、承山、飞扬、跗阳、昆仑、申脉等穴；也可用艾条灸跟腱两侧疼痛处。。

（3）理疗：局部采用红外线照射、激光、磁疗等。

在本病治疗的同时，应嘱患者适当休息，减少下肢负重，以及避免跟腱过多、过猛的牵拉运动。平时穿鞋宜较为宽松，减少对跟腱压迫及摩擦。

二、足底腱膜炎

(一) 解剖特点

跖腱膜是维持足纵弓的纤维结构。起点为跟骨跖面结节,向前伸展,止于5个足趾近侧趾节的骨膜上。

(二) 病理改变

多发生于40~60岁的中老年肥胖人,多为老年肝肾不足或久病体虚,气血衰少,筋脉懈惰,加之体态肥胖,体重增加,久行久站造成足底部皮肤、皮下脂肪、跖腱膜负担过重。如果长期、持续的牵拉跖腱膜,可在跖腱膜的跟骨结节附着处发生慢性劳损或骨质增生,致使局部无菌性炎症刺激引起疼痛。

(三) 临床表现与诊断

本病起病缓慢,多为一侧发病,可有数月或数年的病史。足跟部疼痛,行走加重。典型者晨起后站立或久坐起身站立时足跟部疼痛剧烈,行走片刻后疼痛减轻,但行走或站立过久疼痛又加重。跟骨结节下方可有肿胀、局部压痛,按之有囊性感。如跟骨骨质增生较大时,可触及骨性隆起。后期X线摄片常见有骨质增生。

(四) 治疗方法

急性期应休息制动并抬高患肢,症状好转后仍减少步行,穿宽松鞋为并在患足鞋内放置海绵垫或垫带孔的鞋垫,以减少足部压力。

1. 中药治疗

(1) 内服:治宜养血舒筋、温经止痛,内服当归鸡血藤汤;肾虚者治宜滋补肝肾、强壮筋骨,内服六味地黄丸、金匮肾气丸。

(2) 外用:选用中药局部熏洗(同跟腱止点撕裂伤)或外用八仙逍遥汤熏洗患足,熨风散作热熨。熏洗时尽量做踝部背伸、跖屈等动作。

3. 理筋手法 在跖腱膜的跟骨结节附着处做顶捻法,用拇指按压、推揉,以温运气血,使气血疏通,减轻疼痛。

4. 手术疗法

(1) 胫后神经跟下支切断或骨刺切除术:保守治疗无效者可行手术治疗,作胫后神经跟下支切断或骨刺切除术,部分患者术后骨刺可重新生长,甚至病情复发。

(2) 小针刀松解术:采用小针刀松解术行跖腱膜松解和手法松解,有一定的治疗效果。

5. 其他疗法

(1) 封闭疗法:可用2%利多卡因3ml加曲安奈德40mg作跖腱膜起点局部注射。

(2) 针灸疗法:同"跟腱止点撕裂伤"。

(3) 物理疗法:局部磁疗,可用静磁场法,将磁片用胶布贴在疼痛部位,3~5日可以更换1次。

三、跟骨下滑膜囊炎

(一) 病理改变

长期步行跋涉、跟部受过挫伤或长期站立在较硬地面上工作,可使跟骨下滑膜囊渗出增加和充血，出现慢性无菌性炎症。

（二）临床表现与诊断

足跟部正下方肿胀、压痛，按之有囊性感，跟骨结节后下方站立或行走时疼痛加重。

（三）治疗方法

同“足底腱膜炎”。

四、跟骨下脂肪垫炎

（一）病理改变

本病多有足跟部外伤史。如足跟被石子硌伤，跟骨下脂肪垫损伤，产生充血、水肿、增生、肥厚性改变。

（二）临床表现与诊断

站立或行走时足跟下方疼痛，按压时有肿胀性硬块感，并有压痛。

（三）治疗方法

1. 理筋手法　可每日按摩足跟部，以促进局部血液流通，达到活血通络的作用。
2. 其他疗法　同“足底腱膜炎”。

五、跟骨骨骺炎

儿童跟骨次级骨化中心在5～7岁时出现，13～14岁后逐渐闭合。本病多发生在跟骨骨骺出现闭合期间。

（一）病理改变

跟骨既是跟腱、足底腱膜和足内在肌的附着处，又是负重点，同时承受着双向牵拉力和体重的直线压力，足弓过高和爱好运动的儿童易患本病。病理改变是跟骨骨骺骨化异常，骨突有缺血性坏死，骨化中心的大小、形态不规则，密度增高，有时可见碎裂。

（二）临床表现与诊断

本病常见于5～14岁儿童，跟骨后下方疼痛及压痛，有轻度肿胀，常在长时间行走及站立后发生，休息后可减轻。有时晨起疼痛，行走后好转，而行走过多时疼痛反而加剧。跛行、足背伸时疼痛加重，并可沿跟腱区扩散，运动后症状加重。X线摄片可显示跟骨骨骺小而扁平，外形不规则，骨化不全或有硬化、碎裂。

（三）治疗方法

一般认为当儿童跟骨骨骺闭合时，症状可自行消失。为了减轻跟腱紧张，可将鞋后跟部垫高行走，并避免跟骨后部受压。

1. 中药治疗

（1）内服：治宜强壮筋骨。方选补肾壮筋汤。

（2）外用：可用万应膏外贴或用骨科洗剂或局部热敷。

2. 固定治疗　症状较轻者可卧床休息。症状较重但又不易保持安卧者，可用石膏托固定2～3周，解除固定后仍可配合其他治疗。

3. 封闭疗法　可用2%利多卡因3ml加曲安奈德20mg行局部痛点注射。每周1次，4次为1个疗程。

第十五节　足 踇 外 翻

踇趾向足的外侧过度倾斜称为踇外翻。畸形常难以自行矫形，可局部疼痛逐渐加重，影响穿鞋及步行。

【病因】

1. 遗传　踇外翻畸形的发生与先天性因素有关，约一半病例有遗传因素。第1跖骨内翻是导致畸形的主要原因。由于第1跖骨呈内侧窄的楔形改变，致使第1跖骨及跖趾关节向内倾斜所致。

2. 穿鞋习惯　穿高跟尖头鞋是造成外翻形成的主要因素之一，尖头鞋的前部为三角形，高跟站立时，足前部被塞入一窄小的三角形区域内，坚硬的鞋面迫使踇趾外翻并略外旋，小趾内翻略内旋，中间三趾近端趾间关节极度屈曲，跖趾关节和远端趾间关节过度伸直。

3. 炎症　各种炎症，尤其是类风湿，常因关节破坏形成向外跖趾关节半脱位，呈踇外翻畸形。

【发病机制】

由于踇长伸肌、踇长屈肌和踇收肌紧张牵拉，踇趾沿其长轴外旋、外翻，趾甲向中线，并继续加重。在内踇侧展肌和踇短屈肌内侧头及籽骨向外移位，失去外展作用。进而发生外侧的踇收肌与短踇屈肌外侧头挛缩，外侧关节囊挛缩并增厚，踇趾向外半脱位。外侧籽骨增大，移位于第1、第2跖骨头之间，踇趾外翻推动第1跖骨内翻，使足横弓加宽。跖骨头内侧因受鞋挤压、摩擦，发生踇囊炎而疼痛，第1跖骨头继续增大，形成向内侧突出的骨赘（图37－15－1①②）。由于踇收肌紧张劳损，足横弓变平，第2、第3跖骨头向跖侧端塌陷，并因负重及长期摩擦，致使该处皮肤增厚形成胼胝。踇趾向外翻、挤压第2趾并占据其位置，将第2趾抬起与踇趾重叠，使第2趾跖趾关节过伸、近端趾间关节屈曲，形成锤状趾，突出于踇趾与第3趾背侧，近端趾间关节背侧受鞋面摩擦、挤压，也可产生胼胝及疼痛。此时踇、跖、趾关节处于半脱位的位置，在长时间不正常应力的作用下，可逐渐出现骨关节炎，关节间隙变窄，骨质变硬，使疼痛症状更为明显（图37－15－2①②③④）。

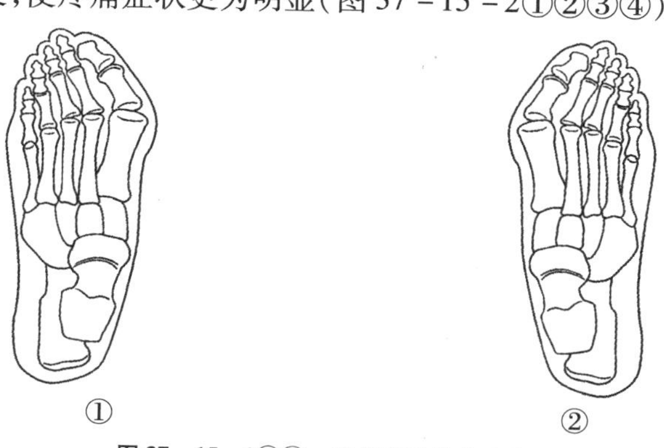

图37－15－1①②　踇外翻骨关节改变

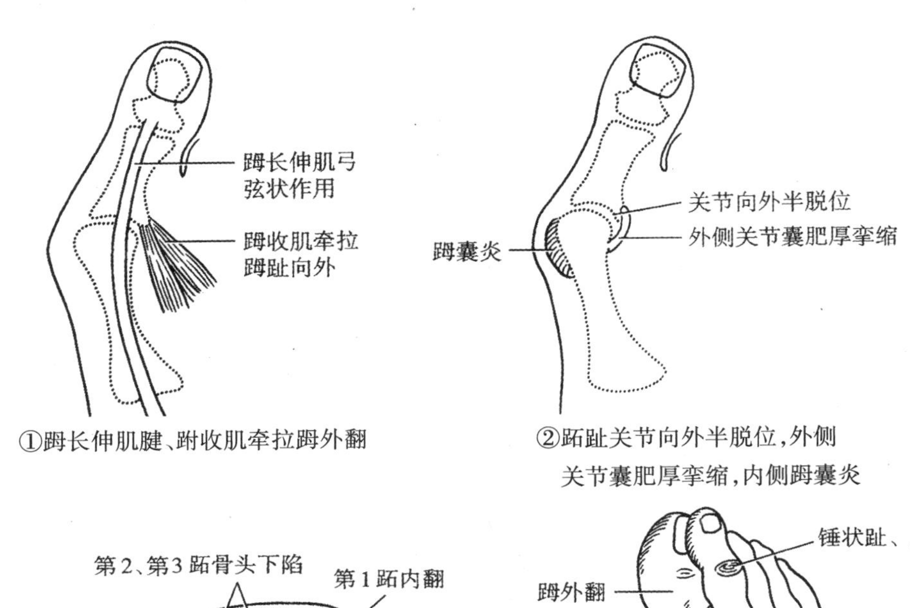

①踇长伸肌腱、跗收肌牵拉踇外翻

②跖趾关节向外半脱位，外侧关节囊肥厚挛缩，内侧踇囊炎

第 2、第 3 跖骨头下陷
第 1 跖内翻
胼胝

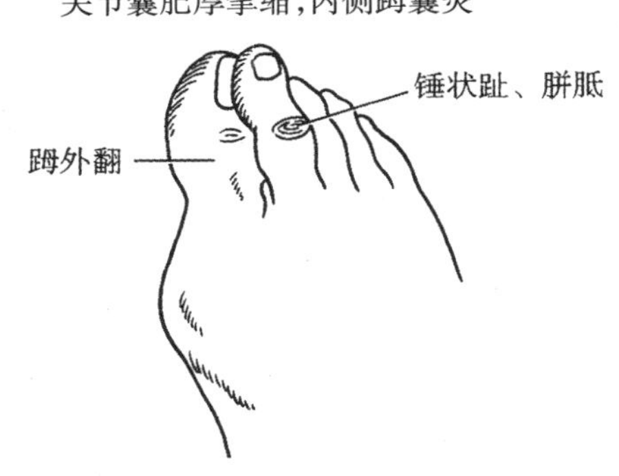

③跖内翻，第 2、第 3 跖骨头下陷

④踇外翻挤压第 2 趾足横弓变平，形成胼胝屈曲呈鼓槌状，趾底胼胝

图 37－15－2①②③④ 踇外翻发生机制

【临床表现】

1. 病史 多数有穿高跟尖头鞋或遗传病史。

2. 症状 疼痛是踇外翻的主要的症状，其中踇囊炎是重要因素。疼痛主要来自第 1 跖骨头内侧，步行时疼痛加重，部分可因第 2、第 3 跖骨头下形成跖面胼胝疼痛。临床观察，畸形程度与疼痛并不成正比。另外还可有第 2、第 3 趾锤状趾及其胼胝疼痛。

3. 体征 可有扁平足、锤状趾、爪形趾畸形；踇趾内侧及第 5 趾外侧有压痛，第 1 跖楔关节、跖趾关节松弛伴有压痛；可有足底胼胝及足趾间鸡眼形成；有跖间神经瘤时，横向挤压前足可诱发足趾神经性疼痛；踇趾僵硬。

4. X 线表现 负重位足正、侧位及籽骨轴位检查，可有踇趾向中线移位、跖趾关节向外侧半脱位，第 1 籽骨向外侧移位；第 1 跖骨内翻，第 1、第 2 跖骨夹角 $<9°$，跖骨头内侧骨赘突出及硬化。晚期，第 1 跖趾关节发生退行性变，关节间隙变窄、半脱位及关节边缘有骨赘。

在负重正位 X 线片上应进行常规角度测量，可作为制定手术计划提供依据。

【诊断】

正常人踇趾长轴与第 1 跖骨长轴形成夹角，外形测量为 5°～25°，称为生理性外翻角。至今对踇外翻的诊断尚无固定标准。一般认为，在临床上外翻角 $>25°$，挤压第 2 趾、第 1 跖骨头处有踇囊炎疼痛，可诊断为踇外翻。

【临床分期】

（一）临床分期

按照临床表现、X线片改变及治疗选择不同,将踇外翻分为3期。

1. 早期　为半脱位前期。踇趾轻度外翻畸形,踇囊炎疼痛症状较轻微。X线片可显示踇、跖、趾关节向外半脱位,不合并锤状趾。

2. 中期　为半脱位期。踇趾有明显外翻畸形,踇囊炎疼痛较明显。X线片可见踇趾近节基底自跖骨头向外侧半脱位。踇趾向外挤压第2趾可形成该趾锤状趾畸形以致跖骨头下陷,并发跖骨头部胼胝。

3. 晚期　为骨关节炎期。可有踇囊炎疼痛加重,跖趾关节肿胀、疼痛。X线片可见跖趾关节有骨关节炎表现。

（二）踇外翻X线常规角度测量（图37－15－3A、B、C）

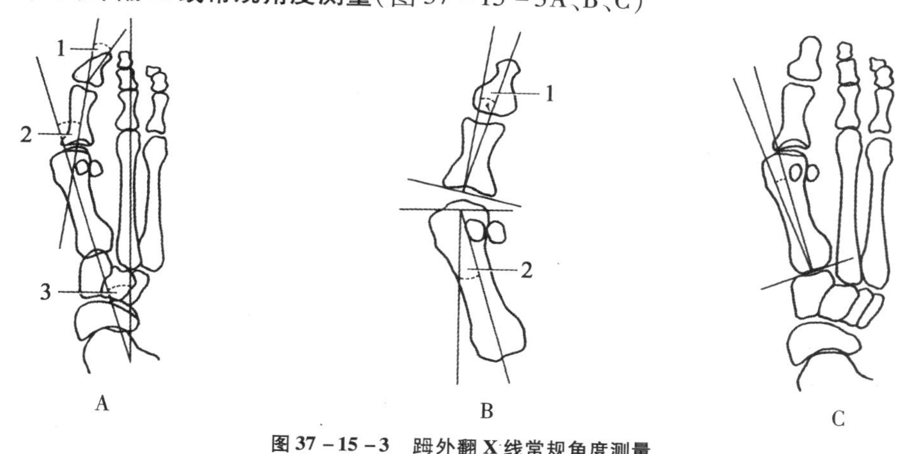

图37－15－3　踇外翻X线常规角度测量

A. 1. 趾骨间角（IPA）;2. 踇外翻角（HVA）;3. 跖骨间角（IMA）。B. 1. 远端关节固定角（DASA）;2. 近端关节固定角（PASA）。C. 跖楔角（MCA）

1. 趾骨间角（IPA）　前后位X线片上,第1趾近节趾骨与远节趾骨纵轴延长线的夹角,正常为11°～18°。

2. 踇外翻角（HVA）　前后位X线片上,第1跖骨纵轴与第1趾骨纵轴的夹角,正常<25°。

3. 跖骨间角（IMA）　前后位X线片上,第1、第2跖骨纵轴延长线的夹角,正常6°～9°。

4. 远端关节固定角（DASA）　前后位X线片上,第1趾近节趾骨近端关节面连线的垂线与该骨纵轴线的夹角,正常为1°～7°。

5. 近端关节固定角（PASA）　前后位X线片上,第1跖骨远端关节面连线的垂线与该骨纵轴线的夹角,正常为3°～8°。

6. 跖楔角（MCA）　前后位X线片上,第1跖骨近端关节面连线的垂线与其纵轴线的夹角,正常为6°～10°。

【治疗】

（一）保守治疗

1. 早期　病变及疼痛较轻,可采用踇外翻矫正器、硅胶垫等进行保守治疗。

(1) 穿着前部宽大、跟高度<2.5cm 的鞋。

(2) 经常向足内侧扳动蹞趾,在沙土上赤足行走,以锻炼足肌,以及热敷、按摩等。

(3) 体操矫正也有一定疗效,即在两侧第 1 趾上套橡皮带做左右相反方向牵引动作,每日 2 次,每次 5 ~ 10 分钟。

(4) 在骨突周围放一软的垫圈,减轻对骨突的压力和摩擦。

如疼痛局限于蹞囊炎或跖趾关节,可行痛部穿刺抽液,局部注入类固醇剂。

2. 中期 此期手法虽可扳正,但不能巩固。对于 30 ~ 50 岁妇女,跖趾关节外翻角在 15° ~ 25°。跖骨间角 <12°,趾骨间角 <15°,跖趾关节无退行性变,保守治疗无效者,适合做 McBride 软组织手术或第 1 跖骨远端截骨术。

3. 晚期 晚期多数需选择各种截骨术或与软组织的联合手术。

(二) 手术治疗

手术治疗目的是减轻疼痛,纠正畸形和恢复足的正常功能。

1. 适应证 适用于中晚期,疼痛症状显著,且经保守治疗无效。

2. 手术类型 已报道的手术方法有 200 多种,可归纳为 5 类。

(1) 软组织手术:主要将蹞收肌在近节趾骨的止点切断,移位于第 1 跖骨头的腓侧,其中以改良的 McBride 手术为代表。

(2) 骨切除术:切除部分骨骼,使挛缩的软组织松弛,解除症状。常用的有 Mayo 手术和 Kellel 成形术。

(3) 矫正第 1 跖骨内翻的截骨术:通过截骨矫正第 1 跖骨内翻畸形,同时施行软组织手术或骨切除术。

(4) 融合术:第 1 跖、趾关节融合术。

(三) 手术方法

1. 第 1 跖骨头骨赘切除术(Mayo 手术)(图 37 - 15 - 4①②③④⑤)

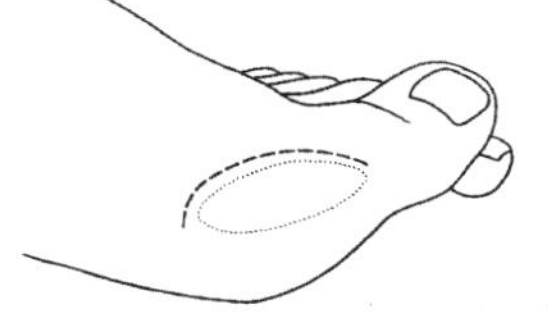

①切口

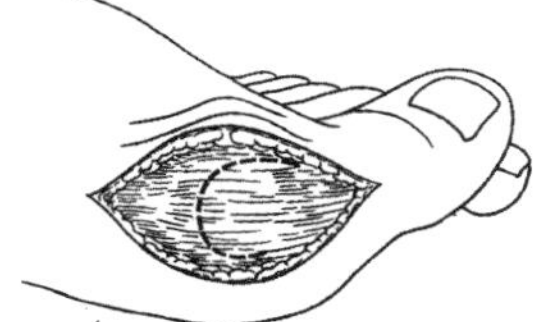

②切开关节囊,向远侧翻开滑囊关节囊瓣

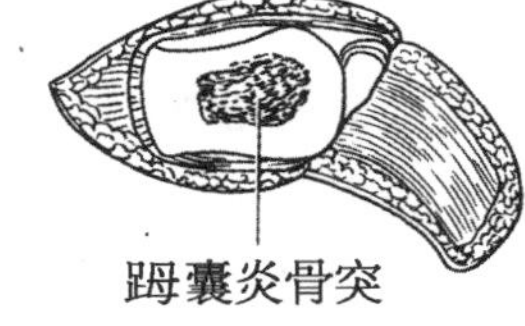

③显露跖骨头的唇样增生骨

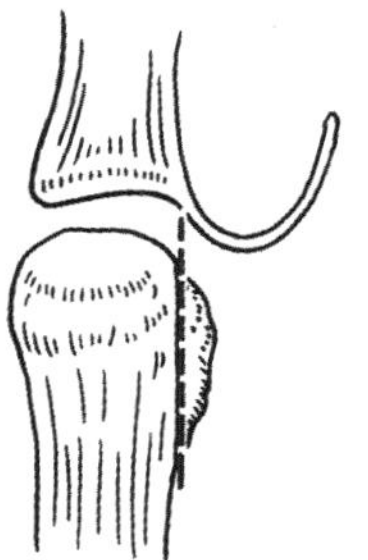

④切除跖骨头内侧的骨赘、修平

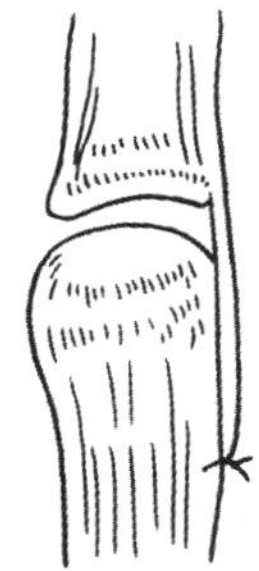

⑤滑囊关节囊筋膜瓣与近侧骨膜缝合

图 37 - 15 - 4①②③④⑤ Mayo 手术

（1）适应证：适用于年轻，踇囊炎症状明显，踇外翻畸形及跖骨间角改变不严重，疼痛局限于第 1 跖骨头内侧者。

（2）手术要点：在第 1 跖趾关节背面沿踇长伸肌腱内侧做突向背侧的弧形切口，其部位应避开受鞋帮压迫、摩擦处。将踇背胫侧皮神经及与之伴行的静脉牵向外侧，在踇囊炎背缘弧形切开关节囊，向远侧翻开滑囊关节囊瓣，显露跖骨头的唇样增生骨，使踇趾向腓侧半脱位。自胫侧关节软骨沟处向近侧切除跖骨头内侧的骨赘、修平，向近侧拉紧滑囊关节囊筋膜瓣，与近侧骨膜缝合，需注意缝合时不能内翻。此时踇趾与跖骨干长轴平行一致，踇外翻纠正。

（3）术后处理：伤口加压包扎，固定跖趾关节于内翻 5°位，术后 3 周可以开始患趾关节活动。

（4）疗效：临床观察，由于单纯 Mayo 手术仅去除踇外翻多种病理改变中的一个，对病理改变较复杂的病例疗效不够巩固，容易复发。

陆裕朴等采用改良方法，对踇外翻不严重病例，采用踇收肌切断加 Mayo 手术，获得良好效果。

2. 改良 McBride 手术（图 37－15－5①②③④⑤⑥）

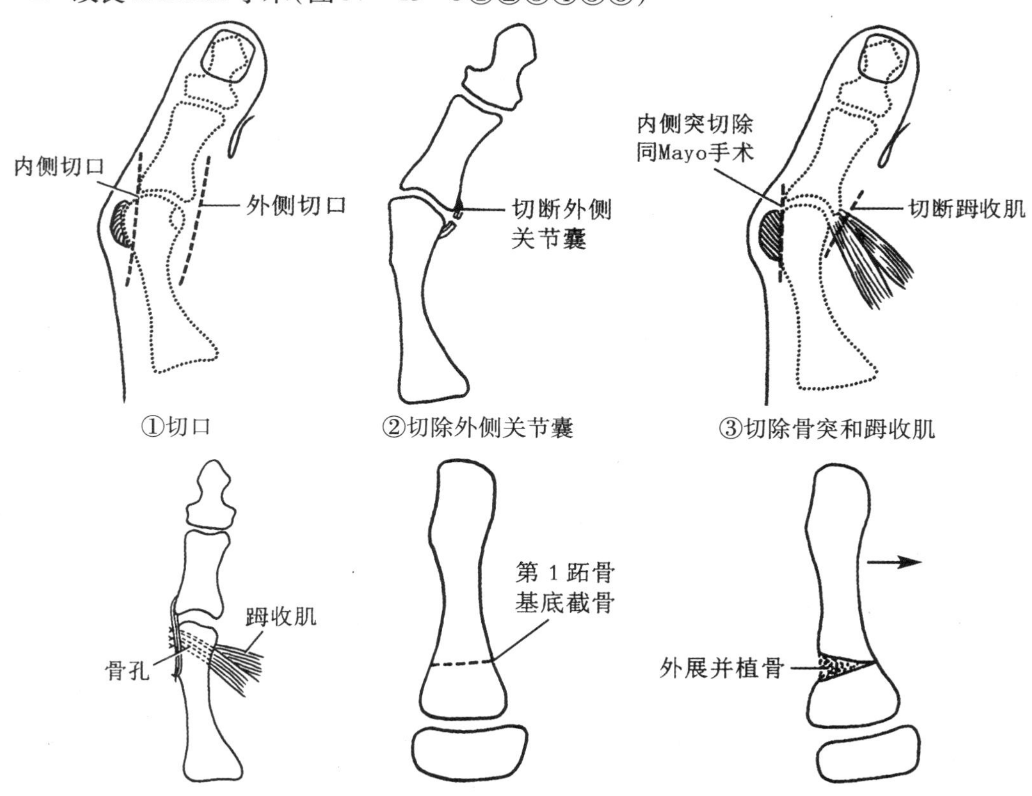

图 37－15－5①②③④⑤⑥　改良的 McBride 手术

（1）适应证：适用于青年及中年，畸形不严重，第 1 跖骨较短，而无踇趾、跖趾关节骨性关节炎的踇外翻。

（2）手术要点：手术包括踇收肌自近节趾骨的止点切断向第 1 跖骨头外侧移位；外侧

关节囊切开，蹈囊炎骨突切除及内侧关节囊紧缩。

1）在第1、第2趾间背侧母偏蹈趾做5cm纵切口，向近延伸达跖骨头间，将蹈趾背腓侧皮神经及静脉牵向胫侧，沿蹈跖趾关节囊腓侧向深部分离，切断跖横韧带，将蹈收肌的横头及斜头从近节趾骨基底及外侧籽骨上切下，向近侧钝性分离，用粗丝线缝合未端，留长线备用。将肥厚的外侧关节囊沿关节线自背侧中线至跖侧切开，使蹈趾可向内移。

2）在内侧做凸向背侧面的弧形切口，其操作同上述 Mayo 手术。在第1跖骨颈做一横孔，将带粗丝线的蹈收肌腱拉入骨孔内，向外推跖骨头，打结固定。如此可使牵拉蹈外翻的力量，转为牵拉跖骨头向外。缝合皮肤，加压包扎。

（3）术后处理：术后用石膏绷带固定跖趾于矫正位，3周后除去石膏练习活动，允许穿鞋走路。

3. Chevron 截骨术（图37-15-6①②③）

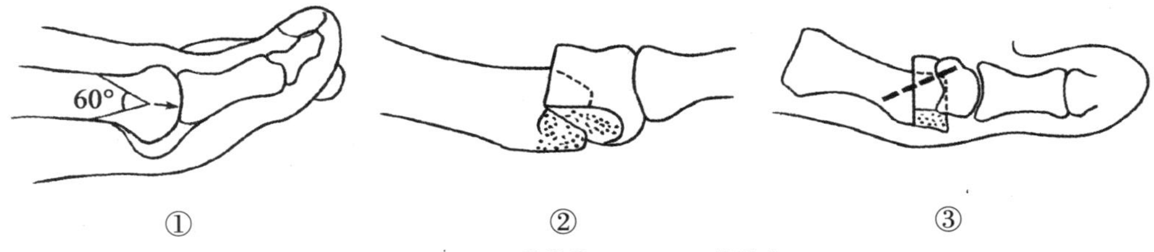

图37-15-6①②③ Chevron 截骨术

（1）适应证：伴有跖内翻第1、第2跖骨间夹角>14°者，为防止蹈外翻复发，应同时做第1跖骨基底截骨术。

（2）手术要点：截骨方式依第1跖骨长度而定，跖骨长度正常者用弧形截骨术；跖骨较短者可采用开放性楔形截骨术；跖骨较长者宜用闭合性楔形截骨术。

以开放性楔形截骨术为例。于第1跖骨干近半内侧做直切口，切开骨膜显露跖楔关节以远5mm处，自内向外截骨，保留骨膜，至外侧骨皮质断开，向外推压跖骨头，使截骨处张开，将切下的跖骨头内侧突修成楔状植入，保持跖骨截骨的矫正位，缝合切口。

（3）术后处理：术后应穿着横弓鞋垫和加强锻炼，以保持横弓。①自内向外截骨、保留骨膜。②外侧骨皮质断开，向外推压跖骨头。③切下的跖骨头内侧突修成楔状植入。

4. Keller 关节切除成形术（图37-15-7①②）

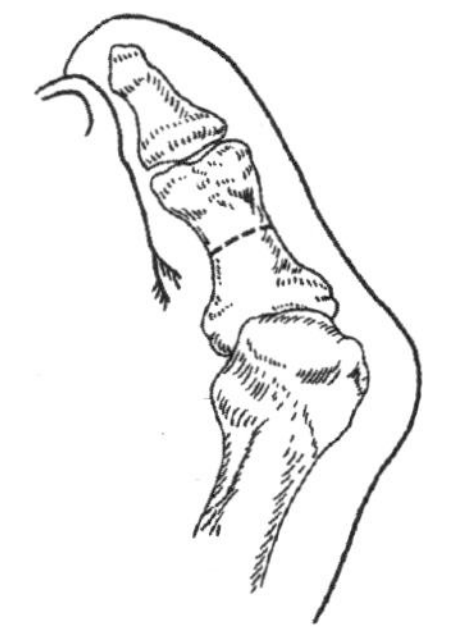

①截除近节趾骨近侧半及跖骨头内侧突

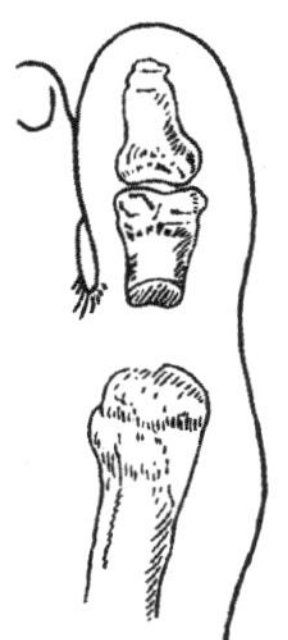

②完成截骨

图37-15-7①② Kellel 成形术

（1）适应证：适用于中老年中重度外踇翻（30°～40°），并有骨关节炎者。常用在踇趾僵硬及老年活动少的踇外翻患者。

（2）手术要点：Keller 手术包括软组织松解、内侧突切除及近节趾骨截除术。可矫正畸形与解除踇趾疼痛，但术后数月至 1 年内有踇趾粗而软弱无力，可能导致转移性跖骨痛，并影响以后踇跖趾关节活动范围。

（3）手术步骤：沿第 1 跖趾关节背侧做向内弧形或直切口长 4～5cm，钝性分离，牵开保护位于内侧突近端背面的腓浅神经最内侧支。切开跖趾关节囊及近节趾骨近侧 1/2 的骨膜，骨膜下向两侧分离至在跖面会合。也可采用在跖趾关节内做向背弧形切口，切开骨膜剥离，使近节趾骨从跖骨上向内侧脱位，截除趾骨近侧 1/3～1/2，使骨端术后保持 0.5～1cm 间隙。再于冠状沟处切除跖骨头内侧突，其宽度与 Mayo 手术相同，但保留关节软骨。松开止血带、彻底止血后，以 2－0 或 3－0 可吸收线间断缝合所余骨膜和关节囊。为维持切除后的间隙，可用克氏针插入跖骨及跖骨头中支撑固定如，如踇长伸肌紧张可做延长术。

（4）术后处理：术后 3 周可拔除克氏针。

5. 跖骨颈斜行嵌插截骨术（图 37－15－8①②）

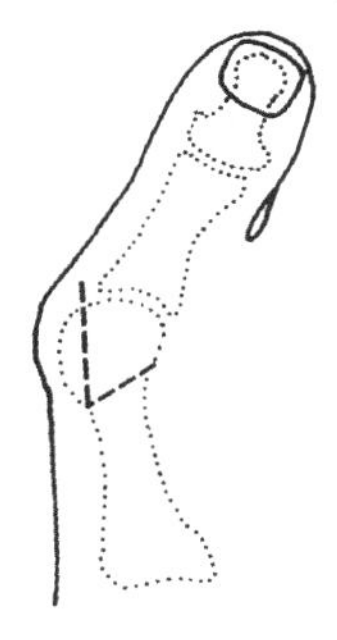

①跖骨头部腓侧向近端胫侧做斜行截骨

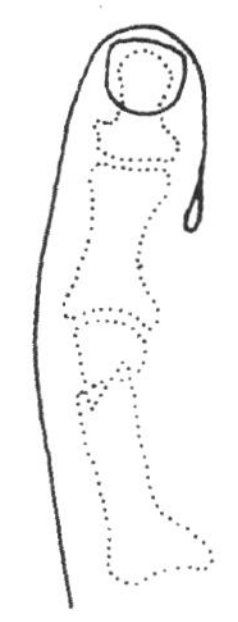

②维持矫正位，重叠缝合内侧骨膜和关节囊

图 37－15－8①②　跖骨颈斜行嵌插截骨术

（1）适应证：适用于无明显的跖趾骨关节炎或关节僵硬、第 1 跖骨较长者。手术以截骨为主，术后可获得良好的形态和功能。

（2）手术要点：切口沿第 1 跖趾关节背内侧，沿踇长伸肌腱的内侧，从近节趾骨至跖骨干中部，凸向背侧。切开皮肤后保护腓浅神经内侧支的终末支。沿切口方向纵行切开囊和骨膜，在跖骨颈向外侧呈环形骨膜下分开，凿除跖骨头内侧突，在跖骨头部腓侧向近端胫侧做斜行截骨，外侧止于关节囊附丽部近侧，不分离关节囊附着于跖骨部分，以免引起跖骨头缺血性坏死。截骨后修整两骨断端，在牵引下向外推跖骨头，使远、近骨端相互嵌插，无需内固定。在维持矫正位置下，重叠缝合内侧骨膜和关节囊。

（3）术后处理：术后石膏固定 4～5 周，拆除后行功能锻炼。

6. Reverdin 截骨术（图 37－15－9①②③④）

（1）手术要点：属于跖骨远端截骨，同样先在第 1、第 2 趾间切口行踇收肌止点切断和外侧关节囊松解，在第 1 跖骨头内侧，距关节面 1cm 处做模型截骨，保持外侧骨皮质的连续性，闭合截骨面后纠正增大的 PASA，后来 Green 改良了传统的 Reverdin 手术，在距骨头跖侧做一横行截骨，使原来的模型截骨线不进入距骨头－籽骨关节。

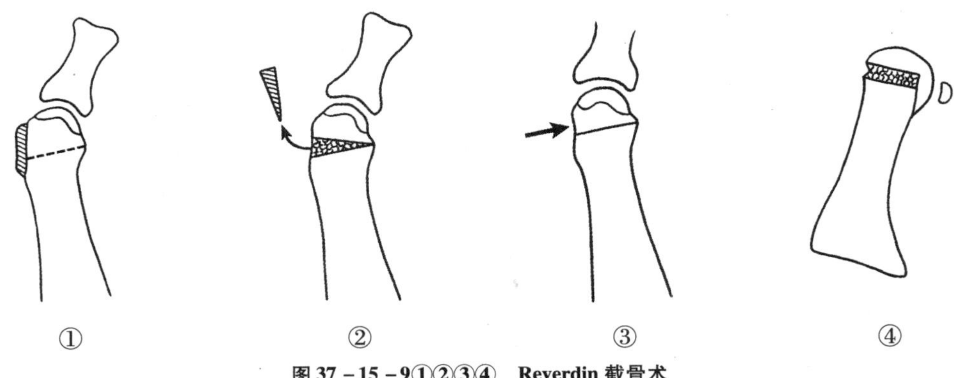

图 37－15－9①②③④ Reverdin 截骨术

(2) 并发症:为可能发生远端骨坏死。

7. Ludloff 截骨术(图 37－15－10①②③)

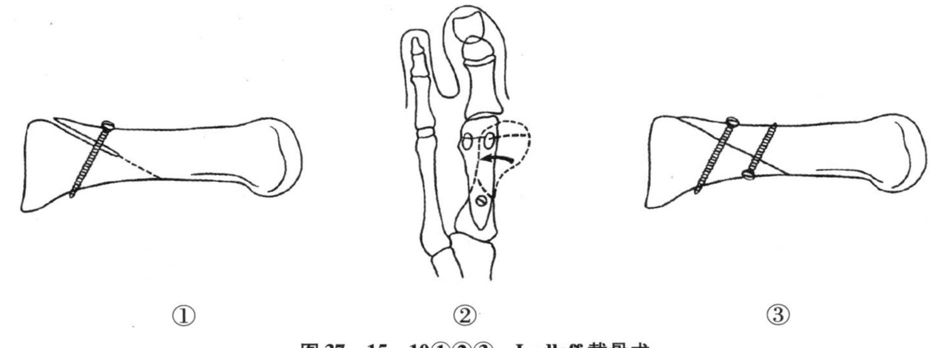

图 37－15－10①②③ Ludloff 截骨术

(1) 手术要点:先行蹲收肌止点切断,外侧关节囊松解,内侧切除蹲趾增生骨赘;在跖骨干部从跖骨近端背侧到距骨远端跖侧做斜行截骨,截骨后推移截骨远端向外旋转纠正增大的 IMA,截骨面用 2 枚螺钉固定。

(2) 优点:该术式具有纠正畸形能力强、跖骨不短缩、愈合较快等优点,适用于治疗 IMA >15°的中、重度蹲外翻。

(3) 限制:创伤较大,患者易遗留跖趾关节僵硬。对骨质疏松、老年人及骨愈合延迟者,须推迟负重时间,否则容易产生跖骨头上抬、负重外移的并发症。

8. 第 1 跖趾关节融合术 如病例选择正确,第 1 跖趾关节融合术是治疗蹲外翻最适当术式之一。

(1) 适应证:①畸形严重,蹲外翻角 >45°,伴蹲趾严重旋前,趾间角 >20°。②第 2、第 3 跖骨头下方存在痛性胼胝,且前足垫萎缩。③蹲外翻伴骨关节炎、跖趾关节结构破裂,不能修复的创伤后蹲外翻。④肌力不平衡所致的蹲外翻畸形。⑤蹲外翻术后复发。

(2) 手术要点:第 1 跖趾关节融合术有不同的截骨方法和固定类型,常用的有小钢板固定融合术、多根螺纹克氏针融合术、球臼融合术等(图 37－15－11①②③④)。

9. Lapidus 截骨术 属于基底截骨。在第 1 跖骨基底与内侧楔骨截骨融合,用以治疗跖楔关节不稳、MCA 增大,也可用于跖楔关节骨关节炎伴疼痛的蹲外翻患者,该手术通过融合跖楔关节,同时纠正第 1 跖骨内翻和跖骨头的上抬,但不适合于同时合并第 1 跖楔趾关节

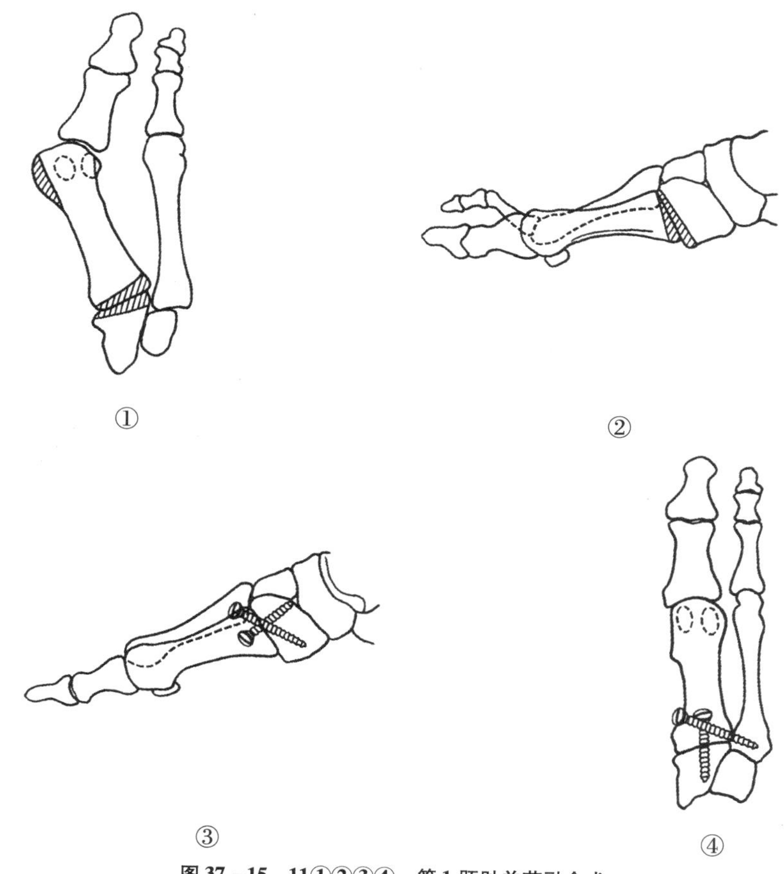

图 37-15-11①②③④ 第1跖趾关节融合术

有严重骨关节炎、骨骺前未闭合的青少年及既往有过籽骨痛的患者，对专业运动员和舞蹈演员要慎重，术后可能造成骨跖骨短缩。

10. 小针刀松解术 采用小针刀行关节囊松解术，手法扳正，术后矫正位固定，可取得一定治疗效果。

（四）并发症

任何一种踇外翻矫形术式，术后都可能发生畸形复发。

1. 原因

（1）软组织手术矫正时，内收肌切断、松解不充分；跖趾关节内侧滑囊瓣和踇收肌腱的缝线脱落；没有按要求将踇趾固定于内翻5°位置。

（2）施行 Keller 手术没有用克氏针固定踇趾与跖骨，或固定时间太短。

2. 处理方法

（1）软组织矫正术后畸形复发，可再次行软组织手术予以纠正。术后将踇趾固定在内翻位6周。

（2）估计软组织手术难以纠正时，可考虑行第1跖趾关节固定术或做 Keller 手术。

（3）Keller 手术后有畸形复发倾向者，可在夜间使用矫形托固定6～8周。

第三十八章　骨骺损伤

第一节　概　　述

骨骺是软骨内骨化系统生长发育的特殊结构。如损伤将对骨的生长影响较大，在肢体畸形中由骨骺损伤所引起者所占比例较大。儿童因其在解剖、生理、损伤机制及病理生理等方面与成人不同，故治疗和预后也与成人有较大差别。

【应用解剖】

（一）骨骺的发育与类型

骨骺是骨骼发育阶段次级骨化中心所在，先后出现在出生前后的长骨两端的软骨内，不同骨骼及不同部位出现次级骨化中心的时间各不相同。在骨骺与骨干间有一层软骨称骺板，骺板由 4 个细胞层组成，靠骨骺最近侧层称静止细胞层，又称生发细胞层，此层细胞处于待发状态，故生长不活跃，以后可转变为骺板幼稚软骨细胞。第 2 层即增殖细胞层，此层软骨细胞大且多，增生增殖活跃，也称软骨生长带。第 3 层即肥大细胞层，软骨细胞肥大、成熟，部分有退变，有的形成准备转化的骨母细胞，细胞间基质也发生生化改变，以适合骨化。第 4 层即退化细胞层，又称预备钙化带，软骨基质内出现钙沉积，骨母细胞分化使骨样组织形成骨组织，称原发性松质骨，后成熟为继发性松质骨。骺板内的四个细胞层不断改变软骨内成骨，使骨干继续增长。在正常情况下，骺板软骨增生速度与软骨破坏速度基本相等，所以骺板始终保持一定的厚度。到一定年龄软骨细胞失去增生能力，骺板被骨组织所替代，称骺线，骨骺也完全与骨干结合称为骨骺闭合。

人体骨骺可分为两种，即压力骨骺和牵引骨骺。压力骨骺在长骨两端关节内，也称关节骨骺，它承受着肢体的压力，对长骨长度的增长起主要作用，它的损伤对肢体长度和侧方畸形影响很大。而牵引骨骺是某些肌肉附着于骨的一种方式，如尺骨鹰嘴及胫骨结节等，因它与长骨的纵向生长无关，故其损伤后对肢体长度的影响较小。

（二）骨骺及骺板的血液供应（图 38－1－1）

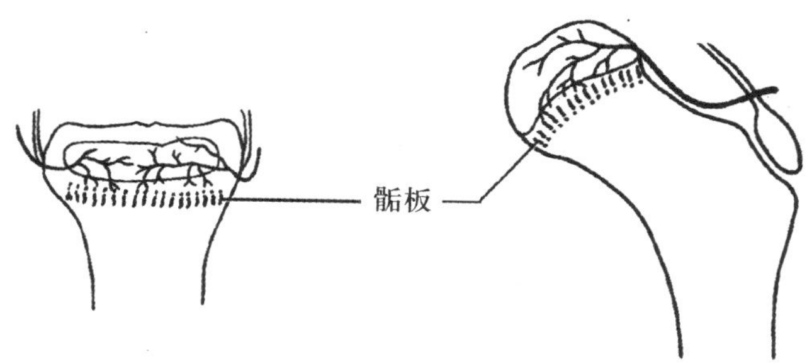

图 38－1－1　骺板的血供

1．骨骺的血供

（1）沿骨骺侧方自软组织内进入骨骺，可为多条，此种血管不通过骺板，故骨骺损伤时多不易损伤。

（2）血管通过骺板边缘潜行进入骨骺。肱骨内、外髁，股骨头均属关节内骨骺，这种骨骺一旦分离均有可能引起骨骺板缺血。

2．骺板的血供

（1）骨骺系统：骨骺动脉的分支由关节囊和软骨外膜间穿过骨板进入生发细胞层而到达骨骺软骨，为软骨发育提供营养，其损伤直接影响骺板生发细胞的增殖能力。

（2）干骺系统：由干骺动脉和滋养动脉的终末支组成，一系列的动脉襻穿过松质骨进入骺板的退化细胞层，在骨骺的新陈代谢方面起主要作用，损伤后会对骺软骨的钙化骨有相当大的影响。

（3）软骨周围系统：主要负责供应骺板横向生长中的细胞营养。

【病理生理】

（一）损伤对骨骺的影响

儿童期有的骨骺出现较晚，均由软骨所充填，因软骨吸收震荡和变形能力较强，故损伤后对其生长发育影响较小。骨骺出现后，如损伤未累及骺板，对生长无明显的影响，损伤骺板多在肥大细胞层，因该层没有丰富的基质，强度很低，容易在此层发生骨骺分离。但因肥大细胞层靠近骨骺部分的生发细胞层和增殖细胞层健在，只要血供不受破坏，又能准确轻柔地复位，对骨骺的正常生长影响将不大。

（二）骨骺损伤的原因

儿童关节部位的骨骺分离远比同一部位的骨折多见，主要是存在强度差异的原因。

1．骺软骨与关节囊和韧带强度　关节囊和韧带的强度是骺软骨板的 2～5 倍，故当作用于同一部位的暴力，在未发生关节囊和韧带损伤之前已发生了骨骺分离。

2．骺软骨板与骨的强度　骺软骨板比骨的强度弱得多，所以在儿童发生于关节部位的损伤多数为骨骺损伤。

【类型】

骨骺损伤是指骨骺、骺板和累及干骺端的损伤，统称为骨骺部位损伤。骨骺损伤的分型方法很多，1963 年，Salter－Harris 在上述基础上进一步把骺板损伤分为 5 型，已被临床普遍采用。随后,在 Rang 的建议下,Salter Harris 又把骺板边缘的软骨膜环(又称 Ranvier 软骨膜沟)损伤增补为Ⅵ型骺板损伤(图 38－1－2)。

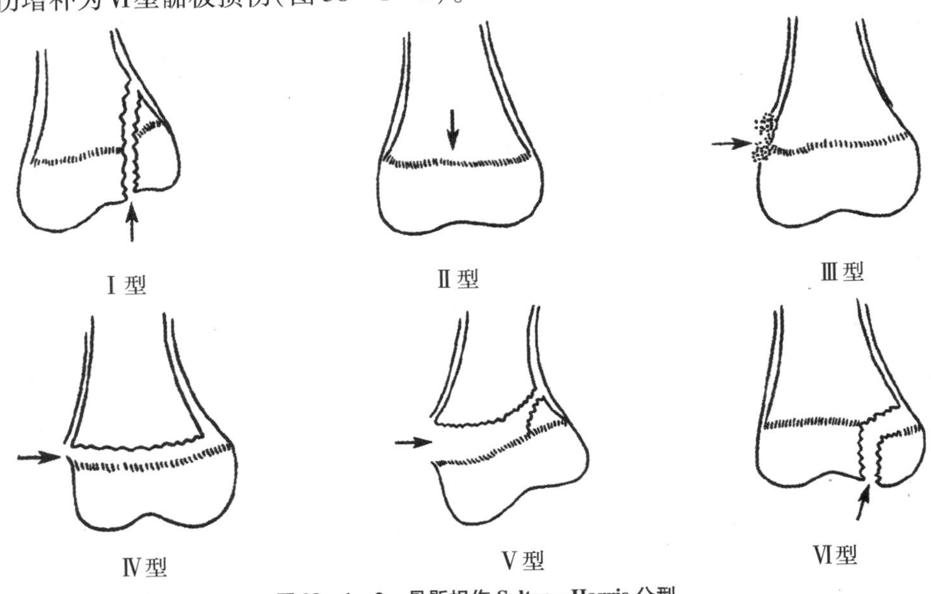

图 38－1－2 骨骺损伤 Salter－Harris 分型

Ⅰ型 损伤线水平位通过骺板的薄弱带,即肥大细胞层,因生发层留在骨骺一侧,故一般不影响骨骺的生长。但股骨头骨骺的Ⅰ型损伤由于骨骺动脉多被破坏,故预后差。本型好发于婴幼儿,因骺板较厚,且骺板周围骨外膜大多完好,易复位,只要血供不受影响,预后较好。

Ⅱ型 损伤线水平位通过骺板的薄弱带,后转向干骺端,分离的骨骺带有一块三角形干骺端骨片,所以又称为分离骨折。因生发层同样是在骨骺一侧,故对骨骺的生长影响不大,预后也较好。此型多见于年龄稍大的儿童,致伤暴力较大,但其骨外膜损伤不明显,易于复位和固定。Ⅰ型和Ⅱ型的损伤主要在骺板的肥大细胞层,对肢体的影响均不大。临床上经常提到的骨骺分离即指Ⅰ、Ⅱ型损伤。

Ⅲ型 属关节内骨折,骨折线经关节面裂向骺板,又经骺板的肥大细胞层裂至骺板边缘,称为骨骺骨折。多由关节内的剪力所致。该型骨折严重地破坏了关节面,多需手术复位,以期恢复正常关节面,如营养血管未受损伤,预后也较好。

Ⅳ型 骨折线从关节面开始,穿过骨骺和骺板,并越过骺板全层延伸到干骺端,系关节内骨骺骨折。因其破坏了骺板全层和关节面,如对合不良将导致关节面不平整,日后出现创伤性关节炎。如不能使骺板各层相对合,将导致骺板内骨桥形成而影响肢体增长和骨骺的发育。故对该型损伤应尽早手术,尽可能解剖复位,并作细小的克氏针内固定。

Ⅴ型 是一种严重的损伤,强烈的侧方暴力使骨骺板的一侧遭受挤压,骺板内软骨细胞严重破坏或骺板的营养血管部分损伤,可导致一侧骺板早期融合而生长停止,必将引影响关节和肢体的发育。这种损伤仅见于单平面活动的关节,如膝关节和踝关节,如受到外展或内收损伤暴力时,可发生一侧的骺板挤压伤。由于此型损伤无移位,X 线检查时无明显显示,故多被误诊为关节扭伤。即使诊断准确,处理及时,骺板早期闭合也不能避免,预后较差。

Ⅵ型 骺板边缘的软骨膜环(又称 Ranvier 软骨膜沟)损伤。

【诊断】

儿童骨骺部位损伤的诊断比较困难,主要原因是骨骺部位的软骨成分在 X 线片上不显影,其临床表现与儿童骨折也有所不同,故临床容易误诊或漏诊。

(一) 询问病史

了解受伤史,因儿童年龄小,口诉不清楚,必须注意清楚了解包括受伤时间、受伤时体位、伤后的诊治等。检查时可发现局部肿胀、异常活动、局部的压痛和活动痛。如怀疑股骨下端骨骺分离,可将膝关节作内翻或外翻动作,使患儿疼痛加重而手护痛处。

儿童关节部位的损伤应首先考虑有骨骺损伤的可能。骨骺位于长骨两端之关节处,而稳定关节的韧带和肌腱的强度远比骺板的强度大,作用于关节处的暴力在未使韧带和关节损伤之前,已超过了骺板的耐受强度而发生骨骺分离。

(二) 影像学检查

1. 正常骨骺 X 线影像 各部位骨骺的出现和闭合的年龄各不相同,而骨骺损伤的诊断主要是从各化骨核的位置及与各骨的对应关系来进行诊断。故首应熟悉各部位骨骺出现和闭合的年龄。骺板在 X 线片上不显影,不能误认为是骨折线。

2. 高质量的 X 线片 X 线片是诊断骨骺损伤的重要依据,又因儿童关节部位骨骺和软骨成分较多,不显影的范围较大且较模糊,故对其要求也较高。X 线片范围应包括正、侧位片,位置要准确,图片应清晰,对比度要适中。

3. 骨骺损伤的异常 X 线影像 骨骺损伤容易误诊。如最常见Ⅱ、Ⅳ型损伤都带有显影的干骺端骨折片(图 38-1-3);急性骨骺损伤因其损伤部位大多是软骨,故很少为粉碎性,如有粉碎性骨骺损伤则多为骨软骨病或骨软骨炎;骺板为一透亮横线,两侧间隙均匀,且边缘光滑,而骨折线两侧不均匀,边缘锐利。

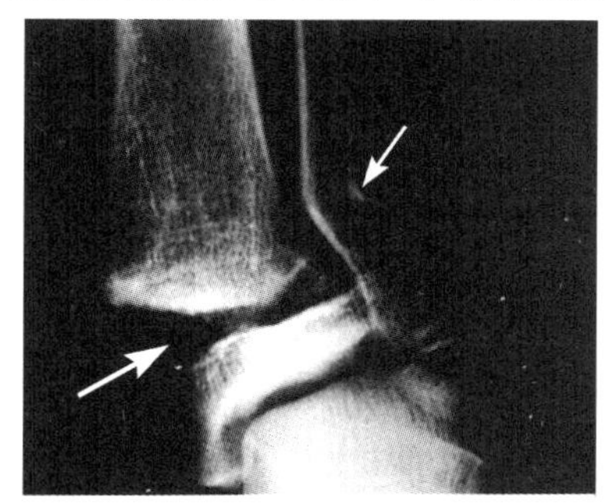

图 38-1-3 胫骨远端骨骺骨折分离

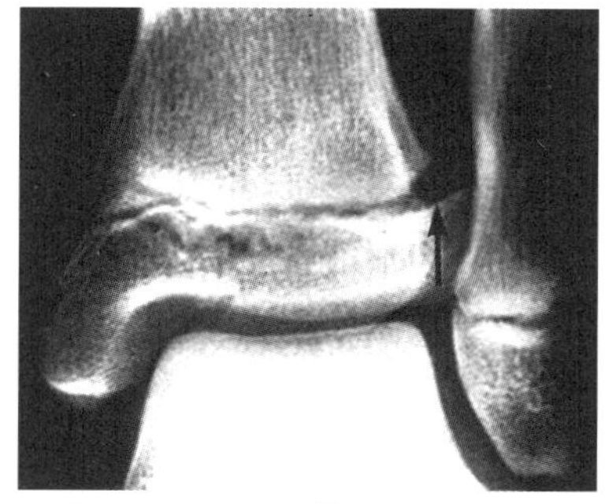

图 38-1-4 胫骨远端骨骺分离

有些部位可能发生暴力作用下的骨骺分离(图 38-1-4),暴力消失后骨骺完全复位。应观察类似无移位的骨骺损伤。一般在 2 周后摄片复查,多能明确诊断。对 X 线摄片有疑问时,可进一步作 MR 或 CT 检查,以明确诊断。

【治疗】

(一) 儿童骨骺分离

应尽量解剖复位,矫正不正轴线,使其能正常发育生长。对于接近骨骺闭合的病例,在复位时尽管影响骺板也要强调解剖复位,因其自行矫正畸形的能力有限。

（二）骺板横断骨折

Ⅲ、Ⅳ型骨折属关节内骨折，可导致骨骺早闭、骺板内骨桥形成和关节面不平整而继发创伤性关节炎。因预后较差，可行手术复位细克氏针内固定，以防止发生继发畸形。

（三）儿童干骺端骨折

Ⅱ型损伤，采用手法或手术复位，都能获得良好的愈合，如出现畸形倾向也均将在以后的生长过程中自行矫正。Ⅳ型骨折虽也属于骺端骨折，因其涉及关节面和骺板全层，故复位要求较高。

Ⅱ型损伤临床表现症状有由轻逐渐加重的特点。可延迟负重和活动时间，制动4～5周后再练习不负重行走。如发现骨骺骨桥形成，可手术切除骨桥，填以脂肪组织，使骨骺生长两侧相等，防止发生继发性畸形。如骺板部分损伤，由于骺板增生的牵制力小于软骨细胞生长的潜力，其骨桥可逐渐变细而被吸收，不出现畸形。但当骺板损伤范围大，不能被吸收，可导致肢体不平衡增长，出现继发性成角畸形。对此应作张开式截骨植骨术，以矫正成角和缩短双重畸形。25%～33%骺板损伤可导致生长障碍，但需手术矫正畸形只占5%～10%，一般须观察2年以上。

（四）复位时间

1. **新鲜损伤** 10日以上的损伤，如强行复位将增加骺板的损伤，特别是Ⅰ、Ⅱ型损伤，如有轻度移位，经试行手法不能复位时让其轻度移位，可待日后作截骨矫形。但对Ⅲ、Ⅳ型损伤原则上应早作手术复位。

2. **陈旧损伤或畸形愈合** 对于骺板陈旧损伤或畸形愈合，即使切开复位后，仍难免导致骺板损伤，处理方法：Ⅰ、Ⅱ型损伤如果只有成角畸形，可待日后手术矫形；Ⅲ、Ⅳ型损伤对位不良者可早期切开复位，尽量修复损伤关节面。

（五）内固定物的放置

内固定物禁用螺丝钉，因其对骺板的损伤较大，而且会限制骺板的生长。内固定应以光滑的细克氏针将其放置在干骺端处，而不应置于骨骺端或穿越骺板，且应在骨骺损伤愈合后立即拔除。

（六）固定时间

骨骺损伤的临床愈合时间较短，Ⅰ、Ⅱ、Ⅲ型损伤愈合较快，固定时间3～4周。Ⅳ型损伤容易发生骨延迟愈合或不愈合，故固定时间可适当延长。

【预后】

骨骺部位的损伤对预后的主要影响是发育障碍。据报道有25%～33%可导致生长障碍，但有临床意义的畸形只占5%左右。

（一）骨骺早期闭合的因素

（1）外伤性骨骺分离。

（2）干骺端严重感染。

（3）不正确的放射疗法。

（4）骺板骨折复位后有骨桥形成。

（二）骨骺早期闭合对肢体发育的影响

骺板损伤后，一般要在数月甚至1年后才开始缓慢生长，故对骺板损伤后骨生长的预后很难确定。以下几点有助预估。

1. **受伤部位**　不同部位骨骺损伤的预后均不一样，上肢远肘关节之骨骺增长的潜力较大，而下肢近膝关节之骨骺生长潜力明显大于远膝关节之骨骺，故近膝远肘之骨骺板损伤对肢体长度的影响较大。

2. **损伤类型**　Ⅰ、Ⅱ型损伤骨折线未通过骺板，只要复位准确预后较好。Ⅲ、Ⅳ型损伤均伤及关节面和骺板，复位成功也不如前两型。Ⅴ型损伤是由十分严重的压力造成，故预后最差。

3. **损伤程度**　轻度的损伤刺激可使骨骺板生长加速，因其反应使局部血供增加。而严重的刺激可出现相应的生长障碍。

4. **受伤年龄**　受伤时年龄越小，其骨骺板的生长潜力越大，发生畸形将较严重。如受伤年龄接近骨骺板的愈合期，即使受严重损伤，因其生长潜力较小，对今后肢体增长影响并不大。

5. **血供受损程度**　骨骺及骺板的血供如受伤，则骺板生长将停止，预后差。如未受损则影响不大。

6. **治疗方法的影响**　粗暴的手法复位很容易损伤骨骺；Ⅳ、Ⅲ型损伤没有及时采用手术治疗；手术中采用粗暴的撬拨；用螺丝针或粗斯氏针固定骨骺，以及从骨骺侧向干骺端方向进针；在切开复位时广泛剥离骨骺周围软组织，损伤了重要的滋养血管。

7. **开放性损伤**　开放性损伤因有发生感染的可能，故应采取彻底清创，避免伤口感染。如伤口发生感染，其预后不佳。

第二节　肱骨下端骨骺分离

肱骨下端骨骺分离有时亦称为两髁骨折，多为外伤引起。肱骨下端骨骺包括肱骨小头滑车和内、外上髁骨骺。其分离部位在肱骨下端骺线之上，骨折线穿越冠状凹和鹰嘴凹，同时伴有一小块干骺端。此类损伤仍属关节内骨折，故预后与肱骨髁上骨折不同，可能引起肘关节的功能障碍。

【损伤机制】

这类骨折多见于4～5岁以下的儿童。解剖学上，此年龄段肱骨下端是一整块软骨，损伤分离的骨骺可向前或向后移位。5岁以上的儿童，肱骨外髁成为单独的一块骨骺，同样的损伤会引起肱骨外髁骨骺分离和肱骨外髁骨折，可表现为青枝骨折或分离移位。

【类型】

正常情况下肱骨下端骨骺略向前屈曲，骨骺线的垂直线与肱骨前缘的直线交叉角为25°，发生骨骺分离时，临床上将＞25°角分为屈曲型分离，＜25°则为伸直型分离。

【临床表现】

症状与肱骨髁上骨折极相似，压痛点位置略低，肘部轻度肿胀，伴有疼痛及肘关节活动受限。当骺部后移时,伸肘受限不明显,而屈肘有明显限制,软骨相互摩擦产生的骨擦音较低沉。由于两上髁均在骨折远侧,故与尺骨鹰嘴正常的三角关系位置发生变化,X 线检查可提供诊断依据。婴幼儿的肱骨下端干骺端部横行骨折线,发生肱骨下端骨骺全骺断裂时,多向后及尺侧偏移分离,可伴有外上髁或内上髁干骺部骨质部分撕脱。

【治疗】

1. 手法复位 适用于明显分离移位,一助手握前臂,术者两手交叉抱合上臂近肘段,作反方向牵引。当骺部后移时,作反方向对抗牵引;当骺部前移时,患者伸肘,术者两拇指并齐压于肘前,助手逐渐屈肘于 80°~90°位,术者两拇指对准移位骨骺,施行端提、推压、捺正复位手法。骨骺后移时,术者拇指在肘后方,骨骺前移时拇指在前方,其余手指在上臂作交叉抱合,与拇指作反方向推挤,使骨骺复位。小夹板或石膏托屈肘 90°位固定 2~3 周。一般手法复位很少达到要求,反复整复可伤及骨骺板生长层,造成生长障碍,所以多数主张手术治疗。

2. 手术复位 适用于手法复位失败和严重分离者,取后肘正中切口,手术方法同肱骨髁上骨折,整复后用两枚克氏针固定,一枚通过肱骨小头骨骺,一枚通过滑车内侧髁交叉固定于肱骨干上。术后石膏托固定于屈肘 90°位。3 周后去除外固定,拔出克氏针,进行功能锻炼。注意手术不应选用肘后侧入路切断肱三头肌的传统术式,应选择肘关节侧方入路。因切断肱三头肌术式会导致儿童肘关节永久性功能障碍。由于肱骨下端骨骺分离可能影响日后关节功能,故整复要求较高,尽可能一次成功。

第三节 肱骨外髁骨骺分离

肱骨外髁骨骺分离为儿童常见肘部损伤。

【损伤机制】

由于跌倒时手掌撑地,肘部受内翻暴力,加上前臂伸肌腱的收缩和旋转,骨折常有不同方向移位,大多数外侧肌间隔撕裂,骨折片因受伸肌的牵拉而向外旋转,向上方轻度移位,少数骨片沿纵轴方向旋转,以至骨骺的内侧向外,而外侧向内。

【临床表现】

肘关节外伤后呈半伸直位,局部肿胀,肘外侧可触及浮动的骨折块及骨擦感,当骨折面向外翻转尚可触骨折尖刺。X 线片显示骨折线从滑车外侧骺向外延伸,并有骨折块移位。

【治疗】

(一) 手法复位

适用于轻度移位或有明显翻转移位。在麻醉下,用一手拇指向上、向内推压复位,用小夹板或石膏托固定于屈肘 90°位。对轻度移位或仅有骨裂的不必整复,用颈腕带悬吊。

(二) 手术复位

1. 钢针拨正复位 翻转骨块难以手法复位时,在麻醉下消毒皮肤,用直径 4mm 克氏针经皮刺入肘外侧,在X线透视下,用针尖顶住骨折断面外侧,向内侧关节间隙方向拨正翻转的骨片。

2. **切开复位内固定**　适用于手法复位、针拔复位失败及陈旧性外髁骨骺分离。取肘后外侧纵切口,牵开肱桡肌和桡神经,纵行切开关节囊,找到骨块及其骨折面前后方向,抬起前臂屈至90°,用巾钳夹持骨块牵至关节骨折面,良好对合后,克氏针斜向内上方固定,屈肘90°位石膏固定3周。

3. **陈旧性肱骨外髁骨骺分离**　伤后超过2周,应视为陈旧性肱骨外髁骨骺分离。由于骨折块下移和伸肌腱回缩,应松解伸肌腱周围粘连,再作复位和交叉克氏针固定。术后患肢屈时90°石膏后托固定6~8周。骨折块复位困难时,不可将其所附肌腱切断后复位,否则骨块容易缺血坏死或吸收。

第四节　肱骨内上髁骨骺分离

常见为肘部常见损伤之一,多发生在7~17岁。

【损伤机制】

(一)直接暴力

暴力直接撞击可使骨骺分离并向前下方移位,甚至翻转。翻转程度各异,X线片不易观察,有时在手术时方发现。

(二)间接暴力

肘部在跌倒时由于前臂过度外展、屈肌急剧收缩而将其附着的内上髁骨骺撕脱。

【类型】

Ⅰ度　骨骺仅见微小移位。

Ⅱ度　骨骺向前移位,可移至关节水平,或有翻转移位。

Ⅲ度　骨骺嵌夹于滑车与尺骨鹰嘴半月切迹之间,肘关节呈半脱位,可能出现有尺神经损伤。

Ⅳ度　肘关节脱位,骨骺拉向前下方,可有尺神经损伤。

【临床表现与诊断】

伤后患肘内上髁部肿胀,皮下淤斑,甚至有开放性骨骺分离,局部压痛,可触及皮下滑动骨块,肘关节主动伸屈运动因肘内侧痛而受限。X线检查可明确诊断。

【治疗】

根据类型分度选择治疗方案。

(一)保守治疗

Ⅰ度　用小夹板或石膏屈肘90°固定2~3周。

Ⅱ度　在血肿内麻醉下,屈肘位前臂旋前,术者一手拇指推压骨骺,四指从前方环抱上臂,从前下方向内上方推压,使骨骺复位。术后小夹板或石膏屈肘90°固定3周,也可采用针拨复位法。

Ⅲ度　由于骨骺嵌夹于关节间隙内，应闭合复位。牵出骨骺使之复位，肘关节半脱位自然纠正。一助手固定上臂下端，另一助手将前臂极度旋前，术者拇指用力在滑车部由前上方向后下方推按，将骨骺推出关节，不可通过肘关节脱位牵出骨骺。

Ⅳ度　应先按肘关节脱位处理，再行骨骺复位。

（二）手术治疗

上述方法未能成功时，可行手术切开复位。方法同肱骨内上髁Ⅲ度骨折，复位后用细克氏针或缝合固定法固定骨骺。

第五节　肱骨小头骨骺分离

肱骨小头骨骺的出现早于肘部及其他部位，在出生后7个月至1年出现，发生损伤的机会较多。

【损伤机制与类型】

（一）压缩型骨骺分离

多因肘部屈曲位，手掌跌扑致伤。

（二）分离型骨骺分离

常见于肘部半屈曲或伸肘位时扑地，前臂外翻使桡骨头撞击肱骨小头所致。屈肘位着地时，也可能引起肱骨小头骨骺分离。

【临床表现与诊断】

伤后有肘部外侧肿胀、伸屈活动障碍，常用健手握持患肢，肘后三角关系正常。

X线正位片显示桡骨的纵轴线不通过肱骨小头骨骺中心；侧位片见损伤骨骺与肱骨距离加大或干骺角异常。

【治疗】

有向外、向前移位，术者拇指向后上方推压外移的骨骺，直至骨骺中心通过桡骨纵轴线。术后屈肘位石膏托固定2～3周，手法复位不成功可行克氏针针拨复位或手术切开复位。

第六节　桡骨头骨骺分离

桡骨头骨骺分离，在小儿肘部损伤中较为常见，治疗也较为特殊。

【损伤机制】

由于跌倒时手部外撑以致桡骨头被肱骨小头撞击，引起桡骨头骨骺移位。桡骨头骨骺分离后多数向前外则移位，其次向前方及外侧。由此桡骨关节面不再与肱骨下端关节面平行,而是以桡骨头边缘对向肱骨下端关节面。当畸形较严重时,很难依靠骨的生长过程纠正。如畸形未能纠正,由于不断摩擦,可会发生创伤性关节炎,影响肘关节伸直功能。

【类型】

Ⅰ型 桡骨头倾倒移位,如帽状处于桡骨干的近侧端,较多见。

Ⅱ型 向外侧移位。

Ⅲ型 骨骺呈圆盘状完全移位,其一面是关节面,另一面是骨折面。

【治疗】

(一)保守治疗

1. 手法复位 桡骨头轻度移位,倾斜度在30°以内时,可在麻醉下手法复位。方法是伸直并内收肘部,用拇指压在移位的桡骨头上,向内向下推挤,使桡骨关节与肱骨下端关节面恢复为平行关系。桡骨头倾斜在30°~45°仍可试行手法整复。

2. 针拨复位 适用于手法复位无效者,应避免损伤桡神经以及导致骨骺发育障碍。

(二)手术复位

1. 青枝型骨折 当倾斜度大于45°、手法整复失败时应采用手术治疗。作肘部前外侧切口,分开肱桡肌,用纱布垫于桡骨头上,拇指推挤桡骨头复位。青枝型骨折骨膜多完整,较易复位。

2. 陈旧性骨折 切开复位后以克氏针固定,术后石膏托固定2~3周。可早期进行肘部伸屈锻炼,旋前、旋后运动则应稍加限制,不能作大幅度旋转。在骨骺闭合前,不允许对儿童的桡骨进行切除手术。

桡骨头骨骺分离手术效果一般均较满意,但术后可能引起早期骨骺闭合,少数可引起肘内翻畸形和肘关节旋前活动限制。

第七节 尺骨鹰嘴骨骺分离

单纯尺骨鹰嘴骨骺分离较少见,鹰嘴骨骺在8岁左右出现,对肢体的增长影响不大。

【损伤机制】

骨骺较小且被肱三头肌腱包围,受伤的机会较少。直接或间接暴力撞击骨骺可致分离,一般分离程度较轻微。

【临床表现】

局部有轻度肿胀及压痛,肘关节屈伸时疼痛明显,肘关节伸直活动受限。

【治疗】

肘关节伸直位固定2~3周,以后可开始活动。

第八节 桡骨下端骨骺分离

桡骨下端骨骺分离的损伤机制与科氏骨折相似，是儿童骨骺损伤的常见病，多发生于6～10岁儿童，占全身骨折的40%～50%。损伤仅发生于桡骨，也可伴有尺骨的撕脱骨折或青枝骨折。

【损伤机制】

因发生跌倒时用手掌撑地所致，其发生机制与成人的科氏骨折相似。用手撑地时，撞力通过手的基底部到达腕部舟状骨，由于腕部处于背伸位，故损伤常发生在骨骺板以上，所以桡骨下端向背侧移位，断端可包括桡骨下骨骺或背侧干骺端的一小骨块，骨骺本身损伤较少，因此对腕部的发育影响不大。如外力与桡骨干在一条线上，则在骨骺处发生嵌顿性损伤，即骨骺挤压性骨折。

骨骺分离实际上是一种干骺端骨折，其骨折线虽接近骨骺板，但未穿过骨骺板，而是在干骺端的一侧，因此很少会损伤正在生长的软骨细胞，对骨骺的生长影响不大。

骨骺复位方向是向背侧及桡侧，骨骺常附着一块三角形干骺端骨片，当骨骺向后方或后外方分离时，三角形纤维软骨和腕关节下侧韧带常一并撕脱，因此，尺骨下端或尺骨茎突骨骺往往同时有损伤和移位，有时伴有神经牵拉出现的暂时性尺神经麻痹。

【临床表现】

局部有明显畸形、肿胀和疼痛。患肢呈“餐叉样”畸形。X线摄片只能发现骨骺移位情况，而不能反映挤压伤或骨骺骨折，部分在发生畸形之后才发觉骨骺损伤。

【类型】

可分为5型（图38－8－1）。

Ⅰ型 约占10%，骨折线完全通过骺板的薄弱带。

Ⅱ型 与Ⅰ型相似，但骨质边缘处常有一“三角形”骨折片撕脱。

Ⅲ型 骨折线自关节面进入骺板，再沿一侧薄弱带到骨骺板边缘。

Ⅳ型 类似Baton骨折样移位，此型稳定性较差。

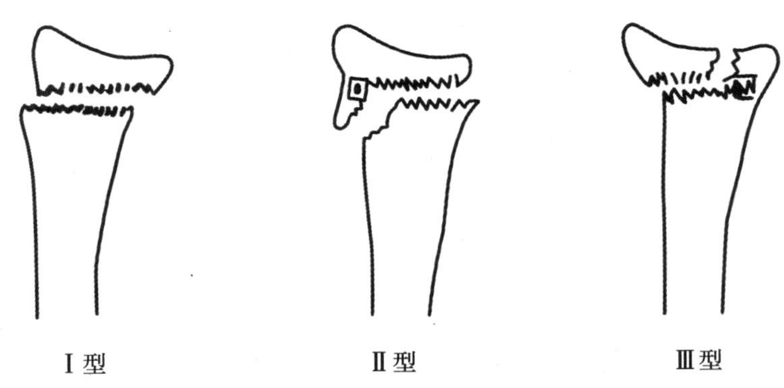

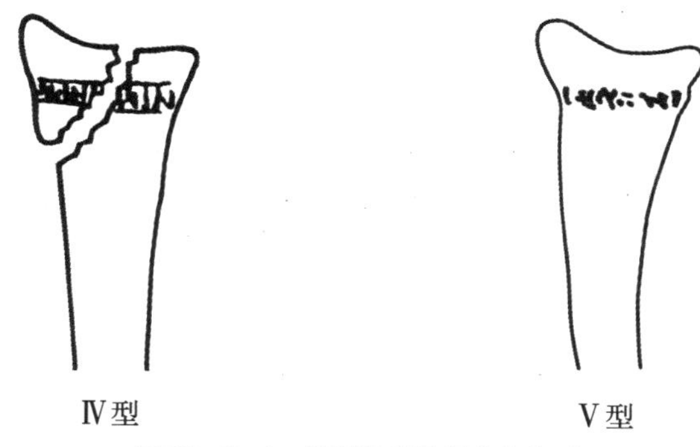

图 38-8-1 桡骨远端骨骺分离分型

Ⅴ型 为骨骺软骨骺板的压缩骨折,此型常常至晚期形成骨骺早闭,停止发育时才被发现。

【治疗】

治疗方法类似科氏骨折。

(一) 早期处理

越早复位,对骨骺的发育影响越小。

(二) 解剖复位

各种类型损伤,治疗均应达到解剖复位。由于小儿骨骺小,除个别因软组织嵌入,一般都可获得较好复位效果。

(三) 闭合复位

一般应采用手法复位,避免手术对骨骺的进一步损伤。

(四) 骨骺线骨质不能使用内固定

任何波及骨骺的内固定物均有可能影响骨骺的正常发育,在不能施行外固定的情况下,使用内固定物应避开骨骺线的骨质处。

(五) 避免多次整复

要求能够一次完成手法整复及固定。重复多次的手法操作势必加重对骨骺的损伤,可因此引起骨骺早闭。如骨折已超过 1 周或整复有困难时,则不能强行复位,可通过骨的生长过程获得塑形予以纠正,最后仅残留轻度畸形。

第九节 桡骨下端骨骺挤压性骨折

【损伤机制】

桡骨下端骨骺挤压性骨折多因跌倒时腕关节呈背伸位、前臂与手成直角、暴力与前臂轴心平行形成的挤压伤,骨折线可穿过骨骺或骨骺板被严重挤压造成对软骨细胞的破坏,影响骨骺发育,引起骨骺过早闭合。由于桡骨下端骨骺生长受限,而尺骨下端骨骺生长正常,后期可引起尺桡关节脱位出现倾斜畸形。

【临床表现】

局部肿胀及功能障碍，早期很少有畸形。X线片容易显示骨折线，骨骺很少显示有移位，而数月后才逐渐出现畸形，故早期确诊有一定困难。局部肿胀及活动受限，均可提示有骨骺损伤的可能。

【治疗】

早期无须特殊处理，应严密观察骨骺生长过程，如发现尺桡骨有生长差别，应考虑对尺骨下骨骺进行阻滞手术，如果畸形很显著甚至影响腕关节功能，可考虑行尺桡关节成形术，以纠正畸形和改善腕关节功能。

第十节　尺骨下端骨骺损伤

尺骨下端骨骺出现在6～7岁后，在6岁前X线片上不能反映骨骺损伤。骨骺的位置与尺骨干长轴成直角，骨骺发育早期呈盘状，发育后成为茎突，是增加尺骨长度的主要结构。

尺骨骨骺移位应准确复位，复位手法应轻柔，加重损伤易引起骨骺的早期闭合，从而引起尺骨生长缓慢，较桡骨短，使前臂处于尺侧倾斜的畸形位。

第十一节　股骨下端骨骺分离

多发生在儿童和青少年。股骨下端骨骺是人体最大的骨骺，呈马蹄形，内半部分较大且较低，而突入关节内较多。分离后股骨下骨骺生长软骨细胞常被挤压，可引起过早的闭合和生长障碍。

【损伤机制】

由于腓肠肌内外侧头止于骨骺上方，故骨骺发生分离后股骨干骺端向后向下移位，而股骨下骨骺向前向上移位。常使腘窝部血管被股骨干骺端所压迫，如不及时复位，可导致血液循环障碍或肢体麻痹，甚至缺血性肌挛缩。

【临床表现与诊断】

有外伤史，检查可见膝关节肿胀、疼痛、压痛和功能丧失，膝关节后侧饱满，有时可有下肢缺血性挛缩的早期症状，如胫后动脉和足背动脉搏动减弱或消失，肢端发白或青紫，有麻木感或刺痛等。如出现上述症状，应尽快行腘窝血管、神经探查。

X线片可了解骨骺移位的方向和程度。

【治疗】

股骨下骨骺分离应尽早复位，延迟会使复位更加困难，并发症增多。

（一）手法复位

在麻醉下，尽量使大腿和小腿肌肉放松，屈膝45°位。一助手将大腿上抬，另一助手将小腿向下牵引，术者紧握关节，两拇指紧推骨骺向下压，余四指将干骺端向上向前推挤。复位时应手法轻柔，注意保护膝关节后侧的血管、神经，检查足背动脉和肢端感觉。术后作屈膝位石膏或小夹板固定，并应作侧翻位轻度矫枉过正。固定时间7~8周，屈膝固定4周后可逐步减小屈膝限制。

（二）陈旧性股骨下端骨骺分离

应先行骨牵引，待断端分离后再行手法复位或手术复位。复位后石膏夹板或小夹板固定6~8周。尽量不用内固定，因可导致骨骺早闭而引起肢体不等长或内外翻畸形。新生儿的股骨下端骨骺分离可以不必强行复位，稍加牵引即可自行复位。

第十二节　股骨髁骨骺骨折

多见于年龄稍大的儿童，常因直接暴力损伤所致。因属关节内粉碎性骨折，预后较差。

【损伤机制】

多见于从高处跌下，暴力自下向上向躯干传递，体重沿股骨干长轴向下加压，两股力量在膝关节交叉，容易使股骨髁骨骺发生"T"型或"Y"型骨折，劈裂的两骨折端多呈嵌插，常伴有股骨髁骨骺内侧或外侧压缩，造成愈合后的膝内翻或膝外翻畸形，影响膝关节功能。

【临床表现与诊断】

有典型外伤史。膝关节肿胀、股骨髁部增宽、局部有压痛及功能受限，患肢有纵轴叩击痛。X线摄片可明确诊断。

【治疗】

股骨髁骨骺骨折有关节面的破坏，影响膝关节功能甚至导致创伤性关节炎，应早期手术复位。小儿虽有一定的塑形能力，但仍应尽量恢复关节面的解剖重位。

（一）手法复位

先行关节穿刺，抽出积血。屈膝45°位使腓肠肌放松，一助手向下牵引小腿，一助手向上抬大腿，术者双手置于股骨髁两侧，向中间作挤压并摇摆，使之能嵌插以增加其稳定性，并在摇摆中矫正剩余畸形。整复后如骨片稳定，可用小夹板或石膏托固定；如骨片不稳定，应将患肢置于托马斯架上作屈膝位牵引，直至有骨痂生长。

单髁与两髁骨折的整复方法基本相同，固定时为防止膝关节后遗畸形，内髁骨折固定应将膝关节置于外翻位，外髁骨折应将膝关节置于内翻位。

（二）手术治疗

1. 早期处理

（1）关节内粉碎骨折并形成游离物，行手术取出碎片并矫正骨折。

（2）对X线检查尚不能确诊，而临床比较明确的也应行手术探查。

2. 晚期处理 股骨髁骨骺骨折常因部分骨骺压缩而引起生长紊乱，导致肢体短缩和膝内、外翻畸形，可采用肢体均衡手术矫正。

（1）胫骨上端骨骺延长术：适用于男性13～15岁、女性12～14岁，外伤后有肢体短缩。

（2）骨骺阻滞术：适用于年龄在8～10岁，外伤后出现膝内翻或膝外翻，手术方式有暂时性和永久性骨骺阻滞2种。

1）暂时性骨骺阻滞术：在X线监视下，分别在股骨下端和胫骨上端用"U"形骑缝钉钉在生长较快侧的骨骺板上下，每处3枚，其作用是限制骨骺生长。阻滞时间一般不超过3年，时间过长因骨骺板上下形成的瘢痕使暂时性骨骺阻滞变为永久性骨骺阻滞。置钉的部位相当重要，在股骨应置于靠远侧，在胫骨应靠近侧。同样，纠正膝内、外翻的钉应尽可能地置于侧方中央，偏前易导致膝屈畸形，偏后将导致膝反屈畸形。术后每月复查摄片一次，如有断钉、退钉或已矫正时均应及时处理。

2）永久性骨骺阻滞术：对一定年龄及畸形的病例，采用永久性骨骺阻滞术，更为实用。术前应根据不同年龄骨骺生长长度和肢体短缩情况，计算肢体尚能增长的长度，确定施行手术的合适年龄，才能预期在骨骺本身停止生长时两侧肢体得以等长并不出现内、外翻畸形。膝内翻可采用股骨外髁外侧中线植骨术；膝外翻则采用股骨内髁内侧中线植骨术。植骨块应横跨骨骺板，并有足够的长度和厚度。术后石膏固定3个月。

第十三节 胫骨上端骨骺分离

胫骨上端骨骺是人体第2大骨骺，出生后即出现骨化中心。胫骨平台上方向前下伸出的舌状突起，后期成为胫骨结节，胫骨上端骨骺损伤分离多见于10岁以下儿童。

【损伤机制】

受伤时膝关节多处于屈曲位，在股四头肌发生强力收缩时，由于骺板与骨相比，骺板强度较弱；骨骺与肌腱和韧带比，骨骺较弱。故股四头肌强力收缩使胫骨上端骨骺分离。扭转损伤也可造成胫骨上端骨骺分离。当膝关节过度内、外翻时，可使胫骨上端骨骺内侧或外侧遭受挤压，造成过早闭合。

【临床表现与诊断】

伤后膝关节肿胀，有压痛及浮髌试验阳性，沿胫骨上端骨骺常有环形压痛，作抬小腿动作疼痛加重。如是骨骺挤压伤，局部症状常不明显，X线片可作出诊断。

【治疗】

先抽出膝关节积血，再注入麻醉药物于关节腔内。伸膝位拔伸牵引，术者两手置于膝后将小腿上段向前提拉，两拇指将向前移位之骨骺向后推。复位后将膝关节置于伸直位，小夹板或石膏托固定6～8周，去除石膏固定后进行功能锻炼。

第十四节 胫骨结节骨骺分离

胫骨结节是在胫骨上骨骺的前下方，呈三角形舌状向下伸出，是髌韧带于胫骨的附着点，骨骺消失的时间一般在15～18岁。

【损伤机制】

多有膝关节后侧暴力使髌韧带强力收缩，附着处骨骺向上分离移位。实际上是胫骨上骨骺的部分分离。

【临床表现】

局部有肿胀、疼痛和压痛，膝关节在强力伸直时疼痛明显。有时可见向上移位的骨骺位于髌骨下方。

【治疗】

对无移位的胫骨结节骨骺分离，只需将患肢固定于完全伸直位6～8周，即可痊愈。对有移位的撕脱性骨骺分离应行手术复位，交叉克氏针固定，术后石膏托固定于伸膝位10周，克氏针露出端可以埋于皮下，12周后拔除。

第十五节 胫骨下端骨骺分离

胫骨下端骨骺分离见于年龄稍大的儿童，临床上较少见。胫骨下端骨骺外有腓骨下端紧贴，下为踝关节之枢纽骨——距骨，骨骺周围有许多韧带和肌腱附着或经过，如踝前的十字韧带及侧方的三角韧带等，起到一定的保护作用。

【损伤机制与类型】

暴力多来自外侧，通过距骨传导，使胫骨内髁向内侧移位，造成踝内翻，同时常伴有胫骨下端骨骺的部分挤压。后期可引起胫骨下端骨骺的生长抑制而引起肢体短缩或踝内、外翻畸形。

胫骨下端骨骺分离多为Ⅱ型骨骺损伤，即骨骺分离伴有干骺端的三角小骨块，该骨块常为内髁上方的楔形骨片。Ⅰ型的胫骨下端骨骺分离不多见，有时需要在以后的X线照片上看见致密的线条状阴影才能确诊，故在临床上疑有胫骨下端骨骺分离时，可作三维CT重建以确诊。

胫骨下端骨骺因外侧有腓骨保护，故其移位方向多向内、前或后，除非伴有腓骨下端骨折，很少有向外移位。损伤时足呈背伸内翻位，骨骺将向内侧移位。

【临床表现】

有典型外伤史。伤后踝关节可有畸形、肿胀、压痛及功能障碍，沿胫骨下端骨骺走向有环形压痛,有时可触及移位骨骺。

X线片有助于诊断。如上所述,无移位的Ⅰ型骨骺损伤和较小儿童的骨分离X线片可为阴性,但不能排除其有骨骺分离。

【治疗】

复位前血肿内注入局麻药,助手向下牵引足部,轻轻地左右摇摆,术者两手紧握小腿下端,两拇指用力将骨骺向外推挤,同时将小腿下端向外推,使骨骺复位。复位后用长腿石膏固定6~8周,定期复查。

第十六节 胫骨下端骨骺挤压损伤

胫骨下端骨骺挤压损伤也称为踝关节的下端骨折。主要是垂直暴力使距骨向踝穴撞击,造成胫骨下端骨骺的挤压伤,导致骨骺的生长缓慢或早闭,从而发生肢体短缩或踝内翻畸形。

【临床表现与诊断】

局部可有轻度肿胀和压痛,下地时疼痛加重,有足跟叩击痛及活动障碍等。

X线片大都不能显示,必要时可作三维CT重建以确诊。

【治疗】

损伤多半是内侧较外侧重,故应用石膏固定踝关节于外翻位,时间8~12周,不能负重。有学者主张在受伤早期,就在胫骨外侧腓骨下端行骨骺阻滞术,但骨骺压缩的程度很难准确认定。有时是生长缓慢,有时是早闭,故有造成新的畸形的可能。一般认为,发生畸形后,应在骨生长停止后才能施行截骨矫形术。

第三十九章　骨质疏松症

骨质疏松症是以骨量减少、骨的微细结构破坏为特征,致使骨脆性和骨折危险性增加的一种全身性骨骼疾病。骨质疏松症分为原发性、继发性和特发性 3 大类,本章主要讨论原发性骨质疏松症。

【病因病理】(图 39 - 1)

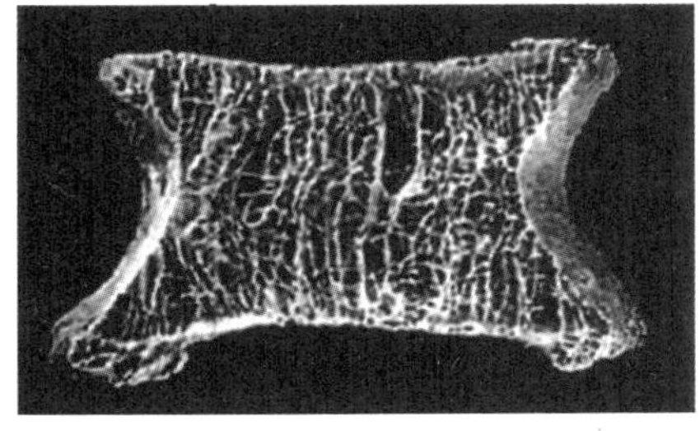

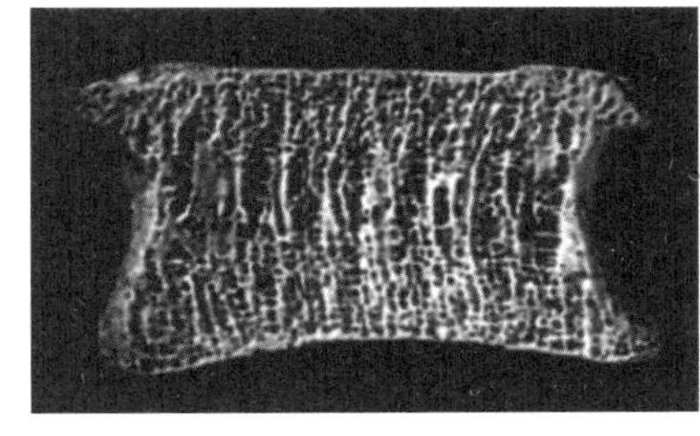

图 39 - 1　骨质疏松椎骨切面

骨质疏松症的发生是多种原因综合作用的结果,主要相关因素有:性激素不足、高龄、营养失调、运动量不足、吸烟、过量饮酒、低体重、髋部骨折家族史等。

破骨活动相对强于成骨活动、骨重建处于负平衡,是骨质疏松症发生、发展的基本病理环节。女性绝经后,体内雌激素水平下降,可以引起钙调节激素甲状旁腺激素、降钙素和维生素 D 活性产物分泌量异常,正常的调节机制发生紊乱,使过多的骨重建单位被激活,而且破骨细胞的活性在总体上强于成骨细胞,所以,当每一个骨重建完成对,都会有不同程度的骨质丢失。由于骨转换的速度快,骨丢失的速度也比较快,所以把这种类型称为高转换型骨质疏松症。老年人整体功能状态趋于低下,消化吸收功能下降,加之运动量不足等原因,易引起钙摄入量不足,为了维持血钙平衡,机体会动员骨骼中的钙进入血液循环,从而导致骨质的丢失。但此时骨转换的速度比较慢,骨丢失的速度也慢,所以把这种类型称为低转换型骨质疏松症。

【临床表现】

骨质疏松症大多临床表现轻微,早中期甚至可以无任何临床症状。部分可见骨痛(以腰背部为主），身长变短，腰酸不支，驼背，脆性骨折等。

X线平片或CT片可见骨小梁稀疏、骨皮质变薄或椎体楔形变。

应用双能X线吸收法或单光子吸收法检测，示骨矿密度降低。

【诊断】

首先根据临床表现、病史、个人史、家族史等进行初步判断，确诊必须进行骨矿仪密度检测。目前检查方式是双能X线吸收法，其他检测方法还有单光子吸收法、定量CT、定量骨超声，其诊断标准因产品型号和不同。

骨代谢生化标志物检测可进一步区分是高转换型还是低转换型。反映骨形成的指标主要有血清骨碱性磷酸酶、血清骨钙素、血清I型前胶原羧基端前肽、血清I型前胶原氨基端前肽；反映骨吸收的指标主要有血浆抗酒石酸酸性磷酸酶、尿吡啶酚和脱氧吡啶酚、尿I型胶原交联氨基末端肽、尿钙/肌酐比值。

【鉴别诊断】

首先应区分原发性和继发性。目前认为，某些内分泌疾病、长期大量使用糖皮质激素、肿瘤化疗、慢性肾病或肝病可继发性引起骨质疏松。其次，对于原发性骨质疏松症，还应与骨软化症相鉴别，骨活检结合形态计量学分析是比较可靠的方法。

【治疗】

骨质疏松症的治疗以降低骨折发生率为最终目标，除了着眼于升高或维持骨量、缓解症状外，还应考虑肌力和身体平衡能力的提高以及全身功能状态的改善等。

钙剂作为基础治疗，每日口服300～600mg。

中医治疗骨质疏松症以补肾益精、健脾和胃、活血祛瘀为基本治法。方取肾气丸、左归丸、右归丸、四君子汤等。常用中药有熟地、淮山药、茯苓、山萸肉、牛膝、淫羊藿、附子、菟丝子、补骨脂、续断、鹿角胶、骨碎补、知母、当归、紫河车等。

西药有双膦酸盐类，每日口服10mg，主要作用是抑制破骨细胞活性。降钙素类，鲑鱼降钙素，鼻喷或每周100U肌内注射。降钙素及其衍生物，每周20U肌内注射，可抑制破骨细胞活性，并改善微观骨结构。选择性雌激素受体调节剂雷洛昔芬，每日口服60mg，可缓解围绝经期综合征症状。活性维生素D类可促进钙的吸收与利用，提高肌力，防止患者摔跤。

电针、超声波、电磁场、高电位等也具有一定的治疗作用。

【预后与康复】

严重骨质疏松症可并发骨折，常见有桡骨远端骨折、股骨颈骨折和椎体压缩性骨折。其中，股骨颈骨折可因长期卧床而出现血管栓塞，甚至因合并感染而死亡，应注意预防。

负重锻炼被认为有利于骨质疏松症的康复，可选择户外平地行走，每次10～30分钟，每日1～2次。

饮食应注意搭配合理，保持营养均衡，适当增加一些有助于筋骨强健的食品。只要保持消化功能正常，饮食调理也能收到满意效果。

第四十章　骨关节病

骨关节病是中老年人较常见的慢性进行性骨关节疾病，又称骨性关节炎、退变性关节炎、增生性关节炎、肥大性关节炎、退行性骨关节病、骨质增生、老年性骨关节炎等。以骨关节软骨退变及软骨下骨反应性增生为特征，发病机制与多种因素有关。临床以关节疼痛、变形和活动受限为特点，所引起的功能障碍，是老年人致残及生活质量下降的主要原因。骨性关节炎一词最早由 Garrod 于 1890 年提出并流行至今，它包含一个炎症的过程，因此不能完全说明疾病的本质。1986 年美国风湿病学会将骨性关节炎定义为：关节症状和体征与关节软骨完整性受损、软骨下骨改变（包括微骨折和囊性变）以及关节边缘骨赘形成有关的一组异常病变。其特征概括为：功能退变、软骨劳损、关节表面周围的新骨形成。

【流行病学】

骨性关节炎发病与年龄有关，多发于 40 岁以上。美国的 2 项成年人调查结果表明：成年人的手和足 X 线片，37% 显示有骨性关节炎改变；38% 显示有膝关节炎改变。骨性关节炎的患病率与年龄增长呈正比增加。65 岁以上的人群超过 70% 有手部骨关节炎，其中，女性明显多于男性，这种差异随年龄的增长进一步加大，原因认为可能与性激素分泌有关。不同种族和民族的骨性关节炎患病率也有差异。如白种人髋关节骨关节炎患病率为 17% ~ 25%；黑种人则为 1% ~4%，而黑种人妇女膝关节骨关节炎的患病率明显高于白种人。在我国对个别地区的调查结果显示，膝关节骨关节炎患病率约为 25.5%。

【病因与分类】

（一）现代医学观点

现代医学观点认为，骨性关节炎发病原因多种，最后发生相同的病理变化的一组骨关节疾病。

（二）分类

根据美国风湿病协会资料，可分为 2 类。

1. 原发性骨性关节炎　病因不明，一般认为与年龄，外伤，内分泌、软骨代谢、免疫异常和遗传等多种因素有关。

2. 继发性骨性关节炎　为继发于某种明确疾病，如外伤、感染、代谢性和内分泌疾病。

（三）中医辨证

1. 肝肾不足 《黄帝内经》说："肝主筋、肾主骨。"肾气盛，则肢体发育健壮，骨骼外形及内部结构正常，一般的损伤和劳累，不易导致病变。骨的生长发育，均赖肝血肾精的滋养和推动，故肝肾充盈，则筋骨劲强，关节滑利，运动灵活。中老年以后，肝血肾精渐亏，气血不足，致使筋骨失养，形体疲极，导致骨关节过早、过快产生退变而发本病。目前认为，此类骨关节病，属于原发性骨关节病，它的发生往往与遗传和体质因素有明显关系。

2. 慢性损伤 如长期不良姿势，过度劳累负重，致使气血不和，经脉受阻，筋骨失养而发病，也称为继发性骨关节病，它是指由于关节畸形、创伤、代谢性或内分泌性疾病，引起骨关节软骨损害，在此基础上而发本病，故可发生于任何年龄组。

【病理机制】

骨性关节炎是因关节软骨变性所致，发病原因是由于机械力分布失衡或负荷过度，引起关节软骨磨损，软骨细胞代谢异常，损伤的软骨细胞释放溶酶体酶和胶原蛋白酶等酶类，使胶原蛋白网络断裂，网络中的蛋白多糖降解而发生的一系列物理、化学性质改变。国内外进行了大量针对骨性关节炎发病机制的研究，结果认为关节软骨细胞和软骨基质的退变，与血液循环障碍、自身免疫反应、自由基、微量元素、细胞因子、酶、雌激素及前列腺素有关。其基本病理变化涉及软骨细胞、软骨基质、软骨下骨、关节囊、滑膜、滑液以及关节外周的韧带和肌肉组织。在退变过程中，由于软骨细胞的退化，导致其不能正常地合成分泌Ⅱ型胶原纤维和蛋白多糖，使得软骨基质正常生理功能下降，在持续外力的刺激下，造成软骨及软骨下骨的微骨折，继而使软骨中的各类成分互相影响，发生退变。另一方面，关节面的长期受力不均产生的应力集中，造成软骨及软骨下骨的微骨折，同样使软骨中的各类成分互相影响，发生退变。机体为维持关节面应力的平衡和关节稳定，在关节边缘出现代偿性增生形成骨赘，同时关节软骨出现增厚、纤维化、裂缝及溃疡等病理表现。这种改变发展到一定程度时，边缘的骨赘、退变的软骨在长期持续的压应力刺激下发生脱落，在关节腔内形成关节游离体，不断地刺激关节软骨面及关节外周组织。这种刺激也影响到软骨细胞的代谢，进一步破坏软骨细胞与软骨基质之间的关系。因而，在无菌性炎症的过程中引起关节疼痛和肿胀、最终导致畸形和功能障碍等。

（一）正常关节软骨

正常的关节软骨面呈浅蓝色，有光泽、滑润的外观，压之硬韧。发病初期，局部软骨面变为浅黄色，无光泽的粗糙面，压之较软。以后软骨面沿水平方向碎裂，形成片状脱落，脱落的软骨碎片或游离在关节腔内或与滑膜粘连而引起滑膜增生。软骨面碎裂如沿垂直方向发展，加上软骨基质消失，则使软骨面粗糙如绒毛的外观，此种病理改变称为原纤维变性。表层和深层的软骨面消失后，软骨下骨板则暴露在关节腔内。

（二）骨质改变

骨质的改变在表层软骨发生破损的同时，深层的钙化软骨和软骨下骨板也发生相应的改变。钙化软骨增厚，并有血管自软骨面周围和软骨下骨板向钙化软骨区侵入。与此同时入侵血管的周围有新骨形成，因而使软骨下骨板致密、增厚及边缘骨刺形成。骨刺的中心为松质骨，与骨端松质骨相连，骨刺外面被纤维组织或纤维软骨覆盖。有的骨刺沿肌腱、关节囊和韧带附着点生长，如跟骨骨刺就是沿跖肌腱膜生长。放射性核素组织学的研究证明，表层软骨细胞磨损后无再生能力,深层软骨细胞则有再生和增加分泌黏多糖的能力。

（三）软骨面改变

软骨面全层消失后,裸露的软骨下骨板经磨光和骨质增生而呈象牙外观。这种象牙样改变的骨面系由钙化软骨、新形成的致密骨、坏死的骨质和纤维软骨组成。关节面下方的骨髓也呈纤维样变性、水肿和充血。象牙样骨面常有较大裂孔,关节运动时所产生的压力波可通过该裂孔传导至骨端松质骨的髓腔内,使髓腔内的骨小梁因受压而萎缩吸收,因而在其中产生囊肿样改变。囊肿的内容有时是关节液,有时是纤维组织或纤维软骨组织。

（四）滑膜的改变

本病早期滑膜并无明显改变。晚期可见滑膜增生,呈绒毛状,关节囊也呈纤维化。关节内有时可见游离体,游离体的中心可为松质骨,外面被软骨包围。游离体有的在关节腔内,有的以细茎与滑膜相连。游离体可能来自脱落的软骨碎片,也可能由滑膜组织化生而来。

【临床表现】

原发性骨性关节炎的发病年龄多在50岁以上,女性稍多于男性。受累关节常为多个关节,多见于颈、腰椎和肘、髋、膝、踝、第1跖趾等关节。继发性骨性关节炎的年龄平均在40岁左右,常继发于多发关节畸形,受累常为单个关节,以膝、腰椎、肘、髋、踝等关节最为常见。

（一）症状

早期的主诉是关节疼痛,为持续性钝痛或为活动时突然剧痛,后者常伴随着关节打软欲跌倒的滑落感。关节疼痛一般都有活动多则加重,休息则减轻的特点。受累关节常有关节胶着现象,即该关节在某一位置较长时间静止不动以后,开始活动时比较困难,且伴以疼痛。短时间活动以后,胶着现象才消失。因此,本病患者不宜在一个体位停留太久,有必要经常变换体位。但活动度过多时,同样会引起关节疼痛。

关节疼痛最初为阵发性,常以轻微扭伤、着凉或过劳为诱因。有的1～2年才发作一次,每次发作历时较短,在间歇期内一般并无明显症状。以后,间歇期逐渐变短,发作时间逐渐延长,最后疼痛变为持续性。脊柱病变因骨质增生和肿胀的软组织压迫神经根,还可引起放射性疼痛。

（二）体征

检查时,位置表浅的关节可见骨性粗大,偶可触及滑膜肿胀,在滑膜丰富的关节尚可发现关节积液。深在的关节因局部软组织覆盖较多,不易查出。关节功能常有轻度或中度限制,多因骨刺阻挡、关节囊挛缩所致。纤维性或骨性强直极少见,关节活动高度受限的也不多见。主动或被动活动该关节时,常可触到或听到捻发样或碎裂样摩擦声。滑膜肿胀在早期也为间歇性,以后可变为持续性。关节活动一般在滑膜肿胀时受限较多,消肿后受限减轻。晚期可见不同程度的挛缩畸形。

如上所述,在本病的早期,关节疼痛、肿胀和功能受限都有发作性的特点,以后则逐渐变为持续性的,其发生机制:受累关节的软骨面凹凸不平、关节间隙狭窄、韧带松弛、关节很不稳定,轻度外伤或扭转即可使关节发生扭伤,引起关节内出血或滑膜渗出,此时则出现上述症状。数周后关节内血肿和渗液吸收,滑膜肿胀消退,则上述症状消失。以后,如再扭伤,则上述症状再度出现。最后滑膜增生和关节肿胀变为持续性,则上述症状也变为持续性。除关节扭伤外,骨刺刺激附近的滑囊而产生滑膜炎,滑膜绒毛受到捻挫,游离体被挤轧到相对关节面之间,或关节面发生暂时性嵌顿,都可产生和扭伤同样的后果。脊柱增生性改变产生局部症状和神经根压迫的机制也与上述过程相似。

(三) 不同部位的骨性关节炎的临床特征

1. 膝关节 原发性骨性关节炎在膝关节最常见。继发性的也不少见,可继发于膝内、外翻畸形,半月板破裂,剥脱性骨软骨炎,髌骨习惯性脱位或关节内骨折和韧带损伤之后。主要症状为疼痛,关节交锁、胶着和运动受限。常可触到摩擦感,偶有关节积液,浮髌试验可阳性。

2. 髋关节 继发性多见,常继发于髋臼发育不良、股骨头坏死、髋部炎症和骨折、脱位之后,多为单侧关节。主要症状为疼痛、跛行和功能受限,疼痛常放射到膝关节内侧,患髋常有轻度屈曲内收畸形。X 线片上在髋臼上缘或在股骨头内常见较大的囊样透亮区,关节间隙狭窄或半脱位。

3. 肘关节 继发性多见。常与慢性劳损有关,木工、矿工、体操运动员、杂技演员及关节内骨折、脱位患者发病率高,常为双侧性。如骨折发生于骨骺闭合之前的儿童时期,常见桡骨头增大。主要症状为疼痛和功能受限。

4. 指间关节 多属原发性,偶可因外伤引起。常见于远侧指间关节,多个关节受累。患者多为 45 岁以上女性,常有家族遗传史,Heberden 结节可能是受性别影响的常染色体单基因遗传表现,急性发展的结节局部红肿、压痛,触之较软且有波动感。受累关节常有轻度屈曲畸形。

5. 脊柱 常继发于脊柱先天畸形、侧弯、骨折和骨结核之后,好发于活动度较大、负重较多的颈椎下段和腰椎下段,可伴有脊髓或神经根受压症状。病变在颈椎更多见神经或附近交感神经受累症状。X 线检查可见椎体上下缘骨质增生,甚者可见骨桥,椎间隙及关节突间隙变窄,椎管狭小。

6. 关节畸形 后期常见关节畸形,如第 1 腕掌骨受累引起手方形样畸形,膝关节可发生膝内翻和外翻,跖趾关节囊突出,跖关节外展,足趾锤状或上翘等。也可发生关节固定、挛缩、姿势异常和身长缩短,乃至失用性肌萎缩。关节功能紊乱呈渐进性加重,活动范围明显减小甚至固定。

(四) 实验室检查

一般无阳性发现。少数患者血沉增快,但很少见到超过 30mm/小时。关节液检查偶见红细胞、软骨碎片和原纤维碎片。

(五) 影像学检查

早期无任何变化显示。随着病情的进展,逐渐可见关节间隙变狭窄,软骨下骨质致密,关节边缘有唇样骨质增生。在邻近关节面的骨端松质骨内可见散在囊样透亮区,其直径一般都在 1cm 之内。后期骨端变形,有的可见到关节内游离体。

典型 X 线片表现关节间隙有不对称狭窄、关节面硬化和变形、边缘性骨质增生和骨桥、关节面下囊性变及关节腔游离体等。

CT、MRI 检查有助于脊柱病变的诊断,可更明确地了解骨质增生、黄韧带肥厚等病变程度以及它们与脊髓、神经根之间的关系。

【诊断】

（1）多见于老年人，起病缓慢。

（2）初起隐痛，逐渐加重，伴关节僵硬、活动障碍。症状时轻时重，其加重与气候有关。

（3）关节轻度肿胀，周围压痛，活动时有摩擦音。严重者肌肉萎缩、关节畸形。

（4）X线显示关节间隙狭窄，软骨下骨硬化，有囊腔，关节边缘唇状改变。

（5）实验室检查多无异常。

【鉴别诊断】

1. 类风湿关节炎 本病好发于腕、肘、髋、膝、踝等大、中关节和手指的掌指关节和近侧指间关节，血沉多增快，类风湿因子常为阳性。受累关节的肿胀多为软组织肿胀所引起。常有全身症状和贫血及皮下结节等。

2. 牛皮癣性关节炎 本病有时只侵犯手指的远侧指间关节，但患者多同时发现皮肤和指甲病损，可帮助鉴别。

3. 痛风 患者血尿酸增高，关节症状最初为发作性，关节液常可查到尿酸盐的针状结晶。耳郭等处痛风石的发现可以帮助鉴别。

4. 大骨节病 为地方性疾病，发病于幼年，严重者身材矮小。关节病变以手指各关节和踝关节最明显，踝关节病变主要为距骨关节面凹凸不平和跟骨结节发育不良。

（三）中医辨证分型

1. 肾虚髓空 关节隐隐作痛，腰膝酸软，活动不利，伴头晕耳鸣目眩。舌淡红，苔薄白，脉细。

2. 阳虚寒凝 肢体关节疼痛，屈伸不利，与天气变化有关，昼轻夜重，遇寒痛增，得热痛减。舌淡苔白，脉沉细。

3. 瘀血阻滞 关节刺痛，痛处不移。关节畸形，活动不利，面色晦暗，舌有瘀斑，脉沉或细涩。

【治疗】

（一）治疗原则

（1）解除疼痛症状。

（2）维持或改善关节功能。

（3）保护关节结构。

（4）指导患者进行功能锻炼。

（二）中医治疗

1. 中药内服 骨关节疾病的病情复杂，治疗比较困难，在短期内难以取得明显的治疗效果。临床以补益肝肾、培补脾胃、祛风化湿、活血化瘀辨证施治，常可收到一定疗法。

（1）肾虚髓空：宜滋补肾阴、养精填髓。用六味地黄汤或知柏地黄汤加减，酌情加龟甲、首乌、枸杞、女贞子等。

（2）阳虚寒凝：宜温补肾阳、通络散寒。用金匮肾气丸加仙茅、巴戟天、桑寄生等。

（3）瘀血阻滞：治宜行气活血、祛瘀通络。用桃红四物汤，根据病情可选当归、川芎、茜草、鸡血藤、三七等。

2. 中药外用 可用海桐皮汤或五加皮汤局部热敷、熏洗，并配合针灸或推拿治疗，也可局部外贴狗皮膏、海马追风膏等。

3. 针灸 能缓解疼痛，改善症状。

4. 理筋手法 根据病情，可选用点穴、弹筋、拨筋、活节展筋手法。

5. 牵引疗法 有神经根刺激症状患者可行牵引疗法，如颌枕带牵引、骨盆牵引。

（三）药物治疗

由于骨性关节炎的病因不明，因此目前对骨性关节炎缺乏根本治疗药物。目前西医治疗本病的药物种类繁多，主要通过口服药物、局部用药和软骨保护剂等途径进行治疗。

镇痛剂、非甾体类抗炎药物和激素属于快作用缓解症状药物；硫酸软骨素、关节腔内注射透明质酸钠属于慢作用缓解症状药物；某些软骨保护剂，如维骨力，认为可对病因治疗，缓解软骨退变。

（四）局部治疗

（1）膝关节腔穿刺生理盐水潮式冲洗。

（2）关节镜下灌洗及清理关节腔，适用于骨性关节炎合并关节内紊乱，清理术包括增生滑膜刨削、去除剥离的关节软骨、修平关节面、切除骨赘、摘除关节内游离体、软骨缺损部钻孔、破裂半月板修切。

（3）透明质酸钠关节腔内注射。

（4）放射性滑膜切除术，关节内注入放射性胶体，如^{198}Au、^{90}Y、^{32}P等，通过滑膜吸收而产生电离辐射作用，破坏增生的滑膜细胞，此法对于原发性骨性关节炎的效果尚有争议，适用于膝骨性关节炎伴复发性积液。

（五）辅助治疗

理疗可促进炎症吸收，消除肿胀，有镇痛、缓解症状的作用。通常可选用直流电醋离子导入或20%乌头离子导入法、超短波电疗法、超声波疗法或磁疗、激光等。

（六）手术治疗

1. 手术适应证

（1）严重关节疼痛经保守治疗无效。

（2）严重关节功能障碍，影响日常生活。

（3）关节有明显畸形。

2. 手术方式

（1）截骨术：适应于髋、膝骨性关节炎的矫形，通过截骨矫正关节力线和受力分布，达到缓解疼痛及改善功能的目的。

1）胫骨高位截骨术：适用于胫股关节内侧骨性关节炎伴膝内翻畸形。

2）股骨粗隆间截骨术：适用于关节力线缺陷所致髋关节骨性关节炎的中青年患者。

3）手、足骨性关节炎截骨术：拇指腕掌关节骨性关节炎有时可施行大多角骨切除；足部可做跖、趾骨部分截骨矫正畸形，以改善功能。

（2）闭孔神经切除术：对于髋关节关节破坏较少，疼痛明显者，可行闭孔神经切除术。髋关节受闭孔神经、股神经和坐骨神经三重支配，而内收肌则受闭孔神经和股神经的双重支配。因此，闭孔神经切断不会使髋关节完全失去神经的控制，内收肌也不致全部瘫痪。闭孔神经切除术可采取骨盆外和骨盆内两种入路，而以前者暴露较好，出血较少。手术前可用1% ~2%普鲁卡因在骨盆外进行封闭，封闭后关节疼痛明显减轻者，方可施行手术。

（3）关节融合术：适用于单发的下肢负重关节严重破坏、比较年轻、需要多走路或站立工作者。髋关节在切除髋臼和股骨头的软骨面后，将骨粗面对合，并用髋“人”字石膏固定3 ~4个月。膝关节和踝关节在切除残存软骨面后可用加压融合。

（4）人工关节置换术：适用于疼痛严重，关节破坏较多的老年人或双髋受累或一髋一膝同时受累的中年患者。关节成形术的方法很多，以人工关节置换术的效果比较可靠。随着人工关节材料及设计的不断改进，手术技术的熟练，在骨性关节炎治疗中人工关节置换术越来越普及，且膝关节置换术已经成为常规手术，近年来肘关节和肩关节置换术也取得了较好的临床效果。

第四十一章　人工关节置换

第一节　概　　述

1891 年,Theophilus Gluck 最早报道采用象牙制成人工髋关节和手指关节,用松香及石膏粉等制成固定物,并在临床上应用这种材料施行人工关节置换。1923 年,M. N. Smith Peterson 等研制成功采用 Vitallium 合金(钴铬钼合金)制成金属髋臼杯及股骨头帽的人工全髋关节。1938 年,英国 Philip Wiles 报道采用不锈钢制成人工股骨头并应用于临床。1940 年,Camell,Aufranc 和 Burman 分别报道了膝关节假体和掌指关节假体。

20 世纪 50 年代,随着金属及高分子生物材料的出现和对髋关节生物力学的深入研究,假体设计和制造工艺得到提高,临床应用的人工关节置换数量逐渐增加。1950 年,法国 Judet 兄弟报道了 300 例应用甲基丙烯酸甲酯制成的短柄股骨假体。1957 年,Smith - Peterson 的助手 Aufranc,报道了 1000 多例人工股骨头帽置换 15 年的随访资料,并取得优良率达 82% 的良好效果。1957 年,Thompson 和 Moore 成功研制带髓腔柄的金属人工股骨头,在临床上广泛应用,其髓腔柄沿股骨纵轴传递应力,与髓腔周围骨质牢固嵌合,生物力学上较短柄更加合理。50 年代 Mckee 和 Farrar、Ring Haborsh、McBride 等人对金属的人工关节假体进行研制,但由于当时金属材料和加工工艺等原因而未能取得较大的突破。

1958 年,John Gharnley 经过人工关节假体的实验和临床研究,提出了人工关节置换中的"低磨擦"原则,采用了 22mm 金属球头和超高分子聚乙烯为髋臼材料,提高了全关节假体的耐磨性能,对人工髋关节置换的进展做出很大贡献。著名矫形外科医生 Charnley 采用甲基丙烯酸甲酯制作为骨水泥,这种低温固化骨水泥应用技术的改进,明显减少了人工关节的松动发生率。继而,William Harris 完善了第 3 代骨水泥技术,得到推广应用。

1965 年,Barr - Eaton 和 Neer、Brown 等,分别报道了肘关节假体及人工肱骨头和盂肱关节假体的临床应用。1966 年,Swanson 报道了应用硅橡胶指关节假体施行上万例手术的临床应用效果。

20 世纪 70 年代,Pilar 及 Galante 等成功研制非骨水泥的生物型人工髋关节。至今,已相继出现了包括用于翻修、肿瘤切除、骨关节节段缺损的人工关节和组合式的人工关节等各种类型的人工髋关节。

材料和技术的进步,有效提高了假体的使用寿命,关节面磨损的问题受到重视。经过对关节间磨损的碎颗粒所致的骨溶解研究,目前使用的陶瓷对陶瓷、金属对金属的头臼组合,被认为摩擦系数低、抗磨性能强的较理想假体组合。

21 世纪以来,随着手术技术和器械的改进,出自国情及个体观念的不同,欧美发达国家对人工关节置换手术的指征有所宽松,并有“年龄不是关节置换的障碍”的提法。

微创手术也在人工关节置换中应用。小切口全髋、全膝关节置换技术的治疗效果正在探索之中。

我国于 20 世纪 50 年代开始推广人工关节置换技术,起步比国际上相对较晚。60 年代初有应用 Judet 型股骨头杯置换的报道。70 年代后期,国内在天津成功研制 Moore 型人工股骨头假体,被并推广应用于临床,取得了理想效果。80 年代,国内自行研制生产的骨水泥和非骨水泥珍珠面人工髋关节,在临床上得到推广应用。90 年代以来,在改革开放的环境下,国外各种品牌的人工假体进入国内,经过国内同道的多方面努力以及多层面广泛的技术交流,使我国人工关节置换技术领域逐渐接近国际水平。而在人工假体制作工艺和材料,以及整体经验、手术例数和随访时间等方面与发达国家水平还有一定差距。

第二节　人工肩关节置换术

一、人工肱骨头置换术

(一) 适应证

(1) 外伤:肱骨头骨折合并脱位;肱骨头严重粉碎性骨折;关节面缺损达 50%;陈旧性肱骨外科颈骨折合并肱骨头脱位;肱骨外科颈骨折不愈合或合并肱骨头缺血坏死。

(2) 肿瘤:肱骨上端良性肿瘤,肱骨头已被广泛破坏;肱骨上端低度恶性肿瘤。

(3) 类风湿关节炎:肩关节类风湿关节炎,关节强直于非功能位而要求恢复关节功能。

(4) 骨关节炎:肩关节骨关节炎,疼痛严重,活动受限,经保守治疗无效。

(5) 放射性肱骨头坏死。

(二) 禁忌证

(1) 肩关节化脓性或结核性感染后的关节强直。

(2) 神经性关节病变,包括臂丛神经损伤、神经肌肉营养性疾病及肌肉麻痹无力。

(3) 肩袖和三角肌肌力丧失。

(三) 术后处理

术后患肢以三角巾悬吊固定,24 小时拔除引流管。3 日后疼痛减轻即开始被动活动,以外展和伸屈活动为主,范围逐渐增大。术后3周开始在被动活动的同时进行主动活动锻炼,逐渐增加患肢外展和上举角度。

二、全肩关节置换术

肩关节肩袖正常时选用非制约式或半制约式全肩关节;如肩袖失去了功能,则选用制约式全肩关节置换。

(一) 适应证

(1) 肱骨头置换的适应证,再加上关节盂受累。

(2) 严重的骨关节炎,类风湿关节炎关节僵硬。

(3) 关节囊功能不全,如增殖性滑膜炎或创伤所致的关节囊增厚、挛缩、变性等。

(4) 肩关节融合术、成形术或人工肱骨头置换术失败。

(二) 禁忌证

同"人工肱骨头置换术"。

(三) 术后处理

(1) 术后24小时拔除引流管,患肢用绷带或外展支具固定1周。

(2) 根据假体的稳定性和肩袖、三角肌功能的情况制订康复计划,一般分3个阶段:

1) 被动活动:术后3日疼痛减轻即开始进行。

2) 主动活动:术后3周在被动活动的同时进行。

3) 加强活动:术后6周开始,持续1~2年。

三、并发症

1. 脱位或半脱位　由于手术使肩袖受到损害,术后可发生脱位或半脱位。一旦出现脱位应即行手法复位并制动2周。

2. 假体松动　假体柄部松动极少见,多见于盂侧假体松动,如发生应考虑作关节翻修。

3. 柄折断　术后患者上举重物时,可发生假体柄折断。

4. 其他　如感染,肱骨骨折,螺钉、钢丝折断,臂丛神经损伤及软组织钙化等。严重者可考虑行关节翻修、关节成形或融合手术。

第三节　人工肘关节置换术

(一) 适应证

(1) 肘关节创伤后疼痛或不稳定,肘部屈伸肌力无异常。

(2) 类风湿关节炎,肘关节强直于非功能位,年轻患者疼痛性不稳定,关节疼痛性强直,关节活动受限,伸屈肌力良好。

(3) 肱骨远端、尺骨近端良性或低度恶性肿瘤切除。

(4) 其他原因如感染、创伤等造成的肘关节强直在非功能位。

（5）肘关节成形术后失败，肘关节强直。

（二）禁忌证

（1）肘关节感染未愈合。

（2）肘关节严重骨组织缺损。

（3）神经性关节病变。

（三）术后处理

术后24小时拔除引流管，2周去除石膏托，开始被动和主动伸屈肘关节锻炼。术后关节负载不能超过5kg。

（四）并发症

常见有肱骨和尺骨骨折、假体松动、柄断裂、疼痛及感染等。根据病情做相应的修整手术或关节翻修术。发生深部感染，应使用有效抗生素并取出假体及骨水泥，进行清创和闭式冲洗引流。

第四节 人工腕关节置换术

腕关节由尺桡骨远端和近排腕骨所组成，关节活动多，支持力大，周围有较坚强的韧带，掌侧有重要的血管和神经，掌、背侧均有肌腱经过。

人工腕关节置换术包括桡骨远端半腕关节置换和全腕人工关节置换术。半腕人工关节置换术常因肿瘤侵犯软组织，使人工假体与近排腕骨关节面不相适应，术后较易脱位。但对桡骨远端好发的骨巨细胞瘤切除后遗留的大块骨缺损，人工远端桡骨置换术能保持腕关节的解剖关系和功能，较全腕关节置换术操作简单，手术操作范围小。

（一）适应证

（1）桡骨远端良性或低度恶性肿瘤合并病理性骨折，严重破坏关节功能或刮除植骨术后复发。

（2）桡腕关节严重粉碎性骨折，经治疗后遗留创伤性关节炎、疼痛、严重畸形以及功能障碍。

（3）非功能位强直的腕关节类风湿关节炎。

（4）腕关节固定融合术后，要求恢复运动功能。

（二）禁忌证

（1）腕关节有活动性感染或近期有感染史。

（2）患肢麻痹性或痉挛性瘫痪。

（3）对重度体力劳动者，多主张作既简单又实用的腕关节成形术，应视为人工腕关节置换术的相对禁忌证。

（三）术后处理

术后24小时拔除引流管，4周后去除石膏并开始轻柔的活动，8周后可被动伸屈活动。

（四）并发症

1. 预防感染　术中严格无菌操作，彻底止血和术后抗生素治疗。如发生深部感染，应取出假体和骨水泥，进行清创和闭式冲洗引流，感染治愈后可作关节融合。

2. 防止松动　术后功能活动要循序渐进，避免提举重物。发生松动可作关节翻修。

第五节　人工髋关节置换术

一、人工股骨头置换术

（一）适应证

（1）股骨头颈粉碎性骨折。

（2）65岁以上老年人新鲜股骨颈头下型骨折（Garden Ⅲ、Ⅳ型）。

（3）股骨颈骨折复位失败者。

（4）陈旧性股骨颈骨折不愈合，股骨颈部已吸收，或股骨头缺血坏死，而髋臼仍正常。

（5）股骨头缺血性坏死畸形残存，影响关节功能者。

（6）股骨头颈部良性肿瘤，无法行刮除植骨者。

（7）恶性肿瘤转移引起股骨颈病理性骨折，为减轻患者痛苦，可以行人工股骨头置换。

年龄60～80岁之间的患者，须根据具体病情选择治疗方法。笔者对高龄至超高龄（最高年龄96岁）；合并有明显骨质疏松或骨关节病；有多种内科合并症的患者，施行人工关节置换手术；对原有明显骨关节病症状、体质及活动范围尚好的患者，作人工全髋置换；术后均能达到早期离床活动，髋部疼痛症状消失，随访结果效果满意。

（二）禁忌证

（1）有严重心、肺、肝肾功能不全而不能耐受手术者。

（2）严重糖尿病患者。

（3）有全身感染病灶，或髋关节患有结核或化脓性感染者。

（4）髋臼破坏较重，髋臼已有明显退行性变者。

（5）青少年患者应避免作此手术。

（三）术后处理

术后患肢外展位制动，防止髋内收、外旋。使用抗生素以预防感染。骨水泥型假体，手术翌日可端坐，拔除引流管后即可扶拐下地活动。非骨水泥型假体，根据骨愈合原则，应在术后4周方可完全负重。

二、人工全髋关节置换术

（一）适应证

（1）股骨头颈及髋臼均为粉碎性骨折，复位不佳者。

（2）股骨头缺血坏死性，包括外伤性、特发性、激素性或乙醇中毒引起的缺血性坏死。

（3）股骨头塌陷、变性，髋臼已有破坏，功能受限者。

（4）50 岁以上的骨关节炎，髋关节疼痛严重和功能受限者。

（5）陈旧性股骨颈骨折合并髋臼骨折，复位不满意，严重影响功能者。

（6）类风湿关节炎或强直性脊柱炎，髋关节强直于非功能位，病情稳定，畸形明显，尤其是双髋及脊柱受累者，可放宽年龄限制。

（7）各种炎症已治愈 2 年以上，髋关节骨性强直于非功能位，影响生活与工作的化脓性感染或结核性感染后遗症等。

（8）关节翻修的指征有：①假体松动引起的髋关节疼痛。②假体柄折断。③假体脱位，手法复位失败。④假体造成的髋臼磨损而致中心性脱位。

陶对陶非骨水泥全髋关节置换比起金属－聚乙烯或陶瓷－聚乙烯匹配更加耐磨。而股骨假体方面，目前尚无临床和影像学证据表明采用羟基磷灰石涂层股骨柄假体比非涂层假体更优越，股骨假体有无羟基磷灰石涂层并没有对临床或影像学结果产生重大影响。位于股骨头颈部或髋臼的低度恶性肿瘤，如骨巨细胞瘤等。如病变累及大转子或股骨上段，则应用特制的人工髋关节置换。

（二）禁忌证

（1）年老体弱，有严重心、肺、肝、肾功能不全且不能耐受手术者。

（2）严重糖尿病患者。

（3）有全身感染病灶或髋关节患有结核或化脓性感染者。

（4）麻痹性髋关节疾病，髋关节周围瘢痕挛缩畸形者。

（三）术后处理

应注意术后体位，防止股骨头脱出。术后患肢外展 30°，防止髋内收、外旋。保持引流管通畅，一日引流量低于 20ml 时拔除。合理使用抗生素以预防感染。术后 5～7 日可扶拐下地活动。根据骨愈合的原则和时限，术后 4 周完全负重比较合适。定期复查 X 线片，了解人工关节置换后的情况。

（四）并发症

人工髋关节置换是发生并发症较多的手术，这些并发症中有些是局部的，有些则是全身的。有些并发症是任何大手术施行后均可发生的；有些则是髋关节置换术本身特有的。就其严重性，有些并发症如血栓形成、心脏停搏、心肌梗死是灾难性的，可产生致命的后果。另一些并发症，如感染、假体松动、假体折断等，可造成严重的功能丧失，需行翻修术或其他手术。并发症发生的时间，如神经血管损伤、血肿形成等，多发生在术中；另一些如假体松动、骨溶解等则是发生在术后；还有一些并发症术中及术后均可发生。

（五）神经损伤的防治

全髋关节置换术引起的神经损伤较少见，据统计，初次发生率在置换术为 0.7%～3.5%；在翻修术为 2.5%～7.6%。坐骨神经和腓总神经损伤的发生率为 0.5%～2%；股神经的损伤发生率为 2.3%；闭孔神经损伤极少见。神经损伤多由手术操作不当所致，常见原因：①直接损伤：如电凝灼伤、骨水泥的热烧伤。②压迫损伤：如局部血肿挤压。③牵拉损伤。

1. 坐骨神经和腓总神经损伤

（1）损伤原因：①牵拉损伤。②直接损伤。③血肿形成或术后髋脱位。

(2) 处理

1) 保守治疗:如为股骨头脱位直接压迫损伤应及早复位。同时应用神经营养药物,多数患者神经功能会有较满意的恢复。

2) 手术探查:如为臀下血肿压迫所致坐骨神经损伤,应早期切开减压。如果伤后6周仍没有神经恢复迹象或神经损伤系骨水泥、螺钉压迫所致,应及时手术探查。

(3) 预防

1) 一般情况下术中不必常规显露坐骨神经,但在髋臼内凸畸形、股骨极度外旋、股骨头颈严重短缺和翻修术,特别是先天性髋臼发育不良,必须在手术中分离出坐骨神经时加以妥善保护。

2) 在神经附近尽量少用或不用电凝止血。

3) 切除后关节囊时要避免伤及距此部邻近的坐骨神经。

4) 用骨水泥固定髋臼时,钻孔不得过深,以防穿透内外侧皮质。一旦穿透应在骨孔内塞入骨块,防止骨水泥烧伤或挤压神经。

5) 术后制动和肢体锻炼时,要避免压迫腓骨小头,以免损伤腓总神经。

2. 股神经损伤

(1) 损伤原因:①髋臼前板拉钩使用不当、过度牵拉。②骨水泥、螺钉或血肿压迫。③拉钩和关节囊切除时直接损伤。

(2) 处理

1) 对骨水泥、血肿及螺钉压迫者,应早期手术探查、解除压迫。

2) 对无持续性机械压迫者,可保守治疗,观察伤后6周仍无恢复应手术探查。

(3) 预防

1) 髋臼前放置拉钩时,用力要适当,以减轻对临近肌肉的牵拉。

2) 在股神经附近慎用电刀切开或止血。

3) 彻底止血,防止在股三角形成血肿。

4) 前关节囊切除时,应将关节囊前的肌肉剥开,牵向内侧保护。

(六) 血管损伤的防治

在人工髋关节置换中大血管损伤的发生率为0.2%~0.3%,多见于肌肉萎缩及有严重屈曲挛缩和翻修术中。

1. 损伤机制

(1) 直接损伤:髓臼处理不当,研磨过深或臼底骨水泥固定孔钻的过深,骨水泥过量使用或髋臼前方骨质缺陷,造成骨水泥挤入骨盆,由于骨水泥侵蚀发生的热损伤、螺钉刺伤静脉均可导致腹膜后大血肿。

(2) 压迫损伤:如拉钩压迫、肢体延长或反复脱位,容易造成髂外动、静脉及其分支损伤。

2. 处理

(1) 术中损伤血管导致大出血时,应显露血管,先暂时阻断血流,以减少致命性的大出血,然后修复血管损伤。

(2) 偶见术后骨盆内出血,可通过使用血管造影(DSA),经导管内栓塞得到控制。

(3) 后期怀疑有血管栓塞、动静脉瘘、假性动脉瘤等,也可应用DSA检查清楚部位和性质后进行处理。

3. 预防

(1) 术中安置髋臼前扳拉钩时,应放在髓臼前柱的上方,利用较多的腰大肌纤维保护血管。

(2) 手术操作要精确,尽量减少反复使髋关节脱位的动作。

(3) 髋臼研磨不得过深,固定髋臼螺钉应放在髋臼后方并且长度适中。

(4) 肢体或髋关节屈曲挛缩严重者,不宜作一次暴力矫正。

(5) 翻修术术前应常规拍骨盆正侧位、双斜位片,并行 CT 及血管造影等,以明确髋臼周围主要血管与翻修髋臼假体、骨水泥的对应位置关系,防止术中意外损伤血管。

(七) 血肿形成

全髋关节置换术后血肿形成常有发出,血肿形成可增加感染的机会并影响骨质愈合。

1. 处理

(1) 较小的血肿可保守治疗,采取局部制动及预防性使用抗生素。

(2) 如血肿较大或进行性增大,张力高,局部剧痛,甚至出现坐骨神经麻痹,应尽快切开清除血肿,结扎血管止血后闭合伤口,放置引流管。对血肿自发引流者,用无菌纱布换药,待伤口愈合。

(3) 如血肿表面皮肤坏死应及时清除后重新闭合伤口,必要时植皮。

2. 预防

(1) 术中仔细止血,伤口中常规放置引流管。

(2) 术前停用非甾体类镇痛消炎药物、激素等,减少术中及术后出血。

(八) 脱位和半脱位

脱位与半脱位是人工髋关节置换术后常见的并发症,发生率为 0.5% ~3%,据国内医院资料统计,发生率为 6.3%,其中 25% ~90% 为后方脱位,常发生在髋关节极度屈曲内收位。术后 5 周内发生的脱位称为早期脱位,经复位治疗后再脱位发生率为 19%;6 周以后的脱位称为晚期脱位,晚期脱位的再脱位发生率为 27%,多需手术治疗。术后多年后发生的脱位多因外伤所致。

1. 原因

(1) 假体安装位置不当,可产生脱位与半脱位的倾向。

(2) 置入髋臼假体后,髋臼周围骨赘或溢出的骨水泥,会起到杠杆的支点作用,在髋外展时,容易造成关节脱位。

(3) 如髋臼置入太高或太偏内,股骨颈长度缩短,股骨柄假体置入呈内翻位;股骨近端骨质去除过多,都可造成髋关节周围的软组织张力减低,导致容易脱位。

(4) 因以往多次手术造成髋关节周围大量瘢痕组织或手术引起髋关节广泛软组织松弛,髋关节周围肌力差,关节囊松弛。

(5) 术后肢体长度恢复不当。

(6) 术后麻醉作用尚未消退,肌力未恢复时搬动患者时姿势不当,屈曲内收牵引患肢。

(7) 术后 6 周内过度的屈曲、内收和内旋髋关节或伸直位过度内收和外旋患髋,可引起后脱位或前脱位。

2. 治疗

（1）早期脱位：发现髋关节脱位，应立即在麻醉或不麻醉下行手法整复。经X线检查证实确已复位后，用髋"人"字石膏固定在屈曲20°、外展20°、轻度旋转位（前脱位为轻度内旋位，后脱位为轻度外旋位，>6周，成功率可达63%～83%。

（2）手术切开复位：整复失败或复位后仍反复脱位者，假体置入位置有明显偏差时，应针对其发生原因施行手术，去除引起再脱位因素。①清除髋臼周围有损髋关节稳定性的骨水泥、骨赘。②纠正假体的不恰当位置，更换不合适的假体。③尽量保留假关节囊并重新缝合修复。④增加髋关节外展肌力。⑤对前脱位可行髂腰肌止点外移，防止外旋。术后用髋"人"字石膏固定6～12周。原因明确的晚期脱位，再手术成功率可达60%以上。

3. 预防

（1）术中正确掌握关节的位置，应保持髋臼俯倾角40°±10°；前倾角15°±10°，头前倾角12°～15°。股骨假体置入要靠近大粗隆并与股骨干平行，尽量恢复原颈干角。

（2）彻底清除髋臼周围骨赘或溢出的骨水泥。

（3）股骨颈截骨要保留适当的长度，以维持髋关节周围软组织张力。

（4）尽量保留关节周围软组织，避免不必要的损伤并作加强缝合。

（5）施行大转子截骨置换时，大转子固定要牢固。

（6）软组织松弛、张力低宜选用长颈型人工股骨头。

（7）术后搬动患者要采用正确姿势，保持髋关节伸直、外展、旋转中立位。

（8）术后6周内避免过度屈髋、内收，穿防外旋鞋，置患肢于外展中立位。

（九）假体无菌性松动

假体松动是人工髋关节置换术后最常见的并发症，可直接影响假体的使用寿命。发生松动后，轻者可无明显症状；严重者可引起疼痛及关节功能障碍，常须行翻修术。严重的假体松动可发生在髋臼侧或股骨柄侧，前者多发生在置入10年以后，发生率在58%～92%。资料报道，术后10～15年髋臼的松动发生率为11%～41%。股骨柄的松动多发生在术后5～10年，发生率为4.5%；术后5～8年为24%；术后9年为23%。

为降低假体的松动发生率，骨科医生应努力提高假体的设计和固定技术，包括骨床的准备、骨水泥技术及假体的插入技术。骨水泥技术的改进明显减少股骨柄松动发生率，但对髋臼假体的松动发生率作用不大。如何减少假体远期松动的发生，仍是有待攻克的临床难题。

1. 分型（Gustilo）

（1）股骨柄松动的分型

Ⅰ型：交界面松动，但髓内骨丢失较少，近侧骨皮质变薄程度小于其厚度的50%。

Ⅱ型：交界面松动，近侧骨髓腔扩大，骨皮质变薄大于其厚度的50%。股骨周围骨质完整，多见于骨水泥固定全髋关节置换后。

Ⅲ型：股骨近端后侧、内侧骨质缺损，髓腔内大量骨溶解，假体有明显移位并处于不稳定状态。多见于骨水泥固定的人工全髋关节，发生时间在置换术后6～7年或更长。

Ⅳ型：股骨近侧端呈大块骨缺损，假体近端周围骨均有缺损。

（2）髋臼假体松动分型

Ⅰ型：髋臼壁完整，假体周围有透光区及硬化线，臼底部骨质变薄。多见于骨水泥固定后松动的早期或无骨水泥固定臼与骨床未能达到紧密嵌合。

Ⅱ型：髋臼底明显变薄，假臼窝增大。多见于骨水泥固定髋臼使用时间3～4年以上。

Ⅲ型：髋臼窝内侧壁和髋臼上部均出现骨质缺损，假体明显位移。多因手术操作中对臼窝处理不当所致，例如髋臼外上缘切除过多和臼窝底部磨削过深。

Ⅳ型：髋臼窝出现广泛骨缺损，髋臼骨质大片塌陷，髋臼假体移位或向骨盆内突出。多见于手术操作中对人工臼固定不牢或经过多次翻修者。

2. 诊断

（1）临床表现：出现假体移位或下沉、固定螺钉断裂、股骨柄变形断裂、多孔层脱落等，诊断假体松动并不困难，但很多情况下诊断仍有一定难度。可通过对患者的随访、观察X线片假体周围透亮带的进展过程以及临床症状的出现过程，结合患者对髋关节疼痛的主诉进行分析，如果单纯髋臼松动则疼痛多在臀部，股骨假体松动的疼痛多发生在大腿。疼痛常逐渐发生，行走时加重，特别与一定姿势有关。临床上约有50%患者在髋关节体位改变时有不同程度的弹响，部分患者弹响发生过后疼痛可获减轻。体格检查中可见关节周围压痛、髋关节活动受限、髋关节旋转时疼痛、患侧髋关节不稳定、Trendelenburg征阳性，测量时可见肢体短缩等。

（2）X线诊断：目前国际上仍没有一个统一的假体松动X线评定标准。一般认为，当假体周围透亮带宽度>2mm，患者表现有下肢疼痛症状，休息时缓解，负重时加重，Trendelenburg征阳性，即可诊断假体松动。如术后半年以上，核素扫描仍显示假体周围的浓集现象，则有助于假体松动的诊断，如扫描阴性可基本除外松动。假体松动并不是都有典型临床症状，部分通过假体柄和骨水泥在髓腔内的位移，可重新获得稳定，而变得不再松动。但对这些没有临床症状，X线却明确提示假体松动的患者，必须严密观察，以免延误手术时机。

（3）相关因素

1）年龄：一般认为人工关节置换术适用于60岁以上老人，如果采用现代骨水泥固定技术，则有95%的患者可达到终身使用。但对于高龄、原发疾病致残严重、骨质疏松、肌肉纤维化及明显退行性变加上手术创伤大和术后功能锻炼不理想者，则效果较差。

2）体重：体重过重会影响人工关节的使用寿命，术后松动的发生率增高。

3）原发病疾病、药物及全身情况：这些因素可涉及骨细胞的类型和代谢，对于人工关节的长期稳定性有直接影响。例如，某些疾病可造成骨细胞的减少、吸收，髓腔的增大或血管分布的减少，从而影响骨再生。激素和抗肿瘤药物等也可抑制骨再生，影响假体结合界面的强度。

（4）手术因素

1）软组织松解不充分：对陈旧性病例由于患髋关节长期病废，内收肌有不同程度的挛缩，影响肢体的外展功能。术前需作牵引改善挛缩的软组织，必要时行内收肌切断术。

2）股骨矩长度保留不足：股骨矩是股骨上段负重结构的重要部分，人工股骨头置入后，股骨头假体负重时，其柄部受到很大的弯矩，而平衡这一弯矩的力，主要作用于柄根部内侧和柄尖部的外侧，其中柄尖部在股骨干外侧皮质获得支撑，而柄根部的稳定有赖于股骨矩的完整。如股骨矩长度不足，则易发生松动。截除股骨头时应测量小粗隆与股骨颈截面的距离。股骨颈的截骨面最好在小粗隆上1～1.5cm，保留股骨矩的完整，可以防止股骨头假体的下沉陷入股骨上段。对一些股骨头颈缩短安放有困难时,应选用短颈的人工股骨头假体,而不应过多地将股骨矩切除,以免发生人工股骨头下沉。

(5)假体配伍不当:人工关节配伍不当会直接影响人工关节的功能和松动发出率。

1)金属对金属:因摩擦系数大,磨损腐蚀重,故认为术后效果较差。目前已较少使用这类关节的配伍。

2)陶瓷对陶瓷:虽然摩擦系数小,无腐蚀性,生物相容性好,但存在着对震动减幅能力差、易破碎等缺点,长期疗效有待观察。

3)陶瓷对塑料:由于陶瓷存在着不可克服的脆性弱点,限制了广泛使用。

4)金属对正常骨:人工股骨头置换术就属于此类,因骨磨损太重,有发生股骨头中心脱位可能。因此,人工股骨头置换术现多改行双动人工股骨头置换。

5)预防:采用金属对塑料的配伍,关节的凸面部分用金属制成,凹面部分用高密度聚乙烯制成,符合机械工程学的要求。由于具有摩擦力小、转矩小的优点,目前认为是效果较好的配伍方法。

(十)骨水泥固定型假体松动的原因

1. 骨水泥

(1)骨水泥填塞过迟,失去流动性能,无法渗入到骨小梁间隙中。

(2)骨水泥量不足,骨水泥与骨床之间有许多血液,或破碎组织,阻止骨水泥与骨床的接触。

(3)搅拌骨水泥时,混入大量气泡、血块或碎屑等,造成不同程度的影响骨水泥的固定强度,当承载应力时,容易发生界面松动及骨水泥断裂现象。

(4)使用骨水泥固定髋臼时加压不足,骨水泥与骨之间不能产生良好镶嵌作用,没有达到骨水泥与骨组织之间紧密结合的效果。或因加压过大,容易使骨水泥从髋臼缘处外溢,同时使得髋臼假体底部与髋臼骨组织直接接触、髋臼假体外围骨水泥分布不均,影响应力分布。骨水泥在髋臼窝内分布不匀或骨水泥过少,将影响假体在髋臼窝内的固定强度。

2. 股骨柄假体松动　在假体插入股骨髓腔过程中,股骨柄处于内翻位,柄端穿透股骨皮质;骨水泥聚合过程中假体的来回晃动;柄体未能完全插入,近段裸露范围过大,缺乏骨组织支撑等。

3. 髋臼假体松动

(1)髋臼加深研磨时不够或髋臼后上壁有缺损,使髋臼假体后上方缺乏必要的骨组织支撑,可因为在置入过程中发生髋臼假体的旋转。髋臼磨钻角度不当,髋臼后上缘磨削过多,使髋臼假体外上缘支持不牢容易发生松动。髋臼磨削过深,磨掉了软骨下骨,使松质骨裸露,假臼假体易向内侧移位,甚至穿破臼底突入骨盆。

(2)骨水泥在固化过程中可发生假体移动,使交界面间有血流等渗入或形成间隙。人工假体的髋臼较小,如髋臼窝过大,特别是在翻修术中髋臼内常有骨质缺损,如单凭增多骨水泥填补骨缺损面而不修复髋臼,可容易发生松动。髋臼假体放置不当,常见于髋臼发育不良者行人工全髋置换术时,不能找到真臼而在高而浅的假髋臼上固定髋臼假体。

4. 预防

(1)骨水泥的单体加入粉剂后应用力搅拌或真空搅拌,使单体和气泡尽可能排出,成面团状不粘手套时使用。

（2）彻底清除髋臼窝软组织或股骨髓腔内的骨质。

（3）在股骨髓腔内相当于股骨假体远端处置入一骨栓或骨水泥栓，在髋臼底部凿一个倒锥形孔以使骨水泥充注其中，在插入假体时使骨水泥与骨床之间保持一定压力。

（4）用骨水泥枪采用逆行注入法注入骨水泥，使骨水泥在股骨髓腔内分布均匀。必要时在髋臼部分则应在臼窝内呈鼎足状分布垫三块3mm大小骨块，使髋臼内骨水泥保持一定厚度。

（5）为了减低骨水泥填塞时骨髓腔的压力，防止脂肪栓塞的发生、填塞骨水泥时在骨髓腔内留置一长塑料管吸引，方便排出空气，可吸出血液，预防空气栓塞，增加骨水泥的固定作用。

（十一）非骨水泥固定型假体松动的原因

1. 原因

（1）器械不配套或不完整进行手术。

（2）使用假体及操作不当。

2. 预防

（1）非骨水泥固定关节置换中，使用的假体应与器械严格配套，否则置入假体达不到紧密匹配，生成骨质不能长入假体表面的孔中。为使术后关节稳定、活动良好及步态接近正常，术中选择大小合适的人工关节是关键之一。术前必须准备各种规格的试模及人工关节，以便术中选用。

（2）非骨水泥固定假体对制作工艺要求十分严格，如珍珠面假体要求裸露在假体表面的小球应超过半球，否则可影响固定效果。假体尺寸应齐全，以适应不同病例、不同髓腔类型的需要。

（3）手术操作必须严格按照非骨水泥固定达到紧密匹配的要求，做到假体与骨床之间的间隙小于1mm，最好是能完全密贴。而且骨床质量必须良好，使假体能放置在健康的皮质骨或质量好的松质骨之上，以获得置入后即可稳定的效果。

（十二）疼痛

1. 原因　疼痛是全髋关节置换术后最常见的症状。

（1）早期疼痛多因手术创伤所致。

（2）手术2周后出现的下肢疼痛，要根据疼痛出现的时间、诱因、部位、性质、症状变化特点、有无放射性疼痛及实验室检查等，区别疼痛是否因为假体本身的因素，如松动、感染、异位骨化、假体失败和骨折等所致，或是由于关节外病变，如脊柱疾患、神经性病变、滑囊炎和转子不连接而引起的髋关节、腹股沟和臀区疼痛。以便对疼痛做出正确处理。

2. 治疗

（1）对早期疼痛给予止痛药；另如减轻关节活动强度，多可缓解。

（2）对晚期疼痛在确定疼痛原因以后，予以相应的处理。

3. 预防

（1）手术操作应减轻创伤，及时预防感染、异位骨化、骨折等引起疼痛的并发症。

（2）术后关节功能康复要循序渐进，不可强度过大。

（3）寻求患者对术后可能出现短时间疼痛的理解，取得心理上的合作。

（十三）术中骨折

在人工髋关节置换过程或术后均可发生骨折，骨折发生的部位依次是股骨、髋臼和耻骨支。髋臼和耻骨支骨折发生率低，且多为裂缝骨折，如用髋臼锉研磨髋臼或骨凿修整时，可发生髋臼边缘骨折，对骨质疏松患者，用髋臼锉时用力过大，可引起髋臼中央型骨折，对这些骨折缺损可用骨水泥或植骨修复处理。如有髋臼后上缘骨折，术后负重时间应延迟至8～12周。

术中股骨骨折的发生率约为0.1%，多发生在髋关节脱位时、股骨假体置入髓腔准备或插入及髋关节复位的过程。

1．原因

（1）在髋关节脱位过程中，如股骨周围软组织松解不够，股骨颈尚未暴露时作暴力牵拉及旋转股骨近端，髋臼边缘的骨赘清理不干净而阻碍脱位，骨赘较大、关节内粘连或髋臼内突畸形等，均可造成髋关节活动受限，在这些情况下强行脱位，可导致发生骨折。

（2）在股骨髓腔准备和股骨假体柄插入过程中，如髓腔锉或假体较大时易引起股骨骨折，特别是生物型固定的假体和翻修术，此类多数从股骨颈残端向股骨近端延伸呈裂隙状，插入股骨的髓腔锉或髓腔钻及股骨假体柄置入呈内翻位，可穿透股骨外后侧骨皮质骨皮质，产生骨折。

（3）复位过程中，如髋关节周围软组织挛缩而松解不充分，复位困难时采用暴力强行复位，可造成骨折。

2．分型　人工髋关节置换术后骨折的分型，以Amstutz根据骨折部位分型的方法简单实用。

（1）假体周围骨折：指在假体柄端以远约股骨直径的2倍距离以内的骨折，又分成近端假体周围骨折和远端假体周围骨折，两者的分界线在假体近侧约股骨直径2倍距离处，如骨折向下延伸进入假体远端，则属远端假体周围骨折。

（2）假体远处骨折：指在假体柄端以远约股骨直径的2倍距离以外的骨折，其中稳定型骨折指无移位或不全骨折，不稳定型则为有移位或完全骨折。

3．处理　术中一旦发生骨折，应扩大手术野，暴露骨折部位，确认骨折类型和程度并作相应的内固定处理。

（1）近端假体周围骨折：无移位的裂隙骨折，稳定性好，不用特殊处理，卧床休息即可，患者可早期下地，扶拐不负重活动，8～12周多可愈合。对不稳定的近端假体周围骨折，可用钛合金捆绑带将骨折端束紧后，仍用标准柄长的柄体或改用长柄假体。如果使用骨水泥固定假体，应防止骨水泥挤入骨折间隙，以免影响骨折愈合。

（2）远端假体周围骨折：应采用长柄柄体，结合使用钛合金捆绑带或钢板螺钉内固定，应用形状记忆合金锯齿臂环抱固定器处理此类骨折，操作简便，效果好。

（3）髓腔准备过程中骨皮质穿透：在骨水泥填塞、假体柄置入之前先用一骨片填塞骨缺损孔隙。如在假体骨水泥固定之后，伤口闭合之前发现，应去除髓外所有的骨水泥，以防由此引起假体松动和疼痛。术后负重时间应推迟至术后6～12周。

4．预防

（1）对髋关节周围的软组织要彻底松解，在股骨颈尚未暴露时，严禁扭转股骨近端强行牵拉脱位。在做髋关节后脱位时,可部分切断阔筋膜张肌,臀大肌止点和臀中肌后缘的紧张部。髋臼边缘的骨赘必须切除,如骨赘较大、关节活动度较小或髋臼内突畸形,可先截断股骨颈再取出股骨头。

(2) 先由小而大的插入试模,认为合适再置入假体。

(3) 假体长度要合适,不能太长。

(4) 股骨柄假体置入位置要正确,避免在内外翻位插入。

(5) 脱位复位时术者与助手的动作协调一致,不能强扭患肢远端复位。

(十四) 术后股骨骨折

晚期股骨干骨折,可发生在术后数月或数年内。

1. 原因

(1) 手术所致骨皮质缺损。

(2) 肢体活动量增多所致应力增高。

(3) 术后意外损伤。

(4) 废用性骨质疏松。

(5) 广泛的异位骨化。

(6) 假体松动和假体周围骨溶解。

2. 治疗

(1) 牵引治疗:生物固定型的远端假体周围骨折,对假体稳定性影响不大,可进行牵引治疗。假体远处骨折也可采用牵引治疗。

(2) 切开复位内固定:假体远处骨折多须施行切开复位内固定。

(3) 分期治疗:术后假体周围骨折可分期治疗,先行牵引使骨折愈合后,进一步检查假体有无松动,如有再行假体翻修术。

3. 预防

(1) 手术操作应防止造成骨缺损。

(2) 术后必须限制肢体活动量,防止应力性骨折。

(3) 预防性治疗废用性骨质疏松。

(4) 避免意外担伤。

(十五) 下肢深静脉血栓形成

深静脉血栓(DVT)是人工髋关节置换术后严重的并发症之一,发生率 40% ~70%, DVT 继发的肺栓塞发生率为 4.6% ~19.7%,以往认为 DVT 多见于欧美人种而亚洲人种少见,经通过下肢深静脉造影,发现我国人工髋关节置换术后 DVT 的发生率为 48.2%。

1. 原因 下肢静脉血栓形成的因素有:

(1) 静脉血流滞缓:血流速度减慢后,血液中的细胞成分停滞在血管壁上,最终形成血栓。术前卧床时间长,术中患者制动,麻醉后周围静脉舒张,术后卧床、石膏制动和膝下衬垫等,均可使下肢深静脉血流减慢。

(2) 静脉壁损伤:扳拉钩对股静脉的挫伤、撕裂伤及术中过多地使用电烧,特别是电烧尖端接触扳拉钩,容易使血管壁烧伤,诱发深静脉血栓。

(3) 血液高凝状态:大手术本身,某些周身疾病,失血过多或输血过量均可引起血液高凝状态，进而引起深静脉血栓。

2. **临床表现与诊断**　大部分 DVT 发生在术后 1～24 日之间，以术后 4 日内为多，先发生在小腿静脉丛，逐渐向上发展。绝大多数患者症状较轻，当患者感到小腿部痛感不适或后期有低热时，应警惕 DVT 的发生，并积极作必要的辅助检查，争取及时确诊和处理。

(1) 多普勒超声检查：简便易行，是一种有效的无创伤性检查，对大静脉血栓诊断有特殊意义，但没有静脉造影敏感。

(2) 核素静脉造影：可动态显示 DVT 形成扩展的全过程，克服了静脉造影的缺点，能同时完成周围静脉检查和肺灌注造影；限制是准确性稍差。

(3) 放射性核素检查：为一种无创检查，操作简单，灵敏度高，准确性较好，能了解血栓的演变过程；限制是不能发现陈旧性血栓，不适用于检查骨盆邻近部位的血栓和有可能传播病毒性疾病。

3. **治疗**

(1) 抬高患肢：抬高患肢，卧床休息 10 日左右。

(2) 抗凝治疗：常用抗凝药物为肝素和华法林，用法是先静脉给予肝素 100～150U/kg，然后以维持量每小时 10～15U/kg，使部分凝血酶原时间控制在正常值 2～2.5 倍以下水平。如果血栓不再扩延，改用华法林维持 3～6 个月。

(3) 溶栓治疗：常用药物有链激酶和尿激酶，疗效不肯定并可引起伤口出血。

(4) 静脉血栓取出术：适用于范围局限，病期在 48 小时以内的原发性髂股静脉血栓。

(5) 下腔静脉网成形术：该手术在于可预防致命的肺栓塞的发生。适用于 DVT 患者因某些原因不能采用保守治疗，通过药物治疗无效，不能控制血栓蔓延，下股深静脉血栓已扩展到下腔静脉且并发肺栓塞及小型肺栓塞反复发作者。

(6) 辅助治疗：长期服用丹参、阿司匹林等。

4. **预防**

(1) 下肢静脉血栓形成

1) 术后早期抬高小腿，鼓励患者作踝、膝关节屈伸活动，尽早下地，使用抗栓塞的袜套或弹力绷带，压迫下肢浅静脉，使用下肢静脉泵。

2) 对高危患者应采用硬膜外麻醉，有使下肢血管舒张，增加血流量的作用。

3) 药物预防：可使用低分子右旋糖酐、华法林、普通肝素、低分子肝素。

(2) 肺栓塞：肺栓塞是导致全髓关节置换术后猝死的主要原因，约占死亡病例的 50%，致命性肺栓塞的发生率为 1.8%～3.4%，发生时间多数在术后 2～3 周。

肺栓塞的患者部分没有任何症状，少数可有突发性呼吸短促、青紫、心动过速，低热等，早期诊断有一定难度。动脉血气分析为一种筛选手段，如 PCO_2 超过 90%，可以基本排除肺栓塞。

对已确诊的肺栓塞，应即行气管切开，插管，大剂量应用抗凝、溶栓药物治疗，同时使用循环支持药物，并做好抢救准备。

（十六）异位骨化

人工髋关节置换术后异位骨化是指髋关节周围软组织中出现骨化，其发生率为 3%～53%，临床上有症状的如疼痛及功能明显受限的占 2%～7%。

1. 原因

（1）手术创伤，术中关节周围软组织长时间牵拉损伤。

（2）术中骨碎片未清除干净，进入周围软组织中。

（3）某些并发症，如感染及髋关节脱位可增加异位骨化的发生率。

（4）个体素质和髋关节原发病变，术后异位骨化发生率较高，如强直性脊柱炎的发生率高达35%；严重的髋关节骨性关节炎发生率为4%。

（5）患髋做过手术，有过异位骨化史，髋关节活动度小于70°的发生率也较高。

2. 分级　为表示骨化的程度，临床上多采用以异位骨化和髋关节周围软组织范围确定的Harlblen 0～3级分级法和根据髋臼与大转子之间异位骨化大小确定Brooke 0～4级分级法。

（1）Harlblen分级法

0级：没有异位骨形成。

1级：有异位骨形成，其范围少于髋关节周围软组织的1/3。

2级：异位骨化占髋臼周围软组织总范围的1/3～2/3。

3级：异位骨化超过髋臼周围软组织总范围2/3，严重者可致髋关节强直。

（2）Brooker分级法

0级：没有异位骨化形成。

1级：髋臼周围出现孤立性的异位骨。

2级：股骨近端、髋臼周围出现骨化块，骨块相对间距在1cm以上。

3级：股骨近端、髋臼周围出现的骨化块，相对间距少于1cm。

4级：髋关节强直。

3. 临床表现与诊断　异位骨化常发生术后2～3周，主要症状为患髋静止痛，局部有压痛，肌肉痉挛，皮肤红肿；全身可有低热、血沉快，颇似感染。3周后在X线片上可见在外展肌、髂腰肌部位出现稀疏或边界不清的薄层钙化阴影，部分在股骨、骨盆整个区域软组织完全骨化，关节僵硬。这些现象早期易被忽略，但随后钙化阴影逐渐加重，一年左右基本成熟，大量异位骨形成，关节活动明显受限，X线检查出现典型改变，此时诊断明确。

4. 治疗

（1）保守治疗：范围小的异位骨化，对髋关节功能无明显影响时，定期观察，无需特殊治疗。

（2）手术治疗：较严重的异位骨化，髋关节功能明显受限者，可待异位骨化成熟后行手术分离切除。手术时操作要避免损伤，减少出血，用纱垫保护周围软组织，防止骨碎片掉入。彻底冲洗伤口后，放置负压引流管。

5. 预防

（1）手术操作：手术操作避免不必要的损伤，不能遗留骨碎片于髋关节周围的软组织中，彻底止血。

（2）康复锻炼：术后逐步进行关节功能康复锻炼，不可用暴力按摩。

（3）药物：对有异位骨化的高危患者，可应用二磷酸盐和非甾体类抗炎药物，二磷酸盐可延迟骨组织的矿化过程，但停药后有病情反弹的可能。术后早期（3日以内）服用非甾体类抗炎药物如阿司匹林、酮基布洛芬（优布芬）对异位骨化有一定预防作用。

（4）放射治疗：可预防复发，适用于异位骨化骨切除后24小时内进行。

（十七）假体柄失败

假体柄失败是指假体柄变形和断裂，原因系骨组织及骨水泥将假体柄部分固定并承受应力，以致柄弯曲或断裂，发生率为0.1%～11%，差异较大。发生时间90%以上在术后2年内。发生部位多在假体柄中1/3，也可发生在柄的近1/3，远侧1/3较少见，同一假体发生在两处断裂者少见。

1. 原因

（1）假体原材料及加工工艺上的缺陷，致使假体柄抗疲劳强度性能差。

（2）假体柄设计不合理，如柄体截面面积小，影响假体强度。

（3）术中操作可造成假体柄表面划伤，磨损，成为术后假体断裂的隐患。

（4）假体受到腐蚀，造成强度变弱。

（5）假体置入轴线不当，特别是呈内翻位置入，柄体外侧的弯曲力矩加大，易导致假体断裂。

（6）假体选择不合理，假体股骨颈头越长，弯曲力矩越大；假体柄横截面越小，抗弯曲强度越少，容易变形和断裂。

（7）假体固定不当，股骨矩骨组织切除不当，近端髓腔骨水泥填充不够，骨水泥断裂及骨水泥、聚乙烯磨屑引起股骨近端骨溶解，由于假体近端缺乏支撑力，容易变形和断裂。

（8）体重大、活动多的年轻人，容易出现假体失败。

（9）股骨大转子截骨入路者，大转子不连续，外展肌力不足，肢体呈内翻位。

2. 诊断

（1）症状：多数表现突发性大腿疼痛，负重时加重，常有外伤史。

（2）X线片检查：早期须作连续摄片，通过前后比较，早期X线征象为近端柄体外侧与骨水泥之间出现亮线，应注意与假体松动相鉴别。晚期全断裂者表现典型，诊断不难。

3. 处理

（1）假体不全断裂：只是弯曲变形，也应施行翻修。

（2）假体柄完全断裂：发现应立即翻修，以防假体周围出现进行性骨破坏。

4. 预防

（1）提高假体柄骨水泥固定技术。

（2）对早出现柄体变形者，减少活动，加强保护，以免出现完全断裂。

第六节 人工膝关节置换术

一、膝关节表面置换术

（一）适应证

（1）50岁以上的骨关节炎、类风湿关节炎或创伤性关节炎，经保守治疗无效，关节面破坏严重，有疼痛难忍、关节不稳、畸形及功能障碍。

（2）病变仅限关节表层，股骨髁和胫骨髁破坏深度大于5mm，膝外翻或膝内翻畸形大于30°，髌骨活动尚好，膝关节伸屈活动有90°左右，侧副韧带正常，周围肌力较好。

（二）禁忌证

（1）合并有严重的骨质疏松症。

（2）骨质缺损较多。

（3）神经肌肉疾病引起膝关节畸形如夏氏关节、脊髓灰质炎后遗症。

（4）严重的韧带破坏、屈曲畸形或半脱位。

（5）急性或慢性膝关节感染。

（三）术后处理

术后24小时拔除引流管，继续抗生素治疗1周。术后翌日开始肌肉主动训练，在CPM进行功能活动，拔除引流管后即可离床练习站立，逐渐辅助下练习行走。膝关节屈曲应达到90°。术后避免剧烈活动及重体力劳动。

二、铰链式人工膝关节置换术

（一）适应证

（1）50岁以上膝关节骨关节炎，创伤性关节炎和类风湿关节，有严重疼痛、关节面破坏、明显畸形及韧带结构破坏。

（2）股骨髁间或胫骨平台粉碎性骨折，经治疗失败，关节强直。

（3）化脓性膝关节炎后遗关节强直。

（4）膝关节大块骨缺损或植骨后不愈合。

（5）异体半关节移植，表面人工关节置换失败。

（6）股骨下端、胫骨上端良性或低度恶性骨肿瘤。

（二）禁忌证

（1）严重的骨质疏松症。

（2）严重的膝关节屈曲或反屈畸形。

（3）股四头肌无力。

（4）神经性关节疾病。

（三）术后处理

同“膝关节表面置换术”。

三、人工膝关节置换术后并发症

人工膝关节置换术后的并发症中，全身并发症有脂肪栓塞、心肌梗死、尿道性并发症。局部并发症如由膝关节置换所引起的感染等，与髋关节置换术相比较发生率较低。

（一）腓总神经损伤

全膝关节置换术后腓总神经损伤发生率为1%～5%，其症状多出现在术后3日之内。腓总神经损伤后主要表现为胫前肌和趾长伸肌功能障碍。大多发生在严重屈膝挛缩畸形或膝外翻的矫形过程中。

（二）损伤原因

（1）术中拉钩对神经的直接挤压牵拉。

（2）过度牵拉或延长下肢。

（3）术后局部敷料、血肿、石膏压迫。

（4）术后镇痛，肢体的敏感度下降，保护反应丧失，腓总神经受压后不易被患者察觉。

（5）止血带使用不当，压力过高或持续止血时间过长。

（三）治疗

1. 保守治疗

（1）解除所有敷料使膝屈曲 <30°。

（2）腓总神经在恢复前，使用踝－足支架，对足有支托并进行踝关节被动背伸活动，防止足下垂畸形。

（3）应用神经营养药物。

2. 手术治疗

（1）腓总神经受到进行性增大的血肿的压迫。

（2）保守治疗持续 3 个月以上神经功能无恢复。

3. 预防措施

（1）对有严重屈膝或严重膝外翻畸形，手术中要充分暴露、软组织要彻底松解、截骨要足够。

（2）术中应避免直接牵拉、挤压腓总神经。

（3）术后包扎制动时注意勿压迫腓总神经，尤其是术后采用硬膜外插管镇痛的患者，用软垫垫高臀部，防止下肢外旋而腓骨头受压。

（4）避免包括选择切口不当、皮下潜行剥离过多等局部因素。

4. 伤口愈合不良的处理　发现有伤口愈合不良迹象应及时予以处理。

（1）血肿：较小时可保守治疗，较大的予以清除。

（2）切除伤口坏死的边缘：坏死皮肤、窦道，应彻底清创并闭合伤口。创面较大，直接闭合有困难可行植皮或皮瓣、筋膜皮瓣和肌皮瓣转位覆盖。

（3）预防措施

1）应作膝前正中切口或轻度弧形切口，对原手术切口尽可能沿用。

2）手术操作尽量少作皮下潜行剥离和减少外侧髌骨支持带松解。

3）切口关闭前应彻底止血，防止血肿形成。

4）闭合伤口时，膝关节应屈曲 35°，以减少膝关节伸直时伤口边缘的张力。

5）皮肤条件较差者，应延迟功能锻炼时间，缓慢康复进度。

四、骨折

全膝关节置换术骨折可发生在髌骨、胫骨干、股骨干、股骨髁或胫骨髁。假体的类型不同，骨折常发生在应力集中的部位。

（一）髌骨骨折

髌骨骨折发生率为 0.1% ~8.5%。

1. 发生的原因

（1）髌骨假体安置位置不当，力线不恰当或有半脱位，均可增加股四头肌张力和髌股压力而导致髌骨骨折。

（2）髌骨截骨层切除过多，处理后的髌骨太薄，不足 13mm。

（3）在软组织松解过程中，误伤其上外动脉可因髌骨血供破坏造成髌骨坏死或骨折。

（4）膝部外伤、过度屈曲等使髌骨损伤。

2. 治疗　髌骨骨折可分上、下极骨折，内、外缘骨折，横断性骨折及水平剪切骨折 4 种。

（1）髌骨上、下极骨折：固定 4 周处理，反之则切开复位内固定，伸膝装置有损伤应予修复。

（2）髌骨内、外缘骨折：无移位或轻度移位，可作伸膝位固定 4 周，移位较大者，切除骨折片，松解侧方支持带。

（3）髌骨中段横形骨折：如骨折不涉及骨－骨水泥界面，骨折无明显移位，可作伸膝位固定 4～6 周；对髌骨假体松动或有膝痛，伸膝功能障碍 1 年以上，须行软组织松解、部分髌骨切除及伸膝装置修复手术。

（4）水平剪切髌骨骨折：常引起残存骨质破坏，影响髌骨稳定性，可行部分髌骨切除术，用筋膜修复缺损部。

3. 预防

（1）在缝合关节囊前，检查膝关节在伸屈过程中髌股关节的稳定性，如有髌骨不稳定如半脱位或脱位倾向，应行髌骨外侧支持带松解术。

（2）对关节明显不稳病例，应选用旋转性假体。

（3）术后康复不应操之过急，以免因为伸膝装置受力过大引起关节积血或缝线断裂等情况。

（二）胫骨干、股骨干、胫骨髁、股骨髁骨折

发生率在 0.3%～2.5%，多发生在术后 3 年左右。

1. 损伤原因

（1）严重骨质疏松基础。

（2）手术操作不当，影响骨质的坚固性。

（3）术后关节僵硬，暴力手法按摩。

（4）神经源性疾病所致膝关节不稳。

2. 治疗

（1）保守治疗：作骨牵引或石膏外固定制动 3～4 个月。适用于骨折无移位或轻度移位，经手法复位后能够保持稳定者。

（2）手术治疗：保守治疗失败者或骨折伴假体松动，应切开复位内固定。根据骨折的部位和类型，选择钢板、髓内针固定或特定假体再置换。

3. 预防

（1）手术操作轻柔准确，避免术中发生骨折；尽量保留骨皮质及其坚固性。

（2）选择合适假体，安装位置正确可减少局部应力遮挡。

（3）术后关节有纤维粘连，进行手法按摩时应防止暴力。

五、深静脉血栓形成

下肢深静脉栓塞(DVT)是全膝置换术后的常见并发症,以临床表现为依据的发生率为1% ~10%,如用较敏感的诊断技术,其发生率为40% ~60%。其中的0.1% ~0.4%有致命性肺栓塞。

临床表现、治疗和预防措施基本同全髋关节置换术后并发的深静脉血栓形成相关内容(见第十五章第八节)。

预防措施包括:

1) 机械方法:常用的有弹力长袜及足底静脉泵,下肢持续被动活动(CPM),早期在床上活动四肢及下地活动。

2) 药物方法:应用低分子肝素、小剂量华法林或阿司匹林。

3) 对高危患者手术尽可能采用硬膜外麻醉,能引起下肢血管舒张,减少 DVT 的发生。

六、关节不稳

全膝置换术后关节不稳的发生率为7% ~20%。

(一) 原因

(1) 术前对伤情、检查、评估不足,假体设计不合理。

(2) 手术技术不当,对关节周围支持带力量失衡现象未能得到良好调整或损伤膝关节周围主要韧带。

(3) 胫骨聚乙烯间隙垫选择过薄时出现过伸性不稳。

(4) 假体安置位置不当,侧副韧带慢性磨损。

(二) 治疗

1. 保守治疗 髌骨存在脱位或半脱位,先加强股四头肌肌力练习,使用限制髌骨内外活动的膝关节支架,限制上下楼、蹲起等增加髌股关节压力的动作。

2. 手术治疗 保守治疗效果欠佳,局部仍疼痛,伸膝严重乏力、功能障碍或术后3个月内突然发生的半脱位或脱位,关节缝合部位的断裂等,都需要施行手术治疗。

(1) 软组织重建术适用于包括外侧支持带松解、股内侧肌紧缩、关节囊修补、股内侧肌向远外侧拉伸等。适用于松动位置无异常及无松动者。

(2) 胫骨平台假体内旋引起的髌骨脱位,如胫骨平台假体无异常,可行外侧支持带松解,结合胫骨结节截骨内移术,使髌骨恢复正常活动轨道;如胫骨平台假体已有松动或磨损应再置换。

(3) 髌骨型号选择不当或已变形,以及因股骨髁假体不合适引起关节不稳,须予以再置换。

(三) 预防

(1) 术前要认真检查膝关节周围主要支持带的功能,对支持带行必要的调整。

(2) 用适合的假体,外侧充分松解,并将股内侧肌拉向外下与关节囊重叠缝合,防止髌骨半脱位。

七、假体松动

全膝关节置换术后无菌性假体松动的发生率为3% ~5%。

（一）发生机制

（1）假体设计不符合生物力学要求，假体固定效果不理想。

（2）膝关节两侧支持带不平衡或假体安装位置呈偏心，胫骨平台受力不均匀。

（3）手术部位骨质条件差，有明显疏松缺损。

（4）骨端截骨过多，未保留坚强的皮质下骨。

（5）术后膝关节剧烈活动，假体承受应力过度。

（二）诊断

假体松动的临床表现主要是负重时痛，X线片显示在假体周围有 >2mm 且进行性增宽的X线透明带。核素显示假体周围有核素的密集现象。

（三）治疗

（1）症状较轻者作保守治疗，即制动及减少活动强度。

（2）对症状严重，X线片显示假体周围的X线透明带增宽进展较快者，应尽早进行翻修术。

八、关节僵硬

全膝关节置换术后关节僵硬，包括关节伸屈范围不能达到正常范围或虽能达到90° ~0° ~10°的范围，但不能完成某些日常生活动作。

（一）发生机制

（1）假体选择不当，假体安装位置不恰当，关节周围软组织松解不够或松弛等。

（2）术后疼痛、感染、下肢肿胀影响关节活动康复。

（3）假体碎骨引起的滑膜炎等。

（4）对疼痛耐受性差，康复训练效果不理想。

（5）髌股关节的原因。

（二）治疗

（1）明确关节僵硬的原因，存在关节肿胀、渗出、皮温升高等感染迹象时，应及时处理。对非感染性的早期关节僵硬可行按摩、理疗。

（2）对有明显假体位置不当或经保守治疗关节活动仍不满意者，可进行翻修术。

（三）预防

（1）选择合适的假体。

（2）对挛缩的软组织进行充分松解。

（3）截骨要充分，假体置入位置要正确。

（4）术后早期进行膝关节康复锻炼，2周内伸屈范围应超过0° ~90°，否则须在麻醉下施行手法按摩。

九、感染

膝关节置换术后感染是一种严重的并发症，发生率在1% ~1.5%。主要症状为疼痛、关节活动障碍，有时需手术取出假体和骨水泥，重行关节置换，严重者有需要截肢可能。

（一）发生机制

1. 全身因素 肥胖、糖尿病、类风湿关节炎及长期应用激素和抗凝制剂。

2. 局部因素

（1）患部已做过手术，血运差或皮肤坏死。

（2）手术侧膝部的原发病等。

（3）手术时间长，表浅组织剥离多，止血不彻底，术后血肿形成。

（二）诊断

依照感染发生的时间分为急性、亚急性和晚期感染；术后3个月内发生的属急性感染；亚急性感染术后3个月至1年内发生；晚期感染指在术后1年以后发生。急性感染具有中毒特点；亚急性感染的诊断依据为：

（1）术后血沉进行性增快，C反应蛋白明显增高。

（2）X线片上有骨膜炎、局灶性骨溶解及多处骨透亮线等迹象。

（3）核素扫描诊断价值较大。

（4）关节穿刺细菌培养阳性。

（5）术中切取的假体周围组织的病理切片，其多形核白细胞增多有一定的参考价值。

通过以上检查，可鉴别感染与非感染性假体松动，对确定治疗方案有意义。

（三）治疗

对于无菌性假体松动，可行假体一期再置换；对于感染性松动的处理则较为复杂，治疗有保留假体和清除假体两种方法。

1. 保留假体

（1）适应证

1）病情严重，无法耐受再次大手术。

2）3周内的革兰阳性菌感染，细菌对抗生素敏感，在感染48小时内又得到及时有效的治疗。

3）假体无松动。

（2）方法

1）静脉途径使用足够有效的抗生素。

2）肢体制动。

3）清创引流，关节腔置管抗生素持续灌洗。

据统计，这种方法的成功率只有6%～23%，而且有长期使用抗生素有副作用。

2. 清除假体

（1）适应证

1）适用于感染症状严重，感染时间超过2周，且未得到早期有效的治疗。

2）保守治疗效果不理想。

（2）治疗方法

1）全身使用足量敏感抗生素。

2）取出假体、骨水泥等异物，彻底清创，再根据局部情况施行关节切除成形术、融合术或截肢术。

3. 关节切除成形术

（1）适应证

1）下肢多关节受累。

2）术后功能要求较低者。

3）身体耐受条件差，如老年人或功能活动限于坐轮椅者。

（2）治疗方法

1）彻底清创，去除假体和所有的骨水泥和坏死组织，关闭伤口，伤口引流管在术后48小时拔除。

2）静脉抗生素6周。

3）膝关节固定12周，膝关节可有一定的稳定性，但较差，可保持有限的伸屈活动。

4）须永久性使用膝－踝－足支具。

4. 膝关节融合术　术后有良好的稳定性，负重能力强，能明显缓解疼痛。

（1）适应证

1）伸膝装置破坏严重，丧失主动伸膝功能。

2）关节周围软组织条件差，稳定性不好。

3）骨缺损严重，无法行再置换术。

4）年轻、有再次感染可能。

（2）治疗方法：年轻者单关节病变，对术后关节的稳定性要求高。手术时先去除假体、骨水泥及感染坏死组织作为初期手术，待感染控制后，采用髓内钉或外固定器方法使膝关节获得坚强固定。

5. 假体再置换术　是治疗全膝置换术后感染效果最理想的方法。分一期、二期置换术，前者成功率为74%，后者为97%。

6. 截肢术　是治疗的最后解脱措施。

适应证：①不可修复的软组织缺损，严重骨缺损，细胞毒力强的混合感染，抗生素治疗无效，危及生命者。②多次翻修术失败的慢性感染。

第七节　计算机导航在人工关节置换术的应用

应用计算机导航系统定量测量全髋关节置换术中髋关节偏距、人工关节置换术中假体位置、肢体力线和长度、软组织平衡和关节活动度等，是保证手术效果的重要因素。术中对假体位置的放置、倾斜和旋转的角度、力线的掌握、截骨位置等选择都需要精确的定位。长期以来大都是靠医生的双眼来掌握，不可避免地会产生误差，其中医生的手术经验直接关系到手术效果。近年来，计算机辅助外科技术（CAS）的开展，使人工关节置换手术的精度和手术成功率有了明显提高。

在计算机导航的帮助下，手术医生可严格控制误差，把握假体位置的准确性，从而减少松动、磨损和骨溶解发生概率，延长人工关节寿命，提供更好的关节功能。目前，计算机导航在人工膝关节置换使用较多。

计算机导航能帮助医生进行精确手术，但不能替代医生进行手术切口暴露及截骨等具体操作，所以手术效果关键还是操作者。随着软件和硬件设施的改善，操作的熟练程度以及外科医生的认同，计算机导航将是人工关节置换手术中具有良好的发展前景。

第四十二章 胸 壁 损 伤

第一节 应 用 解 剖

胸部是躯干的最上部,胸腔内包含着呼吸和循环功能的主要脏器。胸部的解剖关系和生理功能可分为胸壁、胸腔和胸内脏器三部分。

一、胸壁

由骨性胸廓和软组织所构成。骨性胸廓是由12个胸椎及椎间盘、12对肋弓和胸骨所构成;软组织为胸壁固有肌(肋间外、内、最内肌)、神经、血管、淋巴等组织填补于肋骨之间。除固有肌外,在胸壁前后还有作用于肩关节及肩胛骨的肌肉。

(一) 骨性胸廓(图42－1－1)

胸廓上口是由胸骨柄上缘、第1对肋弓、第1胸椎体所组成的骨环,其后缘比前缘高出约4cm,上口较窄而坚固,为颈胸部的交通要道,对出入上口的气管、食管、大血管等重要组织给予保护。胸廓从上口渐向基底张开,下口广阔,被膈肌所封闭。胸廓在膈肌以上保护着心、肺及大血管,在膈肌下方对肝、脾等腹内脏器有屏障作用。

1. 肋骨　肋骨有12对。上7对肋骨借肋软骨直接附着于胸骨,称为真肋,下5对称为假肋,第8～第10肋骨借第7肋软骨间接附着于胸骨,最下2对肋骨前缘游离,也称为浮肋。每个肋骨在切面上大致呈扁平状,在2层极薄的坚质骨中包裹1层松质骨。

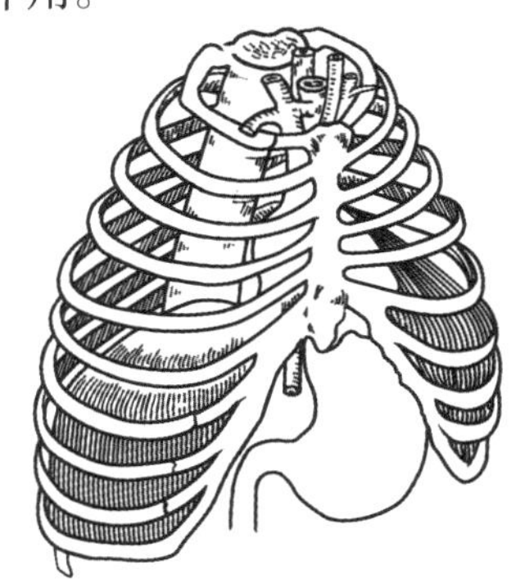

图42－1－1　骨性胸廓

肋骨分为体及前后两端,后端也叫脊椎端。肋骨头与胸椎相关节,结节与胸椎横突相关节,头与结节间的狭窄部为肋骨颈。肋骨体的后

1/4 呈圆柱形，前 3/4 则扁平。肋骨体上缘钝圆，其下缘锐利，形成肋下沟，容肋间神经血管通过。

肋骨前连软骨，后有关节，肋骨本身又富有弹性，有缓冲外力的作用。第 1 ~ 第 3 对肋骨短小，又被肩胛、锁骨及上臂所保护，一般不易受伤。浮肋弹力性较大，也不易骨折。故骨折常发生于较长的第 4 ~ 第 9 肋。

2. **胸骨** 胸骨分柄、体和剑突三部。柄与体之间成一钝角，向前方突出，称胸骨角。由此角向外即第 2 肋软骨，可作为计算肋骨的标志。胸骨柄上缘叫胸骨上切迹，其正中上方可摸到气管。如向右(左)偏，就可推断左(右)胸内有大量气体或液体压迫左(右)肺，把气管推向对侧，或右(左)肺有大块肺不张把肺拉向同侧。剑突和肋弓所构成的角称剑突肋软骨角，左侧角是心包穿刺时进入点。

(二) 胸壁软组织

1. **肌肉** 与肋骨有关的软组织中有内、外肋间肌，两肌的起点方向相反。外肋间肌的方向是由后上向前下走行，剥离肋骨骨膜肌纤维行走的方向，应上顺下逆地剥离肋骨骨膜。两肌分别作用于肋骨，对呼吸运动有密切关系。

2. **肋间神经血管** 在胸后壁同位于肋骨下面的沟内，至胸前壁肋间神经和血管分开，分别行走于肋骨上、下缘，因此在胸后壁穿刺时应从肋骨上缘刺入；在前壁应于肋间隙中间，在做肋间神经封闭时则应相反。

3. **胸廓内动、静脉** 于前胸壁在胸骨两侧离正中线 3.5cm 处(离胸骨缘 1cm 处)有左右两侧互相平行，内有乳动、静脉，损伤时可以发生大出血。该血管上与锁骨下动脉，下与腹壁上动脉，侧方和肋间动脉相吻合。所以，受伤后要把上、下及侧三端动脉都结扎，才能达到止血目的。

第二节 胸骨骨折

胸骨骨折较少见，其发生机制和肋骨骨折相似。

【损伤机制】

由直接暴力或由作用于胸前的挤压力量所造成，如房屋倒塌、汽车撞压等。脊柱过度前曲也可造成胸骨骨折。骨折多发生在胸骨体部或近于体和柄的交界处，也可造成柄体分离。

【类型】

大多数为横断型，斜面少见，偶尔呈纵裂型。骨折移位时，下骨折段多重叠向前移位。胸骨后面的骨膜因有胸内韧带附着而被加强，不易发生断裂。

【临床表现与诊断】

有胸部受伤史，胸骨区肿胀疼痛，咳嗽、深吸气和抬头时疼痛加重，因而头、颈、肩多向前倾，骨折重叠移位者畸形较为明显。可看到或摸到互相重叠的上下骨折片随呼吸而有移动，乳房内动脉撕破者可发生血胸，胸骨侧位或斜位摄片可明确诊断。

【治疗】

（一）无移位骨折

仰卧木板床，背后垫薄枕，胸前骨折处压一小沙袋，以宽胶布条固定于胸壁 2 ~ 3 周，骨折处以毡垫加压，胶布条交叉固定，肩部捆“八”字绷带，保持两肩后伸，患者即可下地活动，6 周骨折即可完全愈合。

（二）有移位骨折

应尽早在局麻下行手法复位。患者仰卧后伸，取头低脚高位，背后垫薄枕，两手上举过头，使两肩后伸，上胸部前凸。术者用手下压向前移位的骨折端将骨折复位（图 42 - 2 - 1），复位后的处理同无移位的骨折。在柄体脱位手法不能复位时，可在局麻下手术切开复位内固定。

（三）胸骨剑突骨折

一般作保守治疗，出现明显症状时可将剑突切除。

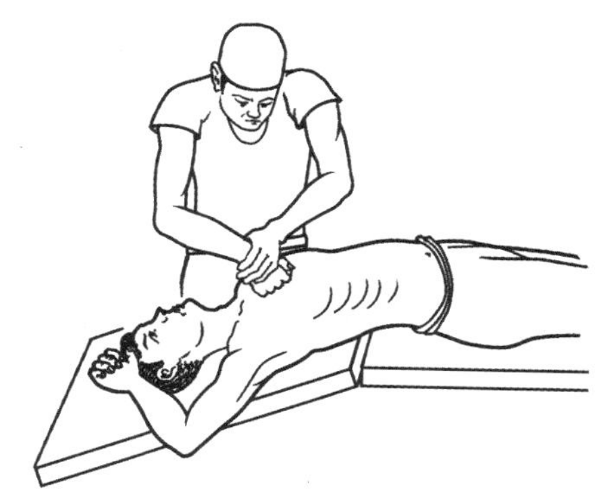

图 42 - 2 - 1 胸骨骨折手法复位

第三节 肋骨骨折

肋骨骨折多见于成年人，可发生在单根或多根肋骨，也有一根肋骨同时有 2 ~ 3 处骨折。小儿肋骨弹性较大，即使受伤也不易骨折，但应注意内脏损伤。

【损伤机制】

骨折多发于第 4 ~ 第 9 肋骨角的前外侧，肋骨角以后少见。在胸前易发生肋骨和软骨间的分离或脱位，第 1 ~ 第 3 肋骨因处于深部，有锁骨和其他组织的保护不易骨折。第 11 ~ 第 12 肋骨因其外端游离，受冲击时可以缓冲，也少发生骨折。

（一）直接暴力

骨折发生于暴力作用的部位，呈横断形或粉碎形，骨折片多向内移位，易刺伤肺脏，造成气胸及血胸（图 42 - 3 - 1）。

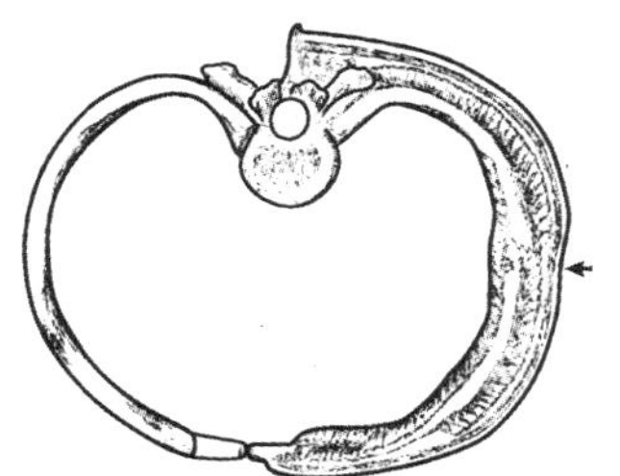

图 42 - 3 - 1 直接暴力骨折

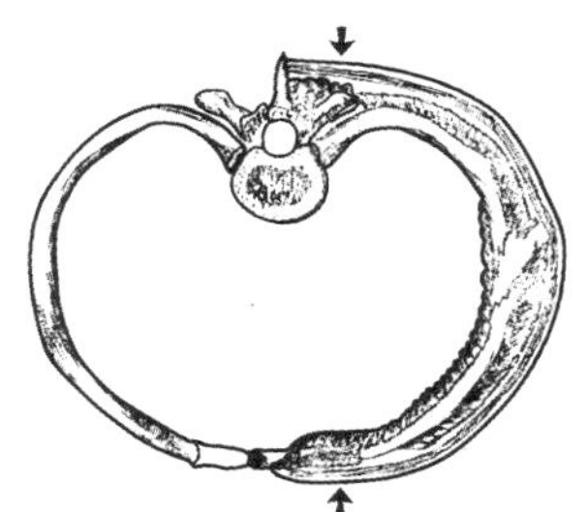

图 42 - 3 - 2 间接暴力骨折

（二）间接暴力

当外力作用胸壁前部，使胸腔的前后径缩短，左右径增长，致肋骨的侧部断裂。骨折多为斜面形，骨折片向外突出，较少刺破胸膜。如力量很大，骨片偶尔刺破皮肤，造成穿破性骨折（图 42－3－2）。

（三）混合暴力

直接和间接暴力共同作用的结果常可致一根肋骨发生两处骨折。骨折发生过程中，直接冲击力使局部骨折，而残余力量即成为间接暴力，造成该肋骨的另处骨折，这种骨折常造成胸腔内损伤。

（四）肌肉收缩

肋间肌肉受到骤然强力的收缩，可造成下部肋骨骨折。可见于严重咳嗽、打喷嚏、产妇及百日咳患者。第 1 肋骨也可因不平衡的斜角肌收缩作用而发生骨折，多见于骨质疏松症，故可视为病理性骨折。

【类型】

（一）无穿破性骨折

1. 不完全骨折　骨折线呈线状或青枝骨折，多见于儿童或受外力作用较小的成年人。
2. 完全骨折　可分为横断型、斜面型、粉碎型等。
3. 多发性骨折　包括多根肋骨骨折和单根肋骨多处骨折。

（二）穿破性骨折

多因间接暴力或火器伤所致。

【临床表现】

骨折部位疼痛，深呼吸、咳嗽、喷嚏和躯干转动时疼痛加剧。局部软组织可有血肿、淤血斑。骨折处有明显压痛，可摸到骨擦音，按压受伤的肋骨或两手前后或左右挤压胸廓，均可引起骨折处剧痛。患者不敢深呼吸，喜好坐位，常以手捂盖损伤部位，自己感觉的最痛点，一般即为骨折部位。

肋骨骨折时可产生多种胸部并发症，骨折断端刺破肺部可产生气胸、血胸、纵隔及皮下气肿、咯血甚至休克。由于骨折处疼痛，患者呼吸浅短，不敢咳嗽咯痰，致呼吸道内的分泌物积聚，堵塞支气管，可引起肺不张和肺部感染。

严重损伤导致多根肋骨多处骨折时，可发生胸壁软化下陷，出现反常呼吸。吸气时胸腔内负压增高，正常部的肋骨上举胸廓扩大，而骨折部分的胸壁反而陷落；呼气时胸内负压减低，正常部分的肋骨下降胸廓缩小，而骨折部分的胸壁反而膨起。这种胸腔内的反常运动，严重影响肺部呼吸功能，严重时由于两侧胸腔内压力不一致，呼气时伤侧压力减低，使纵隔在呼吸运动中来回摆动，阻碍静脉血液回流，影响血液循环功能，可导致呼吸困难、发绀、休克等严重症状。

【诊断】

有明确的外伤史及局部体征，检查时应先让患者指明最疼痛的部位，检查者用双手前后或左右较轻挤压胸廓，骨折处可产生剧烈疼痛。而后在疼痛点的周围沿肋骨逐个触点找出压痛点，非特别肥胖及局部轻度肿胀时在压痛点常可触到骨擦音。单纯胸壁挫伤时，仅有局部压痛,压痛范围较广,挤压试验为阴性。如怀疑有胸腔内并发症,应同时进行胸、腹部检查,注意面、颈部皮肤颜色,心脏、气管位置,胸、腹部外形及呼吸运动等情况。

X 线或 CT 检查可以明确骨折部位、根数,并对有无胸内并发症提供依据。

【治疗】

单纯肋骨骨折,因有肋间肌固定,移位不明显,均能自行愈合,不需特别处理,即使因对位不良畸形愈合后也不妨碍呼吸功能。治疗的关键是对各种可能发生的并发症的预防和及时处理。

(一) 个别肋骨一处骨折

用胶布条固定胸壁,可达到限制胸壁呼吸运动,减少骨折端移动及止痛目的。

1. 胶布固定法　适用于第 5 ~ 第 9 肋骨骨折。每条胶布宽 7cm,比患者胸廓半周长约 10cm。患者坐位,两臂外展及上举,在呼气之末胸围最小时,先在后侧超过中线 5cm 处贴紧胶布,由后绕向前方跨越前正中线 5cm。先将第 1 条胶布贴在骨折部位,然后以重叠 1cm 向上和向下各增加 2 ~3 条,跨越骨折部上、下各两条肋骨(图 42 -3 -3①②)。胶布条固定法的优点是简便,取材容易,粘贴正确可减轻骨端摩擦及疼痛。限制是固定不牢,妨碍呼吸,不利咳嗽及咯痰,应用不当反可造成骨折移位。不适用在老年人、肥胖者及严重损伤的多根肋骨骨折。

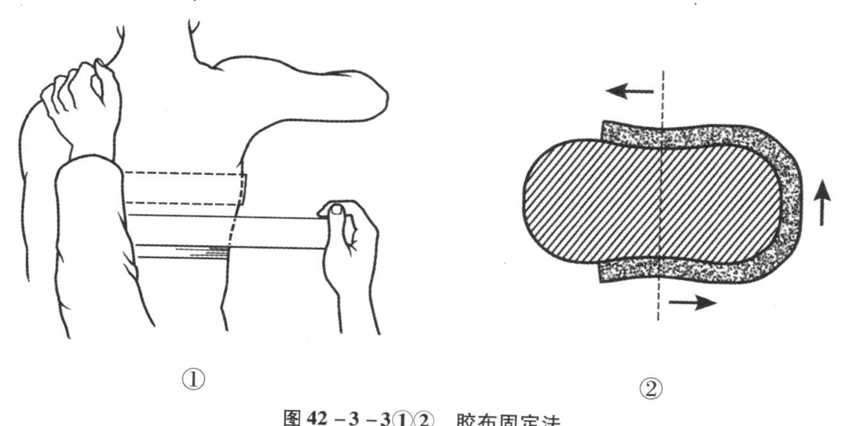

图 42 -3 -3①② 胶布固定法

2. 肋间神经封闭

(1) 优点:可获得立即止痛的效果;患者敢于深呼吸和咳嗽,有利于排除呼吸道中的分泌物。

(2) 限制:止痛效果短暂,每次注射仅能维持 3 ~6 小时;1 根肋骨骨折需同时注射包括上、下 3 条肋间神经。

(二) 多根肋骨一处骨折

多根肋骨一处骨折可发生于胸壁的一侧或两侧,可合并有胸腔内损伤。患者疼痛、呼吸及循环困难均较严重。用胶布条固定法或肋间神经阻滞均难以奏效。迷走神经、膈神经、血管壁的交感神经丛和肋间神经是传导疼痛的主要途径。可应用颈部迷走和交感神经封闭疗法,达到切断疼痛感觉的传导路径。封闭治疗后,患者情况可迅速得到好转,有利于对胸腔内合并症的治疗。

（三）多根肋骨多处骨折

除了疼痛，治疗措施主要是纠正胸廓内陷，避免纵隔摆动。

1. **肋骨牵引固定** 局麻下，在出现浮动胸壁的中央，选择1～2根能接受力量的肋骨，用手巾钳夹住内陷的肋骨，通过滑动牵引，达到消除胸壁浮动。牵引重量用0.5kg，牵引时间一般为1～2周。

2. **钢丝固定术** 适用在需要开胸处理胸腔内损伤的同时。横断形骨折可采用穿孔钢丝固定法；斜面骨折采用钢丝横行捆绑法。可在绑扎处皮质作一小骨槽，防止钢丝滑脱。

3. **气管切开术** 多发肋骨骨折合并胸腔内严重损伤，气体交换不足，分泌物不能排除时，可做气管切开术。气管切开后方便吸痰、给氧，上呼吸道死腔减少，使呼吸功能提高，气体交换量得到改善。

第四节 并发症及处理

胸壁损伤有较多并发症，虽然大部分属于胸科治疗范围，根据目前实际情况，许多胸壁损伤导致的骨折常与骨科相关。因此，骨科医生有必要掌握对胸壁损伤骨折并发症的病理改变和处理原则。

【病理改变】

（一）呼吸功能紊乱

1. **胸腔完整结构及密闭性破坏** 可表现为开放性气胸。当骨折端刺破胸膜后，空气进入胸腔，使胸腔内负压减小或消失，患侧肺受压而萎陷，通气和换气均受到影响，失去正常呼吸功能。正常纵隔的位置是由双侧胸腔均衡的压力保持，当一侧胸腔压力增高时，纵隔被推向健侧，使健侧的负压也相应减小，健侧充气不足，呼吸功能也受到影响。

2. **肋骨骨折造成胸壁软化** 常表现反常呼吸，胸廓的骨性结构因损伤受到破坏，出现两侧胸廓运动不一致，胸廓扩张度变小，呼吸幅度降低，影响肺膨胀，通气功能减少，肺活量减低。在呼气时，健侧肺内呼出的气体可以通过气管分支到达伤侧肺，下次吸气时，又吸入健侧肺内气体，即吸入伤侧呼吸道死腔内的废气，可造成明显缺氧（图42－4－1①②）。

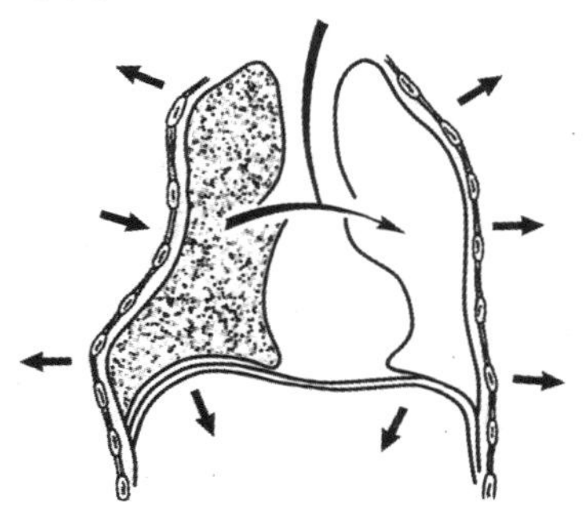

①吸气时胸壁内陷

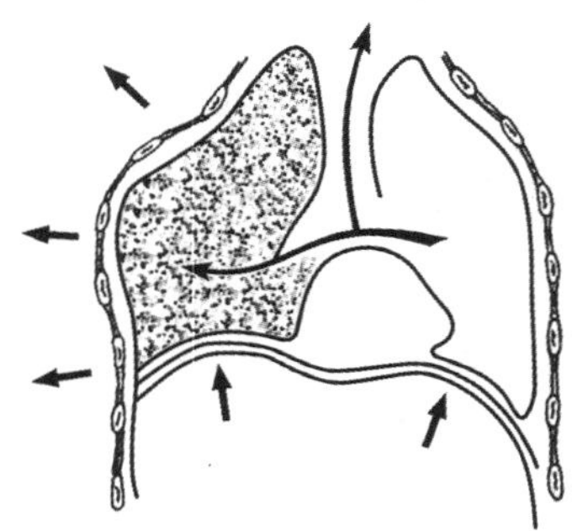

②呼气时胸壁膨出

图42－4－1①② 胸壁软化时出现反常呼吸

3．**呼吸道阻塞**　可因创伤性湿肺引起缺氧。

（二）循环功能紊乱

1．**血循环量减少**　正常胸腔为负压时，心脏可以得到充盈。负压消失变成正压后，回心血量减少，影响心脏充盈，减少心脏搏出量，造成低血压，可引起休克。如同时有出血，休克则更为加重。

2．**心包内出血**　心包内出血可压迫甚至填塞心脏，限制心脏的正常舒张，因充盈不够使心脏排出血量减少，造成休克甚至危及生命。

3．**出血性休克**　胸壁、肺脏及纵隔大血管破裂，可引起内外大出血，造成严重的失血性休克。

4．**感染**　胸腔内气管破裂，胃、食管穿孔，消化液流出及血胸继发感染等，可引起中毒性休克。

处理胸壁损伤并发症，主要是纠正呼吸功能紊乱、纠正缺氧、恢复心脏循环功能、止血、防治休克及预防感染等措施，而其中以纠正呼吸功能紊乱和改善血液循环功能最为重要。

一、气胸

即胸膜腔内积有游离气体，可分为单纯性气胸、开放性气胸和张力性气胸。

（一）单纯性气胸

也称闭合性气胸，即没有合并症的气胸。

【病理机制】

胸壁伤口小，少量空气进入胸腔后，伤口遂即关闭，或因肺表面裂一小孔，待一小部分空气逸出后迅速闭合。因无大量空气继续进入胸腔，呼吸和循环功能虽受到一定影响，但生理障碍不大。

【临床表现】

患者呼吸急促，伤侧胸式呼吸运动减低，气管移向健侧，叩诊呈鼓音，呼吸音及语震颤减低或消失。

【治疗】

少量气胸肺萎缩在30%以下；中量气胸肺萎缩在30%～50%；大量气胸肺萎缩在50%以上。少量气胸可自行吸收；中量气胸行胸腔穿刺；大量气胸需行胸腔闭式引流。

（二）开放性气胸

【病理机制】

胸壁伤口与胸腔相通，呼吸时有空气进出而发出响声。吸气时空气进入胸腔，伤侧肺被压缩，纵隔移向健侧，健肺也不能完全膨胀，而且所吸入的空气有一部分是来自伤肺的残余气体。呼气时，胸腔内空气从伤口逸出，健肺中的一部分残余气体又返回入伤侧肺，纵隔又回到中线。这种纵隔随呼吸来回摆动（图42－4－2①②），造成呼吸功能严重紊乱，呼吸效能显著降低。

【临床表现】

表现呼吸短促，明显缺氧征。

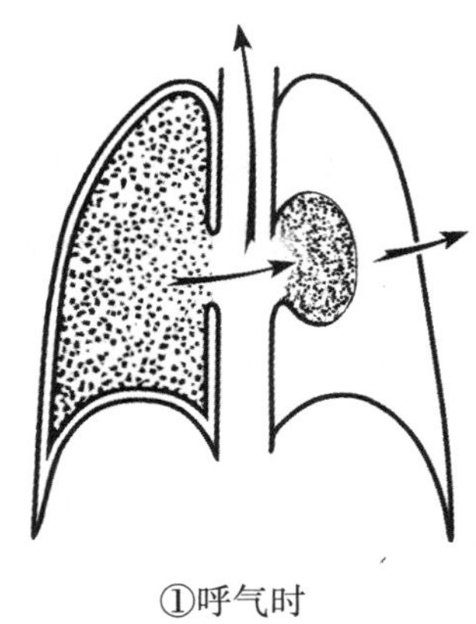

①呼气时

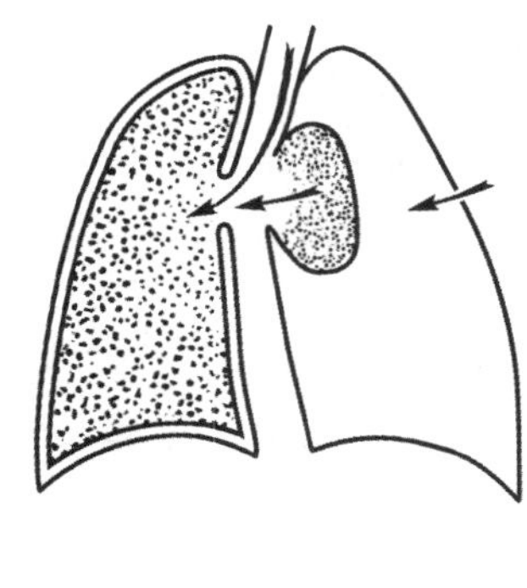

②吸气时

图 42-4-2①②　纵 隔 摆 动

【治疗】

应迅速将开放性气胸变为闭合性气胸，用大块凡士林纱布或无菌厚敷料密封伤口，然后进行胸腔穿刺，吸出胸腔内气体，待患者休克得到纠正，一般情况好转后，再在正压麻醉下施行清创止血，清除异物、碎骨片及凝血块，将胸腔缝合封闭。如胸膜缺损太大，可游离一部分肌肉作为转移肌瓣来覆盖缺损，必须使胸膜腔与外界隔绝。在胸膜腔的最低部位作胸腔闭式引流术，最后缝合伤口。

（三）张力性气胸

【病理机制】

常见于肺或支气管裂伤及与胸腔相通的活瓣状胸壁伤。当吸气时空气进入胸腔，呼气时活瓣关闭，胸腔内气体不能排出，因而胸腔内气体越积越多，压力也越来越高。在胸腔内压不断增高的情况下，不但伤侧肺受压萎缩，因纵隔受压偏移到健侧，健侧肺也不能充分膨胀。胸腔内负压消失，纵隔移位，使上、下腔静脉受到屈压，回心血流受阻，导致血液循环功能衰竭，引起严重全身缺氧及休克。此时若处理迟缓，患者可很快因窒息、休克而死亡。

【诊断依据】

（1）进行性呼吸困难和休克。

（2）气管向健侧偏移。

（3）伤侧肺部叩诊呈鼓音。

（4）胸腔穿刺发现有 15mmH_2O 以上高压。

【治疗】

应立即排气，降低胸腔压力。可在胸前壁锁骨中线第 2 肋间隙插入带三通橡皮管的粗针头，连接针管连续抽吸气体，直到胸腔内压力明显下降，患者呼吸情况好转后，再在锁骨中线第 2 肋间隙作胸腔闭式引流术。经上述处理，如气体仍然很多，引流时间过长有感染可能，可考虑开胸缝合创面。

二、血胸

【病理机制】

骨折片刺破肺、肋间动脉或乳房内动脉，大量血液流入胸腔，可造成血胸。胸腔内大血管破裂，短期内大量失血，可因严重失血性休克导致死亡。由于胸腔内积血对胸膜的刺激，使渗出液增多。如出血速度较慢，积血因受心脏、肺及膈肌的冲击使纤维蛋白析出，再与渗出性浆液混合成为不凝固液体存留在胸腔内。胸壁穿破或肺裂伤，在血胸形成的同时，也有气体进入胸腔，胸腔内上是气体，下是血液，出现血气胸比单纯性血胸更容易发生感染，严重可导致脓胸。

【临床表现】

早期因急性出血，可有休克症状。患侧胸式呼吸运动减弱，胸廓下方饱满，叩诊呈浊音。如为血气胸，则胸廓上部叩诊呈鼓音，下部为浊音，可有纵隔移位，心脏及气管移向对侧。听诊时，呼吸音和语震颤减低或消失。

X线检查时，血胸积血量约400ml时，X线胸片显示肋膈角变钝；积血量为1000ml时，积液阴影达肩胛下角水平；积血量超过1500ml，积液阴影超过肺门水平。

【治疗】

（1）对于非进行性的血胸，积血量少于200ml，可自行吸收；积血量大于200ml，应及早行胸腔穿刺；积血量大于500ml，应行胸腔闭式引流。

（2）对持续4～5日抽吸后如血胸仍迅速增多，一般为胸壁血管持续出血，应考虑为肋间动脉、乳房内动脉或肺门有裂伤，应行开胸探查，结扎血管止血或做肺破裂缝合修复术。

三、纵隔气肿与皮下气肿

【病理机制】

1. 纵隔气肿　纵隔气肿有以下的来源。

（1）纵隔内气管、支气管或食管破裂。

（2）胸部挤压伤或爆震伤导致肺泡破裂，气体沿支气管及血管周围疏松组织进入纵隔。

（3）张力性气胸同时有纵隔胸膜破裂，空气进入纵隔（图42－4－3①②）。

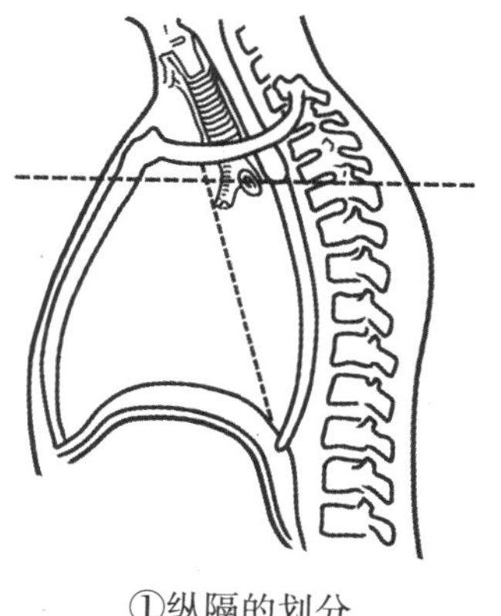

①纵隔的划分

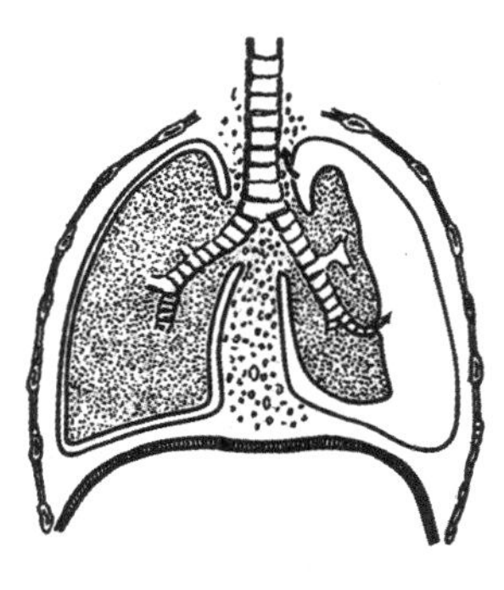

②纵隔气胸

图42－4－3①②　张力性气胸出现纵隔气胸

（4）颈部外伤时，空气由伤口直接进入纵隔。

2. 皮下气肿　肋骨骨折后造成气胸，空气可由胸膜破裂处扩散至胸壁软组织内，或胸膜原有粘连,肺破裂后气体直接进入胸部软组织内,均可形成胸壁皮下气肿。

【临床表现】

1. 纵隔气肿

(1) 纵隔内气体不断增加,压力逐渐升高,可使血管受压,造成血液回心障碍。

(2) 纵隔内气体向上扩散至颈部,可造成声门狭窄及颈、面、胸部气肿。气体也可沿主动脉周围间隙向下扩散至腹膜后、腹股沟、阴囊及大腿根部引起血肿。

2. 皮下气肿 胸壁皮下气肿,可向上、向下扩散至颈、背及腹部。

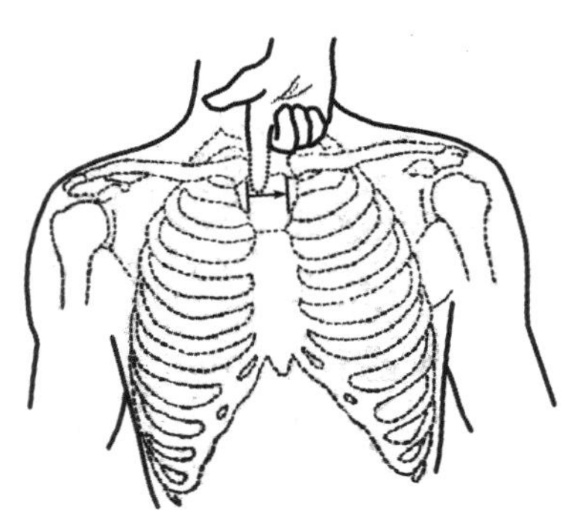

图 42-4-4 上纵隔切开减压术

【治疗】

1. 纵隔气肿 可在第2~第3肋间隙胸骨旁穿刺,接吸引器直接抽吸。如仍不能解除呼吸及循环系统的压迫症状,应及时行上纵隔切开减压术(图42-4-4)。诊断为气管、支气管或食管破裂,应予及时手术修补。

2. 皮下气肿 一般可以渐行吸收。如症状严重,可局部作小切口减压。

四、外伤性窒息

【病理机制】

多因强大暴力撞压胸部或腹部所致,如行驶车辆碰撞及房屋倒塌压伤等。

【临床表现】

(1) 胸腔内压力骤然增高,压迫心脏,使静脉内血液沿着没有静脉瓣的上腔、头、颈、臂静脉逆流,造成末梢毛细血管过度充盈而破裂。在头、颈、上胸部和臂的皮内以及眼、鼻和口腔黏膜出现广泛性青紫色淤斑。

(2) 严重时可因视网膜血管破裂导致失明,颅内静脉破裂造成昏迷等。

(3) 由于支气管痉挛和气管分泌物增多,造成严重缺氧,甚至发展为创伤性湿肺。

【治疗】

(1) 抗休克。

(2) 有效给氧,必要时气管切开。

(3) 止痛,必要时可作颈部迷走和交感神经封闭。

(4) 鼓励患者坐位及咳嗽排痰,适当使用解除气管痉挛药物。

五、创伤性湿肺

【病理机制】

胸部严重损伤后,因疼痛或反常呼吸,使呼吸运动的幅度减低,肺活量减少,呼吸短促、浅表,不能咳嗽,使气管内分泌物潴留,气管痉挛,逐渐形成极度的呼吸困难,出现全身严重缺氧。

【临床表现】

细胞缺氧使肺组织毛细血管的渗透性增加，更多的液体进入肺泡，最终产生湿肺。湿肺进一步加重缺氧，形成恶性循环。

【治疗】

创伤性湿肺的治疗应以预防为主。

（1）止痛，必要时可作肋间神经封闭。

（2）气管痉挛可适当使用解除气管痉挛药物。

（3）有效给氧、输血，清理呼吸道，必要时气管切开。

（4）纠正反常呼吸。

六、肺萎陷

【临床表现】

为胸部损伤的合并症，临床上分为2类。

1. 急骤型　起病急骤，可突发高热，脉搏快，呼吸急促，咳嗽，大量黏痰，缺氧。检查气管移向患侧，呼吸音减弱或消失，叩诊呈浊音，白细胞计数增高。

2. 缓慢型　发病较缓慢，症状程度较轻，多是偶然发现。发病的主要原因是气管内黏痰将一较大支气管堵塞，气体流通障碍，肺内气体渐行吸收，造成大块肺萎陷。

【治疗】

消除黏痰，保持呼吸道通畅，恢复肺功能。

（1）有效给氧。

（2）止痛，必要时可行肋间神经阻滞；骨折处理后，鼓励患者咳嗽，可施以体位引流。

（3）如两侧肺部支气管均阻塞，且分泌物较多，行气管窥镜吸出痰液，可迅速解除阻塞。

（4）合并颅脑损伤，应施行气管切开。

（5）应用抗菌素，防止肺部感染。

七、心脏挫伤及心包积血

心脏位于胸骨及脊柱之间，强大暴力作用于胸前壁，可因挤压损伤心脏。

【临床表现】

1. 心脏挫伤　表现为心前区疼痛，甚至休克。

2. 心脏破裂　可致患者立即死亡。

3. 冠状动脉破裂　可致心包积血，压力继续增高，可出现胸闷、昏迷、脉搏弱且快、颈静脉怒张、静脉压上升、动脉压下降、听诊心音遥远且微弱。

X线透视可见心尖搏动消失，心脏阴影扩大呈三角烧瓶形。可应用心电图诊断。

【治疗】

紧急治疗措施是心包穿刺抽血、减压，必要时行心包切开和止血。其他处理可作对症治疗，恢复循环功能。

第四十三章　脊柱脊髓损伤

第一节　脊柱的应用解剖

脊柱是躯干的中轴，位于背部正中，上接颅骨，下连髋骨。胸部有肋骨附着，前面悬挂脏器并构成胸腔、腹腔和骨盆的后壁。脊柱中央形成椎管，为脊髓的通道。因此脊柱具有支持部分体重、维持重心、减轻冲击、保护脊髓和内脏的功能。

一、脊柱的构成及整体观

（一）脊柱的构成

脊柱由椎骨与椎间盘及韧带连接组成。婴儿期椎骨有 33 节，即颈椎 7 节、胸椎 12 节、腰椎 5 节、骶椎 5 节、尾椎 4 节。成人因骶椎与尾椎互相融合成 1 个骶骨和 1 个尾骨，故有 24 节。

（二）脊柱的整体观

成人脊柱长约 70cm，女性和老年人的脊柱稍短。

1. 前面观　从前方观察脊柱，椎体从上而下逐渐加大，到骶骨上份最为宽阔。正常人的脊柱有轻度的侧曲，惯用右手的人，脊柱上部略凸向右侧，下部则代偿性地略凸向左侧。

2. 后面观　从后方观察，棘突在背部正中形成纵嵴，其两侧有纵行的背侧沟，容纳背部的深肌。颈部棘突较短，近水平位；胸部棘突较长，斜向后下方，彼此重叠；胸部中份的棘突几乎呈垂直位；胸下部棘突则与腰椎棘突相似，接近水平位。

3. 侧面观　从侧方观察脊柱，可见脊柱呈现颈、胸、腰、骶 4 个弯曲，其中，颈曲和腰曲凸向前，胸曲和骶曲凸向后。脊柱的弯曲使脊柱更具有弹性，对脑和胸、腹部脏器有保护作用。脊柱的弯曲还与人体重心的维持有关（图 43－1－1①②）。

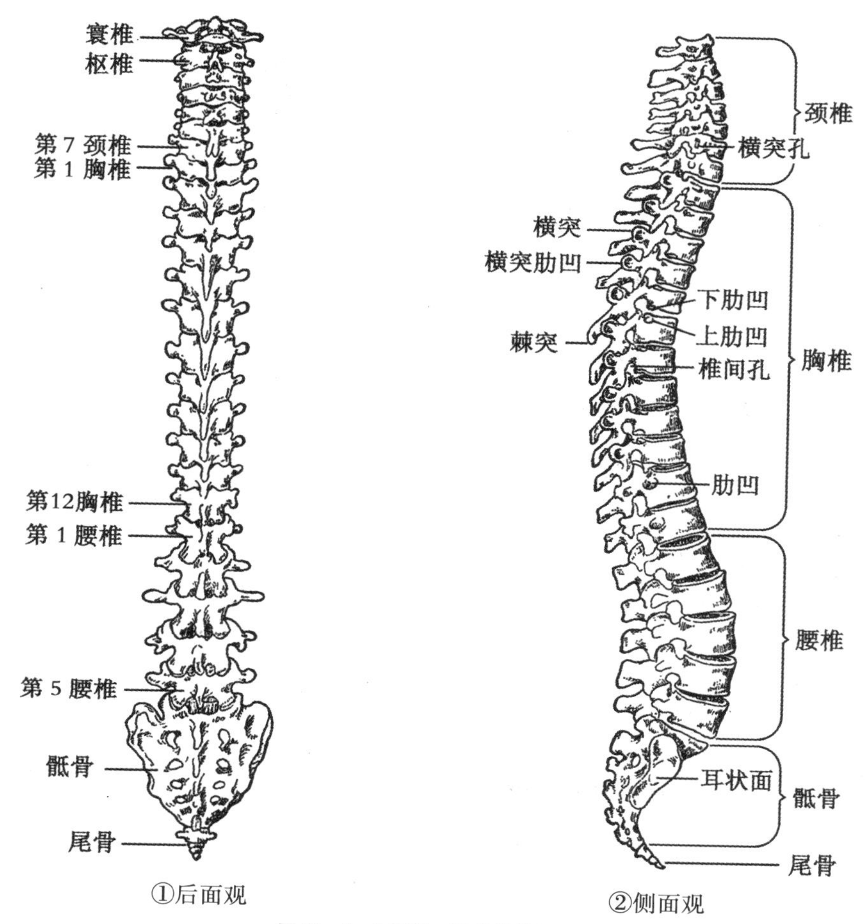

图43－1－1①②　脊柱的整体观

二、脊髓的血液供应

脊髓的血供既有纵向的血管链，又有横向加入的节段性血管进行补充，对脊髓在各种状态下保持稳定的血供十分有利。

（一）脊髓的动脉（图43－1－2）

脊髓的动脉来源有脊髓前动脉、脊髓后动脉和节段性的根动脉。它们在脊髓表面形成3条纵行的动脉，1条脊髓前动脉沿前正中裂下行；2条脊髓后动脉沿后外侧沟下行，途中不断有根动脉加入。

1. 脊髓前动脉　动脉直径粗细不等，在颈膨大和腰膨大处可达0.7mm，而在胸髓3～6节段处只有0.3mm。脊髓前动脉在脑桥延沟下方起自椎动脉，约下行至椎体交叉平面与对侧同名动脉合成一支，然后沿前正中裂下降，沿途不断接受节段性动脉的加入而延伸到脊髓圆锥，并延续为一细支与终丝伴行。脊髓前动脉除发出外侧支参与软脊膜小动脉丛外，主要是深入前正中沟并分支营养脊髓前角及其周围神经组织。

2. 脊髓后动脉　共有2支，均起自小脑下后动脉，绕至延髓后外侧面，进入脊髓后外侧沟，在后根内侧迂曲下行，沿途有许多根动脉加入。除发出分支参与软脊膜小动脉丛外，穿支进入脊髓分布于脊髓后角及部分后索。

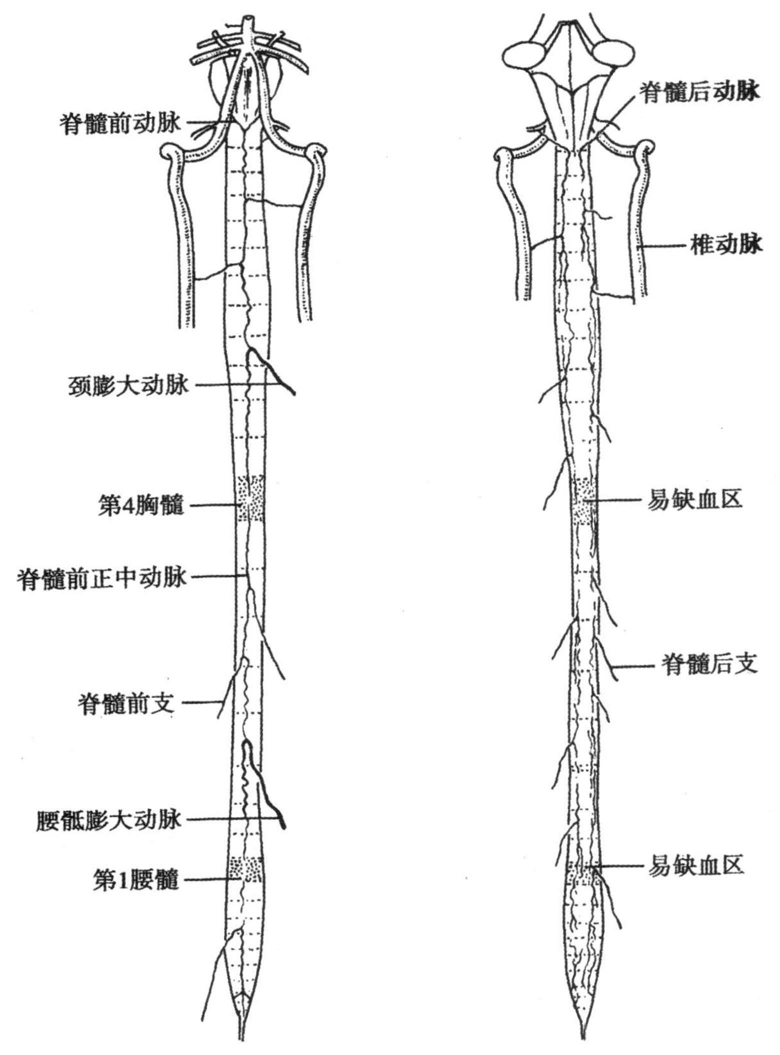

图 43－1－2 脊髓的动脉血供

3. 根动脉 胚胎期的根动脉有 60 条,出生后大多退化。成人根动脉的大小、数目变异较大,部分根动脉仅供养脊神经根和脊髓被膜,而不分布至脊髓。根动脉的分支为前根动脉和后根动脉,走向与脊神经的前根和后根伴行。成人约有 8 支前根较大根动脉加入脊髓前动脉,有 12 支后根较大根动脉加入脊髓后动脉。在脊髓第 4 胸髓和第 1 腰髓节段,侧支循环少,血供较为薄弱,故损伤此部位的根动脉,容易导致发生截瘫。颈段根动脉来自椎动脉、颈深动脉和颈升动脉和约 60% 的咽升动脉,发出分支供养脊髓。胸段根动脉来自肋间后动脉,腰段根动脉来自腰动脉,骶部根动脉来自骶外侧动脉、第 5 腰动脉、髂腰动脉及骶正中动脉,其中骶外侧动脉发出的营养支随脊髓圆锥远侧发出的神经根进入脊髓,与脊髓后动脉在圆锥部位形成十字吻合。

(二) 脊髓的静脉(图 43－1－3)

脊髓静脉属于椎静脉系,与脊神经伴行,分布与动脉相似,最终流入 Batson 静脉丛的椎管内硬膜外部分,此静脉丛由椎内、椎外和椎管内硬膜外三部分组成。

脊髓的静脉血经根静脉进入椎间静脉，而脊髓软脊膜静脉丛与椎间静脉有吻合，故其静脉血可经椎内静脉丛进入椎间静脉。由于椎后内静脉丛和椎后外静脉丛之间有吻合，因此脊髓静脉血也可经椎后外静脉丛回流。在脊髓外部，纵行的脊髓后外静脉互相吻合形成静脉网，接受脊髓内静脉，并与椎内静脉丛、椎静脉、小脑静脉、颅底静脉丛或静脉窦相交通。脊髓前、后静脉均为一支，在不同平面借根静脉引流。伴随腰神经的根静脉最大，当腹压增大时，脊髓静脉丛可因丰富的椎内外交通而受压及淤血，引起脊髓水肿，这种解剖特点为脊柱后路手术提供了参考。

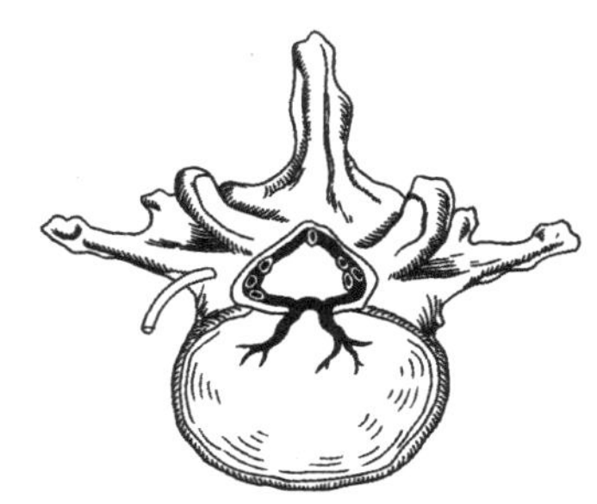

图 43-1-3　椎管内静脉丛

三、脊柱的运动功能

脊柱除支持身体和保护脊髓外，还有很大的运动功能。两个椎骨间有稳固的连结，只有很小运动范围，但各椎骨之间运动的总和使脊柱的运动范围变得很大。脊柱可作屈、伸、侧屈、旋转和环转运动。脊柱各部分的运动性质和范围，主要取决于关节突关节面的方向和形状，椎间盘的厚度，韧带的位置及厚薄等。

四、脊柱畸形与变异

脊柱常见的畸形与变异是腰椎骨骶化或骶椎骨腰化，脊柱裂及椎骨数目变异等。

1. **腰椎骨骶化或骶椎骨腰化**　前者是第 5 腰椎与骶骨融合；后者为第 1 骶椎不与其余骶椎融合。

2. **脊柱裂**　是因两侧椎弓板融合不全，在脊柱后中线出现裂隙，椎管的内容物可能由此膨出。常见于腰骶部。

3. **椎骨数目变异**　少数胸椎可增至 13 个或减至 11 个；腰椎可增至 6 个或减至 4 个；骶椎可出现 4 ~ 10 个；尾椎可减至 3 个或全部缺如。

五、椎骨的形态与特征

（一）椎骨的一般形态

1. **椎骨**　由椎体和椎弓两部分构成。椎体位于椎骨前部，呈短圆柱形，内部为松质骨，表面为薄层密质，是椎骨负重的主要部分。

2. **椎弓**　位于椎体的后方，是弓形的骨板，由 1 对椎弓根和 1 对椎弓板构成。

3. **椎间孔**　椎弓根的上、下缘各有一切迹，邻位椎骨的上、下切迹构成椎间孔。

4. **椎管**　两侧的椎弓根伸向后内的一对骨板即椎弓板，并在中线彼此结合。椎体与椎弓围成椎孔，各椎骨的椎孔连接起来，构成容纳脊髓的椎管。

5. **椎弓突起**　椎弓发出 7 个突起：

（1）1 个棘突：从椎弓后方正中向后方或后下方伸出，为韧带和肌肉的附着处。

（2）1 对横突：由椎弓根与椎弓板结合处伸向外侧，也为韧带和肌肉的附着处。

（3）上、下关节突：为椎弓根与椎弓板结合处分别伸向上方和下方的1对突起，各关节突都有关节面，上关节突与上位椎骨的下关节突构成关节。

（二）各段椎骨的形态特征

颈椎体较小，横断面呈椭圆形。第3～第7颈椎体上面两侧缘有向上突起，称为椎体钩。如椎体钩与上位椎体的唇缘相接，则形成钩椎关节，也称"Luschka"关节，可使椎间孔狭窄，压迫脊神经，是发生颈椎病的原因。颈椎椎孔较大，呈三角形。横突有孔称为横突孔，内有椎动、静脉等通过。第6颈椎横突末端前方的结节特别大，称为颈动脉结节，颈总动脉经其前方，是头部受伤出血时，压迫颈总动脉止血的体表位置。第2～第6颈椎的棘突较短，末端呈分叉状。

1. 第1颈椎（图43－1－4①②） 又称寰椎，呈环形，无椎体、棘突及关节突，由前弓、后弓和侧块构成。前弓短，其后面正中有小的关节面称为齿突凹，与枢椎的齿状突形成关节。侧块位于两侧连接前后弓，其上面各有一椭圆形关节面与枕髁相关联，其下面有一圆形关节面与枢椎的上关节突相关联。后弓较长，在上关节面后方，后弓的上面有椎动脉沟。

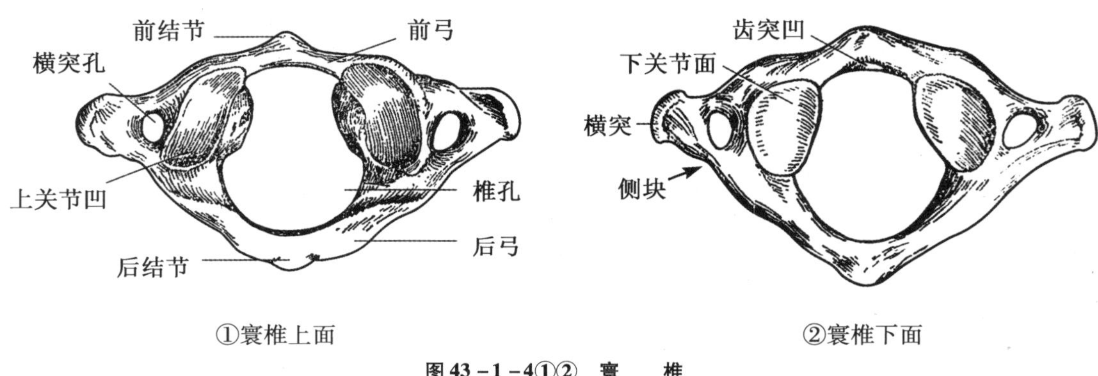

①寰椎上面　②寰椎下面

图43－1－4①② 寰 椎

2. 第2颈椎 又称枢椎，其特点是椎体向上伸出一指状突起，称为齿状突，齿状突原为寰椎的椎体，在发育过程中脱离寰椎而与枢椎椎体融合。枢椎齿突与寰椎齿突凹相关联。

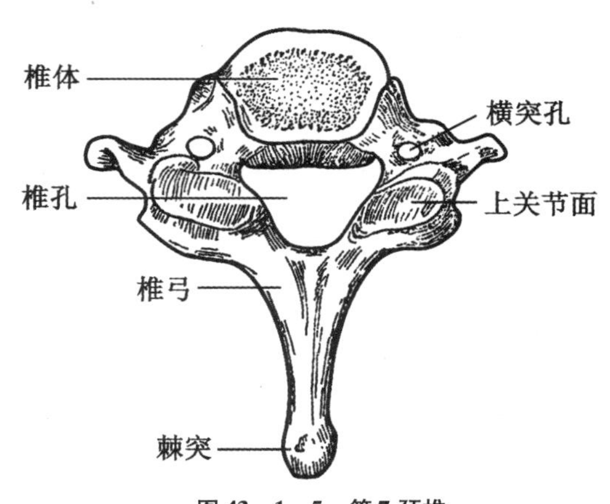

图43－1－5 第7颈椎

3. 第7颈椎（图43－1－5） 第7颈椎的棘突特别长，末端不分叉，可在皮外扪到，故又称为隆椎，是计数棘突的标志。

4. 胸椎（图43－1－6①②） 12个胸椎的椎体从上向下依次增大，其横断面呈心形，上位椎体形状近似颈椎，下位椎体近似腰椎。椎体侧面和后面接近椎体上缘和下缘处各有一半圆形的肋凹，与肋骨头形成关节。在横突末端前面有圆形的横突肋凹与肋结节形成关节。上、下关节突的关节面基本呈冠状位，胸椎棘突较长，伸向后下方呈覆瓦状。第1胸椎体有一圆形的上肋凹和半圆形的下肋凹；第9、第10胸椎椎体常只有一个上肋凹；第11、第12胸椎椎体只有2个圆形的肋凹，横突较短，无横突肋凹。

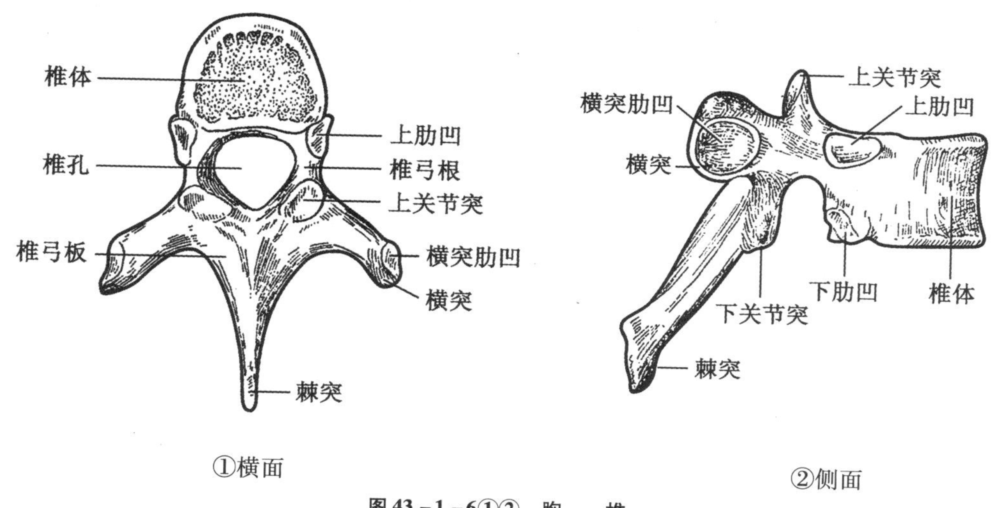

①横面 ②侧面

图43-1-6①② 胸 椎

5. 腰椎(图43-1-7①②) 腰椎椎体粗壮,横断面呈肾形,椎孔较大,呈三角形。上、下关节突的关节面呈矢状位,棘突呈垂直板状,呈水平突向后方。第3腰椎横突较长,常是腰痛的部位。

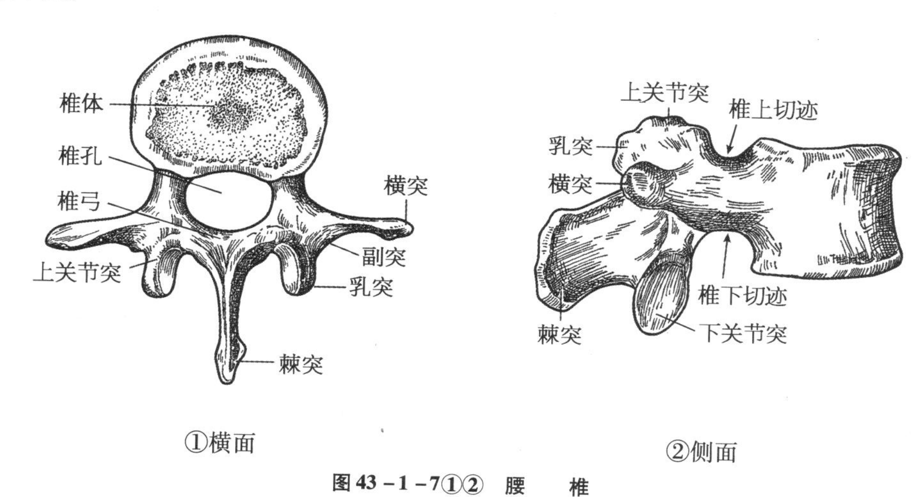

①横面 ②侧面

图43-1-7①② 腰 椎

6. 骶骨和尾骨(图43-1-8①②)

(1) 骶骨:由5个骶椎融合而成,呈三角形,底向上,尖向下;前面凹,背面凸;骶骨上面的中央有一与第5腰椎体的连接面称为岬,此面的前缘向前凸。前面光滑,其中间部有4条横线,为骶椎体融合处的痕迹,横线的两端有4对骶前孔。背面粗糙隆凸,中线隆起称正中嵴,由骶椎棘突融合而成,可在体表扪及。骶正中嵴外侧有4对骶后孔。骶前、后孔均通入骶管,分别有骶神经的前、后支通过。骶椎椎孔连接形成骶管,是椎管的一部分,骶管下口的骶管裂孔,为第4~第5骶椎的椎弓板缺如而形成的"n"形裂孔。在裂孔两侧有第5骶椎下关节突构成的骶角。临床上常以骶角作为确定骶管裂孔位置的标志,进行骶管麻醉。骶骨的侧部上份厚而宽,下份薄而窄。上份有耳状面与髋骨形成关节,耳状面后方的骨面凹凸不平,称为骶粗隆。

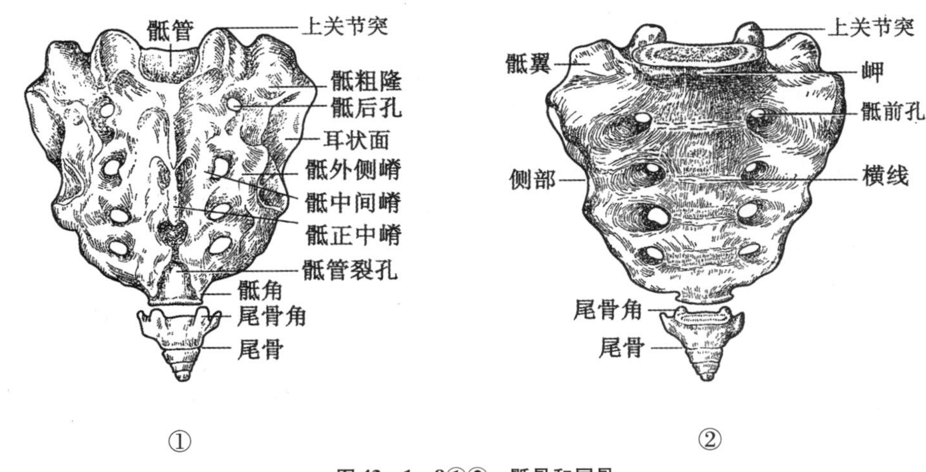

图 43－1－8①② 骶骨和尾骨

（2）尾骨：由 4 块退化的尾椎融合而成。

六、椎骨的连结

相邻椎体之间借椎间盘、前后纵韧带相连结。

（一） 椎间盘（图 43－1－9①②）

是连结相邻两个椎体的纤维软骨盘。中央部分是柔软而富有弹性的胶状物质，称为髓核，是胚胎时脊索的残留物。椎间盘的周围部分是无数按同心圆排列的纤维软骨层构成的纤维环，它牢固地连结椎体，并且限制髓核向周围膨出。正常椎间盘在承受压力时被压缩，除去压力后复原，具有“弹簧垫”缓冲震荡的作用。椎间盘还适应脊柱作少量的屈伸和侧屈运动。当脊柱向前弯曲时，椎间盘的前份被挤压变薄，后份增厚；伸直时又恢复原状。胸段椎间盘最薄，颈部和腰部相对较厚，所以活动度也较大。纤维环的后份最薄，故髓核容易从后外侧脱出，突入椎管或椎间孔。

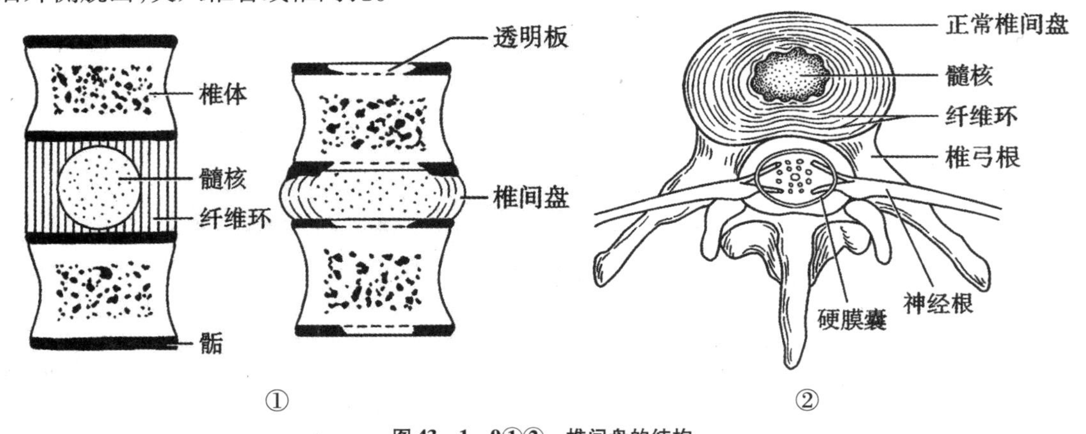

图 43－1－9①② 椎间盘的结构

（二） 韧带（图 43－1－10）

1．项韧带　为连接颈椎棘突尖的板状韧带，由弹力纤维构成，向上附着于枕外隆凸，其后缘游离，前缘附着于棘突。项韧带在人类趋于退化，主要为肌的附着处。

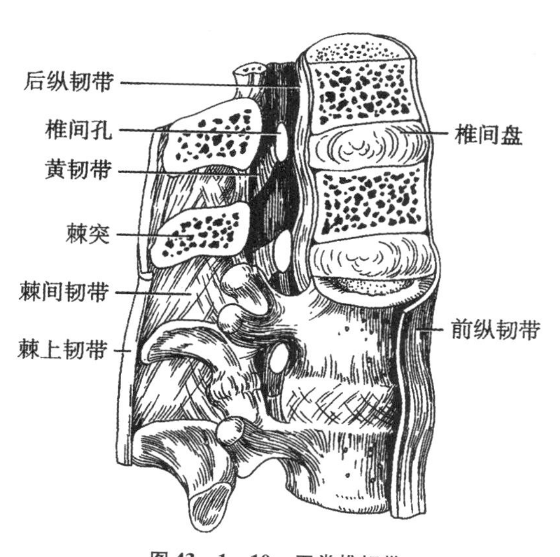

图 43－1－10　正常椎韧带

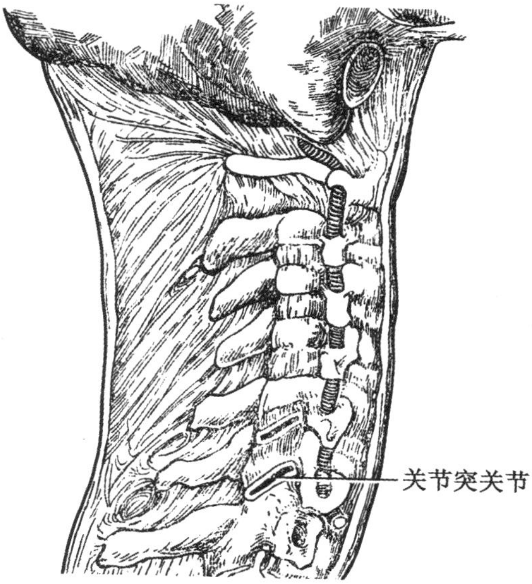

图 43－1－11　关节突关节

2. 前纵韧带　为全身最长的韧带，很坚韧，位于椎体的前面，上至枕骨大孔前缘，下达第1或第2骶椎体，紧贴椎体前面并与椎间盘及椎体前缘牢固连接。前韧带有防止脊柱过伸和防止椎间盘向前脱出的作用。

3. 黄韧带　是连结邻位椎弓板的韧带，由弹力纤维构成，坚韧而富有弹性。黄韧带协助围成椎管，并有限制脊柱过分前屈的作用。

4. 棘上韧带　是连结胸、腰、骶椎各棘突尖的纵行韧带，能限制脊椎过屈。

5. 棘间韧带　连接于各棘突之间，前接黄韧带，后接棘上韧带。

6. 横突间韧带　位于邻位横突之间。

（三）关节

1. 关节突关节（图 43－1－11）　是由邻位椎骨的上、下关节突构成的关节，允许两椎骨之间有少量运动。

2. 寰枕关节（图 43－1－12）　由枕骨髁与寰椎上关节凹构成的椭圆关节，两侧关节同时活动，可使头作屈、俯以及伸、仰和侧屈运动，同时受到前纵韧带的最上部分寰枕前膜和连结于枕骨大孔后缘与寰枕后弓之间的寰枕后膜增强其稳固性。

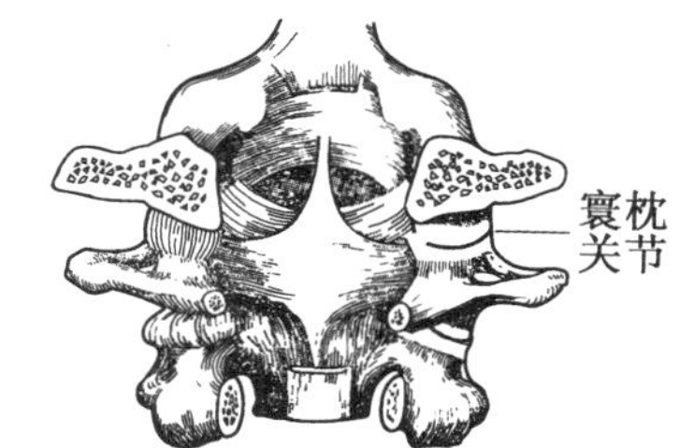

图 43－1－12　寰枕关节

3. 寰枢关节（图 43－1－13①②③）　由两侧的寰枢外侧关节和寰枢正中关节构成，寰枢外侧关节由寰椎下关节面和枢椎上关节面构成。寰枢正中关节由齿突前面与寰椎前弓后面的齿凹之间的关节和齿突后面与寰椎横韧带之间的关节组成。这些韧带有增强寰枢关节稳定性的作用。

（1）齿突尖韧带：由齿突尖延至枕骨大孔前缘。

（2）翼状韧带：由齿突延至枕髁的内侧。

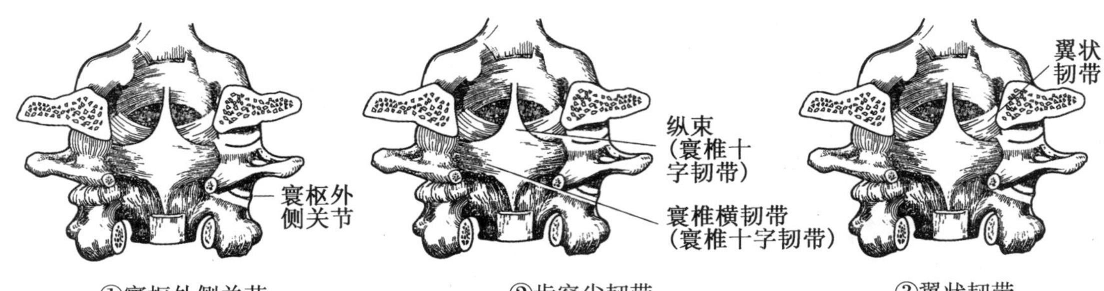

①寰枢外侧关节 ②齿突尖韧带 ③翼状韧带

图 43-1-13①②③ 寰枢关节及韧带

(3) 寰椎十字韧带:由连结寰椎两侧块的寰椎横韧带和枢椎椎体后面延至枕骨大孔前缘的薄弱纵束构成。

(4) 覆膜:是后纵韧带向上的延续,覆盖于齿突及上述韧带的后面,附着于枕骨斜坡。

寰枢关节允许寰椎连同头部围绕齿突作旋转运动。因此,寰枕及寰枢关节的联合运动可使头部作三轴性运动。尽管寰枢关节有上述韧带加强,但暴力损伤寰椎横韧带时,齿突仍可后移,常压迫脊髓而导致严重的后果。

第二节 颈脊髓损伤

脊髓损伤不同的类型出现各种临床表现。早期连续检查和观察可以判断损伤的性质。

一、脊髓休克

与脊髓震荡不同,脊髓休克的病因不是暴力直接作用于脊髓所致。而是指脊髓损伤后,脊髓功能处于暂时性抑制状态。临床表现为损伤椎节以下肌张力降低,肢体呈弛缓性瘫痪,横纹肌反射和感觉消失,引不出病理反射。持续时间可从数小时到数周不等。

(一) 病程

当颈脊髓受到创伤和病理损害时即出现脊髓休克。脊髓休克的持续时间与年龄有关,年龄越大时间可稍长。通常小儿为 3~5 日,成年人 1~2 周,有时可长达 6~7 周。

(二) 临床表现

脊髓休克期内,表现在运动、感觉、反射和自主神经系统一系列变化,在损伤节段以下出现运动和感觉障碍,其范围与损伤部位和程度有关。高位和中位颈髓损伤有四肢瘫痪;低位颈髓损伤可表现为双下肢瘫痪、肌张力低下或完全无张力状态。损伤节段以下深、浅感觉完全丧失,腱反射消失。有些病例在脊髓休克期内提睾反射和肛门反射可能存在,但这种情况不能作为脊髓是否完全性损伤的判断依据。

(三) 损伤程度

在脊髓休克期必须注意观察并仔细记录损伤平面上升或下降的变化,出现损伤平面上升现象,如出现呼吸困难、膈肌麻痹及上肢功能障碍加重,应考虑到脊髓水肿或血肿所致。

脊髓休克期的脊髓功能处于强烈的抑制中，随着时间的推移，其反射功能可逐渐恢复。在脊髓休克后期，对神经系统的检查，能提示颈髓损伤的严重程度，即脊髓完全性损伤或不完全性损伤。

（四）恢复

脊髓休克期过后反射逐渐恢复。反射恢复的顺序一般由低位向高位，由远端向近端。刺激足趾部产生回缩动作是全部反射消失后第1个出现的反射，也有人认为球海绵体反射和提睾反射是最先出现的反射，其次是腹壁反射，同时也出现锥体束阳性征象。另是在脊髓损伤水平以下，跟腱反射常较膝腱反射恢复得早。

（五）诊断

颈髓损伤的诊断必须对损伤节段、损伤范围（包括脊髓纵轴损伤和横断面损伤范围）、损伤的时间及损伤后损伤节段的变化做出详细观察记录。

1. 询问病史　了解损伤的原因及损伤过程。

2. 体格检查　尤其是神经系统的检查。

3. 影像学检查　包括颈椎正侧位及左右斜位摄片。陈旧性损伤可作颈椎伸屈动力性侧位摄片，必要时作CT和MR检查。

（六）治疗和预后的评估

颈髓损伤的准确判断，对治疗和预后的评估价都有重要意义。颈髓损伤后一般在24小时内出现早期反射恢复，而骶髓损伤后完全无反射期较为短暂，最先恢复的是球海绵体肌反射或肛门收缩反射，球海绵体肌反射（又称阴茎反射），是经脊髓传导的反射，将手插入患者直肠内，挤压阴茎或牵拉带气囊的导尿管，可引起明显的快速直肠括约肌收缩，即为阳性反射。肛门收缩反射也是骶髓固有的正常反射，用针刺肛门周围皮肤，肉眼可见肛门括约肌收缩。在脊髓休克结束后，出现恢复上述反射之一，而运动感觉功能仍完全处于丧失状态，预示为完全性颈髓损伤。

如肛门周围感觉完全丧失，其骶神经支配的肌肉屈趾肌及直肠括约肌失去随意运动，可认为颈髓完全性损伤。如此持续24小时，则99%病例将不能恢复。如肛门周围保留感觉，对针刺有分辨觉，足趾屈曲或肛门括约肌有控制能力，则提示为颈髓不完全性损伤。损伤平面以下功能保存得越多，预后越好。

损伤后期，根据肢体的状态也可以做出判断。颈髓完全性损伤的四肢是弛缓性的，张力低下并呈柔软状态，无力对抗被动运动，伸肌很早出现痉挛，通常表明颈髓损伤是部分性的。而屈肌先出现痉挛性瘫痪，则表明是颈髓完全性损伤。

二、颈髓完全性与部分性损伤

脊髓的完全性损伤或不完全性损伤的判断，对治疗方法的选择和日后的功能恢复预计有重要意义。判断的主要方法是通过神经系统的检查以及对瘫痪程度、感觉障碍状况、括约肌功能和反射的变化综合加以分析。

（一）运动功能

1. 完全性损伤者　表现损伤平面以下为完全瘫痪，肢体运动功能完全丧失，无任何肌肉收缩存在。

2. 部分性损伤 脊髓损伤不同的节段水平及范围，临床表现差别较大。严重的不完全损伤，肢体出现无功能运动；而轻者，则可以步行或完成某种日常工作。部分损伤的运动功能在损伤后早期即开始恢复，恢复得越早，功能恢复效果越好。

（二） 感觉障碍

1. 完全性损伤 脊髓损伤平面以下两侧均等的感觉异常、疼痛和感觉过敏。肛门周围的黏膜感觉完全丧失。

2. 部分损伤 由于脊髓损伤轻重程度和部位不同，出现不完全性感觉丧失的范围和部位有明显差异。脊髓半横断损伤，则有典型的对侧感觉障碍分布。

（三） 反射变化

脊髓损伤后肢体呈完全性瘫痪，但当受到刺激立即表现上肢肌肉痉挛，下肢内收，髋、膝关节屈曲，踝部跖屈，腹部肌肉痉挛及反射性排尿及阴茎勃起等，这一系列征象是脊髓损伤的总体反射。通常认为肢体反射性屈曲后不伸直者为单相反射，提示脊髓完全性损伤；而反射性屈曲后又伸展原位为双相反射，提示脊髓为不完全性损伤。

三、颈髓损伤节段的定位

颈髓损伤节段的水平必须根据皮肤感觉障碍或异常变化的水平、肌肉运动障碍和反射的变化进行判断。

（一） 各颈髓节段皮肤感觉与运动范围

各颈髓节段与皮肤感觉区，肌肉运动范围的关系如表43－2－1。

表43－2－1 各颈髓节段与皮肤感觉区，肌肉运动范围的关系

脊髓节段	主要支配肌肉	皮肤感觉分布区
颈1	头前、头侧直肌	
颈2	头下、头夹和颈头肌	枕部、颈部至下颌骨下缘和头顶
颈3	头半棘肌、斜方肌	耳后枕部、颈部、锁骨上方
颈4	膈肌	肩胛肌
颈5	三角肌	前臂和上臂外侧
颈6	肱二头肌	前臂部前面、示指
颈7	肱三头肌	前臂背侧、手5指（以中指为主）
颈8	屈指肌	环小指
胸1	小鱼际肌	前臂尺侧

这些解剖和功能的关系中，有许多神经分布交叉或重叠，检查时须仔细加以鉴别。

通常将颈髓分为上颈髓损伤（颈1～颈4）和低位颈髓损伤或颈膨大损伤（颈5～胸1）。为了治疗的需要还可分为上、中、下3个节段水平。颈髓损伤临床表现和其他部位不同之处，在于运动障碍比四肢瘫痪及感觉障碍的水平高。

（二） 上颈髓（颈1～颈4）损伤

上颈髓在枕骨大孔及寰枢椎部，是脊髓最上部，为延髓的延续，该部外伤引起骨折脱位常可引起该段脊髓损伤，须注意该区的解剖畸形，如齿突发育畸形、颅底肩平、寰枕融合以及Arnold－chiari 畸形时存在寰枢不稳以及因外伤致上颈髓压迫等。

上颈髓所致损伤，由于可波及呼吸中枢而致呼吸困难、呼吸麻痹或呼吸道机械堵塞，可迅速致命。即使成活者，损伤平面以下四肢呈痉挛性瘫痪。由于三叉神经脊髓束或下行根受影响，可出现面部麻木和疼痛，枕大神经和耳大神经感觉过敏或感觉减低，如位置较低可有颈及下颌部的感觉异常。

部分损伤可表现四肢不完全性瘫痪，两侧运动功能障碍表现差异较大，但都表现为上运动神经元功能障碍。如果椎动脉远侧分支、脊髓前动脉的一侧或两侧受损，其损伤范围较大，甚至可造成颈膨大前角细胞血供障碍而出现前臂与手肌萎缩。

延髓功能受损害也常于上颈髓损伤之后发生，出现延髓的血管运动和其他严重内脏功能紊乱如心律不齐、血压不稳、呼吸困难、鼻翼扇动、口唇青紫。

自主神经功能障碍可表现为排汗功能和血管运动功能障碍，出现高热及 Guttmann 征，表现为张口呼吸，鼻腔黏膜血管扩张水肿而发生鼻堵塞等。

（三） 中颈髓（颈 5～颈 7）损伤

中颈髓为颈膨大部，该部分外伤引起骨折脱位可表现为四肢瘫痪，两上肢常为弛缓性瘫痪，肩胛提高，上臂外展，前臂屈曲。损伤平面以下的肢体为痉挛性瘫痪。颈髓损伤位置较低时，伸指总肌、固有伸示指肌的功能不受影响。

颈 5 以上的损伤上肢反射亢进，如在颈 5～颈 6 节段损伤，可出现肱二头肌腱反射丧失，肱三头肌反射存在。在临床上颈髓损伤往往是多节段水平同时受损，只是损伤节段的程度有所轻重。

颈 5 损伤较重可出现膈肌麻痹及提肩肌的拮抗肌瘫痪，故斜方肌和提肩肌肌力增强，使双侧肩胛明显提高。肱二头肌和三角肌反射减退或消失，并在颈部以下感觉丧失，也可出现Horner 征。如以颈 6 损伤较重，肱二头及肱三头肌明显萎缩，三角肌和膈肌则不受波及。常表现上肢外展、腕伸直而手指间关节屈曲的特殊体征。

（四） 下颈髓（颈 8～胸 1）损伤

下颈髓也属于颈髓膨大部，是颈髓和胸髓的连续部分，损伤后主要表现为下肢瘫痪，由于该部是颈膨大下端，上肢的主要表现为手内肌，如骨间肌或蚓状肌萎缩，并可出现尺神经麻痹的爪状手畸形及肱三头肌反射消失等。还可能出现与高位颈髓损伤相似的肛门括约肌和自主神经系统功能障碍。

四、颈髓不完全损伤

（一） 前脊髓损伤

颈脊髓前方遭到物体压迫，如颈椎椎体压缩性骨折、椎体爆裂性骨折的骨折碎片突入椎管，椎间盘突出也是原因之一。

临床表现为损伤水平以下立即出现四肢瘫痪，浅感觉如痛觉、温觉减退或丧失，肛门括约肌功能障碍，但位置觉、震动觉等深感觉存在。

（二） 后脊髓损伤

来自颈椎管后方所造成的压迫，损伤暴力可较轻。过伸性损伤可使颈椎后结构破坏并陷入椎管,使脊髓的后结构和脊神经后根受累。

临床表现为感觉障碍和神经根刺激症状。损伤平面以下深感觉障碍,也可出现颈部、上下肢对称性疼痛,少数病例可有锥体束征。

(三) 中央脊髓损伤

多由颈椎过伸性损伤造成,也可因颈椎损伤时引起椎动脉及脊前动脉受阻,导致脊髓灰质前柱、侧柱和后柱缺血所致。

临床表现特点是上、下肢不同程度瘫痪,即上肢重于下肢,也可两下肢无瘫痪,一侧上肢瘫。上肢为颈2~颈3节段的支配区以下运动神经元性损伤的临床表现;下肢为上运动神经元性损伤的临床表现。多有明显手部功能障碍,严重者有手内在肌萎缩,恢复较困难。损伤节段以下,可出现触觉和深感觉或肛门括约肌功能障碍。

五、脊髓半侧损伤

多为颈椎骨折脱位、刺伤等导致脊髓一侧损害。

典型脊髓半侧损伤的临床特点为损伤平面以下同侧肢体上运动神经元完全性瘫痪、深感觉丧失,表现为该侧肢体的痉挛性瘫痪,深反射亢进并有病理反射。而对侧的肢体痛觉、温度觉丧失,或于损伤略高节段水平有感觉过敏。

六、神经根损伤

颈椎椎间盘突出和颈椎骨折脱位都可能引起单侧脊髓或合并神经根损伤。

临床表现特征是损伤节段的1~2个神经根支配区感觉和运动功能障碍,症状轻重可不一致或者不典型。

第三节 颈椎损伤分类

有关颈椎损伤分类方法较多,由于损伤机制的复杂性,且不能直接观察,有一定局限性。因此,损伤暴力的判断只有依赖于病史、临床表现和影像学检查。最常见是多种损伤暴力同时存在,而以其中某种暴力为主,从人工控制的实验模型所获得的颈椎损伤结果与临床接近。为了治疗上的需要,将颈椎损伤的按损伤机制和解剖部位进行分类。此外,还有美国脊髓损伤学会(ASIA)2000年修订的脊髓损伤的神经和功能分类标准。

一、根据损伤机制的分类

(一) 屈曲暴力(图43-3-1①②)

(1) 过屈性扭伤(向前半脱位)。

(2) 双侧小关节半脱位。

(3) 单纯楔形骨折。

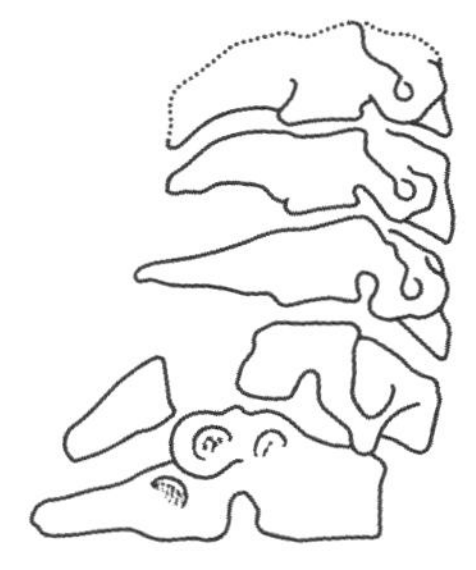
①双侧关节脱位交锁及棘突骨折

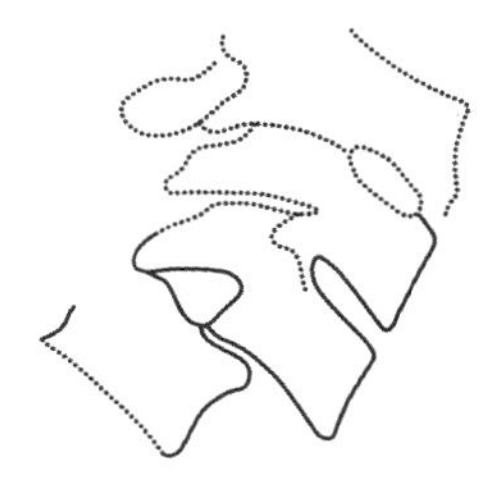
②脱位及双侧交锁

图 43-3-1①② 屈曲暴力损伤

(4) 屈曲泪状骨折,椎体前角大块三角形撕脱骨折(图 43-3-2)。

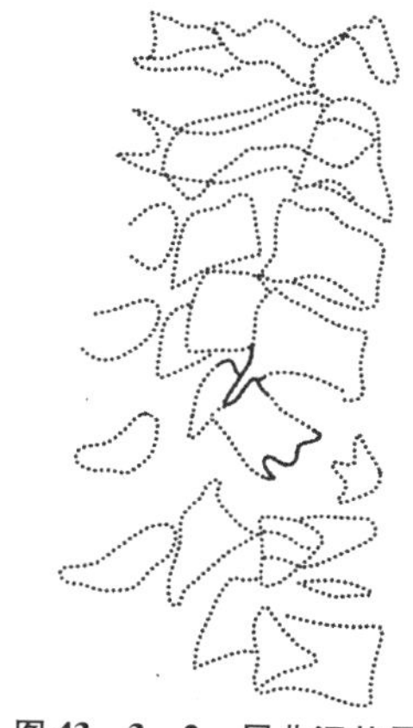
图 43-3-2 屈曲泪状骨折

(5) 棘突撕脱骨折,多发生在颈 8~胸 1。

(二) 屈曲旋转暴力

多发生单侧小关节脱位。

(三) 伸展旋转暴力

多见为单侧关节突关节骨折。

(四) 垂直压缩暴力(图 43-3-3)

(1) 寰椎爆裂性骨折(Jefferson 骨折)。

(2) 其他椎体爆裂性骨折。

(五) 过伸性脱位骨折(图 43-3-4①②)

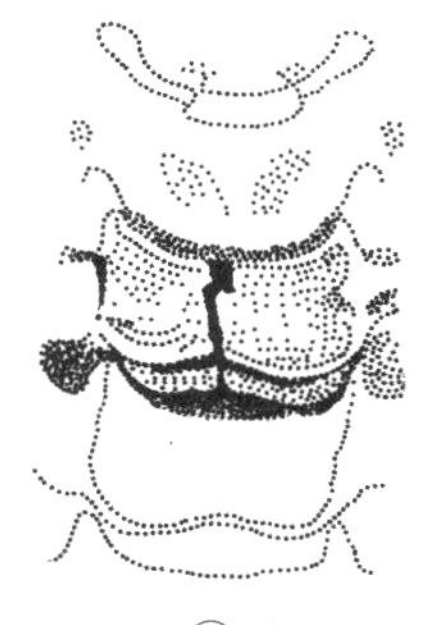
①正面

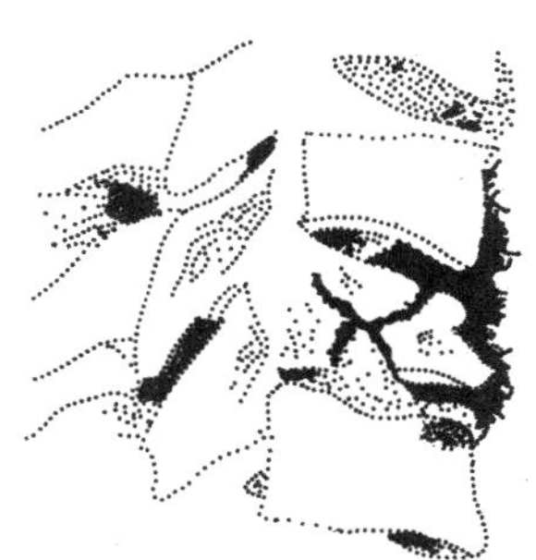
②侧面

图 43-3-3①② 颈椎爆裂性骨折

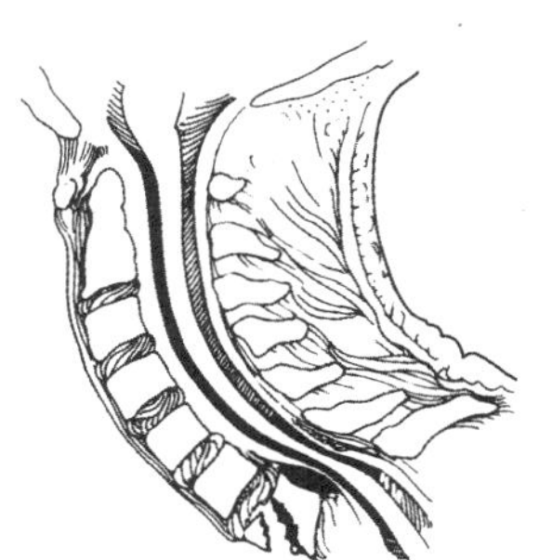
①过伸骨折

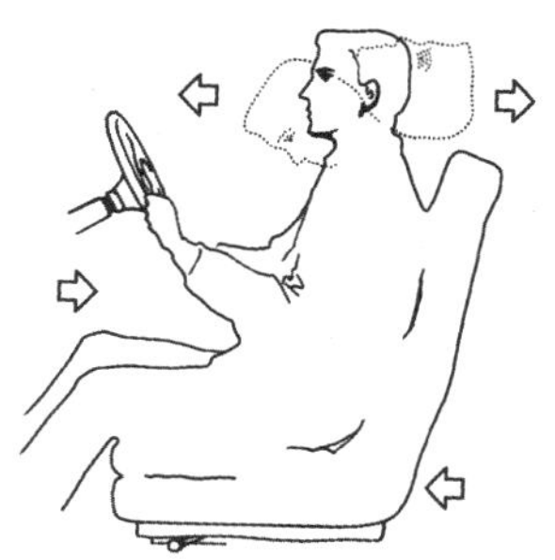
②过伸的“挥鞭样”损伤

图 43-3-4①② 过伸性脱位骨折

(1) 过伸性脱位。
(2) 寰椎前弓撕脱骨折。
(3) 枢椎椎弓骨折(Hangman 骨折)。
(4) 寰椎后弓骨折。
(5) 椎板骨折。
(6) 过伸性骨折脱位。

(六) 侧屈暴力

多发生钩突骨折。

(七) 纵形牵拉暴力

多见为纵形分离骨折脱位。

(八) 不明机制损伤

(1) 寰枕脱位。
(2) 齿状突骨折。

二、根据解剖部位分类

(一) 寰枕脱位

包括寰枕前脱位和寰枕后脱位。

(二) 单纯寰椎骨折

(1) 寰椎后弓骨折。
(2) 寰椎前弓骨折。
(3) 寰椎前、后弓骨折(Jefferson 骨折)。
(4) 侧块压缩性骨折。

(三) 寰枢椎脱位

寰枢前脱位、后脱位及旋转脱位。

(四) 枢椎骨折脱位

(1) 合并齿状突骨折的寰枢前脱位和后脱位。
(2) 枢椎椎弓骨折(Hangman 骨折)。

(五) 低位颈椎(颈 5 ~ 7)骨折脱位

1. 后结构损伤
(1) 单侧小关节脱位。
(2) 双侧小关节脱位。
(3) 双侧小关节交锁。
(4) 关节突骨折。
(5) 棘突骨折。
(6) 椎板骨折。
2. 前结构损伤
(1) 椎体无脱位的压缩骨折。
(2) 椎体压缩骨折合并脱位。

(3) 撕脱骨折。

(4) 椎间隙骨折、滑脱。

3. **侧方结构损伤**　侧方结构骨折。

三、ASIA 分类

美国脊髓损伤学会(ASIA)2000 年修订的脊髓损伤的神经和功能分类标准。

1. 完全性损伤　骶 4 ~ 骶 5 感觉及运动功能完全丧失。

2. 不完全损伤

(1) 神经平面以下,包括骶 4 ~ 骶 5 感觉功能存在,运动功能丧失。

(2) 神经平面以下运动功能存在,1/2 以上关键肌的肌力 <3 级。

(3) 神经平面以下运动功能存在,且平面以下 1/2 以上关键肌的肌力 >3 级。

3. 正常　感觉和运动功能正常。

第四十四章　高位颈椎（颈1～颈2）骨折脱位

第一节　枕骨髁骨折

枕骨髁骨折是一种颅骨基底部特殊类型骨折，多为垂直暴力所致，常合并寰椎骨折。由于两侧受力不均匀，以一侧枕骨髁部骨折为多见，还可能因韧带牵拉造成撕脱骨折。这种损伤临床报道极少，其主要原因可能系X线片多呈骨重叠，影像容易被忽视所致。根据力学研究判断，当垂直暴力作用时，枕骨髁部是受力的主要结构之一，因此，随着研究的深入和认识水平的提高，枕骨髁部损伤的发现率将会越来越高。

【应用解剖】

枕颈部是头颅与脊柱相互连接的重要解剖部位，也是脊柱解剖结构及生物力学上功能最为复杂的区域。凸起的枕骨髁位于枕骨大孔水平之下，与凹陷的寰椎关节突形成关节。寰枕关节的屈伸活动范围为25°，侧屈及向一侧轴向旋转的范围均为5°。其稳定性由关节囊以及枕骨大孔与寰椎之间的前、后寰枕膜共同维持，而枕骨与枢椎之间的覆膜、翼状韧带和齿状韧带等，也参与维持枕寰复合体的稳定性。这些韧带损伤常可导致寰枕关节、寰枢关节的不稳。由于枕骨髁紧邻脑干、脑神经及椎动脉，骨折可同时造成这些结构的损伤而导致严重后果，部分病例在得到救治之前即已死亡。

【分类】

根据骨折特点可将其分为2种类型：

Ⅰ型　由附着于枕骨髁部的翼状韧带牵拉所引起的撕脱骨折。

Ⅱ型　承受纵轴暴力所致的压缩性骨折。

根据CT扫描结果将枕骨髁部骨折分为以下3型：

Ⅰ型　为轴向的垂直暴力造成的枕骨髁爆裂骨折，受伤机制与寰椎的Jefferson骨折相似。骨折往往是粉碎性的，骨折块无移位或轻度移位，对寰枕关节的稳定性影响不大。

Ⅱ型　枕骨线形骨折延伸至髁部，是头部受到直接打击而引发的波及枕骨髁的颅底骨折，以线状骨折多见，很少为粉碎性骨折，是稳定性骨折。

Ⅲ型　侧屈和旋转暴力使翼状韧带由枕骨髁撕脱的骨折，翼状韧带功能的缺失导致寰枕关节失稳，骨折块移位。

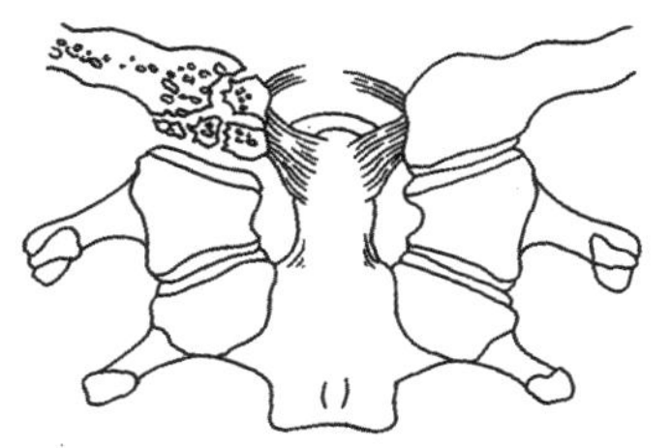

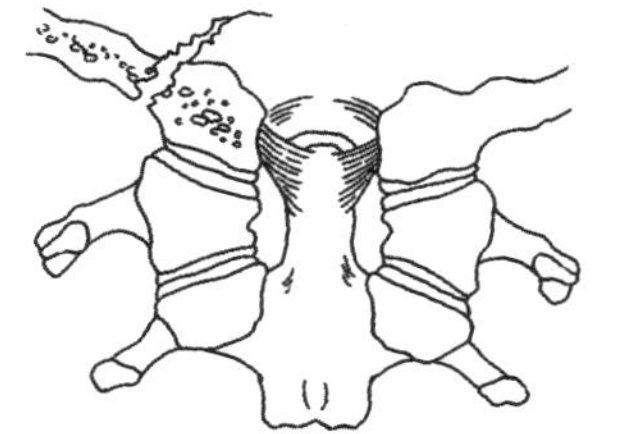

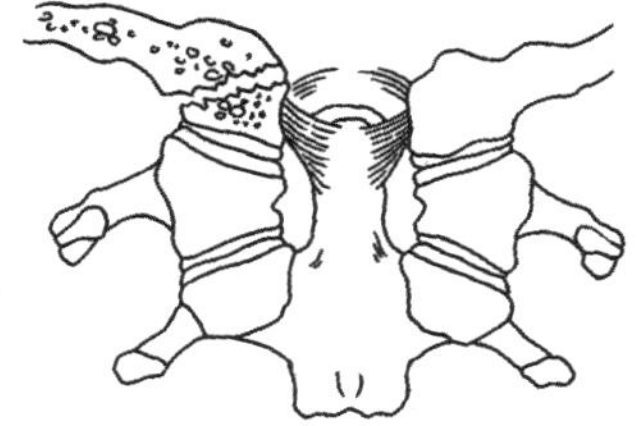

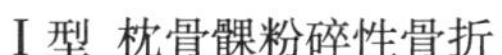

Ⅰ型　枕骨髁粉碎性骨折　　Ⅱ型　枕骨线形骨折延伸至髁部　　Ⅲ型　枕骨髁翼状韧带附着部撕脱骨折

图44-1-1　枕骨髁骨折的分类

【临床表现】

1. 症状　颈部遭到创伤后，局部疼痛，活动受限。

2. 体征　损伤发生在舌下管和颈静脉孔水平时，可造成脑神经的牵拉、卡压及撕脱损伤，出现第4、第5、第6、第7组颅神经受压症状。

3. 脊髓损伤　由于脑干受损可致昏迷，双侧枕骨髁骨折也可引起脊髓损伤。

【诊断】

对于外伤后出现颈部疼痛及活动受限，应警惕枕骨髁骨折的可能。由于枕骨髁骨折的临床症状缺乏特异性，其诊断依据除病史、体征外，主要依赖影像学检查。

1. X线表现　枕骨髁在X线片正位及齿突开口位与下颌骨及枕骨影像重叠，而在侧位又被乳突影像掩盖，故诊断率较低。X线片虽未能直接显示枕骨髁骨折，但一些间接征象，如颈椎椎前软组织阴影增宽和枕颈部不稳等，均可提供作为诊断参考。

2. CT扫描　CT扫描及重建技术可清晰显示枕骨髁骨折形态及移位程度和翼状韧带损伤情况，可作为诊断枕骨髁骨折的可靠依据。

3. MRI检查　MRI检查有助于了解脑干、脊髓以及椎动脉和韧带损伤情况。

【治疗】

治疗方法的选择取决于损伤后枕寰关节稳定程度及其合并伤。

1. 保守治疗　对急性损伤，可采用牵引复位和头颈胸石膏或支具固定，多数可以获得愈合。

2. 手术治疗　陈旧性损伤、枕寰不稳伴局部症状严重者，可考虑施行手术融合。

第二节　寰枕脱位

因该部发生脱位而能存活者甚少，故临床上也较为少见。

【应用解剖】

枕骨大孔两侧各有一枕骨髁,其表面隆与寰椎侧块的上关节凹面互相咬合,构成枕寰关节。它属于椭圆关节,头部可借助此关节作俯、仰和侧屈活动。枕寰关节借助于寰枕前、后膜及关节囊、韧带保持稳定性。由于该部深在,又有诸多骨和肌肉保护,不易遭致外伤。

【损伤机制】

常见因高速行驶的车辆意外或高处坠落伤所致。头面部遭受突然打击,而颈和躯干的惯性继续向前,可在枕骨和寰椎连结处造成剪切作用,导致寰枕关节脱位。临床上寰枕前脱位不多见,也可因暴力骤停后肌肉猛烈收缩而复位,故 X 线摄片检查时无法查出。

分娩创伤是新生儿寰枕脱位的重要原因,多见于臀位产,暴力器械引产或颈椎在产程中伸屈、旋转等所致。

【临床表现】

患者多立即死亡,幸存者也有严重的高位颈髓损伤,主要表现为呼吸困难和四肢瘫痪。少数脊髓损伤程度较轻或不伴有神经损害,仅表现枕颈部疼痛和活动受限。

【诊断】

根据受伤病史,临床表现和颈椎侧位 X 线片或 CT 断层扫描可作出诊断。在颈椎侧位 X 线片上,正常成人枕齿间距是 4 ~5mm,如间距 >5mm,提示有寰枕关节脱位或半脱位。

【治疗】

因为这类损伤存在严重不稳定,所以颈椎牵引是禁忌的。治疗目的是寰枕关节的复位及稳定。

(一) 头环架固定

应立即使用头环架固定,保持关节稳定,并严密监护呼吸和神经状况。由于使用头环架固定时不能确保韧带的愈合,故在使用头环架固定中也可发生移位,并导致严重后果。

(二) 手术治疗

应早期施行枕颈融合手术。

第三节 寰 椎 骨 折

寰椎骨折 1920 年由 Jefferson 首先报道,故也称 Jefferson 骨折,临床比较少见,发生率占颈椎损伤的 2% ~4% 。这种骨折常常引起骨折块分离移位,呈爆裂状,故也称寰椎爆裂性骨折。

【应用解剖】

寰椎即第 1 颈椎,系联结枕骨和其他颈椎的主要解剖结构,外观呈椭圆环状,无椎体而在环形两侧增厚变粗,称之侧块,其上下表面各自为斜向内前方的关节面,与枕骨髁状突和枢椎关节面相对应,分别构成寰枕和寰枢关节。从侧块伸出两臂,左右联结成环,形成前、后弓，两弓中央增粗为结节，在与侧块相联处骨质较纤弱，是骨折常发部位。前弓后面的中央与齿状突对应构成寰齿关节，由寰椎两侧块间的横韧带和关节囊维持其稳定性。

【损伤机制】

一、传导暴力

自上而下的传导暴力，例如重物击中头顶部、跌倒、交通意外及跳水等运动创伤，是造成寰椎骨折的主要形式。当暴力作用到头顶后，通过枕骨髁状突分别向下并向外到达寰椎两侧块的关节面。枢椎两关节侧块接受这种冲击暴力，致寰椎界于两个外力之间，就可能导致寰椎前后弓及其侧块联结处的薄弱部位发生骨折。

二、骨折与移位特点

(一) 骨折特点

寰椎四处骨折并形成 4 块骨折段是这种损伤的基本特点，4 块骨折段为两个侧块和前、后两弓，由于侧块外侧厚内侧薄的特点，使作用力呈离心分布(图 44－3－1)，骨折移位也呈离心分离(图 44－3－2)。

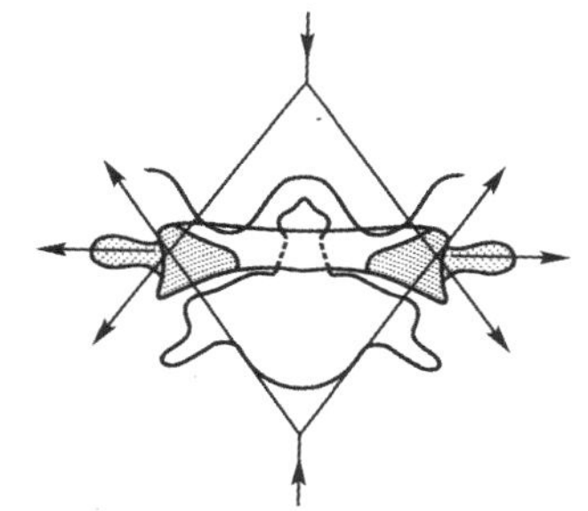

图 44－3－1　寰椎骨折作用力呈离心分布

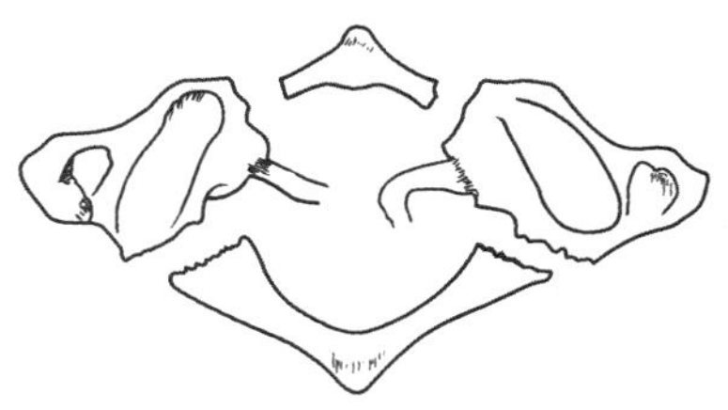

图 44－3－2　寰椎骨折呈离心分离移位

(二) 分离移位特点

(1) 寰椎横韧带撕裂或完全断裂：移位比较严重。

(2) 侧块边缘撕脱骨折：因横韧带牵拉作用致其一侧附着处的侧块边缘撕脱骨折。

(3) 寰椎椎弓骨折合并齿状骨折。

三、寰椎横韧带损伤

寰椎横韧带损伤后的稳定性，主要取决于寰椎横韧带的损伤程度。寰椎横韧带对固定齿状突、稳定寰枢关节、保持寰椎两侧块间的张力起着极为重要作用。成人前屈位 X 线片显示寰齿前间隙 >3mm，<5mm 表明寰椎横韧带部分断裂，>5mm 提示寰椎横韧带完全断裂。张口位 X 线平片所见，当侧块关节侧方的分离移位≥7mm，表明寰椎横韧带完全断裂。

四、神经损伤

根据 Jefferson 骨折机制和骨折移位特点，可以推测此类损伤不应合并严重神经损害。

在寰枢区域，椎管矢径和横径较大，骨折后骨折块自椎管向外滑动，使椎管容积扩大，对脊髓不会产生压迫。下列几种情况可能造成神经损害。

（1）小骨折片脱离椎弓或侧块嵌入椎管并压迫脊髓。

（2）合并横韧带断裂或齿状突骨折，致寰枕或寰枢关节脱位，可严重损伤颈髓甚至立即死亡。

（3）陈旧性寰椎爆裂性骨折，经治疗未能达到骨性愈合，遗有永久性不稳定，可能出现迟发性神经损害。

【临床表现】

寰椎椎弓骨折的主要临床表现为颈部僵硬和枕下区疼痛。可有咽后血肿，但一般不引起呼吸困难和吞咽障碍。头部前倾呈强迫头位，有时用手扶持头部，避免头颈的任何方向转动，脊髓及神经根受压比较少见，若颈 2 神经根受到压迫或刺激，可出现枕大神经分布区域放射性疼痛或感觉障碍。单侧脱位可表现头部向外侧倾斜或斜颈，同时可有颈肌痉挛。局部压痛局限于枕粗隆下方，被动头部运动有明显旋转受限。

合并脊髓损伤，表现严重四肢瘫痪和部分颅神经损伤症状，呼吸困难常常是损伤初期的致命原因。

【诊断】

（一）病史及体征

明确外伤史，主要表现为后方枕颈处的局部症状。

（二）X 线检查

寰椎椎弓骨折的主要诊断依据是 X 线检查，普通的前后位和侧位 X 线片常因该部结构复杂，造成影像重叠，影响对损伤的判断。寰枢区前后位开口拍片，能够集中显示特征性表现。清晰的上颈椎前后位开口 X 线片可显示寰椎骨折和解剖关系的变化。根据该区正常 X 线解剖关系的变化，能够较确切地做出诊断。

正常寰椎两侧块与齿状突间的距离相等且对称，两侧块外缘与枢椎关节侧突块外缘在同一直线上，寰椎前弓后缘与齿状突前缘即寰齿间距正常为≤3mm，是较为恒定的标志，在侧位 X 线片，如果双侧侧方移位总和 >7mm，则说明有前弓骨折或横韧带撕裂伤，提示骨折不稳定，容易造成严重的脊髓损伤，是重要的诊断依据（图 44－3－3）。须注意鉴别因颈椎过伸，枕骨直接撞击寰椎后弓导致的椎动脉沟处单纯寰椎后弓骨折，这种骨折可仅在侧位 X 线片上显示（图 44－3－4）。

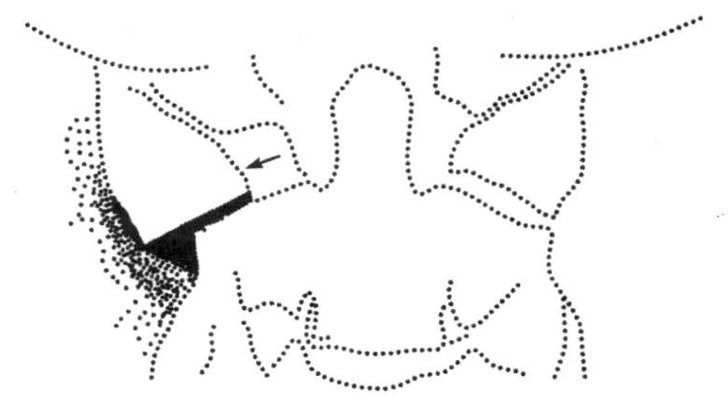

图 44－3－3 寰椎侧块骨折移位

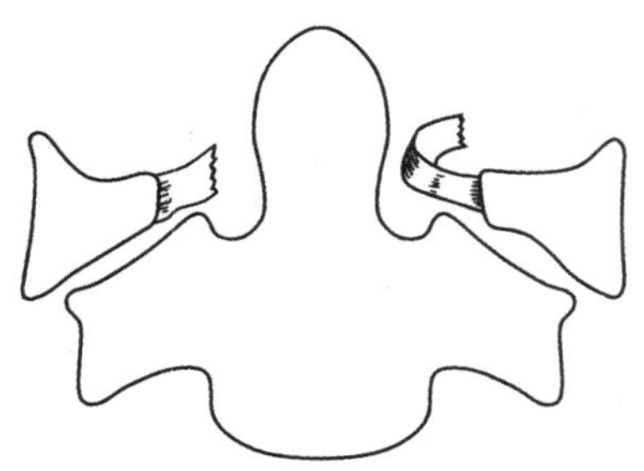

图 44－3－4 寰椎骨折前后开口位摄片示意图

另外,正常人寰枢区开口摄X线片,可因不同程度的旋转和制屈引起寰枢椎间向内或外侧倾斜。出现两侧都偏斜时,应仔细观察颈2棘突的位置是否居中,如颈2棘突位置居中,侧块有移位则说明不是旋转也不是侧屈,而是骨折移位。双侧寰椎侧块都发生偏斜,是Jefferson骨折特有的表现。骨折出血的血肿,可表现咽后壁软组织肿胀阴影。

(三) CT扫描

CT扫描能显示横韧带撕脱所致的小撕脱骨片和寰椎爆裂骨折片的移位情况,对确定其稳定程度有很好的参考价值。寰椎侧块内侧缘发现撕脱骨片,是寰椎横韧带撕裂的征象,提示骨折不稳定,易造成严重脊髓损伤。

【治疗】

治疗目的在于恢复枕-寰-枢解剖区域的稳定性及功能,避免脊髓受压或造成迟发性损害。

(一) 保守治疗

部分寰椎骨折通过保守治疗,可获得满意的疗效。可采用halo头环背心外固定3～5个月,再改用颈颌领固定保护2～3个月。

(1) 治疗寰椎侧块骨折向外侧移位超过枢椎关节面中线7mm时,须采用头环牵引复位3～6周,再改换头颈胸石膏固定2～3个月。也有人主张先作颅骨牵引或枕颌带牵引3周后,再行外固定。

(2) 对无移位或轻微移位的侧块骨折和Jefferson骨折,可通过颈围领固定3～4个月,去除石膏后用颈领固定保护2～3个月。

(3) 单发的寰椎后弓骨折是稳定性骨折,可用颈领固定2～3个月。

(二) 手术治疗

部分无合并寰椎横韧带撕脱骨折的病例,经保守治疗后,常因为横韧带松弛而致寰椎不稳定或脱位,为获得寰枕椎区的永久性稳定,可施行手术治疗。颅骨牵引复位后,行寰枢椎后弓融合术或枕颈融合术。寰枢间融合术不能用于新鲜骨折,必须等待后弓与两侧块牢固的骨性愈合后施行。

枕颈融合术是将枕骨与颈2融合,以保证枕寰和寰枢椎的稳定。其缺点是头颈运动功能丧失较作寰枢椎固定稍为明显。

第四节　寰枢椎半脱位

寰枢椎半脱位多见于儿童,也可发生在成年人。创伤性寰枢椎半脱位系指由于暴力所致,不包括因炎性浸润所引起的病理性寰枢椎半脱位。

【损伤机制】

常见于跌倒、高处坠落伤及交通事故伤,头部或颈后外力作用,可造成寰椎横韧带断裂而引起寰椎向前脱位。寰椎横韧带断裂所引起的颈髓损伤病死率较高。

单纯外伤性寰椎横韧带断裂及寰枢椎半脱位比较少见，因为同样暴力更容易造成齿状突骨折，如果两者都有损伤，则齿状突骨折容易发生在韧带损伤之前。

【临床表现】

典型的临床表现为头颈部倾斜。如果单侧向前移位时，头部向健侧倾斜，并有颈部僵直、疼痛和枕大神经痛，极少发生脊髓压迫症状和体征。可出现吞咽困难，发音失常或带有鼻音等。

【诊断】

明确的外伤史可与炎症所致半脱位相鉴别。主要借助 X 线片检查做出诊断。

前后位 X 线开口摄片的主要特征是枢椎齿状突与寰椎两侧块间距不对称，但小儿开口位摄片时，因合作不好，可导致投影位置偏斜，引起两者间隙异常或不能满意显示该区解剖结构。必要时多次摄片，避免造成误诊。侧位 X 线片能清楚显示齿状突和寰枢椎前弓之间的距离变化，正常情况下≤3mm，必要时作 CT 扫描，可与寰椎椎弓骨折及上颈椎畸形鉴别。

【治疗】

寰枢椎半脱位的治疗比较简单。主要采用包括牵引复位和固定，有些病例未采取任何治疗在数日后可自然复位。

通常应用枕颌带取正中位牵引，牵引重量成人为 2.5 ~ 3kg；儿童用 1.5 ~ 2.0kg。在牵引过程中摄片复查，并根据复位情况调整牵引重量和方法。一般 2 ~ 5 日可获得复位，维持牵引 2 周，再用头颈胸石膏或颈部支具固定 2 ~ 3 个月。

顽固性半脱位及陈旧性半脱位，可作颅骨牵引，复位后考虑行寰枢融合术。

第五节　寰枢椎脱位

寰枢椎脱位可导致颈髓压迫，甚者对生命有极大的威胁。

【损伤机制】

（一）外伤性

指寰枢椎的骨和韧带结构遭受暴力致伤，丧失正常功能和稳定作用，可导致寰枢椎脱位，引起的神经压迫症状，多见于跌伤及高处坠落伤。

（二）病理性

多见于儿童，因咽喉慢性炎症引起局部骨质脱钙，导致横韧带松动、撕脱而逐渐引起寰椎向前脱位。也可见于类风湿关节炎、肿瘤以及某些解剖结构先天畸形。

【类型】

（一）骨性结构不稳定

骨性结构不稳定指由于寰椎和枢椎及其椎间关节的损伤，破坏了相互之间正常的解剖关系,导致该部位支持作用和运动功能的异常,并可合并神经受压。枢椎齿状突骨折、寰椎椎弓骨折、枢椎椎弓骨折均可造成寰枢椎脱位。

1. 齿状突骨折　是寰枢椎不稳的主要因素,骨折和骨折不愈合可丧失枕寰枢解剖功能的中轴,使寰枢关节失去控制造成不稳定。

2. 枢椎椎弓骨折　枢椎椎弓骨折的分离移位,可破坏寰枢间正常关系,引起寰枢关节不稳定。

3. 寰椎椎弓骨折　因枕寰枢的骨性联结关系受到破坏,丧失稳定性,尤其合并横韧带断裂或齿状突骨折时,有明显不稳定表现。

(二) 韧带结构的不稳定

寰枢间韧带结构对维持该段稳定极为重要。寰枢椎的前稳定性主要依靠横韧带维持及翼状韧带和其他辅助韧带加强;寰枢椎后稳定由寰椎前弓及齿状突相互制约,这种骨性稳定作用也必须借助其间的韧带来完成。

韧带损伤的诊断标准:

1. 外伤史　有头部撞击伤,伤后颈枕部疼痛或合并有神经压迫症状。

2. 寰齿间距变化　测量方法是在侧位X线片上,寰椎前弓后缘中点及其与齿状突相对应点之间的距离。在正常情况下,成年人>3mm,儿童>4mm。如果距离为3～5mn,提示横韧带断裂(图44－5－1);距离为5～10mn,提示横韧带合并部分辅助韧带断裂;距离为10～12mm,提示全部韧带结构断裂。

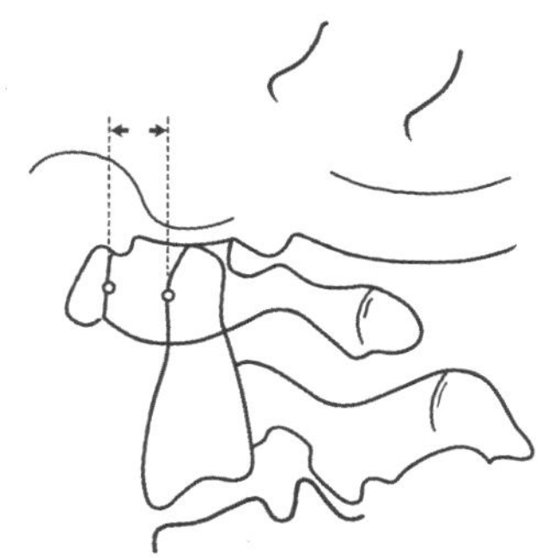

图44－5－1　齿状突与寰椎前弓间距变化

根据齿状突骨折后寰枢椎脱位的方向,还可分为伴有齿状突骨折的寰枢椎前脱位,伴有齿状突骨折的寰枢椎后脱位和横韧带断裂的寰枢椎前脱位(图44－5－2①②③④)。

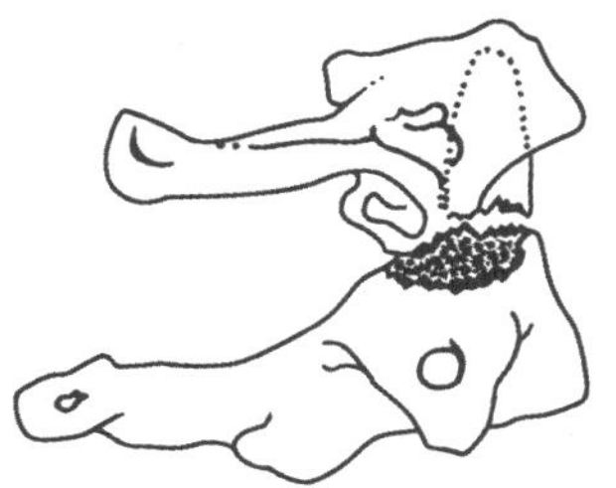

①伴有齿状突骨折的寰枢椎前脱位

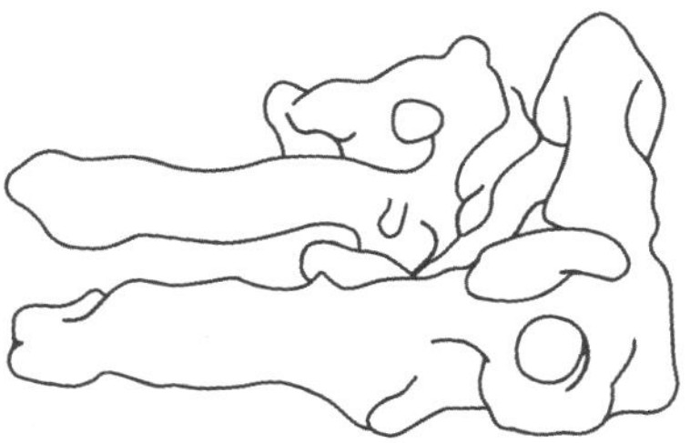

②伴有齿状突骨折的寰枢椎后脱位

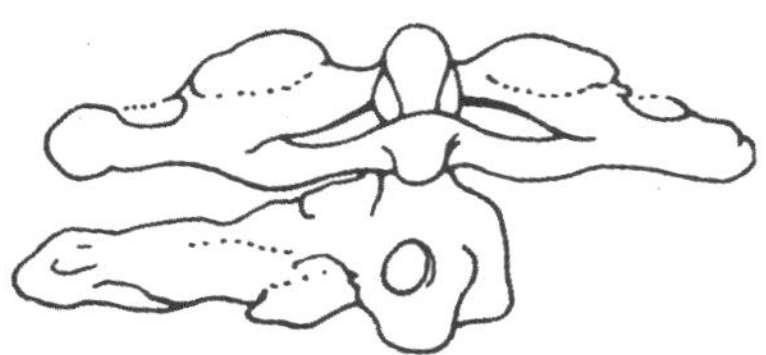

③伴有横韧带断裂的寰枢椎前脱位

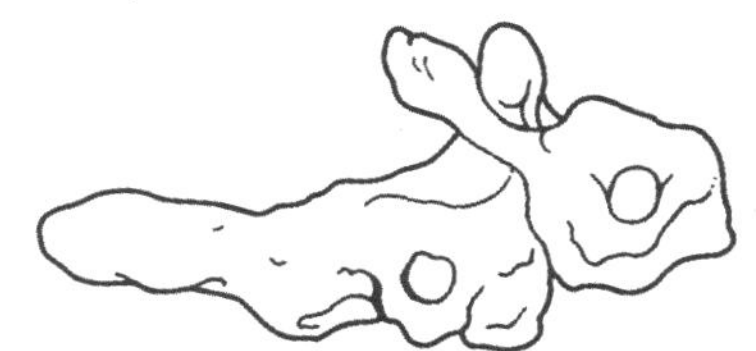

④寰椎旋转脱位

图44－5－2①②③④　寰枢椎脱位的类型

【诊断】

（一）病史

有明确的颈部外伤史，儿童有慢性炎症咽喉部。

（二）症状

主要表现为头颈部失稳，可伴有颈髓损伤的症状及体征。

（三）影像学检查

X 线开口位摄片表现为枢椎齿突与寰椎两侧块间距不对称，侧位 X 线片显示枢椎齿状突和寰枢前弓之间的距离变化。必要时行 CT 检查，可以与寰椎椎弓骨折及上颈椎畸形鉴别。

【治疗】

治疗目的是获得寰枢椎稳定性、恢复功能和解除颈髓压迫。

1. **寰枢椎半脱位** 主要治疗方法包括牵引复位和固定，部分病例可自然复位。一般应用枕颌带牵引 2～3 日即可复位，须继续维持牵引 2 周。

2. **伴有齿状突骨折的寰枢椎前脱位** 治疗原则是取得齿状突骨折尽早解剖复位。应用颅骨牵引复位后，对轻度移位、复位后对位稳定或无移位的齿状突骨折，可采用颅骨牵引 4～6 周后，再用 halo 头环背心外固定 2 个月。对移位明显、复位后仍不稳定及陈旧性齿状突骨折，应采取切开复位内固定。常用手术方式有后路融合、前路齿状突螺钉固定及双侧寰枢椎间关节植骨融合术。

3. **伴有齿状突骨折的寰枢椎后脱位** 先作略前屈位颅骨牵引 4～6 周，使齿状突复位。再用 halo 头环背心外固定或石膏前屈位固定 2～3 个月。对闭合复位失败者，可采用切开复位、寰枢椎内固定、枕颈融合术或前路齿状突螺钉固定。

第六节 枢椎椎弓骨折

枢椎椎弓骨折较少见，最早发现于被施行绞刑者，故也称 Hangman 骨折。多见于交通事故和运动伤。

【损伤机制】

枢椎上下关节突呈前后排列，关节突在前，位于齿状突基底两侧，上连寰椎侧块，下关节突在上关节的后下方，与第 3 颈椎上关节突联接。两个关节突之间为狭窄的峡部，其间又有横突孔穿越椎动脉孔，故在解剖学上属于薄弱部位。从发育特征和损伤机制而言，椎弓部是力学的杠杆，外力可从椎体传达至后弓结构，一旦在此处发生骨折，椎体和后弓将发生骨折伴分离移位（图 44－6－1①②）。

寰椎后弓与枢椎的椎板间有寰枢后韧带，颈 2 神经后支组成的枕大神经，穿越此韧带上升至枕部。因此，该部位损伤可因枕大神经受累而出现枕部疼痛。

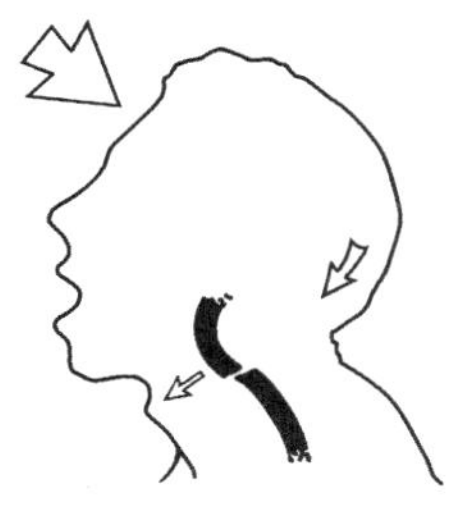

①Hangman骨折暴力作用机制示意图

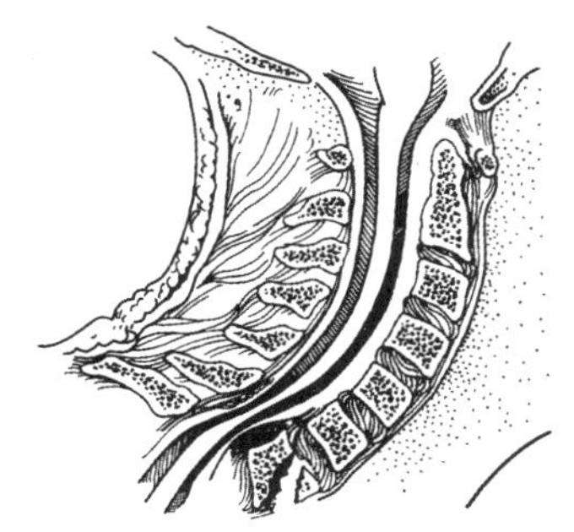

②挤压脊髓

图44－6－1①②　伸展型(绞刑者)骨折

【类型】

根据损伤病史和伤后X线表现,可对枢椎椎弓骨折脱位损伤机制中外力作用归纳为上颈椎超伸展外力、伸展压缩外力和伸展与牵张外力3种类型(图44－6－2①②③)。

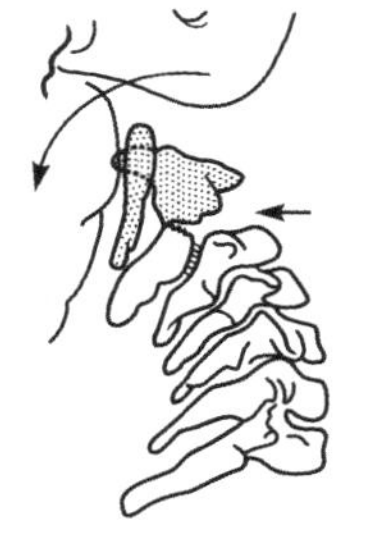

①上颈椎超伸展外力

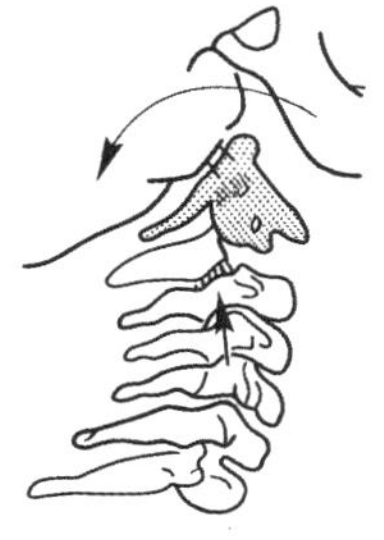

②伸展压缩外力

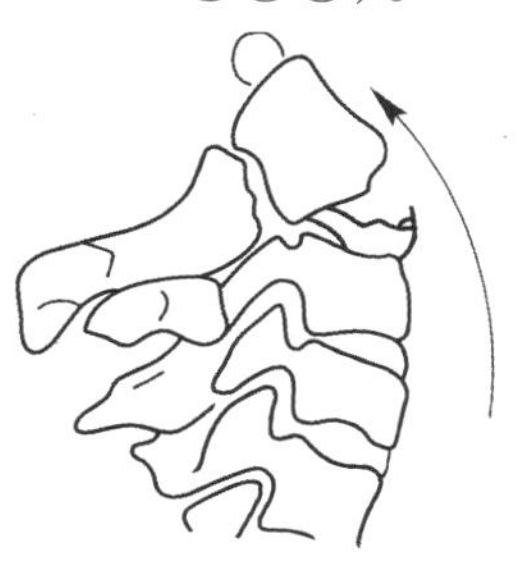

③牵张外力

图44－6－2①②③　枢椎椎弓骨折脱位外力方向

【病理特征】

损伤的基本病理变化是枢椎椎弓骨折,前后纵韧带、横韧带和椎间盘撕裂及颈髓损伤等(图44－6－3①②③④⑤)。

(一)骨折特点

骨折发生在椎弓根或椎弓的峡部,骨折线可累及侧块和寰椎。外力作用在椎弓根上下两个解剖部分,发生寰椎和枢椎椎体齿状突及后弓、椎板棘突和下位颈椎的分离移位,可同时发生其他椎体边缘撕脱骨折、压缩骨折及远侧脊椎棘突骨折。较强的牵张外力还可能引起颅－颈分离或颅骨骨折。

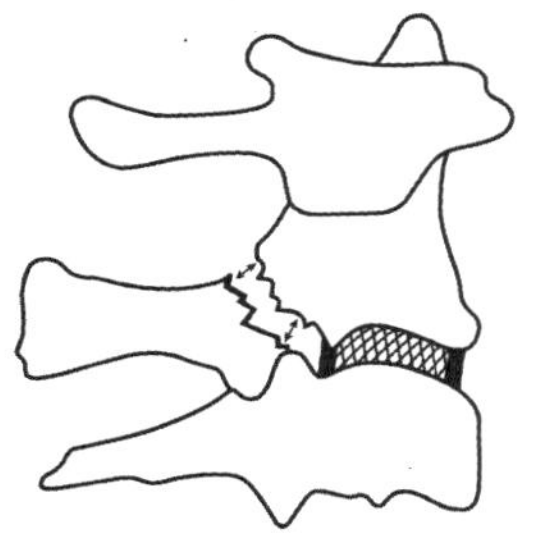

①椎间盘完整

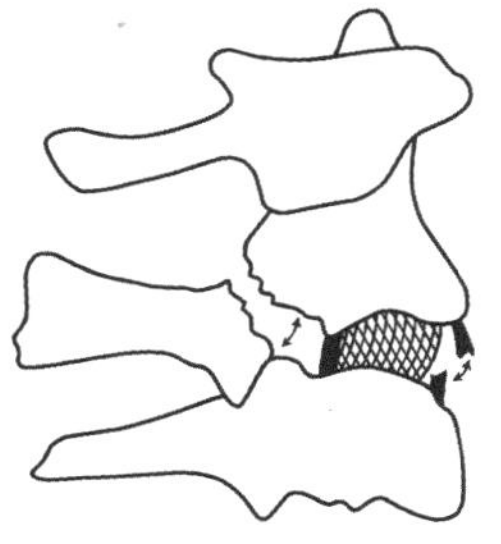

②前纵韧带断裂

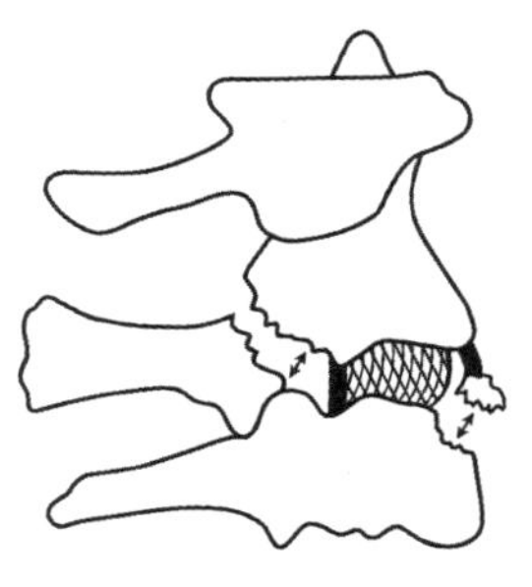
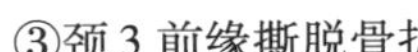
③颈3前缘撕脱骨折

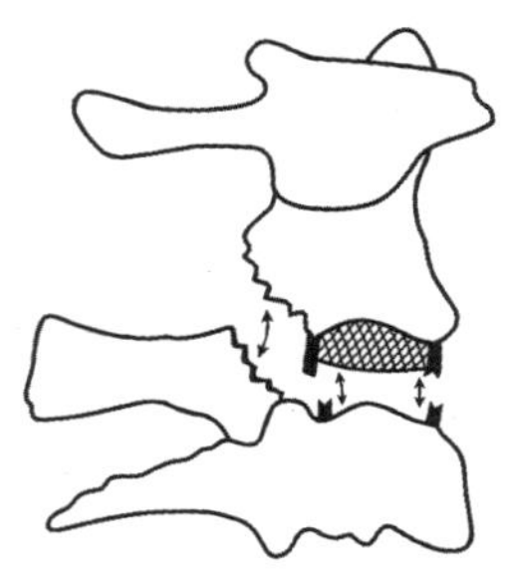
④前、后纵韧带均断裂

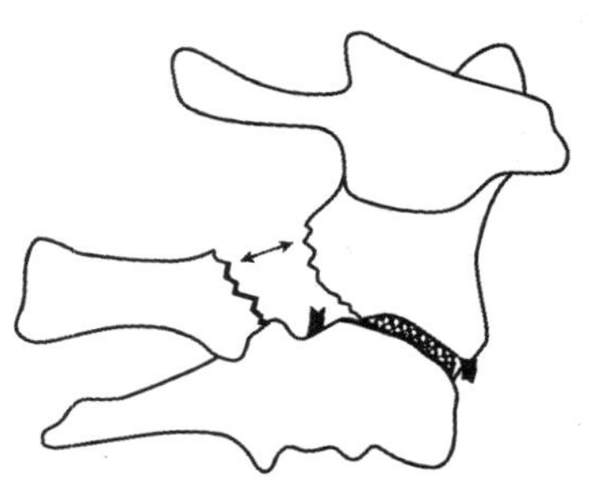
⑤颈2～颈3脱位

图44－6－3①②③④⑤ 枢椎椎弓骨折脱位的病理变化

（二） 韧带和椎间盘损伤

轻度移位骨折时，较少发生椎间韧带或椎间盘损伤，因而骨折也较稳定。颈2～颈3半脱位在稍加牵引下所拍摄的X线片发现有分离，表示有前、后纵韧带撕裂和椎间盘破裂。如果存有怀疑，可作伸屈位颈椎摄片。前、后纵韧带的连续性丧失及颈2～颈3椎间隙韧带断裂时，颈椎呈明显不稳定状态。

（三） 神经损伤

枢椎椎管的前后径容积较大，该部骨折时，尤其是在骨折分离情况下使椎管内径更加扩大。如颈椎或颈颅出现明显分离移位，说明维持颈椎稳定的韧带结构完全破坏，可能造成脊髓和神经受到压迫或刺激而出现程度不同的症状。

【临床表现】

（一） 局部症状

表现为枕颈部痉挛、疼痛和压痛，头部活动受限于强迫休位及吞咽困难等。颈神经受损伤表现为枕大神经分布区域疼痛，也可出现头颈倾斜。

（二） 颌面部及颈部症状

合并颌面部及颈部损伤具有明显特征性的临床表现。软组织损伤多为下颚或颏部，还可合并下颌骨折或颈部气管损伤，表现为暂时性昏迷的颅脑伤也较多见。

（三） 脊髓损伤

合并脊髓损伤可有严重的呼吸困难和四肢瘫痪，存活者极少。

【诊断】

常因缺乏准确的外伤史和对于该损伤特点的认识不足，造成延误诊断。

（一） 病史

有明显外伤史，接受暴力多有自下颌部朝向后上方的特点。

（二） 症状

临床表现主要为颈部局部症状，可伴有程度不同的颈髓损伤或压迫症状。

（三） 影像学检查

X线侧位及斜位片可明确显示骨折情况，必要时可行CT检查。典型X线表现是枢椎椎弓根部断裂，骨折线呈垂直或斜形，骨折移位程度可有不同，枢椎椎体可向前倾斜，常合并有邻近椎体上缘或下缘的撕脱骨折。骨折线移位 >3mm 为稳定性骨折；>3mm 伴有向前或向后成角者则为不稳定性骨折。

可在头部牵引下进行拍片,具有诊断骨折和明确骨折稳定程度的作用。

【治疗】

(一) 保守治疗

1. **无移位或轻微移位的稳定型骨折**　采用枕颌带牵引2～3周,再以颈部支具固定2～3个月,也可直接用颈部支具固定。

2. **骨折移位>3mm伴有向前或向后成角的不稳定性骨折**　初期采用中立位颅骨牵引,重量2～3kg,复位后继续维持牵引,3周后改用颈部支具固定3个月。颅骨牵引重量不可随意增大,以防止加重骨折分离移位。

(二) 手术治疗

因为损伤部位置深在,容易损伤血管和神经。一般认为损伤初期不宜施行手术,后期如因骨折复位不佳,影响骨折稳定性,可行枕颈融合或颈2、颈3椎体融合术。

第七节　齿状突骨折

枢椎齿状突骨折是累及寰枢椎区域稳定性的严重损伤,发生率约占颈椎损伤的10%。由于特殊的解剖学结构,骨折不愈合发生率也较高,由于不稳定性因素的存在,可导致急性或延迟性颈椎脊髓压迫,严重可危及生命。

【损伤机制】

枢椎上接寰椎,下连第3颈椎,无典型椎体,只有与第3颈椎椎体连接部呈椎体形态。其上部为一骨性柱状突起,长约1.5cm,形如牙齿状,故称齿状突。齿状突与寰椎前弓内侧形成关节,借助坚强的横韧带及翼状韧带维持其稳定,限制齿状突的活动范围。

头颈屈曲性损伤是引起齿状突骨折的主要原因。当外力作用于头部屈曲时,齿状突与寰椎前弓和横韧带构成的整个结构向前冲击,齿状突即可与椎体分离造成骨折,部分同时发生寰枢椎脱位。外力也可是剪切和撕脱的联合作用,故造成不同类型骨折。

【类型】

根据齿状突骨折的X线解剖部位可分为3种类型(图44－7－1①②)。

Ⅰ型　齿状突尖部斜行骨折,也可为撕脱性骨折。这是由于附着在齿状突尖部的翼状韧带牵拉后引起的齿状突尖部的一侧性骨折,韧带的附着和牵拉具有一定的内在稳定作用。

Ⅱ型　齿状突与枢椎椎体连接部骨折,稳定性较差。

Ⅲ型　骨折线波及枢椎椎体的松质骨,是一种通过椎体的骨折。根据骨折损伤程度和类型,又分为无移位和移位骨折两类。由于骨折接触面积较大,骨折面互相嵌压,稳定性较好。

寰枢区椎管的前后内径约30mm,颈髓和齿状突的直径各约10mm。因此,寰枢区的脊髓有一定的缓冲间隙,即寰枢间有>10mm的前后移位变化范围,如果超过这个范围10mm,就有可能引起脊髓压迫。

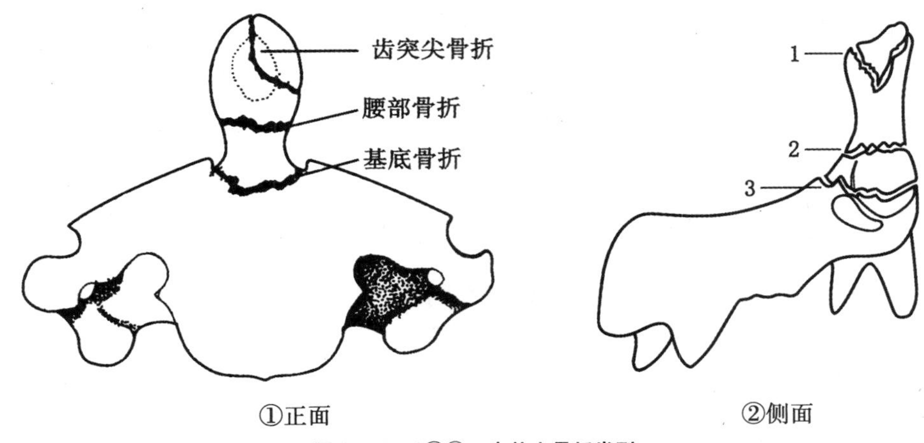

图 44－7－1①② 齿状突骨折类型

【临床表现】

（一） 局部症状

颈项疼痛、压痛，局限于上颈椎。双手托头被迫体位，头部旋转活动明显受限。

（二） 神经症状

不伴有寰枢椎脱位时，神经症状比较轻微，可表现为四肢无力，肢体深反射亢进，枕部疼痛或感觉减退等。齿状突骨折合并寰枢椎脱位时，症状将较为严重，出现四肢瘫痪及呼吸困难，可在短期内死亡。

（三） 迟发性脊髓病

损伤后不立即出现典型的症状，未获治疗或治疗不当，寰枢椎逐渐移位，超出了脊髓的适应极限，可出现脊髓压迫症状。根据脊髓压迫程度不同，可表现痉挛性半瘫、大小便失禁、单肢瘫、四肢瘫、吞咽困难和枕大神经痛。神经损害症状可表现为渐进性加重或间歇性发作，有些病例于伤后数年或更长时间出现症状。

【诊断】

（一） 病史

头颈部外伤病史。

（二） 症状

表现有头颈部症状和典型的头颈强迫休位。

（三） 影像学检查

清晰的开口正侧位 X 线片及 CT 检查可显示骨折线，并了解损伤类型和横韧带情况。须注意齿状突骨折可能合并寰椎骨折，侧位片可提示寰枢椎是否脱位。

【治疗】

正确的保守治疗能使大多数病例获得骨性愈合，齿状突骨折前路螺钉内固定手术要求较高，寰枢椎融合和枕颈融合术后使关节的旋转功能丧失，应首先考虑保守治疗，严格掌握手术适应证。

（一） 保守治疗

保守治疗适用于所有类型骨折。可采取颅骨牵引或枕颌带牵引，取正中位，牵引重量

3～4kg,2～3周摄片证实骨折已经复位后,用halo头环背心外固定3～4个月。

（二）手术治疗

1．适应证

(1) 有移位的新鲜Ⅱ型骨折,骨折移位大于骨端1/2且间隙明显,经保守治疗3个月,复位及稳定性不佳。

(2) Ⅲ型骨折有骨折延迟愈合或陈旧性骨折。骨折部处于前后两个滑膜关节之间,血液供应不良,骨折间隙较大。

(3) 保守治疗6个月,仍可见骨折线。

2．手术方法

(1) 寰枢椎后弓融合术:多用在陈旧性骨折,可获得较好融合固定效果,融合后愈合率可达90%,是认为效果较好的治疗方法。

(2) 枕颈融合术:对于合并神经损伤者,不能单纯采用寰枢椎固定,必须切除寰椎后弓减压,还应切除枕骨大孔后缘压迫脊髓部分,再施行枕颈融合术。

(3) 前路螺钉内固定:多用在新鲜骨折。采用牵引复位后,前内侧经口入路行1或2枚螺钉固定(图44－7－2①②③)。具有直接修复和恢复骨折,达到即时稳定、保留寰枢关节的旋转功能、可早期功能锻炼及手术创伤小等优点。限制是手术要求较高,有一定难度。

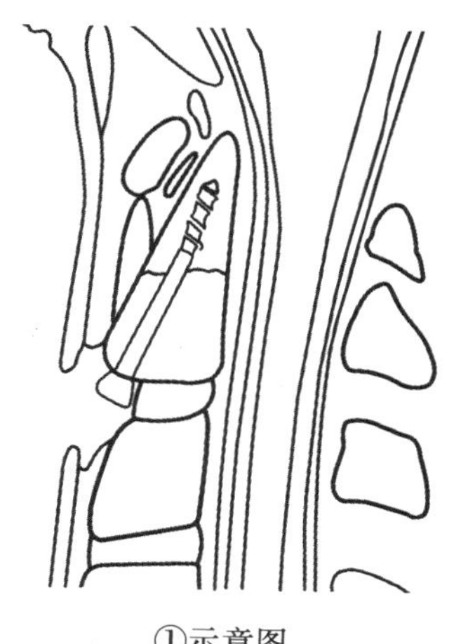

①示意图

②术后正位

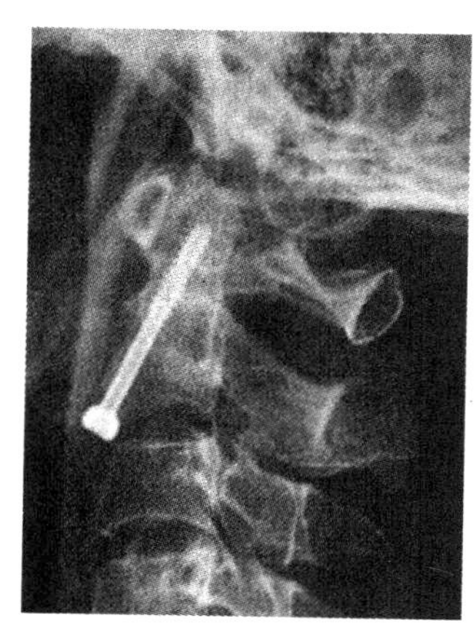

③术后侧位

图44－7－2①②③　齿状突骨折前路螺钉内固定

第四十五章　低位颈椎（颈3～颈7）骨折脱位

低位颈椎又称下颈椎，包括第3～第7颈椎，是颈椎损伤最常见的部位。包括伸展、屈曲、旋转、压缩和剪切各种暴力都可能导致低位颈椎骨折或骨折脱位。通常合并有不同程度的脊髓和神经根损伤。

第一节　椎体压缩性骨折

一、单纯椎体楔形压缩骨折

屈曲暴力伴垂直压缩外力的共同作用，可导致受力节段的椎体相互挤压，引起椎体楔形骨折。这种损伤可发生在颈4～颈6椎体。

【损伤机制】

在垂直外力作用下，上、下颈椎的终板相互挤压，导致受压缩力较大的椎体前部骨皮质发生压缩骨折，随之受累椎体的前缘骨松质也同时被压缩变窄，椎体垂直高度减小。与此同时，后结构的小关节也可能发生骨折。由于脊椎后结构承受张应力，后韧带也常发生撕裂。

如果压缩骨折的椎体仅限于椎体前部，椎管形态不会发生明显改变，脊髓也较少受到损伤。如合并椎间盘损伤并向椎管突出，则可导致脊髓受压。

【分度】

按照暴力大小不同分为5度（图45－1－1）。

Ⅰ度　椎体前上缘受压缩而变钝。

Ⅱ度　椎体前上缘受压，圆钝更明显，椎间盘可轻度向前方挤压。

Ⅲ度　在Ⅱ度的基础上，椎体出现横行骨折线，棘间韧带可有部分撕脱。

Ⅳ度　在Ⅲ度的基础上，椎体呈爆裂性骨折，向后移位并突入椎管内，伴有后纵韧带损伤。

Ⅴ度　在Ⅳ度基础上，椎体向后移位超过5mm，棘间韧带完全断裂。

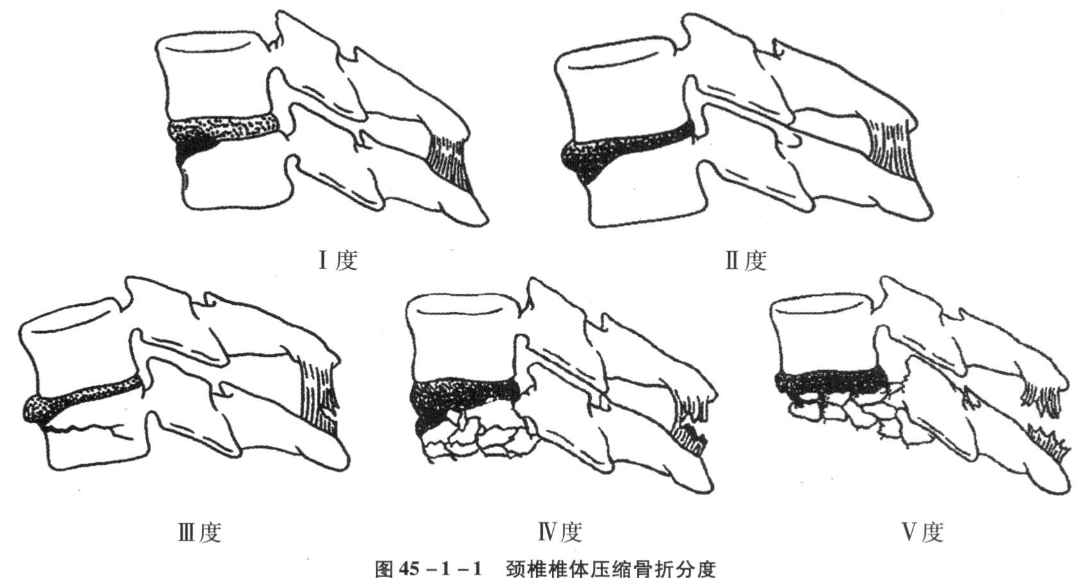

图45－1－1　颈椎椎体压缩骨折分度

【临床表现】

(一) 症状

以局部症状表现为主。局部疼痛、运动功能受限，头颈部呈前倾僵直状态，棘突和棘间隙有压痛。合并神经压迫者可表现相应的神经系统症状和体征，较少出现脊髓受压症状。

(二) 影响学检查

正、侧位X线片显示损伤的椎体前部压缩，呈楔形改变；可伴有小关节突骨折。在MRI成像上出现椎体密度增加，应与肿瘤及其他疾病鉴别。

【治疗】

(一) 轻度压缩骨折

可用头颈胸石膏、支具或石膏颈领固定。

(二) 楔形变明显

采用枕颌带牵引，颈椎略呈伸展位20°～30°，以减轻椎体前方压力，形成张应力而有利于复位和后结构愈合。椎体压缩的复位比较困难，而后结构的修复对损伤节段的稳定十分重要。牵引3周后，改用头颈胸石膏或支具固定2～3个月。此时，即使楔形变化的椎体高度没能得到恢复，由于具有坚强稳定的后结构，颈椎的运动功能也不会受到明显影响影响。

(三) 脊髓压迫症状

应作进一步检查以确定致压原因，根据情况施行减压和稳定手术。通常采用切除损伤椎体减压及自体骨植入术，以恢复颈椎前柱高度和生理弯曲，可同时应用内固定。

二、垂直压缩性骨折

垂直压缩性骨折是颈椎在中立位受到来自纵向的压缩性暴力作用所致，最为典型和严重是椎体的爆裂性骨折。自CT扫描技术应用以来，认识了椎体爆裂性骨折的横断层面的病理变化，提高了对此类损伤的认识和诊治水平。

【损伤机制】

高处重物坠落、打击,人体从高处跌落、头顶部撞击地面是常见的致伤原因。颈椎在中立位时,突然受到来自垂直方向的暴力打击,外力通常自头顶传递到枕寰部和下颈椎,可造成寰椎爆裂性骨折。暴力自上而下,垂直通过椎间盘达椎体,也可导致下颈椎椎体爆裂性骨折。骨折片自椎体中央向四周分离移位,可造成前、后纵韧带同时破裂。垂直压缩骨折根据其损伤程度可以分为3度(图45-1-2)。暴力强度更大时,不但骨折块突向椎管内,造成脊髓损伤,同时还可引起后方小关节、椎板和棘突的骨折。

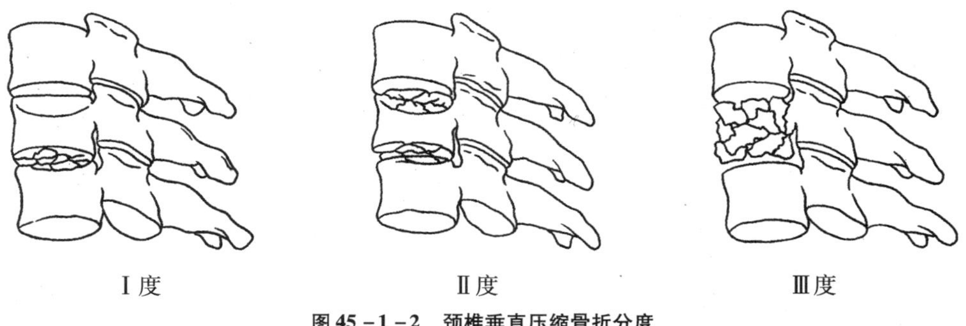

图45-1-2 颈椎垂直压缩骨折分度

椎体爆裂性骨折实质上属于粉碎性骨折的一种类型。强大的暴力使周围韧带结构严重破坏,椎体的骨折碎片向外爆裂分离,骨折块可能向椎体前缘前方突出,又可向椎管移位或挤进椎间孔,引起脊髓和神经根损伤症状。

【临床表现】

(一) 局部症状

颈部疼痛和运动功能丧失,压痛广泛,以损伤椎节的棘突和棘间压痛最明显,颈椎前方也可触及压痛。

(二) 脊髓损伤

表现多比较严重,甚至造成脊髓完全性损伤。损伤平面以下感觉、运动和括约肌功能障碍。也可因压迫脊髓前动脉,出现脊髓前侧损害的特殊症状。

(三) 神经根受压

出现肩臂和手部麻木、疼痛或感觉过敏,严重者肢体瘫痪。

(四) 影像学表现

1. X线检查 X线片的特征性表现是诊断的重要依据。正位片显示椎体压缩性骨折;侧位片显示椎体粉碎性骨折,骨折片可向前凸出颈椎前缘弧线;向后凸入椎管,颈椎生理弧度消失。下颈椎骨折,尤其是颈6、颈7的骨折,有时由于患者肥胖颈短,肩部高耸,X线显示不满意,容易造成漏诊或误诊,必须摄颈椎全长的正侧位片。

2. CT扫描 CT扫描的横断层面,可清楚显示椎体爆裂的形态和分离移位的特点,尤其能清楚了解骨折片在椎管内的大小和位置及其与脊髓之间的关系。

【治疗】

(一) 保守治疗

这种类型损伤多较严重,经急救和对合并伤的处理后,应施行颅骨牵引,牵引重量为

4～5kg,争取纠正成角畸形和恢复颈椎的正常序列,但突入椎管的骨折片经牵引也很难复位。由于椎体爆裂性骨折三柱均遭损伤,稳定性差,因此牵引力不宜过大,以避免加重脊髓损伤。

（二）手术治疗

1. 手术原则　脊髓损伤多来自椎管前方骨性组织和椎间盘组织的压迫,应采取颈前路减压。显露椎体前部,清除粉碎的椎体骨折片及突入椎管的骨碎片,切除骨折椎体上下方椎间盘和软骨板。取自体髂骨,其长度略长于减压范围的上下长度,将移植骨块嵌入其间隙,达到支撑和固定融合的作用。术中应用椎体撑开器,可使前柱高度和生理弧度的恢复更为理想,同时行内固定有利损伤节段术后的稳定。

2. 术后处理　手术后持续采用颈托或颌颈石膏固定2～3个月,直至骨折愈合,再采用颈托维持3个月。

3. 其他　损伤早期施行急诊手术,必须有充分的术前准备和具备必要的手术条件。

第二节　双侧关节突脱位

颈椎双侧关节突脱位是典型的屈曲性损伤,常发生在颈2～颈7之间节段,其中以颈4以下最多见。

【损伤机制】

当头颈部受到屈曲暴力作用时,颈椎活动的支点位于椎间盘中央偏后部。由于颈椎的小关节突关节面平坦,且与水平面呈45°交角,骤然的屈曲外力,引起上位颈椎的下关节突周围撕裂,关节囊翘起。随着外力的惯性和头颅的重力作用,使已移位的下关节突继续向前滑动移位,整个上位椎体也伴随前移。作用力消失后,因颈部肌肉收缩作用呈弹性固定。如果上下关节突关节相互依托,形成顶对顶,即为“栖息”状态(图45－2－1①②)。如果上位脊椎的下关节突超过了下位脊椎的上关节突,形成背靠背,即为“交锁”状态(图45－2－2)。

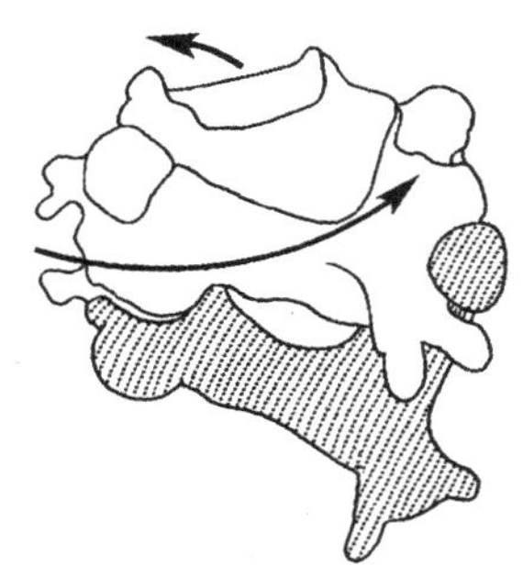

①单侧关节突关节脱位

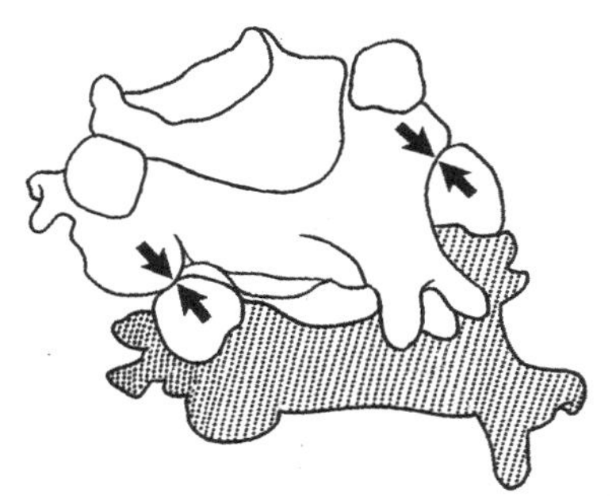

②双侧关节突形成顶对顶脱位

图45－2－1①②　颈椎屈曲性损伤引起小关节脱位

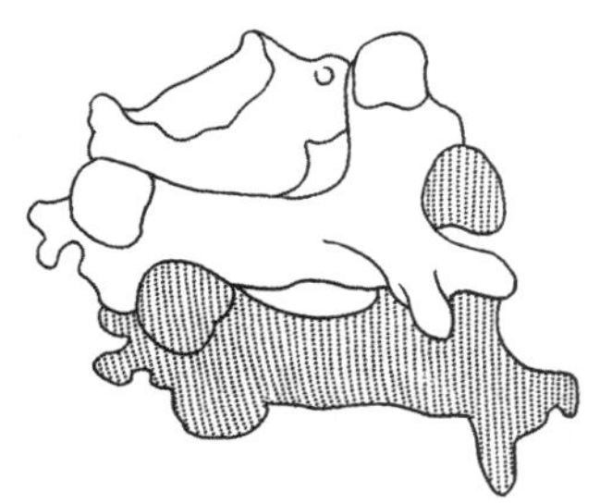
图45-2-2 小关节脱位“交锁”状态

【病理变化】

在同一损伤平面的两个关节突关节脱位是主要病理变化。由于过度屈曲性外伤，在损伤平面的全部韧带结构，包括前、后纵韧带，棘间韧带以及椎间盘等均有撕裂，受累的椎体向前下方脱位，可伴有关节突骨折。损伤节段的椎管形态严重破坏和容量变小，脊髓在脱位椎体的后部或相邻脊椎后结构前部，受到挤压或剪切损伤，严重时脊髓可完全横断。

【临床表现】

颈部疼痛，伸展、屈曲和旋转功能受限，头部呈强迫性前倾畸形，颈部肌肉痉挛。压痛广泛，脱位时尤为明显，合并脊髓损伤则伴有程度不同的瘫痪或神经根疼。损伤位置在颈4以上常合并有呼吸窘迫。

【诊断】

（一）病史

有明确的颈部外伤史。

（二）症状

典型的颈部症状。

（三）X线检查

X线特征是诊断的重要依据。

损伤节段椎体前移的距离至少是椎体前后径的1/2，上位颈椎的下关节突位于下位颈椎上关节突的顶部或前方，两棘突间隙增大。在前后位X线片可表现为钩椎关节关系紊乱、二椎体边缘相互重叠，小关节显示并不十分清晰。

【治疗】

急救治疗必须先保持呼吸道通畅，在全身状况允许的条件下进行下一步治疗。一部分双侧小关节突脱位，在愈合的同时前侧椎体间也可自发性融合。

（一）保守治疗

1. 颅骨牵引　是首选方法。牵引重量从3～4kg开始，逐渐加重牵引重量。每隔30分钟床边拍摄颈椎侧位片，观察复位情况，在不加重神经症状的前提下，重量可加大至10～15kg。开始时颈椎保持约20°轻度屈曲位，防止过伸。脱位的关节突牵开后，在肩背部垫一软枕，并将牵引方向改为略伸展位。一经复位，立即减轻牵引重量为2kg，取略伸展位继续维持牵引3～4周，去除牵引后用halo头环背心外固定或维持牵引3个月，直至愈合。

2. 手法复位　单侧小关节脱位很难通过牵引达到复位，可尝试闭合复位解锁被交锁的关节，但这种方法的成功率较低。

（二）手术治疗

1. 适应证

（1）在保守治疗过程，脊髓损伤症状逐渐加重。

（2）经闭合复位失败或闭合复位后仍有明显的椎间盘损伤及骨折片突入椎管。

2．后路切开复位、椎板减压及椎板植骨融合

(1) 适应证:适用于双侧或单侧关节交锁,牵引复位失败或不适合牵引复位;椎板骨折移位压迫脊髓或神经根;应在伤后1周内手术。

(2) 固定方法:包括切开复位、椎板切除减压、椎板植骨融合、关节突钢丝固定植骨融合、棘突植骨融合、侧块钢板螺钉固定植骨融合、椎弓根螺钉固定植骨融合及椎间隙管扩大成形术。

(3) 术后处理:术后使用抗生素2～3日,24～72小时拔除引导流管。卧床2～3周,安装halo头环背心外固定后可坐起及下床活动。如是四肢瘫痪可采用石膏床,保持外固定3～6个月,直至骨折愈合后去除。

3．后路寰枢椎后弓钢丝固定及植骨融合术(图45－2－3①②③④)　1937年开始采用这种方法治疗寰枢椎脱位,并取得满意的效果。此后,多人先后对植骨块的形状、植骨块放置的部位以及钢丝固定的方法进行了各自的改良,最终目的都是以钢丝固定加植骨融合。

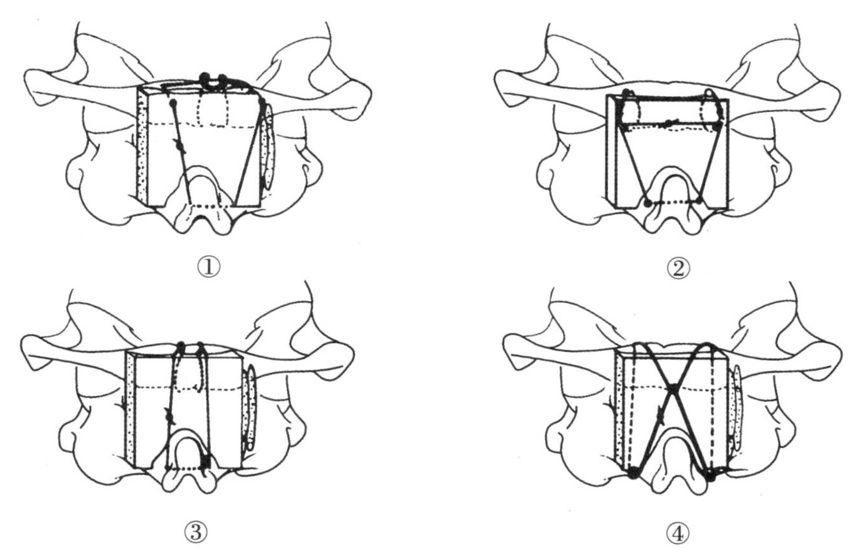

图45－2－3①②③④　后路寰枢椎后弓钢丝固定及植骨融合术

(1) 适应证:适用于寰椎横韧带断裂;齿状突骨折伴寰枢椎脱位;齿状突先天性畸形如先天性发育不全、缺如,先天性骨不连等伴寰枢椎脱位或不稳定。

(2) 固定方法:在X线监视下,调整牵引方向。当复位满意时,将髂骨植骨块分别置入两侧后弓之间,用钢丝两端缠绕骨块并在其背侧面拧紧。固定后,拍摄侧位X线片,观察复位状况、钢丝及骨块位置是否合适。

(3) 术后处理:术后使用抗生素4～5日,24～48小时拔除引流管。继续维持颅骨牵引2～3周后,改用头颈胸支具或石膏外固定,并可坐起或离床活动。外固定一般需要6～12个月,X线检查证明骨性融合时才可去除外固定。

4．棘突钢丝固定植骨融合术(图45－2－4①②)

(1) 固定方法:分别在脱位上、下两节棘突基部钻孔。用双股18号不锈钢丝分别穿过钻孔,呈连续“8”字形将前棘突固定。去除两侧椎板皮质骨,行火柴棒式植骨。

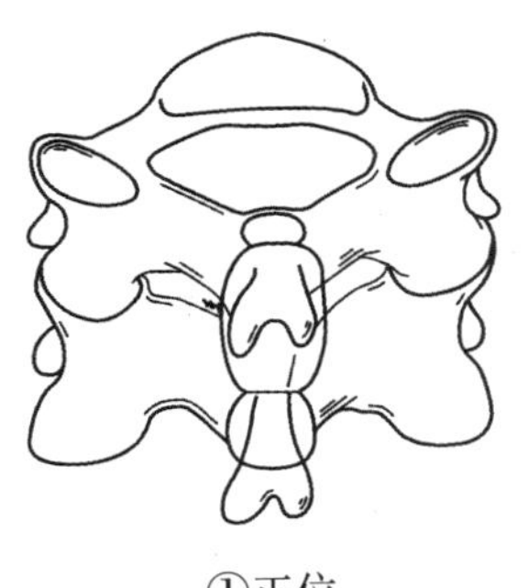

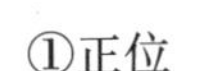

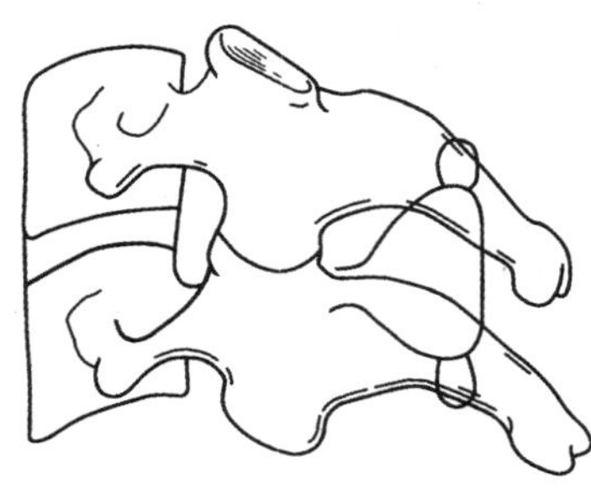

①正位　　②侧位

图 45－2－4①② 颈椎棘突钢丝固定法

(2) 术后处理：术后使用抗生素 4～5 日，24～48 小时拔除引流管。维持颅骨牵引 2～3 周后改用头颈胸支具或石膏外固定，并可坐起或离床活动。外固定一般需要 6～12 个月，骨性融合后去除外固定。

5. 关节突钢丝固定植骨术（图 45－2－5）

(1) 适应证：适用于需要椎板切除的病例。

(2) 固定方法：同棘突钢丝固定。清除背侧关节囊及皮质骨，用骨膜剥离器插入、显露关节间隙，用细钻头在下关节突背侧垂直于关节面方向钻孔，抵达骨膜剥离器。节段分别钻孔后，选用 20 号不锈钢丝分别由孔穿入并自关节间隙引出。

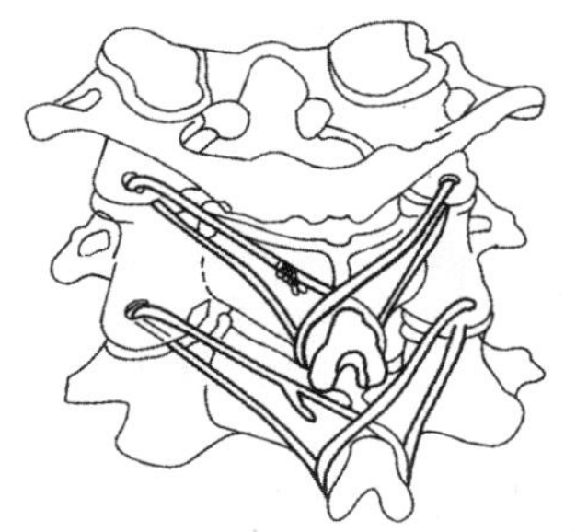

图 45－2－5 颈椎关节突钢丝固定法

取全层髂骨植骨块，修整成接受植骨面大小一致，将植骨块贴附于关节背侧面，用钢丝分别从植骨块的内、外侧绕过，并在背侧拧紧固定。

(3) 术后处理：术后使用抗生素 4～5 日，24～48 小时后拔除引流管。维持颅骨牵引 2～3 周后改用头颈胸支具或石膏外固定，并可坐起或离床活动。外固定一般需要 6～12 个月，骨性融合后去除外固定。

6. 侧块钢板螺钉内固定植骨融合术　是一种安全、有效、适应证较广的后路融合术。优点是可以只固定脱位的两个节段，抗伸屈、扭转力更强，术后可早期离床活动。

(1) 固定方法：清除关节背侧面的软组织，确定固定节段。根据进针点间距及固定范围选择钢板，以维持或恢复颈椎前凸。钢板孔间距离分别为 12mm、14mm、18mm、22mm，将其置于关节突背侧，钢板上的螺孔应正对拟融合固定节段的各个侧块的中点。

采用 Magerl 技术的进针操作方法（图 45－2－6），须向头侧 30°、向外侧 25°方向钻孔。将两侧钢板固定后，透视证实螺钉位置正确。去除两侧椎板皮质骨，从髂后上棘下方取骨，修剪成火柴棒形状或碎颗粒状，移植于椎板的粗糙骨面。

也可采用 Roy－Camille 进针的操作方法（图 45－2－7），选择钻透单侧皮质或双侧皮质，使用 3.5mm 丝锥攻丝后，拧入直径 3.5mm、长度 12～16mm 的皮质骨螺钉，固定钢板。

(2) 术后处理：术后使用抗生素 4～5 日，24～48 小时拔除引流管。术后即可去除颅骨牵引，改用颈部围领固定，卧床 3～7 日后即可坐起或离床活动。术后 1～2 个月，经 X 线检查无螺丝钉松动时，可去除围领。

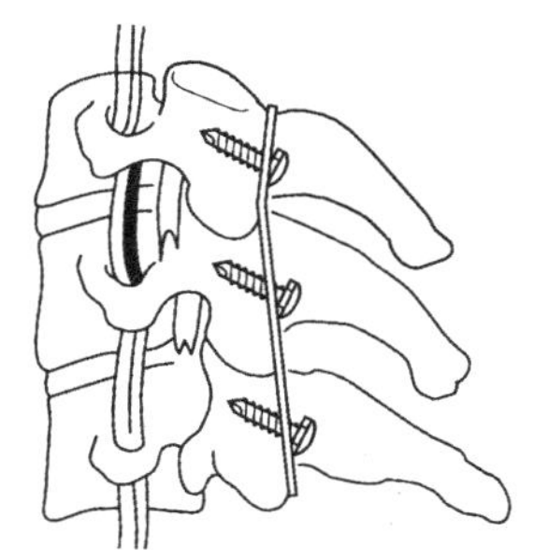

图45－2－6　Magerl技术的进针的固定方法

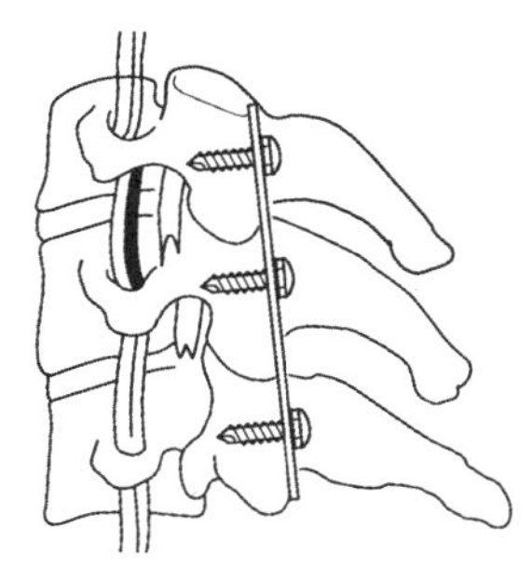

图45－2－7　Roy－Camille技术的进针及固定方法

7. 颈椎椎弓根螺钉固定术　近年来，国内外均有使用颈椎椎弓根螺钉固定技术的报道，并认为其固定强度更高。由于有潜在的神经和血管损伤危险，目前主要仍存在安全性问题的顾虑，随着脊柱立体定向导航技术的成熟，在进针定向问题解决之后，将会扩大临床上的应用。

8. 前路减压、椎体间植骨融合术

（1）适应证

1）颈椎外伤所致单纯颈椎间盘突出，脊髓前部受压。

2）椎体爆裂性骨折并脊髓前部受压。

3）颈椎骨折脱位，经颅骨牵引复位后，破裂的椎间盘或骨折块侵入椎管并压迫脊髓。

4）严重的屈曲压缩型、分离型骨折脱位，如不稳定的泪滴样、四边形骨折脱位。经颅骨牵引复位的无脊髓压迫的颈椎脱位或半脱位。

5）颈椎外伤致无骨折脱位型颈脊髓损伤，可采用前路椎体次全切除。

6）保守治疗融合率较低的颈椎半脱位。

7）孤立型后纵韧带骨化，可行骨化的后纵韧带切除、椎体间植骨融合。

8）陈旧性骨折脱位、后凸成角畸形，脊髓前部受压。

（2）手术方法：有骨折脱位，可加用颅骨牵引。

1）切口：右侧或左侧横切口。采用沿胸锁乳突肌内缘的斜切口，更有利暴露，但术后瘢痕较大。

2）确定损伤部位：将腰穿针刺入该部位的椎间隙，“C”形臂透视确定损伤部位。

3）椎间盘切除减压：由于多数有颈椎不稳定，在操作过程中应力求减少震动。用双关节咬骨钳咬除椎体前缘骨赘，用小刀切除椎间盘前部纤维环，再以小号刮匙刮除残存的髓核组织。在上下椎体上安放椎体撑开器，撑大椎间隙，用气动或电动钻磨去或用刮匙刮除两侧终板软骨，清除剩余的椎间盘组织，直至显露后纵韧带。椎体后缘和钩椎关节是减压宽度和深度的标志。

4）椎体复位：稍加大牵引力，直视下以小号骨膜剥离器撬拨复位后，立即减去牵引重量。

5）椎体次全切除：用高速磨钻或双关节咬骨钳在椎体的中央部磨成高1.0～1.5cm、宽1.2～1.5cm的骨槽。小心切除椎体直至到达椎体后缘骨皮质，可使用磨钻或刮匙去除椎体后缘全部的骨皮质，深达后纵韧带或硬脊膜（图45－2－8①②）。

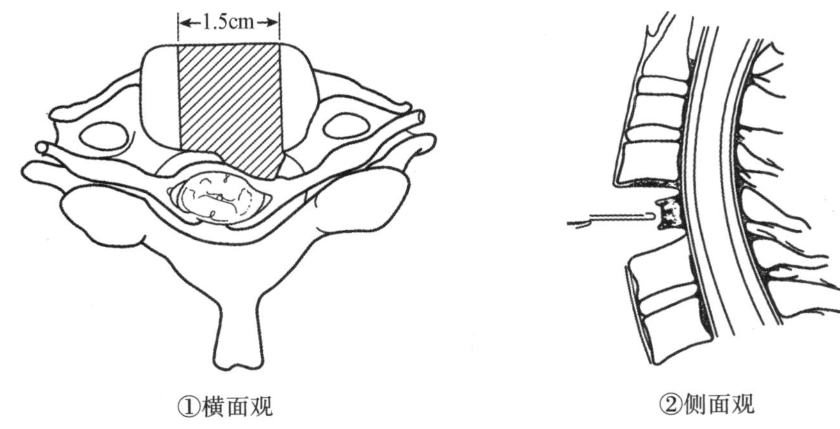

①横面观　　②侧面观

图 45－2－8①②　前路颈椎椎体次全切除示意图

6）孤立型后纵韧带骨化切除：椎体次全切除后，在椎间隙水平切断后纵韧带，需要扩大椎体切除范围时，可游离、切除骨化的后纵韧带。后纵韧带粘连无法剥离时，不可勉强切除，可任其漂浮，以免撕裂硬脊膜造成脑脊液漏。

7）植骨融合：取三面皮质骨的骨块，根据椎间隙及骨槽的大小修整成深 0.8～1.0cm，两端为松质骨，略长于椎间隙或骨槽的高度。锥体间撑开或缓加大颅骨牵引，使椎间隙稍加宽，将骨块嵌入骨槽内，直至与其他椎体相平。也有选用椎间融合器、钛网（图 45－2－9①②）或人工椎体，将切下的椎体骨填充其内，做椎体间植骨融合。

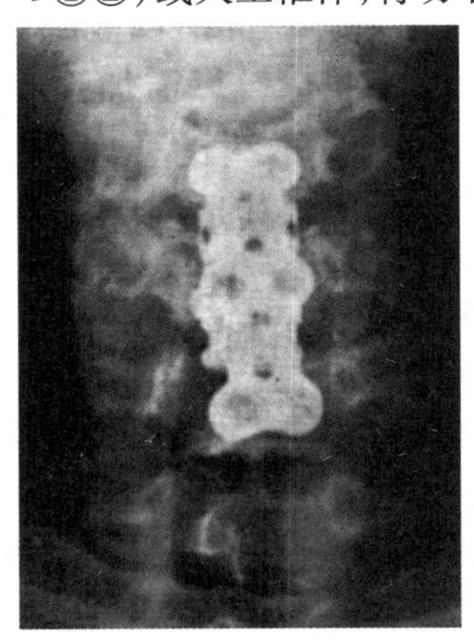

①正位

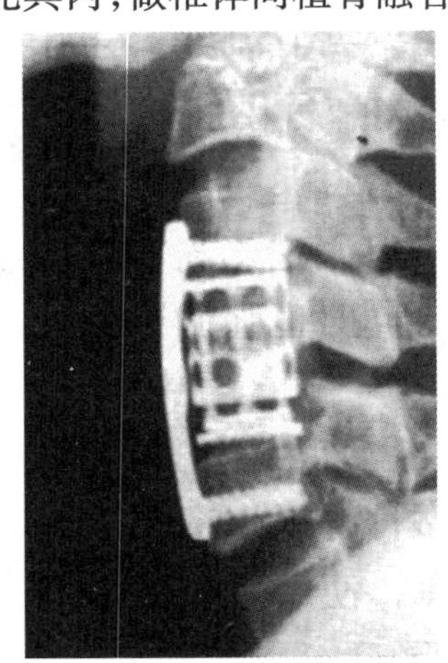

②侧位

图 45－2－9①②　前路颈椎椎体次全切除、钛网植骨融合固定

8）椎体间内固定：植骨融合后，如植骨块有明显不稳定，可用两枚松质骨螺丝钉，固定在植骨块的两端与椎体骨间。也可在植骨后用钢板螺丝钉内固定。

（3）术后处理

1）术后应用抗生素 3～5 日。

2）根据手术方式，选择外固定。行单纯椎间盘切除、椎体植骨钢板内固定者，卧床无需外固定，坐起或离床活动时可采用颈围领固定。3～5 个月后，经 X 线复查达到骨融合后解除外固定。

3）未作内固定的椎体次全切除及大块植骨融合，术后须持续颅骨牵引6～8周。然后改用颈托或颈胸支具外固定6～8个月。

4）陈旧性骨折脱位行椎体次全切除，应根据颈椎稳定的程度选择适合的外固定方法。

9. 同期前、后路联合减压，植骨融合内固定术

（1）适应证

1）强直性脊柱炎并发颈椎骨折、脱位。

2）不稳定的颈椎骨折、脱位，同时存在脊髓前、后方压迫。

3）发育性颈椎管狭窄症或后纵韧带骨化症并发颈椎骨折脱位，同时需前方减压、固定。

4）陈旧性颈椎骨折脱位导致后凸成角畸形。

（2）手术方法：同时作前、后路减压植骨融合内固定术，一般先行后路手术，再做前路手术，应根据患者的耐受情况一期或分期进行（图45－2－10①②）。

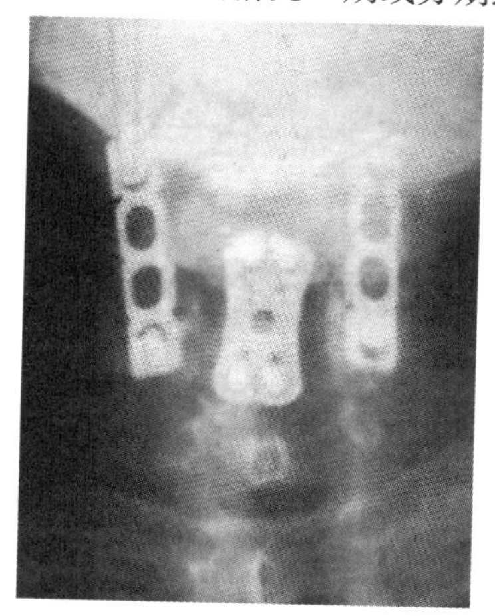

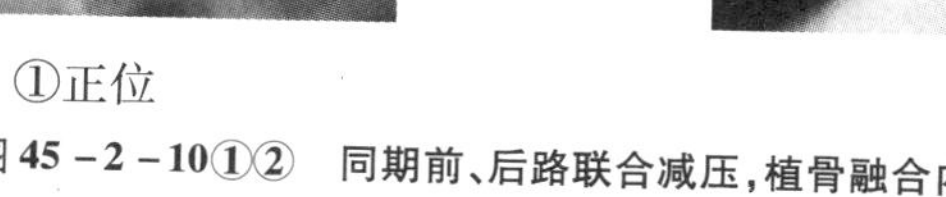

①正位　②侧位

图45－2－10①②　同期前、后路联合减压，植骨融合内固定

第三节　单侧关节突关节脱位

【损伤机制】

单侧关节突关节脱位，通常是由于屈曲和旋转暴力作用所致。当屈曲和旋转外力同时作用于颈椎时，损伤节段形成向前下方的扭曲暴力，以椎间盘偏后中央为轴心，一侧的上位颈椎下关节突向后旋转，而另一侧下关节突向前方滑动，并可超越下位颈椎的上关节突至其前方，形成“交锁”现象。有时，在上下关节突相互撞击时，可发生骨折，双侧关节突的关节囊撕裂，前、后纵韧带，椎间盘及其他后韧带结构破坏等。由于脱位的关节突位于上关节突的前方，使椎间孔变形或狭窄，容易发生神经根受压。这种脱位可以认为是“稳定”状态，但非脱位侧的二关节突彼此分离，这种不对称的脱位，椎管也会变形而压迫脊髓。

【临床表现】

单纯损伤只表现颈部的局部症状，如疼痛、强迫性头颈倾斜畸形、伸屈和旋转功能受限。合并有神经根压迫或刺激时，可出现该神经分布区域皮肤过敏、疼痛或感觉减退。合并有脊髓损伤，可表现相应的四肢或部分瘫痪。

【诊断】

根据外伤史、颈部症状及体征。侧位X线片典型征象为脱位椎体向前移位的距离是椎体前后径的1/3，至多不能超过1/2，脱位椎体平面的关节突正常解剖关系丧失；前后位X线片，可见脱位颈椎的棘突偏离中央并向小关节脱位的一则偏移，斜位X线片可清楚显示小关节脱位或“交锁”现象，有时可伴有关节突骨折碎片。

【治疗】

颅骨牵引和枕颌带牵引是最常用的复位方法。牵引时，颈椎呈20°屈曲位，牵引重量5~6kg，可逐渐增大，至多不超过10kg。为便于复位，可在脱位侧的肩背稍垫高，使损伤节段轻度侧曲以有利于脱位的小关节突牵开。复位过程应密切注意全身情况变化，并每隔1小时作床边摄片复查。

复位后，应用1~2kg重量维持牵引3~4周，再以头颈支具或石膏固定3个月，复位失败应考虑手术治疗。

第四节 颈椎前半脱位

多发生在成年人，小儿较少见。这种损伤较隐匿，容易造成漏诊或误诊。

【损伤机制】

当头部受到屈曲外力作用，受力作用的二椎体前方为压应力，而颈椎的后部结构为张应力，以椎间盘中央偏后为轴心，椎体前部为支点，造成张应力侧的关节囊、棘间韧带、黄韧带或后纵韧带撕裂。外力持续作用，可导致上位颈椎的两下关节突向前滑动并分离移位。外力停止后，因颈部肌肉收缩作用，使已半脱位的关节回复原位，但由于关节囊的嵌顿或小骨折片的阻碍，出现半脱位状态。

【病理变化】

屈曲性损伤的病理变化特征是椎体后结构韧带的广泛撕裂及出血，导致小关节松动和不稳定。如撕裂韧带不愈合，可继发为“迟发性颈椎不稳定”，并引起脊髓病。

【临床表现】

颈椎前半脱位的症状比较轻，主要表现颈部疼痛，损伤节段的棘突、棘间隙压痛及椎体前侧有压痛，头颈伸屈和旋转功能受限，颈部肌肉痉挛，头颈呈前倾僵硬状畸形。

神经症状一般不严重，可有神经根刺激表现。脊髓受到压迫，可有相应的症状和体征。

【诊断】

主要根据外伤史、颈部症状及体征,X线检查可能无异常征象。如果小关节仍维持在半脱位状态,侧位片可显示关节突的排列异常,可应用伸屈动力位X线照片以显示损伤节段的不稳定。相邻椎体所形成角>11°或椎体移动距离>3.5mm,即提示不稳定(图45－4－1①②)。

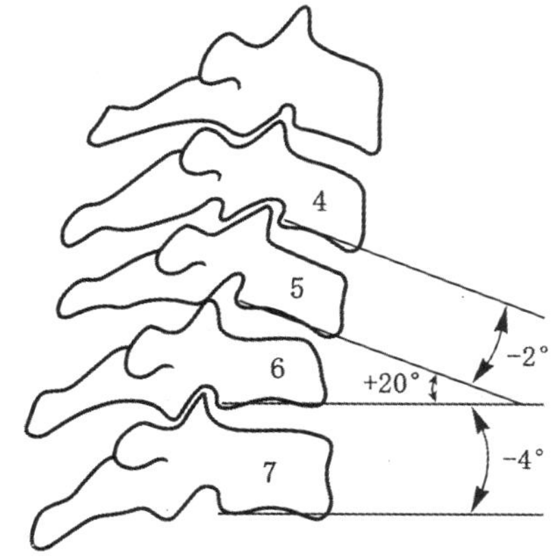

①相邻椎体形成成角>11°提示不稳定

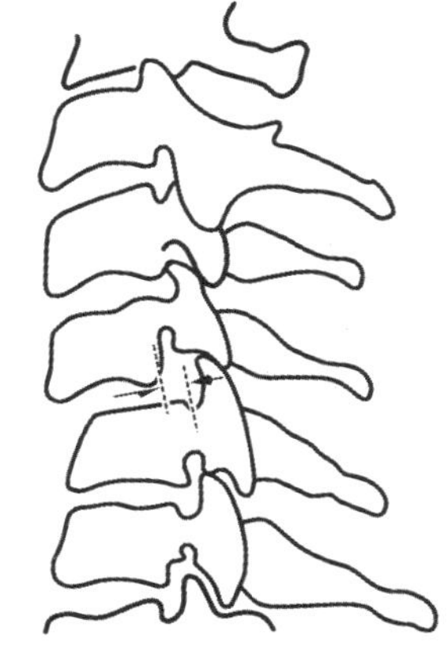

②距离>3.5mm,提示颈椎移动不稳定

图45－4－1①②　颈椎伸屈动力性X线片

【治疗】

多数经枕颌带牵引可到达复位。牵引取颈椎正中位,重量2～3kg,持续3～7日,复位后减轻重量至1～1.5kg,持续3周后改用头颈胸支具或石膏固定2个月。

如采用手法复位,必须谨慎操作,防止加重损伤。经保守治疗仍有损伤节段不稳定,应考虑行颈前路椎间盘摘除植骨融合。如有脊髓压迫,应作减压和植骨融合。

第五节　单纯楔形压缩骨折

【损伤机制】

过度屈曲暴力和垂直压缩外力同时作用,导致受力节段椎体相互挤压,引起椎体楔形骨折。这种损伤多见于下颈椎的终板的相互挤压,导致受力大的椎体前部皮质变扁并形成直角,随之,受累椎体的前缘松质骨也变狭窄,垂直高度减小。在椎体骨折的同时,可发生后结构的小关节骨折或后复合韧带撕裂。如压缩骨折的椎体仅限于椎体前部,椎管形态无明显改变,脊髓没受到损伤。有时可合并椎间盘损伤并向后方突出,进入椎管,引起脊髓压迫。

【临床表现】

主要表现为局部症状,疼痛和运动功能受限,头颈部可呈前倾僵直状态,合并神经压迫时出现相应临床表现。

【诊断】

根据外伤史,颈部局部症状,侧位X线片显示损伤椎体前部压缩、整个椎体呈楔形改变等可诊断。

【治疗】

（一）轻度压缩

直接应用头颈胸支具或颈领固定。

（二）压缩、变形明显

采用枕颌带牵引，颈椎略呈伸展位20°~30°，以减轻前方压力，有利于骨折复位和使后结构复位愈合。牵引3周后，用头颈胸支具或颈领固定2~3个月，逐步进行颈部功能训练。

第六节　垂直压缩（爆裂性）骨折

爆裂性骨折是一种严重的颈椎椎体损伤，CT检查可证实椎体爆裂性骨折横断层面的损伤程度。

【损伤机制】

颈椎在中立位时，受到来自垂直方向暴力打击，通常从头顶传递到枕寰和下颈椎，造成寰椎爆裂性骨折（Jefferson骨折），也可引起下颈椎爆裂骨折。暴力垂直通过椎间盘，引起椎体和前后纵韧带破裂，骨折片可向四周分离移位。

由于周围韧带结构的破坏，骨折片向外分离并突出至椎体后缘，挤入椎管和椎间孔，椎体高度变低，并引起脊髓和神经根损伤和相应后结构损伤。

【临床表现】

颈部疼痛、广泛压痛，以损伤脊椎的棘突和前方的椎体压痛最明显。神经根受压出现肩臂和手部麻木、疼痛或感觉过敏，伴有运动功能丧失。脊髓损伤多比较严重，脊髓完全性损伤时，在损伤平面以下感觉、运动和括约肌功能障碍。在颈4损伤，则表现严重呼吸困难。

【诊断】

根据外伤史、颈部局部症状、神经损伤节段的休征和影像学检查。

侧位X线片显示颈椎生理弯曲消失，椎体粉碎性骨折，骨折片向前突出颈椎前缘弧线，向后进入椎管，正位片提示椎体压缩性骨折。CT扫描横断层面，可清楚显示椎体爆裂形态和分离移位情况，尤其能清楚显示椎体内骨折片的大小和位置。

【治疗】

此型损伤多较严重，经急救和合并伤处理后，应施行颅骨牵引，纠正颈椎成角畸形，恢复颈椎的正常排列，但牵引很难使突入椎管内的骨折片复位。因此，在伤员全身状况允许的条件下，应积极行手术治疗。由于这种类型损伤所造成的脊髓压迫，系来自椎管前方移位的骨折片，故应采用颈前入路，显露损伤的椎体前部，清除突入椎管的骨片。摘除骨折椎体上下的椎间盘及软骨板。取长度略长于减压上下长度的自体骨，略加大牵引颈椎后，将移植骨嵌入其间隙，可获得支撑和固定作用。

术后持续牵引2～3个月，直至植骨愈合，再采用颈托外固定3个月。

第七节　椎板骨折

颈椎椎板骨折比较少见，常发生在关节突后至棘突之间。

【损伤机制】

由于颈椎遭受过伸外力，使颈椎与椎板之间相互撞击所致。多发生于有颈椎退行性变的老年人。如原有明显颈椎退变及退变性椎管狭窄，椎体骨折片陷入椎管，可引起脊髓损伤。

【X线表现】

侧位X线片可显示椎板断裂，而前后位片则不易显示。

【治疗】

取正中位用枕颌带牵引，重量2～3kg，2～3周后用头颈胸支具或颈领固定。合并脊髓压迫症状，经CT扫描证实有骨折片进入椎管时，应施行手术减压。取颈后入路，暴露棘突和椎板，切除骨折的椎板和摘除椎管内的骨折片。

第八节　棘突骨折

单纯颈椎棘突骨折比较少见，常合并椎体或其他附件骨折。颈6、颈7或胸1棘突较长，容易发生骨折。

【损伤机制】

由于颈椎过屈所致。当头颈部被重物打击，使颈椎骤然屈曲时，作用力点之下的棘突和肌肉强烈对抗性牵拉，造成棘突撕脱骨折。铲土工在挥动铁铲时，用力突然和过猛，使肩胛肌剧烈收缩并与斜方肌等不协调的收缩，可发生1个或2个棘突骨折。

颈椎棘突骨折发生部位多在棘突基底的上方，骨折伴有棘间韧带和项韧带撕裂时，撕脱骨折与下位脊椎的棘突分离。该损伤不累及椎管和椎间孔，也不伴有神经损伤。

【X线表现】

侧位X线片显示颈椎棘突骨折，骨折线自上斜向下方，骨折棘突向下方移位并可与上位棘突分离(图45－8－1)。

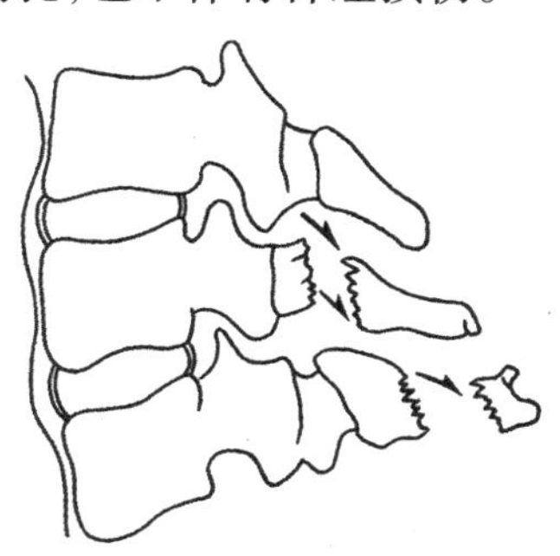

图45－8－1　颈椎棘突骨折

【治疗】

无移位的棘突骨折，可直接应用颈领固定2～3个月，直至骨折愈合。有移位的棘突骨折，可采用取颈椎略伸展位、枕颌带牵引，重量

2～3kg，以达到放松颈部肌肉使骨折对位，复位后可用颈托固定。

第九节 颈椎后脱位

颈椎后脱位，实际上是过伸性损伤的一种类型，以过伸性为主的暴力作用，既有损伤节段的后脱位，也可伴有骨折。常见于中老年人，损伤部位多发生在颈4、颈5、颈6。

【损伤机制】

多见于头额部直接受到打击或高处坠落伤。由于颈椎正常生理前凸，伸展暴力作用时，在前凸的顶部自后向前产生一个水平的剪切力，剪切力与伸展力共同作用，可发生上位颈椎向后，下位颈椎向前移位，这种移位一般不发生骨折。如果暴力继续作用，后结构的棘突和关节突相互挤压，则可引起骨折，一般可致前纵韧带和椎间盘撕裂并向后突入椎管。

前纵韧带和椎间盘撕裂、关节突骨折及椎体向后移位，使损伤节段严重不稳定，脱位节段的椎管变形，来自前方移位的椎体后缘和下位颈椎椎板的上缘挤压可引起脊髓损伤。黄韧带向椎管折皱，加重了椎管的狭窄程度。

【临床表现】

局部症状是颈部疼痛及运动功能受限。神经症状依脊髓和神经根损伤程度，表现为四肢或部分肢体瘫痪。

【X 线表现】

部分可因肌肉收缩，使脱位的颈椎得到恢复，故在 X 线片可表现正常。后结构可能发现小骨折片，在伸屈动力性侧位片，损伤节段显示明显不稳，尤其在伸位片，可显示上位椎体后移，这一点可与屈曲性损伤鉴别。

【治疗】

早期以保守治疗为主，可采用正中位枕颌带牵引，重量为 1.5～2kg，3 周后改用颈领固定 2～3 个月。

后期治疗应视颈椎稳定情况和脊髓损伤状况决定。经保守治疗或未治疗而表现颈椎不稳并伴有脊髓压迫，应行手术减压、植骨融合术。手术进路的选择应根据压迫在前或后方而定，多数因压迫来自前方而采取前路减压。

第十节 颈椎钩突骨折

颈椎钩椎关节的钩突骨折并非少见，由于对该损伤的认识不足而常被忽略。

【损伤机制】

常因颈椎受到侧曲暴力所致。颈椎钩椎关节对椎体的稳定有重要作用，当颈椎受到侧曲暴力作用时，一侧钩椎关节受到张应力的分离，另一侧在压应力作用下，可产生钩突骨折，严重者可伴有该侧椎体压缩骨折。这种不对称的骨折较少有移位,骨折片如进入椎间孔可发生神经根受压,合并脊髓损伤较少。

【X线表现】

X线前后位片,可显示钩突骨折,骨折片有压缩现象,断层片可较清楚显示骨折移位情况(图45-10-1)。

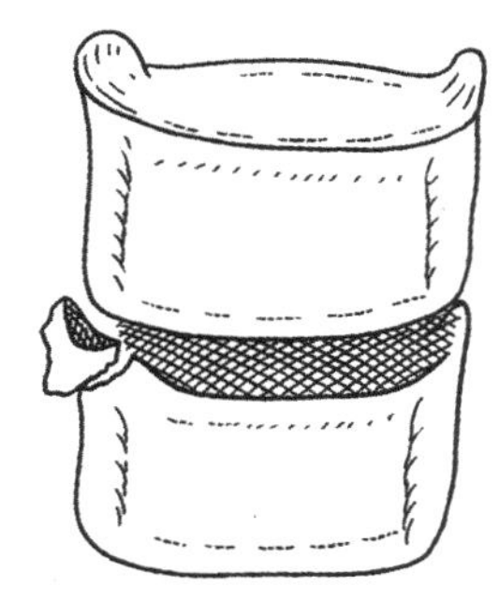

图45-10-1　颈椎钩椎关节的钩突骨折

【治疗】

轻度骨折采用颈托固定,有移位骨折应先用枕颌带牵引,复位后用颈领石膏固定。经保守治疗仍有关节不稳定,应行颈前入路融合术。

第十一节　过伸性颈椎损伤

多见于中、老年人,该损伤占颈椎各类损伤的29%～50%,并常合并有脊髓中央型损伤,有时受伤初期X线检查可无异常,故易被疏漏而影响治疗。

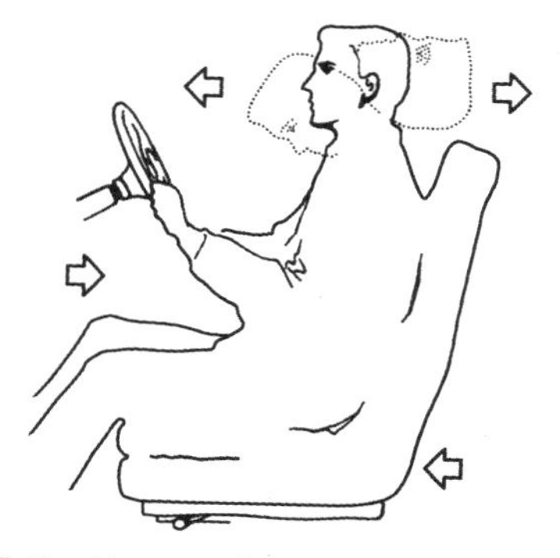

图45-11-1　颈椎过伸的"挥鞭样"损伤

【损伤机制】

颈椎过度伸展性暴力造成的颈脊髓损伤,常是症状较轻微而隐匿的损伤。如紧急刹车时,坐车者颈椎惯性屈曲后反弹成颈椎过伸的"挥鞭样"损伤(图45-11-1)。明显的过伸损伤也多见于高处坠落、跌伤、交通事故及头面部撞击障碍物等。

颈椎伸展超过生理极限时,后结构作为外力的支点,其中以小关节受压最明显。同时,颈椎前结构在张力作用下,最大受力点的椎间盘及前纵韧带可被撕裂,引起椎体前下缘撕脱骨折(图45-11-2),尤其椎体后缘增生,更容易发生。在颈椎向后猛烈伸展时,受到外力作用最强水平的颈椎节段,同时发生向后侧的剪切外力,使上位椎体向后移位,下位椎体向前移动,椎体下缘常因前纵韧带牵拉造成撕脱骨折。

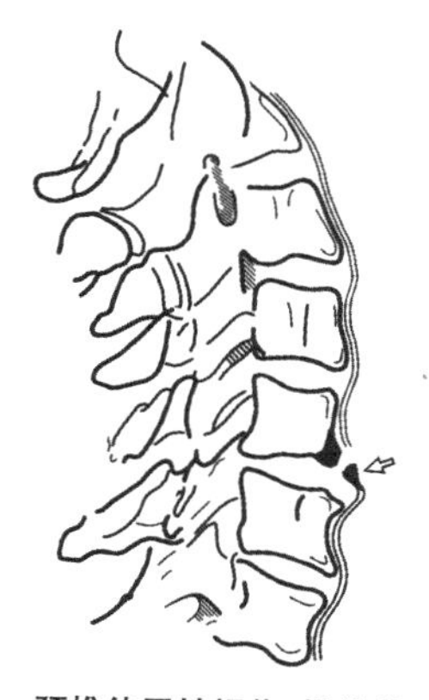

图45-11-2　颈椎伸展性损伤、椎体前下缘撕脱骨折

【病理变化】

颈椎过度伸展常伴有脊髓损伤。发生超伸展暴力损伤时,脊髓可被椎管后部的黄

韧带折皱及前部的椎体后缘相互挤压，导致以颈髓中央管为中心或脊髓前部的损伤，出现髓中央综合征和前脊髓综合征的症状。颈椎过度伸展性损伤的机制和病理变化表明，该损伤不存在椎管的外伤性骨性狭窄改变或需要复位的明显骨折脱位。

【临床表现】

颈椎过伸损伤的临床症状及严重程度，与损伤机制和神经根损伤有直接关系。

1. 额面及鼻部擦伤　约84%病例有皮肤裂伤，这种特征性损伤是额面或鼻部撞击物体或受到直接打击所致，这是判断颈椎过伸性损伤比较有价值特征之一，常能提示颈椎损伤的外力作用机制。

2. 局部压痛及活动受限　颈椎后结构压痛较少见，可有损伤节段椎前压痛。

3. 神经损伤　多表现为脊髓中央综合征和前脊髓综合征，少数病例表现为部分和严重脊髓损伤。脊髓中央综合征的表现取决于脊髓中央管周围出血和水肿损害的程度和范围，典型症状为上肢瘫痪重于下肢，手部重于臂部，触痛觉受损重于深感觉。

【诊断】

（一）病史

有典型颈椎过伸性暴力损伤病史。

（二）体征

额面及鼻部有皮肤裂伤、局部压痛及活动受限。

（三）症状

多表现为脊髓中央综合征和前脊髓综合征，少数表现为部分和严重脊髓损伤。

（四）X线检查

侧位X线片必须清晰显示上下颈椎结构，上颈椎损伤而神经症状表现为低位时，必须注意观察低位颈椎有无变化，伸屈侧位X线片有一定鉴别意义。

由于椎体和小关节骨折脱位少见，而软组织损伤明显，骨性损伤小而隐匿，颈椎间盘间隙和椎前软组织变化，可认为是颈椎过伸性损伤的特征性表现，有时容易将椎体前下缘撕脱骨折片误认为前纵韧带节段性骨化。根据资料，颈4以上椎前软组织较狭窄为3～6mm；颈5以下较宽为10～15mm。当椎前损伤出血或水肿时，损伤处软组织可增宽。中老年人颈椎退行性变及椎管矢状径缩小，几乎都发生在颈4～颈5和颈5～颈6节段。

【治疗】

1. 枕颌带牵引　可采用颈椎略屈15°枕颌带牵引，重量1.5～2.5kg。2～3周后改用头颈胸支具或颈托外固定1～2个月。牵引目的是使颈椎损伤节段得到制动，略屈曲位能促使颈椎椎前结构愈合及后结构舒展恢复状态。

2. 脱水药物　在牵引期间，应用激素及利尿治疗，以利脱水并提高机体应激能力。

3. 手术治疗　只有极少数损伤后表现节段性不稳、症状加重并确有致压物存在，方可考虑手术。采用前入路减压、植骨融合治疗，可取得满意效果。

【预后】

过伸性颈椎损伤引起的脊髓中央综合征，预后通常较好，一般下肢最早于伤后3小时即见恢复，其次是膀胱功能，上肢恢复最迟，手部功能恢复最差，常因脊髓损伤波及前角细胞，致手内在肌萎缩,而残留某种功能障碍。

第十二节　不伴骨折脱位的颈髓损伤

X线片上无明显异常的颈脊髓损伤,临床并非罕见。直到1982年开始将此类损伤列为颈脊髓的一种特殊类型,各种暴力形式都可能造成这种损伤。

一、过伸性损伤

【损伤机制】

颈椎过度伸展时,颈椎椎管矢状径狭窄程度超过50%,造成椎管相对容量缩小,导致颈髓受压。损伤的瞬间,发生该节段颈椎向后移位,引起椎体间前纵韧带自椎间盘和椎体附着处撕裂,可造成椎体下缘撕脱骨折。暴力消失后,椎旁及颈周围肌肉的弹性作用,可使移位节段颈椎复位。同时,由于肌肉的反射性痉挛作用,使损伤节段椎体保持相对稳定,因而损伤后X线片检查,通常可没有异常表现。

【儿童损伤特点】

小儿颈椎各部韧带、后关节囊和软骨结构远较成年人有弹性,小关节面较为低平,互相制约作用较小,因此有移动性强而稳定性差的特点。这种解剖结构对于极度伸展外力的抗衡作用较差。资料表明,超伸展暴力最易导致损伤的节段是颈5～颈6,且常发生脊髓损伤(图45－12－1)。

二、屈曲性损伤

【损伤机制】

在损伤一瞬间,椎体向前移位造成脊髓损伤,肌肉收缩可使损伤水平的上位颈椎节段向后跳跃恢复原位,故X线片可以显示正常征象,这种机制称之为屈曲－反跳现象(图45－12－2)。

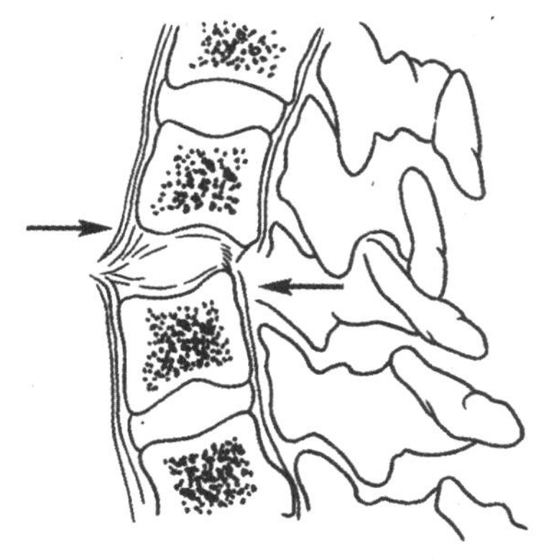

图45－12－1　伸展暴力发生脊髓损伤

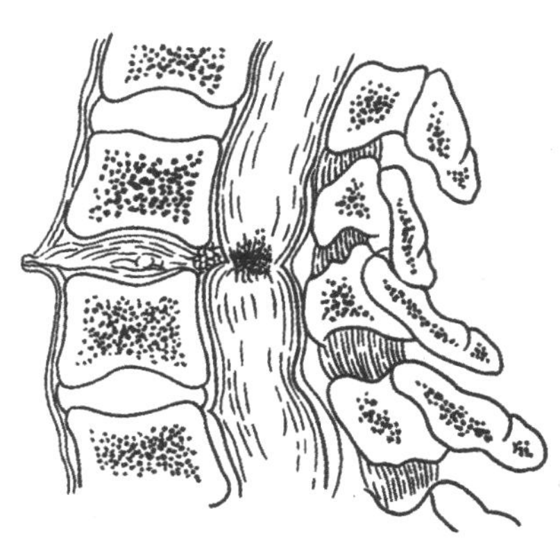

图45－12－2　屈曲暴力发生脊髓损伤

【小儿损伤原因】

(1) 棘间韧带、后关节囊及软骨板具有较好弹性。

(2) 小关节突关节的方向几乎接近水平，上下关节面互相制约能力差。

(3) 椎体前部呈楔形，尤其上位颈椎椎体更明显，以致有滑动倾向。

(4) 相邻椎体间的钩椎关节较平坦，常不能抵抗屈曲及旋转外力作用。

(5) 小儿的头部相对较大而颈部肌肉的肌力差，不足以抵抗伸屈外力的作用。

资料表明，颈椎屈曲时力的支点，成年人在颈5～颈6节段；小儿则在颈2～颈3和颈3～颈4节段。成年人这个支点节段，是颈髓损伤的常见部位。

三、纵行牵拉性损伤

较少见，可见于异常分娩的新生儿。

因强力牵拉，越出颈髓延伸的生理解剖极限而致伤。新生儿具有相当强的脊柱伸张性特点，当轻度拉伸时，可无骨结构破坏，但脊髓本身缺乏弹性，当拉伸长度超过1/4时，脊髓就有可能被拉伸致伤，而颈椎却无X线损伤征象。可见于臀位产牵引时。

四、缺血性损伤

【损伤机制】

各种损伤外力都可能引起脊髓血管损伤或血流阻断。脊髓前、后动脉和冠状丛血管受压时，可引起相应节段或多节段脊髓供血障碍。

【损伤部位】

颈髓各节段水平均可能发生损伤，小儿颈椎具有上述解剖生理特点，上部颈髓损伤较为为常见，尤其是颈2～颈3节段及其相应的颈髓最易损伤。成年人颈髓损伤，多发生在低位颈椎节段。

【损伤类型】

X线无异常表现的颈髓损伤，与损伤机制有密切关系，并且与暴力程度及性质有关。

1. 中央型脊髓损伤综合征和前脊髓损伤综合征　两者都是由于颈椎过伸损伤所致，通常前者恢复较好，后者预后较差。

2. 脊髓完全性和不完全性损伤　多数是由于屈曲性损伤所致，预后较合并有骨折脱位好。

3. 脊髓部分损伤　也称Brown－Sequard综合征，可以由各种外伤因素引起，但屈曲性损伤较多表现为脊髓一侧部分损伤。

4. 迟发性神经损伤　损伤后不立即出现症状，可有时间不等的“潜伏期”而继后出现症状，可突然发作，也可逐渐出现症状。其原因可能是外伤后致局部不稳定，当颈椎持续不停的活动导致神经受损。

【诊断】

脊髓损伤的临床症状严重，影像学检查未发现骨折或损伤的暴力较小是本类型损伤的特征。因而诊断并不很困难，但要确定损伤的部位和节段范围则难度较大。

常规的X线摄片不容易明确损伤部位。CT扫描可了解潜在和微小的骨性损伤，从横断层面的解剖发现损伤。MRI对显示脊髓受压更有价值。

第十三节　无脊髓损伤的颈椎骨折脱位

各种暴力作用造成颈椎骨折脱位，通常合并不同程度和类型的脊髓损伤，也有部分十分严重的骨折脱位，可不伴有脊髓或神经根损伤。

【损伤机制】

屈曲性暴力是造成颈椎骨折脱位的主要原因。骨折脱位可引起颈椎管狭窄而压迫损伤脊髓，尤其在颈6～颈7颈髓膨大处的骨折脱位，更容易合并脊髓损伤。在正常解剖，颈3～颈7椎管的矢状径约为14mm，如果在12mm或以下，就可能压迫脊髓。因此，在骨折脱位时，椎体前移达椎体矢状径1/3～1/2，将会造成脊髓受压。

具有明显骨折脱位而脊髓未受损伤，其主要原因是颈椎脱位时，受力的脊椎椎体间形成支点，在后结构产生张力，可将后部的棘突、椎板之间张开，椎板间黄韧带被撕裂，同时可伴有椎弓骨折，使椎管前后结构分离，造成脊髓可有足够的间隙，向后退让而避免压迫。另外，受伤后颈项局部肌肉紧张，使颈椎在屈曲位置上相对固定，不致发生脊髓损伤。

【损伤病理】

1. **合并椎弓骨折**　椎体向前移位，而椎弓、板板和棘突仍留在下位脊椎水平，位置无明显变化(图45－13－1)。

2. **无合并椎弓骨折**　椎弓等后结构与上位脊柱后结构的连结位置正常，脱位的两个脊椎椎弓、椎板和棘突分别向上下方分离张开(图45－13－2)，而椎弓骨折者，后结构张开在脱位椎体之上方的椎弓间，骨折脱位节段的脊髓并不与脱位脊椎同步成角，而是向后移动椎管前壁的骨性突起。这种脱位其神经组织未遭到损害，认为可能与损伤节段的后结构破坏并向椎管外侧分离有关。

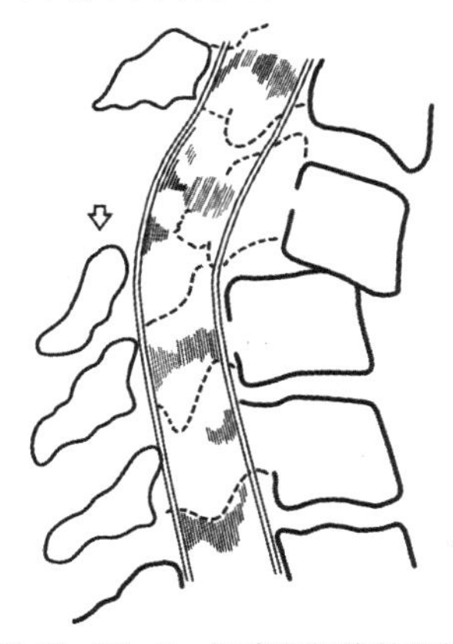

图45－13－1　无脊髓损伤的颈椎骨折脱位伴椎弓骨折后侧分离

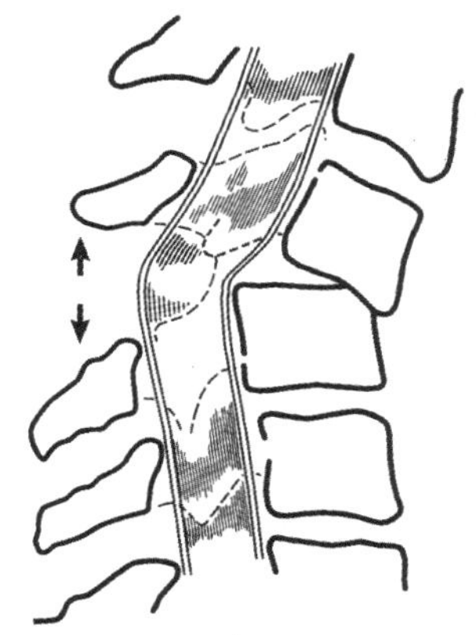

图45－13－2　无脊髓损伤的颈椎骨折脱位相对邻脊柱后结构分离

【临床表现】

无脊髓压迫症的颈椎损伤，四肢和躯干的感觉、运动功能和排尿排便功能均正常或接近正常。损伤部位的局部症状是本类型损伤突出的临床表现。

1. **颈部疼痛** 疼痛的部位局限在损伤节段，也有涉及整个颈部，可有局部压痛。

2. **颈椎畸形** 颈椎呈前屈畸形或呈僵硬状，多表现为强迫性头颈前倾并呈僵硬畸形。

3. **运动范围减少** 颈部运动范围减少、旋转受限，与损伤节段疼痛、肌肉痉挛以及患者自身的不安全感有关。

4. **四肢体征** 四肢和躯干感觉正常，运动不受限，腱反射无异常，无锥体束征。

【诊断】

X 线检查是确诊的主要依据。常规拍摄颈椎正位片，可显示棘突是否向侧方移位和钩椎关节的变化；左右斜位片，用以了解椎间孔和后结构变化情况，前曲和后伸侧位片可有以下表现。

（1）颈椎椎体向前脱位及双侧小关节脱位。

（2）一侧小关节向前脱位，椎体向侧前方脱位，其中可有椎弓和小关节突骨折。

（3）椎体前脱位合并椎体前缘骨折。

（4）颈椎后结构无骨折，则脱位上下位脊椎的棘突呈角形分开，椎弓骨折时其椎板和棘突与下位脊椎排列正常。

损伤节段的断层摄片和 CT 扫描，可显示细微或隐匿的骨关节损伤。

【治疗】

（一）保守治疗

采用枕颌带牵引或颅骨牵引，取颈椎略屈曲位，重量 2～3kg，在密切观察下逐渐加重，一经复位，将颈椎维持在生理位，3 周后改用头颈胸支具固定 3 个月。牵引过程中如果出现神经刺激或压迫症状，应调整牵引重量和方向，症状不消失或有加重倾向时，应立即中止牵引，不能为求得骨折复位而造成脊髓损伤。采用维持重量牵引 3 周，然后石膏颈领固定，待后期手术固定。

（二）手术治疗

手术的目的在于重新获得颈椎的稳定性，并恢复或扩大损伤节段的椎管，防止以后出现慢性压迫症状。手术可采用经前入路切除损伤节段突向椎管的椎体后缘骨质及植骨融合。术后应用石膏颈领固定 3 个月。

第四十六章　胸腰段脊椎骨折脱位

胸腰段脊椎骨折脱位，好发于生理弧度相互交界而活动较大的区域。如胸 10 ~ 腰 2，腰 4、腰 5 等节段，约占总数的 90%，其中几乎 50% 以上是位于胸 12 ~ 腰 2 节段。致伤暴力可由于一种或多种共同作用的结果，其中以屈曲型暴力最为多见。

第一节　胸段脊椎骨折脱位

胸段脊椎因受到肋骨、肋椎韧带、椎间盘及纤维环等胸廓结构的支持，稳定性相对较好，一般必须在较强的暴力作用下，才发生骨折脱位。胸椎稳定性在伤后不易受到破坏，部分胸椎骨折，与骨质疏松或肿瘤性病理因素有关。

【损伤机制】

（一）致伤原因

多见因高空坠落物体或投掷物体砸伤所致。

（二）暴力方式

多为屈曲、旋转、伸展、轴向压力等作用的结果。

（三）病理因素

胸椎骨折有时与骨质疏松或肿瘤性病理因素有关。

1. **椎体楔形骨折**　一般比较稳定。

2. **合并截瘫**　胸段椎管的直径较小，故胸椎骨折脱位多数合并有不同程度的截瘫表现，脱位也较难整复。

【临床表现】

直接受伤部位可见皮肤擦伤或挫伤，可有皮下血肿，局部疼痛，有明显肿胀、压痛，伴有活动受限。有脊髓或神经根损伤者可出现相应的症状及体征。

【诊断】

(1) 有明确外伤史及临床表现。

(2) 怀疑有病理性骨折时,可根据病史,结合损伤机制进行分析。

(3) X线正侧位片及CT、MRI检查,可确定骨折的类型、程度及脊髓压迫情况。

【治疗】

胸椎损伤后仍有较好的稳定性,对于无合并脊髓损伤的椎体轻度压缩骨折,可认为属稳定性骨折。因此,胸椎骨折常以治疗截瘫为主,而骨折的治疗占次要位置。

(一) 急救处理

胸段脊柱损伤,从伤后现场急救开始,搬动或检查患者均应注意勿再加重损伤。移动伤员时应避免扭转,使脊柱稳定在不过伸、不屈曲、处于伸直的中立位。须滚转患者时,应避免使脊柱的任何部位过伸、屈曲或扭转,平抬至担架上再行搬运。同时可作止痛或抗休克对症治疗。

(二) 支具制动

较度压缩骨折,可采用支具制动,早期锻炼背伸肌,通过指导患者自身功能锻炼,达到骨折复位目的。严重的胸段脊柱骨折或伴有脱位者,作1~3周卧床制动后,用支具固定。

(三) 手术治疗

根据骨折脱位的类型、程度和脊髓压迫情况,在一般情况稳定之后,必要时考虑选择手术治疗。

第二节 胸腰段脊椎骨折脱位

胸腰段脊柱是由稳定性较好、形态后凸的胸段,移行到活动度较大、形态前凸的腰段的过渡部位,故骨折发生率明显高于胸段和腰段。据统计,胸10~腰2的骨折发生率,占胸椎和腰椎骨折的70%。胸腰段椎管容积相对较大,主要为脊髓圆锥和腰骶段脊髓,并发出重要的腰段神经根。胸腰段的关节突关节面接近矢状面,有较强的抗旋转能力。

【损伤机制】

多见于从高处坠落,足或臀部着地或弯腰用力时背部受压致伤。可由屈曲、伸展、旋转、轴向压缩等暴力作用所致,通常有多种暴力同时造成。

【临床表现】

局部症状较明显,其他临床表现与胸段脊柱损伤类似。伴有脊髓或神经根损伤,可出现相应的症状体征。

【诊断】

1. 临床资料 有明确外伤病史及临床表现,并从中分析损伤机制。

2. 影像学资料 X线正侧位片及CT、MR检查,可确定骨折的类型、程度及脊髓压迫情况。部分脊柱骨折脱位可能由于抢救时搬动或检查时移动而自行复位，因此，X 线有时不能完全反映其受伤时的实际情况，而患者的疼痛部位，往往是反映受伤部位的标志。

【鉴别诊断】

1. 腰 1 部位的先天性短小肋骨　可被怀疑为横突骨折，骨折有锐利锯齿形的骨折面，另双侧对称的特点可作鉴别。

2. 先天性后突畸形　椎体部分缺如而呈前楔形变及单侧后关节缺如的 X 线征，须与骨折脱位鉴别，可根据外伤史予以判断。

3. 青春期骨骺炎　可见有多个胸椎椎体前方楔形变，脊柱滑脱和椎骨崩解，常见于腰 4、腰 5 椎弓峡部。

【治疗】

（一）单纯椎体楔形骨折

椎体压缩不超过其高度的 1/3 或前部楔形成角 <20°，棘突间隙无增宽、后方稳定结构无破坏时，可视为相对稳定骨折。实际上损伤部位的稳定结构已受到一定影响，受损的脊柱各小关节关系也存在紊乱失常，治疗重点是软组织的修复。

治疗早期给予适当仰卧或俯卧卧床休息，可用过伸支具固定 12 周。当患者疼痛能够忍受时，一般在伤后 2 ~ 3 日即可开始进行背肌锻炼，早期锻炼可以促进血肿吸收，预防肌肉萎缩，减轻局部水肿。由于前纵韧带的合页式作用，可避免脊柱过伸，在作背肌锻炼时，借助牵伸前纵韧带而被动使压缩的椎体张开，以达到复位目的。损伤轻者一般 3 个月后即可恢复轻工作。

（二）稳定性椎体爆裂骨折

骨折虽累及椎体后 1/3 和后壁，但不伴有后方韧带断裂和神经损伤，可用过伸支具固定 12 周。

（三）不稳定的椎体骨折

椎体压缩超过其高度的 1/3，有明显移位的不稳定爆裂骨折和屈曲分离型骨折等，需要行骨折减压、椎体融合以及内固定手术治疗。

（四）手术入路的选择原则

（1）以后方结构损伤为主，需要后入路手术。

（2）前方有压迫的不完全性神经损伤，采用经前入路手术。

（3）后方结构损伤合并不完全神经损伤，常需要前后入路联合手术。

（五）保守治疗

（1）对于单纯楔形椎体压缩骨折，有主张通过过伸方法闭合复位，达到纠正畸形，争取得到功能恢复和减少晚期疼痛症状。临床经验证明，为了谋求矫正椎体畸形，而采取在麻醉下，一次性过伸整复的治疗方法，对部分病例确有一定效果，尤其对胸腰及下腰部骨折者更为有效。但在观察其恢复过程中，发现多数都难以维持其整复当时的解剖形态，晚期功能效果也不理想。另外，胸 9 以上的骨折也难以采用过伸复位法取得成功。

（2）一些早期经过多种方法进行复位固定治疗的患者，后期反而产生较多明显症状。脊柱骨折在保守治疗晚期出现的症状中，以下腰痛较多，但疼痛发生在骨折部位者并不常见。原因与脊柱旁的肌肉韧带损伤有关，一般认为，主要是腰骶部对胸腰部骨折后畸形的代偿性劳损所致。

(3) 对稳定型骨折，早期进行闭合复位、矫正畸形并用石膏或支架固定，以减少疼痛。但因复位后，必须在过伸位固定 4 ~ 6 个月，长期固定必然造成脊柱关节僵硬的结果。

(六) 对症治疗

为了缓解疼痛，可给予适量的镇痛剂。胸腰段骨折后形成的腹膜后血肿，多易引起反射性肠麻痹，可行对症治疗，一般数日后即可逐渐好转，也可辅以物理治疗。

第三节　腰椎骨折脱位

腰椎骨折除了骨结构损伤外，常伴有脊髓、圆锥及马尾的损伤，致残发生率较高，增加了腰椎骨折诊断及治疗的重要性。

【损伤机制】

不同形式的暴力，传导到脊柱，引起脊柱反常活动，可造成腰椎各种类型的损伤。腰椎损伤最常见的是骨折，腰椎骨折 90% 为屈曲型损伤，椎体前部多为压缩性骨折。严重者可有小关节骨折、黄韧带和小关节撕裂，裂隙内积血，并可引起脊柱不稳定。骨折和软组织损伤导致的出血，渗透到肌肉组织内，可形成血肿，血肿机化后产生瘢痕，造成肌肉萎缩和粘连，妨碍脊柱正常活动，并可因此引起腰部疼痛症状。

(一) 伸展型暴力

多发生在高空仰面坠落者，坠落的中途背部被物体阻挡使脊柱过伸，引起椎体前韧带及椎间纤维环前方破裂、椎体前撕脱骨折及棘突挤压骨折。

(二) 垂直压缩型暴力

损伤的暴力与脊柱纵轴方向一致，垂直压缩椎骨使椎体产生爆裂性骨折。骨折块向四周散开呈爆裂状，后方骨块常进入椎管致使脊髓及脊神经受压。同时可伴有椎板纵行骨折及椎弓根间距加宽。

(三) 屈曲型暴力

是最常见的损伤，受伤时处于腰部前屈体位。脊柱前部承受压应力，可引起椎体前后部承受强应力，造成椎体前方压缩及楔形改变，同时伴有棘上韧带断裂、分离甚至移位，使上一椎体前移；而脊柱后部承受的压力，可造成椎体后韧带结构受到牵张、断裂。

(四) 屈曲旋转型暴力

暴力作用不仅使脊柱前屈，同时又使脊柱向一侧旋转，使屈曲和扭转两种力量同时作用于脊柱，造成椎间关节脱位。

(五) 屈曲分离型暴力

常见于高速行驶的汽车发生碰撞时，躯干被安全带固定而上半身前移，造成安全带附近脊柱骨折或脱位，故也称为安全带型骨折。

（六）平移型暴力

暴力通常比较大，可使相邻两椎体间的所有稳定结构受到破坏，椎间盘及韧带结构发生撕裂，对脊髓和马尾神经的损伤比较严重。

【类型】

（一）AO 分类

主要是根据腰椎抗压抗拉和抗旋转张力的丧失程度，以 3－3－3 模式进行分类，有利于对预后的判断和方便记录。

1. 类型 A　椎体压缩性骨折。

A1：椎体压缩性骨折。

A2：椎体劈裂性骨折。

A3：椎体爆裂性骨折。

2. 类型 B　前后结构牵伸损伤。

B1：以韧带破坏为主的后结构牵伸损伤。

B2：以骨性结构破坏为主的后结构牵伸损伤。

B3：通过椎间盘的前结构牵伸损伤。

3. 类型 C　旋转暴力造成的前后结构损伤。

C1：A 类骨折合并旋转暴力损伤。

C2：B 类骨折合并旋转暴力损伤。

C3：旋转剪切损伤。

（二）Denis 分型

Denis 在研究了 400 张腰椎损伤的 CT 扫描片面后，提出了脊柱的三柱结构理论，认为脊柱由 3 条纵行柱状结构构成。前纵韧带、椎体及椎间盘的前半部构成前柱；后纵韧带、椎体及椎间盘的后半部构成中柱；椎弓，黄韧带，关节突关节，棘间、棘上韧带构成后柱（图 46－3－1①②③），并以此为根据，对骨柱不稳定性损伤进行分类（图 46－3－2①②③④）。

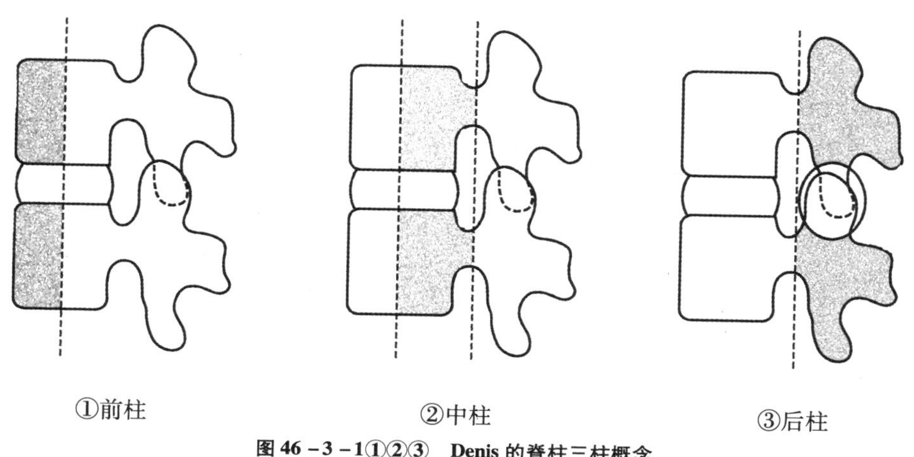

图 46－3－1①②③　Denis 的脊柱三柱概念

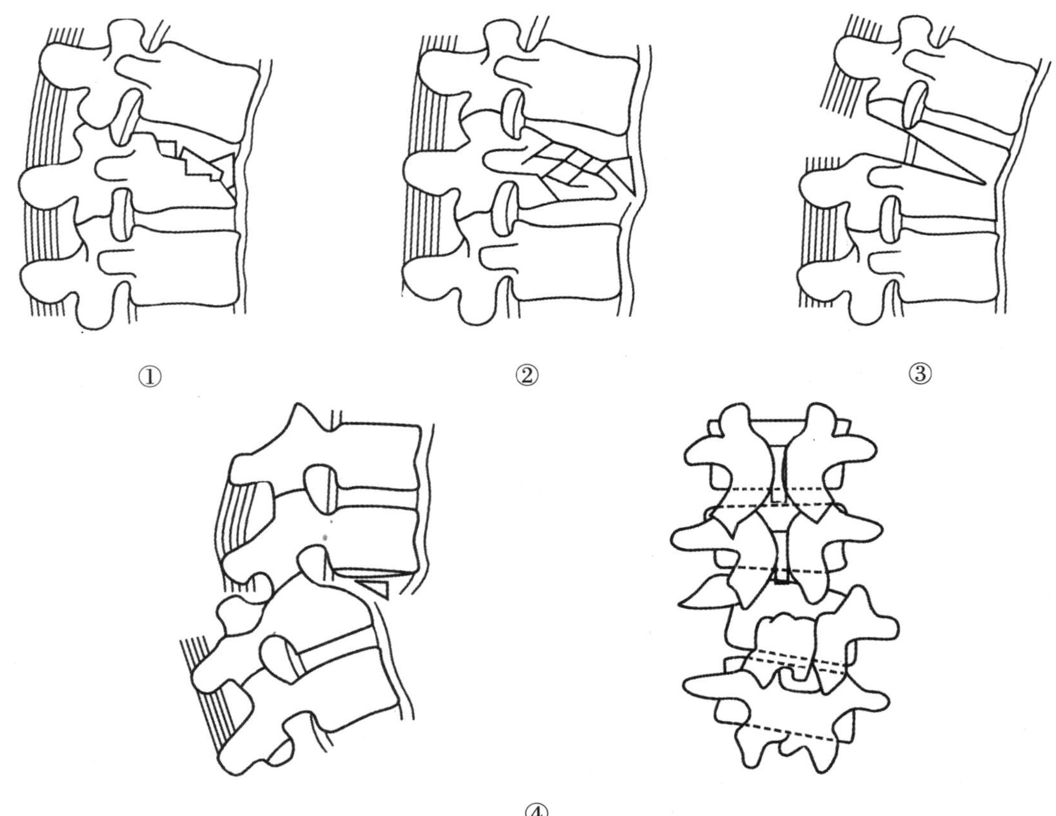

图 46－3－2①②③④ Denis 爆裂性骨折分型

【临床表现】

受伤部位疼痛,受伤椎体和上位椎体可出现角状后突畸形,腰部活动受限。腰椎骨折出现后腹膜血肿,可引起腹胀、腹痛。有合并脊髓损伤时,根据损伤的程度不同,出现相应部位的脊髓或神经根损伤症状。

(一) 脊髓急性损伤

1. 损伤机制

(1) 牵张性损伤:坐带型骨折引,预后差。

(2) 压缩性损伤:神经组织受到撞击,持续压迫脊髓或神经根所致。

2. 病理表现

(1) 中央灰质更易受缺血的损伤。

(2) 伤后 5～6 日,病理改变已发展成严重的坏死和纤维化。

(3) 伤后 5～7 日,病变才会从脊髓的中央向周围侵入。

3. 分级 Frankel 神经损伤分级。

(1) 完全性丧失:运动及感觉功能丧失。

(2) 不完全:损伤平面以下存在任意感觉仅存感觉。

(3) 不完全:仅保留无用的运动功能,感觉有或无。

(4) 不完全:保留有用的自主运动功能。

（5）完全恢复：感觉功能完全恢复，但可能仍残留异常的反射。

（二）不完全脊髓损伤

1．诊断

（1）损伤平面以下，存在部分感觉、运动功能或两者均有。

（2）足趾有微动。

（3）马鞍区有感觉存在，脏门括约肌能自控收缩。

2．神经根定位

（1）胸2～腰1：感觉水平。

（2）腰2：髂腰肌。

（3）腰3：股四头肌。

（4）腰4：胫前肌。

（5）腰5：拇长伸肌。

（6）骶1：腓肠肌。

（7）骶2～骶5：感觉水平。

（三）腰段脊髓损伤的表现

1．腰1水平的脊神经损伤（神经根完整）

（1）肌肉：下肢肌肉麻痹，髂腰肌可有功能，因为髂腰肌支配为腰1～腰3。

（2）感觉：腹股沟以下感觉障碍。

（3）反射：膝腱、跟腱反射消失，后期亢进。

（4）膀胱无功能，肛门反射消失。

2．腰2水平的脊神经损伤（神经根完整）

（1）肌肉：髂腰肌完好，因为髂腰肌支配为腰1～腰3；内收肌力弱，因为内收肌支配为腰3～腰4；股四头肌可能有收缩，因为股四头肌支配为腰2～腰4。

3．腰3水平的脊神经损伤（神经根完整）

（1）肌肉：髂腰肌、内收肌功能正常，股四头肌功能稍弱（腰2、腰3、腰4），髋关节处于屈曲、内收、外旋位。

（2）感觉：膝以下感觉障碍。

（3）反射：跟腱反射消失，二便失禁。

4．腰4水平的脊神经损伤（神经根完整）

（1）肌肉：髂腰肌、内收肌、股四头肌正常。膝以下唯一有运动的肌肉是胫前肌，因为胫前肌支配为腰4。

（2）感觉：只有小腿内侧存在感觉。

（3）反射：膝腱反射正常，跟腱反射消失。

（4）二便失禁。

5．腰5水平的脊神经损伤（神经根完整）

（1）肌肉：因臀大肌无功能，髋关节呈屈曲畸形。臀中肌有部分功能，能对抗内收肌，腘绳肌内侧部分存在（腰5），外侧消失（骶1）。

（2）感觉：除足外侧及足背外，下肢其他部位感觉正常。

（3）二便失禁。

6. 骶1水平的脊神经损伤（神经根完整）

（1）肌肉：除臀大肌肌力轻度减弱外，髋部、膝部肌力正常，小腿三头肌力减弱（骶1、骶2），足内在肌麻痹、肌力减弱，造成爪形趾畸形。

（2）感觉：肛周麻木。

（3）反射：膝腱及跟腱反射正常。

（4）二便不能自主控制。

（四）痉挛性瘫痪

1. 发生时间　伤后24小时至3个月。

2. 发生原因　传导束受到损伤，失去大脑支配，但对肌肉的反射弧仍保留。

3. 反射

（1）发生脊髓休克时，反射弧失去功能。

（2）脊髓休克恢复后，反射弧没有大脑的抑制和调节，产生痉挛性阵挛，原来消失的深反射弧变为亢进。

（五）影像学检查

1. X线检查　X线是最基本的检查方法，正位片显示椎体有无变形及椎弓根间距有无增宽，侧位片显示椎体压缩程度及椎体脱位程度。

上、下位椎体后缘移位程度X线评定：

Ⅰ度：25%。

Ⅱ度：>25%，≤50%。

Ⅲ度：>50%，≤75%。

Ⅳ度：>75%。

2. CT检查　CT是现代脊柱损伤理想的检查方法，能较好显示椎体、椎管矢状面变化情况，血肿大小，了解椎体、椎间盘的破坏程度和脊髓受压程度。CT三维重建，更能准确判断脊柱损伤类型和程度。脊髓造影CT扫描，可用于病变部位范围测定、了解血肿大小及椎间盘情况。

椎管狭窄的CT测定分度：

0度：椎管无狭窄。

Ⅰ度：椎管狭窄1/3。

Ⅱ度：椎管狭窄<1/3或≤2/3。

Ⅲ度：狭窄>2/3。

3. MRI检查　MRI能清楚地显示脊髓损伤的程度及范围，提供判断预后的依据。能明确诊断脊柱的损伤节段，后部的韧带、椎间盘损伤，椎间盘突出和碎骨块突入椎管情况及硬膜内出血等。但对已有过金属内固定物的检查则受到限制。

【病理表现】

急性期脊髓损伤主要病理改变为脊髓水肿、出血或离断。脊髓水肿是一种可逆性损伤，MRI表现为水肿脊髓增粗，T1加权为等信号，T2加权为高信号。慢性期脊髓损伤主要的病理改变为继发性脊髓囊变、空洞或软化、瘢痕纤维化及陈旧性血肿。

【治疗】

（一）急救治疗

1. 搬动患者 搬动患者时应避免扭转，使脊柱稳定在不过伸、不屈曲、处于伸直的中立位。须滚轴转移患者时，应避免使脊柱的任何部位过伸、屈曲或扭转，平抬至担架上再行搬运。

2. 激素的应用 激素的应用，目的是为了抑制在生化改变第2期细胞受损的过程，故必须在伤后8小时内即使用。伤后3小时内最初15分钟30mg/kg；间隔45分钟以后的23小时中，则为每小时5.4mg/kg。伤后第3～第8小时应用的剂量是最初15分钟30mg/kg；间隔45分钟以后的47小时中，则每小时5.4mg/kg。

（二）保守治疗

1. 椎体压缩高度<1/5 年老体弱、不能耐受复位及固定者，可仰卧硬板床，在骨折部位垫薄枕。3日后行腰背肌锻炼。约2个月骨折基本愈合后，可逐渐下地活动。

2. 椎体压缩高度>1/5 青少年及中年患者，可在镇痛剂或局部麻醉后，采用三桌俯卧躯干悬空复位法过伸复位。棘突重新互相靠拢和后突畸形消失，提示压缩的椎体复位，可继续作过伸位石膏背心固定3个月，以后逐渐下地活动（图46－3－3）。

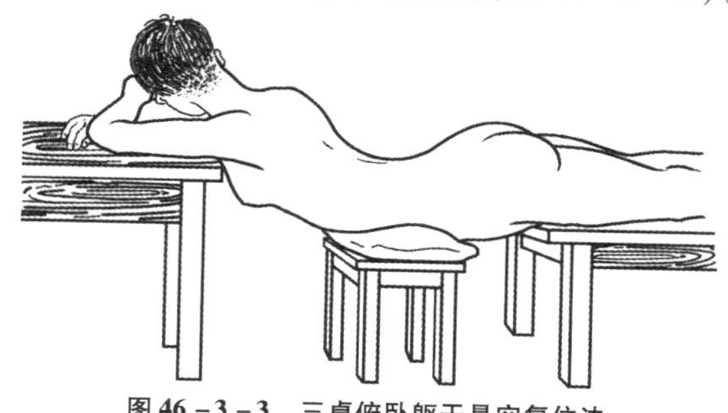

图46－3－3 三桌俯卧躯干悬空复位法

（三）手术治疗

1. 治疗方法 手术治疗与保守治疗方法之间，一直存在着争论与变化。目前普遍认为，虽然保守疗法有花费少、可避免手术并发症等优点，但缺点有不能使受损的脊柱得到解剖复位、可能加重后凸畸形和不能早期活动的限制。手术治疗已在很大程度上取代了非手术治疗，积极的手术治疗成为主要趋势。

2. 伴有脊髓损伤的手术时机

1）进行性神经损伤是急诊减压手术的指征。

2）对完全性脊髓损伤或静止的不完全性脊髓损伤，采用延迟手术还是早期手术固定仍存在不同看法。

3. 手术指征

1）不稳定骨折、爆裂骨折或合同并脊髓受损。

2）伤后脊髓、神经损伤趋于加重，且证明神经有压迫。

3）维护脊柱矢状面、冠状面的关系，椎体高度压缩>50%，脊柱后凸>30°。

4）完全性脊髓、神经功能损伤，虽不需要减压，但需要恢复脊柱生理弧度和稳定性。

4. 椎体后缘骨折块的处理 是选择手术方式的重要依据。传统观点认为，通过后纵韧带的牵张作用，可以使突入椎管的骨折片退缩复位，但也有相当的文献报道其复位并不充分。

5. 后入路内固定器械

1）非椎弓根螺丝钉系统：包括 Harrington 固定器械、Edwards 固定器械、Jacobs 锁钩固定器械、Luque 固定器械、Wisconsin（Drummond）节段性脊椎钢丝棘突间固定器械。

2）椎弓根螺丝钉系统：包括 Luque 椎弓根螺丝钉、改良 Dick 内固定器、RJ 系统、AJ 系统、Cotrel – Dubousset、TSRH、Diapason、Isola、AO 脊柱内固定系统、SOCON、SSE、TENOL、MOSS – Miami。

6. 后入路手术的优点

1）手术显露简单，可应用局部麻醉，创伤小，操作较容易，椎板切除后可清楚显露硬膜及马尾。可进行侧后方减压，解除椎体后缘凸入骨块对脊髓及马尾神经的压迫。

2）通过椎弓根钉治疗腰椎骨折，固定节段少，可以最大限度保留脊柱的运动功能。

3）固定效果，根据椎弓根内固定的力学基础，后路椎弓根螺钉有较好控制脊柱运动的能力，并将应力传递到前部椎体。能有效控制整个椎体的稳定性，具有三维固定和矫形作用。

4）对于伴有椎板骨折及硬膜损伤的脊柱骨折，可同时进行椎板减压及硬膜修补。

7. 后入路手术的限制

1）椎弓根螺钉及内置物过度负荷，可发生疲劳断裂。

2）椎体复位后，高度虽然大部分恢复，但椎体内骨小梁结构并未同时恢复，致使椎体呈空壳样变，支撑能力降低。

3）部分骨质疏松患者，术后发生螺钉在松质骨内因切割作用而致复位丢失。

4）内固定取出后，容易发生椎体塌陷和矫正度丢失。

8. 前入路内固定器械 包括 Kaneda 前路脊柱固定器械、Z 钢板 – ATL 前路固定系统、Anterior Thoracolumber Locking Plate、VentroFix、MACS TL。

9. 前入路手术的优点

1）前路内固定，对维持脊柱前柱高度更可靠。

2）可直接解除损伤的骨块、纤维环等组织对损伤节段脊髓的压迫。

3）可直接在损伤节段椎体之间进行植骨。

4）可以保留后柱结构的完整性。

10. 前入路手术的限制

1）手术入路较复杂、损伤大、出血多。

2）不能对脊髓及马尾神经进行探查或治疗。

第四节 腰椎附件骨折

一、棘突骨折

大多为撕脱性骨折，是斜方肌和菱形肌骤然猛烈收缩，造成棘突肌肉附着点的撕脱骨折。临床有明显的局部疼痛、肿胀及压痛，有筋膜损伤时可见皮下淤血。棘突骨折不影响脊柱的稳定性，一般只需适当休息和对症治疗。

二、横突骨折

常发生于腰椎。通常是腰肌剧烈收缩引起的，常伴有腰背筋膜广泛撕裂，形成腹后壁血肿。患者可出现腹痛和腹肌强直等症状。治疗作对症处理，卧床休息 2 ~ 3 周后，可带支具开始活动。

三、关节突骨折

多因椎体受到过伸暴力的作用所致，临床表现以局部疼痛为主。部分可出现类似腰椎间盘突出症的神经根症状。X 线正、侧、斜位照片及 CT 检查，可见到关节突骨折线并作出诊断。对单纯关节突骨折可保守治疗，如合并有神经根受压症状者须考虑行减压治疗。

四、后关节突骨折

椎体上下的后关节突均可发生骨折，因上关节突位于前方，骨折后易于损伤脊髓。多发生在脊柱扭转的骨折脱位，单独骨折少见，人体顺纵轴旋转或韧带牵拉时也可骨折。骨折发生在关节突基底部时易于愈合，尖部者不易愈合。这种骨折应与先天性化骨中心不愈合相鉴别，骨化多时也可与相邻椎弓骨性连接。轻微损伤亦可造成关节突单独骨折，偶见于下部腰椎，在 X 线斜位像上易于观察发现，否则可被忽略而成为长期慢性腰痛的原因。

五、关节突跳跃交锁

上椎体的下关节突可越过下椎体的上关节突的前方，多见于颈胸部位。在腰部也可移于前内外侧互相交锁。脊柱若极度屈曲可使后关节囊撕裂，下关节突上移、致关节突尖部互相接触顶撞卡住。治疗多需牵引或手术复位。

六、关节突之间峡部骨折

根据 X 线斜位片诊断，如在腰 4、腰 5 峡部骨折时可致椎体滑脱。

七、椎弓根骨折

因下胸及腰椎弓是由较硬的皮质骨构成，故直接暴力造成的椎弓根骨折比较少见，可见于间接暴力引起的骨折脱位。椎弓根骨折一般需要 3 ~ 7 个月始见有愈合的骨痂形成。先天性畸形者则无骨痂形成。

以上损伤早期均可行保守休息治疗。如出现神经症状或不稳定及需行复位者，可考虑手术探查、复位、固定。晚期症状重者可行骨融合术。

第五节　胸腰椎骨折脱位及截瘫的手术治疗

一、胸腰椎后路手术方法的选择

脊柱后路固定可分为棘突钢板固定、椎板的钩棒系统固定和椎弓根钉系统固定三大类型。后路手术开展较早、技术也比较成熟,矫形内植物使用也有较长的历史。经过临床实践,早期的棘突钢板,由于其生物力学方面的明显缺陷,已被淘汰。后来的哈氏棒及鲁氏棒对脊柱骨折的复位能力有限,固定节段长且并发症多,除少数仍用于胸腰段骨折外,极少用于腰2以下的骨折脱位。目前,国内外设计了一些既可以用于脊柱侧凸矫形又可用于脊柱骨折的长、短节段的新型后路内固定器械,如AO synthes的USS,Sofamor – Danek的CD、TSRH、CD Horizon、Paragon,AcroMed的Isola、改良Dick钉、R – F钉、Socon系统、CD器械以及Steffee钢板等。这些内固定器大多为钉钩棒钢板组成系统,矫形力强,固定坚强,操作简化便,既有多节段固定,也有短节段固定,适应范围广泛。

以AO为代表的螺杆系统,具有三维可调整性和对骨折畸形进行复位的新概念,是一种能满足复位与固定需要的内固定系统,在力学性能上明显优于钢板系统,标志着脊柱内植物的极大进步。其基本结构为通过一个万向关节,连接螺杆和螺丝钉,实现了三维空间充分的可调整性,从而达到对脊柱骨折进行复位。经临床观察,其最大的限制在于万向关节的设计,当脊柱承受反复轴向载荷后,万向关节易发生松动,致使已获得的矫形,部分或大部分丢失。因此,对三柱均有损伤,严重失稳的爆裂骨折,应谨慎使用。如需要使用,则术中要合理植骨,术后推迟下床活动,并加腰围保护。

二、胸腰椎后路、短节段椎弓根固定术(改良Dick内固定器)

(一)应用解剖

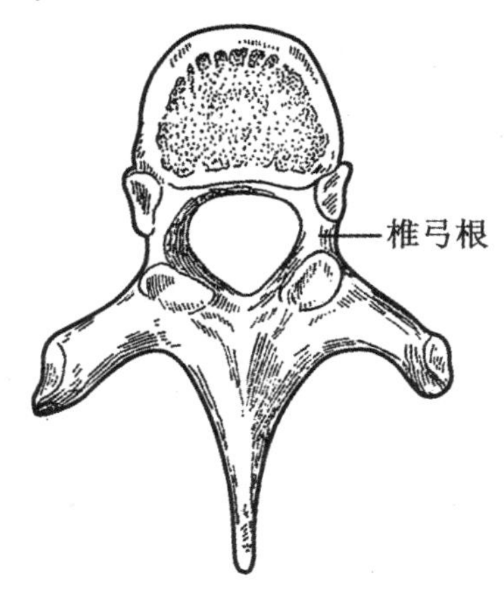

图46–5–1 椎弓根的解剖位置

椎弓根是椎弓连于椎体的缩窄部分,左右各一,根的上下缘各有一切迹,邻位椎骨的上、下切迹参与椎间孔的构成。两侧椎弓根伸向后内的一对骨板称椎弓板,它们在中线彼此结合成一个圆柱体,周围由坚硬的皮质骨构成,中心有少许松质骨。在水平位,椎体的后外侧是脊椎的最坚强部分(图46–5–1)。

1. 椎弓根的直径 根据国外解剖资料,胸12~腰5呈渐增宽,横径为9~15mm,纵径约15mm。我国解剖资料则显示,其最小值分别是10mm和5.4mm。因此,选用直径为4~5mm的螺钉较为合适,也有使用直径为5~6.25mm的螺钉,只要掌握螺钉钻入时向内偏斜10°~15°角,就应该是安全的。

2. 椎弓根延长的深度 包括上关节突厚度的椎弓根轴线长度和椎弓根轴线在椎体延长线的总长度(SPL)。根据资料转化后提供的数据,基本确定椎弓根螺钉的长度为40mm、45mm和50mm三种。生物力学测试表明,螺钉进入越深,造成螺钉各方向松动的

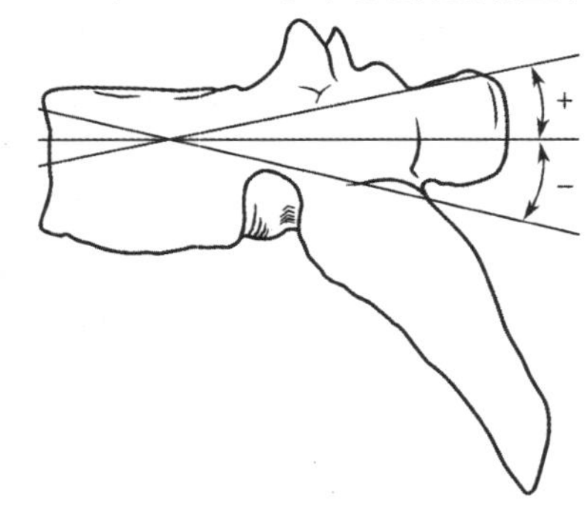

图46–5–2 椎弓根的角度

负荷都明显增加，但为避免穿出椎体前皮质骨的危险，以 80% SPL 的深度较合适。

3. 椎弓根周围解剖　椎弓根是椎板、上下关节突的会合点。椎弓根内侧与脊髓硬脊髓膜囊间距有 2 ~ 3mm，神经根紧靠椎弓根下切迹，是钻入椎弓根螺钉时须要防止损伤的区域。腰神经根只占椎间孔的前上 1/3，椎弓根的上方和外侧区是安全区（图 46 – 5 – 2）。

（二）生物力学特性

椎弓根是椎弓连于椎体的缩窄部分，两侧椎弓根伸向后内，在中线彼此结合成一个圆柱体，周围由坚硬的皮质骨构成，中心有少许松质骨，椎板和上下关节突均会合在椎弓根的同一点上，所有从脊椎后部传递至椎体的力都经过此点。椎弓根螺钉进入椎体，能控制脊柱伸屈、侧屈和旋转三个基本运动组合的稳定性，为三柱复合结构而提供坚强的内固定，并能获得多平面的稳定性。

1. 改良 Dick 椎弓根内固定器　连接上、下椎弓根螺钉的螺纹连接杆断面呈扁方形；锁紧螺帽垫圈带有棘齿结构，可消除固定段的水平面运动；成对固定可控制固定段在额状面的运动；夹钳带棘齿和锁紧螺帽结构，能消除固定段在矢状面的运动。

2. RF 系统设计上的生物力学特性　机械结构简单；有角度椎弓根螺钉和锁固螺钉；具有三维空间的可调节性；保持脊柱的正常生理前凸并达骨性融合；在完成各种复位所需的调节后，可在最少限度的节段内，达到坚强的内固定。

（三）适应证

（1）胸 8 ~ 骶 1 的各类不稳定性骨折脱位或合并截瘫。

（2）爆裂型骨折或伴前纵韧带断裂，同时需行椎板切除或后外侧入路减压。

（四）禁忌证

损伤已超过 2 周以上及陈旧性骨折脱位。

（五）手术方法

1. 麻醉　骨折脱位无截瘫，可采用连续硬脊膜外阻滞。

2. 体位　俯卧位，上胸两肩前部或两髂前上棘平面处垫枕或卧于 Hall – Relton 架上。

3. 内固定器　包括 3 种长 40 ~ 50mm 及 2 种直径 5 ~ 6mm，前段为松质骨螺纹，尾部为机械螺纹的螺钉；横截面呈扁方形，直径为 6mm、7mm 2 种，长度 8 ~ 12cm，常用长度为 10cm 的螺杆；邻齿角 90°的夹块、侧块及带棘齿垫圈等（图 46 – 5 – 3①②③④）。

4. 手术器械　包括连接椎弓根螺钉、末端有内丝纹的“T”形杆共 4 根；长 5cm，直径为 3.5mm 手钻和各种扳手及套筒扳手等（图 46 – 5 – 4①②③④）。

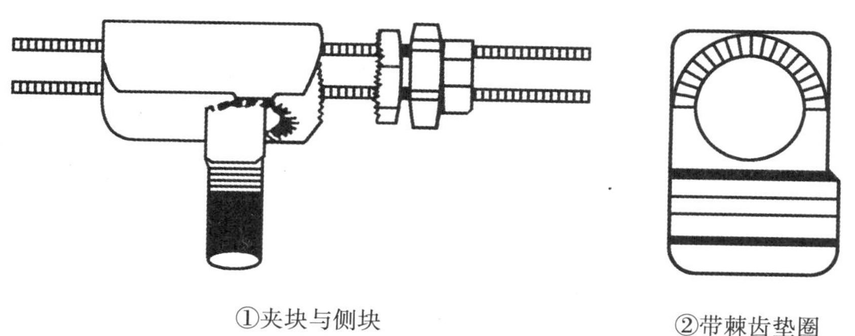

①夹块与侧块　　②带棘齿垫圈

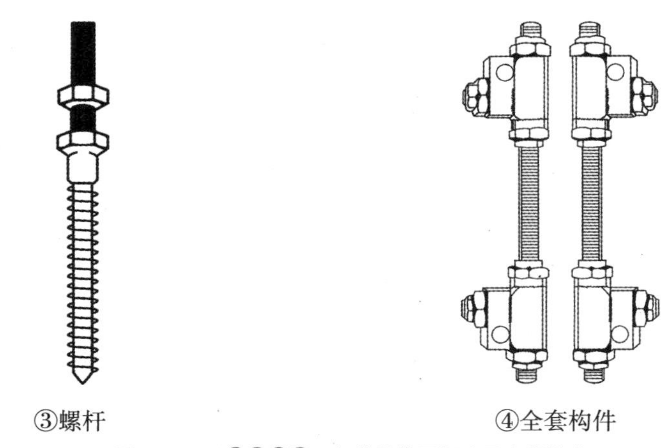

③螺杆　　④全套构件

图 46－5－3①②③④ 短节段椎弓根内固定器构件

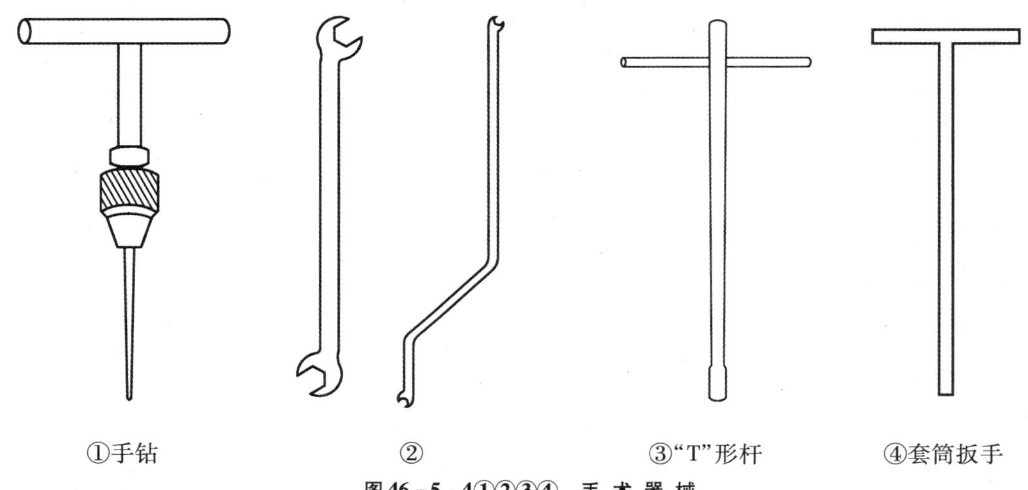

①手钻　　②　　③“T”形杆　　④套筒扳手

图 46－5－4①②③④ 手 术 器 械

5. 操作步骤

(1) 切口:皮下组织内注入 1∶500000 肾上腺素溶液,后正中切口,长约 15cm。

(2) 显露椎板:紧贴两侧棘突切开胸或腰背筋膜及棘突骨膜,向两侧作椎板骨膜下剥离竖脊肌至横突,显露伤椎及上、下各一个脊椎节段,使用自动牵开器。

(3) 螺钉进钉点

1) 胸椎进针点:下关节突下缘与关节突关节面中点垂直线的交点,其外侧 3mm 处,可作为胸椎椎弓根穿刺的进针点(图 46－5－5)。

2) 腰椎椎弓根穿刺的进针点:在腰椎的椎板外缘有一典型的骨嵴,或称峡部嵴(图 46－5－6)。其外或外上方有一凹陷,约与椎弓根中心点重叠,可作为腰椎椎弓根穿刺的进针点。

3) Weinstein 定位法:平分横突的水平线与沿上关节突外侧缘通过的垂直线的交点(图 46－5－7),也即为横切面上椎弓根长轴的终点。因椎弓根水平切面的长轴与二分椎体的正中线相交,形成一定的角度,即 TSA 角,这一角度随自上而下各椎体面积的增大和两侧椎弓根之间的距离增宽而呈逐渐增大。临床实践证明, Weinstein 定位法更符合胸腰段脊柱椎

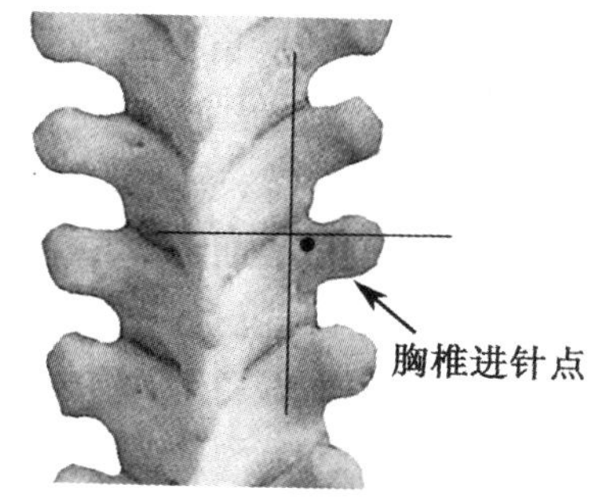

图 46－5－5　胸椎椎弓根螺钉穿刺进钉点

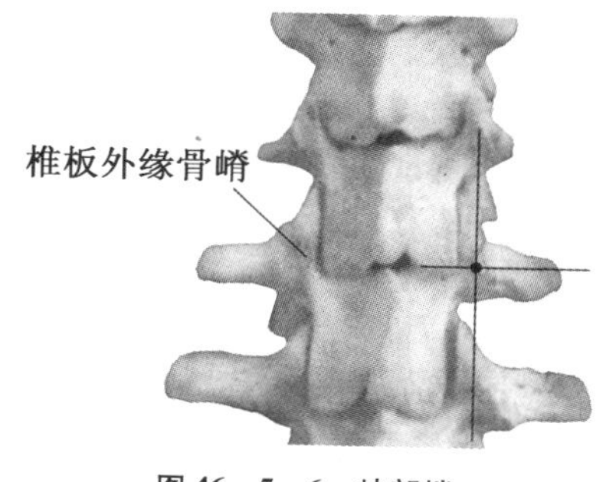

图 46－5－6　峡部嵴

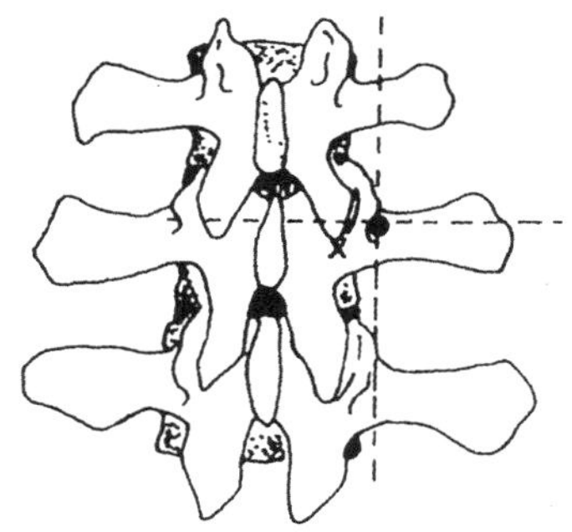

图 46－5－7　Weinstein 进针点定位法

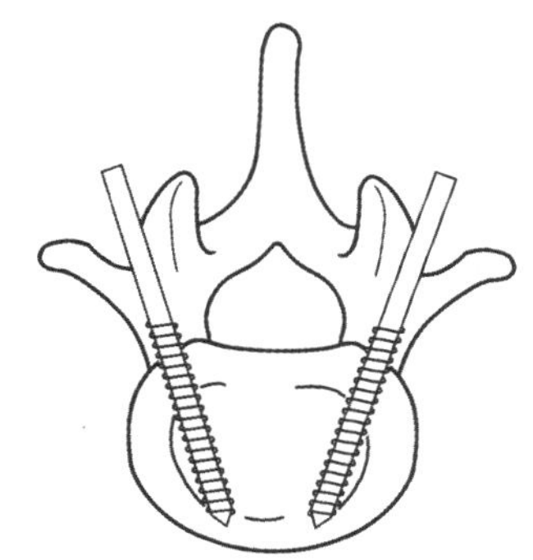

图 46－5－8　椎弓根螺钉植入的角度和深度

弓根的解剖特点，Weinstein 定位法螺钉开口的定位即是椎弓根 TSA 角的终点，螺钉进入这一开口后，很容易沿椎弓根管腔进入前方椎体。这种定位方法准确性高，并发症少，而被广泛推荐。

（4）螺钉通道：在伤椎上、下各一节段，按上述椎弓根定点标志，确定螺钉钻入点。用长 5cm、直径 3.5mm 手钻作钻孔，进针方向应平行椎体终板与椎体后缘垂直，并向中线倾斜 10°～15°，插入深度为 30mm。拔出手钻，换用直径 1.5mm 克氏针，将平头端、凭手感插入钻孔内椎体松质骨，使克氏针平头直抵椎体前缘，通过手法提插克氏针，感觉周壁及前方均为骨质，证明定点定向正确。通过克氏针外露部，测量插入深度，选择长度适当螺钉，定点钻孔处用骨蜡止血，换长 10cm 直径 1.5mm 的短平头克氏针，分别插入伤椎上、下各一节段的两侧定点钻孔内，使用“C”形臂作侧位透视，确认螺钉方位及深度。

（5）植入螺钉：拔除平头短克氏针，用丝锥攻丝扩大钻入孔。使用“T”形杆，顺平头短克氏针插入的通道方向，分别钻入 4 枚椎弓根螺钉。一般胸 10～腰 1 的深度为 40～45mm；腰 2～腰 5 为 45～50mm（图 46－5－8）。

（6）安装固定器：方位正确时即可安放两侧内固定器。内固定器的螺纹连接杆两端各有一只锁紧夹钳，夹钳上有圆孔，圆孔对准椎弓根螺钉尾部放入并露出尾部。尾部临时旋上有内丝纹的复位杆 4 根，能方便操纵、增加力臂及矫正畸形。

（7）复位原则：主要根据骨折类型，采取不同方向作用力的复位。对爆裂型骨折应施加撑开力，屈曲分离型骨折则应施以压缩力。

（8）爆裂型骨折的复位

1）矫正后凸畸形：放松锁紧夹钳的外侧螺帽，如后壁不完整，则须紧靠内侧的分离螺帽与夹钳。

2）维持生理前凸：分别将4根复位杆向前推压，并加压合拢时，加大了钉杆之间的角度，矫正后凸畸形。即可将外侧螺帽拧紧，使带棘齿垫圈咬合，维持固定生理前凸。

3）恢复椎体高度：向两端移动内侧分离螺帽，每移动3mm可矫正后凸畸形10°，生理前凸可固定不变。

4）控制旋转：拧紧对抗螺帽，分别夹扁、锁紧螺帽的轴环。

5）取出复位杆：旋出复位杆，拧紧螺钉尾部的螺帽。

6）植骨：经椎弓根植入自体松质骨，行后外侧横突间植骨或填充伤椎前面的缺损（图46－5－9①②③）。

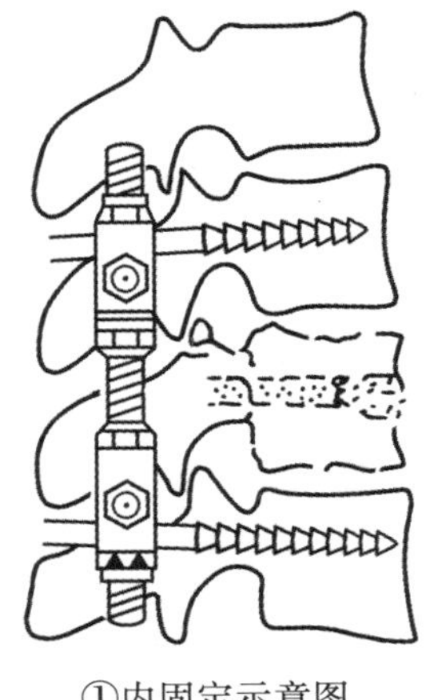

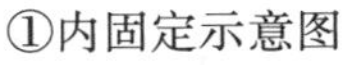

①内固定示意图

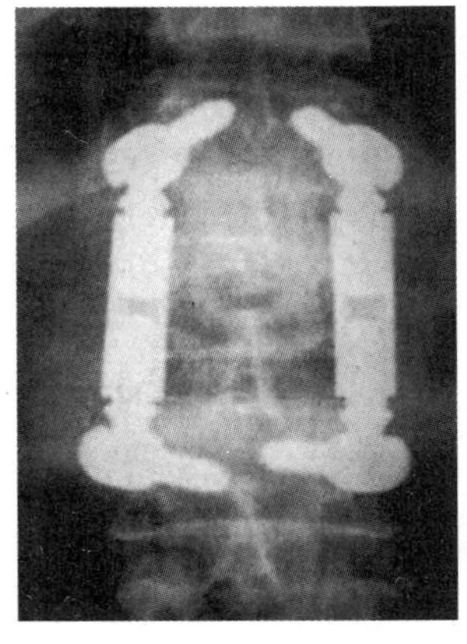

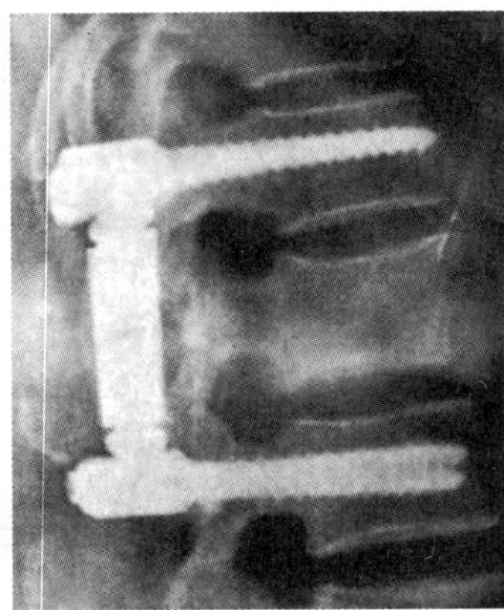

②术后X线正、侧位片

图46－5－9①② 短节段椎弓根内固定

（六）术后处理

术后24小时内平卧或45°斜卧位，以减少渗血。定期翻身，预防褥疮。卧床4～6周后，可在支具保护下起床活动，术后9～12个月去除内固定。

三、胸腰椎后路AF系统手术

（一）设计特点

AF系统是邹德威等在RF系统的基础上，综合了AO与DF两种内固定系统的优点研制的新型椎弓根螺钉内固定器。具有结构简单，调节方便、准确，更有疗效，简化植入手术，缩短手术时间的特点。

（1）可调整三维空间，且具有多种矫正力。避免了AO万向内固定系统因着重多种矫正力，设计过于灵活的万向关节，而导致关节结构颇为复杂和易松动，使重建生理弯曲的角度定量不准确，复位固定后，因松动而致复位再丢失的缺陷。

（2）更好保留了RF系统角度螺钉重建脊柱生理弯曲的坚固性和准确性，舍弃角度螺钉"U"形口与螺杆结合的结构，避免脊柱三维空间调整后受到限制。

（二）内固定器

由4枚拉力螺丝钉、2对正反螺纹角度螺栓、正反螺纹套筒组合及1对横连杆组合。

（三）手术器械

部分器械与 RF 系统相同，包括定位器、椎弓根探子和丝锥，另增加 AF 推拉力螺钉套筒扳手、正反螺纹套筒调节扳手。

（四）手术方法

1. 爆裂骨折

（1）植入螺丝钉，放置好套筒连接后的正反螺纹角度螺栓。

（2）旋入并旋紧椎弓根螺钉尾端的螺帽，椎弓根螺钉即产生角度。按照螺栓规定的角度可恢复伤椎前半部高度及重建生理弯曲。

（3）沿延长方向旋转套筒，可产生沿生理弯曲并贯通脊柱三柱的均匀的撑开力，使伤椎达到解剖复位（图 46－5－10①②）。

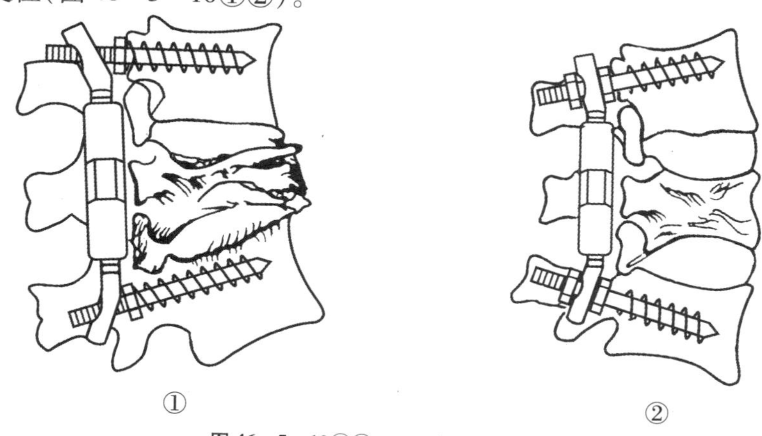

图 46－5－10①②　AF 治疗爆裂骨折

2. 安全带骨折或屈曲过伸型骨折

（1）植入螺丝钉，放入套筒连接后的正反螺纹角度螺栓。

（2）旋入螺丝钉尾端的螺帽，螺丝钉即产生角度螺栓所规定的角度，使屈曲压缩的伤椎前柱得到牵张复位。

（3）按短缩方向旋转套筒，能沿生理弯曲纵轴，在脊柱后柱产生压缩力，使伤椎中柱和后柱因牵张力作用分离的骨折得到对合而复位，最后达到解剖复位（图 46－5－11①②③）。

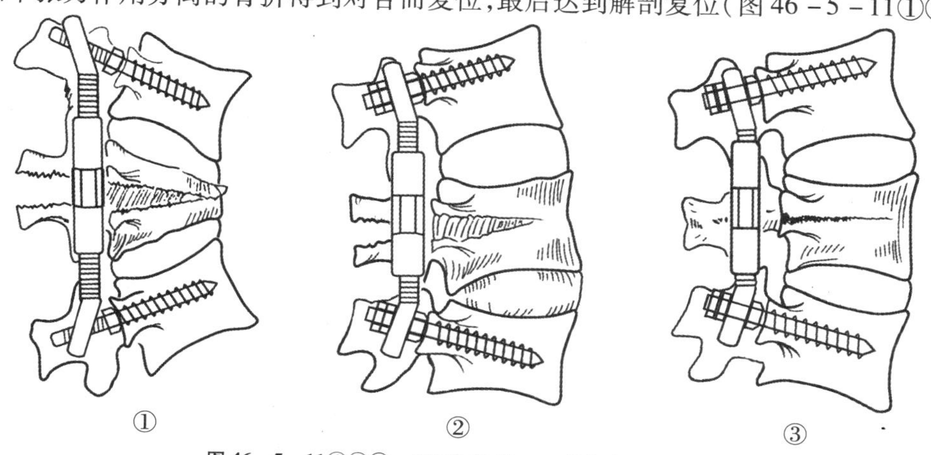

图 46－5－11①②③　AF 治疗 Chance 骨折复位内固定

(4) 完成以上步骤后,于球面螺帽上再锁固螺帽,放入横连杆,用两枚小锁固螺丝钉锁固。

(五) 并发症

按正确的方法植入椎弓根螺丝钉,很少发生并发症。

1. 螺丝钉没有进入或穿出椎弓根 基于椎弓根的解剖毗邻关系,如因为技术原因,螺丝钉从内侧穿出椎弓根,则容易进入椎管,造成脊髓损伤。如螺丝钉向内下方穿出椎弓根,则容易激惹或直接损伤走行于侧隐窝内和神经孔内的神经根,引起相应的症状。如螺丝钉由前方穿出,则可能损伤前方大血管或腹腔内的脏器。植入方法不正确引起的并发症,其后果是严重的。

2. 预防措施 要严格掌握手术技术标准,尤其是植入过程中,不使用动力钻具,而须凭手感进行穿针,掌握好脊柱三维空间及生理弯曲的解剖特点,保证正确植入螺丝钉。另者,术中必须采用"C"形臂监视,以确保螺丝钉在正确位置植入。

四、胸腰椎骨折伴神经损伤的前入路手术

胸腰椎前路固定技术系指经侧前方切除部分椎体、破碎的骨折片及损伤的椎间盘等组织,椎管减压、植骨融合和内固定技术。前路手术主要使用支撑型固定器,用以恢复损害节段椎体的高度。

(一) 前入路内固定器的分型

1. 钉棒型固定器 有 Kaneda、Moss miami、TSRH、Isola、Ventro－Fix 及中华长城等脊柱内固定系统。

2. 钉板型固定器 包括 I－Yuan 钢板、Armstrong 钢板、饶氏椎体钉、Z－Plate 及 USA－Plate 等。

3. 替代型固定器 即各种人工椎体、钛网、人工骨、异体骨等,常需同时使用前两种内固定器械。

(二) 万向脊柱前路带锁钢板系统 USA－Plate 固定术

1. 适应证

(1) 腰椎骨折伴不完全性瘫痪。

(2) 疼痛性、进行性后凸畸形伴神经功能障碍者。

(3) 后路手术难于矫正的畸形和较严重的椎体陈旧性爆裂骨折。

(4) 已施行后路或前路手术,但减压复位不满意,仍有前方压迫伴神经功能障碍。

(5) 晚期迟发性不全瘫伴有前方压迫。

(6) 椎管部分或完全梗阻的前脊髓综合征。

2. 禁忌证

(1) 全身情况较差,难以忍受前路较大手术。

(2) 严重骨质疏松。

(3) 脊柱有急性感染。

(4) 对金属植入物过敏。

(5) 骨折脱位严重,瘫痪平面明显高于骨折平面。

（6）骨折脱位严重，估计瘫痪不可能恢复。

（7）一般不适合用在腰5和骶1。

3. 内植物

（1）钢板（图46－5－12①②③）

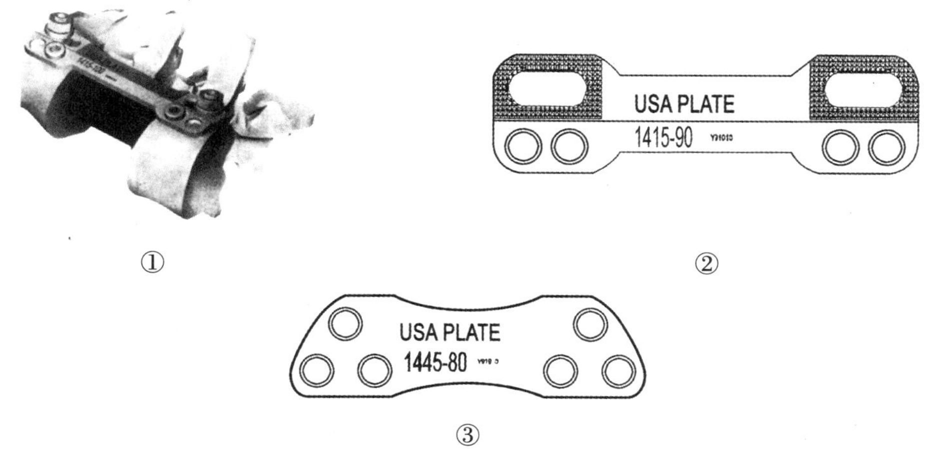

①　②　③

图46－5－12①②③　万向脊柱前路带锁钢板

1）弧形窄钢板：有适合椎体的形状的弧度。宽21mm，厚3.0mm，长45～110mm。钢板上有6个圆形自动锁定螺钉孔。

2）台阶状宽钢板：宽23mm，厚3.3mm，长80～120mm。钢板两端各有一长椭圆形万向固定螺钉孔，两端各有2个自动锁定螺钉的圆形螺钉孔。

（2）螺钉

1）自动锁定螺钉：规格为直径6mm，长度22～45mm。拧紧固定时能自锁在钢板上。

2）双固锁螺钉：规格直径7.0mm，长度35～45mm。两个垫片及一个固定螺帽，螺钉可在任意方向12°范围内与钢板自由结合，不受植入方向限制。

3）松质骨自锁螺钉：规格为直径6mm，长度20～50mm。拧紧固定时能自锁在钢板上。

4. 手术器械

（1）试模钢板：为USA－Plate钢板的试模，用于术中确定钢板的长度和钉孔的位置。

（2）持钢板器：用于把持钢板和试模钢板。

（3）钻头：直径4mm，用于钻双固锁螺钉和自锁螺钉孔。

（4）钻头套管：用于引导钻双固锁螺钉孔。

（5）自锁螺钉钻头引导器：用于引导钻自锁螺钉孔。

（6）深度探子：用于测量钉孔的深度。

（7）螺钉入口扩大器：用于扩大双固锁螺钉的人口，使肩脱可以进入骨质。

（8）螺钉起子：套管式双固锁螺钉起子用于拧入双固锁螺钉，内六角起子拧入双固锁螺钉钉栓和自锁螺钉。

（9）平头标尺：用于测量露出钢板的螺钉头长度，确定钉栓座的长度。

（10）钉栓座拧入器：用于拧入钉栓座。

（11）打孔器、丝锥、扳手。

5．手术方法

（1）麻醉：全身麻醉。

（2）体位：侧卧位，腰下垫枕。可根据脊髓受压侧采用左或右侧入路。

（3）切口：根据损伤节段采用肾切口或腹前壁斜切口。腹前壁斜切口起自第12肋骨远端、腋中线与肋下缘交点，斜行向下延长，止于耻骨结节上5～7cm处。

（4）显露伤椎：切开皮肤、皮下组织，分离腹外斜肌纤维，切开腹内斜肌、腹横肌和腹横筋膜，将腹膜连同输尿管一起推向中线，直达椎体。将腰大肌部分切断牵开，在椎体侧方正中切断、结扎伤椎及其上下椎体节段性血管。剥离、显露伤椎及其上下各一椎体的正侧方，沿伤椎椎体向后剥离，显露椎弓根。

（5）椎管减压：用骨刀由后向前将椎弓根皮质凿除，神经剥离子沿椎弓根上下找到椎间孔，再咬除伤椎一侧椎弓根，显露硬脊膜囊及神经根。然后用微型气动、电动磨钻或6～8mm宽骨刀在伤椎椎体后壁稍前方掘削一骨槽，将椎体后壁凿刮后形成一薄层骨片，再用刮匙沿硬脊膜前向前剔除该骨片。减压结果应以能看到对侧椎弓根为准。切除上、下椎间盘，使伤椎脊髓段前外侧均获得充分减压。

（6）复位：用椎体撑开器将上、下方的椎体末端向两边撑开，对上、下方的椎体及反向加压。

（7）植骨：测量上、下椎体撑开的高度，确定植骨的长度。将椎体末端修整齐，将髂骨块植入椎体间。

（8）植入钢板：准确测量椎体直径及宽度，切除病灶椎体，确认宽钢板与螺钉规格。

将定位与攻螺牙将定位规置于上椎体，上缘与椎体边缘平行，以钻孔锥穿过定位规套筒在椎体上凿一小洞作为螺钉进入点，取出钻孔锥，使用手摇钻或气动钻连接4mm钻头，穿过定位规套筒在定位点上进行扩孔，完成后用探针配合透视测量螺钉深度。连接5mm攻牙锥，穿过定位规套筒在孔槽内攻螺牙，完成后留置攻牙锥，作为下椎体定位参考，取下定位规套筒，继续在下椎体重复前面操作程序。

（9）植入万向固定螺钉：取出留置在下椎体之攻牙锥，植入万向固定螺钉，暂时留置螺钉套筒起子。将取出留置在上椎体之攻牙锥，植入万向固定螺钉，暂时留置螺钉套筒起子。修正上下椎体相对之平面，使之平整，露出松质骨，以便嵌入植骨块。

（10）植入植骨块：准确测量上下椎体间预置骨块之间隙高度，使用自体、同种异体或其他替代材料制备的三面皮质骨块，其高度大于间隙高度2～3mm。以撑开及压缩钳两端架于两螺钉套筒起子内侧底部，以顺时针方向旋转调整钮至适当宽度，作两椎体间植骨。放松撑开及压缩钳，嵌入骨块被上下椎体自然回缩而紧固，取下撑开钳、压缩钳及螺钉套筒起子。

（11）放置USA宽钢板：以凸点朝上，将两枚垫片分别套入螺钉颈部。放置适当长度的USA钢板，由长椭圆形孔洞对准套入钢板。持凸点朝下的两枚垫片，分别套入螺钉颈部，平置于钢板上。

（12）固定USA宽钢板：用10mm螺帽持杆，将两枚螺帽分别套入螺头，旋入万向固定螺钉。用两支3.5mm内六角螺钉起子，分别套入10mm螺帽套筒扳手及10mm“L”形套筒扳手内，用内六角螺钉起子固定螺钉，螺帽嵌入后，用螺帽套筒扳手顺时针方向旋紧。依序取下内六角螺钉起子、“L”形套筒扳手及螺帽套筒扳手。

(13) 安装钻孔导规：用2支5mm钻孔导规，分别旋入钢板上的自动锁定螺钉孔，再套入4mm钻孔导规内套管。使用手摇或气动钻，连接4mm钻头，在导规内套管定位点上作扩孔，然后取出导规内套管，再以5mm攻牙锥攻螺牙，完成后取出钻孔导规，留置攻牙锥。

(14) 植入自动锁定螺钉：用3.5mm内六角螺钉起子，将自动锁定螺钉与钢板成90°先后植入上、下椎体钻孔洞内并旋紧，如螺钉颈部螺纹无法锁入钢板螺孔时，可先松开万向固定螺钉之螺帽并稍调整钢板角度，等待自动锁定螺钉锁入钢板后，再锁紧万向固定螺钉的螺帽。

(15) 锁紧万向固定螺钉：用2支3.5mm内六角螺钉起子，分别套入10mm螺帽套筒扳手及“L”形套筒扳手内，固定万向固定螺钉，螺帽套筒扳手将螺帽嵌入后，旋紧螺帽。

(16) 闭合切口：“C”形臂透视，观察钢板螺钉的位置后，逐层闭合切口。

6. 术后处理　术后伤口负压引流36小时，术后7~10日可穿戴支具下地行走，持续使用支具保护3~4个月，一般半年可获坚固愈合。

五、腰椎椎管次全环状减压术

(一) 适应证

(1) 多用于陈旧性骨折。

(2) 腰椎骨折合并不全性瘫痪，神经功能恢复到一定程度后即趋于停滞。X线片、CT或MRI扫描上显示椎管前方或侧前方有骨性致压物。

(3) 腰椎骨折后，发生明显根性疼痛。

(二) 禁忌证

(1) 新鲜骨折及脊髓完全性损伤。

(2) 腰2以上节段骨折应慎用，避免影响脊髓圆锥而加重损伤。

(三) 术后处理

(1) 卧床休息2~3个月，鼓励床上功能活动，依照截瘫护理。

(2) 预防性使用抗生素。

(3) 24小时后更换敷料，防止血痂干燥后压迫伤口。

(4) 可用类固醇皮质激素3~5日，预防或减轻脊髓水肿反应。

(5) 2~3个月后可下床活动。

六、脊髓切开术

对于完全性脊髓损伤，单纯从外部减压，并不能停止其病变继续发展。实验研究证明，许多治疗脊髓损伤的方法，都有一定效果。有的方法已在临床应用，但由于临床个例、损伤程度、治疗时间、治疗方法等不同等因素，而难于判断及比较其效果。

治疗脊髓损伤是建立在脊髓已完全减压的基础之上。实验与临床观察证明，不完全截瘫需要脊髓外减压，不论闭合复位或手术减压，均可达到治疗目的，不需作脊髓治疗。不完全截瘫行椎板减压治疗，95%以上可获得脊髓神经功能的恢复，80%以上能恢复独立行走。临床严重脊椎骨折脱位，估计或已知为脊髓横断者，不需脊髓治疗。

（一）手术指征

完全性脊髓损伤及严重不全瘫（例如仅保留会阴部感觉或足趾可稍动者），病变可进行性加重，可行脊髓治疗，马尾断裂应予修复。

（二）手术依据

切开硬脊膜及脊髓，放出髓内积血或囊腔坏死物质，均可使脊髓得到减压，从而改善脊髓损伤段的微循环，终止或减轻病理进行性坏死，以保留周围白质中重要传导通道，使截瘫得以恢复。在手术显微镜下，作脊髓后正中切开，对脊髓损伤不大，即使偏向一侧，也主要损伤薄束与楔状束。

（三）手术步骤

脊髓切开需在椎板切除、切开硬脊膜后进行。以脑棉堵塞上下蛛网膜下腔，在手术显微镜下观察脊髓后正中沟，用保险刀片或 15 号小刀片避开脊髓后血管，沿后正中沟切开，深度 5mm，达脊髓中央管或中心部，长度 2～2.5cm，使脊髓中积血流出，以生理盐水冲洗，缝合或不缝合脊硬膜。

（1）在未切开硬脊膜前，触诊脊髓伤段是否肿胀或变硬，切开脊硬膜后，直观脊髓严重肿胀者，行脊髓后正中切开，长度范围达肿胀区两端。

（2）触诊脊髓有囊肿感，外观颜色较正常为白，应作切开，引流出液化坏死物质。

（3）对既无明显囊肿，肿胀又不严重的脊髓，应切开后正中硬脊膜减压，然后以椎旁筋膜覆盖硬脊膜切口。

七、马尾神经吻合术

在腰 2 以下的骨折脱位，多合并马尾神经损伤。一般的压迫并不能造成马尾神经断裂，造成马尾神经断裂，通常由锐性骨折片进入椎管，锐器致伤物直接致伤或严重脱位所致。

（一）适应证

各种原因所致马尾神经断裂，多用于新鲜损伤。

（二）手术方法

1. 麻醉　全身麻醉或硬脊膜外阻滞麻醉。

2. 体位　取俯卧位，上胸两肩前部和两侧髂前上棘处垫枕。

3. 操作步骤

（1）切口：以伤椎为中心作后侧正中直线切口。

（2）显露马尾神经：切开皮肤及皮下组织，显露棘突及腰背筋膜。由中线纵行切开棘上韧带，从上下方正常脊椎开始，紧贴棘突中线锐性切开腰背筋膜及棘突骨膜，紧贴棘突及椎板行骨膜下剥离，依次将两侧竖脊肌推向外侧，直至小关节外缘。检查脊椎附件骨折、关节突移位或交锁、棘间韧带及黄韧带断裂的情况。整复脱位，切除损伤的黄韧带及相邻的椎板边缘，减压范围应充分，显露硬脊膜。腰 1～腰 2 节段的马尾神经尚未散开而呈聚集状，确定损伤部位后，切开硬脊膜和蛛网膜，以脑棉填入蛛网膜下腔，用带橡皮直径为 1.5～2.0mm 的吸引器，小心吸引脑脊液，并用冷生理盐水反复冲洗，清除蛛网膜下腔内的积血和血块，找出马尾神经两侧断端。

（3）吻合马尾神经：新鲜损伤者多无张力，如损伤的马尾神经数量少，可在显微镜下用尼龙针线，按其近端和远端的排列方向做端端吻合。根据马尾神经粗细，缝合神经束膜 1 或 2 针。马尾神经无神经外膜，只有神经束膜，故缝合有一定的难度。完成吻合后，如有条件，应尽量缝合硬膜以减少术后粘连。腰 3 节段的马尾神经根损伤，因该处马尾神经是按其自然排列向椎管两侧分开并浮动在脑脊液中。故损伤多属于挫裂或挤压伤，横断损伤较少见，常见有损伤的马尾神经成束状被挤压在骨折端之间或至椎管外，只有在遭受锐器伤时，马尾神经断裂才可能是整齐的，这种损伤病理特征，给神经吻合术带来很大困难。根据马尾神经的解剖特点，腰 3 以下马尾神经的运动神经逐渐靠向腹侧，而感觉神经靠向背侧，故尽量吻合运动神经（即前根），有利于保存下肢功能。

八、局部脊髓冷疗

脊髓损伤早期行局部冷疗，可减少出血及水肿，从而减轻或延缓脊髓损伤病理发展，保存周围白质神经纤维，使截瘫得以恢复，适用于完全性脊髓损伤与较重的不完全性脊髓损伤。方法分硬膜外与硬膜下两种，也可两种方法结合应用。

（一）硬膜外连续冷疗

1. **病理生理依据**　冷疗对脊髓组织有轻微损伤。在实验中，硬膜外冷疗 6 小时后，可见脊髓灰质中毛细血管外有红细胞溢出及髓鞘散乱改变，第 2 日实验动物则恢复站立及行走。

2. **治疗方法**　取两条管腔直径 3mm 以上塑料管，于一端剪数个侧孔，将两管的侧孔端方向相反，并排置于硬膜外。两管的另一端，分别从椎旁肌肉软组织中引出至皮肤外并固定。使一管为入管，另一管为出管。连接冷盐水灌注系统，进行连续灌注冲洗，冷盐水温度为 0 ~ 4℃，经灌注管至脊硬膜处约在 6℃，出皮肤管处约为 10℃，连续灌洗 6 小时或更长。一般均缝合切口，回病房继续灌洗。

（二）硬膜下冷疗

1. **病理生理依据**　硬膜下冷疗，对脊髓的损伤比硬膜外冷疗较为明显，但与损伤脊髓本身的出血及水肿相比，仍属轻微。因此硬膜下冷疗对脊髓损伤仍有一定治疗作用。

2. **治疗方法**　采用硬膜外与硬膜下结合冷疗，切开硬脊膜时，高度肿胀的脊髓可自硬脊膜切口中凸出，可因此加重损伤，故应先行脊硬膜外冷疗半小时，待脊髓肿胀有所消退后，再切开硬脊膜，进行脊硬膜下冷疗。以脑棉堵塞上下端蛛网膜下腔，作冷疗 20 ~ 30 分钟，脊髓处理后，可缝合脊硬膜后，继续作脊硬膜外冷疗。

九、高压氧治疗

损伤的脊髓，由于出血、水肿、微循环障碍等改变，使脊髓组织呈缺氧状态。高压氧治疗，可提高脊髓损伤段的氧张力及弥散率，改善其缺氧状态，从而保存脊髓白质神经纤维，减轻或避免发生退变坏死，促进截瘫恢复。但如使用 >3 个大气压、连续进行 6 小时，则可导致发生氧中毒、脊髓灰质出血、髓鞘散乱退变等。

（一）治疗方法

（1）根据脊髓损伤的病理，在脊髓发生中心坏死之前，如患者全身情况许可，应于伤后尽早进行。

(2) 每次高压氧治疗可作2小时、2个大气压治疗，每日2～3次，两次间隔6小时，共做1～3日。

十、药物治疗

药物治疗的动物实验研究结果表明，一些药物对脊髓损伤有一定治疗作用。

（一）类脂醇

此类药物有利于维持细胞膜及血管壁细胞的完整，在脊髓灰质出血时，对白质有稳定作用，以及抗炎、减轻水肿及纤维细胞的活动、减少纤维素沉着于伤部、减少脊髓破裂溶解微粒酶释放等作用，从而减少脊髓的破坏，为临床上常用的药物。

（二）皮质类固醇

是目前对早期脊髓损伤主要的药物治疗方法。

1. 有利于脊髓冲动的发生　大量皮质类固醇，可显著增加脊髓神经系统的兴奋性，增加单胞突结合与多胞突结合的传递，在少数白质仍保留功能的情况下，有助于运动神经元下行胞突结合的活动，并可上行刺激脑干，促进感觉与运动功能的恢复。从脊髓损伤紧急治疗观点，静脉快速给予皮质类固醇效果更好。

2. 改善微循环　增加脊髓血流，改善微循环。

3. 减低脊髓脂质过氧化反应及组织退行变性　神经组织对损伤的特别敏感，系由于其含有大量脂质，与神经外组织相比较，前者含有脂质约40%；而后者为5%～10%。高脂质成分的中枢神经系统，对脂质的过氧化反应特别敏感。使用甲基泼尼松龙，在每千克10mg以下时，不能在脊髓达到有效抑制脂质过氧化反应的浓度，而须使用较大剂量时，才可得到抑制这种反应的效果，达到减轻脊髓神经组织损伤的目的。

大量皮质类固醇的应用，特别是长期应用，易于发生一些并发症。

（三）渗透性利尿剂

高渗性药物可增加排水量，使用甘露醇治疗脊髓损伤，由于其渗透压的作用，可迅速排出损坏组织中水分过多的细胞外液，但这种作用仅在毛细血管内皮细胞及星状细胞上，无改变血－脑屏障的作用。因此，其脱水作用只是暂时性的。另外，为防止利尿剂引起的电解质紊乱，一般使用不超过3～5日。

（四）东莨菪碱

东莨菪碱有调整和改善组织微循环的作用，临床应用范围很广，在治疗中毒性休克、急性呼吸困难综合征及DIC中，常可获得改善组织微循环的治疗效果。应用于治疗急性脊髓损伤的实验研究中，观察到脊髓毛细血管中，没有发生红细胞或血小板阻塞管腔的情况，而是呈开放并畅通状态。

第六节　开放性脊柱脊髓损伤

多数为火器伤或锐器伤所致，除了合并脊髓神经损伤外，常合并胸、腹腔内脏损伤。因伤口污染严重，可发生严重并发症。如患者情况允许，应尽早先行胸剖腹探查手术，然后再处理脊髓损伤。对伤后 8～12 小时内的开放性损伤可行清创术。

【手术要领】

1. 清创术　清创时伤口先用纱布覆盖，周围皮肤以肥皂水刷洗及生理盐水冲洗。根据伤口深度及伤道方向，必要时作伤口扩大并彻底清创，摘除异物，切除无血运或挫伤严重的组织。

2. 椎板切除和脊髓探查　如椎板凹陷性骨折，椎管内有弹片异物或残留碎骨片，应尽早作椎板切除，摘除致压物。如硬脊膜破裂或脊髓断裂，应清除脊髓组织及血肿，用生理盐水冲洗。若硬脊膜缺损较多，不可勉强缝合，应取邻近腰背筋膜修补。

3. 内固定　由于火器伤所致脊柱骨折仅伤及部分结构，所以骨折多属稳定性，一般不需作内固定。如伤口污染较轻，在 6～8 小时内清创彻底，脊髓损伤不完全，在广泛椎板切除后，骨折又不稳定，可考虑同时行融合内固定术。

【术后处理】

应用有效抗生素，积极防治特异性感染及化脓性脑膜炎。保持局部伤口无菌处理和引流畅通。严重污染的伤口，一般只缝合硬膜，应开放引流 1～2 周，根据伤口情况，行延期缝合或二期缝合。

第七节　陈旧性脊柱脊髓损伤

陈旧性脊椎损伤，常可能压迫脊髓，并导致一系列症状。

【病理改变】

1. 椎体压缩骨折　椎体后上角受压突入椎管，其上位椎间盘亦可向后突出与骨突组成混合致压物，可能压迫脊髓。

2. 轻度骨折脱位　上位椎体前移，下位椎体骨折后突，也可合并损伤节段椎体间隙的椎间盘后突，压迫脊髓。

3. 椎体爆裂骨折　骨折块向后移位，突入椎管，压迫脊髓。

4. 轻、中度骨折脱位未复位　脊柱侧位过伸、过屈 X 线片，有不稳定。

5. 畸形　严重骨折脱位未复位，伴有明显驼背畸形。

【手术适应证】

（一）胸腰段截瘫

1. 胸 1～胸 11 节段轻度骨折脱位合并不完全截瘫　神经系统检查及影像学检查明确脊髓前方有受压，适合做椎管侧前方减压术。

2. 胸椎骨折脱位合并完全截瘫　虽然证明有压迫存在，但手术减压效果甚差，即使术后有个别神经根恢复，对躯干功能无明显临床意义，故一般不行手术治疗。

3. 胸腰段不完全截瘫　脊髓功能恢复障碍或脊椎改变之一项或两项改变，适合行椎管侧前方减压。

4. 完全截瘫 在胸腰段脊髓近骶椎与神经根混合存在,如腰神经根功能并未恢复,影像学检查椎管存在压迫,可行手术减压。

(二) 腰段马尾神经损伤

1. 不完全截瘫 神经功能恢复不佳,影像学检查证明存在椎管压迫或脊柱不稳定者,可手术探查减压。

2. 完全性脊髓损伤 影像学检查不是完全性脱位,估计马尾不完全横断,仍可手术探查。如马尾未断裂,但存在压迫因素,也可表现为完全截瘫,减压后有可能获得部分效果。新鲜马尾断裂是手术适应证。

3. 陈旧马尾断裂 由于粘连存在,修复手术甚为困难。

【手术选择】

1. 陈旧性胸椎骨折或骨折脱位合并不完全截瘫 因陈旧性骨折已稳定,不必作内固定,必要时可考虑行椎管侧前方减压术及椎体间植骨融合。

2. 陈旧性胸腰段椎体压缩骨折 椎体后上角突入椎管,轻度骨折脱位或椎体爆裂骨折,骨折块后突合并的不全截瘫或完全截瘫,脊柱不稳定者,适合作椎管侧前方减压或前方减压、椎体间植骨融合和脊柱内固定术。如使用前方内固定,可同时矫正驼背畸形。

3. 陈旧性胸腰椎骨折 过去已做过椎板切除,除仍可选择上述手术外,还可采用经关节突内侧及椎弓根做侧前方减压术。

4. 陈旧性严重胸腰椎骨折脱位合并完全截瘫或不完全截瘫 此种病例常有以下改变。

(1) 严重脊椎后突畸形,使患者不能平卧,后突畸形处发生压疮,并影响患者坐姿的稳定性,常需双手扶住膝、股以支持躯干。

(2) 脊柱不稳定,有持续腰背痛。

(3) 压迫脊髓或牵拉神经根疼痛,影响神经功能恢复。治疗可采用设计的后正中次全脊椎切除术。

5. 陈旧性腰椎骨折脱位合并马尾神经不完全损伤 经脊髓造影证明压迫发生在前方,可选择推板切除术,侧前方减压椎体间植骨融合,前方减压植骨融合内固定等手术方式。

6. 后面压迫脊髓或马尾神经 陈旧性椎板骨折或脊髓造影证明胸腰椎损伤从后面压迫脊髓或马尾神经,可行椎板切除术。伴有脊椎不稳定,须同时行内固定及植骨融合术。

第八节 脊柱脊髓损伤合并症及处理

一、褥疮

(一) 好发部位

多发生在截瘫平面以下,由于皮肤失去知觉,骨突处皮肤易发生褥疮,好发的部位为骶尾部及两侧大粗隆部、肩胛区、跟部、髂前上棘、髌前及坐骨结节等处。

（二）分度

根据褥疮深度可分为3度。

Ⅰ度　皮肤发红。

Ⅱ度　皮肤破溃末至皮下。

Ⅲ度　褥疮深达皮下组织或骨面，甚至发生骨坏死骨感染。

（三）治疗

1. 防治褥疮　每2小时翻身1次，避免长时间压迫是预防和治疗褥疮的基本条件。

2. 肌皮瓣治疗褥疮　褥疮范围较小，换药可逐渐愈合，愈合后遗留瘢痕。褥疮面积较大，特别是在易受压部位，可采用皮瓣或肌皮瓣和邻近皮瓣转位修复。虽可用健康皮肤代替瘢痕，但仍有因非正常皮肤缺少知觉，皮肤与骨突之间缺乏衬垫，转位皮瓣常无知名血管，血运不丰富等缺点，愈合后仍可受压，再次发生压疮。

（1）臀骶部褥疮：包括骶部、骶尾部、坐骨结节部及大粗隆部。可采用的肌皮瓣有臀大肌肌皮瓣、阔筋膜张肌肌皮瓣、股薄肌皮瓣及股二头肌肌皮瓣等。

（2）足跟底压疮：腰1以下瘫痪，足跟底部感觉丧失，因走路磨擦，跟底常发生神经性溃疡并经久不愈或合并跟骨骨髓炎，如足底内侧皮肤感觉存在，可选择𧿹外展肌或𧿹外展肌与趾短屈肌联合肌皮瓣转位修复。如果皮肤缺损较小，大隐神经感觉功能正常，可将支配跟底的腓肠神经支于适当长度处切断，将其远端与大隐神经近端相吻合，待溃疡区域恢复神经支配后可自行愈合。

二、外伤性截瘫的膀胱处理

截瘫患者由于膀胱功能失调，致排尿障碍，除了给患者生活上带来极大不便外，更主要的是容易引起尿路上行性感染。如反复发作，终必导致肾实质损害的严重后果。

（一）膀胱的神经支配

膀胱的排尿功能是一种受意识控制的反射活动，包括高级神经中枢和脊髓低级中枢反射，后者由3组神经所组成：

1. 交感神经　来自胸12～腰3，经骶前神经到达膀胱，一般认为其运动和感觉作用均微弱。

2. 副交感神经　来自骶2～骶3经盆神到经达膀胱，对排尿动作起极重要的作用，能控制膀胱逼尿肌和膀胱内括约肌的收缩和松弛。

3. 躯干神经　来自骶3～骶4，经阴部神经到达膀胱，其作用为随意收缩外括约肌，但不能随意松弛，所以是一种反射性机械作用。

此外在膀胱壁中尚有本体神经丛，当膀胱与一切中枢失去联系后，能继续保持本身一定张力。

（二）脊髓损伤后膀胱功能的改变

脊髓受损后，按损害的部位、范围和不同时期，膀胱功能可发生以下改变。

1. 无张力性膀胱　见于脊髓休克期，此时膀胱的感觉及运动功能全部丧失，无肌张力，使尿液无法排出，如不及时处理，可使膀胱过度膨胀而引起肌纤维断裂及出血。

2. 自律性膀胱　伤后经数日或数周，当脊髓损伤未恢复，脊髓反射性排尿功能尚未建立之前，当膀胱为尿液充满时，膀胱壁可因本体神经丛所发出的冲动反应出现微弱收缩，但因其内压低，需用力压迫始能排尿，且不能将膀胱排空，残余尿可多达150～250ml。

3. 反射性膀胱 如损伤平面在胸腰段以上，由于膀胱低级中枢功能尚完好，经训练后可使膀胱排尿呈反射性动作。当膀胱胀满时，患者有下腹部胀满感或者有出汗、头痛和其他不适反应，此时用手抚摸大腿根部内侧或会阴部可促使排尿。患者虽无法自行起始或随意终止排尿，但其残余尿量可较少。

（三）留置导尿管期间的处理

当膀胱处于无张力性状态时，应留置导尿管引流尿液。

1. 选择导尿管 选择粗细适当的导尿管，一般成人以F－16号为适。因粗导尿管将完全挤紧尿道，使尿道内分泌物不易排出，容易引起尿道炎或尿道周围膜脓肿，破溃后可导致尿瘘。

2. 定时开放导尿管 每隔3～4小时开放导尿管1次，以防止膀胱挛缩，有利于训练膀胱的反射性或自律性收缩功能。

3. 冲洗膀胱 膀胱内出现明显沉淀物及脓性物质时，可用生理盐水进行膀胱冲洗。

4. 更换导尿管 每1～2周更换导尿管1次。导尿管通常于早晨完全排空尿液后拔出，这样既有利于尿道分泌物流出，也让尿道黏膜得到休息。上午减少饮水量，使上午不排尿，待下午膀胱胀满后再将导尿管插入，这样一般可间隔6～8小时。

（四）导尿管留置时间

在留置导尿管的期间内，由于导尿管的压迫，刺激易引起尿道炎，沿导尿管管壁上行感染机会也较多。个别病例由于导尿管长期留置、压迫后尿道精阜上方的射精管及前列腺管开口，致使精囊内分泌物淤积，引起细菌繁殖和尿道炎的进一步蔓延，因而造成输精管、附睾、睾丸及前列腺炎症。争取尽早拔除导尿管，有利于预防泌尿、生殖系统并发症。

伤后4～6周，患者全身状态一般均已改善，如经过功能锻炼，则在胸腰段损伤患者中，其上肢及腹肌已经较为有力，此时大多已度过脊髓休克期，膀胱功能多数已处于自律性阶段，如排尿脊髓反射弧试验（即尿道海绵体试验）呈阳性，则提示膀胱反射性功能已开始建立，此时可拔去导尿管。

（五）尿管拔除后的处理

（1）尿管拔除后仍应坚持每隔4小时排尿1次，训练使用腹压，以模仿正常解小便时的动作用力收缩腹肌、憋气、使膈肌下降，并配合双手压迫耻骨上膀胱区以协助排尿。压迫时应持续有力，自上而下推压，争取尽量把尿液排空。刚开始时除需医护人员耐心帮助患者推压膀胱区外，更要做好患者思想工作，说明留置导尿管的害处，打消其对拔除尿管的顾虑。一旦脊柱损伤部位愈合稳定，即要尽早采取坐位或立位解小便，更有利于尿液排空。如顺利，在伤后2～8个月内大部患者可建立起反射性膀胱功能，部分患者因损伤部位和程度关系，只能止于自律性膀胱功能阶段。

（2）鼓励患者多饮水，每日最好饮水量3000～4000ml，全日饮水量要平均分配。

（3）当反射性膀胱或自律性膀胱形成后，男患者可用适当大小尿套固定在阴茎根部，要保持局部皮肤干燥，预防糜烂。女性患者应勤换尿垫，每日洗会阴1次，保持阴部清洁，臀沟部涂凡士林，以减少尿液刺激。

（六）耻骨上膀胱造瘘术

只有当急性严重炎症或因膀胱内大量出血不能控制，并且有血块影响尿液引流时，方可考虑施行膀胱造瘘术。因造瘘后，将推迟反射性膀胱功能的建立，并由于引流不能彻底，更易形成膀胱内结石。再者，膀胱造瘘后不但膀胱壁与腹壁之间易形成粘连，且膀胱收缩及容量均减少。

（七）预防膀胱结石形成

截瘫后因活动减少，使骨髓中成骨过程减慢而破骨过程增快，被固定的骨骼处于脱钙状态，使尿钙含量迅速增加，加上尿路感染、尿流不畅等因素，容易形成尿路结石。其中以膀胱结石最为多见。

（八）预防措施

（1）鼓励伤员饮水，最好每日能饮进水分达4000ml左右，使尿中含钙量低于15mg/100ml，预防形成结石。

（2）留置导尿管期间应严格执行定时开放。

（3）在卧床期间要减少摄入含钙量高的食物，如乳类等，并应适当减少含盐量。

（4）脊柱骨折已稳定时，即须加强功能锻炼或离床活动，阻止破骨过程，使钙含量恢复正常。

（5）留置导尿管期间及尿管拔除后，建议服用利尿剂。

第四十七章　骨盆部损伤

第一节　骨 盆 骨 折

【应用解剖】

（一）骨盆的骨结构

骨盆是由骶、尾骨和两侧髋骨（髂骨、耻骨和坐骨）连接而成的坚强骨环，是躯干与下肢之间的骨性成分，起着重量传导以及支持、保护盆内脏器的作用。两侧髋骨与骶骨构成骶髂关节，髋臼与股骨构成髋关节，两侧耻骨借纤维软骨构成耻骨联合。从青春期开始，骨盆就逐渐出现明显的性别差异。女性骨盆的特点主要与其妊娠和分娩功能有关（图 47－1－1①②）。

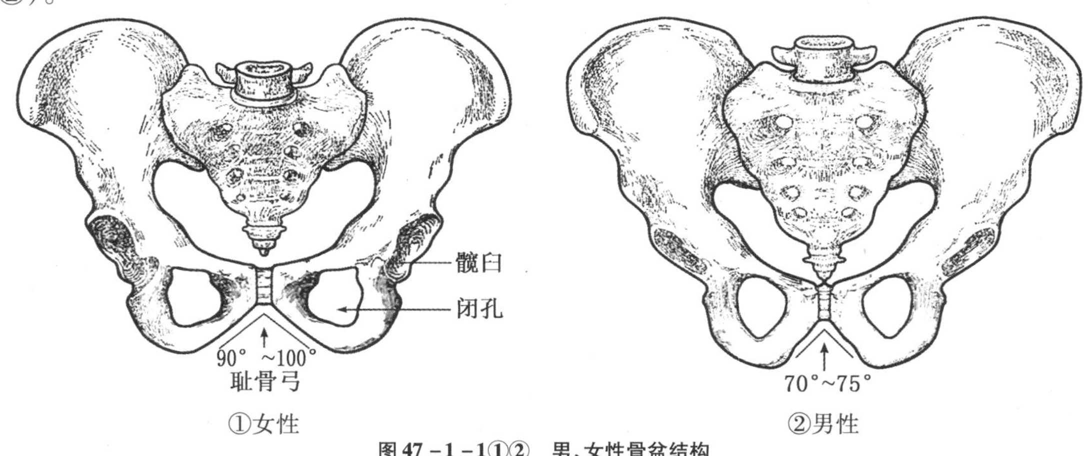

图 47－1－1①②　男、女性骨盆结构

（二）骨盆的力传导

骨盆是脊柱与下肢间的桥梁，躯干的重力通过骨盆传达到下肢，下肢的震荡也通过骨盆上达脊柱。人直立时，体重从腰椎经骶骨，两侧的骶髂关节及髋骨，尤其是髋臼传至股骨头，也称为股骶弓。坐位时，体重从髋臼的上方及坐骨体传至坐骨结节，也称为坐骶弓。上述重量传导经过髋骨最厚和最坚固的骨质部分。两侧耻骨上支在耻骨联合处的连结，可使股骶弓得到稳定。耻骨弓则起约束坐骶弓不易分开的作用（图 47－1－2）。

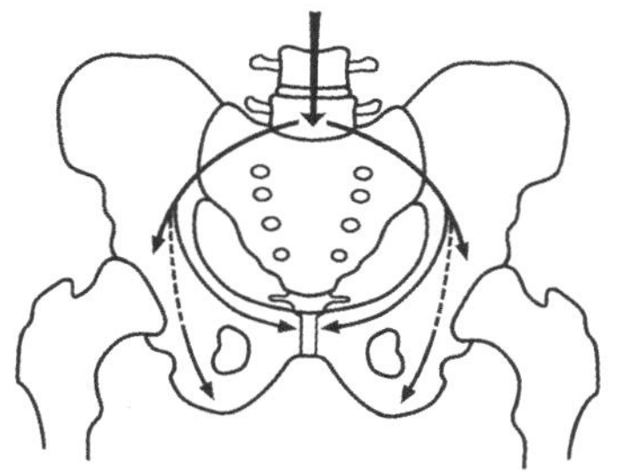

骨盆对盆腔内的脏器，如生殖、泌尿器官、神经及血管有保护作用。

图 47－1－2　骨盆的力传导方向示意图

（三）盆腔内容

盆腔内容可分为 3 层。

1．盆腹膜腔　是腹膜腔的延续部，无固定界限。男性盆腹膜腔内有腹膜内直肠部，盆腔内的小肠和结肠等。腹前壁与膀胱间的腹膜形成膀胱前皱襞，膀胱与直肠间的腹膜形成膀胱直肠皱襞，也称后皱襞。这两个皱襞的位置随膀胱的充盈程度而升降。在膀胱充盈时，前皱襞高于耻骨联合 4 ~ 6cm，后皱襞距肛门约 9cm；膀胱空虚时，前皱襞恰在耻骨联合上缘，后皱襞距肛门 4 ~ 5cm。这种变化与负伤时的损伤范围和性质有密切关系。

女性盆腔还有子宫及其附件和阴道最上部。子宫介于膀胱和直肠之间，将膀胱直肠凹分为两部，前部为膀胱子宫凹，后部为直肠子宫凹。

2．盆腹膜下腔　上面为腹膜，下面为盆筋膜。男性盆腹膜下腔有膀胱与直肠的腹膜外部分，以及前列腺、精囊、壶腹、输精管和输尿管的盆部。女性还有子宫颈和阴道的开始部。此外，还有血管、神经、淋巴管和淋巴结等。盆内大血管主要有髂内动、静脉（图 47－1－3①②），行走于腰大肌的内侧，向下、外及向后下行走并分为壁支与腹支。壁支供应盆壁和外生殖器，腹支供应盆腔内脏器。

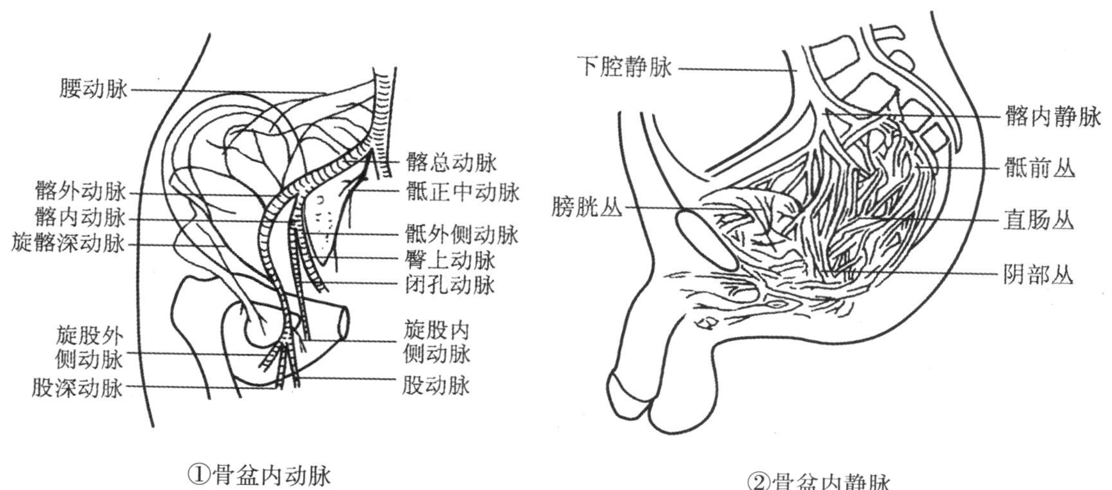

图 47－1－3①②　骨盆内动、静脉

神经来源于腰 4 ~ 腰 5 和骶 1 ~ 骶 3 骶神经前支的骶神经丛。臀上神经经梨状肌上孔穿出，臀下神经、股后侧皮神经和坐骨神经都经梨状肌下孔穿出，走向臀部（图 47－1－4①②）。

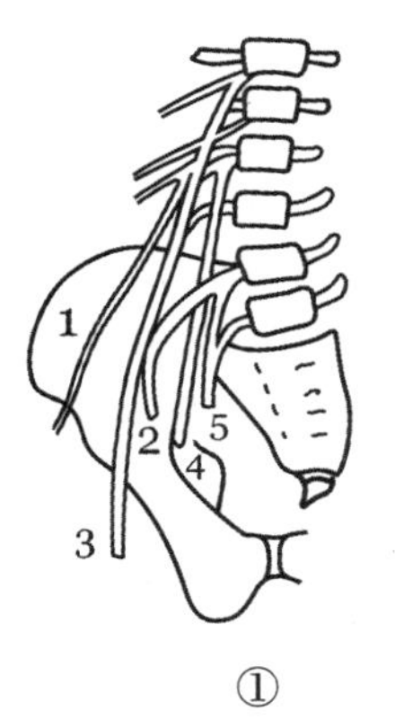

①

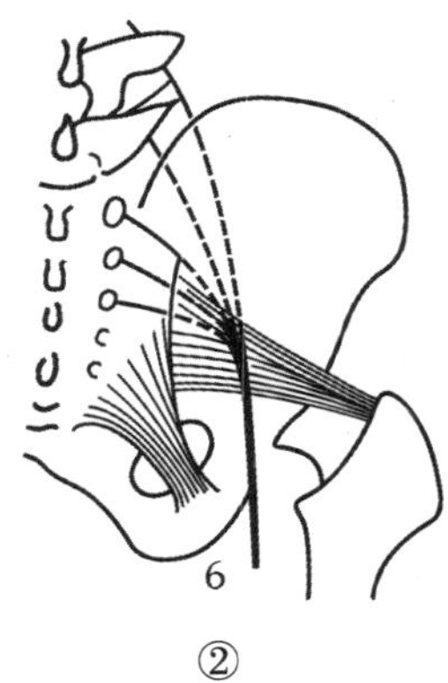

②

图 47-1-4①② 骨盆内神经

1. 股外侧皮神经;2. 生殖股神经;3. 股神经;4. 闭孔神经;5. 腰骶干;6. 坐骨神经

3. 盆皮下腔 在盆筋膜下面和皮肤之间,相当于会阴部。前为尿生殖器官,后为直肠末端。

【损伤机制】

骨盆骨折多由直接暴力所造成,间接暴力原因所致占少数。骨盆左右侧面或前后面被驰行车辆撞击,倒塌重物挤压及高处坠落伤等是常见原因,在地震灾害中的发生率可占10% ~22%。

(一) 直接暴力

1. 内旋暴力 重物直接砸击,如房屋倒塌时,骨盆侧方受重物直接砸击,暴力挤压骨盆两侧,多发生骨盆前部耻骨支或耻骨联合处骨折。如暴力强大,可引起骶髂关节移位,骨盆向对侧内旋、扭转移位(图 47-1-5)。

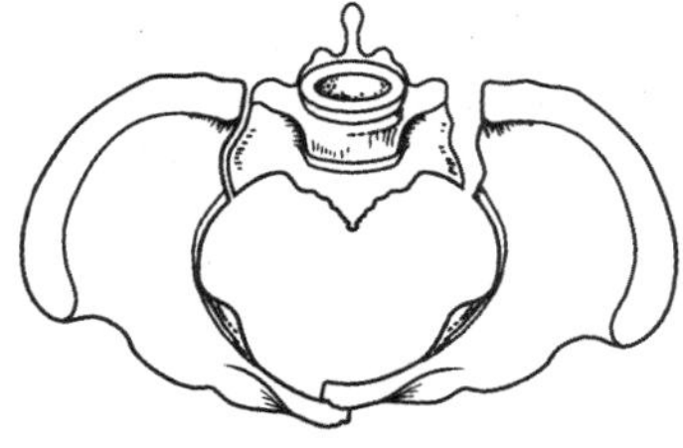

图 47-1-5 内旋暴力损伤

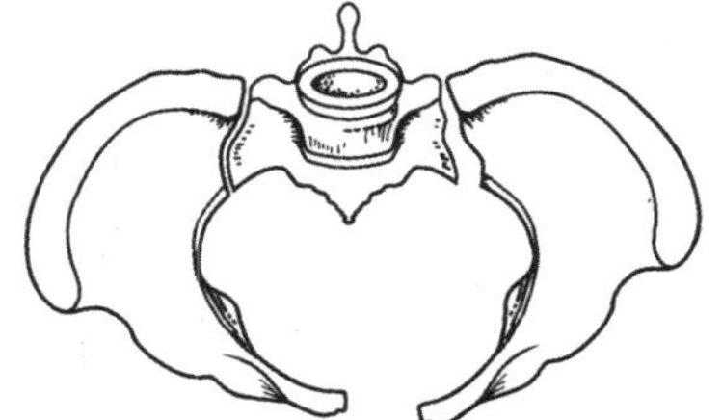

图 47-1-6 外旋暴力损伤

2. 前后侧外旋暴力 暴力作用于骨盆前后侧,如患者跌倒俯卧或仰卧倒地,车轮碾过骨盆一侧时,前后侧挤压或撞击暴力可导致骨盆前、后部同时骨折,常有耻骨部和髋骨部联合骨折。也可能包括耻骨联合分离、骶髂关节脱位等。骨盆向同侧扭转,外旋移位(图 47-1-6)。

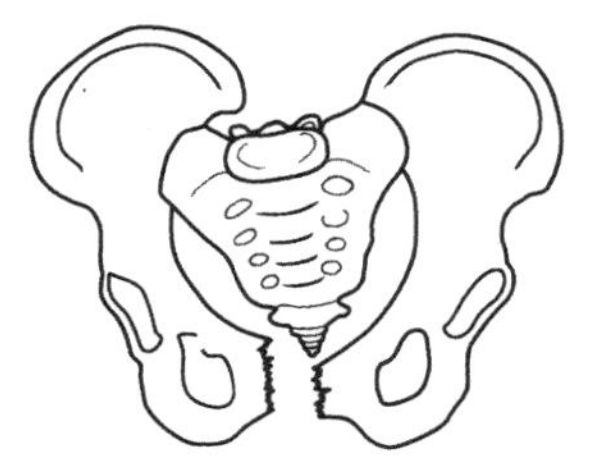

图 47-1-7 一侧纵向暴力损伤

3. 一侧骨盆纵向暴力 纵向剪式暴力作用于一侧骨盆,多见于交通事故,受伤一侧前后部骨折因同时受腹肌牵拉作用,常发生耻骨联合分离合并骶骨翼骨折,一侧耻骨上、下支骨折合并同侧骶髂关节脱位等。受伤侧骨盆向上移位(图 47-1-7)。

4．骶尾部暴力　暴力作用于骶尾部，如后仰或坐位摔倒，可致骶骨横断骨折合并尾骨脱位、尾骨骨折或脱位等，骨折远端向前移位。

（二）间接暴力

常由损伤时肌肉猛烈收缩引起撕脱骨折，多发生在髂前上棘、髂前下棘及坐骨结节。

【类型】

根据骨折部位和产生后果的不同，骨盆骨折可分为 3 种类型。

Ⅰ型　盆弓完整的骨折（图 47－1－8①②③④）。

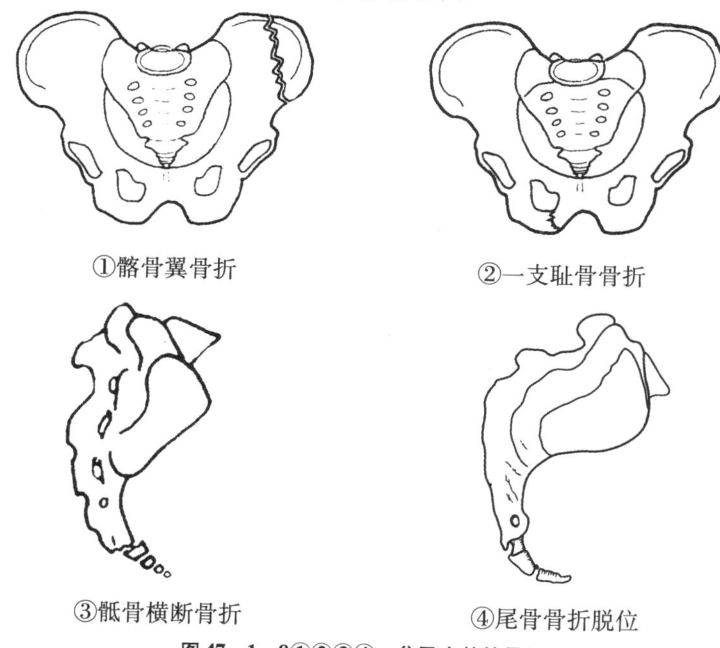

图 47－1－8①②③④　盆弓完整的骨折

（1）髂骨翼骨折。

（2）一支耻骨骨折。

（3）髂前上、下棘和坐骨结节撕脱骨折或骨骺分离。

（4）骶骨横断骨折。

（5）尾骨骨折脱位。

Ⅱ型　一处盆弓断裂的骨折（图 47－1－9①②③）。

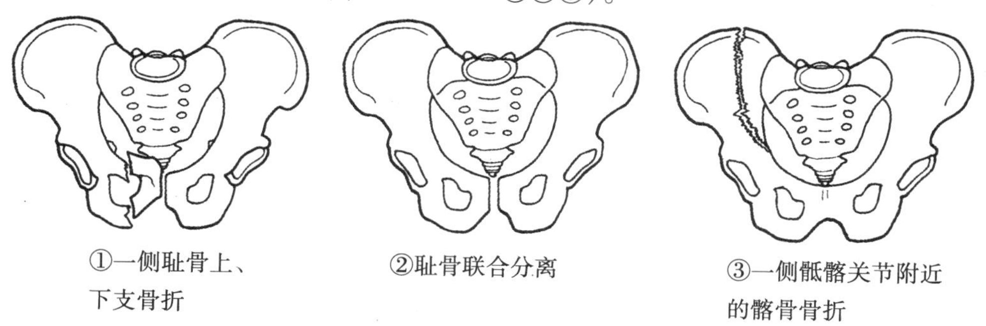

图 47－1－9①②③　一处盆弓断裂的骨折

(1) 一侧耻骨上、下支骨折。

(2) 耻骨联合分离。

(3) 一侧骶髂关节脱位,或一侧骶髂关节附近的髂骨骨折。

Ⅲ型　两处以上盆弓骨折(图47-1-10①②③④⑤⑥⑦⑧)。

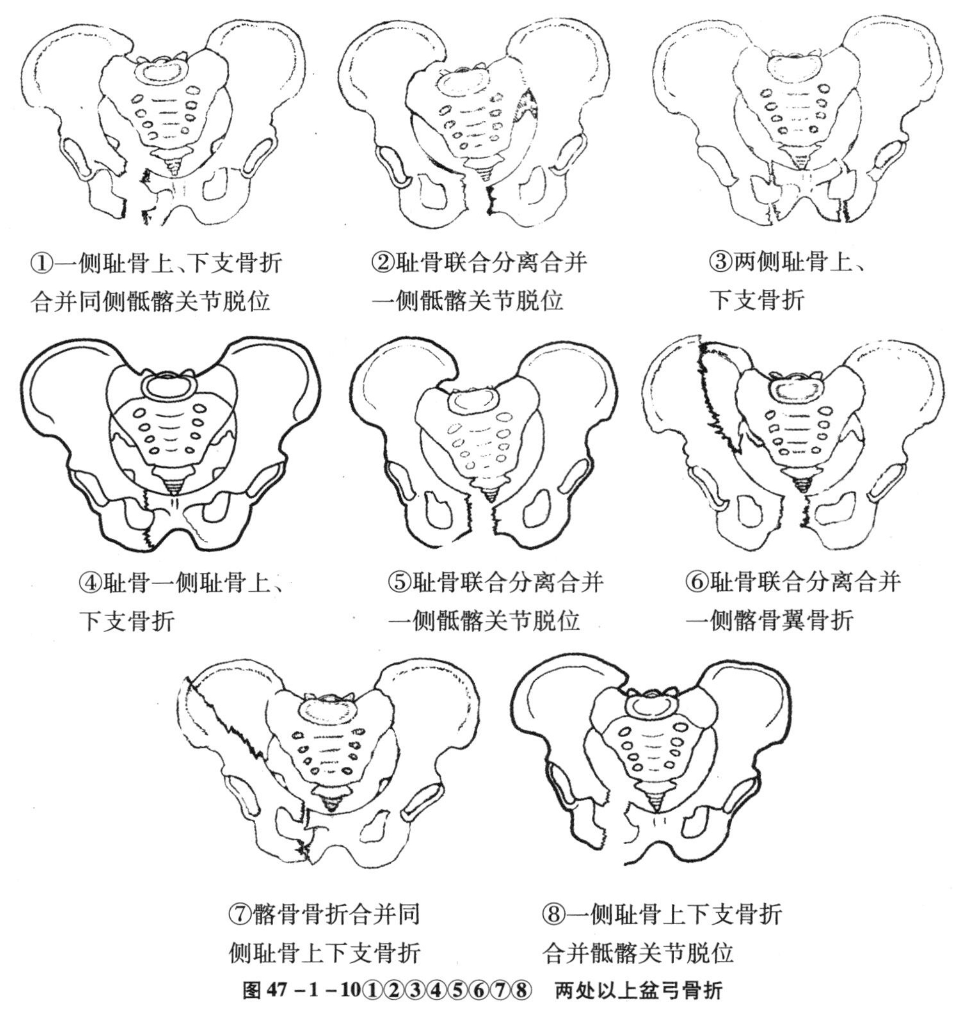

图47-1-10①②③④⑤⑥⑦⑧　两处以上盆弓骨折

(1) 一侧耻骨上、下支骨折合并同侧骶髂关节脱位或髂骨骨折。

(2) 耻骨联合分离合并一侧骶髂关节脱位或髂骨骨折。

(3) 两侧耻骨上、下支骨折。

(4) 耻骨联合分离合并一侧耻骨上、下支骨折。

(5) 耻骨联合分离合并一侧骶髂关节脱位。

(6) 耻骨联合分离合并一侧髂骨翼骨折。

(7) 髂骨骨折合并同侧耻骨上下支骨折。

(8) 一侧耻骨上下支骨折合并骶髂关节脱位。

(9) 骨盆环多处骨折。

【临床表现】

（一）稳定性骨折

为较低能量致伤，由于外力较轻，无合并盆腔内重要脏器损伤的并发症，全身情况趋平稳，骨折局部可有受伤痕斑。耻骨支骨折疼痛肿胀在腹股沟部及会阴部，可伴内收肌疼痛；骶骨横断骨折、髂骨翼骨折为局部肿痛；撕脱性骨折除局部疼痛常较剧烈外，有明显髋关节屈伸牵拉痛。

（二）不稳定性骨折

由于骨盆失去稳定性，除疼痛及局部肿胀外，伴有明显功能障碍，常有不能坐起、翻身困难。耻骨联合分离，可触到耻骨联合处的间隙加大及压痛；在骶髂关节及其邻近的纵形骨折，多伴有前环损伤，骨盆失去稳定，症状较严重，疼痛及活动受限明显；后环损伤侧的下肢症状较明显。在分离型损伤中，由于髂骨翼呈外翻状，使髋臼处于外旋位，患侧下肢常呈外旋畸形。

【诊断】

（一）外伤史

应了解受伤时间、方式及受伤原因，伤后处理经过，输液情况，大小便情况等。女性应询问月经史，是否妊娠等。

（二）临床表现

有上述典型临床表现。

（三）体格检查

详细检查患者全身情况，明确是否存在失血性休克、盆腔内脏器损伤，是否合并颅脑、胸腹脏器损伤。其他一些检查，例如“4”字试验、扭转骨盆、骨盆分离试验（在急性严重骨盆骨折患者不便应用）。

（四）压缩型或分离型骨折的鉴别

1. 脐棘距　由脐至髂前上棘的距离，正常两侧相等。在压缩型骨盆后环损伤，伤侧髂骨翼内翻、内旋或向对侧扭转，其脐棘距离变短于对侧；在分离型，伤侧髂骨外翻、外旋或向同侧扭转，脐棘距离长于对侧。

2. 髂后上棘高度　患者平卧，检查者双手插入患者臀后触摸对比两侧髂后上棘的突出程度及压痛，除髂骨翼后部直线骨折对髂后上棘无影响外，在压缩型，由于髂骨内翻，伤侧髂后上棘突出且压痛；在分离型，髂骨翼外翻，伤侧髂后上棘较对侧低平，有压痛。如有明显向上移位，可感到髂后上棘位置高于对侧，一侧骨盆向上移位时，该侧下肢可出现短缩。在骶骨骨折及尾骨脱位，肛门指检可触知异常活动或骨擦音，并可根据指套有无血迹来判定直肠是否损伤。

（五）影像学检查

1. X线检查（图47－1－11①②③）　骨盆骨折作X线前后投照位，90%可获得骨折和类型的诊断。加拍摄出、入口投照位的诊断率可达94%。X线检查不仅可明确诊断，还能了解骨折的部位及类型，并根据骨折移位的程度，判断骨折为稳定或不稳定及可能发生的并发症。骨盆的前后移位不能从前后X线片上判断。因为在仰卧位时，骨盆与身体纵轴成

40°～60°角倾斜，因此骨盆的正位片对骨盆缘的显示实际上是斜位。为了多方位了解骨盆的移位情况，应拍摄骨盆入口位及出口位X线片。

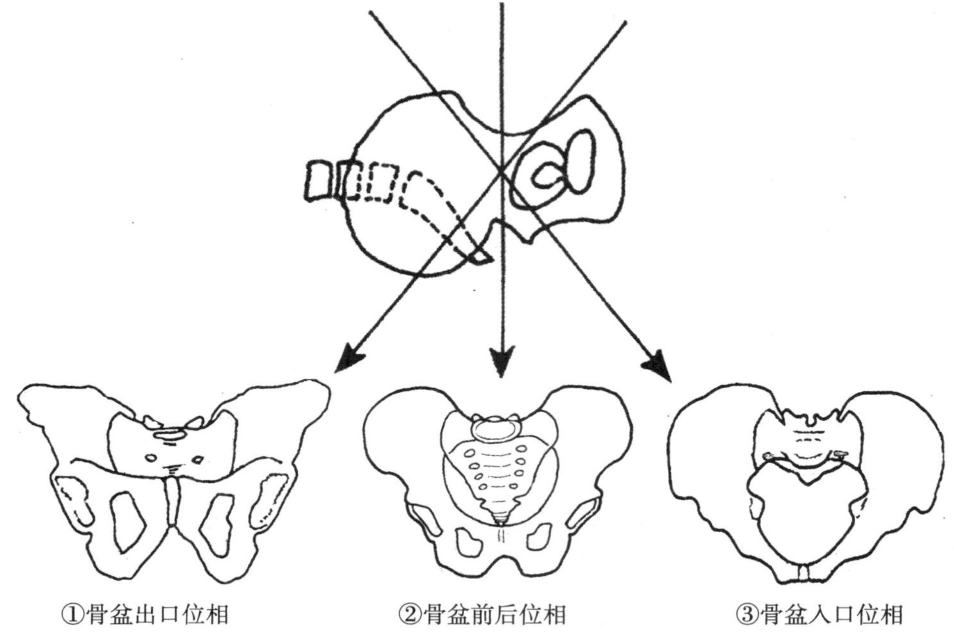

图47－1－11①②③ 骨盆出口、前后及入口位相

（1） 正位：正位的解剖标志有耻骨联合，耻坐骨支，髂前上、下支，髂骨嵴，骶骨棘，骶髂关节，骶前孔，骶骨胛及腰5横突等，也可见显示其他骨性标志，如髂耻线、髂坐线、泪滴、髋臼顶及髋臼前后缘。耻骨联合分离＞2.5cm，表示有骶棘韧带断裂及骨盆旋转不稳定；骶骨外侧和坐骨棘撕脱骨折，表示有旋转不稳定；腰5横突骨折，则为垂直不稳定的表现。

（2） 出口位：取仰卧位，X线球管向尾侧倾斜35°～40°角投射，能较好显示骨盆在水平面的上移及矢状面的旋转。尤其是可判断后骨盆环无移位的前骨盆环向上移位。出口位是真正的骶骨正位，骶骨孔在此位置显示为一个完整的圆形，可清楚观察到骶骨孔骨折、骶骨横形骨折、腰5横突骨折及骶骨外缘撕脱骨折。

（3） 入口位：取仰卧位，球管向头侧倾斜35°～40°角投射，能较好显示骨盆的前后移位，后骨盆环移位，外侧挤压损伤造成的髂骨翼内旋，前后挤压损伤造成的髂骨翼外旋，以及髂骨压缩骨折或髂骨翼骨折。

2. CT检查

（1） 优点：能较好显示骨及软组织损伤，特别是骨盆环后部损伤及韧带结构损伤等，有助于判断骨盆旋转和前后移位、半侧骨盆移位和耻骨支骨折合并髋臼骨折。此外，对骨盆骨折内固定后，CT能准确显示骨折复位情况、内固定物位置以及骨折愈合情况。

（2） 限制：对骨盆垂直移位的诊断不及X线片。

3. MRI检查 适用于骨盆骨折的并发损伤，如盆内血管损伤、脏器的破裂等。骨盆骨折急性期则少使用。

【并发症】

骨盆骨折或脱位的处理原则上应注重对相关并发症的救治。如失血性休克、尿道膀胱损伤、内脏破裂和重要血管断裂等。骨盆骨折多合并其他部位及脏器损伤，病情复杂，病死率较高。

在19世纪，骨盆骨折的病死率为85%，到20世纪初下降至50%，20世纪30年代，约为30%。近20年来，随着诊疗器械、外科技术和各种监测技术的发展，骨盆骨折的病死率下降至5%～20%。骨盆骨折的主要危险在于其合并症，失血性休克是导致死亡的第1位因素，开放性骨折更会引起不可控制的大出血而致死亡，其中老年人占大多数。在骨盆盆腔内还有诸多重要脏器和神经，也可因骨盆骨折而受到不同程度损伤。

（一）出血性休克

高能量外力致伤的骨盆骨折可发生大出血，并很快出现休克，发生率可达30%以上。出血的主要来源是海绵骨骨折、盆壁静脉丛及盆腔内中小血管损伤。

1. 出血来源

（1）骨折断端渗血：骨盆多为松质骨构成，血运丰富，骨折后断端可大量渗血，其出血量多少与骨折的严重度一致，这种出血不易止住，是发生出血性休克的一个重要出血根源。

（2）骨盆内血管出血：出血的危险性不仅仅是指大的动、静脉受损，还包括骨折表面的渗血不止及静脉丛受损，有时甚至几种出血源同时存在。骨盆中有4组血管：

1）后中环血管：包括髂腰动、静脉，骶外侧动、静脉，臀上动、静脉，主要供应骨盆后部的骨组织血运。当骨盆后段骨折如骶髂关节骨折脱位或髂骨骨折时，可损伤后中环血管。

2）前中环血管：包括闭孔动、静脉，阴部内动、静脉，髂外动、静脉及其分支。当耻骨、坐骨及耻骨联合骨折分离时，可伤及前中环血管。

3）两侧侧环血管：两侧侧环是髋臼部，为双侧闭孔动、静脉及其分支。髋臼部骨折可伤及此血管。

4）盆腔内静脉丛出血：盆腔内有丰富的静脉丛，其面积为动脉的10～15倍，且静脉丛血管壁薄，弹性差，周围又多为疏松组织，缺乏压迫止血作用，当骨盆骨折时，极易伤及静脉丛，引起大出血。

（3）盆腔内脏破裂出血：盆腔内脏器如膀胱、直肠、女性的子宫和阴道被骨折端刺伤撕裂，可引起严重的出血。

（4）骨盆壁及邻近软组织撕裂出血：也是重要的出血源。

2. 诊断

（1）病史：有明确的外伤史，患者除主诉骨折部位疼痛外，还有腹部及腰部疼痛等。

（2）体征

1）一般症状：可有面色苍白、出冷汗、躁动不安、肢体发冷、口渴、脉搏快、少尿或无尿、收缩压下降及脉压减小等。

2）局部体征：下腹部、腰部、会阴部及大腿中上段可见皮肤肿胀、皮下淤斑，可触及明显的皮下血肿。

3）腹膜刺激征：出现腹痛，腹胀，腹部肌紧张，腹部压痛、反跳痛及肠蠕动减弱等。注意与腹腔内脏器破裂相鉴别。

（3）X线表现：一般可见骨盆环有2处以上骨折、骨盆后部骨折脱位或骨盆粉碎骨折。

（4）腹膜后血肿与腹腔内出血、脏器破裂的鉴别

1）单纯腹膜后血肿引起的腹肌紧张和压痛，越近后腰部越明显，越近前腹部越轻微。且多局限于伤侧及下腹部，有时局部可稍隆起。腹肌紧张程度于深呼吸时检查常可减轻。腹腔内脏损伤则可引起全腹肌紧张和压痛，肌紧张程度较重，有时可达“板样”程度，腹部呼吸常减弱或消失。

2）腹膜后血肿的叩诊浊音区，不因体位改变而移动，肝浊音区不变，听诊时肠鸣音在伤侧可减弱或消失。而腹腔脏器伤之出血，可出现移动性浊音，胃肠穿孔者并有肝浊音区消失。

3）腹腔穿刺，如抽出血液或液体对诊断腹腔脏器伤很有价值，但须注意假阳性，因在巨大腹膜血肿隆起靠近前腹壁者，亦可抽出血液。

4）腹膜后间隙注射0.25%奴夫卡因，如系腹膜后血肿所引起的假性腹膜刺激症状注射后可减轻或消失，而在腹腔脏器伤引起的腹部症状，则注射后无改变。

5）腹膜后血肿，腹腔灌洗为阴性；腹部平片腰大肌阴影模糊；CT扫描可发现后腹血块，MRI检查可发现主干血管及较大分支损伤；DSA检查可明确出血部位。

6）腹腔内出血、脏器破裂，腹腔灌洗有胃内容物，白细胞计数增高，涂片见大量细菌；腹部平片腰大肌阴影清楚；CT扫描可发现实质、空腔脏器破裂；MRI检查可发现实质、空腔脏器损伤；DSA检查可明确具体脏器损伤出血部位。

（二）泌尿道损伤

泌尿道损伤是骨盆前环骨折的常见并发症，与骨折类型有密切关系，在一侧耻骨支骨折的发生率约为15.5%，双侧耻骨支骨折可高达40.8%。

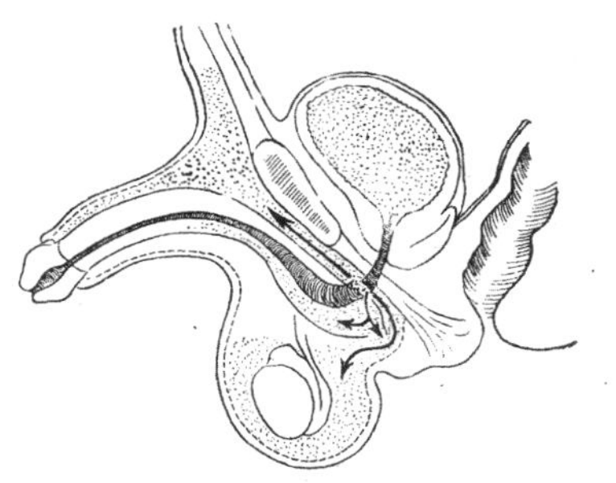

图47-1-12 前尿道断裂尿液外渗范围与方向

1. 前尿道损伤　骨盆骨折并发前尿道损伤，可发生所谓“桶柄状”骨盆骨折，受伤机制是前尿道被外力挤压于耻骨两弓之下，外力造成耻骨骨折而损伤前尿道，可分为部分或完全尿道断裂。根据外伤史、体检、尿道逆行造影不难诊断。询问病史可发现有上述特征性受伤机制，主要症状有尿急，但排时不能排出，出现尿潴留，阴茎及阴囊部肿痛。体检可发现会阴部有血迹，深阴茎筋膜完整者可见阴茎部尿液外渗；深阴茎筋膜被穿破则可见下腹、阴囊、会阴部尿液外渗，尿道完全断裂时，无法插入导尿管，肛门指诊发现前列腺移位，尿道逆行造影可确诊（图47-1-12）。

2. 后尿道损伤　耻骨联合分离及耻骨支骨折的严重程度，一般能反映后尿道损伤的情况，常导致尿生殖膈及其以上部后尿道损伤，尿道膜部比前列腺部更易受到损伤。主要症状为会阴部及下腹部胀痛，有尿意但不能排尿，如为不完全断裂，则可有血尿，尿道口流血或有血迹。体检发现会阴部、下腹部、阴囊部尿液外渗，试插导尿管受阻，肛门指诊发现前列腺向上回缩，可触及柔软有波动肿块。尿道膀胱逆行造影可确诊（图47-1-13）。部分撕裂

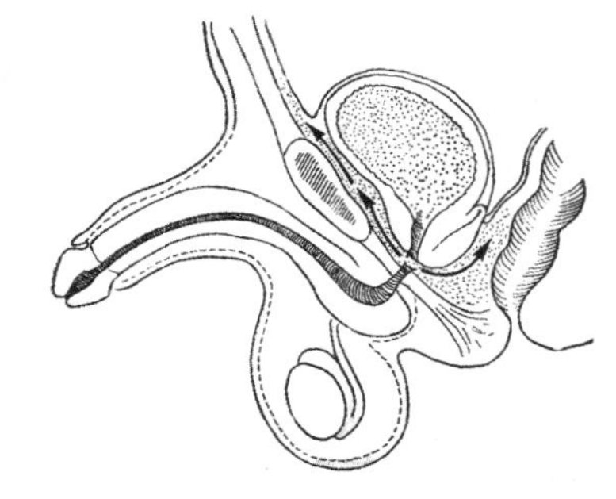

图47-1-13 后尿道断裂尿液外渗范围与方向

伤应细心放入软导尿管，不可粗暴放入较硬的导尿管，以免增加尿道之损伤，甚至可插入尿道损伤处之外。须保留导尿管，持续10～20日，然后定期扩张尿道，防止尿道狭窄。

3. 膀胱破裂 发生率约为4%，空虚的膀胱比较有游动性，很少直接受伤，而充盈之膀胱，游动性小且体积大，易受直接打击损伤或被骨折刺伤。因膀胱前壁与耻骨支无紧密粘连，故耻骨联合分离一般并不损伤膀胱。膀胱破裂可以是腹膜内或腹膜外，或两处同时存在。诊断可根据外伤史、下腹部痛、伤前较长时间未排尿而伤后有尿意但排不出、有血尿或尿道口有血迹。早期可无腹膜刺激征，但稍后出现明显的腹膜刺激征，上腹部有明显压痛、反跳痛、肌紧张，此点可与其他器官破裂鉴别。向膀胱内注射少量无菌生理盐水，如未能回抽出或回抽量明显少于注入量，则表明膀胱破裂，可行膀胱造影确诊。膀胱破裂应手术治疗探查与缝合。

(三) 女性生殖道损伤

女性由于骨盆结构较男性短而宽，其骨盆内较男性多了子宫及阴道，器官拥挤固定。子宫及阴道前有膀胱、尿道及耻骨联合，后有直肠及骶尾部，故子宫及阴道发生裂伤时常并有其前后脏器伤。损伤的原因除骨折端刺伤生殖道外，还可由于受伤时两腿分开呈骑跨式撕裂会阴，其中以阴道伤占一半以上，病死率高达30.4%，原因是早期控制不住的出血及晚期感染。阴道破裂与骨折相通，则可引起深部感染。

诊断上有明确的外伤史，X线片显示严重骨盆骨折。下腹部、会阴部疼痛，非月经期流血，体检发现会阴部皮下淤血、局部血肿，阴道指诊触痛明显，可触及骨折端及阴道破裂口，直肠指诊触及骨端。B超下腹部有时可发现子宫破裂、下腹部血肿。对女性骨盆骨折应注意行肛门指检及检查阴道(已婚者)，应及时修补破裂之阴道，以避免婚期阴道狭窄。

(四) 直肠损伤

直肠或肛管损伤，主要由坐骨骨折片移位或骶骨骨折端直接刺伤所引起。其重要性不仅在于肠道损伤本身，且常常是盆腔感染的主要来源，盆腔感染又是主要的死亡原因之一。

肛门出血是直肠或肛管损伤的主要症状，可有下腹痛及里急后重感，其中肛门渗血是重要体征，应常规肛检。直肠裂伤应予修补并做结肠造瘘，低位直肠裂伤常不能满意地缝合肠壁破损处，须作局部引流，经会阴的引流应达盆膈以上，使坐骨直肠凹完全敞开。清创要彻底，尽量用附近有活力的组织覆盖已暴露的骨折端。腹股沟及其他适当位置也均安置负压引流，同时合理使用抗生素。

(五) 神经损伤

约占1%，常因为受伤后的骨折症状掩盖，早期未能得到及时诊断。损伤多由于神经行经部位的骨折脱位所致。如骶骨骨折、骶髂关节脱位应考虑骶1、骶2神经损伤；严重的半骨盆移位应考虑腰丛或骶丛神经干损伤；髂骨或坐骨骨折应考虑坐骨神经损伤；髋臼骨折、耻骨骨折有损伤闭孔神经可能。神经损伤后出现该神经支配区运动、感觉障碍，表现为臀肌、腘绳肌及小腿后肌的麻痹。骶骨骨折合并神经损伤，多系牵拉伤或血肿压迫致伤，采用保守治疗后，症状多可逐渐好转或消失，仅少数需要手术治疗。对骶1、骶2神经损伤导致坐骨神经痛，可先保守治疗，无效可手术探查。伴有足下垂者，75%保守治疗无效，应尽早手术探查减压。骶管区骨折伴大小便功能障碍，手术椎板减压效果优于保守治疗。

【治疗】

骨盆骨折是一严重损伤,常因出血性休克或其他并发症如 ARDS、盆腔感染等死亡。对骨盆骨折多发伤的治疗原则是:首先治疗威胁生命的颅脑,胸、腹内脏损伤及失血性休克等并发症,其次是设法保留损伤的肢体,再才是骨盆骨折本身的治疗。腹腔脏器损伤,无论是实质脏器出血或空腔脏器破裂,均应在抗休克的基础上早期手术探查。

以往对骨盆骨折治疗的重点,是整复骶髂关节脱位,对骨盆变形重视及纠正不够,因而多遗留骨盆畸形。因此,合理的治疗必须了解各类型创伤解剖改变的特点,依赖正确的分类与诊断,作为治疗的理论指导,才能选择正确的治疗方法。

(一) 稳定型骨折的治疗

1. **髂骨翼骨折** 骨折片或大或小,但骨折线均不贯通髂骨盆弓,故移位一般不明显,偶尔稍向内或中线移位。骨盆功能无明显影响,不需整复骨折。以仰卧位卧床 4 ~5 周,即可逐渐离床活动。

2. **单纯前环耻骨支或坐骨支骨折** 骨盆主弓未受影响,故骨折移位不明显,骶髂关节的位置无改变。不论单侧或双侧,除个别骨折块游离突出于会阴部皮下需手法压回,以免畸形愈合后影响坐骑之外,一般均不需整复骨折,在站或坐时,均不影响骨盆的稳定性和体重传导。仰位卧床 2 ~3 周,即可起床活动。

3. **髂前上、下棘和坐骨结节撕脱骨折或骨骺分离** 髂前上、下棘撕脱骨折,作屈髋屈膝位卧床休息 3 ~4 周;坐骨结节撕脱骨折或骨骺分离,作伸髋伸膝位卧床休息 3 ~4 周;以后下地练习活动,一般 8 周可恢复功能。

4. **骶骨、髂骨裂隙骨折** 骨折片无明显移位时,可用气垫保护,卧床休息 4 ~5 周,即可起床活动。如远侧骨折段有明显向前移位,可用手指从肛门内向后推挤复位。需要内固定的骶骨骨折,可采用后方入路,行骨折复位内固定。内固定方式有盆内钢板螺钉内固定,骶髂螺钉内固定或髂骨螺栓固定等。

骶骨骨折可因牵拉或骨折片直接损伤神经,甚至造成严重后果。损伤位置可在骨折部位的上方或下方,腰 4 ~骶 2 神经根损伤可出现膝关节以下活动和感觉障碍。骶 3 ~5 神经根损伤表现为会阴部感觉障碍,生殖、泌尿系统和性功能障碍等。

5. **尾骨脱位或骨折** 无移位骨折,不需特殊治疗,卧床休息 2 ~3 周则可,1 ~2 个月内坐位时垫气圈保护,注意避免大便闭结。有移位骨折,可用手指伸入肛门内将骨折远端向后推挤复位。经治疗尾骨痛仍不减轻,可以考虑手术切除尾骨。术后休息 3 ~4 周,多数局部疼痛症状消失,少数女性仍未痊愈,可作对症治疗,坐位时用气圈保护。

(二) 不稳定型骨折的治疗

主要对后环损伤类型进行复位治疗。虽然表现为前环及后环的联合损伤,但关键是针对后环损伤引起的变位的治疗。前后环联合损伤的治疗有 3 种主要方法。

1. **牵引疗法** 大部分骨盆骨折可应用牵引方法进行治疗。通过牵引,能有效解除肌肉痉挛,减少骨折端局部刺激,改善血液循环,达到固定肢体、减轻疼痛,纠正骨折畸形、促进骨愈合和方便治疗及护理的作用。牵引重量为体重 1/7 ~1/5,骨折复位后,再维持重量继续牵引 6 周,直至骨性愈合。可根据骨折损伤机制和类型采取相应的牵引方法。

(1) 侧方压缩型

1）适应证：无明显移位骨折，前环骨折，前、后环有移位骨折，前、后环损伤、明显不稳定，对侧半盆旋转等。

2）牵引方法：应用双下肢牵引，适当辅助使用手法复位，可采用“4”整复手法，即将髋关节屈曲、外展，膝关节屈曲，患侧足置于健保侧膝前，双腿交叉呈“4”字形，术者一手固定骨盆，一手向下压膝关节，使之向外轻度旋转，达到复位。也可采用手掌自髂骨嵴内缘向外按压，纠正髂骨内旋畸形，然后再行骨牵引。

（2）前后压缩型

1）适应证：轻微耻骨联合分离，骶髂关节前新间隙增宽，耻骨联合明显分离或伴有耻骨支骨折，耻骨联合明显分离或伴有耻骨骨折、骶髂关节破裂等。

2）牵引方法：基本方法同上述。如为一侧骨盆外旋伴向后移位，可作双侧股骨髁上牵引（图 47－1－14）。须注意防止过度向中线挤压骨盆而致相反方向畸形。对骶髂关节脱位的牵引重量可加大，时间不少于 8 周，以免在韧带愈合前又发生向上移位，重量轻和减重早是导致再脱位的主要原因。

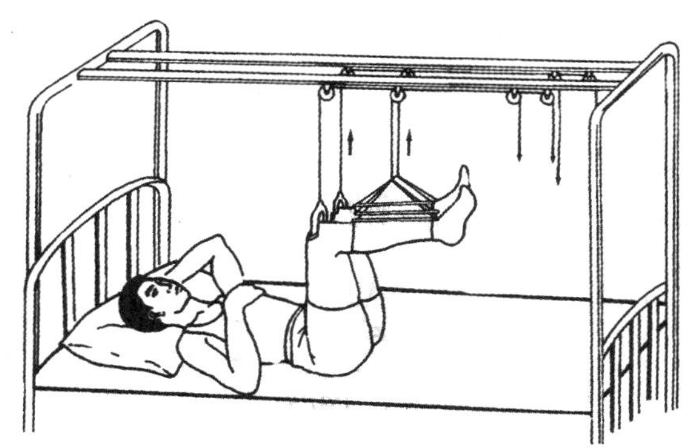

图 47－1－14　双侧股骨髁上及三个 90°牵引法

（3）垂直压缩型

1）适应证：耻骨联合分离或耻骨纵形骨折、骶髂关节破裂、半盆向头侧移位等。

2）牵引方法：先作双侧股骨髁上或胫骨结节牵引，以纠正上、下移位和固定骨盆，有明显向上移位一侧可加重牵引重量，3～5 日拍片证实上、下移位纠正后，加用骨盆兜带悬吊牵引，以纠正侧方移位（图 47－1－15）。

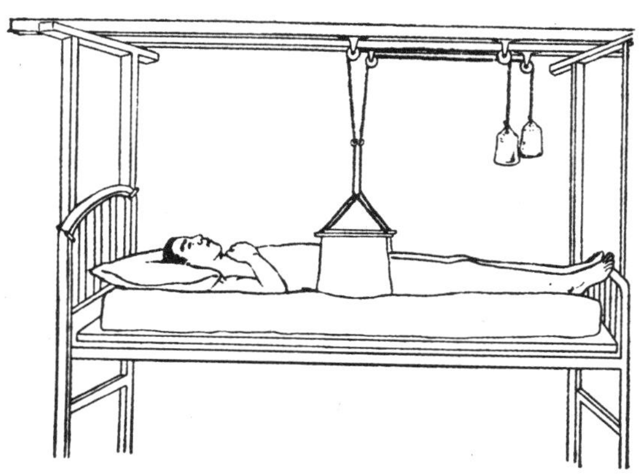

图 47－1－15　骨盆兜带悬吊牵引法

2. 手法复位 手法复位可加重骨折端的出血，一次手法复位可导致骨折端的出血达500ml，因此，临床上应尤为谨慎使用。

3. 手术治疗

(1) 手术原则：包括切开复位内固定和外固定器固定。20世纪70年代以前，临床采用保守治疗，对有明显移位的不稳定骨盆骨折多不能恢复骨盆环的解剖和稳定，常有明显的后遗症。随着对骨盆骨折的深入研究，固定器材的改进和技术的进步，应用手术固定治疗不稳定骨盆骨折日渐增多，并取得了优于保守疗法的效果。据统计手术治疗骨盆骨折遗有步态异常为6.1%～14.2%，有腰背痛者为5%～17.8%，均明显低于保守治疗结果。

(2) 手术时机：耻骨联合分离可急诊手术固定，多数骨盆后侧损伤的复位固定常需延后处理。依据患者的一般情况而定，原则上应尽早固定不稳定的骨盆骨折，这不但有利于合并伤的治疗，也可以减少相应并发症的出现。对于血流动力学稳定的患者，手术治疗应在伤后14日内进行，最好在伤后7日左右，有些病例可能延后2～3周。充分的术前准备是保证手术顺利进行的关键。手术时间过早，术中骨折创面出血量较大，容易加重血流动力学不稳定的情况，合并感染和脏器衰竭的风险性大。如不及时早手术，可增加术中复位难度，延长手术时间，增大了手术切口感染及影响骨折愈合的可能。

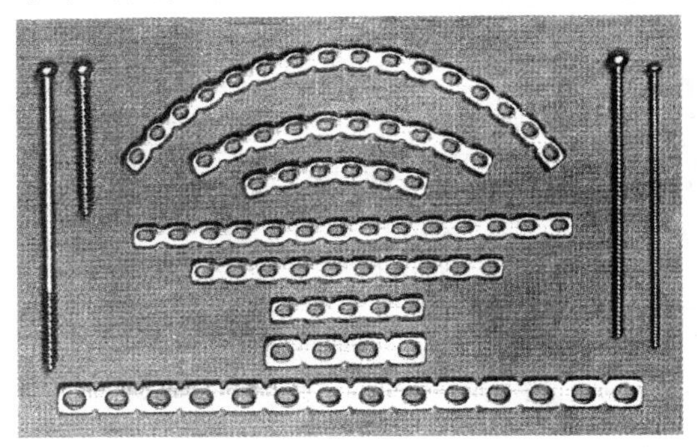

图47－1－16 骨盆内固定材料

(3) 内固定材料：骨盆骨折的器械种类颇多，手术者必须熟悉各种器械的功能和作用，才能在术中熟练应用(图47－1－16)。

(4) 技术要求：骨盆手术由于解剖结构复杂，手术操作难度较大，术中误伤其他组织和器官的风险也较大，故认为骨盆手术是一种“专家”级的手术。因此，术者必须十分熟悉骨盆相关的局部解剖关系，具有娴熟的外科操作技巧及丰富的处理术中突发事件的能力和经验，才能胜任手术，从而避免并发症的发生。

(4) 手术适应证：切开复位内固定的适应证尚不统一，主要依据是骨盆环是否稳定性和不稳定的程度。

1) 前环外固定后，后环有明显移位，需要能够及早坐位的多发伤。

2) 经保守治疗后，骨折移位＞1cm，耻骨联合分离＞3cm，合并髋臼骨折的多发伤。

3) Ⅱ、Ⅲ型骨折及多发伤。

4. 内固定方法

(1) 耻骨联合分离

1) 适应证：①耻骨联合分离＞25cm。②有分离移位的Ⅲ型不稳定骨盆骨折。③合并脏、器损伤早期需剖腹探查。④耻骨联合交锁。

2) 麻醉：全麻或连续硬膜外麻醉。

3) 体位：仰卧位。

4) 手术入路：采用耻骨联合上横切口入路。

5) 复位与固定：在腹直肌前方将Weber钳置于双侧耻骨体上，对于前方移位，产生适当的复位力量，使钳尖在耻骨联合复位后位于相同水平。半骨盆向头侧移位的骨折复位较困难，可用骨盆复位钳协助复位。先在两侧耻骨联合的前方各拧入 1 枚 4.5mm 的螺丝钉，在有后方移位的一侧，将螺丝钉通过骨盆内小钢板的滑动孔拧入骨内，在骨盆内用螺母固定。复位满意后，可采用直重建钢板或弧形重建钢板来进行固定，一般选用 4～6 孔钢板、3.5mm 螺钉，放置于耻骨联合上方固定。如存在骨盆垂直或后方不稳定，可再在耻骨联合前方另外用一块直钢板固定。如果伴有一侧耻骨上支骨折，应增加钢板的长度，同时固定耻骨支骨折。钻孔时可将示指放置于耻骨后间隙，防止损伤膀胱（图 47－1－17①②）。

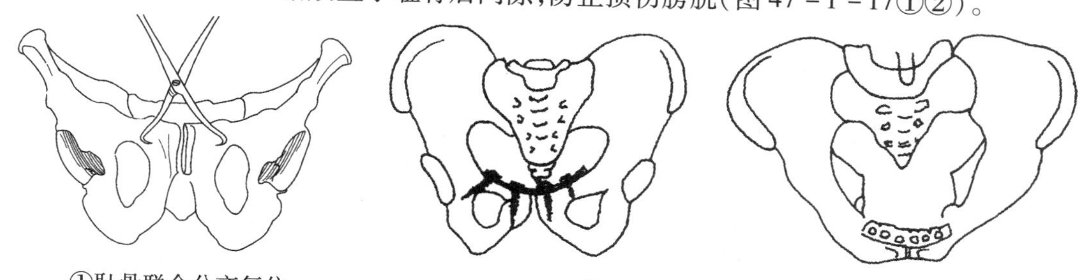

①耻骨联合分离复位　　②耻骨联合分离钢板固定

图 47－1－17①②　耻骨联合分离复位与内固定

6）术后处理：耻骨后间隙放置引流管，48 小时后根据引流量决定是否拔出，单纯耻骨联合分离可于术后 4 周部分负重行走。

（2）耻骨支骨折

1）适应证：由于耻骨支周围有坚韧的骨膜、支持韧带和肌肉的包裹，可提供足够的稳定性，在稳定的条件下，骨折 4 周左右可获愈合。只有在骨折移位显著、骨盆后环结构不稳定和多发伤才需要内固定。①有明显移位的不稳定Ⅲ型骨盆损伤。②骨折倾斜移位的耻骨支骨折端刺入阴道。③伴有髋臼前柱或前壁骨折。④合并股动脉或股神经损伤。

2）麻醉：全麻或连续硬膜外麻醉。

3）体位：患侧垫高，仰卧位或健侧卧位。

4）手术入路：采用耻骨联合上横切口入路，如骨折邻近髋臼，可采用髂腹股沟入路，切口稍偏向伤侧。

5）复位与固定：可使用持骨钳或点式复位钳在直视下复位。复位有困难时，可使用 Farabeuf 钳进行复位。骨折复位后，可用直径 2.0mm 的克氏针自耻骨联合的外方向后外侧贯穿骨折端，作为临时固定，以便于在去除复位钳后放置钢板。对于耻骨下支骨折，本身对骨盆环稳定性的影响相对较小，因位置较深，显露和复位均比较困难，故一般不必强求耻骨下支的解剖复位。耻骨支的内固定，可选用 6 孔塑形与耻骨的外形吻合的重建钢板固定，可利用钢板对耻骨支残留的移位进行更好复位，也可用 3.5～4.5mm 的长皮质骨螺钉对耻骨支进行固定（图 47－1－18）。

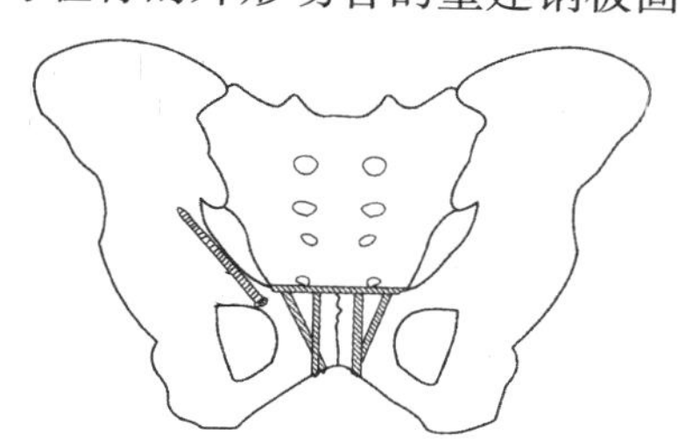

图 47－1－18　耻骨支骨折内固定

6）术后处理：单纯耻骨支骨折术后卧床 4 周，Ⅲ型骨折术后制动时间可延长至 8 周。

（3）髂骨体及髂骨翼骨折

1）适应证：影响骨盆环稳定的单纯髂骨体

及髂骨翼骨折。

2）麻醉：全麻或连续硬膜外麻醉。

3）体位：根据骨折的部位，采用俯卧位或健侧卧位。

4）手术入路：①较常采用前方入路，沿髂嵴近端1mm处做弧形切口，前端可达髂前上棘以远3~4cm，后端至髂后上棘。②后方入路：以髂后上棘为起点，向远端做长10cm垂线切口，可显露髂骨及髂骨翼后方的骨折。

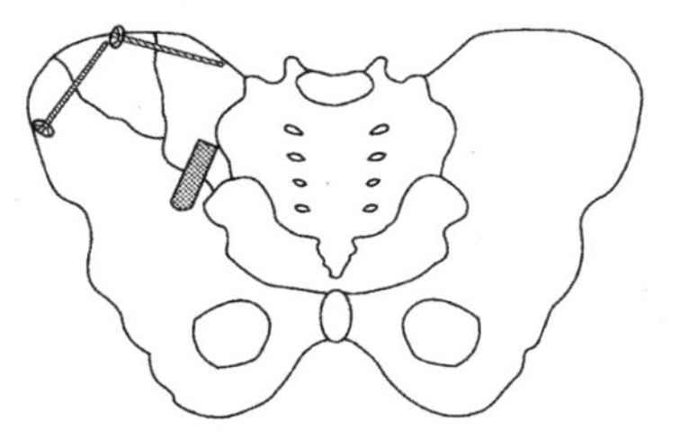

图47-1-19 髂骨翼内固定

复位与固定：沿髂骨内板剥离髂肌，显露髂骨翼前方的骨折。使用持骨钳复位，如有困难。可在骨折两端的髂嵴上各打入1枚复位螺钉，用Jungbluth或Farabeuf钳复位。髂骨翼的骨折可选用重建钢板或拉力螺钉进行固定，也可用拉力螺钉结合钢板固定（图47-1-19）。

5）术后处理：于髂窝处放置引流管，防止血肿形成。

（4）骶髂关节骨折脱位前路内固定

1）适应证：①垂直不稳定的Ⅲ型骨盆骨折。②不稳定的骨盆后侧结构损伤合并髋臼骨折。③不稳定的通过骶髂关节的损伤，骨折移位>1cm。④移位严重的骨盆Ⅱ型骨折。⑤闭合复位及外固定失败者。

2）麻醉：全麻。

3）体位：健侧卧位，患侧垫高。

4）手术入路：选择沿髂嵴弧形切口入路，始于髂嵴最高点，在手指触摸指引下，沿髂嵴向前下延伸，止于髂前上棘远端4~5cm。逐层切开腹外斜肌、腹内斜肌和腹横肌，在骨膜下和髂骨内板之间向内下剥离髂肌，显示骨盆环，向后方继续剥离可接近骶髂关节。屈髋、屈膝，使髂肌松弛，有利于解剖显露。

5）复位与固定：显露骶髂关节后，可通过提拉挤压方法，用持骨钳或点式复位钳钳夹在髂嵴的内外侧进行复位。如因骶髂关节面出现交锁导致复位困难时，可在骶骨岬和髂骨上分别置入锚定螺钉，然后以Jungbluth钳钳夹锚定螺钉，先稍作骨折端撑开，再调作复位并固定。可选择4孔重建钢板或2块3.5mm的动力加压钢板跨越骶髂关节做固定。可平行放置2块塑形后钢板，用全螺纹螺固，一般骶骨岬上只能放置1枚螺钉，螺钉固定应选择在髂骨后上方把持力较好的骨质处。

6）术后处理：放置引流管。前路固定骶髂关节常难以达到坚强固定效果，术后应避免早期负重。

（5）骶髂关节骨折脱位后路内固定

1）适应证：①经骶骨骨折的骨盆后方不稳定骨折。②髂骨后方骨折合并骶髂关节骨折移位。③骨盆骨折合并腰骶连接部损伤。

2）麻醉：全麻或连续硬膜外麻醉。

3）体位：标准体位是俯卧位，也可选择侧卧位。将患者放置在垫上，垫高、支撑腹部和胸部，有利于髂骨翼显露。另一种体位是取侧卧位，患侧在上。为了能保证骶骨后方螺钉固定的准确，在开始手术以前，应先用“C”形臂X线机透视，确保能够获得满意的骨盆前后位、出口位和入口位像的位置。

4）手术入路：根据骨折类型，选择髂后上棘内侧或外侧直切口。外侧切口适用于髂骨翼骨折或骶髂关节脱位固定，内侧切口适用于骶骨骨折固定。切口从髂嵴最高点至髂后下棘水平，从髂嵴的外侧面剥离臀大肌和外展肌。术中常需显露坐骨大切迹、骶髂关节的下部及梨状肌起点。

5）复位与固定：显露骶髂关节，清理骨折断端和骶髂关节间的骨折碎片或凝血块。在台下患肢牵引配合下，将点式复位钳的一边置于髂骨上，另一边放在髂骨棘突上进行复位。可用示指绕过坐骨大切迹，探查骶髂关节前方关节面的对合情况判断关节复位效果。经坐骨大切迹、跨过骶髂关节放置复位钳作临时固定时，复位钳的一个爪放在骶1～骶2水平骶孔的外侧，要注意防止损伤邻近发出的神经根。透视确定复位准确后，髂骨翼的骨折可用拉力螺钉固定，也可用钢板沿髂嵴下缘加强固定。如有骶髂关节脱位或骶骨骨折，可用骶髂关节拉力螺钉固定。

6）术后处理：放置引流管，术后应避免早期负重。

（6）骶髂关节骨折脱位经皮拉力螺钉固定

1）适应证：骶髂关节拉力螺钉内固定是骨盆环后路固定的一种方法。通过对骶髂关节的垂直加压固定，可用于基本结构完整的骶髂关节脱位或不稳定的骨折脱位。这种手术的技术要求较高，必须能够准确地摆好"C"形臂X线机的投照位置，以获得前后位、出口位和入口位3个影像，在影像监视引导下进钉。

2）麻醉：全麻或连续硬膜外麻醉。

3）体位：作股骨或胫骨牵引，置于牵引手术床。俯卧位有利于显露骶骨及髂棘，侧卧位影像监护较困难，不适用在脊髓损伤患者。

4）复位与固定：经骶孔骨折必须解剖复位，才能防止骶神经根夹在移位的骨折块内造成损伤。如果闭合不能达到解剖复位，则需在俯卧位作切开复位。将"C"形臂旋转在前、后像位置，确认出口位和入口位像方向正确以后，插入钻头或导针，用长度32mm，直径7mm的空心钉固定，必须有把握将螺钉插入骶骨体。注意骶1节段上部的螺钉路径，不能朝向骶岬，以防进入腰5～骶1间隙，应在椎体的中1/3，以避免从前方进入骶骨翼。

5）术后处理：放置引流管，术后应避免早期负重。

5. 重建钢板固定　见图47－1－20①②。

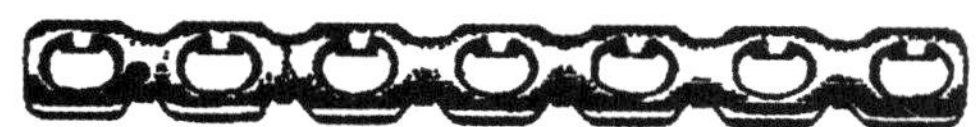

①重建钢板

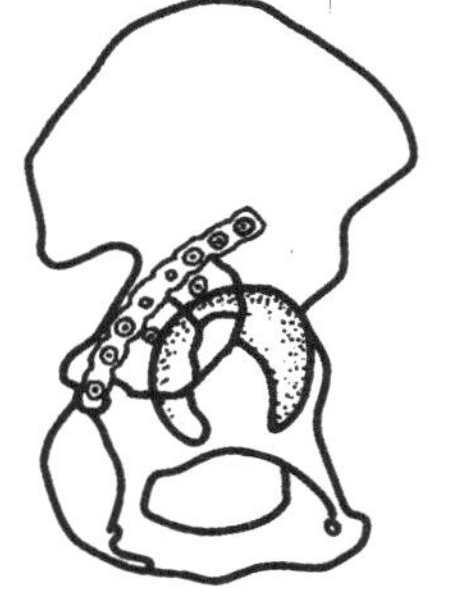

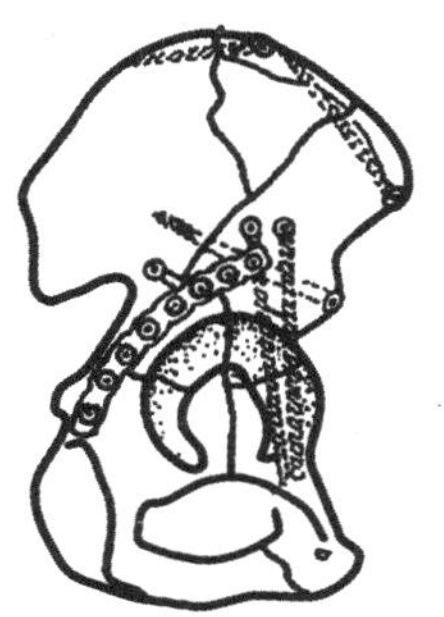

②内固定

图47－1－20①②　重建钢板固定骨盆骨折

6. 骨外固定器固定 1897 年 Parkhill 最早提出应用外固定方法稳定骨折的概念。20 世纪 50 年代,Pennal 和 Sd1erland 将这项固定技术应用于骨盆环损伤的治疗。20 世纪 70 年代,Slatis 和 karatwju 经过改进,发明了更加稳定的前环外固定器,使骨盆骨折外固定技术得以广泛应用,并取得良好效果。目前抗休克治疗、血管造影栓塞术、骨折外固定器固定及内固定技术的应用,使骨盆骨折病死率进一步下降。

(1) 优点

1) 可迅速稳定骨折、纠正骨盆变形、控制出血,消除休克的病因。

2) 有利于稳定血凝块和血管断端血栓形成。

3) 便于对多发损伤的同步治疗。

4) 避免传统的布兜悬吊牵引后,因骶部受压引起褥疮和或加重侧方挤压型骨折发生重叠畸形。

5) 不需作下肢骨牵引,便于早期活动,减少并发症。

6) 操作简便,、创伤小,便于推广。

(2) 适应证

1) 不稳定骨盆骨折、脱位,尤其是合并休克、多发性骨折或内脏损伤。

2) 旋转不稳定型或旋转伴垂直不稳定型骨盆骨折。

(3) 禁忌证

1) 穿针处有皮肤感染或皮肤病。

2) 不能配合外固定治疗。

3) 严重粉碎骨折无法穿针的髂骨骨折。

4) 骨质疏松为相对禁忌证,术后护理和下地负重要谨慎。

(4) 器械选择:外固定器形式多样,基本结构由针、针夹和连杆三部分组成。

1) 组合式骨盆外固定器:由双侧连杆固定穿在髂骨内外板间的 3 枚半针,弧形连接杆和加压杆连接组成。穿在髂骨的半针被钢针固定夹固定在连杆上,每个固定夹和半针为可独立活动的组合体。

2) Bastiani 骨盆外固定器:适应证与组合式骨盆外固定器相同,使用方法同长骨 Bastiani 外固定器。

(5) 术前准备

1) 旋转不稳定型骨盆骨折,术前须行伤侧下肢皮牵引,可减少翻身护理时产生的骨盆内、外旋不稳定。

2) 垂直不稳定型骨盆骨折,术前行股骨远端或胫骨结节牵引,有利于骶髂关节复位和维持稳定。

3) 常规作骨盆前后位及入口 X 线片,必要时作 CT 扫描。

4) 准备组合式骨外固定器和相应配套工具及其他常规骨科器械。

5) 骨盆区备皮、术前留置尿管,备皮范围包括双侧髂嵴周围及会阴部,紧急情况可不必会阴部准备。

(6) 手术设计

1) 旋转不稳定型骨折,通过穿入髂骨的半针和连接杆使外固定器和髂骨成为一个整体，同时通过对侧髂骨上的半针和连接杆，与对侧的髂骨固定成为一个稳定整体。

2）垂直、旋转不稳定型骨盆骨折，外固定器不能保持有半盆向头侧移位的骨折，对此应加用患侧骨牵引，以防止半盆上移。

3）四肢骨折单边外固定器可用于急诊固定骨盆。

（7）麻醉：紧急抢救休克时可采用局麻；与其他手术同时进行可采用全麻；单纯骨盆手术可采用椎管内麻醉。

（8）体位：取仰卧位，略屈膝、屈髋。

（9）安装步骤：在双侧髂前上棘后方处的皮肤上作一标记，再距此处3～5cm和6～10cm处皮肤作出标记。顺序自3个标记处经皮在髂骨翼内外板之间分别用直径5mm螺纹针钻入4～5cm，如使用2.5mn直径骨圆针深度可达7～8cm。根据不同外固定器针夹的设计，3针采用平行或不平行穿入（图47－1－21①②）。用针夹把持住穿入3针的尾部，再用连接杆将两侧针夹连成一体。根据骨盆骨折移位方向，通过牵引矫正半盆上移后，调整连接杆，纠正骨盆旋转畸形。透视证实复位满意后，拧紧外固定器各固定旋钮（图47－1－22①②③）。固定期间应定期拍片复查，并根据情况调整外固定器。为了加强髂骨把持骨针的固定效果，可采用在髂前下棘处平行穿入两针的方法。此外，为了控制出血和稳定后环，可使用开叶型外固定器（图47－1－23）或AO抗休克钳，作为急诊临时固定。

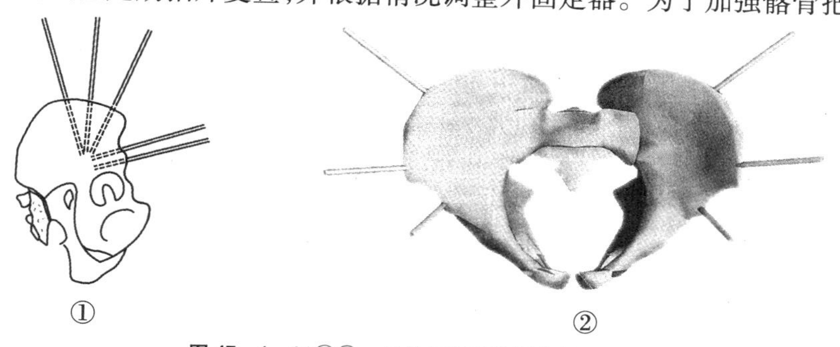

图47－1－21①②　骨外固定器穿针位置示意图

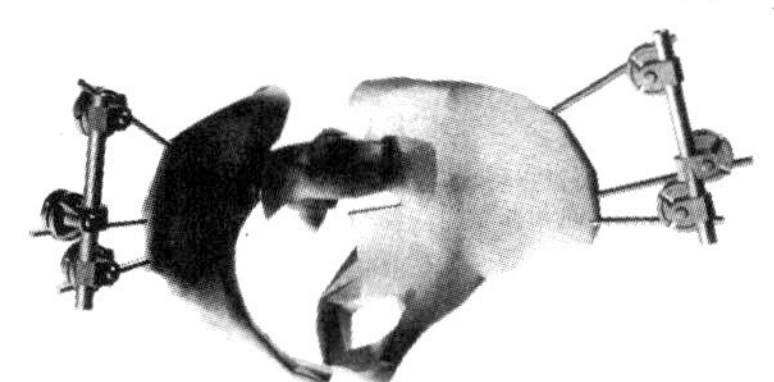

①一侧穿入3枚半针

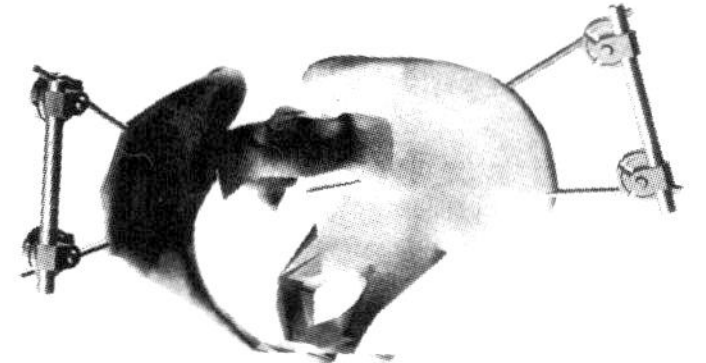

②一侧穿入2枚半针

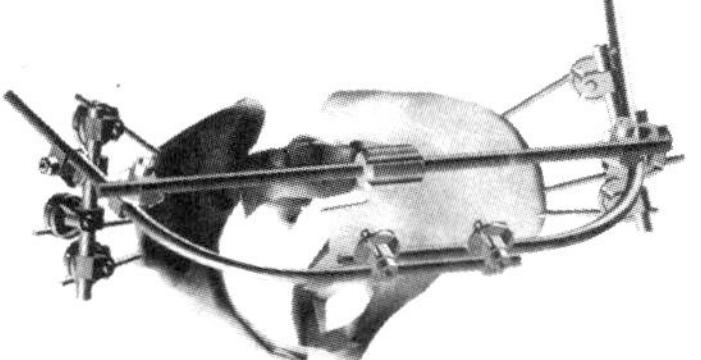

③连接两侧骨盆

图47－1－22①②③　骨外固定器安装示意图

（10）各种类型骨折脱位的处理

1）耻骨骨折及耻骨联合分离：单侧骨折和单纯分离可采用一般构型。双侧骨折移位明显且不稳定，可在耻骨上加穿半针固定。

2）髂骨粉碎骨折：髂骨粉碎无法穿针时，

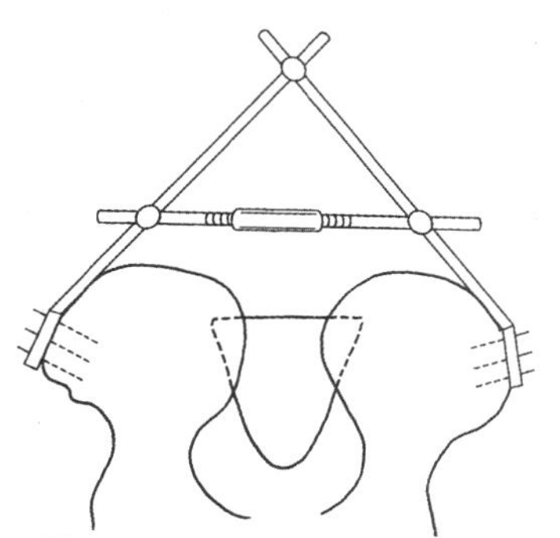

图47－1－23　开叶型外固定架

可在髂前下棘进针,髂前下棘区有坚厚的皮质骨,穿针后可获得较好把持力。

3) 垂直、旋转不稳定型:目前的外固定器还不能很好地控制垂直,旋转不稳定,需要结合牵引或内固定。术后下肢骨牵引3~4周,外固定器固定时间为8~12周。

4) 髋部骨折与脱位:伤情复杂的髋部骨折与脱位,如髋关节中心型脱位,早期可结合滑动牵引逐步复位,复位后再用骨外固定器固定,或使用特殊构型的外固定器。

(11) 特殊构型的骨盆外固定器:适用于髋关节后脱位合并髋后唇粉碎性骨折、大块骨折复位后关节不稳定,以及不宜手术治疗的儿童或青年股骨颈和粗隆部粉碎性骨折。此外,还可用在髋关节感染,儿童股骨头缺血性坏死和股骨颈骨折不愈合等。

(12) 注意事项

1) 抢救休克时不要强求复位,可在局麻下大体复位后固定已能取得很好的临床效果,生命体征稳定后可再次进行复位调整。

2) 复位时应使用手法进行整复,不能依靠对固定针、连接杆和加压杆的提拉。加压杆只能在固定结束后进行微量的加压和延伸,伤后1周以上的患者,术前需作牵引,否则复位困难。

3) 穿针操作注意髂骨倾斜角度,防止固定针穿出内外板影响固定效果。穿针时可在外板外侧面用克氏针定位。钻孔时只钻透髂骨即可,不需扩孔。凭手感可判断是否拧入半针穿出内外板,固定针安放后,通过摇动检查稳定情况。

4) 耻骨穿针应避免损伤周围血管、神经、膀胱、尿道。

5) 髂前下棘穿针应防止进入髋臼,可使用X线透视鉴别。

6) 垂直不稳定的骨折脱位,必须结合其他方式进行固定,否则容易发生再移位。

(13) 术后处理:针孔包扎及护理,使用抗生素3~5日。允许翻身,3~5日后可自行坐起。去除伤侧下肢骨牵引后,先在床上锻炼2~3日后可下地活动。拆除外固定器时间:垂直不稳定型骨折为10~12周,旋转不稳定型固定为6~8周。髋部骨折脱位固定时间一般为6~8周,必要时可延长至12周。去除固定针后,2~3日内限制活动,根据局部情况,必要时可使用抗生素3~5日。

(14) 并发症及防治

1) 钢针松动:钢针松动的原因是进针深度过浅,钢针穿出内板或外板,护理不当提拉固定器抬起过度以及钻孔过大、反复穿针等。早期钢针松动可直接影响外固定的强度,增加针道感染率。为减少钢针松动率应注意:用直径2.5mm钻头、髂嵴皮质后不扩孔,直接将直径4mm螺纹半针拧入髂骨内外板之间;一次缓慢拧入半针,注意不能反复进出;进针深度须足够;组装连接杆时,如钢针偏移或偏短,应加垫片避免单针应力集中,术后护理不可试图抬起外固定器或进行翻身。

2) 针道感染:骨盆穿针比较容易松动,发生原因与钢针松动及术后护理有关。

3) 复位不满意:旋转不稳定型复位不满意,可在X线透视下松开两侧连接半针固定杆的弧形弓,作手法复位后重新固定。垂直不稳定型须辅助牵引或加大牵引重量,必要时切开复位。

4) 钢针穿入髋关节:髂前上棘下穿针进针过深,可进入髋关节。

5) 损伤血管、神经,比较少见。

7. 特殊类型的骨盆骨折

（1）儿童骨盆骨折：儿童骨盆环弹性强，吸收外力的能力比成人好，因而儿童骨盆骨折的发生率很少。据报道，68% ~89% 的儿童骨盆骨折均为机动车伤所致，其中开放骨折 16.6%，合并症与成人类似。治疗常以保守治疗为主，20 世纪 90 年代以来采用手术固定渐趋增多，并获得较高治愈率。

（2）女性骨盆骨折：女性骨盆骨折的发生率略高男性，其中开放性骨折占 9.6% ~19%。女性盆腔内有质地硬韧的子宫，其前方有膀胱，后方有直肠，在非妊娠状态，不易被伤及。骨盆前环有移位的骨折，可伤及膀胱、短小的尿道外，还可压迫、挫伤甚至穿通阴道壁，成为开放性骨盆骨折。女性外伤时两大腿过度外展或"骑跨式"撕裂会阴可造成阴道损伤。由于骨盆环、阴道和会阴构成产道，骨盆损伤后若遗有产道狭窄，可能导致性交困难或难产。女性骨盆骨折早期，阴道及会阴部可有大量出血，必要时可行阴道填塞压迫止血，如因此引起盆内内感染则预后较差。因此，对女性骨盆前环骨折移位者应常规作阴道检查，避免漏诊。对合并阴道、外阴损伤，应及时修复；对骨盆环变形应尽量取得较好复位；对耻骨骨折移位压迫阴道者，应手术复位固定或切除压迫阴道的骨折端。

（3）开放性骨盆骨折：开放性骨盆骨折占骨盆骨折的 5% ~25%，造成开放性骨盆骨折的外力一般大于闭合骨折，因而伴发并发伤多，且程度严重，其病死率可高达 30% ~50%，其中以年龄 >40 岁居多。

开放性骨盆骨折的治疗原则与四肢开放骨折相同，即充分清创后一期、延迟一期或二期闭合创口，与直肠相通损伤按直肠损伤处理。对骨折的处理一般采用外固定器或牵引治疗，创口污染轻微能一期闭合创口时，也可行内固定治疗。

（4）皮下、筋膜大面积剥脱合并骨盆骨折：多发生在大腿前外侧和腹股沟区内侧或腰背部，可分为开放和闭合两种类型。裂伤较小的闭合型剥脱伤，可见皮下积液、积血，常造成迟发皮肤坏死；严重的开放型皮肤剥脱伤，可伴有筋膜甚至肌肉缺血和坏死。若早期治疗不当，可出现严重的软组织缺损和骨感染，最为可靠的方法是观察剥脱皮肤边缘毛细血管出血及血栓情况。对软组织损伤和骨盆骨折的治疗应统一考虑，合理安排，清创术可于骨盆手术固定之前或同时进行，常需用延迟一期或二期闭合创面。以防清创不彻底招致感染波及骨髓。

（5）浮髋损伤：有移位的骨盆前后环骨折合并同侧股骨干骨折称为浮髋损伤，治疗以手术固定为首选，并应先固定股骨干骨折。

第二节　髋 臼 骨 折

从大体解剖关系，髋臼属骨盆的一部分。由于髋臼骨折的损伤机制、诊断和治疗方面存在与骨盆骨折不同的特点，故从 20 世纪 60 年代开始，骨科界学者将髋臼骨折与骨盆骨折作分别论述。

髋臼骨折多发生于青壮年，常由高能量损伤所致，如撞击、挤压、压砸、碾轧或高处坠落

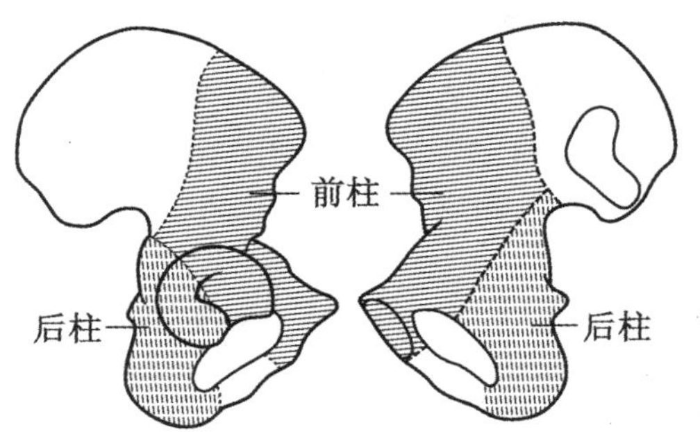

图 47-2-1 Judet 和 Letournel 二柱概念示意图

伤。因为髋臼解剖较深在,周围结构比较复杂,发生骨折时移位多较严重,造成手术显露及固定有一定难度。以往多数采用保守治疗方法。随着手术技术的进步和内固定器械的改进,手术治疗已经逐渐成为主要的治疗手段。

【应用解剖】

髋臼由髂骨、坐骨和耻骨的三角软骨所组成。临床上根据 Judet 和 Letournel 提出的二柱概念作为对髋臼骨折分型的解剖基础(图 47-2-1)。

(一) 前柱

又称髂骨耻骨柱。从髂嵴的前方一直到耻骨联合,形成一个向前、向下凹的弓形结构,高起的臼缘称为前唇,它的两端由腹股沟韧带连接。前柱从上至下包括髂嵴前部、髋臼前壁的前下 1/3 和下方的全部耻骨。

(二) 后柱

又称髂骨坐骨柱。上部由部分髂骨组成,向上延伸至髂骨后下部及坐骨切迹,分别为内侧面、后面及前外侧面,该处有坐骨神经及臀上血管神经束穿出;下部为闭孔的后上界,由坐骨支的臼部构成,高起的臼缘称为后唇,其下为后壁。后柱骨质比较厚实,是切取自体骨的供区。

(三) 臼顶

由髂骨下部构成,横跨于前后柱之间,是髋臼的主要负重区。臼顶大部分偏前,臼口朝向外侧并向下倾斜,与股骨头构成髋关节。由于解剖上的特殊关系,关于它的概念尚不统一,传统意义上的臼顶是指水平面和股骨头相接触的关节面部分,而广义上是指整个负重区的关节面,占髋臼上方圆周的 50°~60°。臼后缘比臼前缘高,上缘比下缘高,臼下方有一切迹,在中立位髋臼能完全覆盖股骨头。

(四) 髋臼

是容纳股骨头的深窝,由髂骨、坐骨、耻骨 3 部分的臼部组成。髋臼开口向前、向下、向外,其中髋骨约占顶部的 2/5,坐骨占后方及下方的 2/5,耻骨占前方的 1/5。髋臼窝之外是鞍形软骨覆盖的关节面,在髋臼的内下方软骨缺如,形成髋臼切迹。切迹由黄韧带封闭,两者间留有间隙,为血管的通道。髋臼边缘的骨性唇状突起,可对抗股骨头在人体直立时所产生的压力和屈髋时产生的应力。骨唇上坚韧的纤维软骨盂唇与切迹紧贴,盂唇呈环状与黄韧带相连。软骨盂唇的存在使髋臼加深加宽,增加了髋关节的稳定性。

【损伤机制】

(一) 直接暴力

髋臼骨折绝大多数由直接暴力引起,例如建筑物倒塌直接砸在侧卧人体髋部,暴力撞击股骨大粗隆,经股骨颈、头传达至髋臼发生骨折。如受伤时大腿处于轻度外展旋转中立位,暴力作用于臼中心,即发生髋臼横形、T/Y 形或粉碎形骨折;如受伤时大腿轻度外展并内旋或外旋,暴力沿股骨头作用于臼后壁或前壁,则产生后柱或后壁骨折,或者前柱或前壁骨折。

（二）间接暴力

间接暴力所致损伤机制亦相似，视当时髋关节所处位置不同，可发生髋臼不同类型之骨折。如：髋屈曲90°时，暴力作用于髋臼后缘，则产生髋臼后缘骨折；如髋屈曲90°，大腿外旋内收时，可产生臼顶负重区骨折。无论是直接暴力还是间接暴力，均系股骨头直接撞击髋臼的结果，故除髋臼骨折外，股骨头亦可发生骨折。

【分型】

按骨折发生部位分型如下。

（一）前柱骨折

骨折线由前柱经臼底弯向下方，如伴同侧耻骨上、下支骨折，骨折片可向盆腔移位，股骨头发生中心脱位，骨盆正位X线照片可见髂耻线中断或错位（图47－2－2）。

（二）前壁骨折

系臼的前壁与前缘大块骨折，包括关节软骨。但不涉及前柱盆面的骨皮质，股骨头可向前、向内脱位（图47－2－3）。

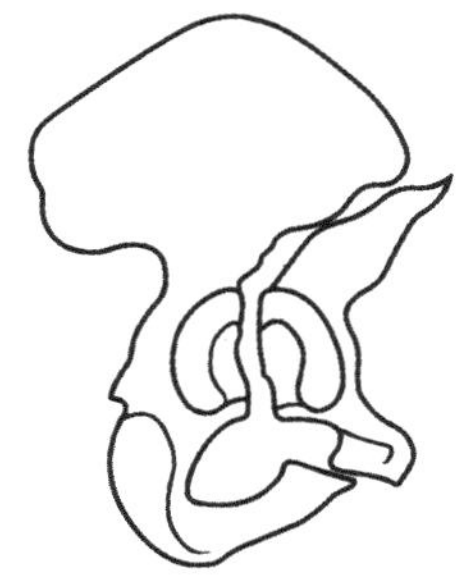

图47－2－2　前柱骨折

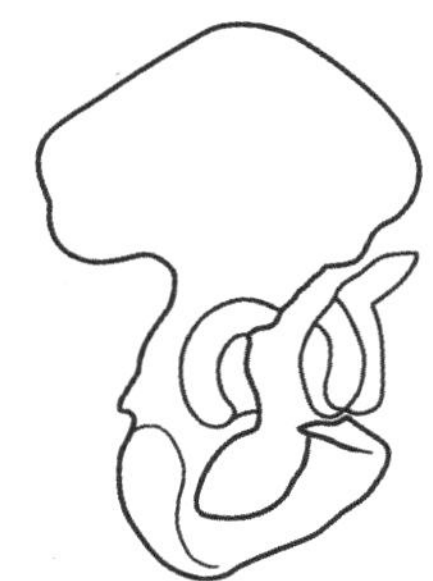

图47－2－3　前壁骨折

（三）后柱骨折

骨折线由后柱经臼底弯向下方，由于后柱比较坚实，引起骨折的暴力较大，故常伴有同侧耻骨下支或坐骨支骨折，骨折块向内上方移位，股骨头呈中心脱位，导致坐骨大孔变小，有时可损伤坐骨神经。骨盆正位片可见髂坐线中断或错位（图47－2－4）。

（四）后壁骨折

系臼后壁及后缘的大块骨折，包括关节软骨，但不涉及后柱盆面的骨皮质。骨折块向后上移位，股骨头亦随之脱位，但上移不多，在正位X线片上可见一块骨影与脱位股骨头重叠，臼后缘线缺如。这种骨折与髋关节后脱位伴髋臼后缘骨折有如下鉴别：

（1）前者骨块大，多在3.5cm×1.5cm以上，后者骨块小。

（2）前者无弹性固定，只需将伤肢伸直外展即可复位，但屈曲内收复又脱出，后者手法复位后较稳定（图47－2－5）。

（五）髋臼横骨折

系髋臼骨折中最多见的类型。骨折线横贯髋臼的内壁与臼顶之交界部，实际是前后柱同时横断。少数骨折无移位者，股骨头亦无脱位。臼内壁骨折片向盆腔移位时，多伴同侧耻骨上、下支骨折，股骨头发生中心脱位（图47－2－6）。

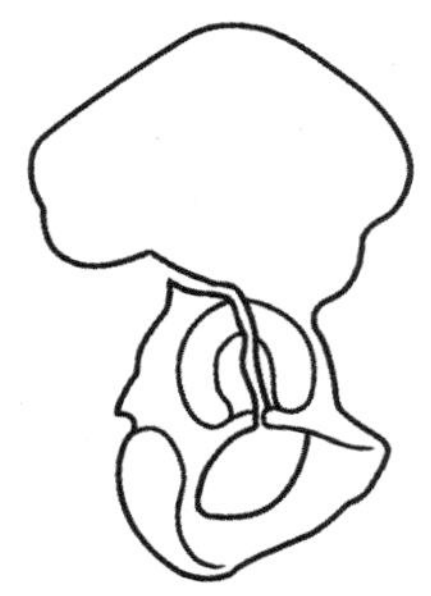

图 47-2-4 后柱骨折

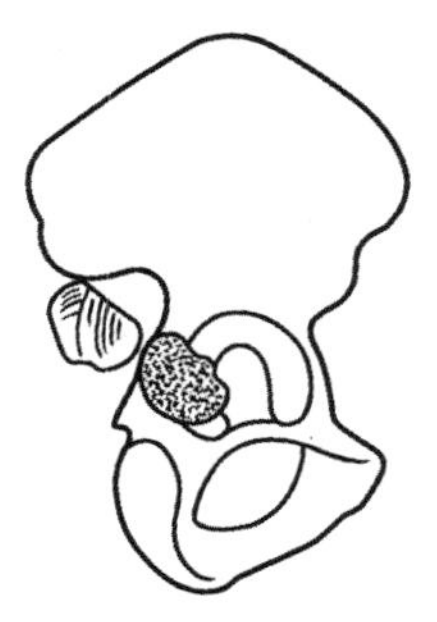

图 47-2-5 后壁骨折

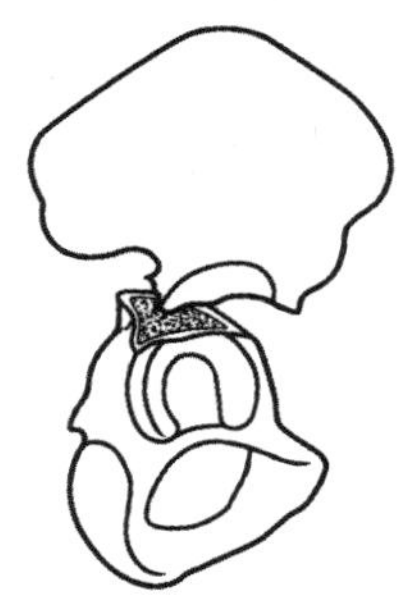

图 47-2-6 髋臼横骨折

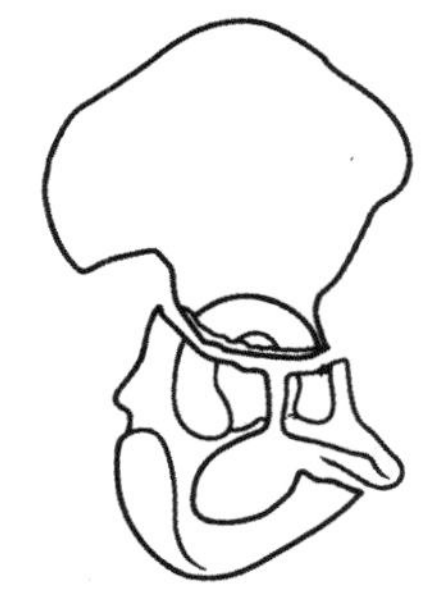

图 47-2-7 "T"或"Y"形骨折

（六）"T"或"Y"形骨折

骨折线经髋臼呈"T"或"Y"形。其横形、纵形骨折线均可发生于不同平面,多伴同侧耻骨上、下支骨折和股骨头中心脱位,因纵形骨折线被前柱影像重叠,平面看不清,故平片的X线片表现与横形骨折相似(图 47-2-7)。

（七）双柱骨折

较常见,移位程度多较严重,且髋臼与同侧骶髂关节有分离,形成所谓"浮髋"。其骨折类型与"T"或"Y"形和前柱合并后半横形相类似。

【临床表现与诊断】

（一）外伤史

有明确外伤史。了解受伤机制有助于骨折类型的判断。

（二）症状

髋部肿胀、疼痛,髋关节主动及被动活动受限。

（三）影像学检查

1. X线检查 是诊断髋臼骨折的主要依据。

(1) 前、后位片:需观察5条线的改变(图 47-2-8)。

1) 髂耻线:为前柱的内缘线,如该线中断或错位,表示前柱骨折。

2) 髂坐线:为后柱的后外缘线,如该线中断或错位,表示后柱骨折。

3) 后唇线:在平片上位于最外侧,为臼后缘的游离缘形成,如该线中断或大部分缺如提示后唇或后壁骨折。

4) 前唇线:位于后唇线之内侧,为臼前缘的游离缘构成,如该线中断或大部分缺如,提示臼前唇或前壁骨折。

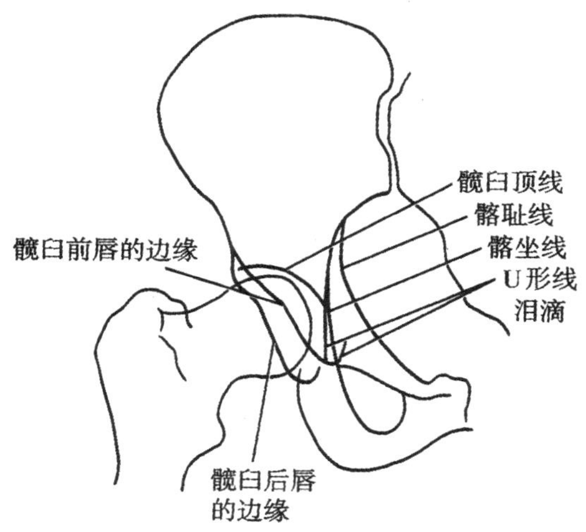

图 47－2－8　髋关节 X 线平片重要标志线

5）臼顶线和臼内壁线：为臼顶和臼底构成，如该线中断，表示臼顶骨折，如臼顶线和后唇线均破坏，表示后壁骨折；如臼顶线和前唇线均破坏，表示前壁骨折；如臼底线中断，则表示臼中心骨折。

骨盆前、后位片还可发现髋臼泪滴样骨折（图 47－2－9）。

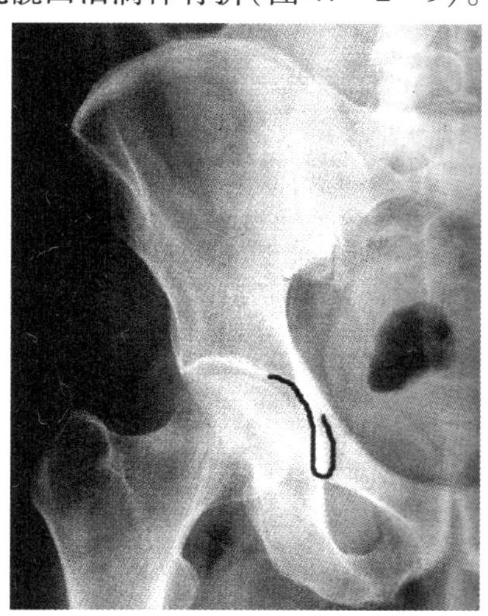

图 47－2－9　髋臼泪滴样骨折

（2）45°斜位片观察前、后柱骨折改变

1）前柱：倾向健侧即骨盆内旋 45°斜位片能清楚地显示伤侧自耻骨联合到髂前下棘的整个前柱，特别是前内缘和前唇。

2）后柱：倾向伤侧 45°，即骨盆外旋斜位片，可清晰显示从坐骨切迹至坐骨结节的整个后柱，其中尤以后柱的后外缘。因此，该片可以鉴别后柱及后壁骨折，如为后壁骨折，髂坐线仍完整，如为后柱骨折，则该线中断或错位。

（3）X 线片断层摄片：多用于髋臼中心粉碎型骨折和移位较少涉及关节面的骨折，能显示骨碎片的位置及程度，在缺乏 CT 设备情况下仍有价值。

2. CT检查 对显示骨折程度、判断骨折类型、制订合适的治疗方案很有帮助。

(1) 常规CT断层扫描：能显示髋臼骨折的部位、范围，臼顶负重区的边缘压缩骨折，关节腔内游离骨折片，轻微的股骨头骨折，骨盆血肿，髋关节脱位及骶髂关节损伤等。效果优于平片。

(2) 多层面重建(MPR)能提供不同厚度冠状面和矢状面的连续图像，先进的软件已能提供即时的重建图像，这种连续的图像扫描，明显优于横断面扫描。

(3) 三维CT重建是目前诊断髋臼骨折最准确的方法，其优点是能够删去不必要显示的周边结构，可选择性显示损伤部位的结构及类型。限制是对轻度及微细的骨折块显示不如CT平扫及MPR。

【治疗】

髋关节是全身最大的球窝关节，其椭圆形股骨头与髋臼的月状软骨面非常适应。髋臼发生骨折后，月状关节面不平滑，如果不能准确恢复髋臼关节面，头与臼因不相适应，必将导致创伤性髋关节炎。因此，治疗的主要目的是恢复臼顶关节面的平整，使股骨头回位到正常臼顶负重区范围下。

治疗前应评估包括患者的一般状况、年龄、是否合并其他损伤及疾病、骨折的类型、是否合并血管及神经损伤等。髋臼骨折多为高能量损伤，合并胸腹脏器损伤以及其他部位的骨折比率较高，常因大出血导致休克，在治疗上应特别强调优先处理对于生命威胁更大的损伤及并发症。关于髋臼骨折的治疗目前意见尚未完全统一，多数主张对骨折块无移位或移位较小、关节结构无明显损伤者作下肢牵引，对骨折块移位明显或合并股骨头脱位者，则先行闭合复位及下肢牵引，对复位效果不满意者，应尽早行手术复位及内固定。对无法行早期手术治疗者可采用保守治疗，后期视病情再作关节重建手术。

(一) 保守治疗

1. 适应证

(1) 年老体弱合并全身多脏器疾病，不能耐受手术者。

(2) 伴有严重骨质疏松者。

(3) 手术区域局部有感染者。

(4) 无移位或移位 <3mm 的髋臼骨折。

(5) 髋臼上方完整，后方无不稳定征象。

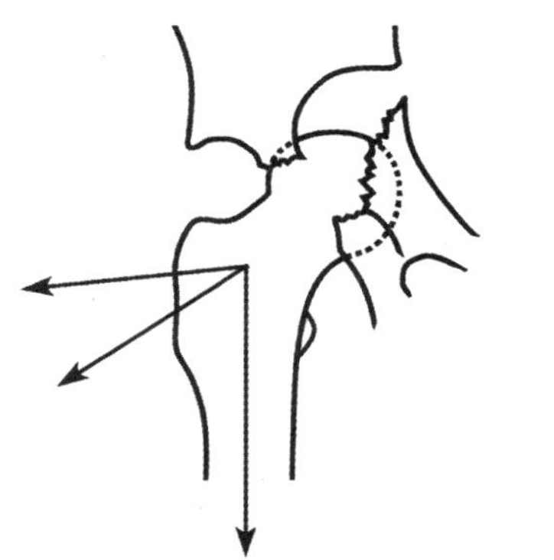

图47-2-10 髋关节中心型脱位合力牵引

(6) 股骨头与髋臼上方位置无明显改变。

2. 治疗方法

(1) 股骨髁上或胫骨结节牵引：患者取平卧位，作股骨髁上或胫骨结节牵引，牵引重量以使股骨头和髋臼不发生分离为宜。牵引时间一般为6～8周。去除牵引后不负重做关节功能锻炼，8周后逐渐开始负重行走。

(2) 股骨髁上及大粗隆下合力牵引：将患肢向下及向外同时牵引，即股骨髁上牵引向下，大粗隆下牵引向外(图47-2-10)，两者重量相等，使股骨头顶部回到正常臼顶负重区。髋臼一般可得到大部分复位。前柱或后柱骨折，都在髋臼的非负重区范围，将股骨头向外牵引时，由于臼内壁间隙骨折出血机化，形成纤维膜。经股骨头活动，可逐渐塑形成为纤维软骨，达到恢复关节面平滑，防止股骨头内移的效果。牵引4～6周，骨折愈合后，可在牵引下坐起活动。牵引须持续12周，以使臼内壁纤维膜充分形成。

（二）手术治疗

有明显脱位的前柱、后柱及横骨折，应该尽早行牵引，并根据骨折类型选择适当的手术方法。

1. 适应证

（1）髋臼顶弧与股骨头中心间距离>3mm，股骨头与髋臼对合不良。

（2）骨折线位于髋臼顶负重区，移位>5mm。

（3）关节腔内有游离骨折块。

（4）髋关节脱位合并髋臼有较大骨折块。

2. 相对适应证

（1）后壁边缘压缩骨折>5mm。

（2）髋臼骨折移位2～4mm。

（3）后壁骨折范围>1/2。

（4）有可能发生畸形愈合后果的多处骨折。

（5）合并同侧股骨骨折或膝关节损伤。

（6）复合性损伤，不适宜长时间卧床。

3. 禁忌证

（1）全身情况不稳定。

（2）有明显骨质疏松症。

（3）骨折粉碎程度无法达到复位及固定目的。

（4）超过手术时机。

4. 手术时机　髋臼骨折除开放性损伤或股骨头脱位不能手法复位外，可不作急诊手术处理。

临床对比研究显示，内固定手术在2周内完成的髋臼骨折，其治疗效果优良率>80%；时间超过3周，可增加手术显露、复位及内固定难度，影响术后效果。因此，多数学者认为，最佳手术时机为伤后1周内。

5. 手术入路　根据骨折类型，选择合适的手术入路。如因手术入路不当，则难以对骨折进行满意的复位和固定。常用的主要手术入路有Kocher－Langenbeck入路、髂腹股沟入路及延长的髂股入路等。

（1）前壁骨折、前柱骨折、前壁或前柱合并后半横骨折：选择前侧髂腹股沟入路。

（2）后柱骨折、后壁骨折、后柱合并后璧骨折：选择后方的Kocher－Langenbeck入路。

（3）横骨折：选用Kocher－Langenbeck入路，如前方骨折移位明显，可采用前侧髂腹沟入路。

（4）后壁合并横骨折：选用Kocher－Langenbeck入路，如果前方骨折移位明显，可采用前、后联合入路。

（5）“T”形骨折：采用 Kocher－Langenbeck 入路。

（6）双柱骨折：采用前侧髂腹股沟入路。

6．手术显露

（1）Kocher－Langenbeck 入路：取卧位或侧俯卧位，切口起于髂后上棘或其下外 4～5cm，沿臀大肌纤维走行，再经大粗隆外侧垂直向下延长 15～20cm。沿臀大肌纤维方向切开臀筋膜，沿股骨方向切开阔筋膜，顺切口分开臀大肌，于转子间窝处将外旋肌群附着点切断。由此，可显露后柱自坐骨切迹至坐骨上缘以及髋臼顶的后部，术中注意保护坐骨神经及臀上神经。可沿髋臼缘切开关节囊以暴露关节内，对于后壁的骨折块要尽可能少剥离，附着在骨块上的关节囊不能切断。

（2）髂腹股沟入路：取仰卧位，切口起自前 2/3 髂嵴，沿髂嵴向内下方至耻骨联合上方 2 横指处切开，自髂嵴切开并剥离腹肌和髂肌的附着点，显露髂窝直至骶髂关节和骨盆上缘。于髂前上棘处沿切口切开腹外斜肌腱膜及腹直肌鞘直至腹股沟处环上方 2cm 处，打开腹股沟管并用皮片对精索或圆韧带加以牵引保护。确认腹内斜肌及腹直肌在腹股沟韧带的附着点，并用第 2 根皮片对髂腰肌、股神经和股外侧皮神经等加以牵引保护，在股血管内侧切开腹内斜肌和腹横肌的联合腱，进入耻骨后间隙，用第 3 根皮片牵引保护血管和淋巴管。必要时可将腹直肌肌腱在耻骨附着部切断以扩大显露。由此可显露整个髂骨翼的内侧面、前柱和耻骨联合，并可有限地显露后柱。通过对皮片进行不同方向的牵引，可进行不同部位的显露：最外侧可显露髂窝、前柱和骶骨外侧，而在髂腰肌和血管之间可于前壁水平显露前柱以及方形区、坐骨大切迹等；最内侧可在血管内侧显露耻骨上支，甚至耻骨联合。手术后应在耻骨后间隙和髂窝分别放置引流管。

（3）延长的髂股入路：取侧卧位，切口起自髂后上棘，沿髂嵴向前至髂前上棘沿大腿前外侧向下，止于大腿中段。切开臀筋膜并于髂骨翼外侧剥离臀肌至髂前上棘，注意勿损伤股侧皮神经，然后纵行劈开阔筋膜，显露髋关节囊及股骨大粗隆，自大粗隆外侧剥离臀小肌和臀中肌。最终将包括臀肌、阔筋膜张肌以及神经血管束等在内所有皮瓣牵向后方，在切断髋外旋肌群后即可显露整个后柱直至坐骨结节。此入路可同时暴露髋臼的 2 个柱，但对肌肉的损伤较大，关闭切口时对切断的肌腱应原位缝合。

（4）前后联合入路：即后方的 Kocher－Langenbeck 入路结合前方的髂腹股沟入路。关键是选择先前入路还是后入路，应选择骨折移位程度严重的一侧作为第 1 切口，如通过第 1 切口就能将对侧的骨折复位和固定，就不需要再做第 2 个切口。

7．术前准备 髋臼解剖复杂，骨折固定难度较大，需要专用的复位和内固定物器械。

（1）常用器械包括各种型号的复位钳、带柄的 Schamz 螺钉等，复位钳主要用在控制骨折块的复位。内固定材料为各种规格的重建钢板和螺钉，Schamz 螺钉拧入坐骨结节可控制后柱或横骨块的旋转移位。

（2）手术过程应在“C”形臂透视下进行。

8．复位与内固定

（1）前柱骨折

1）入路：采用髂腹股沟入路，沿髂嵴切口向下延长至腹股沟，显露骨盆内壁与臼内壁及耻骨上支。从骨折线可观察髋关节的股骨头软骨面，将出血抽吸干净。

2）复位：在手术台上保持患肢向下、向外牵引，则有利于骨折脱位复位。将骨折复位后，如盆内壁骨折线能完全复位，常表示髋臼内面复位良好。也可将髂骨翼的骨折线撬开后重新复位，用 Shantz 螺钉经大粗隆固定到股骨颈内，进行侧方和纵向牵引，使脱位的股骨头回原到髋臼中心，将短重建钢板固定在前柱骨折块后方较完整部分，利用钢板可作为复位工具使用。

3）固定：术中摄关节正位片，明确复位情况，视前柱骨折块的长短，可以用螺丝钉向耻骨支及髂骨固定，也可用钢板将骨折固定于髂骨及耻骨支（图 47－2－11①②③）。

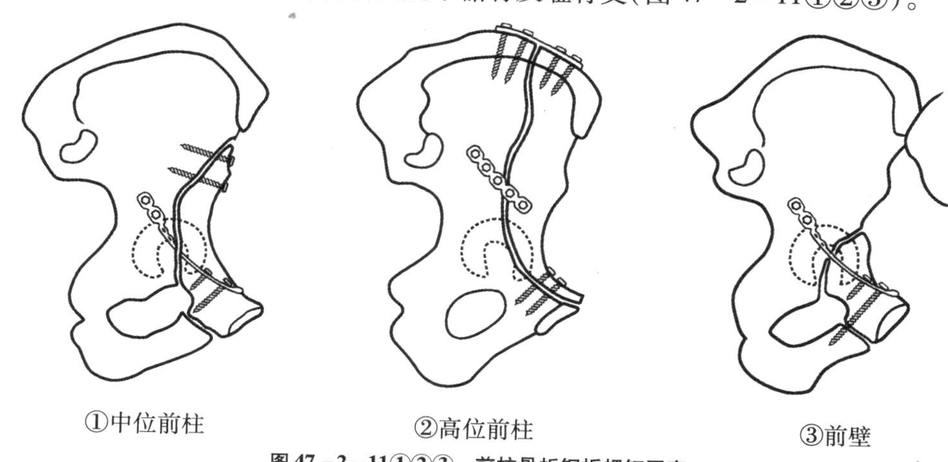

图 47－2－11①②③　前柱骨折钢板螺钉固定

4）术后处理：继续牵引患肢 2 周，然后练习髋关节活动。

（2）后柱骨折

1）入路：取俯卧位，从髋后人路，显露坐骨支、髋臼后壁及髂骨后面。

2）复位：使用骨盆复位钳，在骨折块之间根据需要进行撑开或加压，也可纠正骨折端的前后移位。用带有“T”形手柄的 Shantz 螺丝钉固定于后柱坐骨或骨折块上，配合从坐骨切迹处插入手指的感觉，纠正骨折端的旋转移位。

3）固定：骨折得到复位后，以钢板固定髂骨与坐骨支。注意勿使螺丝钉进入髋臼内（图 47－2－12）。

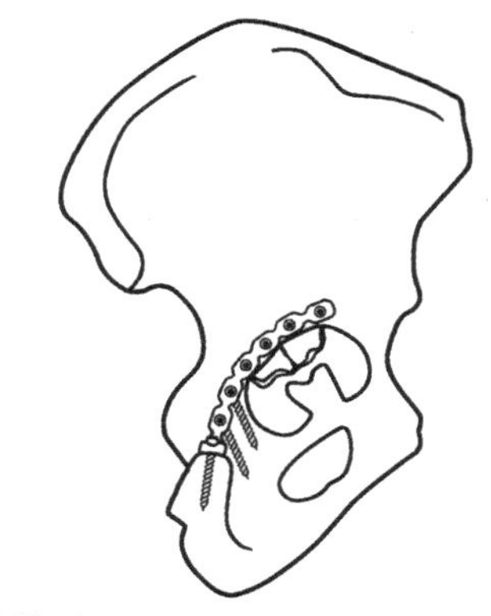

图 47－2－12　后柱骨折钢板螺钉固定

4）术后处理：同“前柱骨折”。

（3）前柱及后柱骨折

1）入路：通常需要采取髂腹股沟和延伸髂股入路手术切口，才能达到显露髋臼上方髂骨的目的。是否需要采用两个手术切口，应根据显露需要确定。在双柱骨折中，如是后柱单纯骨折，同侧骶髂关节末受累，可选用髂腹股沟入路。如有骶髂关节受累，则应采用延伸髂股入路，才能满足显露、复位和骶髂关节固定的需要。

2）复位：由于髋臼相对完整的髂骨翼向内侧移位，髋臼窝可夹在完整髂骨翼的后内侧,造成复位有一定难度。凡伴有前壁或后壁骨折或粉碎者,需切开相应的关节囊及髋臼附丽部分,以便观察髋臼内及臼壁复位情况。前壁骨折时,需同时显露髋关节前面。

3) 固定:钢板固定时,均需将钢板弯成适合于臼前后缘或前柱或后柱的外形,以扩大接触面,增强固定效果(图 47 -2 -13①②)。

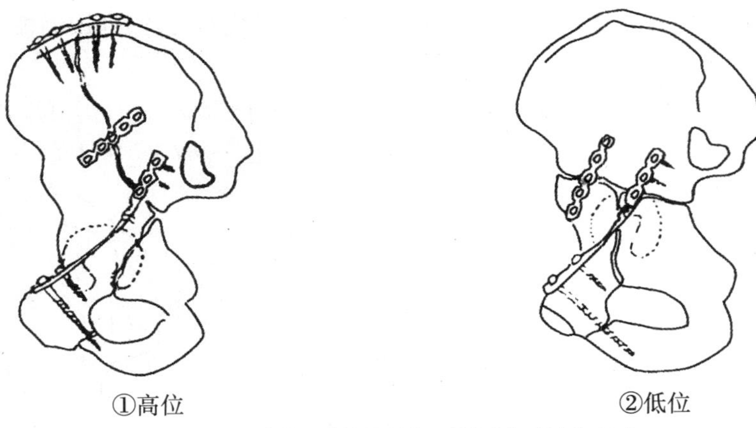

①高位 ②低位

图 47 -2 -13①② 高位及低位双柱骨折钢板螺钉固定

(4) 横骨折

1) 入路:可根据横行骨折线与髋臼顶的关系,决定采用相应的手术入路。因不易观察到对侧复位情况,故应选择移位程度较为明显一侧作为手术入路,一般采用后方的 Kocher - Langenbeck 入路。如合并有广泛的后壁粉碎骨折,范围超过一半或骨折有明显移位,必要时需辅助使用延长的髂股入路。

2) 复位:近髋臼顶及髋臼下方的横骨折,显露骨折后,先估计螺丝钉的适当位置,分别用 4.5mm 螺丝钉及骨盆复位钳固定两骨块,使用复位钳撑开清理骨折端,通过推动固定在骨折块上的螺钉和复位钳进行复位,将 Shantz 螺丝钉拧紧固定在坐骨结节或坐骨结节近端。为了减少占据空间,也可用克氏针作为复位后临时固定。

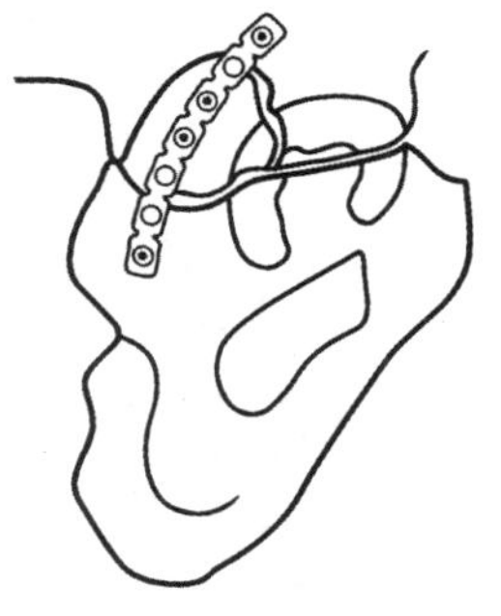

图 47 -2 -14 髋臼横骨折骨折钢板螺钉固定

3) 固定:复位后以钢板固定。由于后柱较粗大,安置内固定比较稳固(图 47 -2 -14)。

(5) 臼顶粉碎骨折

1) 入路:髋臼顶负重区的压陷或粉碎骨折,可选用延伸髂股入路,以可较好显露髋臼顶的前、后方,也可采用大粗隆截骨入路。

2) 复位:用点式复位钳的一侧放在前柱髂前下棘后方,另一侧放在骨盆边缘髂耻隆起远侧,通过加压闭合前方的骨折间隙,观察髋臼前方骨折线可了解复位效果。髋臼后方的骨折,可使用第 2 把点式复位钳,穿过后柱、横跨骨折线进行复位。

3) 固定:髋臼前方关节面平整,骨折前部得到复位后,可在髋臼缘上方 2cm、前柱外缘的后斜面,向耻骨结节方向,由后向前用 1 枚长螺丝钉固定。骨折后部的固定方法同后柱骨折,一般使用预弯的重建钢板固定。

4）术后处理：患肢牵引2～3周，去除牵引后开始活动髋关节，必须待骨折完全愈合后才能负重。

（6）"T"形骨折：是处理难度较大的一种类型。

1）入路：采用延伸髂股入路或大粗隆截骨入路，能充分显露前方关节面、髋臼前壁及髂耻隆起。

2）复位：使用点式复位钳对前柱骨折进行复位。

3）固定：在"T"形骨折的远端，将螺丝钉从前柱骨折的后部拧入到关节面的横行骨折线上，固定骨折。如前方的骨折线较低，螺丝钉可能穿过髋臼，必须防止螺丝钉尾碰触到股骨头（图47－2－15①②）。

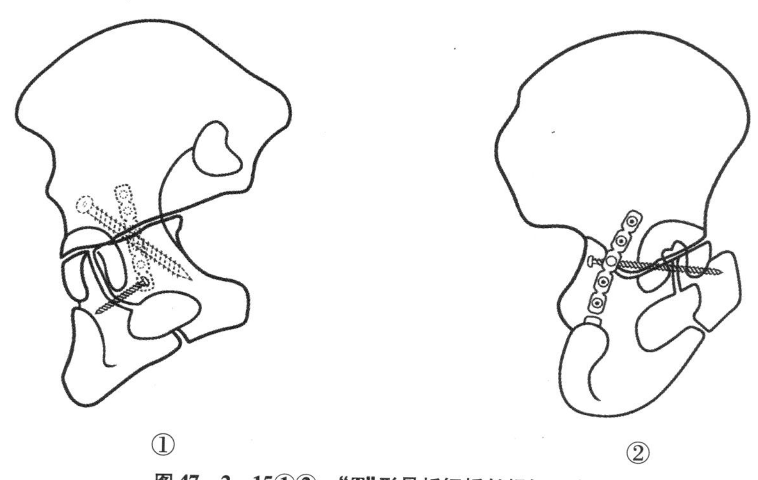

图47－2－15①②　"T"形骨折钢板长螺钉固定

4）术后处理：术后常规负压引流24～72小时。如果复位和固定牢靠，一般不需牵引。尽早开始髋关节功能锻炼，可使用CPM连续性被动运动。注意预防深静脉血栓形成及肺栓塞，可常规口服拜瑞妥。定期复查X线片，应根据骨折程度、内固定及愈合情况确定开始负重时间，一般8周后才能逐步完全负重。

第三节　骶尾骨骨折

骶尾骨骨折常与骨盆骨折并发，因此被列入骨盆缘骨折。由于骶骨在解剖、生物力学特点和损伤机制有自身的特点，故常作为单独论述。骶骨是后方骨盆环稳定性的重要部分，损伤时常合并神经损伤，因尾骨解剖畸形较多，临床较易造成误诊。

【应用解剖】

骶骨呈三角形，在正中将二半骨盆同脊柱相连，由5块骶椎和退化的尾骨融合构成，通过附着的韧带在维持骨盆环的稳定性上起重要的作用。

骶管包含骶神经和尾丛，通过骶前孔穿出骶骨。

髂内动脉和静脉等大的骨盆血管，沿腰骶干走行。骶正中动脉和自主神经的交感部分在骶骨结节区域、骶骨前面。

【损伤机制】

损伤机制与骨盆骨折的严重性有明显关系。最常见是高处坠落和机动车意外的高能量创伤,坠落伤可合并骶骨横形骨折或严重的过度屈曲损伤。另外,侧方冲击伤可合并髋臼或骶骨骨折、正面碰撞可导致髋臼骨折。

【类型】

骨折可发生在骶骨的不同水平及部位,骨折线可通过骶骨岬、骶骨翼和骶骨孔,多发生在骶2以下,常见为斜型和垂直骨折。

(一) 根据骨折线走向分型(图47-3-1①②③)

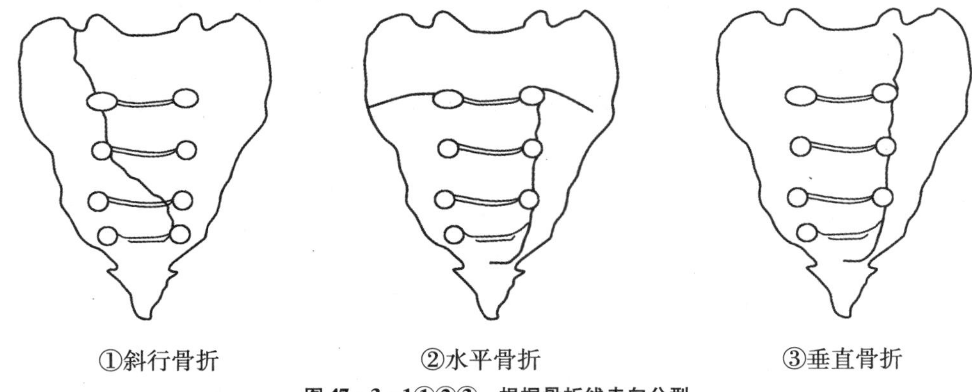

图47-3-1①②③ 根据骨折线走向分型

(1) 斜型骨折。

(2) 水平骨折。

(3) 垂直骨折。

(二) AO分型

A型 包括尾骨骨折或骶尾脱位,骶2以下的无移位的骶骨横形骨折,未累及骨盆束带和骶2以下移位的骶骨横形骨折等。

B型 包括单侧或双侧"开书型"骶骨骨折、单侧或双侧侧方挤压损伤骨折。

C型 包括单侧不稳定的骶骨骨折、单侧骶骨骨折合并对侧后部B型骨盆环损伤和双侧骶骨骨折。

【并发症】

并发神经损伤的发生率为21%~60%,损伤程度与骨折类型以及骨盆环不稳定的程度有关。可因牵拉或骨片直接压迫所致,神经损伤位置可不同于骨折平面。腰4~骶2神经根损伤可导致膝关节以下肌肉和皮肤区域功能障碍;骶3~骶5神经根损伤,可表现为生殖泌尿系统和性功能障碍,会阴区感觉障碍;骶1神经根损伤可导致膀胱、直肠功能障碍;腰5神经根损伤可导致足下垂。

【手术治疗】

(一) 适应证

(1) 严重的骨折移位,影响直肠及肛管区功能。

（2）有移位的横形骨折合并骶神经损伤。

（二）禁忌证

（1）有严重的骨质疏松。

（2）一般情况差。

（三）手术方法

1．经后路双侧髂骨后方钢板固定（图 47－3－2）　适用于骶骨垂直骨折。可选用塑形后的重建钢板，通过穿凿骨孔，穿越双侧髂骨后方用松质骨螺钉固定在髂骨。

图 47－3－2　经后路垂直骨折双侧髂骨后方钢板固定

2．经后路骶骨横形和斜行骨折钢板固定　见图 47－3－3①②。

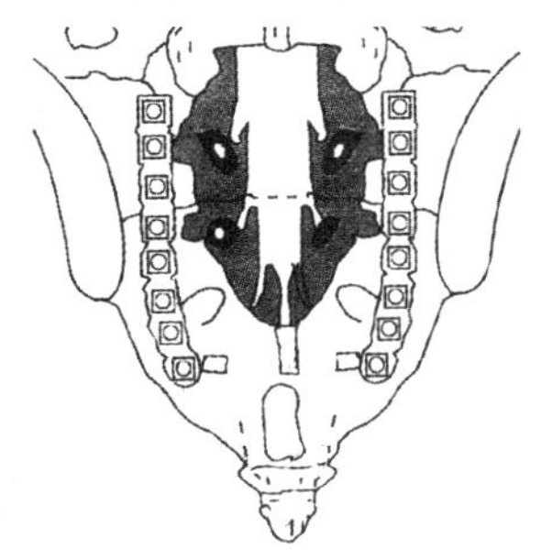

①横形骨折

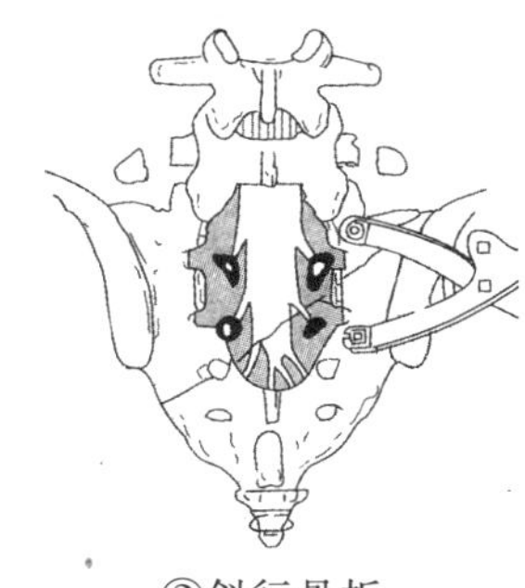

②斜行骨折

图 47－3－3①②　经后路横形和斜行骨折钢板固定

3．经后路髂骨螺栓固定　见图 47－3－4①②。

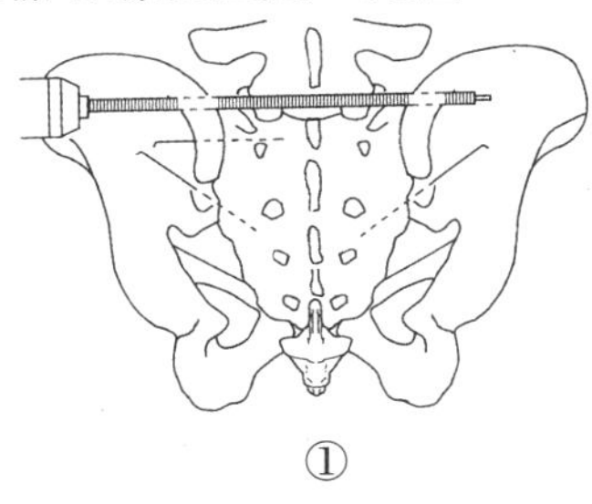

①

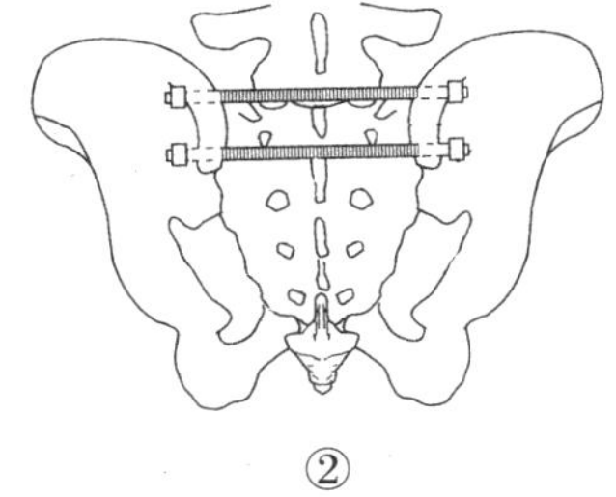

②

图 47－3－4①②　后路经髂骨螺栓固定

4．闭合复位经皮骶髂拉力螺钉固定（图 47－3－5①②③）　适用于不稳定的骨盆环骨折，主要结构完整的骶髂关节脱位和骨折脱位，尤其是位于骶孔或其侧面的移位骨折。手术过程必须应用影像透视引导，以保证螺钉准确置入。

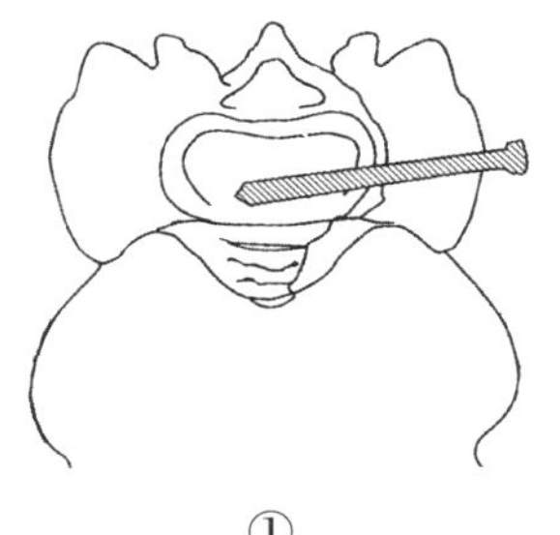

①

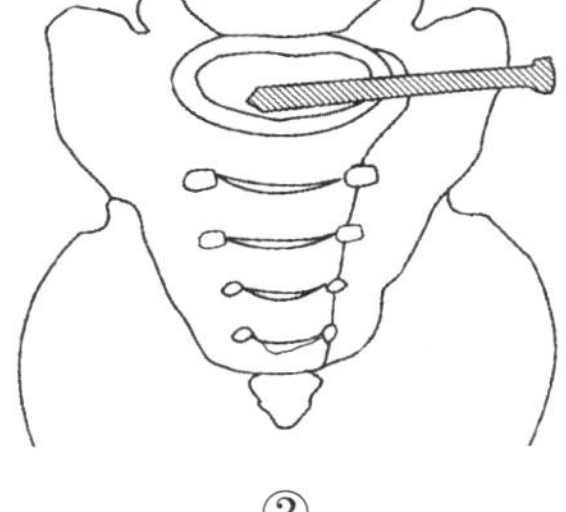

②

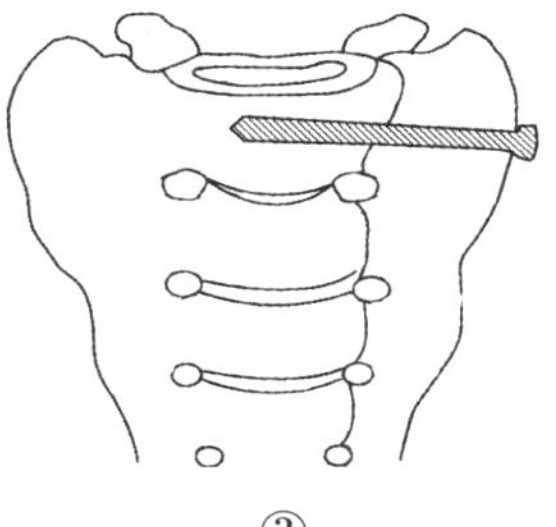

③

图 47－3－5①②③　闭合复位经皮骶髂拉力螺钉固定

5. 其他 骶骨骨折必要时可行切开复位(图 47－3－6①②),尾骨骨折如骨折不愈合或长期疼痛,可考虑尾骨切除术。

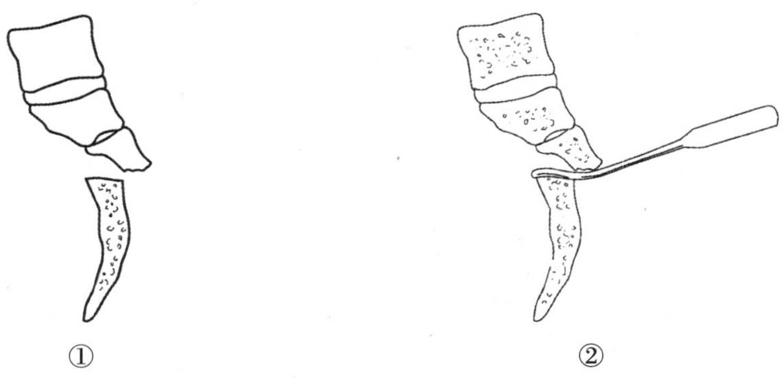

图 47－3－6①② 骶骨骨折切开复位

【术后处理】

拔除引流管后即可部分负重行走,6 周后完全负重。术后 1 年,如果患者有临床症状,可取出内固定物。

附:尾骨脱位或骨折

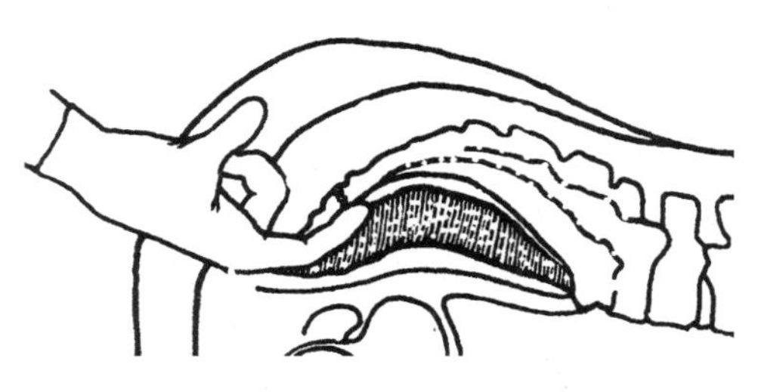

图 47－3－7 骶骨骨折经肛门推挤复位

无移位骨折,不需特殊治疗。卧床休息 2～3 周则可。1～2 个月内坐位时垫气圈保护,注意避免大便闭结。有移位骨折,可用手指伸入肛门内把骨折远端向后推挤复位(图 47－3－7)。经治疗"尾骨痛"仍不减轻,可以考虑手术切除尾骨。术后休息 3～4 周,多数局部疼痛症状消失,少数女性仍未痊愈,可作对症治疗,坐位时用气圈保护。

第四节 尾 骨 痛

【病因】

(1) 尾骨部遭受撞击伤所致。

(2) 尾骨发生骨折或脱位所后遗留。

尾骨为游离骨,周围主要韧带有骶尾韧带和本身骨节之间的韧带,不论有无脱位,撞击外伤、慢性撞击至尾骨间韧带、骶尾韧带损伤或劳损,是疼痛的主要原因。

【类型】

正常尾骨呈向前弯曲90°左右。根据骶尾部正侧位X线片，尾骨痛可分为4型。

Ⅰ型　轻度向前弯曲，尖端向背侧。

Ⅱ型　明显向前弯曲，尖端向腹侧。

Ⅲ型　尾骨节段呈明显锐角。

Ⅳ型　骶尾骨间或尾骨节之间半脱位。

【临床表现】

（一）病史

多数有尾骶骨部遭受撞击伤病史。

（二）症状

表现为尾骨部疼痛，尤其在坐位、平躺位及排大便时疼痛明显。

（三）体征

骶尾韧带有压痛，侧卧双髋、膝屈曲，使骶尾部突出，手指向前挤压尾骨可诱发疼痛。

肛门指诊时示指插入肛门触摸尾骨，可了解尾骨有无向肛门内突出，向后压尾骨是否疼痛。

【治疗】

（一）保守治疗

避免尾骨部受挤压刺激，方法是做一个在相当尾骨处挖洞的坐垫加以保护，须坚持1～2个月以上。辅助治疗有热水坐浴及理疗等。

（二）手术治疗

少数尾骨痛反复发作，或有骶尾关节间或尾骨节之间脱位，尾骨远侧向腹侧屈曲，致骶尾向前成角，肛门内触诊疼痛，经保守治疗无效，可考虑行尾骨切除术。

术后处理同上述保守治疗。

第四十八章　微创脊柱外科治疗

第一节　概　　述

脊柱微创外科发展已有半个多世纪的历史，早在 1942 年，Pool 就报道应用改良耳镜行脊髓后根、椎间盘突出症、黄韧带肥厚检查。1955 年，Malis 在脊柱手术中应用了双眼显微镜和双极电凝。1963 年，Smith 等报道经皮向椎间盘内注入融化核物质的动物实验，用于治疗人椎间盘突出症，以后发展成为热融及激光融核。1977 年，Yasargil、Casper 施行了显微椎间盘切除术；1975 年，Hijikata 描述经皮椎间盘切除术；1984 年，Ascher 与 Heppner 报道了采用新的激光融核术等。随着器械设备的改进，经历了经皮插管、内镜的应用、肌肉扩张管建立手术通道及内置物的置入数个发展阶段。如胸腔镜应用于胸椎手术、腹腔镜应用腰椎前路手术、显微内镜用于腰椎间盘突出手术等。器械的设计促进了微创外科的发展，最早在 1991 年，由 Faubert 与 Caspar 报道了使用肌肉扩张管，经椎旁皮肤小切口，插入细管至椎板的通道中进行腰椎手术。1993 年 Mayer 与 Brock 增加了内镜的使用。1997 年 Foely 与 Smith 使用显微内镜剥离系统，以利于置人扩张管时对肌肉的保护，这种牵开系统再加显微器械的改进，促进了微创外科的技术发展。2002 年起，Guito 等将这类扩张管系统应用于腰椎管狭窄微创手术，Tredway 等用于椎管内肿瘤的治疗。

脊柱微创外科的发展，是以经皮内固定的置入为典型代表，在微创外科完成脊椎管减压、椎间盘突出摘除的基础上，通过扩张管作器械置入，如腰椎椎弓根钉置入，胸椎椎弓根钉置入等。Foely 等 2001 年首先报道经管置入椎弓根钉行单侧椎体间融合术。经过近年来的临床实践，微创外科已逐渐得到推广。微创外科具有皮肤切口小，减轻手术对软组织创伤，缩短手术时间和住院时间，减少并发症及减少术后止痛药使用等优点，微创脊柱外科技术具有很大发展优势和前景。

第二节 经皮穿刺颈椎椎弓根螺钉内固定术

国内在1989年开展上胸椎椎弓根螺钉内固定治疗颈椎损伤这项技术,并于1994年分别报道。

【适应证】

(1) 颈2以下颈椎严重失稳。

(2) 颈2椎弓根骨折,骨折线方向与固定螺钉垂直,牵引复位后仍不稳定的Hangman骨折。

(3) 颈1、颈2类风湿关节炎,颈椎畸形矫正。

(4) 颈1、颈2陈旧性脱位,颈椎畸形矫正。

【禁忌证】

(1) 严重、复杂的骨折脱位。

(2) 严重心肺疾病及凝血功能障碍。

【操作注意事项】

(1) 术前须作头颅牵引,尽量使骨折得到复位。

(2) 术中必须应用"C"形臂透视,确定进钉点,按标准角度进行定向。

(3) 进钉时应保持螺钉与上终板平行,尽量向内侧钻孔及置钉,可避免损伤椎动脉和使螺钉切入内侧皮质骨,增强螺钉稳定性。

【术后处理】

(1) 观察生命体征和观测脊髓诱发电位。

(2) 观察创口局部出血或血肿情况,及时处理。

(3) 积极抗感染治疗,戴颈围保护8~12周。

(4) 术后3~5日下床功能锻炼。

【并发症】

1. **椎动脉损伤** 椎动脉损伤是颈椎椎弓根螺钉置钉手术最大的危险性,主要原因是置钉过程中出现方向偏差。颈椎椎弓根形态学变异较大,应根据每个椎弓根实际X线和CT测量结果确定进针点和方向。术中因克氏针定位损伤椎动脉,可用骨蜡封堵针孔止血,并重新调整进针点和方向,发生椎弓根螺钉拧入时损伤椎动脉,不应急于退出螺钉,否则会导致大量出血的严重后果,如出血不止,须在下位椎间孔结扎椎动脉。

2. **脊髓、神经根损伤** 由于颈椎弓根螺钉进针方向偏内,容易引起脊髓和神经根损伤。故颈椎椎弓根螺钉置入应遵循"宁上勿下,宁外勿内"的原则,避免脊髓与神经根损伤。

第三节　经皮穿刺齿突骨折螺钉内固定术

资料显示,从手术时间、失血量、愈合率和并发症等方面作比较的结果,经皮穿刺齿突骨折螺钉内固定术在手术时间及失血量方面具有明显优点。

【适应证】

经齿突颈部横形骨折Ⅱ型、Ⅲ型和齿突骨折不愈合。

【禁忌证】

齿突粉碎骨折、斜形骨折;伴有颈2椎体骨折;严重骨质疏松者;短颈和颈反屈畸形等。

【手术方法】

(1) 须有专用器械包括穿刺套管导向器、中空起子、中空扩大管、中空钻头、克氏针及中空保护套管。根据国人解剖测量数据,仅能拧入1枚螺钉。

(2) 全麻下、仰卧位。头颅骨牵引下稍后伸,在"C"形臂X线机监视下,使齿突骨折复位后,用胶布固定头部 。

(3) 在颈4~颈5水平、右侧胸锁乳突肌内缘,尖刀刺开皮肤约5cm,用直止血钳沿胸锁乳突肌内缘作钝性分离,直达椎前筋膜。在"C"形臂X线机监视下,将内径1.2mm、外径5.8mm的扩大管,沿已分离的间隙插入,到达颈4~颈5椎前筋膜。

(4) 将内径1.2mm、外径5.8mm的扩大套管,沿血管鞘内侧缘的疏松间隙向上下滑动,在C形臂X线机监视下,将扩大管尖端送至颈2下缘,在扩大管内插入直径1.2mm的克氏针,使侧位在齿状突轴心线上,正位居正中。

(5) 用电钻将定位克氏针置入齿状突,确认克氏针于正确位置。

(6) 沿扩大套管送入操作保护套管,然后退出扩大套管。精准测量齿突螺钉后,用30mm中空钻,沿定位克氏针做螺钉孔道扩大,注意深度不超过骨折线,然后退出中空钻头,将直径3.5mm的中空齿状突加压螺钉,通过定位克氏针在保护套筒内拧入齿状突。

(7) 经X线透视或照片,确定螺钉位置良好,退出保护套筒及定位克氏针。

(8) 创口缝合1针,不需放置引流。术后佩戴支具或颈围。

【并发症】

1. 损伤食管　若穿刺针偏内则容易损伤食管。
2. 误伤颈动脉　如穿刺误伤颈动脉,应立刻退针,手压颈动脉数分钟。
3. 颈2椎体前部劈裂　在拧入螺钉时发生,应退出螺钉,改换手术。
4. 脊髓神经损伤　可发生在牵引整复过程中,最好应用诱发电位监护。
5. 中空螺钉折断　发生在术后颈部保护不够的情况下。

第四节　经皮穿刺颈椎前路椎间孔切开术

据资料报道，该手术具有出血少，住院时间短，术后恢复快，术后少使用止痛药等优点。术后改善率可达87%～92%，其中根痛症状痊愈约54%、症状改善38%、无变化8%。

【适应证】

适用于单纯神经根型颈椎病，由于后侧方椎间盘突出或骨唇增生，行椎板椎间孔切开可获缓解者。

【禁忌证】

颈椎不稳定，驼背畸形，颈椎后纵韧带骨化症，中央椎管狭窄，感染及肿瘤致脊髓压迫等。

【手术要点】

（1）全麻下、俯卧坐位，坐位时固定头部，使下颌颈均无压迫与扭转，用“C”形臂X线机监视及SEP监护。

（2）医师站在患者后面，用一细Steinman针，经皮肤刺孔插至病变椎间的后关节或侧块处，透视定位，确认未误刺入椎管内，如尚有怀疑，可向上或向下延长皮肤切口2cm。

（3）切开项背筋膜，沿Steinman针由细至粗插入扩张器，最后插入18mm圆筒牵开器，并将其固定在椎板与侧块之间，作为工作通道置入内镜牵开器和内镜。

（4）现时应用METR以进行MEF，用小剥离器和Kerrison咬骨钳，先电灼清除椎板和侧块上软组织，然后用弯刮匙向内缘刮出并显露上位椎板下缘和关节突内缘，看到黄韧带，以咬骨钳咬除椎板及神经孔，显示神经根，将神经根向上牵开，则显出椎间盘突出，以刮匙或髓核钳刮除椎间盘组织。

（5）双极电凝、骨蜡止血，冲洗，取出牵开圆筒，缝合切口。

第五节　经皮穿刺胸腰椎椎弓根螺钉内固定术

1982年，Magerl最早使用腰椎经皮穿刺外固定器手术，1995年和2000年分别报道使用板、棒作为连接器的同类技术。

【适应证】

（1）胸10～腰2椎体单纯压缩性骨折，前缘压缩>50%。

（2）胸10～腰2椎体爆裂性骨折，伴椎管内骨块占位，脊髓受压>50%。

（3）胸10～腰2骨质疏松性骨折，无明显神经压迫症状。

【禁忌证】

(1) 严重、复杂的骨折脱位。

(2) 严重心肺疾病及凝血功能障碍。

【操作注意事项】

(1) 在“C”形臂X线机透视引导下,准确定位椎弓根进钉点和进钉方向。

(2) 球管投影面必须与椎体垂直,不能过度放大,须作正、侧位透视。

(3) 需灌注自固化磷酸钙骨水泥粉时,粉液配比要合适,灌注压力不得太大,防止骨水泥进入椎管。

(4) 合并有骨质疏松,椎弓根皮质扩大不应作过过宽、过深的攻丝道,以免影响螺钉固定的稳定性。

(5) 必须在套管中进行操作,合理选择螺钉直径、长度及类型。

【术后处理】

(1) 观察生命体征,运动、感觉及括约肌功能情况。

(2) 观察创口局部出血、血肿及引流液情况,警惕出现脑脊液漏。

(3) 术后抗感染治疗3~5日,5~14日可坐起,2周后可扶拐活动。

【并发症】

(1) 进钉点太偏斜中线,夹角>15°,正位透视螺钉尖靠近或超越中线,则螺钉可能进入椎管,可导致脊髓神经损伤。此时,如退出螺钉或导引针,有脑脊液溢出,说明已损伤硬脊膜或脊髓,可在钉道填塞明胶海绵与骨蜡,重新调整进钉角度。

(2) 透视发现椎弓根螺钉方向偏外侧及下侧,螺钉靠近或部分通过椎间孔,可导致神经根损伤。应重新调整椎弓根螺钉位置,必要时行神经根探查并修复。

(3) 严重骨质疏松、损伤的上下椎体椎弓根或外侧壁有破损,螺钉固定后容易产生松脱,可在椎弓根内植入条状皮质骨或注入骨水泥,行椎弓根强化后再行螺钉固定。

(4) 由于没有做好侧位透视观察,导针穿过椎体前缘皮质,可导致内脏或大血管损伤,应立即停止手术,必要时行胸腹探查并修复。

(5) 术后过早负重活动,可导致内固定物断裂。须根据术后时间、复位及愈合情况决定处理方式。

(6) 在椎体后壁破裂情况下,注射骨水泥过稀或压力过大,可导致骨水泥向椎体前缘、椎间盘或椎间孔渗漏。如术后有神经、脊髓压迫症状,必须手术取出渗漏骨水泥。

第六节 经皮显微胸椎间盘突出摘除术

对于胸椎间盘突出症,从后方经椎弓根或椎间孔入路摘除术,对脊柱骨结构破坏较大,可能影响脊髓或导致胸椎不稳定。从前路切除肋骨、胸腔或胸膜外入路,从椎侧摘除突出椎间盘,对胸腔干扰较大。显微胸椎间盘突出摘除术(MITD)具有经后路故不干扰胸腔、对脊柱结构破坏少、对脊髓或神经根减压而不扰动脊髓的微创优点。

【适应证】

（1）中央型或侧后方型的胸椎间盘突出或侧方钙化的椎间盘突出。

（2）中央型胸椎间盘突出钙化，侧方椎间盘突出不太大，但有明显肋间神经根压迫症状。

【手术要点】

1. **术前准备**　术前应有 MRI 及 CT 检查确定胸椎间盘突出部位。

2. **手术操作**　俯卧位、全麻下，用“C”形臂 X 线机监视。“C”形臂 X 线机透视自骶骨向上，以确定胸椎间盘突出位置，在棘突旁 3 ~ 5cm 处做皮肤小切口，插人克氏针。在椎间孔外侧横突根部椎体头侧，沿此针插入扩张管至横突根部，抽出克氏针，逐渐扩大扩张管，然后用牵张器固定扩张管于手术台，管牵开器应在横突的头侧，内镜及电凝置于管内，球头探针有助于确定骨性标志。用钻磨除突出椎间盘上的关节突及椎弓根，直至硬膜侧面，显露椎间盘突出物，电凝其表面静脉，刀刺破表面后摘除突出髓核。对中央型突出可用小剥离子伸入脊硬膜前向下压突出物，再从椎间盘内摘除髓核，对钙化侧方突出物作吸除。不须作椎间融合，拔出扩张管，闭合切口。

第七节　胸腔镜下胸椎间盘突出切除术

据临床手术 60 例随访资料报道，手术时间平均约 3 小时，失血量 100 ~ 1500ml，平均 310ml。住院时间平均 2.5 日，手术中达到完全减压 56 例；插 1 次胸腔镜完成手术 53 例；须插 2 次胸腔镜才能将突出间盘完全摘除 3 例，须行开胸手术 1 例。

术后影像学检查，有 3 例因定位错误致椎管中残存椎间盘脱出物，其中 2 例再次行胸腔镜下取出。另 1 例开胸取出，术后截瘫症状加重。

【手术要点】

采用 1cm 直径高清晰度胸腔镜，在“C”形臂 X 线机透视下插入至病变间隙，SEP 监护下，分离椎旁软组织和胸膜，结扎椎体血管，用磨钻磨去肋骨头和椎弓根，显露椎管，在椎间盘突出部的上位和下位椎体后缘钻孔刮除骨质，显露椎间盘突出部，用配套工具摘除。

【并发症】

1. **胸部并发症**　有表浅感染、肋 - 椎关节痛。

2. **肺部并发症**　有气胸、血胸、胸腔积液、肺不张及肺炎。

3. **脊髓神经并发症**　有肋神经痛、交感神经切除 Homer、硬膜损伤。

第八节 经皮穿刺显微内镜腰椎间盘切除术

据资料报道，手术时间可缩短1/3，术中出血量减少100ml，术后住院缩短6日，下地活动时间缩短9日，恢复日常活动时间缩短24日，住院费用减少。手术疗效优77%、良17%、可3%、差3%。新改进的MED系统具有其优点，治疗效果更好。

【手术要点】

患者俯卧位，可采用局部麻醉、硬膜外、腰麻或全麻。腰椎后弓使椎间隙张开，腹部悬空以利静脉回流，最好是使用弓桥。"C"形臂X线机透视定位，在距椎旁1.5cm处刺入一腰穿针，直达椎间盘突出间隙，透视确定位置后拔出此针。根据管性牵开器的直径作皮肤直切口，由此切口插入克氏针至突出椎间盘间隙上椎板关节突交界处，透视确认无误入椎管内后，用细扩张管套在克氏针上，旋转拧人，穿过腰背筋膜，抵达椎板，在骨膜外分离出血可较少。然后逐次更换扩张管，最好使用管状牵开器，即工作管插入至椎板关节突交界处，固定牵开器管于手术台并与术者成180°，将内镜安置于管中。内镜头不可与软组织接触，以免影响观察，必要时退出内镜，擦净镜头再置入。工作管内以盐水持续冲洗，保持内镜物像清晰，此后，接上监视器扫描系统与内镜相配。

清理软组织，用垂体钳或电灼去除椎板外软组织，显露椎板。用磨钻或克氏咬骨钳清理椎板下缘和关节突内侧方，经透视确定去除椎板的范围和工作管位置。以专用小刮匙，旋转刺入黄韧带向尾、向背侧挑起黄韧带，用克氏咬骨钳咬除，则可显露硬膜和神经根。将神经根牵向内侧后，硬膜外间隙显出椎间盘突出，牵开神经根，有静脉丛时，双极电凝灼后剪断或用棉片止血。用椎间盘钳摘除椎间盘突出和髓核，冲洗、放回神经根，缝合腰背筋膜和皮肤。术后患者能排尿和起床即可准备出院。

【并发症】

正确选择病例，充分准备及准确操作，可减少并发症发生。

1. 神经根损伤 一般神经根损伤可在术后3个月内完全恢复。

2. 椎间感染 发生椎间感染可能性0.05%；术后复发0.03%；留有腰痛0.1%。

3. 椎管内静脉出血 术中有椎管内静脉丛出血可能性0.03%、硬膜破裂0.01%、髓核遗漏0.01%。

第九节 经椎间孔显微内镜腰椎间盘切除术

【适应证】

(1) 中央型和旁中央型腰椎间盘突出、椎间孔和极外侧型腰椎间盘突出、复发性腰椎间盘突出、较小的非游离型腰椎间盘突出。

（2）纤维环撕裂、小关节囊肿、活检。

（3）椎间盘炎清创。

（4）椎间孔狭窄减压。

（5）直视下髓核切除，椎间融合或人工椎间盘置换术前椎间盘摘除及终板的准备等。

【禁忌证】

（1）超过椎体上下20%的游离型腰椎间盘突出。

（2）腰椎间盘突出伴硬膜外瘢痕。

（3）中、重度中央型椎管狭窄及钙化型腰椎间盘突出症。

【手术方法】

1. 麻醉与体位　俯卧位，最好选用局麻。腰桥呈后凸位，内镜位与透视机各放在一侧。

2. 病变部位与置针位置

（1）髓核摘除：椎间盘中心。

（2）极外侧突出：直对突出部位。

（3）椎间孔突出：直对突出部位。

（4）旁中央突出：后1/3椎间盘，后前位浅角度。

（5）椎间孔狭窄：正对或小关节下方（后前位）。

3. 术前定位　顺棘突画1条纵线为正中线A，于正位透视画出平分椎间盘的横线B。腰4～腰5椎间盘1条、腰5～骶1椎间盘1条，横线与纵线交叉点为椎间盘中心。侧位透视从椎间盘中心向后方皮肤画线C，与上下终板平行。测量从椎间盘中心至皮肤的距离，画此线时，一手握克氏针，将针端置于椎间盘中心，即可测出由此中心至皮肤之距离。在腰外侧做一条与正中线相平行的纵线，此线与C线相交处即为入针点。入针点与正中线的距离决定穿刺的角度，用45°斜向穿刺点时，针尖必须正对椎间盘中心，如须进入椎间盘的后1/3，最佳穿刺点应偏外侧1～2cm，穿刺角在25°～30°。如果腰5～骶1椎间盘的倾斜角度偏大，入针点要稍移向头侧，以避开髂嵴，有时需切除外侧1/4关节突，才能将穿刺针置于椎间盘内。而在腰1～腰2、腰2～腰3，其椎间盘内后倾斜，穿刺点要在此椎间盘横线B偏尾侧。

4. 置针　“C”形臂X线机在侧方必须对准椎间盘并与之平行，避免视角误差。于确定入针点处用18号针注入0.5%利多卡因，经皮肤、针道至椎间盘。常先碰到小关节外侧调整穿刺角，瞄准小关节突腹侧，达椎间孔纤维环区域时旋转，使针尖斜面向背侧使易滑过小关节底部，侧位透视可获得准确的位置，针尖刚接触后纤维环的表面。正位透视针尖在椎间孔纤维环的中心，可保证针尖部位于安全三角区内。在连续正位透视下，使针尖到达中线，正侧位针尖都在椎间盘中心，有利于中央突出的摘除。如需摘除侧后凸出髓核组织，针尖应在椎间盘的后1/3。

5. 置入器械　依18号穿刺针插入1根长导丝，使导丝尖部进入纤维环1～2cm，去除穿刺针，沿导丝置入扩张套管，使其尖部达纤维环部。通过扩张管内偏心的平行管道对纤维环分别进行4次1/4圆周的局部麻醉，紧握扩张套管顶在纤维环表面，拔除导线，通过扩张套管的中央管对椎间盘纤维环全层局麻，将扩张套管逐步进入纤维环内，此时患者可感疼痛，麻醉师可给予适量镇静药。用"C"形臂 X 线机透视，确认扩张套管已进入纤维环内，然后将带斜面的工作套管沿扩张套管置入，直至斜面完全进入纤维环中，以保护神经根。除去扩张套管，置入内镜，即可显露纤维环和髓核。

6. **摘除椎间盘** 向内扩大纤维环的开口，直达髓核突出的底部，可见黄色的髓核组织，用带侧方发射的钬-铁激光松解突出部分纤维环，以防止摘除的髓核因口小卡住。用髓核钳摘除髓核，通过钳夹突出髓核的基底部，将突出的髓核摘除。此时，也可撤出内镜，在工作套管内插入较大的直髓核钳，靠手感及透视下摘除突出的髓核，髓核摘除后即可看到被解压的神经根。再用直的、柔软带吸引冲洗功能的电动刮刀做椎间盘内处理，在"C"形臂 X 线机监视下，在椎间盘内将髓核清除干净，必要时再用髓核钳清除髓核，以防残留髓核。

【术后处理】

局麻手术，术后短时间监护正常，即可出院。但须注意适当限制活动，以使椎间盘纤维环的创口愈合。

【并发症】

资料统计，术后发生一过性神经损伤约有1.9%；永久性感觉障碍1%；深部感染0.65%；椎间盘炎0.05%；硬脊膜撕裂0.3%；血栓性静脉炎0.165%；肠道损伤0.004%；未见有发生血管损伤。

第十节　显微内镜椎板减压术

据资料统计，每个骨窗平均手术时间48分钟，术中出血25～180ml，平均45ml。治疗结果随访：优47%，良42%，可10%，差1%。

【适应证】

手术适应证与开放椎管减压术基本相同。

(1) 症状有下腰痛和神经性间歇性跛行，MEDL 可以行同侧中央管狭窄减压、侧隐窝减压和对侧椎间孔近侧减压。

(2) 因神经孔狭窄或椎间盘突出所致的根性痛，可通过 MEDL 获得解除。有双侧神经根受压，可行双侧 MEDL 减压。

(3) 极外侧型椎间盘突出并有中央管狭窄。

(4) 可用在经椎间孔椎体间融合及经皮后外侧器械固定。

【禁忌证】

(1) 严重脊椎滑脱，脊柱畸形感染，肿瘤，蛛网膜炎，脊膜膨出及脑脊液漏等。

(2) 先前在同一狭窄节段曾做过手术。

(3) 因瘢痕组织粘连使手术困难。

【手术要点】

(1) 俯卧位、全麻下，SEP 监测。在手术节段棘突旁插入斯氏针至椎板与关节突交界处,于此作切口2.5cm。

(2) 插入扩张管系统,慢慢扩大至18mm,并将管径向内倾斜约45°,以方便对侧侧隐窝显露。透视下定位正确后,用牵开器固定扩张管并连接管内镜。用电凝清除管内周边的软组织,用高速磨钻磨对侧椎板,保留黄韧带以保护硬膜,直至对侧侧隐窝及椎间孔。用Kerrison咬骨钳吸除对侧残留的椎板边缘及关节突内侧半,减压后切除黄韧带。

(3) 须行椎体间融合时,用钻去除上关节突内半,显露椎弓根内上缘至椎间盘上缘,再向近侧扩大10~12mm,显露上位神经根,在此行椎间盘及上下椎体骨板切除。然后行椎弓根置钉及连接板固定并植骨融合节段。

(4) 检查神经根及硬膜完好,缝合皮肤切口,不需引流。

(5) 极外侧型椎间盘突出并有中央管狭窄,须行两个MEDL手术。

(6) 有椎管狭窄同时有脊椎滑脱畸形的严重退变,将扩张管转向同侧侧隐窝及椎间孔,同样方法去除椎板边缘及关节突内侧部,保留黄韧带以保护硬膜,刮除或咬除侧隐窝减压,再用Kerrison咬骨钳去除同侧椎板及内侧关节突,先用弯角小刮匙清理,显示神经根并保护后,再使用咬骨钳。如并有同侧椎间盘突出,则牵开神经根后,刺破突出物,用髓核钳摘除。如邻近节段如腰3~腰4及腰4~腰5也有狭窄,则先将管对准腰4,然后向下至腰4、腰5,再向上至腰3、腰4。

【术后处理】

术后应尽早下地活动,可用腰围适当保护,一般较少使用止痛药与肌松药。

据资料统计,每个骨窗平均手术时间48分钟,术中出血25~180ml,平均45ml。治疗结果随访:优47%,良42%,可10%,差1%。

第十一节 后正中小切口前后联合内固定椎体重建术

后正中小切口前后联合内固定椎体重建术,可在一个手术入路的情况下,进行后路撑开和脊髓前方椎体减压及椎体重建,避免了前路手术的创伤,对于须行前后路联合手术的胸腰椎爆裂骨折,采用后正中小切口行椎弓根内固定,经半椎板减压和椎弓根切除前方减压,同时行前方椎体重建术,可在使用后路椎弓根器械撑开矫正后凸畸形的同时,切除小关节突和椎弓根,行脊髓前方充分减压,同时行椎体间铁网植骨融合,重建前方椎体(图48-12-1①②)。

据资料报道,后正中小切口椎体重建的前后联合手术,经椎弓根器械撑开,椎体高度恢复达96%~100%。经CT扫描后凸畸形矫正100%,未见椎管内骨块残留。

【适应证】

根据骨折分类需要,行前后路联合手术。

【禁忌证】

(1) 腰椎单纯压缩性骨折或稳定的爆裂性骨折。

(2) 严重心肺疾病及凝血功能障碍。

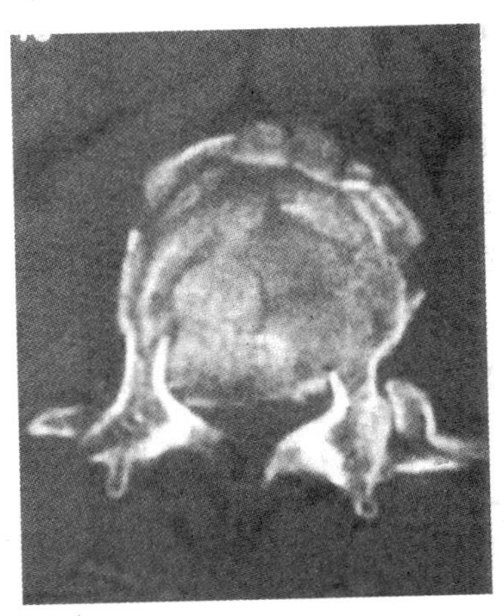

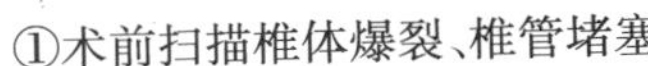

①术前扫描椎体爆裂、椎管堵塞

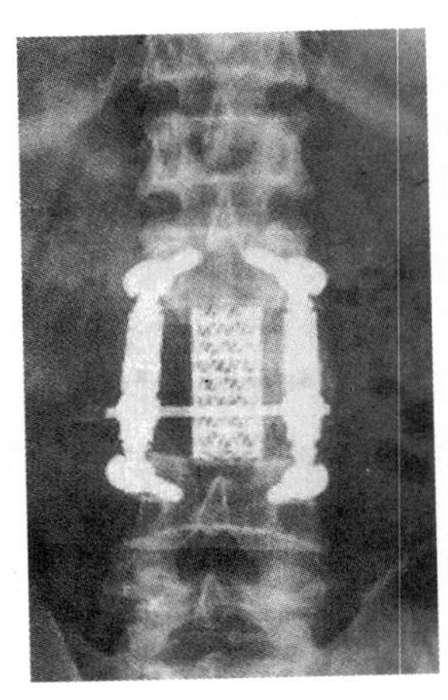

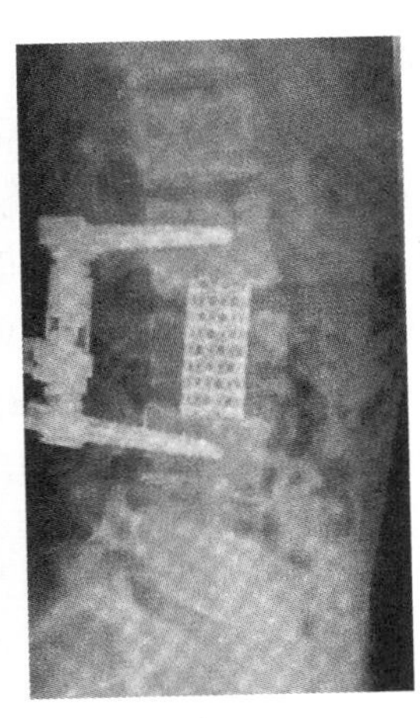

②术后正侧位片钛网融合宠支撑高度、内固定位置良好

图 48-11-1①② 后正中小切口前后联合内固定椎体重建术

【术后处理】

(1) 严密观察生命体征及运动、感觉、括约肌功能情况。

(2) 积极抗感染治疗。

(3) 观察引导流管数量、颜色及通畅情况,如有较多淡红色液体流出,则可能是脑脊液漏,应及早拔除引流管,防止颅内低压和脑疝。

第十二节 经皮穿刺椎体或椎体后凸成形术

经皮穿刺行椎体成形术或椎体后凸成形术,用球囊撑开者称 BKP 技术。

【适应证】

(1) 新鲜胸、腰椎骨质疏松性压缩骨折。

(2) 陈旧性骨质疏松压缩骨折、椎体后凸驼背畸形。

(3) 椎体后缘无损坏及部分骨髓瘤椎体压缩骨折。

【手术要点】

(1) 取俯卧位,前胸部两侧和髂嵴下置软枕。"C"形臂 X 线机透视下定位,使正位显示患椎上下终板呈一线影,同时双侧椎弓根影与棘突距离相等,然后在体表标记穿刺点,正位位于椎弓根影外上缘处。

(2) 用 1% 利多卡因局部浸润麻醉至肌膜,作长约 5mm 皮肤切口,采用球囊扩张经皮椎体成形成套手术器械,在透视下做经皮椎弓根穿刺,将外径 4mm 的套管刺入椎弓根至椎体,穿刺过程须透视观察正、侧位像,当侧位进针达椎体后缘时,正位针尖应位于椎弓根影内缘,侧位观察针尖超过椎体后缘 2~3mm,即应停止进针,取出内芯,建立工作通道。

(3) 用细骨钻沿工作通道刺入椎体内并向前至距椎体前缘 2~3mm 处,拔出骨钻,以导针探查，确认椎体内无穿出后，连接压力注射装置，置入球囊，侧位透视下球囊的理想位置是位于椎体的前3/4处。在连续透视下注人显影剂，慢慢扩张球囊，记录球囊注射器的压力数值，加压至50psi(345kPa)。取出内芯，使球囊在椎体内扩张，扩张压力的最大值一般应该<250psi(1725kPa)，最大≤30opsi(2070kPa)。当球囊达到椎体上下终板或椎体高度恢复满意时，停止加压，抽出造影剂并撤出球囊。调配聚甲丙烯甲醋(PMMA)骨水泥，在X线连续透视下注人椎体内，经正侧位透视，骨水泥充盈良好则停止注射。如骨水泥仅在椎体一侧，必要时可于对侧椎弓根向椎体内再注入骨水泥，须在骨水泥凝固前旋转注射椎杆数圈，使之与骨水泥分离，然后拔出套管装置。

(4) 缝合切口，观察10分钟，生命体征平稳，双下肢活动正常，即可结束手术(图48－12－1①②)。

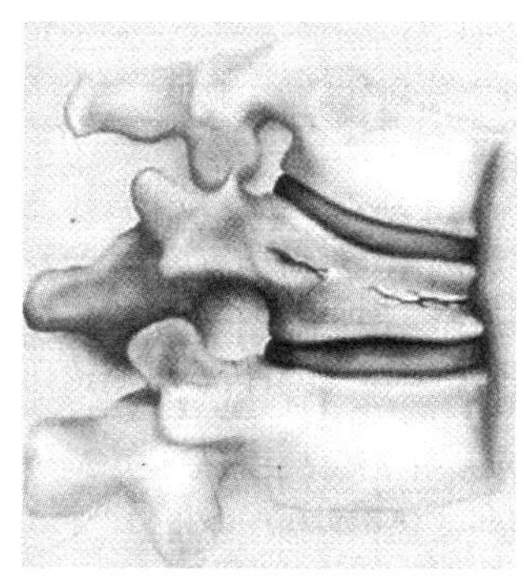
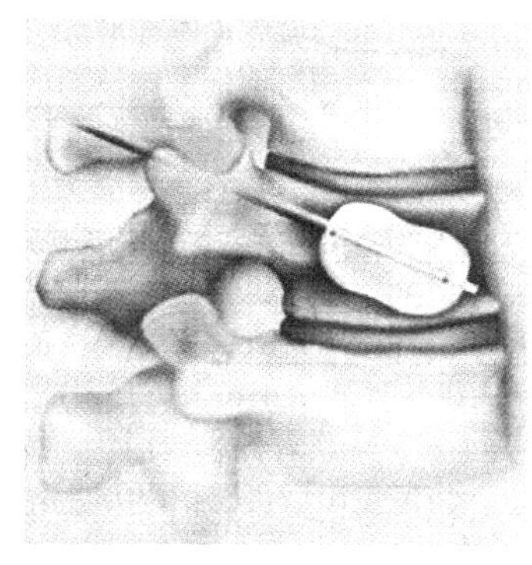

①经皮椎体成形

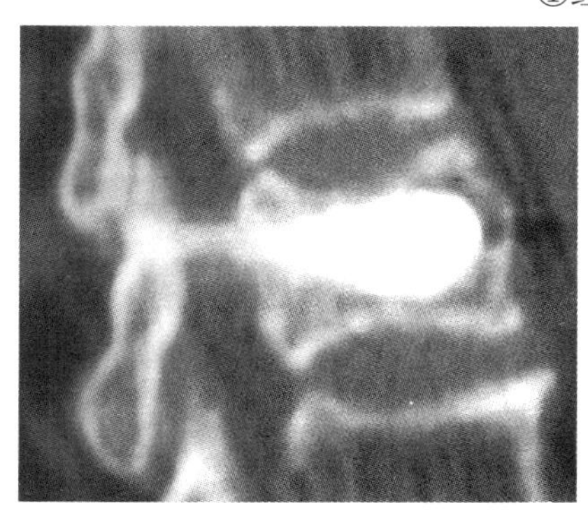
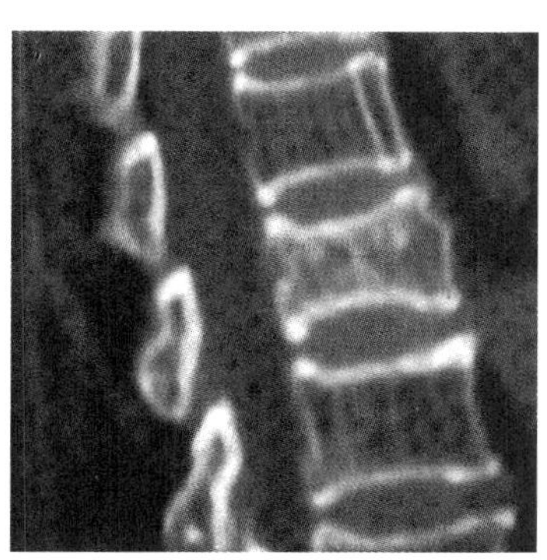

②经皮椎体成形X线

图48－12－1①② 经皮椎体成形术

【术后处理】

术后1～2日可开始下地活动。

【并发症】

主要并发症是骨水泥渗漏，发生率各家报道不等，有从10.4%～84%。骨水泥向外渗漏的后果与渗漏方向和注入量有关，注入量大，则渗漏机会增多。临床观察，椎体内骨水泥注入量与术后效果并不成正比，因此，骨水泥注入量不宜太多。

1. 向椎体后方渗漏　骨水泥向椎体后方渗漏，可进入椎管内。由于骨水泥在凝固期的发热及压迫，可致损伤脊髓，甚至造成截瘫。

2. **向椎体前渗漏** 为严重的并发症。骨水泥向椎体前渗漏,可到达胸腹部的主动脉或下腔静脉,并因为损伤血管造成出血或形成血栓。

3. **向椎体两侧或椎间隙渗漏** 向椎体两侧或椎间隙渗漏,可损伤椎旁静脉丛、发生血管栓塞甚至肺栓塞。不用球囊撑开的椎体成形术,骨水泥可渗入椎体骨松质中,其渗漏率较后凸成形术少。

第十三节 经皮穿刺激光椎间盘汽化减压术

经皮激光椎间盘减压术(PLDD)是运用激光能量,将椎间盘气化,使髓核回缩,达到减小椎间内压力,以减轻其对神经根压迫作用。

【手术要点】

患者侧卧位,患侧在上。"C"形臂X线机观察腰椎正侧位,根据患者体形肥瘦,选择穿刺点在棘突旁8~12cm处。以18号腰穿针刺入至小关节前缘并注入麻药,针尾与患者背部呈45°。在"C"形臂X线机监视下,穿刺针经小关节突外缘进入椎间盘中,正位观察针尖位于棘突正中,侧位观察穿刺针在椎间隙中央且平行于终板,针尖位于椎体前后径的后1/3处,位置正确后拔出针芯,安置好三通管,置入光导纤维,以13.5J/秒的预定能量向椎间盘发射激光,每200J左右向后退针1次,分3次退针,第3次退针时针尖应在椎体后缘,每个椎间盘激光能量为500~800J。

【临床效果】

据资料统计,以JOA评分评定效果,优良率为:术后6个月81.3%,12个月79.1%,24个月87.5%。

第十四节 等离子消融髓核成形术

1999年12月,等离子消融髓核成形术被美国FDA批准用于临床,是20世纪一项新的微创技术,目前应用在椎间源性腰痛及某些椎间盘突出症的治疗。工作原理主要是通过射频产生的等离子场,消融部分髓核组织,降低椎间盘内压,从而产生缓解疼痛的效果。

【适应证】

适用于治疗椎间盘突出症或椎间盘退变导致的椎间盘源性腰腿痛。

【疗效分析】

该技术的临床应用时间短、文献中随访和并发症资料也较少,对出现疗效不佳或没有疗效的原因分析如下。

1. **适应证选择不当** 如非椎间盘源的腰腿痛、脱出型或游离型椎间盘脱出,手术前应通过影像资料明确椎间盘病变的性质和程度。

2. **发生症状的椎间盘的节段不明确**　临床上，要明确产生疼痛的椎间盘的节段有较大的难度。目前认为椎间盘造影术是最好的方法，如能在髓核成形术前行椎间盘造影检查，对明确致痛椎间盘的节段和治疗效果有直接帮助。

3. **消融位置不理想**　消融的靶器官是椎间盘的髓核，整个消融的范围应能控制局限在椎间盘中央的髓核内，才能达到理想的减压效果。

4. **术后一过性腰痛加重**　髓核成形术后，约有20%病例出现腰痛反而加重，出现时间在术后数小时内，持续时间一般为2～3日，甚至更长。一过性腰痛加重的原因可能与术中注射的造影剂和抗生素在椎间盘内引起压力增加和髓核组织消融后在椎间盘内出现炎性反应有关。如出现腰痛加重，应卧床休息，必要时可服用消炎镇痛类药物。

5. **椎间盘感染**　直接感染应考虑为穿刺过程中有污染的环节；血源性感染则多因患者体内原存有感染灶，细菌经血循环到达椎间盘所致。临床症状与椎间盘感染相同，主要表现为剧烈的腰痛，严重者可出现痉挛性疼痛。

（1）诊断：早期X线平片无特殊表现，MRI检查可显示病变椎间盘内及相邻椎体内的T1相低信号、T2相高信号的急性炎症征象。

（2）治疗：包括卧床休息，静脉应用抗生素2周以上。对症状持续加重者，必要时可考虑切开引流及病变间隙的融合。

第十五节　椎间盘髓核化学溶解术

1964年，Smith首先应用木瓜凝乳蛋白酶治疗椎间盘突出症后，化学溶核术的确起到了一定的治疗作用，但由于适应证选择、药量控制、穿刺等方面的问题，也出现了许多并发症。据资料统计，临床成功率85%，其中下肢痛者缓解率88%，腰痛59%。年轻人、病期短、影像学表现椎间盘突出明显者效果更好，伴有骨唇增生及椎间盘突出钙化效果较差。

【并发症及处理】

1. **过敏反应**　资料报道，正常人群中对木瓜凝乳蛋白酶过敏者的比例不足1%。过敏反应的主要表现为血压迅速下降为特征的过敏性休克，须及时有效地抗休克治疗，术前常规进行过敏试验是预防的有效措施。

2. **神经损伤**　在注射过程中，木瓜凝乳蛋白酶一旦进入蛛网膜下腔，将导致严重的不可逆神经损伤，包括蛛网膜下腔出血、马尾神经损伤综合征及横断性脊髓炎等。注射时须确认穿刺针尖端在椎间盘内，必要时用造影剂进行确认，排除椎间盘与蛛网膜下腔存在交通联系，是预防的必要方法。

3. **椎间盘炎**　包括感染性和化学性椎间盘炎。木瓜凝乳蛋白酶在体外有抗菌作用，但注射入体内后并不能有效地阻止椎间盘内的细菌感染。化学溶核术后，可出现相邻椎体在MRI的T2加权相上表现为弥漫性高信号，认为系由木瓜凝乳蛋白酶在周围骨组织中引起的化学性炎症。

4. 手术无效 在化学溶核术中,有手术无效的报道。①髓核脱出或游离。②可在术后4周内出现侧隐窝或神经根管狭窄。

第十六节 微创脊柱手术的并发症

微创外科手术已经广泛应用于颈椎、胸椎、腰椎疾病的治疗中,这些新技术减少了传统外科手术的创伤及术后的痛苦,同时也明显缩短了住院时间,使患者可以更早地恢复正常的工作和生活。微创脊柱外科手术的并发症通常与麻醉、手术时的体位以及操作技术有关。操作的难度在于不是用手直接触知结构,常需要通过二维的影像系统监视三维的解剖结构。因此,微创手术需要掌握特殊的手术技巧才能完成,同时,还要了解微创手术常见的并发症的特点,对于顺利完成手术、有效避免并发症的发生具有重要的意义。

一、颈椎微创手术的并发症

近年来,Verbeist 为代表的一些欧美医生利用显微椎间盘摘除技术(MED)进行颈椎间孔开大减压术,以达到解除椎间孔变窄导致的神经根压迫。文献报道有如下术后并发症,但一般未造成严重后果。

1. 硬膜撕裂 由于显微器械较小,操作范围有限,故常可能造成很小的硬膜撕裂。通过用明胶海绵压迫或术后皮外压迫多可治愈,上述方法失败者,必要时可采用腰部蛛网膜下腔引流,经过上述方法处理预后良好。

2. 椎动脉损伤 常发生在前路椎间孔开大术切除钩突关节肥大部分时,由于颈6~颈7节段的椎动脉行于颈7横突与颈长肌之间,故在椎间孔操作时容易导致损伤椎动脉。预防措施可在颈6横突水平切开颈长肌,一旦出现椎动脉损伤,可使用明胶海绵压迫止血,效果不佳时须通过血管造影介入技术止血。

二、胸椎微创手术的并发症

在胸椎手术中,微创技术的典型范例是胸腔镜下的脊柱侧弯矫正、椎间盘摘除术和肿瘤病灶切除术。由于采用胸腔镜微创技术,明显降低了传统开胸术并发症的发生率,如术后胸痛、肋间神经痛、肩胛-胸壁关节功能紊乱等。使用胸腔镜微创技术时,并发症的出现与麻醉、手术体位、工作通道的位置以及器械使用的熟练程度有关。

1. 麻醉并发症 在进行胸腔镜手术时,与麻醉相关的并发症主要与术中的单侧肺通气有关。为避免术中及术后的并发症,术前对于有长期吸烟、慢性阻塞性肺疾患病史者,必须常规进行肺功能检测及动脉血气分析检查。由于胸椎畸形的手术一般要求在凸侧进行,单侧肺通气侧不得不在肺脏较小的凹侧,从而更增加出现并发症的危险。

(1) 双腔管使用不当:在单侧肺通气时,双腔气管插管的位置与大小都很重要,选择不当容易造成气管损伤或漏气。双腔管的充气套过度充气则容易造成气管黏膜层的损伤;充气不足时可发生向手术侧肺漏气现象,从而影响手术的顺利进行。

（2）血氧饱和度过低：虽然单肺通气，血液灌注却双侧进行，相应的通气－灌注失衡易导致血氧饱和度降低，这种情况更容易发生在年轻、肺功能正常患者。如果术中血氧饱和度低于90%时，手术应暂停，由麻醉师检查双腔管的位置。

（3）肺不张及肺部感染：主要发生在手术侧的肺脏，常由于手术时间较长，肺脏长时间停止通气，气道内的分泌物过多所致。对于手术时间较长者，术后必要时进行肺部清洗，可有效防止肺不张和肺部感染。

2．**术中体位并发症**　胸腔镜手术要求患者侧卧位，因此，须在腋下放垫，防止卧侧臂丛神经压伤。同时，手术侧上肢要避免过度外展造成臂丛神经的牵拉伤；下肢要重点预防腓骨头处受压而致的腓总神经损伤。对于严重椎管狭窄或伴有椎管内畸形的患者，要避免脊柱过度侧屈，防止损伤脊髓。

3．**入路并发症**

（1）肺损伤：当肺组织与胸壁粘连时，在无监视下放入初始套筒极容易损伤脏层胸膜和肺组织，因此，在套筒进入胸腔前，术者应先用手指探查胸腔内的情况，如有发现存在粘连，可用湿纱布包绕的手指将粘连处分开。

（2）膈肌损伤：当术侧肺塌陷后，膈肌将自然上移，可造成阻挡下位套筒的进入。预防方法是先在上位通道置人胸腔镜，在腔镜的监视下放入下位套管。

4．**术中并发症**

（1）胸腔内脏器损伤：施行腔镜下手术时，术者缺乏足够的触觉，对深度的认知程度也较差，操作时容易导致损伤胸腔内结构，造成术中漏气、出血等。发生脏器损伤后应积极进行修补，必要时请胸外科医师协助处理。始终保持腔镜在持续检测下进行操作，是避免损伤的有效措施。

（2）器械折断：胸腔镜下使用的手术器械通常为细长形，反复使用可能发生尖端断裂，一旦断端在胸腔内脱落，则寻找难度很大。因此，术前要仔细检查手术器械，术中要始终注视术野，一旦出现器械断裂则应迅速追踪并设法取出。

三、腰椎微创手术并发症

腰椎微创技术应用较早，近年来又有较快的发展，目前已广泛地应用于临床。

1．**化学溶核术的并发症**　主要并发症有过敏反应、神经损伤、椎间盘炎及手术无效等，详细内容见本章第十五节相关内容。

2．**腹腔镜下脊柱前路融合术（ALIF）的并发症**　近年来，随着对微创手术的倡导，采用内镜进行脊柱前路手术在欧美发达国家已经较为普遍，在国内也开始应用。其中使用最多的是利用腹腔镜进行前路腰椎椎体间融合术治疗椎间盘退变、椎间盘内部撕裂、椎体滑脱及节段性不稳定等。

ALIF避免了硬脊膜损伤，脊髓与神经根牵拉，硬膜外腔瘢痕形成及减少手术暴露等后路手术的并发症。但也出现了逆向性射精及血管损伤等后遗症。由于内镜对脊柱前方的暴露毕竟较开放手术操作空间小，所以容易出现内置物位置不佳、手术时间延长等限制。

（1）血管损伤：主要指髂总动、静脉的损伤。ALIF手术主要应用于腰4～腰5和腰5～骶1间隙，降主动脉正是在此区分成两侧髂总动脉，而双侧髂总静脉也在此部位汇成下腔静脉，在暴露腰 4 ~ 腰 5、腰 5 ~ 骶 1 前面时，必须将大血管牵开，要避免牵开器械的使用可能对大血管造成挫伤或撕裂等。由于静脉壁较薄、弹性差，术中容易被压扁或打折，也是发生血管损伤的原因。

一旦出现血管损伤，应立即采用局部压迫止血，同时切开暴露损伤的血管并给予修补。为了避免术中发生大血管的损伤，首先应暴露清楚局部结构，可进行必要的血管旁分离，以便拉开保护。另外，牵开器的使用要轻柔，还应尽量缩短其使用的时间。

（2）内置物位置不佳：多数 ALIF 手术在椎间融合时使用椎间融合器（IFC）。在 IFC 的置入中，其三维空间的位置要求比较严格，如位置不佳，则会直接影响手术效果，甚至导致手术失败。

由于使用腹腔镜时暴露范围、操作空间都明显受到限制，对局部结构标志的识别难度更大，容易发生 IFC 置入位置不佳，术中 X 线监视发现 IFC 位置不佳时，应将 IFC 取出，重新按要求置入。如术中未能及时发现，必要时应在手术后进行再次手术纠正。

术中做到清晰暴露、辨认清楚局部解剖标志，充分掌握好三维空间定位和全过程使用 X 线监视系统，对 IFC 置入的进行作动态观测，可避免并发症的发生。

（3）逆向性射精：男性射精的兴奋过程的机制尚未完全明确，但已经确认是由发自胸 10 ~ 腰 3 段的交感链控制。膀胱受到来自交感链的胆碱能纤维和 α 肾上腺素能纤维的支配，后者在射精时产生刺激，使膀胱颈部括约肌收缩，防止精液反流。如 α 肾上腺素能神经纤维受到损伤，就会出现逆向性射精。根据神经的受损程度，患者可表现为精液量减少或无精液。

据资料报道，男性在 ALIF 术后性功能障碍的发生率可达 20%，近年来日益受到重视。由于男性尿道括约肌功能失调，导致精液进入尿道后并未射出体外，而是经过后尿道进入膀胱，其射精过程本身是正常的，只是由于膀胱颈括约肌松弛导致精液反流。逆向性射精并不影响阴茎的勃起和性高潮，但可以导致生育能力下降或丧失。

在下腰部 ALIF 手术中，尤其腰 5 ~ 骶 1 节段，可能在术中的剥离暴露过程中损伤交感链中的 α 肾上腺素能纤维，引起逆向性射精的并发症，但其中 80% 可经数月后自行恢复，少数病例形成永久性异常。目前，对此尚无明确、有效的治疗方案。

3. 髓核成型术的并发症　主要并发症及原因有适应证选择不当，出现症状的椎间盘的节段不明确，消融位置不理想，一过性腰痛加重，椎间盘感染及疗效欠理想等。详细内容见本章第十四节相关内容。

第四十九章 脊柱疾患

第一节 颈椎病

颈椎病是一种常见退变性疾病，对身体健康和生活质量影响很大。医学上，对于颈椎病的研究历史很长。1948 年，Brain 及 Bull 首先将骨质增生、颈椎间盘退行性改变及其所引起的临床症状称为颈椎病。1958 年，Smith – Robison 和 Cloword 率先开展颈椎前路手术，从而使颈椎病的治疗取得了进一步发展。

【发病特点】

颈椎病发病机制尚未完全清楚，一般认为是多种因素共同作用所致。其相关因素包括退变、创伤、劳损、发育性椎管狭窄、炎症及先天性畸形等方面。从颈椎病的定义而言，应属于以椎间盘退行性变为主的病理变化，同时又与多种因素密切相关。它起源于颈椎间盘退变，颈椎间盘退变本身就以出现许多症状和体征，加之合并椎管狭窄，可出现早期症状。即使暂时无症状，但可因遇到诱因后即临床发病，大多数在颈椎原发性退变的基础上产生继发性改变。这些继发性改变包括器质性改变和动力性异常，器质性改变有髓核突出、韧带骨膜下血肿、骨赘形成和继发性椎管狭窄等。动力性改变包括颈椎不稳，如椎间松动、移位、序列弧度异常。这些病理生理和病理解剖的改变，构成了颈椎病的实质。因此，颈椎病的诊断除有病理基础外，还需包括一系列由此引起的临床表现，以有别于其他相似的疾病。

【病因机制】

（一）机械压迫

1. 静态因素　椎间盘由髓核、纤维环和上下软骨板构成一个完整的解剖结构。颈椎间盘起到维持椎体间高度，吸收震荡及传导轴向压缩力的作用，在颈椎的各向活动中，维持应力平衡。这种功能完全由组成椎间盘的各个结构相互协调来完成的，当这一结构出现变性，就可导致其形态和功能改变，最终影响颈椎骨性结构的内在平衡，使其原有的力学平衡发生改变而出现各种症状。

（1）髓核：是富含水分、具有良好弹性的黏蛋白，呈白色，内含软骨细胞和成纤维细胞，幼年时含水量达80%以上，随着年龄的增加，含水能力降低，至老年时可低于70%。椎间盘内含水量多少决定了其内在的压力调节水平和弹性状态，正常状态下，椎间盘占颈椎总长度中20%～24%，由于含水能力下降，其高度逐年下降。随着年龄增长，血管逐渐减少，血管口径变细，一般在13岁以后已再无血管进入深层。早期水分脱失和吸水功能减退，使髓核体积相应减少，其正常组织结构逐渐为纤维组织所取代。在局部应力加大、外伤及劳损等情况下，可加速退变发展，加大椎间盘内部压力。变性与硬化的髓核也可穿过后纵韧带裂隙进入椎管内，直接产生压迫症状。

（2）纤维环：纤维环开始变化可发生在20岁以后，早期为纤维组织的透明变性、纤维增粗和排列紊乱，进而出现裂纹。颈椎间盘裂纹起自髓核，可扩展至纤维环，可有垂直裂纹和水平裂纹两种，随着退化进展，纤维环的微细裂纹逐渐扩大至肉眼可见的裂隙，裂隙的方向和深度同髓核变性程度及压力的方向和强度一致。后方纤维环强度相对较弱，纤维环早期变性阶段，如不得到有效控制，一旦形成裂隙，则因局部血供缺乏而难以恢复。纤维环外层有神经根后支分出来的窦神经分布，当纤维环受到异常压力而如膨出，可刺激窦神经反射到后支，引起颈肩痛及颈肌痉挛等症状。

（3）软骨板：软骨板位于髓核部分的中央区，具有半透膜作用，发生退变后功能减退。

青年以后，随着活动度增加和某些原因的累积性损伤，颈椎间盘逐渐发生退行性改变，若退变加重，可导致椎间盘膨出或突出，纤维环的耐牵伸、压缩力减退，椎间隙变窄等。另外，还可由于周围韧带松弛导致椎间活动异常，椎体上、下缘韧带附着部发生牵伸张性骨赘，突出之椎间盘进入椎管压迫脊髓腹侧。在变性突出的椎间盘将脊髓挤向背侧的同时，齿状韧带和神经根又将脊髓紧紧拉向前方的突出间盘处，使脊髓后外侧部受到较大应力致使其逐渐发生损害，说明脊髓受到牵张是造成脊髓内压增高的因素。

2. 动态因素　屈颈时颈椎管拉长，提示脊髓随颈椎屈曲及椎管长短变化而形变。颈屈位脊髓被拉长，横断面积减少，脊髓变细；颈伸位脊髓被轴向压缩，横断面积增加。研究表明，颈伸位椎管横截面积减少11%～16%，而脊髓的横截面积却增加9%～17%。因此，认为屈颈活动是脊髓损害的动力学因素。在骨赘特别严重的情况下，颈椎反复活动微小创伤造成的损伤比单纯压迫更严重，颈椎活动度大是引起临床症状的重要因素之一。脊髓型颈椎病者，让其反复伸屈颈部活动后，霍夫曼征即为阳性，有将此称为动力性霍夫曼征阳性。

3. 颈椎不稳　颈椎不稳定是颈椎病发病的因素之一。颈椎退行性改变造成不稳定是脊髓型颈椎病的主要原因。颈椎伸屈活动时，脊髓在椎体后缘骨赘上反复摩擦，引起脊髓微小创伤致使脊髓发生病理损害。颈椎退行性改变所致不稳定，椎间关节松动可引起脊髓侧方动脉及其分支的痉挛，不稳定椎节之交感神经受到刺激也可反射性引起动脉痉挛，导致脊髓局部血流量减少。如频繁出现脊髓受压、不稳定椎节反复活动，颈脊髓反复发生一过性缺血，持续时间长，则可渐渐发生脊髓损害。

4. 血液循环障碍　脊髓损害区与脊髓前动脉供血区基本一致，脊髓前动脉及其分支受到突出椎间盘压迫，可导致供血减少，造成脊髓缺血性损害。脊髓病理改变特征与血管阻塞所致脊髓损害类似，其中，根动脉在椎间孔内受压是造成脊髓缺血性损害的原因。颈屈曲位脊髓张力增大，脊髓腹侧受椎体后缘骨赘挤压变为扁平，前后径减小，同时脊髓侧方受到间接应力而使横径增大，脊髓中沟动脉横向走行的动脉分支受到牵拉而变长，椎管狭窄造成累积性脊髓缺血性损害，使脊髓前2/3部分缺血，其中包括大部分灰质，由于应力集中在中央灰质区，使其内小静脉受压，这样更影响了局部灌注。

【病理变化】

颈椎病是一个连续的病理过程，颈椎病的发生过程包括：颈椎间盘退行性变，退变的组织对脊髓或血管、神经等构成压迫或刺激，从而引起相关的临床症状和体征。病理过程可分为3个阶段。

（一）椎间盘变性

此阶段的主要特征是椎间盘弹性模量改变、椎间盘内压升高、椎节间不稳和应力重新分布。

椎间盘的变性从20岁即已开始，纤维环变性所造成的椎节不稳是髓核退变加速的主要原因。病理可见纤维环变性、肿胀、断裂及裂隙形成，髓核脱水、弹性模量改变，内部可有裂纹形成等，变性的髓核可随软骨板向后方突出，如髓核穿过后纵韧带则称为髓核脱出。后突之髓核既可压迫脊髓，也可压迫或刺激神经根。

（二）骨赘形成

骨赘形成是上一阶段的发展，表明所在节段椎间盘退变引起椎节应力分布的变化，骨赘的形成及小关节、黄韧带增生和肥大，其结果是重建力学平衡，是人体的一种代偿反应。从病理上，骨赘来源于韧带和椎间盘间隙血肿的机化、骨化或钙化。病程较久的骨赘质地坚硬，骨赘常见于两侧钩突、小关节边缘及椎体后上缘，也可见于椎体后下缘及椎体前缘，后期可有广泛的骨质及黄韧带、后纵韧带增生。位于椎体后缘的骨赘主要刺激脊髓和硬膜，钩突、小关节等。侧方骨赘主要刺激神经根袖而出现根性症状。由于颈5、颈6处于颈椎生理前屈的中央点，椎间盘所承受应力较大，所以椎间盘的骨赘最多见，其次为颈4、颈5及颈6、颈7。

（三）脊髓损害阶段

脊髓病理变化取决于压力的强度和持续时间。急性压迫可造成血供障碍，组织充血、水肿。持续压迫可导致血管痉挛、纤维样变、管壁增厚甚至血栓形成等。

（1）单纯的颈椎退变不一定产生临床症状和体征，是颈椎病和颈椎退变的区别。

（2）脊髓受压可来自前方和后方，或两者皆有。前方压迫以椎间盘和骨赘为主；前正中压迫可直接压迫脊髓前中央动脉或沟动脉；前中央旁或前侧方的压迫主要累及脊髓前角与前索，并出现一侧或两侧的锥体束症状；侧方和后侧方的压迫来自黄韧带、小关节等，主要表现为感觉障碍。

（3）脊髓灰质和白质均发生萎缩，以脊髓灰质更为明显，病理可出现变性、软化和纤维化，脊髓囊性变甚至空腔形成。钩椎关节及椎体侧后缘骨赘是造成脊神经根压迫的主要原因，关节不稳的刺激和椎间盘侧后方突出对神经根的压迫，早期可致神经根袖处发生水肿及渗出等反应性炎症。

（4）后方小关节的松动和移位，关节软骨的破坏和增生，关节囊松弛和肥厚等，可刺激关节周围的末梢神经纤维，产生颈部疼痛。纤维环及后纵韧带松弛及变性，刺激颈椎间盘后壁神经末梢，可产生颈肩部疼痛不适，有称为椎间盘源性颈肩痛。

【分类】

临床分类的依据有症状学和病理学两种，症状学分类较为直观，目前较多采用。

1. 颈型 主要表现为枕颈部疼痛、颈部活动受限及颈肌僵硬等。由于症状和体征都局限于颈部，又称局部型颈椎病。

2. 神经根型 较为多见主要表现为与脊神经根分布区相一致的感觉、运动障碍及反射变化。产生神经根症状产生原因为髓核突出或脱出，椎体后缘骨赘形成，后纵韧带的局限性肥厚等。后方小关节的骨质增生，钩椎关节的骨刺形成的压迫，以及相邻关节的松动和移位刺激脊神经根也是引起症状和体征的因素。

3. 脊髓型 较为多见。主要损害部位在脊髓，是颈椎病最严重的一种类型，如延误诊治，常发展成为不可逆性神经损害。或是病程慢性进展，遇诱因后加重。临床表现为损害平面以下的感觉减退及上运动神经元损害症状，损害平面以下皮肤麻木、肌力下降、肌张力增高等。脊髓型颈椎病多伴有椎管狭窄，加之前后方的压迫因素而发病。突出的椎间盘、骨赘、后纵韧带及黄韧带造成了椎管的继发性狭窄，更增加了对脊髓的刺激或压迫。

4. 椎动脉型 椎动脉第 2 段通过第 6 颈椎横突孔，在椎体旁走行。当钩椎关节增生时，可对椎动脉造成挤压和刺激，引起脑供血不足，产生头晕、头痛等症状。当颈椎退变，椎节不稳时，横突孔之间的相对位移加大，穿行其间的椎动脉受刺激机会较多，椎动脉本身可以发生扭曲，甚至呈螺旋状与增生的钩椎关节相接触。

5. 混合型 同时合并两种或两种以上症状者称为混合型，又将此型称为弥漫型。混合型病程长，发病年龄较大，多数超过 50 岁。临床上，多数发现早期为颈型，以后发展成神经根型。神经根型与脊髓型也常合并存在。

6. 其他类型 少数还有交感型、食管压迫型分型。

【临床表现】

由于颈椎病的病理变化较复杂，不同节段病变可产生不同的临床表现和影像学特征。而在病变后期，由于椎节广泛性退变，颈椎椎管狭窄和颈椎病同时存在，又可表现为混合型颈椎病的症状。

（一）颈型

1. 年龄 多在 45 岁左右发病，部分有颈部外伤史，多数有长期低头作业经历。

2. 症状 颈部感觉酸、痛、胀等不适，以颈后部为主，女性常有肩胛、肩部不适，部分有颈部活动受限，少数可有一过性上肢麻木，但无肌力下降及运动功能障碍。

3. 体征 颈椎生理曲度减弱或消失，棘突间及棘突旁可有压痛。

4. X 线检查 颈椎生理曲度变直或消失，颈椎椎体退变。伸、屈、侧位动力摄片可发现椎间隙松动，表现为轻度梯形变或屈伸活动度变大。

（二）神经根型

1. 根性痛 为最常见的症状，疼痛范围与受累椎节的脊神经分布区相一致。相伴随有该神经分布区感觉障碍，其中以皮肤麻木、过敏、感觉减退等为多见。

2. 根性肌力障碍 早期可出现肌张力增高，但很快即减弱并出现肌无力和肌萎缩征，严重时，在手部以大小鱼际肌及骨间肌萎缩最为明显。

3. 腱反射异常 早期出现腱反射活跃，后期逐渐减弱，严重者消失。单纯根性受压不会出现病理反射，伴有病理反射则表示脊髓本身有损害。

4. 颈部症状 颈痛不适，颈旁、棘突旁有压痛，压迫头顶时可有疼痛。

5. 特殊试验　颈椎间盘突出时，可出现压颈试验阳性或脊神经牵拉试验阳性。方法是令患者坐好，术者一手扶住患者头部，另一手握腕部，两手呈反方向牵拉，如感到手疼痛或麻木则为阳性。

6. 影像学检查

（1）X线检查：侧位片可见颈椎生理前凸减小、变直或成反屈，椎间隙变窄，病变椎节有退变，前后缘有骨刺形成。伸、屈、侧动力位片可见有椎间不稳。

（2）CT检查：可发现病变节段椎间盘变性，侧后方突出或后方骨赘，并借以判断椎管矢径大小。

（3）MRI检查：可发现椎间隙后方对硬膜囊有压迫，如合并有脊髓功能损害者，可显示脊髓受压改变。

（三）脊髓型

1. 病史　40～60岁多见，发病慢，大约20%有外伤史，常有落枕史。

2. 症状　早期下肢双侧或单侧发沉、发麻开始，随之出现行走困难，下肢肌肉束带感，抬步慢，不能快走，重者明显步态蹒跚，呈宽底步态。双下肢协调差，跨越障碍物困难，双足有踩棉花样感觉。自述颈部发硬，颈后伸时易引起四肢麻木。有时上肢症状可先于下肢症状，但一般略迟于下肢。上肢多一侧或双侧先后出现麻木、疼痛，严重者写字困难、饮食起居不能自理，部分有括约肌功能障碍及尿潴留。除四肢症状外，常有胸以下皮肤感觉减退、胸腹部束带感。

3. 体征　典型体征是四肢肌张力升高，下肢常较上肢明显。下肢症状多为双侧，但严重程度可有不同。有时上肢的突出症状是肌无力和肌萎缩，并有根性感觉减退；而下肢肌萎缩不明显，主要表现为肌痉挛、反射亢进，出现踝阵挛和髌阵挛等。

（1）上肢皮肤的感觉平面检查：常可提示脊髓准确的受压平面，并可区分根性神经损害与神经干损害的不同区域。检查前臂和手部感觉区域有助于定位，而躯干的知觉障碍常常左右不对称，感觉障碍平面不明显（图49－1－1①②）。

（2）四肢腱反射亢进：尤以下肢显著。上肢霍夫曼征阳性，或Rossolimo征阳性（快速

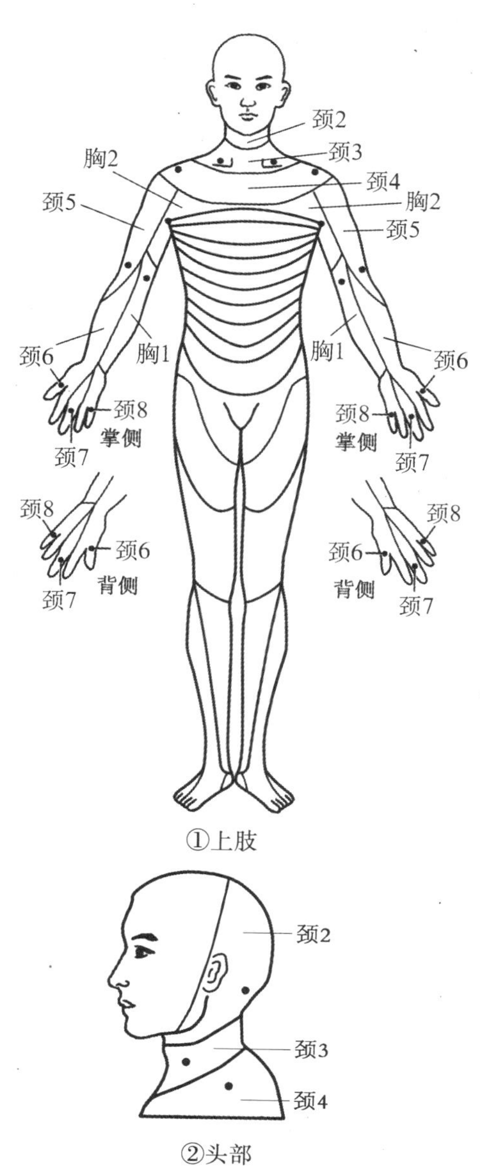

图49－1－1①②　皮肤的神经支配区域

叩击足的跖面引起足趾跖屈为阳性）。霍夫曼征单侧阳性是颈脊髓受压时的重要体征，严重时双侧均为阳性。下肢除腱反射亢进外，踝阵挛出现率也较高。Babinski、Oppenheim、Chaddock、Gordon 征也可阳性。腹壁反射、提睾反射可减弱或消失。

4. 影像学检查

（1）X 线检查：侧位片多能显示颈椎生理前曲消失或变直，椎体有退变，前后缘骨赘形成，椎间隙变窄。伸、屈、侧动力位片显示受累椎节不稳，椎管矢状径测量 < 12mm。有时 X 线片上退变最严重的部位不一定是脊髓压迫最严重的部位（图 49 – 1 – 2①②③）。

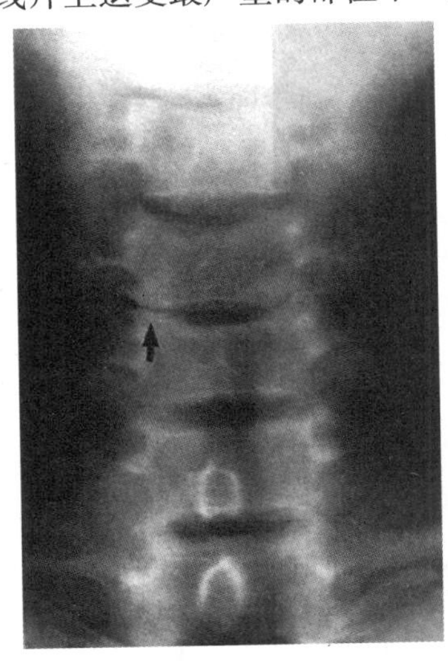
①正位

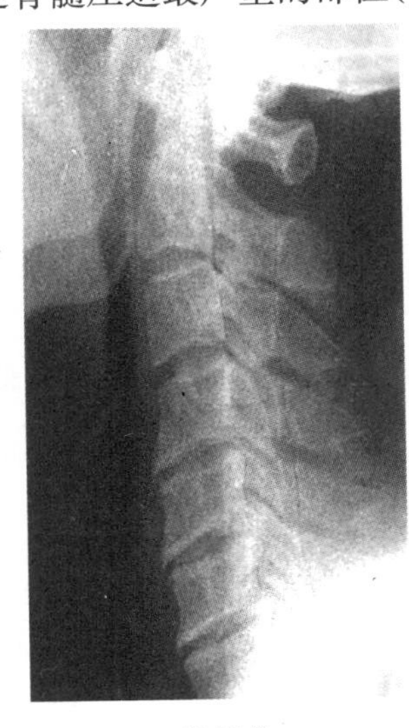
②侧位

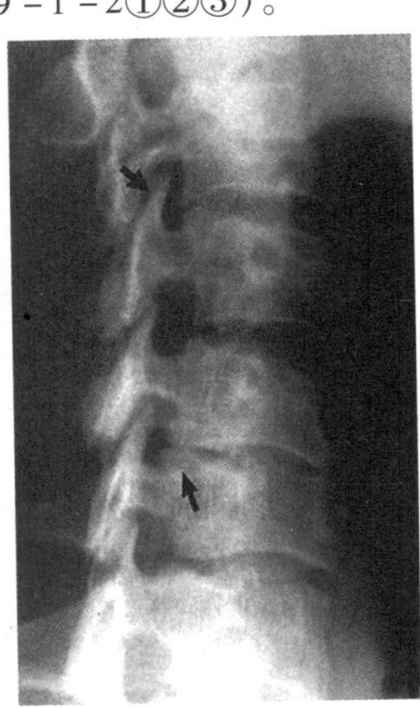
③斜位

图 49 – 1 – 2①②③ 颈椎病 X 线表现

（2）CT 检查：对椎体后缘骨刺、椎管矢状径的大小、后纵韧带骨化及对椎间盘突出的诊断较为直观和准确。而且能够发现椎体后缘致压物位置，对于术前评价及指导手术有重要意义。三维 CT 可重建脊柱构像，可在立体水平上判断致压物的大小和方向。

（3）MRI 检查：分辨能力更高，能更准确从矢状切层直接观察硬膜囊是否受压。脊髓型颈椎病在 MRI 图像上常表现为脊髓前方呈弧形压迫，多平面退变可使脊髓前缘呈波浪状。病程长者，椎管后缘也压迫硬膜囊，从而使脊髓呈串珠状。脊髓有变性者可见变性、压迫最明显的部位脊髓信号增强。

（四）椎动脉型

1. 临床表现

（1）眩晕：本病典型的症状是头颅旋转时引起眩晕发作。正常情况下，头颅旋转主要在寰枢椎之间，椎动脉在此处受挤压情况下，如头向右旋时，右侧椎动脉血流量减少，左侧椎动脉血流量增加以代偿供血量。如一侧椎动脉受挤压的血流量已经减少至无代偿能力，当头转向健侧时，可引起脑部供血不足产生眩晕。

（2）头痛：由于椎基底动脉供血不足，使侧支循环血管扩张引起头痛。头痛部位主要是枕部及顶枕部，也可放射至两侧颞部深处。多见为跳痛或胀痛，常伴有恶心呕吐、出汗等自主神经紊乱症状。

（3）猝倒：是本病的特殊症状。发作前无预兆，多发生于行走或站立时，头颈部过度旋转或伸屈时可诱发，反向活动后症状消失或减轻。患者摔倒前感觉下肢突然无力而倒地，但意识清楚，视力、听力及讲话均无障碍，并能立即站起来继续活动。

（4）视力障碍：可有突发弱视或失明，持续数分钟后逐渐恢复视力，为双侧大脑后动脉缺血所致。此外，还可有复视及幻视等。

（5）感觉障碍：面部感觉异常，口周或舌部发麻，偶有幻听或幻嗅。

（6）MRA 特征：椎动脉显影可发现扭曲和狭窄，因为多数是一过性痉挛缺血，当无症状时，椎动脉可恢复正常口径，故此时显影可无异常。正常的椎动脉左侧略粗于右侧。

（五）脊髓型

1．病史　脊髓受损的病理过程较复杂，症状多种多样，个体间差异较大，且其发展速度、趋势和转归也各有差异，因此，早期容易延误诊断，错失最佳治疗时机，遗留难以挽回的脊髓功能障碍。

2．分型　由于起病轻重与病情发展过程个体差异较大，经综合将其分为Ⅰ～Ⅴ型。

Ⅰ型：占 10.8%，起病时症状轻，休息后缓解，病情长期稳定，无明显加重，可有轻度波动。

Ⅱ型：占 42.3%，起病时症状轻，经一段平稳期后逐渐加重，每次发作均有新症状出现。

Ⅲ型：占 7.5%，起病时症状轻，经过一段平稳期后突然加重。

Ⅳ型：占 32.2%，起病时症状较轻，逐渐加重，无自动缓解期。

Ⅴ型：占 7%，突然起病，症状严重且持续加重，各种非手术治疗无法缓解。

3．临床表现　脊髓型颈椎病的症状严重程度与脊髓受压变形的程度一致，早期脊髓仅轻度变形，因而症状相对较轻。特征性的表现是颈痛、行走困难和步态不稳。其中，步态异常是脊髓型颈椎病早期最具特征性的表现。

（1）颈肩部酸痛不适。

（2）步态不自然，行走缓慢，常因下肢发软，容易发生骤然摔倒，而意识清楚。

（3）肢体麻木，尤其是双下肢麻木。双手感觉迟钝，精细动作难以完成，持物易失手。

临床上凡具有上述症状应仔细进行神经系统检查，如发现深反射活跃或亢进，甚至病理征阳性者，应及时行必要的影像学检查，以早期明确诊断。

4．治疗时机　经过对手术疗效的观察，对有手术指征者，发病 6 个月内行手术治疗的疗效明显优于 1 年以后。

5．预后　一旦确诊由本病导致脊髓功能障碍，神经功能将不可能完全恢复正常，其中 82% 呈阶段性加重或逐步缓慢加重趋势；7% 起病急骤，神经功能障碍长期存在，可获自行缓解或改善者仅占 10.8%；感觉和括约肌功能障碍常趋于一过性，部分可望得到恢复；而运动功能障碍则会是永久性，并随时间的推移而逐渐加重。

脊髓型颈椎病自行缓解的可能性则很少。发病后，病程中可经历长短不同的稳定期，此期内症状可以完全静止，也可有轻度加重或减轻交替，但最终结果均不甚乐观，大部分患者在病情发展过程中必须接受外科治疗。

综合上述，脊髓型颈椎病起病时症状和神经功能障碍体征可较轻微，难以预测病程发展后者，而加重速度可以很快并导致严重的脊髓功能不可逆障碍，脊髓型颈椎病长期处于良性稳定状态者仅仅为少数，多数呈相对恶性的发展趋势，其发展结果将造成脊髓损害症状不可恢复。

【脊髓功能分级】

颈椎退行性疾病在中老年人群中普遍存在，50 岁以上症状轻微的颈椎病，部分 MRI 上可无异常发现，一些则可存在严重的脊髓压迫。此时，选择恰当的治疗措施有一定难度。因此，对颈椎病脊髓功能的评价，有助于客观评价疾病的严重程度、各种治疗方法的效果及判断预后。颈椎病脊髓功能的评价方法多种，目前的评定方法主要依据患者主观症状，还没有更加偏重客观的临床表现及影像检查结果制定的标准。

（一）美国脊髓损伤协会（ASIA）损伤分级

该协会于 1997 年修订的脊髓损伤分级方法，目前已成为国际上脊髓损伤的分级标准。

A 级　完全性损害，在骶段（骶 4、骶 5）无任何感觉或运动功能保留。

B 级　不完全性损害，在损伤平面以下包括骶段（骶 4、骶 5）存在感觉功能，但无运动功能。

C 级　不完全性损害，在损伤平面以下存在运动功能，大部分关键肌的肌力 <3 级。

D 级　不完全性损害，在损伤平面以下存在运动功能，大部分关键肌的肌力 $\geqslant 3$ 级

E 级　正常，感觉和运动功能正常。

（二）Nurick 分级方法

由 Nurick 于 1972 年提出，该方法比较实用，但不适用于如中央脊髓综合征。

0 级　有神经根症状或体征，无脊髓压迫症状。

1 级　有脊髓压迫症状，行走无困难。

2 级　轻微的行走困难，但不妨碍日常的工作。

3 级　行走困难，妨碍工作和家务，但不需要别人帮助。

4 级　能够在别人帮助或助行器帮助下行走。

5 级　限于轮椅活动或卧床不起。

【诊断】

（一）颈型

1. 症状　颈部、肩部及枕部疼痛，头颈部活动因疼痛而受限制。因常在早晨起床时发病，通常被误称为落枕。

2. 体征　颈肌紧张，有压痛点，头颈活动受限。

3. X 线检查　X 线显示颈椎曲度改变，动力摄片上有椎间关节不稳。由于肌痉挛、头偏歪，侧位 X 线片上出现椎体后缘及小关节部分重影，称为双边双突征象。

（二）神经根型

1. 症状　具有典型的根性症状，其范围与受累椎节相一致。有颈肩部、颈后部酸痛，并沿神经分布区向下放射到前臂和手指。轻者为持续性酸痛、胀痛；重者可如刀割样、针刺样疼痛。

2. 体征　脊神经根牵拉试验多为阳性，痛点封闭疗法对上肢放射痛无效。

3. X 线检查　X 线正位片上显示钩椎关节增生。侧位片生理前曲消失或变直，椎间隙变窄，有骨赘形成，伸、屈动力位片提示颈椎不稳。

（三）脊髓型

1. 症状　自觉颈部无不适，但手部动作笨拙，精细动作失灵，协调性差。胸腹部可有束

带感。

2. 体征 步态不稳，容易跌倒，下肢不能跨越障碍物。上下肢腱反射亢进，肌张力升高，霍夫曼征阳性，可出现踝阵挛和髌阵挛，重症时巴氏征可呈阳性。早期感觉障碍较轻，严重时可出现不规则痛觉减退或，感觉丧失或减退区呈片状或条状。

3. 影像学检查

(1) X线检查：X线显示病变椎间盘狭窄，椎体后缘骨质增生。

(2) MRI检查：MRI检查示脊髓受压呈波浪样压迹，严重者脊髓可变细。还可显示椎间盘突出，受压椎节脊髓可有信号改变。

(四) 椎动脉型

椎动脉型颈椎病的病因、病理变化及临床特征等问题，至今还没有明确的定论。

1. 症状 颈性眩晕（即椎－基底动脉缺血征）和猝倒史，已排除眼源性及耳源性眩晕。少数患者出现自主神经症状。

2. 体征 旋颈诱发试验阳性。

3. 影像学检查

(1) X线片显示椎节不稳及钩椎关节增生。

(2) 椎动脉造影、MRI及椎动脉血流检测可协助定位，但不能作为诊断依据。

【鉴别诊断】

(一) 颈型

颈型颈椎病须与下列疾病鉴别。

1. 颈部扭伤 也称落枕，系颈部肌肉扭伤所致，多与睡眠中体位不良有关，其发病与颈型颈椎病相似。

(1) 压痛点：压痛点见于棘突部，程度也较强；颈部扭伤压痛点在损伤肌肉，急性期疼痛剧烈，压之难以忍受。

(2) 肌紧张：扭伤者可触摸到条索状压痛肌肉，而颈椎病只有轻度肌紧张。

(3) 牵引反应：对颈部进行牵引时，颈型颈椎病症状多可缓解。

(4) 封闭反应：用1%普鲁卡因5ml作痛点封闭，颈椎病对封闭疗法无显效，而颈部扭伤可在封闭后症状消失或缓解。

2. 肩周炎 多于50岁前后发病，好发年龄与颈椎病相似，多伴有颈部受牵症状，两者易混淆。

(1) 肩关节活动：肩周炎有肩关节活动障碍，上肢常不能上举和外展。而颈椎病一般不影响肩关节活动。

(2) 疼痛部位：肩周炎疼痛部位在肩关节，而颈型多以棘突为中心。

(3) X线表现：肩周炎患者多为普通的退变征象，而颈椎病患者生理前曲消失，且有颈椎不稳，有时两者较难区别。

(4) 封闭疗效：肩周炎对封闭疗法有效，而颈椎病无显效。

(二) 神经根型

神经根型颈椎病须与下列疾病鉴别。

1. 尺神经炎 尺神经由颈7、颈8和胸1脊神经根组成，两者均可造成小指麻木和手内肌萎缩，故容易与颈8脊神经受累的症状相混淆。但尺神经根炎多有肘部神经沟压痛，且可触及条索状变性的尺神经。另外，两者感觉障碍分布区域不同，颈8神经根支配范围较大，常有前臂尺侧麻木，而尺神经炎无前臂麻木。

2. 胸廓出口综合征　由于臂丛、锁骨上动、静脉在胸廓上口或胸小肌喙突止点区受压，可引起上肢麻木、疼痛、肿胀，锁骨上窝前斜角肌有压痛并向手部放射。两者鉴别在于胸廓出口综合征 Adson 试验阳性。使患肢过度外展，肩抬平，出现桡动脉音减弱或消失者，也是阳性体征。X 线片检查可发现颈肋或第7颈椎横突过大。

3. 颈背部筋膜炎　可引起颈背痛或上肢麻木感，但无放射症状、感觉障碍及腱反射异常。如在痛点局部封闭或口服抗风湿药物，症状即见好转，颈椎病局部封闭无效。

4. 肌萎缩型侧索硬化症　一般发展较快，先出现两手明显肌萎缩，逐渐向近侧肘部和肩部发展，但无感觉障碍，神经纤维传导速度正常。

5. 锁骨上肿瘤　肺尖部的原发性肿瘤或转移癌，使臂丛神经粘连或受挤压，可产生剧烈疼痛。胸部平片或活检可鉴别。

6. 腕管综合征　为正中神经通过腕管受压所致，有1~3指麻木或刺痛，腕中部加压试验阳性，腕背伸试验阳性，即让患者腕背伸持续0.5~1分钟，如出现拇、示、中指麻木或刺痛为阳性。封闭治疗有效，而颈椎病局部封闭无效。

（三）脊髓型

脊髓型颈椎病须与下列疾病鉴别。

1. 椎管内肿瘤　可同时出现感觉障碍和运动障碍，病情呈进行性加重，对保守治疗无效，MRI 成像可鉴别。

2. 肌萎缩型侧索硬化症　以上肢为主的四肢瘫是其主要特征，肌萎缩范围较广泛，可发展至肩关节以上，容易与脊髓型颈椎病相混淆。本病发病年龄较脊髓型颈椎病早10年左右，发病速度快，很少伴随自主神经症状，较少有感觉障碍。

3. 脊髓空洞症　多见于青壮年，病程缓慢，早期影响上肢，呈节段，有感觉分离特征，其感觉障碍以温、痛觉丧失为主，而触觉及深感觉则基本正常。由于温、痛觉丧失，可发现皮肤增厚、溃疡及关节因神经保护功能的丧失而损害，也称为夏科关节。通过 CT 及 MRI 成像，可以发现两者的差异。

4. 后纵韧带骨化症　可出现与颈椎病相同的症状和体征。但侧位 X 线片可发现椎体后缘有线状或点线状骨化影，CT 可显示其断面形状和压迫程度。

（四）椎动脉型

椎动脉型颈椎病须与下列疾病鉴别。

1. 耳源性眩晕　即 Memiere 综合征，系内耳淋巴回流受阻引起。具有发作性眩晕、耳鸣、感应性进行性耳聋等临床特点。而颈性眩晕症同头颈转动有关，耳鸣程度较轻。

2. 眼源性眩晕　可有明显屈光不正，眼睛闭上后症状可缓解。

3. 颅内肿瘤　第4脑室或后颅窝肿瘤可直接压迫前庭神经及其中枢，转头时也可突发眩晕。但颅内肿瘤合并头痛、呕吐等颅内压增高症状，血压可升高。头颅 CT 扫描可鉴别。

4. 内耳药物中毒　链霉素对内耳前庭毒性大，多在用药后2~4周出现眩晕症，同时可出现耳蜗症状、平衡失调、口周及四肢麻木,后期可有耳聋。前庭功能检查可作鉴别。

5. 神经症　患者常有头痛、头晕及记忆力减退等一系列大脑皮质功能减退的症状,主诉多而客观检查无明显体征,症状的变化与情绪波动密切相关,多见于女性及学生。

6. 锁骨下动脉缺血综合征　可出现椎－基底动脉供血不足的症状和体征。但患侧上肢血压较健侧低,动脉搏动减弱或消失,锁骨下动脉区有血管杂音,血管造影可发现锁骨下动脉第1部分狭窄或闭塞,血流方向异常。

【治疗】

颈椎病是一种慢性退变疾病,治疗方法有保守治疗和手术治疗,保守治疗既是颈椎病治疗的基本方法,又是手术疗法的基础。手术后仍须经过保守治疗的方法得到康复和巩固。

一、保守治疗

(一) 适应证

(1) 早期颈型、脊髓型颈椎病,神经根型颈椎病。

(2) 颈椎病的诊断尚不明确,须继续观察。

(3) 全身情况差,不能耐受手术。

(二) 牵引疗法

1. 牵引作用

(1) 限制颈椎活动,减轻病变组织水肿、充血。

(2) 使头、颈部肌肉松弛,解除痉挛,减轻椎间盘压力负荷。

(3) 有助于维持颈椎生理曲度,恢复颈椎正常序列和小关节功能。

2. 牵引体位　取卧位,优点是患者较舒适,可耐受长时间牵引。

3. 牵引方式　可呈持续性牵引,也可间断性牵引。

4. 牵引重量　牵引重量应根据不同的病情、损伤程度、不同椎节而定。坐位牵引重量一般1.5～2kg,采用枕领带牵引术时,最大牵引重量不得超过3kg,否则容易引起压疮,影响进一步治疗。

(三) 理疗

在颈椎病治疗中,理疗是治疗颈背不适有效的方法,其主要作用是可消除或缓解颈部肌肉痉挛,改善软组织血液循环;消除神经根或其他软组织的炎性水肿和充血,改善脊髓、神经根和局部血液循环,缓解症状;增强肌肉张力,改善小关节功能;延缓或减轻椎体、关节囊及韧带的钙化或骨化过程。治疗方法包括超短波疗法、短波疗法、干扰电流疗法、间动电流疗法、高频电疗、离子导人、石蜡疗法及水疗等。

(四) 改善睡眠、工作习惯

1. 改善睡眠习惯　睡眠状态应包括枕头的高低、硬软,睡眠床铺与体位等。理想的睡眠体位是使整个脊柱处于自然曲度,髋、膝关节呈微屈曲状,使全身肌肉得到放松。由于每个人有将近1/3的时间在睡眠中度过,如睡眠姿势不当,容易引起或加重颈椎病。

2. 改变工作中的不良姿势　屈颈状态下,颈椎间盘内所承受的压力及对颈背部肌纤维组织的张应力较自然仰伸位时显著增高。工作中常见的职业性不良体位有打字员、电脑操作员、绣花工、会计，以及长时间低头动作、交警的转头动作、流水线装配工的低头转颈动作等。有效的预防措施是定时改变头颈部体位和做头颈部松弛活动。

（五）药物治疗

1. **消炎镇痛类药物** 目前临床上常用的消炎镇痛药物有塞来昔布、洛索洛芬钠、酮洛芬胶囊、双氯芬酸钠胶囊及美洛西康胶囊等。

2. **肌松药** 氯唑沙宗为中枢性肌肉松弛药，有解痉镇痛作用；妙纳主要作用于中枢神经系统而松弛肌肉，并能直接松弛血管平滑肌。

3. **维生素类药物** 维生素 B_1、维生素 B_6、维生素 B_{12}、维生素 C 及维生素 E 等。

4. **中药治疗** 主要根据中医的痹病理论，采用行气活血、消肿散瘀及通络止痛等组方，辅以补肝肾、养气血、祛风湿等药物，从“标”和“本”进行治疗。

二、手术治疗

（一）手术目的

手术目的是解除神经压迫及恢复颈椎的稳定性，维持椎间隙高度，获得正常生理曲度和脊髓相适应的椎管容量和形态，挽救脊髓功能，阻止病情的进一步发展。严重颈椎病脊髓受压范围常较广泛，如过多椎节的减压和融合，势必在一定程度上影响颈椎的力学稳定性和活动度，一般认为融合 2 或 3 个间隙即可获得充分减压的目的。近年来，采用椎间盘和椎体上下缘骨赘增生物切除，即椎体次全切除术。开窗减压的上下壁均为椎体骨质，再取长的髂骨条或腓骨条，修成略大于骨窗的带盖形，颈椎在撑开器牵引下将骨块植入窗内。多椎节颈椎病变常须作椎管前路减压。对多椎节颈椎病，如果术前影像学提示相邻两节段的骨赘已累及椎体中部或先天性颈椎管狭窄，椎体中央的脊髓也已有受压，最好而又简单的方法是行前路椎体次全切除术，以保证达到对椎管及神经根的减压。

（二）手术指征

目前，国内外资料对手术指征及掌握程度不尽统一。

1. 适应证

（1）颈椎病出现明显脊髓、神经根受压，经保守治疗无效。

（2）外伤或其他原因导致颈椎病症状突然加重者。

（3）伴有颈椎间盘突出症经保守治疗无效。

（4）颈椎某一椎节明显不稳，颈痛明显，经保守治疗无效，即使是无四肢感觉、运动障碍，也应考虑及早手术治疗。

2. 禁忌证

（1）颈椎病手术不受年龄的限制，但必须考虑全身情况，如肝脏、心脏有严重疾病，不能耐受手术者。

（2）颈椎病已发展至晚期或已瘫痪长期卧床，四肢关节僵硬、肌肉已有明显萎缩，手术对改善生活质量已没有意义。

（3）颈部皮肤有感染、破溃，则须治愈后再考虑手术。

（三）术前准备

颈椎病手术有一定危险性，术前准备是手术成功的关键之一。

1. **心理准备**　术前应向患者解释手术的必要性及手术后可能遇到的不适,减轻其心理负担并取得配合。

2. **改良生活习惯**　术前应戒烟,有咳嗽者应给予药物治疗,睡眠质量差工者应调整枕头高度或给予少量镇静药物,保证获得充足的休息。

3. **适应性训练**　包括体位训练、气管和食管推移训练及卧床排便训练。

(四) 手术效果

手术效果很大程度取决于诊断的准确性。外科手术所能做的仅是解除脊髓外周的压迫和稳定病变椎节,但对脊髓神经内部的病变,则不是手术直接能够解决的问题。手术对病情的发展走势,可起到阻断的作用,但可能无法逆转病情的发展。已有神经变性者,手术后的效果可能并不理想。根据上海长征医院16000余例颈椎手术随访结果,其中神经根型的手术效果较好,得到准确诊断的术后效果,术前手臂疼痛消失、神经学障碍消除达70%～80%;术前症状有缓解但不完全为10%;术前症状无改善或加重为5%～7%。前路手术减压的长期效果,诸多学者报道不尽相同。根据资料统计,60%～70%的患者自我感觉功能恢复满意,20%有一些改进,10%没有缓解,说明虽然手术已经完成了充分的减压,但由于脊髓内在的变化,仍将妨碍患者的恢复。

【预防措施】

(一) 积极治疗咽喉部疾患

及时防治如咽炎、扁桃体炎、颈部淋巴结炎及其他骨与软组织感染,对防治颈椎病有重要意义。咽喉部炎症不仅容易引起上颈椎自发性脱位,也是诱发颈椎病的因素之一。该处的炎症可直接刺激邻近的肌肉、韧带或通过丰富的淋巴系统使炎症在局部扩散,以致造成局部肌张力降低、韧带松弛和椎节内外平衡失调,从而破坏了局部的完整性和稳定性,导致颈椎病的发生或加重。

(二) 保持良好的睡眠体位

一个良好的睡眠体位,既要维持整个脊柱的生理曲度,又应使患者感到舒适,方可达到使全身肌肉松弛,容易消除疲劳和调整关节生理状态。根据这些要求,应该使用薄枕,使胸、腰部保持自然曲度,双髋及双膝呈屈曲状,有利于放松全身肌肉。故最好的睡眠体位是采取侧卧或仰卧,不可俯卧,枕头也不宜过高。

(三) 防治头颈部外伤

人们在体育锻炼、日常工作、交通活动中容易造成头颈部外伤。早期颈部外伤患者如有椎旁肌压痛或X线显示椎体前有阴影时应引起重视,应观察病情变化并及时治疗,如可预防性用石膏颈围制动。

(四) 避免长期低头工作

长期低头造成颈后部肌肉、韧带组织劳损,屈颈状态下椎间盘的内压高于正常体位。因此要定期改变头颈部体位,当头颈向某一方面转动过久之后,应向另一反方向运动,并在短时间内重复数次,这样既有利于颈部保健,也利于消除疲劳。如工作台过高或过低都会使颈部仰伸或屈曲,这两种位置均不利于颈椎的内外平衡,应及时调整工作台的高度和倾斜度。长期伏案工作者应做工间操活动,使处于疲劳状态的颈椎定时获得内外平衡。

第二节 颈椎间盘突出症

颈椎间盘突出症是椎间盘退变的一种类型，从退变起初就预示病变节段稳定程度的减弱。颈椎退变不一定导致椎间盘突出，颈椎间盘突出只是颈椎病发病过程的病理变化之一，是指突出的髓核和破裂的纤维环突向椎管内，在一些情况下，椎间盘变性可同时存在相邻椎节骨赘形成，但并不引起椎间盘突出发病。必须是致压物为单纯的椎间盘组织，才能称之为颈椎间盘突出症。

【病因机制】

一般认为，急性颈椎间盘突出症是在椎间盘发生一定程度退行性变的基础上，受到一定外力作用发生。多数由颈部急切性创伤所致，损伤原因主要是加速暴力使头部快速运动导致颈部扭伤，常见于交通事故或体育运动过程，颈部过伸状态下的加速损伤，所致的椎间盘损伤最为严重。

（一）椎间盘退变

椎间盘是人体组织中最早和最容易随年龄发生退变的组织，退变的颈椎间盘受轻微外伤，即可导致椎间盘突出。颈椎过伸性损伤可致近侧椎体向后移位，屈曲性损伤可使双侧小关节半脱位，结果使椎间盘后方张力增加，造成纤维环和后纵韧带破裂、髓核突出。由于包绕髓核的纤维环在前部最厚并附着于前纵韧带，因此髓核极少向前突出，而纤维环的后部最薄且可不连续，后侧附着于后纵韧带，由于后纵韧带的外侧解剖结构较薄弱，所以髓核最容易突出于后纵韧带的两侧，即神经根出入椎间孔的部位。

（二）创伤

急性创伤所致颈椎间盘突出以颈3～颈4为多见。

（1）颈椎过伸性损伤时切应力较大，颈3～颈4椎间隙较接近于着力点。

（2）颈3～颈4小关节突关节面接近水平，容易在损伤瞬间发生类似于弹性关节的一过性前后移位。

（3）慢性颈椎间盘突出以颈5～颈6及颈6～颈7为好发部位，因该处头颈活动频率高，也是发生劳损的主要应力集中区。

（4）颈脊髓由于齿状韧带作用而较固定，当外力致椎间盘纤维环和后纵韧带破裂、髓核突出易引起颈脊髓受压。

（5）颈脊神经根在椎间盘水平横行进入椎间孔，颈椎后外侧纤维环和后纵韧带较薄弱，髓核易从该处突出，即使突出物很小，也可能会引起神经根受压。

（三）炎症

颈椎退变不仅表现在形态学变化，椎间盘内在的生物化学平衡也发生改变，表现在退变的椎间盘蛋白多糖含量下降、胶原类型发生转换、基质降解酶活性升高等。这一系列生化改变是椎间盘退变的基础，也可能是退变的椎间盘细胞产生炎性反应的原因。

【临床表现】

1. 症状　起病可能因轻微劳损，甚至睡醒时伸懒腰而发病。以后病程可在急性发作与慢性表现中交替出现。

2. 体征

（1）单侧或双侧上肢及手部剧烈疼痛、麻木、无力。

（2）跨步无力，步态不稳，常有打软腿跌倒。

（3）颈部不适、疼痛，肩部酸痛、疲劳。

【类型】

（一）病理类型

根据颈椎间盘突出物的性状，可分为软性突出和硬性突出。

1. 软性突出　主要由髓核物质组成。

2. 硬性突出　较为多见，由纤维环或部分未钙化的纤维组织构成。

（二）临床类型

根据颈椎间盘向椎管内突出位置的不同，可分为3种类型（图49－2－1①②③）。

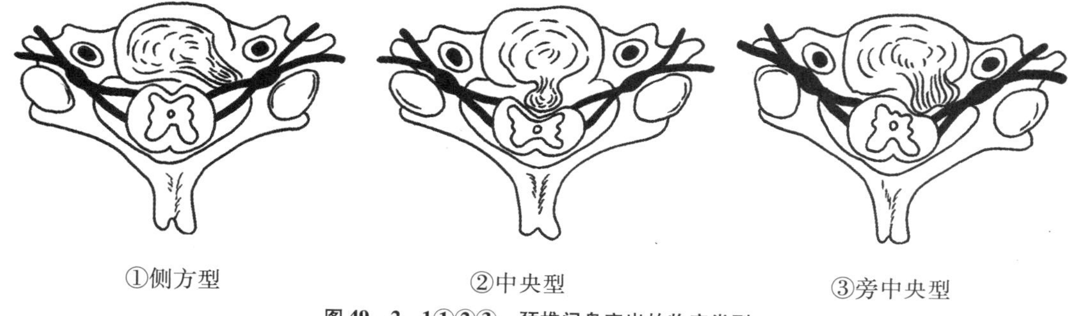

①侧方型　②中央型　③旁中央型

图49－2－1①②③　颈椎间盘突出的临床类型

1. 侧方型　突出部位在后纵韧带的外侧，钩椎关节的内侧。该处是颈脊神经根通过处，突出的椎间盘压迫颈神经根而产生根性症状。

（1）症状：①颈痛，颈部僵硬，活动受限。②颈部过伸可产生剧烈疼痛，疼痛放射至肩胛或枕部，可因小便或咳嗽时加重。③根性痛是最常见的症状，一侧上肢有疼痛和麻木感，很少两侧同时发生。④伴随根性痛的神经分布区感觉麻木、过敏、减弱。⑤早期可出现肌张力增高，继而很快减弱，并出现肌无力和肌萎缩征，在手部以大小鱼际肌及骨间肌萎缩最为明显。⑥在发作间歇期，可以无症状。

（2）体征：①头颈部常处于僵直位。②下颈椎棘突及肩胛内侧可有压痛，病变节段椎旁有压痛、叩击痛。③脊神经牵挂试验和压颈试验阳性。④受累神经节段有感觉、运动减弱及反射改变，肌力减退和肌萎缩等现象。

2. 中央型　突出部位在椎管中央，脊髓的正前方。可压迫脊髓双侧的腹面而产生脊髓双侧的压迫症状。

（1）症状：①很少有颈部疼痛及僵硬。②可出现下肢无力，步态不稳。③严重可出现四肢不完全性或完全性瘫痪及大小便异常等。

（2）体征：①肢体肌张力增高，腱反射亢进，髌阵挛、踝阵挛以及病理征可出现阳性。

②可有不同程度的下肢肌力下降。③本体感觉受累,痛觉、温度觉存在。

3. 旁中央型 突出部位偏于一侧而介于颈神经根与脊髓之间,可压迫两者而产生单侧脊髓及神经根的压迫症状。除有侧方型的症状、体征外,尚有不同程度单侧脊髓受压表现,即 Brown - Sequard 综合征。常因发生剧烈的根性疼痛而掩盖了脊髓压迫症,出现脊髓压迫的预后较差。

【诊断】

(一) 症状

早期表现是病变椎节的松动和椎间盘膨出,进一步发展则出现不稳和椎间盘突出。由于 MRI 的应用,已将颈椎病与颈椎间盘突出症加以区别,但两者之间仍存在着密切联系。

(二) 体征

动态霍夫曼征在颈椎间盘突出症的早期诊断具有意义。动态霍夫曼征阳性是锥体束受损的典型的体征,也是判断颈脊髓是否受损的重要依据。在作正常霍夫曼征检查时发现,当头颈处于中立位时,部分颈肩痛患者表现为阴性;而在颈椎动态活动时则可出现阳性,即动态霍夫曼征阳性。

(三) 影像学检查

1. X 线检查 可见颈椎呈退行性改变,生理曲度减小或梯形变、椎间隙变窄,年轻病例的椎间隙可无明显改变。

2. CT 检查 可准确地显示椎间盘突出的位置、大小及形态,对诊断侧方型突出的价值高于 MRI。能准确地判断硬膜囊、神经根受压情况及椎管有效矢状径,为手术治疗提供了可靠的依据。另外,对 X 线片显示有椎间盘突出间接征象或两个以上常见征象,以及对临床症状、体征典型,而 X 线检查无异常表现者,均应行 CT 检查,以便确诊。但 CT 检查不能反映脊髓信号的改变。

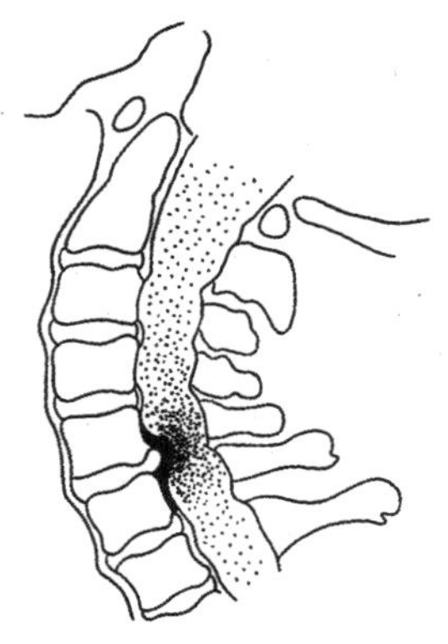

图 49 -2 -2 颈椎间盘突出表现

3. MRI 检查 颈椎 MRI 对颈椎间盘突出的诊断与定位很有价值,其诊断准确率明显高于 CT。MRI 成像不同信号强度组成的图像,不仅能直接显示颈椎间盘突出的部位,还可灵敏地反映病变与毗邻组织的关系。中央型突出的髓核位于椎管中央,常呈丘状,硬膜囊受压变形,严重者压迫脊髓,使局部变扁、凹陷或呈月牙状。侧方突出的髓核呈团块状从后外侧突出,压迫神经根和脊髓侧方,使神经根向后外侧移位或消失,脊髓前外侧受压变形并挤向另一侧(图 49 -2 -2)。

按 Nagata 方法,颈脊髓受压程度可分为 4 个等级。0 级:脊髓未受压;1 级:脊髓轻度受压;2 级:脊髓受压程度 $<1/3$;3 级:脊髓受压程度 $>1/3$。

慢性颈椎间盘突出除了上述 MRI 表现外,常合并一个或多个椎间盘膨出,相邻椎体边缘有骨质退行性改变。如为颈椎间盘膨出,可表现变性的椎间盘向后膨出,T2W 像椎间盘信号减低，呈现凸面向后的弧形改变，硬膜囊前缘有轻度压迹。此外，还可出现硬膜外脂肪影变形、移位或消失，椎间隙狭窄以及软骨板呈混杂信号，脊髓受压严重者 T2W 像上呈高信号。

【鉴别诊断】

须与颈椎病、颈部扭伤、肩周炎、椎管内肿瘤、胸廓出口综合征及尺神经炎鉴别。

1. 颈椎病　两者均可造成脊髓或脊神经根压迫症，严格区分较困难。

（1）病理特点：颈椎病病情常逐渐加剧，缓解间歇不明显，早期可引起颈部局部不适或疼痛，少有脊髓压迫症，多数可获得缓解。

（2）发病年龄：发病年龄有明显差异，颈椎病发病年龄平均多在 50 岁以上，颈椎间盘突出的发病年龄偏低。

（3）临床特点：颈椎间盘突出症有起病急骤、病情发展较快的特点。轻微创伤、头颈部持久非生理姿势可以诱发发病。

2. 肩周炎　多数在 50 岁左右发病，好发年龄与颈椎病相似，两者容易混淆。

（1）关节活动：有肩关节活动障碍，上肢常不能上举和外展，而颈椎间盘突出症不影响肩关节活动。

（2）疼痛部位：肩周炎疼痛部位在肩关节，而颈椎间盘突出症多以棘突为中心。

（3）X 线表现：肩周炎多为普通的退变征象，而颈椎间盘突出症可有颈椎生理前曲消失及颈椎不稳。

（4）封闭反应：肩周炎对封闭疗法有效，而颈椎间盘突出症无效。

3. 颈部扭伤　俗称落枕，其发病与颈型颈椎病相似，多系睡眠中体位不良所致。

（1）压痛：颈椎间盘突出症压痛点在棘突部，程度也较明显。颈部扭伤压痛点在损伤肌肉部位，急性期疼痛剧烈，压之难以忍受。

（2）肌紧张：颈部扭伤可触摸到条索状压痛肌肉，而颈椎间盘突出症只有轻度肌紧张。

（3）牵引反应：颈部牵引时，颈椎间盘突出症的症状多可缓解，而颈部扭伤疼痛加剧。

（4）封闭反应：作痛点封闭，颈部扭伤症状可在封闭后消失或缓解，而颈椎间盘突出症对封闭疗法无显效。

【治疗】

选择颈椎间盘突出症的治疗方法，主要依靠临床表现，而不能够完全根据影像学表现。对确定有脊髓或脊神经根压迫症状，原则上应采用手术治疗。手术目的是解除压迫，稳定病变椎节。手术方法选择问题，是采用单纯髓核摘除，还是整个椎间盘切除加植骨融合，存在不同的观点，对于临床明显不稳的颈椎间盘突出症，椎间盘切除后同时施行颈椎椎间融合术，可获得最终效果是满意的。

（一）保守治疗

仅有局部症状或轻度神经根性症状，通常选择保守治疗。

1. 颈椎牵引　适用于侧方型颈椎间盘突出症，对中央型颈椎间盘突出症，牵引有可能加重病情。可采取坐位或卧位牵引，使颈椎呈微屈曲位。牵引重量坐位宜 6～7.5kg；卧位 1.5～2.5kg，采用持续牵引，一般以 2 周为 1 个疗程。

2. 围领制动 牵引后症状缓解者,应采用围领保护,限制颈部过度活动,有利于病情恢复。

3. 理疗 轻型病例选择蜡疗或氢离子透入法治疗,可获得一定效果。

4. 药物治疗 适当应用活血化瘀中药和镇静止痛药物,对缓解病情有一定作用。

(二) 手术治疗

确定有致压物如突出的椎间盘、骨折片或血肿等压迫颈髓时,应及时施行减压手术,并重建颈椎稳定性。多采用前路椎间盘摘除、植骨融合术,以达到解除压迫、恢复椎间隙高度、重建颈椎稳定性。具体手术方法详见第四十八章第四节。

1. 适应证 症状呈进行性加重、反复发作,保守治疗不能缓解,有明显神经功能障碍或出现脊髓压迫症状,应行手术治疗。

2. 手术方法

(1) 颈前路减压术:适用于中央型和旁中央型颈椎间盘突出症。颈椎前路减压、融合术后,恢复和维持理想的椎间高度是重建颈椎生理曲线的基础,并能使皱折的黄韧带紧张,椎间孔扩大,从而缓解和防止颈髓和神经根受压。

(2) 颈后路髓核摘除术:可达到缓解和防止颈髓和神经根受压。

(3) 颈椎间盘显微切除术:有后侧和前侧两种入路,在治疗颈椎间盘突出中,其入路选择仍有较大争议。后外侧入路治疗单根神经根受损的外侧型髓核脱出,效果较为理想。术中小关节突切除的范围应根据神经根和突出椎间盘的关系而定。

第三节 颈椎管狭窄症

构成颈椎管的解剖结构,因发育性或纤维性退变因素,造成一个或多个椎节管腔狭窄,导致脊髓血液循环障碍,引起脊髓及神经根造压迫症者称为颈椎管狭窄症。临床上腰椎管狭窄最常见,其次为颈椎管狭窄,胸椎管狭窄较少见。

【病因机制】

(一) 发育性

是指颈椎在发育过程中,因某些因素致椎弓发育过短,椎管矢径较正常狭窄,导致脊髓及脊神经根受到刺激或压迫,并出现一系列临床症状。颈椎管狭窄症是以颈椎发育性椎管狭窄为其解剖特点,以颈脊髓压迫症为临床表现的颈椎疾患。在早期或在未受到外来致伤因素的情况下,可无明显症状。但随着脊柱的退行性改变加重,或者是头颈部的一次外伤后,均可使椎管狭窄程度加重,导致脊髓受压。椎管发生狭窄时,椎管内的储备间隙减少或消失,脊髓在椎管内更贴近椎管周壁,此时,即使在正常的颈椎伸屈活动中,也可能因刺激和挤压脊髓而导致脊髓损伤。20 世纪 70 年代以来,认为发育性椎管狭窄是颈椎病的重要发病基础因素,临床资料表明,脊髓型颈椎病中,发育性颈椎管狭窄者占 60% ~70% 。

(二) 退变性

是颈椎管狭窄中最常见的类型。退变发生的时间和程度与个体差异、职业、劳动强度及创伤等有密切关系。颈椎位于相对固定的胸椎与头颅之间,活动较多,故在中年以后,容易发生颈椎劳损,首先表现是颈椎间盘的退变,其次是韧带、关节囊及骨退变增生。由于椎间盘退行性改变,可引起椎间隙不稳,继而出现椎体后缘骨质增生、椎板增厚、小关节增生肥大及黄韧带肥厚,造成突出混合物压迫脊髓,使椎管内的有效容积减少,椎管内缓冲间隙明显减少甚至消失,引起相应节段颈脊髓受压。如同时遭遇外伤,破坏椎管内骨性或纤维结构,则可迅速出现颈脊髓受压的症状。

(三) 医源性

主要由手术原因导致。

(1) 由于手术创伤,出血及瘢痕组织形成,与硬膜囊粘连并造成脊髓压迫。

(2) 椎板切除过多或范围过大,未行骨性融合导致颈椎不稳,引起继发性、创伤性结构改变。

(3) 颈椎前路减压植骨术后,骨块突入椎管内。

(4) 椎管成形术失败。

(四) 其他

如颈椎病,颈椎间盘突出症,颈椎后纵韧带骨化症,颈椎肿瘤、结核和创伤等。在这些疾病中,颈椎管狭窄只是其病理表现的一部分,故不能诊断为颈椎管狭窄症。

【类型】

根据颈椎管狭窄症的病因,可分为4种类型。

(1) 发育性颈椎管狭窄。

(2) 退变性颈椎管狭窄。

(3) 医源性颈椎管狭窄。

(4) 其他病变和创伤所致的继发性颈椎管狭窄。

【临床表现】

(一) 症状

1. 感觉障碍　发病早期,由于脊髓丘脑束及其他感觉神经纤维束受累,可出现四肢麻木、过敏或疼痛。部分一侧肢体先出现症状,也可四肢同时出现,多数感觉障碍从上肢开始,尤以手臂部多见。躯干部症状有第2肋或第4肋以下感觉障碍,胸、腹或骨盆区“束带感”,严重者可出现呼吸困难。

2. 运动障碍　一般在感觉障碍之后出现,表现为锥体束征,如四肢无力及僵硬不灵活。大多数开始有下肢无力、沉重、脚落地似“踩棉花”感,严重者站立步态不稳,容易随着症状的逐渐加重出现四肢瘫痪。

3. 括约肌障碍　一般出现在晚期。早期为大小便无力,以尿频、尿急及便秘多见。晚期可出现尿潴留及大小便失禁。

(二) 体征

颈部体征不多,颈椎活动受限不明显,颈椎棘突或棘突旁可有压痛。躯干及四肢常有不规则的感觉障碍,躯干两侧可不在一个平面,也可能有一段区域的感觉减退,而腰部以下正常。浅反射如腹壁反射、提睾反射多呈减弱或消失。深感觉如位置觉、振动觉存在。腱反射多明显活跃或亢进，肛门反射多数存在。霍夫曼征单侧或双侧阳性，是颈6以上脊髓受压的重要体征。下肢肌肉痉挛侧可出现巴彬斯基征阳性，膝、踝阵挛阳性。四肢肌肉萎缩、肌力减退，肌张力增高。

（三）影像学表现

1. X线检查　颈椎发育性椎管狭窄主要表现为颈椎管矢状径减少。因此，在标准侧位片行椎管矢径测量是确立诊断准确而简便的方法。椎管矢径为椎体后缘至棘突基底线的最短距离，如矢状径绝对值<12mm，属发育性颈椎管狭窄；绝对值<10mm者，属于绝对狭窄。因椎管与椎体的正中矢状面在同一解剖平面，其放大率相同，用比率法表示更为准确，可排除放大率的影响。正常椎管与椎体的比率为1∶1，当比率<0.75时，提示有椎管狭窄，当比率>0.75时可确诊。此时，可出现下关节突背侧皮质缘接近棘突基底线的情况（图49－3－1）。

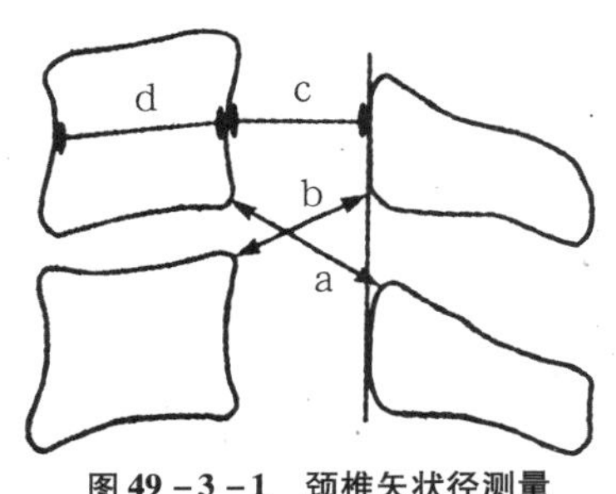

图49－3－1　颈椎矢状径测量

a、b. 棘突基底连线；
c. 椎管矢状径；d. 椎体矢状径

2. CT扫描　可清晰显示颈椎管形态及狭窄程度。发育性颈椎管狭窄的突出表现为椎弓短小、椎板下陷致矢状径缩短，椎管各径线均小于正常。椎管呈扁三角形，硬膜囊及脊髓呈新月形，脊髓矢状径小于正常，颈椎管正中矢状径<10mm为绝对狭窄。在退变性颈椎管狭窄，CT扫描显示椎体后缘有不规则致密的骨赘并突入椎管，黄韧带肥厚或钙化等，脊髓萎缩则表现为脊髓缩小而蛛网膜下腔相对增宽。

3. MRI检查　可准确显示颈椎管狭窄的部位及程度，并能纵向直接显示硬膜囊及脊髓的受压情况，尤其当椎管严重狭窄致蛛网膜下腔完全梗阻时，能清楚显示梗阻病变上、下尾端的位置。但MRI对椎管的骨性结构显示不如CT扫描，因骨皮质、纤维环、韧带和硬膜均表现为低信号或无信号改变，而骨赘、韧带钙化或骨化也为低信号，因此，在显示椎管退行性病变及脊髓与神经根的关系上，MRI不如常规X线片及CT扫描。

【诊断】

解剖学和影像学上的颈椎管狭窄，并非一定属于临床上的颈椎管狭窄症，只有当其狭窄的管腔与其内容不相适应，并表现出相应的临床症状时，方可诊断为颈椎管狭窄症。

（一）病史

多为中老年，发病慢，逐渐出现四肢麻木、无力、步态不稳等脊髓受压症状，常从下肢开始. 双足底有“踩棉花”感觉及躯干部“束带感”。

（二）体征

主要有痉挛步态，行走缓慢，四肢及躯干感觉减退或消失，肌力减退，肌张力增高等。四肢腱反射亢进，霍夫曼征阳性，严重者可出现髌、踝阵挛及巴彬斯基征阳性。

（三）影像学检查

1. X线检查　主要用于发育性颈椎管狭窄的诊断。

（1）MIlrone法通过颈椎标准侧位X线片，测量椎体后缘中点与椎板、棘突结合部之间的最小距离，即为椎管矢状径，<12mm为发育狭窄，<10mm为绝对狭窄。

（2）比值法即利用椎管矢状中径和相应的椎体矢状中径之比值，3 个椎节以上的比值均 <0.75 为发育性颈椎管狭窄。在退行性颈椎管狭窄，颈椎侧位片显示颈椎变直或向后成角，多发性椎间隙狭窄，颈椎不稳及关节突增生等。

2. CT 扫描　发育性颈椎管狭窄的椎管各径线均小于正常，椎管呈扁三角形。CT 扫描见硬膜囊及颈脊髓呈新月形，颈脊髓矢状径 <4mm（正常人 6 ~ 8mm），蛛网膜下腔细窄，椎管正中矢状径 <10mm。退行性颈椎管狭窄常见椎体后缘有不规则致密的骨赘，黄韧带肥厚、钙化可达 4 ~ 5mm（正常人 2.5mm）及椎间盘膨出或突出等。

3. MRI 检查　表现为椎管矢状径变窄，颈脊髓呈串珠样改变。T2 加权像上可见象征伴随着颈椎管狭窄的软组织水肿或颈脊髓软化的髓内信号增强。T1 加权横切面图像上，定出颈脊髓正中矢状径距和左右最宽横径，通过求积仪测算出颈脊髓的横截面积，其结果均小于正常值。

【治疗】

多数经保守治疗后，症状可获得缓解。对脊髓损害发展较快、症状较重者应尽快行手术治疗。手术方法按照入路不同可分为前路手术、前外侧路手术及后路手术。手术入路的选择，应在临床的基础上，借助 CT 及 MRI 影像学检查结果确定。

1. 前路手术　前路减压手术分为两类，一类是摘除椎间盘突出物，把突向椎管的髓核及纤维环彻底刮除；另一类是摘除突出物，把突向椎管内的椎间盘连同骨赘一起切除，同时植骨。

2. 后路手术　全椎板切除脊髓减压术，可分为局限性椎板切除、椎管探查减压和椎板切除椎管探查减压术。

第四节　颈椎后纵韧带骨化症

颈椎后纵韧带骨化症（OPLL）好发于 50 ~ 60 岁，在 60 岁以上的脊柱疾患中，其发病率可高达 15% ~ 20%。OPLL 可引起颈椎椎管的明显狭窄，严重者可导致进行性四肢瘫痪，因此，近年来日益为学术界所重视。

【应用解剖】

后纵韧带在椎管内，紧贴椎体的后面，自第 2 颈椎椎体延伸至骶骨。后纵韧带上宽下窿，在胸椎比颈、腰椎为厚，在椎间盘平面以及椎体的下缘，韧带同骨紧密相贴，在椎体的中间部分，韧带同骨之间有基底椎体静脉，后纵韧带比前纵韧带更致密、更坚固。后纵韧带可分深、浅两层，浅层占据 3 ~ 4 个椎体之间的间隙，深层则仅处于相邻两椎体之间。

【发病机制】

颈椎后纵韧带骨化症的病因尚未明确，一般认为与下列因素有关。

（一）椎间盘变性

椎间盘发生变性后，向纤维环薄弱的后部突出，使后纵韧带所受张力增大，变性的椎间盘周围组织在修复过程中，引起局部组织增生和点状钙化，由于钙盐沉积而导致骨化。椎间盘突出促进 OPLL 发生的机制可能有两个方面：

(1) 由于椎间盘变性引起的椎节局部不稳，反复刺激后纵韧带引起骨化。

(2) 变性突出的椎间盘分泌体液因子，致使 OPLL 发生。

(二) 全身骨质肥厚

在颈椎 OPLL 患者中，约 23.9% 的病例合并有脊椎特发性弥漫性肥大性关节炎；6.8% 合并黄韧带骨化；2% 合并强直性脊柱炎。因此，推测 OPLL 与全身骨关节的肥厚性改变有关。临床发现 OPLL 患者常有全身骨增生的倾向，除合并脊柱骨质增生、强直性脊柱炎外，还常伴有前纵韧带或黄韧带骨化。故认为，OPLL 可能是全身性骨质增生和韧带骨化的局部表现。

(三) 机械性损伤

临床观察，长时间或习惯性低头动作容易引起后纵韧带骨化，因此认为，OPLL 可能与脊柱动、静态力学负荷有关。当颈椎活动量较大时，由于椎节不稳造成对周围组织的刺激反应更加明显，可直接引起后纵韧带附着部的损伤而发生反应性骨化，尤其是当颈椎反复前屈时，由于后纵韧带反复受到牵拉张应力而引起后纵韧带损伤并导致骨化。目前，创伤因素在颈椎 OPLL 发病及发展过程中的作用尚存在不同看法。创伤对不同类型颈椎 OPLL 的影响程度不同，颈椎 OPLL 的节段型、混合型和局灶型，其颈椎活动范围比连续型 OPLL 明显增大，损伤后神经功能的加重主要与动力因素有关；连续型 OPLL 患者，创伤对其神经功能影响较小，而与骨化块静态压迫直接相关。

(四) 糖代谢紊乱

国内资料报道，颈椎 OPLL 患有糖尿病约占 15.6%，而隐性糖尿病的比例更高，且此类患者常伴有肥胖，可见葡萄糖代谢与韧带骨化倾向之间可能存在一定关系。同时，也可解释为什么在东亚地区以稻谷为主食的民族中，韧带骨化症的发病率特别高。

(五) 遗传学

在颈椎 OPLL 患者的二级亲属中，本病的发生率高达 30%，明显超过一般人群的发生率。颈椎 OPLL 在双胎中的高度一致性及它与人 HLA 抗原单倍型的相关性提示，第 6 号染色体相关的遗传因素可能与本病的发病机制有关。

【病理变化】

后纵韧带从正常到早期的增生、点状钙化甚至韧带完全骨化，是一个延续过程，病变后期具有如下特点。

(一) 后纵韧带异常增宽增厚

骨化的后纵韧带明显增厚、横径增宽，以致椎管矢状径变窄、容积变小，从而对脊髓或神经根产生不同程度的刺激或压迫。

(二) 异常骨化

组织骨化为一延续过程，病理研究发现，在椎体后缘处骨化较明显，而在跨越椎间盘水平处，骨化可出现间断，由纤维性软骨组织所取代。

(三) 骨化波及深部组织

后纵韧带发生骨化后，常与硬脊膜囊形成粘连，并引起硬脊膜的骨化。

（四）脊髓受压改变

增厚、变宽及骨化的后纵韧带，长时间作用于脊髓而使脊髓变扁，甚至呈新月形，重者硬膜囊亦骨化，导致其柔韧性减少或丧失，以致神经组织在容积减少同时，前角细胞数量也减少，并在白质中发生脱髓鞘现象，出现灰质/白质比例失调等。由于脊髓对慢性压迫的耐受性较大，因此，颈椎后纵韧带骨化造成椎管严重狭窄及脊髓变形，甚至可超过椎管矢状径的一半或更多，而临床上可无明显症状。但如果发病较急，则症状多较明显。

（五）血管损害改变

骨化的后纵韧带可先造成脊髓前动脉压迫，形成沟动脉供血不全，并引起脊髓的中央性损害，临床首先出现上肢麻痹，病变波及传导束外侧部分时，则出现下肢瘫痪症状。

（六）后纵韧带骨化

多见为软骨内成骨，也有膜内成骨。病变初期，多起始于邻近骨膜组织处韧带的矿化及软骨增生，软骨增生形成岛状病灶并进而导致成骨以及成熟的哈佛管形成，钙化沿着后纵韧带纵向及横行发展，其横向发展的速度约为0.4mm/年，纵向延伸的速度约为0.67mm/年。

（七）脊柱活动性改变

后纵韧带骨化可表现有直接影响脊柱活动性改变。

1. 骨化区　以椎体后部韧带为主，在此区域的颈椎节段较为稳定.并随时间推移而日益坚固。

2. 非骨化区　骨化间断处的颈椎节段活动代偿性增强，产生节段性不稳，进而发生明显退行性改变。由于后纵韧带骨化使数节颈椎骨化融合，头颈部受到外力作用时，如作用力集中于骨化区两端与非骨化区邻接的节段，容易使该椎节和颈髓受到损害。

【临床表现与诊断】

颈椎OPLL的临床表现与颈椎管狭窄症及颈椎病十分相似，均可有脊髓压迫和神经根受压症状。

（一）临床特点

颈椎OPLL的发生与发展一般均较缓慢，多在中年以后发病，早期可不出现任何临床症状，但当骨化达到一定程度，引颈椎椎管狭窄或是病变进程较快及遇有外伤时，则可造成对脊髓、神经或脊髓血管的压迫而逐渐出现症状。

（二）局部表现

病变早期颈部可无明显症状，随着骨化的进展，可出现颈部疼痛，上肢的感觉迟钝、疼痛，颈椎活动大多正常或轻度受限。由于后纵韧带张力的降低，使头颈后伸受限为多见，检查时，被动活动颈椎可引起颈痛或酸胀感。

（三）脊髓压迫表现

主要表现为脊髓压迫症，其特点视程度轻重不同，可有间歇性，呈缓慢、进行性、痉挛性四肢瘫痪。由于病变多呈慢性并由前向后逐渐发展，故瘫痪一般先从下肢开始，进而出现上肢症状。少数病例病程发展较快，因血管性改变为主者，也可先出现上肢症状或四肢同时发病。

1. 上肢功能障碍　表现为双侧或一侧臂部或手部麻木、肌力减弱，并有手部灵活性减退等，严重者不能持笔、持筷或系纽扣，握力减退等。肌肉呈中度或轻度萎缩，尤以大小鱼际为明显。检查可有痛觉障碍,腱反射亢进及霍夫曼征阳性。

2. 下肢功能障碍 主要表现为双下肢无力,肌张力增高,抬举困难,呈拖步步态或步态不稳,足底有“踩棉花”感,并可因痉挛而疼痛。内收肌痉挛明显者,行路呈剪式步态,同时可有双下肢麻木、无力及痉挛,严重者不能自行起坐及翻身。可有深感觉及浅感觉减退,下肢腱反射亢进或活跃,髌、踝阵挛阳性,病理反射多为阳性。

3. 括约肌功能障碍 主要是括约肌功能障碍,表现为排尿困难、无力,小便失禁及排便功能低下等,常有便秘、腹胀或大便习惯改变,肛门指诊可发现有肛门括约肌松弛。

4. 其他 胸、腹部可有“束带”感。腹壁反射及提睾反射减弱或消失。

(四) 实验室检查

常规化验检查,如血常规、血清蛋白及血沉等,均在正常范围以内,部分有血糖不同程度的升高。

(五) 影像学检查

为诊断颈椎 OPLL 的主要方法,主要观察 X 线片或断层片上椎体后缘的高密度影,不能明确诊断或骨化影较小者,可行 CT 或 MRI 检查。

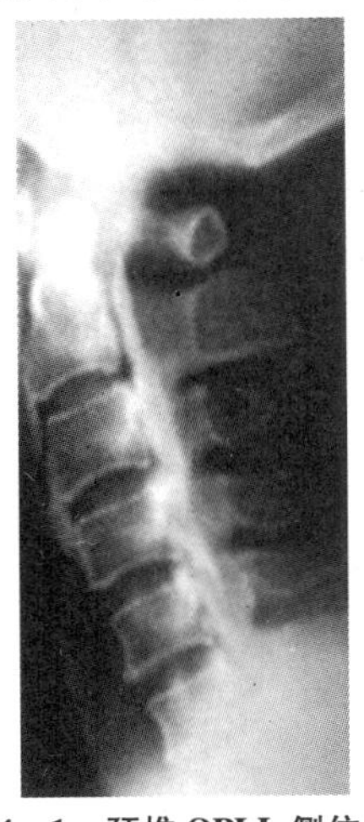

图 49-4-1 颈椎 OPLL 侧位 X 线照片

1. X 线表现 颈椎侧位片上,可见椎体后方有异常高密度阴影,呈连续的条索状、片状或局灶性。细小的骨化影单凭 X 线片可能会漏诊,颈椎侧位断层片可观察到比椎体密度更高的白色棒状或条索状凸出物、黏附在椎体后方(图 49-4-1)。

根据骨化灶的形态和范围,可分为 4 种类型。

(1) 节段型最为多见,约占 36%。骨化块呈云片状存在于每个椎体后缘,数个骨化灶可分别单独存在而无联系。

(2) 连续型约占 27.3%。骨化呈条索状连续跨越数个椎体。

(3) 混合型约占 29.2%,既有连续的骨化块又有节段的骨化块。

(4) 孤立型约占 7.5%,骑跨于相邻 2 个椎体后缘上方及下方,即发生于椎间盘平面。在颈椎 OPLL 中,以枢椎最为多见,其次为颈 4 和颈 6 椎节。一般 2~5 个椎节为最常见的发病数,平均约 3 个椎节。

(5)演化型主要表现为后纵韧带肥厚,或伴有后纵韧带内点状钙化,可出现于多个椎间隙,常由椎体后缘向邻近椎间隙水平发展。

2. CT 扫描 CT 扫描对颈椎 OPLL 的诊断、手术方案和减压范围的选择以及预后评估有重要意义,已成为目前诊断 OPLL 的一项常规检查。CT 横切面上,可显示骨化物的形态以及在椎管内突出的位置和对脊髓压迫的程度。如为成熟的骨化灶,其表面光滑,边界清楚,均匀而致密;未成熟骨化灶密度不均匀,表面不规则,呈云雾状或火焰状,CT 值较低。成熟的骨化灶发展缓慢,而未成熟的骨化灶尚在继续扩大。CT 三维重建技术既可显示高密度的骨化影,又可立体显示骨化的后纵韧带的形态、范围及椎管狭窄程度(图 49-4-2①②)。

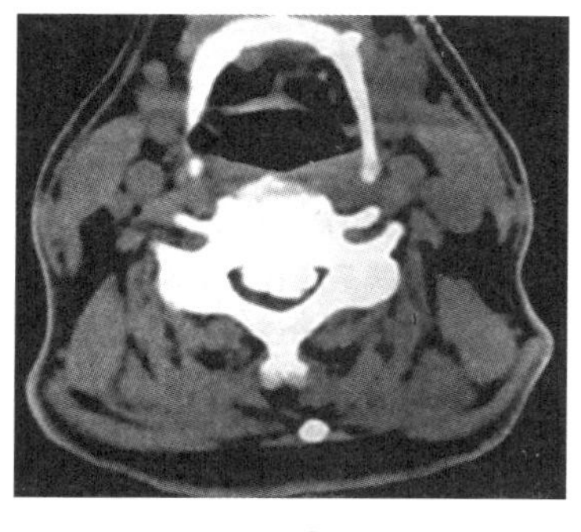

①

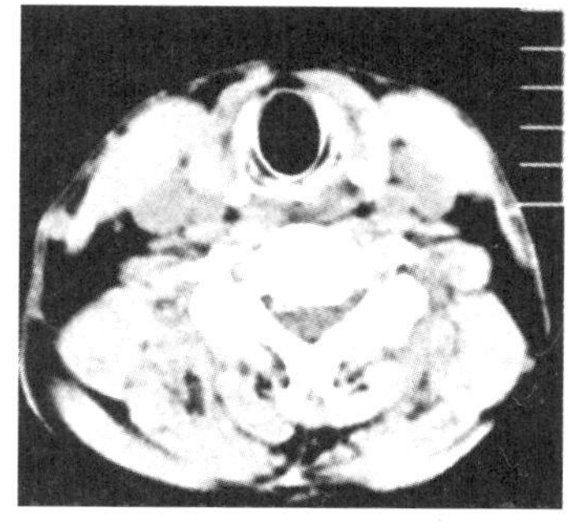

②

图 49－4－2①②　颈椎 OPLLCT 平扫

在 CT 扫描图像上，根据骨化灶的形态可分为以下 4 种类型：

（1） 平板型呈平板状。

（2） 蕈伞型游离缘宽而基底部较窄，呈蕈状。

（3） 山丘型较少见。骨化灶基底部宽，游离缘起伏不平，似山丘状。

3. MRI 检查　尽管因为 OPLL 骨化阴影在 MRI 图像上表现为低信号，很难与其周围的硬膜囊和正常的后纵韧带等相区别，但可以发现脊髓受压的程度及变细的脊髓形态，并可观察到脊髓脱髓鞘等的变化，对于颈椎 OPLL 合并有颈椎间盘突出、颈椎病性脊髓病变及脊髓肿瘤等的鉴别诊断，均具有重要意义（图 49－4－3）。

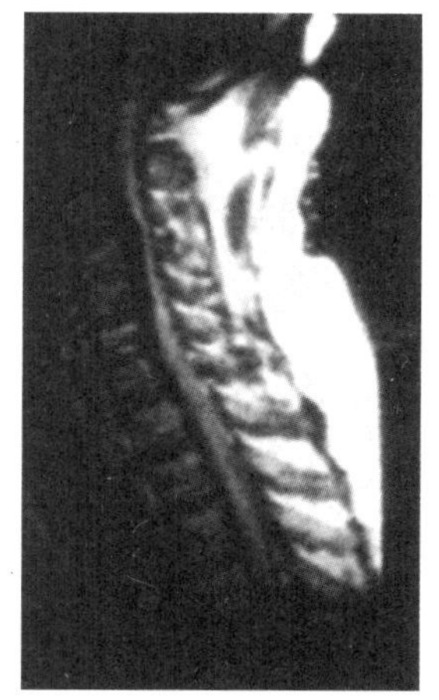

图 49－4－3　颈椎 OPLL（连续型）MRI 矢状面

【治疗】

由于 OPLL 多数病程长，症状严重，故手术难度和风险性均较高，预后也欠理想，其治疗远较单纯的颈椎间盘突出症或颈椎病的难度为大。因此，在制订治疗方案，特别是选择手术疗法时，必须对患者的全身状况、颈椎椎管局部的病理解剖特点及脊髓受损的程度等，进行全面评估，以准确掌握手术适应证和选择手术方案。

（一） 保守治疗

1. 适应证

（1） 症状轻微或症状虽明显，但经休息后能得到缓解者。

（2） 年龄较大或合并有其他严重器质性疾病。

2. 局部制动　可维持颈椎的稳定、矫正颈椎的不良位置与姿势，防止颈椎的非生理性运动。由于后纵韧带的骨化块既可以对脊髓产生直接持续的压迫，又可以在颈部活动时对脊髓产生摩擦，采用保守疗法将颈部固定后，可消除或减轻这种摩擦引起的刺激，取得较好的预期效果。对于颈椎的间歇性牵引法与推拿疗法，有引起症状加重的报道，应慎重选用。

3. 药物治疗　主要为解痉止痛、消炎镇痛药和肌肉松弛药以及神经营养类药物等。

（二） 手术治疗

对颈椎 OPLL，原则上首先采取保守治疗，如经过一段时间的保守疗法无效时，再考虑手术治疗。颈椎 OPLL 手术治疗的基本原则是减压、解除骨化后纵韧带对脊髓及神经根压迫，以提供脊髓、神经恢复的生物学及生物力学环境。因手术操作有一定难度，故技术要求也较高。

第五节 胸椎间盘突出症

由于胸椎受到胸廓固定，不似颈椎与腰椎活动度大，故椎间盘退变较为少见。随着影像学检查方法进展，诊断本病有增加之趋势。

胸椎间盘突出症多发生在下部胸椎，自胸 6～胸 7 开始增多，以胸 10～胸 12 和胸 11～腰 1 为最多见。发病年龄为 20～60 岁，以中年劳动者的发病率较高。

【类型】

类型有中央型和侧后方型，临床上大约各占一半。

【临床表现与诊断】

发病多较隐袭，病程呈慢性加重趋势，有外伤史者病情发展可较快。

（一）症状

1. 躯干 有季肋部疼痛，肩、背、腰痛，胸、腹部“束带”感。
2. 下肢 多有麻木、无力及行走困难，有足底“踩棉花”感，甚至“剪刀”步态。
3. 括约肌 可有小便失禁或潴留。

（二）神经检查

多数表现为上神经元损伤症状，即下肢肌张力增高，腱反射亢进及病理反射阳性等，压迫平面以下有范围不定的感觉丧失。胸腰段椎间盘突出常有下神经元症状，即下肢麻木，肌力减弱，腱反射减弱或消失及病理反射阴性等 。神经根受压症状为肋间神经痛和大腿前外侧疼痛。

影像学检查包括：

1. X 线检查 X 线平片可见椎间隙狭窄以及椎间盘突出钙化，在中年以上，可有椎体后缘骨唇增生。
2. CT 扫描 CT 扫描可显示椎间盘突出部位、类型及程度。
3. MRI 检查 MRI 检查除显示椎间盘突出压迫外，还可通过脊髓信号的改变进行鉴别诊断。

【鉴别诊断】

主要为胸椎间盘突出症与胸椎管狭窄症的鉴别。

（一）年龄

胸椎间盘突出症除中年人外，青少年均可发生；而胸椎管狭窄症主要发生在中老年。

（二）症状

偏后外侧型的胸椎间盘突出症，主要引起单侧肢体或神经根症状；胸椎管狭窄症多为双侧症状。

（三）影像学检查

是鉴别诊断的主要依据，胸椎间盘突出症多系单一椎间盘突出，极少有 2 个间隙突出，无椎管狭窄症的病理改变；胸椎管狭窄症则有多种病理改变，包括黄韧带肥厚、骨化，关节突增大，椎板增厚，OPLL 及椎间盘突出等，其压迫以后方为主。

【治疗】

（一）保守治疗

适用于年轻及症状较轻者，在青少年的胸椎间盘突出钙化，吞噬细胞可能使突出物及钙化吸收。急性后侧方突出压迫肋间神经痛，经保守治疗，部分症状可获缓解。

（二）手术治疗

1. 手术原则

（1）胸椎管较狭小，一旦椎间盘突出压迫脊髓，则难以得到缓解。

（2）经保守治疗无效的急性后侧方突出压迫肋间神经痛，须考虑手术治疗 。

（3）由于胸椎曲线后弓，压迫来自脊髓前方，故椎板切除减压多无效果，手术须从脊髓前方或侧前方进行减压。

2. 显露途径

（1）后入路经椎弓根切除突出椎间盘。

（2）肋横突切除术切除突出椎间盘。

（3）剖胸（或胸膜外）切除突出椎间盘。

（4）胸腔镜经胸切除突出的椎间盘。

3. 手术入路

（1）椎间盘较大、钙化、基底宽的突出，中央突出及突出物进入硬脊膜内者，应选择经腹侧入路，以清楚显露硬脊膜及突出物，有利于完全切除。

（2）中央型及椎间盘突出钙化者，选用剖胸、肋横突切除，也可采用胸腔镜手术。

（3）侧后突型及压迫单侧脊髓或神经根者，选用单侧经椎弓根入路切除。对突出物进入硬脊膜内，可经椎板切除，切开硬膜后切除椎间盘 。

4. 内固定方式　术后胸椎的稳定性，与手术创伤及切除骨组织多少有关。

后正中入路，经椎弓根至脊髓侧前，切除侧后椎间盘突出，小关节仅切除内半，对稳定性影响不大，可不必做椎间固定及融合。

切除肋头、横突及该侧椎弓根，显露椎管前侧，切除椎间盘突出，在胸 10 以上，并不明显影响其稳定性，因此，一般不需内固定及融合。

在胸腰段胸 11 ~ 腰 1，因已无胸廓稳定性保护，如果切除部分关节突，则稳定性受影响，须置入内固定。

第六节　胸椎管狭窄症

1971 年 Nakanish 首先报道了胸椎后纵韧带骨化症（OPLL）引起的胸椎管狭窄症。资料统计，胸椎管狭窄症(TSS)的发生率少于颈椎管及腰椎管狭窄症，但治疗技术要求较高，预后也较差。

【类型】

1. **脊髓后方受压** 为主要形式，包括小关节增生肥大、内聚、压迫脊髓，肥厚黄韧带或骨化压迫脊髓及椎板增厚压迫脊髓等。

2. **脊髓前方受压** 主要是前方压迫为主，可同时存在后方胸椎退行性病变。

3. **胸椎后凸畸形** 主要为脊髓受前方压迫所致。

【病理改变】

1. **小关节肥大增生内聚** 上关节突增生肥大，压迫脊髓的侧后方。

2. **黄韧带肥厚** 黄韧带肥厚从后方压迫脊髓，是胸椎管狭窄的最主要因素，也是胸椎退变的主要改变，病变长度可达7～15mm。

3. **黄韧带骨化** 常与增厚的椎板连在一起，厚度可达到30mm，而压迫脊髓。常伴有小关节退变增生。

4. **椎板增厚** 是胸椎退行性变的病理改变之一，厚度可达20～25mm，脊髓受压后自身保护改变可发生继发脊硬膜增厚。

5. **胸椎后纵韧带骨化(OPLL)** 多是多节段如颈7～胸7、胸5～胸8、胸1 －胸5、胸6～胸10，从前面压迫脊髓。

6. **胸椎间盘突出** 多见在胸10～11、胸12～腰1段，中央型者压迫脊髓，后侧方者压迫神经根。

(二) 节段

胸椎管狭窄症病变多为多节段。可多达4～8节段，多发生在下胸椎，占86%左右。这与人体活动扭转有关，人体行走左右腿每向前迈一步，躯干即发生向左及右旋转各1次，旋转的部位大多发生在下胸推，故胸椎的小关节面是前后的，利于左右扭转活动，下胸椎扭转活动多，较容易发生退变、小关节增生肥大内聚黄韧带增厚，甚至骨化，椎板增厚，是多节段发病的原因，椎间盘退变突出，亦多发生在下胸椎。

【临床表现】

(一) 脊髓压迫

1. **病程** 发展较缓慢，多数病史超过1年。

2. **症状** 主要症状为下肢麻木、疼痛。常自足部开始，逐渐向上发展至胸腹部，足底有踩棉花感，多数伴有背腹束带感，症状继续加重可导致走路困难，甚至括约肌功能障碍。

3. **体征**

(1) 痛觉：胸背脊柱病变节段的棘突有明显压痛及叩击痛，常引起向下肢放射痛。

(2) 感觉：感觉平面不定，常与脊髓受压平面不一致，多低于受压平面。下肢感觉减退，呈痉挛步态。

(3) 肌力及肌张力：轻度受压者，下肢肌力正常或小腿至足肌力下降，如胫前肌、足踇长伸肌、腓骨肌等，肌力下降可由Ⅳ、Ⅲ级至0级。肌张力常有增高。

(4) 病理反射：出现上神经单位受累体征，如膝腱、跟腱反射亢进，髌、踝阵挛阳性，巴氏征、奥本海姆征、戈登征、查多克征均可阳性。在胸椎管狭窄累及上腰椎管，下肢呈下神经单位损伤性肌力下降、肌张力不高，跟腱反射减弱或消失，病理反射阴性。

【临床分型】

胸椎管狭窄症的病理，包括狭窄的平面、范围以及压迫物方向等均有所不同，临床分型有助于选择正确的治疗方法。

1. **单椎关节型**　约占10%，椎管狭窄病理改变限于1个椎间及关节突关节，截瘫平面以及X线照片、脊髓造影、CT等检查的病变节段均在此同一平面。

2. **多椎关节型**　约占80%，胸椎管狭窄病理改变累及连续的多个椎节，5~7个椎节居多。截瘫平面多在狭窄段的上界，脊髓造影呈完全梗阻时则多在狭窄段的下界，如显示不全梗阻则为多椎节狭窄。确定狭窄段全长椎节数，需要根据X线侧位片上关节突肥大增生突入椎管的椎节数以及脊髓造影完全梗阻为下界、截瘫平面为上界计算其椎节数。MRI可显示狭窄段。

3. **跳跃性多椎关节型**　约占6%，例如上胸椎有3椎节狭窄，中间2椎节无狭窄，下胸椎又有3椎节狭窄。截瘫平面在上胸椎，部分可表现为不完全瘫；下段狭窄较明显，截瘫表现也较严重。脊髓造影可显示不全梗阻，MRI检查有全段椎管狭窄。

4. **胸椎后纵韧带骨化型**　椎管狭窄既有胸椎后纵韧带骨化压迫，同时还有后及侧后椎管壁的增厚压迫。

5. **伴椎间盘突出型**　多为单椎关节型及多椎关节型合并有椎间盘突出，多数有轻微外伤史，脊髓造影、MRI显示突出之压迹在脊髓前方，同时伴有后方压迫。

6. **驼背型**　主要为后凸椎体后缘压迫脊髓。

【影像学检查】

（一）X线平片和侧位断层片（图49-6-1①②）

侧位断层片上关节突肥大增生突入椎管，是诊断的重要依据。

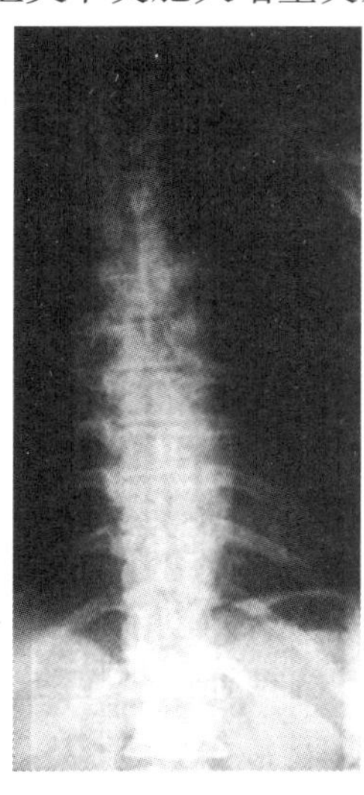

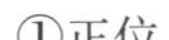

①正位

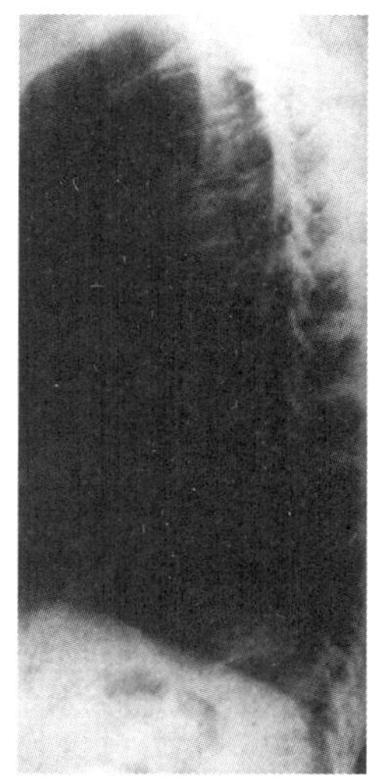

②侧位

图49-6-1①②　胸椎管狭窄的X线表现

X线平片和侧位断层片,可清楚显示病变节段不同程度的退变性征象,椎体骨质增生可以较为广泛;椎弓根短而厚;后关节增生肥大内聚,上关节突前倾;椎板增厚、椎板间隙变窄,后关节间隙及椎板间隙模糊不清,密度增高。部分表现有椎间隙变窄、前纵韧带骨化、椎间盘钙化、椎管内黄韧带钙化影或椎管内游离体。

(二) CT检查(图49-6-2①②)

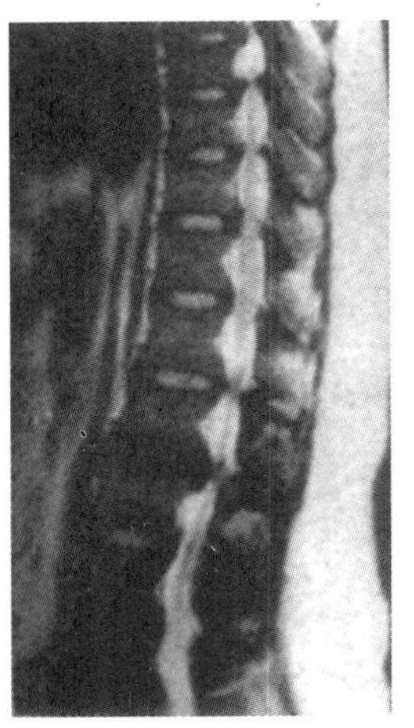

①多节段胸椎管狭窄

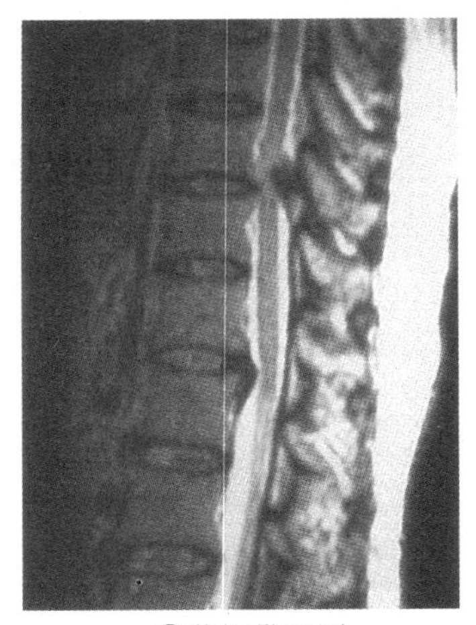

②黄韧带肥厚

图49-6-2①② 胸椎管狭窄的CT表现

CT扫描可清晰显示胸椎管狭窄的程度和椎管壁的改变,椎体后壁增生、后纵韧带骨化、椎弓根变短、椎板增厚、黄韧带增厚、骨化等可使椎管矢状径变小;椎弓根增厚内聚使横径变短;后关节增生、肥大、关节囊增厚骨化使椎管呈三角形或三叶草形,关节突起增生肥大突入椎管。

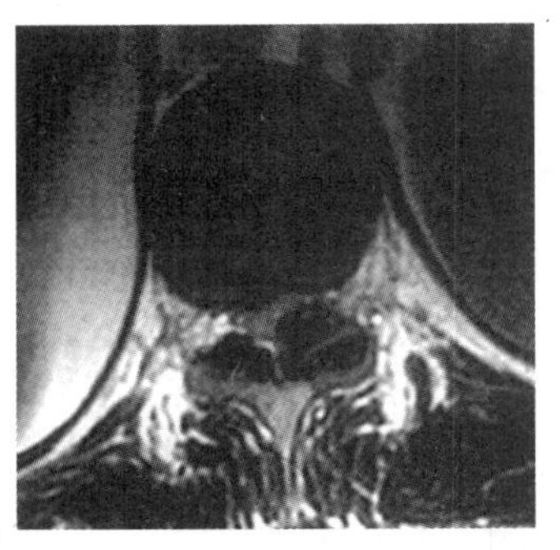

图49-6-3 胸椎管狭窄症MRI矢状面表现

(三) MRI检查(图49-6-3)

是一种无损害性检查,有取代脊髓造影趋势,其显示脊髓内部病变或肿瘤信号清晰,可观察脊髓内部改变和受压情况,以便与脊髓内部病变或肿瘤相鉴别。胸椎椎管狭窄在磁共振成像的改变,纵切面成像可见后纵韧带骨化、黄韧带骨化、脊髓前后间隙缩小甚或消失。伴有椎间盘突出者,可显示突出部位压迫脊髓。横切面则可见关节突起肥大增生与黄韧带增厚等,但不如CT扫描清晰。MRI除提供椎管狭窄长度之外,还提供脊髓信号,如T1加权像脊髓内有低信号,表示脊髓受压且本身已有病变。

(四) 脊髓造影(图49-6-4)

可确定狭窄部位及范围,为手术治疗提

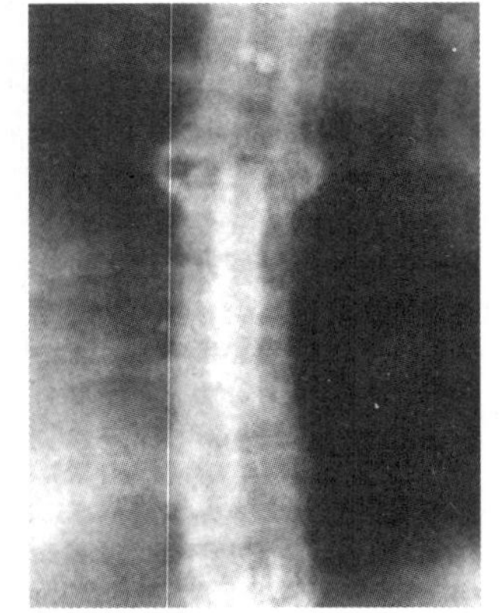

图49-6-4 X线造影后方胸椎退行性变

供比较可靠的资料。常选用腰穿逆行造影，头低足高位观察造影剂流动情况。完全梗阻时只能显示椎管狭窄的下界，正位片常呈毛刷状，或造影从一侧或两侧上升短距离后完全梗阻；侧位片呈鸟嘴状，能显示主要压迫来自后方或前方。不完全梗阻时可显示狭窄的全程，受压部位呈节段状充盈缺损。症状较轻或一侧下肢症状重者，正侧位观察或照片难以发现病变时，从左侧前斜位或左右后斜位水平观察或投照可显示后外侧或前外侧充盈缺损，即为病变部位。MRI 是非侵入性检查又能显示各种病变，脊髓造影现已少用。

（五）皮质诱发电位（CEP）检查

刺激双下肢胫后神经或腓总神经，由头皮接收。不完全截瘫或完全截瘫病其 CEP 均有改变，潜伏期延长，波幅峰值下降以至消失。椎板减压术后，CEP 出现波峰恢复，则是截瘫好转的征象。因此，CEP 不但可以用于术前检查脊髓损害情况，也可作为术后脊髓恢复效果的了解。

（六）奎氏试验

腰穿时可先做奎氏试验，多数呈不全梗阻或完全梗阻，部分患者无梗阻。

（七）脑脊液检查

蛋白多数升高，细胞计数偶有升高，糖和氯化物正常，细胞学检查无异常。血沉、类风湿因子、碱性磷酸酶，血钙、磷、氟化物检查正常。

【诊断】

接诊下肢截瘫患者时，应想到胸椎管狭窄症的可能。

（1）中年或老年人，无明显原因逐渐出现下肢麻木、无力、僵硬不灵活等截瘫症状，呈慢性进行性发展趋势，或因轻外伤而加重。

（2）X 线片检查显示胸椎退变、增生，特别侧位片上有关节突起肥大、增生、突入椎管，侧位断层片上有 OYL 和或 TOPLL，并排除脊椎外伤及其他破坏性病变。

（3）CT 可见关节突关节肥大向椎管内突出，椎弓根变短，OYL 或 OPLL 致椎管狭窄。

（4）磁共振可显示椎管狭窄，椎间盘突出及脊髓的改变。

（5）脊髓造影呈不完全梗阻或完全梗阻。不完全梗阻者呈节段性狭窄改变，压迫来自后方肥大的关节突、OYL 或前方的 OPLL。

【鉴别诊断】

1. 胸椎结核　一般都有结核病史和原发病灶。脊柱 X 线片上可见椎体破坏，椎间隙变窄和椎旁脓肿的阴影。患者多有消瘦、低热、盗汗和血沉增快等全身症状。

2. 肿瘤　胸椎转移性肿瘤全身情况较差，可能找到原发肿瘤，X 线片显示椎体破坏。椎管内良性肿瘤的 X 线平片无明显退行性征象，可有椎弓根变薄、距离增宽、椎间孔增大等椎管内占位征象，照片、MRI、脊髓造影可有椎管内髓外肿瘤呈杯口状改变，脑脊液蛋白量显著增高。

3. 单纯胸椎间盘突出症　常缺少典型的临床表现，需作 CT 扫描、MRI、脊髓造影等特殊检查才能区别，在椎间盘平面有向后占位的软组织影，多有明显的外伤史。

4. 脊髓空洞症　多见于青年人，好发于颈段，发展缓慢，有明显而持久的感觉分离，痛温觉消失，触觉和深感觉存在，蛛网膜下腔无梗阻，脑脊液蛋白含量一般正常，MRI 显示脊髓内有长条空洞影像。

5. 肌萎缩性及原发性侧索硬化症 有广泛的上运动神经元和下运动神经元损害的表现,但无感觉缺失和括约肌功能障碍。MRI 可以鉴别。

6. 其他 外伤性硬膜外血肿、单侧后关节突骨折、蛛网膜囊肿,一般有外伤史,起病急,X 线平片无异常,MRI 可作区别。另外,须与少见的蛛网膜炎、联合性硬化、恶性贫血及中毒引起的脊髓病相鉴别。

【治疗】

(一) 保守治疗

对退变性胸椎管狭窄,目前尚无有效的保守治疗方法。

(二) 手术治疗

1. 手术适应证 手术减压是解除压迫、恢复脊髓功能唯一有效的方法。因此,一经确诊,即应尽早手术治疗。

2. 手术时机 应尽快手术,特别是脊髓损害发展较快者。

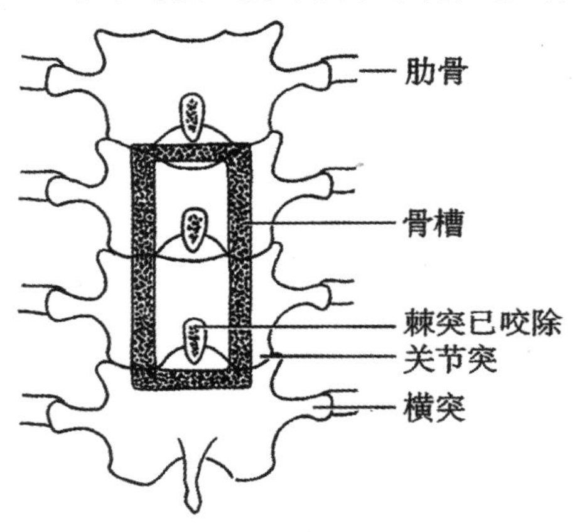

图 49-6-5 整块半关节突椎板切除术单椎关节狭窄切除范围

3. 手术途径(图 49-6-5)

(1) 后路全椎板切除减压术:是首选方法,可直接解除椎管后壁的压迫,减压后脊髓轻度后移,间接缓解前壁的压迫。减压范围可按需要向上下延长,在直视下手术操作较方便且安全,合并有旁侧型椎间盘突出者可同时摘除髓核。

(2) 侧前方减压:以后纵韧带骨化为主要因素的椎管狭窄,尤以巨大孤立型后纵韧带骨化,后路手术效果不佳,会引起症状加重。应从侧前方减压、切除骨化块,以解除脊髓压迫。但多节段 OPLL 从前路切除有一定难度。

胸椎管狭窄合并中央型椎间盘突出时,从后路手术摘除髓核较困难且容易损伤脊髓及神经根,故以采用侧前方减压为宜。侧前方入路可切除后纵韧带骨化块、严重椎体后缘增生骨赘和摘除突出的髓核,还可以切除一侧椎弓根、后关节、椎板及黄韧带,达到充分减压的效果。作中下段胸椎侧前方减压术,由于脊髓大根动脉 10% 来自左侧肋间动脉,故应选择右侧入路。如需从左侧入路,应注意保护肋间动脉及根动脉,避免结扎。

4. 颈椎和腰椎管狭窄 胸椎管狭窄症可同时存在严重的颈椎或腰椎管狭窄,需同时手术处理。如狭窄段互相连续,可一次完成手术;若狭窄段不连续,一次手术难以耐受者,可作分次手术。

【临床疗效】

临床观察,经手术减压的治疗效果,优良率在 83% ~85%,有的在 90% 以上。治疗效果可作以下标准评定。

1. 优 截瘫完全恢复。

2. 良 恢复自由行走，括约肌可以完全主动控制，但肌力末正常或有麻木感，存在病理反射。

3. 进步 减压术后感觉运动及括约肌功能有进步，但不能自由行走，需用拐杖辅助，或尚不能起床。

4. 差 较术前无进步。

【预后】

截瘫恢复的预后与截瘫程度、截瘫病程有关。截瘫较重，完全截瘫或下肢肌力在Ⅱ级以下者，恢复效果较差；截瘫程度虽重，但病程较短者，其恢复较好。脊髓压迫时间较长、可能有脊髓缺血性改变。由于解剖关系，下胸椎管狭窄术后效果优于上胸椎。

第七节 腰椎间盘突出症

腰椎间盘突出症是骨科的常见病和多发病，是腰腿痛最常见的原因。统计表明，腰痛在轻劳动者有53%、重劳动者64%、患腰痛者35%可发展为椎间盘突出症，现已认识到大多数腰痛合并坐骨神经痛是由腰椎间盘突出症引起。本病多发于青壮年，患者痛苦大，有马尾神经损害者可有大小便功能障碍，严重者可致截瘫，对患者的生活、工作和劳动均可造成很大影响。

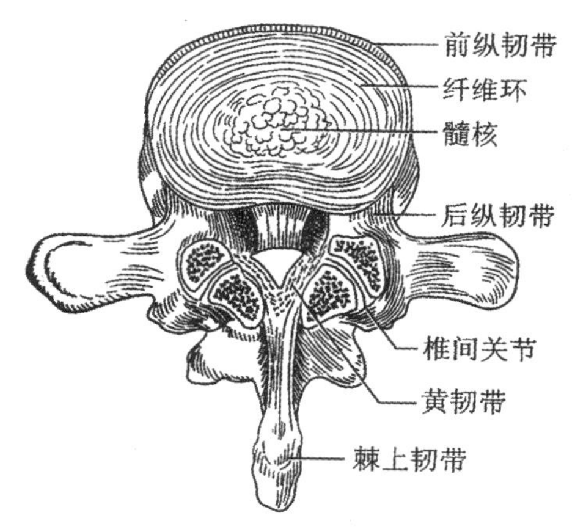

图 49－7－1 腰椎体间横断面解剖形态

【应用解剖】

脊柱的椎骨有32块，因寰枢椎之间和骶、尾椎之间无椎间盘，故椎间盘只有23个。椎间盘的总厚度占脊柱全长的1/5～1/4，其中以腰部椎间盘为最厚，约为9mm。其形状与脊柱的生理性弯度相适应，对脊柱具有连接、稳定、增加活动及缓冲震荡的弹性垫作用（图49－7－1）。

（一）腰椎间盘的结构（图49－7－2①②③）

腰椎间盘由软骨板、纤维环、髓核及纵韧带四部分构成。

1. 软骨板 由透明软骨构成，覆盖于椎体上、下面前环中间的骨面，平均厚度约为1mm，有许多微孔，是髓核水分代谢产物的通路。成人的软骨板为无血管、神经的组织。损伤时不产生疼痛，也不能自行修复。软骨板与纤维环一起将胶状髓核密封，如软骨板有破裂或缺损，髓核可突入椎体，在X线片上显示椎体有压迹，称Schmorl结节。

2. 纤维环 由含胶原纤维束的纤维软骨构成，位于髓核的四周，其周边部纤维附着于上下椎体的边缘，中层纤维附着在上下椎体的骺环，内层纤维附着于软骨板。在横切面上可见多层纤维软骨呈同心圆排列，各层之间有黏合物质牢固结合。纤维环的纤维束相互呈

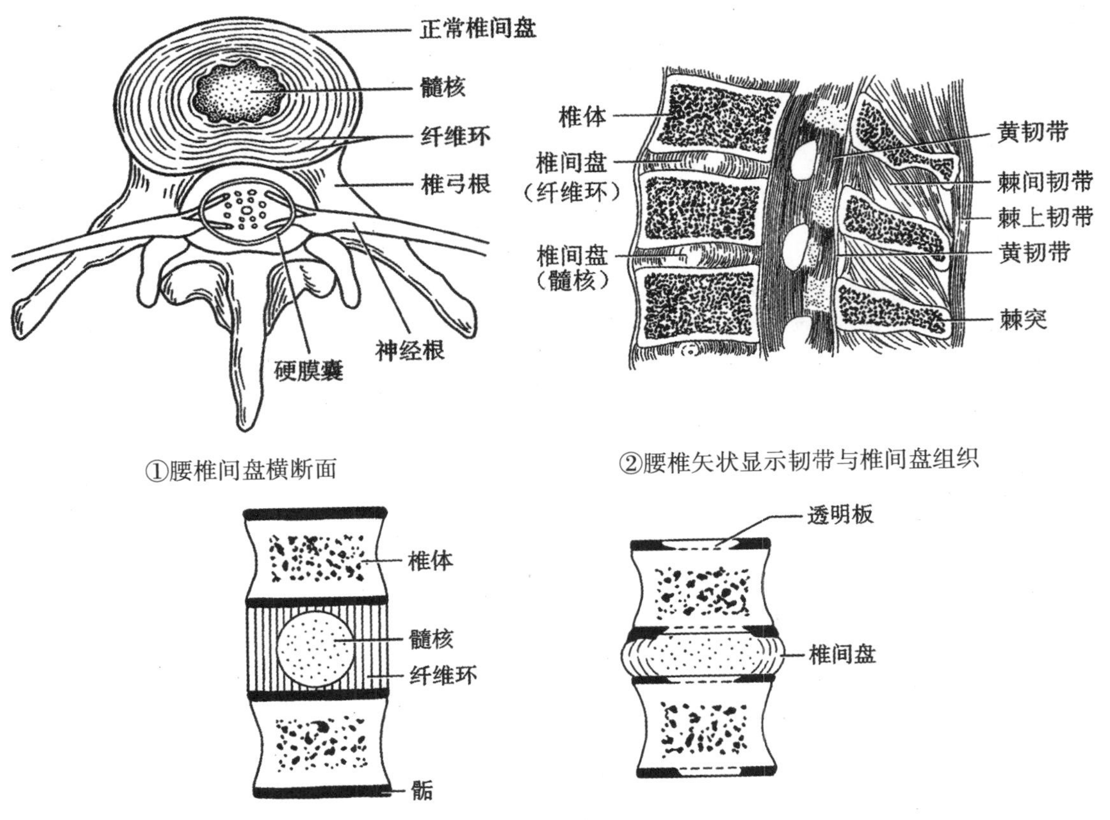

①腰椎间盘横断面

②腰椎矢状显示韧带与椎间盘组织

③腰椎矢状显示椎间盘组织

图 49－7－2①②③ 腰椎间盘的结构示意图

30°～60°角斜行交叉重叠，这种纤维束的特殊排列，使椎间盘能承受较大的弯曲和扭转负荷。纤维环为较坚实的组织，其前侧及两侧较厚，后侧较薄，各层之间黏合物质较少，不如前部及两侧部坚实。纤维环的前部有强大的前纵韧带加强，后侧有后纵韧带，但后纵韧带较窄且薄，在暴力较大时，髓核易向后方、特别是向后外方突出。

3. 髓核 是一种弹性胶状物质，为纤维环和软骨板所包绕，成人期髓核位于腰椎间盘偏后，脊柱的运动轴通过此部，其有如弹簧的弹性作用，可减少脊髓与头部的震荡。髓核中含有大量的水分和黏多糖蛋白复合体、硫酸软骨素。依据不同的年龄，水分的含量可占髓核总量的 70%～90%。出生时含水量高达 90%；18 岁时约为 80%；70 岁时下降至 70%。髓核中的含水量可随着承受压力的改变发生变化。椎间盘受到压力时，髓核中的水分通过软骨板外渗，含水量减少。压力解除后，水分重新进入，髓核体积又增大，弹性和张力升高。随着年龄的增长，椎间盘逐渐退变，含水量随之减少，其弹性和张力减退，降低了抗负荷的能力，容易受到损伤。

4. 前、后纵韧带 附着于脊椎及软骨表面，韧带很坚韧，其作用为限制椎体活动。

（二）椎间盘的血管和神经

1. 椎间盘的血供 在胎儿时期，血供来自周围组织和椎体，椎体的微血管穿过软骨板进入椎间盘内，但不进入髓核，至 12 岁左右则这些血管完全闭锁。在幼年时期，纤维环各部都有血管分布，至成年期，除了纤维环的周边部分外，椎间盘的其他部分均无血管存在，髓核和纤维环的营养靠周围渗透供应。

2. **椎间盘的神经分布**　一般认为与血管的分布相似，即在纤维环的周边部有丰富的神经末梢，纤维环的深部、软骨板和髓核内均无神经纤维。由于纤维环周边部有丰富的神经纤维，故在纤维环损伤时可产生腰痛，手术中切除纤维环时患者也有疼痛感觉。

（三）腰椎间盘与神经根的关系

腰骶神经根从硬脊膜囊的前外侧穿出，在椎管内斜向外下走行，然后经椎间孔出椎管。

1. 腰3、腰4 神经根　皆自相应的椎体上1/3 或中1/3 水平出硬膜囊，紧贴椎弓根入椎间孔，在椎管内行走过程中，不与同序数椎间盘相接触。

2. 腰5 神经根　自腰4、腰5 椎间盘水平或其上缘出硬膜囊，向外下走行，越过腰5 椎体后上部，绕椎弓根入腰5、骶1 椎间孔。

3. 骶1 神经根　发自腰5、骶1 椎间盘的上缘或腰5 椎体下1/3 水平，向下外走行，越过腰5、骶1 椎间盘的外1/3，绕骶1椎弓根入椎孔。

腰椎间盘突出以腰4、腰5 和腰5、骶1 平面的发病率最高，突出部位多在椎间盘的后外侧。椎间盘的突出物主要压迫在此处或即将穿出硬膜囊的下一节段的神经根，如突出物较大或突出偏内时，也可压迫硬膜囊内的下一条神经根。

（四）腰椎间盘与椎板间隙的关系

腰椎间盘后部位于椎板间隙上方者占40%，与椎板间隙上部相对者占50%，正相对者占6.7%，与椎板间隙下部相对者占3.3%。腰5、骶1 椎间盘后缘在相应的椎板间隙以上者占26.7%，与椎板间隙上部相对者占40%，正相对者占33.3%。

在腰椎正位X 线平片上，可以测出椎间盘后缘与椎板间隙的对应关系和距离，对术前检查及手术中准确定位有重要意义。

【病理机制】

腰椎间盘突出的发生基础为椎间盘的生理退变，这种生物学的改变与年龄有关。20 岁的椎间盘中开始有退行性变，有的到20～30 岁间已有纤维环出现裂隙。单纯椎间盘退变，仅是椎间盘突出的病理学基础，不会出现症状。腰椎间盘退变的发生与遗传学因素、椎间盘的生物力学改变、椎间盘的营养改变、椎间盘细胞凋亡失衡、椎间盘的自身免疫反应和椎间盘中的细胞因子的改变等因素有关。

临床上90%的腰椎间盘突出部位，都发生在椎间盘的后外侧及后方。突向后外侧和后方的椎间盘常侵及硬膜、神经根及马尾神经，产生一系列的临床症状。少数椎间盘直接突入椎体和经前方突出（图49－7－3）。

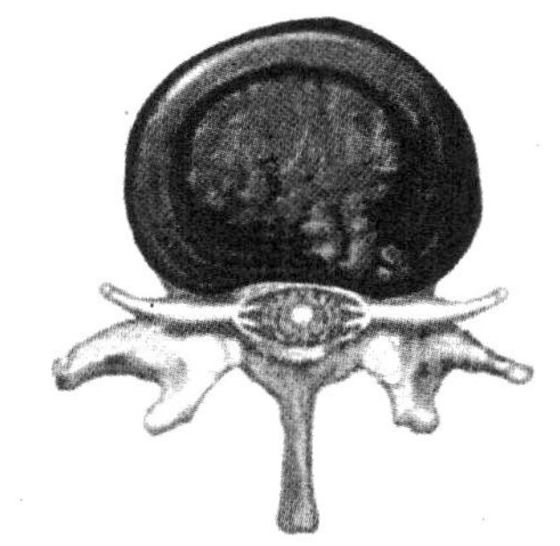

图49－7－3　椎间盘突出示意图

【类型】（图49－7－4①②③）

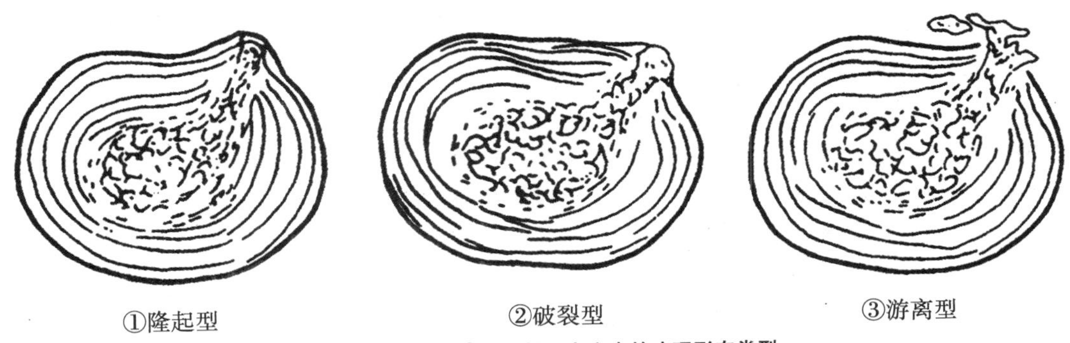

图 49－7－4①②③ 腰椎间盘突出的病理形态类型

(一) 病理形态分型

根据病理观察和术中所见,将腰椎间盘突出症依病理形态分为 3 种类型。

1. 隆起型 纤维环内层破裂,外层因为髓核压力而隆起,呈半球形孤立隆起于椎间盘的后外侧,位于神经根外前方或内下方。

2. 破裂型 纤维环全层破裂或基本全层破裂。已纤维化的髓核、破碎的纤维环及部分软骨终板向后移并进入椎管。突出范围较隆起型广泛,突出物仅有薄膜覆盖,表面高低不平,可有与神经根粘连或同时压迫两条神经根,导致马尾神经功能障碍。

3. 游离型 突出物已离开椎间盘的突出空腔,进入椎管中,甚至可进入硬膜囊内,压迫硬膜或刺激神经根。

(二) 神经损伤关系分型(图 49－7－5①②③④)

根据临床神经损伤的关系可分为中央型、旁中央型、旁侧型和极外侧型 4 种类型。

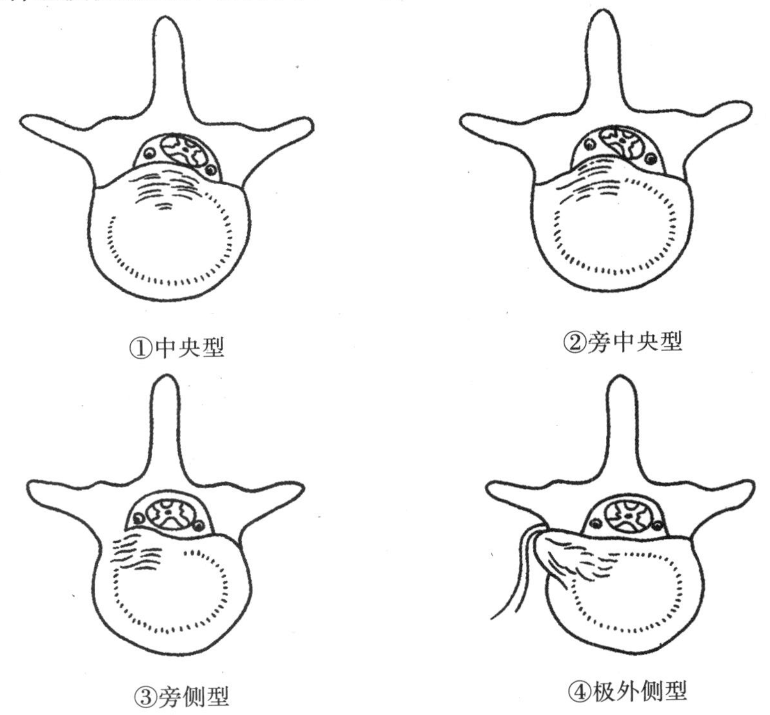

图 49－7－5①②③④ 根据临床神经损伤的关系分型

【发生率】

1. 发病年龄和性别 腰椎间盘突出症以青壮年为最多,男性多于女性,约为7∶3,认为与劳动强度大及外伤有关。资料报道发病年龄可为14～72岁,其中21～45岁占66.3%,青少年占少数,发病年龄最小的为11岁。

2. 腰椎间盘突出平面 腰骶部活动度大,处于固定的骨盆和活动的脊柱交界处,承受的压力最大,椎间盘容易发生退变及损伤,故腰4、腰5及腰5、骶1椎间盘的发病率最高。据国内外文献报道,最下两个椎间盘突出可占腰椎间盘突出总数的90%以上,部分患者可同时有两个平面以上的椎间盘突出,国外报道以腰5、骶1椎间盘突出为最多,国内则以腰4、腰5椎间盘突出为最多。

【临床表现】

腰椎间盘退变或损伤,髓核突出刺激、压迫神经根或马尾神经,临床出现系列症状和体征,大多数可根据其症状和体征作出诊断。

(一) 腰痛和放射性下肢痛

是本病典型的症状,发生率高达96.5%,其中57%有外伤史。多数先有腰痛,随后出现腿痛,部分腰痛和腿痛同时发生,少数只有腿痛而无腰痛,也有出现腿痛后,腰痛减轻或消失。疼痛程度差别较大,轻者可坚持工作,但不能从事体力劳动;重者疼痛难忍,卧床不起,翻身困难,甚至服镇痛剂也难以缓解。疼痛性质多为刺痛、烧灼或刀割样痛,常伴有麻、胀等感觉。腰椎间盘突出症引起的腰腿痛一般具有下列特点。

1. 根性放射痛

(1) 坐骨神经痛:常见的腰4、腰5和腰5、骶1椎间盘突出,分别压迫腰5和骶1神经根,故引起坐骨神经痛。疼痛一般沿臀部、大腿后侧放散至小腿或足部。

(2) 股神经痛:如腰3、腰4椎间盘突出,压迫腰4神经根,可引起疼痛放射至大腿前外侧或小腿前内侧。如放射痛只达臀部或股部,不至小腿或足,应注意其他病因,如骶髂关节病变或脊椎滑脱等。

(3) 小腿前外侧、足背或踇趾痛:腰4、腰5椎间盘突出疼痛多放射至小腿前外侧、足背或踇趾,腰5、骶1椎间盘突出则放射至小腿后外侧、足跟或足背外侧。

2. 疼痛与腹压有关 凡能使腹压和脑脊液压力增高的动作,如咳嗽、打喷嚏、排便,甚至大笑或大声说话,均可使腰痛和放射痛加剧,发生率可达82.6%。

3. 疼痛与活动、体位有明显关系 疼痛在活动或劳累后加重,卧床休息后减轻。晨起时较轻,下午较重。病程较长可有明显呈间歇期。为了缓解疼痛,患者常被迫采取某一侧卧位,并屈髋屈膝或取仰卧屈腿位,少数患者被迫采取下蹲位、屈髋屈膝跪在床上。如椎间盘突出物很大或椎间盘纤维环完全破裂,有大块纤维环和髓核组织进入椎管,严重压迫神经根,在急性期则常有持续性剧痛,卧床休息或任何体位都不能使疼痛缓解。

(二) 棘突间旁侧压痛与放射痛

在椎间盘突出间隙相对应的棘突间旁侧有局限性压痛点,并伴有向小腿或足部的放射痛。此体征对诊断和定位均有重要意义,压痛及放射痛点,即为病变所在处,发生率可为83.1%。在急性期压痛和放射痛多很显著,发病时间较长的患者,压痛和放射痛变得不明显,俯卧位有时不易查出,如让患者取站立位,在伸腰挺腹姿势检查,则较易查出压痛和放射痛部位。

(三) 麻木

当突出椎间盘刺激本体感觉或触觉纤维时,常引起肢体麻木,疼痛感觉较少见。麻木感觉区常按受累神经区域皮节分布,但与神经根受压的严重程度无直接关系,常见部位为小腿外侧及足部(图 49 –7 –6①②③)。

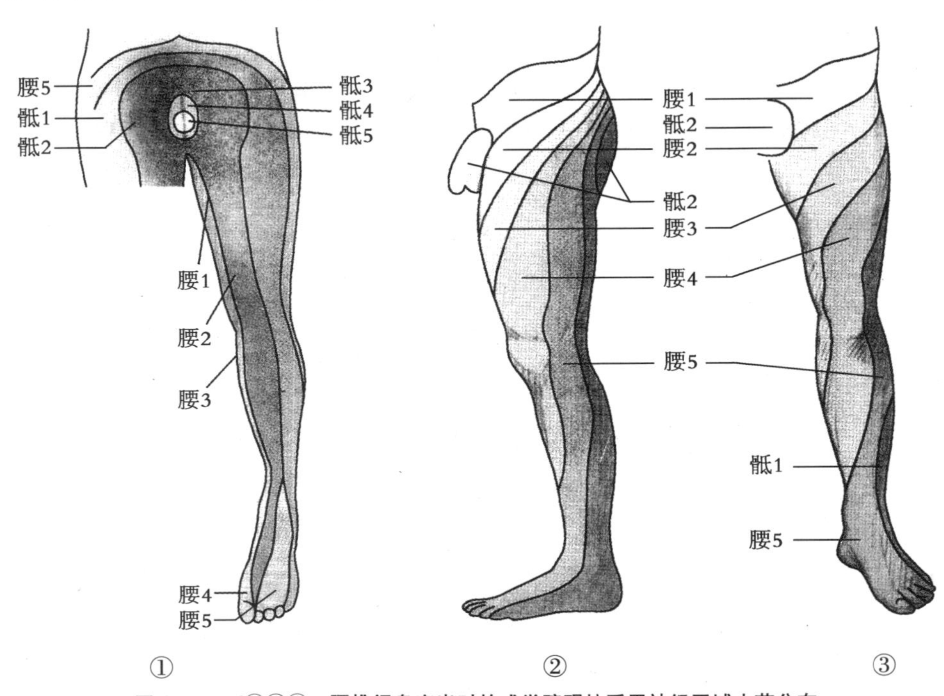

图 49 –7 –6①②③ 腰椎间盘突出时的感觉障碍按受累神经区域皮节分布

(四) 肌肉瘫痪

当突出椎间盘压迫神经根时间较长且较严重时,常导致该神经麻痹,所支配的肌肉常有不同程度的瘫痪症状。常见有腰 4、腰 5 椎间盘突出,腰 5 神经根受压麻痹,出现胫前肌,腓骨长、短肌,伸踇长肌及伸趾长肌不同程度瘫痪,甚至出现足下垂,其中以伸踇长肌瘫痪,踇趾不能背伸最常见。腰 5、骶 1 椎间盘突出,可引起腰 1 神经根受累,腓肠肌和比目鱼肌肌力减弱,可表现为踇趾跖屈肌力减弱,小腿三头肌肌力可无明显影响。

(五) 跛行

常有跛行步态,严重者不能行走或需扶拐,行走时躯干僵硬,向前或向一侧倾斜,患肢不能正常迈步及负重,伴有腰椎管狭窄者则表现为间歇性跛行。

(六) 腰肌痉挛、脊柱畸形和活动受限

常有一侧或两侧腰肌痉挛,同时脊柱腰段生理性前凸减小或消失,严重者可有后凸畸形。此外,约 65% 有脊柱侧弯畸形,侧弯的方向一般取决于髓核突出位置与神经根的关系。如髓核突出位于神经根的外前方(根肩型),脊柱则向健侧弯、凸向患侧;如髓核突出位于神经根的内前方(根腋型),脊柱则向患侧弯、凸向健侧,脊柱前屈、后伸活动均可受限。

腰肌痉挛和脊柱畸形均属继发性适应性改变以缓解疼痛,在椎间盘突出症治愈后,畸形就会随之消失,逐渐恢复正常形态。

（七）马尾神经损伤

中央型腰椎间盘突出或纤维环完全破裂，大块纤维环髓核碎片脱入椎管者，可引起突出平面以下的马尾神经严重受压，出现广泛的神经根和马尾神经损害症状和体征。早期表现为双侧典型坐骨神经痛，会阴部麻木，排便、排尿不畅，随后疼痛消失而小腿和足部肌肉广泛萎缩、无力，甚至完全瘫痪。括约肌功能障碍，男性可出现功能性阳痿，女性出现假性尿失禁，跟腱反射也常减弱或消失。

【体格检查】

（一）步态

症状较轻者，行走步态常稍为拘谨，症状严重者多取躯干前倾、臀部凸向一侧的姿势，同时可伴有跛行。

（二）脊柱外观

为使突出组织向后凸的张力减小，以减轻对神经根的刺激，常出现生理性前凸变浅甚至完全消失或反常。当突出椎间盘在神经根内侧即腋部时，腰椎凸向健侧，可使神经根松弛，减轻突出物的压力。当突出椎间盘在神经根的外侧即肩部时，腰椎凸向患侧，使患侧纤维环紧张和髓核部分还纳，以减轻椎间盘对神经根的压迫。故腰椎间盘突出症患者常可出现腰椎侧弯，其中以腰4、腰5椎间盘突出症最为常见，但对于腰5、骶1椎间盘突出症则不明显。

（三）腰椎活动

腰椎间盘突出症的腰椎各方向的活动度都有不同程度的减小，但在腰椎侧凸时，腰椎向凸侧对侧侧弯时可不受限。纤维环末完全破裂者，腰椎后伸受限较为明显，因为前屈时后纵韧带紧张及椎间隙后方加宽，突出的髓核前移，对后方神经根的压迫减轻，而在后伸时后方间隙狭窄而突出物更为后凸，加重了对神经根的刺激与压迫。腰椎间盘完全破裂者则腰椎前屈受限明显，因为腰椎前屈时，更多的髓核物质可从破裂的纤维环向后方突出而压迫神经根引起疼痛。

（四）压痛

在病变间隙的棘突旁1～2cm处，常有明显压痛点，深压痛点可向同侧臀肌和下肢沿着坐骨神经分布区放射，原因是深压时刺激了骶棘肌中受累神经的背根神经纤维而产生感应痛。这种压痛点在腰4、腰5椎间盘突出较腰5、骶1椎间盘突出更为明显。

（五）感觉减退

感觉障碍常按受累神经根支配区分布，如腰4神经根受损，表现为大腿内方、膝内侧和小腿内侧感觉障碍。腰5神经根受损，则为小腿外侧、足背前内方和拇趾感觉障碍。骶1神经根受损，可有足外侧、小趾及足底感觉障碍。

（六）肌肉萎缩

当神经根受到压迫时，由于神经末梢营养的变化，可导致神经根所支配的肌肉如胫前肌、腓骨长、短肌，伸拇长肌及伸趾长肌、腓肠肌等发生不同程度的肌肉萎缩。另外，由于患肢活动减少，可导致失用性肌萎缩，常见有股四头肌的萎缩。

（七）肌力改变

腰4、腰5椎间盘突出症，踇趾背伸肌力明显减弱，甚至踝关节背伸无力。腰5、骶1椎间盘突出症可有踇跖屈肌力减弱，小腿三头肌肌力较少有改变。

（八）腱反射减弱或消失

深反射减弱和消失与神经功能障碍的严重程度有关。在腰3、腰4椎间盘突出症，由于腰4神经根受累，常出现膝反射减弱或消失；腰5、骶1椎间盘突出症，由于骶1神经根受累，可出现跟腱射减弱或消失。

（九）特殊检查

1. **直腿抬高试验**（Laseque征） 患者仰卧，将患肢置于轻度内收、内旋位。检查者一手握住踝部，一手置于膝上，保持膝关节处于完全伸直位，缓慢抬高患肢，当出现坐骨神经痛时记录下肢抬高的度数。正常下肢抬高≥70°时，均不出现坐骨神经痛，当抬高<70°时出现坐骨神经痛，即为阳性。椎间盘突出症时抬高试验阳性的敏感性为80%～99%，年轻人较老年人更为敏感。

2. **直腿抬高加强试验**（Bragaid征） 患者仰卧，检查者一手握住患者踝部，另一手置于膝上，保持膝关节伸直位，抬高下肢的同时缓慢屈曲膝关节，达到一定角度，患者感到下肢有沿坐骨神经放射痛时，稍放低直腿抬高角度，检查者再用手握住足前部，背伸踝关节，如再次引起坐骨神经痛即为阳性。

3. **健肢抬高试验**（Fajersztajn征、Radzikowski征、Bechterew征） 患者仰卧，当健侧直腿抬高时，患侧出现坐骨神经痛者为阳性，突出的椎间盘在肩部时可为阴性。

4. **股神经牵拉试验** 患者俯卧，患侧膝关节保持屈曲、过伸髋关节，如出现股前侧放射痛则为阳性。提示组成股神经的腰神经受累，此检查阳性常见于腰2、腰3和腰3、腰4椎间盘突出症，腰4、腰5和腰5、骶1椎间盘突出一般为阴性。

5. **腘神经压迫试验** 患者仰卧，检查者一手握住患者踝部，另一手置于膝部，保持膝关节伸直位，行直腿抬高试验，患者感到下肢有沿坐骨神经放射痛时，稍放低直腿抬高角度，使放射痛刚刚消失，检查者手指压迫位于股二头肌腱内侧走行的腘神经，引起腰和下肢放射痛为阳性。

6. **屈颈试验**（Lindner征） 患者取坐位或半坐位，两下肢伸直，向前屈颈引起患肢的放射性疼痛者即为阳性。

7. **仰卧挺腹试验** 患者仰卧，做挺腹抬臀动作，使臀部和背部离开床面，出现患肢坐骨神经痛为阳性。必要时可做一些附加动作如咳嗽等来加强对神经根的刺激，从而引发疼痛。

【影像学检查】

（一）X线检查（图49-7-7①②）

在X线照片上，椎间盘透光度大，不能直观地显示椎间盘的病理形态，但可以显示椎间盘退变突出的间接征象及与椎间盘突出相关的发育异常等。常规腰椎正、侧位X线片疑有腰椎弓峡部不连者，还需摄腰椎左、右斜位片。

1. **正位片** 正位片上可见脊柱侧弯畸形，其侧弯方向与髓核突出位置和神经根的关系有关，侧弯度最凸点常与突出间隙一致。

2. **侧位片** 侧位片可见腰椎生理前凸减小或消失，严重者甚至后凸，以病变间隙上下相邻的两个椎体最为明显。可出现典型的“前宽后窄”现象。

（1）可见椎体前、后上下缘骨质增生，呈唇样突出，小关节突增生、肥大、硬化，椎间盘纤维环或突出物钙化。

（2）可发现引起神经病变的其他异常，例如腰椎肿瘤、结核、椎间盘炎等。

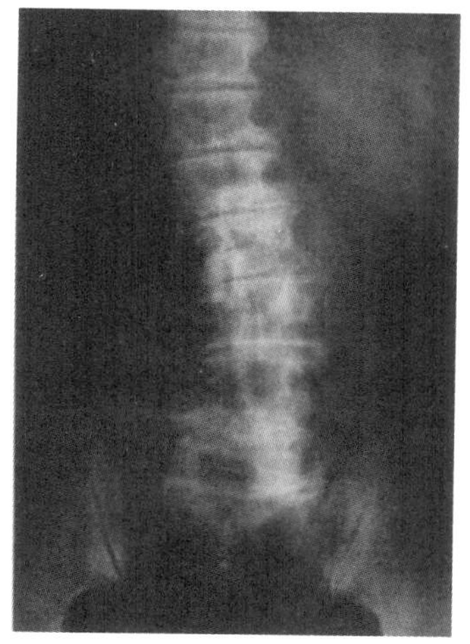

①正位腰椎向右侧凸

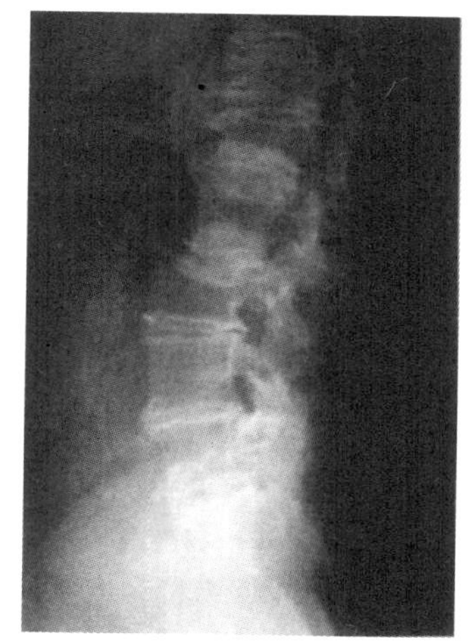

②侧位各椎间骨桥增生,腰 2 滑脱

图 49－7－7①②　腰椎间盘退化 X 线表现

（二）脊髓造影(图 49－7－8①②)

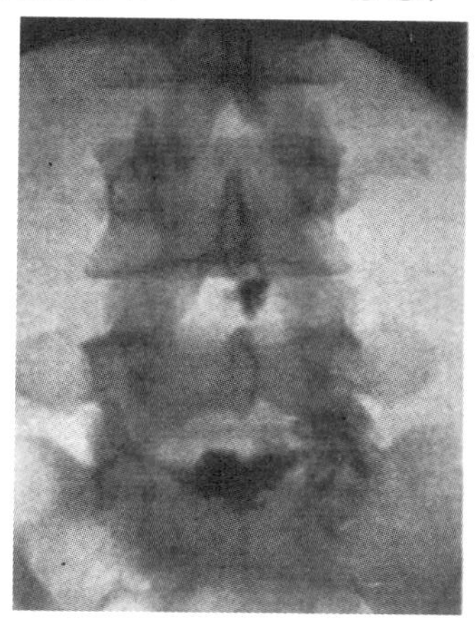

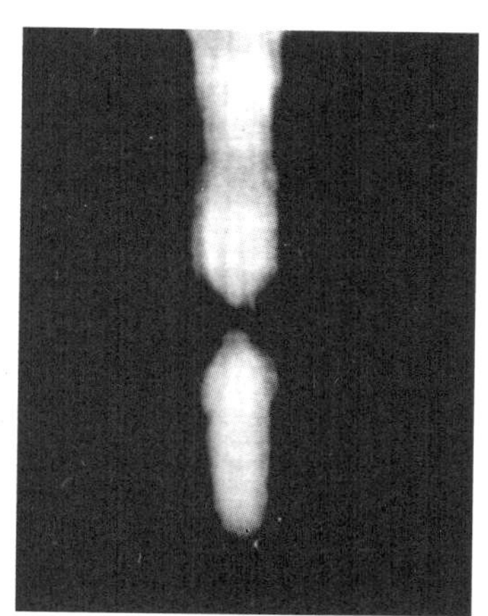

①正位椎间盘纤维环破裂

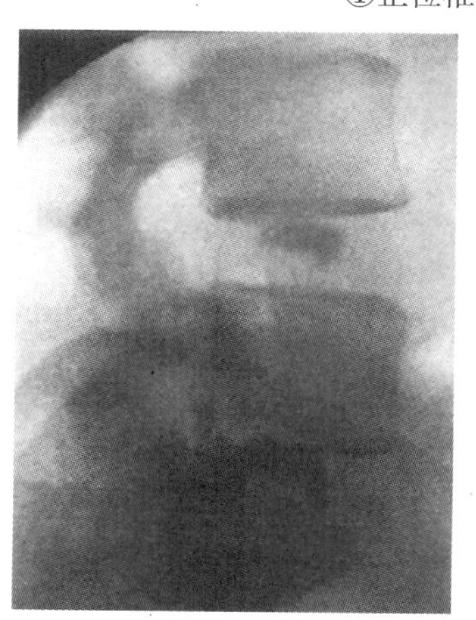

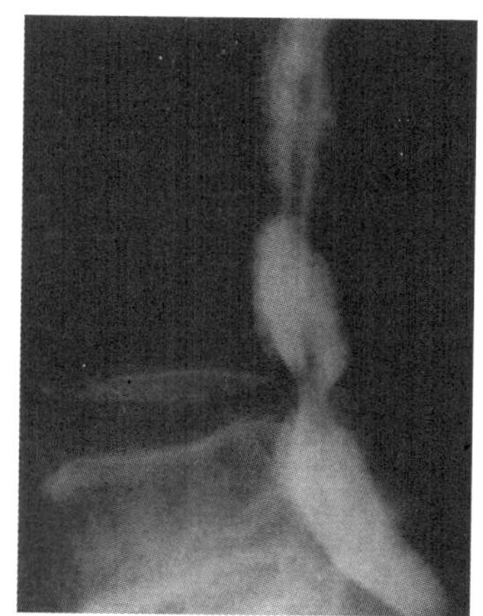

②侧位椎间盘纤维环破裂

图 49－7－8①②　腰椎间盘造影

曾经作为诊断椎间盘突出较常用的影像学检查方法,随着 CT 和 MRI 的发展,目前脊髓造影主要在怀疑有椎管内病变或临床检查与其他检查相矛盾使诊断有疑问时使用。此外,脊髓造影还用于手术后椎管狭窄的检查,脊髓造影后与 CT 扫描结合诊断有一定临床意义。

(三) CT 扫描

CT 检查对椎间盘突出的诊断准确率为 80% ~92%,照射剂量小,基本无害。应用具有软组织窗、高分辨率的 CT 检查图像,可清楚地显示不同层面椎间盘的形态,与神经根、硬膜囊的关系,黄韧带、椎间关节囊及硬膜外脂肪的影像,应用骨窗还可显示骨质的病变,对极外侧型椎间盘突出症的诊断较为可靠。但须强调,CT 检查必须结合临床病史、体征及普通 X 线片来进行判断,才能提高诊断的准确性。

典型椎间盘突出的 CT 图像表现为(图 49 -7 -9①②):

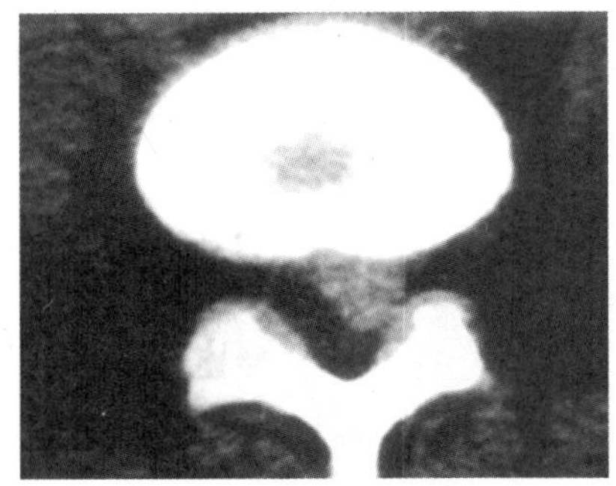

①旁侧型

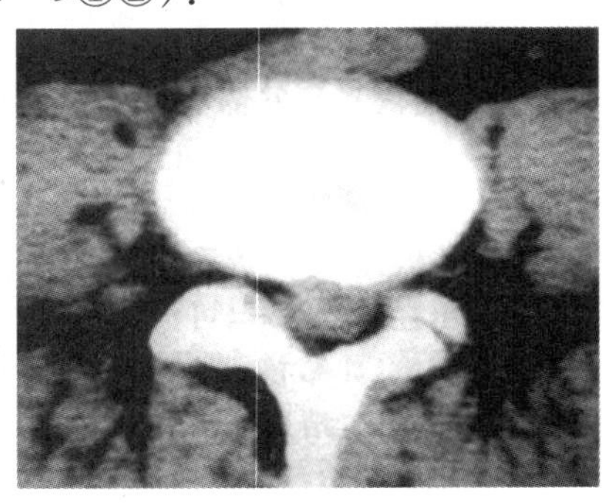

②中央型

图 49 -7 -9①② 椎间盘突出的 CT 图像

(1) 向椎管内呈丘状突起,软组织肿块影或异常钙化影,神经根鞘和硬膜囊受突出物挤压移位等。

(2) CTM 即 CT 加脊髓造影,可使硬膜囊和神经根袖显影,用于观察神经组织与神经通道的关系,在神经通道狭窄的层面表现为无造影剂充盈,有造影剂充盈的层面则无狭窄。

(四) MRI 检查(图 49 -7 -10①②)

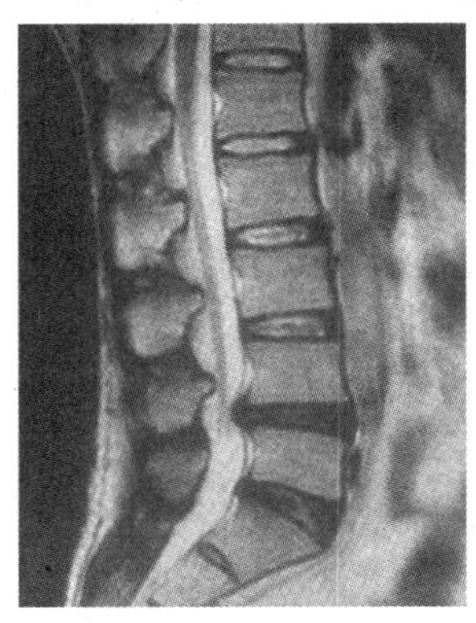

①矢状面

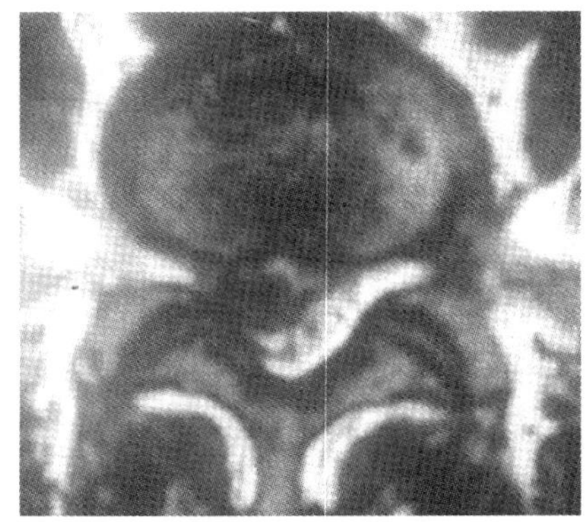

②横断面

图 49 -7 -10①② 椎间盘突出的 MRI 图像

MRI 是椎间盘突出症较为精确、简单的无创性检查手段。

椎间盘突出都有退行性病理改变,在 MRI 中,椎间盘退变在 T2 加权像显示为低信号。

如 T1 加权像低信号,T2 加权像高信号则提示骨的炎性反应;T1 加权像上高信号,T2 加权像上中等信号为提示黄骨髓成分增多;T1 和 T2 加权像上均为低信号提示骨硬化。必须注意,正常中年人也均有椎间盘退变现象,故椎间盘退变影像并不能即诊断为椎间盘突出症。

1. 优点

(1) 可明确显示椎间盘突出的类型。

(2) 了解髓核碎块进入椎管后移动的位置和硬膜受压的部位和程度。

(3) 全脊髓 MRI 检查,可一次性显示多节段病变,对于与椎管狭窄、椎管内良、恶性肿瘤如神经鞘瘤、脊膜瘤的鉴别具有较好的效果。

2. 限制 对皮质骨、钙化或骨化组织呈低信号,不能全面清晰显示。对椎间盘突出伴有的侧隐窝狭窄及极外侧型椎间盘突出症诊断阳性率和准确率较低,需与 CT 扫描结合应用,才能获得较高的准确率。

(五) 其他检查

包括电生理检查,如肌电图、感觉诱发电位和运动诱发电位,超声图检查、骨扫描、腰椎穿刺和脑脊液检查等,通过这些检查可排除椎间盘突出以外的病变。

【诊断】

依据病史、症状和体格检查,结合全腰椎影像学检查,可诊断典型的腰椎间盘突出症。随着 CT 和 MRI 技术的进步和普及,脊髓造影和椎间盘造影属于有创检查,除须对椎间盘源性疼痛的诊断和多发性椎间盘突出的鉴别,目前临床已不再采用。

绝大多数腰 4、腰 5 和腰 5、骶 1 椎间盘突出,根据以下几点即可作出正确诊断。

(1) 腰痛合并坐骨神经痛,放射至小腿或足部,直腿抬高试验阳性。

(2) 腰 4、腰 5 或腰 5、骶 1 棘突间旁侧有明显压痛点,同时有放射性痛至小腿或足部。

(3) 伸踇趾肌力减退,小腿前外或后外侧皮肤感觉减退,胫后肌腱反射及跟腱反射减弱或消失。

(4) 影像学检查排除腰椎其他骨性病变。

【鉴别诊断】

1. 骶髂关节劳损 有时与腰椎间盘突出症状混淆。可有一侧腰痛,臀部及股外侧疼痛或不适,跛行以及直腿抬高受限等症状。但无明显放射痛,小腿及足部不受影响。无肌力、感觉和反射改变。压痛部位在骶髂关节部,而不在棘突间旁侧,且无放射痛。

2. 腰椎结核 有腰痛,少数有神经根激惹症状,严重者也可合并截瘫。结核患者多有全身症状,如低热、盗汗、消瘦、血沉加快等。X 线片显示有骨质破坏、椎间隙变窄等改变。

3. 椎管肿瘤 椎管内肿瘤压迫脊髓或马尾神经,可出现神经根或马尾神经损害症状;椎管外肿瘤,如转移性骨瘤、骨巨细胞瘤、脊椎血管瘤等均可对马尾神经和脊神经压迫损害。肿瘤与外伤无关,神经损害症状严重而广泛,病程发展为进行性,休息不能缓解症状。可疑病例可考虑腰穿作脑脊液检查或行 CT 及脊髓造影检查。

4. 腰椎管狭窄症 间歇性肢行是该病最典型的症状,步行一段距离后,下肢出现酸困、麻木、无力,蹲下休息后才能继续行走,骑自行车和卧床时多无症状。检查可无任何异常体征,少数可有根性神经损伤表现,严重的中央型椎管狭窄可出现大小便功能障碍。应注意腰椎间盘突出症常与椎管狭窄同时存在，发生率高达40%以上。主要须依据临床判断，必要时作CT或脊髓造影检查。

【治疗】

（一）保守治疗

保守治疗为椎间盘突出症的基本疗法，大多数患者经保守治疗后可获得缓解或治愈。

1. 适应证

（1）初次发病或病程短。

（2）虽病程长，但症状和体征较轻。

（3）由于全身性疾病或局部皮肤疾病，不适合实施手术。

2. 一般治疗　适用于症状较轻患者。包括卧床休息、腰背肌过伸功能锻炼和腰部支具限制。

3. 药物治疗　可选用肌肉松弛、止痛、镇静药物，也可应用舒筋活血的中药制剂。目前应用较多是非甾体类药物和选择性COX－2抑制剂，前者可抑制前列腺素COX－1和COX－2的合成，减轻炎症反应，缓解症状。后者则通过单纯抑制COX－2而达到治疗效果。

4. 牵引疗法

（1）适应证：适用于腰椎间盘突出症合并有腰椎小关节紊乱、腰椎假性滑脱。

（2）禁忌证：孕妇、重度腰椎间盘突出症、脊椎滑脱症、腰椎结核或肿瘤、严重心脏病、活动期肝炎或明显肝脾肿大。

（3）常用方法：仰卧于牵引床上，暴露腰部，胸和臀部分别固定于牵引床的胸腰板和臀腿板上，患椎间隙与床的胸腰和臀腿板间隙对应。依据患者的性别、年龄、身体状况、症状、体征及影像学检查，设置治疗参数。

（4）术后：牵引后平卧于硬板床上，腰部腰围制动，一般认为应绝对卧床20日至2个月不等。

5. 物理治疗　物理治疗有镇痛、消炎、促进组织再生、兴奋神经肌肉和松解粘连等作用，在椎间盘突出症的治疗中具有重要的作用。常用方法有高、中、低频电疗法及红外线疗法等。

6. 推拿、针灸疗法　推拿与针灸均为中医学的重要组成部分，用于治疗腰椎间盘突出症具有悠久的历史，并取得良好治疗效果。

7. 硬膜外腔或骶管注射封闭疗法

（1）适应证：适用于大多数椎间盘突出症，治疗有效率为80%左右。

（2）禁忌证：全身急性感染、活动性肺结核、封闭部位的皮肤或深部组织炎症、体质极度衰弱。

（3）治疗方法：硬膜外腔注入利多卡因类麻醉药物及少量激素，抑制神经末梢的兴奋性，同时改善局部血液循环，减轻局部酸中毒，达到止痛目的。治疗有效可1～2周后再注射1次，一般不超过3次，经多次注射治疗无效者，应考虑系广泛致密的粘连，需改用其他治疗方法。

（二）手术治疗

经保守治疗无效，症状较重且影响生活和工作，或经保守治疗后病情加重者，应采用手术治疗。自1934年报道手术治疗腰椎间盘突出症获得成功以来，经过70余年的探索，腰椎间盘突出症的手术治疗获得很大进步，从传统的开放式髓核摘除术到内镜下微创手术、人工椎间盘置换术，再到椎间盘的生物学治疗，腰椎间盘突出症的手术治疗已越趋完善。但是，手术的目的不是治愈，而是解除腰腿痛症状，因为手术的本质并不能终止导致椎间盘病突出的病变过程，也不能达到完全恢复腰部的生理状态。

1. 适应证

（1）腰腿痛病史超过半年，并经过至少6周以上的正规保守治疗，疼痛无缓解，直腿抬高试验阳性无改善或神经症状继续加重。

（2）有严重下肢肌力减弱及马尾神经损害，明显影响生活或工作。

（3）合并腰椎峡部裂及脊椎滑脱、较严重的退变性脊椎滑脱、脊椎节段性失稳和腰椎管狭窄。

（4）原位复发的腰椎间盘突出。

（5）病史虽不典型，经CT及脊髓造影检查确诊为较大椎间盘突出。

（6）初次手术失败，症状复发且有加重趋势，应尽早明确原因，再次手术。

（7）突出的髓核出现骨化，较重的高位腰椎间盘突出症，极外侧型腰椎间盘突出症，伴有软骨板破裂，可适当放宽手术限制。

2. 禁忌证

（1）合并有严重心、肺、肝、肾疾病。

（2）有较广泛的纤维组织炎、风湿性疾病。

（3）神经精神性疾病。

3. 开放式髓核摘除术　传统后路腰椎间盘髓核摘除术，仍是目前最常用和可靠的手术方法之一。

（1）手术方法：包括开窗法、半椎板及全椎板切除术。①开窗法软组织分离少、骨质切除局限、对脊柱稳定性影响较小，大多数椎间盘突出均可以采用。②半椎板切除多用于单侧椎间盘突出累及神经根管，需较广泛探查或减压者。③全椎板切除：适用于中央型腰椎间盘突出合并椎管狭窄、累及神经根管者。

（2）术后处理

1）术后24～48小时拔出引流。

2）术后24小时内，须严密观察双下肢及会阴部神经功能的恢复情况，如有神经受压症状且进行性加重时，应立即手术探查，防止因长时间神经受压出现不可逆性瘫痪。

3）卧床时间根据手术方式决定。一侧椎板开窗，因未涉及关节突关节的切除，卧床2周后即可下地活云动：一侧椎板切除并一侧关节突关节切除或全椎板切除，应卧床2个月；双侧半椎板切除并关节突切除或全椎板切除并关节突切除，须卧床3个月，至少半年后才能从事体力劳动。

4. 经腹入路腰椎间盘摘除术　包括腹膜后入路和腹膜内入路，后者已少用。由于存在手术部位出血、血肿引起神经根粘连，不能完全摘除病变的椎间盘，以及后路的骨窗造成脊柱后侧结构不稳定等原因，因而提出经前侧入路行腰椎间盘摘除术。

（1）优点

1）能较好暴露整个椎间隙和软骨板。

2）可同时处理腰4、腰5和腰5、骶1椎间盘。

3）可在椎间盘摘除后植骨，保持椎间隙宽度并达到骨性融合。

4）容易控制椎管内椎静脉出血。

5）可同时处理退行性脊椎滑脱。

（2）限制

1）手术创伤较后路手术大。

2）术中可能损伤腹下神经丛，在男性引起性功能障碍。

3）术后恢复期较长。

（3）术后处理

1）严格卧床3个月，椎体间骨性融合后方可离床活动。

2）手术后早期易发生肠麻痹，可注射新斯的明0.5mg，每隔半小时1次，共3次。须预防下肢血栓性静脉炎。

5. 微创脊柱外科治疗　包括显微内镜下腰椎间盘切除术、经皮穿刺腰椎间盘切除术、经皮激光腰椎间盘汽化减压术、经皮射频消融腰椎髓核成形术和腰椎间盘髓核化学溶解术等，详细内容参见第十八章。

【疗效分析】

1. 手术效果　腰椎间盘突出症外科治疗的方法，不论是开放或是微创手术手段，目的都是摘除突出的髓核致压物，达到解除神经根受压、缓解腰痛及下肢放射痛等症状。临床实践证明，绝大多数（80%以上）效果是良好和持久的。据资料报道，对腰椎间盘突出施行髓核摘除术后平均12.7年的随访结果，开窗组的优良率为77.3%，半椎板组为84%～86%。恢复工作后，椎间隙高度在术后9年平均丢失36%，未发现椎间不稳定。

2. 术后腰痛　目前，部分对腰椎间盘突出行摘除髓核的同时，作该椎间隙的融合或融合器融合并椎弓根钉固定，其理由是腰间盘髓核摘除后，该椎间隙进一步狭窄，将发生腰痛或者出现不稳定，为预防其发生而行融合及内固定。

对于腰椎间盘突出髓核摘除后，是否一定发生椎间隙狭窄性腰痛和不稳定的问题，有学者提出不同看法。据金大地等2003年报道一组手术治疗腰椎间盘突出症和腰椎管狭窄症2560例，术后并发症发生率约为5%，其中仅2例全椎板切除者分别在术后4～5年出现腰椎4～5 Ⅰ°滑脱。另有靳安民等报道，手术治疗腰椎间盘突出症7235例，术后随诊，腰椎不稳发生率<1%。以上两组近万例的病例，均未提及术后及远期出现腰痛的问题。由此可见，影响治疗效果的主要因素是髓核摘除不彻底以及发生神经根损伤、马尾损伤、神经根粘连和椎间盘炎等。据以上两组病例可见，腰椎间盘的髓核摘除后，并发持续腰痛及滑脱者极少，预防性融合及内固定缺乏足够的理论依据和实际病例支持。

3. 术后椎间隙变窄　关于椎间盘突出髓核摘除后出现的椎间隙变窄，可视为一种正常生理性变窄。椎间盘突出多发生在中、老年人，资料报道平均为45.8岁，人在中年之后，由于椎间盘逐步退变及纤维化而变窄，至老年时身高可降低5～8cm不等，老年人因椎间盘退变而稳定性较差，从而代偿性发生骨质增生以增加椎间接触面积而达到增加稳定。此时发生的退变性滑脱和退变性侧凸，多数无明显症状，部分椎体边缘因为增生已自发形成骨桥连接。故可认为，没有必要对老年人腰椎间活动减少、变窄施行预防性融合。再者，做融合手术时撑开椎间隙，也可能是不必要且无益，反而可因撑开椎间隙牵拉神经根而出现症状。椎间神经孔直径比神经根大3倍以上，故较少发生因椎间孔狭窄压迫神经根。

4. 椎间融合　在治疗脊柱疾患中，为恢复腰椎生理前突，可选用椎间隙前面张开方法。融合是在没有其他治疗方法可供选择情况下的最后的手段，对脊柱破坏性疾患，如肿瘤和结核，为治愈疾病必须进行融合。而对椎间盘退变性病变，脊柱尚未失去稳定，不应当将融合治疗作为首选，首先应考虑保留脊柱活动功能的治疗方法。

第八节　腰椎管狭窄症

腰椎管因骨性或纤维性增生、移位导致一个或多个平面管腔狭窄，压迫马尾神经或神经根而产生临床症状称为椎管狭窄症。

1972年Epste认为狭窄可因发育性或退变性所致，以退变性为多见，并认为神经根嵌压于侧隐窝可引起根性神经痛，目前这一观点已被普遍接受。

【应用解剖】

腰椎由前方的椎体、后方的椎弓、棘突及侧方的横突所构成，椎体后缘及后关节与椎弓间形成椎孔。各椎体间有椎间盘连接，椎弓间有后旁小关节连接，周围有韧带联结而形成腰段脊柱，各椎孔相互叠加而形成腰椎管。腰椎管的前壁为椎体后面、椎间盘后缘及后纵韧带，两侧为椎弓根，后方为椎板、后关节和黄韧带。椎管内有硬膜囊，囊外有脂肪组织、血管及从囊内穿出的神经根，囊内在腰2以上为脊髓圆锥及神经根，腰2以下为马尾神经。

侧隐窝是椎管两侧的延伸部，其外界是椎弓根内壁，后方是上关节突前壁、黄韧带外侧部及相应椎体上缘，前方是椎体后缘的外侧部分及相应的椎间盘，内侧为开放区，与硬膜及硬膜外脂肪、血管丛相邻。侧隐窝内有从硬膜囊内穿出的神经根通过，并向外进入椎间孔。

腰椎侧隐窝存在与否及深浅，与椎管的形态有关。腰1椎孔为椭圆形，基本无侧隐窝，腰2椎孔呈三角形，多数侧隐窝不明显，腰4、腰5椎孔以三叶草形为主，大部分有明显的侧隐窝（图49－8－1①②③④⑤）。

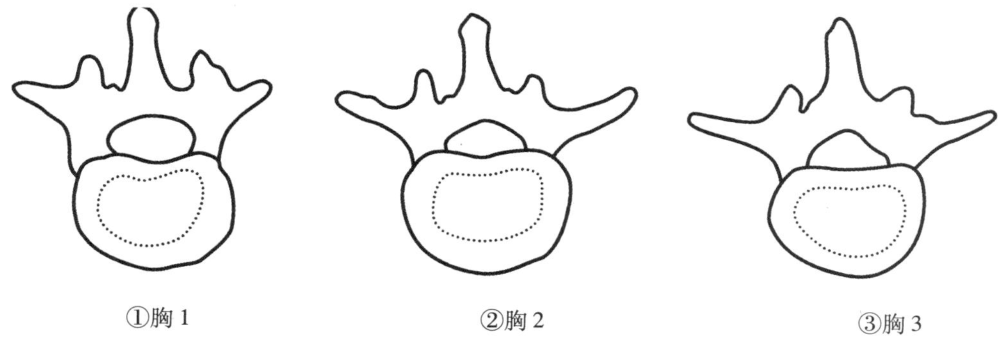

①胸1　　②胸2　　③胸3

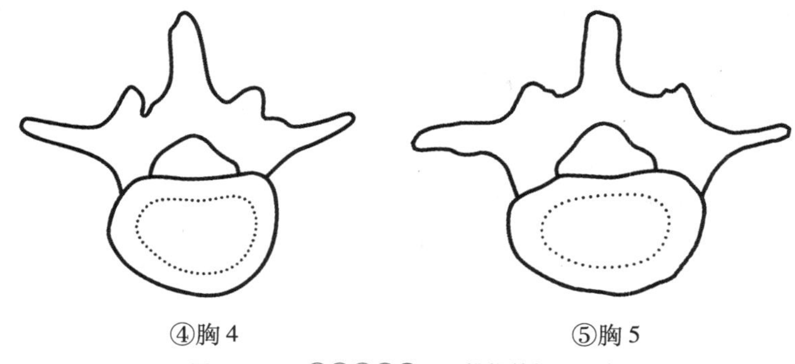

图 49－8－1①②③④⑤ 腰椎椎管解剖形态

神经根管是指位于椎间侧方的椎间孔,为神经根穿出的骨纤维性管道,在腰段其前壁为上一椎体和其下方的椎间盘,后壁为上位椎骨的椎弓下切迹,下壁为下位椎骨的椎弓上切迹。

【病因与分类】

根据病因,可分为4类。

(一) 发育性椎管狭窄

1. 先天性小椎管 先天性短椎弓根及椎弓根内聚,以致椎管矢状径及横径变小,幼儿时没有症状,随着发育过程椎管和其内容物逐渐不相适应,才出现椎管狭窄症状。

2. 软骨发育不全症 发育过程中逐渐发生椎管狭窄而出现症状。

3. 先天性椎弓峡部不连及滑脱 由于椎体间不同程度的滑移使椎管在该平面变窄,同时,椎弓峡部软骨和纤维组织增生也可压迫神经根,一般均在发育后期或中年后合并脊柱退变时才出现症状。

4. 先天性脊柱裂 先天性脊柱裂处瘢痕组织增生及粘连,造成对硬脊膜和神经根的牵拉、刺激和压迫。

(二) 骨病和创伤

畸形性骨炎、脊柱结核、脊柱化脓性感染、肿瘤、腰椎间盘突出及创伤均可引起椎管狭窄,但这类疾病本身是明确的独立性疾病,椎管狭窄只是其病理表现的一部分,故不应诊断为椎管狭窄症。

(三) 退变性椎管狭窄

是腰椎管狭窄最常见的原因。中年以后,脊柱逐渐发生退变,退变发生的迟早和程度,与个体的体质、劳动强度、职业及创伤有关。退变一般先发生于椎间盘,髓核组织的含水量减少,椎间盘变窄,其原有的弹性生物力学功能减退,不能均匀向四周传播承受的压力。狭窄和生物力学改变并引起后关节的紊乱,从而继发椎管骨及纤维性结构的肥大和增生性退变,引起椎管狭窄。

(四) 医源性椎管狭窄

多数由手术所致,较多见的有:

(1) 手术创伤及出血引起的椎管内瘢痕组织增生及粘连。

(2) 手术破坏了脊柱的稳定性,引起脊柱滑移。

(3) 手术破坏了脊柱的生物力学,继发创伤性骨、纤维结构增生。

(4) 全椎板或半椎板切除后,后方软组织突入椎管并与硬脊膜粘连。

(5) 脊柱后融合术引起的椎板增厚。

(6) 手术过程遗留碎骨块于椎管内,经过暴力反复推拿,椎管内有明显的粘连及骨与纤维结构增生,导致椎管狭窄。

除了按病因分类外,还可以按椎管狭窄发生的部位分为中央椎管狭窄、侧隐窝狭窄、神经根管狭窄及混合性狭窄4类。

【病理生理】(图49-8-2①②③)

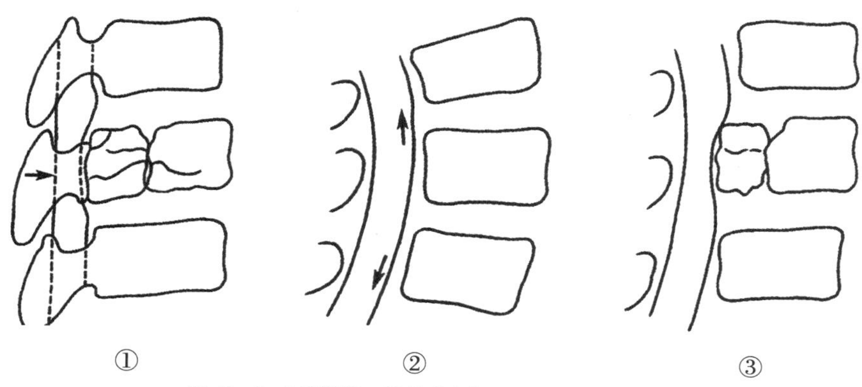

图49-8-2①②③ 椎管狭窄与脊髓损伤类型的关系

腰椎管的大小可因脊柱姿势的改变而变化,实验及临床与X线片测量均证明,当腰椎前屈时,其生理前凸减少,椎管容量增大。腰椎后伸时,其生理前凸增加而椎管容量变小,其前后径可减少10%或更多。

在正常腰椎管,马尾神经约占硬脊膜囊横切面的21%,其余空间为脑脊液。硬脊膜囊和椎管壁之间有硬脊膜外间隙、脂肪和血管,故腰椎管发生狭窄时,马尾神经可有相当的缓冲余地。狭窄较轻时对神经不造成压迫,因而临床症状不明显。狭窄发展到一定程度后,接近压迫马尾及神经根的临界度,此时如直腰或后伸,椎管容积进一步减少,椎管内压力增加,使静脉回流不畅,静脉压增加,血流缓慢,使毛细血管压力增加,造成神经根和马尾神经的血氧水平下降。此时,如进行活动和行走,神经的需血及需氧量增加,就会使原有的缺血缺氧进一步加重而产生症状。如弯腰及休息,则椎管容量相对增加,椎管内压力减低,静脉回流增加,毛细血管压力减低,神经的供血供氧改善,且停止活动后,神经的需血需氧量也减少,症状可得以缓解。这种病理变化也是神经性间歇跛行的病理生理基础。狭窄的进一步发展,可对马尾及神经根造成持续性压迫,此时活动及伸腰可使症状加重,而弯腰及休息时也不能使压迫及症状完全解除。

【病理变化】

早期多认为发育性椎管狭窄的重要性,目前则多数认为发生最多的是退变性椎管狭窄。但不能否认椎管发育的大小有个体差异,原来有椎管发育较小,加上有椎管狭窄因素发生时则更易产生症状。

椎管狭窄的病理改变主要有以下方面。

(一) 椎体后缘骨质增生

1. 后纵韧带肥厚、骨化 椎间盘后突等突出物位于椎管中央时,可造成椎管前后径变短而引起狭窄，位于一侧或双侧时可从前方造成侧隐窝狭窄。

2. **关节突肥大增生** 由于关节突肥大增生，可从后方造成侧隐窝狭窄，压迫神经根。

3. **椎弓根短缩或内聚** 可造成椎管的矢状径和横径狭窄。

4. **黄韧带增厚** 椎板间、椎板前方和椎管侧方均有黄韧带，黄韧带增生肥厚时，可从侧方、侧后方及后方造成椎管狭窄。

5. **椎板增厚** 可从侧后方及后方压迫硬脊膜及马尾神经。

6. **椎间隙变窄** 常由椎间盘退变所致，上椎体因椎间隙狭窄而下降时，可使神经根扭曲，被挤于膨出的椎间盘或增生的椎体后缘与其上的椎弓之间的沟道内。

7. **椎体滑移** 真性或者退变性椎体滑移，均可由上、下椎的相对前后移位而造成椎管狭窄。

8. **硬脊膜外病变** 如硬脊膜外脂肪增生及纤维化，硬脊膜外血管增生曲张，硬脊膜外束带、粘连，硬脊膜囊缩窄及压迹等，均可形成椎管狭窄。

【临床表现】

（一）症状

多见于40岁以上的中老年，起病缓慢，常有较长时间的慢性腰痛史。中央型椎管狭窄与侧隐窝及神经根管狭窄有不同的临床表现。

1. **中央型椎管狭窄** 继腰痛之后，可逐渐出现双下肢酸胀、麻木、疼痛及无力。症状的轻重常与体位有关，脊柱后伸而腰椎前凸增加时症状即随之加重，反之则减轻，故直立、后伸腰及平卧时症状加重，弯腰、下蹲、坐位及屈膝侧卧时症状减轻。部分患者可骑自行车10km以上无明显疼痛，但徒步行走却只能行数十米至数百米。最典型的表现是神经性间歇性跛行，其特点是步行数十米至数百米即出现下肢疼痛麻木、酸胀、无力等症状，继续行走时症状进一步加重，直至步态不稳，无力行走，此时，如坐下或蹲下休息片刻，症状即明显减轻或消失，又可继续行走，但行走不远症状又出现，如此反复发生。

2. **侧隐窝狭窄** 侧隐窝狭窄受压是硬脊膜囊穿出的神经根，故其症状与一侧性腰椎间盘突出症类似，但其根性坐骨神经痛往往比椎间盘突出症更为严重，疼痛自腰臀部向下肢放射，常有麻木感。狭窄嵌压腰4神经根时，放射性疼痛及麻木感位于小腿内侧；嵌压腰5神经根时，放射性疼痛及麻木感位于小腿外侧及足内侧。疼痛常是持续性，活动时加重，但体位改变对疼痛的影响和间歇性跛行均不如中央椎管狭窄典型。

3. **神经根管狭窄** 神经根管狭窄的症状与侧隐窝大体相同，临床常难以鉴别。

（二）体征

1. **未造成持续性压迫** 多数无明显体征，脊柱无畸形，腰部无压痛及活动限制，直腿抬高试验阴性，下肢感觉、肌力、反射等大多正常。但作直立后伸试验时间较久时，可出现下肢麻木及酸痛感。

2. **发生持续性压迫** 可出现受压的马尾神经或神经根支配区的肌力及感觉减退、腱反射减弱或消失。中央椎管狭窄严重者常有马鞍区感觉减退、排便及排尿功能障碍，下肢感觉与肌力减退的范围也较大。

3. **侧隐窝及神经根管狭窄** 一般只压迫单一神经根，故体征较为局限，与中央椎管狭窄不同处是常有明显的腰肌紧张及相应的腰旁关节突部位压痛点。腰4神经根受压时，感觉减退区主要位于小腿及足前内侧,可出现股四头肌肌力减退,跟腱反射正常、膝反射减弱。腰5神经根受压时感觉减退区主要位于小腿外侧、足跟及足内侧,常出现伸踇肌力减退,跟腱反射减弱。直腿抬高试验及踝关节背伸加强试验均为阳性。其体征与单侧椎间盘突出相似,但更为严重。

(三) 影像学检查

1. X线检查　X线平片可进行椎管横径(双侧椎弓根内缘之间的距离)与矢状径(椎体后缘至椎板与棘突交界处的距离)的测量,一般认为横径 <18mm、矢状径 <13mm,可考虑为椎管狭窄。由于脊椎的大小存在个体差异,因而每个人的椎管大小也不尽相同,故不能单纯以椎管管径测量来判断是否狭窄。

除椎管横径测量外,X线平片尚可有以下改变。

(1) 脊柱弧度改变:包括脊柱侧弯、生理前凸加大或减小。

(2) 椎间隙变窄:为椎间盘退变的表现,也是诱发退行性椎管狭窄的主要原因。

(3) 椎体后缘骨质增生。

(4) 后纵韧带钙化。

(5) 后关节肥大,密度增高。

(6) 椎弓根肥大、内聚。

(7) 假性椎体滑移:也称退行性脊椎滑移。

以上X线表现对诊断腰椎管狭窄均有一定的参考价值。

2. CT、MRI扫描(图49－8－3①②)　CT、MRI横断层扫描对椎管狭窄的诊断价值很大。

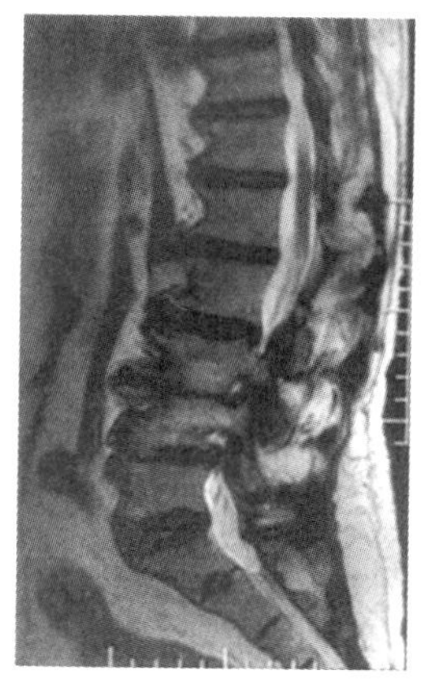

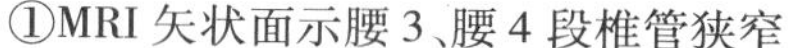

①MRI矢状面示腰3、腰4段椎管狭窄

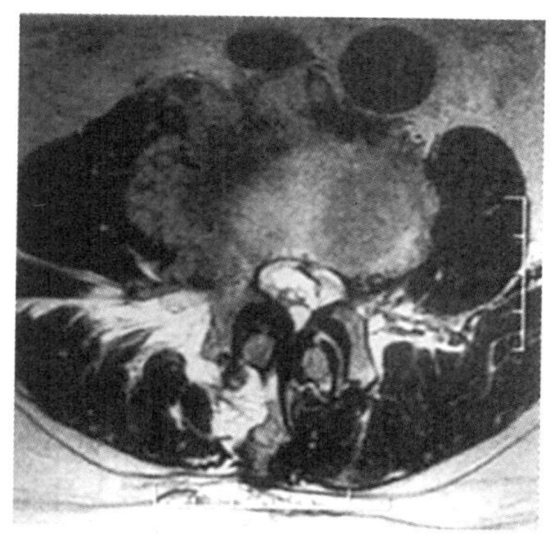

②MRI横扫面

图49－8－3①② 椎管狭窄MRI图像

(1) 可观察到椎管的骨性狭窄部位,如椎体后缘、关节突、椎弓根、椎板等部位的肥大增生。

(2) 也可了解椎间盘突出、黄韧带肥厚等情况。

(3) 并能对椎管、侧隐窝的大小进行精确的测量。

(4) 还能看到硬脊膜囊、神经根等受压或受牵拉移位的情况。

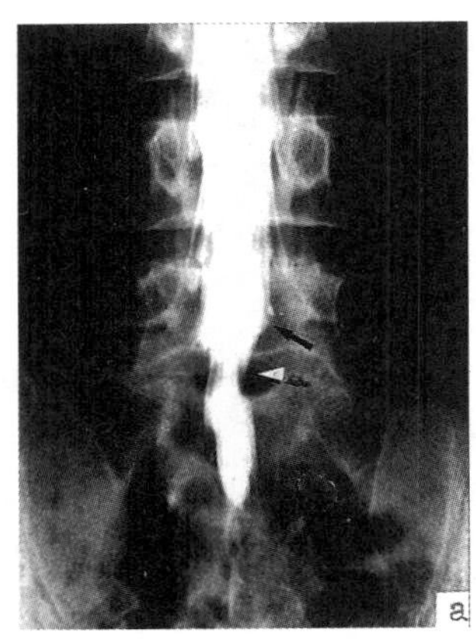

图 49-8-4 中央椎管狭窄造影

3. 中央椎管狭窄造影(图 49-8-4) 主要表现为蛛网膜下腔部分或完全梗阻,完全性梗阻时出现造影剂完全中断,部分梗阻的表现为不同程度的单个或多个平面的充盈缺损,充盈缺损位于后方时多为椎板增厚及黄韧带肥厚,位于前方者可能为椎体后缘骨增生。如缺损在椎间盘平面则多为椎间盘突出或膨出,位于侧方可是关节突肥大增生,也可能是侧方黄韧带肥厚、椎板增厚或较大的一侧椎间盘突出。在 X 线透视观察,可见到当患者弯腰时梗阻情况明显好转,后伸腰时梗阻明显加重。

【诊断】

慢性腰痛及一侧或双侧根性坐骨神经痛,直立行走时加重,腰后伸试验阳性,弯腰、蹲下、屈膝侧卧时可缓解,骑自行车时不痛。有典型的间歇性跛行而足背动脉、胫后动脉搏动良好,症状较重而体征较少。根据以上情况可初步诊断腰椎管狭窄症。中央椎管狭窄有上述典型症状,侧隐窝或神经根管狭窄者多数为单侧严重的根性坐骨神经痛,直腿抬高试验可为阳性,下肢有感觉迟钝、肌力及反射改变,其表现类似腰椎间盘突出,有时更为严重。

结合临床及 X 线表现可作出诊断,CT 扫描及椎管造影虽然有助于诊断,但并非绝对必要。

【鉴别诊断】

主要应注意腰椎间盘突出常同时存在、椎管内及脊柱肿瘤和神经根炎等。椎间盘突出也为退行性病变,腰椎管狭窄症中有 15% ~35% 合并有不同程度的椎间盘突出或膨出。

【治疗】

(一) 保守治疗

保守治疗对已形成腰椎管狭窄者较难有很好效果,但在早期狭窄尚未形成持续性压迫时,可先试用保守治疗。在这一阶段,当休息及体位合适时,狭窄对马尾及神经根并不构成压迫,但体位不合适及活动时则可造成压迫或刺激,从而引起马尾神经、神经根、硬脊膜囊及硬脊膜外组织的水肿、增生或肥厚,这样不但使椎管容积进一步减小,而且因水肿的马尾、神经根等对压迫和刺激更为敏感,更易产生临床症状。保守疗法虽不能消除椎管的骨与纤维结构增生,但可缓解马尾、神经根、硬脊膜及硬脊膜外组织的炎性反应,从而解除压迫并使症状缓解。

保守治疗的方法包括卧床休息、骨盆牵引、腹肌锻炼、理疗、按摩、腰带保护及适当的抗炎药物等。有急性发作症状时,卧床休息最为重要,一般可取屈髋、屈膝侧卧位,不习惯长期侧卧者也可在膝部垫高后屈髋屈膝仰卧。每日除必需起床外,应尽量卧床,直至症状基本缓解。骨盆牵引的作用是帮助放松腰肌与限制活动,腰部按摩可放松肌肉。一般不宜作腰部推拿,尤其不可作重力推拿。

（二）手术治疗

腰椎管的骨纤维性狭窄一般不能自行解除，故已产生持续性压迫而症状较重者，应考虑行手术治疗。手术治疗的目的是解除压迫马尾和神经根的狭窄因素，由于狭窄因素不同，手术方法也有所不同。术前应对狭窄的节段、部位、性质等作详细的了解。临床上常发生手术认为很彻底，但腰痛仍存在。

1. 手术指征

（1）确诊有结构性病变，神经症状加重，已产生明显持续性压迫，症状较重者。疼痛不可耐受，影响日常的生活与工作，经系统的保守治疗无效或效果不显著。

（2）明显的神经根痛和神经功能损害，尤其是严重的马尾神经损害可出现括约肌功能障碍。

（3）神经症状进行性加重，如股四头肌无力、踝关节不能背伸。

（4）多数混合性椎管狭窄症。

（5）进行性加重的腰椎滑脱、脊椎侧凸。

（6）经保守治疗无效的发育性腰椎管狭窄症，在处理继发性腰椎管狭窄症原发病的同时，将椎管扩大减压。

（7）对合并腰椎间盘脱出症的腰椎管狭窄症及腰椎管内肿瘤，可同时进行手术。

2. 术式选择　手术治疗腰椎管狭窄症的目的不仅是彻底有效解除对脊髓和神经根的压迫，而且要保持或恢复脊柱的稳定性。某些腰椎管狭窄症患者可能无明显症状，不能单纯依靠影像学有神经受压作为手术减压的依据，也不能作为临床疗效的评价。手术治疗包括传统常规手术和内镜下微创手术，目前主要术式有单侧或双侧椎板间开窗、半椎板切除、开窗潜行减压、桥式开窗减压等多种形式。

以上术式虽然保留了脊柱后部结构，减小了手术创伤和并发症，但有减压不彻底的顾虑。因此，许多学者设计了各种椎管成形术，既保留了脊柱后部结构，维护了脊柱稳定，又可以进行彻底减压。认为术后中期评估椎管成形术和椎板开窗术优于椎板切除术，后者腰椎不稳定和交界处再狭窄的发生率较高。

（1）根据椎管狭窄的病理变化，治疗椎管狭窄症的常规手术包括单纯减压术、减压加融合术或内固定及腰椎管扩大成形术等。

（2）按照椎板切除减压范围的常规术式可分为广泛性和有限性减压两种手术。由于全椎板切除的远期疗效下降，且有腰椎不稳等并发症，因此，越来越多倾向于应用有限减压的方法。有限减压强调针对不同的病因采用有限手术，不主张单一全椎板、大范围减压，主张以较小的手术创伤，达到彻底减压，并能维持腰椎稳定，保留小关节的扩大椎管减压术。有限减压可以对单一平面或单一神经根进行减压，保留较多后部骨及韧带结构，较好地保留了脊柱后部的骨韧带结构。这种术式可减少术后脊柱不稳的发生，远期疗效优于全椎板减压。对于单侧症状患者，可以进行单侧减压，双侧症状者在双侧减压同时可以进行神经根管减压。

3. 常用术式

（1）黄韧带肥厚可仅行黄韧带切除术。

（2）骨性椎管狭窄，症状严重应行椎管扩大减压术。

(3) 侧隐窝狭窄压迫神经根,采取扩大开窗或半椎板入路,凿去小关节突内侧半,再沿神经根向下切除相邻椎板上缘,以扩大神经根管,直到神经根充分松解。

(4) 单纯小关节变异、肥大,可切除向椎管内突出的骨质。

(5) 合并椎间盘突出症,术中应摘除病变椎间盘。

(6) 术中发现硬脊膜囊增厚、纤维变、搏动消失甚至变形,应切开硬脊膜在蛛网膜外观察,如有粘连物或蛛网膜本身肥厚,应将蛛网膜切开探查,并行松解术。

(7) 伴有椎节不稳定,可行椎体间植骨融合术,选用 Cage 或椎弓根螺钉固定术。

4. 手术效果 准确了解疼痛的部位和起因,减压中央椎管、侧隐窝及神经根管,手术效果与全面了解病变的病理生理以及合理的手术技巧有关。手术治疗腰椎管狭窄症,虽多数可获得近期疗效,但远期效果仍难尽人意。

(1) 减压不充分:如只切除椎板,未对挤压在侧隐窝及神经根管内的神经根进行减压或减压不充分,导致遗留神经症状。原因为术前体格检查或影像检查不仔细,减压节段及范围不够。彻底减压的指征是切除椎板时不但要够,而且要解除椎体后部、椎管前部和侧隐窝的增生骨质,以便彻底解除马尾及神经根的压迫。彻底减压的标准是恢复硬脊膜搏动、神经根滑动范围在 1cm 以上。

(2) 减压过度:过度操作可造成医源性腰椎失稳。如切除隆起而没有破裂的椎间盘,不恰当、过多地切除椎板及关节突以及不恰当地进行硬脊膜内探查,均可能导致脊柱不稳及广泛硬脊膜内外瘢痕粘连。

5. 手术方法

(1) 全椎板切除入路:适用于中央椎管狭窄,显露好,视野清楚,可处理该节段椎管任何部位的狭窄,但对术后脊柱的稳定性有一定影响,并可发生脊柱后方软组织与硬脊膜粘连等后果。此外,还应该明确除少数椎板增厚的狭窄外,全椎板切除并不是解压手段,而是便于对椎管内其他狭窄因素进行手术的入路,因此,不应对任何椎管狭窄都采用全椎板切除。

椎板切除后即可检查造成硬脊膜和神经根压迫的因素,最常见的有侧方黄韧带肥厚、关节突肥大、椎弓根内聚、椎体后缘骨增生及后纵韧带钙化。用小骨刀或骨凿切除造成狭窄的骨纤维结构,切除肥大的关节突时,应注意至少保留上、下关节面仍有 1/3 以上能相互接触构成关节,以减少对脊柱稳定性的破坏。有侧隐窝狭窄除切除部分上、下小关节突外,还需注意有无椎间盘突出、椎体后缘骨增生及后纵韧带钙化,如有也需予以解除,使神经根完全松弛。然后检查并解除硬脊膜囊外可能存在的束带或纤维增生组织压迫。对正常的硬脊膜外脂肪组织不应摘除,以减少硬膜的粘连并起到保护硬脊膜的作用。

(2) 多节段半椎板切开减压术:此方法维持脊柱的稳定性优于全椎板切除术,适用于中年人发育性椎管狭窄,椎管狭窄不严重伴椎间盘突出者,也可适用于轻或中度退行性及混合性椎管狭窄,尤其是术前考虑椎间盘突出行髓核摘除者。经过全椎板切除减压术和多节段椎板切开减压术治疗腰椎管狭窄症的疗效比较,多节段椎板切开减压术也可使椎管充分减压,两种手术方法术后椎体滑移的发生率差异无统计学意义。

(3) 半椎板切除入路:适用于单侧的侧隐窝狭窄、神经根管狭窄及关节突肥大。此法对脊柱稳定性的影响很小。

(4) 椎板间扩大开窗术入路:对诊断明确的单一侧隐窝狭窄,可采用此入路。其方法是先探查、切除间隙半侧椎板的黄韧带，再向上下咬除部分上下椎板缘，即可显露椎管，方法与半椎板入路相同。此法较半椎板切除损伤更少，但显露不如半椎板切除好，只适宜于经验较丰富的术者采用。

（5）全椎板切除减压、植骨融合术：考虑采用单纯减压术难以获得持久的疗效时，应在减压术的同时进行融合。对椎管狭窄症全椎板切除减压术后是否行脊柱融合术，确切适应证还不十分明确，减压后同时行植骨融合术有更好的疗效。

腰椎管减压、植骨融合术的手术指征：

1）全椎板切除后，同时伴有50%以上的小关节突切除。

2）单侧全关节突切除或双侧50%以上关节突切除减压时应一期行脊柱融合术，以防术后发生脊柱滑脱。

3）合并腰椎滑脱，行全椎板切除减压术时。

4）椎管狭窄合并腰椎不稳的临床症状，如翻身痛，术前腰椎过伸过屈位摄片提示有腰椎不稳，双侧峡部发育不良、脊柱侧凸等，可同期行椎管减压融合术。

5）腰椎MRI检查提示为重度椎间盘变性突出，椎间隙高度降低超过正常的1/2以上。

6）相同节段再次手术。

（6）全椎板切除减压、植骨融合及内固定术：适用于腰椎管狭窄症具有潜在脊柱不稳及术后全椎板切除易产生脊柱滑脱的患者。在全椎板切除减压、植骨融合的同时行脊柱内固定，可防止脊柱滑脱进一步加重，脊柱的稳定性。资料表明，对单纯应用椎板切除减压术、应用内固定器加融合术与不用内固定器融合术3种方法治疗退行性腰椎管狭窄症的疗效进行对比，认为后两种方法治疗结果优于单纯全椎板切除减压术。

（7）腰椎管扩大成形术：是一种有限减压、腰椎后部结构重建手术。采用截断椎板或劈开棘突，显露椎管，摘除髓核，切除增厚的黄韧带及部分增生内聚的关节突，扩大神经根管，彻底减压硬脊膜囊和神经根后，利用椎板、棘突或自体髂骨外板、人工椎板回植固定，覆盖硬脊膜后方，恢复管状结构，使椎管后壁后移达到扩大椎管，保持椎弓后部结构完整并防止术后粘连。

对腰椎管狭窄症外科治疗仍存在许多争议，必须遵循腰椎管狭窄症的手术原则即对脊髓、神经根彻底减压，使其有一定的活动范围，而又不影响脊柱的稳定性。

6. 术后处理

（1）使用抗生素、地塞米松及甘露醇3日，以减轻硬脊膜和神经根水肿。

（2）一般24小时内，引流液数量每日20ml左右可拔除引流管。

（3）术后3～7日可逐步下地练习站立及行走，切口愈合后开始适当的腰、腹肌锻炼。早期作直腿抬高锻炼，可防止神经根粘连。

（4）恢复期腰背肌功能锻炼都将起到提高脊柱稳定性、防止病情复发和巩固疗效的重要作用。

（5）卧床6周后戴腰围下地负重行走。

【并发症】

（一）感染

可发生手术切口感染或椎间隙感染。

1. 感染 原有的神经痛和腰腿痛症状在术后消失,5～14 日后发生剧烈的腰痛伴臀部或下肢剧烈牵拉性痛和肌肉痉挛,不能翻身。

2. 神经损伤 手术中在硬脊膜外或硬脊膜内都有可能损伤神经根。

3. 脑脊液漏或脊膜假性囊肿 多发生在术后第 3～第 4 日,硬脊膜假性囊肿多在术后数个月内出现腰腿痛,在手术瘢痕处或腰骶部有球形囊样物与硬脊膜粘连,可引起坐骨神经痛。

4. 大血管损伤 最常见是经后路手术时损伤腹后壁的大血管。

5. 脏器损伤 血管损伤时可能伴有其他脏器损伤,如膀胱、输尿管或小肠等。

6. 瘢痕与粘连 手术部位的神经根与椎板切除后硬脊膜的暴露部分常发生瘢痕与粘连,可导致腰痛或神经根放射痛。椎管后壁骨缺损处瘢痕组织增生、粘连导致术后再狭窄,血肿机化、粘连及钙化往往导致神经根管再度狭窄。

第九节 腰椎峡部裂或不连与脊椎滑脱

腰椎峡部裂以腰 5 为最为多见,其次为腰 4,绝大多数为一个脊椎。主要发生在男性,发病年龄在 12～55 岁,其中 20～50 岁占 87%。

【病因机制】

(一) 腰椎峡部裂

1. 先天性

(1) 腰椎弓中央及两侧各有化骨中心,在发育过程中因未能连接而导致峡部裂。

(2) 胎生即有椎弓峡部的先天缺损,行走之后逐渐发生腰椎滑脱。

2. 家族遗传性

(1) 同一家族、父母与子女均有此病,原因是先天性腰椎峡部化骨中心未能愈合所致。

(2) 儿童时期细弱的腰椎峡部发生折断而造成峡部缺陷,部分有明显的家族史。常伴有其他下腰部畸形如骶裂、腰 5 椎体呈菱形及神经根硬脊膜囊异常等。

(3) 还存在种族因素,如爱斯基摩人峡部裂发病率高达 60%。

3. 后天性疲劳骨折 发病年龄于 9 岁后激增,原先 X 线片上无发现峡部裂隙,参加剧烈运动之后出现腰痛,检查 X 线片发现有峡部裂隙,认为是疲劳骨折,且有发展成为脊椎滑脱趋势。

4. 创伤性 腰椎峡部因外伤、特别是后伸损伤后可发生骨折。举重运动员、排球运动员的峡部裂发生率较高,与其腰部后伸及挺举动作有关。老运动员腰椎峡部裂的发病率为 20%,而青少年运动员的发病率为 4.6%,可见发病率随运动训练年限增加而增多。不同运动项目之间的发病率有很大悬殊,排球和技巧运动员发病率高达 50%,而长跑运动员则发病极少,说明腰后伸活动过多可导致峡部应力劳损,产生疲劳骨折的可能性也较大。

5. 腰椎融合术后 腰骶融合术后脊椎活动的应力上移,集中在融合上位腰椎,容易发生腰椎峡部疲劳性骨折,骨折不连接则形成峡部裂。

（二）脊椎滑脱

正常人直立时，躯干重量通过腰5椎体传达到骶骨，由于骶骨上面向前倾斜，故腰5椎体在其上受到体重压力时，有向前向下滑移的倾向，严重时可造成腰4棘突与腰5棘突相碰触。正常腰5、骶1间的椎间盘连接，也有防止椎体向前滑脱的作用。由于椎间盘退行性变，使椎间隙失去稳定性，也是使上位椎体易于向前滑移的原因之一，当腰5峡部不连接或腰5、骶1椎间盘发生退变时，即可发生腰5向前滑脱（图49－9－1）。脊椎发生滑脱后，人体为代偿这种向前滑脱而将身体重心向后移（图49－9－2①②），使得背伸肌紧张以使腰椎向后，但结果又使骨盆向前倾斜，增加腰前挺及腘绳肌紧张，从而又增加了滑脱间隙的滑移张力。滑脱的发生主要在青春期，可能与此期的剧烈活动有关，以后滑脱继续增加的倾向较少。

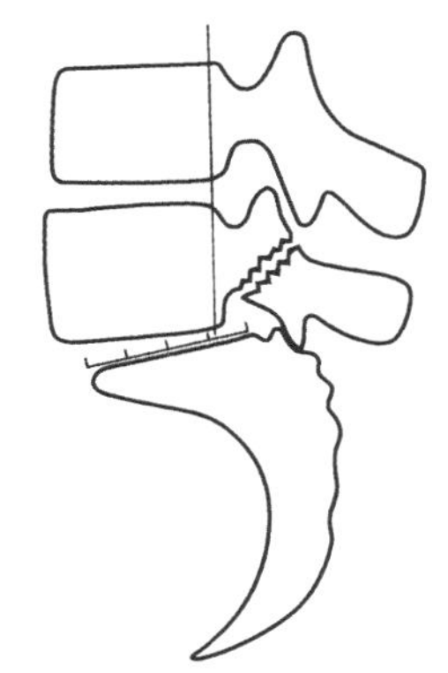

图49－9－1 脊椎滑脱机制

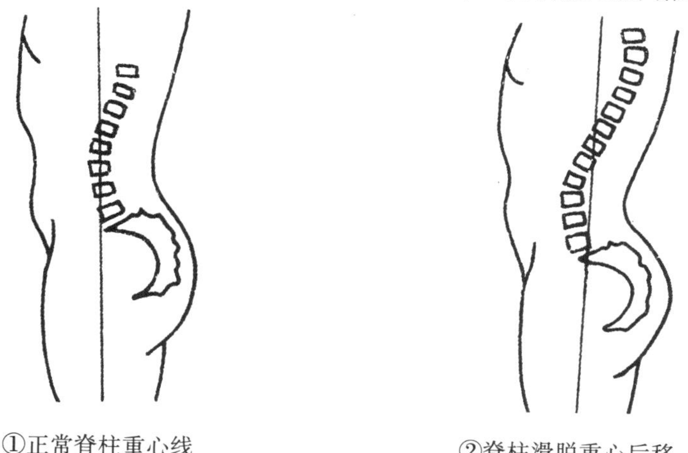

①正常脊柱重心线　　②脊柱滑脱重心后移

图49－9－2①② 脊柱重心线示意图

滑脱的程度与病因有关。在先天性病因，幼儿会行走时即可逐渐发生滑脱，至成年人可发展到完全滑脱。由于椎弓峡部较薄弱，劳损或外伤而致峡部疲劳骨折不连接，大多系在青年时发现，滑脱发生较晚，大多停留在Ⅱ度滑脱，达到Ⅲ、Ⅳ度较少。

假性滑脱即为没有峡部裂的脊椎滑脱，系因椎间盘退变及关节突磨损而发生滑脱，也称退变性滑脱。多见于中年以后，以腰3、腰4间发生的机会较多，由于关节突的阻挡，滑移程度多在Ⅰ度之内，发生神经受压症状也较少。

【病理机制】

病理所见发现，峡部大多为纤维软骨样骨痂，有破骨细胞及退行变性。

腰椎峡部裂引起腰痛或下肢痛的原因有以下方面。

1. 峡部不连、椎弓异常活动　峡部裂时，棘突椎板下关节突作为一个活动单位，受棘间韧带及背伸肌的牵拉，使病变峡部发生头尾端的异常活动。背伸肌肌肉收缩，前弯腰时拉紧棘突;后伸腰时挤嵌棘突,均引起此游离椎弓的头尾活动,这种异常活动的存在使峡部疲劳骨折难以愈合,骨折处新生纤维软骨及骨痂样组织中可带有神经末梢,峡部的异常活动可刺激该部的神经末梢引起疼痛。

2. **压迫或刺激性神经根痛** 峡部的纤维软骨样增生,对前方走行的神经根构成压迫或刺激,可发生神经根痛。

3. **椎间盘退变** 椎间盘退行变性,纤维环破裂并失去稳定性,可发生腰痛并由此继发腰部韧带、关节囊及腰背肌劳损,也是导致腰痛的原因。

峡部不连接或脊椎滑脱导致腰腿痛的原因,可以是上述之中一种或多种同时存在。本病发生在儿童时期,可无腰痛症状,而到成人之后才开始出现症状,原因是成年后椎间盘开始退变,同时与工作损伤或慢性劳损等诱因有关。

【临床表现】

(一) 症状与体征

1. 腰椎峡部不连

(1) 症状:可有下腰痛,疼痛较深在,在正中或偏一侧,劳动后加重,休息则好转。疼痛可向单侧或双侧臀部及大腿后侧放射,如压迫神经根或伴有椎间盘突出,则下肢放射痛沿坐骨神经分布走行。

(2) 体征:腰椎峡部不连的体征较少,主要有游离椎弓棘突压痛,左右椎挤痛,峡部不连处深压痛及腰后伸痛等。腰活动受限常不明显。

2. 脊椎滑脱

(1) 症状:脊椎滑脱可没有腰痛症状,部分可有慢性腰痛史,至中年后才发现系脊椎滑脱。症状多为慢性下腰痛,向臀部至大腿后侧放射。常在20岁后常因工作劳累或轻微损伤后发生,开始在直立或用力时发生腰痛,弯腰活动则缓解,以后疼痛发展为持续性,劳动、弯腰、伸腰甚至休息时均有明显症状。

(2) 体征:站立时腰生理前凸增加,在先天性脊椎滑脱更为明显,可因腰5棘突后突而腰4棘突在前而形成台阶状。骶骨因骨盆向后旋而突出,背伸肌紧张,伴下部有压痛,腰5棘突及其上下韧带也有压痛。腰部伸屈活动可减少,抬腿可无受限,下肢肌力、感觉及反射正常,神经根受压时,可出现肌力及感觉改变。

(二) 影像学表现

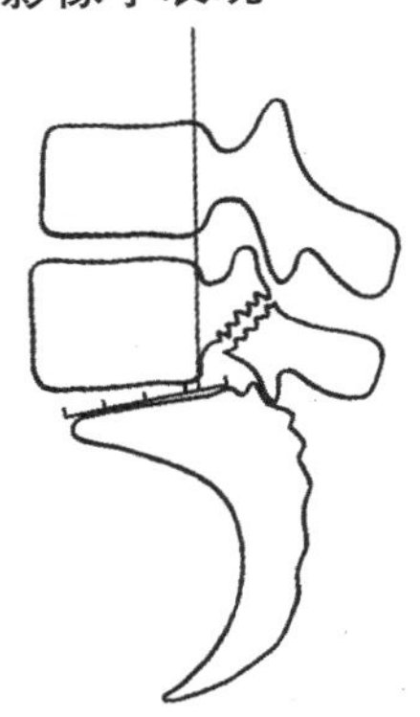

图 49-9-3 Mayerding 脊柱滑移程度测量

1. **Mayerding 脊柱滑移程度测量** 从正侧与斜位片上,可清楚显示腰椎峡部病变、小关节情况、椎间盘退变及滑移程度。峡部裂隙的改变有裂隙增宽、硬化、颈部细长并向前延伸。滑脱程度按下位椎体上缘前后径分为4份,由滑脱椎体后缘引出直线,与下位椎上缘交角处,测量前移程度。前移在1/4以内为Ⅰ度;在2/4以内为Ⅱ度;超过2/4以上为Ⅲ度;超过3/4为Ⅳ度(图 49-9-3),与下位椎体完全错开为全滑脱。滑脱程度大多数在Ⅰ度至Ⅱ度之间,Ⅲ度及Ⅳ度较少。

2. CT、MRI 扫描　见图 49－9－4①②。CT 及 MRI 扫描，对椎管内突出物的诊断很有意义。

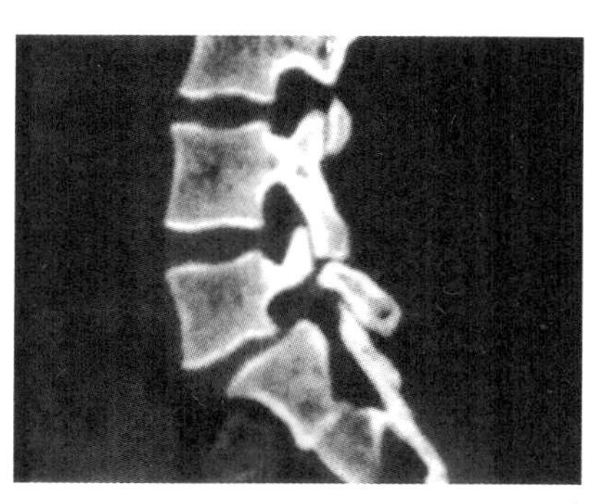

①腰 5 狭部裂 CT 三维

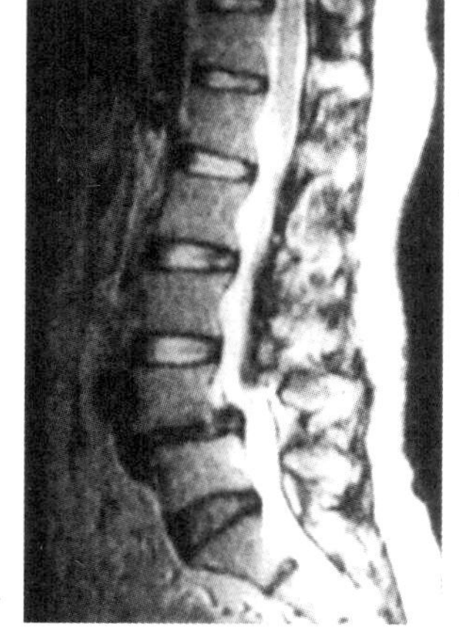

②腰 4 滑脱压迫硬膜囊

图 49－9－4①②　CT、MRI 图像

【诊断】

准确的诊断，必须是临床体征与影像学检查结果一致，棘突压痛、椎体挤痛、椎旁压痛、后伸腰痛的部位，下肢神经功能障碍的定位，应与峡部不连或脊椎滑脱的部位相一致，才能确定腰腿痛系由峡部不连或腰椎滑脱所致。

【鉴别诊断】

须鉴别其他下腰痛的体征，如腰椎间盘突出，背肌或韧带的扭伤与劳损等。以及其他下腰畸形的鉴别。

【治疗】

腰椎峡部裂及腰椎滑脱症引起的临床症状和病因机制比较复杂，包括峡部裂椎弓的异常活动，峡部裂处纤维软骨组织压迫神经根或合并椎管狭窄及椎间盘突出，滑脱节段序列错位，小关节退变及节段性不稳等。相当一部分峡部裂及Ⅰ度脊椎滑脱并无症状，故不需要特殊治疗。治疗原则首先是考虑保守治疗，仅少数疼痛严重或进行性椎体滑脱才需手术治疗。既往采用对滑脱的椎体进行原位融合的方法，由于融合率低，且不能恢复矢状面上的生理曲度、椎体高度与椎间孔的关系和重建三柱结构的连续性，术后仍有滑脱倾向。近年来，随着脊柱生物力学研究的进展，各种改良的椎间融合器得以推广，使治疗效果得到很大的提高。

（一）峡部裂的治疗

1. 保守治疗　对峡部裂引起的下腰痛，其压痛点在棘间韧带、峡部或椎旁肌者，可行痛点普鲁卡因封闭或腰部物理治疗。对新鲜峡部骨折及儿童疲劳骨折，可用石膏背心或支具固定 12 周。

2. 手术治疗　青年或中年，腰痛症状持续或反复发作，保守治疗无效的可行手术治疗，伴有椎间盘突出，可同时摘除突出的椎间盘髓核。

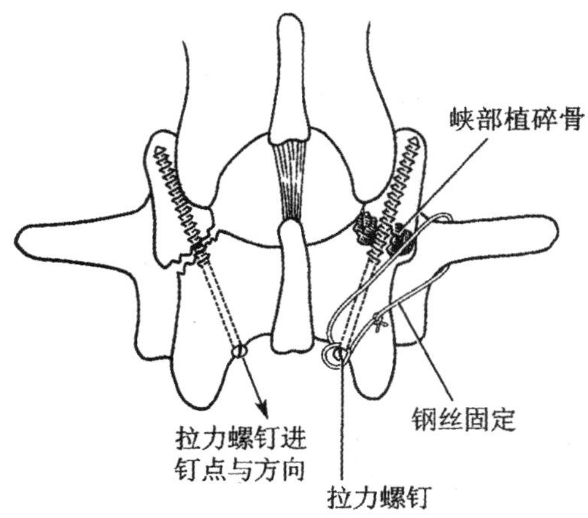

图 49－9－5 (Buck)峡部螺丝钉固定并植骨术

(1) 腰椎峡部不连局部植骨及内固定术(图 49－9－5):腰椎峡部不连处局部植骨,即切除腰椎峡部不连处纤维骨痂后,做病椎横突跨过腰椎峡部裂隙至椎板的植骨术,不融合关节。文献报道愈合率为 94%,腰痛缓解率为 70%。

1) 适应证:①腰椎峡部裂或Ⅰ度滑脱。②邻近椎间盘无明显退变。③年龄在 30 岁左右或儿童期。④疼痛症状持续,影响日常生活,保守治疗半年以上无效。

2) 禁忌证:①多节段腰椎峡部裂或滑脱＞Ⅰ度。②年龄在 40 岁以上,合并椎间盘突出、退变或椎管狭窄。

(2) 内固定方法(图 49－9－6①②③④⑤⑥⑦)

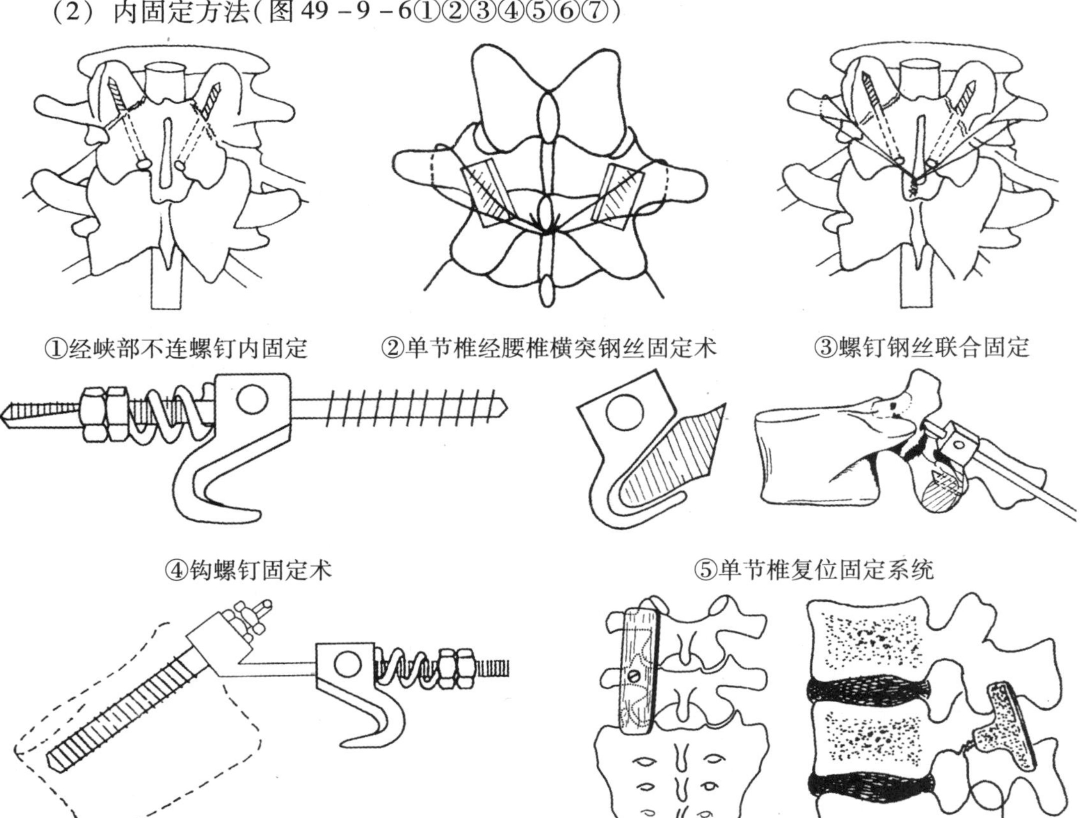

图 49－9－6①②③④⑤⑥⑦ 峡部裂内固定方法

1) 经峡部不连螺钉内固定术。

2) 单节椎经横突钢丝固定术。

3) 单节椎椎弓根螺钉棘突钢丝固定术。

4）钩螺钉固定术。

5）单节椎复位固定系统。

6）游离椎弓切除外侧植骨融合术。

7）腰椎椎弓峡部植骨术。

（二）脊椎滑脱的治疗

腰痛症状较轻的Ⅰ度脊椎滑脱，可采用与峡部裂相同的保守或手术方法治疗。60岁以上老年人的轻度滑脱，症状轻度者，也不需手术治疗。

1. 后路Cage植入的腰椎融合术　Cage即椎间融合器（图49-9-7①②③），是一种空心、外观似短粗螺钉样或长方形状，周边可让骨痂或血管穿过的笼状内固定物。可用于后路和前路手术，目前应用较多的为AO/ASIF的SynCage（图49-9-8）。

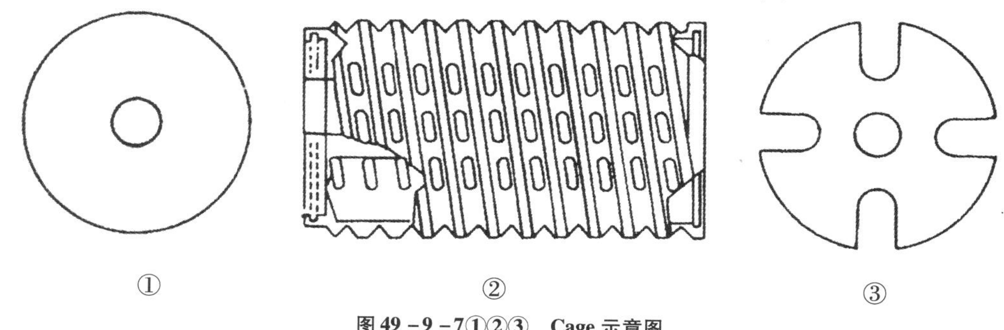

图49-9-7①②③　Cage示意图

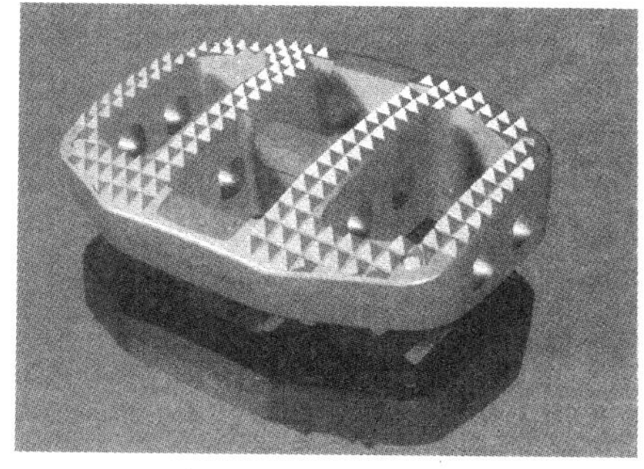

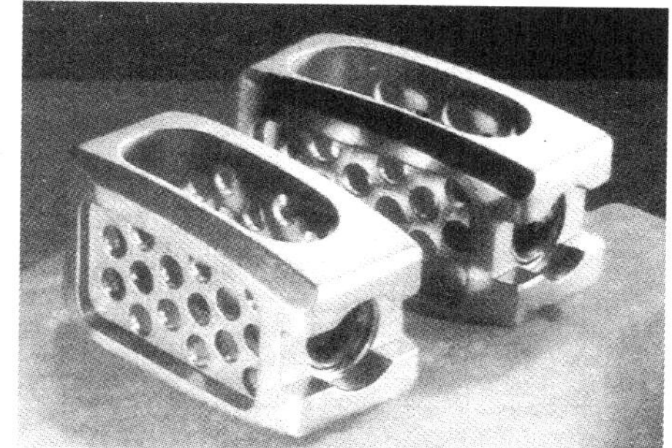

图49-9-8　AO/ASIF的SynCage

（1）SynCage的特征

1）固定作用：通过Cage周边的螺纹将上下椎体牢固地固定在同一静止状态，称为界面固定作用。

2）植骨融合：术中可在Cage的内芯处充填松质骨条，通过壳壁上的空隙与上下椎体面相接触，有利于成骨细胞的长入，最后形成骨性融合。

（2）适应证

1）慢性下腰痛影响日常活动，病程超过6个月。

2）腰椎间盘手术失败，复发椎间盘突出或椎间盘术后腰椎失稳须再次手术。

3）1或2个节段退变性椎间盘疾病，在椎板切除、关节突切除、椎间孔扩大成形后需椎间融合。

4）Ⅱ度以上腰椎滑脱，在应用其他内固定系统复位固定后。

5）Ⅲ度腰椎滑脱。

6）腰椎假关节。

（3）禁忌证

1）施术椎节有椎间隙感染、椎体终板硬化等病变。

2）超过Ⅰ度以上的腰段或腰骶段椎节滑脱。

3）合并脊柱侧凸等先天或后天畸形。

4）严重骨质疏松。

2. 后路椎弓根螺钉棒系统固定术（图 49－9－9①②③） 椎弓根螺钉棒系统内固定对轻度滑脱能达到完全或部分复位，有椎管狭窄及神经根性症状可同时行椎板切除、侧隐窝及神经根减压，术后症状可获得明显改善。复位后能较好恢复脊柱正常解剖关系，重新建立并维持脊柱的三柱结构，恢复了腰骶部生物力学功能，植骨融合效果优于单纯植骨融合术，同时应用椎体间融合器及后路椎弓根钉系统固定，能使病椎内固定、获得更好的稳定性，达到很好的治疗效果。

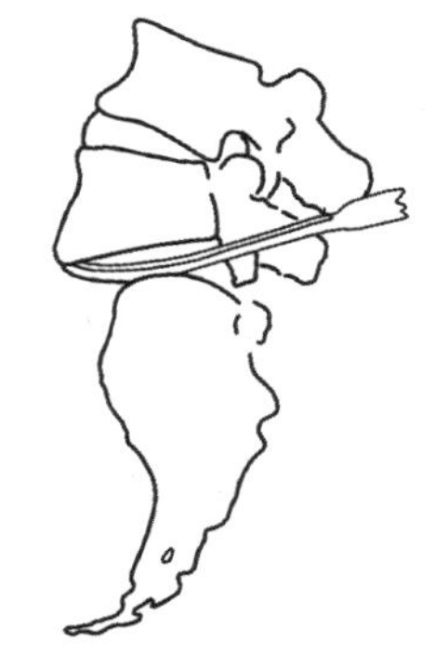

①松动椎间软组织及复位

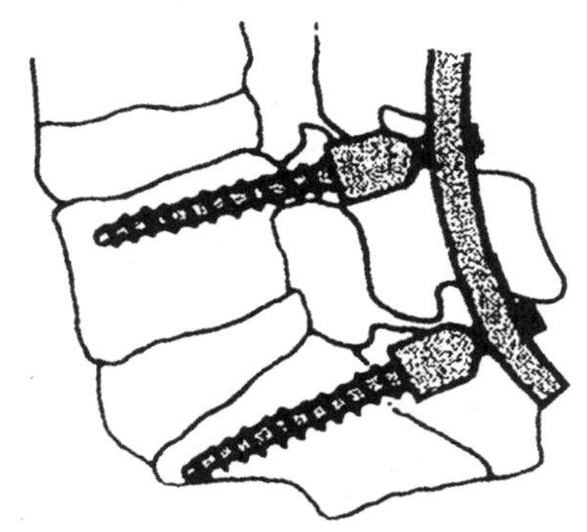

②椎弓根螺钉棒固定

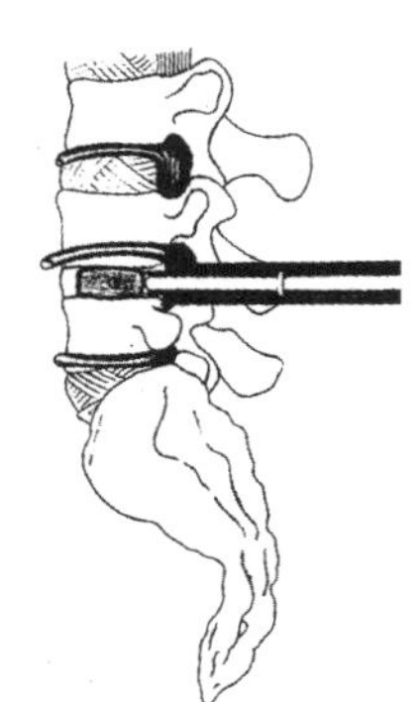

③植入填满骨块的融合器

图 49－9－9①②③ 椎弓根螺钉棒系统固定术

（1）适应证

1）腰椎滑脱伴腰痛病史半年以上，经保守治疗无效。

2）有腰椎管狭窄症状或伴有腰椎间盘突出症。

3）有下肢神经根受损症状及体征。

4）腰椎滑脱虽然小于Ⅱ度，但有明显节段性不稳定或滑脱有进行性加重趋势。

（2）禁忌证

1）年龄 75 岁以上或有明显骨质疏松。

2）有腰椎滑脱但临床症状甚轻。

3）病程较长，已有“骨桥”形成及自身稳定。

（3）术后处理：术后 24～48 小时拔除负压引流管，2～3 日后在石膏或支具保护下起床活动，维持 3 个月。

3. 前路腰骶植骨融合术（图 49－9－10）

（1）适应证

1）腰椎滑脱在Ⅲ度以内。

2）腰椎滑脱不稳定引起腰痛而无神经根症状。

3）经后路融合失败。

（2）术后处理:卧床 8 周后在石膏围腰或支具固定下保护下起床活动。

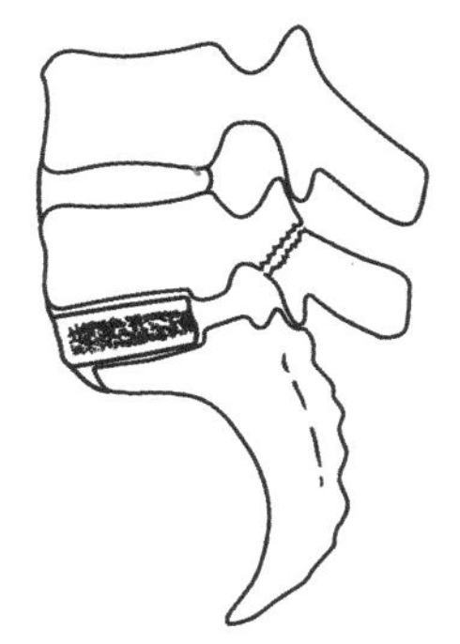

图 49－9－10　腰骶前路植骨融合术

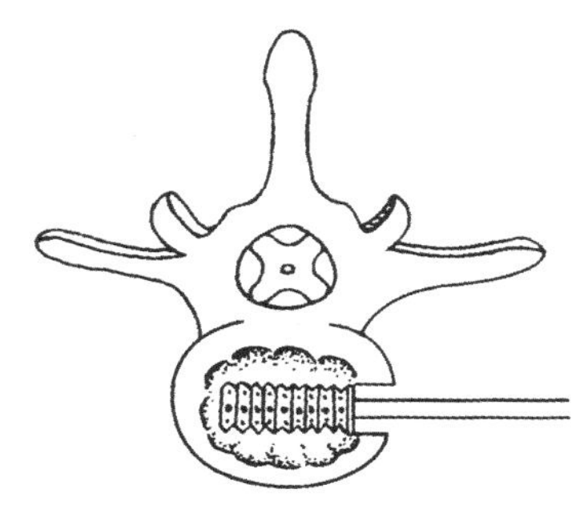

图 49－9－11　前路 Cage 植入的腰椎融合术

4. 前路 Cage 植入的腰椎融合术

（1）取方形的椎间融合器或取圆形 Cage，按后路 Cage 手术相同的方法将骨条植入 Cage 空芯内，将相应型号的 Cage 套至装入器上，按顺时针方向钻至深部，并使其恰好卧置于椎体中部，须保持上下、左右及前后方向对称（图 49－9－11）。

（2）术后处理除按后路手术的要求外，应按照下腹部术后进行观察，3～4 日后可带腰部支具起床活动。

第十节　劳损性腰痛

腰椎周围有许多韧带和肌肉软组织，对维持体位、增强脊柱稳定性、平衡性和灵活性均起着重要作用。如因某些原因引起这些韧带、筋膜、肌肉、脊柱关节突间关节滑膜等软组织发生病变时，则可发生疼痛，临床上称为软组织性腰痛。

【病因机制】

引起腰部软组织疼痛的因素很多，也较为复杂，除腰部本身的局部病变外，还与年龄、性别、发育、解剖变异，体质、工作体位、工作习惯以及外界环境变化等有密切的关系。

（一）损伤

包括腰部软组织外伤、扭伤、劳损及炎症等。

（二）生理因素

机体在解剖学上存在某些缺陷，可以影响腰椎活动过程中的生物力学结构平衡而引起腰痛。

（三）诱发因素

如气候或地理条件的变化，以及潮湿、寒冷、体位不良、体力不足、肥胖、情绪低落及精神紧张等。

（四）继发因素

组织退行性病变，创伤后组织瘢痕粘连，肌间隙压力增高，组织新陈代谢失调及小关节滑膜炎性肥厚等，也可导致的腰部疼痛。临床上常见的继发因素是局部疾患，如外伤、扭伤、劳损、退行性病变、炎症及体位姿势不良等。

（五）流行病学

多数劳损性腰痛都有腰部软组织损伤病史，并且症状的发生与年龄、性别、外伤、体位姿势及退行性改变等有一定关系。

1. 年龄　腰痛的发病，多发生在社会活动频繁和工作繁重的年龄，调查资料显示，男性占发病总数50%，发病年龄以40～60岁最多，女性45%的发病年龄也在40～60岁。

2. 性别　由于男性参加社会活动较多，就医机会也多，因此在医疗统计中，男性发病多于女性。

3. 负重和外伤　当脊柱在劳作中失去平衡时，可引起不同程度的腰部损伤。腰部在负重情况下，要依靠周围肌肉软组织维持平衡和活动的协调，如超过其承受能力或未能适应外力传导，则可引起腰部损伤并导致腰痛。

4. 体位和姿势　日常静态及工作中动态体位及姿势不良，容易引起腰部肌肉失调和动力失去平衡。如在铺床、坐椅、洗衣、乘车过程中，因体位不当，日久也会导致姿态性腰痛。

5. 退行性改变　随年龄的增长，在20～30岁以后，腰椎间盘逐渐出现退行性改变，在此基础上继发椎间小关节及其周围韧带、关节囊的退变，造成椎间关节不稳，继而引起腰部组织的损伤，从而导致腰痛。

【病理机制】

1. 急性腰部扭伤　由于在劳作过程中外力作用超过腰部软组织的生理负荷量，致使腰肌软组织功能控制失调时，可造成不同程度的肌肉、筋膜、韧带及关节囊等软组织损伤，包括出血、肿胀、纤维断裂或小关节滑膜嵌顿等。

腰部除负担及维持沉重而复杂的重力外，还要适应各种活动的变化，这些既要求灵活又要求稳定的协调作用，多由腰肌及其软组织来承担。人体在解剖结构上存在自然限制保护因素，其中以限制腰部过度前屈的组织较多，如棘上、棘间韧带，后纵韧带，黄韧带及横突韧带等。而限制腰部过度后伸的组织较少，仅为前纵韧带、棘突及小关节。由此可见，腰部处于后伸动作时，所受到的自然保护较差。而在日常的劳动和生活过程中，却以腰后伸动作为主，例如挑担起肩、扛物、举重及腰自前屈位伸直起立等。因此，腰部软组织的后伸性损伤较为多见。当腰部完全前屈向前拾物，此时腰部肌肉松弛，脊柱后方各个韧带紧张，容易引起肌肉失控的韧带损伤；自腰前屈位转变为伸直过程中，腰背肌收缩力量加强，脊柱后方韧带松弛，此时容易引起肌肉损伤。这种扭伤，除肌肉、筋膜、深部韧带可能有纤维断裂外，如外力作用较大，还可能有其他部位的损伤。

2. 慢性腰部劳损

（1）病因机制：部分是由于急性腰部扭伤，未经及时与合理的治疗所致，也可因长期积累性损伤。其中多数与职业性体位有关，例如长期坐位工作，经常处于非生理位置下操作的修理工，固定性姿势工作如钟表工、打字员及弯腰工作者，如果不注意合理操作，日久容易形成潜在的、积累性腰部损伤，由于腰部肌力失调，形成疼痛和保护性肌痉挛，而发生一系列病理变化。

过多的弯腰是导致腰部劳损的常见原因。如屈膝伸腰位，提 10kg 重量时，背伸肌需要相当于 141kg 的力量即可提起；如是伸膝弯腰位，则提起时要增至 256kg 的力量左右；如是上肢伸向前方，则要相当 363kg 的力量方可提起。此时作用力主要集中在下腰部，再向下传导，因此，腰骶部周围肌肉、筋膜和韧带遭受外力作用机会多，劳损机会也多。

（2）病理改变：由于肌肉软弱不能维持正常腰部功能位置，使深部韧带受到牵扯，肌肉中末梢神经和血管受到挤压，循环量不足，代谢产物积聚与炎性物质产生，可形成新的痛点，甚至导致肌肉萎缩、挛缩，退行性变、粘连和组织纤维化。

【临床表现与诊断】

（一）临床表现

1. 病史　一般有较明显外伤史。

2. 症状　伤后即感腰部剧痛，翻身活动时加剧，重者不能坐起、站立和行走。有时腰痛可扩散到臀部或大腿，但不扩散至小腿及足部。

3. 体征

（1）腰部僵硬，生理前凸消失，有时可有侧弯，腰肌痉挛明显，腰部活动明显受限，任何活动均可使腰痛加剧。

（2）损伤部位有明显固定性压痛，是诊断和定位的主要依据。如为腰肌扭伤，常在骶棘肌的骶骨或髂骨附丽处压痛，也可在棘突旁或横突附近某一处肌肉压痛；如为棘上或棘间韧带损伤，则在棘突上或棘突间有压痛，尤以腰 4、腰 5 和腰 5、骶 1 棘突间最为常见；如为骶髂关节部韧带损伤，则在骶髂韧带部有压痛。

【鉴别诊断】

（一）急性腰部扭伤

急性腰部扭伤的诊断，一般根据外伤史和前述症状及体征即可做出判断，但在临床检查时，还需做下述检查以作为鉴别诊断的依据。

1. 下肢运动、感觉和反射检查　在急性腰部扭伤时神经功能无异常，这可作为与腰椎间盘突出症鉴别的重要依据。

2. X 线检查　腰椎 X 线正、侧位和斜位片检查，在急性腰部扭伤时可出现腰椎生理前凸减小或消失，也可出现侧凸，但无骨折或骨质破坏等异常变化，可作为与脊椎骨折或其他疾病鉴别的依据。

3. 封闭试验　在疼痛和压痛部位注射 0.5% 或 1% 普鲁卡因 10～20ml，如为急性腰部扭伤，疼痛和扩散痛在注射后迅速缓解或消失，如为腰椎间盘突出症或骨骼病变，在注射后其疼痛可无显效。

（二）慢性腰部劳损

慢性腰部劳损的诊断，主要依靠病史和临床检查，但须认真排除其他原因引起的腰痛。

1. 病史　慢性腰部劳损一般发病缓慢，病程较长，无明确的急性外伤史，而常有长期从事弯腰、坐位或其他不良姿势下工作、劳动后逐渐发病的病史。部分为急性腰部扭伤后未经及时合理治疗而转为慢性腰痛。

2. 症状 症状一般较轻，常感腰部酸、胀、困、沉重和不适，在活动多或劳累后加重，休息后减轻。不能久坐或久站，经常要变换体位。

3. 体征 根据患者腰部劳损的不同类型，可在不同部位有不同程度的压痛，其程度一般较急性腰扭伤为轻。

（1）腰肌劳损常在腰肌的骶骨或髂骨附丽处或腰肌其他部位有压痛。

（2）棘上或棘间韧带劳损棘突上或棘间有压痛。

（3）腰骶劳损较为常见，腰4、腰5和骶1棘间常有压痛。

（4）骶髂劳损则在骶髂关节部有压痛。

（5）第3腰椎横突综合征：第3腰椎横突尖部有压痛，部分患者压痛范围广泛，也可无明确的固定压痛点。

4. X线检查 一般无异常发现。

（三）常见的软组织腰痛

1. 肌筋膜纤维组织炎 本病多见于中年以上，命名也较多，如肌筋膜炎、肌纤维组织炎、肌风湿、肌筋膜纤维组织炎及肌筋膜疼痛综合征等。多见于长期缺少肌肉锻炼和经常遭受潮湿、寒冷影响者。

有特定的激痛点，按压时，有一触即发的特点，产生剧烈疼痛，甚至痛得跳起来，并向股体远处传导，这种激痛点是本症所特有的表现。激痛点多见于肌筋膜骨附着处或肌肉肌腱交界处，位于肌肉的激痛点，由于肌肉组织十分敏感，受到刺激后发生强烈收缩冲动，故其疼痛传导较远；位于结缔组织时则无此现象。这类疼痛传导并不符合神经解剖分布，但可伴有自主神经系统症状，如肢体发凉及内脏疼痛等。经对激痛点做封闭后，疼痛可立即消失并常能维持较长时间。患者对气候环境变化敏感，可出现肌肉痉挛，受累区肌筋膜常出现渗出液积聚粘连和增生，有时可形成皮下索条状物，病理切片检查可为脂肪肌纤维变性组织。

2. 第3腰椎横突综合征

（1）解剖特异：好发于青壮年及体力劳动者。由于第3腰椎横突的解剖特异，活动中与附近软组织发生摩擦、牵拉和压迫刺激后所产生的一系列临床症状。第3腰椎横突特别长，且呈水平位伸出是其特征，横突端附近有血管神经束交叉经过，还有较多肌筋膜附着，如骶棘肌、腹内外斜肌及腰方肌等。第3腰椎正位于腰椎生理前凸弧度的顶点，为承受力学传递的重要部位，在劳动过程，当一侧椎旁肌肉收缩时，则对侧横突呈杠杆作用上撬，必须依靠周围的肌肉来维持其功能平衡，否则容易因损伤而引起该处附着肌肉撕裂、出血，继发瘢痕粘连、筋膜增厚挛缩，使血管神经束受摩擦、刺激和压迫而产生症状。

（2）生物力学特点：由于第3腰椎横突的解剖特异，容易受外力作用的影响。横突端在解剖上是肌肉、神经和骨骼的附丽交集处，即为腰方肌和骶棘肌、神经支与第3横突端三者的交集处，这种解剖结构模式的存在，是容易致伤的原因。此外，还有肌与肌筋膜相互交界、交叉或重叠处，也会因受不同方向的肌肉收缩与摩擦发生劳损及退变，如背阔肌与斜方肌交界处，骶棘肌外缘与斜方肌交界处，背阔肌与腰背筋膜交界处及腰背筋膜与髂嵴附丽部的皮神经出口处等，常可因为受增厚的肌筋膜卡压而出现症状。

（3）临床表现：表现为一侧或两侧腰痛，疼痛可扩散至臀部、股后部、膝下、内收肌部或下腹部，但无间歇性跛行，第3腰椎横突处有明显局限性压痛，普鲁卡因封闭后疼痛可迅速缓解。

（4）X 线检查：X 线照片无特殊发现。

（5）治疗：绝大多数可采用封闭、理疗、按摩等保守治疗，效果较好。仅少数经保守无效，发病时间长、症状严重，须行第 3 腰椎横突部分切除和软组织松解术。

3．脊椎关节突间关节滑膜炎

（1）病因病理：由于病变部位深，体征不明确，既往未能引起重视。该关节虽小，但与其他滑膜性大关节的结构相同，都可以在急性创伤或慢性刺激下，发生滑膜炎及关节囊炎。脊柱小关节创伤性滑膜炎与腰痛有重要关系。小关节囊内包含着神经末梢伤害感受器及小体感受器等特殊系统，当重力损伤或受某些致病化学物质刺激小关节囊时，刺激感受器引起神经冲动而发生疼痛。其中，小体感受器增强刺激阈值，可使疼痛减轻。用传统的按摩、梅花针等治疗，可有效调整小体感受器的刺激阈值。

（2）临床表现：主要表现为典型慢性腰痛，可有急性发作，急性期卧床不起、翻身困难。发病的小关节部位有深在性压痛，无神经根损害的症状和体征，直腿抬高试验阴性。

（3）X 线检查：腰椎 X 线平片除可有退行性变外，无特殊征象。

（4）治疗：确诊后先采用保守治疗，多能取得一定疗效，一般用普鲁卡因做小关节囊封闭后疼痛可获消失。晚期小关节囊滑膜炎，滑膜组织增生、肥厚，进入小关节腔的滑膜组织不断受到嵌顿和挤压，如症状发作频繁，影响生活和工作时，可行手术切除。

4．骶髂劳损　骶髂劳损是腰痛的主要原因之一，常有急性发作，也有转为慢性病程迁延长久。

（1）病因机制：发病原因多与急性扭伤或长时间在不利姿势下劳动有关。妊娠期可因黄体酮的分泌，因韧带松弛、体重增加及重力前倾而引起。

（2）临床表现：急性发作时，下腰一侧疼痛明显，放射至臀部或腹股沟区，小腿及坐骨神经分布区无明显影响。患者常不能下地或勉强跛行，严重者不能翻身，部分有明显单侧下腰痛，卧床屈髋可缓解疼痛。

检查可出现患侧直腿抬高受限，并有骶髂部疼痛。平卧时挤压和分离骶骨翼可引起骶髂部疼痛。侧卧位屈髋以固定腰骶部，向下推挤患侧骶骨翼引起骶髂部痛。骶髂上韧带损伤较为多见，压痛在该处与肌肉附丽处髂嵴内侧最明显。

（3）治疗：急性骶髂劳损，一般症状较严重，须卧床休息 1 周，必要时给止痛药或作局部封闭注射治疗，症状多可缓解，症状较重者 1 周后可再封闭注射 1 次。

5．腹部脏器或腹后壁恶性肿瘤　晚期肿瘤疼痛的特点是持续性疼痛并间有急性发作，发作时疼痛难忍，一般止痛疗法无效，可通过 B 超及其他影像学检查得到诊断。

6．早期腰椎间盘退变或突出　早期因尚无下肢放射痛，症状颇似软组织性腰痛，这种疼痛常来源于后纵韧带的刺激，扩散至腰部引起的疼痛，可经影像学检查予以诊断。

7．下胸椎病变　例如胸椎结核、化脓性脊椎炎及压缩性骨折等。常由于 X 线片检查中，一般只是注意腰椎而漏诊，详细进行影像学检查可诊断，经对胸椎病变治疗后腰痛可有缓解。

8．全身性疾患　如代谢性疾病及心血管病等，可作进一步内科专科检查确诊。

9．骨质疏松　多发生在绝经期及老年人，疼痛主要在脊柱及其附近，常有长期卧床，活动较少，营养不良，嗜酒或服用激素药物病史。脊柱有明显的叩击痛，X 线片可见骨皮质变薄、骨密度减低，椎体可发生鱼尾样变或压缩骨折。

【预防】

（1）宣传普及腰痛基本知识，正确认识对腰痛的预防意义。

（2）指导患者在不同类别的工作中，应尽量保持相对适合的体位，避免在一个固定的体位下长时间工作。

（3）增强体质，提高腰肌力度，积极进行腰、腹肌锻炼和其他体育疗法，提倡工间操。

（4）对急性或初发性软组织性腰痛，应及时治疗，防止拖延病程转变为慢性腰痛。

【治疗】

以保守为主，方法较多，主要以消除病因、止痛解痉、消炎、协调腰肌平衡和防止复发为原则。

（一）保守治疗

1. 消除原因　通过了解患者的职业和工作特点，分析致病因素，纠正不正确的工作习惯和体位。

2. 休息　对外伤引起的急性腰扭伤，应卧床休息 3～4 周，使损伤组织完全恢复。正确的腰部休息位置是取腰部基本不负重的体位，如仰卧，适当屈髋、屈膝位，可使腰部肌肉完全松弛，从而得到充分的休息。

3. 中医热疗　除急性损伤最初数日外，一般采用局部热疗，可使肌肉松弛，增加血液循环，减少疼痛。可在腰部置以湿热中药布包进行热疗，选用中药：当归、赤芍、防风、牛膝、桂枝、羌活、五加皮、威灵仙、艾条及透骨草等，各 100～150g，装布袋内封口，加适量水煎温热后，将药包敷于腰痛处。治疗前应在湿敷处皮肤涂以凡士林油膏，以防烫伤。每次 20～30 分钟，每日 1 或 2 次。也可选择应用蜡疗、短波透热、热水浴、蒸汽浴及针灸等。

4. 手法按摩　按摩对软组织腰痛治疗有一定效果。

（1）操作原则：自骶尾部从下而上向腰、胸、颈进行按摩，按摩部位为沿脊柱中线两侧肌肉顺次向上。按摩力量视患者接受能力而定，以轻重不同的按压和摩动手法为主，必须使患者感到轻快舒适，切忌暴力。

（2）操作方法：患者卧位，术者以两手大拇指指面接触按摩点。先从骶尾部中间嵴两侧软组织开始，做拇指划圈压迫手法，在皮下滑动按摩，然后逐渐向上，经腰、胸及颈椎棘突两侧软组织顺序进行，直至颈枕部。此按摩范围相当于脊椎棘突至小关节之间的软组织。再在第一次按摩途径旁开约 2cm 处，同法自下而上地进行软组织按摩，按摩范围相当于小关节至横突端之间的软组织。在重点部加压手法按摩，按摩途经包括臀部坐骨大孔、腰眼、肩胛骨脊柱缘及腋窝缘肌肉附着部。最后在颈部后侧肌筋膜及背阔肌腋窝后缘，做肌肉弹拨手法数次。在热疗后进行手法按摩效果更好。

5. 药物治疗　可适当使用镇痛药、肌松弛药、维生素及能量药物、非皮质激素药物等。

6. 封闭疗法

（1）浅位封闭法：适用于浅位性疼痛患者俯卧位，腹下垫枕，使腰前凸减少，两上肢置身旁，使腰部肌肉放松，然后确定封闭点，消毒皮肤及铺巾。将注射针直接刺入疼痛点内，并缓慢将麻醉药液均匀地向四周做浸润注射。一般用 0.25%～0.5% 普鲁卡因液 10～20ml

或0.75%布比卡因10ml加生理盐水10~20ml,注射完麻醉药液后,利用原穿刺针再注入醋酸泼尼松龙25mg。一般封闭1次即有效,如仍疼痛,5日后可再注射1次,2或3次为1个疗程。

(2) 深位封闭法:适用于近脊柱骨深位软组织痛,如深部肌肉、小关节滑膜囊及深部韧带等。小关节位置在棘突下缘旁1cm处,确定部位后,将长穿刺针垂直刺入,边推药边进针,直到触及小关节滑膜囊为止。此时可有针尖触及坚韧组织的感觉,抽吸针管无回血时,则将药液注入关节内及其周围,药物及剂量与同上法,可5日注射1次,2或3次为1个疗程。

(3) 第3腰推横突综合征封闭:采用细长的注射针,在第3腰椎横突端疼痛处外侧1cm处,进针,以45°角斜行刺入,直至横突尖周围,抽吸针管无回血后,作附丽于横突端软组织封闭,药物及剂量同"浅位封闭法"。

7. 推拿手法及自我推拿治疗 本法用于腰椎小关节滑膜嵌顿及胸椎肋骨横突关节嵌顿,此时患者可因疼痛而不能活动,甚至不敢深呼吸,故应先采用患处腰椎小关节封闭疗法,使肌肉松弛,再做斜扳手法,通常一次即可见效。

(1) 斜扳手法:患者侧卧位,贴近床面一侧下肢伸直,对侧髋、膝关节屈曲。操作者站于患者背后,一手掌按住患者肩部,另一手按住臀部,先轻柔地扭动腰部数次,然后在无抗力情况下,一手急速向后拉肩,同时另手向前推臀,此时可听到腰部发出响声。继续使患者翻身取健侧侧卧位,面向操作者,操作者一手向后推肩,另手向前拉臀,也可听到相同响声。

(2) 自我推拿:可鼓励患者在休息间歇期做自我推拿活动,以巩固疗效。指导患者两手握住一侧床边保持上身为侧卧位,向上一侧的下肢做"4"字屈曲,使足跟置于下侧膝上部,然后以下腰部为支点,将骨盆及屈曲的下肢同时做旋转活动,如此左右交替练习。

(3) 肋骨横突关节嵌顿手法:患者俯卧,做缓慢深呼吸动作,待其呼气终末时,操作者在疼痛区背部,用适当力量快速按压,可听到响声,通常症状即可消失。

8. 体育疗法 由于人们日常工作姿势居多为屈颈低头,腰前屈位,两上肢外展和前屈90°以下的范围内活动较多,长期可失去肢体功能协调的静态及动态平衡。因此,体育疗法强调采取上述姿势的对抗性动作,以达到恢复肢体正常动态平衡的作用。

(二) 手术治疗

1. 适应证

(1) 经保守治疗无效,症状比较严重。

(2) 滑膜组织增生、肥厚,小关节腔的滑膜组织不断受到嵌顿和挤压,症状频繁发作,影响生活和工作。

2. 手术方法 包括腰部软组织损伤后破裂及粘连的肿块摘除和修补;肌疝还纳;增生性肌筋膜索条肿物摘除;挛缩肌筋膜组织松解;第3腰椎横突尖切除及软组织松解等。

对脊柱小关节慢性肥厚性滑膜炎,习惯性滑膜嵌顿挤压的患者,可选择应用小关节囊及滑膜切除术。采用硬脊膜外麻醉下,切开,显露腰4、腰5及骶1的两侧小关节囊,确定患病关节定位,认清该关节的上关节突乳状突与其横突根部副突,两突起间有纤维结缔组织覆盖成一管状,切开此管,即可找到脊神经后支的内侧支及关节支,必要时可予切除。做小关节囊切除时,最好以10mm骨凿,沿小关节囊周围做环状切断,再将关节囊连同滑膜一起刮除。手术时应观察有无关节积液,关节滑膜水肿及肥厚等病理变化。切除至椎间孔边缘时,操作应轻柔,切下组织送病理检查。

第十一节 青少年驼背

青少年驼背主要发生在胸腰段,呈弧形驼背。青年性驼背的病因尚不清楚,Scheuermann 认为椎间盘软骨破裂,髓核压入到椎体中致椎间隙变窄,椎间前方压应力增加,使椎体前部变楔形而形成驼背,并称为休门病。后来,Schmorl 发现椎间盘突入椎体中压迫椎体软骨板,在 X 线片上椎体上缘有一压凹出现,后来将此现象称 Schmorl 结节。

【病因机制】

(1) 本病发病在青春期,体力劳动强度较大或经常负重的青少年,由于下胸及胸腰段的后弓与腰椎前凸交会是负重的应力交会点,久之使该部椎体前部变楔形,可能发生在连续 2 或 3 个椎体,有的伴有 Schmorl 结节,而形成青年人驼背。

(2) 脊柱结核、胸椎或胸腰段结核。

(3) 胸椎、胸腰段骨折脱位、复位不足或内固定后失败。

(4) 老年人因为骨质疏松,可发生胸椎驼背,也可因脊柱退变而发生胸腰段驼背。

(5) 强直性脊柱炎因疼痛不敢直腰而遗留强直性驼背,现给予药物治疗及保持姿势适当活动,强直性驼背已减少。

【临床表现】

在未成年时,胸腰段渐渐发生驼背,开始无明显症状,日久在劳动或负重时出现背痛,至成年时驼背可能继续加重,坐久也感觉背痛,并可因腰椎代偿性前凸加重而腰痛。检查可见胸腰段呈圆背形驼背,棘间可能有压痛,用力使腰背伸可部分矫正。

【辅助检查】

站立胸腰椎侧位 X 线照片,可见胸 9、胸 10 至腰 1 下胸段及胸腰段,至少有 3 个椎体呈现前楔形变。Cobb 角一般都 >35°,严重者可达 45°。

【治疗原则】

1. **青少年期** 青少年是发育活动期,此期治疗主要是锻炼背肌及佩戴支具。支具制动要在俯卧位制型,保持脊柱伸直,但长期带支具常较难被接受,而且病变椎体范围广泛,故难以达到完全矫正。

2. **成年期** 至成年后胸腰段驼背的症状持续存在,且驼背角 >40°者,为缓解症状及改善外形,可以考虑行手术治疗。以后路手术为主,对于 1 ~2 个椎节的椎体楔形变,严重者可行楔形椎体切除、矫正及后路固定;如有 3 ~4 个椎节都有前楔形变,则选择以病变节段的小关节拉紧融合固定,可达到矫正大部分驼背畸形。

【预防】

此症发生在青少年期,早期可无明显症状,如家长发现孩子在坐位时呈现驼背,即应到医院进行检查,因在发育未成熟前,采用保守方法,可争取达到部分矫正驼背的效果。

主要参考文献

[1] 梁惠林,黄黎,容国钊. 手法复位"工"字形夹板固定治疗锁骨骨折 38 例疗效观察. 新中医,1999,31(5):21~22.

[2] 尹雪峰,周海燕,吴敬荣. 自制双头螺纹针治疗锁骨中段骨折. 骨与关节损伤杂志,2000,15(3):179.

[3] 刘明伟,黄海滨,廖小波. 记忆接骨板治疗锁骨中段粉碎性骨折. 骨与关节损伤杂志,2003,18(3):205~206.

[4] 明立功,明新杰,明新广. 经皮穿针内固定治疗老年人肱骨干骨折. 骨与关节损伤杂志,2000,15(1):62~63.

[5] 杨建平,刘宝琨,张志彬. 闭合复位经皮克氏针固定儿童完全移位的肱骨髁上骨折. 中华骨科杂志,1999,19(11):659.

[6] 潘立勇,张锡庆,王晓东. 肱骨髁上骨折并发肘内翻的生物力学研究. 中华小儿外科杂志,2002,23(3):237.

[7] David L, Skaggs M D, Julia M, et al . Operative treatment of supracondylar fracture of the humens in children. J Bone Joint Surg(Am),2001,83:736.

[8] 王晓,张世清,张明辉. 不同术式治疗儿童肱骨髁上骨折的肘关节功能评价. 实用儿科临床杂志,2003,18(4):317.

[9] 雷伟,黄耀添,赵黎. 肱骨髁上骨折术后合并骨化性肌炎. 中华小儿外科杂志,2001,22(5):307.

[10] 王春,王金华,王以进. 小儿肱骨髁上骨折内固定的生物力学评价. 骨与关节损伤杂志,2000,15(1):33.

[11] 夏永璜,徐正生,黄振容. 儿童肱骨髁外髁骨折的分型和治疗附 36 例远期随访分析. 中医正骨,1992,4(1):10~11.

[12] 黎向锋,唐建国. 伸肌总腱牵拉法整复肱骨外髁翻转骨折 31 例. 中国中医骨伤科,1998,6(5):26~27.

[13] 林春秋. 旋转手法治疗肱骨外髁翻转骨折. 中国中医骨伤科,1996,4(2):48~49.

[14] 孔繁锦,许加铭,胡兴敏. 摇晃牵抖法治疗肱骨外髁翻转骨折机制的探讨. 中西医结合杂志,1984,(1):20~22.

[15] 钟有鸣. 内收点压反推法整复小儿肱骨外髁骨折 18 例. 陕西中医,1988,9(7):301.

[16] 张家琪. 伸肘复位固定治疗肱骨外髁旋转移位骨折. 中医杂志,1991,(5):43~44.

[17] 周宾宾. 推挤前臂旋后伸屈手法治疗肱骨外髁翻转 28 例. 广西中医药,1996,19(2):12~13.

[18] 王龙飞. 扣压推顶法治疗肱骨外髁骨折翻转移位 36 例. 广西中医药,1992,15(1):5~6.

[19] 陈玉明,杜中录,杨晓燕. 经皮撬拨治疗肱骨外髁翻转骨折. 中国骨伤,1998,11(4):72~73.

[20] 徐贺明. 经皮钢针撬拨治疗肱骨外髁翻转骨折26 例报告. 中医正骨,1991,3(2):15.

[21] 王寿章,梁建信,王玉凤. 张力带固定治疗儿童肱骨外髁骨折. 中国矫形外科杂志,1997,4(3):215~216.

[22] Jokob R,Fow les JV,RangM,et al. Obserbations concerning frctures of the lateral humeral condyle in children. J Bone Joint Surg(Br),1975,57(4):430~436.

[23] Roye JR,Bini SA,Info sino A,et al. Late surgical treatment of lateral condyle fractures in children. J Pedia Orthop,1991,11:195~198.

[24] 范源,苏碧兰,范丁安. 陈旧性肱骨外髁骨骺骨折手术治疗 62 例随诊分析. 中华骨科,1981,1(1):47.

[25] 张荣英,张建立,朱振华. 张力带钢丝内固定治疗儿童陈旧性肱骨外髁骨折. 中华小儿外科杂志,1998,18(7):444~445.

[26] 黄耀添,强晓军. 儿童陈旧性肱骨外髁骨折的手术治疗. 中华矫形外科,1996,31(4):243.

[27] Josefsson PO,Danielsson IG. Epicondylar elbow fracture in Children 35 years follow of 58 unreduced cases. Acta Orthop Scand,1986,57:313.

[28] Skak SV,Grossmann E,Wang P. Deformity after internal fixation of fracture separation of the medial epicondyle of the humerus. J Bone Joint Surg(Br),1994,76:297.

[29] 毛宾尧. 肘关节外科学. 上海:上海科学技术出版社,2002.

[30] Vanderwild RS,Morrey BF,Melbery MW,et al. Inflammatory arthritis after failure of silicone rubber replacement of the radial head. J Bone Joint Surg(Br),1994,76:778~781.

[31] Stoffelen DV,Holdsworth BJ. Excision of Silastic replacement for comminuted radial head fractures:A long-term follow-up. Acta Orthop Belg,1994,60(4):402~407.

[32] Shepard MF,Markolf KL,Dunbar AM. Effects of radial head excision and distal radial shortening on load-sharing in cadaver forearms. J Bone Joint Surg Am,2001,Jan[83-A(1)]:92~100.

[33] Morrey BF. Valgus stability of the elbow. A definition of primary and secondary constraints. Clin Orthop,1991,Apr(265):187~195.

[34] Harrington IJ,Sekyi-Out A,Harrington EW,et al. The functional outome with metallic radial head implants in the treatment of unstable elbow fractures:a long-term review. J Trauma,2001,Jan[50(1)]:46~52.

[35] King GJ,Zarzour ZD,That DA,et al. Metallic radial head arthroplasty improves valgus stability of the elbow. Clin Orthop,1999,Nov(368):114~125.

[36] 梁振兴,梁顺兴,张申庆. 改变桡骨头压垫止点治疗孟氏骨折 26 例临床观察. 中医正骨,2001,13(5):30.

[37] 杜秉华. 小儿孟氏骨折的分型和手术方法的改进. 关节损伤杂志,1995,10(2):104~105.

[38] 杨子来,陈允震,刘海春. 手术治疗成人孟氏骨折桡骨小头的处理,中国矫形外科杂志,2004,12(12):951~952.

[39] 何方,周桂欣. 镍钛记忆合金环抱式接骨板治疗尺桡骨骨折 50 例. 人民军医,2002,45(8):442~443.

[40] Kanellopoulos AD,Yiannakopoulous CK,Soucacos PN. Flexible intramedullary nailing of pediatric unstable forearm fractures. Am J Orthop,2005,Sep[34(9)]:420~424.

[41] Sidney Skelsey JL. Prill MM,Keegan TH. Reducing the risk for distal forearm fracture:preserve bone mass,slow down,and don't fall. Osteoporos Int,2005,Jun[16(6)]:681~690.

[42] Harasen G. External coaptation of distal radius and ulna fractures. Can Vet J,2003,Dec[44(12)]:1010~1011.

[43] Hoffmann A,Hessmann MH,Rudig L. Intramedullary osteosynthesis of the ulna in revision surgery. Unfallchirurh,2001,Jul[107(7)]:583~592.

[44] Allende C,Allende BT. Postraumatic one - bone forearm reconstruction:A report of sever cases. J Bone Joint Surg Am,2004,Feb[86-A(2)]:364~369.

[45] 姜保国,张殿英,傅中国. 桡骨远端 Barton 骨折的手术治疗. 中华手外科杂志,2004,20(1):21~23.

[46] 沈楚龙,陈志维,吴征杰. 改良术式治疗陈旧 Barton 骨折. 中国中医骨伤科杂志,2005,13(3):51~52.

[47] 陈明辉,朱传银,雷光华. 可吸收螺钉内固定治疗 Barton 骨折 7 例体会. 医学临床研究,2003,20(8):613~614.

[48] 范相成. Barton 骨折 25 例体会. 中医正骨,2005,17(3):40.

[49] 金明胜,辜志昌. Barton 骨折 43 例临床分析与治疗. 中医正骨,2001,13(11):32.

[50] 陈衍尧,徐志强,黄文. 克氏针经皮内固定治疗 Barton 骨折. 关节损伤杂志,2004,19(10):694~695.

[51] 陈向军,关志明,田勇. 闭合复位管型石膏固定治疗第 1 掌骨基底骨折脱位. 中医正骨,2002,14(3):33.

[52] 赵玉群. 塑形小夹板固定治疗第 1 掌骨基底骨折. 中医正骨,2001,13(5):34.

[53] 高延征,陈书连,曹鸿杰.外固定架治疗第1掌骨基底骨折22例报告.中医正骨,1998,10(5):28.

[54] 李森田.闭合穿针治疗第1掌骨基底骨折.中国矫形外科杂志,1998,5(2):161.

[55] 薛森林,郝宏伟,潘文杰.治疗指骨骨折双向牵引架的临床应用.中国骨伤,2005,18(6):361.

[56] 汤金城.经皮穿针加注射器针管托固定治疗指骨骨折.中国骨伤,2004,17(1):58.

[57] Lu WW.指骨骨折的不同固定方法——生物理学研究.医用生物理学,1997,12(2):65.

[58] 杜建,王和鸣.骨科学.北京:科学技术出版社,2007.

[59] 蒋协远,王大伟.骨科临床疗效评价标准.北京:人民卫生出版社,2005.

[60] 胥少汀.骨科手术并发症预防与处理.第2版.北京:人民军医出版社,2006.

[61] 刘尚礼,勘武生,庄洪.骨科学总论.上海:第二军医大学出版社,2009.

[62] 刘云鹏,刘沂.骨与关节损伤和疾病的诊断分类及功能评定标准.北京:清华大学出版社,2002.

[63] 罗先正,邱贵兴.髓内钉内固定.北京:人民卫生出版社,1997.

[64] 北京积水潭医院手外科学编写组.手外科学.北京:人民卫生出版社,1978.

[65] 天津医院骨科.临床骨科学.北京:人民卫生出版社.1973.

[66] 王亦璁,孟继懋,郭子恒.骨与关节损伤.第2版.北京:人民卫生出版社,1998.

[67] 张铁良,刘兴炎,李继云.创伤骨科学.上海:上海第二军医大学出版社,2009.

[68] 赵定麟.骨科学新理论与新技术.上海:上海科技教育出版社,1999.

[69] 邱贵兴,戴剋戎.骨科手术学.第3版.北京:人民卫生出版社,2010.

[70] C.L.科尔顿,A.F.德尔奥尔,U.霍尔兹,P.E.奥克斯纳.骨折治疗的AO原则.华夏出版社,2003.

[71] 石印玉.骨伤科学.北京:中国中医药出版社,2010.

[72] 韦加宁.韦加宁手外科手术图谱.北京:人民卫生出版社,2005.

[73] 裴国献,任高宏.21世纪骨科微创技术发展的评论.中国矫形外科杂志,2003,11(3):151~154.

[74] 张先龙,沈灏,王琦.单切口微创全髋置换术初步报告.国外医学·骨科学分册,2005,26(5):313~315.

[75] 陈世益.骨科运动医学与关节镜微创技术.国外医学·骨科学分册,2005,26(2):67~68.

[76] 田晓滨,胡如印,邱冰.微创人工全髋关节置换术临床应用研究.中国临床保健杂志,2005,8(6):498~499.

[77] 崔俊成,王万春.微创全膝关节置换术研究进展.临床骨科杂志,2007,10(1),92~94.

[78] 蒋电明,唐文胜.微创技术与脊柱外科.实用医院临床杂志,2006,3(4):15~17.

[79] 周东生,李连欣.脊柱外科的微创技术.山东医药,2005,45(15):68~69.

[80] 孙世全,李贵存. 骨移植专题讨论会会议纪要. 中华外科杂志,1996,34:469~472.

[81] Szabo G. Bone transplantation: where do we go from here? Orthopedics, 2001, 24: 638~640.

[82] 郑宪友,史其林,顾玉东. 内镜在骨关节外科的进展. 中国微创外科杂志,2003, 3(5):456~457.

[83] Lo IK, Lind CC, Burkhart SS. Glenohumeral arthroscopy portals established using an outside - in technique: neurovascular anatomy at risk. Arthroscopy, 2004, 20:596~602.

[84] Gartsman GM, O'connor DP. Arthroscopic rotator cuff repair with and without arthroscopic subacromial decompression: aprospective, randomized study df one - year outcomes. J Shoulder Elbow Surg, 2004, 13:424~426.

[85] Husby T, Haugstvedt JR, Brandt M, et al. Open versus arthroscopic subacromial decompression: a prospective, randomized studytients followed for 8 years. Acta Orthop Scand, 2003, 74:408~414.

[86] 赵定麟. 现代骨科学. 北京:科学出版社,2004.

[87] Canale S T. Campbell's operative orthopacdocs. 4th ed. 北京:科学出版社,2001.

[88] 贾连顺,李家顺. 脊柱创伤外科学. 上海:上海远东出版社,2000.

[89] 许建波,王战朝. 创伤性膝关节僵硬与股四头肌成形术及其功能锻炼. 中国临床康复杂志,2005,9(2):202~205.

[90] 鲍琨,姜佩珠,于晓雯. 创伤后肘关节僵硬的手术治疗. 中国创伤骨科杂志,2003, 5(4):308~309.

[91] 侯树勋. 现代创伤骨科学. 北京:人民军医出版社,2002.

[92] 刘潘,祁俊. 骨折不愈合与延误愈合的成因与治疗. 中华创伤骨科杂志,2005, 7(5):405~409.

[93] Jain A K, Sinba S. Ifected nonunion of the long boneds. Clin Orthop Rlat Res, 2004, 2005, 431:57~65.

[94] [德]瓦格纳. 内固定支架——理念及 LCP、LISS 的临床应用. 济南:山东科学技术出版社,2010.

[95] 张铁良,刘兴炎,李继云. 创伤骨科学. 上海:军医大学出版社,2009.

[96] 刘尚礼,勘武生,庄洪. 骨科学总论. 上海:第二军医大学出版社,2009.

[97] S. Terry Canale, James H. Beaty. 坎贝尔骨科手术学. 第 2 版. 第 3 卷. 北京:人民军医出版社,2009.

[98] Jaramillo D. Shapio F/Musculoskeletal Trauma in children. Magn Reson Imaging Clin N Am, 1998, Aug, 6(3):521~536.

[99] DaSilva MF, Williams JS, Fadale PD. Pediatric throwing injuries about the elbow. Am J Orthop, 1998, 27(2):90~96.

[100] De Boeck H, De Smet P. Valgus deformity following supracondylar elbow fractures in children. Acta Orthop Belg, 1997, 63(4):240~244.

[101] Skaggs D, Pershad J. Pediatric elbow trauma. Pediatr. Emerg. Care1997, 13(6):

423 ~ 434.

[102] Saperstein AL, Nicholas SJ. Pediatric and adolescent sports medicine. Pediatr Clin North Am, 1996, 43(5): 1013 ~ 1033.

[103] 刘潘,祁俊. 骨折不愈合与延误愈合的成因与治疗. 中华创伤骨科杂志, 2005, 7(5): 405 ~ 409.

[104] Davud AV, James AS, Jorge EA. Nonunions of humerus. Clin Orthop, 2004, (419): 46 ~ 50.

[105] Jain AK, Sinba S. Infected nonunion of the long boneds. Clin Orthop Rlat Res, 2004, 2005, 431: 57 ~ 65.

[106] Terry S, Canle. 坎贝尔骨科手术学. 第 9 版. 济南. 山东科学技术出版社, 2003.

[107] LetourneI E, Judet R. Fracture of the acetabulum. 2nd ed. New York: SPringer – Verlag, 1993.

[108] 唐天驷,孙俊英. 髋臼骨折的诊断和处理. 中华骨科杂志, 1999, 19(12): 749.

[109] 顾玉东,王澍寰,侍德. 手外科手术学. 上海:上海医科大学出版社, 1999.

[110] 张晓玉. 上肢假肢(假肢与矫形器制作师系列培训教材). 民政部, 1998.

[111] 奈德尔 · 马. 奥托博克假肢教材简编(上肢假肢). 安徽新华印刷厂印出版. 1990: 5 ~ 7.

[112] 邱贵兴,戴尅戎. 骨科手术学. 第 3 版. 北京:人民卫生出版社, 2005.

[113] 赵定麟. 现代创伤外科学. 北京:科学出版社, 1999.

[114] 朱盛修,宋守礼. 周围神经伤学. 北京:人民军医出版社, 2002.

[115] 陈中伟. 周围神经损伤基础与临床研究. 济南:山东科学技术出版社, 2002.

[116] 朱盛修,宋守礼. 周围神经伤学. 北京:人民军医出版社, 2002.

[117] 史建刚,贾连顺. 马尾神经损害的研究进展. 中国脊柱脊髓杂志, 1999, 9(6): 338 ~ 340.

[118] 赵定麟. 现代脊柱外科学. 上海:兴界图书出版公司, 2006.

[119] 卡纳尔. 坎贝尔骨科手术学. 第 11 版. 北京:人民军医出版社, 2009.

[120] Dickson RA. Spinal Surgery Butterworths. London, 1990.

[121] 党耕町主译. 脊柱外科技术. 北京:人民卫生出版社, 2004.

[122] Charles R. Clark. The cervical spine. Lippincott – Raven, New York, 1998.

[123] 石印玉. 中西医结合骨科学. 北京:中国中医药出版社, 2007.

[124] 天津医院骨科. 临床骨科学. 北京:人民卫生出版社, 1973.

[125] 王亦璁. 骨与关节损伤. 第 4 版, 北京:人民卫生出版社, 2007.

[126] 田伟. 积水潭骨科教材. 北京:北京大学医学出版社, 2006.

[127] David S. Bradford, Thomas A. Zdeblick. Master techniques in orthopaedic suegery. The spine Lippincott Williams & Wilkins New York 2004.

[128] Kim NH, Lee HM, Chun IM. Neurologic injury and recovery in patients with burst fracture of the thoracolumbar spine. Spine, 1999, 24(3): 290 ~ 294.

[129] Panjabi MM, Oda T, Wang JL. The effect of pedicle screw adjustments on neural

spaces in burst fracture surgety. Spine,2000,25(13):1637～1643.

[130] Boerger TO,Limb D,Dickson RA. Does "canal clearing" affect neurological outcome after thoracolumbar burst fractures. J-Bone-Joint-Surg-Br,2000,82(5):629～635.

[131] Vaccaro AR,Nachmalter RS,Klein GR,et al. The significance of thoracolumbar spinal canal size in spinal cord injury patients. Spine,2001,26(4):371～376.

[132] Wilcox RK,Boerger TO,Hell RM,et al. Measurement of canal occlusion during the thoracolumbar burst fracture process. J-Biomech,2002,35(3):381～384.

[133] Anderson PA. Flexion distraction and chance injuries to the thoracolumbar spine. J Orthop Trauma,1991,5:153～160.

[134] Ditunno JF. Standrads for neurological and functional classification of spinal cord injury. American SpinalInjury Association,1992.

[135] 刘尚礼. 创伤骨科学. 上海:第二军医大学出版社,2009.

[136] 李健. 脊柱微创外科手术学. 北京:人民卫生出版社,2009.

[137] 朱通伯,戴克戎. 骨科手术学. 第2版. 北京:人民卫生出版社,1998.

[138] 胥少汀,葛宝丰,徐印坎. 实用骨科学. 第4版. 北京:人民军医出版社,2012.

[139] 王和鸣. 中西医结合临床丛书. 北京:北京科学技术出版社,2007.